トンプソン&トンプソン
遺伝医学・ゲノム医学
第3版

Thompson & Thompson
Genetics and Genomics in Medicine
Ninth Edition

Ronald Doron Cohn, MD, FACMG
President and CEO
Senior Scientist
The Hospital for Sick Children;
Professor
Department of Paediatrics and Molecular Genetics
University of Toronto
Toronto, Ontario, Canada

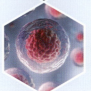

Stephen W. Scherer, PhD
Chief of Research
Hospital for Sick Children;
Professor
Department of Molecular Genetics
University of Toronto
Toronto, Ontario, Canada

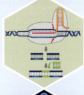

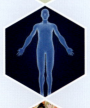

Ada Hamosh, MD, MPH
Dr. Frank V. Sutland Professor of Pediatric Genetics
McKusick-Nathans Department of Genetic Medicine and
Department of Pediatrics,
Clinical Director
Department of Genetic Medicine,
Scientific Director, OMIM
Johns Hopkins University
Baltimore, Maryland, USA

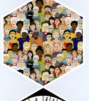

日本語版監修
福嶋義光
信州大学医学部遺伝医学教室 特任教授

監訳
櫻井晃洋
札幌医科大学医学部遺伝医学 教授

ELSEVIER

メディカル・サイエンス・インターナショナル

ELSEVIER

Higashi-Azabu 1-chome Bldg.

1-9-15, Higashi-Azabu,

Minato-ku, Tokyo 106-0044, Japan

THOMPSON & THOMPSON GENETICS AND GENOMICS IN MEDICINE

Copyright © 2024 by Elsevier Inc. All rights reserved, including those for text and data mining, AI training, and similar technologies.

Publisher's note: Elsevier takes a neutral position with respect to territorial disputes or jurisdictional claims in its published content, including in maps and institutional affiliations.

ISBN: 978-0-323-54762-8

This translation of *Thompson & Thompson Genetics and Genomics in Medicine, Ninth Edition* by Ronald Cohn, Stephen Scherer and Ada Hamosh, was undertaken by Medical Sciences International, Ltd. and is published by arrangement with Elsevier Inc.

本書, Ronald Cohn, Stephen Scherer and Ada Hamosh 著: *Thompson & Thompson Genetics and Genomics in Medicine, Ninth Edition* は, Elsevier Inc. との契約によって出版されている.

トンプソン & トンプソン遺伝医学・ゲノム医学 第3版 , by Ronald Cohn, Stephen Scherer and Ada Hamosh

Copyright © 2025 Elsevier Japan K.K. Medical Sciences International, Ltd.

ISBN：978-4-8157-3125-0

All rights reserved. No part of this publication may be reproduced or transmitted in any form or by any means, electronic or mechanical, including photocopying, recording, or any information storage and retrieval system, without permission in writing from the publisher. Details on how to seek permission, further information about the Publisher's permissions policies and our arrangements with organizations such as the Copyright Clearance Center and the Copyright Licensing Agency, can be found at our website: www.elsevier.com/permissions.

This book and the individual contributions contained in it are protected under copyright by the Publisher (other than as may be noted herein).

注　意

本翻訳は, 株式会社メディカル・サイエンス・インターナショナルがその責任において請け負ったものである. ここで述べられている情報, 方法, 化合物, 実験の評価や使用においては, 医療従事者と研究者は, 常に自身の経験や知識を基盤とする必要がある. 特に, 医学は急速に進歩しているため, 診断関係および薬物投与量については独自に検証を行うべきである. Elsevier, 出版社, 著者, 編集者, 監訳者, 翻訳者は, 製造物責任, または過失の有無に関係なく, 本資料に含まれる方法, 製品, 説明, 意見の使用または操作による人または財産に対する被害および／または損害に関する責任について, 法律の及ぶ最大限の範囲において, 一切の責任を負わない.

日本語版監修者・監訳者・訳者一覧

■日本語版監修

福嶋義光　信州大学医学部遺伝医学教室 特任教授

■監訳

櫻井晃洋　札幌医科大学医学部遺伝医学 教授

■訳

第1章　櫻井晃洋　札幌医科大学医学部遺伝医学 教授

第2章　清水健司　静岡県立こども病院遺伝染色体科 科長

第3章　渡邉　淳　金沢大学附属病院遺伝診療部 特任教授

第4章　山田崇弘　北海道大学病院臨床遺伝子診療部 教授

　　　　[翻訳協力]
　　　　柴田有花　北海道大学病院臨床遺伝子診療部
　　　　佐々木佑菜　北海道大学病院臨床遺伝子診療部
　　　　向中野実央　北海道大学病院臨床遺伝子診療部

第5章　足立香織　鳥取大学研究推進機構基盤研究センター 准教授

第6章　黒田友紀子　神奈川県立こども医療センター遺伝科 科長

第7章　西垣昌和　国際医療福祉大学大学院 遺伝カウンセリング分野 教授

第8章　副島英伸　佐賀大学医学部分子生命科学講座 分子遺伝学・エピジェネティクス分野 教授

　　　　[翻訳協力]
　　　　原　聡史　佐賀大学医学部分子生命科学講座 分子遺伝学・エピジェネティクス分野 助教
　　　　一丸武作志　佐賀大学医学部分子生命科学講座 分子遺伝学・エピジェネティクス分野 助教

第9章　尾内善広　千葉大学大学院医学研究院公衆衛生学 教授

　　　　[翻訳協力]
　　　　山﨑慶子　千葉大学大学院医学研究院公衆衛生学 講師

第10章　岡田随象　東京大学大学院医学系研究科遺伝情報学 教授

　　　　[翻訳協力]
　　　　小川陽介　東京大学大学院医学系研究科遺伝情報学

第11章　三宅紀子　国立国際医療研究センター研究所 疾患ゲノム研究部 部長

第12章　和田敬仁　医療法人ひまわり会ひだまりクリニック 院長

第13章　古庄知己　信州大学医学部遺伝医学教室 教授

　　　　[翻訳協力]
　　　　山口智美　信州大学医学部附属病院 遺伝子医療研究センター 助教

第14章　荒川玲子　国立国際医療研究センター病院 臨床ゲノム科 医長

　　　　[翻訳協力]
　　　　高野　梢　国立国際医療研究センター病院臨床ゲノム科

第15章　大場大樹　埼玉県立小児医療センター遺伝科 医長

第16章　檜井孝夫　広島大学病院ゲノム医療センター 遺伝子診療科 教授

第17章　田辺記子　埼玉医科大学総合医療センター ゲノム診療科 講師

第18章　三宅秀彦　お茶の水女子大学大学院 人間文化創成科学研究科 ライフサイエンス専攻 遺伝カウンセリングコース／領域 教授

第19章　德富智明　川崎医科大学小児科学 特任教授

第20章　横野　恵　早稲田大学社会科学部 准教授

用語解説　福嶋義光　信州大学医学部遺伝医学教室 特任教授

■症例提示の訳者

症例 1　肥田時征　札幌医科大学医学部皮膚科学講座 准教授

症例 2　小川昌宣　京都大学医学部附属病院
　　　　　　　　　倫理支援部/遺伝子診療部 特定准教授

症例 3　平岡美紀　北海道医療大学病院眼科

症例 4　山口裕子　京都大学医学部附属病院
　　　　　　　　　脳神経内科/遺伝子診療部

症例 5　髙野亮子　信州大学医学部附属病院
　　　　　　　　　遺伝子医療研究センター 講師

症例 6　花房宏昭　神戸大学大学院医学研究科
　　　　　　　　　内科系講座小児科学分野 特命助教

症例 7　中津川智子　東京都立駒込病院 外科（乳腺）

症例 8　中村勝哉　信州大学医学部附属病院
　　　　　　　　　遺伝子医療研究センター 講師

症例 9　加藤 環　東京女子医科大学ゲノム診療科 講師

症例 10　運﨑 愛　東海大学医学部付属病院遺伝子診療科

症例 11　吉岡正博　京都大学大学院医学研究科
　　　　　　　　　腫瘍内科学講座 助教

症例 12　山本圭子　東京女子医科大学
　　　　　　　　　輸血・細胞プロセシング科 講師

症例 13　吉村豪兼　信州大学医学部附属病院
　　　　　　　　　耳鼻咽喉科頭頸部外科 講師

症例 14　下村里奈　東京女子医科大学小児科

症例 15　稲田麻里　千葉大学医学部附属病院
　　　　　　　　　遺伝子診療部 特任講師

症例 16　稲田麻里　千葉大学医学部附属病院
　　　　　　　　　遺伝子診療部 特任講師

症例 17　澤井 摂　千葉大学医学部附属病院
　　　　　　　　　遺伝子診療部 特任准教授

症例 18　岡崎哲也　岡山大学学術研究院
　　　　　　　　　医歯薬学域臨床遺伝子医療学分野 特任講師

症例 19　山本圭子　東京女子医科大学
　　　　　　　　　輸血・細胞プロセシング科 講師

症例 20　石川亜貴　札幌医科大学医学部ゲノム予防医学講座
　　　　　　　　　臨床ゲノム学分野 講師

症例 21　奥野啓介　鳥取大学医学部周産期・小児医学分野 講師

症例 22　近藤亜樹　京都大学医学部附属病院遺伝子診療部

症例 23　岡崎哲也　岡山大学学術研究院
　　　　　　　　　医歯薬学域臨床遺伝子医療学分野 特任講師

症例 24　澤井 摂　千葉大学医学部附属病院
　　　　　　　　　遺伝子診療部 特任准教授

症例 25　神谷素子　信州大学医学部附属病院
　　　　　　　　　遺伝子医療研究センター 助教

症例 26　和泉賢一　高木病院糖尿病内科

症例 27　真里谷 奨　札幌医科大学附属病院遺伝子診療科 講師

症例 28　石川亜貴　札幌医科大学医学部ゲノム予防医学講座
　　　　　　　　　臨床ゲノム学分野 講師

症例 29　中津川智子　東京都立駒込病院外科（乳腺）

症例 30　神谷素子　信州大学医学部附属病院
　　　　　　　　　遺伝子医療研究センター 助教

症例 31　福井香織　久留米大学医学部 小児科

症例 32　花房宏昭　神戸大学大学院医学研究科
　　　　　　　　　内科系講座小児科学分野 特命助教

症例 33　川崎秀徳　京都大学医学研究科ゲノム医療学 特定講師

症例 34　小川万梨絵　札幌医科大学医学部産婦人科 講師

症例 35　和泉賢一　高木病院糖尿病内科

症例 36　福井香織　久留米大学医学部 小児科

症例 37　三浦健一郎　東京女子医科大学 腎臓小児科 教授

症例 38　水上 都　札幌マタニティ・ウイメンズホスピタル
　　　　　　　　　小児科

症例 39　運﨑 愛　東海大学医学部付属病院遺伝子診療科

症例 40　水上 都　札幌マタニティ・ウイメンズホスピタル
　　　　　　　　　小児科

症例 41　柳下友映　東京女子医科大学小児科 助教

症例 42　奥野啓介　鳥取大学医学部周産期・小児医学分野 講師

症例 43　下村里奈　東京女子医科大学小児科

症例 44　髙野亮子　信州大学医学部附属病院
　　　　　　　　　遺伝子医療研究センター 講師

症例 45　岡 知美　京都大学医学部附属病院遺伝子診療部

症例 46　小倉加奈子　京都大学医学部附属病院遺伝子診療部

症例 47　小川万梨絵　札幌医科大学医学部産婦人科 講師

症例 48　肥田時征　札幌医科大学医学部皮膚科学講座 准教授

症例 49　真里谷 奨　札幌医科大学附属病院遺伝子診療科 講師

日本語版第3版の発行にあたって

遺伝医学教科書のバイブルとも言える"*Thompson & Thompson Genetics in Medicine*"の第9版が2023年に刊行され，全面的に情報が見直された。第8版の刊行から8年を経てのことであるが，この間に遺伝医学・ゲノム医学はゲノム解析技術やデータ処理能力の急速な進歩に歩調を合わせて大きく進展してきた。実際，第9版の書籍名は第8版までの"*Genetics in Medicine*"から"*Genetics and Genomics in Medicine*"に変更されている（ちなみにACMG–American College of Medical Genetics and Genomicsは2012年に学会名にGenomicsを加えている）。変わったのは名称だけではなく，第9版では3名の編者は全員新たな顔ぶれとなり，内容も新たに"Principles of Clinical Epigenetics"（第8章）が加わったり，"Population Genetics for Genomic Medicine"（第10章）が新規に執筆された。また，他の執筆者についてもほぼ全面的に交代となったため，章によっては大幅に記載が更新されている。新しい編者たちの熱い思いが「序文」（xiiiページ）に述べられているので，ぜひ目を通していただきたい。

原書第9版の翻訳である日本語版第3版は，原書の書籍名変更にならって，『トンプソン＆トンプソン遺伝医学・ゲノム医学』としての初めての刊行となる。日本語版第2版が刊行された2017年以降，日本の遺伝医学・ゲノム医学も海外諸国と同様，医療の高度化と個別化を目指し大きく進展してきた。国策としてがんや難病領域を中心にゲノム医療が推進され，保険収載や臨床応用が広がっている。がんゲノム医療では，2019年に遺伝子パネル検査が保険適用となり，いまだ限定的とはいえ，がん患者の個別化治療が可能になった。難病領域では，全ゲノム解析が積極的に活用され，診断精度が大幅に向上している。日本医療研究開発機構（AMED）が2015年に構築した「未診断疾患イニシアチブ（IRUD）」では，これまで診断が困難だった疾患の遺伝学的背景が解明され，新たな原因遺伝子や疾患概念が数多く明らかにされている。

これらの進展を支える基盤として，国内におけるゲノムデータベースの整備も進んでいる。東北メディカル・メガバンク機構（ToMMo）によって日本人ゲノムのレファレンスデータベースが構築され，個別化医療や新薬開発において不可欠な資源として活用されるほか，国際的なデータ共有も活発化している。

教育分野では，遺伝医学・ゲノム医学の重要性が認識され，医学教育および看護教育におけるモデル・コア・カリキュラムに遺伝医学の内容が組み込まれ，すべての学生が遺伝医学・ゲノム医学の卒前教育を受ける基盤が整ってきた。この教育の充実は，ゲノム情報が広く活用される将来の医療現場での，質の高い実践を支える重要な要素となる。

一方で，いくつかの課題も残されている。第一に，ゲノム医療に対応できる専門人材の不足が挙げられる。医師，看護師，認定遺伝カウンセラーなどの育成が進んでいるとはいえ，現場での需要に追いついていない状況がある。また，遺伝医療がより一般化していく中で，いわゆる一次遺伝医療を担う人材を養成する卒後研修の場も十分には整備されていない。患者や市民への啓発活動の強化や，情報保護に関する制度の整備も必要である。

2023 年には，関係者の長年の尽力の成果として，「良質かつ適切なゲノム医療を国民が安心して受けられるようにするための施策の総合的かつ計画的な推進に関する法律」，いわゆるゲノム医療推進法が成立した。これにより，わが国においても今後さらなるゲノム医療の普及，研究開発の加速がもたらされ，さらには診断を目的とする情報から個別化された予防医療実現のための情報としての位置づけが増し，結果として国民の健康増進や持続可能な医療体制が構築されることが期待される。

遺伝医学・ゲノム医学に関する知識は，あらゆる専門領域の医師はもちろん，看護師，臨床検査技師，薬剤師などすべての医療従事者に求められるものとなっている。幸いなことにわが国でも遺伝医学・ゲノム医学に関する初学者向けの書籍が数多く刊行されるようになり，ひと昔前に比べて学びの環境は各段に改善している。本書は遺伝医学・ゲノム医学を深く学ぼうとする医師や学生はもちろんのこと，入門書を読んでこの領域に関心を持った医療従事者や学生が次に読むべき書籍として最適であり，ぜひ多くの方に活用していただきたい。この分野の世界の潮流と進展がこの 1 冊にまとめられており，専門的内容でありながら非常にわかりやすく解説されている。

本書の翻訳にあたっては，全国の医育機関，医療機関においてリーダーとして活躍されている専門家に依頼した。いずれも非常に多忙な中で，本書刊行のわが国における遺伝医学・ゲノム医学の発展と普及の重要性をご理解いただき，原書のエッセンスを保ちつつわかりやすい日本語に訳すという難題を見事になしとげていただいた。あらためて深い感謝の意を表したい。

また，第 6 版に初めて収載され，本書の特色のひとつとして評価の高い「医療における遺伝学の役割を理解するための症例提示（Clinical case studies illustrating genetic principles）の翻訳については，ゲノム医療時代にオールラウンドなマネジメントを担うことができる臨床遺伝専門医を養成する取り組みである，NGSD（Next Generation Super Doctor）プロジェクトの，過去および現在の専攻医を中心に担当していただいた。これからのわが国の遺伝医学・ゲノム医学をけん引する気鋭の方々であり，ご協力に感謝するとともに，諸氏の今後ますますの活躍を期待するものである。

遺伝用語に関しては，遺伝医学に関する知見の集積や新たな認識，さらには社会における用語の適切な使用など，検討すべき点が多い。「用語解説（Glossary）」に関して今回は故新川詔夫博士を引き継ぎ，日本語版監修の福嶋義光先生にご担当いただいたが，それに加えて日本遺伝カウンセリング学会用語委員会と日本小児遺伝学会用語委員会にも全面的にサポートしていただいた。正確な用語が広く使われるようになることを願っている。

最後に，本書の出版にあたり，メディカル・サイエンス・インターナショナル社の藤川良子氏，星山大介氏には旧版刊行の時に引き続き，大変お世話になったことについて，改めて御礼を申し上げる。

2025 年 2 月　　日本語版監訳　櫻井晃洋

日本語版第1版の序

　ヒトゲノム解析研究の進展とともに医学領域において，遺伝学の知識が必須になっていることは論を待たない。遺伝学は上位世代から下位世代への遺伝継承の機序を明らかにすると同時に，同世代間における多様性の根源を明らかにすることを目的とする学問である。ヒトの多様性の一部である種々の疾病罹患についても，疾患の原因遺伝子や易罹患性遺伝子が次々と明らかにされてきており，21世紀の医学・医療は，個々人の遺伝情報にもとづいて，最も適切な医療を提供する個別化医療の時代を迎えている。しかし，ヒトの遺伝情報は，生涯変化せず，将来の発症予測を可能とし，血縁者にも影響を与えうる情報である。このような情報は我々人類が未だ手にしたことはなく，遺伝情報を適切に医療の場で使用するためには，遺伝学の根本原理を基礎に，患者・家族，および社会全体の理解を深め，慎重に対応していく必要がある。

　米国人類遺伝学会では，「21世紀に診療を行うすべての医師は，ヒト遺伝学の根本原理および臨床の場面における遺伝医学の幅広い応用について徹底的に学ぶべきである」とし，医学教育におけるコア・カリキュラムを公表している。このコア・カリキュラムでは，遺伝医学を疾病の原因を理解するための基礎医学，遺伝性疾患が社会に及ぼす影響を理解するための社会医学であるとともに，診断・治療・ケアを行う際に必要な遺伝情報の扱い方を学ぶ臨床医学としても位置づけており，卒前医学教育および卒後臨床研修の場において，遺伝医学を単なる細切れの知識としてではなく，ヒトの存在そのもの，および疾病原因の根幹を理解するための原理（principle）として教育すべきであるとしている。

　一方，わが国の医学教育モデル・コア・カリキュラムで遺伝医学に関係した項目が記載されているのは，生化学における遺伝子発現，および小児科関係の先天異常に関係した箇所のみであり，医療の基本となる家系図作成や，今後のゲノム時代には必須の遺伝カウンセリングについてまったく記載がない。遺伝学の根本原理に従えば，すべての疾患はヒトの多様性の1つとして理解すべきであるが，わが国のコア・カリキュラムには遺伝医学の原理の項目がないので，遺伝情報の個人差を「異常」と「正常」，すなわち「いい遺伝子」と「悪い遺伝子」という差別的な理解に誘導してしまうことが憂慮される。

　筆者は永年にわたって，わが国の遺伝医学教育を充実させるための活動を行ってきたが，わが国の現状を打破するためには，遺伝医学の根本原理とともに最新のゲノム研究の成果，とくに臨床医学への応用をわかりやすく解説した教科書が必要であると感じていた。*Thompson & Thompson Genetics in Medicine*は初版（1966年）以来，「従来，基礎科学としての位置づけであった遺伝学が，医学のなかでどのように役立てられるべきなのか」という明確な目的のもとに出版されつづけている。米国の医学教育では最も広く用いられている教科書である。筆者が本書に最初に接したのは，1986年に出版された第4版からであり，優れた遺伝医学の教科書であると感じていた（余談であるが，1988年2月に，原著者の故Margaret W. Thompson博士をトロント小児病院に訪ね面談した際，ご本人からサイン入りの第4版の贈呈を受け，現在も大切に保管している）。その後，急激な遺伝医学の進展にあ

わせて改版が重ねられ，2007 年に第 7 版が出版された。この第 7 版は，従来にも増して，臨床医学と遺伝医学との幅広い接点が記載されている。第 6 版から導入され，本書の特色ともなっている本の中央部分の色刷り頁「遺伝学の原理を理解するための症例提示」には，従来からの単一遺伝子疾患だけではなく，アルツハイマー病，慢性骨髄性白血病，クローン病，難聴，糖尿病（1 型・2 型）などについての項目があり，近年の一般的疾患（common disease）に対する遺伝医学の貢献がわかりやすく記載されている。さらに，今後すべての臨床医学領域に関係する個別化医療，薬理遺伝学，遺伝カウンセリング，および倫理的課題についても新たな章が設けられ，簡潔にわかりやすく記述されている。

　是非，この第 7 版を翻訳出版したいと考えていたところ，医学研究者，特に博士課程大学院生にとっては必読の書である『ヒトの分子遺伝学』（"Human Molecular Genetics"）を翻訳出版しているメディカル・サイエンス・インターナショナル社に，この翻訳企画を採択していただいた。翻訳は，本文については，信州大学の遺伝医学教育関係者，および全国の認定遺伝カウンセラー養成コース大学院の関係者に，また，症例提示は全国のその分野の専門家に依頼した。翻訳にご協力いただいた総勢 50 余名の諸氏には，この翻訳事業がわが国の遺伝医学の発展のためには重要な作業であることを深く理解していただき，短時間の間に翻訳作業を完遂していただいた。各人の専門性が生かされ，きわめて正確でわかりやすい表現になっている。また，新たな知見が加わった部分あるいは解説が必要な部分については随所に訳注を加えていただいたので，本書は遺伝医学に関する最新の情報が記載された教科書であるということができる。翻訳を担当していただいた方々に改めて深甚の謝意を表する。なお，一冊の教科書としての統一性を図るため，監訳者により一部，表現を変更した箇所があることについてはお許しをいただきたい。

　遺伝医学を理解するための第一歩は，第 7 版第 1 章「序論（Introduction）」の最後の部分に記載されているように，遺伝医学で用いられる用語と概念を理解することである。ところが，日本語で遺伝医学の概念を表現することはきわめて困難であることを，翻訳作業を通じて，改めて痛感した。たとえば "genetic" と "inherited" をどのように区別し，表現したらよいのであろうか？　現在，わが国では両者を明確に区別して表現しておらず，どちらも「遺伝」，「遺伝性」などと翻訳されている。本書では "genetic" と "inherited" の違いが明確にわかるように，"inherited" の場合には「上位世代から遺伝継承される」「受け継がれる」「伝達される」と訳すよう努めた。その他，日本語にしにくい "locus"，"variation"，"variant" などもそれぞれ，「座位あるいは遺伝子座」，「多様性，バリエーション，個体差」，「バリアント，変異体」などと，それぞれの箇所で理解しやすい表現にした。さらに，"genetic testing" は一般に「遺伝子検査」と翻訳されることが多いが，「遺伝子検査」には感染症の原因を明らかにする病原体遺伝子検査や後天的に生じる体細胞遺伝子検査も含まれる可能性があるため，生殖細胞系列遺伝子変異（germline mutation）を明らかにする "genetic testing" の場合は「遺伝学的検査」に統一した〔実際に，日本臨床検査標準協会では，DNA，RNA 等を用いた検査を「遺伝子関連検査」と総称し，検査の目的にしたがって，「病原体遺伝子検査」，

「体細胞遺伝子検査」，「遺伝学的検査」と明確に区別して用いることを提唱している］．

　本書の特徴の一つとして，「用語解説（glossary）」が充実していることがあげられる．総計18頁，500余語にもわたる用語解説の翻訳の監修をして下さった新川詔夫先生（北海道医療大学個体差健康科学研究所長，長崎大学名誉教授）に深く感謝申し上げる．たいへん丁寧に監修して下さったので，そのまま遺伝医学用語事典として利用できる．わが国には今までに適切な遺伝医学用語事典がなかったので，幅広く利用されることを望む．

　本書を是非とも読んでいただきたいのは，第一に医学生，医療系学生である．もともと本書は卒前の医学生を対象につくられた遺伝医学の教科書なので，21世紀の医療をこれから担うすべての医学生，医療系学生，遺伝カウンセリングコースの学生に読んでいただき，遺伝医学の重要性と醍醐味を感じ取っていただきたい．第二に，医学教育関係者である．あらゆる医学教育の場面で遺伝医学の根本原理，および遺伝情報の適切な扱い方を教育する必要性が生じているので，すべての分野の医学教育関係者に本書をお読みいただくとともに，教科書として採用し，学生諸君に本書を推薦していただきたい．特に，医学教育関係者には，講義に利用しやすいように，本書の写真・図・表が電子データとして提供されることになっているので，広くご利用いただきたい．第三に21世紀の医療をすでに担っているすべての医師，医療者である．ヒトゲノム解析研究の進展により，医学・医療の中で遺伝情報を扱う必要性は急増しており，あらゆる臨床の場面で遺伝医学の根本原理，および遺伝情報の適切な扱い方についての基本的知識とスキルが求められている．わが国では，系統的な遺伝医学教育を行っている医学教育機関が非常に乏しいことから，すべての医師，医療者に本書をお読みいただき，さまざまな医療分野において遺伝医学の重要性を理解していただきたい．第四にあらゆる領域の医学研究者，特にメディカル・サイエンス・インターナショナル社が出版している『ヒトの分子遺伝学』の読者である．『ヒトの分子遺伝学』の読者には分子遺伝学的手法を用いて研究を行っている研究者および大学院生が多いと思われるが，それと対をなすものとして本書をお読みいただき，分子遺伝学だけではなく，遺伝学の原理，そして幅広い臨床医学への遺伝医学の応用の実際について理解していただきたい．本書に接することが今後の研究の発展に役立てられると確信している．

　最後に，この翻訳企画を採択し，種々の要望を聞き入れ，迅速に出版して下さったメディカル・サイエンス・インターナショナル社の方々，とくに藤川良子氏と三谷祐貴子氏にお礼を申し上げる．

2009年3月　　日本語版監訳　福嶋義光

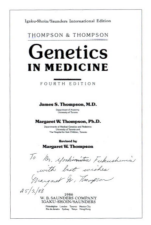

原著第4版のとびら

日本語版第2版の序

"*Thompson & Thompson Genetics in Medicine* (7th ed.)" の日本語版である『トンプソン&トンプソン遺伝医学』が出版されて8年が経過した。この旧版の監訳者の序には，わが国の遺伝医学教育の不備を嘆くような記述をしていたが，ここ数年わが国においても遺伝医学やゲノム医療について，大変好ましい大きな変革の波が押し寄せてきている。

内閣総理大臣が本部長を務める健康・医療戦略推進本部および関連省庁すべてが参画する健康・医療戦略推進会議が2014年6月に設置され，同年7月には，「健康・医療戦略」が閣議決定された。この中で，ゲノム医療の実現に向けた基盤整備や取り組みの推進が掲げられている。2015年1月には，ゲノム医療を実現するための取り組みを関係府省・関係機関が連携して推進するために，健康・医療戦略推進会議の下に，「ゲノム医療実現推進協議会」が設置され，ゲノム医療を実現するためには，遺伝学的検査の質保証，遺伝差別防止，遺伝カウンセリング体制の整備，遺伝情報管理の4点について，重点的かつ早急に取り組むべきであるとする中間とりまとめを公表した（2015年7月）。さらに「ゲノム医療実現推進協議会」の下に設置された「ゲノム情報を用いた医療等の実用化推進タスクフォース（TF）」（事務局：厚生労働省厚生科学課）において検討が進められ，2016年10月に，「ゲノム医療等の実現・発展のための具体的方策について（意見とりまとめ）」が公表された。

このTFの意見とりまとめには，医学教育について，「ゲノム医療の知識がどの医師にも必要であるという時代が到来することを見据えて，医学教育モデル・コア・カリキュラム，医師国家試験，臨床研修や生涯教育におけるゲノム医療の取扱いの整合性を図りながらその内容を検討すべきと考えられる。」と記載されている。

これを受けて，文部科学省高等教育局医学教育課が所掌するモデル・コア・カリキュラム改訂に関する連絡調整委員会および同専門研究委員会が，2016年12月に公表した「医学教育モデル・コア・カリキュラム」〔平成28年度改訂版（案）〕では，遺伝医学，ゲノム医療について大きな変更がなされている。

従来のモデル・コア・カリキュラムには，「遺伝と遺伝子」や「遺伝子異常と疾患・発生発達異常」などの項目はあったが，遺伝子の「変化」が「多様性」や「個体差」ではなく，疾患原因としてのみとらえられ，「正常」と「異常」の対比という視点に傾いていることや，家系図作成や遺伝カウンセリングなどのキーワードがなく，遺伝情報を現場でどう収集し，どう扱うか，という臨床遺伝の視点が不十分であった。

今回の改訂で最も大きく変わったのは，ゲノム医療の実践に最も重要な概念である「ゲノムの多様性に基づく個体の多様性を説明できる」が明確に記載されたことと，従来は感染症，腫瘍，免疫・アレルギーなどが記載されていた「全身におよぶ生理的変化，病態，診断，治療」の大項目に，新しく「遺伝医療・ゲノム医療」の項目が加えられたことである。「遺伝医療・ゲノム医療」のねらいとしては，「遺伝情報・ゲノム情報の特性を理解し，遺伝情報・ゲノム情報に基づいた診断と治療，未発症者を含む患者・家族の支援を学

ぶ」と記載されており，家系図作成，遺伝学的検査や遺伝カウンセリングの意義，遺伝医療における倫理，遺伝情報に基づく治療など，ゲノム医療を実現していく際に医師に求められる項目が記載されている．特に「未発症者を含む患者・家族の支援を学ぶ」と記載されたことは，ゲノム医療の本質を端的に表したものであり，ゲノム医療は，患者だけではなく，未発症者，すなわち発症していない全ての人をも対象とした医療であることを示している．

"*Thompson & Thompson Genetics in Medicine*" は初版（1966年）以来，「従来，基礎科学としての位置づけであった遺伝学が，医学のなかでどのように役立てられるべきなのか」という明確な目的のもとに出版されつづけている，米国の医学教育では最も広く用いられている教科書である．本書（原書第8版）ではヒトの病気を引き起こす遺伝子とそのメカニズムについての記述は第7版と同様に新しい知見とともに詳細に述べられているが，旧版と最も大きく異なっているのは，ヒトゲノムデータベースに基づく遺伝医学・ゲノム医療の実践，すなわち個別化医療と精密医療の概念が明確に示されていることである．

ゲノム医療の知識は，医師に限らずすべての医療者に必要な時代を迎えており，医学生，医療系学生（遺伝カウンセリングコースの学生を含む），および研修中の医師には，本書により遺伝医学・ゲノム医療を系統的にじっくりと学んでいただきたい．また，すでにわが国の医療を担っている医師，特に各領域の専門医にもゲノム医療の概念は必ず必要になってくるので，本書の関連領域の部分を中心にお読みいただき，遺伝医学・ゲノム医療の広い概念の理解の一助にしていただきたい．

本書（第8版）の翻訳は，旧版と同様，本文については，信州大学の遺伝医学教育関係者，および全国の認定遺伝カウンセラー養成コース大学院の関係者に，また，症例提示は全国の各分野の専門家に依頼した．翻訳にご協力いただいた総勢50余名の諸氏には，この翻訳事業がわが国の遺伝医学の発展のためには重要な作業であることを深く理解していただき，短時間の間に翻訳作業を完遂していただき感謝申し上げる．

また，この翻訳企画を採択し，種々の要望を聞き入れ，迅速に出版して下さったメディカル・サイエンス・インターナショナル社の方々，とくに若松博会長，編集の星山大介氏，藤川良子氏にお礼を申し上げる．

最後に，夫の James S. Thompson 博士とともに本書を50年前に生み出してくださった Margaret Thompson 博士が94歳で亡くなったことを原著の謝辞で知った．偉大なご業績を讃えつつご冥福をお祈りする．合掌．

2017年3月　　日本語版監訳　福嶋義光

■日本語版第2版の監訳者・訳者・翻訳協力者一覧

阿江大樹	川口莉佳	近藤達郎	中村昭則	本田明夏	村松秀城
秋山奈々	川目 裕	榊原彩花	西尾 瞳	蒔田芳男	森崎隆幸
石川亜貴	川本祥子	櫻井晃洋	西村 玄	増井 薫	森田栄伸
稲葉 慧	木戸滋子	佐藤 優	丹羽由衣	升野光雄	山崎雅則
井上 健	朽方豊夢	清水健司	沼部博直	松浦香里	山下健太郎
宇佐美真一	窪田 満	菅原宏美	橋谷智子	松尾真理	横井貴之
大橋博文	黒澤健司	高田史男	長谷川奉延	松岡沙姫	吉田邦広
緒方 勤	小崎健次郎	髙野亭子	羽田 明	松川愛未	四元淳子
岡本伸彦	小崎里華	高嶺恵理子	花岡一成	松田佳子	米井 歩
奥山虎之	古庄知己	田口 育	濱野裕太	松原洋一	涌井敬子
小名 徹	小須賀基通	田村和朗	原田直樹	松本直通	和田敬仁
金井 誠	小杉眞司	寺本瑞絵	平岡弓枝	水野誠司	渡邉 淳
鎌崎穂高	後藤雄一	永井敏郎	福嶋義光	三宅紀子	

序文

1966年の初版発行以来，高い評価を得つづけている"*Genetics in Medicine*"だが，その第9版の編者を引き受けるにあたっては，私たち3人にはいささか戸惑いがあった。それは，パンデミックによるさまざまな障害が心配だったわけでもないし，その作業にのめり込むのが嫌だったわけでもない。この本を作りあげてきたこれまでの著者たちがなしえてきたレベルの高さがプレッシャーだったのである。創始者であるJames S. Thompson (1919-1982)（第1～3版）とMargaret W. Thompson（"Peggy"）（1920～2014）（第1～5版），その後（第6～8版）を引き継いだRoderick McInnes（第5版はPeggy Thompsonと共著），Robert Nussbaum（第6～8版），Huntington Willard（第5～8版）らはきわめて高い水準の本を作りあげてきた。また，第8版以降，現在に至るまでの遺伝医学とゲノム医学分野における膨大な文献を私たち3人だけですべてカバーするにはどうしたらいいかということも心配であった。

私たちは，"巨人の肩に立つ"という方法をとることにした。本書のなかで，遺伝医学の中核の部分は，必要な内容が適切にまとめられているので，あまり変更の必要はなく，その内容を維持した。一方，技術的な部分は進歩が大きいので修正が必要であった。私たちが編集を加える際には，自分たちのこの分野での知識を最大限活用するとともに，文献やデータベース（その一部は自分たちが管理に加わっている）を精査し，専門家へも相談は欠かせなかった。これらの専門家のなかには，私たちもそうだが，以前の版でも貢献してくださった人もいたが，多くは今回初めてお願いする人たちだった。その方たちから，感謝の気持ちが伝えられたことは，本書が専門家コミュニティのなかで今もその高い地位を保っていることを強く表している。今回，私たちはそれらの方たちの名前を共著者あるいは謝辞として初めて掲載した。それは彼らの貢献に対する正しい感謝のあり方だと思っている。同時に，以前の版の著者たちが築いた基盤に対しても，ここにお礼申しあげる。

遺伝医学の分野の人たちが親しみをこめて「トンプソン&トンプソン」と呼ぶ本書の今回の版で，私たちは次のような点に関して内容の修正を行った。(1) 生物学および検査において，遺伝子からゲノムの研究への移行，(2) 集団ゲノム学および臨床ゲノム学におけるコピー数バリアントと構造バリアントに関する知見の増大，(3) 非コードRNA，クロマチン制御，エピジェネティクスの機能的な役割の新たな発見，そしてその異常がどのように疾患での遺伝子発現に影響するか，(4) 世界の集団間にみられる遺伝的差異，(5) 最新のテクノロジー（例えばゲノムシークエンシング）と，それを解決し解釈するために用いられる統計学的/情報学的手法（例えばポリジェニックリスクスコア），(6) このような新しい原理やテクノロジーを応用することで生み出される多くの新しい遺伝学的診断〔例えばゲノム症候群（genomic syndromes）や繊毛病〕。各章の最後にはこれまでと同様に「問題」を掲載して，読者が実践的な知識を見つけられるようにし，試験対策にも有用なようにした。なお，それに対する解答は巻末に掲載されている。

第6版から導入され好評を得ている症例ページでは，遺伝学の一般原理，発症機序，

診断，治療とケア，カウンセリングを説明しているが，今回，多くの専門家の意見を取り入れて，全面的にアップデートや拡充を行った．それによって，遺伝学の専門家が直面する発現の差異，多面発現，複雑疾患などの課題がとらえられるようにした．

　私たちは今回の版のタイトル中の文言を「遺伝医学（Genetics in Medicine）」から「遺伝医学・ゲノム医学（Genetics and Genomics in Medicine）」に変更したことを誇らしく感じているが，それは，情報へのアクセス，その解釈，そのコミュニケーションの仕方が根本的に変わった現在の社会の状況を反映させたものだ．簡単に言い換えれば，遺伝学は情報の科学である．つまり遺伝学は，DNA，RNA，タンパク質，そしてそれらのネットワークや組み合わせで成り立っており，それが健康や疾患の生物学の根底にある．私たちは，セントラルドグマを超えた新しい知識を獲得しようと努めているが，おそらくより重要なことは，その情報を適切な文脈で説明し，適用できるようにすることであろう．それは医学と社会の両方が望んでいることである．

　例えば，遺伝性疾患の図をアップデートするにあたり，非営利組織の Positive Exposure にお願いして，ボランティアの方の写真集から写真を掲載させていただいた．Positive Exposure は，遺伝学分野のさまざまなサポートグループと協力し，遺伝的な差異とともに生きる人たちを，敬意を持って，包括的に，そして率直に美しく紹介している．名前が掲載されている場合は，本人の希望によるものである．私たちはまた，人種（race）や民族（ethnicity），多型（polymorphism），変異（mutation）などの用語の使い方についても，最新のガイドラインを取り入れ，それにのっとったものとした（mutation については，今回の版の執筆時点では約 590 回，旧版ではなんと 1,000 回以上使われていた）．また，固有の先住民および創始者集団の研究に関する遺伝情報の使用（および必要性）についても新しいセクションを設けて説明した．出版社が作成する付属の eBook 版（英語版）も充実しており，全文，図，参考文献の全文検索がさまざまなデバイスで可能となっている．

　私たちの前任者が書いた次の言葉をここに記しておく．

すべての遺伝カウンセリングを学ぶ学生，遺伝学やゲノム学の上級学部学生，大学院生，また臨床医学のすべての分野の研修医，臨床医，あるいは看護師や理学療法士といったさまざまな医療の専門家にとって本書は，ヒトの遺伝学およびゲノム学を健康と疾患に適用するために包括的（exhaustive）にまとめられた本である．だが決して，読むのに消耗させられる（exhausting）本ではない！

　本書の進め方，編集，執筆の全面にわたって Janet Buchanan 博士（PhD, FCCMG）に助けていただいたことを感謝する．Peggy Thompson には試験対策について教えていただき，彼女の定めた高い水準に私たち全員が届くように熱心にご指導いただいたことに感謝する．また，Jennifer Howe，Jo-Anne Herbrick，Allison Gignac，Richard Wintle 博士には，本書の最終校正を校閲いただき，感謝する．

　私たちは，この本の編集という課題に集中しようと努める一方で，地球上で猛威をふる

い続けている SARS-CoV-2 RNA コロナウイルスに苦しめられた世界の何百万人もの人々にこの本を捧げたい。また，第一線の医療従事者，診断検査室で働く人たち，そして研究者（その中にはこの本の共著者もいる）には絶大な感謝を申しあげる。彼らの努力により，私たちが皆より良い状況に置かれているのだから。

　最後に，どんなに高品質の遺伝的データであっても，それを患者，家族，社会に利益もたらすようにするためには，可能なかぎり最善な方法でそれを解釈し適用することが必要ということを強調したい。この第9版でもそうありたいと願っているのだが，私たちの編集が適切であるならば，私たちに続く人たちに，この本にこめた私たちの経験（そしておそらくいくらかの知恵）が伝わり，この本に対する尊敬を保つことができるだろう。遺伝医学やゲノム学のような急速に進化する分野では，もちろん更新の必要がすぐに訪れてしまうだろうが。

Ronald D. Cohn, MD
Stephen W. Scherer, PhD
Ada Hamosh, MD

原著者一覧

Gonçalo R. Abecasis, DPhil
Department of Biostatistics
University of Michigan School of Public Health
Ann Arbor, Michigan, USA

Carolyn Dinsmore Applegate, MGC, CGC
Genetic Counselor Manager
Department of Genetic Medicine
Johns Hopkins University School of Medicine
Baltimore, Maryland, USA

Laura Arbour, MSc, MD FRCPC FCCMG
Professor
Department of Medical Genetics,
Faculty of Medicine
University of British Columbia
Vancouver, British Columbia, Canada
Medical Genetics Services, Island Health,
Victoria, BC, Canada

Christine R. Beck, PhD
Assistant Professor
The University of Connecticut Health Center
and The Jackson Laboratory for Genomic Medicine
Farmington, Connecticut, USA

Iris Cohn, MSc (Pharm), RPh
Clinical Specialist/
Pharmacogenomics Pharmacist
Division of Clinical Pharmacology and Toxicology
The Hospital for Sick Children;
Assistant Professor
Department of Paediatrics
Temerty Faculty of Medicine
University of Toronto
Toronto, Ontario, Canada

Ronald Doron Cohn, MD, FACMG
President and CEO
Senior Scientist
The Hospital for Sick Children;
Professor
Department of Paediatrics and Molecular Genetics, University of Toronto
Toronto, Ontario, Canada

Gregory Costain, MD, PhD, FRCPC
Staff Physician
Division of Clinical and Metabolic Genetics
The Hospital for Sick Children
Toronto, Ontario, Canada

Cheryl Cytrynbaum, MS
Genetic Counsellor
Division of Clinical and Metabolic Genetics
The Hospital for Sick Children;
Assistant Professor

Department of Molecular Genetics
University of Toronto;
Project Investigator
Genetics and Genome Biology Program
Research Institute,
The Hospital for Sick Children
Toronto, Ontario, Canada

Wei Q. Deng, PhD
Assistant Professor
Psychiatry & Behavioural Neuroscience,
Faculty of Health Sciences
McMaster University
Hamilton, Ontario, Canada

Sarah Goodman, PhD
Research Fellow
Genetics and Genome Biology Program
Research Institute,
The Hospital for Sick Children
Toronto, Ontario, Canada

Ada Hamosh, MD, MPH
Dr. Frank V. Sutland Professor of Pediatric Genetics
McKusick-Nathans Department of Genetic Medicine and Department of Pediatrics,
Clinical Director
Department of Genetic Medicine,
Scientific Director, OMIM
Johns Hopkins University
Baltimore, Maryland, USA

Angie Child Jelin, MD
Associate Professor
Department of Gynecology and Obstetrics
Johns Hopkins Hospital
Baltimore, Maryland, USA

Ophir Klein, MD, PhD
Executive Director of Cedars-Sinai Guerin Children's,
Vice Dean for Children's Services,
David and Meredith Kaplan Distinguished Chair in Children's Health
Professor of Pediatrics,
Adjunct Professor of Orofacial Sciences and Pediatrics
UC San Francisco
San Francisco, California, USA

Bartha Maria Knoppers, PhD
Professor
Department of Human Genetics,
Faculty of Medicine and Health Sciences
McGill University
Montreal, Quebec, Canada

Charles Lee, PhD, FACMG
Director and Professor
The Jackson Laboratory for Genomic Medicine

Farmington, Connecticut, USA

Christian R. Marshall, PhD
Clinical Laboratory Director
Division of Genome Diagnostics
Department of Paediatric Laboratory Medicine
The Hospital for Sick Children;
Assistant Professor
Laboratory Medicine and Pathobiology
University of Toronto
Toronto, Ontario, Canada

Philipp G. Maass, PhD
Scientist
Genetics and Genome Biology
The Hospital for Sick Children
Assistant Professor
Department of Molecular Genetics
University of Toronto
Toronto, Ontario, Canada

Alice B. Popejoy, PhD
Assistant Professor
Department of Public Health Sciences,
Division of Epidemiology
University of California, Davis
Davis, California, USA

Stephen W. Scherer, PhD
Chief of Research
Hospital for Sick Children;
Professor
Department of Molecular Genetics
University of Toronto
Toronto, Ontario, Canada

Neal Sondheimer, MD, PhD
Associate Professor
Paediatrics and Molecular Genetics
University of Toronto;
Staff Physician
Clinical and Metabolic Genetics
The Hospital for Sick Children
Toronto, Ontario, Canada

Dimitri J. Stavropoulos, PhD, FCCMG
Clinical Laboratory Director
Genome Diagnostics, Department of Pediatric Laboratory Medicine
The Hospital for Sick Children;
Assistant Professor
Department of Laboratory Medicine and Pathobiology
University of Toronto
Toronto, Ontario, Canada

Lei Sun, PhD
Professor
Department of Statistical Sciences,
Faculty of Arts and Science
Division of Biostatistics,
Dalla Lana School of Public Health

University of Toronto,
Toronto, Ontario, Canada

Ignatia B. Van den Veyver, MD
Professor
Department of Obstetrics and Gynecology,
Professor
Department of Molecular and Human
Genetics
Baylor College of Medicine
Houston, Texas, USA

Jodie Marie Vento, MGC, LCGC
Assistant Professor, Program Director
Department of Human Genetics
University of Pittsburgh
Pittsburgh, Pennsylvania, USA

Michael F. Walsh, MD, FAAP,
FACMG, DABMG
Associate Member
Department of Pediatrics and Medicine,
Divisions of Solid Tumor and Clinical
Genetics
Memorial Sloan Kettering Cancer Center
New York City, New York, USA

Rosanna Weksberg, MD, PhD
Senior Associate Scientist
Genetics and Genome Biology Program
Hospital for Sick Children,
Clinical Geneticist
Division of Clinical and Metabolic Genetics
The Hospital for Sick Children;
Professor
Department of Molecular Genetics
Institute of Medical Science;
Department of Paediatrics
University of Toronto
Toronto, Ontario, Canada

Cristen J. Willer, DPhil
Professor
Department of Internal Medicine
Division of Cardiovascular Medicine
University of Michigan
Ann Arbor, Michigan, USA

Anthony Wynshaw-Boris, MD, PhD
Professor and Chair
Genetics and Genome Sciences
CWRU School of Medicine;
Chair and Director
Genetics and Genome Sciences and Center
for Human Genetics
University Hospitals Cleveland Medical
Center
Cleveland, Ohio, USA

Feyza Yilmaz, PhD
Associate Computational Scientist
The Jackson Laboratory for Genomic
Medicine
Farmington, Connecticut, USA

Ryan Yuen, PhD
Senior Scientist
Genetics and Genome Biology Program
The Hospital for Sick Children
Toronto, Ontario, Canada

Ma'n H. Zawati, BCL, LLM,
DCL (PhD)
Assistant Professor
Department of Human Genetics,
Faculty of Medicine and Health Sciences
McGill University
Montreal, Quebec, Canada

■症例提示の著者

Carolyn Dinsmore Applegate, MGC,
CGC
Genetic Counselor Manager
Department of Genetic Medicine
Johns Hopkins University School of
Medicine
Baltimore, Maryland, USA

Leslie G. Biesecker, MD
Distinguished Investigator,
Director
Center for Precision Health Research
National Human Genome Research Institute
National Institutes of Health
Bethesda, Maryland, USA

Janet A. Buchanan, MSc, PhD,
FCCMG
Molecular Geneticist
The Centre for Applied Genomics
The Hospital for Sick Children
Toronto, Ontario, Canada

Manuel Carcao, MD, MSc, FRCPC
Professor
Division of Haematology/Oncology
Department of Paediatrics
Hospital for Sick Children
Toronto, Ontario, Canada

John Christodoulou, AM, MB, BS, PhD
Director
Genomic Medicine Research Theme
Murdoch Children's Research Institute;
Chair of Genomic Medicine
University of Melbourne
Melbourne, Victoria, Australia

Iris Cohn, MSc (Pharm), RPh
Clinical Specialist/Pharmacogenomics
Pharmacist
Division of Clinical Pharmacology and
Toxicology
The Hospital for Sick Children;
Assistant Professor
Department of Paediatrics
Temerty Faculty of Medicine
University of Toronto
Toronto, Ontario, Canada

Ronald Doron Cohn, MD, FACMG
President and CEO
Senior Scientist
The Hospital for Sick Children;
Professor
Department of Paediatrics and
Molecular Genetics
University of Toronto
Toronto, Ontario, Canada

Jill A. Fahrner, MD, PhD
Director
Epigenetics and Chromatin Clinic;
Assistant Professor of Genetic Medicine and Pediatrics
Johns Hopkins School of Medicine
Baltimore, Maryland, USA

Amy Finch, PhD, CGC
Post-Doctoral Fellow
Women's College Research Institute
Toronto, Ontario, Canada

Peter St George-Hyslop, OC, MD, FRCPC, FRS
Professor of Experimental Neuroscience
Cambridge Neuroscience
University of Cambridge
Cambridge, United Kingdom

Ashima Gulati, MD, PhD
Attending Nephrologist
Children's National Hospital
Washington, District of Columbia, USA

Kelsey Guthrie, MGC, CGC
Pediatric Genetic Counselor
The Johns Hopkins University
School of Medicine
Baltimore, Maryland, USA

Robert Hamilton, MD, FRCPC
Department of Paediatrics
Hospital for Sick Children (SickKids)
Toronto, Ontario Canada

Ada Hamosh, MD, MPH
Dr. Frank V. Sutland Professor of Pediatric Genetics
McKusick-Nathans Department of
Genetic Medicine and
Department of Pediatrics,
Clinical Director
Department of Genetic Medicine,
Scientific Director, OMIM
John Hopkins University
Baltimore, Maryland, USA

Robert A. Hegele, MD, FRCPC, FACP
Distinguished University Professor
Department of Medicine and Biochemistry
Schulich School of Medicine,
University of Western Ontario
London, Ontario, Canada

Johann Hitzler, MD, FRCP(C), FAAP
Professor
Department of Pediatrics
University of Toronto;
Division of Hematology/Oncology
The Hospital for Sick Children;
Senior Scientist
Developmental and Stem Cell Biology

The Hospital for Sick Children Research Institute
Toronto, Ontario, Canada

Julie Hoover-Fong, MD, PhD, FACMG
Professor
Department of Genetic Medicine
Johns Hopkins University
Baltimore, Maryland, USA

Alexander Y. Kim, MD
Medical Biochemical Geneticist
Division of Genetics
Department of Pediatric Medicine
Johns Hopkins All Children's Hospital
Saint Petersburg, Maryland, USA

Paul Kruszka, MD, MPH
Chief Medical Officer
Department of Medical Affairs
GeneDx
Gaithersburg, Maryland, USA

David Lillicrap, MD, FRCPC
Professor
Department of Pathology and
Molecular Medicine
Queen's University
Kingston, Ontario, Canada

James R. Lupski, MD, PhD, DSc (Hon)
Cullen Professor of Genetics and Genomics and
Professor of Pediatrics
Baylor College of Medicine
Houston, Texas, USA

Farid Mahmud, MD, FRCPC
Staff Physician
Division of Endocrinology
The Hospital for Sick Children and
University of Toronto
Toronto, Ontario, Canada

David Malkin, MD, FRCPC, FRSC
CIBC Children's Foundation Chair in Child Health Research
Staff Oncologist and Director,
Cancer Genetics Program
Division of Hematology/Oncology,
Senior Scientist,
Genetics and Genome Biology Program
The Hospital for Sick Children;
Department of Pediatrics
University of Toronto
Toronto, Ontario, Canada

Ashwin Mallipatna, MD
Head of Retinoblastoma Program
Hospital for Sick Children;
Assistant Professor
Department of Ophthalmology and Vision Sciences

University of Toronto
Toronto, Ontario, Canada

Donna Martin, MD, PhD
Chair
Department of Pediatrics,
Professor of Pediatrics and Human Genetics
Ravitz Foundation Endowed Professor of
Pediatrics
The University of Michigan
Ann Arbor, Michigan, USA

Kristen Miller, MSPH, DrPH
Scientific Director
National Center for Human Factors in
Healthcare
MedStar Health;
Associate Professor
Department of Emergency Medicine
Georgetown University School of Medicine
Washington, District of Columbia, USA

Weiyi Mu, ScM
Assistant Professor of Genetic Medicine
Johns Hopkins University
Baltimore, Maryland, USA

Steven Narod, MD, FRCPC, FRSC
Senior Scientist
Women's College Research Institute
Toronto, Ontario, Canada

Isaac Odame, MB ChB, MRCP (UK), FRCPCH, FRCPath, FRCPC
Haematology Section Head
Division of Haematology/Oncology,
Professor
Department of Paediatrics,
Faculty of Medicine
University of Toronto;
Director
Division of Haematology
Departments of Medicine and Paediatrics
University of Toronto
Toronto, Ontario, Canada

Christopher A. Ours, MD, MHS
Assistant Research Physician
National Human Genome Research Institute
National Institutes of Health
Bethesda, Maryland, USA

Christopher Pearson, PhD
Senior Scientist
Department of Genetics and
Genome Biology,
Professor
Department of Molecular Genetics
The Hospital for Sick Children
Toronto, Ontario, Canada

Xiao P. Peng, MD, PhD
Director
Genetics of Blood and Immunity Clinic;
Clinical Advisor
JHG DNA Diagnostics Lab;
Assistant Professor
Department of Genetic Medicine
Johns Hopkins University School of
Medicine
Baltimore, Maryland, USA

Karen Raraigh, MGC
Certified Genetic Counselor
McKusick-Nathans Department of
Genetic Medicine
Johns Hopkins University
Baltimore, Maryland, USA

Heidi L. Rehm, PhD, FACMG
Professor of Pathology
Center for Genomic Medicine
Massachusetts General Hospital and
Harvard Medical School;
Co-Director
Medical and Population Genetics
Broad Institute of MIT and
Harvard Medical;
Clinical Laboratory Director
Broad Clinical Labs
Boston, Massachusetts, USA

Miriam Reuter, MD
Senior Scientific Manager
CGEn, The Hospital for Sick Children
Toronto, Ontario, Canada

Maian Roifman, MD
Clinical Geneticist
Division of Clinical and Metabolic Genetics
Department of Pediatrics
The Hospital for Sick Children,
University of Toronto;
Clinical Geneticist
The Prenatal Diagnosis and Medical
Genetics Program
Department of Obstetrics and Gynecology
Mount Sinai Hospital
Toronto, Ontario, Canada

Chaim M. Roifman, MD, FRCPC,
FCACB
Director, Canadian Centre for Primary
Immunodeficiency
Director, Fellowship Program in
Immunology/Allergy
Director, Fellowship Program in
Immunodeficiency and Transplantation
Staff Physician, Immunology and Allergy,
Department of Paediatrics
Hospital for Sick Children;
Senior Scientist, Molecular Medicine
Hospital for Sick Children Research Institute;
Professor of Paediatrics and Immunology

University of Toronto
Toronto, Ontario, Canada

Krista Schatz, MS, CGC
Certified Genetic Counselor
Department of Genetic Medicine
Johns Hopkins University School of
Medicine
Baltimore, Maryland, USA

Eric Shoubridge, PhD, FRSC
Professor and Chair
Department of Human Genetics
The Neuro (Montreal Neurological
Institute-Hospital)
McGill University
Montreal, Quebec, Canada

Mandeep Singh, MBBS, MD, PhD
Associate Professor of Ophthalmology
Wilmer Eye Institute
Johns Hopkins University
Baltimore, Maryland, USA

David Skuse, MD, FRCP, FRCPsych,
FRCPCH
Professor
Great Ormond Street Institute of
Child Health
University College London
London, United Kingdom

Marisa Gilstrop Thompson, BA, MD
Physician
Gynecology and Obstetrics - Maternal
Fetal Medicine
Johns Hopkins Hospital
Baltimore, Maryland, USA

Cynthia J. Tifft, MD, PhD
Deputy Clinical Director
Office of the Clinical Director,
Senior Clinician
Medical Genetics Branch,
Head
Glycosphingolipid Disorders Unit
Pediatric Undiagnosed Diseases Program
National Human Genome Research Institute
Bethesda, Maryland, USA

Christopher B. Toomey, MD, PhD
Assistant Professor of Ophthalmology
Shiley Eye Institute, Viterbi Family
Department of Ophthalmology
UC San Diego
La Jolla, California, USA

Jacob A.S. Vorstman, MD, PhD
Professor
Department of Psychiatry
University of Toronto;
SickKids Psychiatry Associates Chair in
Developmental Psychopathology,
Senior Scientist

Genetics and Genome Biology Program
Sickkids Research Institute;
Department of Psychiatry
The Hospital for Sick Children
Toronto, Ontario, Canada

Terry J. Watnick, MD
Joan B. and John H. Sadler, MD
Professor of Nephrology
University of Maryland, School of Medicine
Baltimore, Maryland, USA

Rosanna Weksberg, MD, PhD
Senior Associate Scientist
Genetics and Genome Biology Program
Research Institute, The Hospital for Sick
Children,
Clinical Geneticist
Division of Clinical and Metabolic Genetics
The Hospital for Sick Children;
Professor
Department of Molecular Genetics
Institute of Medical Science;
Department of Paediatrics
University of Toronto
Toronto, Ontario, Canada

Jeanne Wolstencroft, PhD
Great Ormond Street Institute of
Child Health
University College London
London, United Kingdom

Changrui Xiao, MD
Assistant Clinical Professor, Neurology
School of Medicine
University of California
Irvine, California, USA

Shira G. Ziegler, MD, PhD
McKusick-Nathans Department of
Genetic Medicine
Johns Hopkins University School of
Medicine
Baltimore, Maryland, USA

簡略目次

第**1**章	序論 *1*	
第**2**章	ヒトゲノム入門 *5*	
第**3**章	ヒトゲノム：遺伝子の構造と機能 *27*	
第**4**章	ヒトの遺伝的多様性：ゲノムの多様性 *53*	
第**5**章	臨床細胞遺伝学的解析とゲノム解析の原理 *71*	
第**6**章	染色体およびゲノムの量的変化にもとづく疾患： 常染色体異常と性染色体異常 *93*	
第**7**章	単一遺伝子疾患の遺伝形式 *127*	
第**8**章	臨床エピジェネティクスの原理 *157*	
第**9**章	多因子疾患の複雑遺伝 *175*	
第**10**章	ゲノム医学のための集団遺伝学 *203*	
第**11**章	ヒト疾患における遺伝学的基礎の解明 *237*	
第**12**章	遺伝性疾患の分子遺伝学的原理 *269*	
第**13**章	遺伝性疾患の分子生物学的，生化学的，細胞学的基礎 *293*	
第**14**章	遺伝性疾患の治療 *345*	
第**15**章	発生遺伝学と先天異常 *377*	
第**16**章	がん遺伝学とゲノム学 *407*	
第**17**章	遺伝カウンセリングとリスク評価 *439*	
第**18**章	妊娠前検査と出生前診断 *461*	
第**19**章	医療，個別化医療へのゲノム学の応用 *485*	
第**20**章	遺伝医学とゲノム医学における倫理的・社会的課題 *503*	

症例提示 *517*

用語解説 *659*

問題の解答 *685*

索引 *701*

目次

日本語版監修者・監訳者・訳者一覧 ································· iii
日本語版第3版の発行にあたって ································· v
日本語版第1版の序 ··· vii
日本語版第2版の序 ··· x
序文 ·· xiii
原著者一覧 ·· xvi
簡略目次 ··· xx
目次 ·· xxi
BOX 目次 ·· xxvii
症例提示目次 ·· xxviii
略語集 ··· xxix

第1章 序論　　1

Ada Hamosh・Stephen W. Scherer・Ronald Doron Cohn
（訳：櫻井晃洋）

1.1 遺伝学とゲノム学の誕生と発展 ······················· 1
1.2 医学・医療における遺伝学とゲノム学 ················· 1
　　遺伝学の実践　1，遺伝性疾患の分類　2
1.3 医療における遺伝学の発展 ··························· 3

第2章 ヒトゲノム入門　　5

Ada Hamosh・Stephen W. Scherer（訳：清水健司）

2.1 ヒトゲノムと遺伝継承における染色体基盤 ··········· 5
　　DNA の構造：概論　7，ヒト染色体の構造　8，ミトコ
　　ンドリア DNA　11，ヒトゲノムシークエンシング　11，
　　ヒトゲノムの構成　11
2.2 ヒトゲノムの多様性 ································· 14
2.3 ゲノム情報の伝達 ··································· 14
2.4 細胞周期 ··· 15
　　体細胞分裂　16，ヒトの核型　17，減数分裂　18
2.5 ヒトの配偶子形成と受精 ····························· 21
　　精子形成　22，卵子形成　23，受精　23
2.6 体細胞分裂や減数分裂の医療との関連 ··············· 24
■ 問題 ·· 25

第3章 ヒトゲノム：遺伝子の構造と機能　　27

Stephen W. Scherer（訳：渡邉 淳）

3.1 ヒトゲノムの情報量 ································· 27
3.2 セントラルドグマ：DNA → RNA →タンパク質 ······· 29
3.3 遺伝子の構成と構造 ································· 30
　　典型的なヒト遺伝子の構造上の特徴　30，遺伝子ファミ
　　リー　32，偽遺伝子　32，非コード RNA 遺伝子　33
3.4 遺伝子発現の基礎 ··································· 34
　　転写　34，翻訳と遺伝暗号　35，ミトコンドリアゲノ
　　ムの転写　36
3.5 遺伝子発現の各過程 ································· 36
　　転写の開始　37，RNA スプライシング　39，ポリアデ
　　ニル化　40，RNA 編集と RNA-DNA 配列の相違　40
3.6 遺伝子発現におけるエピジェネティクスとエピゲノム ··· 41
　　DNA メチル化　42，ヒストン修飾　42，ヒストンバ
　　リアント　43，クロマチン構造　43
3.7 ゲノムおよびエピゲノムシグナルの統合による遺
　　伝子発現 ··· 45
3.8 遺伝子発現におけるアレル不均衡 ··················· 45
　　単一アレルの遺伝子発現　46
3.9 遺伝子発現の多様性と臨床への応用 ················· 51
■ 問題 ·· 52

第4章 ヒトの遺伝的多様性：ゲノムの多様性　　53

Stephen W. Scherer・Ada Hamosh（訳：山田崇弘，翻訳協力：
柴田有花・佐々木佑菜・向中野実央）

4.1 遺伝的多様性の性質 ································· 53
　　バリエーションの概念　54，ありふれたバリアントの概念　55
4.2 親から子へ伝えられる DNA のありふれたバリエーション ······ 56
　　一塩基バリアント　57，挿入-欠失バリアント　58，
　　コピー数バリアント（CNV）　59，逆位　59
4.3 タイプ別の変異の由来と頻度 ························· 60
　　染色体数の変化　60，染色体の構造バリアント　60，
　　遺伝子変異　61，変異率における性差と加齢の影響　63
4.4 変異のタイプとそれらの影響 ························· 63
　　塩基置換　64，欠失，挿入，再構成　65
4.5 個人ゲノムの多様性 ································· 66
　　クリニカルシークエンシング研究　67，消費者直結型
　　ゲノミクス　68

| 4.6 | ゲノム多様性の影響 | 68 |

遺伝子バリアントの臨床的意義の評価 68

■ 問題 70

第5章 臨床細胞遺伝学的解析と ゲノム解析の原理 71

Dimitri J. Stavropoulos（訳：足立香織）

| 5.1 | 細胞遺伝学的解析・ゲノム解析入門 | 71 |

染色体の同定 72, 蛍光 in situ ハイブリダイゼーション（FISH） 75, MLPA 法 76, マイクロアレイを用いたゲノム解析 76, 全ゲノムシークエンシングによるゲノム解析 77

| 5.2 | 染色体異常 | 79 |

遺伝子量, 均衡と不均衡 80, 染色体の数的異常 81, 染色体の構造異常 84, 染色体異常のモザイク 89, 核型分析でわかる染色体異常の頻度 89

| 5.3 | がんの染色体・ゲノム解析 | 90 |

■ 問題 91

第6章 染色体およびゲノムの量的変化にもとづく 疾患：常染色体異常と性染色体異常 93

Feyza Yilmaz・Christine R. Beck・Charles Lee（訳：黒田友紀子）

| 6.1 | 異常をきたす機序 | 93 |
| 6.2 | 染色体全腕の異数性 | 93 |

Down 症候群 94

| 6.3 | 片親性ダイソミー | 97 |

片親性ダイソミーによる他の疾患 98

| 6.4 | 構造バリアントと臨床的影響 | 99 |

遺伝的多様性への影響 99, 分節重複, コピー数バリアント, 非アレル間相同組換え 99, ゲノム疾患における逆位の影響 100, 欠失および重複症候群 100, 非頻発性の染色体の異常 103, 家族性染色体異常の分離 105, 神経発達障害および知的障害 106, ゲノム疾患を引き起こす機序 107

| 6.5 | ゲノムインプリンティング関連疾患 | 107 |

Prader-Willi 症候群と Angelman 症候群 108

| 6.6 | 性染色体とその異常 | 110 |

性染色体の構造 110, 性決定制御 115, 生殖系の発生学 116, 性逆転の機序 119

| 6.7 | 診断検査に用いられる手法 | 122 |

| 6.8 | ゲノムバリアントのデータベース | 123 |

■ 問題 125

第7章 単一遺伝子疾患の遺伝形式 127

Neal Sondheimer（訳：西垣昌和）

| 7.1 | 概説および概念 | 127 |

遺伝型と表現型 127

| 7.2 | 家系図 | 129 |
| 7.3 | 遺伝形式 | 131 |

顕性形質（優性形質）と潜性形質（劣性形質） 132

| 7.4 | メンデル遺伝の常染色体形式 | 133 |

常染色体潜性遺伝（劣性遺伝） 133, 常染色体顕性遺伝（優性遺伝） 135

| 7.5 | X 連鎖遺伝 | 139 |

X 染色体不活化, 遺伝子量補償, および X 連鎖遺伝子の発現 140, X 連鎖疾患の潜性遺伝と顕性遺伝 141, X 連鎖疾患における新生変異と適応度の関係 144

| 7.6 | 偽常染色体遺伝 | 145 |
| 7.7 | モザイク | 145 |

分節性モザイク 146, 生殖細胞系列モザイク 146

| 7.8 | 遺伝形式における親由来の効果 | 147 |

ゲノムインプリンティングによる特異な遺伝形式 147

| 7.9 | 動的変異：不安定反復配列の伸長 | 147 |

ポリグルタミン病 148, 脆弱 X 症候群 150, Huntington 病と脆弱 X 症候群の類似点と相違点 150

| 7.10 | ミトコンドリアゲノムの変異に起因する母系遺伝 を示す疾患 | 151 |

mtDNA の母系遺伝 151, 複製分離 151, ホモプラスミーおよびヘテロプラスミー 152

| 7.11 | 遺伝型と表現型の相関 | 153 |

アレル異質性 153, 座位異質性 154, 臨床的異質性 154

| 7.12 | 臨床における家族歴の重要性 | 154 |

■ 問題 155

第8章 臨床エピジェネティクスの原理 157

Sarah Goodman・Cheryl Cytrynbaum・Rosanna Weksberg（訳：副島英伸, 翻訳協力：原 聡史, 一丸武作志）

| 8.1 | イントロダクション | 157 |

8.2 エピジェネティック機構‥‥‥‥‥‥‥‥158

8.3 発生におけるエピジェネティクス‥‥‥‥‥159

8.4 環境はエピゲノムと相互作用する‥‥‥‥‥161

8.5 ヒト疾患におけるエピジェネティクスの役割‥163

8.6 エピジェネティック疾患のカテゴリー‥‥‥‥164
ゲノムインプリンティング 164，不安定な反復配列の
伸長を起因とする疾患 167，エピジェネティック装置
の疾患 167，エピジェネティック装置：DNA メチル
化 168，エピジェネティック装置：ヒストン 169

8.7 エピジェネティック疾患の診断検査‥‥‥‥‥170

8.8 DNA メチル化とがん診断‥‥‥‥‥‥‥‥171

8.9 エピジェネティック調節因子の病的バリアントに
よって引き起こされる神経発達障害の治療‥‥‥172

8.10 将来の展望‥‥‥‥‥‥‥‥‥‥‥‥‥‥172

■ 問題‥‥‥‥‥‥‥‥‥‥‥‥‥‥‥‥174

第9章 多因子疾患の複雑遺伝 175
Cristen J. Willer・Gonçalo R. Abecasis
（訳：尾内善広，翻訳協力：山﨑慶子）

9.1 質的形質と量的形質‥‥‥‥‥‥‥‥‥176
正規分布 176

9.2 疾患の家系集積性と相関‥‥‥‥‥‥‥177
血縁者間におけるアレルの共有 177，二値形質におけ
る家系集積性 178，量的形質における遺伝要因関与の
計測 179

9.3 多因子疾患における遺伝要因と環境要因の相対的
寄与の決定‥‥‥‥‥‥‥‥‥‥‥‥‥180
家系分析による遺伝要因と環境要因の関与の識別 180，
血縁関係が遠くなるにつれて低下するリスク 181，双
生児研究による遺伝要因と環境要因の関与の識別
182，家系と双生児研究による家系集積性と遺伝率推定
における限界 183

9.4 遺伝要因が関与する一般的な多因子疾患の例‥188
多因子が関与する先天奇形 189，精神疾患 190，
冠動脈疾患 191

9.5 特定の遺伝要因や環境要因の関与が知られている
多因子形質の例‥‥‥‥‥‥‥‥‥‥‥192
メンデル遺伝病における修飾遺伝子 193，二遺伝子遺
伝 194，静脈血栓症の遺伝要因と環境要因の相互作用
195，Hirschsprung 病における複数のコード領域およ
び非コード領域の関与 196，1 型糖尿病 197，Alz-
heimer 病 200

9.6 複雑な遺伝形式をとる多因子疾患への挑戦‥‥201

■ 問題‥‥‥‥‥‥‥‥‥‥‥‥‥‥‥‥202

第10章 ゲノム医学のための集団遺伝学 203
Alice B. Popejoy（訳：岡田随象，翻訳協力：小川陽介）

10.1 ゲノム医学のための集団遺伝学入門‥‥‥‥203

10.2 人類の起源と移動に伴う創始者効果‥‥‥‥205

10.3 多様性を特徴づけるヒト集団の定義‥‥‥‥207
優生学の歴史と集団遺伝学への影響 208，複雑疾患と
交絡 210，同祖性と非血縁間のアレル共有 211，遺
伝的祖先と集団構造 212

10.4 アレル頻度と遺伝型頻度‥‥‥‥‥‥‥217
Hardy-Weinberg の平衡 218，Hardy-Weinberg 平
衡の仮定の破綻 224，異なる遺伝様式をもつ形質にお
ける変異と自然選択のバランス 225

10.5 集団データセットにおけるゲノムのバリエーション
とバイアス‥‥‥‥‥‥‥‥‥‥‥‥229

■ 問題‥‥‥‥‥‥‥‥‥‥‥‥‥‥‥‥235

第11章 ヒト疾患における遺伝学的基礎の解明 237
Christian R. Marshall（訳：三宅紀子）

11.1 連鎖解析と関連解析の遺伝的基礎‥‥‥‥238
減数分裂時の独立した分配と相同組換え 238，別々の
染色体上に存在する座位のアレルは独立して分配される
238，組換え率と遺伝的距離 240，連鎖不平衡 243

11.2 疾患関連遺伝子の同定方法‥‥‥‥‥‥245

11.3 連鎖解析によるヒト疾患遺伝子のマッピング‥247
2 座位が連鎖しているかどうかを決定する 247，関連
によるヒト疾患遺伝子のマッピング 250，ゲノムワイ
ド関連解析 252

11.4 ゲノムワイドシークエンシングによる疾患責任遺
伝子の同定‥‥‥‥‥‥‥‥‥‥‥‥258
エクソームと全ゲノムシークエンシングの比較 259，
ゲノムワイドシークエンシングのデータをフィルタリン
グし，潜在的な病的バリアントを同定する 260

11.5 疾患遺伝子同定のためのフィルタリング戦略‥262
例：軸後性肢端顔骨異形成症における原因遺伝子の同定 264，
ゲノムワイドシークエンシングの限界と将来の展望 265

■ 問題‥‥‥‥‥‥‥‥‥‥‥‥‥‥‥‥267

第12章 遺伝性疾患の分子遺伝学的原理　269
Gregory Costain（訳：和田敬仁）

12.1 ヘモグロビン異常症から学ぶ一般原理と教訓…269

12.2 タンパク質機能に与える病的バリアントの影響……269

機能喪失型バリアント　270，機能獲得型バリアント
270，新しい性質を獲得するバリアント　271，異時性
または異所性の遺伝子発現に関連したバリアント　271

12.3 生物学的に正常なタンパク質の生成は，バリアン
トによりどのように妨げられるのか…………271

12.4 遺伝性疾患における遺伝型と表現型の関係……272

アレル異質性　272，座位異質性　273，修飾遺伝子　273

12.5 ヒトヘモグロビンと関連疾患…………………273

ヘモグロビンの構造と機能　274，グロビン遺伝子の発
生段階での発現とグロビンスイッチング　274，βグロ
ビン遺伝子発現の発生段階での調節：座位制御領域
276，遺伝子量，発生過程でのグロビンの発現，臨床疾
患　276

12.6 ヘモグロビン異常症………………………………277

ヘモグロビンの構造変化　277，サラセミア：グロビン
鎖合成の不均衡　282

■ 問題………………………………………………291

第13章 遺伝性疾患の分子生物学的，
生化学的，細胞学的基礎　293
Ada Hamosh（訳：古庄知己，翻訳協力：山口智美）

13.1 異なるクラスのタンパク質に生じた病的バリアン
トによる疾患…………………………………293

遺伝性疾患におけるハウスキーピングタンパク質と機能
が特化したタンパク質　293

13.2 酵素が関与する疾患………………………………295

アミノ酸代謝異常症　295，ライソゾーム蓄積病：特殊
な酵素異常症　300

13.3 翻訳後修飾の異常によるタンパク質機能の異常……302

補酵素の結合異常または代謝障害によるタンパク質の機
能喪失　304，酵素インヒビターの病的バリアント：
α_1 アンチトリプシン欠損症　305，生合成経路の制御
異常：急性間欠性ポルフィリン症　307

13.4 受容体タンパク質の欠損………………………308

家族性高コレステロール血症：遺伝性高脂血症　308

13.5 輸送異常……………………………………………313

囊胞性線維症　313

13.6 構造タンパク質の疾患……………………………316

ジストロフィン糖タンパク質複合体：Duchenne 型，
Becker 型，その他の筋ジストロフィー　316，コラー
ゲンおよびその他の骨形成の構成要素をコードする遺伝
子の病的バリアント：骨形成不全症　320

13.7 遺伝子増幅効果と表現型における残存機能：脊髄
性筋萎縮症…………………………………………325

脊髄性筋萎縮症の表現型　325，脊髄性筋萎縮症の遺伝
学　325，脊髄性筋萎縮症の分子遺伝学的検査　326，
新生児スクリーニング　327

13.8 神経変性疾患………………………………………327

Alzheimer 病　327

13.9 ミトコンドリア DNA 病…………………………332

ミトコンドリア DNA 病の遺伝学　332

13.10 不安定反復配列の伸長を原因とする疾患…………337

■ 問題………………………………………………342

第14章 遺伝性疾患の治療　345
Ronald Doron Cohn・Ada Hamosh
（訳：荒川玲子，翻訳協力：高野 梢）

14.1 遺伝性疾患治療の現状……………………………345

14.2 遺伝性疾患の治療における特別な配慮……………348

治療の長期評価の重要性　348，遺伝的異質性と治療　348

14.3 代謝の調節による治療……………………………349

基質制限（substrate reduction）　349，基質増強
（substrate augmentation）　350，補充（replace-
ment）　350，迂回（diversion）　351，酵素阻害（en-
zyme inhibition）　352，受容体拮抗（receptor an-
tagonism）　352，除去（depletion）　353

14.4 異常のある遺伝子やタンパク質の機能を高める治療…353

タンパク質レベルでの治療　354，遺伝子発現の調節
360，移植による体細胞ゲノムの修飾　364

14.5 遺伝子治療…………………………………………368

遺伝子治療の一般的検討事項　368，遺伝子導入の手法
368，標的細胞　368，細胞への DNA 導入：ウイルス
ベクター　370，遺伝子治療のリスク　371，遺伝子治
療の対象となる疾患　372，遺伝子治療の将来　373

14.6 精密医療：メンデル遺伝病の治療の現在と将来……374

■ 問題………………………………………………375

第15章　発生遺伝学と先天異常　　377

Anthony Wynshaw-Boris・Ophir Klein（訳：大場大樹）

15.1　医学における発生生物学・・・・・・・・・・・・・・・・・・・・・・・・・**377**

先天異常が公衆衛生に与える影響　377，異常形態学と
先天異常の発生のメカニズム　377

15.2　発生生物学入門・・・・・・・・・・・・・・・・・・・・・・・・・・・・・・・・・・・・**381**

発生と進化　383

15.3　発生における遺伝子と環境・・・・・・・・・・・・・・・・・・・・・**384**

発生遺伝学　384

15.4　発生生物学の基本概念・・・・・・・・・・・・・・・・・・・・・・・・・・・**385**

胚発生の概要　385，発生運命，特定化，運命決定　390，
軸特定化とパターン形成　394

15.5　発生における細胞機構と分子機構・・・・・・・・・・・・・**396**

転写因子による遺伝子調節　396，モルフォゲンと細胞
間シグナル伝達　397，細胞の形態と組織化　399，細
胞移動　400，プログラム細胞死　402

15.6　胚発生における発生機構間の相互作用・・・・・・・・・**402**

器官形成のモデルとしての四肢　402

15.7　結論・・**404**

■　問題・・**405**

第16章　がん遺伝学とゲノム学　　407

Michael F. Walsh（訳：檜井孝夫）

16.1　生殖細胞系列と体細胞・・・・・・・・・・・・・・・・・・・・・・・・・・・**407**

16.2　新生物・・・**407**

16.3　がんの遺伝的基盤・・・・・・・・・・・・・・・・・・・・・・・・・・・・・・・・**409**

ドライバー遺伝子変異とパッセンジャー遺伝子変異
409，ドライバー変異のスペクトラム　410，ドライ
バー遺伝子の細胞での機能　411，がん遺伝子とがん抑
制遺伝子　411，腫瘍内での細胞の不均質性　411

16.4　家系内のがん・・・・・・・・・・・・・・・・・・・・・・・・・・・・・・・・・・・・・**414**

遺伝性がん症候群でみられる活性化がん遺伝子　415，が
んにおけるがん抑制遺伝子を不活性化する2ヒットモデル
415，常染色体顕性遺伝がん症候群におけるがん抑制遺伝子
417，常染色体潜性遺伝の小児がん症候群の原因となる
がん抑制遺伝子の病的バリアント　423，遺伝性がんの
原因となる生殖細胞系列の病的バリアントの検査　424

16.5　がんの家系内発症・・・・・・・・・・・・・・・・・・・・・・・・・・・・・・・・**425**

16.6　散発性がん・・・・・・・・・・・・・・・・・・・・・・・・・・・・・・・・・・・・・・・**427**

点変異によるがん遺伝子の活性化　427，染色体転座や
融合によって起こるがん遺伝子の活性化　427，がん遺
伝子としてのテロメラーゼ　428，散発性がんでみられ
るがん抑制遺伝子の欠失　429

16.7　がんの細胞遺伝学的変化・・・・・・・・・・・・・・・・・・・・・・・・**429**

染色体異数性異常（異数性とアニューソミー）　429

16.8　がんにおけるエピジェネティクスの役割・・・・・・・**430**

メチル化検査による診断収率の向上　431

16.9　ゲノム学のがん個別化治療への応用・・・・・・・・・・・・**431**

遺伝子発現プロファイル作成とクラスタリングによる発
現シグネチャーの同定　432，遺伝子発現シグネチャー
の応用　433，遺伝子発現プロファイル解析によるがん
の進展予測　433，がんの標的治療　434

16.10　がんと環境・・・・・・・・・・・・・・・・・・・・・・・・・・・・・・・・・・・・・・**435**

放射線　436，化学性発がん物質　436

■　問題・・**438**

第17章　遺伝カウンセリングとリスク評価　　439

Carolyn Dinsmore Applegate・Jodie Marie Vento（訳：田辺記子）

17.1　遺伝カウンセリング・・・・・・・・・・・・・・・・・・・・・・・・・・・・・・**439**

17.2　臨床遺伝学・・**439**

遺伝カウンセリングという専門的職業　439，遺伝カウン
セリングの一般的な適応　440，心理社会的考察　441

17.3　リスク評価・・**441**

17.4　家族歴によるリスク評価・・・・・・・・・・・・・・・・・・・・・・・・**442**

17.5　リスクコミュニケーションとリスク認知・・・・・・・**442**

17.6　再発率の算出・・・・・・・・・・・・・・・・・・・・・・・・・・・・・・・・・・・・・**444**

17.7　リスク推定の一般原則・・・・・・・・・・・・・・・・・・・・・・・・・・・**444**

遺伝型が完全にわかっている場合のメンデルの法則を用
いたリスク推定　444，いくつかの遺伝型がありうる場
合の条件確率を用いたリスク推定　445

17.8　経験的再発率・・・・・・・・・・・・・・・・・・・・・・・・・・・・・・・・・・・・・**452**

多因子疾患（複雑疾患）に対するカウンセリング　452，
血族婚に関する遺伝カウンセリング　453

17.9　生殖の選択・・**453**

17.10　ゲノム医療時代の遺伝カウンセリング・・・・・・・・・**454**

分子およびゲノムにもとづいた診断　454，遺伝学的検
査およびゲノム検査の適切な解釈　457

■　問題・・**459**

第18章 妊娠前検査と出生前診断　461
Angie Child Jelin・Ignatia B. Van den Veyver（訳：三宅秀彦）

18.1 出生前スクリーニング検査法・・・・・・・・・・・・・・・・・・・・・・462
神経管閉鎖不全症のスクリーニング　462，Down 症候
群とその他の異数性のスクリーニング　463，統合型ス
クリーニング　465，セルフリー胎児 DNA 解析による
非侵襲的出生前検査（スクリーニング）　465，超音波検
査による胎児先天異常の出生前検査　468

18.2 出生前診断法・・・・・・・・・・・・・・・・・・・・・・・・・・・・・・・・・・・・・・・470
羊水穿刺　470，絨毛採取　471，羊水穿刺または絨毛
膜採取による出生前診断の適応　472

18.3 臨床検査・・・473
胎児染色体異常の検出法　473，胎児 DNA シークエン
シングと胎児ゲノム解析　474，代謝疾患の生化学的
アッセイ　476，出生前染色体解析と遺伝子シークエン
シングの問題点　476

18.4 妊娠前の遺伝学的スクリーニングと検査・・・・・・・479
常染色体潜性および X 連鎖性疾患に対する親の保因者ス
クリーニング　479，着床前遺伝学的検査（PGT）　479

18.5 胎児への外科的・内科的介入・・・・・・・・・・・・・・・・・・・480

18.6 妊娠前および出生前診断とスクリーニングのため
の遺伝カウンセリング・・・・・・・・・・・・・・・・・・・・・・・・・・・481

■ 問題・・・484

第19章 医療，個別化医療へのゲノム学の応用　485
Ronald Doron Cohn・Iris Cohn（訳：徳富智明）

19.1 集団における遺伝学的スクリーニング・・・・・・・・・・485
新生児スクリーニング　486

19.2 薬理ゲノム学・・・・・・・・・・・・・・・・・・・・・・・・・・・・・・・・・・・・488
薬物動態学的応答における個人差　489，薬力学的応答
における個人差　491，薬物の副作用　492

19.3 複雑形質としての薬理ゲノム学・・・・・・・・・・・・・・・・492

19.4 疾患への遺伝的易罹患性のスクリーニング・・・・・・492
遺伝疫学　492，疾患との関連　493，臨床的妥当性お
よび臨床的有用性　493，遺伝型にもとづく易罹患性
494，臨床的有用性　495，ヘテロ接合体スクリーニン
グ　497

19.5 個別化ゲノム医療・・・・・・・・・・・・・・・・・・・・・・・・・・・・・・498

19.6 精密小児医療・・・・・・・・・・・・・・・・・・・・・・・・・・・・・・・・・・・500

■ 問題・・・501

第20章 遺伝医学とゲノム医学における
倫理的・社会的課題　503
Bartha Maria Knoppers・Ma'n H. Zawati（訳：横野 恵）

20.1 生命医学倫理の原則・・・・・・・・・・・・・・・・・・・・・・・・・・・・503

20.2 遺伝医学領域で生じる倫理ジレンマ・・・・・・・・・・・・504
新生児スクリーニング　508

20.3 遺伝情報のプライバシー・・・・・・・・・・・・・・・・・・・・・・・508
家族歴における家系構成員のプライバシー問題　509，
家系構成員に対する警告義務と警告の許可　509

20.4 人工知能とデジタル化の進展・・・・・・・・・・・・・・・・・・511

20.5 雇用者および保険会社による遺伝情報の使用・・・511

20.6 遺伝医学における優生学と劣生学・・・・・・・・・・・・・・513
優生学の問題　513，劣生学の問題　513

20.7 医学における遺伝学とゲノム学・・・・・・・・・・・・・・・・514

■ 問題・・・515

症例提示・・517
用語解説・・659
問題の解答・・・685
索引・・・701

BOX 目次

BOX2.1　臨床医学における染色体分析と
　　　　ゲノム解析 5

BOX2.2　ヒトゲノムの遺伝子 7

BOX2.3　染色体の構造や機序における異常や
　　　　多様性の臨床的影響 16

BOX2.4　相同組換えの遺伝学的影響と医学的意義 21

BOX3.1　非コード RNA と疾患 33

BOX3.2　タンパク質の機能的多様性の増大 37

BOX3.3　ゲノムや医学における
　　　　エピジェネティクスの概観 46

BOX4.1　ヒト遺伝学と遺伝医学における
　　　　遺伝継承されるバリエーション 56

BOX4.2　代表的なヒトゲノムから検出される
　　　　バリエーション 67

BOX5.1　染色体・ゲノム解析の臨床的適応 73

BOX5.2　生産児における不均衡型の核型・
　　　　ゲノム異常：遺伝カウンセリング
　　　　のための一般的ガイドライン 81

BOX6.1　ゲノム疾患から学べること 103

BOX6.2　性分化疾患 118

BOX6.3　卵巣の発達と維持 121

BOX7.1　常染色体潜性遺伝（劣性遺伝）の特徴 134

BOX7.2　常染色体顕性遺伝（優性遺伝）の特徴 138

BOX7.3　X 連鎖潜性遺伝（劣性遺伝）の特徴 141

BOX7.4　X 連鎖顕性遺伝（優性遺伝）の特徴 143

BOX7.5　ミトコンドリア遺伝の特徴 152

BOX8.1　一般的なエピジェネティクス用語と定義 158

BOX9.1　複雑疾患の遺伝形式の特徴 189

BOX9.2　冠動脈疾患に至る段階的な過程に
　　　　関与する遺伝子および遺伝子産物 193

BOX9.3　ヒト白血球抗原のアレルとハプロタイプ 199

BOX10.1　人種，民族，祖先 209

BOX10.2　Hardy-Weinberg 平衡における仮定 219

BOX10.3　「2 つのイニシアチブの物語」 232

BOX11.1　連鎖不平衡の測定 245

BOX11.2　メンデル遺伝病の連鎖解析 248

BOX11.3　ヒト白血球抗原と疾患の関連 254

BOX11.4　遺伝子同定の方法：連鎖解析，関連解析，
　　　　ゲノムワイドシークエンシングの比較 259

BOX11.5　全エクソームシークエンシングと
　　　　全ゲノムシークエンシングで得られる
　　　　バリアントの種類の比較 260

BOX12.1　βサラセミアの集団スクリーニングに
　　　　対する倫理的および社会的問題 290

BOX13.1　変異酵素と疾患：一般的概念 297

BOX13.2　ヘテロプラスミーとミトコンドリア病 336

BOX14.1　遺伝性疾患に遺伝子治療を考慮
　　　　する場合の必須条件 369

BOX15.1　ヒトの発生生物学の重要な概念と用語 386

BOX15.2　胚性幹細胞の技術 391

BOX15.3　発生を制御する基本的なメカニズム 396

BOX16.1　がんの遺伝学的基礎 413

BOX16.2　遺伝性がん症候群の診断基準 421

BOX17.1　遺伝カウンセリングとリスク評価 443

BOX17.2　集団中の女性が，X 連鎖致死性疾患の
　　　　保因者である事前確率 448

BOX18.1　羊水穿刺または絨毛採取による
　　　　出生前診断の主な適応 473

BOX18.2　絨毛採取（CVS）または羊水穿刺の
　　　　カウンセリング 481

BOX19.1　効果的な新生児スクリーニングプログラムの
　　　　一般的な基準 486

BOX19.2　遺伝疫学の戦略 493

BOX19.3　*APC* 遺伝子の Ile1307Lys アレルと
　　　　大腸がん 495

BOX19.4　ヘテロ接合体スクリーニングプログラムの
　　　　基準 497

BOX19.5　選択される臨床遺伝学的検査法の概要 499

BOX20.1　警告義務に関するケーススタディ：
　　　　患者の自律尊重・プライバシー
　　　　vs. 家系構成員への危害防止 510

症例提示目次

症例 1 アバカビル誘発 Stevens-Johnson
症候群/中毒性表皮壊死症 ………… *518*
Iris Cohn (訳：肥田時征)

症例 2 軟骨無形成症 ………… *521*
Julie Hoover-Fong (訳：小川昌宣)

症例 3 加齢黄斑変性症 ………… *524*
Mandeep Singh, Christopher B. Toomey (訳：平岡美紀)

症例 4 Alzheimer 病 ………… *526*
Peter St George-Hyslop (訳：山口裕子)

症例 5 16p11.2 欠失症候群 ………… *529*
Jacob A.S. Vorstman (訳：髙野亨子)

症例 6 Beckwith-Wiedemann 症候群 ………… *531*
Rosanna Weksberg (訳：花房宏昭)

症例 7 遺伝性乳がん・卵巣がん ………… *534*
Amy Finch, Steve Narod (訳：中津川智子)

症例 8 Charcot-Marie-Tooth 病 1A 型 ………… *537*
James R. Lupski (訳：中村勝哉)

症例 9 CHARGE 症候群 ………… *540*
Donna Martin (訳：加藤 環)

症例 10 慢性骨髄性白血病 ………… *542*
Johann Hitzler (訳：運﨑 愛)

症例 11 炎症性腸疾患 ………… *544*
Xiao P. Peng (訳：吉岡正博)

症例 12 囊胞性線維症 ………… *547*
Karen Raraigh (訳：山本圭子)

症例 13 非症候群性難聴 ………… *551*
Heidi L. Rehm (訳：吉村豪兼)

症例 14 Duchenne 型筋ジストロフィー ………… *553*
Ronald Doron Cohn (訳：下村里奈)

症例 15 単一遺伝子性の糖尿病 ………… *556*
Farid Mahmud (訳：稲田麻里)

症例 16 家族性高コレステロール血症 ………… *558*
Robert A. Hegele (訳：稲田麻里)

症例 17 脆弱 X 症候群，脆弱 X 随伴振戦/運動失調症候群，
脆弱 X 関連早期卵巣不全 ………… *562*
Weiyi Mu (訳：澤井 摂)

症例 18 1 型 Gaucher 病 (非神経型) ………… *565*
Shira G. Ziegler (訳：岡崎哲也)

症例 19 グルコース-6-リン酸脱水素酵素欠損症 ………… *568*
(訳：山本圭子)

症例 20 遺伝性ヘモクロマトーシス ………… *571*
Kelsey Guthrie (訳：石川亜貴)

症例 21 血友病 ………… *573*
David Lillicrap (訳：奥野啓介)

症例 22 22q11.2 欠失症候群 ………… *576*
Jacob A.S. Vorstman (訳：近藤亜樹)

症例 23 全前脳胞症 (非症候群性) ………… *579*
Paul Kruszka (訳：岡崎哲也)

症例 24 Huntington 病 ………… *582*
Christopher Pearson, Janet A. Buchanan (訳：澤井 摂)

症例 25 肥大型心筋症 ………… *585*
Miriam Reuter (訳：神谷素子)

症例 26 Proteus 症候群 ………… *587*
Leslie G. Biesecker, Christopher A. Ours (訳：和泉賢一)

症例 27 子宮内胎児成長障害 ………… *590*
Marisa Gilstrop Thompson (訳：真里谷 奨)

症例 28 QT 延長症候群 ………… *593*
Robert Hamilton (訳：石川亜貴)

症例 29 Lynch 症候群 ………… *596*
David Malkin (訳：中津川智子)

症例 30 Marfan 症候群 ………… *599*
Shira G. Ziegler (訳：神谷素子)

症例 31 中鎖アシル CoA 脱水素酵素 (MCAD) 欠損症 ………… *602*
Alexander Y. Kim (訳：福井香織)

症例 32 Miller-Dieker 症候群 ………… *605*
Kristen Miller (訳：花房宏昭)

症例 33 赤色ぼろ線維・ミオクローヌスてんかん症候群 ………… *608*
Eric Shoubridge (訳：川崎秀徳)

症例 34 神経線維腫症 1 型 ………… *611*
Krista Schatz (訳：小川万梨絵)

症例 35 Roifman 症候群 ………… *615*
Maian Roifman, Chaim M. Roifman (訳：和泉賢一)

症例 36 オルニチントランスカルバミラーゼ欠損症 ………… *618*
Ada Hamosh (訳：福井香織)

症例 37 多発性囊胞腎 ………… *621*
Terry J. Watnick, Ashima Gulati (訳：三浦健一郎)

症例 38 Prader-Willi 症候群 ………… *624*
Jill A. Fahrner (訳：水上 都)

症例 39 網膜芽細胞腫 ………… *628*
Janet A. Buchanan, Ashwin Mallipatna (訳：運﨑 愛)

症例 40 Rett 症候群 ………… *631*
John Christodoulou (訳：水上 都)

症例 41 Noonan 症候群 ………… *633*
Miriam Reuter (訳：柳下友映)

症例 42 鎌状赤血球症 ………… *636*
Isaac Odame (訳：奥野啓介)

症例 43 Tay-Sachs 病 ………… *638*
Changrui Xiao, Cynthia J. Tifft (訳：下村里奈)

症例 44 α サラセミア ………… *641*
Isaac Odame (訳：髙野亨子)

症例 45 チオプリン S-メチルトランスフェラーゼ欠損症 ………… *643*
Iris Cohn (訳：岡 知美)

症例 46 血栓性素因 ………… *645*
Manuel Carcao (訳：小倉加奈子)

症例 47 Turner 症候群 ………… *649*
Jeanne Wolstencroft, David Skuse (訳：小川万梨絵)

症例 48 色素性乾皮症 ………… *652*
Ada Hamosh (訳：肥田時征)

症例 49 テロメア関連肺線維症および/または骨髄不全症 ………… *655*
Carolyn Dinsmore Applegate (訳：真里谷 奨)

略語集

1000GP ● 1000Genomes Project（1000 ゲノムプロジェクト）

2D/3D/4D ● two-dimensional/three-dimensional/four-dimensional（二次元/三次元/四次元）

AAV ● adeno-associated viruses（アデノ随伴ウイルス）

ACAT ● A: cholesterol acyltransferase（アシル補酵素 A：コレステロールアシルトランスフェラーゼ）

ACMG ● American College of Medical Genetics and Genomics（米国臨床遺伝・ゲノム学会）

ACOG ● American College of Obstetricians and Gynecologists（米国産科婦人科学会）

AD ● autosomal dominant〔常染色体顕性（優性）〕

AD ● Alzheimer disease（Alzheimer 病）

ADA ● adenosine deaminase（アデノシンデアミナーゼ）

ADHD ● attention-deficit hyperactivity disorder（注意欠陥多動性障害）

AFAFP ● amniotic fluid α-fetoprotein（羊水中の AFP 濃度）

AFP ● α-fetoprotein（α フェトプロテイン）

AHH ● aryl hydrocarbon hydroxylase（アリール炭化水素水酸化酵素）

AI ● artificial intelligence（人工知能）

AIM ● ancestry informative markers（祖先情報マーカー）

AIP ● acute intermittent porphyriaq（急性間欠性ポルフィリン症）

ALA ● δ-aminolevulinic acid（δ-アミノレブリン酸）

AMD ● age-related macular degenerationq（加齢黄斑変性症）

AML ● acute myeloid leukemia（急性骨髄性白血病）

AMP ● American Molecular Pathology（分子病理学会）

APOE ● apolipoprotein E（アポリポタンパク質 E）

AR ● androgen receptor（アンドロゲン受容体）

AR ● autosomal recessive〔常染色体潜性（劣性）〕

ART ● assisted reproductive technologies（生殖補助医療）

AS ● Angelman syndrome（Angelman 症候群）

ASD ● autism spectrum disorder（自閉スペクトラム症）

ASO ● antisense oligonucleotide（アンチセンスオリゴヌクレオチド）

AZF ● azoospermia factors（無精子症因子）

βAPP ● β-amyloid precursor protein（アミロイド β 前駆体タンパク質）

BCG ● bacillus Calmette-Guérin

BEFAHRS ● Beck-Fahrner syndrome（Beck-Fahrner 症候群）

BH₄ ● tetrahydrobiopterin（テトラヒドロビオプテリン）

β-hCG ● human chorionic gonadotropin β subunit（ヒト絨毛性ゴナドトロピンの β サブユニット）

BMD ● Becker muscular dystrophy（Becker 型筋ジストロフィー）

BMI ● body mass index

bp ● base pair（塩基対）

CAD ● coronary artery disease（冠動脈疾患）

CAH ● congenital adrenal hyperplasia（先天性副腎過形成）

CBAVD ● congenital bilateral absence of the vas deferens（先天性両側輸精管欠損症）

CBP ● CREBB-binding protein（CREB 結合タンパク質）

CCMG ● Canadian College of Medical Geneticists（カナダ遺伝医学学会）

CDM ● congenital myotonic dystrophy（先天性筋強直性ジストロフィー）

cDNA ● copy of the mRNA; complementary DNA（相補的 DNA）

CDG ● congenital disorders of glycosylation（先天性グリコシル化異常症）

CF ● cystic fibrosis（嚢胞性線維症）

CFH ● complement factor H（補体因子 H）

CFTR ● cystic fibrosis transmembrane conductance regulator（嚢胞性線維症膜コンダクタンス制御因子）

CGD ● complete gonadal dysgenesis（完全型性腺異形成）

CGH ● comparative genomic hybridization (also array-CGH)〔比較ゲノムハイブリダイゼーション（アレイ CGH）〕

CHD ● congenital heart defect（先天性心疾患）

CI ● confidence interval（信頼区間）

CL ● cleft lip（口唇裂）

CL（P） ● cleft lip without a palate（口蓋裂をともなわない口唇裂）

cM ● centimorgans（センチモルガン）

CMA ● chromosome microarray analysis（マイクロアレイ染色体検査）

CML ● chronic myelogenous leukemia（慢性骨髄性白血病）

CMMRD ● constitutional mismatch repair deficiency（先天性ミスマッチ修復欠損症候群）

CNS ● central nervous system

CNV ● copy number variation（または variant）（コピー数バリアントまたはバリエーション）

CODIS ● Combined DNA Index System（統合 DNA インデックスシステム）

CPIC ● Clinical Pharmacogenetics Implementation Consortium（臨床薬理ゲノム学実装コンソーシアム）

CPM ● confined placental mosaicism（胎盤限局性モザイク）

CREBBP ● CREB-binding protein（CREB 結合タンパク質）

CRISPR ● clustered regularly interspaced short palindromic repeats

CSS ● Coffin-Siris syndrome（Coffin-Siris 症候群）

CVS ● chorionic villus sampling（絨毛採取）

CVT ● cerebral vein thrombosis（脳静脈血栓症）

dbSNP ● Single Nucleotide Polymorphism Database（一塩基多型データベース）

dbVar ● Structural Variation Database（構造バリアントデータベース）

DGC ● dystrophin glycoprotein complex（ジストロフィン-糖タンパク質複合体）

DGS ● DiGeorge syndrome（DiGeorge 症候群）

DM1/2 ● myotonic dystrophy 1/2（筋強直性ジストロフィー1型/2型）

DMD ● Duchenne muscular dystrophy（Duchenne型筋ジストロフィー）

DMR ● differentially methylated region（メチル化可変領域）

DNA ● Deoxyribonucleic Acid（デオキシリボ核酸）

DNAm ● DNA methylation（DNAメチル化）

DOHaD ● developmental origins of health and disease

DPWG ● Royal Dutch Association for the Advancement of Pharmacy-Pharmacogenetic Working Group（オランダ王立薬学振興協会薬理遺伝学作業部会）

DRP1 ● dynamin-related protein 1

DS ● deletion syndrome（欠失症候群）

DSB ● double-strand breaks（二本鎖断裂）

DSD ● disorders of sex development（性分化疾患）

DTC ● direct-to-consumer（消費者直接販売）

DVT ● deep venous thrombosis（深部静脈血栓症）

DZ ● dizygotic（二卵性）

EGFR ● epidermal growth factor receptor（上皮増殖因子受容体）

ENCODE Project ● Encyclopedia of DNA Elements

ER ● endoplasmic reticulum（小胞体）

ERT ● enzyme replacement therapy（酵素補充療法）

ES ● exome sequencing（エクソームシークエンシング）

ESN ● Esan in Nigeria（ナイジェリアのEsan）

EUR ● European ancestry（ヨーロッパ系）

EWAS ● epigenome-wide association analysis（エピゲノムワイド関連解析）

FAP ● familial adenomatous polyposis（家族性腺腫性ポリポーシス）

FBI ● Federal Bureau of Investigation〔（米国の）連邦捜査局〕

FDA ● US Food and Drug Administration（米国食品医薬品局）

FEV₁ ● forced expiratory volume after 1 second（1秒量）

FISH ● fluorescence *in situ* hybridization（蛍光*in situ*ハイブリダイゼーション）

FMRP ● fragile X mental retardation protein（脆弱X精神遅滞タンパク質）

FoSTeS ● fork stalling or template switching（複製フォークの停滞と鋳型の交換）

FVL ● factor V Leiden（第V因子 Leiden バリアント）

FXTAS ● fragile X tremor/ataxia syndrome（脆弱X振戦/失調症候群）

GALT ● galactose-1-phosphate uridyltransferase（ガラクトース-1-リン酸ウリジルトランスフェラーゼ）

GCPS ● Greig cephalopolysyndactyly syndrome（Greig頭蓋多合指趾症症候群）

GDC ● Genomic Data Commons

GDPR ● General Data Protection Regulation〔（欧州連合の）一般データ保護規則〕

GENIE ● Genomics Evidence Neoplasia Information Exchange

GINA ● Genetic Information Nondiscrimination Act〔遺伝情報差別禁止法（米国の法律）〕

gnomAD ● Genome Aggregation Database

GTP ● guanosine triphosphate（グアノシン三リン酸）

GWAS ● genome-wide association studies（ゲノムワイド関連解析）

Hb F ● fetal hemoglobin（胎児期のヘモグロビン）

Hb A ● adult hemoglobin（成人のヘモグロビン）

hCG ● human chorionic gonadotropin（ヒト絨毛性ゴナドトロピン）

HD ● Huntington disease（Huntington病）

HDAC ● histone deacetylase（ヒストンデアセチラーゼ）

HDR ● homology-directed repair（相同組換え修復）

HELLP ● hemolysis, elevated liver enzymes, and low platelets（溶血，肝逸脱酵素の上昇，血小板減少）

HER2 ● human epidermal growth factor receptor 2（ヒト上皮細胞増殖因子受容体2）

hESC ● human embryonic stem cells（ヒト胚性幹細胞）

HGSVC ● Human Genome Structural Variation Consortium

HIPAA ● Health Insurance Portability and Accountability Act（医療保険の相互運用性と説明責任に関する法律）

HLA ● human leukocyte antigen（ヒト白血球抗原）

hmC ● hydroxymethylcytosine（ヒドロキシメチルシトシン）

HMG-CoA ● 3-hydroxy-3-methylglutaryl coenzyme A（3-ヒドロキシ-3-メチルグルタリル補酵素A）

HOX ● homeobox (gene)〔ホメオボックス（遺伝子）〕

HPFH ● hereditary persistence of fetal hemoglobin（遺伝性高胎児ヘモグロビン症）

HSC ● hematopoietic stem cells（造血幹細胞）

HSCR ● Hirschsprung disease（Hirschsprung病）

HSCR-L ● Hirschsprung disease with a aganglionic segment

HSCR-S ● Hirschsprung disease with a short aganglionic segment

HSPC ● hematopoietic stem and progenitor cells（造血幹細胞・前駆細胞）

HSR ● hypersensitivity reactions（薬物過敏症）

HSR ● homogeneously staining region（均質染色部位）

HWE ● Hardy-Weinberg equilibrium（Hardy-Weinberg平衡）

H3K4me2 ● dimethylation of histone H3 at lysine 4（ヒストンH3リシン4のジメチル化）

H3K4me3 ● trimethylation of histone H3 at lysine 4（ヒストンH3リシン4のトリメチル化）

H3K9 methylation ● histone H3 methylated at lysine position 9（ヒストンH3リシン9のメチル化）

H3K27acetylation ● histone H3 acetylated at lysine position 27（ヒストンH3のリシン27のアセチル化）

IAP ● intracisternal A-particle

IBD ● identical by descent（同祖性）

IBS ● identical by state（同質性）

IC ● imprinting center（インプリンティングセンター）

IDDM ● insulin dependent diabetes mellitus（インスリン依存性糖尿病）

IGF2 ● insulin-like growth factor 2（インスリン様増殖因子2）

iPSC ● induced pluripotent stem cells（人工多能性幹細胞）

IVF ● in vitro fertilization（体外受精）

1KG ● 1000 Genomes（1000 ゲノム）

KS ● Kabuki syndrome（Kabuki 症候群）

LCA ● Leber congenital amaurosis（Leber 先天黒内障）

LCR ● locus control region（座位制御領域）

LD ● linkage disequilibrium（連鎖不平衡）

LDL ● low-density lipoprotein（低密度リポタンパク質）

LFS ● Li-Fraumeni syndrome（Li-Fraumeni 症候群）

LHON ● Leber hereditary optic neuropathy（Leber 遺伝性視神経症）

LINE ● long interspersed nuclear element（長鎖散在反復配列）

LINE-1 ● long interspersed element 1（長鎖散在反復配列 1）

lncRNA ● long noncoding RNA（長鎖非コード RNA）

LOD ● logarithm of the odds

LOH ● loss of heterozygosity（ヘテロ接合性の喪失）

LR ● long-rea（ロングリード）

LS ● Lynch syndrome（Lynch 症候群）

MAF ● minor allele frequency（マイナーアレル頻度）

Mb ● megabase pair (million base pairs)〔メガベース（100 万塩基対）〕

MBD ● methyl-CpG-binding domain（メチル CpG 結合ドメイン）

mC ● methylcytosine（メチルシトシン）

MCAD ● medium-chain acyl-CoA dehydrogenase（中鎖アシル CoA 脱水素酵素）

MCC ● maternal cell contamination（母体細胞の混入）

MeCP2 ● methyl-CpG-binding protein 2（メチル CpG 結合タンパク質 2）

MELAS ● mitochondrial encephalomyopathy with lactic acidosis and stroke-like episodes

MEN2A ● multiple endocrine neoplasia, type 2A（多発性内分泌腫瘍症 2 型の A 型）

MEN2B ● multiple endocrine neoplasia, type 2B（多発性内分泌腫瘍症 2 型の B 型）

MH ● microhomology（マイクロホモロジー）

MHC ● major histocompatibility complex（主要組織適合複合体）

MI ● myocardial infarction（心筋梗塞）

miRNA ● microRNA（マイクロ RNA）

MLID ● multilocus imprinting disorder（多座位インプリンティング疾患）

MLPA ● Multiplex Ligation-Dependent Probe Amplification

MMA ● methylmalonic acidemia（メチルマロン酸血症）

MMBIR ● microhomology-mediated break-induced replication（マイクロホモロジーによる切断が誘導する複製）

MME ● Matchmaker Exchange

MMR ● mismatch repair（ミスマッチ修復）

MODY ● maturity-onset diabetes of the young（若年発症糖尿病）

MoM ● multiples of the median（中央値の倍数）

MOMS ● Management of Myelomeningocele Study

MRCA ● most recent common ancestor（最も直近の共通祖先）

MRI ● magnetic resonance imaging（磁気共鳴画像法）

mRNA ● messenger RNA（メッセンジャー RNA）

MS ● multiple sclerosis（多発性硬化症）

MSAFP ● maternal serum α-fetoprotein（母体血清中のαフェトプロテイン）

MSI＋ ● microsatellite instability-positive（マイクロサテライト不安定性陽性）

MSL ● Mende in Sierra Leone（シエラレオネの Mende）

MSMD ● mendelian susceptibility to mycobacterial disease（メンデル遺伝型マイコバクテリア感染感受性）

MLPA ● multiple ligation-dependent probe amplification

mtDNA ● mitochondrial genome（DNA ミトコンドリア DNA）

MZ ● monozygotic（一卵性）

NAHR ● nonallelic homologous recombination（非アレル間相同組換え）

NCBRS ● Nicolaides-Baraitser syndrome（Nicolaides-Baraitser 症候群）

ncRNA ● noncoding RNA（非コード RNA）

NF1 ● neurofibromatosis type 1（神経線維腫症 1 型）

NGS ● next generation sequencing（次世代シークエンシング）

NHEJ ● nonhomologous end joining（非相同末端結合）

NIDDM ● non-insulin dependent diabetes mellitus（非インスリン依存性糖尿病）

NIPS ● noninvasive prenatal screening（非侵襲的出生前スクリーニング）

NIPT ● noninvasive prenatal testing（非侵襲的出生前検査）

NMD ● nonsense-mediated mRNA decay（ナンセンス変異依存性 mRNA 分解）

NPV ● negative predictive value（陰性的中率）

NT ● nuchal translucency（胎児後頸部透亮像）

NTD ● neural tube defect（神経管閉鎖不全症）

OI ● osteogenesis imperfecta（骨形成不全症）

OMIM ● Online Mendelian Inheritance in Man

OR ● odds ratio（オッズ比）

OR ● olfactory receptor（嗅覚受容体）

PAGE ● Population Architecture Using Genomics and Epidemiology（ゲノム学と疫学を用いた集団構造研究）

PAGN ● phenylacetylglutamine（フェニルアセチルグルタミン）

PAH ● phenylalanine hydroxylase（フェニルアラニン水酸化酵素）

PAPP-A ● pregnancy-associated plasma protein A（妊娠関連血漿タンパク質 A）

PARP ● poly-ADP ribose polymerase（ポリ ADP リボースポリメラーゼ）

PBG ● porphobilinogen（ポルフォビリノーゲン）

PC ● principal component（主成分）

PCA ● principal component analysis（主成分分析）

PCGP ● Pediatric Cancer Genome Project

PCR ● polymerase chain reaction（ポリメラーゼ連鎖反応）

PD ● Parkinson disease（Parkinson 病）

PEG ● polyethylene glycol（ポリエチレングリコール）

PGC ● Psychiatric Genomics Consortium（精神医学ゲノムコンソーシアム）

PGD ● preimplantation genetic diagnosis（着床前遺伝子診断）

PGL ● paraganglioma (傍神経節腫)

PGT ● preimplantation genetic testing (着床前遺伝学的検査)

PGT-A ● preimplantation genetic testing aneuploidy〔着床前遺伝学的検査（全染色体異常）〕

PGT-M ● preimplantation genetic testing for monogenic disorders〔着床前遺伝学的検査（単一遺伝子疾患）〕

PGT-SR ● preimplantation genetic testing structural rearrangements〔着床前遺伝学的検査（染色体構造異常）〕

PKU ● phenylketonuria (フェニルケトン尿症)

PML ● promyelocytic leukemia (前骨髄球性白血病)

PMP22 ● peripheral myelin protein 22 (末梢ミエリンタンパク質22)

POAD ● postaxial acrofacial dysostosis (軸後性肢端顔異骨症)

POLG ● polymerase γ (DNA ポリメラーゼγ)

PPV ● positive predictive value (陽性的中率)

PRS ● polygenic risk score〔ポリジェニック（多遺伝子）リスクスコア〕

PTC ● premature termination codon (早期終止コドン)

PWS ● Prader-Willi syndrome (Prader-Willi 症候群)

RB1 ● retinoblastoma (gene) (網膜芽細胞腫遺伝子)

RNA ● ribonucleic acid (リボ核酸)

ROH ● region of homozygosity (ホモ接合領域)

RNAi ● RNA interference (RNA 干渉)

rRNA ● ribosomal RNA (リボソーム RNA)

RP ● retinitis pigmentosa (網膜色素変性症)

RPE ● retinal pigment epithelium (網膜色素上皮)

RR ● relative risk (相対リスク)

RTS ● Rubinstein-Taybi syndrome (Rubinstein-Taybi 症候群)

RUSP ● Recommended Universal Screening Panel〔（米国の）新生児スクリーニングを推奨する対象疾患リスト〕

SCAD ● short-chain acyl-CoA dehydrogenase (短鎖アシル CoA 脱水素酵素欠損症)

SCD ● sickle cell disease (鎌状赤血球症)

SCID ● severe combined immunodeficiency (重症複合免疫不全症)

scRNAseq ● single-cell RNA sequencing technologies (1 細胞 RNA シークエンシング)

SD ● segmental duplication (分節重複)

SD ● standard deviation (標準偏差)

SHH ● Sonic hedgehog (ソニック・ヘッジホッグ)

SINE ● short interspersed element (短鎖散在反復配列)

siRNA ● small interfering RNAs (低分子干渉 RNA)

SJS ● Stevens-Johnson syndrome (Stevens-Johnson 症候群)

SMA ● spinal muscular atrophy (脊髄性筋萎縮症)

SMN ● survival motor neuron

snoRNA ● small nucleolar RNA (核小体低分子 RNA)

SNP ● single nucleotide polymorphism (一塩基多型)

SNV ● single nucleotide variant (一塩基バリアント)

SR ● short-read (ショートリード)

SR ● structural rearrangements (構造再構成)

STR ● short tandem repeat (短鎖縦列反復配列)

SV ● structural variant (構造バリアント)

T1D ● type 1 diabetes; also IDDM, insulin dependent diabetes mellitus〔1 型糖尿病，インスリン依存性糖尿病（IDDM）とも呼ばれる〕

T2D ● type 2 diabetes; also NIDDM, non-insulin dependent diabetes mellitus〔2 型糖尿病，非インスリン依存性糖尿病（NIDDM）とも呼ばれる〕

TAD ● topologically associating domain (トポロジカルドメイン)

TBRS ● Tatton-Brown-Rahman syndrome (Tatton-Brown-Rahman 症候群)

TDT ● transfusion-dependent β-thalassemi (輸血依存性βサラセミ)

TEN ● toxic epidermal necrolysis (中毒性表皮壊死症)

TGFβ ● transforming growth factor β (トランスフォーミング増殖因子β)

TGFβ1 ● transforming growth factor β1 (トランスフォーミング増殖因子β1)

TMS ● tandem mass spectrometry (タンデム質量分析)

tRNA ● transfer RNA (転移 RNA)

TSG ● tumor suppressor gene (がん抑制遺伝子)

U ● uracil (ウラシル)

UBE3A ● ubiquitin-protein ligase E3A gene

uE3 ● unconjugated estriol (非抱合型エストリオール)

UPD ● uniparental disomy (片親性ダイソミー)

UTR ● untranslated region (非翻訳領域)

VCFS ● velocardiofacial syndrome (口蓋帆・心・顔症候群)

VNTR ● variable number of tandem repeats (縦列反復数可変列)

VUS ● variant of uncertain significance (意義不明のバリアント)

WBS ● Williams-Beuren syndrome (Williams-Beuren 症候群)

WGS ● whole genome sequencing (全ゲノムシークエンシング)

WHO ● World Health Organization (世界保健機関)

Xi ● inactive X (不活化 X 染色体)

XIC ● X inactivation center (X 染色体不活化センター領域)

XIST ● inactive X [Xi]-specific transcripts

XXX ● triple X syndrome (トリプル X 症候群)

第1章

序論

Ada Hamosh • Stephen W. Scherer • Ronald Doron Cohn

1.1 遺伝学とゲノム学の誕生と発展

今日の学生は驚くかもしれないが，医学において遺伝学の役割が理解されるようになったのは，20世紀初頭にさかのぼる。イギリスの医師 Archibald Garrod たちが，特定の疾患の家系内での再発がメンデルの遺伝法則によって説明できると気づいたからだった。その後，分子生物学の発展とともに遺伝医学は成長し，少数の稀な遺伝性疾患を扱う小さな臨床専門分野から，その概念とアプローチが広い領域の疾患の診断や治療に必要と認知される専門分野へと拡大した。

21世紀の幕開けとともに，国際的な**ヒトゲノム計画**（Human Genome Project）がヒト DNA の塩基配列，すなわちヒトの**ゲノム**（genome）をほぼ完全に解読した（genome の接尾辞の -ome はギリシャ語に由来し，"all（すべて）"または"complete（完全な）"を意味する）。これは，ヒトの全遺伝子（DNA と RNA の両方）をカタログ化し，その構造と制御を理解し，異なる集団間における多様性の程度や，**遺伝的多様性**（genetic variation）が疾病にどのように寄与するかを明らかにする現在の取り組みの基盤となっている。今や解析と分析技術の進歩，そしてそれに伴うデータベースの充実により，個々の遺伝子を調べる〔遺伝学（genetics）〕だけではなく，全遺伝子を調べる〔**ゲノム学**（genomics）〕ことが誰に対しても可能になった。個々の遺伝子（または遺伝子パネル）もしくは**表現型**（phenotype）を最優先する考え方とは対照的な，「ゲノム第一（genome first）」という検査におけるパラダイムシフトは，本書を通じてたびたび登場する。研究領域では，すでに100万人を超えるヒトゲノム解読が完了している。私たちは，本書の次版までに，あるいはそれよりも早く，**全ゲノムシークエンシング**（whole genome sequencing）が大多数の遺伝性疾患に対する第一段階の診断検査として実装されるだろうと予測している。

1.2 医学・医療における遺伝学とゲノム学

遺伝学の実践

臨床遺伝専門医（medical geneticist）は，通常は，他の多くの医師，看護師，遺伝学的検査専門家（laboratory geneticist），遺伝カウンセラー，そして（最近では）ゲノム情報専門家（genomic informaticist）を含む医療従事者チームの一員として働き，遺伝性疾患の可能性のある患者評価にかかわる。こうした遺伝医療チームは，注意深い病歴・家族歴聴取および身体診察を通じて疾患の特徴を明らかにし，可能性のある遺伝形式を見きわめ，診断のための検査を調整するとともに，治療・予防計画を作成する。さらに，リスクのある血縁者に連絡することにもかかわる。

しかし，遺伝医学の概念や方法は，1つの専門分野やサブスペシャリティにとどまるものではなく，医学・医療の多くの，おそらくはすべての領域に広がり浸透している。本書では，遺伝医学とゲノム医学が今日の医療にどのように応用されているかについて，49の症例を紹介している。以下はそれらの一部の例である。

● 精神科医，発達小児科医，あるいは臨床遺伝専門医が自閉症児を診察したところ，マイクロアレイ（microarray）あるいはゲノムシークエンシングによって，表現度（expressivity）が多様で予後の個人差も大きい症候群と関連する 16p11.2 微細欠失が同定される（ 症例5 ）。

● 遺伝性乳がんに詳しい遺伝カウンセラーが，遺伝性乳がんと卵巣がんの家族歴をもつ若い女性に，遺伝性乳がん

についての説明，検査とその結果の解釈，およびサポートを行う（症例7）。

●血液専門医が，深在静脈血栓症の若年成人に抗凝固療法を開始・継続するかについて，便益とリスクを評価する目的で，家族歴と病歴・病状の情報に加えて遺伝子パネル検査を行う（症例46）。

●抗体欠損症を含む稀な**先天性疾患**（congenital disorder）を疑う免疫専門医が，ゲノムシークエンシングによりsnRNA遺伝子の*RNU4ATAC*に複合病的スプライシングバリアントを明らかにし，Roifman症候群の診断を確定する（症例35）。

●1型糖尿病と診断された10代の若者は，インスリン治療がうまくいっていなかった。彼の母親は糖尿病が"家系的"なものであると感じており，地元の医療チームは彼らを遺伝医療部門に紹介した。そこで単一遺伝子性糖尿病の多遺伝子パネル検査が行われ，家族性若年発症糖尿病（maturity-onset diabetes of the young：MODY）の原因となる病的**バリアント**（pathogenic variant）が同定された。新たな診断の確定により，この若者のインスリン治療は中止され，他の低用量薬物療法が行われるようになり，彼はすぐにサッカー場に復帰した（症例15）。

遺伝性疾患の分類

どのような疾患も遺伝子と環境の相互作用の結果として引き起こされるといえるが，遺伝要因の果たす役割は相対的に大きいものから小さいものまでさまざまである。遺伝要因がその発症原因のすべてないしは部分的である疾患を大きく分類すると，染色体疾患，単一遺伝子疾患，多因子疾患の3種類に分けられる。本章を執筆している2022年5月1日の時点では，4,629の遺伝子のバリアントが原因とされる7,160の表現型がカタログ化されている。その他にもまだ定義されていない病態が多数ある。また，**遺伝型**（genotype）と表現型の相関を調べるために遺伝子のバリアントをオンラインデータでカタログ化することも，驚異的に進んでいる（本書では，最もよく使われるデータベースを数多く紹介している）。

染色体疾患（chromosome disorder）の場合，遺伝子の設計図における単一の変化が原因となっているのではなく，染色体全体または染色体の一部分に含まれる複数の遺伝子の量的な変化が原因となっている。たとえば，21番

染色体上の個々の遺伝子に異常があるわけではないが，21番染色体が1本過剰に存在すること〔**トリソミー**（trisomy）〕が，特異的疾患であるDown症候群の原因となる。コピー数バリアント（copy number variation：CNV）と呼ばれる，染色体の一部分の重複や欠失は，微小なものから染色体全長の数％に及ぶものまである。これは22q11.2欠失症候群のような複雑な先天異常や，明らかな身体的異常のない自閉症のような孤発性の表現型を引き起こすことがある。22q11.2欠失症候群とともに，同定された頻度の高い（頻発性）ゲノム疾患のリストは増え続けている。これらの疾患は，隣接する重複反復領域に起因する非相同組換えによって頻繁に発生し，その結果，遺伝子に関与するCNVは複数の表現型と関連している（第6章参照）。染色体異常をまとめると，出生児における有病率は3％で，妊娠初期の自然流産の約半数を占める一般的な疾患*訳注である。染色体異常症については第6章で述べる。

単一遺伝子疾患（single-gene disorder）は，個々の遺伝子の病的変異によって引き起こされる。その結果生じるバリアントは，父由来の染色体と母由来の染色体の両方に存在することもあれば，一対のうちの1つの染色体上にのみ存在（もう一方の染色体には，対応する正常な遺伝子が存在）する場合もある。単一遺伝子疾患は**メンデル遺伝病**（mendelian condition）とも呼ばれ，古典的な遺伝形式〔常染色体潜性遺伝（劣性遺伝），常染色体顕性遺伝（優性遺伝），あるいはX連鎖性遺伝〕にしたがって家系内で起こることがよくみられる。少数ではあるが，核ゲノムではなくミトコンドリアDNAに**変異**（mutation）が生じる場合もある。いずれの場合でも発症原因は，その単一遺伝子の変異によってもたらされる遺伝情報の重大な誤りである。嚢胞性線維症（症例12），Huntington病（症例24），Marfan症候群（症例30）などの単一遺伝子疾患は，通常は明確で特徴的な**家系図**（pedigree）パターンを示す。ほとんどの単一遺伝子疾患は稀なものであり，最も頻度の高い疾患でもその頻度は500人から1,000人あたり1人であり，多くの単一遺伝子疾患の頻度はこれよりさらに低い。ただし，個々の単一遺伝子疾患の頻度は低いが，単一遺伝子疾患全体としてみると，疾患と死亡の原因としてはかなりの割合を占めている。全体として，小児集団の重篤な単一遺伝子疾患の発生率は，生産児300人につき約1

＊訳注　本書ではcommon diseaseを「一般的な疾患」と訳す。

人と推定されている。生存期間中に単一遺伝子疾患に罹患する頻度は，50人あたり1人となる。これらの疾患については第7章で述べる。

複雑遺伝（complex inheritance）を示す**多因子疾患**（multifactorial disorder）は，遺伝要因の関与があるほとんどの疾患を含む。一卵性双生児や罹患者の近親者では一般集団に比べて疾患の発生率が高いという特徴があるが，家族歴は単一遺伝子疾患に典型的な遺伝形式に当てはまらない。多因子疾患には，Hirschsprung病，口唇口蓋裂，先天性心疾患などの先天奇形や，乳がん・卵巣がん（ 症例7 ），糖尿病，炎症性腸疾患（ 症例11 ）などの成人期によくみられる疾患が含まれる。これらの疾患の多くには，病因となる単一の病的バリアントは存在しない。むしろ疾患は，多くの異なる遺伝子のバリアントの複合的な影響によって生じる。それぞれのバリアントは，重篤な疾患の原因として働いたり，発症に対して防御的に働いたり，あるいは罹患しやすくなる素因として働いたりしている。その際には，環境要因と協働で作用したり，あるいは環境要因が発症の引き金として作用したりしている。多因子疾患は小児期においては約5%が罹患し，生涯罹患率は60%以上と推定される。質的形質と量的形質，相対的リスク，遺伝率については第9章の主題となる。

もう1つの顕著な進展は，稀な単一遺伝子疾患，一般的な多因子疾患，がんにおける，遺伝子発現の制御とエピジェネティクスの役割についての理解の深まりである（第8章参照）。

1.3　医療における遺伝学の発展

本書の旧版から6年の間に，医学における遺伝学の役割についての理解は飛躍的に深まった。知識が深まったことで，遺伝学的解釈が明確になったこともあれば，そうでない場合もある。**意義不明のバリアント**（variant of uncertain significance：VUS），発現のばらつき（variable expression），**浸透率**（penetrance），**多面発現**（pleiotropy）などの用語をよく見受けるが，これらは残された課題を反映している。タンパク質をコードする遺伝子はおよそ20,000個あるが，現在ではさらに多くの転写アイソフォームが明らかにされており，それと同数の非コードRNA遺伝子や調節配列も考慮しなければならない。これ

らすべてを把握するために，臨床遺伝専門医は現在，**ゲノムワイド解析検査**（genome-wide testing），時には全ゲノムシークエンシングを日常的に行っている。比較に用いるゲノム参照配列（最新の参照配列）は，この10年足らずの間にすでに2回更新されている。実際，これらの新しい参照ゲノムとそれに付随する集団ゲノムデータベースは，臨床遺伝学的解釈で使用される配列レベルと構造の多様性の程度をよりよく反映している。本書ではその活用について述べる。

規範の変化への適応として，本書では特定の用語を更新することに努めた。その理由は，「**変異**（mutation）」や「**多型**（polymorphism）」という用語の意味が次第にあいまいで，価値観が偏ったり，混乱を招きかねなくなったりしてきたからである。これに対して「**バリアント**（variant）」はより中立的であり，正確さと明確さのために簡単に使用できる。したがって本書では原則として，「変異」の使用を，次世代に継承しうるバリエーションを生じる遺伝子の変化，またはそのような変化が生じる過程に限定している。「多型」は，1つの**座位**（locus）に2つ以上のアレルがあり，それぞれがそれなりの頻度で存在することを指す。変異の結果はバリアントであり，病的（pathogenic，病気を引き起こす），機能喪失（loss of function），エクソンにある（exonic），ありふれた（common），意義不明（uncertain significance）など，さまざまな特徴をいくつももつことがある。「バリアント」に関連する修飾語を適切に使い分けることは，用語を移行するうえで重要な部分である。一部の既存の名称については，定着しているのでそのままにした。

また本書では，遺伝医学の実践における尊厳，包括，尊重，プライバシーの必要性を強調するよう努めた。この目的のため，私たちは（それぞれに）遺伝性疾患をもつ個人の写真を更新した。そして，多様な集団を対象とした研究の重要性について新たな議論を行い，個人と集団に言及する際の言葉の選択に留意し，**遺伝カウンセリング**（genetic counseling）を通じて遺伝情報を適切に提供することを提唱した。

進化し続ける人類遺伝学・遺伝医学の用語と概念に関するこの序論は，健康と疾病に関する遺伝学的・ゲノム学的視点への理解とともに，すべての医療専門職者のキャリアを構成する生涯学習の枠組みとして役立つであろう。

（訳：櫻井晃洋）

第2章

ヒトゲノム入門

Ada Hamosh・Stephen W. Scherer

遺伝医学の役割を理解し，ゲノム医療・個別化医療の新たな原則を正しく把握するためには，**ヒトゲノム**（human genome）の構成，多様性，伝達について知ることが大切である。ヒトゲノムの塩基配列を利用できるようになり，幅広い疾患におけるゲノムの多様性の役割が認識されるようになったことで，疾患におけるゲノム多様性がヒトの健康に広い範囲で及ぼす影響を解釈することが可能になり始めた。個々のゲノムを比較する大切さは，本書で最初に伝えたい重要なメッセージである。**つまり，あらゆる個人は独自の遺伝子産物から構成されており，その遺伝子産物を作り出しているのは，ゲノム配列とそれぞれの環境への曝露および経験の組み合わせによるものである。** この認識は，もう1世紀以上も前に前章で述べた Garrod が「化学的個体差（chemical individuality）」と呼んだものであり，ゲノム医療・個別化医療の実践のための概念的な基盤となっている。

ゲノム技術の進歩とヒトゲノム計画がもたらした知識と情報の爆発的な増大は，遺伝学の概念や発見を医療に取りこみ応用するうえで，ますます重要な変革的役割を果たしている。

2.1 ヒトゲノムと遺伝継承における染色体基盤

医学における遺伝学の重要性を正しく認識するには，遺伝物質の性質（それらがどのようにヒトゲノムに収納されているのか，細胞分裂の際に細胞から細胞へ，あるいは生殖を通じて次の世代へどのように伝わるのか）を理解する必要がある。ヒトゲノムは大量の**デオキシリボ核酸**（deoxyribonucleic acid：DNA）という化学物質から構成されており，その構造内に，胚形成，発生，成長，代謝，生殖といった，ヒトを機能する生物たらしめるあらゆる側面

を規定するのに必要な遺伝情報が含まれている。体内のすべての有核細胞には，ヒトゲノムのコピーが含まれている。ヒトゲノム中の**遺伝子**（gene）の数は，この用語をどのように定義するかによって変わってくるが，およそ20,000～50,000と推定されている（**BOX 2.1** 参照）。遺伝子（ここでは遺伝情報の機能的単位という単純かつ広義の定義をとる）は，ゲノム DNA にコード化されており，各細胞の核内にある**染色体**（chromosome）と呼ばれる棒状の細胞器官へと組織化されている。遺伝子あるいは遺伝的特徴が健康や疾病に及ぼす影響は大きく，その根源はヒトゲノムを構成する DNA にコード化された情報にある。

BOX 2.1

臨床医学における染色体分析とゲノム解析

臨床医学において，染色体分析およびゲノム解析は重要な診断手段となってきている。後の章でより詳しく述べるが，これらの応用例としては以下の項目がある。

- **臨床診断** いくつかの一般的な疾患も含めて，多くの疾患は染色体の数や構造の変化を伴い，診断と遺伝カウンセリングのためには染色体分析あるいはゲノム解析が必要である（第5，6章参照）。
- **疾患遺伝子の同定** 今日の遺伝医学・ゲノム医学の大きな目標は，健康や疾患における特定の遺伝子の役割を同定することである。この論題については繰り返し述べるが，第11章で詳細に解説する。
- **がんゲノム学** 体細胞におけるゲノムあるいは染色体の変化は，多種類のがんにおいてその発生と進展に深くかかわっている（第16章参照）。
- **疾患の治療** 各個人の単一遺伝子疾患の正確な分子基盤を理解することにより，当該疾患に対処するための標的治療が可能となる（第14章参照）。
- **出生前診断** 染色体分析およびゲノム解析は，出生前診断において必要不可欠な手順である（第18章参照）。

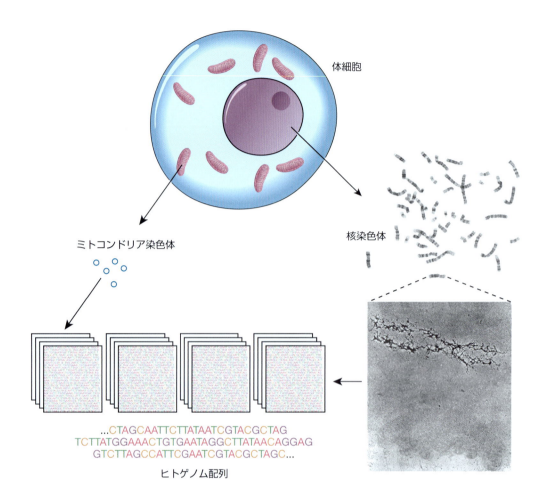

図2.1　核およびミトコンドリアの染色体両方にコードされているヒトゲノム（Brown TA: *Genomes*, ed 2. New York, 2002, Wiley-Liss. Inset from Paulson JR, Laemmli UK: The structure of histone-depleted metaphase chromosomes, *Cell*, 12:817-828, 1977 にもとづいて作成。著者および Cell Press の許可を得て転載）

　それぞれの生物種は，ゲノムを構成している染色体の数，形態，内容の点で固有の染色体対〔**核型**（karyotype）〕を有する。遺伝子は染色体に沿って線状に配置されており，それぞれの遺伝子には厳密に定められた位置もしくは**座位**（locus）がある。**遺伝子地図**（gene map）は，ゲノム上の遺伝子の位置をあらわす地図であり，生物種ごとに，また種内の個体ごとに特徴的である。

　染色体の構造やその伝達に関する研究は**細胞遺伝学**（cytogenetics）と呼ばれる。ヒト細胞遺伝学の研究は，正常なヒト染色体数が46本であることが初めて確立された1956年に始まった。それ以降，ヒト染色体の正常な構造と構成，含まれる遺伝子の同定が進み，多種多様な異常について多くのことがわかってきた。

　身体を構成するすべての細胞は，配偶子を形成する細胞〔**生殖細胞系列**（germline）〕を除いて，**体細胞**（somatic cell；soma とは身体を意味する）と呼ばれる。ヒト体細胞の核に含まれているゲノムは46本の染色体から構成されており，24種類の染色体が23対ならんでいる（図2.1）。23対のうち22対については男女差がなく，**常染色体**（autosome）と呼ばれており，当初考えられていた大きさに従って大きい順に番号がつけられている。残りの1対は**性染色体**（sex chromosome）からなり，これには2種類ある。男性はX染色体とY染色体を1本ずつ，女性はX染色体を2本もつ。ヒトゲノムの概念の中心は，各染色体がDNAに沿って直線的に配置されたそれぞれ異なる組み合わせの遺伝子をもっていることである（**BOX 2.2** 参照）。対をなす染色体〔**相同染色体**（homologous chromosome）または**ホモログ**（homologue）と呼ばれる〕は，対応する遺伝情報を有している。すなわち典型的には，同じ遺伝子が同じ順序で並んでいる。しかし特定の座位の塩基配列を比べた場合には，同一であることもあれば，少し異なることもある。このように塩基配列に違いが

BOX 2.2

ヒトゲノムの遺伝子

遺伝子とは何か？　私たちはいったいどれだけの数の遺伝子をもっているのか？　これらの質問に答えるのは思った以上に難しい。

150年以上前に Mendel によって遺伝継承する"単位形質（unit character)"の重要法則が明らかにされて以来，遺伝子の概念〔遺伝子（gene）という単語は1908年に初めて用いられた〕は，さまざまな文脈で用いられてきた。医師にとって（実際には Mendel やその他初期の遺伝学者にとっても），遺伝子は，生物への観察可能な影響や統計学的に規定される世代間の伝達への影響によって定義されうるものである。臨床遺伝学者にとっての遺伝子は，特徴ある臨床病態を引き起こす観察可能なバリアントとして臨床的に認識されるものであり，現在認識されている臨床病態は7,000を超える（第7章参照）。

ヒトゲノム計画は，単なる臨床的洞察や家系調査ではなく，DNA シークエンシング解析に依拠することによってヒトの遺伝子解明のためのより体系的な基盤を提供した。事実，1980年代後半にプロジェクトを開始するにあたり，このことが最も説得力ある理由の1つとなった。しかし，2003年に全塩基配列が決定されても，遺伝子の存在や同一性を示す塩基配列の特徴をほとんど見分けられないことは明白であった。それゆえ，ヒトゲノム配列を解釈し，その多様性をヒトの健康と疾患の両方の生物学的性質と関連づけることは，今もなお生物医学研究の課題でありつづけている。

ヒト遺伝子の最終的なカタログはとらえどころのない目標にとどまっているが，遺伝子には2つの一般的なタイプがあ

ることがわかっている。1つはタンパク質を産物とする遺伝子で，もう1つは機能的 RNA を産物とする遺伝子である。

- 第3章で説明するゲノムの特徴によって識別される**タンパク質コード遺伝子**（protein-coding gene）の数は，20,000〜25,000程度と推定されている。本書では概ね20,000個としているが，正確な数字ではなく，おそらく過少に見積もっていることに留意されたい。

- しかしこれに加えて，いくつかの遺伝子の最終産物はタンパク質ではなく，DNA 配列から転写された RNA であることが，この数十年の間で明らかとなっている。このような RNA 遺伝子〔通常，タンパク質をコードする遺伝子と区別して**非コード遺伝子**（noncoding gene）と呼ぶ〕にはいろいろな種類があり，現在ヒトゲノム中には少なくとも20,000〜25,000の非コード RNA 遺伝子が存在すると見積もられている。

したがって総合的に考えると，この用語が何を意味するかにもよるが，ヒトゲノム中の遺伝子総数は概算で20,000〜50,000ということになる。ただしこの数字は確定したわけではなく，定義の進展，技術的能力や解析精度の向上，情報科学やデジタル医学，そしてより完全なゲノムの注釈付け（アノテーション）によって変わっていくことが理解されよう。近年，ヒトゲノムの8%を占める，セントロメアの高度に反復された染色体ヘテロクロマチン，端部着糸型（acrocentric）染色体短腕，分節重複（segmental duplication）領域，テロメアおよびテロメア周辺領域における塩基配列を決定する取り組みのなかで，200 Mb（million bp：2億塩基対）の塩基配列，数千の新規遺伝子，数百のタンパク質をコードする遺伝子が同定された。

生じた遺伝子対のそれぞれを**アレル**（allele）と呼ぶ。一対の染色体のうち一方は父から受け継がれ，他方は母から受け継がれる。通常，一対の常染色体は，顕微鏡下では区別がつかない。女性では性染色体は2本の**X染色体**（X chromosome）であり，これらも顕微鏡下ではほとんど区別がつかない。しかし男性では，2本の性染色体は異なっている。1本は女性と同じ X 染色体で，男性が母親から受け継ぎ娘へと伝える。もう1本は**Y染色体**（Y chromosome）で，父親から受け継ぎ息子へと伝える。第6章において，疾患の染色体的およびゲノム的な基盤を考察する際に，ヒトの生物学的女性は XX で，ヒトの生物学的男性は XY であるという単純でほぼ普遍的な法則に当てはまらない例外をいくつか紹介する。

核ゲノムに加えて，細胞質のミトコンドリアに存在するミトコンドリアゲノムは，ヒトゲノムに占める割合は小さ

いものの重要である（図2.1参照）。ミトコンドリア染色体については本章で後述するが，核ゲノムとは異なる多くの珍しい特徴を有する。

DNA の構造：概論

ヒトゲノムとその染色体の構成を詳しく学ぶ前に，ゲノムを構成している DNA の性質について概説する必要がある。DNA は**ヌクレオチド**（nucleotide）が重合してできた高分子であり，五炭糖のデオキシリボース，窒素を含む塩基，リン酸という3つの要素からなる（図2.2）。核酸塩基には**プリン**（purine）塩基と**ピリミジン**（pyrimidine）塩基の2種類がある。DNA のプリン塩基は**アデニン**（adenine：A）と**グアニン**（guanine：G）の2種類で，ピリミジン塩基は**チミン**（thymine：T）と**シトシン**

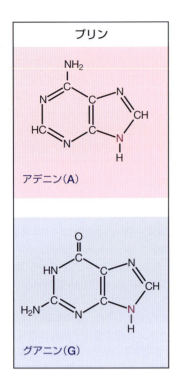

図2.2 DNAを構成する4種類の塩基とヌクレオチドの構造 4種類の塩基は，それぞれ（赤紫色の字で示した窒素を介して）デオキシリボースと結合したヌクレオシドを形成し，リン酸基と結合し，対応したヌクレオチドを形成する。

(cytosine：C) の2種類である。塩基・リン酸・糖各1個ずつからなるヌクレオチドは，隣接するデオキシリボース同士が5′-3′ホスホジエステル結合することによって重合し，長いポリヌクレオチド鎖を形成する（図2.3A）。ヒトゲノムでは，このようなポリヌクレオチド鎖が二重らせん構造を形成していて（図2.3B参照），ヒト染色体のうち最大のものは億単位の数のヌクレオチドからなる。

DNAは，ある細胞からその娘細胞へ，あるいはある世代から次の世代へと，遺伝情報を正確に伝えるための化学的情報を保持できる構造になっている。同時にDNAの一次構造は，次の章に示すとおり，タンパク質のポリペプチド鎖を構成するアミノ酸配列を指定する。DNAにこれらの特性を付与しているのは，そのエレガントな構造である。DNA本来の状態が二重らせんであることは，1953年にJames WatsonとFrancis Crickにより解明された（図2.3B参照）。DNAのらせん構造は**右巻き**のらせん階段に類似しており，互いに逆向きの2本のポリヌクレオチド鎖が，対になる塩基間（一方の鎖のTは他方の鎖のAと対をなし，同様にGとCが対をなす）で水素結合を形成する構造をとっている。核でもミトコンドリアでも，ヒトゲノムにコードされた遺伝情報は，その染色体を構成する二重らせんの2本のポリヌクレオチド鎖上に，C，A，G，Tの配列として存在する（図2.1参照）。2本のDNA鎖は互いに相補的な関係にあるので，一方の塩基配列が判明すれば自動的に他方の塩基配列も明らかになる。二本鎖構造のDNA分子は正確に複製するために1本ずつにほどかれ，その後，そのDNA鎖の配列を鋳型として2本の新しい相補鎖が合成される（図2.4）。これと同様に，損傷を受けたDNA分子の修復が必要になった場合も，塩基の相補性を利用して効率よくかつ正確に修復が行われる。

ヒト染色体の構造

ヒトゲノム中の遺伝子の構成から，その発現を決める因子まで，それらを規定しているのは核に存在する46本のヒト染色体とミトコンドリアゲノムのDNAである。**各ヒト染色体は，つながった1本のDNA二重らせんからなる**。つまり，各染色体は1本の長い二本鎖DNA分子ということである。したがって，核ゲノムは46本の線状DNA分子で構成され，そこには総計で60億個以上の塩基対が含まれていることになる（図2.1参照）。

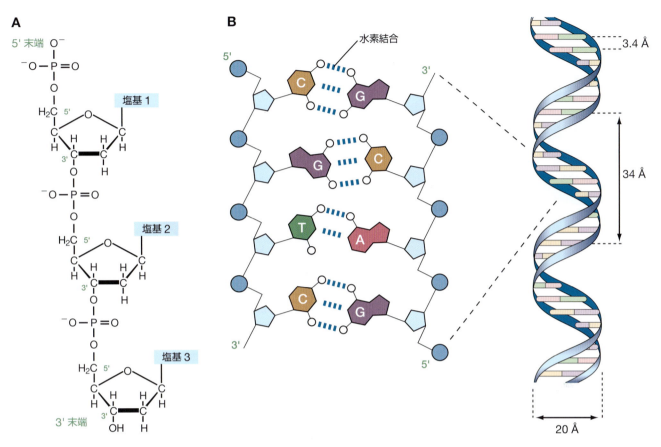

図 2.3　DNA の構造　(**A**) DNA ポリヌクレオチド鎖の一部．隣接したヌクレオチドをつなぐ 5′-3′ ホスホジエステル結合を示す．(**B**) Watson と Crick により提唱された DNA の二重らせんモデル．水平方向の"横木"は，対をなす塩基をあらわす．手前に見えている部分の鎖が左下から右上に走っているので，このらせんは右巻きである．詳細に描いた図の部分は DNA の 2 本の相補鎖 DNA を示す．A と T，および G と C の塩基が対をなしている．2 本の鎖は逆方向であることに注目．(Watson JD, Crick FHC: Molecular structure of nucleic acids: a structure for deoxyribose nucleic acid, *Nature* 171: 737-738, 1953 にもとづいて作成)

　しかしながら，染色体の DNA 二重らせんはむきだしではない．核細胞内におけるゲノム DNA は，数種類の特殊なタンパク質と複合体を形成した**クロマチン**（chromatin）として収納されている．細胞分裂時以外は，クロマチンは核全体に分布しており，顕微鏡で観察すると核は比較的均質な様相を呈している．しかし細胞分裂時には，ゲノム DNA は凝縮して顕微鏡下に観察可能な染色体となる．染色体は分裂期の細胞でのみ独立した構造として目に見えるようになるのだが，分裂期でないときであっても染色体の完全性は保たれている．

　染色体の DNA 分子は，塩基性の染色体タンパク質であるヒストンと複合体を形成して，クロマチンという基本的な構造単位中に存在している．このクロマチンは，複数の非ヒストンタンパク質の集合体と相互作用し，非ヒストンタンパク質は染色体が正常に機能したり遺伝子が適切に発現したりするのに適した空間的，機能的環境をつくって

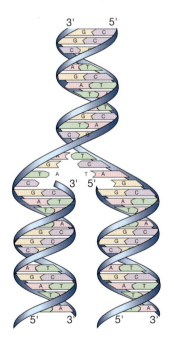

図 2.4　DNA 二重らせんの複製　同一の娘分子 2 つができあがる．できあがった各分子は親由来の鎖 1 本と，新しく合成された鎖 1 本からなる．

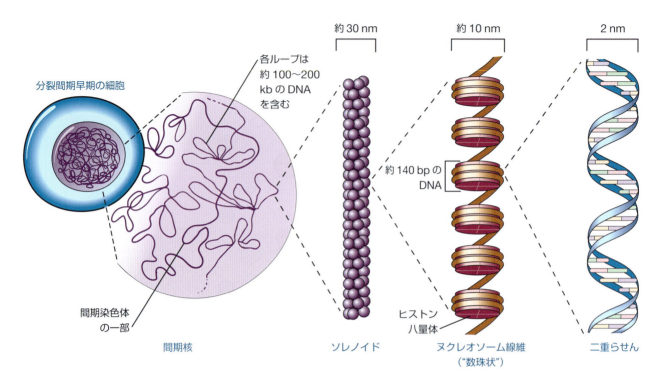

図 2.5　ヒト染色体でのクロマチンの収納を段階的に示す

　クロマチンへの適切な収納が行われるためには，5種類の主要なヒストンが重要な役割を果たしている．4種類のコアヒストン H2A，H2B，H3，H4 が各 2 個ずつ集まった八量体が，1つのコアを形成し，DNA の二重らせんは糸巻きに糸が巻きつくように，このコアの周囲に巻きついている（図 2.5）．約 140 塩基対（base pair：bp）の DNA が各ヒストンコアに会合して，その八量体周囲に 2 周弱巻きつくのである．次に続く 20〜60 塩基対の短い DNA は"スペーサー"となり，その次のコア DNA 複合体が続く．これが連続することで，クロマチンは数珠状につながった状態になる．ヒストンコアと DNA からなる各複合体のことを**ヌクレオソーム**（nucleosome）と呼ぶ（図 2.5 参照）．ヌクレオソームはクロマチンの基本的な構造単位であり，46 本のヒト染色体はそれぞれ，数十万から百万をはるかに超えるヌクレオソームを含んでいる．5 種類目のヒストンである H1 は，ヌクレオソーム間のスペーサー領域に存在し，各ヌクレオソームの辺縁で DNA と結合している．1 つのコアヌクレオソームに会合している DNA の量は，スペーサー領域の DNA を含めた場合，約 200 塩基対である．

　主要な種類のヒストンに加えて，多くの特殊なヒストンが存在する．それらは H3 と H2A の代わりとなり，その位置のゲノム DNA に特異的な性質を付与する．またヒストンは化学的変化によって修飾を受けることがあり，これらの修飾はヌクレオソームの性質を変えることができる．第 3 章でさらに考察するように，さまざまな主要あるいは特殊なヒストンの組み合わせとそれが受ける修飾は細胞の種類ごとに異なり，DNA の収納のされ方や，遺伝子発現やその他のゲノム機能を決める調節分子への近づきやすさ（接近性）を規定していると考えられている．

　この章で後述するように，**細胞周期**（cell cycle）の過程では，染色体は凝縮と脱凝縮の時期を順序正しく繰り返している．**間期**（interphase）と呼ばれる時期の染色体は，最も脱凝縮された状態にあるが，クロマチンに収納されている DNA レベルでみた場合には，それでもまだ凝縮された状態にあり，むきだしの DNA 二重らせん（タンパク質に結合していない）とは異なる．ヌクレオソームの長い連なりは，折りたたまれて円筒形の**ソレノイド**（solenoid）線維（ギリシャ語で「パイプの形をした」を意味する soleneoides に由来する）という二次構造を形成している．このソレノイド線維が，クロマチンを構成している基本単位と考えられている（図 2.5 参照）．ソレノイドはさらに高次のループ（loop）構造を形成する．このループ

は，約10万塩基対（100キロ塩基対。100 kbとも表記。1 kbは1,000塩基対）ごとに，核内にある足場（scaffold）タンパク質に付着することで形成される。これらのループはゲノムの機能的単位と考えられており，各ループが付着する位置は染色体DNAに沿って決まっている。これから述べるように，遺伝子発現調節の1つの段階は，DNAや遺伝子が染色体内でどのように収納されているか，そしてその収納過程でクロマチンタンパク質とどのように相互作用するかに依存している。

染色体中に収納されている膨大な量のゲノムDNAは，染色体に処理を加えて付着している足場タンパク質から離してやると，目に見えるようになる（図2.1参照）。このようにしてDNAを遊離させると，DNAの長いループが可視化され，残った足場が典型的な染色体の輪郭を再現していることがわかる。

ミトコンドリアDNA

前述したように，ヒトゲノムにコードされた遺伝子のうち，全体に占める割合は小さいにもかかわらず重要なものが，細胞質のミトコンドリアに存在する（図2.1参照）。これらのミトコンドリア遺伝子は，もっぱら母系遺伝を示す（第7章参照）。ヒトの細胞には数百から数千のミトコンドリアが含まれており，それぞれのミトコンドリアには小さな環状の分子であるミトコンドリアDNAが多数含まれている。ミトコンドリアDNA分子は，16 kbの長さしかない（最も小さな核染色体と比べてもはるかに短い）。そして，コードしている遺伝子の数はわずか37である。これらの遺伝子の産物はミトコンドリアで機能する。ただし，ミトコンドリアに存在するタンパク質の大部分は核遺伝子の産物である。ミトコンドリア遺伝子の病的バリアントは，散発性の疾患だけでなく，いくつかの母系遺伝を示す疾患（症例33）でも報告されている（第7, 12章参照）。

ヒトゲノムシークエンシング

染色体とそれが有する遺伝子の構造および医学的重要性が理解されるようになり，科学者たちはヒトゲノム中の遺伝子の同定とその位置に注目するようになった。この大きな流れのなかから，**ヒトゲノム計画**（Human Genome Project）が生まれた。ヒトゲノム計画は，世界中の何百という研究室からなる国際的コンソーシアムによって組織されたプロジェクトで，24種類のヒト染色体に分かれて位置する33億塩基対のDNAの塩基配列とそのDNA上の位置を明らかにすることを目指した。

開始から15年，DNAシークエンシング（塩基配列決定）技術の長足の進歩もあり，大規模なシークエンシングセンターが協力することで，各染色体の塩基配列が得られた。実際にシークエンシングされたゲノムは数人の異なる個人に由来するもので，ヒトゲノム計画が完了したときに得られた**コンセンサス配列**（consensus sequence）を"参照配列（reference sequence）"とすることが2003年に報告された。参照配列は，その後，個人のゲノム配列を比較するときの基準として用いられるものとされた。この参照配列は公開データベースで管理されており，科学的発見や，その医学的応用への橋渡し研究に利用できるようになっている。ゲノム配列は通常，二重らせんDNAの2本の鎖のうちの一方の鎖についてのみ5′から3′の向きに示される。これは前述したように，DNA構造の相補性にもとづいて，一方の鎖の塩基配列がわかればもう一方の配列もわかるからである（図2.6）。

ヒトゲノムの構成

染色体には，いろいろな種類の遺伝子およびその他のDNA配列がランダムに集まっているわけではない。同じような特徴をもつゲノム領域は，集まってクラスター（集合体）を形成する傾向があり，また，ゲノムの塩基配列や構造上の特徴はゲノムの機能上の特徴に影響を及ぼす。染色体内には，遺伝子含有量が高い（"遺伝子が豊富な"）領域と，低い（"遺伝子が乏しい"）領域があり，染色体どうしを比べたときにも，遺伝子の豊富な染色体と乏しい染色体がある（図2.7）。ゲノム構造の異常が臨床へ及ぼす影響は，その異常が発生した個々の遺伝子や配列がどのような特徴をもっているかによる。そのため，同じ規模の異常であっても，遺伝子の豊富な染色体や染色体領域で生じたものは，遺伝子の乏しい領域で生じたものに比べて，臨床的により重篤な結果を引き起こす傾向にある。

ヒトゲノム計画によって得られた知識から，ヒトゲノムDNAの構成は以前考えられていたよりも多様で複雑であることがわかってきた。ゲノムDNAの何十億という塩

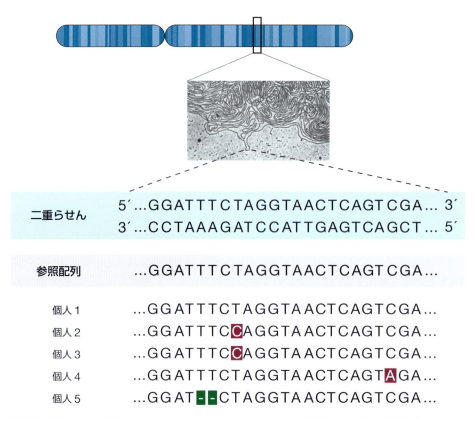

図2.6 ヒトゲノムの参照配列の一部 配列は一方の鎖のみを示すのが慣習である。なぜなら，DNAの二重らせんの性質から，相補鎖の配列は推定できるからである（参照配列の上に示す）。ここに示した人たちのDNAの配列は，参照配列とよく似ているが完全には一致していない。1塩基のみ異なっている人もいれば，2塩基の小さな欠失がある人もいる。

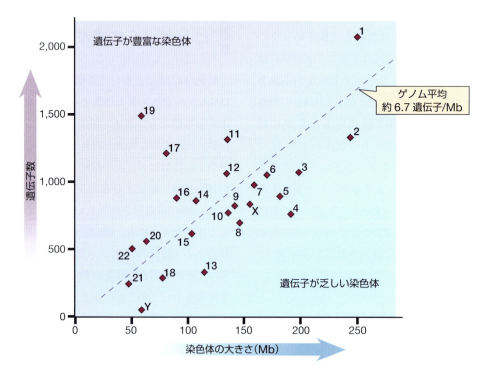

図2.7 24種類のヒト染色体の大きさと遺伝子含有量 破線の対角線はゲノムの平均遺伝子密度〔100万塩基対（1 Mb）あたり約6.7のタンパク質コード遺伝子〕を示す。遺伝子が比較的豊富な染色体は対角線の上側，グラフの左上にある。遺伝子が乏しい染色体は対角線の下側，グラフの右下にある。（European Bioinformatics Institute and Wellcome Trust Sanger Institute: Ensembl release 70, January 2013のデータにもとづいて作成。http://www.ensembl.org, v37より入手可能）

基対のうち，実際にタンパク質をコードしているのは1.5%未満にすぎない。このゲノム領域は**エクソーム**（exome）と呼ばれている。また，発生過程や組織での遺伝子発現に影響したり，遺伝子発現パターンを規定したりする調節配列は，ゲノムの約5%と考えられてきたが，これについては最近のクロマチンの解析から，ゲノム機能に重要なシグナルを提供する領域はもっと多い可能性があることが示唆されている。ゲノム全長の少なくとも半分は，いわゆる**単一コピーDNA**（single-copy DNA）あるいは**ユニークDNA**（unique DNA）と呼ばれる配列で占められていて，その並び方の塩基配列は全ゲノム中でたった1回（あるいはせいぜい2〜3回）しか現れない。DNAの塩基が4種類しかないことを考えると，これには驚かれるかもしれないが，たった10塩基の配列でさえ，4種類の塩基の並び方には100万種類以上がありうるのである。ゲノム中の塩基の配列は完全にランダムというわけではないものの，特定の16塩基からなる配列がゲノム中に偶然現れる回数は1度しかないと予想される。

残りのゲノムは数種類の**反復DNA**（repetitive DNA）からなり，同一あるいはいくらか変化した塩基配列が，ゲノム上で数百から数百万回反復している。ゲノム上にある推定20,000のタンパク質コード遺伝子の大部分（全部ではない）は，単一コピーDNAである（**BOX2.2**を参照）。反復DNA部分の配列は染色体構造を保つことに貢献しており，また，人間一人一人の多様性の源である点で重要である。第5，6章で学ぶことになるが，ゲノムにみられるこの多様性の一部は，疾患のなりやすさと関連する場合がある。

単一コピーDNA配列

単一コピーDNAはゲノムDNAの少なくとも半分を占めているが，その機能の多くは解明されていない。なぜなら前述のように，単一コピーDNAのなかでタンパク質コード配列（遺伝子のコード領域）の占める割合はごくわずかだからである。ほとんどの単一コピーDNAは数キロ塩基対以下と短く，さまざまな反復DNAファミリーの間に点々と配置されている。単一コピーDNAにおける遺伝子の構成に関しては，第3章で詳しく述べる。

反復DNA配列

DNAの反復配列は，いくつかの種類に分類することが

できる。便利な分類法の1つとして，繰り返される配列（"リピート"）がゲノムの1カ所あるいは2〜3カ所にクラスター（集合体）を形成しているか，あるいは，単一コピーDNA配列が染色体上のゲノム全体に散在しているかという観点での分け方がある。クラスターを形成する反復配列は，ゲノムの10〜15%を占めると推定されており，さまざまな短い反復配列が同じ向きに直列に並んでいる。このような**縦列反復配列**（tandem repeats）は**サテライトDNA**（satellite DNA）と総称されている。なぜなら，縦列反復配列ファミリーの多くが，生化学的手法によりゲノムDNAの大部分とは区別されるDNA分画（つまり"サテライト"）として分離されるからである。

縦列反復配列ファミリーには，ゲノム上の位置や，縦列を構成する配列の種類によって，さまざまなものがある。一般に，こういった縦列は数百万塩基対以上の長さに連なっていることがあり，多いものでは各ヒト染色体のDNAの数パーセントを占める。ある種の縦列反復配列は，重要な細胞遺伝学的解析手法として利用されている（第5章参照）。1，9，16番染色体の遺伝的に不活性な大きな領域や，Y染色体の半分以上の領域は，ペンタヌクレオチド（5塩基）などの短い配列が反復した長い縦列（完全に同じではなくいくらかのバリエーションがある）に占められている。もっと長い配列を基本単位とする縦列反復配列ファミリーもある。例えば，DNAの α サテライトファミリーは約171塩基対を基本単位とする縦列であり，各ヒト染色体のセントロメアに存在し，細胞分裂の際の紡錘体形成において染色体が微小管に付着するためにきわめて重要である。

もう1種類の反復配列は，よく似た配列がゲノム全体に散在するタイプで，縦列反復配列のように1カ所あるいは数カ所に限局することはない。このタイプの反復配列の種類は多いが，ここでは2種類だけ紹介する。というのも，この2つはゲノムの相当な部分を占めており，かつ遺伝性疾患と関連しているからである。最もよく研究されている散在性の反復配列は，***Alu*ファミリー**（*Alu* family）と呼ばれるものである。このファミリーに属するものは約300塩基対の長さで，DNA配列は互いによく似ているが完全に同じではない。ゲノム中には合計百万以上の*Alu*ファミリー配列があり，ヒトDNAの少なくとも10%を占めている。散在反復配列DNAファミリーの2例目は，**長鎖散在反復配列**（long interspersed nuclear element：LINE，時にはL1と呼ばれる）ファミリーである。LINEは最長6キロ塩基対におよび，ゲノムあたり約850,000コピーが見つかっており，これはゲノムの約20％に相当する。どちらのファミリーも，ゲノム中に豊富に存在する領域と，比較的まばらにしか存在しない領域とがある。例えば，GC含有量が高い領域ではAlu配列が多く，LINE配列が少ない傾向があり，AT含有量が高い領域ではその反対になる。

DNAの反復配列と疾患　AluやLINE配列は，遺伝性疾患における変異を引き起こす原因になると考えられている。LINEやAluファミリーに属する少なくとも2〜3種類の配列は，自分自身のコピーを作ってゲノムの他の部位にそれを挿入することができるため，医学的に重要な遺伝子がこの挿入により不活化されることがある。ヒトにおいてこのような機序が遺伝性疾患の原因になる頻度は不明であるが，500変異のうちの1つという頻度で存在するかもしれない。さらに，異なるLINE配列間あるいはAlu配列間での異常な組換えが，ある種の遺伝性疾患においてバリアントの原因になっている可能性もある。

ゲノムのさまざまな場所に存在するもう1つの重要なDNA反復配列として，（しばしば非常に高度に保存された）重複配列がある。染色体のかなりの部分を占める重複は**分節重複**（segmental duplication）と呼ばれ，大きさは数十万塩基対におよび，ゲノムの少なくとも5％を占める。重複領域が遺伝子を含んでいる場合，重複領域を含んだゲノムの再構成が起こると，その領域（および遺伝子）が欠失し，疾患が生じることがある（第5，6章参照）。

2.2　ヒトゲノムの多様性

ヒトゲノムの参照配列が完成したことによって，今度はさまざまな個人（健康な人も各種の疾患をもつ人も含む）や，世界中のさまざまな集団の間で，塩基配列にはどのような違いがみられるのか，つまりゲノムの多様性の同定とカタログづくりに注目が集まった。第4章で詳しくみることになるが，1つあるいは複数の集団中にかなりの頻度で存在するありふれた配列バリアント（common sequence variant）が何千万もあり，誰もがこうした配列バリアントを少なくとも数百万はもっている。また，きわめて稀なバリアントが無数といえるほど存在し，その多くはおそらくたった一人あるいは数人にしか存在しない。実際，ヒトという生物種の個体数を考えれば，**基本的にはヒトゲノムのすべての塩基対について，世界中のどこかにはバリアントをもっている人がいると予想される**。したがって，最初に発表されたヒトゲノム配列はあくまでヒトの"参照配列"であり，実際にはどの個体のゲノム配列とも同一ではない。

当初，無作為に選んだ2人の間での配列の一致率は99.9％と推定されていた。別の言い方をすれば，個人のゲノム配列中の300万〜500万カ所には2種類の配列（アレル）が存在し，こうした箇所では母由来コピーの塩基と父由来コピーの塩基が異なっている（一方がTで他方がGなど）（図2.6参照）。これらのアレルの違いは単に1つの塩基配列に生じているものが多いが，ゲノムにはさらに多くの多様性，すなわち（通常は）短い配列長の挿入や欠失，（遺伝子を含む）反復配列のコピー数の多様性，あるいはゲノム中の特定の位置（座位）における配列の逆転（逆位）も存在する（第4章参照）。これらのコピー数の多様性は，血縁のない個人間で少なくとも1,200万塩基対の差異をもたらす。

現在では，このようなゲノムの多様性がみられる総量は当初の推定よりはるかに多く，無作為に選んだ2人の間でゲノムの2％に達することが判明している。後の章で述べるように，これらの多様性の1つ1つが生物学的機能に影響を及ぼす可能性があるため，ヒトの健康に対する遺伝学やゲノム学の寄与を考える際には常にこの点を考慮しなければならない。

2.3　ゲノム情報の伝達

染色体のレベルで遺伝情報の伝達を概略すると，まず典型的な細胞分裂においてゲノム情報が複製されて子孫細胞へと伝わる。もう1つは生殖において，それぞれの親由来の1コピー分のゲノム情報が受精により新たな胚で一緒になり，次世代へと継承される。

これらのゲノム情報の伝達は似ているが性質は異なっており，体細胞分裂と減数分裂と呼ばれる別々の細胞分裂様式により達成される。**体細胞分裂**（mitosis）は，**体細胞**（somatic cell）における通常の細胞分裂を意味し，これにより体の成長や分化，組織の再生が引き起こされる。正常

の体細胞分裂においては2つの娘細胞が生じ，生じた各娘細胞の染色体や遺伝子は分裂前の親細胞と同一である。1つの系列の体細胞で，体細胞分裂が連続して数十回，時に数百回も行われることがある。一方，**減数分裂**（meiosis）は生殖細胞系列でのみ起こり，生殖機能をもつ細胞〔**配偶子**（gamete）〕が形成される。配偶子は，常染色体を各1本ずつとX染色体またはY染色体のどちらか1本の，合計23本の染色体しかもたない。体細胞は**二倍体**（diploid：ギリシャ語で2倍を意味するdiploosに由来），あるいは別表記で$2n$の染色体をもつ（染色体セットを構成する染色体数をnとあらわす。ヒトの場合$n=23$なので，体細胞の染色体は46本）。一方，配偶子は**一倍体**（haploid：ギリシャ語で単一を意味するhaploosに由来），あるいは別表記でnの染色体をもつ（染色体は23本）。染色体の数的異常や構造異常は通常，臨床的に重要な意味をもつが，これらの異常は体細胞や生殖細胞系列における細胞分裂時のエラーにより生じうる。

2.4 細胞周期

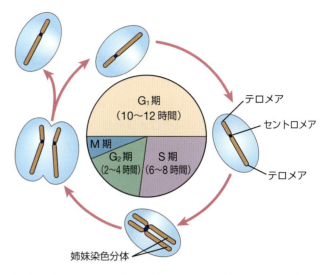

図2.8 本文中に述べられている典型的な体細胞分裂の細胞周期　テロメア，セントロメア，姉妹染色分体を示す。

ヒトは，1つの受精卵〔**接合子**（zygote）〕からその生命を開始する。体を構成するすべての細胞（約100兆個と推定されている）は，たった1つの二倍体細胞が数十から数百回にも及ぶ一連の体細胞分裂を行うことで生じる。体細胞分裂は成長や**分化**（differentiation）に必要不可欠であるが，細胞のライフサイクルからみると，体細胞分裂を行っている時間はほんのわずかである。体細胞分裂と体細胞分裂の間は間期と呼ばれ，細胞はそのライフサイクルの多くの時間を間期の状態で過ごす。

体細胞分裂の終了直後に，細胞はDNA合成を行わないG_1期という時期（phase）に入る（図2.8）。細胞によってこのG_1期を過ごす時間はさまざまであり，数時間から，数日もしくは数年を過ごす細胞もある。また，神経細胞や赤血球などのように，いったん完全に分化してしまうとそれ以降はまったく分裂しない細胞もある。これらの細胞は，G_1期とは別のG_0期と呼ばれる時期で永久に停止している。その他の肝細胞のような細胞では，いったんG_0期に入っても，臓器が傷害を受けるとG_1期に戻り，細胞周期を継続する。

細胞周期は，細胞分裂における各時期を決定する一連の**チェックポイント**（checkpoint）によって制御されてい

る。さらに，このようなチェックポイントは，正確なDNA合成の監視や制御に加え，染色体動態を円滑にする精巧な微小管ネットワークの集合や付着の監視・制御も行う。ゲノムの損傷が検出されると，細胞分裂のチェックポイントが細胞周期の進行を停止し，その間に修復が行われる。ゲノムの損傷が非常に重度である場合には，細胞はプログラムされた細胞死〔**アポトーシス**（apoptosis）と呼ばれる〕へと向かう。

G_1期には，各細胞は二倍体ゲノムを1コピー含んでいる。その後，細胞周期の進行に伴い細胞はプログラムされたDNA合成の時期であるS期へと移行し，最終的に各染色体のDNAの正確な複製が行われる。G_1期では各染色体は1つのDNA分子であるが，S期では複製された2つの**姉妹染色分体**（sister chromatid）で構成される（図2.8参照）。姉妹染色分体のそれぞれは，もとのDNA二重らせんと同一のDNAをもつ。2つの姉妹染色分体は**セントロメア**（centromere）と呼ばれるDNA領域において互いに物理的に接着しており，ここで**動原体**（kinetochore）を形成する多数の特異的タンパク質と結合している。この複雑な構造は，各染色体が**紡錘体**（mitotic spindle）を形成する微小管へ付着するのを助け，体細胞分裂中の染色体の動態を制御する。S期でのDNA合成はすべての染色体で同時に起こるわけではなく，1つの染色体の中でさえ同時には起こらない。各染色体上には何百から何千もの**DNA複製起点**（origin of DNA replication）があり，そこから複製が始まっていく。それぞれの染色体領域

は，6〜8時間のS期の間に，それぞれ独自の複製時期をもっている。各染色体（もしくは染色分体）の末端には，**テロメア**（telomere）と呼ばれる構造がある。テロメア構造は特定のDNA配列の反復からなり，これにより細胞分裂の際に染色体構造の完全性が確保される。染色体末端構造を正確に維持するには**テロメラーゼ**（telomerase）と呼ばれる特異的な酵素が必要である。この酵素の働きによって，各染色体の最末端部まで確実に複製される。

これらの染色体の構成要素やその役割がゲノムの完全性を保証するうえで必要不可欠であることは，テロメア，動原体，細胞周期機構の異常，もしくはわずかなゲノム領域の複製の誤りで疾患群が引き起こされることにより例証されている（**BOX 2.3**参照）。これらの疾患群のいくつかについては後の章で詳しく述べる。

S期の終わりまでに，細胞中のDNA量は2倍になり，各細胞は二倍体ゲノムを2コピーもつこととなる。S期の後，細胞は短いG$_2$期に入る。また細胞周期全体を通じて

BOX 2.3

染色体の構造や機序における異常や多様性の臨床的影響

細胞分裂中の染色体構成要素に起こった構造や機能の異常により引き起こされる疾患には次のようなものがある。

- 動原体における紡錘体チェックポイントの主要構成タンパク質をコードする遺伝子に異常を有する小児に起こる広範囲の先天異常スペクトラム。
- セントロメアの過剰もしくは欠失に伴う染色体分離異常による先天異常（birth defect）や発達障害（developmental disorder）（第6章参照）。
- S期のゲノムの特定領域における過剰複製（増幅）や複製時期異常に関連したさまざまながん（第16章参照）。
- S期における姉妹染色分体の適切な整列と接着に必要な遺伝子の異常を有する小児に認められる，低身長，四肢短縮，小頭を伴うRoberts症候群（Roberts syndrome）。
- 正確な姉妹染色分体接着に必要な減数分裂特異的遺伝子の有害なバリアントに起因し，女性不妊の主要原因となる早発卵巣機能不全（premature ovarian failure）。
- テロメラーゼ構成要素の欠損による異常なテロメア短縮が引き起こすさまざまな変性疾患で，小児期から成人期まで発症する，いわゆるテロメア症候群（telomere syndrome）（症例49参照）。
- 他方，疾患とは異なるカテゴリーとして，ありふれた遺伝子バリアントによる，テロメアリピート数との関連や生命予後・長寿（longevity）への影響。

細胞は徐々に大きくなり，最終的に次の体細胞分裂前にはその全体量が2倍となる。G$_2$期は分裂（M）期の開始によって終了となる。分裂期の開始は，それぞれの染色体が凝縮を始め，顕微鏡下に薄く伸張した糸状の構造物として見えるようになることでわかる。この過程の詳細は次節で述べる。

G$_1$期，S期，G$_2$期はあわせて間期と呼ばれる。細胞分裂を行う典型的なヒト細胞では，この3つの段階を経るのに16〜24時間を要する。一方，分裂期はわずか1〜2時間である（図2.8参照）。とはいえ，細胞周期の長さは細胞によりさまざまで，皮膚の真皮や腸粘膜などの急速に分裂している細胞では数時間であるが，他の種類の細胞では数カ月というものもある。

体細胞分裂

細胞周期の分裂期においては，精巧な装置により，2つの娘細胞がそれぞれ完全な遺伝情報セットを確実に受け取ることができる。これを可能にしているのが，各染色体の染色分体1本を娘細胞にそれぞれ分配するメカニズムである（図2.9）。このように各染色体のコピーを各娘細胞に分配する過程は，**染色体分離**（chromosome segregation）と呼ばれる。正常な細胞の成長においてこの過程が重要であることは，多くの腫瘍が娘細胞への染色体分配時のエラーから生じる遺伝的不均衡状態として一貫して特徴づけられるという観察からも明らかである。

体細胞分裂の過程は連続しているが，前期，前中期，中期，後期，終期の5つの段階（図2.9参照）に区分されている。

- **前期**（prophase）：染色体が徐々に凝縮し，紡錘体が形成される。一組の**中心体**（centrosome）が形成され，そこから微小管が放射状に広がる。中心体は細胞の両極へと移動する。
- **前中期**（prometaphase）：核膜の消滅により染色体が細胞内に分散し，染色体は動原体のところで紡錘体の微小管に付着できるようになる。
- **中期**（metaphase）：染色体の凝縮は最大になり，細胞の赤道面に一列に並ぶ。
- **後期**（anaphase）：染色体はセントロメアで分離し，各染色体の姉妹染色分体は独立した**娘染色体**（daughter chromosome）となり，細胞の別々の極へ移動する。

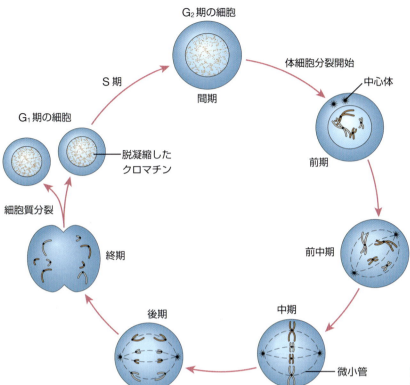

図 2.9　体細胞分裂　2つの染色体対のみを示す。詳細は本文参照。

- **終期**（telophase）：高度に凝縮していた染色体の脱凝縮がはじまり，2つの娘細胞それぞれの核の周囲に再び核膜が形成されはじめ，染色体は再び間期の状態になる。細胞分裂を終えるため，**細胞質分裂**（cytokinesis）と呼ばれる過程によって細胞質が断裂する。

分裂を開始する前の細胞と分裂過程を終えたばかりの細胞では重要な相違がある。G_2期の細胞は完全に複製したゲノム（すなわち，$4n$ のDNAセット）をもち，各染色体は一対の姉妹染色分体からなる。一方で，体細胞分裂後の各娘細胞では，染色体はゲノムを1コピーしか有していない。娘細胞では，次の細胞周期のS期に達するとコピー数が2倍になる（図2.8参照）。このように，体細胞分裂の全過程を通じて，ゲノムの複製と分配が順序よく確実に行われる。

ヒトの核型

ヒト細胞の分裂期における凝縮した染色体は，分裂中期もしくは前中期において最も分析しやすい状態となる。これらの時期において，染色体は顕微鏡下でいわゆる**染色体核板**（chromosomal spread）として確認できる。このとき各染色体は2つの姉妹染色分体から構成されているが，多くの場合，姉妹染色分体は強く結合しているため，別々の構造物として確認できることはほとんどない。

前述したように，ヒト染色体は24種類ある。各染色体は，全体の長さ，塩基配列の内容（塩基配列の内容はさまざまな染色法で調べられる）によって細胞学的に区別される。セントロメアは，動原体の形成による姉妹染色分体の狭窄もしくは「くびれ」として認められ，**一次狭窄**（primary constriction）とも呼ばれる。この狭窄部位は細胞遺伝学的な指標となり，この部位により染色体は**短腕**（short arm；**p** と表記。小さいを意味する petit に由来）と**長腕**（long arm；**q** と表記）という2つの腕（arm）に分けられる。

図2.10に**Giemsa分染法**〔Giemsa banding，**G分染法**（G-banding）〕により染色された前中期の細胞の染色体を示す（第5章も参照）。各染色体対は，濃淡のバンド（Gバンド）が交互に現われる特徴的なパターンで染め分けられる。この染色パターンは，塩基の構成（GCもしくはAT塩基対のそれぞれの割合）やDNAの反復配列の分布など，染色体のDNA配列の特徴とほぼ相関している。このような分染法を用いて，すべての染色体を個々に区別したり，多くの構造異常や数的異常を同定したりすることが可能となる。このことは第5，6章で詳しく述べる。

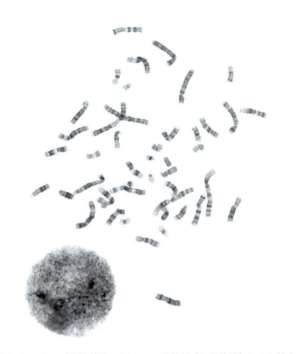

図2.10 リンパ球培養後，Giemsa 分染法（G 分染法）により染色された染色体核板　染色体に隣接する濃染された核は，間期にある別の細胞由来のものであり，染色体は間期核全体に分散している。
(Stuart Schwartz, University Hospitals of Cleveland, Ohio の厚意による)

専門家は顕微鏡下で中期染色体を直接分析することもできるが，一般的にはデジタル画像もしくは顕微鏡写真から染色体を切り抜き，標準的な分類法に従って，対にして並べる（図2.11）。このようにして完成された画像は**核型**（karyotype）と呼ばれる。この単語は，個人の標準染色体セットという意味でも（"正常男性核型"など），生物種の標準染色体セットという意味でも用いられる（"ヒト核型"など）。また動詞として，標準染色体像を作成する過程（"核型分析を行う"）にも用いられる。

顕微鏡下や写真における染色標本で認める染色体と違い，実際に生きている細胞の染色体構造は変化しやすく，動的である。細胞分裂における間期の各染色体のクロマチンは大幅に凝縮している（図2.12）。分裂中期で凝縮は最大となり，染色体の DNA は最も伸展した状態の 1/10,000 程度の長さになる。染色体標本で明らかなバンドが認められる場合（図2.10，図2.11），染色体すべてからなる染色標本では 1,000 以上のバンドが認識できる。したがって，前述したようにゲノム中の遺伝子密度にはばらつきがあるものの，細胞遺伝学的に検出されるこのようなバンド1つには 50 以上の遺伝子が含まれていることになる。

減数分裂

減数分裂とは，二倍体細胞が一倍体の配偶子を形成する過程であり，生殖細胞独自の細胞分裂を伴う。体細胞分裂とは対照的に，減数分裂では1回の DNA 複製に続いて2回の染色体分離と細胞分裂が起こる（図2.13 の第一減数分裂・第二減数分裂参照）。本文や図2.14 に示されているように，分裂過程の全体的な順序は男性と女性で同じであるが，この章で後述するように，配偶子形成の時期は両性でかなり異なっている。

第一減数分裂（meiosis I）では，前期に相同染色体が対合し，後期にそれが各細胞へと分離することにより染色体数が半分に減ることから，この時期を英語で reduction division（減数分裂の意）ともよぶ。また第一減数分裂は，遺伝的**組換え**（recombination）もしくは減数分裂時の**交叉**（crossing over）とも呼ばれる現象が起こる時期としても注目される。図2.14 に示した一対の染色体のように，この現象によって，各相同染色体対の非姉妹染色分体間で DNA の相同領域が交換される。したがって，減数分裂により形成される配偶子には同じものは2つとない。遺伝的組換えがヒト遺伝学やゲノム学の多様な側面に及ぼす概念的，実践的影響の概要については，この章の最後の **BOX2.4** で述べる。

第一減数分裂前期は多くの点で体細胞分裂前期と異なり，相同染色体が対をなし遺伝情報を交換する必要があるため，遺伝学的な影響力が大きい。最も重要な初期段階である**合糸期**（zygotene）に，相同染色体は全長にわたって整列を始める。**対合**（synapsis）と呼ばれる減数分裂時の対形成の過程は通常正確に行われ，染色体対の全長にわたって対応する DNA 配列が整列する。対合した相同染色体は**二価染色体**（bivalent）と呼ばれ，**接合糸複合構造**（synaptonemal complex）というリボン状のタンパク質構造により互いに結びつく。この過程は組換えに必要不可欠である。対合が完成した後，**太糸期**（pachytene）と呼ばれる時期に減数分裂時の交叉が起こり，この後に接合糸複合構造は分解される。

第一減数分裂中期は，体細胞分裂前中期と同様に，核膜が消失するときに始まる。紡錘体が形成され，対合する染色体は赤道面に沿って整列し，各染色体のセントロメアは互いに反対極を向く（図2.14 参照）。

2.4 細胞周期

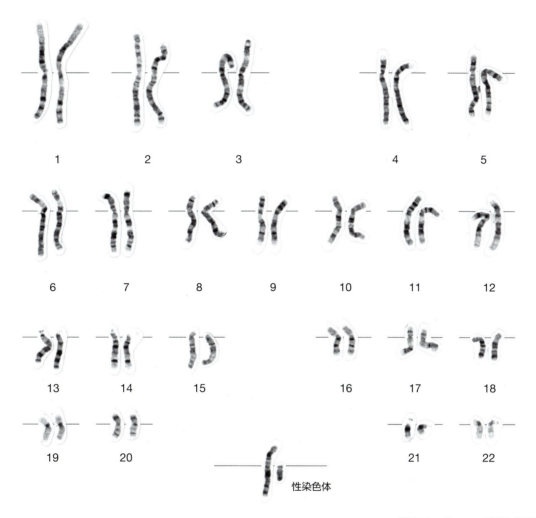

図 2.11　Giemsa 分染法（G 分染法）を用いたヒト男性核型　体細胞分裂前中期の染色体であり，標準的分類により並べられている。すなわち，1～22 番染色体は長さの順に，X 染色体と Y 染色体は別に示している。（Stuart Schwartz, University Hospitals of Cleveland, Ohio の厚意による）

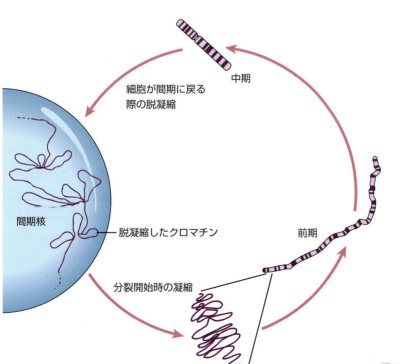

図 2.12　細胞周期を通じた染色体の凝縮と脱凝縮の流れ

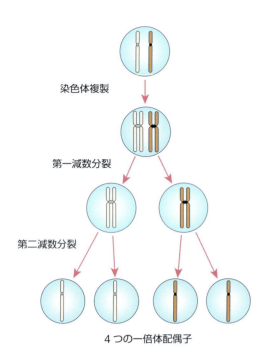

図2.13 減数分裂の重要な段階（簡略化した表示） 1回のDNA複製の後に，第一減数分裂と第二減数分裂において2回の染色体分離が起こる。

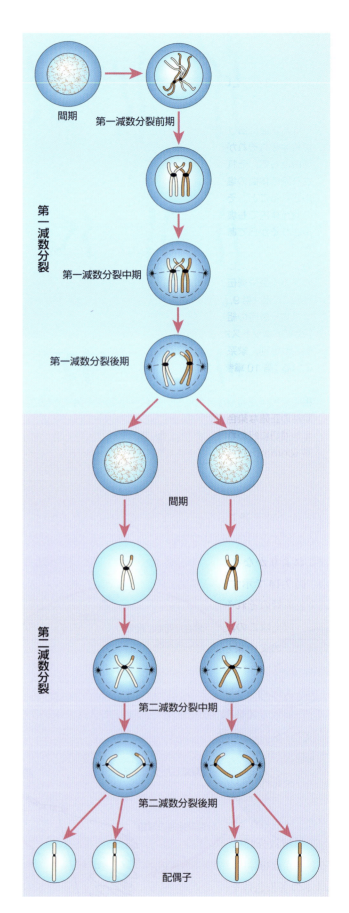

第一減数分裂後期は，体細胞分裂後期とは大きく異なる。体細胞分裂後期では姉妹染色分体どうしが離れるのに対して，第一減数分裂後期で互いに離れるのは各二価染色体を構成する2つの相同染色体である（図2.14を図2.9と比較）。2つの相同染色体は，それぞれの姉妹染色分体を結びつけている相同セントロメアの部分が細胞の両極に引き寄せられることにより離れていき，この過程は**染色体分離**（disjunction）と呼ばれる。こうして染色体数は半分になり，第一減数分裂後の各細胞は一倍体の染色体数を有する。23対の相同染色体はそれぞれ独立して各細胞に分配されるため，元の父由来および母由来の染色体セットはランダムな組み合わせで分配されることになる。配偶子として存在しうる23本の染色体対の組み合わせの数は，2^{23}

図2.14 減数分裂とその結果 1対の相同染色体と1回の交叉を示す。結果として4つの異なる配偶子が形成される。染色体は間期に複製され，細胞が第一減数分裂前期に入る際に凝縮し始める。第一減数分裂では，染色体が対合し，組換えを起こす。第一減数分裂中期に相同染色体が整列する際には交叉が確認でき，セントロメアは互いに反対極に向いている。第一減数分裂後期に染色体が互いに反対極に引き寄せられる際に，相同染色体間のDNA交換が明らかとなる。第一減数分裂と細胞質分裂の完了後，体細胞分裂に類似した第二減数分裂が進行する。第二減数分裂後期に姉妹染色分体の動原体が分離し，反対極へと移動する結果，4つの一倍体細胞が生じる。

BOX 2.4

相同組換えの遺伝学的影響と医学的意義

　本章本節における学習の要点をまとめると，配偶子の遺伝情報はそれぞれが独自のものであるということである。この理由として，それぞれの親由来の染色体がランダムに仕分けされ染色体間の塩基配列バリアントの組み合わせがシャッフルされること，そして相同染色体の組換えにより，それぞれの染色体内でも塩基配列バリアントの組み合わせがシャッフルされるからである。このことは，世界中のさまざまな集団内や集団間におけるゲノム多様性のパターンに重要な影響をもたらし，また複雑な遺伝形式をもつ多くの一般的な疾患に対する診断や遺伝カウンセリングにおいても，重要な影響を与えている（第9，10章参照）。

　減数分裂時の組換えの総量やパターンは，特定の遺伝子や特定の"ホットスポット"の配列バリアントにより決定され，個人や性別，家系，さらには集団間でも異なることがわかっている（第10章参照）。

　また，組換えにより第一減数分裂の適切な時期まで2つの相同染色体が物理的に結びついているため，組換えは減数分裂時の正確な染色体分離にとっても非常に重要である。組換えが適切に行われないと，第一減数分裂時の**染色体の分離異常**〔chromosome missegregation（**染色体不分離**：non-

disjunction）〕につながり，このことが流産・不妊やDown症候群のような染色体異常症の主要な原因になっている（第5，6章参照）。

　さまざまな疾患の原因となる遺伝子やそのバリアントを同定するために続けられている主要な取り組みは，罹患家系内における数百万もの配列の違いがどのように伝達されていくかの追跡や，特定の疾患に罹患している血縁関係のない集団で共有されているバリアントの探索に依拠している。この方法の有用性は減数分裂時の相同組換えのパターンに依存しており，現在までに何千もの遺伝子と疾患の関連がこの方法により明らかにされている（第6，11，12章参照）。

　相同組換えは一般に正確に行われるが，ゲノム中のDNA反復配列領域や集団内でコピー数にばらつきがある遺伝子は，時に減数分裂時の**不均等交叉**（unequal crossing over）を起こす。その結果，薬物反応性のような臨床的形質における多様性，サラセミアや自閉スペクトラム症のような一般的な疾患，もしくは性分化異常症などの原因となる（第6，11，12章参照）。

　相同組換えは，減数分裂時の正常かつ必要不可欠な過程であるが，体細胞分裂においても稀ではあるが起こることがわかっている。**体細胞分裂時の組換え**（somatic recombination）異常は，がんにおけるゲノム不安定性の原因の1つである（第16章参照）。

通り（>800万通り）となる。しかし，交叉の過程を経るために，親から子へ伝達される遺伝情報の多様性は実際にはこれよりかなり大きくなる（**BOX 2.4**参照）。その結果，図2.14で示すように，各染色分体は典型的には元の親染色体対のそれぞれに由来する領域を含んでいることになる。例えばこの段階で，大きなサイズの典型的なヒト染色体は元の父由来と母由来の領域が交互に並んだ3〜5つの領域から構成されていることが，親由来ゲノムを区別するDNA配列バリアントから推測できる（**図2.15**）。

　第一減数分裂終期の後，2つに分かれた一倍体の娘細胞は減数分裂間期へと入る。体細胞の分裂間期と比較して減数分裂間期は短く，その後，第二減数分裂が始まる。減数分裂間期と体細胞分裂間期の重要な違いは，第一減数分裂と第二減数分裂との間にはS期がない（すなわちDNA合成とゲノムの複製がない）ことである。

　第二減数分裂は，染色体数が46本ではなく23本であるという点を除けば，通常の体細胞分裂と類似している。23本の各染色体を構成する染色分体が分離し，各染色体のうち1つの染色分体は1つの娘細胞へと移行する（図

2.14参照）。しかしながら前述したように，第一減数分裂時の交叉のために，最終的な配偶子それぞれに含まれる染色体は同一ではない（図2.15参照）。

2.5　ヒトの配偶子形成と受精

　減数分裂を行う生殖細胞系列に含まれる一次精母細胞や一次卵母細胞は，受精卵からの長期にわたる一連の体細胞分裂を経て減数分裂開始前に形成されたものである。男性と女性の配偶子は別々の発生過程をもち，XY胚もしくはXX胚としての発生起源を反映したそれぞれの遺伝子発現パターンにより特徴づけられる。ヒトの**始原生殖細胞**（primordial germ cell）は，胎生第4週までに胚体外部の卵黄嚢内胚葉に認められるようになる。その後，胎生第6週の間に生殖隆起へと移動し，そこで体細胞とともに性腺原基を形成する。性腺原基はその後，細胞の性染色体構成（XYもしくはXX）に応じて精巣もしくは卵巣に分化するが，この点については第6章で詳細に述べる。精子形

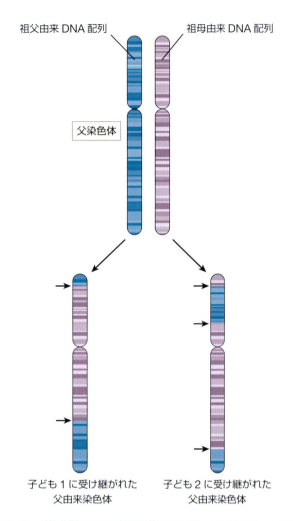

図2.15 減数分裂における相同組換えの影響 この例では，大きなサイズの典型的な染色体における DNA 配列の次世代への継承を示す．ある男性がもつ一組の相同染色体のうち，一方の配列は父由来（青），これと相同なもう一方の配列は母由来（紫）である．男性は精子形成時の減数分裂後，この染色体の完全な1コピー分を二人の子どもに伝達する．しかし，減数分裂時の交叉（矢印）の結果として，それぞれの子どもに受け継がれる1コピー分の染色体は，子どもからみた祖父由来と祖母由来の配列が交互に入れ替わった領域から構成されている．子ども1は2回の交叉を経た1コピー分の染色体を受け継いでいるが，子ども2は3回の交叉を経た染色体を受け継いでいる．

成にも卵子形成にも減数分裂が必要であるが，子孫に臨床的，遺伝学的な影響を及ぼしうる減数分裂の詳細や時期については重要な差異がある．女性の場合，減数分裂は胎生早期にいったん開始され，減数分裂を行う細胞の数には限りがある．対照的に男性の場合，減数分裂は成人期を通じて分裂中の細胞集団の多数の細胞において継続的に開始される．

女性の場合の減数分裂は，まず女性として出生する前の胎児卵巣で，次に性成熟した女性における排卵直前の卵母細胞で，最後は子孫となりうる卵の受精後に，数十年にわたる連続した段階を経て行われる．受精後の段階では in vitro での研究が可能であるが，それ以前の段階での研究は制限されている．男性の場合は，減数分裂研究において精巣検体の入手が卵巣ほど困難ではない．不妊クリニックを受診する多くの男性の診断評価の1つとして精巣生検が行われるからである．正常な減数分裂および，異常な減数分裂の原因やその結果にかかわる細胞遺伝学的，生化学的，分子生物学的メカニズムについては，まだ多くのことが明らかになっていない．

精子形成

精子形成の各段階を図2.16に示す．精巣の精細管には**精原細胞**（spermatogonium）が並んで存在している．精原細胞は，始原生殖細胞から長期にわたる一連の体細胞分裂を経て形成された細胞で，さまざまな分化段階にある．**精子**（sperm/spermatozoon）は，性成熟に達して初めて形成される．分化の最終段階の細胞は，二倍体の生殖細胞である**一次精母細胞**（primary spermatocyte）であり，その後第一減数分裂を経て一倍体細胞である**二次精母細胞**（secondary spermatocyte）が2つ形成される．二次精母細胞はすぐに第二減数分裂に入り，1つの二次精母細胞から2つの**精細胞**（spermatid）が形成される．精細胞はそれ以上分裂を行うことなく精子へと分化する．ヒトではこの過程全体の遂行に約64日を要する．産生される精子の数は莫大で，通常1回の射精で約2億個，また生涯においては 10^{12} 個と推定されている．そのため，減数分裂に入る前には数百回の連続した体細胞分裂が行われる必要がある．

前述したように，正常な減数分裂では相同染色体の対合とその後の組換えが起こる．女性の常染色体と X 染色体に関しては，この対合と組換えの点で例外的な問題はなにもない．しかしながら，男性の精子形成における X 染色体と Y 染色体に関してはどうだろうか？　X 染色体と Y 染色体は種類が異なり，厳密には相同染色体ではないが，それぞれの短腕（Xp と Yp）と長腕（Xq と Yq）の端部に比較的短い相同領域を有する（第6章参照）．第一減数分裂では，短腕，長腕双方の相同領域における対合と交叉が起こる．これらの相同領域は，異なる性染色体であるにもかかわらず常染色体に類似した対合と組換えを起こすた

め，**偽常染色体領域**（pseudoautosomal region）と呼ばれている。

卵子形成

精子形成は思春期になるまで開始されないが，卵子形成は女性としての発生段階である胎児期に始まる（図2.17）。**卵子**（ovum）は**卵原細胞**（oogonium）から形成される。卵巣皮質にある卵原細胞は始原生殖細胞由来であり，約20回の体細胞分裂を経て生じる。各卵原細胞は，成長中の卵胞の中心に存在する。おおよそ胎生3カ月までには，胎生期の卵原細胞は分裂，成長を開始し，**一次卵母細胞**（primary oocyte）になる。このうち多くの細胞はすでに第一減数分裂前期の状態に入っている。卵子の形成過程はすべての細胞で同時期に進行するのではなく，胎児卵巣においては卵子形成過程の早期，晩期それぞれの細胞が共存している。出生時には数百万個の卵母細胞が存在するが，そのほとんどは退行し，残りの卵母細胞は数十年の間，第一減数分裂前期（図2.14参照）で停止した状態になる。最終的には約400個のみが成熟し，女性の月経周期の一部として排卵に至る。

女性の場合，性成熟に到達後，各卵胞は成長と成熟を開始し，少数（平均では月あたり1個）が排卵される。排卵直前に卵母細胞は急速に第一減数分裂を完了し，分裂した2つの細胞のうち1つが，もとの卵母細胞の細胞質と細胞小器官の大部分をもつ**二次卵母細胞**〔secondary oocyte（卵または卵子）〕となる。他方の細胞は第一極体となる（図2.17参照）。第二減数分裂がその後迅速に始まり，排卵中に分裂中期まで進行する。そこで再度進行を停止するが，受精が行われた場合のみ第二減数分裂が完了する。

受精

卵の受精は通常，排卵後約1日以内に卵管内で起こる。受精時には1つの卵子のまわりに多数の精子が集まるが，1つの精子が卵子に進入することにより一連の生化学的イベントが引き起こされ，通常他の精子の進入は妨げられる。

受精に続いて第二減数分裂が完了するが，このときに第二極体も形成される（図2.17参照）。受精して間もない卵子と精子の染色体のまわりに**前核**（pronucleus）が形成さ

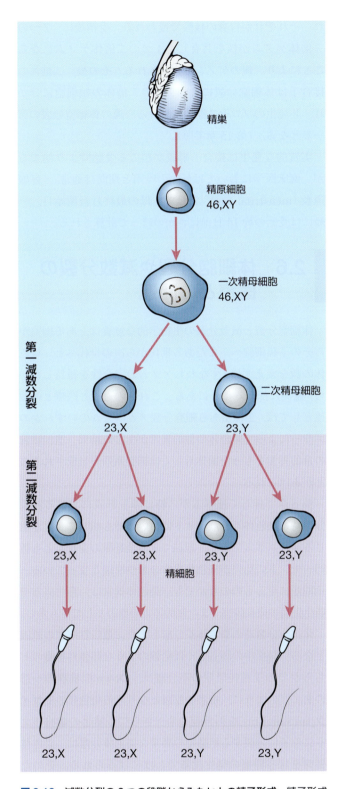

図2.16 減数分裂の2つの段階からみたヒトの精子形成 精子形成は思春期に始まり，完了までに約64日を要する。各細胞の染色体数（46本もしくは23本）と性染色体の構成（XもしくはY）を示す。
（Moore KL, Persaud TVN: *The developing human: clinically oriented embryology*, ed 6, Philadelphia, 1998, WB Saundersより改変）

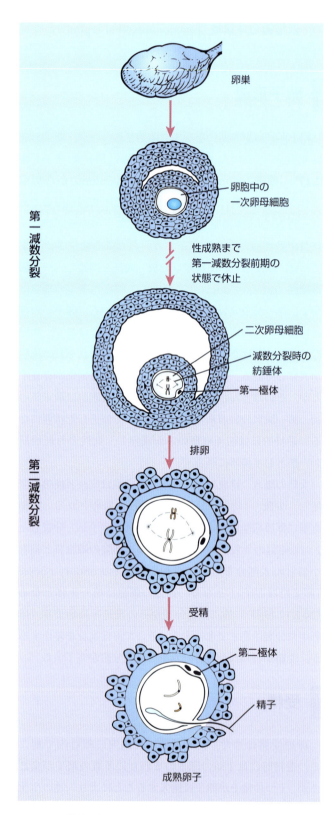

図2.17 減数分裂の2つの段階からみたヒトの卵子形成と受精 一次卵母細胞は出生前に形成され，思春期開始まで何年もの間，第一減数分裂前期の状態で休止している。卵母細胞は卵胞の成熟とともに第一減数分裂を完了し，二次卵母細胞と第一極体を生じる。排卵後は，各卵母細胞は第二減数分裂中期へと移行する。第二減数分裂は受精が行われた場合のみ完了し，受精した成熟卵子と第二極体が生じる。

れ，それぞれが自身の核膜で覆われる。受精後に，2つの一倍体ゲノムが核を共有した1つの二倍体ゲノムになることにより，親のゲノムが複製される。その後，二倍体の接合子は体細胞分裂により2つの二倍体の娘細胞に分かれ，胚発生のプロセス開始における一連の体細胞分裂の第一歩となる。（第15章参照）。

実質的な発生は接合子形成が起こる受胎時より始まるが，臨床医学においては妊娠の段階と期間は通常，"妊娠週数（menstrual age）"として，母の最終月経開始日，一般には受胎の約14日前にさかのぼって計算される。

2.6 体細胞分裂や減数分裂の医療との関連

体細胞分裂と減数分裂の生物学的な意義は，ある細胞からその子孫細胞へ，またある世代から次の世代へと，染色体の数を変えずに（すなわちゲノムの完全性を維持しながら）確実に伝えることにある。これらの過程と医療との関連としては，2種類ある細胞分裂メカニズムのいずれかのエラーによって染色体の数的異常が生じた結果，遺伝物質の量的異常をもった個体もしくは細胞系列が形成されることがあげられる。

第5章で詳しく述べるが，特に卵子形成における減数分裂時の染色体不分離はヒトにおいて最も頻繁に変異が生じるメカニズムであり，認識できる全妊娠の少なくとも数パーセントの胎児が染色体異常をもつ原因となっている。正期産に至るもののなかでも，染色体異常は，発生異常や新生児期の成長障害，また知的障害の原因として最も多い。

体細胞分裂時の染色体不分離もまた，遺伝性疾患の原因となる。発生中の胚もしくは胎盤のような胚体外組織のどちらかでの受精後早期の不分離は，Down症候群の一部のタイプのように，疾患の原因となりうる染色体の**モザイク（mosaicism）**を引き起こす。さらに，結腸の細胞のように急速に分裂する組織での異常な染色体分離は，染色体異常を伴う腫瘍の発生段階でしばしばみられる。そのため，染色体やゲノムのバランスを評価することは，多くのがんにおいて診断や予後を知るうえで重要な検査である。

（訳：清水健司）

一般文献

Gates, AJ, Gysi DM, Kellis M, et al: A wealth of discovery built on the Human Genome Project - by the numbers. *Nature*, 590:212-215, 2021.

Trubetskoy V, Pardiñas AF, Qi T, et al: Mapping genomic loci implicates genes and synaptic biology in schizophrenia. *Nature*, 604:502-508, 2022.

Miga KH, et al: Telomere-to-telomere assembly of a complete human X chromosome. *Nature*, 585:79-84, 2020.

Moore KL, Presaud TVN, Torchia MG: *The developing human: clinically oriented embryology*, ed 9. Philadelphia, 2013, WB Saunders.

専門領域の文献

Deininger P: Alu elements: know the SINES. *Genome Biol*, 12:236, 2011.

Frazer KA: Decoding the human genome. *Genome Res*, 22:1599-1601, 2012.

International Human Genome Sequencing Consortium: Initial sequencing and analysis of the human genome. *Nature*, 409:860-921, 2001.

International Human Genome Sequencing Consortium: Finishing the euchromatic sequence of the human genome. *Nature*, 431:931-945, 2004.

Nurk S, Koren S, Rhie A, et al: The complete sequence of a human genome. *Science*, 376:44-53, 2022.

Venter JC, Adams MD, Myers EW, et al: The sequence of the human genome. *Science*, 291:1304-1351, 2001.

問題

1 ある座位に 2 つのアレル *A* と *a* をもつ人において，
   a. この人の配偶子にはどのようなアレルが存在するか？
   b. 次のそれぞれの場合，アレル *A* と *a* が分離するのはいつか？
   (1) この座位とセントロメアとの間で交叉が起こらない場合
   (2) この座位とセントロメアとの間で交叉が 1 回起こる場合

2 ヒトにおける染色体の数的異常の主な原因は何か？

3 遺伝学的多様性の増加を伴う交叉を無視した場合，ある人の染色体セットのすべてが父方祖母と母方祖母由来である確率はどれくらいか？ またその人の性別は男か女か？

4 減数分裂に入る染色体は 2 つの染色分体により構成され，それぞれは 1 つの DNA 分子をもつ。
   a. ヒトにおいて，第一減数分裂終了時には 1 細胞あたりいくつの染色体が存在するか？ また染色分体はいくつ存在するか？
   b. 第二減数分裂終了時には 1 細胞あたりいくつの染色体が存在するか？ また，染色分体はいくつ存在するか？
   c. 二倍体の染色体数に戻るのはいつか？ また典型的な分裂中期の染色体である 2 つの染色分体構造に戻るのはいつか？

5 図2.7 を参考にして，1, 13, 18, 19, 21, 22 番染色体上にある遺伝子の数を，百万塩基対あたりで概算せよ。同じ大きさの染色体異常が 18 番染色体あるいは 19 番染色体に起こったと仮定し，臨床的により強く影響があるのはどちらの場合か？ 21 番染色体と 22 番染色体の場合ではどうか？

第3章

ヒトゲノム：遺伝子の構造と機能

Stephen W. Scherer

DNA構造の発見と分子生物学技術の開発により，遺伝子と染色体の構造や機能に関連する理解はいちじるしく進歩した。この**ゲノム**（genome）を解析する新たな手法の開発は，遺伝医学に新たな独自の手法をもたらした。本章では，**ゲノム医学**（genomic medicine）の基盤となる原則を理解するうえで必要な**遺伝子**（gene）の構造と機能，ならびにその分子遺伝学的側面について概説する。追加の素材はオンラインで提供する。

遺伝子とゲノムの構成に関する知識が増大したことは，医学やヒト生理学の理解に大きな影響を与えている。1980年にノーベル賞を受賞したPaul Bergは，この新しい時代の始まりを予知していたかのように，次のような言葉を述べている。

現在の私たちの医学知識と医療が，ヒトの解剖学や生理学，生化学の最新の知識に立脚しているように，将来病気に取り組むためには，ヒトゲノムを分子レベルで扱う解剖学や生理学，生化学を詳細に理解していることが求められるようになるでしょう……。ヒトの遺伝子がどのように組織化され，機能し，調節されているかに関し，もっと詳細な知識が必要となるでしょう。心臓外科医が心臓の構造や働きに精通しているように，将来の医師は染色体と遺伝子について分子レベルから構造や機能に精通することが求められるようになるでしょう。

3.1 ヒトゲノムの情報量

ヒトゲノムのおおよそ30億文字のデジタルコードは，Paul Bergが述べたようなヒトの解剖学的，生理学的，生化学的な複雑さを，どのようにしてつくりだしているのだろうか？ その答えは，ゲノム上の遺伝子から細胞内の遺伝子産物を経て個体の**表現型**（phenotype）へと進む過程でみられる，遺伝情報の大幅な増幅と統合にある。表現型とは，遺伝情報が細胞，形態，臨床的・生化学的形質などの観察可能な特徴として表現されたものである。ゲノムから表現型への遺伝情報の階層的な広がりには，ゲノムの産物であるタンパク質（細胞，組織，器官，個体の多くの機能を組み立てている）やRNA（構造や調節にかかわる多種多様なものが存在する）が関与し，またこれらと環境との相互作用も含まれる。私たちはヒトゲノムのほぼ完全な配列（sequence）を手にしているが，ゲノムに存在する遺伝子の正確な数はいまだにわかっていない。遺伝子に対する私たちの伝統的な定義も拡大している。現在，ゲノムには約20,000のタンパク質をコードする遺伝子（protein-coding gene）があると推定されているが（第2章のBOX参照），この数字はゲノムというデジタル情報の解読によって明らかになったその複雑さの一端を示すにすぎない（図3.1）。

第2章で簡単に述べたように，タンパク質コード遺伝子の産物はタンパク質であり，タンパク質が細胞内で担う機能は基本的にその構造により決定される。しかし，遺伝子とタンパク質が単純に1対1対応しているなら，タンパク質は最大でも約20,000種類しかないことになる。この数は，ヒトの生涯の間に細胞でみられる膨大な種類の機能を説明するには不十分である。このジレンマに対する答えは，遺伝子の構造と機能の2つの特徴から解くことができる。第一の特徴は，多くの遺伝子が1つではなく多数の異なる産物をつくりだせることである（図3.1参照）。本章で後述するこの過程は，遺伝子のコード領域の一部分を選択的に用いたり，コードされているタンパク質を翻訳した後に生化学的に修飾したりすることにより行われる。複雑なゲノムにこれらの2つの過程が加わることで，情報量は大幅に増大する。実際，20,000個のヒト遺

第3章 ● ヒトゲノム：遺伝子の構造と機能

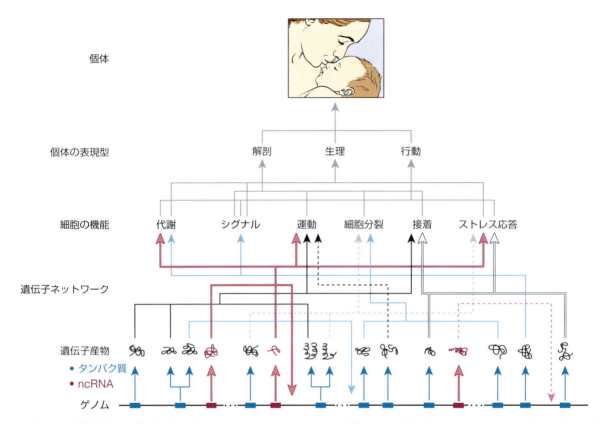

図3.1　ゲノムの遺伝情報は，遺伝子産物，遺伝子ネットワーク，最終的には細胞の機能や表現型へと増幅されていく　ゲノム中には，タンパク質コード遺伝子（青）と非コードRNA（ncRNA）遺伝子（赤）がある。ゲノム中の多くの遺伝子は，コードされた情報を選択的に使用することにより複数の種類のタンパク質を生みだしている。短鎖および長鎖の両方のncRNAが，遺伝子の調節に関与している。多くのタンパク質が多数の遺伝子からなるネットワークの一部として，細胞のシグナルに対して協働的に組み合わさって応答することにより，個体の表現型の基礎をなす細胞機能の種類をさらに増やしている。

伝子は，この方法により数十万種類のタンパク質をコードしていることになると推定され，これらのタンパク質はまとめて**プロテオーム**（proteome）とよばれている。第二の特徴は，個々のタンパク質が単独では機能せず，精巧なネットワークを形成することにより機能を発揮していることである。このネットワークには多くの種類のタンパク質と調節RNAが関与していて，各種の遺伝学的，発生学的，および環境シグナルに対して協働的に組み合わさった応答をする。タンパク質ネットワークのこうした成り立ちが，細胞機能の多様性をさらに高めている。

　遺伝子はゲノム上のいたるところに存在するが，特定の**染色体**（chromosome）の特定領域にはクラスター（集合体）が形成されたりする一方で，比較的まばらにしか存在しない領域や染色体もある。例えば，約1.35億塩基対〔135 megabase pairs（Mb）〕からなる11番染色体は，遺伝子が比較的豊富で，タンパク質コード遺伝子は約1,300個存在する（図2.7参照）。これらの遺伝子は染色体上にランダムに分布しているわけではなく，遺伝子密度が特に高い2つの染色体領域では10 kbごとに1つの遺伝子が存在している（図3.2）。一部の遺伝子は類縁の遺伝子からなるファミリーに属し，これについては本章でのちほど詳述する。一方，遺伝子が乏しい領域では，百万bp以上にわたり同定されるタンパク質コード遺伝子が1つもない，いわゆる**遺伝子砂漠**（gene desert）も数カ所ある。ここで注意すべき点が2つある。第一に，遺伝子の同定やゲノムへの注釈はいまだ発展途上の段階にあり，最近の推定はかなり信頼できそうであるものの，現時点で未発見の遺伝子や，遺伝子の特徴が未知なので認識できていない遺伝子が存在していることはほぼ確実であり，そのなかには臨床に関連したものもあるはずである。第二に，第2章で述べたように，タンパク質をコードしていない遺伝子が多数存在する。その産物は，細胞内でさまざまな役割をもつ機能性RNA〔**非コードRNA**（noncoding RNA：ncRNA），図3.1参照〕分子であるが，その役割の多くは

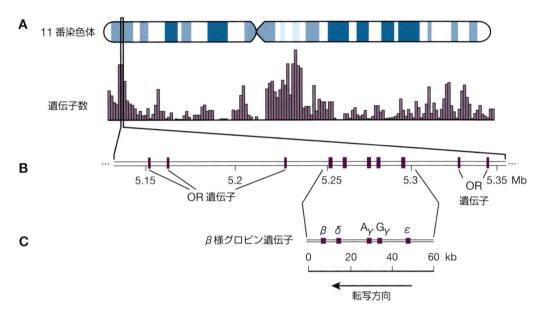

図 3.2 135 Mb の DNA からなる 11 番染色体の遺伝子の含有量 (**A**) 染色体上の遺伝子の分布を示す。この染色体では遺伝子が豊富な領域が 2 カ所あるが，その他の領域では遺伝子が乏しい。(**B**) 短腕テロメアから 5.15〜5.35 Mb の領域の拡大図。10 のタンパク質コード遺伝子が存在し，そのうちの 5 つは嗅覚受容体 (OR) 遺伝子ファミリー，また 5 つはグロビン遺伝子ファミリーである。(**C**) 5 つの β 様グロビン遺伝子の詳細。(データは European Bioinformatics Institute and Wellcome Trust Sanger Institute: Ensembl release 70, January 2013 より。http://www.ensembl.org で入手可能)

解明が始まったばかりである。

　常染色体上の遺伝子は 2 コピーずつ存在し，一方は母から，もう一方は父から受け継いだ染色体上にある。常染色体上の遺伝子のほとんどは，両方のコピーが発現し産物をつくる。しかし，この一般則から外れる遺伝子もあり，こうした遺伝子では 2 つのコピーの発現量は異なり，時に片方のみから発現する。この**アレル不均衡** (allelic imbalance) の例については本章の後半ならびに第 6，7 章で詳細に述べる。そのうえ，多くの遺伝子は染色体上で特定の位置に可変的な数で存在する。1 つの例がデンプン消化において重要な酵素であるアミラーゼ遺伝子のコピー数の変動であり，*AMY1* 遺伝子は染色体あたり 2〜8 コピー存在し，唾液腺で発現する。

3.2　セントラルドグマ： DNA → RNA →タンパク質

　ゲノムはどのようにして図 3.1 に示したような多様で複雑な機能を定めているのだろうか？　前章で述べたように，遺伝情報は細胞の核にある染色体内の DNA に含まれている。しかし，ゲノムにコードされている情報からタンパク質が合成される過程は，細胞質で行われる。そして，このタンパク質が細胞の機能を定めているわけである。核と細胞質という区画の存在は**真核生物** (eukaryote) の特徴であり，ヒトは真核生物に属する。すなわち，ヒトの細胞にはゲノムを含んだ核があり，核膜により細胞質から分離されている。なお，これとは対照的に，腸内細菌である大腸菌 (*Escherichia coli*) のような**原核生物** (prokaryote) では，DNA は核内に収納されていない。真核細胞では，核膜により区分けされた核から細胞質への情報伝達は複雑な過程となり，この過程は分子生物学者や細胞生物学者により熱心に研究されてきた。

　遺伝子の DNA の並び方（遺伝暗号）とタンパク質のアミノ酸の並び方という，関連する 2 つの情報をつなぐ分子は，**リボ核酸** (ribonucleic acid：**RNA**) である。RNA の化学構造は DNA の化学構造に似ているが，RNA を構成する**ヌクレオチド** (nucleotide) の糖成分がデオキシリボースではなくリボースである点と，RNA の**ピリミジン** (pyrimidine) 塩基の 1 つがチミンではなくウラシル (U) である点が異なる（図 3.3）。RNA と DNA のもう 1 つの相違点は，ほとんどの生物において RNA は一本鎖分子として存在するが，DNA は第 2 章で述べたように二本鎖（二重らせん）で存在することである。

　DNA，RNA，そしてタンパク質間の情報は互いに関連

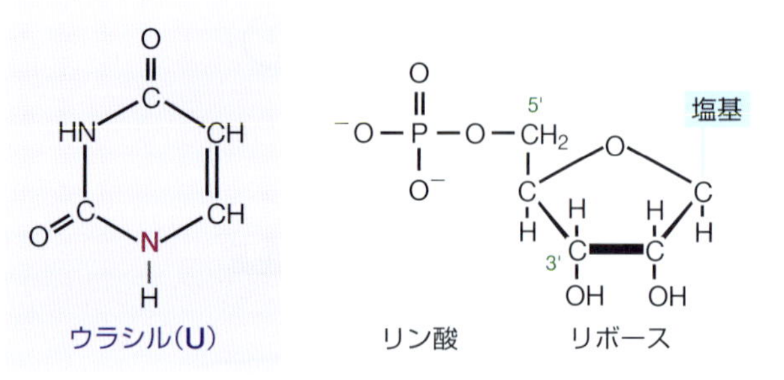

30 第3章 ● ヒトゲノム：遺伝子の構造と機能

図3.3 RNAに含まれるピリミジン塩基のウラシル，およびヌクレオチド構造 DNAではデオキシリボースだった糖が，RNAではリボースに置き換わっていることに注意。図2.2と比較せよ。

している。すなわち，ゲノムDNAはRNAの合成とその配列を指示し，RNAはポリペプチドの合成とその配列を指示し，そしてDNAとRNAの合成や代謝には特別なタンパク質が関与する。この情報の流れは分子生物学の**セントラルドグマ**（central dogma，中心教義）とよばれる。

遺伝情報はゲノムのDNAにコード〔**遺伝暗号**（genetic code），後述〕として保存され，そのコード中の隣り合う塩基配列が，最終的にポリペプチドを形成するアミノ酸配列を決める。まず，RNAが，DNAの鋳型から**転写**（transcription）という過程を経て合成される。このRNAはコード情報を保持する**メッセンジャーRNA**（messenger RNA：**mRNA**）であり，核から細胞質へ輸送される。細胞質ではRNAの塩基配列から情報が読み出され，合成するタンパク質のアミノ酸配列が決定される。この過程は**翻訳**（translation）とよばれ，**リボソーム**（ribosome）という細胞小器官で行われる。リボソームには，mRNAをはじめとするタンパク質合成反応にかかわる分子の結合部位が存在する。リボソーム自体を構成している分子は，**リボソームRNA**（ribosomal RNA：**rRNA**）という特殊なRNAと，さまざまな構造タンパク質である。翻訳には，各mRNAの塩基配列に含まれるコードをタンパク質のアミノ酸配列と分子レベルで対応させる第三のRNAである**転移RNA**（transfer RNA：**tRNA**）も関与している。

セントラルドグマで示されるように，情報の流れは相互依存的に伝えられるので，遺伝子発現についての分子遺伝学的な説明は，DNA，RNA，タンパク質という3つのレベルの情報のどこからでも始められる。ここでは，遺伝暗号，転写，翻訳について説明する際の基盤である，ゲノムにおける遺伝子構造の検討から述べる。

3.3　遺伝子の構成と構造

タンパク質コード遺伝子を単純化して示せば，それはDNA分子の一部分であり，ポリペプチド鎖のアミノ酸配列のコードと，その発現に必要な調節配列を含んだものとなる。しかしこの説明は，ヒトゲノムの遺伝子（およびほとんどの真核生物ゲノムの遺伝子）の説明としては不十分である。コード配列が連続して存在する遺伝子はほとんどないからである。大部分の遺伝子では，コード配列は1つ以上の非コード領域により分断されている（図3.4）。このコード領域を分断する介在配列は**イントロン**（intron）とよばれ，核における転写の最初の段階ではRNAに含まれているが，後述するスプライシングという過程によって除去されるため，細胞質中の成熟mRNAには含まれなくなる。したがって，イントロン配列の情報は通常，最終的なタンパク質産物には反映されない。イントロンと互い違いに並んでいる遺伝子部分が**エクソン**（exon）で，エクソンが最終的なタンパク質のアミノ酸配列を決定する。また，エクソンをつなぎ合わせると，転写されるが翻訳されない配列，すなわち5′非翻訳領域と3′非翻訳領域が，どの遺伝子の両側にも配置されている（図3.4参照）。ヒトゲノムにはイントロンをもたない遺伝子も少数存在するが，ほとんどの遺伝子では少なくとも1以上，平均して9エクソンを約25kbにわたり認める。多くの遺伝子では，すべてのイントロンを合計した長さが遺伝子の全長に占める割合は，すべてのエクソンの合計よりもはるかに大きい。遺伝子の長さは数kbのものもあれば，数百kbに及ぶものもある。並外れて大きい遺伝子も存在し，例えば7番染色体にある*CTNAP2*遺伝子やX染色体にあるジストロフィン遺伝子（この遺伝子の病的バリアントはDuchenne型/Becker型筋ジストロフィーを引き起こす；症例14 ）の全長は>2Mb（2,000kb）あり，タンパク質をコードするエクソンはその1%にも満たない。*KCNIP4*カリウムチャネル遺伝子にあるイントロンは，1Mbを超える長さをもつ。

典型的なヒト遺伝子の構造上の特徴

ヒトの遺伝子にはさまざまな特徴がある（図3.4参照）。第1章と第2章では，「遺伝子」という単語を一般的

に簡単に定義した。本章では遺伝子を分子レベルから，「機能を有する産物，すなわちポリペプチドもしくは機能性RNA分子の産生を指定するDNA配列」と定義する。遺伝子には実際のコード配列だけでなく，コード配列に隣接し，遺伝子の発現を適切に行うのに必要な塩基配列も含まれる。すなわち，正常なmRNAおよびその他のRNA分子を，発生や細胞周期（cell cycle）の過程において適切な時期，適切な場所で，正常な量だけ産生するのに必要な配列である。

コード配列に隣接するこの塩基配列は，遺伝子からmRNAが転写される際に，その合成を開始したり終了したりするための分子シグナルとして働く。一次転写産物であるRNAは5′から3′の方向へ合成されるため，転写開始は転写領域の5′末端から行われる（図3.4参照）。慣例により，遺伝子の転写開始点よりもさらに5′側にあるゲノムDNAの配列を上流配列，遺伝子の終わりよりさらに3′側にある配列を下流配列とよぶ。各遺伝子の5′末端には**プロモーター**（promoter）領域が存在し，ここには転

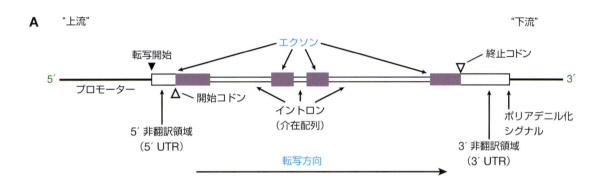

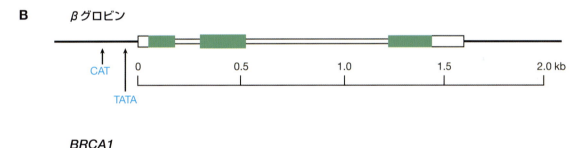

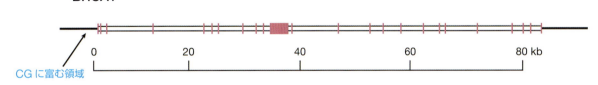

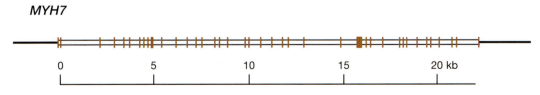

図3.4 遺伝子の構造 （**A**）典型的なヒト遺伝子の構造。名称を示した部位については本文中で説明する。（**B**）3種類の医学的に重要なヒト遺伝子の例。βグロビン遺伝子は3つのエクソンをもつが，そのさまざまな病的バリアントが各種のヘモグロビン異常症を引き起こす（症例25）。BRCA1遺伝子（エクソン数24）の病的バリアントは，遺伝性乳がんや，乳がん・卵巣がんの多くの症例の原因となる（症例7）。βミオシン重鎖（MYH7）遺伝子（エクソン数40）の病的バリアントは，遺伝性肥大型心筋症を引き起こす。

写を適切に開始する役割を担う配列が含まれる。この領域内の DNA 配列は，多くの遺伝子間で保存されていることが多い。配列が保存されているという事実と，遺伝子発現の機能に関する研究から，この配列が遺伝子調節に重要な役割を果たしていることがわかる。どの組織でもどの発生段階でも発現する遺伝子群は，ゲノム中ではほんのわずかである。ヒトゲノムにはそれぞれ異なる調節特性をもつ数種類のプロモーターが存在していて，発生段階あるいは一生を通じて，さまざまな組織や細胞における特定の遺伝子の発現パターンや発現レベルを定めている。遺伝子発現の調節を行う仕組みは，ゲノムにコードされている配列だけでなく，これらの配列に伴う**クロマチン**（chromatin）の特徴により規定されているものもある（本章で後述）。プロモーターやその他の**調節配列**（regulatory element）（遺伝子の 5′ 側あるいは 3′ 側，および遺伝子のイントロンに位置する）にバリアントが生じれば，遺伝子の正常な発現を妨げ，遺伝性疾患の原因となりうる。このような調節配列には，**エンハンサー**（enhancer），**インシュレーター**（insulator），**座位制御領域**（locus control region：LCR）があるが，本章で後述する。これらの調節配列は遺伝子のコード配列のある場所（翻訳領域）からかなり離れて存在することもあり，遺伝子が存在するゲノム環境からその遺伝子の進化と調節の重要な特徴がわかると考えられている。

遺伝子の 3′ **非翻訳領域**（untranslated region）には，成熟 mRNA の末端にアデノシン残基の配列（いわゆる，ポリ A テール）を付加するシグナルが存在する。このように非常に近接する調節配列は遺伝子の一部とされることが多いものの，遠位にある配列の働きが十分明らかになるまでは，どの遺伝子についてもその範囲には不確かさが残る。

遺伝子ファミリー

多くの遺伝子は**遺伝子ファミリー**（gene family）に属している。ファミリーに属する遺伝子どうしは，よく似た DNA 配列を含み，よく似たアミノ酸配列をもつポリペプチドをコードする。

11 番染色体の小さな領域内にはこのような遺伝子ファミリーが 2 つあり（図 3.2 参照），一般的な遺伝子ファミリーのさまざまな特徴を示している。その 1 つは，小さいグループだが医学的に重要なタンパク質鎖をコードする

遺伝子群からなるファミリー，ヘモグロビンである。11 番染色体の β グロビン遺伝子クラスターと 16 番染色体の α グロビン遺伝子クラスターはともにヘモグロビンのファミリーに属するが，両者はおよそ 5 億年前に初期前駆遺伝子の**重複**（duplication）により生じたと考えられている。この 2 つのクラスターには，胚から成人になるまでの異なる発達段階で発現するよく似たグロビン鎖をコードする多数の遺伝子が含まれる。各クラスターは，過去 1 億年以内に遺伝子重複が連続して起こり進化したと考えられている。機能をもつグロビン遺伝子のエクソン–イントロン構造は，進化の過程で実によく保存されている。すなわち，機能をもつグロビン遺伝子群は，同様の位置に 2 つのイントロンをもっている（図 3.4 の β グロビン遺伝子参照）。しかし，時間の経過とともに，遺伝子のイントロン内配列にはコード配列よりはるかに多くの塩基変化が蓄積している。さまざまなグロビン遺伝子の発現制御については，正常な場合とヘモグロビンの関与する遺伝病の場合の両方に関し，本章の後半と第 12 章でさらに詳細に考察する。

2 つ目に紹介する遺伝子ファミリーは，図 3.2 に示す嗅覚受容体（OR）遺伝子ファミリーである。OR 遺伝子はゲノム上に 1,000 以上存在すると推定される（機能すると推定される 390 遺伝子と 465 偽遺伝子）。OR 遺伝子は，多様な構造をもつ何千種類もの化学物質を認識して区別する鋭い嗅覚に関与する。OR 遺伝子群はゲノム全体にみられ，ほぼすべての染色体に存在するが，その半分以上は 11 番染色体に位置しており，β グロビン遺伝子クラスターの近くに位置するものもある。

偽遺伝子

β グロビンファミリーや OR ファミリーに属する遺伝子には，機能をもつグロビン遺伝子や OR 遺伝子と似ているが，機能性 RNA やタンパク質産物をまったく産生しない配列がある。既知の遺伝子配列と類似しているが機能をもたない DNA 配列は，**偽遺伝子**（pseudogene）とよばれる。さまざまな遺伝子あるいは遺伝子ファミリーに似た偽遺伝子がゲノム上のいたるところに存在し，約 2 万にも及ぶ。偽遺伝子はプロセシングを受けたか否かにより，大きく 2 種類に分類される。**プロセシングを受けていない偽遺伝子**（nonprocessed pseudogene）は，かつては機能をもっていたが，重要なコード配列や調節配列にバ

リアントが生じて不活性化された進化の副産物と考えられ，今では機能を失っている"死んだ"遺伝子である。対照的に，**プロセシングを受けた偽遺伝子**（processed pseudogene）は，変異ではなく**レトロ転位**（retrotransposition）とよばれる過程により生じた偽遺伝子である。レトロ転位とは，転写の後，逆転写が起こって mRNA を鋳型とした DNA コピー（いわゆる **cDNA**）が合成され，その DNA コピーがゲノムに再挿入（通常は元の遺伝子の位置から非常に離れたところへ挿入）されることである。このような偽遺伝子のレトロ転位では，プロセシングを受けた mRNA から DNA コピーがつくられるので，イントロンを欠き，通常は前駆遺伝子と同じ染色体（もしくは染色体領域）には存在しない。多くの遺伝子ファミリーには，機能をもつ遺伝子と同数か，それ以上の偽遺伝子が存在する。

非コード RNA 遺伝子

多くの遺伝子はタンパク質をコードし，mRNA に転写され，個々のタンパク質に翻訳される。その産物は，ヒトのさまざまな組織や細胞にある酵素，構造タンパク質，受容体，調節タンパク質など多岐にわたる。しかし，第2章で簡単に紹介したように，遺伝子の機能性産物が RNA 自体であるような遺伝子もある（図 3.1 参照）。これらのいわゆる**非コード RNA**（noncoding RNA：ncRNA）は細胞で多彩な機能をはたしているが，まだ解明されていない機能が非常に多い。現時点の推定では，すでに述べた約 20,000 のタンパク質コード遺伝子に加え，15,000〜20,000 程度の ncRNA 遺伝子が存在する。つまり，同定されているすべてのヒト遺伝子の数の約半分は，ncRNA 遺伝子ということになる。

ncRNA のなかには，リボソーム上の mRNA の翻訳にかかわる tRNA や rRNA に加えて，RNA スプライシングの制御にかかわる RNA や，さらには rRNA の修飾にかかわる**核小体低分子 RNA**（small nucleolar RNA：**snoRNA**）のように，細胞の基本となる仕組みに対し一般的な役割を担うものがある。また，本章の後半や 症例 35 で詳しく紹介するように，遺伝子調節，遺伝子サイレンシング，ヒト疾患にかかわる非常に長い ncRNA〔そのため時に**長鎖 ncRNA**（long ncRNA：lncRNA）とよばれる〕もある。

重要性が明らかになってきている小分子 RNA の1つに，**マイクロ RNA**（micro RNA：miRNA）がある。miRNA は長さが約 22 塩基対しかない ncRNA で，標的遺伝子のそれぞれの mRNA に結合して転写産物からのタンパク質合成を調節することにより，その翻訳を抑制する。これまでにヒトゲノムに 1,000 以上の miRNA 遺伝子が同定されており，進化的に保存されているものや，ごく最近の起源をもつものもある。miRNA のなかには，組織によって異なる組み合わせの mRNA を標的にし，抑制する mRNA の数は数百にも及ぶものもある。miRNA のすべてを合わせると，ゲノム上のすべてのタンパク質コード遺伝子の 30% 以上の活性を抑制すると推測される。

この研究領域はゲノム生物学のなかでも特に変化が速く，いくつかの ncRNA 遺伝子の病的バリアントが，がんや発達障害，小児期や成人期発症のさまざまなヒト疾患に関与していることがすでに明らかになっている（**BOX 3.1** 参照）。

BOX 3.1

非コード RNA と疾患

さまざまな ncRNA が医学・医療において重要であることは，初期発生にかかわる症候群から成人期発症の疾患まで，幅広いヒト疾患に関与していることからよくわかる。

- 13 番染色体にある miRNA 遺伝子群の欠失は，小頭症，低身長や手指の奇形を特徴とする骨系統・発育障害の Feingold 症候群（Feingold syndrome）をきたす。
- *MIR96* という miRNA 遺伝子の，標的 RNA の特異的認識に欠かすことのできない領域に生じた病的バリアントは，成人期発症の進行性難聴（progressive hearing loss）をきたす。
- ある種の miRNA の異常値が，各種のがん，中枢神経系疾患や心血管疾患で報告されている（第 15 章参照）。
- 15 番染色体の核小体低分子 RNA（snoRNA）遺伝子群の欠失は，肥満，性腺機能低下，認知障害を特徴とする Prader-Willi 症候群（Prader-Willi syndrome）を引き起こす（ 症例 38 参照）。
- 妊娠に関係する HELLP 症候群（溶血，肝逸脱酵素の上昇，血小板減少）で，12 番染色体の特異的 lncRNA の異常発現が報告されている。
- lncRNA は遺伝子発現やゲノム機能を長期にわたって調節するが，その欠失，発現異常，構造的異常は，テロメア長の維持，ゲノム上の特異的領域にある遺伝子の単一アレルの発現，X 染色体量の異常が関与する各種の疾患の原因となる（第 6 章参照）。

3.4 遺伝子発現の基礎

タンパク質をコードする遺伝子では，遺伝子からポリペプチドへの情報の流れにいくつかの段階がある（図3.5）。遺伝子の転写開始は，プロモーター，その他の調節配列，そして特異的なタンパク質である**転写因子**（transcription factor）の影響を受ける。転写因子は，プロモーターやその他の調節配列内の特定の配列と相互作用し，遺伝子の時間的・空間的発現パターンを決定する。遺伝子の転写は染色体DNA上の転写"開始点"から始まる。この開始点は，コード配列のすぐ上流にあり，5′側の転写されるが翻訳されない領域（5′非翻訳領域：5′ UTR）が始まる部位である。そしてその転写は，染色体上のわずか数百塩基対が転写されることもあれば，百万塩基対以上もの領域が転写されることもあるが，どのような場合でもイントロンとエクソンの両方が転写され，コード配列の終わりを過ぎても転写は続く。この一次転写産物RNAはその後，5′末端と3′末端の両方が修飾を受け，そしてイントロンに相当する部分が除去され，エクソンに相当する断片がつなぎ合わされる。この過程を**RNAスプライシング**（RNA splicing）という。スプライシングの結果として生じたmRNA（遺伝子のコード領域に相当する重要な断片がつながった配列となっている）は，核から細胞質に輸送され，細胞質においてmRNAがコードするポリペプチド鎖のアミノ酸配列に翻訳される。この複雑な過程の各段階は誤りを生じやすく，このような誤りを引き起こすDNAバリアントが多数の遺伝性疾患に関与している（第12，13章参照）。

転写

タンパク質をコードする遺伝子の転写は，**RNAポリメラーゼⅡ**（RNA polymerase Ⅱ）（数種類のRNAポリメ

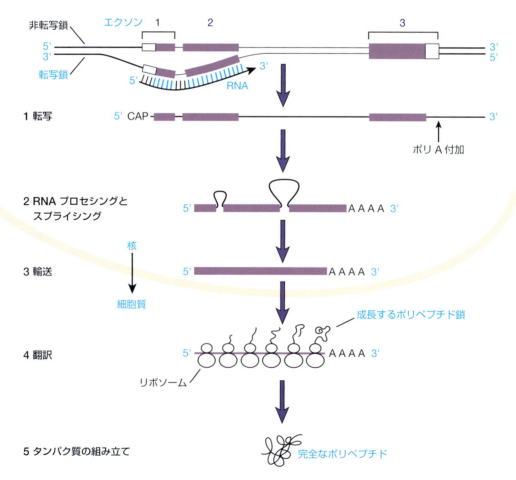

図3.5　DNAからRNA，タンパク質への情報の流れ　3つのエクソンと2つのイントロンからなる遺伝子を想定して示す。エクソン内の紫色の部分はコード配列を表す。転写，RNAプロセシングとスプライシング，核から細胞質へのRNAの輸送，翻訳の各段階を示す。

ラーゼのうちの1つ）により，最終RNA産物の5′ UTR の5′末端に相当する転写開始点から始まる（図3.4，図 3.5参照）。一次転写産物RNAの合成は5′→3′の方向へ 進む。RNA合成の鋳型として転写される遺伝子の鎖は， デオキシリボースのホスホジエステル骨格に沿って，3′ →5′の方向に読み取られる（図3.5参照）。合成された RNAは，極性に関しても，また塩基配列（TがUに置換 されている）に関しても，DNAの5′→3′方向の鎖と一 致するので，5′→3′方向の転写されないほうのDNA鎖 は時に**コード鎖**（coding strand）あるいは**センス鎖** （sense strand）とよばれる。また，3′→5′方向の転写さ れる鋳型DNA鎖は，非コード鎖あるいは**アンチセンス 鎖**（antisense strand）とよばれる。遺伝子のイントロンと エクソンの部分が転写された後，転写は成熟mRNAの 3′末端に相当する染色体上の位置を超えたところまで続 く。転写の3′側の転写終結部位が，あらかじめ決められ ているかどうかは明らかでない。

一次転写産物RNAは，その5′末端に化学的にキャッ プ構造が付加され，3′末端はコード領域の終結点の下流 にある特異的な部位で切断される（この2つの過程をプロ セシングという）。RNAの3′末端はこのような切断を受 けた後，そこにポリAテールが付加される。ポリAテー ルが付加されたポリアデニル化RNAは安定性が増すと 考えられている。ほとんどの**ポリアデニル化**（polyade-nylation）部位の配列はAAUAAA（もしくはこのバリア ント）で，通常，RNA転写産物の3′非翻訳領域にみられ る。RNAスプライシングの過程と同様，このような転写 後修飾はすべて核内で行われる。プロセシングが完了した RNAはmRNAとよばれ，次に細胞質に輸送され，細胞 質で翻訳される（図3.5参照）。

翻訳と遺伝暗号

細胞質では，mRNAはさまざまなtRNA分子の働き によってタンパク質に翻訳される。tRNAは，特定のア ミノ酸と結合する小さなアダプター分子である。1つ1つ のtRNA分子の長さは70〜100塩基長しかなく， mRNAの鋳型に沿って正しい位置に正しいアミノ酸を運 ぶことにより，合成中のポリペプチド鎖にアミノ酸を付加 していく役割を担う。タンパク質合成はリボソームで起こ る。リボソームは，rRNA（18Sおよび28S rRNA遺伝

子にコードされる）と数十のリボソームタンパク質から構 成される高分子複合体である（図3.5参照）。

翻訳の鍵となるのは，mRNAに並ぶ連続した3つの塩 基の組み合わせ（三つ組）に対して特定のアミノ酸を対応 させるコードである。三つ組のそれぞれが，特定のアミノ 酸を指定する1つの**コドン**（codon）である（**表3.1**）。理 論上は，1つのポリペプチド鎖に対応する塩基の並び方の 組み合わせは，ほとんど無限にある。3塩基の並び方は， それぞれの位置に4種類の塩基（A，T，C，G）がくる可 能性があるため，4^3（すなわち64）通りあり，この64種 類のコドンが**遺伝暗号**（genetic code）となる。

アミノ酸は20種類しかないが，コドンは64種類ある ため，ほとんどのアミノ酸は複数のコドンにより指定され ている。このことを遺伝暗号の**縮重**（degenerate）とよ ぶ。例えば，三つ組の3番目の塩基は，プリン塩基（A あ るいはG）かピリミジン塩基（TあるいはC）かは決まっ ているがそのなかではどちらでもよい場合が多く，さらに は4つの塩基のいずれであっても同じアミノ酸を指定す るものもある（表3.1参照）。ロイシンとアルギニンを指 定するコドンは6種類ずつある。メチオニンとトリプト ファンのみは，ただ1つの独自のコドンで指定される。 また，**終止コドン**〔stop codonあるいは**ナンセンスコド ン**（nonsense codon）〕とよばれるコドンは3つあり，そ こでmRNAの翻訳が終了する。

プロセシングを受けたmRNAの翻訳は通常，メチオニ ンを指定するコドンから始まる。そのためメチオニンは， どのポリペプチド鎖でも最初にコードされる（アミノ末端 の）アミノ酸になる。しかしこのメチオニンは，タンパク 質合成が完了する前に通常取り除かれる。メチオニンを指 定するコドン（AUG）は**開始コドン**（initiator codon）と よばれ，mRNAの**読み枠**（reading frame）を定める。メ チオニンに続くコドンは順番に読み取られ，タンパク質の アミノ酸配列が決まる。

mRNAのコドンにアミノ酸を対応させるのは，特異的 なtRNA分子である。tRNA分子のある部位が，3塩基 からなる**アンチコドン**（anticodon）を形成している。ア ンチコドンはmRNA上の特定のコドンに対して相補的で ある。コドンとアンチコドン間が結合することにより，そ のアミノ酸がリボソーム内で直前のアミノ酸の隣に並ぶ。 すると，ペプチド結合が形成され，合成中のポリペプチド 鎖のカルボキシ末端に連結される。すると，リボソームは

表 3.1　遺伝暗号

1番目の塩基	2番目の塩基								3番目の塩基
	U		**C**		**A**		**G**		
U	UUU	Phe	UCU	Ser	UAU	Tyr	UGU	Cys	U
	UUC	Phe	UCC	Ser	UAC	Tyr	UGC	Cys	C
	UUA	Leu	UCA	Ser	UAA	stop	UGA	stop	A
	UUG	Leu	UCG	Ser	UAG	stop	UGG	Trp	G
C	CUU	Leu	CCU	Pro	CAU	His	CGU	Arg	U
	CUC	Leu	CCC	Pro	CAC	His	CGC	Arg	C
	CUA	Leu	CCA	Pro	CAA	Gln	CGA	Arg	A
	CUG	Leu	CCG	Pro	CAG	Gln	CGG	Arg	G
A	AUU	Ile	ACU	Thr	AAU	Asn	AGU	Ser	U
	AUC	Ile	ACC	Thr	AAC	Asn	AGC	Ser	C
	AUA	Ile	ACA	Thr	AAA	Lys	AGA	Arg	A
	AUG	Met	ACG	Thr	AAG	Lys	AGG	Arg	G
G	GUU	Val	GCU	Ala	GAU	Asp	GGU	Gly	U
	GUC	Val	GCC	Ala	GAC	Asp	GGC	Gly	C
	GUA	Val	GCA	Ala	GAA	Glu	GGA	Gly	A
	GUG	Val	GCG	Ala	GAG	Glu	GGG	Gly	G

アミノ酸の略号

Ala (A)	アラニン	Leu (L)	ロイシン	
Arg (R)	アルギニン	Lys (K)	リシン	
Asn (N)	アスパラギン	Met (M)	メチオニン	
Asp (D)	アスパラギン酸	Phe (F)	フェニルアラニン	
Cys (C)	システイン	Pro (P)	プロリン	
Gln (Q)	グルタミン	Ser (S)	セリン	
Glu (E)	グルタミン酸	Thr (T)	トレオニン	
Gly (G)	グリシン	Trp (W)	トリプトファン	
His (H)	ヒスチジン	Tyr (Y)	チロシン	
Ile (I)	イソロイシン	Val (V)	バリン	

stop＝終止コドン。コドンは mRNA での表記に従う。これは対応する DNA コドンと相補的である。

mRNA に沿って正確に 3 塩基ずつ移動し，次のコドンを直鎖状にして，次のアミノ酸をもつ tRNA により認識されるようにする。このようにしてタンパク質はアミノ末端からカルボキシ末端へと合成され，mRNA の 5′ → 3′ 方向への翻訳が起こる。

すでに述べたように，終止コドン（UGA，UAA，あるいは UAG）が開始コドンと同じ読み枠であらわれると翻訳は終了する（使用していない他の読み枠で終止コドンがあらわれても，それは読まれないため，翻訳にはなんの影響もない）。リボソームは完成したポリペプチドを放出し，次のタンパク質の合成が可能となる。

ミトコンドリアゲノムの転写

これまでは，核ゲノムに存在する遺伝子に関して遺伝子発現の基礎を説明した。ミトコンドリアゲノムには，核ゲノムとは異なる転写系やタンパク質合成系が備わってい

る。核ゲノムにコードされているミトコンドリア特異的 RNA ポリメラーゼが，16 kb のミトコンドリアゲノムの転写に使用されるのである。ミトコンドリアゲノムには，その環状ゲノムの各鎖に 1 つずつ，2 つの類似したプロモーター配列が存在する。環状ゲノムの各鎖はまず全体が転写され，次にそのミトコンドリア転写産物がプロセシングされて，各種のミトコンドリア mRNA，ミトコンドリア tRNA，ミトコンドリア rRNA となる。

3.5　遺伝子発現の各過程

情報の流れについてこれまでに概説してきたが，詳細に研究されている β グロビン遺伝子を例に詳しく説明し，さらに理解を深めよう。β グロビン鎖は 146 アミノ酸からなるポリペプチドであり，11 番染色体短腕の約 1.6 kb を占める遺伝子にコードされている。この遺伝子は，3 つの

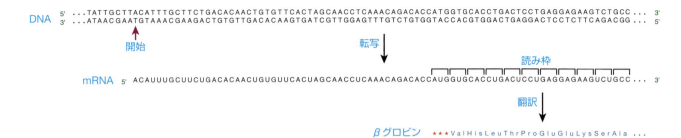

図3.6 11番染色体短腕にあるヒトβグロビン遺伝子の5′末端の構造と塩基配列　3′→5′鎖（下側）の転写が，図示した開始部位から始まり，βグロビンmRNAが生じる。翻訳の読み枠はAUG開始コドン（★★★）で決まる。それに続くコドンが指定するアミノ酸を青で示す。読み枠としては他に2つの可能性があるが，ここでは使用されない。

エクソンと2つのイントロンをもつ（図3.4参照）。βグロビン遺伝子が転写される方向は，セントロメアからテロメアに向かう方向であり，これはβグロビンクラスターを形成する他の遺伝子（図3.2参照）でも同様である。ただし転写の方向はゲノム上の遺伝子ごとに異なり，DNA二重らせんのどちらの鎖がコード鎖であるかによって決まる。

βグロビン遺伝子の正確な転写開始に必要なDNA配列は，転写開始点から上流約200塩基対以内にあるプロモーターに位置する（**BOX 3.2**参照）。βグロビン遺伝子のこの領域の二本鎖DNA配列と，それに対応するRNA配列，そして翻訳される最初の10アミノ酸の配列を**図3.6**に示し，これら3つの情報レベル間の関係を説明する。すでに述べたように，鋳型鎖として実際に転写されるのは3′→5′方向のDNA鎖であるが，5′→3′方向のDNA鎖はmRNAの5′→3′方向の配列にほぼ一致する（UがTに置換されている点を除けばまったく同じということである）。この対応のため，遺伝子の5′→3′方向のDNA鎖（すなわち転写されないほうの鎖）が，科学論文やデータベースで一般的に報告されている鎖である。

この慣例にしたがい，11番染色体のβグロビン遺伝子を含む約2.0 kbの部分の完全な配列を**図3.7**に示す（もしこのスケールでヒトゲノム全長を示すとしたら，この本300冊分以上が必要となる！）。この2.0 kb内に，βグロビン遺伝子をコードする配列と，その発現の調節に必要な調節配列がほぼ含まれている（全部ではない）。図3.7ではまた，βグロビン遺伝子の重要な構造的特徴も図示した。保存されたプロモーター配列，イントロンとエクソンの境界，5′および3′の非翻訳領域，RNAスプライス部位，開始コドンと終止コドン，ポリアデニル化シグナルなどであり，これらすべての部位での変異がβグロビン遺伝子が関与するさまざまな遺伝病で知られている（第12章参照）。

転写の開始

他の多くの遺伝子のプロモーターと同様，βグロビン遺伝子のプロモーターも比較的短い調節配列からなり，転写を制御する特異的なタンパク質（一般に転写因子とよばれ

BOX 3.2

タンパク質の機能的多様性の増大

多くのタンパク質は，最終的に機能するためには翻訳後に折りたたまれ修飾を受ける（第13章参照）。一次翻訳産物であるポリペプチド鎖は，折りたたまれて分子内結合を形成し，アミノ酸配列自体によって決まる特有の3D構造をとる。

2つ以上のポリペプチド鎖（同じ遺伝子の産物である場合も，異なる遺伝子の産物である場合もある）が組み合わさることで，1つの成熟タンパク質複合体を形成する場合もある。例えば，αグロビン鎖2分子とβグロビン鎖2分子が非共有結合し，4分子からなる$α_2β_2$ヘモグロビン分子を形成する（第12章参照）。またタンパク質産物は，特定部位のメチル化，リン酸化，あるいは糖鎖の結合などの化学的な修飾を受けることもある。これらの修飾を受けたタンパク質は，その機能や量に明らかな影響を受ける可能性がある。また，タンパク質の切断を伴う修飾もある。例えば，アミノ末端の特別な配列がタンパク質を細胞内の正しい位置に局在化する機能を果たした後，そのアミノ酸配列は取り除かれる（例えば，ミトコンドリアで機能するタンパク質）。あるいは，タンパク質分子をより小さなポリペプチド鎖に分ける修飾もある。例えば，成熟インスリンを構成する2つの鎖は，それぞれ21アミノ酸と30アミノ酸の長さをもつが，もともとはプロインスリンとよばれる82アミノ酸からなる一次翻訳産物に含まれる。全前脳胞症に関連する*SSH*遺伝子（症例23参照）がコードするタンパク質も，一連の処理を受けた後に細胞外に分泌される。

```
5'....agccacaccctagggttggccaatctactcccaggagcagggagggcaggagccagggctgggcataaaa
                                                                              ***
gtcagggcagagccatctcttattgcttACATTTGCTTCTGACACAACTGTGTTCACTAGCAACCTCAAACAGACACCATG
```

エクソン1

```
                ValHisLeuThrProGluGluLysSerAlaValThrAlaLeuTrpGlyLysValAsnValAspGluValGlyGlyGlu
                GTGCACCTGACTCCTGAGGAGAAGTCTGCCGTTACTGCCCTGTGGGGCAAGGTGAACGTGGATGAAGTTGGTGGTGAG

                AlaLeuGlyAr-
                GCCCTGGGCAGgttggtatcaaggttacaagacaggtttaaggagaccaatagaaactgggcatgtggagacagagaag
```

イントロン1

```
                                                                    -gLeuLeuValValTyr
                actcttgggtttctgataggcactgactctctctgcctattggtctattttcccaccctagGCTGCTGGTGGTCTAC
```

エクソン2

```
                ProTrpThrGlnArgPhePheGluSerPheGlyAspLeuSerThrProAspAlaValMetGlyAsnProLysValLys
                CCTTGGACCCAGAGGTTCTTTGAGTCCTTTGGGGATCTGTCCACTCCTGATGCTGTTATGGGCAACCCTAAGGTGAAG

                AlaHisGlyLysLysValLeuGlyAlaPheSerAspGlyLeuAlaHisLeuAspAsnLeuLysGlyThrPheAlaThr
                GCTCATGGCAAGAAAGTGCTCGGTGCCTTTAGTGATGGCCTGGCTCACCTGGACAACCTCAAGGGCACCTTTGCCACA

                LeuSerGluLeuHisCysAspLysLeuHisValAspProGluAsnPheArg
                CTGAGTGAGCTGCACTGTGACAAGCTGCACGTGGATCCTGAGAACTTCAGGgtgagtctatgggacccttgatgttttt
```

イントロン2

```
                ctttcccccttctttttctatggttaagttcatgtcataggaaggggagaagtaacagggtacagtttagaatgggaaac
                agacgaatgattgcatcagtgtggaagtctcaggatcgttttagtttctttttatttgctgttcataacaattgttttc
                ttttgtttaattcttgctttctttttttttcttctccgcaatttttactattatacttaatgccttaacattgtgtat
                aacaaaaggaaatatctctgagatacattaagtaacttaaaaaaaaactttacacagtctgcctagtacattactatt
                tggaatatatgtgtgcttatttgcatattcataatgtccctactttattttctttttattttttaattgatacataatca
                ttatacatatttatgggttaaagtgtaatgttttaatatgtgtacacatattgaccaaatcagggtaattttgcatt
                tgtaattttaaaaaatgctttcttcttttaatatacttttttgtttatcttatttctaatactttccctaatctctttt
                ctttcagggcaataatgatacaatgtatcatgcctctttgcaccattctaaagaataacagtgataatttctgggtta
                aggcaatagcaatatttctgcatataaatatttctgcatataaattgtaactgatgtaagaggtttcatattgctaa
                tagcagctacaatccagctaccattctgcttttattttatggttggggataaggctggattattctgagtccaagctag
```

エクソン3

```
                                                       LeuLeuGlyAsnValLeuValCysValLeuAla
                gccctttgctaatcatgttcatacctcttatcttcctcccacagCTCCTGGGCAACGTGCTGGTCTGTGTGCTGGCC

                HisHisPheGlyLysGluPheThrProProValGlnAlaAlaTryGlnLysValValAlaGlyValAlaAsnAlaLeu
                CATCACTTTGGCAAAGAATTCACCCCACCAGTGCAGGCTGCCTATCAGAAAGTGGTGGCTGGTGTGGCTAATGCCCTG

                AlaHisLysTyrHisTer
                GCCCACAAGTATCACTAAGCTCGCTTTCTTGCTGTCCAATTTCTATTAAAGGTTCCTTTGTTCCCTAAGTCCAACTAC
                TAAACTGGGGGATATTATGAAGGGCCTTGAGCATCTGGATTCTGCCTAATAAAAAACATTTATTTTCATTGCaatgat
```

```
                gtatttaaattatttctgaatatttttactaaaaagggaatgtgggaggtcagtgcatttaaaacataaagaaatgatg
                agctgttcaaaccttgggaaaatacactatatcttaaactccatgaaagaaggtgaggctgcaaccagctaatgcaca
                ttggcaacagcccctgatgcctatgccttattcatccctcagaaaaggattcttgtagaggcttga....    3'
```

図3.7　ヒトβグロビン遺伝子の完全長塩基配列　遺伝子の5′→3′鎖の配列を示す。薄茶色になっている大文字の部分は，成熟mRNAに相当するエクソン配列を示す。小文字はイントロンと隣接配列を示す。5′側隣接領域のCATとTATAボックス配列は，茶色で示す。エクソン-イントロン境界にありRNAスプライシングに重要なGTとAGの2塩基，ならびにポリAテールの付加に重要なシグナ ルであるAATAAAも茶色で強調されている。ATG開始コドン（mRNAではAUG）と，TAA終止コドン（mRNAではUAA）は赤字で示した。βグロビンのアミノ酸配列はコード配列の上に示す。ここでは表3.1に使用した3文字略号を使用した。（オリジナルのデータはLawn RM, Efstratiadis A, O'Connell C, et al: The nucleotide sequence of the human β-globin gene. *Cell* 21:647-651, 1980より）

る）と相互作用する。グロビン遺伝子の場合は，ヘモグロビン産生細胞である赤血球系細胞においてのみグロビン遺伝子群が発現するように，転写因子が制御している。ゲノムには1,000以上の配列特異的なDNA結合転写因子があり，すべての細胞で発現しているものもあれば，細胞タイプあるいは組織特異的に発現しているものもある。

すべてではないが多くの遺伝子でみられる重要なプロモーター配列の1つが**TATAボックス**（TATA box）という保存された配列で，転写開始部位の約25〜30塩基対上流に存在し，アデニンとチミンが豊富な配列である（図3.4，図3.7参照）。このTATAボックスは転写開始点の決定に重要で，グロビン遺伝子では翻訳開始部位の上流およ

そ50塩基対のところにTATAボックスが存在する（図3.6参照）。したがってこの遺伝子では，5′側のこの約50塩基対の配列は，転写されるが翻訳はされないわけである。他の遺伝子のなかには，この5′UTRがもっと長く，複数のイントロンによって分断されている場合もある。2つ目の保存された領域はCATボックス（CAT box）とよばれるもので（実際の配列はCCAAT），TATAボックスのさらに上流数十塩基対のところに存在する（図3.7参照）。TATAボックスやCATボックス，あるいはこれらよりさらに上流に存在するその他の調節配列にバリアントが実験的に誘発されたり自然に生じると，転写レベルが急激に低下する。したがって，これらの配列が正常な遺伝子発現に重要であることがわかる。ヘモグロビン異常をきたす疾患であるβサラセミアの人では，これらの調節配列にバリアントが多数同定されている（第12章参照）。

すべての遺伝子のプロモーターにCATとTATAボックスが存在するわけではない。重要な点として，ほぼすべての組織で構成的に発現しているハウスキーピング遺伝子（housekeeping gene）とよばれる遺伝子には，CATやTATAボックスが認められない場合が多い。CATやTATAボックスは，典型的には組織特異的な遺伝子に存在する。ハウスキーピング遺伝子のプロモーターには，周囲のDNA配列に比べてシトシンとグアニンの割合が高いものが多い（図3.4のBRCA1乳がん遺伝子のプロモーター参照）。CGが豊富なこうしたプロモーターは，CpGアイランド（CpG island）とよばれるゲノム領域に位置することが多い。CpGアイランドとは，ジヌクレオチドである5′-CpG-3′（pは隣接塩基間のリン酸基を表す，図2.3参照）が多く集中している領域なので，このように名づけられた。ゲノムには一般的にATが豊富であるので，CpGアイランドは目立つのである。これらのプロモーターでみられるCGが豊富な配列のいくつかは，特異的転写因子の結合部位であると考えられる。CpGアイランドはDNAメチル化（DNA methylation）の標的としても重要である。クロマチンと遺伝子発現におけるその役割に関連して後述するように，CpGアイランドでの高度なDNAメチル化は通常，遺伝子転写の抑制に関連する（第8章参照）。

RNAポリメラーゼⅡ（RNA pol Ⅱ）による転写の調節は，さまざまなレベル——プロモーターへの結合，転写の開始，DNA二重らせんの巻き戻しによる鋳型鎖の露出，DNAに沿ってRNAポリメラーゼⅡが移動しRNA鎖が伸長する段階——で行われる。発現が抑制されている遺伝子のなかには，RNAポリメラーゼⅡとまったく結合しないことにより，特定の種類の細胞内で転写されないようになっているものがある。また別の抑制されている遺伝子のなかには，RNAポリメラーゼⅡが転写開始点で両方向に結合できるようになっていて，特定の細胞シグナルに応答して転写を微調整できるようになっていると考えられるものもある。

プロモーターそのものを構成する配列の他にも，転写効率を大きく変えることのできる配列がある。こうした活性化配列のなかで最もよく調べられているのがエンハンサーである。エンハンサーは，遺伝子から離れたところから遺伝子の転写を促進させる調節配列である。エンハンサーはしばしば遺伝子から数kb〜数百kbも離れて位置していることがあり，ソニック・ヘッジホッグ（SHH）遺伝子の場合は100万bpも離れて存在し，異なる組織でさまざまに働く。プロモーターとは異なり，エンハンサーは位置も方向性も独立していて，転写開始部位の5′側にも3′側にも存在できる。特定のエンハンサー配列はある種の細胞でのみ機能し，多くの遺伝子で1つまたはそれ以上の転写因子と協働して，組織特異性や発現レベルに関与する。βグロビン遺伝子ではいくつかの組織特異的エンハンサーが，遺伝子内と遺伝子の隣接領域の両方に存在する。エンハンサーと特定の調節タンパク質の相互作用は，転写レベルの上昇を引き起こすことになる。

発生過程でのβグロビン遺伝子の正常な発現には，さらに離れた座位制御領域（locus control region：LCR）とよばれる配列も必要とされる。この配列はεグロビン遺伝子（図3.2参照）の上流にあり，正確なクロマチン構造を構築して高水準に発現が行えるように働く。エンハンサーやLCRの配列を破壊したり欠失させたりするバリアントが存在すると，当然ながらβグロビン遺伝子の発現は妨げられたり，抑えられたりする（第12章参照）。

RNAスプライシング

βグロビン遺伝子の一次転写産物RNAには長さ約100bpと850bpの2つのイントロンが含まれており，成熟mRNAが形成される前にそれらが除かれ，残りのRNA断片どうしが結合される。前述のとおり，これがRNAスプライシングである。この過程は正確かつ効率的

で，βグロビン転写産物の95%が正確にスプライシング
され，機能をもつグロビンmRNAになると考えられてい
る。スプライシング反応は，一次転写産物RNAのイン
トロンの5′末端と3′末端のそれぞれにある特異的な配列
を目印にして引き起こされる。5′末端の配列は9塩基か
らなり，そのうちの2塩基〔GT（RNA転写産物では
GU）で，スプライス部位に隣接するイントロンに位置す
る〕は，さまざまな遺伝子のスプライス部位に事実上普遍
的に存在する（図3.7参照）。3′末端の配列はおよそ12塩
基からなり，この場合もそのうちの2塩基（AGで，イン
トロンとエクソンの境界のすぐ5′側に存在する）が，正
常なスプライシングに不可欠である。スプライス部位自体
は個々のmRNAの読み枠とは無関係に存在する。例え
ば，βグロビン遺伝子のイントロン1では，このイントロ
ン1によってコドンが分断される（図3.7参照）。

RNAスプライシングの医学的重要性は，イントロンと
エクソンの境界にある保存された配列内にバリアントが生
じると，通常RNAスプライシングが異常となり，それ
と同時に正常な成熟βグロビンmRNAの量が低下するこ
とからわかる。つまり，先に述べたようにGTやAGの
2塩基に変化が起こると，そのバリアントをもつイントロ
ンでは正常なスプライシングが行われなくなる。βサラセ
ミア患者で同定されたスプライス部位の代表的なバリアン
トについては，第12章で詳細に述べる。

選択的スプライシング

これまで述べてきたように，一次転写産物RNAから
RNAスプライシングによりイントロンが除去され，残っ
たエクソンが互いにつなぎ合わされ，最終的に成熟
mRNAとなる。しかし，ほとんどの遺伝子の一次転写産
物には複数の選択的スプライシング反応が存在し，いずれ
かのスプライシングが選択されることにより，似ているが
同じではない複数のmRNAが合成される。これらが翻訳
されることで，異なるタンパク質産物が生じうる（図3.1
参照）。組織特異性や細胞特異性がある選択的スプライシ
ングもあり，また選択的スプライシングが一次配列により
決定されるなら，アレルの個人差が選択的スプライシング
に影響することになる。ほとんどのヒト遺伝子は多かれ少
なかれ選択的スプライシングを受けるため，ヒトゲノムで
は1遺伝子から平均2〜3種類の転写産物が生じると推定
される。このため，ヒトゲノムの情報量は拡大し，約

20,000というタンパク質コード遺伝子の数を大きく超え
る種類のタンパク質が作られる。選択的スプライシングに
よる調節は，脳の発達の過程で特に重要な役割を果たして
いるとみられ，神経系に必要な多様な機能を生みだすのに
寄与している。この理由として，脳で発現する遺伝子は他
の組織で発現する遺伝子よりサイズが大きく，多くのエク
ソンをもっている傾向が考えられるかもしれない。いくつ
かの神経発達疾患への感受性が選択的スプライシングパ
ターンの変化・破綻や，その他の自然発生的で稀な生殖細
胞系列イベントあるいは体細胞のイベントと関連している
という知見は，このことと矛盾しない。

ポリアデニル化

βグロビンの成熟mRNAには，終止コドンとポリA
テールの間に約130塩基対の3′非翻訳領域（3′ UTR）が
存在する（図3.7参照）。その他の遺伝子の場合と同様
に，mRNAの3′末端の切断とポリAテールの付加は，
少なくとも部分的にはポリアデニル化部位の約20塩基対
前に存在するAAUAAA配列により制御される。βサラ
セミア患者にこのポリアデニル化シグナルの病的バリアン
トが認められ，3′側の適切な切断とポリアデニル化に対
するこのシグナルの重要性が明らかになった（第12章参
照）。遺伝子によっては，3′ UTRが数kbにも及ぶほど
長いものもある。また，多くの選択的なポリアデニル化部
位をもつ遺伝子もあり，ポリアデニル化部位の選択によっ
て，生じてくるmRNAの安定性が変わり，その結果，
mRNAの定常状態の発現レベルが変化する。

RNA編集とRNA-DNA配列の相違

近年の知見は，RNAやタンパク質配列がゲノム配列に
由来するというセントラルドグマが必ずしも維持されない
ことを示唆している。ヒトを含む複数の種で，mRNAの
塩基配列が変化する**RNA編集**（RNA editing）が発見さ
れている。RNA編集により，特定部位のアデノシン（A）
の脱アミノ化が起こって，DNA配列中のAが，RNA
でイノシンに変換され，これが翻訳機構によりGと読ま
れ，特に神経系の遺伝子発現やタンパク質機能を変化させ
る。他の塩基でもRNA-DNA配列の相違（コードされる
アミノ酸配列が変化すること）が広くみられ，その大きさ

に個人差があることが報告されている。このメカニズムや臨床的関連についてはまだ議論があるが，転写産物やプロテオームの多様性を増加させるさまざまな過程があることを示している。

3.6 遺伝子発現におけるエピジェネティクスとエピゲノム

　生物の身体を構成するさまざまな細胞の機能や成長過程の幅の広さを考えれば，ゲノム上のすべての遺伝子がいつでもどの細胞でも発現しているわけではないことは明らかである。ヒトゲノム計画の完了により，ヒトの生物学や疾患の理解に大きな貢献が果たされたが，発生段階の遺伝子発現，あるいは空間的・時間的な遺伝子発現の特性を指令しているゲノム配列や特徴を同定することは，いまだに手ごわい課題である。前節で述べたように，分子生物学の数十年の成果により，多くの遺伝子についてその発現を制御する重要な調節配列が同定され，また最近ではゲノム規模でそのような研究を行うことにも関心が集まっている。

　どの細胞のゲノムあるいは遺伝子もクロマチンに収納されていることを第2章で説明した。ここでは，ヒトゲノムの発現を調節する規則は何なのかを探るうえで必要となる，遺伝子の活性化や抑制に関与するクロマチンの特徴についてみていく。これらに関する研究は，遺伝子の機能を決める要因としてゲノム配列自体ではなく，クロマチンの状態の可逆的変化に注目しており，**エピジェネティクス**（epigenetics）研究とよばれる。また，ゲノム全体という文脈に合わせるときには，**エピゲノム**（epigenome）研究とよばれる（「epi-」とはギリシャ語で「〜の上」という意味）。

　エピジェネティクス研究分野は急速に発展しており，クロマチンを用いた分子シグナルによって，細胞機能や遺伝子発現の変化が細胞から細胞へと（さらには世代から世代

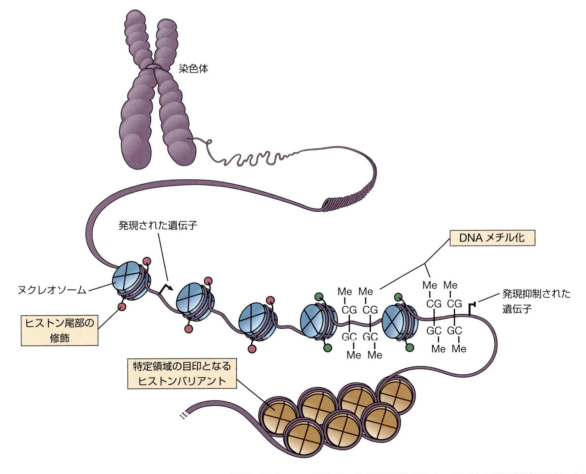

図 3.8　クロマチンと3つの主要なエピジェネティック機構の概略図　CpGジヌクレオチドでのDNAメチル化は遺伝子抑制と関連し，ヒストン尾部でのさまざまな修飾（異なる色で示す）は遺伝子発現あるいは発現抑制に関与し，ゲノムの特定領域の目印となる各種のヒストンバリアントは染色体の安定性やゲノムの完全性のために必要な特定の機能に関連している。スケールは実際とは異なる。

へと）伝達される現象を研究している（図3.8）。複雑なエピゲノムは，**DNAメチル化**をはじめとするDNAへの修飾，クロマチンのパッケージングすなわちアクセスのしやすさを変化させる**ヒストン修飾**（histone modification），ゲノムの特定の配列や領域のクロマチンに対する目印となる特定の**ヒストンバリアント**（histone variant）の置換など，さまざまなメカニズムによって構築され，維持され，継承される。クロマチンの変化には，細胞内のニーズの変化に迅速かつ敏感に応答できる動的で一時的な変化と，複数回の細胞分裂ひいてはその後の世代まで継承される長く持続する変化がある。いずれの場合についても重要なのは，エピジェネティックなメカニズムがDNA配列を変化させないことであり，この点がDNA配列にもとづく遺伝学的（genetic）なメカニズムとの違いである。つまり，エピゲノムの目印とゲノムのDNA配列の両方が，適切な時期に，適切な部位で，適切な量の遺伝子発現を引き起こすシグナルとなる。これらのトピックは第8章で詳しく扱っている。

DNAメチル化

DNAメチル化はシトシン塩基のピリミジン環の5位にある炭素のメチル化により生じる（図3.9）。高度なDNAメチル化は，遺伝子発現が抑制されている目印であり，細胞分化や発生段階での特定の遺伝子発現プログラムに伴って広く用いられるメカニズムである。一般的に，DNAメチル化はCpGジヌクレオチドのCで起こり（図3.8参照），メチル化CpGに特異的に結合するタンパク質により遺伝子発現が抑制され，さらにこのタンパク質にクロマチン修飾酵素が結合して安定的に転写が抑制される。5-メチルシトシン（5-mC）の存在は，細胞分裂で忠実に伝達される安定したエピゲノムの目印となる。しかし，がんではしばしばメチル化状態が変化し，大きなゲノム領域での低メチル化や，（特にCpGアイランドでの）部分的な高メチル化がみられる（第16章参照）。

高度な脱メチル化は生殖細胞や発生の初期段階に起こり，クロマチン環境が再設定されて，接合子やさまざまな幹細胞群での全能性あるいは多能性が回復する。詳細はまだわかっていないが，この再プログラミングの過程には，5-mCからDNAの脱メチル化の中間体と考えられる5-ヒドロキシメチルシトシン（5-hmC）（図3.9参照）への

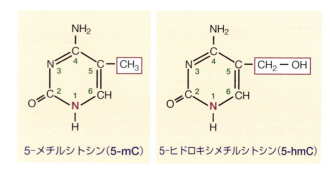

図3.9 修飾を受けたDNA塩基である5-メチルシトシンと5-ヒドロキシメチルシトシン　図2.2のシトシンの構造と比較すること。付加されたメチル基とヒドロキシメチル基を紫色で囲む。5位炭素を示すためピリミジン環に1〜6の番号をふった。

酵素的転換が関与しているようである。概して5-mCレベルは成人組織では安定であり（全シトシンの約5%），それに対して5-hmCレベルははるかに微量であり，よく変動する（全シトシンの0.1〜1%）。興味深いことに，5-hmCはゲノムに広く存在しているが，調節領域として知られている領域で最も高レベルにみられるので，特定のプロモーターやエンハンサーの調節に関与している可能性がある。

ヒストン修飾

第2のタイプのエピゲノムの目印は，H2A，H2B，H3，H4といったコアヒストンの広範にわたる修飾である（第2章参照）。これらの修飾には，特定のアミノ酸残基〔多くはコア**ヌクレオソーム**（nucleosome）から伸びるヒストンのN末端テールにある〕のメチル化，リン酸化，アセチル化などがある（図3.8参照）。こうしたエピジェネティックな修飾は，クロマチンの凝縮やアクセスしやすさに影響を及ぼしたり，シグナルの性質に応じてその部位の遺伝子発現を活性化または抑制するタンパク質複合体にシグナルを出したりすることにより，遺伝子発現に影響を及ぼすと考えられている。修飾部位は実験的に調べることができ，修飾部位を特異的に認識する抗体を用いてゲノム規模に解析すると，そうした部位が何十も確認できる。その例としては，9番目のリシンがメチル化されたヒストンH3（H3K9メチル化，Kはリシンを示す；表3.1参照），あるいは27番目のリシンがアセチル化されたヒストンH3（H3K27アセチル化）がある。前者は発現が抑制されたゲノム領域の抑制の目印となり，後者は活性化さ

れる調節領域の目印となる。

ヒストンバリアント

先に紹介したヒストン修飾はコアヒストン自身の修飾に関するものであり，ゲノム上のいくつかの場所に存在する複数の遺伝子群によりコードされている。一方，ヒストンバリアントは何十も存在し，ゲノムのいろいろなところに存在するまったく異なる遺伝子の産物であり，そのアミノ酸配列は標準のヒストンと関連はあるが異なっている。

異なるヒストンバリアントは異なる機能と関連づけられ，典型的なヌクレオソームでみられる類似したコアヒストンの全部あるいは一部と置き換わって，特殊なクロマチン構造を作っている（図3.8参照）。バリアントのなかには，きわめて特異的な機能をもつゲノム領域あるいは座位の目印となっているものがある（例：CENP-A ヒストンはヒストン H3 関連バリアントであり，ゲノムの機能的なセントロメアにのみに存在し，微小管線維が付着する動原体の位置を示すセントロメアクロマチンの必須の特徴となっている）。一時的に存在するバリアントもあり，特定の性質をもつゲノム領域を示す（例：H2A.X はヒストン H2A バリアントであり，DNA 損傷への応答にかかわり，DNA 修復が必要なゲノム領域を示す）。

クロマチン構造

ゲノムは直線的な配列のような印象があるかもしれないが（図3.7参照），核の空間内では秩序ある動的な配置をとり，前述のエピジェネティックおよびエピゲノムのシグナルと相関し，おそらくこれらに従っている。この三次元（3D）の形状から，任意の細胞タイプで発現している配列のすべて〔**トランスクリプトーム**（transcriptome）〕を正確に予測することができるが，クロマチン構造はさまざまなレベルで動的な変化を示す（**図3.10**）。まず，染色体上の数百万塩基対程度の大きなドメインが染色体レベルで協調した遺伝子発現パターンを示しており，核内において染色体内および染色体間の接触の動的な相互作用がみられる。技術の進歩によりさらに細かいレベルでみることができるようになり，三次元であらわしたゲノムにおける接触点の地図を作成し，その塩基配列を解読できるようになった。その結果，クロマチンが整然とループを形成して遺伝

子を正確な位置と向きに配置することにより，RNA ポリメラーゼⅡ，転写因子およびその他の調節因子が接近するのに欠かせない調節領域をあらわにしたり遮ったりしていることが明らかになった（第2章参照）。そして，このヌクレオソームの位置取りの特異的で動的なパターンは，環境の変化や発生における役割に応じて，細胞タイプや組織ごとに変わってくるのがわかっている（図3.10参照）。生物物理学的な作用とエピゲノムやゲノムの特性により，核内でゲノムをもつれさせることなく，それぞれの細胞周期で個々の染色体を秩序正しく動的にパッケージングできていることは驚きである。

トポロジカルドメイン

（Philipp Maass 著）

染色体は細胞核の三次元空間に構築され，遺伝子発現を調整している。この三次元ゲノム構造内において，染色体は A 型と B 型の2種類のゲノムコンパートメントに分割され，それぞれ活性化〔**ユークロマチン**（euchromatin）＝開いたクロマチン〕と，不活性化〔**ヘテロクロマチン**（heterochromatin）＝抑制クロマチン〕ドメインを示す。ユークロマチンは典型的には遺伝子密度は高く複製早期に関連し，一方で発現しない傾向をもつ抑制クロマチンは凝縮し染色体の完全性を維持する。ゲノムコンパートメントは，特定のヒストンマークをもつ複数の下位コンパートメントに分かれている。そしてこれらの下位コンパートメントは，ゲノムの一般的な構造，すなわちいろいろな機能を有する核内ドメインに関与している。例えば，核小体は一番大きな核内ドメインであり，5種の**端部着糸型**（acrocentric）染色体（13，14，15，21，22 番）のリボソームサブユニットを組み立てる数百のリボソーム遺伝子を形成する。核スペックルはスプライシング因子が集積する核内ドメインであり，Cajal 体（Cajal body）は mRNA プロセシングに，PML（前骨髄球性白血病）ボディは細胞周期過程や DNA 修復に関連する。まとめると，これら核における三次元構造物は，遺伝子発現や RNA の翻訳後プロセシングを制御する中核となることで，組織特異的な遺伝子調節を促進するのである。

分子レベルでみると，ゲノムコンパートメントは**トポロジカルドメイン**（topologically associating domain：**TAD**）とよばれる，ゲノム相互作用の集合体に細分化される。TAD は，数百 kb から Mb の長さのゲノムどうしが相互

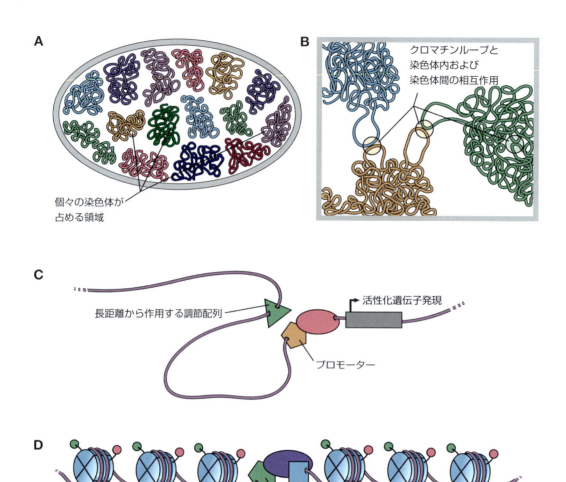

図3.10 ゲノムの三次元構造と動的パッケージング（異なる解像度での表現）（**A**）間期核内では、それぞれの染色体（別々の色で示す）は特定の領域を占めている。（**B**）特定の領域に存在する各クロマチンが大きな染色体ドメインを形成する。クロマチンのループは特定の配列や遺伝子を互いに接近させ、染色体内および染色体間で相互作用がみられる。（**C**）ループは長距離から作用する調節配列（エンハンサーあるいは座位制御領域）をプロモーターと結合させ、転写活性化や遺伝子発現を引き起こす。（**D**）クロマチン線維上のヌクレオソームの位置取りにより、転写因子や他の調節タンパク質が特定のDNA配列に結合できるようになる。

作用する領域である。TAD構造は、細胞タイプや生物種を超えて保存されている。TAD間は、TAD境界により分けられていて、TAD内よりも相互作用が少なくなる。染色体内の構造としてのTADの形成は、ループ押し出し（loop extrusion）モデルで捉えると説明しやすい。ループ押し出しにより、遠位遺伝子調節配列（すなわちエンハンサーならびにサイレンサー）と標的遺伝子とが三次元空間的に近接し、発現が調節されることが示唆される。ループ押し出しでは、2つのCTCF（CCCTC結合因子）部位が認識されるまで2分子のコヒーシン/コンデンシンが互いに向かって間のDNAを押し出しながらスライドすることによって、TADの大部分を形成する。CTCFタンパク質は生物種で高度に保存されたジンクフィンガータンパク

質で、ゲノム調節のマスター調節因子と考えられ、調節配列と遺伝子間の相互作用に対して転写抑制を及ぼすよう働く。TAD境界にはCTCF、コヒーシン、調節タンパク質が豊富に存在することが多く、これらはクロマチンループとTAD構造を確立することによってゲノムの三次元構造に貢献している。TAD境界が弱いと、TAD間（inter-TAD）での相互作用が起こるようになって、ゲノム上の長距離にある遺伝子の調節が起こるようになる。しかし、同じTAD内（intra-TAD）での相互作用に比べれば頻度は低い。ほとんどの遺伝子発現調節プロセスは、TAD内のクロマチンループによって起こる。転写因子がエンハンサーに結合して、転写開始点のすぐ上流にある標的遺伝子のプロモーターと基本転写機構（すなわち、ポリメラーゼII）

の空間的近傍に到達する。いろいろな細胞タイプでの1細胞レベルのTAD内相互作用を調べると，多様な結果を示しており，これは組織特異的な遺伝子発現は特定の細胞やTAD内のゲノムの接触によって部分的に説明できることを示している。

染色体再構成が生じてTAD構造が再構築されると，遺伝子発現に影響して臨床的に明らかな疾患表現型を生じることがある（第6章参照）。高次クロマチン構造や遺伝子調節配列の機能が損なわれると，転写プログラムや発生プロセスに影響することがある。例えば，ゲノムの欠失はTADの融合を，重複は新たなTADの形成を，逆位はTADの再編成を，転座は非相同染色体間での相互作用の変化を起こすことがある（図3.11）。

3.7 ゲノムおよびエピゲノムシグナルの統合による遺伝子発現

細胞の遺伝子発現プログラムには，転写され機能産物へと翻訳されるゲノム中の約20,000のタンパク質コード遺伝子の特定サブセット，転写される推定20,000〜25,000の非コードRNA（ncRNA）遺伝子のサブセット，生成される産物の量，そしてこれら産物の特定の配列（アレル）までが含まれる。それゆえ，特定の人の，特定時点での（細胞周期においても，初期発生段階においても，一生においても），特定状況での（環境，生活様式，疾患），任意の細胞あるいは細胞タイプが示す**遺伝子発現プロファイル**（gene expression profile）は，以下の相互に関連したさまざまな仕組みが統合された結果である。

- 遺伝子の一次配列，アレルの違い，それにコードされている産物
- 調節配列，およびそれらのクロマチンにおけるエピジェネティックな位置取り
- 何千もの転写因子やncRNA，および転写，スプライシング，翻訳，翻訳後修飾の制御にかかわるその他のタンパク質の相互作用
- ゲノムのサブ染色体ドメインへの編成
- ゲノムのさまざまな領域間のプログラムされた相互作用
- 核における動的な三次元クロマチンパッケージング

これらのすべてが，効率的かつ階層的かつ高度にプログラムされたやり方で組み立てられる。遺伝学的多様性，エピジェネティックな変更，疾患に関連した過程によってそれらの1つでも破壊されると，細胞のプログラム全体とその機能産物が変化する（**BOX 3.3**参照）。

3.8 遺伝子発現におけるアレル不均衡

かつては，ゲノム上に2コピーある遺伝子は両方が等量ずつ発現すると考えられていた。けれども近年，ゲノム配列のバリアントの程度や，前述のゲノム配列とエピジェネティックなパターンとの相互作用を反映して，アレルの発現量に大きな不均衡が生じうることが徐々に明らかになってきた。

どんな人のゲノムでも，その位置の少なくとも300万〜500万カ所に1つの割合で2つのアレルに違いが存在するので，配列をみればその位置のゲノムが母由来か父由来かを区別できるという一般的な知見を第2章で紹介した（図2.6参照）。ここでは，こうした配列の違いから，

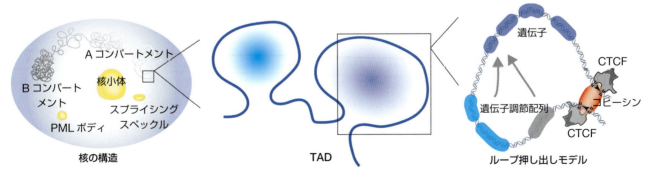

図3.11 トロポロジカルドメイン（TAD） ゲノムは核の三次元構造により，開かれたクロマチンであるAコンパートメントと，ヘテロクロマチンであるBコンパートメントに分けられる。さらなる機能的な核の分画として，核小体，スプライシングスペックル，PMLボディがある。次のクロマチンの構造レベルではTADが関与し，CCCTC結合因子（CTCF）とコヒーシンが共にループ押し出しモデルによって遺伝子調節配列（エンハンサー）をプロモーターに空間的に近接させ，発現を調節する。（Philipp Maassの厚意による）

BOX 3.3

ゲノムや医学における
エピジェネティクスの概観

- いろいろな染色体や染色体領域は，核内で特徴的な領域を占めている。物理的な接近の起こりやすさが，特異的な染色体異常の発生率に影響する（第5，6章参照）。
- ゲノムはメガ塩基対サイズのドメインに組織化されていて，ドメイン内では塩基対の組成（GCが豊富であるか，ATが豊富であるか），遺伝子密度，S期での複製のタイミング，特定のヒストン修飾の有無などの特徴を局所的に共有している（第5章参照）。
- 共発現遺伝子のモジュールは，ヒトの脳や造血細胞系列などの別個の解剖学的段階あるいは発生学的段階に対応している。こうした共発現ネットワークの存在は，調節ネットワークとエピジェネティックシグナルの共有，ゲノムドメイン内でのクラスター化，さまざまな疾患状況における遺伝子発現の変化パターンの重複によって明らかになる。
- 一卵性双生児は事実上同一のゲノムをもつが，一般的な疾患への感受性など，ある種の形質については大きく異なる（不一致）。このような双生児では生涯のあいだにDNAメチル化に大きな違いが生じているので，遺伝子発現のエピジェネティックな調節が多様性を生じさせる原因なのではないかと示唆される。

常染色体上の座位や女性のX染色体上の座位において遺伝子発現の**アレル不均衡**が生じる仕組みをみていく。

細胞内のすべてのRNA産物（トランスクリプトーム）の配列を決定することにより，それらの細胞で転写活性化しているすべての遺伝子（タンパク質コード遺伝子とタンパク質をコードしていない遺伝子の両方）の相対的な転写レベルを決定することができる。例として，タンパク質コード遺伝子の集まりを考えてみよう。平均的な細胞には合計約300,000コピーのmRNAがあり，各種のmRNAの量には何桁もの違いがある。活性化している遺伝子のなかでも，その大半の発現レベルは低い（当該遺伝子のmRNAが細胞1個あたり<10コピーと推定される）のだが，これより高いレベルのものも存在する（そのmRNAが細胞1個あたり数百〜数千コピーもある）。高度に特異的な細胞タイプでのみ特定の遺伝子が非常に高いレベルで発現し（数万コピー），そのmRNAは細胞内の全mRNAのかなりの部分を占めるようになる。

ここで，2つのアレルのそれぞれから転写されるRNA産物（mRNAあるいはncRNA）を区別できるような配列バリアントをもっている発現遺伝子について考えよう。一方のアレルの配列にはTがあり，これから転写されたRNAにはAがある。もう一方のアレルの配列にはCがあり，これから転写されたRNAにはGがある（図3.12）。個々のRNA分子の塩基配列を決定して，その位置にAまたはGがある配列の数を比較すると，このサンプルの2つのアレルに由来する転写産物の比率を推定することができる。ほとんどの遺伝子では両アレルの発現レベルはほとんど同じであるが，最近のこうした研究により，ゲノム中の常染色体遺伝子の5〜20％でアレル間の発現量が不均衡であることが明らかになった（表3.2）。これらの遺伝子のほとんどについては発現量の差は2倍未満だが，一部の遺伝子では10倍もの違いが観察されている。このアレル不均衡はゲノム配列と遺伝子調節との相互作用を反映しているのかもしれない。例えば，配列の変化は，さまざまな転写因子やその他の調節因子の2つのアレルへの相対的な結合や，2つのアレルで観察されるDNAメチル化の程度を変化させるからである（表3.2参照）。

単一アレルの遺伝子発現

しかし，一部の遺伝子ではアレル不均衡がさらに徹底していて，一方のアレルの遺伝子のみが発現する（図3.12参照）。ゲノム上の特定の遺伝子群でのこの種のアレル不均衡としては，コピー数バリアントを含めた体細胞遺伝子再構成，ランダムな単一アレルの発現，親由来のインプリンティング，女性のX染色体上の遺伝子群についてのX不活化といったメカニズムが知られている。これらの特徴を表3.2にまとめる。

体細胞遺伝子再構成

B細胞で発現する免疫グロブリンや，T細胞で発現するT細胞受容体をコードする遺伝子群では，免疫反応の一部として高度に特殊化した形の単一アレルの遺伝子発現が観察される。抗体は，生殖細胞では比較的少数の遺伝子によってコードされているが，B細胞分化の際に**体細胞再構成**（somatic rearrangement）が起こる。この特殊な過程では，リンパ球前駆細胞でDNA配列の切り貼りが起きて体細胞の遺伝子が再構成され（その他の細胞系列では

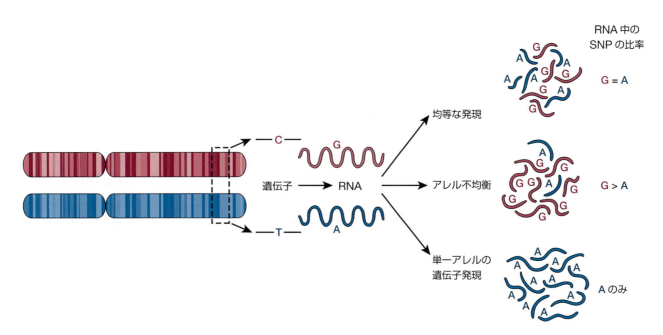

図 3.12 転写産物の配列からアレルを区別できるような DNA バリアント（ここでは C または T）におけるアレル発現パターン　本文で述べたように，2 つのアレルから転写される RNA 産物（ここでは G または A を含む）の比率から，遺伝子の均等な発現（上），アレル不均衡（中），単一アレルのみの発現（下）を区別できる。アレル不均衡のさまざまなメカニズムについては表 3.2 を参照すること。SNP：一塩基多型。

表 3.2 遺伝子発現におけるアレル不均衡

種類	特徴	関与する遺伝子	メカニズム	由来
発現不均衡	DNA バリアントとそれに関連したエピジェネティックな変化により 2 つのアレルから転写される RNA の量に不均衡が生じる；通常の発現量の差は 2 倍以内	常染色体遺伝子の 5〜20％	配列バリアントにより 2 つのアレルからの発現量が異なる	初期発生
単一アレルの発現				
●体細胞遺伝子再構成	DNA の構造変化により片方のアレルのみから機能遺伝子が生じる	免疫グロブリン遺伝子，T 細胞受容体遺伝子	1 つのアレルのランダムな選択	B 細胞および T 細胞系列
●ランダムなアレルの抑制あるいは活性化	特定の座位でのエピジェネティックなパッケージングの差により，その座位では片方のアレルのみから発現する	感覚ニューロンの嗅覚受容体遺伝子；その他の化学感覚または免疫系遺伝子；他の細胞種では全遺伝子の 10％まで	1 つのアレルのランダムな選択	特定の細胞タイプ
●ゲノムインプリンティング	インプリンティングされた領域のアレルにおけるエピジェネティックな発現抑制	発生段階で機能する 100 未満の遺伝子	親由来のエピジェネティックな目印をインプリンティングされた領域	親の生殖細胞
●X 染色体不活化	女性の片方の X 染色体アレルに起こるエピジェネティックな抑制	女性の大半の X 連鎖遺伝子	片方の X 染色体のランダムな選択	初期発生

起こらない），膨大な種類の抗体が作られる。高度に協調した DNA 再構成は数百キロベースにわたって起こるが，個々の B 細胞でランダムに選ばれた片方のアレルでのみ起こる（表 3.2 参照）。そのため，免疫グロブリンの重鎖あるいは軽鎖の成熟 mRNA は，もっぱら単一アレルから発現する。

体細胞の遺伝子再構成とランダムな単一アレルの遺伝子発現のメカニズムは，T 細胞系列の T 細胞受容体遺伝子でも観察される。しかし，このような現象は，これらの遺伝子ファミリーや細胞系列に固有のものである。他のゲノ

ム部分は，そのゲノム領域がリピートを含んでいたとしても発生や分化の過程を通して再構成されることはなく，驚くほど安定している。

ランダムな単一アレルの発現

体細胞遺伝子再構成のような特殊な場合とは対照的に，典型的な単一アレル発現は2つのアレルのエピジェネティックな調節の差によって生じる。ランダムな単一アレルの発現の例としてよく調べられているのは，先に述べたOR遺伝子ファミリーである（図3.2参照）。OR遺伝子ファミリーの場合，個々の嗅覚ニューロンでは1つのOR遺伝子の片方のアレルのみが発現し，その細胞ではOR遺伝子ファミリーの数百あるもう一方のコピーは抑制されている。化学感覚や免疫系の機能にかかわる他の遺伝子でもランダムな単一アレルの発現がみられるため，このメカニズムは外界と相互作用する細胞の反応を多様化するために広く用いられている可能性がある。ただし，このメカニズムが免疫系や感覚系に限定されているわけではないようにみえる。なぜなら，すべてのヒト遺伝子のうちかなりの部分（さまざまな細胞タイプの5〜10%）にランダムな遺伝子発現抑制が起きているが，これらの遺伝子はすべての常染色体上に広く分布し，幅広い機能をもち，単一アレルの発現が観察される細胞タイプや組織はさまざまであるからだ。

親由来のインプリンティング

前述の例では，どちらのアレルが発現するかは，それがどちらの親に由来しているかとは無関係であった。つまり父母のどちらに由来するコピーであっても，さまざまな細胞やそのクローンの子孫で発現することができた。この点が，ランダムな単一アレルの発現と，発現するアレルの選択がランダムでなくどちらの親に由来するかのみによって決まる**ゲノムインプリンティング**（genomic imprinting,遺伝子刷り込みともいう）との違いである。インプリンティングは，ゲノム上の特定の位置で一方の親の生殖細胞系列でのみエピジェネティックなマークがつけられるという正常な過程である（図3.8参照）。インプリントを受けた領域内の1つまたは複数の遺伝子は，片方のアレルのみから発現する。

インプリンティングは受精前の配偶子形成期に起こり，特定の遺伝子が母あるいは父に由来しているという印がつけられる（**図3.13**）。受胎後，親由来のインプリントは胚の体細胞組織の一部またはすべてで維持され，インプリントを受けた領域内のアレルの遺伝子発現を抑制する。インプリントを受けた遺伝子のなかには，胚の全体で単一アレルから発現している遺伝子もあれば，組織（特に胎盤）特異的なインプリントを示し，それ以外の組織では両アレルが発現する遺伝子もある。インプリントの状態は出生後も数百回の細胞分裂を経て成人まで持続し，母由来あるいは父由来の遺伝子のみが発現する。しかし，インプリンティングは可逆的でなければならない。父由来のアレルを女性（娘）が受け継ぐときには，女性の生殖細胞系列でそのインプリントを消去し，新たな母由来のインプリントを施して次世代に伝える必要がある。同じように，母由来のインプリントを受けたアレルを男性（息子）が受け継ぐときには，男性の生殖細胞系列でそのインプリントを消去し，新たな父由来のインプリントを受けたアレルとして次世代に伝えなければならない（図3.13参照）。この変換過程の制御は，ゲノムのインプリントを受けた領域内にあるインプリンティング制御領域（imprinting control region）あるいは**インプリンティングセンター**（imprinting center）とよばれる特定のDNA配列が行っているようである。詳細な作用機序は不明だが，多くの場合ncRNAが関与しているようである。ncRNAはクロマチンにエピジェネティックな変化を引き起こし，この変化が染色体上のインプリントを受けた領域に広がっていく。なお，インプリントを受けた領域は1つの遺伝子より広い範囲に及ぶことがあるが，このタイプの単一アレルの発現が起こるゲノム領域は限られており，一般的には数百キロ〜数メガ塩基対である。ゲノムインプリンティングはこの点で，前述の一般的なタイプのランダムな単一アレル発現（座位特異的制御を受ける個々の遺伝子が関与している）とも，次の項で述べるX不活化（染色体全体の遺伝子が関与している）とも違っている。

これまでに，さまざまな常染色体に約100のインプリントを受けた遺伝子が同定されている。これらの遺伝子が各種の染色体異常に関与していることについては第6章で詳しく述べる。Prader-Willi症候群（Prader-Willi syndrome；症例38）や，Beckwith-Wiedemann症候群（Beckwith-Wiedemann syndrome；症例6）のように，単一のインプリントを受けた遺伝子の異常が原因となる疾患において，ゲノムインプリンティングが家系内の遺伝形式に及ぼす影響については第7章で紹介する。

3.8 遺伝子発現におけるアレル不均衡　49

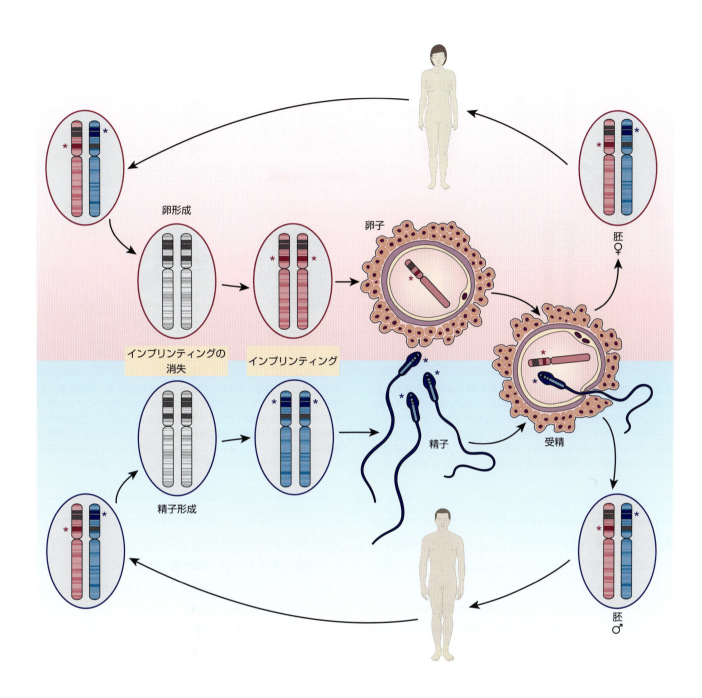

図3.13 ゲノムインプリンティングと，男性あるいは女性の配偶子形成時の母由来または父由来のインプリントの変換　相同な常染色体上に想定したインプリントを受けた領域内で，父由来のインプリントを受けた遺伝子を青，母由来のインプリントを受けた遺伝子を赤で示す。受精後，男子の胚も女子の胚も，父由来のインプリントを受けた染色体と母由来のインプリントを受けた染色体を1本ずつもっている。卵形成（上）と精子形成（下）の間，エピジェネティックな目印の除去によりインプリントが消失し，インプリントを受けた領域内で，親の性別によって決まる新たなインプリントが施される。こうして配偶子は，親の性別に応じたインプリントを受けた単一アレルをもつことになり，男性や女性の体細胞は父由来と母由来のインプリントを受けた染色体を1本ずつもつことになる。

X染色体不活化

第2章で紹介し，第6章で詳細に説明するように，性別は染色体の組み合わせによって決定されるため，典型的な男性と女性とではX染色体の遺伝子に関して**遺伝子量**（gene dosage）に違いがある。ここではランダムな単一アレルの発現が最も広範に起こる例である**X染色体不活化**（X chromosome inactivation）のメカニズムを染色体と

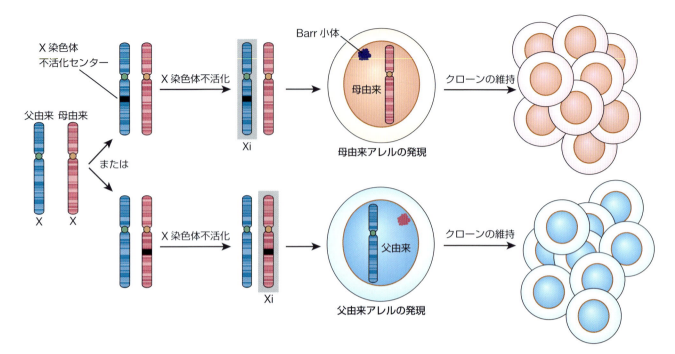

図3.14　女性の発生初期におけるランダムなX染色体不活化　受精後の早い段階では，女性胚が父と母から受け継いだ2つのX染色体は両方とも活性化している。胚発生の最初の1週間以内にどちらか一方のX染色体がランダムに選択され，X染色体不活化センター（黒）が関与する一連の過程を経て不活化されることになる。選択されたX染色体は，その細胞でも子孫細胞でも不活化X染色体（Xi，灰色で囲む）となり，間期核でBarr小体を形成する。その結果，女性胚はエピジェネティックに決定された2つの細胞タイプ，すなわち母由来のX染色体のアレルが発現する細胞（桃色）と父由来のX染色体のアレルが発現する細胞（青色）のモザイクとなる。2種類の細胞の比はランダムに決まり，正常女性の間でも，X連鎖性疾患のアレルをもつ女性の間でもさまざまである（第6，7章参照）。

分子のレベルでみていくほか，女性がもつ2本のX染色体の片方で大半の遺伝子がエピジェネティックな抑制を受ける**遺伝子量補正**（dosage compensation）について検討する。

正常の女性細胞では，不活化されるX染色体はランダムに選択され，その後は各クローン細胞系列で維持される。そのため，女性はX連鎖遺伝子の発現についてはモザイクであり，父由来のX染色体のアレルのみが発現する細胞もあれば，母由来のX染色体のアレルが発現する細胞もある（図3.14）。ほとんどのX連鎖遺伝子は，こうした遺伝子発現のモザイク現象により，インプリントを受けた遺伝子とは区別される。前述のとおり，インプリントを受けた遺伝子の発現は，どちらの親に由来するかのみによって厳格に決定されるからである。

不活化されたX染色体は最初，間期核のヘテロクロマチンの塊〔**Barr小体**（Barr body）とよばれる〕の存在により細胞学的に同定された。活性化したX染色体と不活化したX染色体は，DNAメチル化，ヒストン修飾，macroH2A（不活化されたX染色体のクロマチンに特に多く存在するヒストンバリアント）といった多くのエピジェネティックな特徴によって区別される。これらの特徴はX不活化のメカニズムの理解に役立つだけでなく，第6章でみていくように，診断においても臨床検体の不活化X染色体の同定に利用できる。

X不活化は染色体の現象としては明確であるが，遺伝子レベルでみると，女性の細胞のX染色体上にある遺伝子のすべてが単一アレルから発現するわけではない。ほぼすべてのX連鎖遺伝子の発現を詳細に解析したところ，少なくとも15%の遺伝子が両方のアレルから発現し，活性X染色体からだけでなく不活化X染色体からもある程度は発現している。これらの一部の遺伝子では，女性の細胞でのmRNA産生レベルが男性の細胞でのmRNA産生レベルに比べて格段に高く，性差による形質の違いを説明する興味深い候補である。

偽常染色体領域にある特殊な遺伝子群はX染色体とY染色体で基本的に同じであり，精子形成時に組換えを起こす（第2章参照）。これらの遺伝子は女性（2本のX染色体に1コピーずつ）でも，男性（1本のX染色体と1本の

Y染色体に1コピーずつ）でも，2コピーずつあるためX不活化を受けず，予想されるとおり，常染色体上にあるほとんどの遺伝子と同じように両アレルから均等に発現する。

X染色体不活化センターと*XIST*遺伝子　X不活化は女性の胚発生のごく初期で起こり，任意の細胞がもつ2本のX染色体のうちどちらが不活化されるかは，**X染色体不活化センター**（X inactivation center）とよばれる複合座位の制御下にランダムに決定される。この領域には*XIST*とよばれる特異なncRNA遺伝子があり，この遺伝子がX不活化の調節の鍵となるマスター調節座位であると考えられている。*XIST*とは不活化X特異的転写産物〔**i**nactive X（**Xi**）-**s**pecific **t**ranscript〕の頭字語で，不活性化X染色体のアレルのみから発現するという特徴をもち，男性の細胞でも女性の細胞でも活性化X染色体では転写は抑制されている。*XIST*の正確な作用機序はまだ解明されていないが，これがないとX不活化は起こらない。*XIST*の産物である長鎖ncRNAは核内にとどまり，不活化X染色体と密接に関連している。

　X染色体不活化のさらなる特徴とその結果については，第6章で染色体の構造異常や数的異常のある人に関して説明するほか，第7章でもX連鎖性疾患の有害なバリアントアレルを有する女性の例についてみていく。

3.9　遺伝子発現の多様性と臨床への応用

　ヒトゲノム上にある遺伝子の発現の調節には，適切な遺伝子量（染色体の複製と分離のメカニズムを通じて制御される），遺伝子構造，クロマチンのパッケージングとエピジェネティックな調節，転写，RNAスプライシング，そしてタンパク質をコードする座位についてはmRNAの安定性，翻訳，タンパク質のプロセシング，タンパク質の分解など，さまざまなレベルの制御の複雑な相互関係がかかわっている。ある遺伝子では，親から受け継いだ特定の遺伝子の構造の差異や，食事や環境などの非遺伝要因が引き起こす変化による機能産物レベルの変動は，あまり大きな影響を及ぼさない。またある遺伝子では，その産物が特定

の生物学的経路で重要な役割を果たしていることを反映して，発現レベルの比較的小さな変化が重篤な臨床的帰結につながる。親から受け継いだ染色体や遺伝子の構造や機能の多様性と，こうした多様性が特定の形質の発現に及ぼす影響は，医学や分子遺伝学の核心であり，以後の章で詳しく述べていく。

（翻訳：渡邉 淳）

一般文献

Brown TA: *Genomes*, ed 3. New York, 2007, Garland Science.
Lodish H, Berk A, Kaiser CA, et al: *Molecular cell biology*, ed 7. New York, 2012, WH Freeman.
Strachan T, Read A: *Human molecular genetics*, ed 4. New York, 2010, Garland Science.

専門領域の文献

Bartolomei MS, Ferguson-Smith AC: Mammalian genomic imprinting. *Cold Spring Harbor Perspect Biol*, 3:a002592, 2011.
Beck CR, Garcia-Perez JL, Badge RM, et al: LINE-1 elements in structural variation and disease. *Annu Rev Genomics Hum Genet*, 12:187-215, 2011.
Berg P: Dissections and reconstructions of genes and chromosomes (Nobel Prize lecture). *Science*, 213:296-303, 1981.
Chess A: Mechanisms and consequences of widespread random monoallelic expression. *Nat Rev Genet*, 13:421-428, 2012.
Dekker J: Gene regulation in the third dimension. *Science*, 319:1793-1794, 2008.
Djebali S, Davis CA, Merkel A, et al: Landscape of transcription in human cells. *Nature*, 489:101-108, 2012.
ENCODE Project Consortium: An integrated encyclopedia of DNA elements in the human genome. *Nature*, 489:57-74, 2012.
Gerstein MB, Bruce C, Rozowsky JS, et al: What is a gene, post-ENCODE? *Genome Res*, 17:669-681, 2007.
Guil S, Esteller M: Cis-acting noncoding RNAs: friends and foes. *Nat Struct Mol Biol*, 19:1068-1074, 2012.
Heyn H, Esteller M: DNA methylation profiling in the clinic: applications and challenges. *Nature Rev Genet*, 13:679-692, 2012.
Hübner MR, Spector DL: Chromatin dynamics. *Annu Rev Biophys*, 39:471-489, 2010.
Li M, Wang IX, Li Y, et al: Widespread RNA and DNA sequence differences in the human transcriptome. *Science*, 333:53-58, 2011.
Nagano T, Fraser P: No-nonsense functions for long noncoding RNAs. *Cell*, 145:178-181, 2011.
Willard HF: The human genome: a window on human genetics, biology and medicine. In Ginsburg GS, Willard HF, editors: *Genomic and personalized medicine*, ed 2. New York, 2013, Elsevier.
Zhou VW, Goren A, Bernstein BE: Charting histone modifications and the functional organization of mammalian genomes. *Nat Rev Genet*, 12:7-18, 2012.

第3章 ● ヒトゲノム：遺伝子の構造と機能

問題

1 以下はあるタンパク質の一部となるアミノ酸配列であり，野生型配列と4種類のバリアントの配列を示す。表3.1を参考にして，正常遺伝子における該当部位の二本鎖の配列を決定せよ。RNAポリメラーゼはそのうちのどちらの鎖を読み取るかも示せ。結果として生じるmRNAはどのような配列になるか？　各タンパク質はどの種類のバリアントによって生じた可能性が高いか？

正常　　　　　　-Lys-Arg-His-His-Tyr-Leu-
バリアント1　　-Lys-Arg-His-His-Cys-Leu-
バリアント2　　-Lys-Arg-Ile-Ile-Ile-
バリアント3　　-Lys-Glu-Thr-Ser-Leu-Ser-
バリアント4　　-Asn-Tyr-Leu-

2 以下の用語は互いに階層的な関係がある。どのような関係になるか？
染色体，塩基対，ヌクレオソーム，キロベース，イントロン，遺伝子，エクソン，クロマチン，コドン，ヌクレオチド，プロモーター

3 以下のものにバリアントがあった場合，それが正常遺伝子の機能をどのように変化させたり抑制したりすることによりヒト疾患が引き起こされうるかを述べよ。
プロモーター，開始コドン，イントロン-エクソン境界のスプライス部位，コード配列の1塩基対欠失，終止コドン

4 ヒトゲノムを構成する配列の多くは転写されず，遺伝子産物を直接はコードしていない。以下のゲノム配列がヒト疾患に関与する方法を考えよ。
イントロン，*Alu*あるいはLINE反復配列，座位制御領域，偽遺伝子

5 RNAスプライシングと体細胞遺伝子再構成について，そのメカニズムと結果の面から比較せよ。

6 ゲノムインプリンティングとX不活化について，そのメカニズムと結果の面から比較せよ。

ヒトの遺伝的多様性：ゲノムの多様性

Stephen W. Scherer • Ada Hamosh

DNA の多様性の研究は，遺伝医学と，より広い学問領域であるヒトの遺伝学の概念的な土台である。進化の過程では，絶え間なく新たな多様性が生じて高度な遺伝的多様性と個別性がもたらされており，このことがヒトの遺伝学と遺伝医学の全領域に影響を及ぼしている。遺伝的多様性は，**ゲノム**（genome）の構造における差異，ゲノムの**ヌクレオチド**（nucleotide）配列における塩基の変化，DNA 領域あるいは染色体全体のコピー数の違い，染色体の均衡型もしくは不均衡型の変化，さまざまな組織に見つかるタンパク質の構造あるいは量的な変化として現れ，これらのいくつかは臨床的な疾患の原因となる可能性もある。

この章では，私たちが探究する遺伝学的に決定される個体間の差異とはどんなものなのか，その一部について述べる。すべての種類の遺伝的多様性を考慮すると，血縁のない任意の 2 人の間では，核 DNA の配列の約 99％が同一である。このように個体間の DNA 配列の違いはほんのわずかではあるものの，これが個体の日常の姿と臨床医学の両方において認められるような，遺伝的に決定される違いの原因となっているのである。多くの DNA 配列の差異は，外見上ほとんど，あるいはまったく影響を及ぼさないのに対して，疾患の直接的な原因になりうる差異もある。これら両極端の間に，遺伝学的に決定される解剖学的・生理学的違い，食物不耐性，易感染性，がんへの罹りやすさ，薬物の有効性や副作用の出方，さらにおそらくさまざまな個人的な特徴，運動能力，および芸術的才能などに関連したバリエーションが存在する。

ヒトの遺伝学と遺伝医学の重要なコンセプトの 1 つは，「明らかな遺伝的要素をもつ疾患は，最も明白で時に最も極端な遺伝的差異の現れである」ということである。すなわち，時に多様な臨床的な**表現型**（phenotype）を示す疾患の原因となる稀な病的バリアントから，疾患への罹りやすさを高めるありふれたバリアント，そして疾患との

関連が定かではない集団中で最もありふれたバリアントまでが連続して存在しているということである。

4.1　遺伝的多様性の性質

第 2 章で述べたように，**染色体**（chromosome）上の特定の場所または位置を占める DNA の領域を**座位**（locus，複数形は loci）と呼ぶ。座位は大きく，ことによると多くの**遺伝子**（gene）を含むような DNA 領域の場合もあり，例としては外来物質への免疫反応を担う**主要組織適合複合体**（major histocompatibility complex）の座位があげられる。あるいは第 3 章で紹介した β グロビン座位のように，1 個の遺伝子のものもある。また，**一塩基バリアント**（single nucleotide variant：SNV）の場合のように，ゲノムのほんの 1 塩基を指すこともある（図 2.6 参照，本章で後述）。ある座位にいくつかの DNA 配列の型があるとき，それぞれを**アレル**（allele）と呼ぶ。多くの遺伝子では通常，集団中で半数以上の個体に存在するような 1 つの支配的なアレルのことを，遺伝学者は**野生型**（wildtype）またはありふれた（コモン）アレルと呼んでいる（非専門家の間では，"正常"アレルと呼ばれることもある。しかしながら，ゲノムの多様性自体はほぼ大半が"正常"であることから，正常な個人の間でも異なるアレルをもつことはごく普通にみられる。そのため，最もよくみられる多数派のアレルのことを"正常"と呼ぶことは避けるべきである）。その他の遺伝子の型として，**バリアント**（variant）アレルがある。これは，塩基配列や DNA の並びが**変異**（mutation）している（変化している）ため，野生型アレルとは異なるものである。「変異」と「**変異体**（mutant）」は DNA に対して使われる用語であり，個人に対するものではないことには注意が必要である。これらの用

語は配列の変化を示すもので，その変化の機能または**適応度**（fitness）のいかなる変化をも意味するものではない。

いろいろなバリアントの頻度は集団ごとに大きく異なっており，このことについては第10章で述べる。ある集団において，特定の座位に2つ以上の比較的一般的に認められるアレル（慣例で1%を超える頻度のアレルと定義される）を有していれば，その座位は該当集団において**多型**（polymorphism：文字通り"多くの型"）がみられると称される。すなわち，この座位は多型である。しかしながら，多くのバリアントアレルは稀であり，そのようなアレルのなかで1家系だけに見つかるようなきわめて稀なものは"プライベート"アレルとして知られる。遺伝学における一般的な専門用語では，座位ではなくバリアントに対して多型という言葉を使うようになったが，専門家ガイダンスに従い，違いを明確にするために，（多型ではなく）ありふれたバリアント，また，（変異ではなく）**稀な（レア）バリアント**を使用することを提案する。例外はマイクロアレイにおける一塩基多型（single nucleotide polymorphism：SNP）の使用で，ここでは SNP が言葉として強く定着している。

バリエーションの概念

この章では，1個のヌクレオチドの塩基変化から1本の染色体全長の変化にまで及ぶ，ゲノムのバリエーションの性質から検討を始めてみたい。変化を認識するためには基準となるゴールドスタンダードが存在し，それと比較してバリアントには違いがあることを示す必要がある。第2章で示したように，人類にとって決定的な基準とみなすことができる1個人のゲノム配列は存在せず，ある集団中のゲノムのあらゆる位置において，最も共通した配列や並びとして仮に決められたものを**参照配列**（reference sequence）と呼ぶ（図2.6参照）。世界中の人からより多くのゲノムを採集することで（そしてこれにより，現時点で私たちの種を構成する79億人のゲノムからより多くのバリエーションが見つけ出される），この参照ゲノム配列は絶え間なく評価と変更を受けることになる。実際には，いくつかの国際共同研究がヒトゲノムの参照配列をもとにして，異なる集団における DNA バリアントの頻度や性質のデータを共有してアップデートしている。そして公的にアクセスが可能なデータベースを通じてそのデータが入手

できるようになることで，科学者，医師，その他のヘルスケアの専門家にとって必須のリソースとして役立てられることになる（**表4.1**）。ゲノムの多様性についてさらに理解が進み，特にロングリードシークエンシングによって参照配列の穴を埋めることができると，ヒトゲノム参照委員会によって最新のゲノムデータ（updated genome build）が発表される。最新の参照配列は GRCh38 である。エラーが修正され新しい塩基配列が追加されるため，ゲノムバリアントの評価に使用されたゲノムデータ（build）は常に明示することが重要である。

バリアントは，あるときは改変された DNA 配列のサイズによって，そして他の場合には遺伝子発現における変化の機能的な影響によって分類される。サイズによる分類はいくぶん恣意的ではあるけれども，変化のスペクトラムを3つのレベルに分類すると概念上の識別が容易になる：

- 染色体そのものを傷つけることはないが，細胞中で染色体の数が変化する染色体数の変化〔**異数性**（aneuploidy）〕。
- 染色体の一部分だけの変化や染色体の部分的な領域の不均衡な**構造の変化**，または1つ以上の染色体部分を含む構造の**再構成**（rearrangement）〔染色体の領域の変化または**コピー数バリエーション**（copy number variation：CNV，コピー数バリアントともいう）〕。
- DNA の**置換**（substitution），**欠失**（deletion），**挿入**（insertion）を伴う DNA 配列の変化。これは SNV から，小さな反復配列（3塩基リピートなど），任意のサイズ（そのサイズの設定値は変化している）の CNV となるおよそ1kb を上限とする挿入-欠失バリアント（**indel**）に至るまでさまざまである。この3番目のタイプの変化の性質と影響が，本章の最も重要な焦点である。一方で染色体全体および部分的な変化の両方については，第5，6章で詳しく述べることとする。

DNA 変異の機能的影響は，それが1塩基対の変化であっても完全に無害なものから深刻な疾患の原因になるものにまで及び，すべては位置，性質，そして結果として生じるバリアントのサイズに依存する。例えば，遺伝子のコード領域を含むエクソン内の変化であっても，ポリペプチド産物の重要なアミノ酸配列の改変をもたらさない変化であれば，遺伝子の発現には何ら影響はないだろう。もし，変化がコードされたアミノ酸配列の変化をもたらすものであっても，タンパク質の機能特性を改変しないかもしれない。それゆえに，すべてのバリアントが臨床像的な表

4.1 遺伝的多様性の性質 55

表 4.1　ヒトの遺伝的多様性に関する情報の入手に有用なデータベース

説明	URL
Human Genome Project 2003 年に完了し，ヒトゲノムのマッピングと配列決定を行うための国際共同研究であった。ゲノムのドラフト配列は 2001 年に公開され，2004 年には "ほぼ完全な" 参照ゲノムアセンブリとして発表された	https://www.genome.gov/human-genome-project http://genome.ucsc.edu/cgi-bin/hgGateway http://www.ensembl.org/Homo_sapiens/Info/Index
Single Nucleotide Polymorphism Database (dbSNP) と Structural Variation Database (dbVar) 一塩基バリアントとマイクロサテライト，indel，CNV を含む小規模および大規模なバリエーションのデータベースである	ncbi.nlm.nih.gov/snp/ ncbi.nlm.nih.gov/dbvar/
1000 Genomes Project 健康であると自己申告した人々から広く同意を得たサンプルを使用し，一般的なヒトの遺伝的バリエーションの一覧を作成した。すべてのデータが公開され，入手可能である。International Genome Sample Resource (IGSR) が，ヒトの遺伝的バリエーションに関するリソースを管理し共有している	www.internationalgenome.org
Genome Aggregation Database (gnomAD) GRCh37 のバージョン 2.1 で揃えられた 125,748 のエクソームデータおよび 15,708 のゲノムデータ（141,456 人の非血縁者）と，GRCh38 のバージョン 3.0 で揃えられた非血縁者の 76,156 のゲノムデータのバリアントを掲載している	gnomad.broadinstitute.org
ClinVar 無償で使用可能な公開アーカイブであり，裏付けとなる根拠とともにヒトのバリアントと表現型の関連について報告している	www.ncbi.nlm.nih.gov/clinvar
Human Gene Mutation Database ヒト遺伝性疾患に関連するまたは原因となる生殖細胞系列の報告されたバリアントを包括的に収集したデータベースである（現在，8,519 遺伝子の 210,000 個を超える変異が登録されている）	www.hgmd.cf.ac.uk/ac/index.php
Database of Genomic Variant ヒトゲノムの構造バリエーションの精選された一覧である。2023 年の時点で，このデータベースには 8,000,000 を超えるバリアントが収載されている	dgv.tcag.ca

CNV：コピー数バリアント，SNV：一塩基バリアント。
Willard HF: The human genome: a window on human genetics, biology and medicine. In Ginsburg GS, Willard HF, editors: *Genomic and personalized medicine*, ed 3, New York, 2016, Elsevier より情報を更新して引用。

現型に影響を及ぼすというわけではなく，それらは DNA 配列のバリアントとして反映される。

ありふれたバリアントの概念

あらゆるゲノム領域の DNA 配列は，世界中の多くの異なる個体の染色体上で著しく類似している。実際には，無作為に選んだヒト DNA のどの領域であっても，約 1,000 塩基対の長さであれば，その個体が両親から引き継いだ**相同**（homologous）領域間で平均してわずか 1 塩基対が異なるのみである（両親が血縁者ではないと仮定した場合）。しかしながら，すべてのヒト集団中では，数億カ所の 1 塩基の違いや百万カ所を超えるより複雑なバリアントが発見され，一覧になっている。サンプル数が限定されているので，これらの数値は実在するヒトの遺伝的多様性の実際の数を少なく見積もっている可能性が高い。多くの集団での解析がまだ十分に実施されていない。よく実施された集団においてさえも，解析個体数がまだ少なすぎて，

アレル頻度が 1～2% 未満のほとんどのマイナーアレルバリアントを明らかにすることはできない。このように，バリアントを発見するプロジェクトにおいては，より多くの人々を解析対象に含めることで，追加の（そしてより稀な）バリアントが確実に明らかにされ続けることだろう。

あるバリアントが正式に**ありふれた（コモン）バリアント**（common variant）と考えられるかどうかは，集団におけるアレルの頻度がその集団の 1% を超過するかといった，ある閾値を超えるかどうかだけに依存している。どんな種類の変異であるのか，どのくらいの大きさのゲノム領域が包含されているのか，あるいは実証可能な個体への影響をもつのかどうかには依存しない。たいていのありふれたバリアントは遺伝子間またはイントロン内に位置し，一般的にはどの遺伝子の機能にも影響することはない。しかし，一部は遺伝子自体のコード領域に位置することがあり，ヒト集団中で際だった差異につながる可能性をもつ異なるタンパク質のバリアントが生じるかもしれない。あるいは調節領域内に位置し，転写または RNA の安定化に

BOX 4.1

ヒト遺伝学と遺伝医学における遺伝継承されるバリエーション

アレルのバリアントは，家系や集団において親から子へ伝わる形質に関連するゲノム領域を追跡するためのマーカーとして利用することができる。そのようなバリアントは以下のように利用することが可能である：

- **連鎖解析**（linkage analysis）またはアレルの**関連解析**（association analysis/study）により，染色体の特定領域に遺伝子をマッピングする有力な研究ツールとして（第 11 章参照）。
- 遺伝性疾患の出生前診断や，病的アレルの保因者を同定するため（第 18 章参照）。
- 輸血や臓器移植のための血液のバンキングや組織のタイピングへの応用として。
- 父性を同定する検査，犯罪の犠牲者の遺留物の同定，または犯罪捜査から得られた DNA と加害者の DNA の一致性を同定するような，法医学領域における応用として。
- 例えば，一般的な成人の疾患（冠動脈性心疾患，がん，糖尿病など。第 9 章参照）への罹患リスクを増加あるいは減弱させるバリアント，または特定の薬物投与の有効性または安全性に影響する（第 19 章参照）バリアントを個人が保有するかどうかによって，医療を個別化し，ゲノム情報を基本とした精密医療を提供するため（第 19 章参照）。

重大な影響を及ぼすことがあるかもしれない。

稀な単一遺伝子疾患を引き起こす有害なバリアントは，ありふれたバリアントとみなされる可能性は低いと予想されるかもしれない。確かに，最も明確な遺伝性の臨床症状の原因となるアレルが稀であることは事実だが，薬物を代謝する酵素をコードする遺伝子のアレル〔例えば，ヒト免疫不全ウイルス（HIV）感染者（ 症例 1 ）の一部に認めら

れるアバカビル（abacavir）への感受性〕や，アフリカ系集団とその他のアフリカ系や地中海系の祖先集団をもつ人における鎌状赤血球症の責任遺伝子アレル〔第 12 章（ 症例 42 ）参照〕，囊胞性線維症の原因となる *CFTR* 遺伝子の p.Phe508del バリアント〔第 13 章参照（ 症例 12 ）参照〕のように，健康への大きな効果をもついくつかのアレルは比較的よくみられるものである。それでもやはり，これらは例外的なものである。遺伝的なバリエーションの発見が進み，一覧化されるにつれて，ゲノムの大多数のバリアント（ありふれたものであっても稀なものであっても）は，健康への大きな影響をもたない DNA 配列の違いであることが明らかとなっている。

ありふれたバリアントは，ヒトの遺伝学と遺伝医学研究への鍵となる要素である。遺伝子の遺伝形式の違いや，受け継いだゲノム領域の違いを見分ける能力は，研究と臨床の両方において，広く多様な応用のための決定的な手段をもたらすことになる（**BOX 4.1** 参照）。

4.2　親から子へ伝えられる DNA のありふれたバリエーション

元々のヒトゲノム計画（Human Genome Project）とこれに続く世界中の何百万人もの個人ゲノムの研究は，膨大な DNA の配列情報をもたらした。これらの情報を手中にしたことで，ヒトゲノムに見つかったありふれたバリエーションのタイプや頻度を明らかにすること，および世界のヒト DNA 配列の多様性の一覧を作成することができるようになった。このようなバリアントは，その DNA 配列が異なるアレル間でどのように違うのかによって分類することが可能となる（**表 4.2**，**図 4.1**，**図 4.2**）。

表 4.2　ヒトゲノムによくみられるバリエーション

バリエーションのタイプ	サイズの範囲（おおよそ）	構成	アレルの数
一塩基バリアント	1 bp	ゲノムの特定座位におけるどちらかの塩基対の置換	通常は 2
挿入 / 欠失（indel）	1 bp〜1 kb	単純型：1〜1,000 bp の短い DNA 断片の存在または欠損	単純型：2
		マイクロサテライト：一般的に，2，3，または 4 bp の単位で縦列に 5〜25 回反復する	マイクロサテライト：典型例では 5 以上
コピー数バリアント	1 kb〜約 3 Mb 以上	典型的には 1 kb〜1.5 Mb の DNA 領域の存在または欠損であるが，2，3，4，またはそれ以上のコピー数の縦列重複も生じうる	2 以上
逆位	数 bp〜1 Mb 以上	ある DNA 領域が周辺の DNA に対して 2 つの向きのどちらかで存在する	2

bp：塩基対，kb：キロ塩基対，Mb：メガ塩基対。

4.2 親から子へ伝えられる DNA のありふれたバリエーション | 57

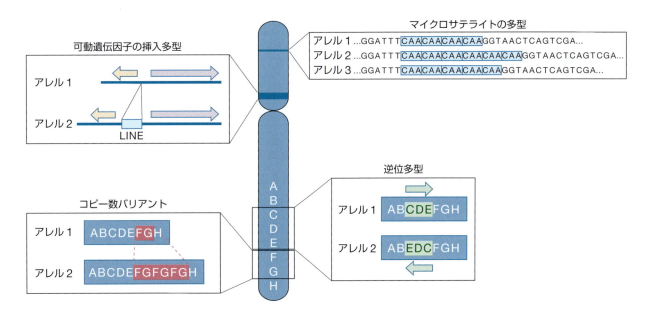

図 4.1　ゲノム DNA にみられる 3 つの多型の例　上段に対応するヒトゲノム参照配列を示す（図 2.6 も参照）。8 番目の塩基に一塩基バリアント（SNV）がみられ，2 つのアレルがあり，一方は（参照配列と一致する）T，そして他方が C である。この領域には 2 つの indel が存在する。indel A において，アレル 2 では参照配列（アレル 1）の 11 番目と 12 番目の塩基の間に G の挿入が生じている。indel B において，アレル 2 が参照配列の 5 番目と 6 番目の塩基の位置で 2 塩基を欠失している。

図 4.2　一塩基バリアントより大きなヒトゲノムのバリエーションの例　マイクロサテライト座位では，CAA の 3 塩基の反復が 4，5，6 コピーからなる 3 つのアレルが存在する。逆位バリアントは，緑色で示すゲノム領域が 2 つの方向性をもつ（矢印で示す）2 つのアレルを有する。そのような逆位では数百万塩基対を超える領域を含むことがある。コピー数バリアントは，数百 kb～1 Mb を超えるゲノム DNA の欠失または重複を含む。アレル 1 は 1 コピーの，アレル 2 は 3 コピーの F と G 遺伝子を含んだ染色体領域を有している。図示はしないが，他にも 0，2，4，またはより多くの F と G 遺伝子のコピーを有するアレルが存在する可能性がある。可動遺伝因子の挿入バリアントは，約 6 kb の LINE 反復レトロ配列の挿入の有無による 2 つのアレルを有する。この挿入により，2 つの遺伝子間の距離が変化し，この領域の遺伝子発現を変化させる可能性がある。

一塩基バリアント

　すべてのバリアントのなかで最も単純でありふれたものが**一塩基バリアント**（SNV）である。なかでも高い集団頻度（典型的には 1％ または 5％ 以上と定義される）で発生するものは **SNP** と呼ばれてきたが，より最近では，ありふれた SNV（common SNV）と呼ばれている。ありふれた SNV によって特徴付けされる多型座位は，特定の部位における 2 つの異なる塩基にもとづく，2 つのアレルのみが通常は認められる（図 4.1 参照）。ありふれた SNV は，平均すると 1,000 塩基対ごとに 1 回観察される。し

かしながら，これらはゲノム中に均一に分布しているのではなく，より多くがイントロンやタンパク質のコード部分からある程度離れたゲノムの非コード部分に検出される。ただし，そうはいっても，遺伝子内や他のゲノム中の既知の機能的部分に存在しているSNVもかなりの数に上る（ありふれたものと稀なものの両方を含めて）。これらのうちの約半数は，予測される翻訳タンパク質のアミノ酸配列が変わらない**同義**（synonymous）置換である。一方，アミノ酸配列を変化させるものは**非同義**（nonsynonymous）置換と呼ばれる。他のSNVとして，終止コドンを形成または変化させるもの（表3.1），あるいは既知のスプライス部位を改変するものがあり，そのようなSNVは重大な機能的影響をもたらす可能性がある。

大多数のありふれたSNVの健康への意義は未知であり，これを解明する研究が進行中である。これらがありふれたバリアントであるという事実は，これらが健康または長寿への有害効果や促進効果をもたない，ということを意味するわけではない。ありふれたSNVは深刻な病気を直接引き起こすというよりも，むしろ疾患易罹患をわずかに変化させるもののようである。

挿入-欠失バリアント

2つめの種類のバリアントは，1塩基対から1,000塩基対までの領域が挿入または欠失すること（indel）で引き起こされるバリアントである。100万を超えるindelがヒトゲノム内に記載されており，どんな一個人も集計すると数十万のindelが認められる。すべてのindelの約半数は，挿入または欠失された領域が存在するのかしないのかという2種類のアレルのみを有する，単純なindelと見なされる（図4.1参照）。

マイクロサテライトバリアント

しかしながら，その他のindelとして，特定の部位における縦に並んだDNA領域の数がばらつくことで，多彩なアレルを有するものがある。DNAのこの部分は異なる密度をもち，遠心分離の際に分離されるという初期の観察結果から，サテライトという用語が用いられるようになった。**マイクロサテライト**（microsatellite）は非常に変異しやすいことから，**縦列反復数可変配列**（variable number of tandem repeat：VNTR）と呼ばれることも多い。TG，CAA，またはAAATのように数個のヌクレオチドからなるDNAカセット構造をとり，縦列の反復数は1～数十回になる（図4.2参照）。反復数の違いによりアレルが決まり，時に**短鎖縦列反復配列**（short tandem repeat：STR）とも呼ばれる。1つのマイクロサテライト座位に，しばしば多くのアレル（反復の長さが異なる）が見られることから，個人識別や家族の関係性を推定するための標準的な検査手法に用いられ，迅速な検査が可能になった（図4.3）。何万個ものマイクロサテライト座位がヒトゲノム全体に存在することが知られている。

マイクロサテライトはゲノムマッピングにおいてとりわけ有用である。今日では，複数のマイクロサテライト座位のアレルを決定することが，個人識別テストのための

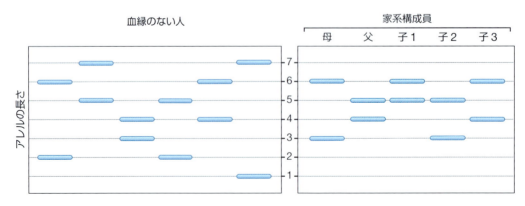

図4.3　ヒトDNAの仮想マイクロサテライトマーカーの模式図
ゲノムDNAに含まれるマイクロサテライトの反復コピー数の違いによって異なるサイズのアレル（1～7）があり，その相対的なサイズをゲル電気泳動で分離して決定した。最もサイズが短いアレル1がゲルの最も下方まで移動するのに対して，最も長いアレル（アレル7）は上端近くに留まる。**左**：このようにマイクロサテライトに多様なアレルが存在する場合，6人の血縁のない人では，それぞれが2つの異なるアレルを有する。**右**：家系内においては，各親からそれぞれ3人の子へのアレルの伝達が追跡可能である。

DNAフィンガープリント法（DNA fingerprinting）として使われる方法となった。例えば，米国の連邦捜査局（FBI）では現在，そのような 20 の STR を DNA フィンガープリントパネルとして利用している。ある 2 個人が（一卵性双生児を除いて）20 座位のすべてで厳密に同じアレルを有することはまずあり得ないことなので，このパネルを用いれば，試料が同一人物由来であるかどうかを効率的かつ確実に決定できる。この情報は，FBI の統合 DNA インデックスシステム（CODIS）で保管されている。

可動遺伝因子の挿入バリアント

ヒトゲノムのほとんど半分は，反復配列の散在するファミリーから成り立っている（第 2 章参照）。これら反復配列の各コピーの多くはゲノム上の位置が変わらないのだが，一部は可動であり，**レトロ転位**（retrotransposition）と呼ばれる過程を通してヒトの遺伝的多様性に寄与している。第 3 章で偽遺伝子が形成される機構として紹介したように，レトロ転位の過程には，RNA への転写，DNA 配列への逆転写，ゲノムの他の領域への挿入〔すなわち転位（transposition）〕という段階が含まれる。2 つの最も一般的な可動遺伝因子ファミリーは，*Alu* と長鎖散在反復配列（long interspersed nuclear element：LINE）ファミリーの反復配列であり，さまざまな集団で約 10,000 個の可動遺伝因子の挿入バリアントが記載されている。それぞれの多型座位では，可動遺伝因子の挿入が存在するかしないかによる 2 つのアレルが見られる（図 4.2 参照）。可動遺伝因子バリアントはすべてのヒト染色体上に見つかっている。多くは非遺伝子領域に見つかっているものの，少数は遺伝子内にも見つかっている。これらの座位の多くは，種々の集団中における挿入アレルの頻度が 10％を大きく上回っている。

コピー数バリアント（CNV）

他の重要なタイプのヒト DNA 多型として，CNV がある。CNV は概念的に indel やマイクロサテライトと関連するものの，1 kb から 3 Mb（すなわち，シークエンシング解析と細胞遺伝学的解析の検出限界の間の長さ）までと運用上定義される。一般集団では，500 kb より大きなバリアントは 5〜10％の個人に検出され，1 Mb 以上の領域を含むバリアントになると 1〜2％になる。最大の CNV は，**分節重複**（segmental duplication：segdup）と呼ばれるゲノム領域，すなわち相同性の高い配列のかたまり（ブロック）が反復しているで領域で時折みられる。このような領域を介して生じる分節の重複や欠失の重要性については，第 6 章の種々の染色体異常症候群の項で考察することにしたい。

indel と同様に，小さな CNV は 2 つのアレルのみをもつ（すなわち，ある領域が存在するのか，あるいは欠損するのか）。大きな CNV では，異なるコピー数の DNA 領域が縦列に存在することによって多様なアレルを示すものがある（図 4.2 参照）。ゲノムの多様性という観点では，CNV に含まれる DNA の量は，SNV によるものをはるかに上回る。参照ゲノムと任意の個人ゲノムを比較すると，コピー数や indel の違いによって，30 Mb 以上の差異がある。

特に，差異のみられる領域には 1 個から数十個もの遺伝子が含まれうるので，CNV 座位はしばしば**遺伝子量**（gene dosage）を変化させる形質に関係している。ある CNV が十分な頻度で存在するときには，それはありふれたバリアントからなる遺伝的背景であることを表している。このありふれたバリアントからなる遺伝的背景は医学的な目的をもったコピー数の変化を適切に解釈するために理解されなくてはならない。すべての DNA のバリエーションと同様に，健康や疾患への感受性においては CNV のアレルの違いは重要であり，徹底的に研究すべき課題である。

逆位

最後の構造バリアントのグループは**逆位**（inversion）である。ゲノム中では，これらの領域は数 bp から数 Mb に達するまでさまざまなサイズがあり，異なる方向を向いている（図 4.2 参照）。たいていの逆位は，逆位領域の両端に存在する配列相同性のある部分によって特徴付けられ，逆位が相同組換えの過程で生じることを示している。逆位の方向によらず，DNA の重複や欠失を伴わないものは均衡型となる。いくらかの逆位は一般集団中で相当な頻度で存在する。しかしながら，異常な組換えの結果，相同領域間に位置する DNA に重複や欠失が生じると，この過程が臨床的な疾患と関連することがある。この点は第 5，6 章でさらに検討する。

4.3 タイプ別の変異の由来と頻度

稀なバリアントからありふれたバリアントに至るまでさまざまな多様性が存在することに加えて，異なる種類の変異が，DNA 複製，DNA 修復，DNA 組換え，体細胞分裂や減数分裂における**染色体分離**（chromosome segregation）などの細胞分裂の基本的な過程を通じて生じる。1回の細胞分裂で座位ごとに生じる変異の頻度は，それぞれの過程においてどの程度エラーが生じやすいかという基本的な指標であり，ゲノム生物学と進化において根本的に重要である。しかしながら，遺伝医学でより重要な指標は，細胞分裂あたりのゲノム全体の**変異率**（mutation rate）ではなく，世代あたりに疾患座位に生じる変異の頻度のほうである。しかし，多くの変異は胎児期や新生児期で認められる前に早期胎生死亡を引き起こすため，疾患を引き起こす変異率を測ることは容易ではない。さらに，疾患原因となるバリアントをもつ人のなかには，人生の終盤になって初めて症状を呈する人や，疾患の徴候をまったく呈さない人もいる。このような限界があるにもかかわらず，ヒトという種に影響を与えるすべての変異〔時に**遺伝的荷重**（genetic load）と呼ばれる〕の頻度を同定するうえで，私たちは大きな進歩を遂げてきた。

これらの主要なタイプの変異は，体内のさまざまな細胞の多くで，かなりの頻度で生じている。遺伝学の実践において私たちが主に関心を寄せるのは，遺伝的に継承されたゲノムのバリエーションについてである。しかし，そのようなバリエーションも最初はすべて，生殖細胞における新規の（de novo または自然に起こった）変化として生じたはずである。集団中に起こったこの始まりの1つの変化から時間の経過に伴ってそれぞれのバリアントが示す最終的な頻度は，偶然と遺伝および**集団遺伝学**（population genetics）の原理によって決まる（第 10 章参照）。もともとの変異は**生殖細胞系列**（germline）の1細胞の DNA だけに生じたものだろうが，その細胞由来の娘細胞以降は，そのバリアントを構成的（constitutional，普遍的）な性質として全身の細胞が基本的に受け継ぐことになる。

これに対して，**体細胞変異**（somatic mutation）は，その発生時期によって全身の細胞にさまざまな割合で発生するが，（生殖細胞系列に関与していない限り）次世代の個体に伝達されることはない。変異率（本節の後半を参照）を考慮すると，受精以降に起こった細胞分裂の回数に応じて，個体のすべての細胞がわずかに異なるバージョンのゲノムをもつことが推測される。このようなゲノムの**異質性**（heterogeneity）は，腸上皮細胞または造血細胞のように細胞分裂が盛んな組織で特に明白だろう。しかしながら，そのようなバリアントのほとんどは通常検出されることはない。なぜなら，臨床検査ではたいてい何百万個もの細胞から採取した DNA を解析するが，そのなかでは受精時の基本となる塩基配列が優位であり，稀な体細胞変異の大部分は見えなくなり検出されないからである。しかし，そのようなバリアントは，特定組織の一部の細胞だけに変異が生じる体細胞モザイクに関連した疾患において，臨床的に重要な意味をもつことがある（第 7 章参照）。

体細胞変異は通常，多数の細胞を用いたどのような DNA 試料でも検出されないままであるが，がんは大きな例外である。がんの発生は変異が基礎になっており，加えてクローン性に進化することから，特定の体細胞変異は基本的にがんのすべての細胞中に存在する。実際，1,000〜10,000 の体細胞変異（時にはより多くの）が多くの成人の腫瘍のゲノムで容易に見つかり，その変異の頻度やパターンはがん種ごとに異なる（第 16 章参照）。

染色体数の変化

染色体の不分離によって染色体数が変化する現象は，ヒトにみられるバリエーションの最も一般的な原因の1つであり，その頻度は 25〜50 回の減数分裂あたりに 1 回である。このような不分離の多くは，胚の発生に非常に深刻な影響を及ぼし，検出されることなく受精後間もなく自然流産してしまう可能性が高いため，この頻度は明らかに最小推定値である（第 5，6 章参照）。

染色体の構造バリアント

染色体の構造や局所的な構成に及ぼす変化は，いくつかの異なる経路で生じうる。1 本の染色体の 1 領域の重複，欠失，そして逆位は，主に 1 本の染色体領域に 1 カ所以上存在する相同性の高い配列をもつ DNA 領域間での相同組換えの結果生じる。ただし，すべての構造変異が相同組換えの結果であるわけではない。染色体の転座やある種

の逆位は，自然に生じた二本鎖DNAの切断部位で起こることがある。いったんゲノム中の任意の2カ所でDNAが切断されると，その2つの断端の間に明らかな配列の相同性がなくても，切断された2つの断端の結合が生じうる（この過程を非相同性末端結合修復と呼ぶ）。そのような変異の例は第6章で述べることとする。

遺伝子変異

塩基置換や挿入，欠失（図4.4）を含む遺伝子またはDNAのバリアントは，2つの基本的な変異メカニズムのいずれかに由来する。すなわち，DNAの複製時に生じるエラー，あるいは損傷後の適切なDNA修復の不全に起因するエラーである。そのような変異の多くは，DNAの複製と修復の正常な（しかし不完全な）過程で自然に生じるものであるが，**変異原**（mutagen）と呼ばれる物理的または化学的要因によって誘発されるものもある。

DNA複製のエラー

通常，DNA複製の過程（図2.4参照）は非常に正確である。ほとんどの複製エラー（すなわち，二重らせんに挿入された相補的塩基以外の塩基）は，DNAから速やかに除去され，一連のDNA修復酵素によって修正される。**DNA校正**（DNA proofreading）と呼ばれるプロセスは，まず新しく合成された二重らせんのどの鎖に誤った塩基が含まれているかを認識し，それを適切な相補的塩基に置き換える。DNA複製はきわめて正確な過程でなければならない。さもなければ，その生物やその種において変異の負荷は許容できないものとなる。**DNAポリメラーゼ**（DNA polymerase）という酵素は，厳密な塩基対規則（AはTと，CはGと対になる）にもとづいて二重らせんの2本の鎖を忠実に複製するが，1千万塩基対ごとに1個の割合でエラーを起こす。その後，追加の校正が行われ，DNA複製のエラーの99.9％以上が修正される。した

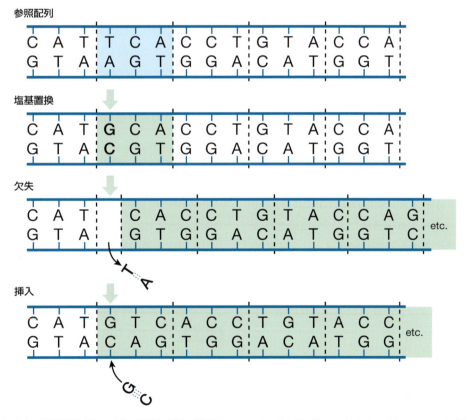

図4.4　5つのコドンをもつ仮想遺伝子の一部における変異の例（破線で境界を示した）　参照配列の2つ目のコドン（青色の網掛け）の最初の塩基対が，塩基置換，欠失，または挿入によって変異している。この位置のTをGに塩基置換すると，コドンが変化し（緑色の網掛け），上段をセンス鎖またはコード鎖と仮定すると，翻訳されるタンパク質においてセリンからアラニンへの非同義変化が起こると予測される（表3.1の遺伝暗号表参照）。つまり，他のすべてのコドンは変化しない。1塩基対の欠失と挿入の両方がフレームシフト変異を引き起こし，終止コドンに達するまで後続のすべてのコドン（緑色の網掛け）で翻訳の読み取り枠が変化している。

がって，DNA複製エラーによる1塩基あたりの変異率は非常に低く，細胞分裂あたり1×10^{-10}である。これは，細胞分裂あたりにゲノム中に1個の変異が生じることよりも低頻度である。

DNA損傷の修復

DNA複製のエラーに加えて，ヒトの細胞1個あたり1日に10,000～100万個のヌクレオチドが次のような方法で損傷される。(1) 脱プリン化，脱メチル化，脱アミノ化のような自然に起こる化学過程，(2) 環境中の化学的変異原（自然なものであれ，そうでないものであれ）との反応，(3) 紫外線または電離放射線への曝露。このような損傷の一部は修復されるが，すべてが修復されるわけではない。たとえそのような損傷が認識されて，除去されたとしても，修復機構自体が誤った塩基を導入する可能性がある。このように，複製に関連したDNAの変化は通常，校正機構によって修復されているのに対し，DNAの損傷と修復によってもたらされるヌクレオチドの変化はしばしば永続的なものである。

とりわけよくみられる一般的な自然変異は，CがTに（あるいは反対鎖のGがAに）置換されることである。このことは，第3章で紹介したヒトゲノムにおける主要なエピジェネティック修飾機構である**DNAメチル化**（DNA methylation）を考慮すれば説明ができる。CpG 2塩基の5-メチルシトシンのチミンへの自然に起こる脱アミノ化（図2.2のシトシンとチミンの構造を比較）が，CからTまたはGからAへの変異をもたらす（どちらの鎖で5-メチルシトシンが脱アミノ化されるのかによる）。そのような自然変異はDNA修復機構によって認識されない可能性があり，次のDNA複製後にゲノムに定着することになる。1塩基置換の30％以上がこのタイプであり，他の1塩基変異の25倍の頻度で起こる。以上のように，CpG 2塩基はヒトゲノムの変異における真のホットスポットである。

DNAの総変異率

特定の座位におけるDNAの変異率は，さまざまなアプローチを用いて推定されてきた。現在では，子と両親からなるトリオの**全ゲノムシークエンシング**（whole genome sequencing：WGS）によって両親のどちらにも存在しない子の新しい配列を探し，ゲノム全体における新し

いバリアントの発生に対する複製エラーと修復エラーの影響を直接特定することが可能である。母親と父親の配偶子で平均した全体の新生変異率は，1世代1塩基対あたり約1.2×10^{-8}である。しかしながらこの率は，遺伝子ごと集団ごとに異なり，個人の間でさえも異なる。このような変化の速度と，人口の増大と動態を考慮すると，現在の世界人口79億人のなかには比較的新しい（それゆえ大変稀な）バリアントの存在が予測される。

当然予測されることとして，大多数のこれらの変異はゲノムの非コード領域中の1つのヌクレオチドの変異で，機能的な重要性はほとんどないだろう。それにもかかわらず，集団のレベルにおいては，これらの新しい変異が医学的に重要な遺伝子に潜在的，集合的な影響を及ぼすことを見落とすべきではない。例えば，米国では毎年400万以上の出生があり，コード配列中におよそ600万の新しい変化が生じることになる。したがって，タンパク質をコードする平均的な大きさの遺伝子1つであっても，その遺伝子のコード配列に新たなバリアントをもつ新生児が毎年数百人出生することが予測される。

概念的に類似した研究によりCNVの変異率がわかってきたが，そこでは新しい長さのバリアントの生成はDNA合成時のエラーではなく，むしろ組換えに依存している。新しくCNVが形成される率（およそ1世代1座位あたり1.2×10^{-2}）の計算値は，塩基置換率よりも桁違いに大きい。

疾患の原因となる変異率

ある座位において疾患の原因となる**病的バリアント**（pathogenic variant）の発生率を最も直接的に推定する方法は，特定の遺伝的変化を有する新生児すべてに明らかに認められる遺伝的状態について，その遺伝的状態をもつ新規症例の発生率を測定することである。骨成長が遅延することで低身長を呈する**軟骨無形成症**（achondroplasia：症例2）は，これらの必要条件を満たしている。ある研究では，242,257出生中で7人の軟骨無形成症の罹患児が平均身長の両親から出生していた。軟骨無形成症は病的バリアントを認める場合には常に発症するため，すべてが新生変異と考えられた。したがって，この座位における新生変異率は，関連遺伝子のコピー数$2 \times 242,257$個のうち7個，つまり1世代あたりこの座位では約1.4×10^{-5}の病的バリアントが新たに発生すると算定できる。実質的に軟骨

表4.3　代表的なヒト疾患遺伝子の変異率の推定値

疾患	座位（タンパク質）	変異率[a]
軟骨無形成症　症例2	FGFR3（線維芽細胞増殖因子受容体3）	$1.4×10^{-5}$
無虹彩症	PAX6（Pax6）	$2.9～5×10^{-6}$
Duchenne型筋ジストロフィー　症例14	DMD（ジストロフィン）	$3.5～10.5×10^{-5}$
血友病A　症例21	F8（第Ⅷ因子）	$3.2～5.7×10^{-5}$
血友病B　症例21	F9（第Ⅸ因子）	$2～3×10^{-6}$
神経線維腫症1型　症例34	NF1（ニューロフィブロミン）	$4～10×10^{-5}$
多発性嚢胞腎1型　症例37	PKD1（ポリシスチン）	$6.5～12×10^{-5}$
網膜芽細胞腫　症例39	RB1（Rb1）	$5～12×10^{-6}$

[a] 1世代，1座位あたりの変異率を示す。
Vogel F, Motulsky AG: *Human genetics*, ed 3, Berlin, 1997, Springer-Verlag のデータにもとづく。

無形成症のほとんどの症例が同一のバリアントによるもの，すなわちコードされたタンパク質のグリシンをアルギニンに変化させるGからAへの変異によるものであるため，この高い変異率は特に顕著なものである。

検出可能な疾患の出現によって新しいバリアントの発生が特定できる他の多くの疾患でも，病的変異の発生率が推定されている（表4.3）。これらの疾患や他の疾患で算出した変異率は，1世代の座位あたり$10^{-4}～10^{-7}$と，1,000倍以上の幅がある。これらの差異をもたらす原因は次のいくつか，あるいはすべてに関連している可能性がある。すなわち，さまざまな遺伝子の大きさ，その遺伝子のバリアント全体のうち疾患につながるものの割合，変異が起こった親の年齢と性別，変異のメカニズム，その遺伝子における変異のホットスポットの有無，である。実際，軟骨無形成症で特定の領域特異的な変異が高率に生じることは，前述のような，脱アミノ化による変異のホットスポットであることで部分的に説明できるかもしれない。

異なる遺伝子でこのように変異率に幅があるにもかかわらず，**遺伝子変異率**（gene mutation rate）の中央値は約$1×10^{-6}$である。ヒトゲノムには現在，識別できる疾患またはその他の遺伝的形質（第7章参照）の原因となるバリアントが少なくとも5,000遺伝子上に存在することを考慮すると，約200人に1人がいずれか一方の親から既知の疾患関連遺伝子の新しい病的バリアントを受け取っている可能性がある。

変異率における性差と加齢の影響

精子のDNAは卵子のDNAと比較してより多くの複製サイクルを経ていることから（第2章参照），精子では複製エラーが生じる機会が多く，新しいバリアントは母方由来よりも父方由来のほうが多いことが示唆される。実際，このような研究が行われたところでは，ある状態（例えば，前述の軟骨無形成症）の原因となる新しいバリアントは，ほぼ常に父親の生殖細胞系列に生じるミスセンスバリアントであることが明らかにされている。さらに，男性が高齢であればあるほど，減数分裂の前に複製が繰り返されていることから，父親の加齢により父方由来の新しいバリアントの頻度が高まることが予測される。事実，父親の加齢は，多くの疾患（軟骨無形成症を含む）におけるSNVの発生率と相関しており，自閉スペクトラム症（症例5）や知的障害におけるCNVの発生率とも相関している。しかし，理由ははっきりしないが，他の疾患においては変異の種類と親由来や加齢の影響はそれほど顕著ではない。

4.4　変異のタイプとそれらの影響

この節では，異なるタイプの変異の性質と，それらの当該遺伝子への影響を考察する（表4.4）。それぞれの変異のタイプについて，ここでは疾患の例をあげて説明する。注目すべきは，軟骨無形成症のほとんどすべての症例でみられる病的バリアントの**特異性**（specificity）は，標準的というよりもむしろ例外的なものであり，単一遺伝子疾患の原因となるバリアントは患者集団においておおむね異質性が高い。したがって，同一の疾患であっても患者が異なる場合は通常，1つの遺伝子の異なる病的バリアント〔**ア**

表4.4　ヒトの遺伝性疾患におけるバリエーションのタイプ

バリエーションのタイプ	疾患原因となるバリアントの割合
塩基置換	
・ミスセンスバリアント（アミノ酸置換）	40%
・ナンセンスバリアント（早期終止コドン）	10%
・RNAプロセシングバリアント（スプライス部位共通配列，CAP部位，およびポリアデニル化部位の破壊，または潜在的スプライス部位の創出）	10%
・フレームシフトバリアントまたは早期終止コドンを導くスプライス部位バリアント	10%
・長大な調節部位の変異	稀
欠失と挿入	
・少数の塩基の付加または欠失	25%
・大型の遺伝子欠失，逆位，融合，重複（DNA鎖内あるいはDNA鎖間のいずれかによるDNA配列の相同性に依拠している可能性がある）	5%
・LINEまたは*Alu*エレメントの挿入（転写の崩壊またはコード配列の中断）	稀
・動的バリアント（3塩基または4塩基反復配列の伸長）	稀

レル異質性（allelic heterogeneity）〕，時には異なる遺伝子の異なる病的バリアント〔**座位異質性**（locus heterogeneity）〕によって引き起こされる。第11，12章では，特定の疾患関連遺伝子のバリアントがどのようにこれらの疾患を引き起こすかについて述べる。

塩基置換

ミスセンスバリアント

軟骨無形成症の例のように，遺伝子配列中の1つの塩基置換〔または**点変異**（point mutation），SNV〕が，3塩基によるコドンのコードを変化させ，遺伝子産物中のあるアミノ酸を他のアミノ酸に置換させる非同義置換を引き起こすことがある〔表3.1の遺伝暗号（genetic code）と図4.4の例を参照〕。そのようなイベントは，遺伝子のコード鎖（センス鎖）を変化させて異なるアミノ酸を指定するため，**ミスセンスバリアント**（missense variant）をつくり出す**ミスセンス変異**（missense mutation）と呼ばれる。すべてのミスセンスバリアントがタンパク質の機能に明らかな変化をもたらすわけではないが，結果として生じるタンパク質は正しく機能しなかったり，不安定で急速に分解されたり，細胞内の適切な位置に局在できなかったりする。βサラセミアなど多くの疾患において，いろいろな患者で検出されるバリアントの多くはミスセンスバリアントである（第12章参照）。

ナンセンスバリアント

アミノ酸の正常なコドンが3つの終止（ストップ）コドンのうちの1つに置き換わるDNA配列の点変異は，ナンセンスバリアントまたは早期終止コドン〔premature termination codon：PTC（ストップゲインとも呼ばれる）〕をつくり出す。終止コドン（termination codon）に達したときにメッセンジャーRNA（mRNA）の翻訳が終了するので（第3章参照），コード配列のコドンを終止コドンに転換するバリアントは翻訳を早期に停止させる。一般的に，PTCを含むmRNAは，**ナンセンス変異依存性mRNA分解**（nonsense-mediated mRNA decay：NMD）によって速やかに分解され，翻訳されることはなくなる。稀に，PTCをもつ転写産物がNMDを免れることがあるが，これは早期終止コドンが最終から2番目のエクソンの最後から50 bpの部分か，遺伝子の最終エクソンのどこかに存在する場合である。このような状況では，ナンセンス変異はしばしば機能の変化した短縮タンパク質を生じさせる。

稀に，SNVは正常な終止コドンを変化させ（ストップロス変異と呼ばれる），さらに下流でmRNA中の別の終止コドンに到達するまで翻訳が継続される。そのようなバリアントは，カルボキシ末端にアミノ酸が付加された異常なタンパク質産物をもたらす可能性がある。あるいは，正常な終止コドンの下流の3′非翻訳領域に翻訳しているリボソームが入ると，mRNAの安定性や翻訳を制御するタンパク質を置換する可能性がある。

RNAの転写，プロセシング，翻訳に影響するバリアント

最初のRNA転写産物が成熟mRNA（または非コードRNAの最終産物）に転換されるまでの正常な機構には，転写因子の結合，5′キャップ構造形成，ポリアデニル化，そしてスプライシングを含めた，一連の修飾過程が必要である（第3章参照）。RNA成熟におけるこれらのすべての段階は，RNA中の特定の配列に依存している。**スプライシング**（splicing）の場合，2つの一般的な種類のスプライシングバリアントが報告されている。未処理のRNAからイントロンが切り出され，エクソンがスプライシングされて成熟RNAを形成するためには，エクソン-イントロン（5′供与部位）の近傍またはイントロン-エクソン（3′受容部位）の接合部に位置する特定の塩基配列が必要である。このスプライス供与部位または受容部位のいずれかに必要とされる塩基を置換してしまうバリアントは，正常なRNAスプライシングを妨げる。保存度の低い隣接塩基の置換の場合は，スプライシングの効率にさまざまな影響を与える。スプライシングバリアントのもう1つの種類は，供与部位や受容部位の配列そのものには影響を与えないが，その代わりに，RNAプロセシングの際に正常な部位と競合する副次的な供与部位または受容部位をつくり出すものである。これらのいわゆる**潜在スプライス部位**（cryptic splice site）の活性化は，成熟mRNAのエクソンまたはイントロン配列の不適切な排除や包含につながる可能性がある。したがって，そのような場合，少なくともある割合で成熟mRNAまたは非コードRNAが，不適切にスプライシングされたイントロン配列を含むことになるかもしれない。双方のタイプの例を第11章で示す。

タンパク質をコードする遺伝子の場合，たとえmRNAがつくられたとしても，5′と3′非翻訳領域のSNVがmRNAの安定性や翻訳の効率を変化させ，これにより生成されるタンパク質産物量が減少することで，疾患に寄与する可能性がある。

欠失，挿入，再構成

変異にはDNA配列の挿入，欠失，または再構成も含まれる。いくつかの欠失や挿入はわずかな数の塩基変化しか含んでおらず，一般的にはゲノムの一部領域のダイレク

トシークエンシング法によって最も容易に検出できる。その他の場合，遺伝子のかなりの部分または遺伝子全体が，欠失，重複，逆位，あるいは転座し，新しい遺伝子配列をつくる場合もある。これらは総称して**構造バリアント**（structure variant）と呼ばれる。この欠失，挿入，再構成の正確な性質に応じて，そのゲノムの変化を検出できるようにさまざまな検査法が用いられている。

一部の欠失や挿入のなかには，わずか数塩基対にしか影響を与えないものもある。そのようなバリアントがコード配列で起こり，関係する塩基の数が3の倍数ではない場合（すなわち，コドンの倍数ではない場合），**読み枠**（reading frame）が挿入または欠失の開始点から変化させられることになるだろう。このような結果をもたらす変異は**フレームシフトバリアント**（frameshift variant）と呼ばれる（図4.4参照）。その挿入または欠失地点から異なるコドン配列が生成され，誤ったアミノ酸をコードし，変化した読み枠の下流で終止コドンが生じる。これは通常，ナンセンス変異依存性mRNA分解（NMD）の活性化によって変化した転写産物が分解されるか，稀に変化した短縮タンパク質産物となる。対照的に，挿入または欠失される塩基対の数が3の倍数であった場合には，フレームシフトは起こらず，それ以降は対応するアミノ酸の単純な挿入または欠失となって，正常に遺伝子産物が翻訳される。大きな挿入や欠失は遺伝子の多数のエクソンに影響を及ぼし，コード配列を破壊する主な原因となる。

挿入変異には，反復配列DNAのLINEファミリーに属するような可動遺伝子因子〔LINE-1（L1）因子〕が挿入されるタイプもある。現在ヒトゲノムで認められている146の推定活性L1因子のいずれもが，レトロ転位（先に紹介した）によって移動可能である。そのような移動は，私たちの種に遺伝的多様性をもたらすだけではなく（図4.2参照），挿入変異によって疾患の原因にもなりうる。例えば，重篤な出血性疾患である血友病A（ 症例 21 ）では，数キロ塩基対の長さの**LINE配列**（LINE sequence）が第Ⅷ因子遺伝子のエクソン内に挿入され，コード配列を分断して，遺伝子を不活性化することがわかっている。ゲノムのいたるところへのLINEの挿入は，大腸がんにおいてもよくみられ，体細胞におけるレトロ転位を反映している（第16章参照）。

この章で前述したように，1本の染色体中にみられる大きな部分重複，欠失，および逆位は，主に配列相同性の高いDNA領域間の相同組換えの結果生じる（**図4.5**）。その

ような組換えの結果，発症する疾患は，責任遺伝子の外側に相同領域が存在し，組換えによって野生型の遺伝子産物の量が変化することが原因となることがある（第6章参照）。あるいはそのような変異では，**遺伝子ファミリー**（gene family）内の異なる遺伝子間（第12章参照）や，異なる染色体上の遺伝子間（第16章参照）で組換えが起こると，コードされるタンパク質の性質そのものが変化することもある。1本のDNA鎖上で2つの似通った配列が互いに逆向きであるときに，両者間で異常な対合と組換えが起こると，逆位が生じる。例えば，血友病Aの半数近くは，組換えにより多くのエクソンが逆位となることが原因であり，これにより遺伝子の構造が破壊され，正常な遺伝子産物をコードすることができなくなってしまう（図4.5参照）。

反復配列の伸長バリアント

いくつかの疾患における病的バリアントは，単純な塩基の反復配列の伸長を伴う。例えば，$(CCG)_n$，$(CAG)_n$，$(CCTG)_n$のような単純な反復配列が，エクソンのコード領域やエクソンの非翻訳領域，あるいはイントロンに位置し，配偶子形成時に伸長や動的変異を起こし，正常な遺伝子発現やタンパク質の機能を阻害することがある。遺伝子内のコード領域における反復配列の伸長は，異常なタンパク質産物を生成する。一方で，遺伝子内の非翻訳領域またはイントロンにおける反復配列の伸長は，転写，mRNAプロセシング，または翻訳を阻害する可能性がある。どのようにして反復配列の伸長が生じるのかは完全には解明されていない。概念的にはマイクロサテライトに類似しているが，伸長率ははるかに高い。

単純な塩基の反復配列の伸長と疾患との関連性については，第7章でさらに詳しく述べることとする。このような疾患では顕著な親由来効果がよく知られており，特定の疾患や，特定の単純な反復配列で特に特徴的である（第13章参照）。そのような親由来効果による差異は，卵子形成と精子形成の基本的な生物学的差異によるのかもしれないが，特定の反復配列の伸長をもつ配偶子に対する選択の結果であるのかもしれない。

4.5 個人ゲノムの多様性

（統合された）ヒト参照ゲノム配列（第2章参照）と比較した，任意のゲノムにおけるバリエーションの量と種類に関する最も大規模な最新のデータコレクションは，個人個人の二倍体ヒトゲノムの解析から得られる。このような配列が最初に報告されたのは1人の男性のものであり，2007年のことだった。現在，数十万もの個人ゲノム配列

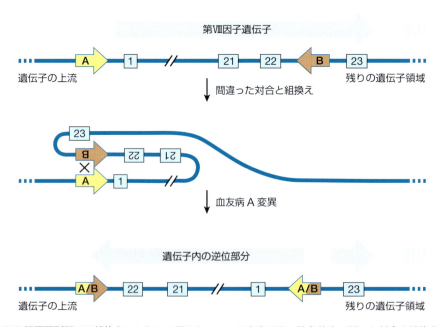

図4.5　血友病にみられる相同配列間での組換え　AとBで示した逆向きの相同配列がX染色体上で500 kb離れて位置し，一方は第Ⅷ因子遺伝子の上流に，他方はこの遺伝子のエクソン22と23の間に存在する。染色体内の誤った対合と組換えの結果，遺伝子のエクソン1から22までの逆位が生じ，これにより当該遺伝子が破壊され，重篤な血友病を引き起こす。

が決定されている。そのうちの一部は，健康と疾患におけるヒトの遺伝的多様性を探究する大規模な国際研究コンソーシアムの一環として，あるいは特定の患者における疾患の根本的な原因を見つけるためのクリニカルシークエンシングとして実施されてきた。

そのような研究では，どの程度のゲノムのバリエーションが検出されるのだろうか？　個人のゲノムには通常，参照ゲノムと比較すると約350万個のSNVがあり，集団に一部依存するが，1%は新規のもの（すなわち既報告がないもの）である（**BOX 4.2**参照）。より多くの集団のゲノム配列が決定されるにつれて，そのような未知のSNVの占める割合は減少すると考えられるが，このことは私たちの種について記述されたSNVの数がまだ不完全であることを示唆している。

このバリエーションのなかには，臨床的な影響が既知であったり，影響する可能性が高かったり，あるいは影響が疑われるバリアントが含まれている。各ゲノムには，既知の遺伝性疾患に関与していることがわかっている50～100個のバリアントが含まれている。加えて，各ゲノムにはタンパク質をコードする遺伝子に何千個もの非同義的SNVが存在し，そのうちの一部はタンパク質の機能を変化させることが予測されている。各ゲノムはまた，機能喪失バリアントと考えられるものを約200～500個有しており，そのうちのいくつかはその個人の遺伝子の両アレルに存在している。臨床現場では，この認識は患者のゲノム配列データの解釈，特に現時点で機能が不明な遺伝子バリアントの

影響を予測する際に重要な意味をもつ（第13章参照）。

個人ゲノムのシークエンシングで興味深く，そして予期していなかった側面は，それぞれの新しいゲノムにおいて，ヒトゲノム参照配列アセンブリにおいて既報告がない，あるいは機能的注釈付けがなされていない配列が明らかになることである。現在の世界的な集団を代表する完全なゲノム配列は，十分に解明されれば，現存する参照配列アセンブリよりも20～40 Mb大きいことが推定されている。最近，44のアフリカ系集団から94個体のみを対象に行われたWGSによって3,360万個のSNVが明らかになったが，そのうち570万個（17%）は新規のものであった。このことは，配列が決定されたコホートにおいてヨーロッパ人以外の系統をもつ個人の割合がいかに低いかを示しており，ヒトの遺伝的多様性に関する我々の知識と**ゲノム医療**（genomic medicine）を進歩させる能力には大きな欠損が生じていることになる。

クリニカルシークエンシング研究

ゲノム医療における重要な問題は，個人のゲノム配列や遺伝子発現にみられる違いが，どの程度疾患発症の可能性や経過に関連するのか，どの程度疾患の自然歴を決定するのか，あるいはどの程度疾患管理に手がかりを与えるのかということである。今述べたように，生まれつきのゲノムバリアントは，遺伝子機能に直接的または間接的にさまざまな影響を及ぼす可能性がある。

全ゲノムシークエンシング（WGS），あるいはすべての

BOX 4.2

代表的なヒトゲノムから検出されるバリエーション

それぞれの個人の生物学的機能は大きく異なるが，その一部はゲノムの違いによって決定されている。それぞれのゲノムには（平均して）以下のものが認められる：

- 参照ゲノムと比較して約350万個のSNV（集団によって異なる）
- 25,000～50,000個の稀なバリアント（プライベート変異，または受検者の0.5%未満で過去に確認された変異）
- 両親のゲノムでは検出されなかったおよそ65個の新生（de novo）SNVとindel
- およそ20万個のindel（1～50塩基対）（集団によって異なる）

- およそ200個の遺伝子にかかわる，1～45 kbのサイズにわたる500～1,000個の欠失
- およそ102個のインフレームindel
- およそ132個のフレームシフト
- 10,000～12,000個の同義SNV
- 4,000～5,000個の遺伝子における11,000個以上の非同義SNV
- 175～500個の稀な非同義バリアント
- 1個の新生非同義変異
- おおよそ474個の早期終止コドン，あるいはスプライス部位を破壊するバリアント
- 機能喪失バリアントをもつ可能性が高い250～300個の遺伝子
- 完全に不活化される可能性が高いおよそ25個の遺伝子

既知のコードエクソンを含んだゲノムの一部分のシークエンシング〔**エクソームシークエンシング**（exome sequencing：ES）〕は，第11章で詳しく述べるように，多くの臨床現場で導入されている。エクソームシークエンシングとWGSの両方が，複雑で病因が不明なさまざまな疾患における新生変異（SNVとCNVの両方）を検出するために利用されている。これには例えば，自閉スペクトラム症，統合失調症，てんかん，知的障害，発達遅延など，さまざまな神経発達または神経精神医学的疾患が含まれる。

クリニカルシークエンシング研究では，生殖細胞系列または体細胞のバリアントの両方を検出対象とすることが可能である。特にがんにおいては，がんの進行に関与する遺伝子を同定するために，腫瘍組織中の体細胞変異を探索するさまざまな戦略が用いられてきた（第16章参照）。

消費者直結型ゲノミクス

近年，実験室で行われるゲノム検査へのアクセスは，一般市民向けの域にも達しており，もはや医療はそのゲートキーパーにはならない。家系や先祖の追跡から個人の健康や遺伝形質に関する情報まで，検査は消費者に直接販売されている。標的スクリーニングパネル（targeted screening panel）が，ゲノムシークエンシングの機会を増加させている。アメリカ食品医薬品局（FDA）によって，診断検査の販売が許可されているものは限られた数である。商業的に提供される個人情報に対する国民の関心は非常に高く，収集され保存されている大量のデータには大きな研究上の可能性が秘められている。科学的，倫理的，臨床的に重大な問題が目の前にあるにもかかわらず，あるいはそれを最小限に抑えながら，個人のゲノム配列が医療行為に積極的に関与することになるのは確実である。そしてその一部は患者から医師に提供されることになるのであって，その逆ではない。

4.6　ゲノム多様性の影響

集団中の病的または稀なバリアントが臨床的な影響をもたらしうることは，人類遺伝学を学ぶ学生ならば自明の理だろうが，ありふれたバリアントが臨床的に重要となりうるかどうかはよくわからないと思うのではないだろうか。タンパク質をコードする遺伝子内に生じるバリアントの割合について

は，そのような座位の異なるアレルでコードされるタンパク質のバリエーションを調べることにより，追究が可能である。どの個体も，タンパク質をコードする座位の約20%で，構造が異なるポリペプチドを産物とする2つの異なるアレルを保有することが推定されている。そして祖先系集団が異なる個人個人を調べると，さらに多くのタンパク質において検出可能な多型が示されることが知られている。加えて，たとえ遺伝子産物が変化していない場合でも，第3章で示したように遺伝子発現はゲノムとエピゲノムの組み合わせによって決定されるので，そのバリエーションにより個人間では遺伝子産物の発現レベルが大きく異なることがある。

このように，ヒトでは酵素や他の遺伝子産物の構成に顕著な生化学的個体差が存在する。さらに，生化学的および調節経路をコードする多くの遺伝子の産物が，機能的・生理学的ネットワークに作用する。したがって，どの個体においても，健康状態にかかわらずユニークで遺伝学的に決定された化学的特性を有しており，これが環境，食事，薬理学的な作用に対するユニークな反応となると結論できるかもしれない。この"化学的個体差（chemical individuality）"という概念が最初に提唱されたのは，第1章でも紹介した驚くべき先見性をもったイギリスの医師Archibald Garrodにより100年以上も前のことだが，これは今日でも真実である。「何が正常なのか」という大きな問いはヒトの生物学と臨床医学における本質的な概念だが，ヒトゲノムに関して言えば，まだまだ議論が必要である。

続く章で，この個体差の概念を詳しく検討してみたい。最初は構造ゲノムと染色体のバリアント（第5，6章）を，次に遺伝性疾患の伝達を決定づける遺伝子内のバリアントについて（第7章），そして家系と集団に対して影響を及ぼす可能性について（第10章）説明する。

遺伝子バリアントの臨床的意義の評価

アメリカ臨床遺伝・ゲノム学会（American College of Medical Genetics and Genomics：ACMG）と分子病理学会（Association for Molecular Pathology：AMP）は，単一遺伝子疾患の遺伝子のシークエンシング中に検出されたすべてのバリアントを（対象を決めた標的シークエンシング，エクソームシークエンシング，ゲノムシークエンシングのいずれによるものであっても），「病的」，「病的の可能性が高い」，「病的意義不明」，「良性の可能性が高い」，「良性バリ

アント」の5段階の尺度で分類することを推奨している。分子診断学，ヒトゲノム，**バイオインフォマティクス** (bioinformatics) の専門家たちは，バリアントがこれら5つのカテゴリーのどこに分類されるかを評価する基準を開発した。これらの基準はどれも決定的なものではなく，病因性の根拠を総合的に評価するためには，これらを全体的に考慮しなければならない。これらの基準には以下のようなものがある：

● **集団内の頻度**　あるバリアントが，疾患の有病率から予想される以上に一般集団に多くみられる場合，そのバリアントが疾患の原因である可能性は低いと考えられる。しかし，頻度が高くとも，そのバリアントが良性であるという保証にはならない。常染色体潜性遺伝（劣性遺伝）疾患は，疾患の原因となるバリアントをホモ接合性にもつ場合に起こるが，そのバリアントは驚くほどありふれており，無症候性の**ヘテロ接合性** (heterozygous) 保因者にみられる。一方で，稀なバリアントに必ずしも病的意義があるとは限らず，エクソームシークエンシングやゲノムシークエンシングで検出されるバリアントのほとんどは，個々においては稀なのである。

● **in silico 解析**　ミスセンスバリアントがタンパク質に損傷を与える可能性がどの程度あるかを，計算アルゴリズム的に予測することができる。すなわち，その位置のアミノ酸が他の生物種における**オーソロガス** (orthologous) タンパク質において保存されているかどうかや，バリアントの構造的位置，あるいは機械学習アルゴリズムなどの情報を用いて予測できる。このようなツールが機能的な影響を予測する精度には限界があるので，これ単独では，病的意義の最終的な決定を行うことはできない。しかし，このようなツールは時とともに改善されており，バリアント評価への貢献度は高まるだろう。他のバイオインフォマティクスツールは，スプライス部位のバリアントやその他の非コード配列バリアントなどの病因性を予測する。

● **機能的データ**　特定のバリアントが in vitro の生化学的活性，培養細胞の機能，モデル生物の健康に悪影響を与える場合，そのバリアントが良性である可能性は低い。しかし，ヒトの長い寿命，環境的誘因，ヒトには存在しないがモデル生物には存在する代償的な遺伝子があるなどの理由から，これらの基準では良性に見える特定のバリアントが，ヒトでは疾患を引き起こす可能性は残っている。逆に，ヒトの生物学的状態を完全に表現していな

いシステムで示された機能的効果は，バリアントに病的意義があるという誤認をもたらす可能性がある。異なるタイプのエビデンスによって病的意義の有無が判定されたバリアントについてこれらのアッセイを適切に検証するためには注意が必要である。

● **分離データ**　あるバリアントが1つ以上の家系で疾患とともに共通して受け継がれている場合，そのバリアントには病的意義がある可能性が高い。逆に，調査対象の家系で疾患とともに共通して受け継がれていない場合，そのバリアントに病的意義がある可能性は低い。もちろん，罹患者が数人しかいない場合，バリアントと疾患の関係は偶然のことのように見えるかもしれない。病的意義があることの強い証拠とみなされるには，一般的に少なくとも5回の減数分裂においてバリアントと疾患がともに共通して受け継がれることとされている。そのバリアントをもっていない罹患者を家系内に見つけることは，そのバリアントが病因であることを否定する強い証拠となる。しかし，その疾患の**浸透率** (penetrance) が低いことが知られている場合には，そのバリアントをもっているが罹患していない個体を見つけるだけでは説得力に欠けると考えられる。

● **新生バリアント** (*de novo* variant)　両親のどちらももっていないコード DNA エクソンの新しいバリアント（新生バリアント）に伴って子どもに重篤な障害が現れることは，そのバリアントに病的意義があることの追加証拠となる。しかし，どの子どもにおいても遺伝子のコード領域には1つから2つの新しい変化が生じる（前述参照）。少数の標的化された小さな遺伝子における新生バリアントの事前確率がより低いことを考慮すると，個人の表現型に関連する遺伝子の新生変異のみが，病因性の証拠とみなされる。

● **バリアントの特徴**　バリアントは，同義，ミスセンス，ナンセンス，下流の早期終止を伴うフレームシフトであったり，あるいは高度に保存されたスプライス部位の変化を引き起こす可能性がある。遺伝子機能への影響は推測できるが，やはり決定的なものではない。例えば，アミノ酸コドンを変化させない同義置換は良性と思えるかもしれないが，正常なスプライシングに悪影響を及ぼし，病的意義をもつかもしれない（第12章の例を参照）。逆に，早期終止を導いたりフレームシフトを起こしたりするバリアントは常に有害であり，疾患を引き起こすと思えるかもしれない。しかし遺伝子の3′末端

でのこのような変化では，短いが機能的なタンパク質を産生する可能性があり，良性の変化といえることもある。

● **過去の報告**　同様の疾患をもつ患者集団のなかで複数回みられることは，そのバリアントに病的意義があることの重要な追加証拠である。たとえ新規のミスセンスバリアント（すなわち，これまでに報告がないもの）であっても，それが他の既知の病的意義のあるミスセンスバリアントとタンパク質の同じ位置に存在すれば，病的意義がある可能性が高くなる。

（訳：山田崇弘，翻訳協力：柴田有花・佐々木佑菜・向中野実央）

謝辞

Miriam Reuter，Heidi Rehm，Jeff MacDonald に感謝を表する。

一般文献

Olson MV: Human genetic individuality. *Annu Rev Genomics Hum Genet*, 13:1-27, 2012.

Strachan T, Read A, editors: *Human molecular genetics*, ed 5. New York, 2018, Garland Science.

1000 Genomes Project Consortium: An integrated map of genetic variation from 1,092 human genomes. *Nature*, 491:56-65, 2012.

Trost B, Loureiro LO, Scherer SW: Discovery of genomic variation across a generation. *Hum Mol Genet*, 30:R174-R186, 2021.

Willard HF: The human genome: a window on human genetics, biology and medicine. In Ginsburg GS, Willard HF, editors: *Genomic and personalized medicine*, ed 3. New York, 2016, Elsevier.

専門領域の文献

Alkan C, Coe BP, Eichler EE: Genome structural variation discovery and genotyping. *Nature Rev Genet*, 12:363-376, 2011.

Bagnall RD, Waseem N, Green PM, et al: Recurrent inversion breaking intron 1 of the factor VIII gene is a frequent cause of severe hemophilia A. *Blood*, 99:168-174, 2002.

Crow JF: The origins, patterns and implications of human spontaneous mutation. *Nat Rev Genet*, 1:40-47, 2000.

Fan S, Kelley DE, Beltrame MH, et al: African evolutionary history inferred from whole genome sequence data of 44 indigenous African populations. *Genome Biol*, 20:82, 2019.

Gardner RJ: A new estimate of the achondroplasia mutation rate. *Clin Genet*, 11:31-38, 1977.

Karczewski KJ, Francioli LC, Tiao G, et al: The mutational constraint spectrum quantified from variation in 141,456 humans. *Nature*, 581:434-443, 2020.

Kong A, Frigge ML, Masson G, et al: Rate of *de novo* mutations and the importance of father's age to disease risk. *Nature*, 488:471-475, 2012.

Lappalainen T, Sammeth M, Friedländer MR, et al: Transcriptome and genome sequencing uncovers functional variation in humans. *Nature*, 501:506-511, 2013.

MacArthur DG, Balasubramanian S, Frankish A, et al: A systematic survey of loss-of-function variants in human protein-coding genes. *Science*, 335:823-828, 2012.

McBride CM, Wade CH, Kaphingst KA: Consumers' view of direct-to-consumer genetic information. *Annu Rev Genomics Hum Genet*, 11:427-446, 2010.

Richards S, Aziz N, Bale S, et al: Standards and guidelines for the interpretation of sequence variants: a joint consensus recommendation of the American College of Medical Genetics and Genomics and the Association for Molecular Pathology. *Genet Med*, 17:405-424, 2015.

Stewart C, Kural D, Strömberg MP, et al: A comprehensive map of mobile element insertion polymorphisms in humans. *PLoS Genet*, 7:e1002236, 2011.

Sun JX, Helgason A, Masson G, et al: A direct characterization of human mutation based on microsatellites. *Nat Genet*, 44:1161-1165, 2012.

問題

1 遺伝子の変化は多様なメカニズムで生じ，異なる影響を引き起こす。次の影響を及ぼしうる遺伝子の変化のタイプについて述べて比較せよ：
a. 1 個または複数の遺伝子の量の変化
b. タンパク質をコードする遺伝子産物における多数のアミノ酸配列の変化
c. 1 個の遺伝子からつくられる RNA の最終的な構造の変化
d. 染色体のある領域内の遺伝子の並び順の変化
e. 明らかな影響がないもの

2 無虹彩症（aniridia）は虹彩の完全なまたは一部の欠損を特徴とする眼の疾患であり，常に責任遺伝子内の 1 個の病的バリアントで発症する。ある集団において，40 年間に視力が正常な親から 450 万人が出生したうち，41 人の子どもが無虹彩症と診断された。これらの症例が新生変異によるものと仮定すると，この座位の変異率はどのくらいと推定されるか？　この推測はどのような仮定の下に成立しているのか？　また，この推定値が高すぎる場合と低すぎる場合の理由は？

3 一般集団中の 2 名の個人を見分けるために最も効果的なバリエーションは，次のタイプのどれか：一塩基バリアント（SNV），単純な indel，マイクロサテライト。その根拠を説明せよ。

4 次にあげる事柄について，任意のゲノムの総変異率に与えると考えられる影響を比較せよ：両親の年齢，変異のホットスポット，染色体内の相同組換え，親のゲノムの遺伝的多様性。

第5章

臨床細胞遺伝学的解析と
ゲノム解析の原理

Dimitri J. Stavropoulos

　臨床細胞遺伝学（clinical cytogenetics）は，臨床応用を目的として，**染色体**（chromosome），その構造，およびその遺伝継承について研究する学問である。染色体異常（顕微鏡下で観察可能な染色体の数や構造の変化）が多くの臨床症状の原因となっていることが明らかとなり，**染色体疾患**（chromosome disorder）と呼ばれるようになってから50年以上になる。遺伝物質の完全な一組に注目し，ゲノムワイドという視点を初めて医療にもたらしたのは細胞遺伝学者だった。今日の染色体解析は，細胞学的レベルとゲノムレベルの両方で解像度と精度を増し，臨床医学の数多くの領域において重要な診断方法となっている。この章で解説する**マイクロアレイ染色体検査**（chromosome microarray analysis：CMA）や**全ゲノムシークエンシング**（whole genome sequencing：WGS）を含む最新のゲノム解析の解析能力と精度は目覚ましく向上しているが，概念的には染色体全体を顕微鏡で解析する手法と類似している（**図5.1**）。

　染色体疾患は，遺伝性疾患の主要なカテゴリーの1つである。染色体異常は，すべての流死産，先天奇形，知的障害の主な原因となっているほか，悪性腫瘍の病因としても重要な役割を果たしている。各種の細胞遺伝学的異常は数百の症候群の原因となり，これらをすべて合わせると，すべての単一遺伝子疾患を合わせたものより多くなる。細胞遺伝学的異常は，生産児の約1%，出生前診断を受けた35歳以上の妊婦の約2%，妊娠第1三半期のすべての自然流産児の半数でみられる。

　解析の範囲は，顕微鏡下で確認可能な染色体の数や構造の変化から，WGSにより検出可能となるゲノム構造や塩基配列の異常まで，まさに遺伝医学の全領域を網羅する（図5.1参照）。この章では，染色体解析とゲノム解析の一般的な原理について示し，前章で述べた染色体バリアント（chromosome variant）と構造バリアント（structural

variant：SV）に注目する。ここでは，個々の染色体上の数百〜数千の遺伝子についても，特定の染色体領域に位置するそれより少ない数の遺伝子についても，ゲノムの量的不均衡が原因となる疾患に限定して解説する。これらの原則が適用される最も一般的でよく知られた染色体・ゲノム疾患のいくつかについては，第6章で解説する。

5.1　細胞遺伝学的解析・ゲノム解析入門

　ヒト染色体の一般的な形態と構成や，その分子構成およびゲノム構成については，第2章と第3章で解説した。末梢血を採取し，Tリンパ球を刺激して*訳注1 短期培養を行うことにより，臨床目的で染色体検査を行うことができる。数日後，分裂している細胞の**紡錘体**（mitotic spindle）の働きを阻害する化学物質*訳注2 を添加し，**分裂中期**（metaphase）で細胞分裂を停止させ，染色体をスライドグラスに固定し，診断法に応じていくつかある染色方法の1つを施行する。これで解析の準備ができる。

　末梢血から調製する細胞培養は，速やかな臨床検査のためには理想的であるものの，短期間（3〜4日間）しか培養できないという弱点がある。永久保存やさらなる検査に適した長期培養は，他のさまざまな組織から得ることができる。小手術である皮膚生検により得られた組織片を培養してつくりだすことができる**線維芽細胞**（fibroblast）は，染色体・ゲノムの解析のみならず，さまざまな生化学的，分子遺伝学的解析にも用いることができる。白血球は培養系で形質転換させることで，不死化した**リンパ芽球様**（lymphoblastoid）細胞株をつくりだせ

＊訳注1　通常，フィトヘマグルチニン（phytohemaggulutinin：PHA）を添加する。
＊訳注2　通常，コルセミドなど。

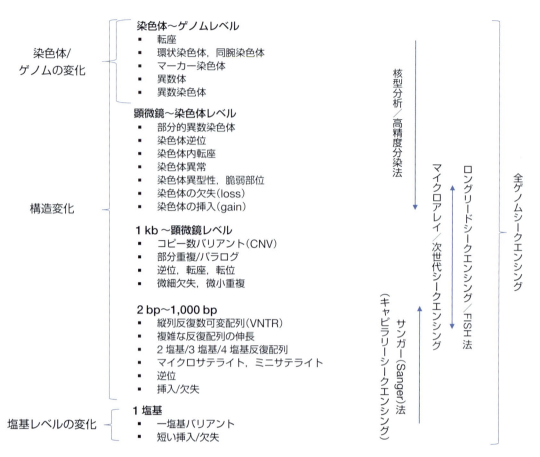

図 5.1 染色体・ゲノム解析の解像度の比較 染色体・ゲノム解析に日常的に用いられている種々の技術的アプローチの代表的な解像度と，それを検出するための主な方法．詳細と特徴的な例については本文参照．(Trost B, Loureiro LO, Scherer SW: Discovery of genomic variation across a generation. *Hum Mol Genet*, 30:R174-R186, 2021 より作成)

る．骨髄には，高い割合で分裂細胞を含んでいるため培養が必要となることがめったにないという利点があるが，比較的侵襲性のある骨髄生検という手法を用いなければ得られない．骨髄の分裂細胞の主な使用目的は，造血器腫瘍が疑われる際の診断である．羊水（羊水細胞）あるいは絨毛採取によって得られる**胎児細胞**（fetal cell）は，細胞遺伝学的，ゲノム学的，生化学的，分子遺伝学的解析のために適切に培養することができる．絨毛細胞は生検後，未培養で直接解析することも可能である．注目すべきは，母体血漿中に少量の**セルフリー胎児 DNA**（cell-free fetal DNA）が発見され，WGS による検査が可能になったことである（より詳しくは第 18 章を参照）．

WGS をはじめとするゲノムの分子遺伝学的解析は，質のよい DNA さえ得られれば，あらゆる適切な臨床材料で実施することができる．この目的に使用する細胞は分裂している必要はなく，組織や腫瘍の試料からでも，末梢血からと同じように DNA 解析を行うことができる．染色体・ゲノム解析技術の解像度，感度，容易さの向上により，特定の診断や研究に最適な解析法は急速に進歩している（**BOX 5.1** 参照）．

染色体の同定

ゲノムのさまざまな染色体は，特異的染色を施した後，その特徴的なバンドパターンによって細胞学的に同定することができる．最も一般的な染色法である **Giemsa 分染法**〔Giemsa banding, **G 分染法**（G-banding）〕は，1970 年代初頭に開発され，研究および臨床診断のために広く用いられるようになった最初の全ゲノム解析法で，現在も適用可能である．G 分染法はゲノムの構造的・数的異常の検出および特性評価のための代表的な方法であり，先天性疾患の出生後あるいは出生前の診断のみならず，後天的疾

BOX 5.1

染色体・ゲノム解析の臨床的適応

染色体解析は，医学において遭遇する多くの特異的臨床症状に対する日常的な診断法となっており，いくつかの一般的臨床的指標を以下に示す。

- **生まれて間もない時期の成長および発達の問題**　体重増加不良，発達遅延，特異顔貌，多発奇形，低身長，外性器異常（性別判定不能の外性器），知的障害は，染色体異常を有する子どもに高頻度に観察される所見である。上記のような症状を複数有している患者について，染色体検査で確定診断がなされていない場合には，コピー数異常やDNA配列のバリアントを検出するためにゲノム解析を行うべきである（第11章を参照）。

- **死産および新生児死亡**　死産児における染色体異常の頻度（約10%以下）は，生産児における頻度（約0.7%）に比べて非常に高い。また，新生児期に死亡する児のなかでも，染色体異常の頻度は高い（約10%）。原因不明の死産児および死亡した新生児に対して，遺伝的病因を明らかにするために，ゲノムのコピー数解析やシークエンシング解析が役立つことがある。これらの解析は，将来の妊娠時の出生前診断または着床前診断（第18章を参照）の際に重要な情報を提供できることがある。

- **生殖障害**　Gバンド核型による染色体検査は，無月経の女性や，不妊や習慣流産の既往があるカップルに適応となる。不妊や2回以上の流産歴のあるカップルの3～6%で，

カップルのどちらかに染色体異常がみとめられる。

- **ゲノム不均衡の構造解析と家族の追加検査**　コピー数解析によって同定されたコピー数バリアント（CNV）は，その変化構造を明らかにするために，Gバンド核型または蛍光 *in situ* ハイブリダイゼーション（FISH）による追加検査が必要な場合がある。既知の不均衡型染色体異常は，親の均衡型再構成に起因していることがあり，将来の妊娠や出生前診断だけでなく，保因者の可能性のある他の親族も影響を受けることがある。

- **腫瘍**　ほとんどすべてのがんには，1つ以上の染色体異常が関連している（第16章参照）。腫瘍そのものや，造血器悪性腫瘍の骨髄における染色体・ゲノムの評価から，診断や予後に関する情報が得られる。

- **妊娠**　母体の高齢，生化学的マーカー，超音波所見など，いくつかの出生前のリスク因子が染色体異常に関連する（第18章参照）。そのような妊娠時には，胎児のゲノムのコピー数解析とシークエンシング解析を日常の妊娠管理の1つとして提案するべきである。母体血中のセルフリーDNAの全ゲノム配列決定法による**非侵襲的出生前スクリーニング**（noninvasive prenatal screening）が，最も一般的な染色体疾患のスクリーニング方法となっている[*訳注]。

[*訳注]　胎児の出生前遺伝学的検査に関する考え方，情報提供のあり方や実施体制は，国・地域・文化などによって異なっている。詳細は関連のガイドラインなどを参照のこと。https://jams-prenatal.jp

---

患（がん）の臨床診断にも用いられる。

　G分染法および他の染色法により，個々の染色体とそのバリアントあるいは異常を，国際的に承認された染色体分類の記載法を用いて示すことができる。図5.2は，分裂中期の一組の正常ヒト染色体のバンドパターンの模式図であり，染色体の同定に用いる淡染バンドと濃染バンドの交互パターンとして示されている。各染色体のバンドパターンについては図5.3にいくつかの染色体の詳細を示したが，それぞれの腕の**セントロメア**（centromere）から**テロメア**（telomere）に向かって番号がつけられている。この領域を基本にした各バンドに階層的に番地をつける方式により，特定のバンド（と，その染色体バンド内に含まれるDNA配列や遺伝子）を詳細かつ明確に記述することが可能となった。

　ヒト染色体は，分裂中期に**一次狭窄**（primary constriction）として観察できるセントロメアの位置によって容易に識別できる3つのタイプに分類されることが多い（図

5.2参照）。第1のタイプは，染色体の中心にセントロメアがあり，両腕が同じくらいの長さである**中部着糸型（中部動原体型）**（metacentric）染色体である。第2のタイプは，セントロメアが染色体の中心からややずれた位置にあり，両腕の長さが明らかに異なっている**次中部着糸型（次中部動原体型）**（submetacentric）染色体。第3のタイプは，セントロメアが一方の末端近くにある**端部着糸型（端部動原体型）**（acrocentric）染色体である。第4のタイプとして，正常なヒト染色体の核型には存在しないが，セントロメアが一方の末端にあり腕が1つしかない**末端着糸型（末端動原体型）**（telocentric）染色体が再構成染色体として観察される場合がある。ヒトの端部着糸型染色体（13，14，15，21，22番染色体）の短腕の末端部には，幅の狭いストーク（stalk，二次狭窄とも呼ばれる）を介して，クロマチンが凝縮した**サテライト**（satellite）と呼ばれる小さな構造物が付着している。この5種類の染色体対のストークには，さまざまな反復配列とともに，リボ

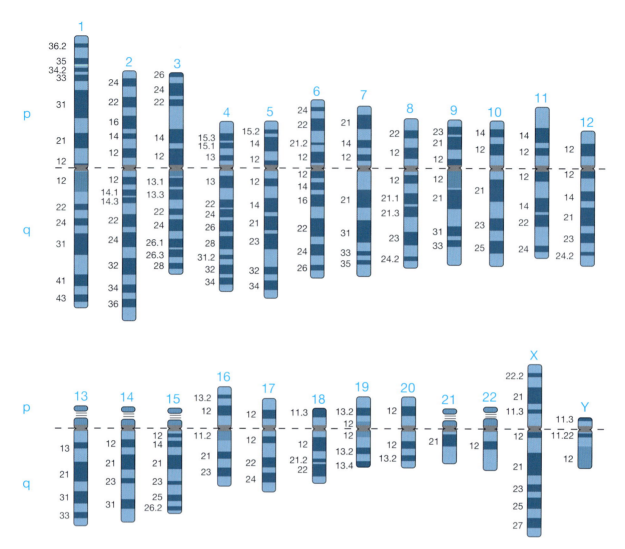

図 5.2　G 分染法による分裂中期のヒト染色体核型のバンドパターンを示した模式図（ハプロイドセットあたり約 400 バンド）　典型的には姉妹染色分体が非常に近接して並んでいるため，染色体は図示したように別々の構造として認識されない．セントロメアは一次狭窄として示し，短腕（p）と長腕（q）を分ける幅の狭い濃灰色の領域がこれに当たる．利便性と明瞭性のため，G 濃染バンドにのみ番号をつけた．すべての番号をつけた図式の例は図 5.3 を参照．（Shaffer LG, McGowan-Jordan J, Schmid M, editors: *ISCN 2013: an international system for human cytogenetic nomenclature*. Basel, 2013, Karger より作成）

ソーム RNA（リボソームの主要な成分，第 3 章参照）の遺伝子が数百コピーも含まれている．

　典型的な中期分裂像として示される 400〜550 バンドの解像度の標準的な G 分染法による核型では，約 5〜10 Mb の欠失や重複を検出することができる（図 5.1 参照）．しかし，バンドパターンがあまり特異的でないゲノム領域では，この解像度の G 分染法の感度は低くなることがある．高精度分染法〔**前中期分染法**（prometaphase banding）ともいう〕では，体細胞分裂の早期（前期あるいは前中期）のまだあまり凝縮していない段階の染色体（第 2 章参照）を，ハプロイドセットあたり 850 以上のバンドとして染色することができる．1980 年代初頭に高精度分染法が開発されたことで，2〜3 Mb 程度の大きさの微細なゲノムの再構成により引き起こされる，**微細欠失/微細重複症候群**（microdeletion and microduplication syndrome）（図 5.1 参照）がいくつも発見されることになった．しかしながら，この細胞遺伝学的方法には労力がかかり，熟練を要するため，全ゲノム解析を目的とする日常検査には向いていない．

　バンドパターンの変化に加えて，**脆弱部位**（fragile site）と呼ばれる非染色性のギャップは，DNA 複製のストレスによって誘発される，局所的なゲノム不安定性を起こしやすい特定の染色体部位で観察される遺伝性の変化である．

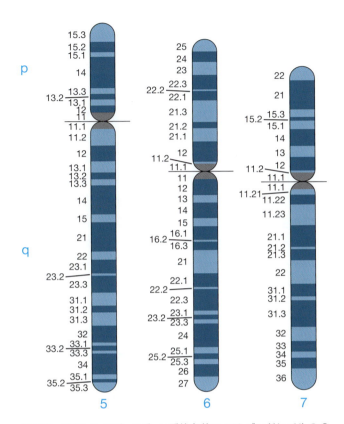

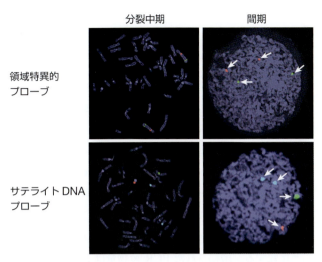

図5.3 凝縮した5番，6番，7番染色体の550バンドレベルのG分染パターンの例　バンドに番号をつけることで，それぞれのG濃染あるいはG淡染バンドを明確に同定することができる。バンド番号は，染色体番号（1〜22，X，Y），短腕（p）または長腕（q），領域，バンド，サブバンドを示す。例えば染色体5p15.2で，"ゴ，ピー，イチ，ゴ，テン，ニ"と発音する。(Shaffer LG, McGowan-Jordan J, Schmid M, editors: ISCN 2013: an international system for human cytogenetic nomenclature. Basel, 2013, Kargerより作成)

図5.4 異なる種類のDNAプローブを用いて分裂中期と間期のヒト染色体のFISH解析を行ったときに観察されるシグナルの例　（上）4q12（赤蛍光）と4q31.1（緑蛍光）バンド内の特異的シークエンシングの単一コピーDNAプローブ。（下）18番（水色），X（緑），Y（赤）染色体のセントロメアの反復性αサテライトDNAプローブを用いて，各染色体の数を数える。(画像はM. Katharine Rudd, Emory Genetics Laboratory, Atlanta, Georgiaの厚意による)

広く存在する脆弱部位，または稀な（一般集団での頻度が5％未満）脆弱部位は，100以上報告されている。ありふれた脆弱部位は，がん細胞においてゲノム不安定性を促進させると仮定されており，少数の稀な脆弱部位は特定の臨床疾患と関連することがわかっている。例えば，Xq23.7に位置する稀な脆弱部位はCGG反復配列の延長によって引き起こされ，**脆弱X症候群**（fragile X syndrome；症例17）の患者に観察される。

蛍光 *in situ* ハイブリダイゼーション (FISH)

特定領域を詳細に解析する高精度分染法は，1990年代初頭に**蛍光 *in situ* ハイブリダイゼーション**（fluorescence *in situ* hybridization：FISH）法にほぼ置き換わることとなった。FISH法は，特定のDNA配列の有無を検出したり，染色体や染色体領域の数やその構成を細胞内の"元の位置（*in situ*）"で評価する方法である。ゲノム学と細胞遺伝学の手法を融合させたこの手法は**分子細胞遺伝学**（molecular cytogenetics）または**サイトゲノミクス**（cytogenomics）と呼ばれ，日常的な臨床診療における染色体検査の範囲と精度を劇的に向上させた。

FISH技術は，ゲノム中のほぼすべての座位由来のDNAを含む，長いDNA断片が挿入された組換えDNAクローンのコレクションを利用している。特定のヒトDNA配列を含むクローンを蛍光色素で標識してプローブとし，染色体分裂像あるいは間期細胞核のゲノムの相当する領域を検出して，さまざまな研究や診断目的に利用することができる（図5.4）。

FISH法ではG分染法による染色体検査よりも高い解像度と特異度で解析できるが，G分染法のように全ゲノムを対象とする方法ではない。特定の疾患を診断あるいは除外するために特定のゲノム領域を解析する，ゲノム不均衡の構造的特徴を明らかにする，家族の追加検査，などの限定的な利用となる。

MLPA 法

MLPA（multiplex ligation-dependent probe amplification）法は，対象とする遺伝子または染色体領域におけるエクソンレベルの欠失や重複の検出に用いられるコピー数解析法である。MLPA 法ではマルチプレックス**ポリメラーゼ連鎖反応**（polymerase chain reaction：PCR）により，複数のエクソンの DNA 配列を 1 回の PCR で同時に増幅する。各エクソンから生成された DNA 配列の相対量を，正常なコピー数（2 コピー）をもつ対照領域の増幅と比較する。増幅された PCR 産物量は DNA サンプル中の標的エクソンのコピー数に比例するため，**ヘテロ接合性**（heterozygous）欠失（1 コピー）では正常コピー数（2 コピー）の領域の約半分の PCR 産物が生成され，ヘテロ接合性重複（3 コピー）では正常コピー数の領域に比べて約 50％多い PCR 産物が生成される。MLPA 法では 1 回の PCR アッセイに含めることのできる標的領域の数に制限があり，ゲノム全体のコピー数解析には適さない。特定の遺伝子（例：*DMD* 遺伝子）や，既知の微細欠失/微細重複症候群の領域（例：22q11.2 領域）を調べるために用いられる。MLPA 法をメチル化解析と組み合わせることにより（MS-MLPA 法），メチル化された染色体領域を特異的に増幅し，インプリンティングの状態を調べることができる。第 8 章で述べたように，父母どちらの親由来かにより，ゲノム領域は異なるインプリンティングを受ける。これらの領域の異常なメチル化を MS-MPLA 法で同定し，インプリンティング疾患の診断を確定することができる（例：Prader-Willi 症候群/Angelman 症候群における 15q11.2-q13 領域：症例 38 参照）。

マイクロアレイを用いたゲノム解析

マイクロアレイ染色体検査（CMA）は，G 分染核型分析に代わって，ゲノム全体のコピー数の不均衡を検出するために最も臨床応用されている第一線の診断用検査である。CMA では，ゲノム全体の座位に対応させた DNA プローブをスライドガラス上に規則的に配置したアレイを用いて，一度の解析でゲノム全体を調べることができる。この技術では，同量の対照 DNA と被験者 DNA をアレイ上の DNA プローブに同時にハイブリダイズさせ，各プローブにハイブリダイズしたそれぞれの DNA 試料の比率を計算することにより相対的なコピー数の増加や減少を検出する。被験者 DNA と対照 DNA の比率が等しいプローブは，そのゲノム領域に関してコピー数が正常であることを示す。対照 DNA に比べて被験者 DNA が過剰なプローブはコピー数の増加を示し，被験者 DNA が過少なプローブはコピー数の減少を示している（図 5.5）。マイクロアレイのプローブには，コピー数プローブ（前述参照）のほかに，バリアントアレルに対応した配列を含む**一塩基多型**（single nucleotide polymorphism：SNP）プローブで構成される方法もある（第 4 章参照）。SNP プローブから得られたデータはアレイ上にアレル差がわかるようにプロットされ，特定の SNP が A アレルのホモ接合体（AA），B アレルのホモ接合体（BB），ヘテロ接合体（AB）のいずれであるかを示す。染色体全体のコピー数が正常であれば，その長さに沿って AA，AB，BB の 3 通りのアレルの組み合わせを示すのが一般的である（図 5.5 参照）。AA と BB が存在し，AB が存在しないゲノム上の**ホモ接合領域**（region of homozygosity：ROH）は，染色体領域が**同祖的**である場合〔両親が血縁関係にある〕や，染色体の両方のコピーを片方の親から受け継いだ**片親性ダイソミー**（uniparental disomy：UPD）の場合に観察される。1 人の患者のゲノム上に複数の ROH が同定され，複数の染色体に認められる場合，両親の血縁関係が示唆され，潜性遺伝（劣性遺伝）疾患の可能性がある。1 つの染色体にのみ影響を及ぼす ROH は UPD の可能性があるが，その ROH が実際に UPD によるものであることを確認するには，親の遺伝型判定解析が必要である。

染色体異常が疑われる場合の日常的な臨床検査では，アレイのプローブのゲノム上の間隔がヒトゲノムのユニーク領域全体で 100 kb 程度の解像度である。責任領域がわかっている成長障害や先天異常（第 6 章参照）など，特に臨床的関心のある領域については，より高密度のプローブを使ってより高い解像度（20 kb）で実施できる。この方法は臨床検査室で検査項目として実施されており，臨床的に重要な遺伝子の領域では高い解像度で，それ以外の領域ではゲノム全体をカバーできるような低い解像度で行われている。マイクロアレイ染色体検査は，従来の G 分染法では検出できなかった多くの病的なゲノム変化を明らかにすることができ，原因不明の成長障害，知的障害，先天異常を伴う子どもたちの染色体やゲノムの異常を同定してき

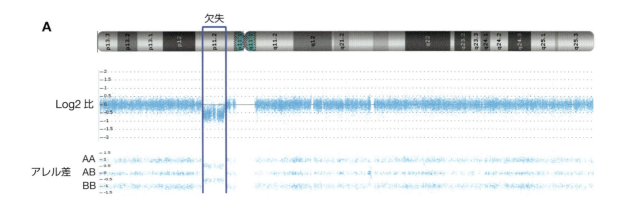

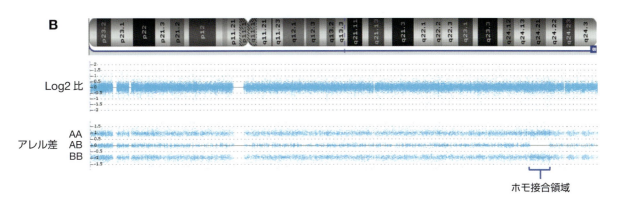

図5.5 染色体マイクロアレイ解析による，コピー数バリアントとホモ接合領域の検出 (**A**) 17番染色体の例：G分染の模式図，コピー数を蛍光強度のLog2比で表した図，一塩基多型（SNP）マイクロアレイのデータをアレルごとにプロットした図を示す。Log2比が0のDNAプローブ（青い点）は，2コピーを示す。染色体領域17p11.2では，Log2比が－1のプローブが連続し，Smith-Ma-genis症候群に関連する約3.7 Mbのヘテロ接合性欠失を示している。(**B**) 18番染色体の例：SNPマイクロアレイデータのプロット図は，約6.052 Mbのホモ接合領域を示す。コピー数は変化していないが，アレルごとのプロットではホモ接合型（AAまたはBB）のみが存在し，ヘテロ接合型（AB）はない。（マイクロアレイ画像はGenome Diagnostics, The Hospital for Sick Childrenの厚意による）

た。従来の手法に比べて格段に高い陽性率（G分染法の1〜3%に対して，マイクロアレイ染色体検査は15〜20%）を示すゲノムワイドアレイは，G分染核型に代わり，特定の患者集団に対して日常の第一線の検査となっている。

しかしながら，この技術には2つの重要な限界があることに言及しなくてはならない。1つは，アレイにもとづく検出法は，あるDNA配列の相対的コピー数を測定しているにすぎず，それらがゲノムの正常な位置から転座したり再構成したりしているかどうかは検出できない。そのため，この手法によって検出された**コピー数バリアント**（copy number variant：CNV）を核型分析や分裂像のFISH解析によって調べることが，異常の性質と家系での再発率を確定するために重要である。2つめは，高解像度のゲノム解析は，臨床的意義が明らかになっていないコピー数のわずかな違いなどのバリアントの存在を明らかに

してしまうことである。そうしたバリアントの報告数は増えており，一般集団にみられるバリアントのカタログも作成されている。第4章でみてきたように，これらの多くは無害なCNVである。これらの存在は，個人のゲノムが唯一無二のものであり，診断に関して，何が正常で何が病気の原因であると考えるかの評価方法の確立が重要な課題であることを強調している。

全ゲノムシークエンシングによるゲノム解析

細胞遺伝学的解析やマイクロアレイ解析と同じ全ゲノムを対象にした解析で，染色体・ゲノム疾患を検出する最高の解像度をもつ臨床検査は，全ゲノムの塩基配列を解析することである。全ゲノムシークエンシング（WGS）の効

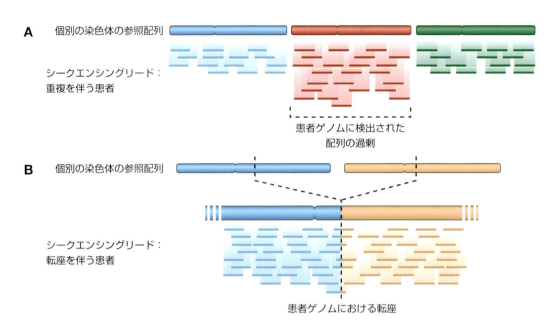

図5.6 全ゲノムシークエンシング解析を用いた，ゲノムコピー数異常と染色体構造異常の同定戦略 ここでは少数のシークエンシングリードのみを概略的に図示したが，実際の異数性異常や染色体構造異常の診断の際には，統計的に十分な裏付けを得るために，数百万のシークエンシングリードを解析し，参照ゲノムの相当箇所にアライメントする。**(A)** 患者ゲノムのシークエンシングリードを3つの個別の染色体の参照配列にアライメントした模式図。赤色で示した染色体の配列が他の染色体より多く検出されたことから，患者はこの染色体の異数性異常と示唆される。**(B)** 患者ゲノムからのシークエンシングリードを2つの染色体の参照配列にアライメントした結果から，いくつかのリードに両方の染色体からの隣接した配列が含まれていることがわかる。これは，患者ゲノムの青色と橙色で示した染色体の破線箇所で切断が生じて再構成した転座があることを示している。

率が向上し，その費用が低下するにつれ，臨床の環境で対象者試料の塩基配列を決定する場面も増えてきている（図5.1参照）。

最も広く使用されているWGSアプローチでは，シークエンシングプラットフォームにもよるが，100〜500 bpの数百万個の短いリード（塩基配列情報）が生成される。個人のゲノムはリードのオーバーラップによって表され，ゲノムの特定の領域に対応するリード数*訳注1は通常30〜40である。特定のゲノム領域や染色体において，リード数が極端に多かったり少なかったりするような場合，そのゲノム領域に数的または構造的な異常があることが多い。1つの染色体全体の数的異常を検出するためには，通常ゲノムの塩基配列を完全に決定する必要はなく，むしろ注目したい染色体上の限られた数の塩基配列からでも，これらの塩基配列が期待された数（例えば常染色体なら二倍体ゲノムあたり2コピーに相当する数）だけ検出されるのか，あるいは著しく多かったり少なかったりするのかによって明らかにできる（図5.6）。この考え方は今や，胎児の染色体不均衡を確認する出生前診断にも応用されている（第18章参照）。

しかしながら，ゲノム中のDNAに増加も減少もないゲノムの均衡型再構成を検出するためには，より完全にゲノム配列を決定する必要がある。この場合には，ヒトゲノム参照配列と完全に合致するリードではなく，参照配列中の通常は隣接していない2つの異なる領域（同じ染色体上にあるものも別々の染色体上にあるものもある）と合致する，稀なリードがみられる（図5.6参照）。このアプローチは，ある種のがんにかかわる特定の遺伝子の同定や，各種の先天異常を有する子どもにおける通常は別々の染色体上にある配列が転座により隣り合っているような遺伝子の同定に用いられている。また最近では**バイオインフォマティクス**（bioinformatics）のアルゴリズムが開発され，3塩基反復配列の伸長を推定することができるようになり，臨床的に重要な既知のゲノム領域（脆弱X症候群やHuntington病などに関与する領域）のWGS検査が提供されている*訳注2。

---

*訳注1 カバレッジ，デプスともいう。

*訳注2 日本では研究として実施されている。

臨床検査室では，塩基レベルのバリアント〔**一塩基バリアント**（single nucleotide variant：SNV）〕や50 bp以下の挿入/欠失（indel），遺伝的異質性をもつ疾患のCNVを正確に検出するためにWGSを導入し始めているが，CMAと全エクソームシークエンシングはコストが安いため，今のところこれらが検査の主流となっている。**エクソームシークエンシング**（exome sequencing：ES）では，ゲノムの約1.5％を占めるタンパク質をコードするエクソンからシークエンシングリードを生成し，エクソンの塩基配列レベルのバリアントを正確に検出することができる。しかし，CNVの検出については，ESはWGSよりも精度が低い。各エクソンに対して生成されるシークエンシングリードの数が一定ではないことがあり，またエクソン間の配列を読まない染色体領域が大きいのでCNVの分断位置が正確ではないためである。さらに，ESでは均衡型の再構成や，非コード領域のバリアントは検出できない。WGSのコストが下がるにつれて，ゲノム診断においてWGSはESやCMAに取って代わり，個人のゲノム内のすべてのバリアントをより完全に表現できるようになるだろう。

WGSのショートリード技術は，マイクロアレイやESに比べてかなりの改善がみられるが，リード長が短いため，複雑な構造異常や反復領域，ゲノムの他の領域に相同配列をもつ遺伝子（偽遺伝子など）の解析には限界がある。10 kb以上のリードを生成する**ロングリードシークエンシング**技術の出現により，臨床的に関連する遺伝子を含む可能性のある，これらの課題に取り組み始めることが可能になった。特筆すべきは，この技術は以下のことを可能にすることである。(1) 偽遺伝子の相同配列の干渉を受けることなく，遺伝子の配列を決定できる。(2) DNAの長い範囲（10 kb以上）にわたってハプロタイプやフェージング（相決定）情報を提供できる。(3) 伸長した反復配列の塩基配列を決定し，表現型や反復配列不安定性に影響を及ぼす可能性のある非翻訳領域の配列を同定できる（例：筋強直性ジストロフィーの*DMPK*遺伝子）。(4) 均衡型転座および不均衡型転座，挿入，欠失，重複，逆位を同定できる。

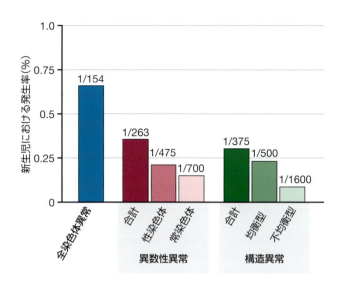

図5.7　染色体異常の発生率　68,000人以上の新生児の染色体検査結果にもとづく，新生児スクリーニングにおける染色体異常の発生率。(データはHsu LYF: Prenatal diagnosis of chromosomal abnormalities through amniocentesis. In Milunsky A, editor: *Genetic disorders and the fetus*, ed 4. Baltimore, 1998, Johns Hopkins University Press, pp 179-248 から要約)

5.2　染色体異常

染色体異常には数的異常と構造異常があり，1つまたは複数の常染色体や性染色体，あるいはその両方が同時に関与していることがある。染色体異常の総頻度は生産児154人あたり1人程度であるため（図5.7），その影響は臨床医学にとっても社会にとっても非常に大きい。臨床上重要な染色体異常のなかで最も一般的なのは，染色体数が多かったり少なかったりする染色体の数的異常で，**異数性**（aneuploidy）と呼ばれる。異数性染色体異常は通常，身体的異常か知的障害，あるいはその両方を伴う。1つ以上の染色体が関与する再構成である**構造異常**（structural abnormality）も比較的頻度が高い（図5.7参照）。構造的再構成によりゲノム量の不均衡が生じるか，コード配列あるいは調節配列が破壊されるかによって，表現型に影響が出ることもあれば出ないこともある。しかしこの章で後述するように，良性の均衡型染色体構造異常をもつ人であっても，次世代に異常のある子が生まれるリスクが高くなる可能性がある。

染色体異常は，いくつかの標準的な略語と用語（その異常の性質と，FISH法やマイクロアレイによって解析を行った場合には利用した技術を示す用語）によって記載さ

第5章 ● 臨床細胞遺伝学的解析とゲノム解析の原理

表5.1 染色体およびその異常の説明に用いるいくつかの略語とその例

略語	意味	例	例の状態
		46,XX	正常女性核型
		46,XY	正常男性核型
arr	マイクロアレイ (microarray)	arr(X,1-22)x2	正常女性
		arr(X,Y)x1,(1-22)x2	正常男性
		arr[GRCh38]8p23.3(835185_1242591)x1	8p23.3，GRCh38 ゲノムデータベースで 835185-1242591 の領域に認めた欠失
cen	セントロメア (centromere)		
del	欠失 (deletion)	46,XX,del(5)(q13)	1本の5番染色体の5q13からq末端までが端部欠失した女性
der	派生染色体 (derivative chromosome)	der(1)	1番染色体のセントロメアを含む，1番染色体に由来する構造異常染色体
dic	二動原体染色体 (dicentric chromosome)	dic(X;Y)	X染色体およびY染色体の両方のセントロメアを含む二動原体染色体
dup	重複 (dupliction)		
inv	逆位 (inversion)	inv(3)(p25q21)	3番染色体の腕間逆位
mar	マーカー染色体 (marker chromosome)	47,XX,+mar	過剰な未同定の染色体を有する女性
mat	母由来 (maternal origin)	[GRCh38]7p22.3(580556_1191665)x3 mat	7p22.3，GRCh38 ゲノムデータベースで 580556-1191665 の領域に認めた，母から受け継いだ重複
p	染色体短腕 (short arm of chromosome)		
pat	父由来 (paternal origin)		
q	染色体長腕 (long arm of chromosome)		
r	環状染色体 (ring chromosome)	46,X,r(X)	1本のX染色体が環状X染色体になっている女性
rob	Robertson（型）転座 (Robertsonian translocation)	45,XX,rob(14;21)(q10;q10)	14番と21番染色体がそれぞれセントロメア領域（14q10 と 21q10）で切断され，それぞれの長腕同士が再結合した Robertson（型）転座を有する女性；rob でも der でもよい〔訳注：q10 というバンドはイデオグラムには示されていない。セントロメアが切断点と推定され，長腕側が残った染色体の切断点として利用される。短腕側が残った場合は p10 と示す〕
t	転座 (translocation)	46,XX,t(2;8)(q22;p21)	2q22 と 8p21 を切断点とする，2番染色体と8番染色体間の均衡型転座を有する女性
+	〜の増加 (gain of)	47,XX,+21	21 トリソミーの女性
−	〜の欠如 (loss of)	45,XY,−22	22 モノソミーの男性
/	モザイク (mosaicism)	mos 47,XX,+21[20]/46,XX[10]	21 トリソミーを20個の細胞に，正常核型を10個の細胞に認めた，2つの細胞集団をモザイクで有する女性

略号は，McGowan-Jordan J, Hastings RJ, Adelaide SM editors: *ISCN 2020: an international system for human cytogenetic nomenclature*, Basel, 2020, Karger より。

れる。一般的な略語のいくつかと，異常核型およびその異常の例を表5.1 に示す。

遺伝子量，均衡と不均衡

単一遺伝子疾患の発症がしばしば遺伝子機能の質的側面を反映しているのに対し，染色体・ゲノム疾患に反映されるのは主に遺伝子発現の量的側面である。特定の染色体変化の臨床的な重要性は，その変化によって不均衡となったゲノム部分，変化した部分に含まれる遺伝子や異常により影響を受ける遺伝子，その変化が次世代に伝達される可能

性，によって決まる。

染色体・ゲノム疾患について考えるうえで中心となる概念は，**遺伝子量**（gene dosage）と，その均衡あるいは不均衡である。後の章でみていくように，同じ考え方は，ある種の単一遺伝子疾患とその基礎となる疾患原因について考える際にもだいたい当てはまる。しかし，染色体異常では基本的に，問題の染色体領域内の遺伝子の塩基配列よりも，遺伝子量のほうが重要な意味をもつ。

ヒトゲノムにあるほとんどの遺伝子は2コピー存在し，その両方から発現する。けれども一部の遺伝子は，一方のコピーからしか発現しない〔例：インプリトを受けた

遺伝子や，**X染色体不活化**が影響するX連鎖性遺伝子；第3章参照〕。臨床症例の広範な解析により，正常な発達にはこれらの遺伝子の相対量がきわめて重要であることが明らかとなった。通常2コピーの遺伝子から発現している量感受性遺伝子または遺伝子群が，1コピーあるいは3コピーの遺伝子から発現すると，正常に機能しなくなることが多い。同様に，**ゲノムインプリンティング**（genomic imprinting）やX不活化の異常により，1コピーでなく2コピーの遺伝子または遺伝子群の発現に異常をきたしたり発現しなかったりすると，臨床的障害が生じることがある。

遺伝カウンセリング（genetic counseling）において，特に出生前の状況では，染色体・ゲノム疾患の臨床的転帰の予測は非常に難しい。これらの診断で生じる多くのジレンマについてはこの節と第6章および第17章で考察するが，以下の節でみていく各種の染色体異常を診察する際に留意すべき一般原則がいくつかある（**BOX 5.2** 参照）。

BOX 5.2

生産児における不均衡型の核型・ゲノム異常：遺伝カウンセリングのための一般的ガイドライン

- **モノソミーはトリソミーと比べてより重症となる**　完全なモノソミーは，X染色体モノソミーを除き，通常は生きて産まれない。完全なトリソミーは，13番，18番，21番，X，Y染色体なら生きて産まれうる。
- **部分的な異数性の表現型は，以下に示すさまざまな要因に左右される**　不均衡型断片の大きさ，どのゲノム領域が影響を受けていてどの遺伝子が関与しているか，不均衡はモノソミーかトリソミーか，など。
- **逆位症例のリスクは，セントロメアに対する逆位の場所と，逆位領域のサイズによる**　セントロメアが関与しない逆位（腕内逆位）では，次世代に異常な表現型を有する児が生まれるリスクは非常に低い。しかし，セントロメアを挟む逆位（腕間逆位）では先天異常のある子孫が生まれるリスクがあり，逆位領域の大きさとともにリスクは高くなる。
- **染色体異常を伴うモザイク核型の場合，1つの組織の検査結果が他の組織のモザイクの程度を正確に表しているとは限らない**　通常，関連する組織のモザイクの程度や関連する発生段階はわからないため，表現型の重症度を判断することは困難であり，遺伝カウンセリングでは特に留意すべきである。

染色体の数的異常

ヒトでは，染色体数が46以外のどの数になる場合も**異数体**（heteroploid）と呼ぶ。一倍体の染色体数（n）の整数倍は**正倍数体**（euploid），他の染色体数は異数体（英語はaneuploid）と呼ぶ。

三倍体性と四倍体性

臨床検体では，正常な体細胞の特徴である二倍体（$2n$）に加えて，**三倍体**（triploid：$3n$）と四倍体（tetraploid：$4n$）の2種類の正倍数性の染色体数が観察される場合がある。三倍体性も四倍体性も胎児期に認められる。三倍体性は確認された胎児の1〜3%に観察され，長くは生きられないものの，生きて産まれうる。少なくとも妊娠第1三半期の終わりまで生存した数少ない三倍体胎児のほとんどが，1つの卵子に2つの精子が入る**二精子受精**（dispermy）によるものである。残りの症例は，男性または女性における減数分裂時の異常によって，二倍体の卵子や精子が形成されたことが原因である。三倍体核型の表現型の徴候は，余分な染色体セットが母親と父親のどちらに由来するかによって異なる。母親由来の染色体が余分にある三倍体の場合は通常，妊娠早期に自然流産する。一方，父親由来の染色体が余分にある三倍体の場合は通常，小さな胎児を伴う，変性した異常な胎盤〔**部分胞状奇胎**（partial hydatidiform mole）〕が生じる。四倍体は常に92,XXXXか92,XXYYであることから，**接合子**（zygote）の初期卵割の完了異常によって生じると考えられている。

異数性

異数性はヒトの染色体疾患のなかで最も多く，臨床的にも重要であり，臨床上認識される全妊娠の少なくとも5%にみられる。異数性染色体異常をもつ人のほとんどが，特定の染色体が正常の1対（2本）ではなく3本ある**トリソミー**（trisomy）か，特定の染色体が1本しかない**モノソミー**（monosomy）のいずれかであり，モノソミーのほうがやや少ない。トリソミーもモノソミーも深刻な表現型を呈する。

トリソミーは，染色体の一部が含まれるものもあるが，1本の完全な染色体のトリソミーがある場合に致死とならないことは多くはない。生産児に最もよくみられるトリソ

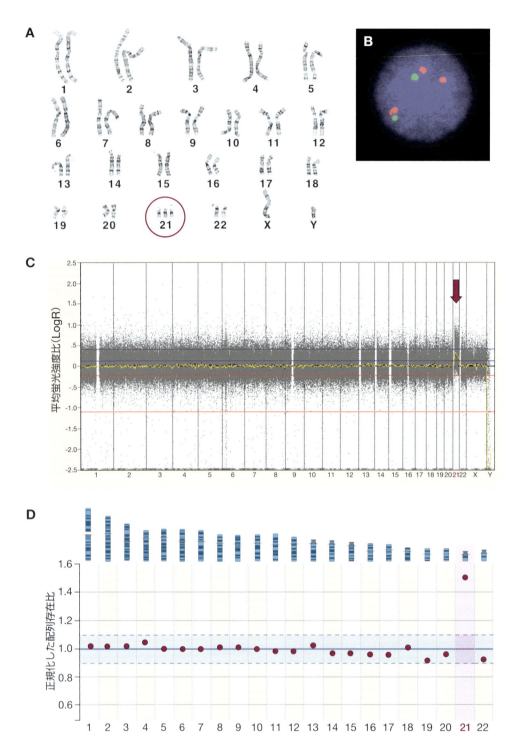

図5.8 21トリソミー診断のための染色体・ゲノム解析戦略 (A) Down症候群男児の核型。21番染色体が3本確認できる。**(B)** 21番染色体（赤, 3スポット）と他の常染色体対照（緑, 2スポット）の領域特異的プローブを用いた, 間期核FISH解析。**(C)** 全ゲノムマイクロアレイ染色体検査による21トリソミー女性患者の検出。赤色矢印で示す21番染色体のプローブの蛍光比が増加している。**(D)** 全ゲノムシークエンシングと21番染色体由来の配列の増加による, 21トリソミーの検出。染色体異常のない標本における個々の染色体で正規化した配列の結果（±SD）は, 灰色影付領域内に示す。約1.5倍の標準比は, 21番染色体配列が2コピーではなく3コピーあることを示唆し, 21トリソミーに矛盾しない。（AはCenter for Human Genetics Laboratory, University Hospitals of Clevelandの厚意による；BはM. Katharine Rudd, Emory Genetics Laboratoryの厚意による；CはDaynna J. Wolff, Medical University of South Carolinaの厚意による；Dのオリジナルデータは Dan S, Chen F, Choy KW, et al: Prenatal detection of aneuploidy and imbalanced chromosomal arrangements by massively parallel sequencing. PLoS One, 7:e27835, 2012より）

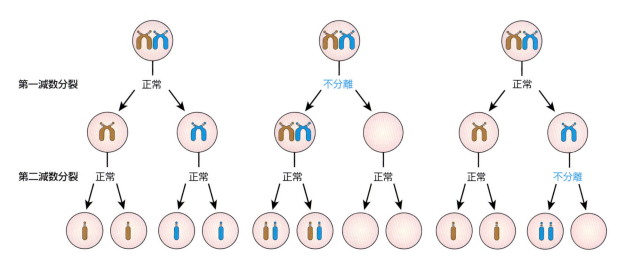

図5.9 減数分裂における染色体の不分離 第一減数分裂時（中央）と第二減数分裂時（右）の21番染色体の不分離の結果の違いを，正常な分離（左）と比較した。第一減数分裂時に不分離が起きた場合，配偶子は両親由来の21番染色体対を含んでいるか，21番染色体を完全に欠いているかのいずれかになる。第二減数分裂時に不分離が起きると，異常な配偶子は片親由来の21番染色体を2コピー含んでいる（そして他方の親由来のコピーを含まない）か，21番染色体を完全に欠いているかのいずれかになる。

ミーの種類は21トリソミー（trisomy 21）であり，**Down症候群**（Down syndrome；核型は47,XX,+21あるいは47,XY,+21）の患者の95%にみられる染色体構成である（図5.8）。生産児にみられる他のトリソミーとしては，18トリソミー（trisomy 18）と13トリソミー（trisomy 13）がある。これらの常染色体（13，18，21番）が，遺伝子数が最も少ない3つの常染色体であることは注目に値する。それよりも遺伝子数が多い常染色体のトリソミーは，ほとんどの場合致死であると推定される。1本の完全な染色体のモノソミーはほぼ必ず致死だが，重要な例外としては，**Turner症候群**（Turner syndrome；症例47）にみられるX染色体のモノソミーがある。これらの疾患については第6章で詳しく述べる。

異数性が生じる原因は完全に理解されているわけではないが，染色体に生じる最も一般的なメカニズムは減数分裂時の**染色体不分離**（nondisjunction）である。これは，2段階の減数分裂のどちらかの段階（通常は第一減数分裂時）で，染色体対の正確な分離が起こらないことである。第一減数分裂時の不分離と第二減数分裂時の不分離では，生じるゲノムは異なる（図5.9）。第一減数分裂時に不分離が起きた場合，24本の染色体を有する**配偶子**（gamete）は，染色体対に父由来と母由来の染色体の両方を含んでいる。第二減数分裂時に不分離が起きた場合は，過剰な染色体を有する配偶子は，父由来あるいは母由来のどちらかの染色体を2コピー含んでいる〔厳密にいえば，これらは父由来あるいは母由来のセントロメアについて述べているにすぎない。なぜなら，相同染色体間の組換えは通常，第一減数分裂前に起こるため，染色分体間，さらには対応する娘染色体間には多少の遺伝的差異が生じることになるからである；第2章参照〕。

第一減数分裂時の相同染色体対の正確な分離は，比較的単純そうな過程に見えるかもしれない（図5.9参照）。しかし実際には，2つの相同体が並び，互いに密接に結合し〔**対合**（synapsis）〕，紡錘体と相互作用し，最終的に切り離されて反対極に移動し，別々の娘細胞に入るという，精確な時間的・空間的制御が求められる，複雑で巧妙な仕組みによるものである。染色体対の不分離の起こりやすさは，正確な対合を維持するために不可欠な，第一減数分裂時の組換えの頻度または位置（あるいはその両方）と強く関連する。組換えが非常に少ない（あるいはまったくない）染色体対や，セントロメアまたはテロメアに非常に近い位置での組換えがある染色体対は，組換えの頻度や位置がより一般的な染色体対に比べて不分離を起こしやすい。

いくつかの症例では，第二減数分裂時ではなく第一減数分裂時の姉妹染色分体の早期分離によって異数性が生じる。これが起きて，分離した染色分体が偶然に卵母細胞あるいは極体へ分離すると，不均衡な配偶子となる。

染色体不分離は，接合子形成後の体細胞分裂時にも起こりうる。染色体不分離が初期卵割時に起きた場合には，臨床的に意義のある**モザイク**（mosaicism）となる可能性が

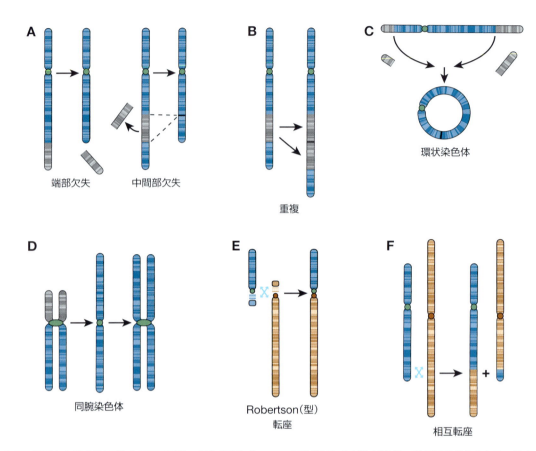

図 5.10 本文で解説した**染色体再構成（構造異常）** (**A**) 端部欠失と中間部欠失。どちらも無動原体断片を生じるが、通常失われる。(**B**) 染色体断片の重複。重複部位は部分トリソミーとなる。(**C**) 環状染色体と 2 つの無動原体染色体。(**D**) ある染色体の長腕からなる同腕染色体の形成。(**E**) 2 つの端部着糸型染色体間の Robertson （型）転座。しばしば偽性二動原体染色体となる。Robertson（型）転座は、2 つの端部着糸型染色体の短腕を失うので、厳密には相互転座ではない。(**F**) 2 種類の染色体間の相互転座。切断点から端部までの断片どうしを相互交換したもの。

ある（後節参照）。一部の悪性細胞株や培養細胞では、体細胞分裂時の染色体不分離により高度に異常な核型が生じる場合もある。

染色体の構造異常

染色体構造の再構成は、染色体の切断、再結合、交換によって異常な組み合わせが生じたものである。再構成はさまざまな仕組みで起こりうるが、すべてを合わせても異数性異常より頻度は少ない。全体として、染色体の構造異常の頻度は新生児 375 人あたり約 1 人である（図 5.7 参照）。数的異常と同じく、構造異常も個人の全細胞に存在している場合と、モザイクとして存在している場合がある。

染色体構造の再構成（構造異常）は、正常な染色体構成要素がゲノムに完全にそろっている**均衡型**（balanced）と、過剰や欠失がある**不均衡型**（unbalanced）に分類される。この分類が、再構成の解析に用いる手法の解像度によって変わってくることは明らかである（図 5.1 参照）。例えば、高精度分染法のレベルでは均衡型に見えても、マイクロアレイ染色体検査や DNA シークエンシング解析を実施したら不均衡であることが確認されるかもしれない。染色体再構成のなかには、体細胞分裂や減数分裂を経ても変化せずに伝達される安定なものもあれば、不安定なものもある。ヒト染色体で観察される比較的頻度の高い構造異常の例を図 5.10 に概略的に示す。

不均衡型再構成（構造異常）

不均衡型構造異常は、生産児 1,600 人あたり約 1 人の頻度で検出される（図 5.7 参照）。複数の遺伝子の欠失あるいは重複、一部の症例ではその両方があるため、表現型は異常となる可能性が高い。1 本の染色体の一部の重複は、その断片に含まれる遺伝子の**部分トリソミー**（partial trisomy) を生じ，一部の欠失は**部分モノソミー**（partial monosomy）を生じる。一般的には，正常な遺伝子量の均衡を乱すあらゆる変化は異常な発達を引き起こしうる。症例ごとに，どのような性質の遺伝子の量が異常となるかによって表現型は多岐にわたる。

少なくとも数百万塩基対の不均衡を含む大きな構造異常は，通常の染色体分染法レベルでも検出できる。けれども一般的に，小さな不均衡の検出には，より解像度の高いFISH法やマイクロアレイ染色体検査（CMA）などによる解析が必要となる。

欠失と重複　染色体領域を失う**欠失**（deletion）は，染色体の不均衡を生じる（図5.10参照）。相同部位の1つは正常で，もう1つが欠失している染色体欠失を有する人は，その欠失断片上に存在する遺伝情報がモノソミーとなっている。臨床的な影響は通常，**ハプロ不全**（haploinsufficiency）によって引き起こされる。ハプロ不全とは，遺伝物質が1コピーになることにより，正常なら2コピーの遺伝物質が担う機能を果たせなくなることである。これによる臨床的な重症度は，欠失した領域の大きさと，欠失した個々の遺伝子の数と機能によって決まることが，解析により明らかにされている。細胞遺伝学的に検出可能な常染色体の欠失は，生産児7,000人あたり約1人の頻度でみられる。顕微鏡では検出できず，CMAあるいはWGSにより検出される小さな欠失の頻度はもっと高いが，前述したように，そうした多数のバリアントの臨床的重要性はまだ解明されていない。

欠失は染色体の端部や，染色体腕の中間部で起こりうる。欠失が生じるのは，単に染色体が切断され，セントロメアを有しないその染色体断片が失われることによる。数々の欠失が形態異常を有する患者や知的障害を有する患者，そして出生前診断の過程で同定されている。第6章ではこのような症例の具体例をとりあげる。

一般的に，**重複**（duplication）は欠失に比べて臨床的影響が少ないと考えられている。しかし，配偶子における重複は染色体不均衡（すなわち部分トリソミーなど）を生じるほか，重複の原因となった染色体の切断により遺伝子が損傷し，何らかの表現型異常を引き起こすことがある。

マーカー染色体および環状染色体　染色体標本中に，非常に小さく同定困難な染色体が観察されることがある。こ

れらは**マーカー染色体**（marker chromosome）と呼ばれ，しばしばモザイク状態で観察される。マーカー染色体は通常，正常な染色体セットに追加して存在しているため，**過剰染色体**（supernumerary chromosome）あるいは**過剰構造異常染色体**（extra structurally abnormal chromosome）と呼ばれる。出生前診断において*de novo*で過剰なマーカー染色体が観察される頻度は，妊娠2,500回あたり約1回と推定されている。これらは小さく特色もないため，正確に同定するには解像度の高いゲノム解析（例：FISHやCMA）が必要となることが多い[*訳注]。

大きめのマーカー染色体は，一方あるいは両方の染色体腕のゲノム物質を含んでいるため，そこに存在する遺伝子について不均衡を生じる。胎児に異常が生じる確率は，マーカー染色体の由来によって，きわめて低い場合から100%の場合までさまざまである。15番染色体と性染色体に由来するマーカー染色体が比較的高頻度に認められるが，その理由は完全には解明されていない。

多くのマーカー染色体は，テロメア配列が欠如した**環状染色体**（ring chromosome）として観察される（図5.10参照）。環状染色体は，1本の染色体の2カ所で切断され，切断端どうしが再結合してリング構造をとることにより形成される。一部の環状染色体は，2つの姉妹染色分体が分裂後期に分離する際にからみ合うことがあるため，体細胞分裂時に問題を生じると考えられている。そして，リングに切断が生じ，それから再結合することにより，より大きなリングや小さなリングが形成される可能性がある。こうした体細胞分裂時の不安定性により，環状染色体が細胞の一部にのみ観察される（モザイクとして検出される）ことはめずらしくない。

同腕染色体　**同腕染色体**（isochromosome）は，一方の腕が欠如し，他方の腕が鏡像様に重複した染色体である（図5.10参照）。そのため，46本の染色体のなかに同腕染色体がある人は該当する染色体について，一方の腕の遺伝物質が1コピー（部分モノソミー），他方の腕の遺伝物質が3コピー（部分トリソミー）となっている。いくつか

[*訳注]　マーカー染色体のなかには，領域特異的プローブやマイクロアレイ法のプローブとして利用できない，セントロメア近傍の繰り返し配列を含む領域のみから構成されたものもあり，その場合同定に有用なのは，各染色体に特異的なセントロメアプローブである。ただし，セントロメアプローブは一部の染色体については複数の染色体に共通で分離できていない。

の常染色体の同腕染色体が知られているが，最もよく知られているのはX染色体長腕からなる同腕染色体で，Turner症候群の人の一部に認められ，i(X)(q10)と表記される（第6章，症例47 参照）。さらに，同腕染色体はしばしば固形腫瘍や造血器悪性新生物の核型にも観察される（第16章参照）。

二動原体染色体 二動原体染色体（dicentric chromosome）は，それぞれセントロメアを有する2つの染色体断片の端と端が結合した，稀なタイプの異常染色体である。二動原体染色体はセントロメアが2つあるにもかかわらず，一方のセントロメアがエピジェネティックに不活化された場合や，2つのセントロメアが常に協調して分裂後期の極へ移動する場合には，体細胞分裂においても安定でいられる。このような染色体は，正式には**偽性二動原体**（pseudodicentric）と呼ばれる。最も一般的な偽性二動原体染色体は，性染色体や端部着糸型（端部動原体型）染色体〔後述のいわゆるRobertson（型）転座〕が関与するものである。

均衡型再構成（構造異常）

均衡型染色体構造異常は500人に1人という高頻度で認められ（図5.7参照），ゲノム要素の配置は異なるがすべての要素がそろっているため，臨床的影響は伴わないことが多い（図5.10参照）。先に述べたように，真の均衡型構造異常と，細胞遺伝学的には均衡型に見えても分子レベルでは不均衡であるものとを区別することが重要である。ゲノムには頻度の高いコピー数バリアント（第4章参照）があり，これらを合計すると血縁関係のない人のゲノム間には数百万塩基対にもおよぶ違いがあるため，何をもって均衡型あるいは不均衡型とするかは，研究の進展と継続的な見直しにより変わってくる。

また，染色体の再構成が確かに均衡型であったとしても，次世代には影響を与える可能性がある。なぜなら，保因者は不均衡型の配偶子を形成する傾向があるため，不均衡型核型を伴う異常のある子が生まれるリスクが増加するからである。また，転座に伴い1つの染色体が切断されることによって遺伝子が損傷され，病的バリアントが生じる可能性もある。顕著な表現型を示す患者における見かけ上の均衡型構造異常の解析，特にWGSを用いた検討により，均衡型転座保因者の疾患の原因について多くのこと

が明らかになった。こうした転座は，特定の遺伝性疾患の原因遺伝子を同定する有用な手がかりとなりうる。

転座 転座（translocation）は，2つの染色体間の染色体断片の移動である。主に相互転座と非相互転座の2種類がある。

相互転座（reciprocal translocation） このタイプの再構成は，複数の非相同染色体が切り離されたり再構成した染色体領域を相互に交換するといった，切断あるいは組換えが起きた結果生じる（図5.10参照）。通常は2つの染色体のみが関係しており，相互に交換しているだけなので，総染色体数および量に変化はない。そのような転座は通常，表現型に影響を及ぼさないが，他の均衡型構造異常と同様に，不均衡型配偶子の形成や子孫の異常のリスクが高くなる。相互転座は，出生前診断や，不均衡型転座を伴う臨床的に異常な子どもの両親の核型解析により発見されることが多い。2回以上の自然流産を経験しているカップルや不妊男性では，一般集団に比べて高い頻度で均衡型転座が認められる。

転座は，減数分裂時の染色体の対合と相同組換えの過程を困難にする（第2章参照）。均衡型相互転座保因者の染色体対（**図5.11**）は，減数分裂時，相同配列を正確に対合させるために（正常染色体対で通常みられる典型的な二価染色体ではなく）**四価染色体**（quadrivalent）を形成しなくてはならない。典型的な分離では，四価染色体を構成する4本の染色体のうち2本ずつが分裂後期に両極へ移動する。しかし，四価染色体のどの染色体がどちらの極に移動するかによって，いくつかの分離パターンが考えられる。通常の減数分裂様式である**交互分離**（alternate segregation）では均衡型配偶子が生じ，正常な染色体構成を有する配偶子か，2つの相互転座染色体を有する配偶子が生じる。しかしながら，他の分離パターンからは不均衡型配偶子しか生じない（図5.11参照）。

Robertson（型）転座（Robertsonian translocation）Robertson（型）転座は，ヒトでは最も一般的なタイプの染色体再構成である。2本の端部着糸型染色体がセントロメア領域近傍で融合し，短腕を消失することによって生じる（図5.10参照）。この転座は非相互転座で，核型は45本の染色体からなり，2本の端部着糸型染色体の長腕よりなる転座染色体が含まれる。先に述べたように，5対ある端部着糸型染色体は，いずれも短腕の大部分が各種のサテ

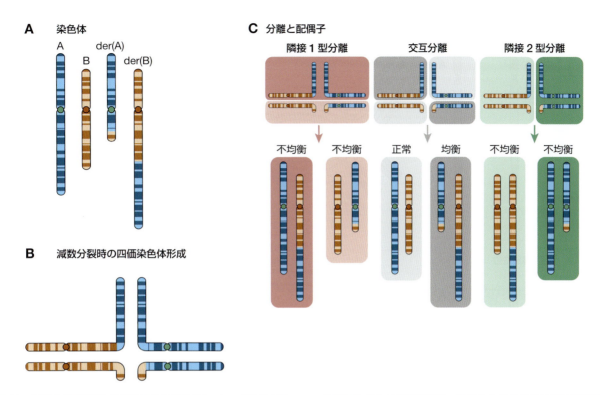

図5.11 均衡型相互転座を含む染色体の分離パターン (A) 染色体AとBの長腕端部どうしを相互交換した，2種類の染色体間の均衡型転座を示す略図．(B) 減数分裂時に2種類の派生染色体と正常な染色体の相同な断片が整列するためには，四価染色体を形成する必要がある．(C) 転座保因者の均衡型あるいは不均衡型の配偶子（下部）を生じる分離パターン．隣接1型分離（赤色で示す．上の2本の染色体が1つの配偶子に，下の2本の染色体は別の配偶子に入る）は，不均衡な配偶子のみを生じる．隣接2型分離（緑色で示す．左の2本の染色体が1つの配偶子に，右の2本の染色体は別の配偶子に入る）も，不均衡な配偶子のみを生じる．交互分離（灰色で示す．左上と右下の2本の染色体が1つの配偶子に，左下と右上の2本の染色体は別の配偶子に入る）のみ，均衡型の配偶子を生じる．

ライトDNAと数百コピーのリボソームRNA遺伝子からなるため，2本の端部着糸型染色体の短腕が消失しても害はない．そのため，染色体数は45しかなくても，この核型は均衡型として考える．各端部着糸型染色体の切断点の位置を反映して，Robertson（型）転座は常にではないが，ほとんどが偽性二動原体である（図5.10参照）．

端部着糸型染色体のすべての組み合わせについてRobertson（型）転座の報告があるが，そのなかで比較的頻度が高いのは，rob(13;14)(q10;q10)とrob(14;21)(q10;q10)と表記される2種類の転座である．13qと14qの転座は1,300人あたり約1人に認められ，ヒトでみられる染色体再構成としては最も頻度が高い．同じ種類のRobertson（型）転座が2コピーある稀な症例の報告もある．これらの正常表現型の人の総染色体数は44であり，関係する端部着糸型染色体の正常なコピーは1つも存在せず，2コピーの転座染色体に置き換わっている．

Robertson（型）転座保因者は明らかな臨床的表現型を示さないが，不均衡型染色体構成の配偶子が生じ，不均衡型染色体構成を有する子孫が生まれるリスクがある．不均衡型染色体構成の子が生まれるリスクは，Robertson（型）転座の種類と，保因者である親が男性か女性かによって異なる．一般に女性が保因者である場合のほうが，不均衡型染色体構成による異常を有する子が生まれるリスクが高い．Robertson（型）転座の主な臨床的重要性は，主に21番染色体が関係するRobertson（型）転座保因者カップルから，転座型Down症候群の子が生まれるリスクが高くなることである．これについては第6章で詳しく述べる．

挿入（insertion） 挿入は，別なタイプの非相互転座であり，ある染色体から除去された染色体断片が，別の染色体あるいは同じ染色体の別の場所に挿入されることで生じる．挿入の向きは，セントロメアに対してそのままの向きの場合も，逆向きの場合もある．挿入が起こるためには染色体が3カ所で切断される必要があることから，染色体異常としては比較的稀である．挿入を有している保因者は，配偶子形成時の分離のパターンにより，挿入断片の重

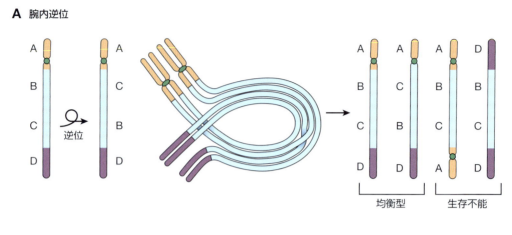

図 5.12 B-C 領域が逆位の染色体保因者における，第一減数分裂時に形成される逆位ループ内の交叉　(**A**) 腕内逆位。第二減数分裂後に形成された配偶子は通常，正常染色体 (A-B-C-D) あるいは均衡型染色体 (A-C-B-D) のいずれかのコピーを含んでいる。なぜなら，交叉により無動原体染色体 (D-B-C-D) や二動原体染色体 (A-B-C-A) が形成された場合は生きて産まれないからである。(**B**) 腕間逆位。第二減数分裂後に形成された配偶子は，均衡型〔正常 (A-B-C-D) あるいは均衡型 (A-C-B-D)〕と不均衡型のいずれの可能性もある。不均衡型の配偶子は，逆位断片に隣接する端部断片の一方の重複と他方の欠失を伴う染色体 (A-B-C-A あるいは D-B-C-D) を含んでいる。

複や欠失を伴う染色体異常を有する子が生まれる可能性があるが，正常染色体構成や均衡型染色体構成を有する子が生まれる可能性もある。染色体異常のある子が生まれるリスクの平均は最大 50% と高く，出生前診断の適応となる。

逆位　逆位 (inversion) は，1 本の染色体の 2 カ所で切断が起こって，その切断点間の領域が反対向きに再構成されることにより生じる。逆位には 2 つの種類がある（図 5.12）。1 つは，2 つの切断点が 1 本の腕内にある**腕内** (paracentric；para は「〜以外の」という意味のギリシャ語で，セントロメアを含まないという意味) 逆位である。もう 1 つは，切断点が両腕に 1 つずつ存在する**腕間** (pericentric；peri は「〜の周囲の」という意味のギリシャ語で，セントロメアを含むという意味) 逆位である。腕間逆位は，分染法でのパターンに加えて染色体の長腕と短腕の比率も変化させうるので，細胞遺伝学的検査により比較的容易に同定できる。

逆位は均衡型の再構成であるため，通常その保因者に異常な表現型を生じさせない。逆位の医学的重要性は子孫に対して存在し，どちらのタイプ（腕内，腕間）の逆位の保因者でも異常な配偶子を形成したり，不均衡型の染色体異常を有する子が生まれる可能性がある。逆位が存在する場合，第一減数分裂時に正常な染色体と逆位の染色体の相同領域が対合するためには，ループが形成される必要がある（図 5.12 参照）。ループ内で組換えが起こると，組換えが起こる位置に依存して，均衡型染色体セットをもつ配偶子（正常なものも逆位を有するものもある）と，不均衡型染色体セットをもつ配偶子が形成される。逆位が腕内にある場合，不均衡型組換え染色体は無動原体か二動原体になるため，典型的には子は出生に至らない（図 5.12 参照）。そ

のため，腕内逆位を有する保因者が異常核型を有する生産児をもつリスクは非常に低い。

一方，腕間逆位の場合，染色体領域の重複および欠失の両方を有する不均衡型配偶子が形成される可能性がある（図 5.12 参照）。重複および欠失となる領域は，逆位切断点の遠位部である。総合的には，腕間逆位を有する保因者の子が不均衡型核型をもつリスクは 5〜10% と推定されている。しかし実際には，それぞれの腕間逆位ごとに，重複および欠失となる領域の大きさと要素を反映した特有のリスクがある。

染色体異常のモザイク

1 人の体を構成する細胞に複数の種類の染色体構成がみられる場合があり，この状態を**染色体モザイク**（chromosomal mosaicism）と呼ぶ。このようなモザイクは通常，古典的核型分析，間期核 FISH 解析，マイクロアレイ染色体検査（CMA）によって検出される。

モザイクは，受精後早期の体細胞分裂時における染色体不分離によって生じることが多い。例えば，21 番染色体が 1 本過剰となっている受精卵が，体細胞分裂時に余分な 21 番染色体を失うことがあり，この胎芽が成長を続けると，総染色体数 47 で 21 番染色体が過剰な細胞と，総染色体数 46 の正常核型の細胞のモザイク（47,+21/46）となる。モザイクが成長や発達に及ぼす影響は，不分離が起こった時期，染色体異常の特性，異なる染色体構成の存在する割合，影響を受ける組織などによってさまざまである。一般に，モザイク型 Down 症候群などのモザイクトリソミーや，モザイク型 Turner 症候群などの患者は，モザイクでない患者に比べて重症度が軽いと考えられている。

培養リンパ球あるいは出生前の試料にモザイクが検出された場合，特に出生前診断において確認された場合には，モザイクの意義を評価するのは困難である。分析に用いた組織（培養羊水細胞あるいはリンパ球）でみられた異なる染色体構成の細胞の割合は，必ずしも他の組織や発生早期の胎芽での割合を反映していないからである。モザイクは，被検者から検体を採取した後，細胞を培養する過程で生じることもある。そのため，細胞遺伝学の専門家[*訳注]は，被検者の体内に存在する真性モザイク（true

mosaicism）と，検査室内で生じた偽性モザイク（pseudo-mosaicism）を区別しようと努めている。これらの鑑別は常に容易で確実であるとは限らず，出生前診断における重要な結果の解釈が困難となる場合がある（先の BOX 5.2 および第 18 章参照）。

核型分析でわかる染色体異常の頻度

いくつかの大規模集団調査により，各種の染色体異常の発生頻度が明らかにされていて，それをまとめたものが前掲の図 5.7 である。生産児の染色体の主な数的異常は，3 種類の常染色体トリソミー（21 トリソミー，18 トリソミー，13 トリソミー）と，4 種類の性染色体異数性異常〔Turner 症候群（通常 45,X），Klinefelter 症候群（47,XXY），47,XYY，47,XXX〕である（第 6 章参照）。三倍体や四倍体はごく稀で，通常は自然流産胎児にみられる。これまでの大規模調査により明らかにされた染色体異常の分類とその頻度の情報にもとづき，10,000 個の受精卵のその後の転帰について検討した（表5.2）。

生産児

新生児における染色体異常の総頻度は，約 1/154

表 5.2　10,000 例の妊娠の結果予測[a]

転帰	妊娠	自然流産（%）	生産児
全体	10,000	1,500 (15)	8,500
正常染色体	9,200	750 (8)	8,450
染色体異常	800	750 (94)	50
特定の異常			
三倍体あるいは四倍体	170	170 (100)	0
45,X	140	139 (99)	1
16 トリソミー	112	112 (100)	0
18 トリソミー	20	19 (95)	1
21 トリソミー	45	35 (78)	10
その他のトリソミー	209	208 (99.5)	1
47,XXY, 47,XXX, 47,XYY	19	4 (21)	15
不均衡型再構成	27	23 (85)	4
均衡型再構成	19	3 (16)	16
その他	39	37 (95)	2

[a] この表は，自然流産胎児および生産幼児において観察された染色体異常の頻度にもとづいて推定したものである。臨床的に妊娠が明らかになる前に自然流産している例も多いので，すべての受精卵における染色体異常の頻度はこの表に示したものよりずっと高いと考えられる。

＊訳注　日本には日本人類遺伝学会の臨床細胞遺伝学認定士制度がある。

（0.65％）である（図5.7参照）。ほとんどの常染色体異常は出生時に異常を有することに気づくことになるが，Turner症候群を除くほとんどの性染色体異常は，思春期になるまで臨床的には認識されない（第6章参照）＊訳注。染色体異常を伴う個人のなかでも，不均衡型再構成を伴う場合には，異常な外見や神経発達の異常がみられることが多いため，臨床的に気づかれる。一方，均衡型再構成は，不均衡型の染色体構成を有する子が生まれた場合に実施される家系調査で構造異常の保因者と気づかれることがあるが，それ以外に臨床的に特定されることはほとんどない。

自然流産胎児

自然流産胎児にみられる染色体異常の頻度は少なくとも40〜50％であり，生産児にみられる異常とは多くの点で異なる。意外なことに，自然流産胎児に認める最も頻度が高い単一の染色体異常は45,X（同じ異常がTurner症候群に認められる）であり，染色体異常の確認された自然流産胎児の約20％を占めるが，生産児に認められる染色体異常としては1％未満である（表5.2参照）。もう1つの異なる点としてトリソミーの種類の割合があり，例えば，生産児にはまったくみられない16トリソミーは，流産胎児のトリソミーの約1/3を占める。

5.3 がんの染色体・ゲノム解析

この章では，体のほとんどあるいはすべての細胞に認められる，親から伝えられたり（親から継承した場合と，親の生殖細胞系列に de novo 変異が生じた場合がある），受精卵における初期の体細胞分裂時に生じた，染色体の構造や数の変化に起因する構成的染色体異常についてみてきた。

しかし，そういった染色体異常は生涯を通じて体細胞にも生じ，造血器腫瘍（例，白血病やリンパ腫）のみならず固形腫瘍の進行との関連においてもがんの特徴となっている。染色体やゲノムの変化を，がんの病型ごとに，さまざまな構造再構成（構造異常）の切断点と腫瘍形成の過程について明らかにすることは，がん研究における重要な領域である。がん細胞にみられる染色体やゲノムの変化は種類が多く多彩である。細胞遺伝学・ゲノム解析

＊訳注 Turner女性のなかにも表現型からは気づかれない人もいる。

と腫瘍の種類や治療の有効性との関連は，すでにがん患者管理の重要な部分となっているが，それらについてはさらに第16章で述べる。

謝辞

本章に協力してくれた Mary Ann George と Mary Shago に感謝する。

（訳：足立香織）

一般文献

Gardner RJM, Armor D: *Gardner and Sutherland's chromosome abnormalities and genetic counseling*, ed 5. New York, 2018, Oxford University Press.

Feuk L, Carson AR, Scherer SW: Structural variation in the human genome. *Nat Rev Genet*, 7:85-97, 2006.

McGowan-Jordan J, Hastings RJ, Adelaide SM, editors: *ISCN 2020: an international system for human cytogenetic nomenclature*. Basel, 2020, Karger.

専門領域の文献

Baldwin EK, May LF, Justice AN, et al: Mechanisms and consequences of small supernumerary marker chromosomes: from Barbara McClintock to modern genetic-counseling issues. *Am J Hum Genet*, 82:398-410, 2008.

Coulter ME, Miller DT, Harris DJ, et al: Chromosomal microarray testing influences medical management. *Genet Med*, 13:770-776, 2011.

Dan S, Chen F, Choy KW, et al: Prenatal detection of aneuploidy and imbalanced chromosomal arrangements by massively parallel sequencing. *PLoS One*, 7:e27835, 2012.

Feng W, Chakraborty A: Fragility extraordinaire: unsolved mysteries of chromosome fragile sites. *Adv Exp Med Biol*, 1042:489-526, 2017.

Firth HV, Richards SM, Bevan AP, et al: DECIPHER: database of chromosomal imbalance and phenotype in humans using Ensembl resources. *Am J Hum Genet*, 84:524-533, 2009.

Green RC, Rehm HL, Kohane IS: Clinical genome sequencing. In Ginsburg GS, Willard HF, editors: *Genomic and personalized medicine*, ed 2. New York, 2013, Elsevier, pp 102-122.

Higgins AW, Alkuraya FS, Bosco AF, et al: Characterization of apparently balanced chromosomal rearrangements from the Developmental Genome Anatomy Project. *Am J Hum Genet*, 82:712-722, 2008.

Ledbetter DH, Riggs ER, Martin CL: Clinical applications of whole-genome chromosomal microarray analysis. In Ginsburg GS, Willard HF, editors: *Genomic and personalized medicine*, ed 2. New York, 2013, Elsevier, pp 133-144.

Lee C: Structural genomic variation in the human genome. In Ginsburg GS, Willard HF, editors: *Genomic and personalized medicine*, ed 2. New York, 2013, Elsevier, pp 123-132.

Miller DT, Adam MP, Aradhya S, et al: Consensus statement: chromosomal microarray is a first-tier clinical diagnostic test for individuals with developmental disabilities or congenital anomalies. *Am J Hum Genet*, 86:749-764, 2010.

Nagaoka SI, Hassold TJ, Hunt PA: Human aneuploidy: mechanisms and new insights into an age-old problem. *Nat Rev Genet*, 13:493-504, 2012.

Reddy UM, Page GP, Saade GR, et al: Karyotype versus microarray testing for genetic abnormalities after stillbirth. *N Engl J Med*, 367:2185-2193, 2012.

Riggs ER, Andersen EF, Cherry AM, et al: Technical standards for the interpretation and reporting of constitutional copy-number variants: a joint consensus recommendation of the American College of Medical Genetics and Genomics (ACMG) and the Clinical Genome Resource (ClinGen). *Genet Med*, 22:245-257, 2020.

South ST, Lee C, Lamb AN, et al: ACMG standards and guidelines for constitutional cytogenomic microarray analysis, including postnatal and prenatal applications: revision. *Genet Med*, 15:901-909, 2013.

Talkowski ME, Ernst C, Heilbut A, et al: Next-generation sequencing strategies enable routine detection of balanced chromosome rearrangements for clinical diagnostics and genetic research. *Am J Hum Genet*, 88:469-481, 2011.

Trost B, Loureiro LO, Scherer SW: Discovery of genomic variation across a generation. *Hum Mol Genet*, 30:R174-R186, 2021.

問題

1 多発先天異常を有する児の血液試料を染色体検査室に送り，解析を依頼したところ，マイクロアレイ染色体検査により2つのコピー数バリアント arr[GRCh38]7q33(136240808_159345973)x3, 18q12.3(45466214_80373285)x1 が検出された。G バンド核型解析では，罹患児の核型は 46,XY,der(18)t(7;18)(q33;q12.3) であるという結果が得られた。

  a. これらの結果は何を意味するか？

  b. 染色体検査室は，臨床的には正常な両親の血液試料による追加検査を勧めてきた。それはなぜか？

  c. 染色体検査室は母親の核型は 46,XX，父親の核型は 46,XY,t(7;18)(q33;q12.3) であると報告してきた。この父親の核型は何を意味するか？ 図5.2 の正常染色体の模式図を参考に，罹患児の父親および罹患児にみられる転座染色体を図示せよ。また，父親の減数分裂時にみられるこれらの染色体を図示せよ。父親はどのような種類の配偶子をつくりだす可能性があるか？

2 自然流産した胎児が 18 トリソミーを有していたことが判明した。

  a. 18 トリソミーの妊娠のうち，自然流産となる割合はどの程度か？

  b. この両親が将来の妊娠において，18 トリソミーの生産児をもつリスクはどの程度か？

3 Down 症候群の新生児の染色体検査を行ったところ，2種類の核型構成を有する細胞が検出された。70%の細胞は 47,XX,+21 であったが，30%は正常核型 46,XX であった。不分離現象はどの段階で生じたと推定されるか？ 罹患児の予後はどのように推定されるか？

4 次に記載される人のうち，表現型が正常と推定される，または推定されないのはどれか？ また，4c と 4d について，もう一方の親に染色体異常がないと仮定した場合，染色体再構成に伴う次世代のリスクはどうか？

  a. 染色体総数が 47 の女性。15 番染色体のセントロメア領域に由来する小さなマーカー染色体を有している。

  b. 47,XX,+13 の核型を有する女性

  c. 均衡型相互転座を有する人

  d. 6 番染色体の腕間逆位を有する人

5 次のそれぞれの状況の場合，染色体・ゲノム検査は適応となるか否かを考えよ。適応となる場合，どの家系構成員が対象となるか？ それぞれの場合に，リスクのある染色体異常の種類は何か？

  a. 遺伝性疾患の家族歴のない 29 歳の妊婦，および 41 歳の夫

  b. 遺伝性疾患の家族歴のない 41 歳の妊婦，および 29 歳の夫

  c. 唯一の子どもが Down 症候群であるカップル

  d. 唯一の子どもが嚢胞性線維症であるカップル

  e. 全般性発達遅延と重度知的障害を有する 2 人の男児をもつカップル

6 次の核型で示される染色体異常の内容と，各異常を検出した方法を説明せよ。

  a. 46,XX,inv(X)(q21q26)

  b. 46,XX,del(1)(p36.2)

  c. 46,XX.ish del(15)(q11.2q11.2)(SNRPN−,D15S10−)

  d. 46,XX,del(15)(q11.2q13).ish del(15)(SNRPN−, D15S10−)

  e. 46,XX.arr[GRCh38] 1p36.33p36.32(1755688_2633531)x3

  f. 47,XY,+mar.ish der(8)(D8Z1+)

  g. 46,XX,der(13;21)(q10;q10),+21

  h. 45,XY,der(13;21)(q10;q10)

7 学習障害，心室中隔欠損，免疫不全を有する 4 歳男児のマイクロアレイ染色体検査を行った。GRCh38 ゲノムデータベースを参照し，22q11.21，22 番染色体の 18874431-20348930 の領域に欠失を同定した。この欠失について，表5.1 の ISCN マイクロアレイ命名法を参照のうえ記載せよ。

第6章

染色体およびゲノムの量的変化にもとづく疾患：常染色体異常と性染色体異常

Feyza Yilmaz • Christine R. Beck • Charles Lee

この章では，前章で紹介した臨床細胞遺伝学とゲノム解析の一般原則にもとづき，臨床において最も多くみられ，かつよく知られた染色体疾患や**ゲノム疾患**（genomic disorder）について述べる。ここでみていく疾患の1つ1つは，ゲノムにおける**染色体**（chromosome）や**微細染色体領域**（subchromosomal region）の量的均衡と不均衡の原則の例示になる。染色体および微細染色体領域の**バリアント**（variant）は，臨床医学においてみられる幅広い表現型にかかわっており，知的障害や性分化の異常を特徴とする各種の疾患についてもこの章で取り上げる。そうした疾患の多くが単一遺伝子により決定されうるが，その表現型の臨床的評価にはしばしば詳細な染色体分析やゲノム分析が用いられる。

6.1　異常をきたす機序

この節では，染色体の全体または一部の遺伝的不均衡の基礎にある，代表的な染色体・ゲノム機構を説明する異常について考える。すべての異常は以下の4つのカテゴリーに分類でき，それぞれが臨床的意義のある疾患に結びつく：

- **染色体分離**（chromosome segregation）の異常〔**不分離**（nondisjunction）〕に由来する疾患。
- 繰り返しみられる（頻発性，recurrent）およびみられない（非頻発性，nonrecurrent）染色体再構成に由来する疾患：ゲノム上のホットスポットでの欠失や重複がかかわっている。
- 不均衡な家族性の染色体異常による疾患。
- **ゲノムインプリンティング**（genomic imprinting）を受ける領域がかかわる染色体およびゲノム事象による疾患。疾患の基礎にある機構の特徴を**表6.1**にまとめる。こ

れらの機構による疾患の分類はすべての染色体に当てはまるが，ここでは常染色体の異常について述べる。

6.2　染色体全腕の異数性

ヒトゲノムで最もありふれたバリアントは染色体の分離エラーに関連したものであり，典型的には不分離が生じた染色体を2コピーもつか，あるいは1コピーももたないという異常な**配偶子**（gamete）が形成される。このような変化は**減数分裂**（meiosis）において高い確率で生じ，**体細胞分裂**（mitosis）でもやや低い確率だが生じるが，特定の**常染色体**（autosome）全体に及ぶ量的異常で，出生後に生存可能な非モザイク型の染色体異常で知られているのは次の3つしかない。すなわち，**21トリソミー**（trisomy 21，Down症候群），**18トリソミー**（trisomy 18），**13トリソミー**（trisomy 13）である。この3つの染色体が含有する遺伝子の数は，すべての常染色体のなかで最も少ないが，これは偶然ではない（図2.7参照）。より多くの遺伝子を含有する染色体で生じた不均衡の場合には長期の生存は不可能と考えられるからであり，こうした染色体の**異数性**（aneuploidy）はしばしば流産と関連する（表5.2参照）。

これらの常染色体のトリソミーは，成長障害，知的障害，先天性多発奇形と関係する（**表6.2**）。いずれも特徴的な表現型を有しているため，出生して数日の段階で，経験のある臨床医によって認知される。18トリソミーと13トリソミーは，21トリソミーに比べて頻度が低く，21トリソミーの平均寿命が50歳を超えるのに対して，1歳を超えて延命することは稀である[*訳注]。

---

*訳注　population-based study（大規模調査）では，18トリソミーおよび13トリソミーの1年生存率は5〜10%，生存期間の中央値は1〜2週間とされているが，新生児集中治療や心臓手術の有効性に関するエビデンスが蓄積されてきている。

表 6.1 染色体異常とゲノム不均衡の機構

分類	基礎にある機構	結果/例
染色体分離の異常	・不分離	異数性（Down 症候群，Klinefelter 症候群） 片親性ダイソミー
頻発性の染色体の症候群	・分節重複の組換え	重複/欠失症候群 コピー数バリエーション
非頻発性の染色体の症候群	・孤発性，多様な切断点	欠失症候群（cri du chat 症候群，1p36 欠失症候群）
	・新生均衡型転座	遺伝子の破壊
不均衡型家族性異常	・不均衡型分離	均衡型転座保因者からの子 腕間逆位保因者からの子
ゲノムインプリンティング症候群	・インプリントを受けた遺伝子に関わるさまざまな変化	Prader-Willi/Angelman 症候群

表 6.2 出生後に生存可能な常染色体トリソミーの特徴

特徴	21 トリソミー	18 トリソミー	13 トリソミー
頻度（生産児）	700 人に 1 人	6,000～8,000 人に 1 人	5,000～15,000 人に 1 人
臨床所見	低緊張，低身長，頸部の余剰皮膚，単一手掌線，彎指	低緊張，胎児期発育不良，握った手指の重合，揺り椅子状の足底	小頭症，斜めの前額，握った手指の重合，揺り椅子状の足底，多指（趾）
特徴的顔貌	平坦な後頭部，内眼角贅皮，瞼裂斜上	下顎の後退，耳介低位	眼球異常，口唇口蓋裂
知的障害	中等度から軽度	重度	重度
他の共通した特徴	先天性心疾患，十二指腸閉鎖，白血病のリスク，若年性認知症のリスク	先天性心疾患，哺乳困難	重度の中枢神経の形態異常，先天性心疾患
予測される寿命	60 歳	典型的には 2，3 カ月で，ほぼ全員が 1 年未満*訳注	50%が 1 カ月未満，90%以上が 1 年未満

＊訳注 1 年生存率は 5～10%。

どのトリソミーにもみられる発達遅延が，1 本多い染色体に含まれる**遺伝子量**（gene dosage）の過剰によって起こることは明らかである。今のところ，過剰染色体と表現型との関係についての知見は限られている。最近の研究では，発生初期のパターン形成における直接的・間接的な調節を通じて異常な表現型を生じるような，過剰染色体上の遺伝子の局在が明らかになりつつある（第 15 章参照）。遺伝子量の原則と，特異的な表現型の基礎にある個々の遺伝子の不均衡の役割は，すべての異数性に当てはまる。これらについては Down 症候群の項で説明し，それ以外のトリソミーについては表 6.2 にまとめる。

Down 症候群

Down 症候群（Down syndrome）は最も一般的でよく知られた染色体異常であり，中等度の知的障害の単一の遺伝的原因として最も一般的である。Down 症候群は出生約 700 人あたり 1 人と推定されるが（表 5.2 参照），これは全出生の母年齢分布や，出生前検査や選択的人工妊娠中絶を行う年齢の高い母の割合を反映している。およそ 30 歳でリスク（risk）は急に上がり始め，母体年齢が最も高い層では 10 出生に対し 1 に近くなる（図 6.1 参照）。年齢の若い母のリスクはずっと低いものであるが，出生率が高いため，Down 症候群の新生児の母の半数以上は 35 歳より若い。

Down 症候群は，個人差はあるものの特徴的な顔貌により，通常は出生時またはそのすぐ後に診断可能である（図 6.2）。最初に気づかれることが多い所見は低緊張である。特徴的な顔貌（図 6.2 参照）に加え，低身長で，後頭が平坦な短頭である。頸部は短く，余剰な柔らかい皮膚がある。手は小さくて幅が広く，単一の手掌線と第 5 指の内彎（第 5 指彎指症）がしばしばみられる。

Down 症候群で重要な症状の 1 つが知的障害である。初めのうちは知的障害がはっきりしなくとも，通常は 1 歳までには明らかになる。知的障害の程度は中等度から軽度まで個人差があるが，多くの Down 症候群児は会話が

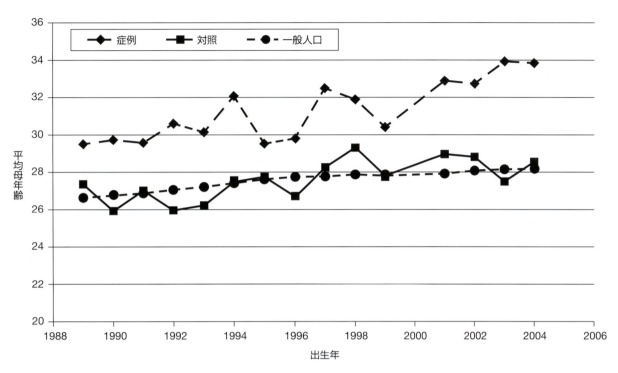

図 6.1 母親の年齢に依存した 21 トリソミーの頻度 出産時の母体年齢の平均で比較した。**症例（上）**：21 トリソミー児の出産時母年齢。**対照（コントロール）**：21 トリソミーでない児の出産時母年齢。**一般人口**：症例および対照が属する集団の出産時母年齢。（データは Allen EG, Freeman SB, Druschel C, et al: Maternal age and risk for trisomy 21 assessed by the origin of chromosome nondisjunction: a report from the Atlanta and National Down Syndrome Projects. *Hum Genet*, 125:41-52, 2009; Bull MJ: Down syndrome, *N Engl J Med* 382:2344-2352, 2020 より）

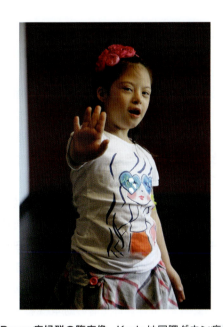

図 6.2 Down 症候群の臨床像 Kayla は国際ダウン症協会（National Down Syndrome Society；ndss.org）を代表している。挨拶している彼女の手は特徴的な短い指である。他の典型的特徴は、平坦な鼻根部、小さく低位の耳介、内眼角贅皮と眼瞼裂の斜上がみられる。（写真は Rick Guidotti, Positive Exposure, www.positiveexposure.org より）

可能で，自立して地元の学校に通学できる。

Down 症候群の表現型は多岐にわたる。ほとんどすべての患者にみられる特徴的な異常もあれば、一部の患者にしかみられない異常もある。先天性心疾患は、Down 症候群児の約半数にみられる。十二指腸閉鎖や気管食道瘻などの奇形は、他の疾患よりはるかに多くみられる。

21 トリソミーの受精卵で、出生に至るのは約 20〜25% だけである（表 5.2 参照）。これらのうち心疾患のある胎児は出生に至りにくく、心疾患のある生産児の 1/4 が 1 歳未満で死亡する。新生児期を過ぎた Down 症候群患者が白血病に罹患するリスクは一般集団の 15 倍である。ほとんどすべての Down 症候群患者に、Alzheimer 病の特徴である神経病理学的所見（皮質萎縮、脳室拡大、神経細線維の凝集斑）と関連した若年性の認知症がみられ、その発症時期は一般集団より数十年も早い。

一般原則として、一連の臨床所見、その多様性、および予想される転帰は、遺伝子の不均衡の観点から考察することが重要である。すなわち、(1) 特定の遺伝子産物の余剰、(2) 発生初期とその後の人生において、余剰な遺伝子

産物が特定の組織や細胞の各種の重要経路に及ぼす影響，(3) トリソミーとなっている染色体上の遺伝子と両親から受け継いだその他の多く遺伝子の両方について，患者個々のゲノムにある特定のアレルに着目すること，である。

Down 症候群における染色体

Down 症候群の臨床診断は通常さほど難しくはない。しかし，診断確定と**遺伝カウンセリング**（genetic counseling）のためには核型決定が必要である。Down 症候群を引き起こす**核型**（karyotype）異常の種類は患者の表現型にほとんど影響を及ぼさないが，**再発率**の決定に関しては重要である。

21 トリソミー　Down 症候群患者の少なくとも 95% は 21 番染色体が 3 本あり（トリソミー），合計 47 本の染色体をもっている（図 5.8 参照）。このトリソミーは，減数分裂時の 21 番染色体対の不分離によって生じる。前述のように，21 トリソミーの子が生まれる可能性は母親の年齢が上がるほど高くなり，特に 30 歳以上で顕著となる（図 6.1 参照）。トリソミーの原因となる不分離の約 90% が母方の減数分裂（特に第一減数分裂）時に起こるが，約 10% は父方の減数分裂（しばしば第二減数分裂）時に起こる。典型的な 21 トリソミーは**散発性**（sporadic）で再発は稀であり，本章で後述する。

Down 症候群患者の約 2% は，正常核型の細胞集団と 21 トリソミーの細胞集団からなるモザイクである。この場合の表現型は典型的な 21 トリソミーより軽度となることがあるが，モザイクの患者の表現型には大きなばらつきがあり，初期発生の胚における 21 トリソミー細胞の比率のばらつきを反映していると考えられる。

Robertson（型）転座　Down 症候群患者の約 4% は染色体が 46 本であり，そのうちの 1 本では，21 番染色体の長腕と，他の**端部着糸型**（acrocentric）染色体（通常は 14 番染色体か 22 番染色体）の長腕との間の **Robertson（型）転座**（Robertsonian translocation）がみられる（転座型 Down 症候群；図 5.10 参照）。転座染色体は正常の端部着糸型染色体の 1 つと置き換わっているため，14 番染色体と 21 番染色体の Robertson（型）転座のある Down 症候群患者の核型は，46,XX,rob(14;21)(q10;q10),+21 または 46,XY,rob(14;21)(q10;q10),+21 と表記でき

る（記載法については表 5.1 参照）。21 番染色体のかかわる Robertson（型）転座をもつ患者は，染色体の本数が 46 本であっても，21q 上のすべての遺伝子がトリソミーになっている。

Robertson（型）転座（例えば 14 番染色体と 21 番染色体の間の転座）の**保因者**（carrier）の場合には，染色体が 45 本しかなく，1 本の 14 番染色体と 1 本の 21 番染色体が失われていて，代わりに 1 本の転座染色体がある。この保因者は図 6.3 に示すような配偶子を形成し，転座型 Down 症候群の子をもつ可能性がある。

標準型 21 トリソミーとは異なり，転座型 Down 症候群の子は母親の年齢とは関連なく生まれてくるが，一方の親，特に母親が転座の保因者の場合には再発率が高くなる。そのため，正確な遺伝カウンセリングには，両親と，できればその他の血縁者の核型決定が必要である。

21q21q 転座は Down 症候群患者の数パーセントにみられ，**同腕染色体**（isochromosome）が起源と考えられる。両親のいずれかがこの保因者であるかどうかを評価するのは特に重要である。なぜなら，このような染色体の保因者のすべての配偶子は，21q21q 転座染色体をもち 21 番染色体上の遺伝子が倍量になっているか，21q21q 転座染色体をもたず 21 番染色体をまったくもたないかのどちらかだからである。そのため，保因者の子は必然的に，Down 症候群か，生存不能の 21 **モノソミー**（monosomy）のどちらかになる。モザイクの保因者は（最大 100%）再発率が上昇するため，次からの妊娠の場合は出生前診断が考慮されうる。

21 番染色体部分トリソミー　ごく稀に，21 番染色体長腕の一部だけが 3 コピーある患者が Down 症候群と診断されることがある。これらの患者は特に重要である。なぜなら，21 番染色体のどの部分が Down 症候群の特定の表現型の責任部位であるか，またどの領域なら 3 つあっても Down 症候群の表現型を引き起こさないかが示される可能性があるからである。こうした研究のなかで最も注目すべき成果は，Down 症候群患者の約 40% にみられる先天性心疾患の責任領域である 2 Mb 以下の領域を同定できたことである。21 番染色体上にある遺伝子のなかから Down 症候群の表現型の発現に必須の遺伝子を選別することは，さまざまな臨床所見の原因の特定において重要である。

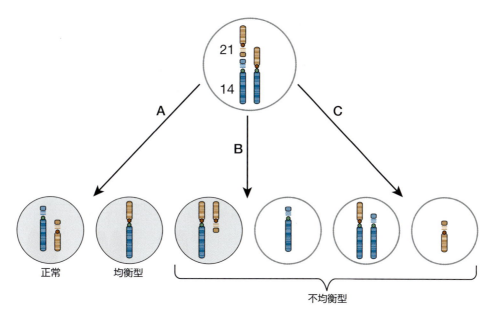

図 6.3 Robertson（型）転座 rob (14；21) 保因者から理論上作り出されうる配偶子の染色体　(**A**) 正常と均衡型。(**B**) 不均衡型。転座染色体と正常 21 番染色体の両方をもつ場合と，これの相互転座産物である 14 番染色体のみをもつ場合がある。(**C**) 不均衡型。転座染色体と 14 番染色体の両方をもつ場合と，これの相互転座産物である 21 番染色体のみをもつ場合がある。理論上，6 種類の配偶子が形成されうるが，そのうち 3 つは生存可能な子には至らない。左の 3 つの影をつけた配偶子のみが生存可能な子に至る。理論上，この 3 種類の配偶子は同じ数だけ形成されるため，Down 症候群の子が生まれる理論的可能性は 3 分の 1 である。しかし，大規模研究からは，21 番染色体がかかわる転座保因者の母親から不均衡型転座の子が生まれる確率は約 10～15％，同じく父親からは数パーセントであることがわかっている。

6.3　片親性ダイソミー

　染色体不分離では，**分離**（segregation）がうまくいかなかった染色体についてはトリソミーまたはモノソミーとなるのが一般的である。しかし，頻度は多くないが，母親と父親に由来する染色体を 1 本ずつではなく，同じ親に由来する染色体を 2 本もっていることがある。この状態を**片親性ダイソミー**（uniparental disomy）といい，片親由来の 2 本の染色体またはその一部を含んだ細胞系列の存在として定義される（表 6.1 参照）。2 本の染色体が同一の姉妹染色分体に由来する場合は**イソダイソミー**（isodisomy），片親の相同染色体の両方が存在する場合は**ヘテロダイソミー**（heterodisomy）とよぶ（図 6.4 参照）。

　片親性ダイソミーの最も一般的な説明は，胎児のトリソミー細胞における不分離をダイソミーに復帰させるトリソミー「レスキュー」である。最初に一方の親の生殖細胞で減数分裂における不分離が起こり，続いて受精後早期の体細胞分裂において第二の不分離が起こることにより，自然流産の可能性の高いトリソミー胎児がレスキューされる〔自然流産はトリソミー胎児の運命として最も多い；表 5.2 参照〕。最初の不分離がどちらの親のどの段階で起きたか（母親か父親か，第一減数分裂か第二減数分裂か），減数分裂時の組換えの位置，受精後の体細胞分裂における不分離によってどの染色体が失われるかによって，胎児もしくは生産児は当該染色体の完全または部分的なイソダイソミーまたはヘテロダイソミーをもつことになる。

　片親性ダイソミーの頻度はわかっていないが，家系内で片親から遺伝継承されている多型を示すことから，ほとんどの染色体について報告されている。しかし，臨床的な異常はその一部にしかみられず，片親に由来する 2 コピーのなかにインプリントを受けた（インプリント）部位がある場合（この章のゲノムインプリンティングについての説明参照）や，片親のみが保因者である患者に潜性遺伝疾患（本来，両親ともに保因者であることを意味する；第 7 章参照）がみられる場合が典型的である。これらはしばしば個々の遺伝子やインプリント部位のバリアントのために臨床的に注意をひくが，片親性ダイソミー症例における根本的な機構は異常な染色体分離であることを強調しておく必要がある。

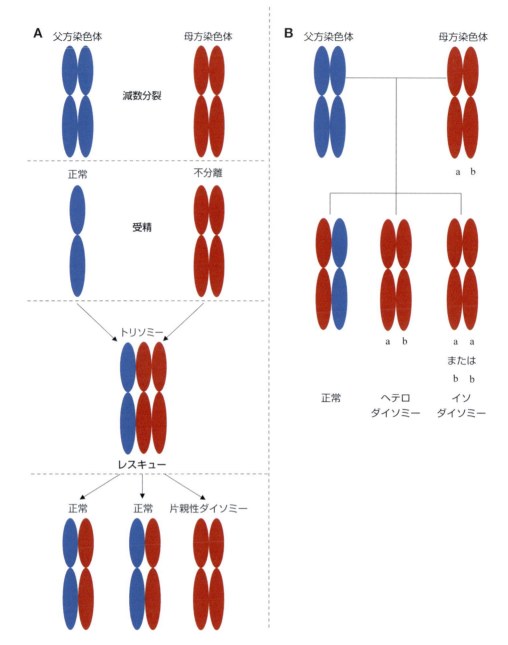

図 6.4 片親性ダイソミー（UPD），イソダイソミー，ヘテロダイソミーの例 （A）UPD の形成。青色は父由来，赤色は母由来の染色体を示す。不分離は，母あるいは父の生殖細胞系列の両方で起こりうる。（B）ヘテロダイソミー，イソダイソミーの例を示した。次のような染色体をもつ 3 パターンの子が示されている：正常に両方の親からの染色体をもつ場合，母が保有するそれぞれの染色体をもつヘテロダイソミーの場合，母のどちらかの染色体と同じものを 2 コピーもつイソダイソミー（a と b で表している）。(Preece MA, Moore GE: Genomic imprinting, uniparental disomy and foetal growth, Trends Endocrinol Metab, 11:270-275, 2000 より改変)

片親性ダイソミーによる他の疾患

片親性ダイソミーの頻度は明らかではないが，片親由来の 2 コピーのインプリントを受けた（インプリント）領域（本章で後述するゲノムインプリンティングを参照）が存在するときに疾患を発症する可能性がある。よって，臨床医と遺伝カウンセラーは，遺伝性疾患の発症機序として**インプリンティング**（imprinting）がありうることに留意しなければならない。

例えば，低身長を合併した何人かの嚢胞性線維症患者には，母由来の 7 番染色体の，ほとんど同じあるいはまっ

たく同一の2コピーが存在していた。これらの症例では，母はたまたま嚢胞性線維症の保因者であり（症例12），子は嚢胞性線維症遺伝子に変異のある母由来の2コピーをもっており，父由来の正常アレルのコピーをこの座位で受け継いでいないので疾患を発症している。成長障害は想定外だったが，おそらく父由来の7番染色体上のインプリント領域に含まれる未知の遺伝子を失ったことによるのだろう。

6.4 構造バリアントと臨床的影響

構造バリアントは典型的に，50 bp以上の大きさのDNAの変化と定義される。構造バリアントは，欠失，重複，挿入，逆位，転座のように異なるタイプがあり，分子・細胞的過程，調節機能，三次元構造，転写機構に影響を与える可能性がある（第4章参照）。

構造バリアントには可動遺伝因子の挿入や欠失も含まれる。可動遺伝因子には，**長鎖散在反復配列**（long interspersed element 1：LINE-1），**Alu**，**短鎖散在反復配列**（short interspersed element：SINE），**縦列反復数可変配列**（variable-number tandem repeat：VNTR），SINE-R/VNTR/*Alu*（SVA）が含まれる（第2章参照）。配偶子や初期胚のDNAに可動遺伝因子が挿入されると，遺伝子や調節領域を障害して疾患が発症しうる（表6.3：第4章参照）。

遺伝的多様性への影響

1000ゲノムプロジェクト（1000GP）は，さまざまな集団でのヒトゲノムの遺伝的多様性を明らかにするために始まったもので，ゲノムバリアントに関する最大のカタログの作成に寄与した。Human Genome Structural Variation Consortium（HGSVC）として知られる1000GP構造バリエーションの分析グループは，高品質な構造バリエーションのマッピングを目標に，これまで用いてきた伝統的手法と新規のゲノムシークエンシング技術の両方を取り入れた新しい手法を開発した。HGSVCから出た2つの最新論文では，一塩基バリアント（single-nucleotide variant：SNV）や挿入，欠失，構造バリアントの新規バリアントを同定するだけではなく，ロングリードシークエンシングやStrand-Seq，オプティカルマッピングといった，ゲノムで特徴づけられていない領域を明らかにし，新規バリアントを検出するための新しい手法を取り入れることの重要性を示唆している。ゲノムバリアントデータの大半は，西洋諸国に在住のヨーロッパ系を祖先にもつ人々に由来するものであり，ゲノムバリアントの臨床的解釈が不正確になる可能性がある。特筆すべきは，最近の研究でアフリカ系を祖先にもつ910人から得られたアフリカ系の汎ゲノムは，ヒト参照ゲノムGRCh38にないDNA配列を約10%含んでおり，現在の参照ゲノムが多様性のあるヒト集団の遺伝的バリエーションを必ずしも十分に代表するものではないことがわかる。このことは，ヒトゲノムにおける多様性を包括的に評価するためには，反映が不十分な集団からも多くのゲノムを用いて新規アセンブリを構築する必要があるという事実の根拠となっている。Kesslerらの研究では，アフリカ系を祖先とする人々のデータが不十分であることにより，ClinVarやHuman Gene Mutation Databasesにおけるバリアントを誤って特徴づけていることが示唆され，ヒトゲノムの多様性と臨床的影響をよりよく理解するためには追加研究が必要であることを強調している。アフリカ系，アジア系，ラテンアメリカ系，ネイティブアメリカ系を祖先にもつ人たちを含む，反映が不十分な集団における大規模シークエンシング研究のいくつかは，Genome Aggregation Database（gnomAD）といった公共リソースにアップロードされている。

分節重複，コピー数バリアント，非アレル間相同組換え

ヒトゲノムの約5%は，**分節重複**（segmental duplication：SD）で構成されている。分節重複は，1,000 bp以上の低頻度反復配列であり，90%以上の相同性をもつ配列である**パラログ**（paralogous）（同じ祖先から引き継がれた重

表6.3 可動遺伝因子の挿入とそれにともなう臨床的表現型の例

可動遺伝因子	疾患
LINE-1	血友病A，Duchenne型筋ジストロフィー，βサラセミア，血友病B，がん，神経線維腫症
Alu	地図状萎縮を伴う加齢性黄斑症，家族性高脂血症
SVA	福山型先天性筋ジストロフィー

複コピーの配列をさす）が含まれている。分節重複のパラログは，直列で同じ染色体のやや離れた距離に存在する（染色体内分節重複）場合と，異なる染色体で認められる（染色体間分節重複）場合がある。また，異なる分節重複が，分節重複（SD）ブロックとよばれる複雑な領域に集中していることがある（図6.5参照）。分節重複のパラログ間にみられる高度の配列相同性は，**非アレル間相同組換え**（nonallelic homologous recombination：NAHR）を生じさせるのに適している（図6.6A参照）。NAHRは2つの非常に似通った分節重複のパラログ間に起こる配置のズレた異常な組換えを指し，これらはさらに欠失，重複，転座，逆位といった構造バリアントを引き起こすことになる。NAHRは，7q11.23のWilliams-Beuren症候群（Williams-Beuren syndrome：WBS），15q13.3微細欠失/重複症候群，16p11.2微細欠失/重複症候群，22q11.2の22q11.2欠失症候群や猫の目症候群（22q11.2重複症候群）といったいくつかのゲノム疾患を起こす機序となっている。

ゲノム疾患における逆位の影響

ヒトでは3,400以上の**逆位**（inversion）が存在すると推定されている（2020年2月5日時点のDatabase of Genomic Variants GRCh38バリアントリストによる）。平均的なヒトゲノムは156もの逆位を保持している。逆位は新たな構造バリアントを形成しやすくして，結果的にゲノム疾患を引き起こす可能性がある。例えば，7q11.23の約1.2 Mbの逆位は，WBS患者の親の染色体の25%に認められる。他の症例では，逆位によってゲノム疾患の原因となる新たな構造バリアントを形成する傾向が高まることはないようである。例えば最近の研究では，3q29欠失症候群の発端者の両親22人のうち6人が約289 kbの逆位を分節重複ブロックSDAとSDB内に保持しており，発端者の3人は失われた部分のない染色体の逆位を引き継いでいた。しかし両親の染色体の分節重複ブロックSDAとSDC内には，発端者に病的な欠失を起こす可能性のある約2 Mbより大きい逆位は含まれていなかった。

欠失および重複症候群

ゲノム疾患は，数百kb以上のDNAの欠失や重複により起こる。ゲノム疾患を引き起こす構造バリアントを生じさせる機序は，少なくとも2つある。1つはNAHRで，これは構造バリアントの頻発をもたらす。もう1つは**非相同末端結合**（nonhomologous end joining：NHEJ）や他の非相同組換え修復機構（図6.6B，C参照）で，非頻発性の構造バリアントをもたらす。

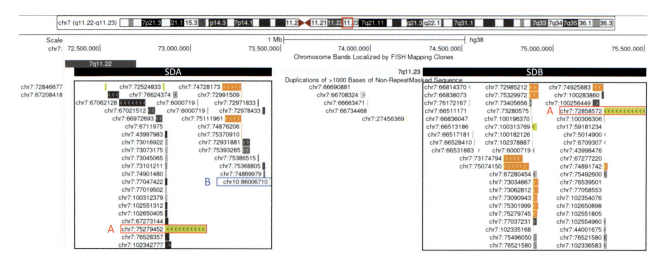

図6.5 ヒトゲノム7q11.2領域の分節重複の特徴　黒い四角（SDAとSDB）は，2つの分節重複を表す。分節重複ブロック内の黄色，黒，灰色の長方形は個々の分節重複を表し，個々の分節重複中の記号は方向を表す（＞：正方向，＜：逆位）。個々の分節重複の隣の文字は，他の類似したコピー（パラログコピー）のゲノム位置を示す。分節重複は同一染色体内に（A，赤い長方形），つまりパラログが同じ染色体内（7番）に存在していることもあれば，染色体間に（B，青長方形），つまりパラログが異なる染色体（10番）に存在することもある。（図はUniversity of California Santa Cruz Genome Browserより作成）

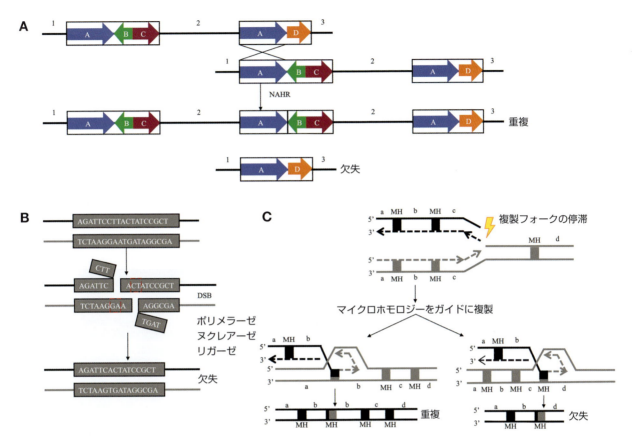

図6.6 ゲノム疾患を引き起こす染色体再構成のモデル (**A**) 非アレル間相同組換え（NAHR）。分節重複配列の高度に相同的なコピーを複数含んだ姉妹染色分体や相同染色体どうしがずれて不均衡な交叉が起こると，欠失や重複が生じる。(**B**) 非相同末端結合（NHEJ）。二本鎖断裂（DSB）が生じると，NHEJ ポリメラーゼ，ヌクレアーゼ，リガーゼの複合体が構造バリアントの形成を開始する。赤い破線の四角は2つの DNA 末端間でのマイクロホモロジーを示しており，これによって末端結合が誘導される。この過程によって構造バリアントが形成されうる。(**C**) 複製フォークの停滞と鋳型の交換（FoSTeS）とマイクロホモロジーによる切断が誘導する複製（MMBIR）モデルを示す。複製フォークが鋳型鎖の切れ目（黄色矢印部）に来ると，フォークの片側が切れて，フォーク構造が崩れる。二本鎖の一方の末端では，ラギング鎖の5′末端側（黒破線）が切除されて3′末端突出になる。ラギング鎖の3′側一本鎖（黒線）が姉妹リーディング鎖（灰色の線）にマイクロホモロジー（MH）によって入り込み，新たな複製フォーク構造を形成する。ラギング鎖3′末端の鋳型鎖への入り込みにより，異なるゲノム鋳型配列に複製フォークが形成された後，姉妹染色分体に戻って複製完了へと複製フォークの形成が進行していく。各々の線は DNA 塩基鎖を表す。新生 DNA 合成は破線で表している。ゲノム疾患，分節重複，欠失や重複領域の大きさの例は表6.4を参照のこと。(Carvalho CM, Lupski JR: Mechanisms underlying structural variant formation in genomic disorders. *Nat Rev Genet* 17:224-238, 2016; Chang HH, Pannunzio NR, Adachi N, et al: Non-homologous DNA end joining and alternative pathways to double-strand break repair. *Nat Rev Mol Cell Biol* 18:495-506, 2017; Malhotra D, Sebat J: CNVs: harbingers of a rare variant revolution in psychiatric genetics, *Cell* 148:1223-1241, 2012 より改変)

頻発性の構造バリアント

NAHR は，頻発性の構造バリアントを起こす鍵となる機序である。通常このような再構成は，高度に類似した散在性の分節重複パラログに切断点が存在するために，非血縁者間でも同じ大きさとなる。世界各国の3万人以上の患者を対象とする横断研究が行われ，隣接遺伝子の再構成を伴う50～100の症候群〔ときにゲノム疾患（genomic disorder）と総称される〕において，一般的な配列依存性機序が存在することが示唆されている。以下では22番染色体に関連した症候群に着目して，この疾患サブグループの遺伝的特徴を説明しよう。

22q11.2 を含む欠失と重複 3,400出生に1人と特に頻度の高い欠失が22q11.2 染色体領域の欠失であり，**22q11.2 欠失症候群**（22q11.2 deletion syndrome），あるいは **DiGeorge 症候群**（DiGeorge syndrome），**口蓋帆・心・顔症候群**（velocardiofacial syndrome）と呼ばれる。これらの症候群は，22番染色体の一方のコピー上の22q11.2 内の約3 Mb の欠失により生じる。この領域の欠失

および他の再構成を図6.7に示すが，これらはこの領域での分節重複間のNAHRによって引き起こされたものである。

患者は特徴的な頭蓋顔面の**形態異常**（anomaly），知的障害，免疫不全，心疾患をもち，通常この領域にある数十の遺伝子のうち1つ以上の**ハプロ不全**（haploinsufficiency）の存在を反映している。複数の連続した遺伝子のコピー数欠損により表現型が起きていることが多いため，これらの疾患は**隣接遺伝子症候群**（contiguous gene syndrome）と呼ばれる。欠失した遺伝子のなかで最もよく研究されているのが*TBX1*遺伝子であり，先天性心疾患，特に左室流出路異常患者の5%で変異や欠失があると報告されている。

22q11.2の重複ははるかに稀で，特徴的な形態異常と先天性疾患を呈する**22q11.2重複症候群**（22q11.2 duplication syndrome）となる（図6.7参照）。

22q11.2に関連した疾患についての一般原則は，他の染色体疾患やゲノム疾患にも当てはまり，その代表的なものや重要なものについての概要は表6.4，BOX 6.1に示し

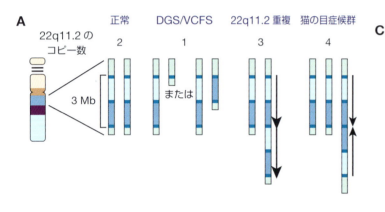

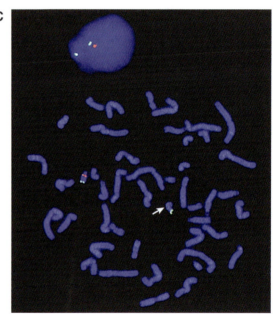

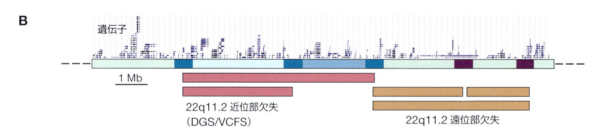

図6.7　分節重複間の相同組換えによる22q11.2での欠失，重複，再構成 （A）正常核型は2コピーの22q11.2をもち，それぞれが当該領域内に分節重複（濃青色）のコピーを多数含んでいる。DiGeorge症候群（DGS）や口蓋帆・心・顔症候群（VCFS）では，一方の相同染色体の3 Mbの領域が欠失しており，約30の遺伝子が失われている。患者の約10%ではより小さい1.5 Mbの領域（大きい分節内に含まれている）が欠失している。相互重複はdup(22)(q11.2q11.2)の核型をもつ患者にみられる。22q11.2のテトラソミーは猫の目症候群の患者にみられる。猫の目症候群患者の重複領域は，dup(22)患者でみられる重複とは向きが逆になっており，これらの分節重複に関連した，より複雑なゲノム再構成であることを示している。（B）22q11.2領域の拡大図。一般的なDGS/VCFS患者の欠失領域（赤）と，同じく分節重複の組換えにより生じる他の表現型の患者でみられる，より遠位の欠失領域（オレンジ色）。この領域の遺伝子（www.genome.ucsc.eduのブラウザより）は図上部に示す。（C）DGSの発端者の2色FISH解析では，相同染色体の一方に22q11.2の欠失がみられる。緑色のシグナルは，22番染色体長腕遠位部に対照プローブがハイブリダイズしている。赤色のシグナルは22番染色体長腕近位部の領域にハイブリダイズしており，この領域は一方の22番染色体にはみられるが，他方の22番染色体では欠失している（矢印）。（CのFISH画像はKato T, Kosaka K, Kimura M, et al: Thrombocytopenia in patients with 22q11.2 deletion syndrome and its association with glycoprotein Ib-beta. *Genet Med*, 5:113-119, 2003の厚意による）

表 6.4　分節重複間の組換えに関連したゲノム疾患の例

疾患	位置	ゲノム再構成	
		種類	サイズ（Mb）
1q21.1 欠失 / 重複症候群	1q21.1	欠失 / 重複	約 0.8
3q29 欠失 / 重複症候群	3q29	欠失 / 重複	約 1.6
Williams 症候群	7q11.23	欠失	約 1.6
Prader-Willi/Angelman 症候群	15q11-q13	欠失	約 3.5
16p11.2 欠失 / 重複症候群	16p11.2	欠失 / 重複	約 0.6
Smith-Magenis 症候群	17p11.2	欠失	約 3.7
dup(17)(p11.2p11.2)		重複	
DiGeorge 症候群 / 口蓋帆・心・顔症候群	22q11.2	欠失	約 3.0，1.5
猫の目症候群 /22q11.2 重複症候群		重複	
無精子症（AZFc）	Yq11.2	欠失	約 3.5

Carvalho CM, Lupski JR: Mechanisms underlying structural variant formation in genomic disorders, *Nat Rev Genet* 17:224-238, 2016; Harel T, Lupski JR: Genomic disorders 20 years on — mechanisms for clinical manifestations, *Clin Genet* 93:439-449, 2018 より。

BOX 6.1

ゲノム疾患から学べること

　ゲノム疾患は，染色体またはゲノムの不均衡の原因と結果を考えるうえで重要な多くの原則を示している。

● 第一に，ごく少数の例外はあるものの，染色体やゲノムの広い領域における遺伝子量の変化は臨床的な異常につながる。その表現型は，原則として当該領域の 1 つまたは複数の遺伝子のハプロ不全（haploinsufficiency）か過剰発現（overexpression）を反映している。単一の遺伝子の量的不均衡によって臨床症状を説明できそうな症例もあるが，領域内の複数の遺伝子の不均衡を反映しているようにみえる症例もある。

● 第二に，これらの疾患にかかわる重複 / 欠失のゲノム中の分布はランダムではないようにみえる。なぜなら，分節重複（segmental duplication）の一群の局在（特にセントロメア近傍とサブテロメア領域）は，特定の領域に不均等な組換えを生じさせて，これらの症候群を引き起こすからである。

● 第三に，同じ染色体の重複や欠失をもつ患者でも，多様な表現型（range of variable phenotypes）を呈することがある。このような多様性が生じる正確な機序は不明だが，非遺伝学的原因，非欠失領域の遺伝学的バリエーション，血縁のない人どうしのゲノムの違いなどが関係している可能性がある。

てある。

非頻発性の構造バリアント

　非頻発性の構造バリアントは通常，非血縁者間で同じ大きさがみられることはない。これらの再構成の切断点はゲノム上のどこでも生じるうるものであり，しばしばマイクロホモロジー，微細挿入，平滑末端などの特徴が見つかる。少なくとも 70 のゲノム疾患が，非頻発性の構造バリアントによって生じることが示されている。これらの構造バリアントを引き起こす機序としては非相同末端結合（NHEJ）が推定されることが多いが，非頻発性の構造バリアントを形成する機序には他もあり，異常な DNA 修復中の複製や，複製フォークの停滞と鋳型の交換（FoSTeS：fork stalling or template switching），マイクロホモロジーによる切断が誘導する複製（MMBIR：microhomology-mediated break-induced replication）などである（図 6.6B，C 参照）。それぞれの機序において，停滞した複製フォークが DNA 合成のためにマイクロホモロジーにより修復される。

非頻発性の染色体の異常

　これまで述べてきた異常は，特定の染色体領域における特異的な機序によって生じるものであるが，それ以外の染色体構造異常の多くでは，欠失や再構成の形成に特定の機序が存在しない（表 6.1 参照）。核型を調べると，1 つまたは複数の染色体に転座，欠失，重複による細胞遺伝学的に検出可能な形態異常を有する患者が多数報告されている（図 5.10 参照）。細胞遺伝学的に検出可能な常染色体の部

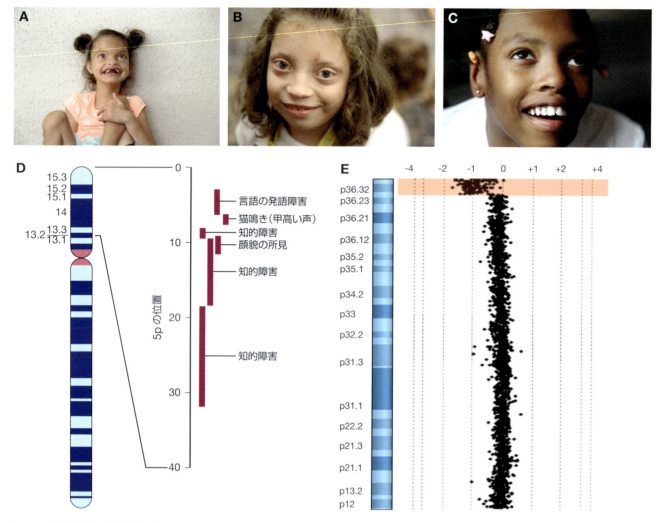

図6.8 非頻発性の欠失症候群　4p-supportgroup.orgの協力のもと，4p－症候群を2人の子どもで示す．(**A**) Kamilaの笑顔には歯の欠損がみられる．(**B**) Sadieはギリシャ兜様顔貌の表現型をいくらか認める．(**C**) Brielleは cri du chat（猫鳴き）症候群（five-minus.org）をもちながら生活しており，眼間解離，短い人中，内眼角贅皮といった特徴的な所見を認める．(**D**) 5p欠失患者のマイクロアレイ染色体検査データを元に得られた，5番染色体短腕の表現型と核型の関係をマッピングした．(**E**) 1p36.3（赤）バンドの約5 Mb の欠失を示すマイクロアレイ染色体検査．標準的な核型分析では検出できない．(A，B，Cの写真は Rick Guidotti, Positive Exposure, www.positiveexposure.org より；Dのデータは Zhang X, Snijders A, Segraves R, et al: High-resolution mapping of genotype-phenotype relationships in cri du chat syndrome using array comparative genome hybridization. *Am J Hum Genet* 76:312-326, 2005 にもとづく；Eは M. Katharine Rudd, Emory Genetics Laboratory, Atlanta, Georgia の厚意による）

分欠失は，全体で7,000生産児に1人程度の頻度でみられる．そのほとんどが数人の患者でしかみられず，臨床的に特徴的な症候群との関連はない．しかし，同じような形態異常を有する患者が，明確に認識可能な症候群を記載できる程度の頻度でみられるものもある．

このタイプの異常の機構は，染色体に生じる変化が頻発性でないという特徴をもつ（表6.1参照）．つまり，そのほとんどが *de novo*（新生）であり，特定の染色体領域における切断点は多様であるため，前節で述べたタイプの異常とは別のタイプとして分類できる．

常染色体部分欠失症候群

1つの代表的な疾患は **cri du chat 症候群**（cri du chat syndrome；猫鳴き症候群）で，5番染色体短腕の末端もしくは中間部の欠失による．この部分欠失症候群の名前は，猫が鳴くような声で患児が泣くことに由来する[訳注]．顔貌の特徴（図6.8参照）は明瞭で，小頭症，眼

＊訳注　病名に動物名を付すのは不適切であるとの意見があり，日本では5p－症候群と呼ぶのが一般的である．

間解離，内眼角贅皮，耳介低位，時に副耳や小顎症がみられる。この欠失の全体の発生率はおよそ 15,000〜50,000 生産児に 1 人である。

cri du chat 症候群の患者のほとんどが孤発例で，転座保因者の児は 10〜15％しかいない。切断点と 5p 欠失の程度は個人ごとに大きく異なるが，この表現型を呈するすべての患者に共通する欠失領域は 5p15 である。臨床所見の多くは，特定領域の 1 つまたは複数の遺伝子のハプロ不全に起因するものである。基本的に，知的障害の程度は欠失領域のサイズと相関するが，遺伝学的研究からは，5p14-p15 内の特定領域のハプロ不全が重症の知的障害に強く関与することが示唆されている（図 6.8 参照）。

大きな欠失の多くは一般的な核型決定で評価できるが，他の非頻発性の欠失を同定するにはマイクロアレイによる詳細な分析が必要である。多くの染色体のサブテロメアの異常については特にそうであり，通常の核型決定での評価は困難である。例えば，非頻発性の欠失による一般的な疾患の 1 つである **1p36 欠失症候群**（1p36 deletion syndrome）の発生率はおよそ 5,000 生産児に 1 人であるが，1p の末端 10 Mb 内にさまざまな切断点がある。その約 95％が新生変異であり，多く（図 6.8 の症例など）は通常の染色体検査では同定できない。

表 6.4 に示したゲノム疾患とは対照的に，切断点は非常に多様で，6q 欠失のような染色体腕の端部欠失（図 6.9），サブテロメアの中間部欠失，Alu や LINE-1 のような反復配列のコピー間の組換えなど（第 2 章参照），幅広い機構を反映している。

発達表現型に影響する均衡型転座

相互転座は比較的よくみられる（第 5 章参照）。ほとんどは均衡型で，非相同染色体どうしの交換によるものであり，通常は明らかな表現型を示さない。しかし，およそ 2,000 生産児に 1 人の新生均衡型相互転座を有する児の間では，経験的に数倍の確率で先天異常がみられるため，いくつかの均衡型転座では一方または両方の切断点において単一または複数の遺伝子の欠失があることが示唆される。

蛍光 in situ ハイブリダイゼーション（fluorescence in situ hybridization：FISH），マイクロアレイ，標的シークエンシングまたは全ゲノムシークエンシングによる多くの症例解析からは，発達遅延，先天性心疾患，自閉スペクトラム症など多様な表現型を呈する患者において，コード

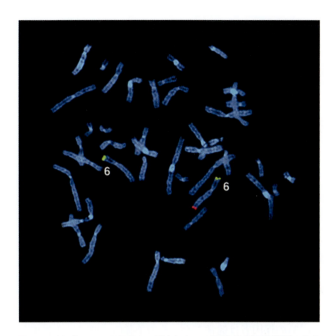

図 6.9 サブテロメア FISH で示された，6 番染色体長腕端部の欠失
緑と赤のシグナルは，6 番染色体短腕および長腕のサブテロメア領域が正常に残っていることを示す。先天異常を認めた患者の分裂核での展開図では，6 番染色体の 1 本から赤シグナルが消えており，長腕末端付近の欠失である。(Charles Lee, The Jackson Laboratory for Genomic Medicine, Farmington, Connecticut, United States の厚意による)

または非コード RNA 遺伝子の欠失が見出されている。これらの症例の臨床的異常は転座部位にある個々の遺伝子バリアントに起因するが，それぞれの症例の基礎には染色体の再構成がある（表 6.1 参照）。

家族性染色体異常の分離

ここで病因となっている機序は，前述の不分離とは区別される。異数性や片親性ダイソミーでは分離の過程に異常があるのに対して，これらの症例では分離のランダムさが原因となって不均衡な核型と子孫の表現型の異常が生じている。

例えば，均衡型転座の症例では，減数分裂時に正常の染色体と転座によって生じた派生染色体が**四価染色体**（quadrivalent）を形成するため，分離自体は正常であっても，ある配偶子に伝えられる染色体の特定の組み合わせが遺伝的不均衡につながることがある（図 5.11 参照）。

この機序の例となるもう 1 つの家族性染色体異常に，逆位がある。この例での減数分裂の場合，逆位のある染色体とその正常な相同染色体の分離には異常は起こらない。

しかし，逆位の部位（特に腕間逆位）での組換えの過程で，不均衡な配偶子が生じる可能性がある（図5.12参照）。逆位をもつ染色体によって，児に異常が生じるリスクも異なる。これはおそらく，逆位領域内で組換えが起こる可能性と，不均衡な配偶子から生存可能な児が生じる可能性の両方を反映している。遺伝カウンセリングを行うにあたっては，こうした可能性のすべてを事前に決定しておくべきである。その例として，よく記載されている逆位がいくつかある。

3番染色体の腕間逆位は，保因者の子孫への逆位の伝達を評価できるだけのデータが揃っている数少ない例である。inv(3)(p25q21)は1800年代初頭のニューファンドランド出身のカップルから始まり，それ以来，カナダの大西洋岸の各州出身のいくつかの家系で報告されている。inv(3)の保因者は健常だが，その子孫の一部には3番染色体の**組換え**（recombinant）に伴う特徴的な異常所見がみられ，3q21の遠位部断片の重複と3p25の遠位部断片の欠失がある。もう1つ，3p遠位の重複と3q遠位の欠失のある不均衡配偶子も生じうるが，これをもつ児は生存できない。inv(3)保因者の異常妊娠の**経験的再発率**は40％以上であり，保因者診断の染色体検査および遺伝カウンセリング，出生前診断が重要であることを示している。

しかし，すべての腕間逆位が子孫の異常につながるわけではない。ヒト染色体の逆位のなかでよくみられるものの1つに9番染色体の小さな腕間逆位があり，すべての人の1％近くにみられる。inv(9)(p11q12)は保因者への有害な影響は知られておらず，流産や不均衡の児の発生率との関連はないようである。経験的な発生率は一般集団のそれと変わらず，正常バリアントと考えられている。

神経発達障害および知的障害

次に，診断，医学的管理，遺伝カウンセリングのために染色体分析やゲノムワイドなアプローチが必要となることが多い別なタイプの疾患について考えたい。神経発達障害は遺伝的異質性が高く，認知機能，コミュニケーション，行動，運動機能の障害が含まれる。広く考えると，神経発達障害のカテゴリーは，小児期における認知および適応の障害として定義される**知的障害**（intellectual disability），**自閉スペクトラム症**（autism spectrum disorder：ASD；

症例5 参照），**注意欠陥多動性障害**（attention deficit hyperactivity disorder：ADHD）と重なっている。さらにこのカテゴリーには，第9章で述べるような複雑な特徴をもつ，統合失調症や双極症などの各種の神経精神疾患も含まれる。

知的障害と発達遅延の全体の発生率は少なくとも2～3％，ASDは1％と見積もられている。ほとんどの患者では知的障害の遺伝学的原因の特定はむずかしく，他の臨床的手がかりや，責任遺伝子や責任領域の情報がない場合には特に困難である。明らかな家族歴がない孤発例では，適切な診断が医学的管理や遺伝カウンセリングに有用であるため，核型検査，染色体マイクロアレイ，全エクソームや全ゲノムシークエンシングも含む全範囲のスクリーニングの導入が検討される。

神経発達障害におけるゲノム不均衡

神経発達障害の患者集団の診断率を比較する大規模研究によると，染色体マイクロアレイ検査では約12～16％の症例で，原因となるゲノム不均衡を検出することができる。これはGバンド染色体分析のみの場合の約5倍の診断率であるため，染色体マイクロアレイは説明のつかない知的障害やASDのゲノム不均衡を同定するための第一選択の臨床検査と考えられるようになっている。知的障害やASDの患者では，稀な**コピー数バリアント**（copy number variant：CNV）が多いことがわかっているが，知的障害のCNVのほうがASDと比較して大きい範囲に広がり，多くの遺伝子を含む傾向があり，新規に生じたものである可能性が高い。3q29欠失症候群，16p11.2欠失・重複症候群，22q11.2欠失・重複症候群といったいくつかの欠失・重複症候群は，神経発達障害や神経精神疾患の発症リスクの上昇に関連する。例をあげると，1,123のASD家系の稀なコピー数バリアントをゲノムワイドに分析した結果では，ASDと新規発生の7q11.23重複に強い**関連**（association）がみられた。これまでに数百の遺伝子の関与が明らかになっており，コピー数が少なすぎたり多すぎたりしたときに神経発達障害を引き起こす遺伝子は，ゲノム全体では数千以上にのぼると推定されている。

コピー数バリアントによるゲノム不均衡のスクリーニングは診断手法として受け入れられてきているが，神経発達障害は臨床的にも遺伝学的にも多様〔**遺伝的異質性**（genetic heterogeneity）〕であるため，個々の遺伝子と病的バ

リアントの同定は容易ではない。いくつかの遺伝子は頻発性変異の標的となっているようで，数パーセントの症例がこれにより説明できる。全エクソームシークエンシングでは，孤発性の重度の非症候群性知的障害の患者およびASDと診断された患者集団の約15%に，障害の原因となることが確定しているかその可能性のある，コードするアミノ酸配列が異なる新生バリアントを同定できている。全ゲノムシークエンシングでも，ASDと知的障害において，新生あるいは遺伝性の病的の可能性が高いバリアントと考えられる変異が同定されている。

臨床的異質性と診断の重なり

各種の神経発達障害と，その疫学や臨床経過の理解が困難なのは，**臨床的異質性**（clinical heterogeneity）が非常に大きく，複数の症状が同時に発生し，診断に重なりがあるからである。コピー数バリアント，単一遺伝子変異のいずれによる症例についても，ある人は知的障害，またある人は自閉スペクトラム症，さらに別の人は精神科疾患といった具合に，同じ遺伝学的変化が症例ごとに（ときには家系内でも）異なる臨床診断となることがある。臨床的診断ではなく遺伝学的診断による分類でもこういった異質性と重なりがみられることは，同じ遺伝性疾患をもつ患者に現れる可能性のある幅広い表現型を捉えるためには**遺伝型**（genotype）と**表現型**（phenotype）の相関をさらに詳しく研究する必要があることを示唆している。1つの重要な要素は，患者とその健常な家族（一般集団の健常者ではない）を比較することにより，コピー数バリアントの効果を解析することである。これにより，一般集団にもみられる幅広い認知・行動表現型を区別することの困難さを最小限にすることができる。

ゲノム疾患を引き起こす機序

非アレル間相同組換え（NAHR）

非アレル間相同組換え（non-allelic homologous recombination：NAHR）の機序は，高度に類似した分節重複コピー間で起きる不均衡な交叉（crossing over）としても知られている（図6.6A参照）。同方向のコピーどうしでは欠失または重複となり，逆位のコピーどうしでは逆位を起こす。NAHRには2つのパラログ間の交叉も含ま

れ，低い頻度であるが体細胞分裂と減数分裂の両方で起こりうる。位置，相同性，コピーのサイズは，NAHRの発生率に影響を与える。直列に配列された分節重複を有するゲノム領域では，再構成がより起きやすくなる。ゲノム上の分節重複ペア間でNAHRが起きる割合は，2.32×10^{-5}から8.74×10^{-7}である。

非相同末端結合（NHEJ）

非相同末端結合（nonhomologous end joining：NHEJ）の機序は，接合部に（1〜3塩基の）サイズの相同性をもつ，単純な平滑末端が含まれるコピー数バリアントを結果としてもたらす。NAHRと異なり，より長い相同性配列は必要としない（図6.6B参照）。NHEJは，同じ領域ではない二本鎖切断部との間でライゲーション（2つのDNA領域の連結）が起きた場合には，ゲノムの異常な修復と構造のバリエーションを生じうる。切断点の接合部において，微細な欠失やランダムな塩基の挿入（insertion）がみられる可能性がある。NHEJはエラーを生じやすく，NHEJによって形成された構造バリアントの切断点が，SINEやLINEといった可動遺伝因子の中に存在することがしばしばみられる。

マイクロホモロジーによる切断が誘導する複製（MMBIR）

複製を基盤にした修復機構は，DNA複製過程で一本鎖切断により複製フォーク構造が崩れたときに重要である（図6.6C参照）。この機序の結果として生じたバリアントは，サイズや配列の複雑性がそれぞれ異なっている。マイクロホモロジーにより起こった再構成に加えて，逆位の分節重複により起きたMMBIR（microhomology-mediated break-induced replication）やNHEJと連動したMMBIRでは，重複・三重重複や逆位重複（DUP-TRP/INV-DUP）を認める複雑な再構成となる場合がある。

6.5 ゲノムインプリンティング関連疾患

いくつかの疾患では，変異アレルあるいは異常染色体が父から遺伝継承したものか母から遺伝継承したものかによって，疾患表現型の発現が異なっていることがある。第3章で述べたように，父に由来するか母に由来するかに

よって遺伝子発現が異なるのは，**ゲノムインプリンティング**（genomic imprinting）の結果である。

ゲノムインプリンティングが家系内の遺伝継承のパターンに与える影響については第7章で述べる。ここでは，インプリンティングと臨床細胞遺伝学との関連に焦点をあてる。インプリンティングの影響の多くは，染色体異常の存在によって明らかにされてきた。インプリンティングの証拠は，ゲノム全域のなかでいくつかの染色体あるいは染色体領域において，まったく同じ細胞遺伝学的異常でありながら，父由来染色体の異常か母由来染色体の異常かによって表現型が異なる個人を比較することにより得られてきた。さまざまな予測がなされているが，ヒトゲノム中の数百の遺伝子がインプリンティング効果を示すと考えられている。ある染色体領域はインプリントを受けた（インプリント）遺伝子を1つ含み，またある領域は多数のインプリント遺伝子群（クラスター）を含み，なかには1 Mbを超えるものもある。

インプリントを受けた遺伝子が常染色体上の他の座位と異なる点は，関連組織で母由来か父由来の一方のアレルのみが発現していることである。そのため，この機構が臨床表現型に及ぼす効果は，母と父のどちらに由来するコピーに（SNVやCNVの）バリアントが存在するかによる。ヒト疾患におけるインプリンティングの役割について最も研究されているのは，Prader-Willi症候群（症例38）とAngelman症候群で，次にこの2つの疾患のインプリント遺伝子やゲノムの特徴について述べる。追加例としてBeckwith-Wiedemann症候群についても述べる。

Prader-Willi 症候群と Angelman 症候群

Prader-Willi 症候群（Prader-Willi syndrome）は比較的一般的な症候群であり，新生児期の筋緊張低下，それに続く肥満，過食，小さい手足，低身長，性腺機能不全，知的障害を特徴とする（**図6.10**）。Prader-Willi症候群は，父由来のインプリント遺伝子の欠如により引き起こされる。約70%の症例で，15番染色体長腕近位部（15q11.2-q13）の細胞遺伝学的欠失がある。欠失は5～6 Mbの領域に隣接する配列の分節重複の組換え時に生じ，この意味ではすでに述べたゲノム疾患と同様の機構によって生じる（表6.4参照）。しかし，この領域内には片方のアレルからしか発現しない一連の遺伝子があり，これには通常父由来のコピーからしか発現しないものと，母由来のコピーからしか発現しないものがある。Prader-Willi症候群では，欠失は患者の父由来の15番染色体にしかみられない（**表6.5**）。そのため，患者のゲノムの15q11.2-q13には母由来のゲノム情報しかない。したがってこの症候群は，当該領域の父由来のコピーのみから発現する遺伝子が失われた結果であるといえる。

なお，Prader-Willi症候群と**Angelman 症候群**（Angelman syndrome）の責任領域に隣接する低頻度反復配列は，この領域の重複や三重重複，あるいは15番染色体の逆位重複がかかわる他の疾患とも関係する。このことは，Prader-Willi症候群とAngelman症候群の遺伝継承と特徴的臨床所見の原因はインプリンティングにあるが，これらの疾患を引き起こす機序は当該領域の分節重複の不均等な組換えにあることを示している。

一方，特徴的な顔貌，低身長，重度の知的障害，痙縮・痙攣を特徴とする稀なAngelman症候群患者のほとんどで，母由来の15番染色体の同じ領域の欠失がみられる。そのため，Angelman症候群患者のゲノムの15q11.2-q13には父由来のゲノム情報しかない。この特殊な状況は，遺伝情報（この場合は15番染色体の一部）がどちらの親に由来するかが，その異常による臨床症状の発現に大きな影響を与えうることを示すものである。

Prader-Willi症候群の患者のなかには，細胞遺伝学的欠失がない人もいる。こうした患者は，細胞遺伝学的に正常な2本の15番染色体をもつが，その両方が母由来である（表6.5参照）。これは，本章の異常な染色体分離の項で述べた片親性ダイソミーである。割合は少ないものの，Angelman症候群でも片親性ダイソミーはあり，父由来の正常な15番染色体を2本もっている（表6.5参照）。つまり，これらの患者に臨床的注目をもたらしているのはインプリンティングであるが，異常はインプリンティングではなく染色体の分離にあり，インプリンティングそのものは完全に正常である。

ここまでインプリンティングの過程における主要な異常をみてきたが，Prader-Willi症候群とAngelman症候群の少数の患者では，**インプリンティングセンター**（imprinting center）そのものに異常が生じている。その結果，精子形成における女性型から男性型へのインプリンティングの書き換えや，卵子形成における男性型から女性

6.5 ゲノムインプリンティング関連疾患 109

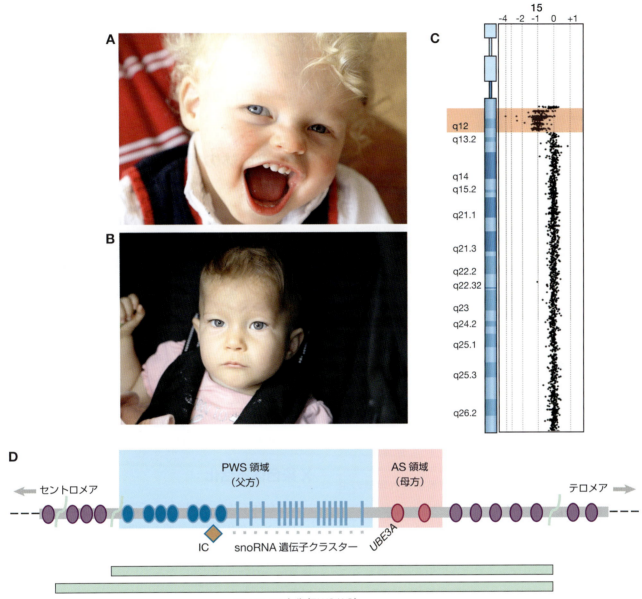

図 6.10 ゲノムインプリンティング関連疾患 (**A**) Angelman 症候群 (AS) (angelman.rog) は Jasper が登場。彼の笑顔からは隙間のあいた歯，大きい下顎を認める。(**B**) Prader-Willi 症候群 (PWS) (pwsusa.org) は Oaklyn が登場。彼女の顔貌からはアーモンド様の目，幅狭い前額部を認める。(**C**) マイクロアレイ染色体解析では，15q11.2-q13.1（赤色）の約 5 Mb の欠失がある。(**D**) 15q11.2-13 領域の概略図。PWS 責任領域（青がかった部分）には複数のインプリント遺伝子（青）があり，それらは父方のコピーからのみ発現する。AS 責任領域（ピンクがかった部分）には 2 つのインプリント遺伝子があり，それらは母方のコピーからのみ発現する。そのうち UBE3A は中枢神経系においてインプリントを受けていて，そのバリアントは AS の原因となる。この領域に隣接する非インプリント遺伝子（紫色）は，母方のコピーからも父方のコピーからも発現する。PWS/AS 領域共通の欠失は分節重複のペア間の再構成により生じ，図の一番下に緑色で示す。インプリンティングセンター（オレンジ色）の小さな欠失と snoRNA 遺伝子クラスターの一部の遺伝子の欠失も，PWS の原因となりうる。（写真は Rick Guidotti, Positive Exposure, www.positiveexposure.org より；C は M. Katharine Rudd, Emory Genetics Laboratory, Atlanta, Georgia の厚意による；D は GeneReviews. Available from www.ncbi.nlm.nih.gov/books/NBK1116/. Copyright © University of Washington より改変）

表6.5 Prader-Willi 症候群と Angelman 症候群を引き起こす遺伝的機構

機構	Prader-Willi 症候群	Angelman 症候群
15q11.2-q13 欠失	約70〜75%（父方）	約75%（母方）
片親性ダイソミー	約20〜30%（母方）	約1〜2%（父方）
インプリンティング異常（インプリンティングセンターの欠失以外）	約1%	約3%
インプリンティングセンターの欠失	インプリンティング異常の約10〜15%	インプリンティング異常の約10〜15%
遺伝子バリアント	稀（snoRNA遺伝子クラスター内の小さな欠失）	約5〜10%（*UBE3A*のバリアント）
不明	1%未満	約10〜15%

snoRNA：核小体低分子 RNA。
データは Beygo J, Buiting K, Ramsden SC, et al: Update of the EMQN/ACGS best practice guidelines for molecular analysis of Prader-Willi and Angelman syndromes, *Eur J Hum Genet* 27:1326-1340, 2019 より。

型へのインプリンティングの書き換えが起こらない（図3.12 参照）。女性型のインプリントを保持した精子による受精は Prader-Willi 症候群を引き起こし，男性型のインプリントを保持した卵子の受精は Angelman 症候群を引き起こす（表6.5 参照）。

Prader-Willi 症候群や Angelman 症候群の表現型の主要な特徴は，インプリント領域の特定の遺伝子バリアントによっても生じることがわかっている。Angelman 症候群は，母由来の1つの遺伝子 ubiquitin-protein ligase E3A（*UBE3A*）のバリアントによって引き起こされることが明らかになった（表6.5 参照）。*UBE3A* 遺伝子は15q11.2-q13 インプリント領域内にあり，中枢神経系では通常は母由来のアレルからしか発現しない。母由来の*UBE3A* における一遺伝子のバリアントが Angelman 症候群の約10%にみられる。Prader-Willi 症候群では，父由来の 15 番染色体上の小さな領域の欠失が数例報告されており，ここにある 116 の非コード核小体低分子 RNA（snoRNA）遺伝子クラスターの関与が示唆される。

6.6 性染色体とその異常

X 染色体と Y 染色体は両性で異なり，特有の遺伝形式をとり，最初の**性決定**（sex determination）に関与するの

で，長年注目されている。X 染色体と Y 染色体は異なる構造をもち，異なる遺伝的調節を受けるが，男性の減数分裂時には対合する。このような理由から，**性染色体**（sex chromosome）の研究には特別な注意が必要である。ここでは，性染色体の構造，性決定の制御，性分化の異常について概説する。

性染色体の構造

X 染色体

性決定にかかわっている染色体の1つが X 染色体である。2020 年に初めて X 染色体のテロメアからテロメアまでの染色体構築（telomere-to-telomere assembly）が完了した。およそ 900 の遺伝子が存在し，その多くは X 染色体にのみ存在する。ただし，**偽常染色体領域**（pseudoautosomal region）の遺伝子は，X と Y 染色体の両方に認められる。オルニチントランスカルバミラーゼ欠損症などの X 連鎖性疾患に罹患するのは通常は男性である（図6.11）。X 連鎖形質は，**X 染色体不活化**によって男性と女性で症状が異なって出現しうる。

X 染色体不活化

X 染色体不活化の原則は，正常女性の体細胞において一方の X 染色体が発生初期の段階で不活化され，正常男性ではこれが起こらないことにより，両性における X 連鎖遺伝子の発現が同等になることである（第 3 章参照）。正常女性の発生において，どちらの X 染色体が不活化されるかはランダムに決まり，その後に細胞分裂によってできる細胞系列でも同じ不活化が維持されるため，X 連鎖遺伝子の発現という点では女性はモザイクである（図3.14 参照）。

体細胞の活性 X 染色体と不活化 X 染色体を区別する，遺伝子発現，クロマチン（chromatin）の状態，非コードRNA，DNA 複製のタイミング，ヒストンバリアント，ヒストン修飾といった**エピジェネティック**（epigenetic）な変化は多い（表6.6）。これらの特徴は，臨床において不活化 X 染色体を同定する診断に有用である。男性であれ女性であれ，過剰な X 染色体をもつ患者では，1 本より多い X 染色体は不活化される。このように男女のすべての二倍体（diploid）の体細胞は，性染色体の合計の本数

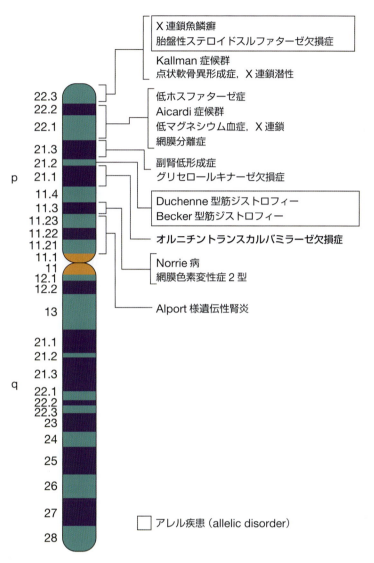

図 6.11 X 染色体構造と短腕に関連する疾患 (Morey C, Avner P: Genetics and epigenetics of the X chromosome. *Ann N Y Acad Sci* 1214:E18-E33, 2010 より改変；レビューは Migeon BR: X-linked diseases: susceptible females. *Genet Med* 22:1156-1174, 2020 を参照)

表 6.6 体細胞における X 染色体不活化のエピジェネティックな特徴および染色体の特徴

特徴	活性 X 染色体	不活化 X 染色体
遺伝子発現	あり；男性の X と同様	ほとんどの遺伝子が抑制；約 15%はある程度発現
クロマチンの状態	ユークロマチン	条件的ヘテロクロマチン；Barr 小体
非コード RNA	*XIST* 遺伝子は抑制されている	*XIST* RNA は不活化 X 染色体のみから発現；Barr 小体に関連
DNA 複製のタイミング	常染色体と同じ	S 期における遅い複製
ヒストンバリアント	常染色体および男性 X と同様	macroH2A が豊富
ヒストン修飾	常染色体および男性 X と同様	ヘテロクロマチンマークが豊富；ユークロマチンマークが欠損

にかかわらず，1 本の活性 X 染色体をもつことになる。

X 染色体は約 900 の遺伝子を含んでいるが，これらのすべてが不活化されるわけではない。不活化 X 染色体から少なくともある程度は発現し続けている遺伝子は，X 染色体上でランダムには分布しておらず，不活化を免れた遺伝子の約 50%が Xp 遠位部にあり，Xq にあるものはわ

ずか数パーセントである。この事実は，X染色体の部分異数性（partial aneusomy）症例の遺伝カウンセリングに重要な意味をもつ。Xp上の遺伝子の不均衡は，その多くがX染色体不活化により抑制されているXq上の遺伝子の不均衡よりも大きな臨床的意義をもつ可能性があるからである。

X染色体不活化のパターン　女性の体細胞におけるX染色体不活化は通常ランダムであり，父由来のX染色体のアレルを発現する細胞集団と母由来のX染色体のアレルを発現する細胞集団の**モザイク**（mosaicism）になっている。調べてみると，ほとんどの女性は2つの細胞集団の割合がほぼ等しく（つまりおよそ50：50），正常表現型の女性の約90%が75：25から25：75の間にある（図6.12参照）。こうした分布はおそらく，胚発生初期における比較的少数の細胞に起こるランダムな事象（すなわち，どちらのX染色体が不活化されるかの選択）の結果であるという予測を反映している。X連鎖単一遺伝子疾患（第7章参照）の保因者では，関連する組織や細胞タイプのなかでどれだけの割合の細胞が活性X染色体上の異常なアレルを発現するかによって，X染色体不活化率が臨床表現型に影響を及ぼすことがある。

　しかし，核型に**構造異常X染色体**（structurally abnormal X chromosome）が含まれる場合は，ランダムなX染色体不活化から予想される分布の例外となる。例えば，X染色体の不均衡型構造異常（欠失，重複，同腕染色体など）をもつ患者のほぼ全員で，構造異常X染色体は常に不活化されている。胚発生初期に起こる最初の不活化はランダムなので，出生後にみられるパターンは，遺伝的に不均衡な細胞がみられなくなるように二次的に選択淘汰されたことを反映していると考えられる（図6.12参照）。こうした選択的不活化のため，X染色体の異常は，常染色体に生じた同サイズまたは同遺伝子含量の不均衡異常に比べて表現型への影響が小さい。

　非ランダムな不活化は，X染色体と常染色体の転座のほとんどの症例においても観察される（図6.12参照）。そのような転座が均衡型であれば，正常X染色体が選択的に不活化され，転座により生じた派生染色体の2つの部分は活性化されたままになる。これも，常染色体上の重要な遺伝子が不活化された細胞が淘汰されることを反映しているのかもしれない。しかし，均衡型転座保因者からの不均衡型転座をもつ子では，**X染色体不活化センター**（X inactivation center：XIC）をもつ派生染色体のみが存在し，この染色体は常に不活化され，正常X染色体が活性化されている。一般に，こうした非ランダムな不活化パターンは，特定の染色体異常による臨床的な影響を小さくするが，完全に除去するものではない。X染色体不活化のパターンは臨床所見と強い相関がみられるため，X染色体と常染色体の転座を伴うすべての症例は，細胞遺伝学的あるいは分子遺伝学的解析によるX染色体不活化パターンの決定の適応となる（表6.6参照）。

X染色体不活化センター　正常なX染色体であっても構造異常X染色体であっても，X染色体の不活化はX染色体不活化センター（XIC）領域の存在によって決まる（第3章参照）。不活化された構造異常X染色体の詳細な解析から，XICはXq近位部（Xq13.2バンド）の約800kbの候補領域内にあることが示された（図6.13）。この領域は，不活化するほうのX染色体をクロマチン不活化状態へと導入し，この状態をX染色体のほぼ全体に広げるために必要な段階の多くを調整している。第3章で述べたように，この一連の複雑な事象には非コードRNA遺伝子*XIST*が必要であり，*XIST*はX染色体不活化を開始するための鍵となるマスター調節座位であると考えられている。加えて2つの非コードRNA遺伝子である*DXZ4*，*FIRRE*はこの中に存在しており，XICの維持や成長のさまざまな局面に役割を果たしていると思われる。

X連鎖知的障害

　以前より知的障害の患者集団には男性が多いとされていて，**X連鎖知的障害**（X-linked intellectual disability）を引き起こすバリアント，微細欠失，重複が多数報告されている。そうしたX連鎖知的障害の頻度は，およそ500〜1,000生産児あたり1人と推定されている。

　X連鎖知的障害の原因として最も多いのは，**脆弱X症候群**（fragile X syndrome）の男性の*FMR1*遺伝子のバリアントである（ 症例17 ）。しかし，そのほかに100近い遺伝子がX連鎖知的障害に関与していることが，大規模家系研究などにより明らかになっている。さらに染色体マイクロアレイでは，そうした家系の10%以上で，X連鎖知的障害の原因と推定されるコピー数バリアントや挿入・欠失が同定されている。加えて，前節で知的障害患者にお

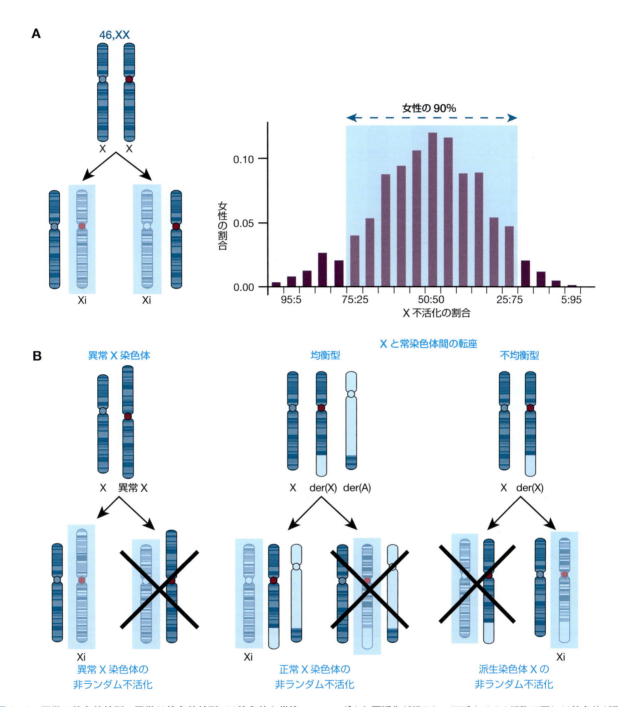

図 6.12 正常 X 染色体核型，異常 X 染色体核型，X 染色体と常染色体の転座核型における，X 染色体不活化 (A) 正常女性細胞 (46,XX) はランダムな X 染色体不活化を受け，父由来の X 染色体か母由来の X 染色体が不活化 X 染色体 (Xi, 青影の四角形) となった，2 種類の細胞集団のモザイクとなる (左)。表現型が正常の女性では 2 つの細胞の割合の最頻値は 50：50 であるが，集団内で幅があり，父由来の X 染色体のアレルの発現が多い人もいれば，母由来が多い人もいる (右)。(B) 構造異常 X 染色体 (abnX)，または X 染色体と常染色体の均衡型あるいは不均衡型転座をもつ人では，非ランダムな不活化が起こり，ほぼすべての細胞で同じ X 染色体が不活化される。それ以外の細胞集団は生存不能であるか，遺伝学的不均衡のため増殖が不利となるため，検出されないか消失している。der (X) と der (A) は，X 染色体と常染色体の転座の 2 つの派生染色体を示す。(B のデータは Amos-Landfraf JM, Cottle A, Plenge RM, et al: X chromosome inactivation patterns of 1005 phenotypically unaffected females. *Am J Hum Genet* 79:493-499, 2006 より；レビューは Fang H, Disteche CM, Berletch JB: X inactivation and escape: epigenetic and structural features, *Front Cell Dev Biol* 7:219, 2019 を参照)

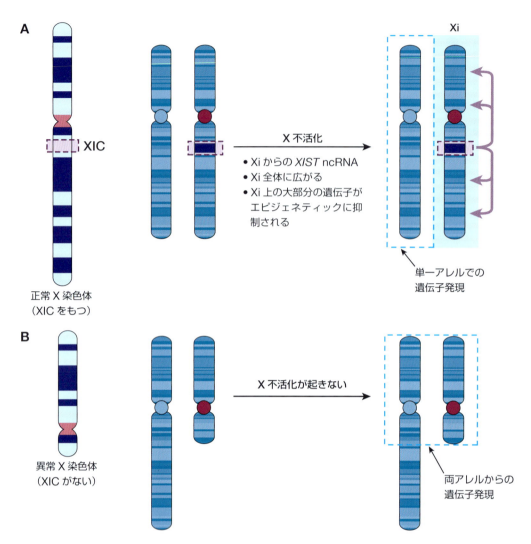

図 6.13　X 染色体不活化と X 染色体不活化センター（XIC）への依存性　（A）正常 X 染色体においては，XIC は Xq13.2 の約 800 kb におよぶ候補領域内に存在する。この領域には，X 染色体不活化のマスター制御遺伝子 *XIST* を含む複数の非コード RNA（ncRNA）遺伝子がある。XX 胎児の発生初期において，*XIST* RNA は一方の X 染色体の全体に広がっていき，この染色体はほとんどの遺伝子がエピジェネティックに抑制された不活化 X 染色体（Xi）となる。その結果，X 染色体の，すべての遺伝子ではないがほとんどの遺伝子が一方のアレルのみ発現することになる。（B）XIC を欠く構造異常 X 染色体では，X 染色体不活化は起こらず，異常 X 染色体上に存在する遺伝子が両方のアレルから発現する。図を見やすくするため，ここでは異常 X 染色体を正常 X 染色体と同じような大きさで描いているが，実際の女性患者では非常に小さい断片のみがみられる。こうした女性患者は常に重大な先天異常を示し，多くの X 連鎖遺伝子の両アレル性の発現は正常発達とはなりにくく，生存不能になりやすいことを示している。

ける新生変異を同定するための全エクソームシークエンシングについて述べたが，この解析からも新生のバリアントが X 染色体に数多く存在することが明らかになっている。

Y 染色体

　Y 染色体の構造と，性の発達におけるその役割は，分子レベルとゲノムレベルの両面で解明されてきた（図 6.14）。男性の減数分裂では，X 染色体と Y 染色体は通常，短腕の末端部で対合し（第 2 章参照），この領域で組換えを行う。この対合する領域は，X 染色体と Y 染色体の**偽常染色体領域**（pseudoautosomal region）を含んでいる。この名前の由来は，この領域に存在する X 染色体と Y 染色体に連鎖する部分は基本的に同じであり，一対の常染色体のように，第一減数分裂で相同組換えを起こすからである（X 染色体長腕と Y 染色体長腕の遠位末端には，より小さな第二の偽常染色体領域が存在する；図 6.15）。常染色体や X 染色体と比べると，Y 染色体は比較的遺伝子が乏しく（図 2.7 参照），100 未満の遺伝子（い

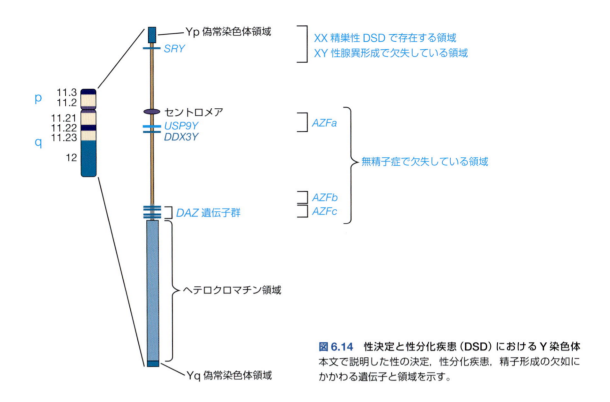

図 6.14 性決定と性分化疾患（DSD）における Y 染色体
本文で説明した性の決定，性分化疾患，精子形成の欠如にかかわる遺伝子と領域を示す。

くつかは多重遺伝子ファミリーに属する）しか存在せず，およそ 24 のタンパク質をコードしている。なお，これらの遺伝子の多くが，性腺と性器の発達に関連した機能をもつことに注目すべきである。

SRY〔Y 染色体上の性決定領域（sex-determining region on the Y）〕遺伝子は，Y 染色体上の偽常染色体領域の境界近傍に位置する。この遺伝子は，46,XX 男性の多くに存在し，46,XY 女性の一部で欠失や変異がみられるため，男性の性決定に SRY が関係することが強く示唆される。SRY は，発生初期に生殖堤細胞において，精巣の**分化**（differentiation）直前に短期間だけ発現する。この遺伝子は DNA 結合タンパク質をコードするため，転写因子として機能し，未分化の性腺において鍵となる常染色体上の遺伝子 SOX9 の発現を促進し，精巣へと完全に分化させているのではないかと考えられている。

正常な男性への性分化に SRY が重要な役割を果たしていることを示す明らかな証拠はあるが，SRY の有無により異常な性決定のすべてを説明できるわけではない。他の遺伝子も性決定経路に関与しており，その点については本章の後半で述べる。

Y 染色体長腕の単一あるいは複数の遺伝子が精子形成に重要なようである。AZF〔azoospermia factor（無精子症因子）〕と名づけられた領域（AZFa, AZFb, AZFc）の欠失により精子数の減少が起きるからで，それは精液中に精子が検出されない非閉塞性無精子症から重症の低精子症（500 万 /mL 未満；正常は 2,000〜4,000 万 /mL）までの幅をもつ。AZFc の de novo（新生）欠失は，およそ 4,000 人の男性あたり 1 人に生じ，無精子症の男性の約 12％と重症の低精子症の男性の約 6％にみられる。

性決定制御

性決定*訳注 の過程は複数の段階からなり，各段階は別々の過程だが相互に関連していると考えられる：

- 受精時の染色体レベルの遺伝学的な性（chromosomal sex）の確立（XY または XX）。
- 性腺の性（gonadal sex）を決定するために，別の性腺分化経路が開始される。通常は精巣決定因子（SRY）の有無により決定される。
- 内性器・外性器の性特異的分化（sex-specific differentiation）の進行。
- 特に思春期以降における，男性か女性としての表現型の

*訳注　生物学的な性の決定。

第6章 ● 染色体およびゲノムの量的変化にもとづく疾患：常染色体異常と性染色体異常

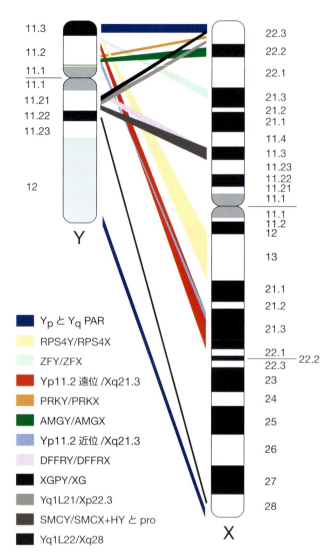

図6.15 ヒトゲノムX染色体とY染色体のホモロジー一覧 （Affara N, Bishop C, Brown W, et al: Report of the second international workshop on Y chromosome mapping 1995. *Cytogenet Cell Genet* 73:33-76, 1996より改変）

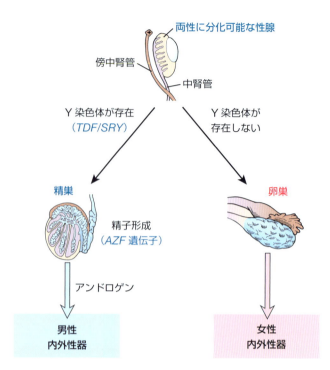

図6.16 両性に分化可能な性腺における性決定と性分化　両性に分化可能な性腺からの男性と女性の性腺への発生段階。詳細については本文を参照のこと。

性（phenotypic sex）を形成する二次性徴の発来。

性染色体は遺伝学的な性と性腺の性を定めるうえで決定的な役割を果たすが，性染色体と常染色体の両方に存在する多くの遺伝子が，性決定とそれに続く性分化に関与している。ほとんどの場合，これらの遺伝子の役割は各種の**性分化疾患**（disorder of sex developmen：DSD）の患者から明らかになったものだが，これらの多くについては本章の後半で述べる。

生殖系の発生学

両性とも，初期には胚体外部にあった始原生殖細胞が，発生第6週には生殖堤にまで移動している。始原生殖細胞はここで生殖索に囲まれ，一対の原始性腺を形成する。この時点までは，染色体の組み合わせがXXであってもXYであっても，発達中の性腺は両性に分化可能である（図6.16）。

卵巣と精巣のどちらに発達するかは，一連の遺伝子の協調作用により巧妙な調節を受けて決定される。Y染色体が存在しない場合には性腺は卵巣へと発達し，Y染色体が存在する場合には精巣へと発達する。通常の状態では，*SRY*遺伝子によって発達経路が精巣へと切り替えられないかぎり，卵巣の発達経路をたどることになる。

*SRY*遺伝子が存在しない場合は，性腺は卵巣を形成するための分化を始める。妊娠8週には早くも分化が始まり，数週間続く。皮質が発達し，髄質が退縮し，卵胞内で**卵原細胞**（oogonia）が発達し始める（図6.16参照）。胎生3カ月の初めには，卵原細胞は第一減数分裂に入るが，（第2章で述べたとおり）この過程は**網糸期**（dictyotene）で停止し，何年も経って排卵が起こるまでそのままでいる。

これに対して，*SRY*遺伝子の存在下では，髄質組織が精細管とLeydig細胞をもつ典型的な精巣を形成し，Ley-

は，胎盤由来の絨毛性ゴナドトロピン刺激下でア…分泌が可能となる（図 6.16 参照）。始原生殖細…体細胞分裂によって生じた**精原細胞**（sper-…精細管壁に整列し，ここで Sertoli 細胞…形成を開始するための思春期の始まり…

…陰唇陰嚢隆起対，尿道ひだ対か…。この未分化状態から，妊娠…影響下で男性の外性器の発達…ンドロゲンがないとき）に…の外性器が形成される。

…体や Y 染色体の…異常に関連し…た…り軽症であ…る。な…や Y 染色体の遺伝…衝の臨床的影響は…て最もよくみられ…XXX，XYY）で…も稀である。例をあげると，K…XXY）は 650 出生男児に 1 人，トリプ…（XXX）は女性 1,000

人に 1 人，XYY 症候群は男性 1,000 人に 1 人と推定されている（**表 6.7**）対照的に，X モノソミー（Turner 症候群；症例 47）は生産児での頻度は低いが，自然流産では最も一般的な染色体異常であることが報告されている（表6.7，表 5.2 参照）。

Klinefelter 症候群　**Klinefelter 症候群**（Klinefelter syndrome）は，出生男児 650 人に 1 人の頻度と推定されている（**図 6.17**；**表 6.8**）。約半数の症例は，父親の第一減数分裂時に偽常染色体領域で Xp/Yp の正常な組換えに失敗して不分離となったことを原因とする。母性起源の症例のほとんどが第一減数分裂のエラーによるもので，そうした母親の年齢は高い。患者の約 15% がモザイクで，46,XY/47,XXY という核型が多い。全体として，モザイクの患者の表現型は多様で，なかには精巣が正常に発達する患者もいる。Klinefelter 症候群患者は，特に読解能力に関して学習障害を呈する可能性が数倍高くなり，教育的介入が必要となる場合もある。言語習得が困難なため，内気な性格で，自己主張ができず，未成熟となることがあり，うつ病のリスクが高い。成人では継続的アンドロゲン欠如により，筋緊張の低下，性欲の欠如，骨密度低下をきたすことがある（**BOX 6.2**）。

DSD：性分化疾患。
更新データは Robinson A, Linden MG, Bender BG: Prenatal diagnosis of sex chromosome abnormalities. In Milunsky A, ed: *Genetic disorders of the fetus*, ed 4, Baltimore, 1998, Johns Hopkins University Press, pp 249-285; Kanakis GA, Nieschlag E: Klinefelter syndrome: more than hypogonadism, *Metabolism* 86: 135-144, 2018; Cui X, Cui Y, Shi L, Luan J, Zhou X, & Han J: A basic understanding of Turner syndrome: incidence, complications, diagnosis, and treatment, Intractable *Rare Dis Res* 7(4): 223-228, 2018 より。

表 6.7　性染色体疾患の頻度

性別	疾患	核型	およその頻度
男性	Klinefelter 症候群	47,XXY	1/650 男性
		48,XXXY	1/25,000 男性
		その他（48,XXYY；49,XXXYY；モザイク）	1/10,000 男性
	47,XYY 症候群	47,XYY	1/1,000 男性
	その他の X 染色体あるいは Y 染色体の異常		1/1,500 男性
	XX 精巣性 DSD	46,XX	1/20,000 男性
		全体の頻度：1/300 男性	
女性	Turner 症候群	45,X	1/4,000 女性
		46,X,i(Xq)	1/50,000 女性
		その他（欠失，モザイク）	1/15,000 女性
	X トリソミー	47,XXX	1/1,000 女性
	その他の X 染色体異常		1/3,000 女性
	XY 性腺異形成	46,XY	1/20,000 女性
	アンドロゲン不応症候群	46,XY	1/20,000 女性
		全体の頻度：1/650 女性	

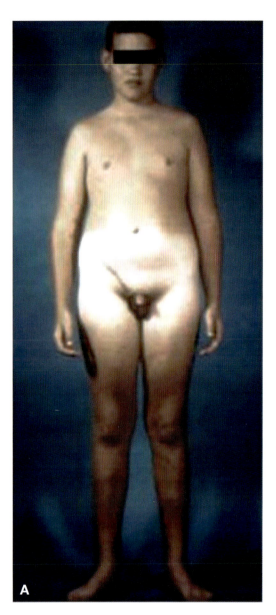 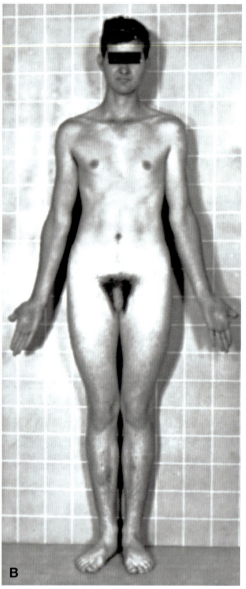

図 6.17 47,XXY Klinefelter 症候群の男性の表現型 患者は長身で，やせていて，下肢は比較的長い。性腺機能不全の所見が現れる思春期までは身体的に正常にみえる。思春期は標準的な年齢で発来するが，精巣は小さいままで，二次性徴は未成熟のままである。狭い肩幅と胸郭に注目。Klinefelter 症候群の男性の一部には，**(A)** の 16 歳の患者のような乳房発達がみられることがある。(A は Jones KL, Jones MC, del Campo M: *Smith's recognizable patterns of human malformation*, ed 7. Philadelphia, 2013, WB Saunders より；B は Grumbach MM, Hughes IA, Conte FA: Disorders of sex differentiation. In Larsen PR, Kronenberg HM, Melmed S, et al, eds: *Williams textbook of endocrinology*, ed 10. Philadelphia, 2003, WB Saunders より)

BOX 6.2

性分化疾患

性腺異形成では生殖細胞が進行性に失われ，典型的には未発達のもしくは機能しない「索状 (streak)」性腺となり，二次性徴が欠如する。**完全型性腺異形成** (complete gonadal dysgenesis：CGD) には XX 男性〔正式には 46,XX 精巣性 CGD (46,XX testicular CGD)〕と XY 女性〔正式には 46,XY CGD〕があり，反対の性の正常な外性器をもつことを特徴とする。判別困難な外性器の症例は，部分型性腺異形成とよばれる。各種の性腺異形成，その臨床表現型，遺伝的原因を表 6.10 にまとめる。

表6.8 性染色体異数性の特徴

特徴	47,XXY Klinefelter 症候群	47,XYY	47,XXX X トリソミー	45,X Turner 症候群
頻度	1/650 男性	1/1,000 男性	1/1,000 女性	1/2,500～4,000 女性
臨床所見	高身長, 図 6.17と本文を参照	高身長, 他は典型的な男性の外見	低緊張, 発達の遅れ；言語と学習障害；平均より身長は高い傾向	低身長, 翼状頸, リンパ浮腫；先天性心疾患のリスク
認知・知能	言語性 IQ は平均以下；学習障害	言語性 IQ は平均以下；言語発達の遅れ；読書困難	正常から平均以下（言語性 IQ, 動作性 IQ の低下）	典型的には正常。しかし, 動作性 IQ が言語性 IQ を下回る
行動	明らかなものはない；社会適応が乏しい傾向だが, 正常な人間関係を築ける	低い IQ に関連すると思われる, 特定の行動面での問題	典型的には問題ない；不安と低い自尊心；社会性が低い	典型的には正常, しかし社会適応が低い
性分化・妊孕性	性腺機能不全, 無精子症, 不妊	正常	一部は卵巣機能不全により妊孕性が低い	性腺形成不全, 性成熟の遅れ, 不妊
核型のバリアント	表 6.7 を参照		48,XXXX；49,XXXXX X が増えると重症度が増す	46,Xi(Xq)；45,X/46,XX モザイク；他のモザイク

Ross JL, Roeltgen DP, Kushner H, et al: Behavioral and social phenotypes in boys with 47,XYY syndrome or 47,XXY Klinefelter syndrome, *Pediatrics* 129:769-778, 2012; Pinsker JE: Turner syndrome: updating the paradigm of clinical care, *J Clin Endocrinol Metab* 97:E994-E1003, 2012; and AXYS, http: www.genetic.org; Skuse D, Printzlau F, Wolstencroft J: Sex chromosome aneuploidies, *Handb Clin Neurol* 147: 355-376, 2018 より要約。

性逆転の機序

性分化疾患（DSD）は, 46,XY と 46,XX 核型からなる。46,XY 核型の性分化疾患全体の発生率は, 女性 100 万人あたり約 0.6 である。いくつかの細胞遺伝学的異常や単一遺伝子異常が示されているが, 多くの症例の原因は不明である。46,XY 完全型性腺異形成（complete gonadal dysgenesis：CGD）を有する患者の約 15％が, 正常男性への分化の経路に重要な *SRY* の欠失または変異をもつ。しかし, 46,XY 女性のほとんどが, 正常にみえる *SRY* をもつ。

Xp21.3 の *DAX1* 遺伝子は, 性腺の性の決定において量感受性の役割を担う転写因子をコードし, *DAX1* と *SRY* の間に緊密に調節された相互作用があることを示唆している。発達初期の重要な時期での *SRY* の産生は, 通常は精巣の形成を導くが, 遺伝子の重複による *DAX1* の過剰は *SRY* の本来の男性決定機能を抑制し, 卵巣の発達を導く。

性腺発達の鍵となるマスター遺伝子で, *SRY* シグナルの標的となっているのは, 17 番染色体上の *SOX9* である。*SOX9* は通常, 生殖堤の発達の初期に発現し, 精巣の正常な発達に必要である。*SOX9* の 1 コピーのバリアントは**キャンポメリック骨異形成症**（campomelic dysplasia）という骨格異常と関連し, 46,XY の約 75％で完全型性腺異形成をきたす（**表6.9** 参照）。*SOX9* の 1 コ

ピーの欠損では, 精巣は形成されず, 代わりに卵巣形成経路へと誘導される。これらの患者の表現型は, *SRY* により *SOX9* が十分に発現し, 精巣形成へと誘導することが, 男性化経路のための重要な段階であることを示唆する。*SRY* バリアントか *SOX9* バリアントを伴う 46,XY CGD では, *SOX9* の発現レベルが低すぎて精巣の分化が起こらず, 卵巣に分化することになる。

46,XY DSD の多様な表現型を呈する患者の約 10％が, *DAX1* や *SOX9* を含む多くの遺伝子の転写調節因子をコードする *NR5A1* 遺伝子にバリアントをもつ。これらのバリアントは外性器の不十分な男性化と関連し, 判別不明性器（ambiguous genitalia）, 部分型性腺異形成, 無形成あるいは痕跡的な Müller 管構造を生じる。

性分化疾患の 2 つ目のタイプである, **46,XX 精巣性性分化疾患**〔46,XX testicular DSD, かつては XX 性逆転（XX sex reversal）とよばれた〕の一連の表現型は, 女性の正常核型 46,XX をもつようにみえる人が男性の外性器をもつことを特徴とする。全体の発生率はおよそ 20,000 生産児あたり 1 人である。

ほとんどの患者は男児の正常な外見をもって生まれ, 思春期になってから, 小さい精巣, 女性化乳房, 不妊症により初めて診断されるが, 外見的には正常の男性の外性器をもち, 恥毛もみられる（**表6.10** 参照）。Y 染色体についての項で前述したように, ほとんどの患者は, 異常な組換えの結果, X 染色体上に転座した正常の *SRY* 遺伝子を 1

表 6.9　性分化疾患にかかわる遺伝子の例

遺伝子	位置	遺伝学的異常	表現型の性，疾患
46,XY 核型			
SRY	Yp11.3	SRY のバリアント	XY 女性，性腺異形成
DAX1（NR0B1）	Xp21.3	DAX1 遺伝子バリアント	XY 女性，性腺異形成
SOX9	17q24	SOX9 のバリアント	XY 女性，性腺異形成（キャンポメリック骨異形成症を伴う）
NR5A1	9q33	NR5A1 のバリアント	判別不能な外性器，XY 部分型性腺異形成
WNT4	1p35	WNT4 遺伝子重複	判別不能な外性器，停留精巣
AR	Xq12	AR のバリアント	女性，完全または部分アンドロゲン不応症候群
46,XX 核型			
SRY	Yp11.3	SRY の X 染色体への転座	XX 男性，（卵）精巣性 DSD
SOX3	Xq27.1	SOX3 遺伝子重複	XX 男性，精巣性 DSD
SOX9	17q24	SOX9 遺伝子重複	XX 男性，精巣性 DSD
CYP21A2	6p21.3	CYP21A2 のバリアント	判別不能な外性器，男性化，小陰茎

DSD：性分化疾患。
更新データは Achermann JC, Hughes IA: Disorders of sex development. In Melmed S, Polonsky KS, Larsen PR, et al, eds: *Williams textbook of endocrinology*, ed 12, Philadelphia, 2011, WB Saunders, pp 886-934; and Witchel SF: Disorders of sex development, *Best Pract Res Clin Obstet Gynaecol* 48: 90-102, 2018 より。

表 6.10　性分化疾患とその特徴

疾患	性腺の性	表現型の性	特徴
性染色体 DSD			
Klinefelter 症候群（47,XXX とバリアント）	精巣（形成不全）	男性	性腺形成不全；性腺機能不全；無精子症
Turner 症候群（45,X）	卵巣（索状性腺）	女性	性腺形成不全；無月経
46,XX 精巣性 DSD	精巣（両側）	正常男性（約 80％）か判別不能（約 20％）	ほとんどが思春期以降に小さな精巣，女性化乳房，無精子症を呈する
46,XX 卵精巣性 DSD	精巣および卵巣組織（卵精巣かそれぞれ 1 つずつ）	判別不能	子宮がみられることもある；しばしば外性器形成の手術が必要；男性，女性，（インターセックス）にも育てられる
46,XY DSD	精巣（形成不全）	判別不能	多様な傍中腎管構造；尿道下裂；性腺芽腫のリスク；男性にも女性にも育てられる
46,XY 完全型性腺異形成	未発達な索状性腺；無精子症	女性	正常な傍中腎管構造；性腺芽腫のリスク
46,XY 部分型性腺異形成	退縮した精巣	多様（男性，女性，判別不能）	判別困難な外性器（傍中腎管構造を持つまたは持たない）；男性，女性，（インターセックス）にも育てられる
45,X/46,XY 混合型性腺異形成	左右非対称（低形成の精巣と索状性腺）	多様（男性，女性，判別不能）	典型的な（小柄な）男性から Turner 症候群女性まで，表現型は多様；性腺芽腫のリスク

DSD：性分化疾患。
Achermann JC, Hughes IA: Disorders of sex development. In Melmed S, Polonsky KS, Larsen PR, et al, eds: *Williams textbook of endocrinology*, ed 12, Philadelphia, 2011, WB Saunders, pp 886-934; Pagon RA, Adam MP, Bird TD, et al, eds: GeneReviews [Internet]. Seattle, 1993-2013, University of Washington, Seattle, http://www.ncbi.nlm.nih.gov/books/NBK1116/ and Witchel SF: Disorders of sex development, *Best Pract Res Clin Obstet Gynaecol* 48:90-102, 2018 より要約。

コピーもつ。

　これに対して，SRY をもたない 46,XX 男性の臨床所見にはばらつきがある。患者の約 15～20％は，尿道下裂や停留精巣などの判別困難な外性器を有するため，出生時に同定されやすい。これらの患者は傍中腎管の構造が不明瞭で，性同一性は男性である。これよりやや少ない割合の患者は**46,XX 卵精巣性性分化疾患**〔46,XX ovotesticular DSD，かつては真性半陰陽（true hermaphroditism）とよばれた〕で，卵精巣もしくは独立の卵巣と精巣の形で，精巣と卵巣の両方の組織をもつ。

BOX 6.3

卵巣の発達と維持

卵巣の維持は，正常女性ではおよそ50年間続く。約1%の女性は40歳未満で正常の卵巣機能を喪失し，これは**早発卵巣機能不全**（premature ovarian failure, premature ovarian insufficiency）と考えられる。以前から，卵巣の維持には2本のX染色体が必要と考えられてきた。なぜなら，45,X女性は，子宮内で正常な卵巣発達が開始されるにもかかわらず，生殖細胞の喪失，卵母細胞の退化，卵巣発生障害を特徴とするからである。また，47,XXXの患者，Xqに細胞遺伝学的異常がある患者，脆弱X症候群の保因者も（症例17），しばしば早発卵巣機能不全を呈する。Xqの多くの異なる領域の欠失でも同じ効果がみられることから，卵子形成には正常な構造をもつX染色体が2本必要か，あるいは単純に複数のX連鎖遺伝子が必要であるのかもしれない。家族性の早発卵巣機能不全や各種の46,XX性腺形成不全には，desert hedgehog（*DHH*）遺伝子など12個前後の特異的遺伝子がかかわっている。

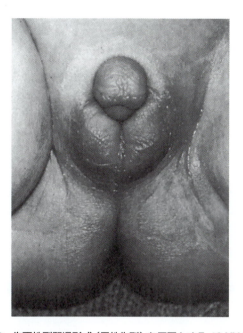

図6.18 先天性副腎過形成（男性化型）を原因とする46,XX児の男性化外性器　詳細については本文参照。（Moore KL, Persaud TVN: *The developing human: clinically oriented embryology*, ed 5. Philadelphia, 1993, WB Saundersより）

精巣性DSDと，転座*SRY*をもたない卵精巣性DSDの原因となる遺伝的異常を同定するため，これらの人々は集中的に調べられてきた。少なくとも2つの遺伝子の重複が報告されており，転写調節因子の増加が*SRY*欠損の影響に打ち勝ち，精巣特異的経路を誘導することを示唆している（表6.9参照）。遺伝子の重複も調節にかかわるバリアントも，*SRY*を必要とせずに*SOX9*の発現を増加させる。同様に，*SRY*と非常によく似た配列をもつX連鎖の*SOX3*遺伝子の重複も*SOX9*の発現を増加させるため，*SRY*は必要とされなくなる（BOX 6.3）。

46,XX児の男性化：先天性副腎過形成

これらの患者の核型は46,XXで，正常な子宮と卵巣をもつが，男性化により判別困難もしくは男性の外性器をもつ。患者の多くは**先天性副腎過形成**（congenital adrenal hyperplasia：CAH）をもつ。これは，副腎皮質におけるコルチゾールの生合成に必要な酵素の欠損により，アンドロゲンを過剰に産生する遺伝性疾患である。先天性副腎過形成はしばしば女性の男性化の原因となるだけでなく，判別困難な外性器の原因の約半数を占める。卵巣の発達は正常であるが，アンドロゲンの過剰産生は，陰核肥大と陰唇の偽陰嚢化を伴う外性器の男性化を引き起こす（図6.18）。

アンドロゲン不応症候群

46,XYの不完全な男性化の原因となるアンドロゲン不応症にはいくつかの型がある。ここでは，**アンドロゲン不応症候群**（androgen insensitivity syndrome）として知られるX連鎖症候群の基本原則を述べる。以前は精巣性女性化症候群とよばれていたように，精巣は腹腔内または鼠径管に位置し，後者の場合，正常女性における乳児ヘルニアと間違われることがある。患者の精巣はアンドロゲンを正常に分泌するが，標的細胞のアンドロゲン受容体の欠如によりアンドロゲンに対して不応となる。X連鎖のアンドロゲン受容体（AR）座位の正常アレルにコードされる受容体タンパク質は，テストステロンやジヒドロテストステロンと複合体を形成する役割を担っている。この複合体が形成されなければ，男性化に必要な標的遺伝子の転写を促進することはできない。分子レベルの異常は数百の症例で決定されており，その異常の範囲は，アンドロゲン受容体遺伝子の完全欠損から，アンドロゲン受容体タンパク質のアンドロゲン結合ドメインもしくはDNA結合ドメインの一塩基バリアントまで幅広い。患者の遺伝学的な性は男性で（核型は46,XY），正常女性の外性器をもつように見えるが，腟は盲端で子宮や卵管はない。アンドロゲ

122　第6章　●　染色体およびゲノムの量的変化にもとづく疾患：常染色体異常と性染色体異常

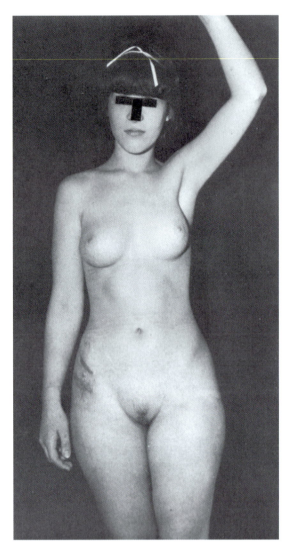

図6.19　**46,XYの完全型アンドロゲン不応症候群の表現型**　女性型の体型，乳房発達，腋毛の欠如，薄い恥毛がみられる。（L. Pinsky, McGill University, Montreal, Canada の厚意による）

不応症の頻度はおよそ10,000～20,000生産児に1人であり，遺伝的欠損の重症度に応じて完全型と不完全型が知られている。完全型（図6.19）では，腋毛や恥毛は疎か無で，乳房発達は適切な時期に起こるが，月経はない。しばしば原発性無月経が診断に至る臨床所見となる。

6.7　診断検査に用いられる手法

マイクロアレイ，ショートリードの**全エクソームシークエンシング**（whole exome sequencing），全ゲノムシークエンシングは，最も広く用いられていて経済的に理にか

なった診断手法である（第5章参照）。しかし，新規の構造バリエーションを検出するためには，高深度の（すなわちカバレッジの高い）シークエンシングによってハプロタイプを検出できる de novo（新生）アセンブリを用いた構造バリアントコール法を使うべきである。ただし，正確な検出，遺伝型の決定，構造バリアントの注釈は，臨床において構造バリアントを正確に検出するために克服しなければならない課題の一部にすぎない。そのバリアントの集団中での頻度を決定することによって，病的意義をもつバリアントが十分に低い頻度であることを確定することが，きわめて重要である。一塩基バリアント（SNV）の場合には，その頻度をgnomADのような参照データセットを使って評価することは可能である。しかし構造バリアントの場合ははるかに困難であり，必要とされてきた構造バリアントの評価や注釈がいくつかの最近の人口集団単位での研究によって提供されてはいるが，困難な作業であることは変わらない。各場所でSNV候補が数個しかないにしても，影響を与えうる構造バリアント候補の数は，その大きさやタイプに違いがあるために非常に多い。構造バリアントをひとつひとつ比較することは，このことによってさらに複雑なものとなる。このため，ロングリードシークエンシングのような先進的手法や，多様性のある集団からのゲノムデータを用いることが必要不可欠である。

　適切な構造バリアントの検出アルゴリズムを選択することは，もう1つの重要な点である。想定された，あるいは実際の全ゲノムシークエンシングデータセットを用いて，Kosugiらは69の現存するショートリードシークエンシングの構造バリアント検出アルゴリズムを検証した。結論として，欠失と重複を検出するのに優れていたアルゴリズムは，GRIDSS, Lumpy, SVseq2, SoftSV, Manta, Whamであると結論づけた。数多くの構造バリアントアルゴリズムが構造バリアント検出の正確性を上げるために頻繁に導入され，あらゆるタイプや大きさの構造バリアントに対する手法の間での重複についても評価されている。これらの知見から，正確に構造バリアントを検出するためには，構造バリアントのそれぞれのタイプや大きさの範囲に対して注意深くアルゴリズムを選択することの必要性が示唆された。最近の研究では，ロングリードシークエンシングデータからの構造バリアント検出についても同様の方法を検討すべきことが示されている。

　マイクロアレイ染色体検査，ショートリードシークエン

シングといった現行の細胞遺伝学的手法には欠点があるので，別の手法が必要である。シークエンシング技術は構造バリアントを検出するのに非常に優れているが，複雑なゲノム領域を正確に読み解くのは苦手であり，構造バリアントを検出，評価するためには別の手法を使う必要がある。その1つがオプティカルマッピング（optical mapping）で，分節重複の複雑な領域や，欠失・重複症候群に関連した場所もいくつか含んだ領域の構造バリアントを検出できたことが明らかになっている。ロングリードシークエンシングと比較して，オプティカルマッピングは費用がかからず，複雑な構造バリアントを読み解く性能が高く，臨床的検査における診断方法としての可能性を示している。診断には，あらゆるタイプの遺伝性疾患（欠失・重複症候群，異数性，性染色体異常，反復配列の伸長・短縮による疾患）をオプティカルマッピングによって正確に検出することが重要である。

6.8 ゲノムバリアントのデータベース

名称	URL	記載内容
DECIPHER	https://www.deciphergenomics.org/	DECIPHERは，幅広いデータ共有に同意が得られた40,078人の患者のデータを含む
NCBI-ClinVar	https://www.ncbi.nlm.nih.gov/clinvar/	ClinVarは，エビデンスに裏付けされたヒトのバリエーションと表現型の関連データに自由にアクセスできる公開アーカイブである
OMIM	https://omim.org/	Online Mendelian Inheritance in Man, ヒトの遺伝子と遺伝性疾患のオンラインカタログ
DGV	http://dgv.tcag.ca/dgv/app/home	Database of genomic variantsは，疾患や疾病がない個人で認められたバリアントを掲載している
gnomAD	https://gnomad.broadinstitute.org/	Genome Aggregation Database

（訳：黒田友紀子）

一般文献

Achermann JC, Hughes IA: Disorders of sex development. In Melmed S, Polonsky KS, Larsen PR, editors: *Williams textbook of endocrinology* ed 12. Philadelphia, 2011, WB Saunders, pp 886-934.

Gardner RJM, Sutherland GR, Shaffer LG: *Chromosome abnormalities and genetic counseling*, ed 4. Oxford, England, 2012, Oxford University Press.

Moore KL, Persaud TVN, Torchia MG: *The developing human: clinically oriented embryology*, ed 9. Philadelphia, 2013, WB Saunders.

専門領域の文献

100,000 Genomes Project Pilot Investigators, Smedley D, Smith KR, et al: 100,000 genomes pilot on rare-disease diagnosis in health care - preliminary report. *N Engl J Med*, 385:1868-1880, 2021.

Allen EG, Freeman SB, Druschel C, et al: Maternal age and risk for trisomy 21 assessed by the origin of chromosome nondisjunction: a report from the Atlanta and National Down Syndrome Projects. *Hum Genet*, 125:41-52, 2009.

Bartolomei MS, Ferguson-Smith AC: Mammalian genomic imprinting. *Cold Spring Harb Perspect Biol*, 3:a002592, 2011.

Baxter R, Vilain R: Translational genetics for diagnosis of human disorders of sex development. *Annu Rev Genomics Hum Genet*, 14:371-392, 2013.

Berglund A, Johannsen TH, Stochholm K, et al: Incidence, prevalence, diagnostic delay, and clinical presentation of female 46, XY disorders of sex development. *J Clin Endocrinol Metab*, 101:4532-4540, 2016.

Carvalho CM, Lupski JR: Mechanisms underlying structural variant formation in genomic disorders. *Nat Rev Genet*, 17:224-238, 2016.

Cassidy SB, Schwartz S, Miller JL, et al: Prader-Willi syndrome. *Genet Med*, 14:10-26, 2012.

Chaisson MJ, Sanders AD, Zhao X, et al: Multi-platform discovery of haplotype-resolved structural variation in human genomes. *Nat Commun*, 10:1784, 2019.

Cooper GM, Coe BP, Girirajan S, et al: A copy number variation morbidity map of developmental delay. *Nat Genet*, 43:838-846, 2011.

Cui X, Cui Y, Shi L, et al: A basic understanding of Turner syndrome: incidence, complications, diagnosis, and treatment. *Intractable Rare Dis Res*, 7:223-228, 2018.

de Ligt J, Willemsen H, van Bon BWM, et al: Diagnostic exome sequencing in persons with severe intellectual disability. *N Engl J Med*, 367:1921-1929, 2012.

Dittwald P, Gambin T, Szafranski P, et al: NAHR-mediated copy-number variants in a clinical population: mechanistic insights into both genomic disorders and Mendelizing trait. *Genome Res*, 23:1395-1409, 2013.

Ellison JW, Rosenfeld JA, Shaffer LG: Genetic basis of intellectual disability. *Annu Rev Med*, 64:441-450, 2013.

Fang H, Disteche CM, Berletch JB: X inactivation and escape: epigenetic and structural features. *Front Cell Dev Biol*, 7:219, 2019.

Gajecka M, MacKay KL, Shaffer LG: Monosomy 1p36 deletion syndrome. *Am J Med Genet C Semin Med Genet*, 145C:346-356, 2007.

Gebhardt GS, Devriendt K, Thoelen R, et al: No evidence for a parental inversion polymorphism predisposing to rearrangements at 22q11.2 in the DiGeorge/velocardiofacial syndrome. *Eur J Hum Genet*, 11:109-111, 2003.

Higgins AW, Alkuraya FS, Bosco AF, et al: Characterization of apparently balanced chromosomal rearrangements from the Developmental Genome Anatomy Project. *Am J Hum Genet*, 82:712-722, 2008.

Hughes IA, Davies JD, Bunch TI, et al: Androgen insensitivity syndrome. *Lancet*, 380:1419-1428, 2012.

Hughes IA, Houk C, Ahmed SF, et al: Consensus statement on management of intersex disorders. *Arch Dis Child*, 91:554-563, 2006.

Huguet G, Ey E, Bourgeron T: The genetic landscapes of autism spectrum disorders. *Ann Rev Genomics Hum Genet*, 14:191-213, 2013.

Jiang Y, Yuen RKC, Jin X, et al: Detection of clinically relevant genetic variants in autism spectrum disorder by whole-genome sequencing. *Am J Hum Genet*, 93:249-263, 2013.

Kaminsky EB, Kaul V, Paschall J, et al: An evidence-based approach to establish the functional and clinical significance of copy number variants in intellectual and developmental disabilities. *Genet Med*, 13: 777-784, 2011.

Kanakis GA, Nieschlag E: Klinefelter syndrome: more than hypogonadism. *Metabolism*, 86:135-144, 2018.

Kazazian HH Jr, Moran JV: Mobile DNA in health and disease. *N Engl J Med*, 377:361-370, 2017.

Kessler MD, Yerges-Armstrong L, Taub MA, et al: Challenges and disparities in the application of personalized genomic medicine to populations with African ancestry. *Nat Commun*, 7:12521, 2016.

Korbel JO, Tirosh-Wagner T, Urban AE, et al: The genetic architecture of Down syndrome phenotypes revealed by high-resolution analysis of human segmental trisomies. *Proc Natl Acad Sci U S A*, 106:12031-12036, 2009.

Kosugi S, Momozawa Y, Liu X, et al: Comprehensive evaluation of structural variation detection algorithms for whole genome sequencing. *Genome Biol*, 20:117, 2019.

Leggett V, Jacobs P, Nation K, et al: Neurocognitive outcomes of individuals with a sex chromosome trisomy: XXX, XYY, or XXY: a systematic review. *Dev Med Child Neurol*, 52:119-129, 2010.

Mabb AM, Judson MC, Zylka MJ, et al: Angelman syndrome: insights into genomic imprinting and neurodevelopmental phenotypes. *Trends Neurosci*, 34:293-303, 2011.

Malhotra D, Sebat J: CNVs: harbingers of a rare variant revolution in psychiatric genetics. *Cell*, 148:1223-1241, 2012.

McDonald-McGinn DM, Sullivan KE, Marino B, et al: 22q11.2 deletion syndrome. *Nat Rev Dis Primers*, 1:15071, 2015.

Miga KH, Koren S, Rhie A, et al: Telomere-to-telomere assembly of a complete human X chromosome. *Nature*, 585:79-84, 2020.

Moreno-De-Luca A, Myers SM, Challman TD, et al: Developmental brain dysfunction: revival and expansion of old concepts based on new genetic evidence. *Lancet Neurol*, 12:406-414, 2013.

Morris JK, Alberman E, Mutton D, et al: Cytogenetic and epidemiological findings in Down syndrome: England and Wales 1989-2009. *Am J Med Genet A*, 158A:1151-1157, 2012.

Mulle JG: The 3q29 deletion confers >40-fold increase in risk for schizophrenia. *Mol Psychiatry*, 20:1028-1029, 2015.

Najmabadi H, Hu H, Garshasbi M, et al: Deep sequencing reveals 50 novel genes for recessive cognitive disorders. *Nature*, 478:57-63, 2011.

Rodriguez-Martin B, Alvarez EG, Baez-Ortega A, et al: Pan-cancer analysis of whole genomes identifies driver rearrangements promoted by LINE-1 retrotransposition. *Nat Genet*, 52:306-319, 2020.

Sanders SJ, Ercan-Sencicek AG, Hus V, et al: Multiple recurrent de novo CNVs, including duplications of the 7q11. 23 Williams syndrome region, are strongly associated with autism. *Neuron*, 70: 863-885, 2011.

Silber SJ: The Y chromosome in the era of intracytoplasmic sperm injection. *Fertil Steril*, 95:2439-2448, 2011.

Talkowski ME, Maussion G, Crapper L, et al: Disruption of a large intergenic noncoding RNA in subjects with neurodevelopmental disabilities. *Am J Hum Genet*, 91:1128-1134, 2012.

Talkowski ME, Rosenfeld JA, Blumenthal I, et al: Sequencing chromosomal abnormalities reveals neurodevelopmental loci that confer risk across diagnostic boundaries. *Cell*, 149:525-537, 2012.

Umehara F, Tate G, Itoh K, et al: A novel variant of desert hedgehog in a patient with 46, XY partial gonadal dysgenesis accompanied by minifascicular neuropathy. *Am J Hum Genet*, 67:1302-1305, 2000.

Watson CT, Marques-Bonet T, Sharp AJ, et al: The genetics of microdeletion and microduplication syndromes: an update. *Annu Rev Genomics Hum Genet*, 15:215-244, 2014.

Weischenfeldt J, Symmons O, Spitz F, et al: Phenotypic impact of genomic structural variation: insights from and for human disease. *Nat Rev Genet*, 14:125-138, 2013.

Yilmaz F, Gurusamy U, Mosley T, et al: Multi-modal investigation of the schizophrenia-associated 3q29 genomic interval reveals global genetic diversity with unique haplotypes and segments that increase the risk for non-allelic homologous recombination. *medRxiv*, 2021.

Zarrei M, MacDonald JR, Merico D, Scherer SW. A copy number variation map of the human genome. *Nat Rev Genet*, 16:172-183, 2015.

Zufferey F, Sherr EH, Beckmann ND, et al: A 600 kb deletion syndrome at 16p11.2 leads to energy imbalance and neuropsychiatric disorders. *J Med Genet*, 49:660-668, 2013.

問題

1 47,XXX 核型の女性では，理論上どのような配偶子が形成されるか？　また，その割合はどうなるか？　この女性の子にみられる理論的な核型と表現型はどのようなものか？　また，この女性の子にみられる実際の核型および表現型はどのようなものか？

2 本文で説明した inv(9) を 1 コピーもつ人は臨床的に正常である。考えられる説明を 2 つあげよ。

3 47,XXY 男性と 47,XYY 男性の出生頻度はほぼ同じである。2 つの異常核型が生じうるメカニズムからこの頻度を予想することができるか，説明せよ。

4 XX 核型をもつ人が，分化により正常男性の表現型を呈するしくみを説明せよ。

5 低身長，性腺低形成，知的障害の患者に，X 染色体不活化センター (XIC) を欠く小さな環状 X 染色体 〔r(X)〕がみられた。知的障害は Turner 症候群の典型的特徴ではないため，46,X,r(X) をもつ人に他の関連した臨床像がある場合とない場合の知的障害の存在について説明せよ。別の家族の出生前診断では，XIC を含むいくらか大きい環状 X 染色体が同定された。胎児の臨床像を予想せよ。

6 性判別不能の外性器をもつ新生児女児が，塩類喪失型 21- 水酸化酵素欠損症と診断された。どのような核型が考えられるか？　疾患は何か？　この両親に対しどのような遺伝カウンセリングを行うか？

7 下記の欠失から予想される臨床像は何か？　それぞれの症例で失われる DNA 量が同じであるなら，各症例でその重症度が異なるのはなぜか？
a. 46,XX,del(13)(qter → p11.1:)
b. 46,XY,del(Y)(pter → q12:)
c. 46,XX,del(5)(p15)
d. 46,XX,del(X)(q23q26)

8 遺伝外来で，以下に示す 5 人の妊婦に対し，Down 症候群の子をもつ可能性について遺伝カウンセリングを行う。それぞれの発生率または再発率の要因とその理由を述べよ。
a. 前児が 21 トリソミーの核型であった 23 歳の母親
b. 前児が 21 トリソミーの核型であった 41 歳の母親
c. Down 症候群の姪がいる 27 歳の女性
d. 14 番：21 番 Robertson（型）転座の保因者女性
e. 夫が 14 番：21 番 Robertson（型）転座保因者である女性

9 Down 症候群の若い女性の核型を調べたら，21q21q 転座であった。標準型記載法では，彼女の核型はどのように記載されるか？

10 一般に，腕内逆位は子に不均衡を起こさない。なぜか？

第**7**章

単一遺伝子疾患の遺伝形式

Neal Sondheimer

7.1 概説および概念

遺伝型と表現型

第1章では，**遺伝性疾患**（genetic disorder）の3つの主なカテゴリー（単一遺伝子疾患，染色体疾患，多因子疾患）について紹介し，特徴を簡潔に述べた。本章では，第2，3章で総論的に示した遺伝子とゲノムの伝達機序にもとづき，**単一遺伝子疾患**（single-gene disorder）の典型的な伝達形式について詳しく述べる。また特に，家系内における遺伝性疾患のさまざまな遺伝形式に着目して説明する。環境要因や，1つまたは複数の遺伝子のバリアントとの相互作用によって引き起こされる多因子疾患を含む，より複雑な遺伝形式については，後の第9章で述べる。

常染色体座位（および女性のX連鎖座位）では，ある**座位**（locus）における個人の**遺伝型**（genotype）は，2本の**相同染色体**（homologous chromosome）上の座位を占める両方の**アレル**（allele）によって定められる（図**7.1**）。遺伝型と**ハプロタイプ**（haplotype）を混同してはならない。ハプロタイプは，2本の相同染色体のうちの1本にある2つ以上の隣接する座位に存在するアレルのセットをあらわす。より広義には，個人の遺伝的形質を構成するゲノム上のアレル対のすべてを指して遺伝型とよぶこともある。第3章で述べたように，**表現型**（phenotype）は遺伝型にもとづく形態学的，臨床的，細胞学的，もしくは生化学的な形質の発現であり，臨床的に観察できる場合もあれば，血液や組織検査でのみ検出できる場合もある。表現型は，疾患の有無のように質的なこともあり，BMIや血糖値のように量的なこともある。もちろん個人の表現型には

正常なものも病的なものもあるが，医学的に重要な疾患に重点をおく本書では，疾患の表現型に焦点をあてる（例：遺伝性疾患）。

ある人が核DNAをコードする1つの座位で同一のアレルを一対もつ場合，その人は**ホモ接合**（homozygous）である，もしくは**ホモ接合体**（homozygote）とよばれる。アレルの組み合わせがヒト参照ゲノムと一致する場合には，**野生型**（wild-type）ホモ接合という。参照配列は，アレルの取りうる組み合わせの1つにしかすぎないこと，アレルのバリアントは必ずしも疾患と関係するわけではないということを理解しておく必要がある。

1つの座位に異なるアレルが存在する場合には，その人は**ヘテロ接合**（heterozygous）である，もしくは**ヘテロ接合体**（heterozygote）とよばれる。**複合ヘテロ接合体**（compound heterozygote）という用語は，1つの野生型アレルと1つのバリアントアレルをもつ場合ではなく，参照配列とそれぞれ異なる2つのバリアントアレルが存在する遺伝型を述べる場合に使用される。これらの用語（ホモ接合，ヘテロ接合，複合ヘテロ接合）は，人または遺伝型のどちらを指す場合にも適用される。遺伝型を示す特殊な場合として，XY男性がX染色体上の遺伝子にバリアントアレルをもつ場合は，**ヘミ接合**（hemizygous）とよぶ。もう1つの特殊な場合として，ミトコンドリアDNAが挙げられる。各遺伝子が細胞あたり2コピーずつ存在するのとは異なり，ミトコンドリアDNA分子は典型的には細胞あたり数百〜数千コピー存在する（第2章参照）。そのため，ホモ接合，ヘテロ接合，ヘミ接合といった用語は，ミトコンドリアに含まれるDNAの遺伝型をあらわすためには使用しない。

単一遺伝子疾患は，主として単一座位のアレルによって決定される疾患である。既知の単一遺伝子疾患は，故Victor A. McKusickによって作成された**Online Men-**

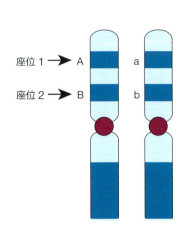
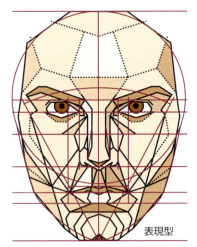

図 7.1　遺伝型と表現型の概念　（左） 遺伝型とはゲノムにコードされる情報のことである。1対の相同染色体と，その染色体上の座位1と座位2の図式。この人はどちらの座位でもヘテロ接合であり，座位1ではアレル A とアレル a をもち，座位2ではアレル B とアレル b をもつ。座位1の遺伝型は Aa であり，座位2の遺伝型は Bb である。これらの相同染色体の2つのハプロタイプは A-B と a-b である。**（右）** 表現型は遺伝型の身体的，臨床的，細胞学的，もしくは生化学的発現であり，ここでは例として個人の顔面の形態計測の様相を示す。

delian Inheritance in Man（OMIM：https://omim.org）で参照可能で，遺伝医学の専門家にとって不可欠なリソースとなっている。単一遺伝子疾患のほとんどは，家系内で古典的な遺伝形式〔常染色体潜性遺伝（劣性遺伝），常染色体顕性遺伝（優性遺伝），X 連鎖遺伝〕をとり，**メンデル遺伝形式**（mendelian）とよばれる。これは，Gregor Mendel が研究したエンドウマメの特徴のように，特定の型の交配によって生まれる子孫間では，単一遺伝子形質は平均して一定で予測可能な割合で生じることに由来する。OMIM にはミトコンドリア病，インプリンティングによる疾患のほか，遺伝子の機能が既知の疾患のみならず，遺伝的背景が不明な疾患も収載されている。

1つの遺伝子の病的バリアントが，多数の臓器系においてさまざまな表現型の原因となり，さらにはその徴候や症状が，生じる時期もふくめて多様であることはめずらしくない。ほんの一例をあげれば，*VHL*遺伝子[*訳注]に病的バリアントをもつ人は，脳・脊髄・網膜の血管芽腫，腎嚢胞，膵嚢胞，腎細胞がん，褐色細胞腫，内耳の内リンパ嚢腫瘍，男性の精巣上体腫瘍もしくは女性の子宮広間膜腫瘍などのさまざまな表現型を有することがある。同一のバリアントから，これらのようなさまざまな症状が生じうる。このような特徴から，その疾患は**多面発現**〔pleiotropy；ギリシャ語の *pleion*（more：より多くの）と *tropos*（turns：展開）からの造語〕を示すとよばれ，その遺伝子による発現の様式は**多面発現性**（pleiotropic）とよばれる。多くの多面発現効果は，タイプの異なる細胞における1つの遺伝子の働きの違いによって生じる。*VHL* の例では，*VHL* の病的バリアントによって細胞周期の制御機能が失われるため，特定のタイプの細胞において特徴的な問題が生じる。

単一遺伝子疾患は小児期に多いが，小児のみの疾患ではない。重篤な単一遺伝子疾患は，新生児300人に1人にみられ，小児科入院の16％を占めると見積もられている。単一遺伝子疾患のうち思春期以降に症状が発現するものは10％未満であり，生殖期間が終わった後に発症するものは1％である。それでも，成人の医学・医療においてメンデル遺伝病を考慮することは重要である。心疾患，脳卒中，がん，糖尿病のような，成人の一般的な病気の表現型を含むメンデル遺伝病は数百ある。メンデル遺伝病は，集団全体ではこうした一般的な疾患（common disease）の寄与要因として主要なものではないけれども，患者の家系構成員の健康に大きな影響を及ぼすものであり，遺伝学的検査を受けることによって詳細な健康・医療管理の選択が可能になるものが多いため，個々の患者にとって重要な意義がある。

＊訳注　von Hippel Lindau 病の責任遺伝子

浸透率と表現度

遺伝性疾患のなかには，疾患の原因となる遺伝型が異常な表現型として，出生時に常にすべて現れるものがある。けれども臨床経験上，疾患の原因となる同じ遺伝型をもつ同じ家系内の人の間でも，表現型がまったく発現しなかったり，徴候や症状，臨床上の重症度，あるいは発症年齢が大きく異なっていたりする疾患もあることがわかっている。遺伝学の専門家は，臨床上の発現のこうした違いを記述するための用語を明確に定めている。

浸透率 (penetrance) は，1つもしくは複数のアレルが何らかの表現型を発現する確率である。表現型の発現頻度が100%より少ないとき（つまり，相当する遺伝型をもつ人のうち何人かが，その表現型をまったく発現しないとき）には，その疾患は**不完全浸透** (reduced penetrance または incomplete penetrance) を示すという。浸透率は表現型の発現の有無 (all or nothing) にもとづいて判断され，重症度にはかかわらない。その疾患の素因の遺伝型をもつあらゆる年齢の人で，重症度にかかわらず，罹患している人の割合が浸透率である。

ある種の疾患では浸透率は年齢依存性であり，子宮内での胎生早期から生殖年齢を過ぎた後まで，どの時期にも発症しうる。出生前に致死的である疾患もあれば，出生前に認識され（例えば超音波検査，第18章参照），出生後に当該疾患であると確認される疾患もある。出生時に初めて認識される疾患もある（先天性）。小児期もしくは成人期に発症することが多い疾患もあれば，そうした年代にしか発症しない疾患もある。同じ家系内で，疾患の原因となる同一の遺伝型をもつ2人がまったく異なる年齢で発症する可能性もある。

浸透率とは対照的に，**表現度** (expressivity) は，表現型の有無ではなく，同じ疾患を引き起こす遺伝型をもつ人の間での，表現型の発現の重症度をあらわす。同じ遺伝型をもつ人のなかで疾患の重症度が異なるとき，その表現型は多様な表現度 (variable expressivity) をもつ，もしくは表現度の差異があるといわれる。同じ家系内であっても，同じ病的バリアントをもつ2人が共通の徴候や症状を示すとはかぎらず，どの組織や臓器が侵されるかによってまったく異なる症状を発現することもある。これらの家族をケアする臨床家は，家系構成員の疾患のごくわずかな徴候を見落とした結果，軽微な表現度を表現型の欠如と間違え浸

透率を誤った，その人が疾患の原因となる遺伝型をもたないと解釈したりすることがないように注意しなければならない。

7.2 家系図

単一遺伝子疾患は，家系内での伝達様式によって特徴づけられる。一般的には，患者の家族歴について情報を入手し，標準的な記号を用いた**家系図** (pedigree) の形で詳細を要約するのが最初のステップである（図7.2）。家系図に用いられる記号と記載法には，男性を□，女性を○で示すように，明確に定められているものがある。一方，書き手によって違ったり，ニーズの変化によって変わったりすることもある（例：生物学的性とジェンダーの区別，生殖補助医療に関する記載法など）。配列情報が得られる機会が増えてきており，表現型と遺伝型をどのように区別して記載するかは検討事項の1つである。特にコンピュータでの家系図作成の普及とも関連して，多くの専門家は標準化の必要性を説いているが，いまだ1つに確立され権威づけられたものはない。本書での家系図の記載は，現存するさまざまな記載法を反映している。家系図記載において最も重要なことは，明確で実用的であること，使用する記号や略語を定義することである。

家系図に描かれる家族と近親者全体は，**家系** (kindred) とよばれる（図7.3）。その家系において最初に医学的な対象となった（疾患が判明したなど）罹患者を，**発端者** (proband, propositus) もしくは**初発症例** (index case) という。医療者に相談におとずれた人は罹患の有無によらず**来談者** (consultand；あるいは患者，クライエント) とよばれる。発端者と来談者は家系図に示される矢印にPまたはCをつけることで区別されることがある。ある家系が複数の情報源により確認された場合には，発端者が複数になることもある。兄弟や姉妹は**同胞** (sib または sibling) とよばれ，同胞の家族を**同胞群** (sibship) という。血縁者は，2人の血縁者間にある家系図上の階段 (step) の数により，**第一度近親** (first degree；両親，同胞および子)，**第二度近親**〔second degree；祖父母と孫，おじ・おば，甥・姪，および**半同胞** (half-sib)〕，**第三度近親** (third degree；例えば，いとこ) などに分類される。1人以上の共通の祖先をもつカップルは**血族** (consanguineous) 婚である。発端者が家族のなかでただ1人の罹患者

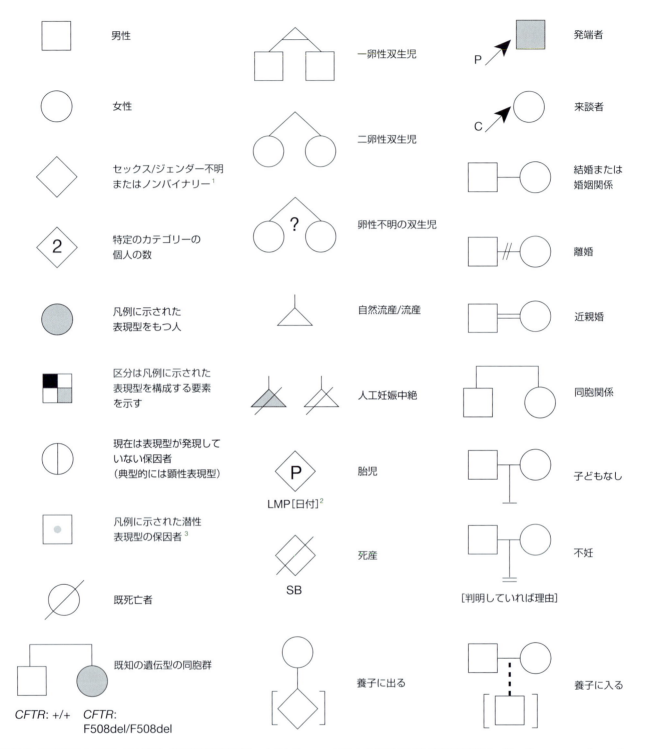

図7.2　家系図でよく使われる記号　家系図表記法に統一された体系はないが，ここに示す記号は遺伝カウンセリング領域の専門家により作成された最近のガイドラインによる。[1]記号の下の注釈：AMAB (assigned male at birth)：生下時に割り当てられた性が男性，AFAB (assigned female at birth)：生下時に割り当てられた性が女性，UAAB (unassigned at birth)：生下時に性が割り当てられていない，記載なし＝不明または特定できない。[2]LMP (last menstrual period)：最終月経（日）。[3]この記号は複数の遺伝型を有するときに用いるのは適切ではない。〔Practice resource-focused revision: Standardized pedigree nomenclature update centered on sex and gender inclusivity: A practice resource of the National Society of Genetic Counselors J Genet Couns, 31:1238-1248, 2022（訳注：邦訳も出ている。日本遺伝カウンセリング学会用語委員会，徳富智明，小安智博ら．実践リソース［重点改訂］セックスとジェンダーインクルーシブを中心とした標準家系図 用語体系の更新：全米遺伝カウンセラー協会の実践リソース．日本遺伝カウンセリング学会誌，44：83-95，2023）〕

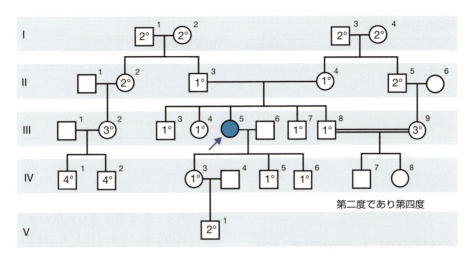

図 7.3　親族の関係　世代はローマ数字で示し，各世代内での個人は記号の上にアラビア数字を記載する。発端者はIII-5（矢印）で，ある遺伝性疾患の孤発例である。彼女には，III-3，III-4，III-7，III-8という4人の同胞がいる。パートナー/配偶者はIII-6で，間に3人の子（彼らのF1子孫）がいる。発端者には，9人の第一度近親（1°）（両親，同胞，子），9人の第二度近親（2°）〔祖父母，おじ（叔父）とおば（伯母），甥と姪，孫〕，2人の第三度近親（3°）（いとこ），4人の第四度近親（4°）（いとこ半）がいる。IV-3，IV-5，IV-6は，IV-1とIV-2のまたいとこである。両親が近親婚であるIV-7とIV-8は，発端者とは二重の血縁関係にあり，彼らの父親を通じては第二度近親であり，彼らの母親を通じては第四度近親である。

である場合は，**孤発例**〔isolated case，もしくは**散発例**（sporadic case）〕である。孤発例においても，他の患者との比較にもとづいて確定診断した場合には，同じ疾患をもつ別の家系で確立された遺伝形式が遺伝カウンセリングの根拠として用いられることが多い。

　家系図の調査は，家系内の遺伝性疾患の遺伝形式を決定するために必須の最初のステップである。しかし，個々の家系における遺伝形式の見きわめを困難にする状況がいくつかある。例えば，妊娠初期に胎児を侵す致死的な疾患をもつ家族では，反復流産や不妊しか観察されない。遅発性の表現型では，発症年齢に達していない家系構成員がいることがある。不完全浸透あるいは多様な表現度は，病的な遺伝型を有する家系構成員の存在に関する正しい情報を得ることを難しくする。家族関係について正確な情報を得られていないこともある。最後に，家族サイズの小さい家系では，発端者が唯一の罹患者である場合もあり，遺伝形式の決定が非常に困難になる可能性がある。

7.3　遺伝形式

　単一遺伝子疾患が家系内で示す遺伝形式は，主に2つの要因によって決まる。

- その座位は，常染色体（1〜22番染色体）上にあるか，性染色体（X染色体とY染色体）上にあるか，もしくはミトコンドリアゲノム上にあるか。
- 表現型は**顕性（優性）**（dominant）（一方の染色体のみが病的アレルをもつ場合でも発現する）か，あるいは**潜性（劣性）**（recessive）（ある座位について，一対の染色体の両方に病的アレルをもつ場合のみ発現する）か。

　減数分裂における常染色体，性染色体，ミトコンドリアの伝達形式はそれぞれ異なるため，これらの染色体上の病的アレルは特有の遺伝形式を示す（第2章参照）。各常染色体では2コピーのうちの1つだけが減数分裂により1つの配偶子に伝えられるため，常染色体上の病的アレルに関してヘテロ接合の男女が変異アレルを任意の子に伝える確率は50％で，子の性別には関係ない。これに対して，X染色体上の病的アレルが息子と娘に等しく分配されることはない。男性はY染色体を息子に伝え，X染色体を娘に伝える。そのため，男性のX染色体上のアレルが息子に伝わることはなく，娘には常に伝わる（それが偽常染色体座位の1つにある場合は例外；第6章参照）。ミトコンドリアは母のみから継承されるので，子の性別に関係なく，ミトコンドリアゲノムにおけるバリアントはメンデル遺伝形式によっては継承されない。本章では以下，常染色体遺伝，X連鎖遺伝，ミトコンドリア遺伝について述べ

表 7.1 ABO 遺伝型と血清反応性

遺伝型	赤血球の表現型	抗 A との反応	抗 B との反応	血清中の抗体
OO	O	−	−	抗 A，抗 B
AA または *AO*	A	+	−	抗 B
BB または *BO*	B	−	+	抗 A
AB	AB	+	+	いずれもなし

−は反応なしを，＋は反応ありをあらわす。

る。

顕性形質（優性形質）と潜性形質（劣性形質）

常染色体座位

古典的に定義されるように，表現型が潜性（劣性）であるとは，野生型アレルがないホモ接合体もしくは複合ヘテロ接合体でのみ発現し，野生型アレルをもつヘテロ接合体では決して発現しない場合である。これに対して，表現型が顕性（優性）であるとは，ヘテロ接合体でも，ホモ接合体（もしくは複合ヘテロ接合体）と同様に表現型が発現する場合である。大多数の顕性遺伝疾患では，常染色体座位の病的アレルのホモ接合体や複合ヘテロ接合体はヘテロ接合体よりも重症であり，このような遺伝形式は**不完全顕性（不完全優性）**（incompletely dominant）〔もしくは**半顕性（半優性）**（semidominant）〕として知られる。ごく一部の疾患では，ホモ接合体（もしくは複合ヘテロ接合体）がヘテロ接合体と同じ表現型を示し，そのような疾患は**完全顕性（完全優性）**（pure dominant）疾患とよばれる。最後に，ある座位の両方のアレルの表現型が複合ヘテロ接合体で発現する場合には，このような遺伝形式は**共顕性（共優性）**（codominant）とよばれる。

ABO 血液型　共顕性を示す医学的に重要な形質の 1 つに，輸血や組織移植の際に重要な ABO 血液型がある。ABO 座位の A，B，O アレルからなる 3 アレル系では，A と B の 2 つのアレルが，共顕性発現形質として赤血球表面での A または B 糖鎖抗原の発現を支配する。第 3 のアレルである O は，A 抗原も B 抗原も発現せず潜性である。A 抗原と B 抗原の差は，2 種類の糖分子のうちどちらが細胞表面糖タンパク質の末端の糖（H 抗原）を修飾す

るかにある。A と B どちらの型の糖タンパク質が作られるかは ABO 遺伝子がコードする酵素によって決められ，ABO 座位のアレルがコードする酵素の種類によって，どちらかの糖分子が H 抗原に付加される。こうして，O，A，B，AB という 4 つの表現型が可能となる（**表 7.1**）。A 型の人の赤血球上には A 抗原が，B 型の人には B 抗原が，AB 型の人には両方の抗原があるが，O 型の人にはどちらもない。

ABO 血液型が他の血液型系と違っている点は，それぞれの人のもつ赤血球上の抗原と血清中の抗体との間に相互関係があることである（表 7.1 参照）。赤血球が A 抗原をもたないと，その血清には抗 A 抗体が含まれ，赤血球が B 抗原をもたないと，その血清には抗 B 抗体が含まれる。以前の輸血歴がないのに抗 A や抗 B 抗体が産生されるのは，環境中に自然に出現する A 様または B 様の抗原（例えば，細菌）に対する反応と考えられている。

X 染色体座位

X 連鎖疾患では，ヘミ接合体だけで発現し，ヘテロ接合体では決して発現しない状態は伝統的に X 連鎖潜性（X 連鎖劣性）とよばれ，ヘミ接合体とヘテロ接合体で常に発現する表現型は X 連鎖顕性（X 連鎖優性）とよばれてきた。しかし，X 連鎖疾患の保因者女性では，第 3 章と第 6 章で紹介した X 染色体不活化による X 連鎖遺伝子発現のエピジェネティックな調節により，X 連鎖遺伝形式による疾患が顕性であるか潜性であるかを表現型から決定するのが困難なことがある。そのため，X 連鎖疾患の遺伝形式について述べるときに，潜性や顕性という用語を使わない遺伝学の専門家もいる。

厳密にいえば，顕性および潜性という用語は，その表現型に対応するアレルではなく表現型の遺伝形式をさす。同様に，遺伝子は顕性でも潜性でもない。顕性もしくは潜性

表7.2　常染色体潜性遺伝（劣性遺伝）

2人の保因者			親2の遺伝型 R/r 配偶子		疾患リスク
			R	r	
親1の遺伝型 R/r	配偶子	R	R/R	R/r	1/4 非罹患（R/R）
		r	R/r	r/r	1/2 非罹患保因者（R/r）
					1/4 罹患（r/r）

保因者と罹患者			親2の遺伝型 r/r 配偶子		疾患リスク
			r	r	
親1の遺伝型 R/r	配偶子	R	R/r	R/r	1/2 非罹患保因者（R/r）
		r	r/r	r/r	1/2 罹患（r/r）

罹患者と罹患者			親2の遺伝型 r/r 配偶子		疾患リスク
			r	r	
親1の遺伝型 r/r	配偶子	r	r/r	r/r	全員罹患（r/r）
		r	r/r	r/r	

野生型アレルを大文字Rであらわし，病的アレルを小文字rであらわす。

の遺伝形式を示すのは，その遺伝子の特定の病的アレルによって生じる表現型である。

7.4　メンデル遺伝の常染色体形式

常染色体潜性遺伝（劣性遺伝）

　常染色体潜性遺伝（劣性遺伝）疾患は，継承したアレルの両方に病的バリアントをもち，野生型アレルをもたない人だけに起こる。そのようなホモ接合体あるいは複合ヘテロ接合体は，両親から病的アレルを1つずつ受け継いでいて，両親はいずれも病的アレルのヘテロ接合体であるはずである（後に考察する稀な例外を除く）。

　潜性遺伝疾患では通常，病的バリアントが遺伝子産物の機能の減少や消失に関与しており，これは，**機能喪失型**（loss-of-function）変異と呼ばれる。例えば，多くの潜性遺伝疾患は，ある酵素の機能を減じるか消失させるバリアントによって引き起こされる。ヘテロ接合体では，残りの正常遺伝子コピーが病的アレルを補うことで，疾患の発症を防ぐことができる。しかし，ホモ接合体や複合ヘテロ接合体のように野生型アレルがない場合は，疾患が発症する。潜性遺伝疾患の機序や実例は，第12章および第13章で詳細に述べる。

　常染色体潜性遺伝疾患は，両親がともに**保因者**（carrier）である場合であっても生じうる。このときの両親の遺伝型を *R/r* と記載する（**表7.2**）。保因者は，発症しないヘテロ接合体である。両親ともに保因者の場合で一般的なケースでは，どちらの親からも片方のアレルをランダムに子が継承するため，疾患を継承するリスクは25％である。常染色体潜性遺伝疾患は，片親が保因者で，もう片親が患者（遺伝型が *r/r*）の場合にも生じうる。この場合には，患者からは病的アレルを確実に継承し，保因者の親からは50％の確率で病的アレルを継承するため，疾患を継承するリスクは50％である。両親ともに同一の常染色体潜性遺伝疾患の患者である場合には，野生型のアレルを2人とももっていないため，子は必ず患者となる。常染色体潜性遺伝疾患では，発端者が家族のなかでただ1人の罹患者のことがよくある。家族のなかに他の罹患者がいる場合には，通常は同一の同胞群であり，家系の他の世代にはいない（**図7.4** および **BOX 7.1** 参照）。

従性常染色体潜性遺伝疾患

　男性も女性も常染色体の構成は同じであるため，常染色体潜性遺伝疾患は一般に男女で同じ頻度と重症度を示す。しかし，例外もある。一部の常染色体潜性遺伝疾患は，両性に発現するが，性別によって頻度や重症度が異なる**従性の表現型**（sex-influenced phenotype）を示す。例えば，**遺伝性ヘモクロマトーシス**（hereditary hemochromato-

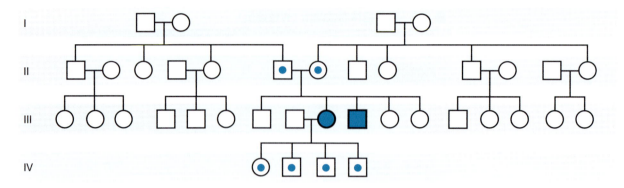

図 7.4　常染色体潜性遺伝を示す典型的な家系図　塗りつぶされた記号は罹患者を示す．点は，潜性遺伝形質の病的バリアントの絶対保因者で非発症であることを示す．その他の多くの家系構成員も，保因者である可能性を有している．

> **BOX 7.1**
>
> **常染色体潜性遺伝（劣性遺伝）の特徴**
>
> - 常染色体潜性遺伝形式の表現型は，孤発例でなければ，典型的には発端者の同胞にのみみられ，両親，子，他の血縁者にはみられない．
> - ほとんどの常染色体潜性遺伝形質は，男女関係なく生じる．
> - 患者の両親は，病的アレルの非発症保因者である（絶対保因者）．
> - 患者の両親は近親性をもつことがある．これは，その疾患の遺伝子の病的アレル頻度が集団内で稀ならば，特に可能性が高い．
> - 発端者の同胞の再発率はそれぞれ 1/4（25%）である．
> - 発端者の非罹患同胞は 2/3 の確率で保因者である．

sis) は常染色体潜性表現型で，女性より男性に 5〜10 倍多くみられる（ 症例20 ）．罹患者は食事からの鉄吸収が亢進しており，心臓，肝臓，膵臓への鉄の過負荷や深刻な障害をきたすことがある．ホモ接合の女性においてこの臨床症状がみられる頻度が低いのは，女性は鉄の食事摂取量がより少なく，アルコールの摂取量がより少なく，月経により鉄の喪失が増加していることが関連していると考えられる．

遺伝子頻度と保因者頻度

　ある潜性遺伝疾患の原因となる病的アレルは一般的には非常に稀なので，たいていの人はそのようなアレルを 1 コピーももたない．常染色体潜性遺伝疾患は，両方の親から病的アレルを受け継いだ場合に罹患するので，保因者が罹患した子をもつリスクは，そのパートナーも同じ疾患の原因となる病的アレルの保因者である可能性の影響も受ける．したがって，一般集団における保因者頻度についての知識は，遺伝カウンセリングのために臨床上重要である．

　例として，祖先系集団がヨーロッパである人々（ヨーロッパ系）によくみられる常染色体潜性遺伝疾患として，囊胞性線維症膜コンダクタンス制御因子（*CFTR*）遺伝子の病的バリアントによる**囊胞性線維症**（cystic fibrosis：CF）をあげる（ 症例12 ；第 13 章参照）．この集団ではおよそ 2,500 人に 1 人が 2 つの病的 *CFTR* アレルをもち，この疾患に罹患するため，保因者はおよそ 24 人に 1 人と推測される（常染色体潜性遺伝疾患におけるヘテロ接合体の頻度の計算法は第 10 章で述べる）．病的バリアントは，ホモ接合体や複合ヘテロ接合体ではない場合，明らかな疾患を発症することなく，世代間で伝わることがある．そのような隠れた潜性遺伝子の存在は，保因者が同じ *CFTR* に病的アレルを有する座位に病的アレルをもつ人とのあいだに子をもうけ，子が両方の病的アレルを継承しない限り明らかにならない．

　個人の全エクソームもしくはゲノム配列を調べて，ゲノムのコード領域にある明らかに有害なバリアントを同定することにより，私たちのゲノムの有害なアレルの数は 50〜200 と見積もられている（第 4 章参照）．しかしながら，この推定値は不正確である．DNA 配列の単純な検査ではその有害な影響が明らかでない変異バリアントを含まないので，過小評価かもしれない．あるいは，疾患を引き起こすことが確認されていない多くの遺伝子のバリアントを含むので，過大評価の可能性もある．

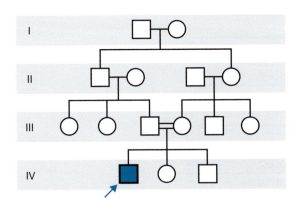

図 7.5 両親の近親性が常染色体潜性遺伝を示唆する家系図 矢印は発端者を示す。

近親性

病的バリアントの大部分は通常，集団内で稀であるため，稀な常染色体潜性疾患をもつ人々は，ホモ接合体ではなく複合ヘテロ接合体であることが多い。よく知られている例外は，罹患者の両親が血族で（すなわち，共通の祖先から継承した同一の病的アレルをもっていて），罹患者が両親からまったく同じ病的アレルを継承している場合である。遺伝性疾患の患者の両親に**近親性**（consanguinity）があることは，その疾患が常染色体潜性遺伝形式をとると考える強い根拠（証明ではない）となる。例えば，図 7.5 の家系図の疾患は，遺伝形式を決定するための他の情報が不十分だが，おそらく常染色体潜性遺伝形式であると考えられる。

非常に稀な潜性形質を有する者では，より一般的な潜性形質を有する者よりも，背景に近親性があることが多い。これは，集団内のランダムな2人が単なる偶然で両方とも非常に稀な疾患の保因者である可能性より，血族婚をした2人が1人の共通祖先から同じ病的アレルを継承している可能性のほうが高いからである。例えば，**色素性乾皮症**（xeroderma pigmentosum；症例48）という非常に稀な常染色体潜性形式をとる DNA 修復異常（第 16 章参照）では，症例の 20％以上がいとこ同士の子に生じている。対照的に，より頻度の高い潜性遺伝疾患を有するほとんどの子は，血縁のない保因者同士から生まれている。フェニルケトン尿症（PKU）のような比較的頻度の高い疾患を有する患者の両親は，多くの場合近親性を有さない。なぜなら，病的バリアントが一般集団でもよくみられるからである。近親性を評価する方法については第 10 章に示

す。

血縁のある人同士の子への遺伝的リスクは，一般に想像されるほどは大きくない。いとこ同士では，既知の常染色体潜性疾患だけでなく，死産，新生児死亡，先天奇形のリスクは 3〜5％であり，血縁のないカップルから生まれる子の全体のリスクである 2〜3％の約 2 倍である（第 17 章参照）。カップルの近親性はどのような集団でもみられるため，すべての家系において近親性の有無を確認することが重要である。

常染色体顕性遺伝（優性遺伝）

既知のメンデル遺伝病の半数以上が，常染色体顕性形質として遺伝継承する。一部の常染色体顕性遺伝（優性遺伝）疾患は，罹患率が高いことがある。例えば成人型の**多発性嚢胞腎**（polycystic kidney disease；症例37）は，米国では 1,000 人に 1 人が発症する。他の常染色体顕性遺伝疾患は，特定の地域のある集団でのみ頻度が高い〔例：**家族性高コレステロール血症**（familial hypercholesterolemia；症例16）の頻度は，南アフリカのアフリカーナー人では 100 人に 1 人，筋強直性ジストロフィーの頻度はカナダのケベック州北東部の Charlevoix 地域や Saguenay-Lac-Saint-Jean 地域では 550 人に 1 人〕。常染色体顕性遺伝疾患がもたらす患者や家族への負担は，その継承性によってさらに大きくなる。その疾患が家族に伝達されることにより，個人だけでなく家系全体にとっての医学的ひいては社会的な問題を引き起こし，しばしば何世代にもわたって受け継がれるからである。

常染色体顕性遺伝疾患の患者の子の罹患リスクと重症度は，罹患者が片親であるか両親であるか，またその形質が完全顕性かもしくは不完全顕性かに左右される。ヘテロ接合体において，正常なアレルがあるにもかかわらず病的アレルが顕性遺伝形質を生じる仕組みはいくつかある。さまざまな顕性遺伝疾患の機序については第 12 章で述べる。

病的アレルを D，野生型アレルを d としてあらわすと，常染色体顕性遺伝疾患の子の親は，その変異のヘテロ接合体（D/d）同士か，より頻度が高いのはその変異のヘテロ接合体（D/d）と正常アレルのホモ接合体（d/d）である。

表 7.3 に示すように，遺伝型がそれぞれ D/d と d/d のカップルから生まれた子は，罹患した親のアレル D を受

表7.3 常染色体顕性遺伝（優性遺伝）

罹患者と非罹患者			親2の遺伝型 d/d 配偶子		
			d	d	疾患リスク
親1の遺伝型 D/d	配偶子	D	D/d	D/d	1/2 罹患（D/d）
		d	d/d	d/d	1/2 非罹患（d/d）

罹患者と罹患者			親2の遺伝型 D/d 配偶子		
			D	d	疾患リスク
親1の遺伝型 D/d	配偶子	D	D/D	D/d	厳密に顕性なら： 3/4 罹患（D/D と D/d） 1/4 非罹患（d/d）
		d	D/d	d/d	不完全顕性なら： 1/4 重症に罹患（D/D） 1/2 罹患（D/d） 1/4 非罹患（d/d）

顕性遺伝疾患の原因となる病的アレルを大文字 D であらわし，正常もしくは野生型アレルを小文字 d であらわす。

け継ぐ可能性が50％，正常アレル d を受け継ぐ可能性が50％である。集団全体としては，D/d×d/d を両親とする子は，約50％が D/d で，50％が d/d である。もちろん，各妊娠は独立事象で，以前の妊娠の結果には左右されない。したがって，家系内での罹患した子と非罹患の子の割合は，理論的な期待値の1：1とは大きく異なるかもしれない。特に同胞群が少ない場合はなおさらである。典型的な常染色体顕性遺伝は，顕性遺伝形式の難聴の家系にみられる（図7.6A）。臨床的には，顕性形質のホモ接合体はあまりみられないが，D/d の遺伝型で疾患を有する2人から生まれる子は25％の確率で遺伝型が D/D である。遺伝型が D/D である場合，表現型が早期死亡をもたらすため，そのような個人を観察する機会は限られる（後述する不完全顕性遺伝を参照）。

完全顕性遺伝

先に述べたように，ヒトの疾患では，完全顕性遺伝形式を示すものはほとんどない。**Huntington病**（Huntington disease；症例24）は，ヘテロ接合体とホモ接合体でその症状の質や症状の重症度が似ているため，完全顕性遺伝疾患とみなされることも多いが，この疾患でさえ，ホモ接合体とヘテロ接合体の違いは，発症から死に至る時間的経過のいくぶんかの差である。

不完全顕性遺伝

第4章で紹介したように，**軟骨無形成症**（achondroplasia；症例2）は不完全顕性遺伝の骨系統疾患（四肢短縮

型の小人症と大頭）で，線維芽細胞増殖因子受容体3遺伝子（*FGFR3*）のバリアントが原因である。軟骨無形成症を有する者のほとんどは，知能は正常で，身体能力の範囲内で正常な生活を送る。軟骨無形成症の原因となる最も頻度の高い病的バリアントのヘテロ接合体である両親を含む家系図を，図7.6Bに示す。Ⅲ-3の亡くなった子はこの疾患のホモ接合体であり，いずれの親よりもはるかに重症で，生後まもなく死亡した。

常染色体顕性遺伝疾患における限性表現型

常染色体潜性遺伝疾患のヘモクロマトーシスのところでふれたように，常染色体顕性表現型でも性比が著しく1：1からずれることがある。限性表現型は性比が極端に異なり，その異常は常染色体による形質として伝達されるが，一方の性でのみ発現する。この例として，**男性限性思春期早発症**（male-limited precocious puberty）がある。この疾患は常染色体顕性遺伝で，罹患男児はおよそ4歳で二次性徴と思春期の成長スパートが始まる。この疾患の家系において，黄体ホルモン受容体をコードする *LCGR* にバリアントが検出されている。病的バリアントは，黄体ホルモンがなくても受容体からのシグナル伝達を恒常的に活性化していた。この異常は，ヘテロ接合の女性には影響しない。図7.7の家系図では，この疾患が非罹患（非発症保因者）女性によって伝達されるが，父から息子へ直接伝達される場合があるので，X連鎖ではなく常染色体性であることを示している。

しかし，罹患男性の生殖能力が失われる疾患では，男−

7.4 メンデル遺伝の常染色体形式 *137*

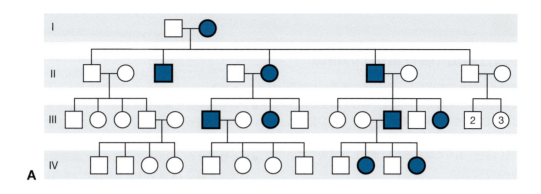

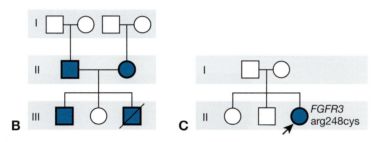

図 7.6 （**A**）常染色体顕性形質として伝わる成人発症の進行性感音難聴の1つ（DFNA1）の典型的な遺伝継承を示す家系図。（**B**）不完全顕性（もしくは半顕性）形質の軟骨無形成症の遺伝継承を示す家系図。（**C**）発端者（矢印）において遺伝的致死であるタナトフォリック小人症の散発例を示す家系図。

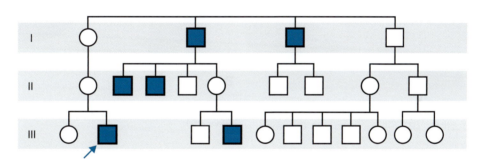

図 7.7　男性限性思春期早発症の大家系の一部　この常染色体顕性遺伝疾患は，罹患男性もしくは非罹患保因者女性により伝達されうる。男-男伝達があることは，この遺伝が常染色体性であり，X連鎖ではないことを示している。この形質は保因者女性を介して伝達されるので，Y連鎖ではありえない。矢印は発端者を示す。

男伝達がないという決定的な根拠が得られないため，限性常染色体遺伝とX連鎖遺伝とを区別することは必ずしも容易ではない。そのような場合には，他の根拠，特に責任遺伝子がX染色体に位置するか，常染色体に位置するかを調べる遺伝子マッピング（第11章参照）により，遺伝形式や再発率を決定できる（**BOX 7.2**）。

常染色体顕性遺伝形式における不完全浸透，多様な表現度，新生変異の影響

不完全浸透が生じる場合，疾患の表現型の遺伝継承を理解しにくくなることがある。その例を，欠指の一種で

*DLX5*遺伝子の病的バリアントによって生じる**裂手/裂足奇形**（split-hand/foot malformation；**図 7.8**）で示す。裂手奇形は，手や足が形成される妊娠6週目か7週目から生じ始める。裂手奇形の家系図での不完全浸透は，見かけ上，世代を飛び越した伝達となる。病的バリアントを有するリスクのある人は，正常な手をもつにもかかわらず病的バリアントを有しているかもしれず，その子が異常をもつ可能性があるため，遺伝カウンセリングを複雑にする。

図 7.9は，罹患男性の非罹患の妹が遺伝カウンセリングに訪れた，裂手奇形の家系図である。彼女（来談者）の母は，裂手に関連する非浸透の病的バリアント保有者であ

BOX 7.2

常染色体顕性遺伝（優性遺伝）の特徴

- 表現型は通常どの世代にも出現し，罹患者は罹患した片親をもつ。この臨床遺伝学的法則の例外，もしくは見かけ上の例外として，（1）新生変異による症例，（2）疾患の原因となる病的アレルを受け継いでいるが疾患が発現しない症例（浸透率の低い疾患）もしくは疾患がわずかしか発現しない症例がある。
- 罹患した片親のどの子も，その形質を受け継ぐリスクは50％である。これは，もう一方の親の表現型が正常なほとんどの家族に当てはまる。統計学的には，各家系構成員に形質が受け継がれるかどうかは"独立事象"であるので，家系内で期待される1：1の比から偶然により著しくずれることもある。
- 表現型が正常な家系構成員は，子に疾患表現型を伝達しない。非浸透や，疾患発現がわずかである場合，この法則の見かけ上の例外となる可能性がある。
- 男女関係なく，いずれの性の子にも表現型を伝達する。男-男伝達があり（X連鎖性疾患ではありえない），男性が非罹患の娘をもつこともある。
- 孤発例の大部分は新生変異による散発例である。適応度が低いほど，新生変異による症例の割合が高くなる。

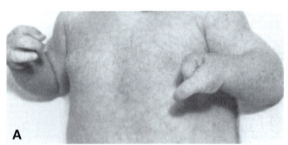
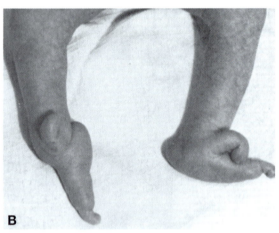

図 7.8 手と足に影響を及ぼす常染色体顕性形質である裂手奇形をもつ3カ月男児　（**A**）上半身。（**B**）下半身。（Kelikian H: Congenital deformities of the hand and forearm. Philadelphia, 1974, WB Saundersより）

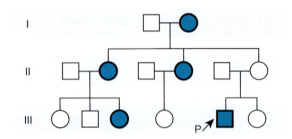

図 7.9 裂手奇形の家系図　発端者（矢印）の母親および来談者である妹が，浸透率の欠如を示す。遺伝カウンセリングにおいては不完全浸透の可能性を考慮すべきである。

る。裂手奇形の文献によれば，浸透率は約80％である（すなわちそのバリアントをもつ人の全員が裂手を発現するわけではなく，発現するのは80％においてのみである）。この家系図の情報を用いて，条件確率（詳細は第17章で述べる）を求めると，来談者自身が非浸透保因者であるリスクは17％と計算でき，子が異常をもつ確率は約7％である（保因者リスク×伝達リスク×浸透率は，17％×50％×80％）。

常染色体顕性遺伝形式は，多様な表現度によっても不明瞭になることがある。**神経線維腫症1型**（neurofibromatosis 1：NF1）は，神経系にみられる頻度の高い疾患で，家系において年齢依存的な浸透率と多様な表現度を示す。成人では，カフェオレ斑という多発性の平らで不規則な色素沈着した皮膚病変と，眼の虹彩のLisch結節という小さな良性腫瘍（過誤腫）のみがみられる人もいれば，これらの症状に加えて皮膚に多発性良性の肥厚した腫瘍（神経線維腫）がみられる家系構成員もいる。カフェオレ斑，Lisch結節と神経線維腫に加えて，知的障害，びまん性の叢状神経線維腫，神経系もしくは筋肉の悪性腫瘍のある，より重篤な表現型の人もいる。発端者の近親者において特

に疾患の軽度症状に気をつけて探すようにしないと，ヘテロ接合性病的バリアント保有者を非罹患で病的バリアントをもたない人として分類してしまうおそれがある。

さらにまた，NF1の徴候は出現するのに長年を要することがある。例えば，新生児期に疾患の最も軽微な徴候であるカフェオレ斑の出現頻度の増加がみられるのは，罹患児の半数に満たない。しかし，やがて複数のカフェオレ斑とLisch結節が現れるようになり，成人期にはヘテロ接合体は常に何らかの徴候を示す。NF1の診断と遺伝カウンセリングの難題については 症例34 で述べる。

最後に，古典的な常染色体顕性遺伝では，家系図に示されるすべての罹患者について，その片親も罹患しており，そのまた片親も罹患しているなど，さかのぼれる限り罹患した片親がいる（図7.6A参照）。しかし実際には，医学的重要性をもつ顕性遺伝疾患の多くは，変異アレルをもたない親から受け継いだ配偶子に新生変異が生じることで罹患する（図7.6C参照）。新生変異に起因する常染色体顕性疾患の患者は孤発例のように見え，その両親，おばとおじ，いとこは全員が非罹患で病的バリアントをもたない。けれども患者は，自分自身の子に変異アレルを伝えるリスクがある。新生変異が生じた場合，バリアントアレルは遺伝継承の一般原則にしたがって将来の世代に伝達される。そして次項で述べるように，集団内にその変異が保持されるかどうかは，その変異をもつ人の適応度に依存する。

常染色体顕性遺伝疾患における新生変異と適応度との関係

多くの疾患で，明らかな家族性の遺伝形式を示すかどうかは，罹患者が生殖可能かどうかに依存する。遺伝学の専門家は，疾患が生殖に及ぼす影響の尺度として，**適応度**（fitness）という用語をつくりだした。適応度は，罹患者がもうける生殖年齢まで生存した子の数の，その疾患の病的アレルをもたない人がもつ子の数に対する比として定義される。その範囲は，0（罹患者は生殖年齢まで生存する子をもつことができない）から，1（罹患者は，非罹患の対照と同じ数の子をもつ）までの数字になる。変異，選択，適応度がアレル頻度に及ぼす影響については第10章で詳細に検討することにして，ここでは適応度が常染色体顕性遺伝疾患に及ぼす影響の主要概念とその範囲を示す実例を述べる。

極端な例は，適応度が0の疾患である。そのような疾患では患者は子を残さないため，**遺伝的致死**（genetic lethal）とよばれる。一例として，*FGFR3*の特定の病的バリアントのヘテロ接合体に生じる**タナトフォリック骨異形成症**（thanatophoric dysplasia）という重篤な四肢短縮型小人症症候群がある（図7.6C参照）。タナトフォリック骨異形成症の罹患者は新生児期に死に至るため，病的バリアントは次世代に受け継がれない。そのため，この疾患のすべての発端者は新生変異によるはずである。

もう一方の極端な例は，発症年齢が遅い，もしくは生殖に影響を与えない軽度の表現型のため，ほとんど正常な生殖適応度をもつ疾患である。その適応度が正常である場合，その疾患が新生変異に起因することは稀である。つまり，患者が親からその疾患を受け継いだ可能性は，新規の病的バリアントが生じる可能性に比べてはるかに高く，家系図には明らかな常染色体顕性遺伝形式を示す多くの罹患者がみられるだろう。遅発性の**進行性聴力障害**（progressive hearing loss）は，適応度が1に近い常染色体顕性遺伝疾患の好例である（図7.6A参照）。このように，常染色体顕性遺伝疾患の適応度は，患者集団における新生変異による罹患者の割合と逆相関する。変異頻度の測定や，変異頻度と適応度との関係については，第10章でさらに述べる。

適応度は，単に身体障害や知的障害の尺度ではないことを認識することが重要である。常染色体顕性遺伝疾患の罹患者のなかには，表現型が正常にみえても適応度が0のこともある。一方，家族性Alzheimer病（Alzheimer disease；症例4 ）のように明らかに重症な表現型の常染色体顕性遺伝疾患に罹患しても，正常かほぼ正常な適応度をもつこともある。

7.5　X連鎖遺伝

常染色体の遺伝子とは対照的に，X染色体およびY染色体の遺伝子は，家系内の男性と女性に不均等に分布している。Y染色体の父系継承は単純である。しかしながら，第6章で述べたように，厳密なY連鎖遺伝子はわずかであり，そのほとんどすべてが一次的な性決定または二次的な男性の特徴の発生に関与しているため，ここでは考慮しない。X染色体上ではこれまでに約800のタンパク質コード遺伝子と約300の非コードRNA遺伝子が同定

されており，そのうち300以上の遺伝子がX連鎖疾患表現型と関連することがわかっている．X染色体上の遺伝子により決定される表現型は，特徴的な性比分布と遺伝形式を示し，通常容易に同定できる．また，先に検討した常染色体遺伝形式との区別も容易である．

男性はX染色体を1本しかもたないが，女性は2本もつため，男性の場合はX連鎖座位の病的アレルに関しては2つの遺伝型（病的アレルがあるかないか）の可能性しかないが，女性の場合には4つある．X連鎖の座位に病的アレルをもつ男性は，そのアレルはヘミ接合になる．一方，女性のX連鎖の座位については，野生型アレルのホモ接合体，病的アレルのホモ接合体，2つの異なる病的アレルの複合ヘテロ接合体，あるいは病的アレルのヘテロ接合保因者の4つの可能性がある．例えば，X_HをX連鎖疾患遺伝子の野生型アレルとし，X_hを病的アレルとすると，男性と女性で予想される遺伝型は表7.4のようになる．

X染色体不活化，遺伝子量補償，およびX連鎖遺伝子の発現

第3章と第6章で紹介したように，**X染色体不活化**（X chromosome inactivation）は，正常な女性の体細胞において2本のX染色体のうち1本の遺伝子の大半を不活化する正常な生理的過程であり，X染色体を1本しかもたない男性ではみられない．X不活化によって，ほとんどのX連鎖遺伝子の発現は両性で同等となる．X連鎖疾患におけるX不活化の臨床的意義は大きい．女性は，それぞれの細胞で2本のX染色体のいずれかのX連鎖遺伝子のアレルが発現するため，2種類の細胞集団が体内に存在することになる（図3.14および第6章の詳細を参照）．これらの2つの細胞集団は，遺伝的には同一であるが，機能的にはまったく別である．一部の疾患では，ヒト女性の2つの細胞集団の存在を容易に確認することができる．例えば，**Duchenne型筋ジストロフィー**（Duchenne mus-

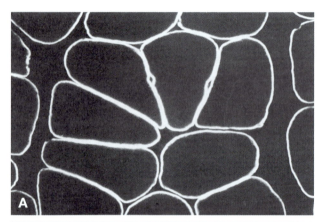
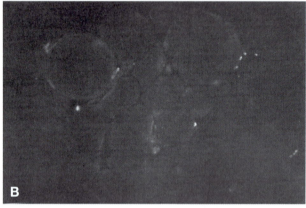
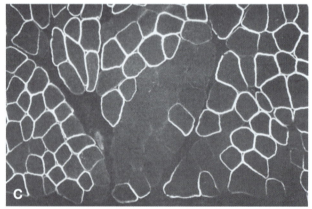

図7.10 筋肉標本におけるジストロフィンの免疫染色 （**A**）正常女性（×480）．（**B**）Duchenne型筋ジストロフィー（DMD）男性（×480）．（**C**）保因者女性（×240）．ジストロフィンは，個々の筋線維を取り囲むようにみえる輝くシグナルとして染色される．DMD患者の筋肉はジストロフィンの染色が認められない．DMD保因者の筋肉では，ジストロフィン免疫染色に染まるものと染まらないものが混在する．これは活性X染色体上の正常アレルもしくは病的アレルのいずれかによる線維をあらわしている．（画像はK. Arahata, National Institute of Neuroscience, Tokyoの厚意による）

表7.4 X連鎖疾患における遺伝型と表現型

	遺伝型	表現型
男性	ヘミ接合 X_H	非罹患
	ヘミ接合 X_h	罹患
女性	ホモ接合 X_H/X_H	非罹患
	ヘテロ接合 X_H/X_h	保因者（非罹患もしくは罹患のこともある）
	ホモ接合（もしくは複合ヘテロ接合）X_h/X_h	罹患

cular dystrophy；症例14）では，女性保因者はジストロフィンの免疫染色で典型的なモザイク発現を示す（図7.10）。2本のX染色体のランダムなX不活化パターンによって，X連鎖疾患のヘテロ接合体の女性2人が大きく異なる臨床症状を呈することがある。なぜなら2人の疾患関連組織では，病的アレルをもつX染色体が活性化されている細胞の割合が異なっているからである〔症状発現ヘテロ接合体（manifesting heterozygote）で後述〕。

X連鎖疾患の潜性遺伝と顕性遺伝

本章で前述したように，X連鎖疾患における顕性遺伝および潜性遺伝という用語の使い方は，常染色体疾患での使い方とは異なる。いわゆるX連鎖顕性と潜性の遺伝形式は，ヘテロ接合の女性の表現型にもとづいて区別されるのが典型的である。どの保因者でも少なくともある程度は臨床的に発現しているX連鎖表現型は顕性とよばれる。X連鎖表現型のうち，通常ヘテロ接合の女性には観察されないのが典型的であるものは，潜性と考えられる。X連鎖疾患を顕性と潜性に分類するのが困難であるのは，同じ家系内で同じ病的アレルがヘテロ接合の女性であっても，その人の疾患関連組織はランダムなX不活化パターンを示すからである。すなわち，病的アレルをもつほうのX染色体が活性化されている細胞と，病的アレルをもたないほうのX染色体が活性化されている細胞の割合が異なるため，その割合に応じて疾患を発現したりしなかったりするからである。

X連鎖疾患の3分の1近くは，すべてのヘテロ接合体女性で発症するわけではないため，顕性，潜性のいずれにも分類できない。分類できる疾患においてさえも，遺伝形式ではなく，X不活化パターンの作用によって変化する不完全浸透を示す。X連鎖疾患の臨床症状は，関与する特定の遺伝子に厳密に依存するわけではなく，同じ家系における特定の病的バリアントにさえ依存しないので，X連鎖疾患については潜性や顕性という用語を用いないことを求める遺伝学の専門家もいる。実情としては，潜性および顕性という用語は広くX連鎖疾患でも使われている。顕性および潜性という用語は，X連鎖疾患の女性保因者でみられる浸透率と表現度の両極端な例を述べたものであるという認識のもとに，これからも使い続けられるだろう。

X連鎖潜性遺伝

X連鎖潜性表現型の遺伝は，特徴的で容易に認識できる形式に従う（図7.11およびBOX 7.3参照）。X連鎖潜性の形式は，バリアントのアレルを受け継いだすべての男性に表現型が発現する。その結果，X連鎖潜性遺伝疾患は一般に男性に限定される。

血友病A（hemophilia A）は古典的なX連鎖潜性遺伝疾患であり，血液凝固カスケードのタンパク質である第Ⅷ因子の欠損により血液が正常に凝固できない（症例21）。血友病は，遺伝性であることに加えて，その伝達形式についても古くから認識されていた。この疾患は保因者であった英国のVictoria女王の子孫にみられたことから，"王家の血友病"として知られることになった。

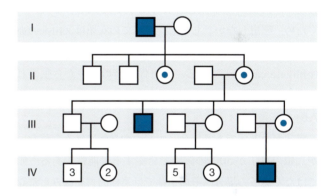

図7.11 血友病AなどのX連鎖潜性遺伝疾患を示す家系パターン
罹患した男性から女性を介して孫やひ孫に疾患が伝達されている。

BOX 7.3

X連鎖潜性遺伝（劣性遺伝）の特徴

- 形質の発生率は女性より男性のほうがはるかに高い。
- ヘテロ接合の女性は通常罹患しないが，X不活化パターンにより決定されるさまざまな重症度の疾患を発現する場合もある。
- 疾患の責任遺伝子は，罹患男性から娘すべてに伝達される。娘のどの息子も，遺伝子を受け継ぐ可能性は50%である。
- 病的アレルは父から息子へ直接伝達されることはないが，罹患した男性から娘すべてに伝達される。
- 病的アレルは保因者女性を介して何世代も伝達されることがある。そのような場合，家系内の罹患男性同士は女性を介して血縁関係にある。
- 孤発例の場合は新生変異によるものがかなり存在する。

表 7.5　X 連鎖潜性遺伝（劣性遺伝）

罹患男性と非保因者女性			女性の遺伝型 X_H/X_H 配偶子		疾患リスク
			X_H	X_H	
男性の遺伝型 X_h/Y	配偶子	X_h	X_H/X_h	X_H/X_h	すべての女性：保因者（X_H/X_h）
		Y	X_H/Y	X_H/Y	すべての男性：非罹患（X_H/Y）

非罹患男性と保因者女性			女性の遺伝型 X_H/X_h 配偶子		疾患リスク
			X_H	X_h	
男性の遺伝型 X_H/Y	配偶子	X_H	X_H/X_H	X_H/X_h	1/4：非保因者女性（X_H/X_H） 1/4：保因者女性（X_H/X_h）
		Y	X_H/Y	X_h/Y	1/4：正常男性（X_H/Y） 1/4：罹患男性（X_h/Y）

X 連鎖血友病の座位の野生型アレルを X_H とあらわし，病的アレルを X_h とあらわす。

これまでの議論と同じく，X_h は血友病 A を引き起こす第VIII因子の病的アレル，X_H は正常アレルをあらわすものとする。血友病の男性と，非保因女性の間にもうけられた男児は，父由来の Y 染色体と母由来の X 染色体を受け継ぐため，罹患しない。しかし，すべての女児は父由来の血友病アレルをもつ X 染色体を受け継ぐため，**絶対保因者**（obligate carrier）である。絶対保因者の女性から生まれる子の遺伝型は 4 種類考えられ，その確率は等しい（**表7.5**）。

祖父が血友病である場合，すぐ次の世代にはみられないが，娘の息子が 50％ の確率で発症する可能性がある。娘ではなく息子の場合，その子孫では遺伝的再発はみられない。保因者女性の娘は 50％ の確率で保因者となる（図7.11 参照）。X 連鎖潜性アレルは，男性の子孫で発現が起こるまでは，偶然に女性保因者が続くことによって気づかれることなく受け継がれていく可能性がある。

X 連鎖潜性遺伝疾患における罹患女性

X 連鎖疾患は古典的には男性だけにみられるが，2 つの状況下では女性に観察される。1 つは，女性が疾患の関連アレルのホモ接合体の場合である。このような場合が生じる可能性は，両親に近親性がない限り低い。さらにその疾患の男性適合度が 0 だと起こらない。ただ，X 連鎖 2 色覚（色覚特性）（color blindness）のような，頻度が高くかつ軽症な少数の X 連鎖疾患では，罹患した父親と保因者の母親の娘がホモ接合となることが十分ありうる。

より一般的なのは，潜性 X 連鎖アレルの女性保因者が疾患の表現型を有する場合であり，その女性は**症状発現ヘテロ接合体**（manifesting heterozygote）とよばれる。

女性保因者が症状発現ヘテロ接合体になるかどうかは，X 不活化の多くの特徴に依存している。まず，第 3 章でみてきたように，不活化される X 染色体の選択はランダムであるが，女性の胚発生時の細胞数が比較的少ない段階で生じることによる。そのため，保因者女性のさまざまな組織で，正常アレルが活性化される細胞と病的アレルが活性化される細胞の比が期待される 50％ から偶然によって大きくはずれて，**不均衡な X 不活化**〔unbalanced X inactivation，**偏りのある X 不活化**（skewed X inactivation）ともいう〕が生じることがある（図 6.12A 参照）。そうした不活化が疾患を引き起こす方向に偏る場合（すなわち，疾患関連組織の活性な X 染色体の大半が偶然，病的アレルを含んでいる場合），女性保因者が X 連鎖疾患の徴候と症状を呈することになる。

不活化が疾患を引き起こさない方向に偏る場合（非罹患のヘテロ接合の女性の一部またはすべての組織で，病的アレルの大半が不活化 X 染色体上にある場合）もある。先ほどの例と同じように（ただし反対方向ではあるが），そうした偏りのある不活化は偶然に生じることがある。しかしながら，ある種の X 連鎖疾患では，活性な X 染色体上に病的アレルをもつ発生初期の細胞は，生存や増殖が不利になることがある。そのため，疾患関連組織では活性な X 染色体上に正常アレルをもつ細胞が多くなり，高度に偏りのある不活化パターンを生じる。例えば，ある種の X 連鎖の免疫不全の女性保因者は，原則として高度に偏りのある不活化パターンを示し，活性な X 染色体上に正常アレルがある初期の前駆細胞だけが，免疫系の特定の細胞系統を形成することができる。

表 7.6 X 連鎖顕性遺伝（優性遺伝）

非罹患男性と罹患女性		女性の遺伝型 X_D/X_d 配偶子		疾患リスク
		X_D	X_d	
男性の遺伝型 X_d/Y　配偶子	X_d	X_D/X_d	X_d/X_d	1/4：罹患女性（X_D/X_d） 1/4：非罹患女性（X_d/X_d）
	Y	X_D/Y	X_d/Y	1/4：罹患男性（X_D/Y） 1/4：非罹患男性（X_d/Y）

罹患男性と非保因女性		女性の遺伝型 X_d/X_d 配偶子		疾患リスク
		X_d	X_d	
男性の遺伝型 X_D/Y　配偶子	X_D	X_D/X_d	X_D/X_d	すべての女性：罹患（X_D/X_d）
	Y	X_d/Y	X_d/Y	すべての男性：非罹患（X_d/Y）

低リン血症性くる病の座位の野生型アレルを X_d とあらわし，病的アレルを X_D とあらわす．

X 連鎖顕性遺伝

前述したように，ヘテロ接合体に通常発現する X 連鎖表現型は顕性といわれる．X 連鎖顕性遺伝では**男-男伝達**（male-to-male transmission）がないため，常染色体顕性遺伝と容易に区別できる（表 7.6）．男性は息子に Y 染色体を伝達し，X 染色体を伝達することはないため，X 連鎖遺伝では男-男伝達は不可能なのである．

したがって，完全浸透の X 連鎖顕性遺伝の家系（図 7.12）の特徴は，罹患男性のすべての娘が罹患し，すべての息子が罹患しないことであるといえる．もしも罹患していない娘や罹患した息子がいれば，遺伝は X 連鎖ではなく常染色体性であると考えられる．女性を介しての遺伝形式は，常染色体顕性形式と同じである．女性は常染色体の対をもつように X 染色体の対をもつからであり，罹患女性の子がその形質をもつ確率が，男女にかかわらず 50％ である．X 連鎖顕性遺伝疾患の多くの家系では，ヘテロ接合女性における疾患の発現が通常は軽度である．なぜなら，女性では，病的アレルが不活化 X 染色体上にある細胞が一定の割合で存在しているからである．したがって，X 連鎖顕性遺伝疾患の大半は，ほとんどの常染色体顕性遺伝疾患のように不完全顕性である（BOX 7.4）．

男性致死の X 連鎖顕性遺伝疾患

大部分の X 連鎖疾患は通常男性だけに現れるが，ほぼ女性だけに発現する稀な X 連鎖疾患がある．これらの X 連鎖顕性遺伝疾患は，男性では出生前に致死となる（図 7.13）．このような疾患の典型的な家系では罹患女性によ

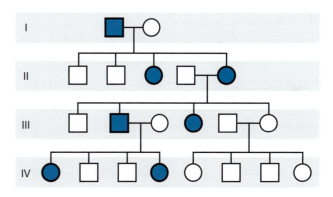

図 7.12　X 連鎖顕性遺伝を示す家系パターン

BOX 7.4

X 連鎖顕性遺伝（優性遺伝）の特徴

- 罹患男性と非罹患パートナーの間には，罹患した息子はおらず，非発症の娘もいない．
- 女性保因者の子が表現型を受け継ぐリスクは男女ともに 50％ である．家系パターンは常染色体顕性遺伝（優性遺伝）の場合と同様である．
- 罹患女性は罹患男性の約 2 倍だが，罹患女性は典型的にはより軽度な（けれども多様）表現型を発現する．
- X 連鎖顕性遺伝疾患の 1 つの例は，X 連鎖低リン血症性くる病〔hypophosphatemic rickets，ビタミン D 抵抗性くる病（vitamin-D-resistant rickets）ともよばれる〕であり，ろ過されたリン酸塩の腎尿細管における再吸収能が障害されている．この疾患は X 連鎖顕性遺伝疾患の判断基準に合致しており，男女とも罹患するが，罹患男性よりもヘテロ接合の女性のほうが血清リンの低下は軽度で，くる病の程度も軽い．

る伝達がみられ，罹患女性は，罹患した娘，正常な娘，正常な息子を同じ割合（1：1：1）でもつ．罹患男児の出生はみられない．

Rett 症候群（Rett syndrome；症例40）は，ほぼ女性だけに生じる特徴的な疾患であり，ヘミ接合の男性は通常致死となる X 連鎖顕性遺伝疾患のすべての判断基準に合致する．この症候群の特徴は，罹患女児は出生前および新生児期の正常な成長発達ののちに，神経学的徴候の急激な発現が認められることである．疾患の機序は，発生中の脳における一群の遺伝子の調節異常を反映していると考えられている．男性致死の原因は知られていないが，おそらく X 染色体上の *MECP2* 遺伝子の少なくとも 1 つの機能的なコピーが初期発生に必要とされることを反映すると推測される．

男性は発症しない X 連鎖顕性遺伝疾患

X 連鎖顕性遺伝疾患のなかには，ヘミ接合の男性がバリアントの影響のほとんどを免れるため，保因者女性だけに発現するものがある．そのような疾患の 1 つが，女性限定の X 連鎖の**てんかんと認知障害**（epilepsy and cognitive impairment）である．罹患女性は出生時には無症状で，正常に発達するようにみえるが，ほとんどの場合生後 1 年を超えると痙攣をきたすようになり，その後，発達の退行が始まる．大部分の罹患女性は軽度から重度にわたる発達遅延が続く．対照的に，同じ家族の男性のヘミ接合体は，まったく罹患しない（図 7.14）．この疾患は，中枢神経系ニューロンで発現する細胞表面分子をコードするプロトカドヘリン 19 という X 連鎖遺伝子の機能喪失型バリアントによる．

この特異な遺伝形式が生じる原因は明白でない．女性でてんかんが起こる理由については，脳でのランダムな X 不活化によりプロトカドヘリン 19 の発現のモザイクが生じて，細胞表面タンパク質があるニューロン群とないニューロン群の間の伝達を阻害するからではないかという仮説がある．男性のニューロンでは一様に細胞表面分子がないが，その脳は別の種類のプロトカドヘリンによって補償されることにより，細胞間の情報伝達不良を免れているようである．

X 連鎖疾患における新生変異と適応度の関係

常染色体顕性遺伝疾患と同様，多くの X 連鎖疾患の孤発例では新生変異がかなりの割合を占めている．X 連鎖疾患の原因となるバリアントをもつ男性は，**選択**（selection）にさらされている．選択はその遺伝型の適応度に依存し，完全に淘汰される疾患もあれば，部分的に淘汰される疾患もあり，さらにはまったく淘汰されない疾患もある．若い男子が罹患する筋肉の疾患である Duchenne 型筋ジストロフィー（症例14）のような X 連鎖疾患においては，病的アレルをもつ男性は通常生殖できない．つまり罹患した男性の適応度は現状では 0 であるが，罹患した男子の治療を目的とした研究が進歩すれば，この状況は変わるかもしれない（第 14 章参照）．一方，血友病

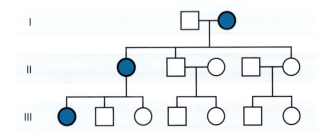

図 7.13 出生前に男性致死となる X 連鎖顕性遺伝疾患を示す家系パターン

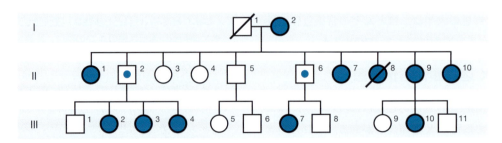

図 7.14 家族性の女性のてんかんと認知障害の家系パターン　*PCDH19* における早期終止バリアントのヘミ接合の男性は疾患を免れるという，X 連鎖顕性遺伝を示す．

（ 症例21 ）の患者も適応度は低下しているが，この疾患は遺伝的致死ではない．罹患男性がもつ子の数の平均は，罹患していない男性がもつ子の数のおよそ70％で，罹患男性の適応度は約0.70ということになる．この適応度も，血友病の治療の向上により増加する可能性がある．

適応度が低下すると，罹患男性がもつ病的アレルは集団から失われる．しかしながら，常染色体顕性遺伝疾患とは対照的に，適応度が低下したX連鎖疾患の病的アレルが女性に存在するときには，選択から部分的または完全に保護されている可能性がある．そのため，適応度が0のX連鎖疾患においてさえ，新規症例のうち新生変異によるものは半分以下となる．疾患の総発生率は，保因者母からの病的アレルの伝達と，責任座位での新生変異率の両方によって決まることとなる．新生変異と選択とのバランスについては，第10章で集団遺伝学の観点から詳しく述べる．

7.6 偽常染色体遺伝

第2章で最初にみてきたように，X連鎖の座位間の減数分裂時の組換えは2つの相同X染色体間のみで起こり，したがって女性に限定される．1本のY染色体と1本のX染色体しかもたない男性では，減数分裂時の組換えにX連鎖の座位は関与しない．しかしながら，性染色体の短腕と長腕の先端にある少数の隣接する座位は，X染色体とY染色体の間で相同であるため，男性の減数分裂時に組換えが起こる．その結果，精子形成過程でX染色体上のこれらの座位の1つにある病的アレルがY染色体上に移り，男性の子に伝えられることによって常染色体遺伝に特有の男-男伝達を示す．X染色体とY染色体上のこれらの特異な座位は常染色体遺伝を模すが，常染色体上には位置しないため，**偽常染色体座位**（pseudoautosomal locus）とよばれる．また，これらが位置するX染色体とY染色体の領域は**偽常染色体領域**（pseudoautosomal region）とよばれる．

偽常染色体座位の病的バリアントに起因する疾患の一例として，**骨軟骨異形成症**（dyschondrosteosis）がある．この疾患は，不均衡な低身長と前腕の変形を伴う，顕性遺伝形式を示す骨格異形成症である．男性より女性のほうが有病率が高いことから，当初はX連鎖顕性遺伝疾患と考えられていたが，男-男伝達が存在するので，厳密な意味

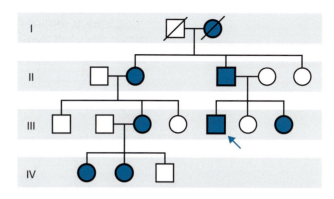

図7.15 X染色体およびY染色体の偽常染色体遺伝子である*SHOX*のバリアントによる骨軟骨異形成症の遺伝を示す家系図　矢印は，父親からY染色体上の形質を受け継いだ男性を示す．しかし，彼の父親は，母親からX染色体上のその形質を受け継いだ．
(Shears DJ, Vassal HJ, Goodman FR, et al: Mutation and deletion of the pseudoautosomal gene SHOX cause Leri-Weill dyschondrosteosis. *Nat Genet*, 19:70-73, 1998 より)

でのX連鎖疾患からは除外された（図7.15）．それぞれXpとYpの偽常染色体領域に位置する*SHOX*または*SHOXY*の病的バリアントが，この疾患の原因であることがわかっている．

7.7 モザイク

私たちは自分が同じ遺伝子や染色体をもつ細胞で構成されていると考えがちであるが，これは実際には単純化しすぎた見解である．**モザイク**（mosaicism）とは，個体や組織に遺伝学的には異なるが1つの接合子に由来する少なくとも2つの細胞系統が存在することである．DNA複製の特性上，受精後，出生前もしくは出生後に1つの細胞で変異が起こると，その変異が生じた細胞のすべての子孫クローンに変化したアレルが存続し，もとの接合子とは遺伝的に異なる細胞クローンが生じる（図7.16）．染色体の数的異常や構造異常のモザイクは臨床的に重要な現象であり（第5，17章参照），体細胞変異は多くのタイプのがんの主たる要因であると認識されている（第16章参照）．

モザイクは発生中の胚のどの細胞や組織にでも生じるし，受精後から成人期のどの時点でも生じる．モザイクパターンがどのくらいの範囲にわたるかの見きわめが，診断上のジレンマとなることもある．例えば，モザイク妊娠で変異を有する細胞集団は，(a) 胚外組織のみにみられ，胚そのものにはない場合〔**胎盤限局性モザイク**（confined

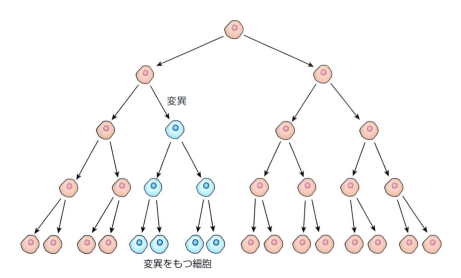

図 7.16　体細胞分裂で受精後に生じる変異の図式　このような変異が生じると，ある割合の細胞がその変異をもつことになる。その変異が胚発生もしくは出生後のどの段階で生じたかによって，体細胞モザイクあるいは生殖細胞系列モザイクとなる。

placental mosaicism)，第 18 章参照]，(b) 胚の一部の組織には存在するが，配偶子には存在しない場合〔純粋な**体細胞モザイク**（somatic mosaicism)]，(c) 配偶子系統のみに存在が限定され，他のどこにも存在しない場合〔純粋な**生殖細胞系列モザイク**（germline mosaicism)]，(d) 体細胞および生殖細胞系列の両方に存在する場合，がある。これらは，胚形成過程で変異の生じる時期が，内部細胞塊，生殖細胞系列，および体細胞が分離する時期よりも前であったか後であったかに依存している（第 18 章参照）。減数分裂前の生殖細胞系列の体細胞分裂は，女性では約 30 回，男性では数百回行われる（第 2 章参照）ので，体細胞から分離後の生殖細胞系列に変異が生じる可能性が十分あり，それによって純粋な生殖細胞系列モザイクが生じる。

変異のモザイクが生殖細胞系列のみに存在するのか，体組織のみに存在するのかを決定するのは難しいことがある。なぜなら，体組織で容易に採取できる一部の細胞（例えば末梢白血球，皮膚，口腔細胞）にモザイクの根拠がみられないことは，生殖細胞系列を含めた体のどこか他の場所にモザイクが存在しないことの保証にはならないからである。

分節性モザイク

胚発生過程で生じ，形態形成に影響を与える変異は，それが生じた時期やどの体細胞系に分化する細胞に生じたかによって，**分節性**（segmental）すなわちまだら状に発現する異常になる可能性がある。例えば，神経線維腫症 1 型（NF1；症例 34）は分節性を示す場合があり，体の一部分のみに症状が発現することがある。分節性 NF1 は，受精以降に生じた変異による体細胞モザイクが原因である。分節性 NF1 を有する人の両親は罹患しておらず，変異アレルを伝えるリスクはないと考えられるが，分節性 NF1 をもつ患者には罹患した子をもつリスクがあり，この子の表現型は分節性ではなく典型的な NF1 となる。分節性 NF1 を有する個人がこの異常を伝えるリスクがあるかどうかは，体細胞系から生殖細胞系列が分かれる前に変異が生じたかどうかに依存する。

生殖細胞系列モザイク

生殖細胞系列モザイクのある家系図において，罹患しておらず，ゲノムに疾患の原因となる変異があると考える根拠のない人（末梢白血球から抽出した DNA に変異アレルがみつからないことで明らかとなる）であっても，自身の変異を継承した子を複数もつリスクがある（図 7.17）。遺伝専門医や遺伝カウンセラーは，生殖細胞系列モザイクの存在によって，常染色体顕性もしくは X 連鎖の表現型をもつ子の両親の診察や遺伝学的検査の結果が正常であっても，必ずしも家系内再発リスクがないとは言い切れないことに留意する必要がある。リスク評価におけるこの可能性の影響については第 17 章で詳しく述べる。

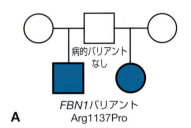
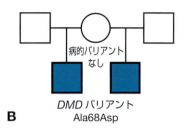

図 7.17 常染色体顕性遺伝疾患である Marfan 症候群（家族 A）と X 連鎖疾患の Becker 型筋ジストロフィー（家族 B）の 2 人の罹患半同胞を示す家系図　家族 A では，罹患した子どもたちは父親から受け継いだ同一の一塩基バリアントをもつ。父親は罹患しておらず，検査した体組織の DNA にはそのバリアントはない。父親はこの *FBN1* バリアントの生殖細胞系列モザイクであったにちがいない。家族 B では，罹患した子どもたちは母親から受け継いだ同一の一塩基バリアントをもつ。母親は罹患しておらず，検査した体組織の DNA にはそのバリアントはない。母親はこの *DMD* バリアントの生殖細胞系列モザイクであったにちがいない。

7.8　遺伝形式における親由来の効果

ゲノムインプリンティングによる特異な遺伝形式

　メンデルの遺伝法則によれば，常染色体上の遺伝子の病的アレルは，父親や母親から息子や娘へと等しく伝達される。同様に，女性は X 連鎖アレルのバリアントをいずれの性の子へも等しく伝達する。当初，各親から伝達される遺伝子の発現に親の性別が影響するかどうかについては，ほとんど注意が払われていなかった。第 6 章で述べたように，**Prader-Willi 症候群**（Prader-Willi syndrome；症例38）や **Angelman 症候群**（Angelman syndrome）のように，父親と母親のどちらから病的アレルを受け継いだかによって疾患の表現型の発現が決まる遺伝性疾患があることが今日では知られている。この現象が**ゲノムインプリンティング**（genomic imprinting）である。ゲノムインプリンティングの特質は，病的アレルを伝達する親の性別によって子に疾患が発現するかどうかが決まることである（第 8 章参照）。本章で前述したように，限性遺伝では病的アレルを受け継いだ子の性別によって疾患の発現が決まることとは大きく異なる。

　インプリンティングは，特異な遺伝形式を示す原因となる。疾患が一方の性の親から伝達されるときには顕性遺伝形式のようにみえるが，他方の性の親から伝達されるときにはそのようにはみえない。例えば，**遺伝性傍神経節腫**（paraganglioma：PGL）は，自律神経系の交感神経節および副交感神経節で多発性腫瘍が発生する，一群の常染色体顕性遺伝疾患である。傍神経節腫を有する人は，副腎髄質もしくは脊柱に沿った交感神経節で，褐色細胞腫として知られるカテコールアミン産生腫瘍を呈することもある。*SDHD* の病的バリアントにより生じる PGL 家族の家系図を図 7.18 に示す。際立った所見として，男性も女性も罹患するにもかかわらず，罹患するのは父親からバリアントを受け継いだ場合だけである。母親からバリアントを受け継いだ男性ヘテロ接合体は生涯を通じて罹患しないが，子のそれぞれにバリアントを伝達するリスクが 50％あるため，その子らは疾患を発症する高リスク状態にある。

7.9　動的変異：不安定反復配列の伸長

　本章でこれまで述べてきたすべての遺伝形式は，疾患を引き起こすバリアントを有するアレルがいったん生じたら，世代から世代へと安定に受け継がれる。すなわち，家系内のすべての罹患者は，親から受け継いだ同一のバリアントをもっている。これに対して，世代から世代へと変化する**動的変異**（dynamic mutation）によって生じる異なるタイプの遺伝性疾患が知られている（第 4 章参照）。このような疾患は，原因遺伝子内に 3 塩基以上のリピート単位が繰り返す，DNA 領域の不安定な伸長がみられることを特徴とする。反復配列単位の多くは CAG や CCG のような 3 塩基からなり，CAGCAGCAGCAG や CCGCGCCGCCG のような反復配列を示す。第 4 章でみてきたように，これらの疾患に関連する遺伝子座位には一般に正常集団における反復配列単位の反復数にばらつきがあり，多型を示す。すなわち，その遺伝子が世代から世代へと伝達されるにつれ，正常多型の範囲をはるかに超えて反

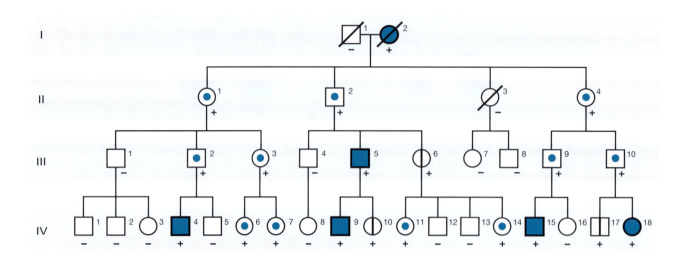

図 7.18 SDHD 遺伝子のバリアントに起因する傍神経節腫症候群 1 の家族の家系図 Ⅱ-1, Ⅱ-2, Ⅱ-4, Ⅲ-2, Ⅲ-3, Ⅲ-9, Ⅲ-10, Ⅳ-6, Ⅳ-7, Ⅳ-11 およびⅣ-14 は，それぞれの母親からバリアントを継承したが罹患していない．しかし，この集団の男性がバリアントを伝達するとき，彼らの子は罹患しうる．この家族は，インプリンティングに加えて，ヘテロ接合の父親の子（Ⅲ-6, Ⅳ-10, Ⅳ-17）では，不完全浸透および年齢依存的な浸透率の効果も示す．＋および－の符号は，この家族における SDHD バリアント変異の有無をさす．

復配列単位の数が増加し，伸長する場合があり，これにより遺伝子の発現や機能に異常をきたす．この特異な疾患群の発見によって，生殖細胞系列は安定であるというこれまでの定説が一掃され，家族性伝達の特異性の生物学的基礎が示された．これについては次項で後述するが，以前にはその機序は明らかではなかった．

現時点で 70 以上の疾患が，このタイプの不安定な反復配列の伸長によって生じることが知られている．これらの疾患はいずれも主として神経疾患である．ここでは，2 種類の不安定伸長疾患の遺伝形式を概観して，異なる動的変異が遺伝形式に及ぼす影響を例示する．不安定反復配列疾患の病的機序については第 13 章で詳細に述べる．

ポリグルタミン病

いくつかの神経疾患には，関連する遺伝子がコードするタンパク質にさまざまな長さのグルタミン残基の連続がみられるという共通点がある．グルタミンは CAG という 3 塩基によってコードされる．このような疾患は**ポリグルタミン病**（polyglutamine disorder）とよばれ，CAG 反復配列の伸長により，タンパク質が正常に機能できなくなるほどグルタミン残基が連続してしまうことで生じる．**Huntington 病**（Huntington disease：HD）は，不安定な反復配列伸長によって引き起こされるポリグルタミン病に共通する遺伝学的特徴の多くをもつよく知られた疾患である（症例24）．神経病理学的な所見としては，大多数が線状体と皮質の変性を示す．HD を有する人は中年期に初めて臨床症状を呈し，特徴的な表現型である運動異常（舞踏病，ジストニア），人格変化，漸進的な認知障害をきたし，最終的には死に至る．

長い間，HD は年齢依存性浸透率を示す典型的な常染色体顕性遺伝（優性遺伝）疾患と考えられていた．この疾患は，それぞれの子へ 50％のリスクで世代から世代へと伝達される．異常アレルのホモ接合体を有する人は，ヘテロ接合体を有する人より早い疾患経過を示す可能性があるが，どちらの患者も非常によく似た表現型を示す．しかし，HD の遺伝には，単純な常染色体顕性遺伝では説明できない明らかな特異性がある．第一に，疾患が次の世代に伝達される場合，後代世代のほうがより早い年齢で発症するようになる**表現促進**（anticipation）とよばれる現象を示す．第二に，この現象がみられるのは罹患した父から病的アレルを受け継いだ場合だけで，罹患した母から受け継いだ場合にはみられない．この状況は**親伝達バイアス**（parental transmission bias）として知られている．

HD の遺伝の特異性は，今では容易に説明できる．HD の病的アレルは，HTT のコード領域にある，CAG の異常に長い伸長であることがわかったからである．正常者は HTT に 9～35 の CAG 反復配列をもち，その平均は 18

7.9 動的変異：不安定反復配列の伸長　149

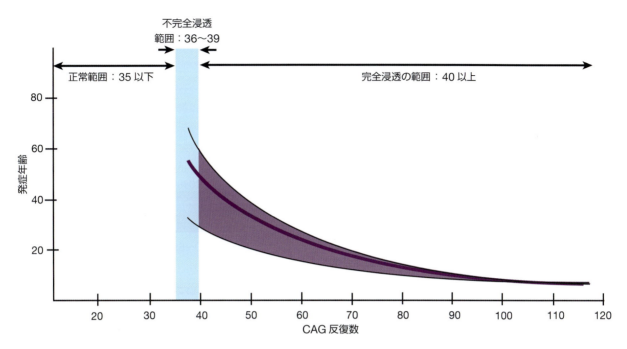

図7.19　Huntington病発症のおおよその年齢とHTTのCAG反復数の相関図　実線は平均発症年齢で，紫色で塗った部分は特定の反復数に対応する発症年齢の範囲を示す。(データはDr. M. Macdonald, Massachusetts General Hospital, Bostonの厚意による)

もしくは19である。しかし，HD罹患者は36以上の反復配列をもち，その平均は46程度である。反復数が36〜50の場合は通常は晩年に発症し，これがHDの特徴である年齢依存性浸透率の説明となる。反復数が36〜39の境界域の場合は，通常はHDとの関連があるが，かなり高齢になっても疾患の徴候を示さない人もわずかにみられる。発症年齢はCAGの反復数によって変化する（図7.19）。

それでは，CAG反復配列の伸長を有するHTTをどのように個人が有することとなるのだろうか？　第一に，すでに反復数が正常範囲を超えて伸長しているがまだ発症していない親から反復配列を受け継ぐ場合がある。第二に，反復数が36〜39で，生涯で疾患を発症することも発症しないこともある親から，伸長した反復配列を受け継ぐ場合があるが，伝達により反復数が伸長する可能性があり，その結果として後の世代になるほど疾患の発症が早まる（表現促進）。例えば，図7.20に示す家系図のI-1はすでに死亡しているが，64歳でHDと診断され，CAG反復数が37に伸長したアレルと正常で安定した25のアレルのヘテロ接合であった。彼の子どものうち4人は不安定なアレルを受け継ぎ，CAG反復長は42から100以上にわたっていた。最後に，正常範囲の上限の反復長（CAG反復数が29〜35）のアレルをもつ非罹患者で，減数分裂時

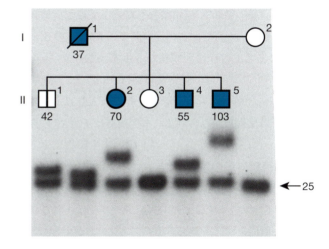

図7.20　Huntington病の家族の家系図　家系図の下に，HTTのCAG反復配列伸長のサザンブロット解析を示す。CAG反復数が25の正常アレルに加え，I-1および彼の子II-1，II-2，II-4，II-5はすべて伸長したアレルをもつヘテロ接合体であり，それぞれが異なるCAG反復数をもつ。各個人の下に反復数を示す。II-2，II-4，II-5はすべて罹患している。II-1は50歳の時点で非罹患であるが，後に疾患を発症すると予測される。(データはDr. Ben Roa, Baylor College of Medicine, Houston, Texasの厚意による)

にその反復数が伸長することがある。本人が疾患を発症する原因とはならないが，減数分裂時に疾患の原因となる範囲まで伸長する可能性がある正常上限のCAG反復配列アレルは**中間型アレル**〔intermediate allele，以前は**前変異**（premutation）といった〕とよばれる。

HTT アレルの伸長は父親伝達バイアスを示し，男性の配偶子形成過程で最も頻繁に生じる．最長の伸長（反復数 70〜121）を示す重症の早期発症若年型が常に父親から受け継がれるのはそのためである．

脆弱 X 症候群

脆弱 X 症候群（fragile X syndrome；症例17）は，遺伝性を示す中等度の知的障害の原因としては最もよく知られた疾患である．脆弱 X という病名は，X 染色体上の Xq27.3 の細胞遺伝学的マーカーに由来している．ここは培養細胞で誘導される**脆弱部位**（fragile site）の 1 つであり，体細胞分裂時にクロマチンが適切に凝集しない．本症候群は，女性の浸透率が 50〜60% の範囲の X 連鎖疾患として伝わる．脆弱 X 症候群の頻度は出生男子 3,000〜4,000 人に 1 人と非常に一般的なので，男性と女性のいずれにおいても，知的障害もしくは自閉スペクトラム症の鑑別診断の際には考慮しなければならない．

HD と同様，脆弱 X 症候群も不安定な反復配列伸長によって生じる．ただし，この症候群では *FMR1* の 5′ 非翻訳領域にある CGG の大規模な 3 塩基反復配列（triplet repeat）が生じている．正常反復数は 55 までで，脆弱 X 症候群の完全型のアレルを有する者では 200 以上，時には数千もの反復数がみられる．本症候群は *FMR1* の発現の欠如と，コードされたタンパク質の産生障害による．CGG 反復配列が伸長すると，*FMR1* のプロモーター領域のシトシンが過度にメチル化される．第 3 章で述べたように，CpG アイランドの DNA メチル化は正常なプロモーター機能を妨げ，遺伝子サイレンシングが生じる．

3 塩基の反復数が 55〜200 だと，脆弱 X 症候群の中間型の前変異段階となる．この範囲の伸長は母から子へ伝達される場合には不安定であり，女性の配偶子形成過程で反復数が 200 を超え，完全変異まで伸長が増加する傾向がみられる．男性の配偶子形成過程では，このような現象はほとんどない．前変異段階での反復数が大きいほど，伸長のリスクは劇的に増加する（図 7.21）．集団の女性全体における前変異頻度は，200 人に 1 人より多いと推定される．

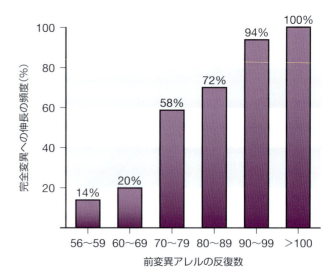

図 7.21 卵子形成において *FMR1* の 3 塩基反復配列の前変異が伸長して完全変異となる頻度は，ヘテロ接合の女性がもつ前変異アレルの長さの関数になっている．息子が伸長したアレルを受け継ぐ確率は 50% なので，息子が脆弱 X 症候群を罹患するリスクはこの頻度のほぼ半分になる．娘の場合は，完全変異を受け継ぐ確率が 50% であることと，女性での完全変異の浸透率が約 50% であることから，脆弱 X 症候群を罹患するリスクはこの頻度のほぼ 1/4 になる．（Nolin SL, Lewis FA 3rd, Ye LL, et al: Familial transmission of the FMR1 CGG repeat. *Am J Hum Genet*, 59:1252-1261, 1996 より）

Huntington 病と脆弱 X 症候群の類似点と相違点

HD と脆弱 X 症候群を比較すると，動的変異に起因する類似点とともに，多くの相違点も明らかになる．

- いずれの疾患でも，完全変異を伝えるリスクの増加につながる中間型 / 前変異の伸長が通常あり，表現促進もよくみられる．
- しかし，HD の中間型アレルの反復数は 29〜35 で，脆弱 X 症候群の前変異 55〜200 に比べるとはるかに少ない．
- 脆弱 X 症候群の前変異の保因者では，成人発症の失調（男性）や卵巣機能不全（女性）のリスクがあるが，HD の中間型アレルの保因者では定義上，疾患は生じない．
- 前変異アレルの伸長は，脆弱 X 症候群では主として女性の生殖細胞系列に生じる．対照的に，若年発症の HD を引き起こす最長の伸長は，男性の生殖細胞系列で生じる．

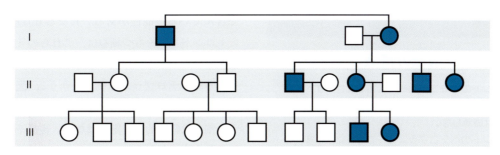

図 7.22 ミトコンドリア DNA の異常による成人発症の失明の一種である Leber 遺伝性視神経症の家系図　母親の系統を通じてのみ遺伝し，ミトコンドリア DNA の既知の母系遺伝に一致する．罹患男性が疾患を伝達しないことに注目されたい．

7.10 ミトコンドリアゲノムの変異に起因する母系遺伝を示す疾患

　これまで述べてきた遺伝形式のすべては，核ゲノムにおける常染色体遺伝子または X 連鎖遺伝子のバリアントによって説明される．しかし，典型的なメンデル遺伝形式では説明がつかない一部の遺伝性疾患の家系には，ミトコンドリアゲノムの病的バリアントに起因し，厳密に母系遺伝を示すものもある．ミトコンドリアの生物学的性質および機能には独特な点があるため，ミトコンドリア DNA (mtDNA) の病的バリアントによって生じる疾患は特異的な性質を示す．

　第 2 章で紹介したように，細胞で合成されるすべての RNA およびタンパク質が核 DNA にコードされているわけではない．mtDNA の遺伝子は，少数ではあるが重要なものをコードしている．ミトコンドリアゲノムは 37 の遺伝子からなる．これらの遺伝子は，ミトコンドリアがコードするポリペプチドの転写産物の翻訳に必要なリボソーム RNA や転移 RNA のほか，酸化的リン酸化酵素の 13 のサブユニットもコードしている．ミトコンドリアはほとんどすべての細胞の正常な機能にとって必須であるので，mtDNA の病的バリアントによるエネルギー産生の途絶は多くの異なる組織に影響を及ぼし，しばしば重篤な疾患となる．したがってミトコンドリア病では多面発現が通常であり，例外ではない．

　mtDNA では，さまざまなヒト疾患の原因となる 100 以上の病的バリアントが同定されていて，しばしば**赤色ぼろ線維を伴うミオクローヌスてんかん**（myoclonic epilepsy with ragged-red fibers；症例 33）のように，中枢神経系や筋骨格系がおかされる．本節では，mtDNA の 3 つの特異な特徴である母系遺伝，複製分離，ホモプラスミーとヘテロプラスミーによる独特な遺伝形式に着目する．ミトコンドリア病の基礎をなす機序については，第 13 章でさらに詳細に述べる．

mtDNA の母系遺伝

　mtDNA の遺伝学の第一の明確な特徴は，その**母系遺伝**（maternal inheritance）である．一般に，接合子には精子のミトコンドリアが存在せず，母親の mtDNA のみが次世代に受け継がれる．そのため，mtDNA バリアントをもつ女性の子はそのバリアントを受け継ぐことになるのに対し，同じバリアントを男性がもっていても，その子が受け継ぐことはない．図 7.22 に示す **Leber 遺伝性視神経症**（Leber hereditary optic neuropathy）を引き起こす mtDNA バリアントの厳密な母系遺伝のように，こうした疾患の家系図は非常に特徴的である．一般には母系遺伝が想定されるが，少なくとも 1 例の mtDNA の父系遺伝がミトコンドリアミオパチーの患者で生じている．したがって，明らかに散発性の mtDNA 変異を伴う患者では，稀な父性の mtDNA 遺伝を考慮するべきである（**BOX 7.5**）．

複製分離

　ミトコンドリアゲノムの第二の特徴は，体細胞分裂や減数分裂時の分離の確率論的な性質である．細胞ごとの mtDNA コピーの数は一定ではない．さらに，1 細胞に数百～数千もの mtDNA コピーをもつため，核 DNA のコピーよりも明らかにコピー数は大きい．加えて，mtDNA の複製に関して定まった細胞周期の相はない．細胞分裂の

BOX 7.5

ミトコンドリア遺伝の特徴

- 病的バリアントのホモプラスミーである女性のすべての子は，そのバリアントを継承する。同じバリアントをもつ男性の子は継承しない。
- 病的バリアントのヘテロプラスミーである女性は多くの場合，子にそれらのバリアントを伝える。子のヘテロプラスミーは分布にもとづくため，予測することは難しい。病的バリアントの割合とそれにもとづく疾患のリスクと重症度は，母体のヘテロプラスミーの量的なレベルに依存し，さらに卵母細胞のボトルネック効果によるランダムな影響もあるため，幅が大きい。
- ある個人の異なる組織でのヘテロプラスミーは非常に大きいことがあり，家族のメンバーの間でも疾患にスペクトラムがもたらされる。
- 家系内での多面発現および多様な表現度もよくみられる。

際には，各細胞内の各ミトコンドリアのmtDNAコピーは娘細胞にランダムにふりわけられる。これは，46本の核染色体の予測可能で高度にプログラムされた分離と非常に対照的である。この過程は**複製分離**（replicative segregation）として知られ，異なる組織間や患者間でミトコンドリア病の症状に著しいばらつきが生じる原因となる。

ホモプラスミーおよびヘテロプラスミー

mtDNAの遺伝学では，多数のコピーが細胞内に存在することによる際立った特徴がある。ヘテロ接合体やホモ接合体といった，各遺伝子に1つあるいは2つのバリアントアレルがあることを示す用語は，mtDNAには適切でない。その代わりに，同一のミトコンドリア配列のみがあることは**ホモプラスミー**（homoplasmy）という。細胞，組織，器官のいずれかのレベルでmtDNAのバリアント配列も存在することは**ヘテロプラスミー**（heteroplasmy）という。mtDNAの塩基配列に最初にバリアントが生じるとき，そのバリアントは1つのミトコンドリアのただ1つのmtDNA分子にのみ存在する。mtDNAが複製され，ミトコンドリアが分裂・融合して，mtDNAバリアントと野生型mtDNAは娘細胞小器官にランダムに分配される。それによって，2つのアレルを異なる割合

で含んでいる可能性がある。異なるmtDNAが混在するミトコンドリアをもつ細胞は，これらのミトコンドリアを娘細胞にランダムに分配する。その結果，娘細胞は異なるレベルのヘテロプラスミーとなりうる（図7.23）。ヘテロプラスミーの重要な特徴として，2つのバリアントが混在する割合は経時的に一定ではなく，複製や細胞分裂のたびに変化することがある。

mtDNAの病的バリアントの表現型の発現は，さまざまな組織を構成する細胞における正常mtDNAと病的アレルmtDNAの相対的な割合という量的な特性に依存するため，ミトコンドリア病の典型的な特徴として不完全浸透や多様な表現度がみられる（症例33）。mtDNAの病的バリアントのほとんどは，ホモプラスミーでは生殖に関する適応度は0になると考えられるため，ヘテロプラスミーの状態で存在し伝達される。例外として，前述したLeber遺伝性視神経症のように，ホモプラスミーでも不完全浸透や生殖可能な疾患もある。

母親にヘテロプラスミーが存在する場合の母系遺伝は，医学的に重要なmtDNAの遺伝学の別の特徴とも関連している。卵母細胞に含まれるmtDNA分子の数は，卵母細胞の成長中にいちど極端に少なくなってから増幅されることで，成熟卵母細胞でみられるような大きな数（最大10^6コピー）になる。この卵子形成過程でのmtDNA数の制限とその後の増幅は，**ミトコンドリアの遺伝的ボトルネック効果**（mitochondrial genetic bottleneck）とよばれている。したがって，ヘテロプラスミーの母親の子において病的バリアントを有するmtDNA分子の割合にばらつきがみられる理由の少なくとも一部は，卵子形成過程のミトコンドリアボトルネックの後に1細胞あたりのmtDNAが極端に少なくなることによって，バリアントmtDNAの細胞内存在比率が変化することによると考えられる。得られた卵母細胞のヘテロプラスミーは，母体自身のヘテロプラスミーにもとづいた分布である。バリアントmtDNA分子の割合が高いヘテロプラスミーの母親は，低い割合でもつ母親よりも，臨床症状を有する子をもつ可能性が高くなる。病的バリアントをもたないホモプラスミーの子が偶然に生まれることもある。

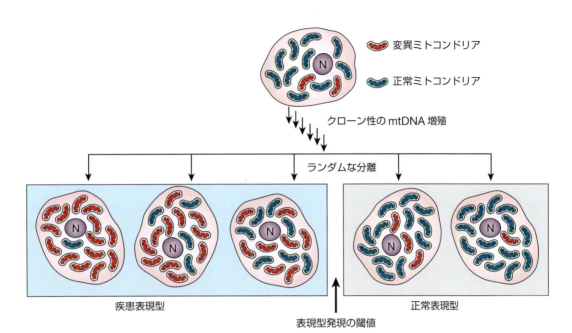

図 7.23 ヘテロプラスミーのミトコンドリアバリアントの複製分離　複数回の体細胞分裂によって，バリアント mtDNA と野生型 mtDNA ミトコンドリアが各細胞にランダムに受け継がれるため，ヘテロプラスミーに大きなばらつきのある娘細胞集団が生じる。細胞および組織の機能不全は，バリアントをもつミトコンドリアの割合が閾値レベルを超えるときに引き起こされる。N：核。

7.11　遺伝型と表現型の相関

　遺伝医学の重要な構成要素は，特定の疾患表現型の原因となる遺伝型を同定し，特徴を明らかにすることである。その際に重要になるのは，個々の疾患表現型は必ず特異的な遺伝子の特定のバリアントから生じるとか，あるいは特定の遺伝子の病的バリアントは常に同じ表現型を生じるなど，過度に単純化した見方をしないことである。実際，疾患表現型と，その疾患において変化した遺伝子と，そうした遺伝子でみつかるバリアントの性質との間にある複雑な関係には，しばしばかなりの異質性がみられる。第 12 章および第 13 章で詳細に例示するように，異質性は大きく 3 種類に分類される。ここでは，その 3 種類を紹介し，それぞれの顕著な特徴を概説する。

- **アレル異質性**（allelic heterogeneity）：ある遺伝子における別々のバリアントが同じ表現型を生じることがある。
- **座位異質性**（locus heterogeneity）：別々の遺伝子のバリアントが同じ表現型を生じることがある。
- **臨床的異質性**（clinical heterogeneity）もしくは**表現型異質性**（phenotypic heterogeneity）：座位における表現型の多様性ともよばれ，ある遺伝子における別々のバリアントが別々の表現型を生じることがある。

アレル異質性

　1 つの座位に 2 種類以上の病的バリアントが存在することがある。アレル異質性は，特定の疾患でみられる重症度や多面発現の程度の違いの原因となる場合がある。例えば，囊胞性線維症（CF）患者の囊胞性線維症膜コンダクタンス制御因子遺伝子（*CFTR*）については，世界中で 2,000 種類以上のバリアントが同定されている（ 症例12 ）。これらの異なるバリアントによる臨床症状は，時に臨床的に区別できない。また，同一の座位の異なるバリアントが，類似しているが重症度に幅のある表現型を示すこともある。特に常染色体潜性遺伝疾患では，多くの人が 2 つの異なるアレルの複合ヘテロ接合体であるという事実が，疾患表現型の多様性をさらに大きくしている。例えば，多くの *CFTR* バリアントのホモ接合体もしくは複合ヘテロ接合体が，膵機能不全，重度の進行性肺疾患，男性の輸精管の先天性欠損を伴う古典的な囊胞性線維症となるのに対して，別のバリアントの組み合わせをもつ患者は，肺疾患はあるが膵機能は正常であったり，男性の生殖器官の異常のみを呈したりする。

　アレル異質性は，特定の疾患の遺伝形式に現れる場合もある。例えば，光受容器の変性による視覚障害の一般的な

原因である**網膜色素変性症**（retinitis pigmentosa）では，酸素調節光受容体タンパク質（oxygen-regulated photoreceptor protein）をコードする *ORP1* 遺伝子のある種のバリアントによって常染色体潜性遺伝の疾患が引き起こされるが，同じ遺伝子の別の変異では常染色体顕性遺伝となる。

座位異質性

座位異質性は，異なる個人の異なる座位のバリアントから，臨床的に類似していて見分けのつかない疾患が生じる状況をあらわす。いくつかの表現型については，家系図解析だけで座位異質性を十分に証明することができる。再び網膜色素変性症を例にとると，この疾患は何年も前から常染色体型と X 連鎖型の両方があることがわかっていた。家系図解析と遺伝子マッピングを組み合わせることで，今ではこの単一の臨床単位が少なくとも96の異なる遺伝子のバリアントに起因していて，そのうちの89が常染色体性で，6つは X 連鎖性，1つは Y 連鎖性であることが示されている。

臨床的異質性

同じ遺伝子の異なるバリアントが，家系によって似ても似つかない表現型を生じることがある。この現象は臨床的異質性もしくは表現型異質性として知られている。その例は，核膜タンパク質をコードする *LMNA* のバリアントでみられる。*LMNA* の異なるバリアントは，まったく異なる表現型を呈する複数の疾患と関連している。そうした疾患には，ある型の筋ジストロフィー，ある型の遺伝性拡張型心筋症，ある型の Charcot-Marie-Tooth 末梢ニューロパチー，リポジストロフィーという脂肪組織の疾患，Hutchinson-Gilford 型早老症という早老症候群などが含まれる。

7.12　臨床における家族歴の重要性

医学専門分野のなかでも，遺伝医学は患者だけでなく家族全体に目を向ける点で特徴的である。遺伝性であることが知られているかどうかにかかわらず，どのような疾患の分析においても包括的な家族歴は重要な第一段階である。Barton Childs が端的に述べたように，「家族歴をうまくとれないのは悪い医療である」。遺伝学の専門家は洗練された細胞遺伝学的検査や分子遺伝学的検査，ゲノム検査を利用できるようになったが，すべての医師や遺伝カウンセラーにとって，家系図を含めた正確な家族歴はいまだに基本的な手段となっている。家族歴は，家族の疾患の遺伝形式を決定し，鑑別診断を行い，どの遺伝学的検査が必要かを決定し，患者の個別の管理・治療計画を立案する際に用いられる。さらにまた，医学的疾患における家族性の要素を認識することで，他の家系構成員におけるリスク推定が可能になり，患者と家族に適当な管理，予防および遺伝カウンセリングを提供できるようになる。そのことについては，この後の多くの章で述べる。

(訳：西垣昌和)

謝辞

Carolyn Applegate，Jodie Vento，Cheryl Shuman の本章への貢献に感謝する。

一般文献

Bennett RL, French KS, Resta RG, Doyle DL: Standardized human pedigree nomenclature: update and assessment of the recommendations of the National Society of Genetic Counselors. *J Genet Counse*, 17:424-433, 2008.

Online Mendelian Inheritance in Man (OMIM), Baltimore, Johns Hopkins University. http://omim.org/

Rimoin DL, Pyeritz RE, Korf BR, editors: *Emery and Rimoin's essential medical genetics*. Oxford, 2013, Academic Press.

Scriver CR, Beaudet AL, Sly WS, et al, editors: *The metabolic and molecular bases of inherited disease*, ed 8. New York, 2000, McGraw-Hill. http://genetics.accessmedicine.com/ にて最新のオンライン版が提供されている。

問題

1 Cathy と Calvin は 2 度目の妊娠をしている。彼らの第 1 子の Donald は嚢胞性線維症（CF）である。Cathy には 2 人の兄弟，Charles と Colin，1 人の妹 Cindy がいる。Colin と Cindy は未婚である。Charles は血縁のない女性 Carolyn と結婚し，2 歳の娘 Debbie がいる。Cathy の両親は，Bob と Betty である。Betty の姉の Barbara は，Cathy の夫 Calvin の母親である。Donald 以外に CF の家族歴はない。
a. 標準的な記号を使って，家系図を描け。
b. この家系図では，どの人が絶対ヘテロ接合体か？　ヘテロ接合体の可能性があるのは誰か？

2 George と Grace は正常の聴力であり，8 人の子がいる。5 人の娘のうち 2 人と，3 人の息子のうちの 2 人は先天性難聴である。別のカップル，Harry と Helen は，ともに正常の聴力であり，同様に 8 人の子がいる。6 人の娘のうち 2 人と，2 人の息子のうちの 1 人は聴力障害がある。3 例目のカップル，Gilbert と Gisele は先天性難聴であり，その 4 人の子も全員難聴である。Gilbert と Gisele の娘 Hedy は，George と Grace 息子で聴力障害のある Horace と結婚している。Hedy と Horace には 4 人の子がいて，全員難聴である。一番上の息子 Isaac は，Harry と Helen の娘，Ingrid と結婚している。Isaac と Ingrid は難聴であるが，6 人の息子全員が正常の聴力である。家系図を描き，次の質問に答えよ。（ヒント：この家系では何種類の先天性難聴が分離しているか？）
a. Isaac の Ingrid の子がとりうる遺伝型を示せ。
b. Gilbert と Gisele の子と，Hedy と Horace の子が全員難聴であるのはなぜか？

3 次の状況について考えよ。
a. 網膜色素変性症には，X 連鎖型と常染色体型がある。
b. 両親はともに，高コレステロール血症，角膜環，腱黄色腫，低密度リポタンパク質（LDL）受容体異常，家族歴を有する家族性高コレステロール血症の典型例である。彼らの子は出生時に非常に高い血漿コレステロール値を有し，数年以内に黄色腫と全身性アテローム性動脈硬化症に進展する。
c. 隔離された集団の正常な視力のカップルに，常染色体潜性遺伝の脳回転状網膜萎縮をもつ子が生まれた。その子が成長し，同じ集団の別の構成員（正常の視力）と結婚して，同じ眼疾患をもつ子が生まれた。
d. ある子どもは重症の神経線維腫症 1 型（NF1）である。彼女の父親の表現型は正常である。彼女の母親は臨床的に正常にみえるが，大きなカフェオレ斑と色素脱失を示す領域がいくつかあり，スリットランプ検査では少数の Lisch 結節（虹彩過誤腫）を示す。

e. 正常な身長の両親が，軟骨無形成症の子をもつ。
f. 筋強直性ジストロフィーの成人男性が，筋強直に加えて，白内障，前頭禿頭，および性腺機能不全を認める。
g. ビタミン D 抵抗性くる病の男性はすべての娘に疾患を伝達し，娘たちは父親よりも疾患が軽症である。息子たちは罹患しない。娘は，罹患していない息子，罹患した息子，罹患していない娘，罹患した娘をほぼ同数もつ。罹患した息子は，彼らの罹患した姉妹より重症である。
h. ある少年は小児期早期に発症する進行性筋ジストロフィーで，12 歳までには車椅子生活になる。少年とは血縁関係のない男性も進行性筋ジストロフィーであるが，30 歳でまだ自力での移動が可能である。分子解析から，2 人ともジストロフィン遺伝子に大きな別々の欠失をもっていることが示された。

ここにあげた概念のうち，a から h の状況を説明しているのはどれか？
- 多様な表現度
- 近親性
- X 連鎖顕性遺伝
- 新生変異
- アレル異質性
- 座位異質性
- 常染色体顕性形質のホモ接合体
- 多面発現

4 Don と彼の母方の祖父 Barry はともに血友病 A である。Don のパートナーの Diane は，彼の母方いとこである。Don と Diane には 1 人の息子，Edward と，2 人の娘，Elise と Emily がいて，その全員が血友病 A である。彼らには罹患していない娘，Enid もいる。
a. 家系図を描け。
b. なぜ Elise と Emily は罹患しているのか？
c. Elise の息子が血友病になる確率はどのくらいか？　また，娘が血友病になる確率はどのくらいか？
d. Enid の息子が血友病になる確率はどのくらいか？　また，娘の場合はどうか？

5 NF1 の子をもつカップルがいる。両親はともに臨床的に正常で，どちらの家族にも明確な家族歴はみられない。
a. 彼らの子の NF1 の予想される原因は何か？
b. このカップルの他の子の再発率はどのくらいか？
c. もし，この夫と別の母親の間に子がいるなら，その子の NF1 のリスクはどのくらいか？
d. この罹患した子どもの子もまた NF1 になるリスクはどのくらいか？

6 来談者（矢印）は，夫との間に血縁関係があるため（家系図を参照），初めての子をもうける前に，先天異常の子をもつリスクを知りたい。家族歴では潜性遺伝疾患は知られていない。彼女の子が，共通の祖先である曾祖母（＝夫の祖母）によって伝えられた潜性遺伝疾患のバリアントのホモ接合である可能性はどのくらいか？

7 下記の家系図について，最も可能性が高い遺伝形式は何か？可能ではあるが，あまり可能性の高くない遺伝形式は何か？この家系図に合わない遺伝形式は何か？ 遺伝形式は，常染色体潜性遺伝，常染色体顕性遺伝，X連鎖潜性遺伝，X連鎖顕性遺伝，ミトコンドリア遺伝とする。選択の理由を説明せよ。

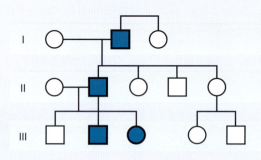

第8章

臨床エピジェネティクスの原理

Sarah Goodman • Cheryl Cytrynbaum • Rosanna Weksberg

8.1 イントロダクション

エピジェネティクス（epigenetics）は新しく急速に発展している分野である。第3章で定義されたようにエピジェネティクスとは，娘細胞に伝達可能でDNA配列の変化を伴わないDNA修飾やDNAのパッケージングに関する学問である。さまざまなエピジェネティックなマークや現象が既に報告されており，これには次のものが含まれる：

(1) アセチル化，リン酸化，メチル化などの，**ヒストン**（histone）タンパク質の翻訳後修飾

(2) **DNAメチル化**（DNA methylation）〔5-メチルシトシン（5mC）と呼ばれる〕などのDNA修飾

(3) 非典型的なヒストンバリアント

(4) **非コードRNA**（noncoding RNA）（例：長鎖非コードRNAおよびマイクロRNA）

(5) X染色体の不活化

これらのDNAやヒストンの修飾，およびDNAの三次元（3D）構造を形成する分子で，**エピゲノム**（epigenome）は構成される。これらのエピジェネティックマークの多くは，DNAの高次構造の変化を引き起こし，**ヘテロクロマチン**（heterochromatin）あるいは**ユークロマチン**（euchromatin）を確立させることにより，遺伝子発現を調節する。このようなDNA構造の構築の変化はDNAのアクセシビリティと遺伝子発現に影響を与え，細胞プロセスおよび時間的プロセスを調整することにより，細胞の分化や分化細胞の定常的（steady-state）バリエーションを含む正常な発生を進める。この章では，**臨床エピジェネティクス**（clinical epigenetics）という新興分野の具体的なトピック——ヒトの健康と疾病の基礎となるエピジェネティックな機序の役割——について説明する。

現在私たちが使用している"エピジェネティクス"という用語は，1940年代にConrad Waddingtonによって述べられたオリジナルの定義と非常によく似ている。エピジェネティクスとは，「ヒトに表現型をもたらす遺伝子とその遺伝子産物との因果関係を研究する生物学の分野」である。今日，この用語は細胞記憶（すなわち，オリジナルの曝露がなくなったあとでも安定して続く分子的変化）の概念も含んでいる。これは特に，環境因子の曝露，遺伝子発現制御の変化，そして罹患率や死亡率増加といった表現型の転帰との間のメカニズム的な関連性を理解するうえで重要である。現在，表現型，遺伝的バリエーション，エピジェネティックパターン，および環境因子の影響の間には，対ごとの関連性が確立されており，これらはエピジェネティクスのセントラルドグマである。すなわち，エピジェネティックパターンは遺伝的バリエーションと環境因子との関係を反映していることから，多くの種類の表現型バリエーションを引き起こすゲノムよりも上位の制御階層を表現している。この分野はまた，新しく発見された現象を体系化するために，遺伝学の用語を修正して新しい語彙を生み出した（この章で使用されている一般的なエピジェネティクス用語の定義については**BOX 8.1**を参照のこと）。

最近のエピジェネティクス研究では，ヒトの健康におけるエピジェネティクスの役割が注目されている。特に，DNAメチル化と遺伝的バリエーション〔遺伝的背景や集団レベルでのバリエーション，ポリジェニックリスクスコア（polygenic risk score），有害な単一遺伝子のバリアント〕との関係が注目されている。これに関連して，リスクアレルは，例えば薬物に対する副作用などによって，個体に特定の結果や表現型を生じさせる素因となる可能性があることがわかった。そしてこの反応の基本的なメカニズムは事実上エピジェネティクスであると考えられ，DNAメ

BOX 8.1

一般的なエピジェネティクス用語と定義

- **CpG** または **CpG 部位**（CpG site）：シトシン・グアニンジヌクレオチド（すなわち，DNA 配列において 5′ から 3′ に向かって C 塩基の後に G 塩基が続く）のこと。CpG ジヌクレオチドのシトシンはメチル化され，5-メチルシトシンが生成される。DNA メチル化のなかには非 CpG メチル化も存在するが，CpG メチル化が最も豊富である。
- **メチル化可変領域**（differentially methylated region：DMR）：特定の座位内の一連の CpG で，サンプル間でメチル化状態が異なるもの。DMR を同定するために使用されるサンプルは，組織の種類，表現型，曝露などによって異なることがある。DMR は遺伝子の転写調節に関与する機能的領域の可能性があり，特にプロモーターやエンハンサーなどの遺伝子調節領域と重なることがある。
- **DNA メチル化**（DNA methylation）：通常は CpG のシトシンの 5 位の炭素（5C）にメチル基が付加され，5-メチルシトシンが生成される。DNA へのメチル基の付加は，DNA メチルトランスフェラーゼによって行われる。
- **エピゲノム**（epigenome）：（既知のものと未知のものを含む）エピジェネティックマークの完全なセット。それぞれの細胞タイプは固有のエピゲノムをもち，細胞の特性に寄与する。
- **エピ変異**（epimutation）：疾患に関連する DNA メチル化の変化であり，しばしばインプリンティングを受ける座位で生じる。
- **エピゲノムワイド関連解析**（epigenome-wide association analysis：EWAS）：ゲノムワイド関連解析から名前を取った研究方法であり，対象の表現型に関連するエピジェネティックマークのバリエーションを探索する。
- **インプリントを受けたドメイン**（インプリントドメイン，imprinted domain）：インプリントを受けた遺伝子（インプリント遺伝子）と，インプリンティングセンターなどの調節領域を含むクラスター。
- **インプリンティングセンター**（imprinting center）：生殖細胞系列で確立された DNA メチル化レベルが異なる調節領域であり，インプリントを受けた遺伝子（インプリント遺伝子）の特定領域に対するマスターシス（*cis*）調節領域として機能する。インプリンティング制御領域（imprinting control region）とも呼ばれる。

チル化および**ヒストン修飾**（histone modification）の変化を介して生じる。そのため，リスクアレルをもつ個体ともたない個体，薬物に曝露された個体とされていない個体で DNA メチル化を測定すると，メチル化のパターンはリスクアレルや曝露だけでなく，その両方を反映することになる。これらのいわゆる**エピアレル**（epiallele）は，過去の曝露の重要なバイオマーカーであり，臨床の場で有益と考えられる。例えばエピアレルは，喫煙歴のない呼吸器疾患患者で過去に受動喫煙の曝露があったかどうかを生物学的に検証するのに役立つ可能性がある。

8.2　エピジェネティック機構

　細胞内のエピジェネティック機構は，**エピジェネティック調節因子**（epigenetic regulator）と総称される，転写プログラムと DNA の 3D 構造を維持する一連の特異的酵素から構成されている。この章の後半では，ヒストンの翻訳後修飾と DNA メチル化に関与するエピジェネティック調節因子に焦点を当てる。ヒストン修飾に関与するエピジェネティック調節因子のセットは，ヒストンを修飾する多数のエピジェネティックマークが存在するため，DNA メチル化を標的とするセットよりもはるかに大きい。そのためヒストンマークは，ヒストン，修飾されたアミノ酸とその位置，エピジェネティックマークによって略記される。例えば H3K9ac は，ヒストン H3 タンパク質の 9 番目のアミノ酸残基（標準的なアミノ酸略記でリシンまたは K）のアセチル化を示す。2 つの遺伝子グループ（ヒストンのエピジェネティック調節因子をコードする遺伝子グループと，DNA のエピジェネティック調節因子をコードする遺伝子グループ）のなかには，ライター，イレーサー，リーダーと呼ばれるものが存在する。**ライター**（writer）は DNA やヒストンに化学的なマークを付加し，たいてい転移活性をもつトランスフェラーゼ（転移酵素）を含む。例として，DNA メチルトランスフェラーゼ〔DNA メチル基転移酵素（DNA methyltransferase）〕，ヒストンリシンメチルトランスフェラーゼ〔ヒストンリシンメチル基転移酵素（histone-lysine methyltransferase）〕，ヒストンアセチルトランスフェラーゼ〔ヒストンアセチル基転移酵素（histone acetyltransferase）〕などがある。**イレーサー**（eraser）は化学的なマークを取り除き，ヒストンデアセチラーゼ〔ヒストン脱アセチル化

酵素（histone deactylase）〕やヒストンデメチラーゼ〔ヒストン脱メチル化酵素（histone demethylase）〕などの酵素が含まれる。TET酵素はDNAメチル化のイレーサーなのだが，DNAデメチラーゼ（DNA脱メチル化酵素）の存在は知られていない。TETタンパク質はメチル基の段階的な酵素的除去を起動するので，その結果，脱メチル化が引き起こされる。**リーダー**（reader）は通常，特定の化学的なマークに結合する非酵素的なタンパク質である。4つ目の最も広範なグループは**リモデリング因子**（remodeler）である。これらの酵素は大きなタンパク質複合体内で働き，通常はヌクレオソームレベルでクロマチンの状態や3D構造を変更する。これには，ヌクレオソームDNAの構造やDNAに沿ったヌクレオソームの位置の変化，またはヌクレオソーム内のヒストンバリアントの交換が含まれる。エピジェネティック調節因子と遺伝性疾患との関連は，この章の後半で説明する。特に，エピジェネティック調節因子をコードする遺伝子の病的バリアントによって引き起こされるメンデル遺伝性神経発達障害について説明する。

ヒストンおよびDNAの修飾は，特定のエピジェネティックマークが時間的・空間的に共局在するエビデンスの蓄積から，相互依存的に機能することがわかっている。これは組み合わせ効果の可能性を示唆する。異なる修飾の相互依存性の一例として，メチル化されたDNA領域では通常，ヒストンH3リシン4のジメチル化およびトリメチル化（それぞれH3K4me2およびH3K4me3）が欠如していることが挙げられる。DNAメチル化は転写抑制と関連している一方で，これらのヒストンメチル化マーク（H3K4me2およびH3K4me3）は通常，転写活性のある座位に生じる。ただし，これらのルールには多くの例外が知られている。これらの2つのマークの相互依存性に関する現在の仮説では，DNAメチル化の存在がヒストンメチルトランスフェラーゼの結合およびH3K4への2個および3個のメチル基の付加を妨げるというものである。実際，ヒストン尾部に化学修飾を付加または除去する酵素の多くは，DNAメチル化感受性ドメインを有している。例えば，SETDB1とSETDB2はヒストンリシンメチルトランスフェラーゼとして機能するエピジェネティックライターであり，両方のパラログにはメチルCpG結合ドメイン（MBD）が含まれている。MBDをもつタンパク質は，メチル化DNAに局在すると同時に，結合パートナーである他のタンパク質と協働する。逆に，他のヒストン修飾酵素は，DNAメチル化機構やクロマチン凝集を起こすタンパク質複合体の局在を阻害する。DNA修飾とヒストン修飾のクロストークについては完全には理解されていないが，これらは単独のユニットとして機能するのではない。また，状況に応じたさまざまな修飾の膨大な組み合わせによって，非常に複雑な調節メカニズムを形成している。

8.3 発生における エピジェネティクス

ここまで，エピジェネティックマーク，特にDNAメチル化がヒトゲノムのどこにどのように存在するのかについて述べてきたが，ここからはヒトの発生におけるエピジェネティクスの重要な役割に焦点を当てていく。発生においてエピジェネティクス装置がどのように機能しているかを理解することは，ある種の疾患や障害の病態生理にエピジェネティクス装置が寄与しているという背景の理解につながる。おそらくDNAメチル化の最も重要な役割の1つは胚および胎児の発生の期間に起こっており，細胞分化の調節や，安定的な細胞・組織特異的なアイデンティティの付与に寄与している。すなわち，DNAメチル化は組織特異的，細胞特異的なパターンを示す。事実，（発生過程における）由来組織は健常人におけるDNAメチル化の個体差を決定する最も大きな要因の1つであり，遺伝的背景に比べてより大きなバリエーションを示す。

エピジェネティックな状態は，エピジェネティクスの再プログラミング（epigenetic reprogramming）が生じる2つの時期である生殖細胞の分化特定化と胚発生の初期に最もダイナミックに変化する（**図8.1**）。これらの過程に関する我々の知識は，主にマウスを用いた研究から得られたものである。しかし，ヒトにおける研究から得られた最近の遺伝学的および機能的な解析結果からは，ヒトとマウスの間にはさらなる研究が必要な重要な違いも発見されてはいるものの，ヒトとマウスで配偶子や胚におけるエピジェネティクスの再プログラミングがおおむね同じように起こっていることが明らかになっている。

妊娠約5週目までの胎児の始原生殖細胞では，ゲノム全体のDNAメチル化が消去され，その後，卵子または精子に成熟する前の分化段階の生殖細胞で，胎児の性別に

160　第8章　臨床エピジェネティクスの原理

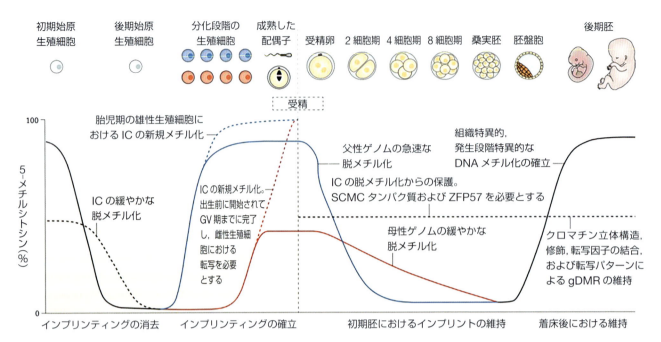

図 8.1　インプリンティングのライフサイクル　ヒトの発生過程におけるDNAメチル化の再プログラミングを示す。インプリンティングセンター（IC，黒破線）のメチル化は，始原生殖細胞（PGC）ではゲノムの残りの部分（黒線）よりもゆっくりと消去され，男性（父性IC，青破線；全ゲノム，青線）と女性（母性IC，赤破線；全ゲノム，赤線）の生殖細胞では異なる速度で再確立される。受精後，母方と父方に由来するゲノムは広く脱メチル化されるが，父性ICと母性ICのアレル間のメチル化の差（50%レベル）は着床前および着床後も維持される。図では，各発生段階に関与する因子と事象，5-メチルシトシンレベル，インプリントの消去，確立，着床前および着床後の維持のおおよその時期を示す。gDMR：生殖細胞系列で確立されるメチル化可変領域，GV：卵核胞，SCMC：表層下母性複合体（subcortical maternal complex）。(Monk D, Mackay DJG, Eggermann T, et al: Genomic imprinting disorders: lessons on how genome, epigenome and environment interact. *Nat Rev Genet*, 20:235-248, 2019 より)

応じて再メチル化とインプリントの獲得が起こる。そうして付与された非常に多様なDNAメチル化パターンが，明確な分化/転写の状態と関連づけられる。

　ここまでの内容から，DNAとヒストンの化学修飾，およびDNAの三次元構造を支える分子が一体となってエピゲノムを構成していることがわかる。受精後，受精卵のクロマチンは通常開いているが，転写はされていない。その後急速なクロマチンのリモデリングを伴い，ヒト胚では8細胞期に胚性ゲノムの活性化を引き起こす。着床に先立ち，胚はゲノムワイドなDNAメチル化の再プログラミングを受ける。これは，父由来ゲノムの迅速かつ酵素的・能動的な脱メチル化を含む。それに対し母由来ゲノムの脱メチル化は，主に数回の細胞分裂を通した受動的脱メチル化である。母由来ゲノムのメチル化レベルが最も低くなるのは**胚盤胞**（blastocyst）の段階であり，この時点で2つの親由来のゲノムのメチル化レベルは同等になる。

　重要なことは，インプリントを受けた座位はこの再プログラミングの過程から除外され，生殖細胞で確立されたインプリンティングマークが保持されるということである（図8.1参照）。これらの座位におけるDNAメチル化は，胚におけるゲノム全体の脱メチル化/再メチル化から守られている。そのメカニズムはまだ完全には解明されていないが，母性効果遺伝子がコードするタンパク質複合体が関与している。これらの遺伝子は受精前に母由来ゲノムから転写され，初期胚に必要とされる転写産物/タンパク質を生成し，その後に8細胞期での胚性ゲノムの活性化が起こる。母性効果遺伝子の大部分はマウスで研究されており，そこには遺伝子の欠失によって制御不全に陥った場合の表現型も含まれている。母性効果遺伝子は，エピゲノムおよび複合体としての役割が正常な発生能に必須であるという点で，ヒトにおいても同様の機能を果たしている。これらの遺伝子の病的バリアントに関連した表現型の結果については，後述の「ゲノムインプリンティング」を参照していただきたい。

　着床後，母性ゲノムと父性ゲノムの並行した再メチル化が，細胞タイプ依存的かつ時間依存的に起こる。前駆細胞

（まだ最終分化していない細胞）は，エピジェネティクスが重要な役割を果たす段階的な分化過程を経る。例えば，分化の過程においては多能性因子の発現を停止するためにDNAのメチル化が必要であり，*Oct4*や*Nanog*のような多能性関連遺伝子のプロモーターが高メチル化され，転写されなくなる。同様に，DNAメチル化は胚葉の特異性に関連するマーカー遺伝子の発現を上昇させる。DNAメチル化が欠如した**胚性幹細胞**（embryonic stem cell）では，分化が阻害される。いくつかのエピジェネティックな過程はさまざまな空間的・時間的入力にもとづいて転写プログラムを駆動すると考えられているのに対し，他のエピジェネティックな変化は，これらの変化を強化することで脱分化を防ぐバリアを形成すると考えられている。これらの強固に組織化されたエピジェネティックパターンは結果として，細胞にアイデンティティを与える細胞系譜特異的な転写プロファイルを作り出す。さらに，エピジェネティックパターンは体細胞分裂で伝達されるため，これらの転写プロファイルは細胞分裂を越えて維持される。

8.4　環境はエピゲノムと相互作用する

エピジェネティック装置は，developmental origins of health and disease（DOHaD）仮説との関連性において強い関心が寄せられている。DOHaDとは，胎児期や乳幼児期の過程で受けた環境因子が，成人期における慢性疾患の感受性に寄与するという仮説である。この分野の代表的な研究として，英国における低出生体重児と胎児死亡率の増加，および成人期の心血管疾患との間に地理的な関連があることが明らかにされた。これらの知見は，成人期の心血管疾患の一因として，子宮内栄養不良と胎児の成長障害があることを明らかにしたもので，冠動脈性心疾患の罹患率が最も高いイングランドとウェールズの地域では，先行してその数十年前に乳児死亡率の上昇が観察されていた。イングランド，そしてヨーロッパ全土でさらに研究が進められた結果，出生前の栄養不良がこの2つの転帰の環境リスクであることが明らかになり，出生前の環境がその後の健康転帰に寄与していることを示す有力な証拠となった。胎内で「オランダの飢餓の冬」に曝露された成人から得られた長期的知見により，肥満，脂質プロファイル異常，心血管疾患，および神経精神障害のリスク増加など，出生

前の飢餓がもたらす多くの長期的な健康転帰が確立された。これらの結果は，曝露の時期によって異なる。例えば，妊娠初期に飢餓に曝露された児は出生時体重が正常であったが（しかし肥満のリスクは増加した），妊娠後期に曝露された児は出生時体重が減少した。このような対照的な表現型から明らかになる重要な事柄が，ある生物学的システムにとって，ある環境曝露が持続する変化を引き起こしうるのには，それに対する感受性のある期間（すなわち臨界期という発生期間）が存在することである。ここでは，健康な出生体重であったにもかかわらず，妊娠初期の飢餓に反応して長期的な代謝が変化した。対照的に，腎機能の低下は妊娠中期に飢餓に曝露された児でより多く観察された。この自然実験に関する研究は継続され，対応するDNAメチル化の変化も同定されて，生理学的反応・変化の根底にある分子レベルの特徴におけるエピジェネティクスの役割が示唆された。注目すべきは，出生前の成長と細胞増殖に重要な遺伝子であるインスリン様増殖因子2（*IGF2*）が，妊娠初期に飢餓に曝露された児では，曝露されていない同胞と比較してメチル化レベルが低いこと（すなわち通常は遺伝子の活性上昇に関連する低いメチル化レベル）が判明したことである。対照的に，妊娠後期に飢餓に曝露された児とその同胞のペアでは，*IGF2*のメチル化にこのような差は認められなかった。

Agoutiマウスモデルもまた，エピジェネティック装置が胎内での曝露と成体の健康転帰との間を時間的に橋渡しする典型的な例である。マウスのAgouti遺伝子はメラニン産生を介して毛色を調節しているが，その発現は遺伝子の第2エクソンにみられる細胞タイプ特異的プロモーターによって制御されている。このプロモーターにより，毛包細胞の発生時に遺伝子が活性化される。しかし，Agouti遺伝子にIAP（intracisternal A-particle）レトロトランスポゾンが挿入されると，この遺伝子は恒常的に発現する（すなわち，レトロトランスポゾンが潜在プロモーターを含むため，毛包細胞だけでなくすべての細胞で発現する）（図8.2）。このアレルはA^{vy}またはviable yellowと呼ばれ，これらの変異マウスの表現型は，黄色い毛皮，肥満，II型糖尿病，腫瘍易発生の素因などとなる。しかしながら，IAP挿入マウスの細胞全体におけるAgoutiの発現レベルは一様ではなく，さまざまであり，関連する表現型はIAPのDNAメチル化レベルに依存している（図8.2参照）。さらに，妊娠中のAgoutiマウスにメチル基供与体

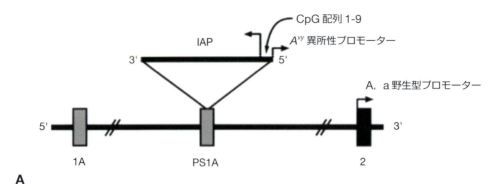

A

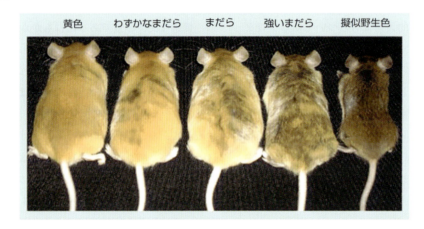

B

図8.2　A^{vy} マウスにおけるエピゲノムの環境誘発性の変化　(A)　A^{vy} アレルは Agouti 遺伝子の偽エクソン 1A (PS1A) 内に逆向きに挿入された IAP (intracisternal A-particle) をもつ。異所性プロモーター（短い矢印で示された「A^{vy} 異所性プロモーター」）は，構成的（恒常的）な異所性の Agouti 発現を駆動させる。Agouti 遺伝子の転写は通常，エクソン 2 にある，発生過程で制御される毛周期特異的プロモーターから始まる（短い矢印で示された「A，a 野生型プロモーター」）。**(B)** Agouti 遺伝子の A^{vy} (viable yellow) アレルをヘテロ接合性にもつ遺伝的に同一の子孫 (A^{vy}/a) は，DNA メチル化レベルに対応して異なる 5 つの毛色表現型と，肥満を含む関連する表現型を示す。図のマウスの性別と年齢は同じである。(A は Dolinoy DC, Huang D, Jirtle RL: Maternal nutrient supplementation counteracts bisphenol A-induced DNA hypomethylation in early development, *Proc Nat Acad Sci* 104(32):13056-13061, 2007. doi:10.1073/pnas.0703739104 より; B は Jirtle RL: The Agouti mouse: a biosensor for environmental epigenomics studies investigating the developmental origins of health and disease, *Epigenomics* 6(5):447-450, 2014. doi:10.2217/epi.14.58 より)

を多く含む餌を与えると，子孫の Agouti 遺伝子の発現が変化し，ひいては長期的な健康に影響を及ぼす可能性がある。A^{vy} アレルのヘテロ接合の母親をヘテロ接合の雄と交配させ，メチル基供与体を多く含む餌を与えると，DNA 高メチル化によって A^{vy} の遺伝子発現が抑制された，健康で茶色の A^{vy} の仔がより頻繁に生まれる。これに対して，内分泌撹乱物質であるビスフェノール A を妊娠マウスに与えると，毛色が黄色で DNA メチル化レベルが低い A^{vy} の仔がより多く生まれる。これらの表現型に関連した DNA メチル化領域は，母親の栄養状態によっても変化し，**メチル化可変領域**（differentially methylated region：DMR）を構成する。多様な毛色と健康状態を示すこれらのマウスが遺伝的に同一の個体であることを考える

と，毛色と健康転帰のバリエーションは特に注目に値する。これらの例は，エピジェネティックな制御における環境の影響が生理学的結果に影響を与えるだけでなく，DNA メチル化が過去の胎内環境因子のバイオセンサーとして機能することを強調している。

環境因子がインプリンティングの過程に影響を与えるという別な証拠は，**生殖補助医療**（assisted reproductive technology：ART）に由来する。もともと 1970 年代に開発された ART は，卵管閉塞による不妊症の治療法として開発された。それ以来，ART の適応は拡大し，遺伝性疾患のリスクが高いカップルや，女性および男性の不妊症や不育症の多様な原因が含まれるようになった。

ART は，卵母細胞成熟と受精後の配偶子におけるイン

プリントの保持という2つの重要なエピジェネティクスの再プログラミングの発生時期を破綻させる可能性をもっている。卵巣卵胞刺激は，エピジェネティックな再プログラミングを完了できていない卵母細胞を活性化する可能性がある。加えて，ARTのいくつかの側面〔体外受精（*in vitro* fertilization），顕微授精，胚の凍結保存〕は，着床前のエピジェネティックな再プログラミングを阻害する可能性がある。よって，ARTによって異常な妊娠転帰リスクが増加するという報告がなされるのも驚くことではない。具体的には，妊娠週数に対する低出生体重児，早産，先天奇形，そしてBeckwith-Wiedemann症候群，Russell-Silver症候群，Angelman症候群，Prader-Willi症候群を含む**インプリンティング疾患**（imprinting disorder）の発生率の上昇などである（後述の「ゲノムインプリンティング」を参照）。ARTを用いて妊娠した個体におけるこれらの症候群のリスクは，一般集団のリスクの数倍に増加する（例えば，Beckwith-Wiedemann症候群の場合，絶対的リスクは低いままであるが，リスクは1/13,000から約1/2,500に増加する）。

　ヒトでは，ART後に生まれた個体における特定領域あるいはゲノム全体の分子生物学的解析により，既知の臨床的症状と関連する特定座位のDNAメチル化の変化だけでなく，インプリントを受けた複数の座位におけるさまざまなメチル化異常も同定されている〔多座位インプリンティング疾患（multi-locus imprinting disorder：MLID）として知られる現象〕。ヒトやモデル生物における研究では，この複雑な発生時期における異常なエピジェネティックプログラミングの一因として，ART過程（ホルモン療法もしくは体外培養液）と一次不妊の問題（卵子/精子の質，あるいは母性効果遺伝子における病的バリアント）の両方が関与していることが示唆されている。

　先に，エピジェネティックな変化と表現型の変化との関連において，出生前の環境が重要であることについて述べた。しかし，可塑性は出生した時点で終わるわけではない。生涯を通じてDNAメチル化パターンは，予測可能な方法と一見ランダムに見える方法の両方で変化し続ける。このようなエピゲノムの継続的な変化は，それぞれ加齢研究と双生児研究によって説明することができる。生涯を通じてエピジェネティックパターンが予測可能な方法で変化する性質をもつので，DNAメチル化は生物学的に最も正確な暦年齢予測因子となる。理由は不明であるが，

CpG部位のごく一部が分子時計として働いている。さらに，多くの健康行動や疾病状態は，エピジェネティッククロックがより進行していること（すなわち予測される年齢が暦年齢よりも高いこと）と関連している。エピジェネティック年齢と暦年齢との間に著しいギャップがある場合，死亡率や罹患率が増加することが知られており，これはDNAメチル化と老化プロセスとの関係を反映しているのかもしれない。しかし，この現象はよく理解されておらず，現在のところ老化プロセスの根底にある分子メカニズムに関する知見はほとんど得られていない。これは将来的に明らかにされるであろう。

　生涯を通じたDNAメチル化パターンの2つ目の例は，**一卵性**（monozygotic）双生児で最もよく観察される。一卵性双生児は，DNAメチル化パターンは同一ではないが，高度に一致したパターンをもって生まれる。出生時に観察されるこのような比較的小さなDNAメチル化の違いは，胎生期の環境を共有しているにもかかわらず胎内で経験した違いに関係している可能性が高い。出生後，一卵性双生児のDNAメチル化パターンは年齢とともにますます乖離していく。このように双子の生涯にわたってDNAメチル化パターンが乖離するというよく知られたパターンは，エピジェネティックな装置におけるエラーのような確率的な分子事象だけでなく，継続的な環境の違いにも反応して生じている可能性が高い。重要なことは，あらゆる年齢の一卵性双生児におけるDNAメチル化の違いが，精神疾患（統合失調症や双極症など）や自己免疫疾患（全身性エリテマトーデスや多発性硬化症など）を含む多くの**不一致**（discordant）表現型と関連していることである。この研究は，胎児期の形成期を越えてDNAメチル化が介在する可塑性，およびそれが環境と健康転帰との接点において役割を果たしていることを証明している。

8.5　ヒト疾患における　　エピジェネティクスの役割

　一倍体の生殖細胞によって作られる受精卵において，哺乳類の母由来および父由来のゲノムの寄与が発育中の胚に異なる影響を与えるという発見をもたらしたのは，マウス胚を用いたエレガントな核移植実験であった。母由来の前核のみを2つもった受精卵は胚組織を，父由来の前核の

みを2つもった受精卵は胚あるいは胎盤組織だけを作り出し，生存可能な胚にはならなかった。ヒトにおいて母由来と父由来のゲノムの機能的な違いが証明されたのは，ヒトの生殖細胞腫瘍，特に**胞状奇胎**（hydatidiform mole）と卵巣奇形腫の研究からであった。胞状奇胎は雄核発生（父性ゲノム2セット，母性ゲノムなし）であるのに対し，卵巣奇形腫は雌核発生（母性ゲノム2セット，父性ゲノムなし）である。卵巣奇形腫の病理組織学的表現型は，三胚葉（外胚葉，中胚葉，内胚葉）すべてに由来する十分に分化した胎児構造を示すが，胞状奇胎には胚体外栄養膜細胞の要素しか含まれない。このことは，母方から伝達されたゲノムと父方から伝達されたゲノムが機能的に同等ではないことの証拠となる。現在では，母性ゲノムと父性ゲノムの機能差はゲノムインプリンティングに起因することがわかっている。

8.6 エピジェネティック疾患のカテゴリー

ゲノムインプリンティング

第6章で述べたように，インプリントを受けた遺伝子（インプリント遺伝子，imprinted gene）は，片方のアレルからしか発現しない。つまり，細胞内に遺伝子は2コピー存在するが，発現するのは片方だけである。どちらのコピーが発現するかは親の由来に依存し，DNAのメチル化マークによって決定される。発現しているアレルはメチル化されておらず，サイレンシングされているアレルはメチル化されている。**ゲノムインプリンティング**（genomic imprinting）を受けるヒトの遺伝子はごく一部にすぎないが，これら遺伝子の多くは成長と発達の重要な調節因子である。そのため，正常な片アレル発現が阻害されると，しばしば子宮内および出生後の成長と神経発達の両方に影響を及ぼす障害が生じる。インプリント遺伝子の大部分は，特定の染色体領域（例えば，15q11-13と11p15）に，インプリントドメイン（imprinted domain）と呼ばれるクラスターとして存在する。各インプリントドメインは，ドメイン内の標的インプリント遺伝子の発現をシスに制御する1つ以上の独立したインプリンティング制御領域（imprinting control region）によって制御されている。ヒトゲノム全体で120以上のインプリント遺伝子が同定され

ている（図8.3）。**インプリンティングセンター**（imprinting center：IC）[*訳注]に影響を与え，通常は活性のある遺伝子の転写抑制をもたらすエピジェネティックな変化を，**エピ変異**（epimutation）と呼ぶ。

ゲノムインプリンティングに起因することが最初に認識されたヒトの疾患が，**Prader-Willi症候群**（Prader-Willi syndrome）と**Angelman症候群**（Angelman syndrome）である（第6章を参照）。これら2つの神経発達障害は，染色体15q11-13のインプリント領域（インプリント遺伝子のクラスターを含む）に存在する父性または母性発現する遺伝子が欠如することに起因する。インプリンティング疾患の特徴のひとつは，遺伝子の発現を破綻させる遺伝的あるいはエピジェネティックな要因が複数存在するという分子的異質性である。これはPrader-Willi症候群とAngelman症候群の両方にみられ，染色体欠失，片親性ダイソミー（片親から1本の染色体を2本コピー）（第6章；表6.5参照），インプリンティング欠損（すなわちエピ変異），病的配列バリアント（Angelman症候群の*UBE3A*）などが原因で起こりうる。

その他のヒトのインプリンティング疾患の例では，**Beckwith-Wiedemann症候群**（Beckwith-Wiedemann syndrome）と**Russell-Silver症候群**（Russell-Silver syndrome）がある。これらの疾患は，染色体11p15領域に存在するインプリント遺伝子の調節異常で生じる，臨床的に正反対の成長障害である。Beckwith-Wiedemann症候群は過成長を特徴とし，Russell-Silver症候群は子宮内発育不全と出生後の成長障害を特徴とする。Beckwith-Wiedemann症候群はまた，胎児性腫瘍の発生リスク増大とも関連している。染色体11p15領域にはインプリント遺伝子のクラスターがあり，それぞれ独自のインプリンティング制御領域をもつ2つの異なるインプリントドメイン，すなわちテロメア領域のIC1ドメインとセントロメア領域のIC2ドメインで構成されている。IC1ドメインには*IGF2*と*H19*遺伝子が含まれ，IC2ドメインには*CDKN1C*，*KCNQ1*，*KCNQ1OT1*遺伝子が含まれる。これらの領域の遺伝子は，親由来特異的なインプリンティングを受ける。例えば通常，IC1は父由来染色体上でメチル化され，*IGF2*の発現（細胞の成長と増殖を促進）と*H19*のサイレ

[*訳注] インプリンティング制御領域とインプリンティングセンターは現在では同一の意味で用いられる場合がほとんどである。

8.6 エピジェネティック疾患のカテゴリー

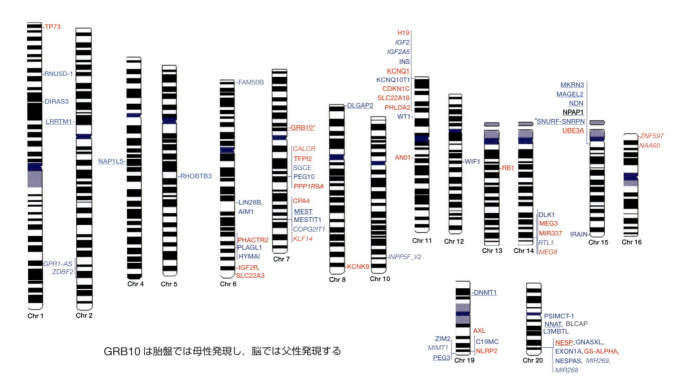

GRB10は胎盤では母性発現し、脳では父性発現する

図8.3 インプリントを受けたヒト遺伝子の染色体模式図 ヒト染色体模式図は http://www.dna-rainbow.org/ideograms/ を用いて作成された。Catalogue of Imprinted Genes (http://igc.otago.ac.nz) および GeneImprint portal (http://www.geneimprint.com) にもとづき、インプリントを受けた遺伝子をもつことが知られている各ヒト染色体の図を示す。インプリンティング遺伝子は、前述のカタログの両方でインプリントを受けたと指定されているものを各染色体に記載している。青字の遺伝子は父性発現、赤字の遺伝子は母性発現、黒字の遺伝子は親由来による発現が不明、グレーの遺伝子はアイソフォーム依存的に親由来の発現をもつ。太字の遺伝子は成長に、下線の遺伝子は神経発達に関与していることが示唆されている。イタリック体で書かれた遺伝子は成長または神経発達における機能が報告されていない。

ンシングを起こす。母由来染色体ではIC2がメチル化され、*KCNQ1OT1*のサイレンシングと、*KCNQ1*および*CDKN1C*（細胞増殖の負の制御因子）の発現が生じる。IC1とIC2における分子的に反対の変化は、この領域における成長促進遺伝子と成長抑制遺伝子のバランスを崩し、過成長（Beckwith-Wiedemann症候群）または成長障害（Russell-Silver症候群）となる。したがって、これらの病態は臨床的にも分子生物学的にも互いに鏡像である（図8.4）。基礎にある病因が染色体の重複や欠失であるとき、それが男性から伝わるか女性から伝わるかによって、染色体11p15領域の親由来特異的インプリンティングに起因した2つの病態が同じ家系にみられることがある（図8.5）。これらの病態を引き起こす分子メカニズムは複雑であり、15q11-13染色体関連疾患と同様にエピジェネティックまたは遺伝的な変化が含まれる。すなわち、細胞遺伝学的異常、片親性ダイソミー、ICにおけるメチル化の消失または獲得（すなわちエピ変異）、病的配列バリアント（Beck-

with-Wiedemann症候群の*CDKN1C*； 症例6 ）などである。

インプリンティング疾患は一般に、1つのインプリントを受けた座位（インプリント座位、imprinted locus）のシスに生じたメチル化異常に起因するが、複数のインプリント座位のメチル化異常が認められる多座位インプリンティング疾患（MLID）の報告もある。MLIDの患者は、単一のインプリンティング疾患に特異的な症状を示すこともあれば、複数のインプリンティング疾患の重複した症状を示すこともある。MLIDは、ART妊娠による子ども、患者のゲノムに存在する病的バリアント（例えば*ZFP57*）、あるいは*NLRP5*や*PADI6*のような母性効果遺伝子（これらはインプリントを受けた座位にトランスに影響を与えるタンパク質をコードする）の病的バリアントをもつ女性から生まれた子どもで観察されることがある（前述の「発生におけるエピジェネティクス」を参照）。母性効果遺伝子の病的バリアントは、複数のインプリント座位における

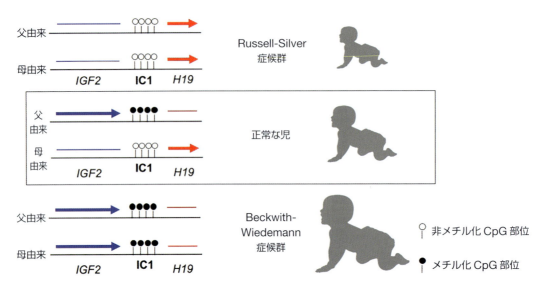

図 8.4　11p15 のインプリンティングの正反対の変化は，正反対の表現型を引き起こす可能性がある　染色体 11p15 領域のインプリンティングセンター 1（IC1）におけるインプリンティング制御の模式図。四角で囲まれた図（中央）は，IC1 が父由来の染色体上ではメチル化され，母由来の染色体上では非メチル化されている正常な状態を表し，その結果，父性アレルからのみインスリン様増殖因子 2（IGF2）が発現する。（上）父性アレル IC1 のメチル化の喪失は IGF2 のサイレンシングをもたらし，IGF2 の抑制は成長低下をもたらし，Russell-Silver 症候群（RSS）を引き起こす。（下）母性アレルの IC1 におけるメチル化の上昇は，IGF2 の活性化をもたらし，成長を促進し，Beckwith-Wiedemann 症候群（BWS）を引き起こす。IC2（ここでは示していない）におけるメチル化の喪失と上昇も，BWS と RSS の原因となる。

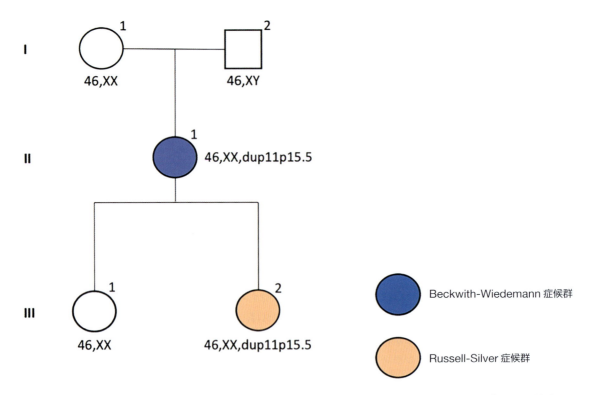

図 8.5　染色体 11p15 の重複が分離している家系の家系図　親由来の特異的インプリンティングによって異なる表現型が決定される。II-1 は Beckwith-Wiedemann 症候群と診断され，父由来 11 番染色体上のインプリンティングセンター 1（IC1）を含む 11p15 の de novo 重複であるとわかった。そのため，彼女はこの領域の父性インプリント遺伝子を 2 コピー，母性インプリント遺伝子を 1 コピーもち，IC1 の相対的な過剰メチル化をもたらす。彼女がこの染色体重複を子どもに受け渡すと，親のインプリントは消去され，母性インプリントに置き換わる。したがって，11p15 染色体重複を受け継いだ娘（III-2）は，この領域に母性インプリント遺伝子を 2 コピー，父性インプリント遺伝子を 1 コピーもつことになり，IC1 の相対的なメチル化の低下が起こる。これは Russell-Silver 症候群と関連している。

多様なインプリンティング制御の破綻を引き起こし，その結果として不妊症や，胞状奇胎，反復流産，1つ以上のインプリンティング疾患などの有害な妊娠結果を含む，幅広い臨床症状を引き起こす。したがって，不妊症や有害な妊娠結果の既往歴がある MLID の病因を調べる際には，発端者だけでなく発端者の母親の検査も考慮しなければならない。

同一個体において複数のインプリンティング疾患の特徴が重複する場合のもう1つの鑑別診断は，ゲノムワイドな父性片親性ダイソミーである。ゲノムワイド父性片親性ダイソミーは生存可能な妊娠とは関連しないが，ゲノムワイド父性片親性ダイソミーのモザイクは，複数のインプリンティング疾患の重複した症状を有する患者が複数報告されている。特にそれらの症状は，インプリント染色体領域（6q24，11p15，14q32，15q11，20q13）の父性片親性ダイソミーに起因している。ゲノムワイド父性片親性ダイソミーは，典型的には父性片親性細胞系列と両親性細胞系列とのモザイクによって特徴づけられる。臨床症状は，モザイク細胞の割合および片親性ダイソミー細胞系列の局在によって異なる。

不安定な反復配列の伸長を起因とする疾患

エピジェネティックな制御が，**不安定な反復配列伸長**（unstable repeat expansion）による疾患の病因において重要な役割を果たしていることが明らかにされた（第13章参照）。これは**脆弱 X 症候群**（fragile X syndrome）でよく知られている。*FMR1* 遺伝子の CGG 反復配列の伸長が完全変異（full mutation）に至ることで，*FMR1* プロモーターのメチル化を含むエピジェネティックイベントのカスケードが引き起こされ，脆弱 X 精神遅滞タンパク質（FMRP）の産生が減少または消失する。通常サイズの *FMR1* アレルをもつ男性では，*FMR1* のプロモーターは非メチル化であり開いたクロマチン構造が保たれているため，転写因子が *FMR1* プロモーターにアクセスすることで FMRP の転写を促進する。FMRP の発現を調節する DNA メチル化の重要性は，*FMR1* の反復配列伸長が完全変異でありながら正常な認知機能をもつ稀な男性症例によって示されており，これらの男性では，*FMR1* プロモーターが非メチル化であることがわかっている。

不安定な反復配列の伸長に起因する多くの疾患では，重症化や発症年齢の若年化が次世代で観察される**表現促進**（anticipation）という現象が示されている。表現促進の基盤は，親世代から子世代への伝達時に不安定な反復配列が伸長する傾向にあることによる。エピジェネティックな要因が，疾患の病因と反復配列の不安定性の両方に関与していると考えられている。例えば，筋強直性ジストロフィー1型のなかで最も重篤な**先天性筋強直性ジストロフィー**（congenital myotonic dystrophy：CDM1）は，*DMPK* 遺伝子の CTG 反復配列の伸長によって引き起こされる神経筋疾患である。CDM1 は強い遺伝的表現促進に加えて，DNA メチル化パターンの変化も示す。具体的には，CDM1 をもつ個人では，*DMPK* 遺伝子の上流および下流のシス調節領域が異常にメチル化されることが多く，この部位のクロマチン構造と遺伝子発現を変化させる。つまり，これらの調節領域の異常は反復配列の不安定性を増加させる可能性があり，遺伝的表現促進にエピジェネティクスが関与することを示す初期の証拠を提供している。

エピジェネティック装置の疾患

ゲノムシークエンシング技術の進歩により，メンデル遺伝病に関与する遺伝子の発見が加速している。過去10年間で，正常なエピジェネティック制御を維持するために重要な遺伝子（ライター，イレーサー，リーダー，クロマチンのリモデリング因子を含む）のバリアントによって引き起こされるメンデル遺伝病の数が増加している。これらの症候群の多くは単一アレルの機能喪失（ハプロ不全）によって引き起こされることから，これらのタンパク質が量依存的に機能することが示唆されるが，常染色体潜性遺伝（劣性遺伝）および X 連鎖潜性遺伝のパターンも報告されている。古典的なインプリンティング疾患ではインプリントを受けた遺伝子がシスに影響を受けるのに対し，このエピジェネティック疾患ではエピジェネティックな調節異常がトランスに生じ，ゲノム全体で複数の標的に影響する。現在までに80を超えるエピジェネティック装置の異常が同定されているが，これ以上に認識される可能性がある（図 8.6 参照）。これらの疾患は多様な多系統異常によって特徴づけられ，最も一般的に認められる表現型の特徴は知的障害と成長調節障害である。これらの異常については後で詳しく説明する。

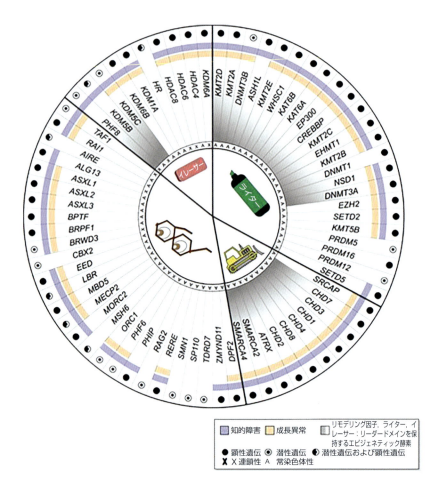

図8.6 エピジェネティック装置のメンデル遺伝病 エピジェネティックドメイン（リーダー，ライター，イレーサー，リモデリング因子，中間体）をもつ70以上の遺伝子がメンデル表現型に関連していることがわかっている。遺伝子の大多数はヘテロ接合体（黒丸）で疾患を引き起こす。酵素ドメイン（ライター，イレーサー，リモデリング因子）は，互いに排他的であるが，多くはリーダードメイン（グレー網掛）と共存する。大多数で知的障害（紫）がみられ，成長異常（オレンジ）もみられる。A＝常染色体上の遺伝子，X＝X染色体上の遺伝子。(Fahrner JA, Bjornsson HT: Mendelian disorders of the epigenetic machinery: postnatal malleability and therapeutic prospects. *Hum Mol Genet*, 28:R254-R264, 2019より改変)

エピジェネティック装置：DNAメチル化

ヒストンを調節する遺伝子とは対照的に，DNAメチル化マークを調節する遺伝子（ライター，リーダー，イレーサー）は少数である。それぞれの遺伝子における病的バリアントは，特有の表現型と関連している。DNAメチルトランスフェラーゼ*DNMT3A*（ライター）の生殖細胞系列機能喪失バリアントのヘテロ接合性は，**Tatton-Brown-Rahman症候群**（Tatton-Brown-Rahman syndrome：TBRS）を引き起こす。これは，過成長，知的障害，および特徴的顔貌を特徴とする非進行性の神経発達障害である。生殖細胞系列における*DNMT3A*の構成的病的バリアントがTBRSを引き起こす一方で，体細胞獲得性の病的バリアントは**急性骨髄性白血病**（acute myeloid leukemia：AML）の20％以上に関連している。特筆すべきは，同じ病的バリアントがAMLとTBRSの両方に関連すると報告されているが，AMLはTBRS患者では稀にしか発生しないことから，がんにおいては多段階的脱制御が必要であることが強調されている。TBRSの患者ではがん（AMLを含む骨髄性腫瘍）のリスクが，基準となる集団よりも高いのだが，臨床的サーベイランスの閾値には達していないため，TBRS患者に対するがんのスクリーニングは推奨されていない。メンデル遺伝病に関連する他のエピジェネティック調節因子で，がんに関与す

る体細胞性の病的バリアントが知られている2つのヒストンメチルトランスフェラーゼ（ライター）に，*NSD1* と *EZH2* がある。同様に，これらの遺伝子の生殖細胞系列病的バリアント〔それぞれ **Sotos 症候群**（Sotos syndrome）と **Weaver 症候群**（Weaver syndrome）〕に関連する表現型は，基準となる集団よりもがんのリスクが高いが，臨床的サーベイランスの閾値には達していない。

興味深いことに，維持メチルトランスフェラーゼである *DNMT1* の病的バリアントは，2つの異なる進行性の成人発症神経疾患と関連している。これらは現在確認されているエピジェネティック調節因子の病的バリアントに関連する唯一の成人発症病態であり，細胞が重要な DNA メチル化マークを維持する能力を継続的に失うことで生じると思われる。特異的な表現型は，遺伝子内の病的バリアントの位置によって決定される。認知症と聴覚低下を伴う**遺伝性感覚性自律神経ニューロパチー1**（hereditary sensory and autonomic neuropathy type 1：HSAN1E）はエクソン 20 のバリアントと関連しており，成人初期に感覚性ニューロパチーと難聴が出現し，認知症へと進行する。*DNMT1* のエクソン 21 のバリアントに関連する第二の症候群は，**常染色体顕性小脳失調・難聴・ナルコレプシー**（autosomal dominant cerebellar ataxia, deafness and narcolepsy）と呼ばれ，成人期にナルコレプシーが発症し，その後，感性難聴，小脳失調，最終的には認知症に至ることが特徴である。

DNA メチル化のリーダーとして機能するメチル CpG 結合タンパク質 2（*MeCP2*）は，この遺伝子の病的バリアントが神経発達障害である **Rett 症候群**（Rett syndrome；症例 40 ）を引き起こすこともあり，大規模な研究が行われている。Rett 症候群は，後天性小頭症，進行性知的障害，生後1年から始まる運動技能の喪失を特徴とする。典型的な Rett 症候群症例の大多数（90%）は，Xq28 に位置する *MeCP2* の機能喪失バリアントによって引き起こされる。典型的な Rett 症候群の患者は一般的に，機能喪失バリアントのヘテロ接合性の女児である。*MeCP2* の病的バリアントまたは欠失をもつ男児が出生まで生存する場合，てんかん発作を伴う重度の乳児脳症を示す。

前述のように，TET 酵素ファミリーは，DNA メチル化マークのイレーサーとして機能する。DNA メチル化のライターやリーダーがかかわる疾患は以前から知られてい

たが，DNA メチル化の消去装置が関連する最初の神経発達障害が最近になって報告された。TET3 欠損症，すなわち **Beck-Fahrner 症候群**（Beck-Fahrner syndrome：BEFAHRS）は，メチルシトシンジオキシゲナーゼをコードする *TET3* の片アレルまたは両アレルの病的バリアントによって引き起こされ，知的障害，自閉スペクトラム症の特徴，筋緊張低下，異常形成顔貌など，非常に多様で非特異的な臨床症状を示す。この症候群は，常染色体潜性遺伝（劣性遺伝）または常染色体顕性遺伝（優性遺伝）の形式で伝わる。

エピジェネティック装置：ヒストン

ヒストン修飾を調節する遺伝子の数は，DNA メチル化を制御する遺伝子の数を大きく上回り，ライター，イレーサー，リーダー，クロマチンリモデリング因子が存在する。これらのバリアントに起因する疾患はしばしば重複する表現型を示し，臨床的な鑑別が困難な場合がある。この表現型の重複は，異なる遺伝子を含むさまざまなエピジェネティック調節因子の下流ターゲットが，脳や臓器の発達に関する共通経路の調節に関与しているためと考えられる。これは，個々の疾患を臨床的に鑑別することが非常に難しいことを意味する。例えば，**Sotos 症候群**と **Weaver 症候群**は重複する症状を呈する過成長症候群であり，それぞれ *NSD1* と *EZH2* というエピジェネティックライターの機能をもつ異なる遺伝子によって引き起こされる。これら2つの遺伝子は異なる下流ターゲットをもつにもかかわらず，特に生後1〜2年の間はこれらの疾患を臨床的に区別することが困難である。正確な臨床診断は，自然経過を予測し，再発率を明らかにするうえで重要である。Sotos 症候群は顕著な知的障害と行動障害を伴うが，Weaver 症候群では比較的軽度な知的障害であったり知的障害がないことがある。また，これら2つの症候群におけるがんの種類とそれぞれのリスクにも差があり，予測的医療ケアにおいて重要な情報となる。再発率に関しては，Sotos 症候群の多くの症例は病因が *de novo* であるが，Weaver 症候群はしばしば家族性であるが，罹患した子どもが生まれた後にのみ親が軽度の表現型を示しているのに気づかされる。

表現型の重複は，タンパク質複合体の一部として機能する遺伝子に病的バリアントが生じた場合にも認められる。

この場合，表現型の重複は共通の下流ターゲットの調節が破綻することによって生じる。これは，成長障害を特徴とする神経発達障害である **Kabuki 症候群**（Kabuki syndrome）において認められる。Kabuki 症候群は，相反する機能をもつ 2 つの遺伝子である *KMT2D* および *KDM6A* の機能喪失バリアントによって引き起こされる。*KMT2D* はヒストンメチルトランスフェラーゼ（ライター）を，*KDM6A* はヒストンデメチラーゼ（脱メチル化酵素：イレーサー）をコードしており，これら 2 つのタンパク質は複合体を形成し，特定の標的遺伝子のクロマチン状態と転写活性の調節において補完的な役割を有する。*KMT2D* はオープンクロマチンのメチル化マーク（H3K4me3）を追加し，*KDM6A* はクローズドクロマチンのマーク（H3K27me3）を除去する。どちらの遺伝子もクロマチンの緩和を促し，遺伝子発現を促進する。いずれかの遺伝子/タンパク質機能の異常により，重複する標的遺伝子におけるオープン（開いた）クロマチンとクローズド（閉じた）クロマチンのバランスが破綻し，同じ臨床的結果（すなわち Kabuki 症候群）を引き起こす。特定の遺伝的病因の同定は重要である。なぜなら，*KMT2D* の病的バリアントは常染色体顕性遺伝形式であり，通常は *de novo* であるのに対し，*KDM6A* は X 連鎖潜性遺伝子であり，表現型正常な保因者である母親から受け継がれた場合，高い再発率をもつと考えられるからである。

同じタンパク質複合体内の異なる遺伝子の病的バリアントによって引き起こされる，重複する表現型をもつ異なる臨床状態も存在する。これは，**Coffin-Siris 症候群**（Coffin-Siris syndrome：CSS）と **Nicolaides-Baraitser 症候群**（Nicolaides-Baraitser syndrome：NCBRS）でみられる。これら 2 つの神経発達障害は，それぞれ *ARID1B*，*SMARCB1*，*SMARCA4* 遺伝子（CSS）と，*SMARCA2* 遺伝子（NCBRS）の病的バリアントによって引き起こされる。これらの遺伝子はすべて BAF クロマチンリモデリング複合体の一部である。これら 2 つの症候群は，それぞれの原因遺伝子を含むタンパク質複合体の共通する下流ターゲットに起因した重複する臨床症状を有するが，自然経過における重要な違いももっており，最適な管理のためには遺伝子ベースの診断を必要とする。

8.7 エピジェネティック疾患の診断検査

インプリンティング疾患を引き起こす分子装置は多様であることを踏まえると，根本的な病因を特定するには通常，単一の検査方法だけでなく複数の方法を利用する必要がある。インプリンティング疾患の特徴は，異常な DNA メチル化パターンである。インプリンティング疾患に対する最も効果的な解析手法は，**メチル化感受性 MLPA**（methylation-sensitive multiplex ligation-dependent probe amplification：MS-MLPA）法である。方法論の説明については第 5 章を参照していただきたい。MS-MLPA を使用する利点は，関連する染色体領域全体のメチル化レベルとコピー数バリアントの両方を評価できることである。つまり，欠失，片親性ダイソミー，またはインプリンティング欠損によるメチル化異常を区別することができる。メチル化異常が検出された場合，特定の根本的な分子病因を決定するために追加の検査が必要になる場合がある。これには，染色体の再構成（例えば，MS-MLPA で使用される標的プローブでは検出できない欠失など）を探索するための染色体マイクロアレイ分析や，片親性ダイソミーを検査するための親のサンプルを用いた追加の分子検査が含まれる。MS-MLPA 検査が陰性の場合においても，インプリンティング疾患の分子的異質性を考えると，追加の検査を考慮する必要がある。特に，関連するインプリント遺伝子（例えば，Beckwith-Wiedemann 症候群の *CDKN1C* や Angelman 症候群の *UBE3A*）の配列解析や，MS-MLPA で検出可能なメチル化変化を伴わずにインプリンティングに影響を与える染色体再構成を調べる細胞遺伝学的解析である。病因の同定は，再発率を決定するうえで重要である。例えば，遺伝学的変化を伴わない *de novo* メチル化異常は非常に低い再発率をもたらすが，インプリンティング制御領域の欠失によるメチル化異常は，遺伝継承した場合には親由来に依存して 50% の確率で発症する。

インプリンティング疾患の診断検査におけるもう 1 つの重要な考慮事項は，根本にある分子変化がモザイクで存在する可能性があるということである。つまり，一部の細胞はインプリンティング異常をもち，一部の細胞は適切なメチル化アレルをもつ。これは Beckwith-Wiedemann 症

候群を引き起こす染色体11p15の分子変化においてよくみられ，臨床的に診断され，続く包括的な検査で陰性となる約20%の患者の一部を占めている。したがって，体細胞モザイクが有意に存在するため，陰性の検査結果が臨床診断を否定するものではないことを認識する必要がある。

エピジェネティック装置のメンデル遺伝病は伝統的に，標的となる単一遺伝子やパネル検査（特定の診断が疑われる場合）またはゲノムワイドなシークエンシングを含む，ゲノムシークエンシングによって診断されてきた。しかし，シークエンシング技術には，非コード領域のシークエンシング深度，複雑な配列バリアントの検出，意義不明のバリアント（VUS）の同定など，いくつかの限界が存在する。エピジェネティック調節因子の病的バリアントに起因する遺伝性疾患の診断率を向上させるためには，ゲノムワイドなDNAメチル化パターンの分析は有望なアプローチである。ここ数年で，50以上の遺伝子に対して定義されたユニークなDNAメチル化の変化，いわゆる**DNAメチル化シグネチャー**（DNA methylation signature）が特定された。これらのシグネチャーは，特定の遺伝子に病的バリアントをもつ症例と対照の両方から得られた末梢血由来DNAを比較することによって特定された。これらの遺伝子特異的シグネチャーは，診断検査のための機能的バイオマーカーとしての有用性がますます認識されつつある新しいツールである。これらのシグネチャーは，特定の症例で確認されたDNAメチル化プロファイルを，既知のゲノムワイドDNAメチル化シグネチャーや既知の遺伝子のメチル化プロファイルと比較することによって，意義不明のバリアントを病的または良性のいずれかに分類するために使用することができる。これまでに得られたDNAメチル化シグネチャーは全血からのDNA由来であり，DNAメチル化マークは細胞タイプごとの特異性をもつため，既知のシグネチャーは血液由来のDNAサンプルでの検査に限定される。将来，他の細胞タイプでDNAメチル化シグネチャーが同定されると，この技術はより広範囲に応用される可能性がある。

8.8　DNAメチル化とがん診断

がんは従来から遺伝性疾患と考えられていたが，しばしばDNAメチル化，ヒストン修飾，クロマチンリモデリング因子，マイクロRNAなどを含むゲノムワイドなエピジェネティックな調節異常を伴う。真核生物のDNAメチル化の重要な機能の1つが，**がん遺伝子**と**がん抑制遺伝子**の発現を調節することによりゲノムの安定性を維持することであり，エピジェネティックな調節異常がしばしば腫瘍の発生と進行に寄与するのは驚くべきことではない。このエピジェネティックな調節異常の一部は，体細胞で獲得された特定のクロマチン修飾遺伝子の病的バリアントによって引き起こされる。そのようなバリアントは悪性細胞で頻繁に観察され，ゲノムワイドなメチル化変化を引き起こして遺伝子の不正な発現や抑制につながる。特定のエピジェネティック調節因子の病的バリアントは，しばしば特定の腫瘍タイプでみられる特徴である。

がん領域において，DNAメチル化パターンの診断および予後判定ツールとしての価値が認識されるようになってきており，特に特定の腫瘍タイプの定義づけにおいて顕著である。これは，他の分子的および病理学的方法では定義が困難な腫瘍において特に重要である。特に困難な課題のなかで，DNAメチル化によって対処できる1つは原発不明がん（すなわち原発不明の転移性腫瘍）である。なぜなら，腫瘍発生時の細胞のDNAメチル化状態が，腫瘍の進展・進行中にも識別可能だからである。したがって，腫瘍のDNAメチル化プロファイルは，がんエピゲノムの現在の状態に関するデータを提供するだけでなく，腫瘍の起源となる細胞タイプを定義できる。その結果，多くの異なるタイプの原発性がん横断的なDNAメチル化にもとづく臨床診断と予後予測が，原発不明転移性がんの原発部位を予測するために現在利用されている。

DNAメチル化にもとづく診断は，腫瘍の原発部位の診断を助けるだけでなく，異なる腫瘍のサブタイプを分類する際に有益な役割を果たすことが示されており，これは治療/管理を最適化するうえで重要になる。1つの例は，組織サンプルを80種類以上の中枢神経系腫瘍のいずれかに分類することを可能にし，そして（さらに価値があるのは）特定の腫瘍タイプ内のサブグループを同定できることである。これは髄芽腫の場合にみられ，DNAメチル化シグネチャーがサブクラスの分類を可能にし，現在4つのサブタイプが認識されている。これらのサブタイプは，予後と治療法の面で劇的な違いがある。がんにおけるDNAメチル化にもとづく診断の進歩が続くことで，患者のためのより広範ながん診断と治療法の改善が期待される。

8.9 エピジェネティック調節因子の病的バリアントによって引き起こされる神経発達障害の治療

神経可塑性に関する我々の理解が深まる前の時代には，脳は生後早期の段階で完全に発達した臓器とみなされていたため，神経発達障害の出生後の治療は実現不可能と考えられていた。神経発達障害の出生後治療に関する初期の根拠は，Rett 症候群のマウスモデルの研究から得られた。この研究では，Mecp2 の機能回復が，成体マウスの進行した神経障害症状を逆転させた。多くの神経発達障害がエピジェネティックな調節異常に起因すること，そしてエピジェネティックな変化は可逆的であることから，エピジェネティックなメカニズムは治療介入の魅力的な標的となるのである。エピジェネティックな調節異常を標的とする薬物の有効性の証拠は，がんの臨床試験で最初に注目された。このアプローチにもとづいて，エピジェネティック療法が，それぞれエピジェネティック調節因子である CREB 結合タンパク質（*CREBBP*）と *KMT2D* の病的バリアントによって引き起こされる 2 つの神経発達障害，具体的には **Rubinstein-Taybi 症候群**（Rubinstein-Taybi syndrome：RTS）と Kabuki 症候群（KS）のマウスモデルで試験された。RTS のマウスモデルでは，*CREBBP* のハプロ不全がクロマチンアセチル化の欠損や知的および記憶の障害を引き起こす。ヒストンデアセチラーゼ（histone deacetylase：HDAC）活性を抑制する治療は，クロマチンのアセチル化と記憶の欠損の両方を改善する。KS の場合，*KMT2D* の病的バリアントは，正常な神経発達に不可欠な遺伝子の転写を妨げる，閉じたクロマチン状態を引き起こす。KS マウスに HDAC 阻害薬を投与することで，これらの標的遺伝子での正常な開いたクロマチン状態が復元され，長期記憶の欠損が改善された。さらに，KS のマウスモデルでは，ケトン食治療（β-ヒドロキシ酪酸レベルを増加させる）が同様の治療効果をもつことが示された。この肯定的な結果は，主に β-ヒドロキシ酪酸の HDAC 阻害薬としての性質に起因するものであった。これら 2 つのモデルは，出生後の神経発達障害の治療におけるエピジェネティック薬物またはエピジェネティクスにもとづく治療法の潜在的な有用性のさらなる証拠となる。

この章の執筆時点で，神経発達障害におけるエピジェネティック治療の影響を評価するためにいくつかのヒトでの臨床試験が開発されている。神経発達障害のための潜在的な治療オプションの範囲は広く（第 14 章参照），エピジェネティック薬物以外にも有望なアプローチが存在する。例えば，元々マウスモデルで研究された IGF アナログである trofinetide の使用は現在，Rett 症候群（ 症例 40 ）の女性における反復行動とてんかん発作を減少させることが示されている。臨床試験が進行中である。

これらのデータは非常に有用であるが，対処すべき潜在的な課題が多く残されている。特に重要なのは，出生後に調節可能な細胞が存在する重要な脳領域を特定することである。この点に関して KS および RTS のモデルマウスでの研究からは，歯状回の海馬細胞が，神経発達障害における記憶と学習の障害を部分的に改善することのできる自己複製能をもっていることが示唆されている。対処すべき他の課題は，血液脳関門の操作と，治療が奏功する時期を特定することである。さらに，現在のエピジェネティック薬物は，異常なエピジェネティックパターンをもつ座位を標的とするのではなく，ゲノム全体の多くの部位でエピジェネティック状態を変更する。これは関係のない細胞タイプや経路での多くの副作用と関係する可能性がある。神経発達障害の効果的な治療を可能にするため，これらの課題に対処するための今後の進展が求められる。

8.10 将来の展望

この章では，エピジェネティクスのさまざまな側面と関連する事象について紹介し，いくつかの重要なテーマが明らかになった。第一に，遺伝的バリエーションと環境・ライフスタイルの両方が影響する健康リスクや疾患に関して，エピジェネティックな変化の役割を指摘するエビデンスが増えている。このようなエピジェネティックなパターンは，メンデル遺伝性疾患だけでなく，特定の環境要因の曝露によって生じる複雑疾患や健康状態にも影響を与えることが示されている。エピジェネティックな変化の動的かつ可逆的な性質は，DNA 配列単独で可能な範囲を大幅に超える適応性や可塑性をもつことから，疾患の原因と治療への可能性のどちらとも関連する。疾患の病態生理におけるエピジェネティックな異常の役割を完全に理解するうえ

での現在の障害には，次の点が含まれる。(1) 多くの相互関係と文脈依存的な化学的マークから構成されているエピゲノムの複雑性，(2) 細胞タイプ特異的に存在し，生涯を通じて（特に発生段階で）変化する固有のエピゲノム，(3) ヒトゲノムと同様に，個人間の確率的および非確率的なバリエーションのベースライン。オリジナルのヒトゲノムプロジェクトに似た多くの大規模エピゲノムプロジェクトが行われており，ゲノムワイドな DNA メチル化部位のカタログ化〔いわゆる**メチローム** (methylome)〕，ゲノム全体での CpG ランドスケープの評価，さまざまな組織における新規ヒストンバリアントと修飾パターンの探索，さらには異なる細胞タイプあるいはがんやその他の疾患患者と健常人におけるゲノム全体のヌクレオソーム配置の記録などが目的とされている。これらの分析は，異なる組織や病的状態における遺伝子発現制御をよりよく理解するために実施されている，ゲノムワイドなクロマチンでのエピジェネティックパターンを探索する広範な取り組み〔**ENCODE プロジェクト** (Encyclopedia of DNA Elements) と呼ばれる〕の一部である。この取り組みから得られたデータは，ヒトの健康と疾患におけるエピジェネティクスの役割の理解の進展や，診断と治療のための個別化医療アプローチを向上させるプラットフォームの改善に利用される。

（訳：副島英伸，翻訳協力：原 聡史，一丸武作志）

一般文献

Bird A: Perceptions of epigenetics. *Nature*, 447:396-398, 2007.

Greally JM: A user's guide to the ambiguous word 'epigenetics'. *Nat Rev Mol Cell Biol*, 19:207-208, 2018.

Smith ZD, Meissner A: DNA methylation: roles in mammalian development. *Nat Rev Genet*, 14:204-220, 2013.

Tucci V, Isles AR, Kelsey G, et al: Genomic imprinting and physiological processes in mammals. *Cell*, 176:952-965, 2019.

Ziller MJ, Gu H, Müller F, et al: Charting a dynamic DNA methylation landscape of the human genome. *Nature*, 500:477-481, 2013.

専門領域の文献

Aref-Eshghi E, Rodenhiser DI, Schenkel LC, et al: Genomic DNA methylation signatures enable concurrent diagnosis and clinical genetic variant classification in neurodevelopmental syndromes. *Am J Hum Genet*, 102:156-174, 2018.

Azzi S, Abi Habib W, Netchine I: Beckwith-Wiedemann and Russell-Silver syndromes: from new molecular insights to the comprehension of imprinting regulation. *Curr Opin Endocrinol Diabetes Obes*, 21:30-38, 2014.

Barker DJ: The origins of the developmental origins theory. *J Intern Med*, 261:412-417, 2007.

Capper D, Jones DTW, Sill M, et al: DNA methylation-based classification of central nervous system tumours. *Nature*, 555:469-474, 2018.

Chater-Diehl E, Goodman SJ, Cytrynbaum C, et al: Anatomy of DNA methylation signatures: emerging insights and applications. *Am J Hum Genet*, 108:1359-1366, 2021.

Cortessis VK, Azadian M, Buxbaum J et al: Comprehensive meta-analysis reveals association between multiple imprinting disorders and conception by assisted reproductive technology. *J Assist Reprod Genet*, 35:943-952, 2018.

Dolinoy DC, Huang D, Jirtle RL: Maternal nutrient supplementation counteracts bisphenol A-induced DNA hypomethylation in early development. *Proc Natl Acad Sci U S A*, 104:13056-13061, 2007.

Fahrner JA, Bjornsson HT: Mendelian disorders of the epigenetic machinery: postnatal malleability and therapeutic prospects. *Hum Mol Genet*, 28:R254-R264, 2019.

Fraga MF, Ballestar E, Paz MF: Epigenetic differences arise during the lifetime of monozygotic twins. *Proc Natl Acad Sci U S A*, 102:10604-10609, 2005.

Guo F, Yan L, Guo H, et al: The transcriptome and DNA methylome landscapes of human primordial germ cells. *Cell*, 161:1437-1452, 2015.

Heijmans BT, Tobi EW, Stein AD, et al: Persistent epigenetic differences associated with prenatal exposure to famine in humans. *Proc Natl Acad Sci U S A*, 105:17046-17049, 2008.

Horvath S, Raj K: DNA methylation-based biomarkers and the epigenetic clock theory of ageing. *Nat Rev Genet*, 19:371-384, 2018.

Kalish JM, Conlin LK, Bhatti TR, et al: Clinical features of three girls with mosaic genome-wide paternal uniparental isodisomy. *Am J Med Genet A*, 161A:1929-1939, 2013.

Kraan CM, Godler DE, Amor DJ: Epigenetics of fragile X syndrome and fragile X-related disorders. *Dev Med Child Neurol*, 61:121-127, 2019.

Lanni S, Pearson CE: Molecular genetics of congenital myotonic dystrophy. *Neurobiol Dis*, 132:104533, 2019.

Moran S, Martínez-Cardús A, Sayols S, et al: Epigenetic profiling to classify cancer of unknown primary: a multicentre, retrospective analysis. *Lancet Oncol*, 17:1386-1395, 2016.

第8章 ● 臨床エピジェネティクスの原理

問題

1 a. ヒトの胎児発生において，ゲノムワイドなエピジェネティックな再プログラミングはいつ起こるか？

b. この種の再プログラミングは親由来によってどのように異なるか？

2 一般的に，A^{vy} すなわち viable yellow アレルのヘテロ接合で遺伝的に同一な Agouti マウスは，肥満や毛色の違いを含むさまざまな表現型を示す。Agouti 遺伝子の発現に関連するエピジェネティックな変化と，表現型表出に影響を与える栄養操作について説明せよ。

3 生殖補助医療（ART）は，特定のエピジェネティック疾患のリスクを増加させる。このカテゴリーに該当する疾患群の名称と，このカテゴリー内の2つの具体的な疾患名を挙げよ。

4 エピジェネティック機構のメンデル遺伝病は多岐にわたる多臓器の異常を特徴とするが，これらの疾患はいくつかの表現型を共有する。

a. よくみられる2つの一般的な臨床的特徴を挙げよ。

b. 病的バリアントを有する場合，これらの疾患の原因遺伝子がコードするタンパク質のエピジェネティックな機能を2つ挙げて説明せよ。

5 DNA メチル化シグネチャーとは何か？ エピジェネティック装置の遺伝性疾患や腫瘍学分野の臨床診断にどのように利用できるか？

6 エピジェネティックな作用機序をもつ薬物を1つ挙げよ。

第9章

多因子疾患の複雑遺伝

Cristen J. Willer • Gonçalo R. Abecasis

心疾患，がん，糖尿病，精神神経疾患，気管支喘息などの一般的な疾患 (common disease) は，およそ3人に2人がその生涯に罹患し，早期死亡の原因となる（表9.1）。これらの疾患の多くは家系内で蔓延し，患者の血縁者が同じ疾患に罹患する確率は，類似した状況に置かれた非血縁者よりも高いという家系集積性を示すことが多い。一般的にこれらの疾患の家系内での伝わり方は，第7章で述べたような**単一遺伝子疾患** (single-gene disorder) でみられるメンデル遺伝形式ではない。これらの一般的な疾患では，古典的な顕性遺伝（優性遺伝）性疾患や潜性遺伝（劣性遺伝）性疾患のように単一の遺伝子あるいは座位の特定の遺伝的欠損を受け継ぐだけで発症することは稀なことが，その理由である。むしろそれらは，複数の遺伝的バリアントと環境的リスク因子の複合的な影響によって生じる。これらの遺伝的リスク因子と環境的リスク因子が一緒に働くことにより，疾患に対する感受性が変化する。そのため，この疾患群は多因子性 (multifactorial) と考えられ，家系集積性がみられる複雑な遺伝形式に従う。

多因子疾患 (multifactorial disorder) にみられる家系集積性は，その家系構成員が一般集団からランダムに選ばれた個体よりも遺伝情報や環境曝露を共有する割合が高いことで説明できる。したがって，疾患に罹患した**発端者** (proband) の血縁者は，血縁のない人に比べて，疾患への感受性をもたらした遺伝子，遺伝子間相互作用，遺伝子-環境相互作用により多くさらされる可能性が高いといえる。偶然のイベントの関与や，複数の環境的および遺伝的リスク因子の予測できない複合的な影響のため，家系内での疾患の分離 (segregation) パターンは多種多様となり，遺伝形式は複雑なものとなる。

本章では最初に，遺伝的バリアントが一般的な疾患の易罹患性の素因であることをどのように推測するのかという問題を取り上げる。次に，これまで遺伝学研究者が，遺伝要因と環境要因の相対的な寄与を定量化するために家系集積性研究や双生児研究をどのように用いてきたのか，さらにこの手法を多因子疾患の理解のためにどのように利用してきたのかを解説する。疾患発症に寄与する遺伝的・環境的要因の具体的な性質が明らかになっている複雑な疾患の例をいくつか紹介する。最後に，一般的な疾患の遺伝的基盤の理解が進むことで，**ポリジェニックリスクスコア** (polygenic risk score：PRS) や個々の疾患発症リスクの予測がどのように可能になるのか，そして近い将来に予防，診断，個別化治療の面で臨床ケアがどのように影響を受けるのかについて述べる。

現在，ほとんどの一般的な疾患について，主に大規模な遺伝的関連研究を通して，疾患感受性に寄与する多くの遺伝的バリアントが同定されている (https://www.ebi.ac.uk/gwas/)。それでもなお，大部分の一般的な多因子疾患に関し，疾患リスクに寄与する特定の遺伝子，バリアン

表 9.1　遺伝性疾患の種類別頻度

種類	出生時の頻度 （1,000人あたり）	25歳での有病率 （1,000人あたり）	集団での有病率 （1,000人あたり）
ゲノムおよび染色体 異常による疾患	6	1.8	3.8
単一遺伝子疾患	10	3.6	20
多因子疾患	≈50	≈50	≈600

データは Rimoin DL, Connor JM, Pyeritz RE: *Emery and Rimoin's principles and practice of medical genetics*, ed 3, Edinburgh, 1997, Churchill Livingstone より。

ト，環境要因の実態はまだ完全には解明されていない。それをやり遂げて各疾患に寄与する遺伝要因・環境要因をすべて特定することは，親愛なる読者であるあなたも貢献できるチャレンジングな仕事である。この章が，そのプロセスへの導入として役に立てば幸いである。

遺伝学者が**複雑疾患**（complex disease）の背景にある遺伝要因を特定するために用いるアプローチをより詳細に理解するには，まずいろいろなヒト集団における遺伝的多様性の分布を完全に把握することが必要である。このトピックは第10章で紹介する。その後に第11章では，**複雑遺伝**（complex inheritance）をとる病態に関与する特定の遺伝子やバリアントを同定するために遺伝学者が用いている，集団を対象とした疫学的アプローチについて解説する。

突き詰めていけば，環境要因と相互作用して疾患の易罹患性（susceptibility）に寄与する遺伝子とバリアントを明らかにすることは，一般的な多因子疾患の発症機序をより深く理解することにつながるとともに，おそらくより有効な予防や治療法の開発にもつながるだろう。

9.1　質的形質と量的形質

疾患の遺伝的解析は，しばしば各個人の疾患状態を要約することが最初のステップとなる。便宜上，複雑な遺伝形式を示す多因子疾患の疾患状態は，離散形質または二値形質（罹患症例と非罹患対照に分類）として要約されることが多いが，それ以外にも，連続的な**量的形質**（qualitative trait）や離散順序尺度を用いて要約することもできる。一見すると，二値形質として疾患状態を分類するやり方のほうがより単純なアプローチである。すなわち，研究対象となる各個人を，気管支喘息，肥満，難聴といった疾患があるかないかで分類する。しかし，疾患に罹患している人とそうでない人の区別は必ずしも一筋縄ではいかないことがあり，詳細な検査や特別な検査，あるいは恣意的な区別やカットオフ・ポイントが必要になることさえある。現代の多くの研究では，研究参加者一人一人の詳細な検査に代わるものとして，医療記録の電子情報にもとづいて個人に疾患状態を割り当てる自動化アルゴリズムが使用される。この分野の戦略でよく使われるのはPheCodesである。PheCodesとは，医療記録中の1つ以上の請求，診断，処置コードの有無にもとづいてなされた疾患状態の定義であ

る。このような戦略は非常に実用的であり，多くの遺伝子マッピング実験を成功に導いてきたが，その一方で個々人の恣意的あるいは一貫性のない分類（例えば医療提供者が診断，検査，請求，治療において行ったかもしれない選択に依存する）が行われる可能性があることは注意する必要がある。診断をより確実なものとするために，電子カルテ内のコードの複数事例が必要とされたり，表現型の不明確な人が症例群と対照群の両方から除外されることもある。

量的形質は，症例と対照との間の恣意的な分類を避けることができる。個人を喘息患者と非罹患者に分類する代わりに，肺活量や年間の救急外来受診回数を測定することもできる。難聴者と健聴者に分類する代わりに，各個人が聞き取れる音の大きさや高さを定量的に測定する方法を使うこともできる。肥満か非肥満かを分類する代わりに，体重や**BMI**（body mass index）を測定することもある。また量的形質は，血圧，血清コレステロール濃度，活動レベルなど，集団内の個体間で異なり，疾患に関連する生理学的・生化学的測定値データを要約するためにも，一般的に使用される。

正規分布

収縮期血圧などの生理学的測定値でよくみられるように，Y軸に集団中の人数（または割合），X軸に量的な測定値を記載するグラフは，**正規分布**〔normal distribution，ガウス分布（gaussian distribution）とも呼ばれる〕としてよく知られているベル型曲線に近似される（**図9.1A**）。正規分布におけるピークの位置と曲線の幅は，**平均**（mean：μ）と**分散**（variance：σ^2）の2つの指標により決定される。平均とは値の算術（相加）平均で，多くの形質では平均に近い計測値の人が多いため，平均値付近が曲線のピークとなることが多い。分散〔あるいはその平方根（σ）である**標準偏差**（standard deviation：SD）〕は平均の両側値がどの程度の広がりをもっているかを表す尺度であり，曲線の幅を決定する。

母集団の標本で測定される生理的測定値はすべて**量的表現型**（quantitative phenotype）であり，標本の平均と分散を計算すると，その母集団の平均と分散の近似値として使うことができる。例えば，2つの異なる年齢群における数千人の男性の収縮期血圧を図9.1Bに示す。若年齢コホートの収縮期血圧はほぼ対称であるのに対し，高齢集団

9.2 疾患の家系集積性と相関　**177**

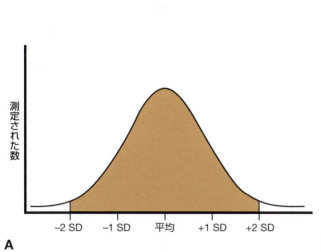

A

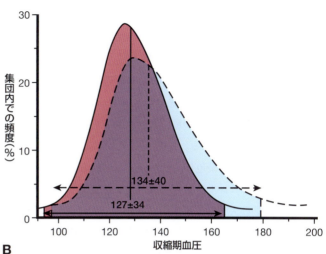

B

図 9.1　正規分布と標準偏差　(A) 正規分布を平均および標準偏差 (SD) とともに示した。多くの形質において，"正常"範囲は平均±2 SD の範囲とする（塗りつぶした部分）。**(B)** 40～45 歳の約 3,300 人の男性（実線）と，50～55 歳の約 2,200 人の男性（破線）における収縮期血圧の分布。平均と±2 SD をそれぞれの両矢印の上に示した。(B のデータは Sive PH, Medalie JH, Kahn HA, et al: Distribution and multiple regression analysis of blood pressure in 10,000 Israeli men. *Am J Epidemiol*, 93:317-327, 1971 より)

では平均より高い血圧値を示す人たちが平均以下の人たちより増え，高血圧方向に傾斜し歪む（非対称になる）傾向にある。

　正規分布を使い，正常範囲の境界値をガイドラインとして決めることができる。正常範囲として，集団でみられる量的形質の測定値の 95% が含まれる範囲がよく用いられる。統計理論によると，ある量的形質の集団内での値の分布がベル型の正規曲線に従う（すなわち正規分布する）とすれば，約 5% が集団の平均より 2 SD 以上，上回るか下回ることになる。重要なのは，ある形質が正常範囲外の値にある人でも，完全に健康（すなわち正常）な場合もあるということである。さらに定義上，集団の 5% は正常範囲外となるため，多くの形質を測定してこのように分類すると，各個人はいくつかの形質について極端な値をもつことになる。正常範囲という概念を，健康や疾患と混同すべきでないことに注意が必要である。例えば，産業化社会では人々の体格は一般的に良いため，正常範囲内（平均値の 2 SD 以内）である多くの人は，臨床的には肥満といえるかもしれない。別の例として，人体は生理学的に血小板数の変動を許容できるため，血小板増加症や血小板減少症のような臨床状態の診断には，正常範囲をはるかに逸脱した極端なレベルの血小板数が用いられるということがある。一般的には正規分布と正常範囲は統計学的には便利なものだが，健康や疾患の診断に直接用いることはできない。

　便宜上，多くの遺伝学的解析では，集団において形質がこのベル型の正規分布に従うと仮定している。これは多くの形質（若い人の身長，体重，総コレステロール，血圧など）についてはだいたい当てはまるが，他の場合（中性脂肪値，皮膚のほくろの数，家族における子どもの数など）には明らかに当てはまらない。便宜上，多くの遺伝学的研究は，正規分布しない可能性がある元の測定値を，正規分布する新たな測定尺度にマッピングする。こうすることによって，より柔軟に解析戦略を選択できるようになる。典型的な作業プロセスは，量的な測定値を順位付けし（100 人中の最高値や 2 番目など），次にこれらの順位をシミュレーションした正規分布の対応する値（2.58 SD，2.17 SD など）にマッピングすればよい。逆正規分布関数は，シミュレーションされた正規分布における期待値を集計するために使用される。元の測定値におけるはずれ値や非正規性を処理し，異なる研究間の比較が容易にできるよう，遺伝的結果を SD 単位で示す方略は一般的になっている。

9.2　疾患の家系集積性と相関

血縁者間におけるアレルの共有

　より近い血縁者であるほど，平均してより多くのアレルを共有することになる（第 7 章参照）。この最も極端な例は，体細胞遺伝子変異によりいくらかの例外がある可能性

を除き，すべての座位で同じアレルをもつ**一卵性**（monozygotic：MZ）双生児である（この章で後述する）。家系内で次に近いのが，親子や**二卵性**（dizygotic：DZ）双生児を含む**同胞**（sibling）対などの**第一度近親**（first-degree relative）である。親子の関係では，子は父親あるいは母親のそれぞれと，すべての座位の2アレルのうち1つ（アレルの50％）を共有する。この共有アレルは，その親から子に受け継がれた染色体上においてみられる。一方の親から受け継いだアレルがもう一方の親から受け継いだアレルと同じとなる状態は，両親が**血族婚**（consanguinity），遠い親戚，または偶然の結果としてみられる。二卵性双生児を含む同胞間の場合も同様に50％あるいはそれ以上のアレルを平均的に共有するが，これはゲノム全体をみると変動しうる。ある座位に関し，同胞どうしが同じ2本の染色体アレルを両親から受け継ぐ確率は1/4，1本を共通に受け継ぐ確率は1/2，そして1本も共通に受け継がない確率は1/4だからである（図9.2）。どの座位においても，近親婚でない限り，同胞間で同祖的に共有する（すなわち同じ祖先染色体のコピーであるためにアレルが同一になる）と期待される染色体の本数の平均値は，以下のように計算できる。

$$1/4（2アレル）+ 1/4（0アレル）+ 1/2（1アレル）$$
$$= 0.5 + 0.5 + 0 = 1アレル$$

血縁関係が遠くなれば，共通の祖先から受け継ぐアレル数は少なくなる。

二値形質における家系集積性

ある遺伝的バリアントによって疾患リスクが大きくなる場合，その疾患に罹患した者の血縁者では，非遺伝的なリスクが同等の状態にある非血縁者に比べ，同じ疾患の罹患率が予想される以上に高くなる〔疾患の**家系集積性**（familial aggregation）という〕。血縁関係が近い家族では，疾患の素因となるアレルを平均的にいくつか共有していると予想されるからである。次に，家系集積性を数値化する**相対リスク比**（relative risk ratio）と家族歴に関する症例対照研究という，2つの方法について議論する。

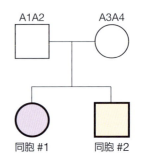

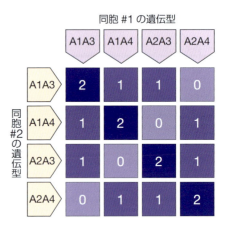

図9.2 疾患の一致がみられる同胞間における，任意の座位におけるアレル共有　両親の遺伝型は父親がA1A2，母親がA3A4とする。表の上に同胞#1がもつ可能性のある4つすべての遺伝型を示した。同様に，表の左に同胞#2がもつ可能性のある4つすべての遺伝型を示した。四角形のなかに示した数字は，両同胞の遺伝型の組み合わせ全16種類で両同胞が共有するアレルの数を示す。例えば，左上端の四角形の数字は2であるが，これは同胞#1と同胞#2の2人ともが遺伝型A1A3であるので，共有するアレルはA1とA3の2つとなり，2と記入してある。左下端の四角形の数字は0であるが，これは同胞#1の遺伝型はA1A3，同胞#2の遺伝型はA2A4であるので，共有するアレルはないことを示している。

相対リスク比

疾患の家系集積性を数値化する1つの方法として，疾患を発症した発端者の血縁者が同じ疾患を発症する頻度と，一般集団におけるその疾患の頻度（有病率）を比較するやり方がある。この相対リスク比λ_r（この下付き文字rは血縁者を意味するrelativesの頭文字である）は以下の式で定義する。

$$\lambda_r = \frac{罹患者の血縁者における有病率}{一般集団における有病率}$$

すなわち，家系集積性の指標であるλ_rの値は，罹患者の血縁者が同じ疾患に罹患する頻度（分子）と一般集団の有病率（分母）によるので，λ_rの値が大きいほど家系集積性

が高いということになる。この推定は通常，特定の種類の近親者（同胞，子，一卵性双生児など）内で行われる。より一般的な疾患ほど見かけの家系集積性が偶然である確率が高くなるため，「一般集団の有病率」を計算式に入れ，補正しているのである。λ_r の値が1の場合，患者血縁者の疾患へのかかりやすさが一般集団と等しいことを示す。一方，1より大きい場合，血縁者はその疾患に罹患する可能性が一般集団よりも高いことを意味する。同胞におけるさまざまな疾患の相対リスク比（sibling の s を付してλ_sと表記する）の例を**表9.2** に示す。多くの疾患には性や年齢に特異的な有病率があるため，血縁者や対照集団がこれらの因子に関して適切にマッチしていることが重要である。

家族歴についての症例対照研究

　家系集積性を推定するもう1つの方法として，**症例対照研究**（case-control study）がある。この方法では，その疾患に罹患した人（症例）と，非罹患者から適切に選ばれた人（対照）との間で，疾患の家族歴（および他の要因，例えば環境要因の曝露，職業，居住地，類似性，既往歴など）についての比較を行う。疾患の家系集積性における遺伝要因の関与を評価するために，家系の範囲を拡大して，罹患者と同じ疾患がみられる〔家族歴陽性（positive family history）〕頻度と，年齢と祖先系をマッチさせた適切な対照における家族歴陽性の頻度の比較を行う。この場合，配偶者は通常，症例と年齢や祖先系がマッチし，生活環境を共有することが多いことから，対照として使うことができる（ただし，その疾患の有病率が男女で同程度である場合）。その他によく使われる対照は，年齢，性別，祖先系をマッチさせた無関係な疾患の人である。例えば多発性硬化症（multiple sclerosis：MS）の研究では，患者の第一度近親で MS に罹患する確率は最大 3.5％であり，MS に罹患していないマッチした対照の第一度近親者における有病率の 0.2％に比べるとはるかに高いと報告されている。つまり，患者の第一度近親者における発症の**オッズ**（odds）は 18 倍になる〔第 11 章において，症例対照研究における**オッズ比**（odds ratio）の計算法について解説する〕。この結果から MS は家系集積性があり，発症における遺伝要因関与のエビデンスがあるといえる。この種の研究は想起バイアスに対してやや脆弱性がある。罹患者は，同じように罹患している血縁者の状況を意識しやすいからである。

表9.2　家系集積性があり複雑な遺伝形式をとる疾患の発端者の同胞における相対リスク比λ_s。

疾患	血縁関係	λ_s
統合失調症	同胞	12
自閉スペクトラム症	同胞	150
躁うつ病（双極症）	同胞	7
1 型糖尿病	同胞	35
Crohn 病	同胞	25
多発性硬化症	同胞	24

データは Rimoin DL, Connor JM, Pyeritz RE: *Emery and Rimoin's principles and practice of medical genetics*, ed 3, Edinburgh, 1997, Churchill Livingstone；King RA, Rotter JI, Motulsky AG: *The genetic basis of common diseases*, ed 2, Oxford, England, 2002, Oxford University Press より。

量的形質における遺伝要因関与の計測

　特定の量的形質に関与するアレルは血縁者間で共有され，その値の家系内での分布に影響を与える。量的形質に関与するアレルが血縁者間で多く共有されるほど，血縁者間ではその形質がより近い値をとると期待される。量的形質に対する遺伝的バリエーションの影響は，血縁者間の**相関**（correlation）と**遺伝率**（heritability）という2つの関連した方法でしばしば数値化され，報告されている。

血縁者間の相関

　相対リスク比が疾患の家系内での集積性を要約するのに使われるのと同様に，量的形質の家系集積性を要約する類似した手法がある。これらの形質の家系内での集積パターンを確認することは，遺伝的バリエーションがそれぞれの形質に果たす役割を知る重要な手がかりになる。ある形質の遺伝要因を研究する前に，その形質に遺伝的要素があるのかをまずは確かめることが重要である。遺伝学者はこの疑問にいくつかの異なる方法で答えている。生理学的測定の値が血縁者間でより近似する傾向は，血縁者間におけるこれらの測定値の相関によって要約される。**相関係数**（coefficient of correlation，r で表す）は相関の統計学的な尺度であり，例えば子と親のコレステロール値のような計測値のセットに適用される。血縁関係のある2つのグループ間のコレステロール値が，1人目（例えば，子）の値が高いほど，その血縁者（例えば，親）の値も比例して高くなることが予測される場合，正の相関（positive correlation）があると言う。相関がある場合，発端者とその血縁者の値を表

す散布図内の点が一本の直線の周辺にクラスターを形成する。rの値は相関がまったくない場合の0から，完全な正の相関がある場合の+1までの範囲をとる。図9.3の例は血清中のコレステロール値だが，30～39歳の母親とその4～9歳の男児の値が，$r=0.294$と弱いながらも正の相関を示している。1人目の値が増加するにしたがって，血縁者の値が低くなると予測される場合を，負の相関（negative correlation）と称する。この場合も相関があるといえるが，方向が逆である。この場合，rの値は0から完全な負の相関である-1までの値をとる。これは血縁者を対象とした遺伝学的研究では比較的稀なことであるが，測定値間の関係を要約するために相関が用いられる他の場面では起こりうる（例えば，個人の活動レベルと体重は負に相関するだろう）。

遺伝率

量的形質の遺伝率（H^2と表す）は，ある集団内におけるその形質のばらつきに，個人間の遺伝的差異がどれくらい寄与しているかを説明するために考案された。遺伝率は最

も広義には，アレルが表現型にどのような機序で影響するかに関係なく，遺伝的バリエーションによる量的形質の変動の割合として定義される。遺伝率が大きくなるほど，集団に属する人々の形質の差異（個人差）に及ぼす遺伝的差異の関与が大きくなる。H^2は，遺伝型が集団中の表現型の差にまったく寄与しない場合の0から，表現型の差が完全に遺伝型による場合の1までの値をとる。

ヒトの形質の遺伝率は通常，親子や同胞，あるいはこの章で後述する双生児などの近親度が明らかな血縁者間での形質の測定値の相関から，理論値として推測される。

9.3 多因子疾患における遺伝要因と環境要因の相対的寄与の決定

家系分析による遺伝要因と環境要因の関与の識別

家系構成員にみられる類似性は，質的形質と量的形質の

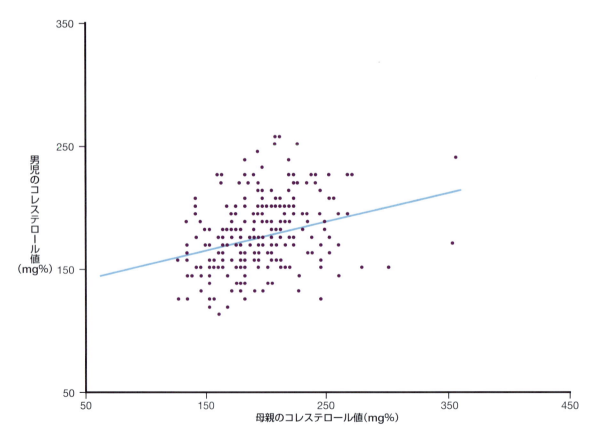

図9.3 30～39歳の母親群と，彼女たちの4～9歳の男児群の血清コレステロール値のプロット　各点は母親と男児のペアの測定値を表す。各点に"最も適合"する直線をひいた。（データはJohnson BC, Epstein FH, Kjelsberg MO: Distributions and familial studies of blood pressure and serum cholesterol levels in a total community - Tecumseh, Michigan. *J Chronic Dis*, 18:147-160, 1965より）

どちらにも当てはまるが，それは遺伝要因と環境要因（社会経済的地位，居住環境，食習慣，文化行為など，家族内でよく共有されるが一般に非遺伝的と考えられるもの）の共有によるものであると考えられる。疾患の家系集積性あるいは量的形質の相関が明らかであった場合，遺伝学者はさまざまなアプローチで遺伝要因と環境要因それぞれの相対的な寄与の大きさを明らかにしようとする。歴史的には，サンプル数が少なく遺伝学的データが利用しにくかった時代には，研究者は症例（発端者）とその家族から**家系**（pedigree）情報を収集していた。この情報により，異なる血縁者を遺伝子の共有度合いによりグループ分けして（例えば，親子や同胞間の50%，祖父母と孫間，おじや半同胞との間の25%），その疾患リスクを推定することが可能になり，血縁者間での罹患の一致度が遺伝的近縁度に比例して低下するのかを評価できる。共有する環境をコントロールするもう1つの一般的な試みは，一卵性双生児と，同性の二卵性双生児の罹患状況の一致を比較することである。一卵性か二卵性かにかかわらず，双生児は胎内や幼少期の環境の多くを共有しているため，疾患の一致率の違いは遺伝情報の共有度の違い（一卵性では100%，二卵性では50%）に起因すると仮定するのが便利である。さらに最近では，バイオバンク（非常に多くの研究参加者の遺伝子データと大規模な電子カルテ情報がひも付けられて収集される）の発達により，遺伝的データを直接比較することによって非常に遠い親族ペアを同定し，それを用いて多くの表現型や疾患の遺伝率を効率的に調べることができるようになった。例えばある遺伝的形質に関して，疾患状態の一致や量的測定値の相関は遺伝的な要素を4%共有する個人の間では2%共有する個人の間よりも高くなるという仮説を立てることができる。次に，いくつかの可能性についてより詳しく説明する。

血縁関係が遠くなるにつれて低下するリスク

1つ目の方法は，発端者との近親度がさまざまな血縁者における λ_r あるいは量的形質の相関を比較する手法である。例えば，複数の遺伝子が疾患の易罹患性に関与している場合，λ_r は一卵性双生児において最大であり，同胞や親子のような第一度近親で少し小さくなり，家系内でアレルの共有度合いが下がるに従って減少することが期待される

（図7.3参照）。

口唇裂（cleft lip）〔**口蓋裂**（cleft palate）の合併を含む。以後，CL（P）と記載する〕を例として，この手法を説明する。CL（P）は世界中の新生児1,000人に対して1.4人という最も高頻度の先天奇形の1つである。正常ではおよそ妊娠35日目に上口唇と硬口蓋となる胎芽組織が癒合するが，CL（P）はこの過程が不完全であることにより発生する。複雑な遺伝形式をとる多因子疾患で，理由はよくわかっていないがCL（P）罹患者の約60〜80%は男児である。疾患名としては似ているが，CL（P）は通常，口唇裂を伴わない孤立性（isolated）口蓋裂とは別の原因で起こる疾患であるとされている。

CL（P）は異質性のある疾患で，裂隙が一症候として**症候群**（syndrome）の1つの特徴にすぎない症候群性CL（P）〔syndromic CL（P）〕と，他の先天奇形を伴わない単独の奇形としてみられる非症候群性CL（P）〔nonsyndromic CL（P）〕の両方を含んでいる。症候群性CL（P）は単一遺伝子疾患としてメンデル形式で遺伝継承したり，13トリソミーや4p欠失症候群などの染色体異常（第6章参照）によって生じたり，催奇形性のある風疹ウイルス，サリドマイド，抗けいれん薬などへの胎内での曝露（第15章を参照）による場合などがある。非症候群性CL（P）の一部には単一遺伝子疾患もあるが，多くの場合は**孤発例**（sporadic）であり，ある程度の家系集積性はあるが明確なメンデル遺伝形式を示さない。

子どものCL（P）リスクは，CL（P）に罹患している血縁者の人数および，子どもとその血縁者の近親度に伴って大きくなる（**表9.3**）。この現象の最も単純な説明は，疾患の発端者とより近い血縁関係にあるほど，また発端者の家系内での罹患数が多いほど，疾患感受性アレルを受け継ぐ可能性が高くなり，その結果として疾患の発症リスクが上がるという考え方である。

もう1つの手法として，同じ生活環境を共有する家族内で，発端者の血縁者と非血縁者（養子や配偶者など）における相対リスク比を比較するアプローチがある。再び多発性硬化症（MS）を例とすると，一卵性双生児における λ_r は190であるが，親子や同胞などの第一度近親における λ_r は20〜40である。これに対して罹患者の養子では λ_r は1であり，MSにおける家系集積性の大部分は共有する環境要因によるものではなく遺伝要因によるものであることを示している。血圧のような量的形質でも同様の解析が

表 9.3 親および血縁者が口唇裂（口蓋裂合併のある場合とない場合を含む）患者であった場合の人数と，子における再発率

罹患血縁者	CL（P）の再発率（%） 罹患両親の数		
	0	1	2
該当なし	0.1	3	34
同胞1人	3	11	40
同胞2人	8	19	45
同胞1人と第二度近親1人	6	16	43
同胞1人と第三度近親1人	4	14	44

CL（P）：口唇裂（口蓋裂合併のある場合とない場合を含む）。

可能である。同じ生活環境で居住していながら，子どもと養子により同胞となった者の間に血圧の相関はないが，血のつながった同胞間では正の相関がある。

双生児研究による遺伝要因と環境要因の関与の識別

遺伝要因と環境要因を識別するすべての手法のなかで，遺伝学研究者が歴史的に最も重視してきたのが双生児研究である。

双生児のなりたち

一卵性（MZ）双生児と二卵性（DZ）双生児は「自然が行った実験」として，ヒトの表現型における遺伝要因と環境要因の影響を識別するための貴重な研究対象となっている。MZ 双生児は，1 個の受精卵が胎芽期早期に 2 つの別々の**接合子**（zygote）になることにより生じる（第 14 章参照）。発生頻度に集団による差はなく，全出生の約 0.3％である。接合子が 2 個に分かれる際，MZ 双生児はすべての座位で同じ遺伝型をもつ個体として出発するので，同一のゲノムをもつものと一般的には考えられている。

これに対して DZ 双生児は 2 個の卵子に 2 つの精子が同時に個別に受精して発生するので，遺伝学的には胎内環境を共有する同胞であり，他のすべての同胞と同様，平均してすべてのアレルの 50％を共有する。DZ 双生児は，同性の場合と別性である場合が半々でみられる。MZ 双生児の場合と異なり，DZ 双生児の発生頻度はアジア系の 0.2％から，アフリカ系の人の一部における出生の 1％と 5 倍もの人種差がある。

MZ 双生児と DZ 双生児における疾患発症の一致

双生児が同じ疾患に罹患している場合，疾患の**一致**（concordant）という。反対に双生児の 1 人が罹患し，他方が非罹患の場合は，疾患の**不一致**（discordant）という。MZ 双生児で疾患の一致率を調べることは，その疾患が遺伝型のみで発症するのかを結論づける強力な手段となる。メンデル遺伝形式と多因子遺伝形式の違いは即座に判断できる。例えば，メンデル遺伝形式をとる**鎌状赤血球症**（sickle cell disease；症例 42）では，MZ 双生児の一方に罹患が認められれば，他方も必ず罹患する。それに対して，多因子疾患の 1 型糖尿病（これまではインスリン依存性糖尿病あるいは若年性糖尿病として知られていた）では，MZ 双生児の一方が罹患しても，他方は約 40％しか罹患しない。MZ 双生児において，疾患一致率が 100％未満であるということは，その疾患に非遺伝要因が関与している強力な証拠となる。これには，感染症や食事などの環境要因に加え，体細胞変異，加齢効果，双生児間の**エピジェネティック**（epigenetic）な変化の違いによる遺伝子発現の相違などの他の要因が関与していると考えられる。

MZ 双生児および同性の DZ 双生児は，子宮内環境と生物学上の性を同じくし，通常は同じ家庭環境で同じ両親に育てられる。そのため，MZ 双生児と同性の DZ 双生児の間で疾患一致を比較することにより，出生前も出生後もほぼ同一の環境にある血縁者どうしの，アレル全部が同じ場合（MZ 双生児）と 50％が同じ場合（DZ 双生児）のそれぞれにおける疾患発生頻度が明らかになる。**MZ 双生児が DZ 双生児に比べて疾患の一致率が高い場合は，その疾患に遺伝要因が関与する強力な証拠となる**（いくつかの疾患について**表 9.4** に示した）。

双生児研究による遺伝率の推定

双生児を用いて質的疾患形質における遺伝要因と環境要因の役割を分けて評価するのと同様に，量的形質の遺伝率は MZ 双生児と DZ 双生児の生理学的測定値の相関を使って推定される。形質へのアレルの影響が相加的であると仮定した場合（これは単純化しすぎで，多くの場合おそらく誤りである），100％のアレルを共有する MZ 双生児では，平均して 50％のアレルを共有する DZ 双生児の 2 倍の共有量となる。本章で前述した H^2 は，MZ 双生児の

表9.4 さまざまな多因子疾患における MZ 双生児と DZ 双生児の疾患一致率

疾患	一致率 (%)[*]	
	MZ	DZ
非外傷性てんかん	70	6
多発性硬化症	18	2
1 型糖尿病	40	5
統合失調症	46	15
双極症	62	8
変形性関節症	32	16
関節リウマチ	12	3
乾癬	72	15
口唇裂（口蓋裂の合併を含む）	30	2
全身性エリテマトーデス	22	0

[*]小数点以下は四捨五入した。
DZ：二卵性，MZ：一卵性。
データは Rimoin DL, Connor JM, Pyeritz RE: *Emery and Rimoin's principles and practice of medical genetics*, ed 3, Edinburgh, 1997, Churchill Livingstone；King RA, Rotter JI, Motulsky AG: *The genetic basis of common diseases*, Oxford, England, 1992, Oxford University Press；and Tsuang MT: Recent advances in genetic research on schizophrenia. *J Biomed Sci* 5:28-30, 1998 より。

相関係数 r（r_{MZ}）と同性の DZ 双生児の r（r_{DZ}）の差の 2 倍として近似できる（Falconer の式）：

$$H^2 = 2 \times (r_{MZ} - r_{DZ})$$

　仮に，形質の多様性が主に環境要因で決定されるとしたら，DZ 双生児の相関は MZ 双生児の相関と同程度となり，両者にはわずかな違いしか生じない。その場合，$r_{MZ} - r_{DZ}$ の値はほぼ 0 となるので，H^2 も 0 となる。それに対して，仮に多様性が遺伝要因のみによって決定されるとすれば，MZ 双生児での相関係数 r は 1 となり，DZ 双生児では 1/2 となる。この場合は $r_{MZ} - r_{DZ}$ はほぼ 1/2 で，

H^2 はだいたい 2×（1/2）＝1 となる。

別の場所で育てられた双生児

　稀ではあるが，双生児は出生後に社会的な理由により別々の家庭に引き離されることがあり，遺伝型が同一あるいは半分が同一の者が異なる環境で成長した場合を観察する機会となる。このような研究は主として，精神疾患や薬物使用，摂食障害のように，発症に家庭環境の影響が強くかかわっていると考えられてきた疾患の調査に利用されてきた。例えば，肥満に関するある研究では，同じ環境または別々の環境で育てられた MZ 双生児と DZ 双生児の BMI（体重/身長^2，kg/m^2 という単位で表す）が測定された（**表9.5**）。MZ 双生児と DZ 双生児における BMI の平均は生育環境の違いにかかわらずほぼ同じであったが，対ごとの相関は MZ 双生児では DZ 双生児に比べるとはるかに高かった。さらに興味深いことに，この高い相関は生育環境の違いとは独立に観察された。以上により，遺伝要因は成人期の体重および，その結果としての肥満とその合併症のリスクに強い影響をもっているといえる。

家系と双生児研究による家系集積性と遺伝率推定における限界

バイアスの入る可能性

　家系集積性の指標である λ_s の算出と解釈には多くの難しさがある。まず，疾患の家系集積性の研究ではさまざまなタイプのバイアスが問題となる。複数の罹患者がいる家系は研究者に気づかれやすいという**確認バイアス**（ascertainment bias）のため，同胞の再発率 λ_s は大きくなりやすい。

表9.5 一緒に育てられた場合と別々に育てられた場合の，MZ 双生児および DZ 双生児の BMI におけるペアワイズ相関

双生児のタイプ	養育環境	男性			女性		
		ペア数	BMI[*]	ペアワイズ相関	ペア数	BMI[*]	ペアワイズ相関
MZ	別々に養育	49	24.8±2.4	0.70	44	24.2±3.4	0.66
	一緒に養育	66	24.2±2.9	0.74	88	23.7±3.5	0.66
DZ	別々に養育	75	25.1±3.0	0.15	143	24.9±4.1	0.25
	一緒に養育	89	24.6±2.7	0.33	119	23.9±3.5	0.27

[*]平均±1 SD。
DZ：二卵性，MZ：一卵性。
データは Stunkard AJ, Harris JR, Pedersen NL, et al: The body-mass index of twins who have been reared apart, *NEJM* 322:1483-1487, 1990 より。

双生児研究においてもこのバイアスは問題となる。多くの研究において，双生児登録により対象を把握して，その後に健康状態を調べる方法〔集団にもとづく確認（population-based ascertainment）〕よりも，ある疾患に罹患している双生児の1人にもう一方の双生児に参加を依頼するという方法〔ボランティアにもとづく確認（volunteer-based ascertainment）〕が採用されている。ボランティアにもとづく確認では，特にMZ双生児では感情的にも似ている場合が多く，疾患不一致である場合よりも疾患一致である場合のほうが研究に参加する可能性が高く，これにより一致率の結果が高く出やすいというバイアスが発生する。

同様に，家族歴に関する症例対照研究においては，実践的な理由から家系情報を血縁者すべてから直接聞き取るよりも，発端者から聞き取る場合が多い。その場合，発端者と同じまたは似た疾患をもった血縁者の情報のほうが多くなるという，**想起バイアス**（recall bias）が入る可能性がある。このようなバイアスによって家系集積性は高く見積もられてしまう。

他に，遺伝率の算出と解釈でも問題が起こりうる。異なる集団ではアレル頻度が違ったり，また生活環境も多様であるために，同じ形質でも遺伝率が異なって算出される可能性がある。例えば身長の遺伝率は，子ども時代に広範な飢饉があり成長が妨げられた集団では，同じ集団であっても食料が十分にいきわたった後に比べて低く出る。したがって遺伝率は，推定が行われた集団と環境に依存するため，「その形質がどの程度遺伝的であるか」に関するどこでも適用できる尺度ではないと考えるべきである。現在でも遺伝率は遺伝学研究で推定されているが，多くの遺伝学研究者は表現型のばらつきに遺伝要因が果たす役割の大きさを予備的に推定した便宜的なものと考えている。

ゲノムあるいはエピゲノム変化が関与する可能性

双生児研究の有用性は明らかだが，遺伝要因の半分あるいは全部を共有し，同じあるいは異なる環境に曝露された個人の比較という完全にコントロールされた実験と考えることには注意が必要である。MZ双生児の研究は，双生児が遺伝的に同一であることを前提としている。これはほぼ正しいといえるが，MZ双生児においても遺伝型と遺伝子発現パターンは双胎化後のゲノムあるいはエピゲノム変化により異なる可能性がある。例えば双胎に分かれた後

に，体細胞における再構成や稀な体細胞変異で，遺伝型は異なったものになりうる（第3章参照）。エピゲノム変化は環境要因および偶然要因により起こる可能性があり，MZ双生児における異なった遺伝子発現を導きうる（第6章で記載しているように，女性のMZ双生児ではさまざまな組織におけるランダムなX不活化も遺伝子発現が異なる要因となりうる）。

他の限界

他にも，「MZ双生児およびDZ双生児の環境要因への曝露は，成育環境が同一であれば同じであり，別の環境で成育した場合は異なる」と仮定することにも別の問題が生じる可能性がある。子宮内環境さえも含め，同じ家庭で育てられても曝露する環境が同じとは限らない。例えば，MZ双生児は胎盤を共有する場合が多いが，血液供給，子宮内発育，出生時体重などは必ずしも同じではない。成人期後期の神経変性疾患などの遅発性疾患では，MZ双生児とDZ双生児が成人期を通して同じ環境に暮らして似通った環境に曝露されるという仮定はますます妥当性を失い，疾患一致の違いは発症に遺伝要因が関与する強い証拠ではなくなる。逆に，別々の環境で育てられたMZ双生児での疾患一致を確認することで，同じ遺伝的背景に対する異なる環境の影響を検討できるとされる。しかし，別々に育てられた双生児でも，実際には想定よりも環境の違いが少ないことも多い。したがって，**遺伝要因と環境要因を評価するどの双生児研究も，完全にコントロールされているとはいえない**。

最後に，双生児研究の結果を一般化する際にも注意を要する。極端な例を取り上げると，研究対象とした表現型が，そもそも遺伝によるのはその一部であり，遺伝によらない同じような表現型が存在する〔**表現型模写**（phenocopy）〕場合である。MZ双生児ペアの半分は遺伝要因のみで発症が決まり（MZ双生児の疾患一致は100%），残り半分のペアでは非遺伝的な原因による表現型模写が双生児の一方のみに現れた場合（MZ双生児の疾患一致は0%），双生児研究における一致率は50%という中間的なレベルとなり，どちらのタイプの疾患にとっても正しくないものとなる。

ゲノムワイド関連解析

（Lei Sun，Wei Deng 著）

複雑な疾患や形質は，遺伝要因と環境要因の複合的な影響を受ける．この10年間，**ゲノムワイド関連解析**（genome-wide association study：GWAS）は疾患感受性座位や生物学的経路を同定するうえで特に有益であり，多くの複雑疾患の遺伝的構造を解明してきた．GWASのコンセプトは非常に単純である．個々の遺伝的バリアント――通常はアレルが2種類の座位〔一般的には一塩基多型（single nucleotide polymorphism：SNP）または挿入欠失バリアントないしindelのいずれか〕――を調べ，疾患表現型または量的形質との**関連**（association）の証拠を探すというものである．個々のバリアントの結果から，疾患や形質と関連するゲノムの特定領域を指し示す（関連シグナル）ことができる．時に関連シグナルがタンパク質の翻訳を変化させる配列のバリアントに示され，そういう場合は，生物学的・機能的な影響の解釈は容易に行える．だがほとんどの場合，関連シグナルはゲノムの非コード領域に見出されるので，解釈は容易ではない．関連する遺伝的バリアントをそのエフェクター遺伝子（バリアントにより影響を受け，表現型の要因となる遺伝子）にマッピングする多くのアプローチが開発されてきたが，複雑疾患の場合，最も洗練されたアプローチでも正しい遺伝子を推測できるのは半分強に過ぎない．

　ゲノム全体にわたるこれらの個々の関連結果は，表現型と遺伝型の関連の全体像を明らかにし，$-\log_{10} p$値を示す**マンハッタンプロット**（Manhattan plot）という有名なグラフにより，関連の証拠が視覚的に要約される（図9.4）．最近では，特定サイズの領域内に存在する独立した関連を示すバリアントの数を列挙するブリスベンプロット（Brisbane plot）（多くの発見があるGWASに有用）や，2つの類似したGWASの結果を横軸の上下に水面の反射像のように示すマイアミプロット（Miami plot）も提案されている（図9.5と図9.6）．

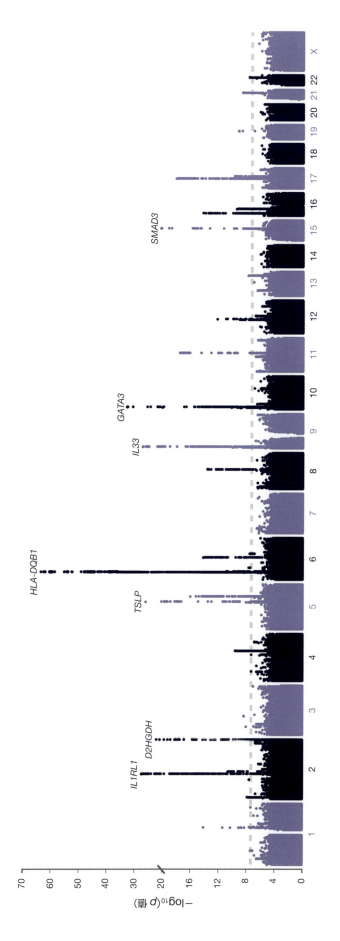

図9.4 UKバイオバンクで行われた気管支喘息のゲノムワイド関連解析のマンハッタンプロットの例　関連解析は，個々の医療記録内の診断コードにもとづいて定義した喘息患者と対照者との間で，数百万の遺伝的バリアントの遺伝型を比較して行った．それぞれの比較の結果は，p値に要約してグラフ内に示されている．関連の上位数か所のシグナルを最も近位にある遺伝子名でラベルしている．（図はTaliun D, Harris DN, Kessler MD, et al: Sequencing of 53,831 diverse genomes from the NHLBI TOPMed Program. *Nature*, 590: 290-299, 2021内で報告されたUKバイオバンクによる一連の関連解析データにもとづく）

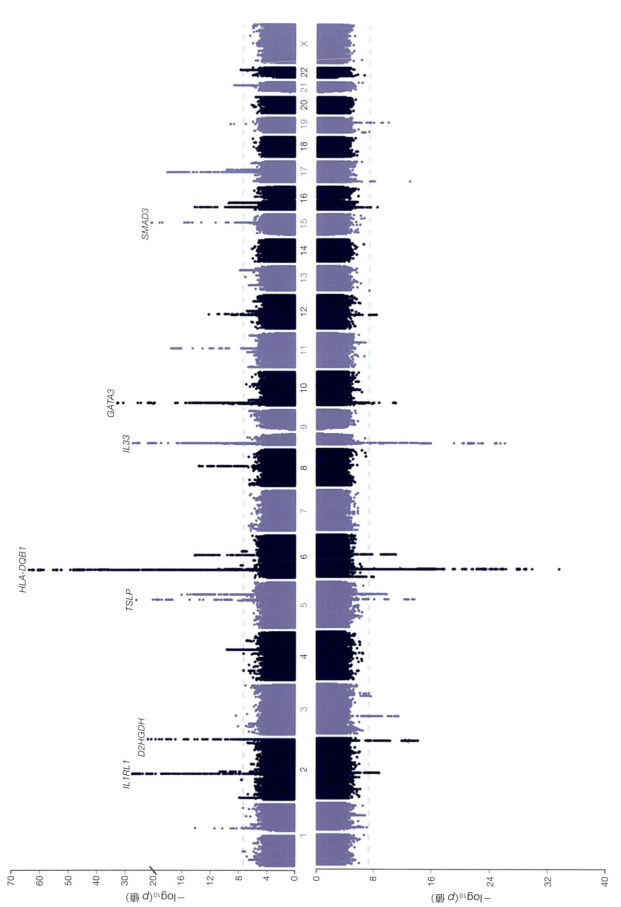

図 9.5　UK バイオバンクで行われた気管支喘息と鼻ポリープのゲノムワイド関連解析のマイアミプロットの例。上段の関連解析は，個々の医療記録内の診断コードにもとづいて定義した喘息患者と対照者との間で数百万の遺伝的バリアントの遺伝型を比較した。下段の解析は，同じバリアントの遺伝型を鼻ポリープ患者と対照者の間で比較したものである。2 つの解析間に共通したシグナルがあることに注目してほしい。それぞれの比較の結果は，p 値に要約してグラフ内に示されている。喘息のプロット内において，関連の上位数か所のシグナルを最も近位にある遺伝子名でラベルしている。(図は Taliun D, Harris DN, Kessler MD, et al: Sequencing of 53,831 diverse genomes from the NHLBI TOPMed Program. Nature, 590: 290-299, 2021 内で報告された UK バイオバンクによる一連の関連解析データにもとづく)

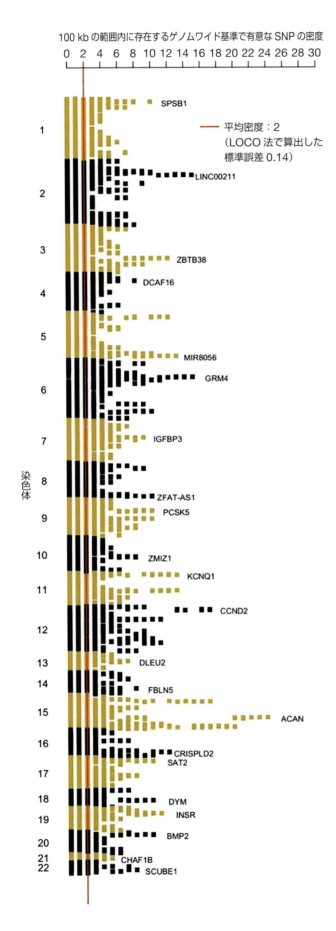

図9.6 530万人の身長のゲノムワイド関連解析のブリスベンプロットの例 それぞれの点は，身長との関連がゲノムワイド基準で有意である12,111か所の独立したバリアントを示している．密度は100 kbの範囲内に存在する独立した関連を示すバリアント数から計算された．〔図は身長に関するGWAS（Yengo L, Vedantam S, Marouli E, et al: A saturated map of common genetic variants associated with human height. *Nature*, 610:704-712, 2022）より〕

ポリジェニックリスクスコア（PRS）

(Lei Sun, Wei Deng 著)

　新規の関連シグナルの発見に加え，GWASはさまざまな複雑疾患において，何百万にもに上るSNPに関連する遺伝的な影響の推定を可能にした．各遺伝的バリアントのもつ影響の大きさは，確立された臨床的なリスク因子と比較すると通常は小さい．各SNP座位のリスクアレルによってもたらされる疾患リスクの増加はごくわずかでしかないので，ゲノム全体で見込まれる遺伝的影響を総合的に捉えようという流れが自然に起こり，スコアを総合することが行われるようになった．これが，ポリジェニックリスクスコア（polygenic risk score：PRS）の元となる考え方である．すなわち，PRSは関連するすべてのSNPのリスクアレル数に重み付けをして合計したものであり，重みはGWASからの効果量の推定値にもとづく数値となる．

　初期のポリジェニックリスクの研究は関連に焦点を当てたもので，初期のPRSの最も有名な例の1つに統合失調症についてのものがある．そこでは，個々ではゲノムワイドな研究の検出閾値〔ゲノム全体に分布するありふれたバリアント（common variant）について数百万回の検定をする際の有意性の閾値として，p値$<5\times10^{-8}$が通常用いられる〕に届かない多数のSNPを用いて，統合失調症の状態と強く関連するPRSが構築された．

　より最近のPRS研究は，疾病リスクのある個人の予測，異なるタイプの症例を分離することによる鑑別診断の精緻化，最適な治療法の選択に有用なPRSに焦点を当てている．例えば，高いPRSによって，疾患リスクが高い人を特定することができる．PRS値の分布の上位1％にいる人は，冠動脈疾患，心房細動，2型糖尿病，炎症性腸疾患，または乳がんのリスクが少なくとも3倍上昇する．実際，この規模のPRSは多くの臨床的有用性をもつ可能性がある．PRSはスクリーニング戦略の参考となり，健康に関する行動変容の動機づけとなり，精密医療の

ための治療標的の特定に役立つ可能性があるのである。PRSは，CanRisk/BOADICEAリスクアルゴリズムによりはじめて乳がんに実装され，乳がんリスクの高い人を予測するために臨床的に使用されており，2022年には少なくとも1つの民間企業（Color社）によって冠動脈疾患の予測に使用できるようになった。診断の精緻化については，これまで主に発症年齢にもとづいて割り当てられていた1型糖尿病と2型糖尿病が，PRSによって区別できることがわかっている。

疾患リスクを予測する優れたPRSを構築するためには，（1）関連するSNPを強力に同定し，（2）疾患に対する遺伝的影響を正確に推定し，（3）そのPRSを適切な人々（PRS構築に用いた人々と年齢，祖先系，臨床的リスクプロファイルが似ている）に確実に適用するための，システマチックな取り組みが必要である。理想的なPRSの構築は，すべての疾患関連SNPを含み，それ以外のSNPは含むべきではない。しかし，通常はGWASの検出力限界のため，現実のPRSでは真の関連SNPのいくつかが見逃されているだけでなく，偽陽性のSNPが含まれる。GWASの検出力が低いのは，多遺伝子性の遺伝形式をとる複雑疾患に対する個々のSNPの影響が中程度以下であることが直接の原因である。SNPの遺伝的効果の推定値が発見されやすい側に偏り，真の値よりも高くなること（「勝者の呪い」として知られる）が多いため，効果の推定は困難になりうる。最後に，データドレッジング*訳注1（p値ハッキングとも呼ばれる）を避けるために，上記（1）と（2）には，PRSの予測の正確性を評価するための標的サンプルとは独立した別の発見サンプルが用いられる。

疾患に関連するポリジェニックリスクを捉える統計的手法は著しく進歩しているが，多くの複雑疾患や量的形質では，GWASから得られたPRSによって説明できる表現型分散はわずかな部分のみである*訳注2。このように，ほとんどの一般的な疾患について，臨床現場やそのほか人々の健康や幸福に影響を与える場面でのPRSの価値は，まだ評価の途上である。バイオバンク規模の研究

---

*訳注1　データドレッジングとは，当初予定していた解析で統計学的に有意な結果が得られなかったために，データの一部分のみを解析する，多数の類似した解析を行う，などのやり方を有意水準を満たす低いp値が偶然得られるまで行うこと。
*訳注2　観測データの分散が，因子やモデルによりどれくらい説明されるかということ示す指標として，explained variance score（因子寄与率または分散説明率）というものがある。

や，より洗練されたPRS手法が利用できるようになるにつれて，特に臨床的予測因子の少ない疾患ではPRSの予測性能が向上していくことに期待がもたれている。

PRSを構築する際の方法論上の主要な課題は集団の**異質性**（heterogeneity）であり，これは別の集団への適用可能性の問題としても知られている。遺伝的な効果の大きさは研究対象集団の祖先系背景によって異なりうるため，ある集団で導き出されたPRSの重みが他の集団にはうまく適用できない可能性がある。もう1つの大きなギャップは，X染色体のSNPを含む手法がないため，ハプロイドゲノムの5%の情報が用いられていないことである。最後に，PRSを用いて予測される疾患の遺伝的リスクには，その疾患の集団特異的な遺伝率に依存する理論的上限がある。しかしこれは，遺伝率が個人の絶対的な疾患リスクの上限であると言っているわけではない。家族性乳がんというよく知られている例を考えてみよう。*BRCA1*遺伝子に病的バリアントをもつ個体は，がんを早期発症するリスクがかなり大きくなるが，このような比較的浸透率の高いバリアントは乳がん症例全体ではほんの少数にしかみられず，発生した集団内のがんの遺伝率のごく一部を説明するにすぎない。

一方，PRSの臨床上の利用について，注意が必要ないわけではない。主な論争点は，ほとんどの大規模なGWASやPRSがヨーロッパ系祖先をもつ大規模なサンプルでのみ実施および検証されてきたという事実から生じる，健康格差（健康情報の不均衡）の可能性である。第二に，PRSスコアの解釈（相対リスクと絶対リスクなど）は，臨床現場において障壁となる可能性があり，結果を家族にうまく開示できるよう，臨床医を継続的に教育することが求められている。第三に，疾患の予防に情報を還元するためにPRSと改変可能な臨床的リスク因子をどのように組み合わせるのが最善なのかは，未解決の問題である。最後に，PRSの解釈を促進するために，PRSの結果報告の様式を標準化することが必要ということである。

9.4　遺伝要因が関与する一般的な多因子疾患の例

この節と次の節では，多因子疾患とその複雑遺伝の一般的な概念を理解するため，いくつかの一般的な多因子疾患の例をとりあげ，考えていくことにする（BOX 9.1 参照）。

BOX 9.1

複雑疾患の遺伝形式の特徴

- 複雑遺伝を示す疾患には遺伝的な多様性が関与するが，単一遺伝子疾患と異なり，単純なメンデル遺伝形式はとらない。
- 複雑遺伝疾患は家系集積性を示すことが多い。罹患者の近親者も易罹患性アレルを共有している可能性が高いためである。
- 複雑遺伝を示す疾患は，発端者と近親度の高い血縁者ほど発症する可能性が高く，近親度が低下すると共有する易罹患性アレルも少なくなるため，発症する可能性が低くなる。例えば，二卵性双生児に比べて一卵性双生児は疾患の一致率が高くなる。
- 疾患に関連する座位の易罹患性遺伝型を共有する血縁者どうしであっても，非遺伝要因が発症に重要な役割を担うため，表現型が一致するとは限らない（浸透率が低い）。まったく同じ遺伝型を有する一卵性双生児においてさえ発症の不一致があるのは，浸透率の低さを示す最も極端な例である。

表9.6　多因子遺伝を伴う一般的な先天奇形

奇形	集団での発生率（1,000人あたり）
口唇裂（口蓋裂の合併を含む）	0.4〜1.7
口蓋裂	0.4
先天性股関節脱臼	2*
先天性心疾患	4〜8
心室中隔欠損症	1.7
動脈管開存症	0.5
心房中隔欠損症	1.0
動脈狭窄	0.5
神経管欠損	2〜10
二分脊椎と無脳症	さまざま
幽門狭窄症	1†，5*

*男性1,000人あたり。†女性1,000人あたり。
訳注：集団での発生率は概数。これらの疾患の多くに遺伝的異質性があり，ほとんどが多因子疾患である。
データは Carter CO: Genetics of common single malformations, *Br Med Bull* 32:21-26, 1976；Nora JJ: Multifactorial inheritance hypothesis for the etiology of congenital heart diseases: The genetic environmental interaction, *Circulation* 38:604-617, 1968；Lin AE, Garver KL: Genetic counseling for congenital heart defects, *J Pediatr* 113:1105-1109, 1988 より。

多因子が関与する先天奇形

多くの一般的な先天奇形は，症候群の部分症状ではなく孤発の奇形として生じる多因子疾患であり，複雑な遺伝形式を示す（**表9.6**）。これらのなかで**先天性心奇形**（congenital heart malformation）は最も頻度が高く，他のカテゴリーの先天奇形に関する最近の知見を理解する助けとなる。

先天性心疾患（congenital heart defect：CHD）の頻度は，新生児1,000人あたり4〜8人である。CHDは遺伝的異質性のある疾患群であり，一部は単一遺伝子疾患または染色体異常が原因となるが，他にも風疹感染症や母体糖尿病といった催奇形因子への曝露によるものが含まれる。しかし多くの場合は原因不明であり，その大部分は多因子疾患であると考えられている。

集団間で発生率や**経験的再発率**が異なるさまざまなタイプのCHDがある。家系内で心疾患の罹患児が複数いる場合，必ずしも解剖学的にまったく同じ疾患を発症するとは限らないが，病変部位を形成する発生学的機序は類似していることが知られている（第14章参照）。心臓の発生学的機序にもとづき，CHDは5つに分類される。

表9.7　さまざまな流出路異常の発生率と再発率

異常	集団での発生率（%）	同胞での頻度（%）	λ_s
心室中隔欠損	0.17	4.3	25
動脈管開存	0.083	3.2	38
心房中隔欠損	0.066	3.2	48
大動脈狭窄	0.044	2.6	59

- 流出路異常
- 細胞遊走の欠陥
- 細胞死の欠陥
- 細胞外マトリックスの異常
- 特定の成長障害

流出路異常に分類される先天性心奇形のサブタイプは，家系集積性や患者近親者の発症リスク上昇など，複雑形質のすべての特徴を示す（**表9.7**）。CHDの約50%を占める流出路異常には，左心低形成症候群や大動脈縮窄症，心房中隔二次孔欠損，肺動脈弁狭窄，一般的な心室中隔欠損などが含まれる（**図9.7**）。流出路異常患者の最大25%，特にFallot四徴症を認める場合では，**口蓋帆・心・顔症候群**（velocardiofacial syndrome）にみられる染色体

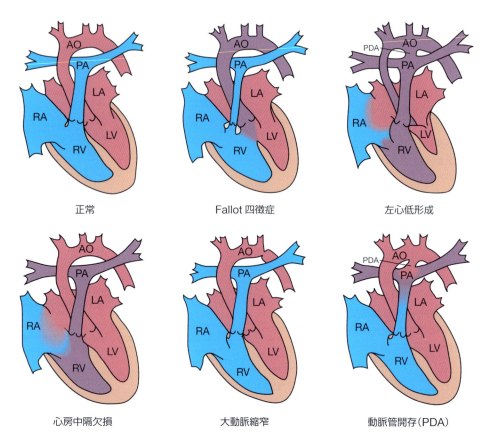

図9.7 先天性心疾患にみられるさまざまな流出路異常の模式図 左心系の循環血流を赤色で，右心系の循環血流を青色で，酸素化血液と非酸素化血液の異常な混合血を紫色で示す。AO：大動脈，LA：左心房，LV：左心室，PA：肺動脈，RA：右心房，RV：右心室。

22q11領域の欠失の可能性がある（第6章参照）。

ある種の単独性のCHDは，多因子形質として遺伝する。さらに詳細な発症機序が明らかになるまでは，流出路異常の第一度近親者における**再発率**の推定値として表9.7内の数字が使える。しかし，流出路異常の発端者の第二度・第三度近親者では，リスクは急激に減少する（一般集団のリスクと差がなくなる）。同様に，流出路異常以外のCHD発端者の血縁者の罹患リスクは，一般集団に比べてそれほど高くないことも知られている。現在では多くのCHDは超音波診断で出生前に評価が可能となったことも朗報である（第18章参照）。

精神疾患

精神疾患は，世界のどの集団でも4%が罹患する最も頻度が高く複雑な疾患の1つである。2020年現在，米国だけでもその医療および福祉に年間2,000億ドル以上が支出されている。精神疾患のなかで最も深刻なものは，統合失調症と双極症*訳注（躁うつ病，双極症）である。

統合失調症（schizophrenia）は，世界人口の1%程度が罹患している。通常，青年期後期あるいは若年成人期に発症し，人格荒廃をきたす疾患である。本症は思考，感情，社会性の障害を特徴とし，妄想や気分障害を伴うことが多い。統合失調症への遺伝要因の関与は，双生児研究および家系集積性研究で裏づけられている。同症の一卵性双生児の一致率は40〜60%と推定されているが，二卵性双生児では10〜16%である。また，同症患者の第一度近親および第二度近親の再発率は一般集団よりも高い（**表9.8**）。

統合失調症への遺伝の関与を示す証拠はかなりあるが，同疾患の易罹患性に関与する遺伝子やアレルは一部しかわかっていない。その例外として，全統合失調症患者の2%未満ではあるが，口蓋帆・心・顔症候群の原因で

＊訳注　国際疾病分類（ICD-11）変更に伴い，「双極性障害」から「双極症」に名称が変更された。

表9.8 統合失調症の家系内再発率と相対リスク比

統合失調症の罹患者との関係	再発率（％）	λ_r
両親がともに罹患者の子	46	23
子	9〜16	11.5
同胞	8〜14	11
甥または姪	1〜4	2.5
おじまたはおば	2	2
いとこ	2〜6	4
孫	2〜8	5

表9.9 双極症の家系内再発率と相対リスク比

双極症の罹患者との関係	再発率（％）*	λ_r
両親がともに双極症罹患者の子	50〜70	75
子	27	34
同胞	20〜30	31
第二度近親	5	6

*双極症，うつ病，または統合失調症の再発率。

ある染色体22q11領域の欠失など，特定の染色体の中間部欠失が報告されている。22q11に欠失がある患者の25％は，この症候群の他の身体的症状の多くあるいはほとんどを示さない場合でも，統合失調症を発症すると推定されている。この症候群で22q11領域の3Mbのゲノム欠失（図6.7参照）が精神疾患を引き起こす機序はわかっていない。第5章で紹介したように，染色体マイクロアレイはG分染法では検出できない微細ゲノムの欠失や重複を網羅的に調べることができる。健常者やさまざまな精神疾患および神経発達障害の患者に対しこの検査を実施したところ，ゲノム全体に多数の欠失や重複（コピー数バリアント）が存在することが明らかになった（第6章参照）。特に，1q21.1，15q11.2，15q13.3における1〜1.5Mbの微細欠失は，一部の統合失調症患者との関与が繰り返し示唆されている。しかしながら，大部分の統合失調症患者の責任遺伝子は不明であり，遺伝カウンセリングでは経験的再発率にもとづいて説明せざるをえない（表9.8参照）。

双極症（bipolar disease）の主要な症状は気分障害である。気分が高揚し，大言壮語になり，危険度の高い行動をとり，自尊心が大きく膨らむ時期（躁）と，うつになり，通常なら楽しい活動にも興味を失い，無気力になって，自殺願望をもつ時期が交互に繰り返される。双極症の有病率は0.8％であり，統合失調症とほぼ同率で，発症年齢も近い。この疾患の深刻さは，罹患者の自殺率の高さからも明らかである。

双極症への遺伝要因の関与は，双生児研究と家系集積性研究から強く裏づけられている。一卵性双生児での一致率は40〜60％であり，二卵性双生児の一致率は4〜8％である。また，罹患者の血縁者では罹患リスクの上昇もみられる（表9.9）。双極症の注目すべき特徴の1つは，家系内

で疾患の**表現度**（expressivity）が多様なことである。同じ家系内でも，典型的な双極症を示す人，うつ病のみを示す人〔**単極性うつ病**（unipolar disorder）〕，思考と気分の両方にかかわる精神疾患〔**統合失調感情症**（schizoaffective disorder）〕の診断を受ける人がいる場合がある。双極症の易罹患性にかかわる遺伝子やアレルは，統合失調症で知られているものよりもさらに少ない。特に，双極症患者においてde novoの欠失や重複の増加が確認されているが，ゲノムの特定領域にある再現性のあるコピー数バリアントは明らかになっていない。したがって，遺伝カウンセリングは経験的再発率に頼るのが一般的である（表9.9参照）。

冠動脈疾患

冠動脈疾患（coronary artery disease：CAD）は，米国では年間約50万人の死亡原因であり，先進国で罹患率および死亡率の最も高い疾患の1つである。アテローム性動脈硬化によるCADは，年間約150万人の**心筋梗塞**（myocardial infarction：MI）罹患と，20万人以上の急性MIによる死亡の主要な原因である。米国ではCADにより，生産性の損失とは別に，医療支出として毎年総計1,430億ドル以上が費やされている。原因は不明だが，一般集団と罹患者のいる家系内ともに，男性のCAD罹患リスクが高い。

家系研究では，特に比較的若い世代に発生したCADにおいて，遺伝要因の関与が繰り返し示されている。リスク上昇のパターンから，発端者が女性または若年者である場合，家系内で遺伝的寄与によってMIを発症する可能性が大きく高まることが示されている。したがって，発端者の血縁者では疾患リスクが上昇する。例えば，女性発端者の第一度近親の男性における罹患リスクは，一般集団の7

倍である（表9.10）。一方，男性発端者の第一度近親の女性における罹患リスクは，一般集団の2.5倍である。発端者が若い女性（55歳未満）の場合，CADの罹患リスクは一般集団の11倍にもなる。若くに罹患した親族が複数いる場合も，罹患リスクが大きく増加する。双生児研究でもCADにおける遺伝的バリアントの関与が示されている（表9.11）。

CADを伴うメンデル遺伝病がいくつか知られている。第13章で扱うが，低密度リポタンパク質（low-density lipoprotein：LDL）受容体異常が原因の常染色体顕性遺伝（優性遺伝）の**家族性高コレステロール血症**（familial hypercholesterolemia：症例16）はCADの最も一般的な原因だが，MI生存者の5%程度を占めるにすぎない。CADのほとんどは，非遺伝素因と遺伝素因をもつ多因子遺伝性を示す。冠動脈でのアテローム性動脈硬化部位の進展には多くの段階がある。動脈の内膜に生じた脂肪線条に始まり，平滑筋，脂肪，線維組織を含む線維性プラークに発展する。この内膜プラークは血管新生を起こし，出血，潰瘍，石灰化により血管が高度に狭窄し，血栓の発生部位になりやすくなる。その結果，突然の完全閉塞が起こり，

MIとなる。冠動脈のアテローム性動脈硬化病変の進行に多くの段階がある以上，さまざまな病理学的過程にかかわる多くの遺伝的差異がCADの発症や防止に影響するのは不思議なことではない（図9.8およびBOX 9.2参照）。その他のCADのリスク因子には，高血圧，肥満，糖尿病など，それら自体が遺伝要因をもつ多因子疾患も含まれる。これらの疾患により代表される代謝異常や生理学上の障害も，CADのリスクを高める。最後に，食事，運動，全身性の炎症，喫煙などの環境要因も，CADのリスクに大きな影響を与える。CADの発症に関与するさまざまな過程や代謝異常，環境要因をすべて考慮すると，CADに対する遺伝的な易罹患性とは複雑な多因子による状況であることが容易に推測できる（BOX 9.2参照）。

他の遺伝性疾患の患者の家族歴のなかに偶発的にCADが見つかることがしばしばある。高い再発率を考慮すれば，医師や遺伝カウンセラーは，たとえ患者や血縁者が紹介された遺伝に関する第一の問題がCADではなかったとしても，CADを発症した者の第一度近親者をさらに調べて遺伝カウンセリングと治療を提案すべきか考慮する必要がある。発端者が若年者で特に女性の場合，その必要性は明らかである。

表9.10 発端者の血縁者における冠動脈疾患（CAD）の発症リスク

発端者	家系におけるCAD発症の上昇リスク*
男性	男性の第一度近親者：3倍 女性の第一度近親者：2.5倍
女性	男性の第一度近親者：7倍
55歳未満の女性	男性の第一度近親者：11.4倍
55歳未満の男性発症者が2人	第一度近親者：13倍

*一般集団と比較。
データはSilberberg JS: Risk associated with various definitions of family history of coronary heart disease, *Am J Epidemiol* 147:1133-1139, 1998より。

9.5 特定の遺伝要因や環境要因の関与が知られている多因子形質の例

ここまで，複雑形質（complex trait）への遺伝的寄与がどの程度あるかを評価する，家系研究や双生児研究といった疫学的研究手法を説明してきた。しかし，家系集積性や双生児の疾患の一致，遺伝率からは，いくつの座位が関係するのか，どの座位やアレルが関係するのか，特定の遺伝

表9.11 双生児において発端者が若年発症心筋梗塞により死亡した場合の心筋梗塞死の一致率と，双生児のもう一方がもつ相対リスク*

双生児の性別	MZ双生児の一致率	MZ双生児の上昇リスク†	DZ双子の一致率	DZ双生児の上昇リスク†
男性	0.39	6～8倍	0.26	3倍
女性	0.44	15倍	0.14	2.6倍

DZ：二卵性，MZ：一卵性。
*若年性心筋梗塞は男性の55歳未満発症，女性の65歳未満発症と定義する。
†一般集団と比較。
データはMarenberg ME: Genetic susceptibility to death from coronary heart disease in a study of twins, *NEJM* 330:1041-1046, 1994より。

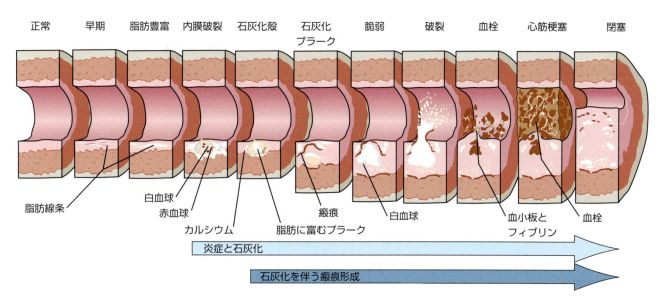

図 9.8　冠動脈疾患に至る各段階を示す冠動脈の断面図　この経路の各段階のいずれか，あるいはすべてに影響を与える遺伝要因と環境要因が，この一般的な複雑疾患の発症に関与している。(Larry Almonte 提供の図を許可を得て改変)

BOX 9.2

冠動脈疾患に至る段階的な過程に関与する遺伝子および遺伝子産物

多くの遺伝子や遺伝子産物が，冠動脈疾患の発症に至る1つ以上の段階に関与し，場合によっては促進することが明らかになりつつある。これには以下に示す局面に関与する遺伝子が含まれる。

- 総コレステロール値および血清脂質の輸送と代謝に関与する物質〔コレステロール，アポリポタンパク質 E，アポリポタンパク質 C-Ⅲ，低密度リポタンパク質（LDL）受容体，リポタンパク質（a）〕。LDL コレステロール値と中性脂肪値の上昇は，ともに冠動脈疾患のリスクを上昇させる要因であり，それら自体が高い遺伝性をもつ量的形質である。
- 血管作動性物質であるアンジオテンシン変換酵素など。
- 血液凝固，血小板接着，線溶系に関与するプラスミノーゲン活性化抑制因子1や，血小板膜糖蛋白Ⅰbおよび Ⅲa。
- 炎症および免疫経路。
- 動脈壁の構成要素。

型と複数の環境要因の相互作用がどのように発症につながったり生理学的測定値を決めたりしているのかなどは，明らかにならない。ほとんどの場合で，何らかの遺伝要因の関与やその影響の大きさを推定することしかできない。これらの遺伝要因は，数百から数千のバリアントの総合的効果を表している。しかしながら，複雑な遺伝形式を示す

いくつかの多因子疾患については疾患感受性を増加させる遺伝要因が特定され，環境要因が明らかになりつつあるものもある。本章の次項からは，さらに複雑な遺伝の関与についていくつか例を挙げて説明する。

メンデル遺伝病における修飾遺伝子

第7章で述べたように，多くの単一遺伝子疾患では，特定座位のアレルバリアントで表現型の多様性を説明できる。しかし，単一遺伝子の変異により発症することがよく知られているメンデル遺伝病であっても，他の座位の変化が表現型に影響を及ぼし，複雑な遺伝形式の特徴を示すことがある。

囊胞性線維症（cystic fibrosis：CF；症例12）を例にとると，酵素補充療法を要する膵臓機能不全の有無は，*CFTR* 遺伝子にどのような変化があるかで大部分は説明できる（第13章参照）。しかし，他の表現型との相関は不完全である。例えばCF患者における肺病変の重症度の差は，**アレル異質性**（allelic heterogeneity）では説明できない。他の座位の遺伝型が**遺伝的修飾因子**（genetic modifier），つまりその遺伝子のアレルがCF患者の肺病変の重症度に影響を与えるものとして作用している可能性が提唱されている。例えば1秒量（forced expiratory volume after 1 second：FEV$_1$）の減少は，CF患者に期待されるFEV$_1$値の比率〔CF 特異的 FEV$_1$%（CF-specific FEV$_1$

percent）〕として計算され，CF 患者の肺機能低下を測定する量的形質として使用される．罹患一卵性双生児と罹患二卵性双生児における CF 特異的 FEV_1 ％を比較した結果，CF 患者における肺疾患重症度の遺伝率は 50％程度と推定された．この CF 特異的 FEV_1 ％は，特定の *CFTR* アレルに依存しない（双生児が共有する CF 病的バリアントは卵性により違わないため）．

　CF での肺疾患の重症度を修飾するアレルが存在する 2 つの座位が報告されている．マンノース結合レクチンと呼ばれる血清タンパク質をコードする遺伝子である *MBL2* と，サイトカインであるトランスフォーミング増殖因子 β（transforming growth factor β：TGFβ）をコードする *TGFB1* 座位である．マンノース結合レクチンは自然免疫系の血漿タンパク質で，多くの病原体と結合し，貪食や補体の活性化により病原体の除去に役立つ．ヨーロッパ系集団では，このレクチンの血中濃度を低下させる多数のありふれたアレルが *MBL2* 座位に存在する．マンノース結合レクチンの濃度の低下は，CF 患者の肺病変転帰の悪化に関連しているようである．おそらくレクチンの濃度低下により，特に緑膿菌（*Pseudomonas*）による呼吸器感染を起こしやすくなるためだろう．また，*TGFB1* 座位の TGFβ 産生量を高めるアレルも，転帰の悪化に関連している．おそらく TGFβ が炎症後に肺の瘢痕化と線維化を促進するためだろう．このように *MBL2* と *TGFB1* の両遺伝子は，そのバリアントのみでは CF を発症させないが，*CFTR* 座位の疾患原因アレルが関連する臨床症状に影響を与える，**修飾遺伝子**（modifier gene）となる．

二遺伝子遺伝

　2 つもしくはそれ以上の座位の遺伝型の相加効果によって決定される疾患の機序はさらに複雑である．ここでは，数家系で報告されている**網膜色素変性症**（retinitis pigmentosa：RP）として知られている網膜変性の一種を疾患表現型の例として説明する（図 9.9）．これらの家系の罹患者は，2 つの異なる座位において病的アレルをヘテロ接合性にもっている〔**二重ヘテロ接合体**（double heterozygote）〕．1 つの座位は光受容体膜タンパク質であるペリフェリンをコードし，もう 1 つは Rom1 と呼ばれる光受容体膜タンパク質をコードしている．どちらか一方の変異のみのヘテロ接合体は発症しない．この家系の RP は，発症率や重症度に大きく影響する環境要因が知られておらず，2 つの座位のバリアントのアレルの影響により発症するという，最も単純な多遺伝子遺伝形式を示す．この 2 つの遺伝子でコードされるタンパク質は網膜の光受容体の中の円盤膜の層に存在するため，生理学的機能の重複がある．機能的に重複する 2 つのタンパク質の異常が相加的に疾患の発症に影響を与えることを示している．

　肥満，さまざまな程度の知的障害，網膜変性，多指，泌尿生殖器奇形を特徴とする希少な先天奇形症候群である

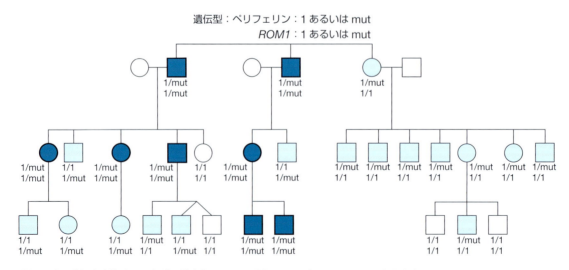

図 9.9　二遺伝子性網膜色素変性症の一家系　濃青色の記号は罹患者を示す．各個体のペリフェリン座位（上段）と *ROM1* 座位（下段）の遺伝型は，各記号の下に記載した．正常アレルは 1，変異をもつアレルは mut とした．水色の記号は，どちらか一方の遺伝子に病的バリアントをもつ未発症者である．（Kajiwara K, Berson EL, Dryja TP: Digenic retinitis pigmentosa due to pathogenic variants at the unlinked peripherin/RDS and ROM1 loci. *Science*, 264:1604-1608, 1994 より作成）

Bardet-Biedl症候群（Bardet-Biedl syndrome）でも，数家系で多遺伝子遺伝のモデルが提唱されている。病的バリアントが本症候群の原因となる異なる14遺伝子が見つかっている。ほとんどの家系で明らかな常染色体潜性遺伝（劣性遺伝）形式をとるが，少数の家系では**二遺伝子遺伝**（digenic inheritance）を示す。この場合，14の座位の1つにホモ接合性または**複合ヘテロ接合性**（compound heterozygous）に変異をもち，もう1つ別の座位のバリアントがヘテロ接合性であるときだけ発症する。

静脈血栓症の遺伝要因と環境要因の相互作用

疾患の素因となる遺伝子間相互作用のもう1つの例は，**凝固亢進**（hypercoagulability）と呼ばれる状態でみられる。この状態では，静脈あるいは動脈内に血塊が不適切に形成され，生命を脅かす血栓性素因（thrombophilia）の合併症を引き起こす（症例46）。しかし凝固亢進では，遺伝的素因をもつ場合，3つ目の要因として環境要因が疾患リスクをさらに増加させる。

このような疾患の1つに，**特発性脳静脈血栓症**（idiopathic cerebral vein thrombosis）がある。この疾患では，感染症や腫瘍などの誘引因子がなくても脳の静脈系に血塊が形成され，脳静脈に致命的な閉塞が引き起こされる。若年成人に発症し，頻度はかなり稀（人口10万人あたり1人未満）だが，死亡率がきわめて高い（5〜30％）。凝固系に異常な凝固性を引き起こす以下の3つの比較的頻度の高い要因（遺伝要因2つと環境要因1つ）が，いずれも個々に脳静脈血栓症のリスクを増加させることが知られている（図9.10）。

・凝固第V因子遺伝子のミスセンスバリアント
・凝固因子であるプロトロンビン遺伝子の3′非翻訳領域（UTR）のバリアント
・経口避妊薬の使用

1つ目は，第V因子のありふれたアレルである**第V因子Leidenバリアント**（factor V Leiden：FVL；症例46）である。506番目のアルギニンをグルタミンに置換するバリアント（Arg506Gln）であり，アレル頻度はヨーロッパ系集団では約2.5％だが，他の集団では稀である。この置換は第V因子の分解に使われる切断部位を変化させるため，第V因子がより安定し，凝固促進効果をより長時間発

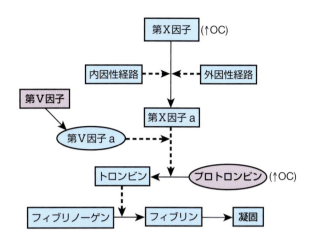

図9.10 第V因子LeidenとプロトロンビンバリアントとIに関連する凝固カスケード　第X因子が内因性または外因性経路により活性化されると，活性化された第V因子の促進作用も加わり，プロトロンビンから凝固タンパク質トロンビンが産生される。次に，トロンビンはフィブリノーゲンを切断してフィブリンにし，血液凝固が起こる。経口避妊薬（OC）は，他の多くの凝固因子と同様に，プロトロンビンと第X因子の血中レベルを増加させる。凝固亢進状態は，第V因子，プロトロンビン，第X因子およびその他の凝固因子の量を増加させ，血液凝固を促進する遺伝要因と環境要因の相乗的相互作用として説明できる。凝固タンパク質の活性型はaの文字によって示した。実線の矢印は経路，破線の矢印は促進作用を示す。

揮できるようになる。ヨーロッパ系集団の約5％を占めるFVLのヘテロ接合の保因者は，脳静脈血栓症のリスクが一般集団の7倍高く（それでも低い発生率だが），ホモ接合体となるとリスクは80倍になる。

2つ目の遺伝的リスク因子は**プロトロンビン**（prothrombin）遺伝子の病的バリアントであり，プロトロンビン遺伝子の3′UTRの20,210番目のGをAに変化させる（プロトロンビンg.20210G>A）。ヨーロッパ系の約2.4％がヘテロ接合体であるが，他の祖先系では稀である。この変化はプロトロンビンmRNAレベルを上昇させた結果，翻訳が増加し，タンパク質レベルが上昇する。プロトロンビン20210G>Aアレルのヘテロ接合体は，脳静脈血栓症のリスクが3〜6倍上昇する。

3つ目の要因，合成エストロゲンを含む経口避妊薬（oral contraceptive）の使用は，上に述べた第V因子やプロトロンビン座位の遺伝型とは無関係に，血栓症のリスクを14〜22倍増加させる。これはおそらく，血液中の多くの凝固因子のレベルを上昇させるためと考えられる。FVLのヘテロ接合の人が経口避妊薬を使用する場合は，いずれかの要因単独の場合わずかしかリスクが増加しないが，プロトロンビン20210G>Aのヘテロ接合の人が経口

避妊薬を使用すると，脳静脈血栓症の相対リスクが30〜150（！）倍にまで増加する。

下肢の**深部静脈血栓症**（deep venous thrombosis：DVT）におけるFVLとプロトロンビン20210G>Aアレルの役割にも関心が寄せられている。この疾患は毎年およそ1,000人に1人に発症し，特発性脳静脈血栓症よりもはるかによくみられる。主に肺塞栓症によるDVTの死亡率は，年齢や他の病状の有無により最大10％にも達する。DVTのリスクを上げる多くの環境要因が知られており，外傷，手術（特に整形外科手術），悪性疾患，寝たきりの状態が長く続くこと，経口避妊薬の使用，高齢などがあげられる。

DVT初回発症の相対リスクは，対照と比べFVLアレルのヘテロ接合体では7倍，FVLのヘテロ接合体が経口避妊薬を使用すると30倍に上昇する。プロトロンビン20210G>Aのヘテロ接合体も，対照と比べDVTの相対リスクが2〜3倍高い。特にFVLとプロトロンビン20210G>Aの二重ヘテロ接合体はDVTの相対リスクが20倍高く，一般集団の数パーセントはこのリスクをもっている。

このように，遺伝要因2つと環境要因1つからなる3つの要因は，それぞれ単独で異常な凝固亢進状態のリスクとなる。これらの要因の2つあるいは3つ全部が同時にそろうとさらにリスクが高くなる。将来的には，特定の集団を対象とした血栓性素因のスクリーニングプログラムが取り入れられるかもしれない。

Hirschsprung病における複数の コード領域および非コード領域の関与

Hirschsprung病（Hirschsprung disease：HSCR）として知られる腸管神経系の発生異常の病態には，より複雑な遺伝要因の相互作用の関与が明らかになっている。HSCRでは，結腸の腸筋神経叢と粘膜下神経叢にある内在性神経節細胞の一部あるいはすべてが完全欠失する。無神経節性大腸は蠕動運動ができず，重症の便秘，腸閉塞の症状，無神経節腸管近位側の結腸に巨大な拡張〔巨大結腸（megacolon）〕が起こる。この疾患はヨーロッパ系の新生児約5,000人に1人の頻度でみられるが，アジア系新生児ではその2倍多い。HSCRの70％は単独の先天異常として，12％は染色体異常症候群の部分症状として，残りは広範な先天異常の一症状として発生する。単独の先天異

常としてのHSCR患者のうち，80％は直腸および結腸の短い一部分のみ神経節を欠くHSCR-Sで，残りの20％は結腸の大部分，全結腸，時には回腸部分まで神経節を欠くHSCR-Lである*訳注。

家族性HSCR-Lはしばしば顕性遺伝あるいは潜性遺伝形式を示唆するパターンをとるが，一貫して浸透率が低い。HSCR-Lは，受容体型チロシンキナーゼをコードする*RET*遺伝子の機能喪失型ミスセンス変異あるいはナンセンス変異が原因となることが最も多い。RETに結合するリガンドの遺伝子に病的バリアントをもつ家系も少数ながら存在するが，*RET*遺伝子バリアントを有する家系より浸透率はさらに低い。

HSCR-SはHSCRのなかでも頻度が高く，多因子疾患の特徴を有する。同胞相対リスク比（λ_s）はきわめて高い（約200）が，一卵性双生児でも疾患一致率は完全ではなく，家系は明確なメンデル遺伝形式をとらない。HSCR-Sの罹患同胞対をゲノムワイドに解析し，どの座位のどのアレルを罹患同胞が共有しているかを調べたところ，*RET*座位を含む3か所の座位でアレルが有意に共有されており，遺伝子間相互作用および/または多遺伝子の関与が示唆された。実際，罹患同胞の多くは3か所すべてのリスクアレルを共有していた。*RET*以外の座位はまだ同定されていないが，この小規模の患者コホートにおいてさえ，HSCRの浸透率の多くの説明には**図9.11**に示す範囲の遺伝子間相互作用の解明が必要である。

HSCRの原因変異となる病的バリアントは12以上の座位で報告されているが，*RET*の変異がその大部分を占める。現在のデータでは，*RET*遺伝子がほとんどすべてのHSCR患者に関与しており，特に*RET*遺伝子近傍の非コード領域にある2つの相互作用する発現制御バリアントが指摘されている。1つは関連転写因子であるSOX10の結合部位をもつ強力な腸管エンハンサー，もう1つは*RET*転写開始点から約125キロ塩基（kb）上流にある非コード領域のバリアントである。HSCR-Sは*RET*座位やその近傍の変異による多因子疾患であり，正常なら厳密に制御される腸管神経系の発生過程に異常をきたし，EDNRBやGDNFのような既知の座位と未知

---

*訳注　日本では，1）直腸下部型（肛門から直腸下部まで），2）S状結腸型（直腸下部からS状結腸まで），3）左右結腸型（下行結腸から盲腸まで），4）全結腸型（回盲部から口側30 cmの回腸まで），5）小腸型（回盲部から口側30 cmの回腸を超える範囲）の5つに分類される。

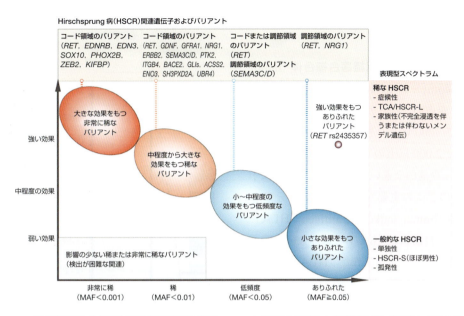

図9.11 Hirschsprung病（HSCR）の根底にある遺伝要因に関する現在の理解　ほとんどの複雑形質と同様，遺伝的易罹患性は個々のリスクへの影響が比較的小さいありふれたバリアントと，リスクへの影響が大きい非常に稀なアレルに向かうスペクトラムで説明できる。HSCRは表現型により重症度の違いがある。症候性HSCRとTCA/HSCR-Lは頻度が低く重症なのに対し，孤発性HSCR-Sはより一般的である。(Karim A, Tang CS, Tam PK. The Emerging Genetic Landscape of Hirschsprung Disease and Its Potential Clinical Applications. *Front Pediatr*, 9:638093, 2021 より)

の座位の両方における病的バリアントが組み合わさって発症する。第11章で議論する現代のゲノム解析手法により，さらに数十の遺伝子が関与している可能性が示唆されている。

非コード領域のありふれた浸透率が低いバリアントの同定により，多因子形質の表現型に影響する責任バリアントが遺伝子発現に及ぼす影響と，その結果としての疾患の浸透率と表現度にもたらす変化がわずかなものであることが示された。また，比較的明確に定義されたこの先天奇形の根底にある遺伝的メカニズムが驚くほど複雑なこともわかった。それでも，糖尿病のようなより一般的な複雑疾患に関与するメカニズムよりも，はるかに単純である可能性が高い。

1型糖尿病

一般的な複雑疾患でありながら，遺伝的構造の一部が明らかになっている疾患が**糖尿病**（diabetes mellitus）である。糖尿病は大きくわけて，**1型糖尿病**（type 1 diabetes：T1D）〔**インスリン依存性糖尿病**（insulin dependent diabetes mellitus：IDDM）とも呼ばれる〕と，**2型糖尿病**（type 2 diabetes：T2D）〔**非インスリン依存性糖尿病**（non-insulin dependent diabetes mellitus：NIDDM）とも呼ばれる〕があり，それぞれが糖尿病全症例の約10％および約88％を占める。家系集積性はどちらの型でもみられるが，通常どの家系でもT1DかT2Dのどちらかしかみられない。両者は，典型的な発症年齢，一卵性双生児の一致率，特定の座位の特異的な遺伝的バリアントとの関連が異なる。ここでは糖尿病の複雑遺伝の主要な特徴を説明するため，T1Dに焦点を当てる。

T1Dの発生率は，ヨーロッパ系集団では約500人に1人（約0.2％）だが，アフリカ系やアジア系集団ではそれよりも低い。通常，小児期あるいは青年期に発症する。正常ならインスリンを産生する膵β細胞が，自己免疫によって破壊されることで発症する。将来T1Dを罹患する小児の大部分は，臨床的に本疾患を発症するはるか前の小児期早期から，インスリンを含むさまざまな内因性タンパク質に対する多数の自己抗体を産生している。

T1Dの遺伝要因については強い証拠がある。一卵性双生児一致率は約40％であり，二卵性双生児一致率の5％よりはるかに高い値を示している。罹患発端者の同胞における生涯のT1D発症リスクは約7％，推定λ_sは約35である。また，発端者のT1D発症年齢が若いほど，λ_sの値はより大きくなる。

主要組織適合複合体

T1Dの主要な遺伝要因は**主要組織適合複合体**（major histocompatibility complex：MHC）である。MHCは6番染色体上の3 Mbを占め，ヒトゲノムのなかで最も高度の多型を示す領域で，200以上の遺伝子（多くが免疫機能に関与）と世界中で2,000以上のアレルが知られている（図9.12）。構造的・機能的な違いから，クラスI遺伝子とクラスII遺伝子の2つの主要なサブクラスに分類され，**ヒト白血球抗原**（human leukocyte antigen：HLA）の遺伝子に相当する。HLAは，もともとは非血縁者間の組織移植における重要性から発見された。HLAクラスI（HLA-A，HLA-B，HLA-C）遺伝子とクラスII（HLA-DR，HLA-DQ，HLA-DP）遺伝子は，リンパ球への抗原提示に重要な役割を果たす細胞表面のタンパク質をコードしている。リンパ球は抗原提示細胞表面のHLAと複合体を形成しない限り，抗原を認識できず応答できない。MHCのなかでも，HLAクラスI遺伝子およびクラスII遺伝子は最も多型に富む座位である（図9.12参照）。

T1Dと*HLA-DR3*および*HLA-DR4*と名付けられたアレルの関連を示した最初の研究は，当時用いられた血清学的方法により行われた。この手法は試験管内での免疫反応からHLAアレルの違いを検出するもので，長い間使われてきたが，現在はDNA配列からさまざまなアレルが直接決定されるようになった。大規模なヒト検体のMHC配列の解析により，血清学的に決定されたT1D関連アレルは単一のアレルではなかったことが明らかとなっている（**BOX 9.3** 参照）。*DR3*も*DR4*も，現在では*HLA-DRB1*と呼ばれる座位に位置する12以上のアレルに細分される。

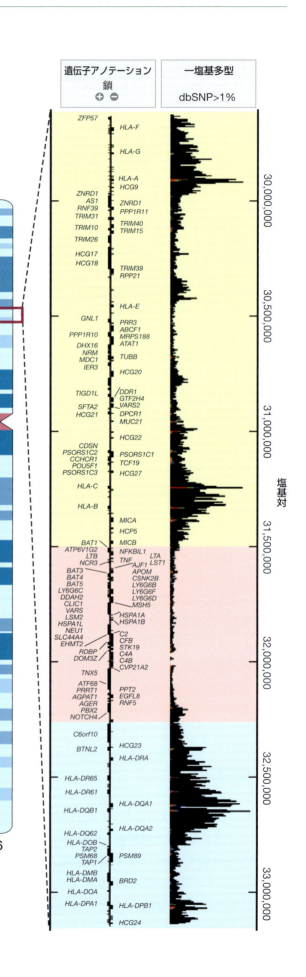

図9.12 主要組織適合複合体（MHC）のゲノム俯瞰図 古典的なMHCは6番染色体の短腕上に存在し，クラスI領域（黄色）とクラスII領域（青色）を構成しており，どちらもヒト白血球抗原（HLA）遺伝子を多く含んでいる。配列レベルの多様性として，1%以上の頻度でみられる一塩基多型（SNP）を示す。注目すべきことに，驚くほど高度な遺伝的多様性が古典的なHLA遺伝子を含む領域にみられ，特に抗原結合クレフトの定義に関するコード領域のエクソンの多様性が高い。一方で，MHC内の他領域の遺伝子（ピンク色）の遺伝的多様性は低い。dbSNP：SNPデータベースにおけるマイナーアレル頻度。（Trowsdale J, Knight JC: Major histocompatibility complex genomics and human disease. *Annu Rev Genomics Hum Genet*, 14:301-323, 2013より改変）

BOX 9.3

ヒト白血球抗原のアレルとハプロタイプ

最初はヒト白血球抗原（HLA）システムはわかりづらいかもしれない。なぜならHLAアレルを定義し説明するために用いられてきた命名法が、主要組織適合複合体（MHC）のDNA配列決定の出現に伴い、大きく変化したためである。以前のHLA命名法では、それぞれのアレルは血清学的に区別されていた。しかし、MHCクラスI鎖およびクラスII鎖の責任遺伝子が同定・配列決定されるにつれ（図9.12参照）、当初、血清学的に単一に定義されていたHLAアレルは、同じ血清学的アレルでも異なるDNA配列バリアントにより複数に定義されるアレルから構成されていることが明らかになった。*HLA-A, B, C, DR, DQ, DP*座位の100の血清（対応）型は、現在ではDNA配列レベルで定義された1,300以上のアレルから構成されている！ 例えば、以前は血清学的に1つに定義されていた*B27*アレルは、今ではDNAの遺伝型判定により*HLA-B*2701*, *HLA-B*2702*などと呼ばれている。

表9.12　1型糖尿病の遺伝カウンセリングに用いる経験的リスク値

罹患者との関係	1型糖尿病を発症するリスク（％）
なし	0.2
MZ双生児	40
同胞	7
DRハプロタイプを共有しない同胞	1
DRハプロタイプを1つ共有する同胞	5
DRハプロタイプを2つ共有する同胞	17*
子	4
罹患母親の子	3
罹患父親の子	5

MZ：一卵性。
*特定のハプロタイプが共有されている場合には20〜25%。

クラスI、クラスIIの異なる座位におけるHLAアレルのセットは、1つの染色体上で**ハプロタイプ**（haplotype）を形成する。どんな祖先系の集団内でも、一部のHLAアレルとハプロタイプが一般的にみられ、それ以外のアレルは稀かまったくみられない、ということがある。MHC内のアレルやハプロタイプの分布・頻度の違いは、それぞれの集団に遺伝的、環境的、歴史的な因子が複雑に影響した結果である。HLA座位における高度な多様性とその結果生じるハプロタイプは、特定の疾患と関連する遺伝的バリアントの同定に非常に有用である（第11章参照）。その多くは（予想されるように）自己免疫疾患であり、免疫応答遺伝子の多型に起因する1つ以上の自己抗原への異常な免疫反応が関与している。

さらに、ある*DRB1*アレルとT1Dの関連の一部は、*DQA1*と*DQB1*という他の2つのクラスII座位のアレルによることが明らかにされている。*DQA1*と*DQB1*のアレルは*DRB1*から約80kb離れており、互いに特定のアレルの組み合わせ（ハプロタイプ）をつくり、通常は1つのまとまりとして遺伝的に継承されていく（これらのアレルは互いに連鎖不平衡である。第10章を参照）。*DQA1*と*DQB1*は、クラスIIDQタンパク質のα鎖とβ鎖をコードしている。これら3つの座位における特定のアレルの組み合わせは、ハプロタイプを形成する。あるハプロ

タイプは一般集団と比べてT1Dのリスクを11倍以上増加させ、別のハプロタイプは50分の1にリスクを減少させる。この防御的なハプロタイプに含まれる*DQB1*0303*アレルは、*DQB1*産物の57番目のアミノ酸がアスパラギン酸となる。一方、この位置が他のアミノ酸（アラニン、バリン、セリン）の場合は疾患感受性をもつ。実際、T1D患者の約90%は57番目にアスパラギン酸をコードしない*DQB1*アレルのホモ接合体である。どのアミノ酸が57番目にあるかにより決まる抗原結合の違いが、膵臓のインスリン産生細胞を破壊する自己免疫反応に直接関与しているのかもしれない。しかし、一部のT1D患者の57番目のアミノ酸がアスパラギン酸であることからも、MHCの他の座位やアレルも重要であることがわかる。

1型糖尿病におけるMHCクラスII座位以外の遺伝子

MHCハプロタイプのみでは、発端者の同胞におけるT1Dの罹患リスクへの遺伝的寄与を部分的にしか説明できない。T1Dの家系研究（表9.12）によれば、患者の同胞が同一のMHCクラスIIハプロタイプをもつときの罹患リスクは約17%にすぎず、一卵性双生児一致率の約40%と比べてかなり低い。したがって、一卵性双生児や同胞が似たような環境要因に曝露されていると仮定したとき、T1Dの発症に寄与する他の遺伝子がゲノム中のどこかに存在するに違いないと考えられる。実際、遺伝学的関連解析（第11章で述べる）により、ゲノム上の50以上の異なる座位のバリアントがT1Dの疾患感受性を増加させ

表 9.13 Alzheimer病（AD）と認知症の年齢・性特異的な累積リスク

65歳以上の年齢区分	ADの発症リスク（%）	すべての認知症発症リスク（%）
65〜80歳		
男性	6.3	10.9
女性	12	19
65〜100歳		
男性	25	32.8
女性	28.1	45

データは Seshadri S, Wolf PA, Beiser A, et al: Lifetime risk of dementia and Alzheimer's disease. The impact of mortality on risk estimates in the Framingham Study, *Neurology* 49:1498-1504, 1997 より。

表 9.14 Alzheimer病（AD）とアポリポタンパク質Eのε4アレルとの関連*

遺伝型	頻度			
	米国		日本	
	AD	対照	AD	対照
ε4/ε4, ε4/ε3, またはε4/ε2	0.64	0.31	0.47	0.17
ε3/ε3, ε2/ε3, またはε2/ε2	0.36	0.69	0.53	0.83

*米国と日本の Alzheimer病（AD）患者と対照間のε4アレルをもつ遺伝型頻度ともたない遺伝型頻度。

ると報告されている。しかしその多くは，疾患易罹患性の増加に小さな影響しか与えていない。

しかし重要なのは，MZ双生児の一致率がわずか40％程度であり100％ではないことから，T1Dは遺伝要因だけで引き起こされるのではないということである。T1Dの原因となる遺伝要因と非遺伝要因の全体像が明らかになるまでは，HLAハプロタイプを用いたリスク相談（遺伝カウンセリング）は経験的なものにとどめなければならない（表9.12参照）。

Alzheimer病

Alzheimer病（Alzheimer disease：AD；症例4）は，米国人集団の1〜2％が罹患する致死的な神経変性疾患である。高齢者における認知症の原因として最も頻度が高く，認知症の全症例の50％以上を占めている。他の認知症と同様に，患者は大脳皮質ニューロンの死により，慢性進行性の記憶喪失や他の知的機能の喪失をきたす。年齢，性別，家族歴がADの最も明らかなリスク因子である。いずれの認知症においても加齢（65歳以上を高齢者とする）と女性であることはリスク要因であるが，特にADにおいてその影響は大きい（**表9.13**）。

ADの確定診断は特徴的なタンパク質凝集体の神経病理学的所見（βアミロイド斑と神経原線維変化，第13章参照）にもとづくため，死後の剖検でしかできない。アミロイド斑の最も重要な構成成分は，正常な神経タンパク質であるアミロイド前駆体の切断によって生じるAβという小さなペプチド（39〜42アミノ酸）である。Aβの二次構造により，アミロイドタンパク質特異的な染色が可能となる。

ADには，20〜40歳代で発症して常染色体顕性遺伝形式を示す3種類の稀な若年型（第13章参照）と，60歳以上で発症する一般的な遅発型がある。遅発型は明らかなメンデル遺伝形式をとらないが，複雑遺伝性疾患に典型的な家系集積性と相対リスク比の上昇（λ_s＝約4）がみられる。双生児研究の結果は一貫していないが，一卵性双生児一致率は約50％，二卵性双生児一致率は約18％である。

アポリポタンパク質Eのε4アレル

一般的な遅発型ADと強く関連するアレルが見出された主要な座位は，アポリポタンパク質E（apolipoprotein E）をコードする*APOE*遺伝子である。アポリポタンパク質Eは，低密度リポタンパク質（low density lipoprotein：LDL）粒子のタンパク質成分であり，肝臓の高親和性受容体との相互作用により，LDLの除去に関与している。アポリポタンパク質EはADのアミロイド斑の構成成分でもあり，Aβペプチドと結合することが知られている。*APOE*遺伝子にはε2，ε3，ε4の3種類のアレルが存在し，2つの異なるシステイン残基がアルギニンに置換されているかどうかで決まる（第13章参照）。

AD患者と対照において*APOE*座位の遺伝型を解析したところ，一般的な米国人と日本人の両集団のAD患者では対照者に比べ，少なくともε4アレルを1つもつ遺伝型が2〜3倍多く認められた（**表9.14**）。ただし，この関連はヒスパニック系やアフリカ系集団ではかなり弱かった。さらに驚くべきことに，*APOE*アレルが両方ともε4の場合，AD発症年齢に影響し，ADのリスクがさらに増すようである。つまりε4アレルを2つもつ患者は，ε4アレルを1つしかもたない人よりも早期にADを発症す

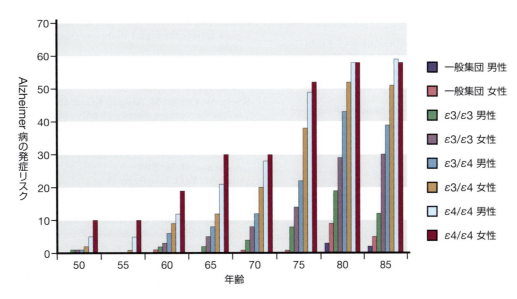

図9.13 男女別の年齢とAPOE遺伝型によるAlzheimer病の発症リスク 最も極端なものはε4/ε4のホモ接合体であり，85歳までの未発症率は約40%である．それに対しε3/ε3のホモ接合体は85歳までの未発症率はおよそ70～90%となり，どちらの遺伝型でも性別の影響を受けている．比較のため，一般集団における頻度も示す．(Roberts JS, Cupples LA, Relkin NR, et al: Genetic risk assessment for adult children of people with Alzheimer's disease: the Risk Evaluation and Education for Alzheimer's Disease (REVEAL) study. *J Geriatr Psychiatry Neurol*, 18:250-255, 2005 より改変)

る．AD患者と非罹患対照者における研究では，AD患者の発症年齢はε4/ε4ホモ接合体が最も若く，次はε4/ε3のヘテロ接合体であり，同じ年齢での発症リスクは他の遺伝型では著しく低かった（図9.13）．

一般集団において，80歳までにADを発症するリスクは10%前後である．ε4アレルは明らかにAD発症年齢を早める易罹患性要因であり，85歳までの発症リスクはε4/ε3ヘテロ接合体で40%，ε4/ε4ホモ接合体では60%である．このようなリスクの上昇にもかかわらず，ε4/ε3ヘテロ接合体，ε4/ε4ホモ接合体であっても相当数の者がADを発症することなく超高齢まで生きることから，他の遺伝要因および環境要因の重要性も明らかである．また，ε4アレルと頭部外傷後の神経変性疾患（プロボクサー，サッカー選手，爆風損傷を受けた兵士などでみられる）の関連が報告されていることから，少なくとも1つの環境要因として脳外傷がAD発症にε4アレルと相互作用することが示唆されている．

APOEのε4バリアントは，易罹患性アレルを象徴する典型的な例である．すなわち，易罹患性アレルをもつとその複雑疾患に非常に罹患しやすくなるが，発症を運命づけるものではない．環境要因だけではなく，さらに他の遺伝子も関与していることは明らかで，これらのいくつかは大きく影響しているようだが，そのほとんどはまだ同定され

ていない．一般的に，無症状の人々に対するAPOE ε4アレルの検査は依然として議論の的となっている．なぜなら，ε4アレルのヘテロ接合体またはホモ接合体であることが将来のAD発症を意味するわけではなく，罹患しやすい人の疾患リスクを下げる予防的介入法がないためである（第19章参照）．

9.6 複雑な遺伝形式をとる多因子疾患への挑戦

今後，臨床遺伝学や**ゲノム医療**（genomic medicine）が直面する最大の課題は，一般的な多因子疾患の易罹患性の根底にある，いくつもの座位のバリアントと関連環境要因との複雑な相互作用を明らかにすることである．この研究分野は，集団**遺伝疫学**（genetic epidemiology）の中心である（これについては第10章でより詳細な議論がなされている）．この分野は急速に発展しており，今後数年のうちにヒトにおける多くの複雑疾患に対する遺伝学的寄与が解明されることは明らかである．このような発見は，人々の罹患率・死亡率に大きな原因をもたらす一般的な疾患の新しい予防法や治療法を開発する手助けとなるだろう．

（訳：尾内善広，翻訳協力：山﨑慶子）

一般文献

Chakravarti A, Clark AG, Mootha VK: Distilling pathophysiology from complex disease genetics. *Cell*, 155:21-26, 2013.

Rimoin DL, Pyeritz RE, Korf BR: *Emery and Rimoin's essential medical genetics*. Waltham, MA, 2020, Academic Press (Elsevier).

Scott W, Ritchie M: *Genetic analysis of complex disease*, ed 3. Hoboken, NJ, 2022, John Wiley and Sons.

専門領域の文献

Baylis RA, Smith NL, Klarin D, et al: Epidemiology and genetics of venous thromboembolism and chronic venous disease. *Circ Res*, 128:1988-2002, 2021.

Bellenguez C, Küçükali F, Jansen IE, et al: New insights into the genetic etiology of Alzheimer's disease and related dementias. *Nat Genet*, 54:412-436, 2022.

Bigdeli TB, Fanous AH, Li Y, et al: Genome-wide association studies of schizophrenia and bipolar disorder in a diverse cohort of US veterans. *Schizophr Bull*, 47:517-529, 2021.

Grant SFA, Wells AD, Rich SS: Next steps in the identification of gene targets for type 1 diabetes. *Diabetologia*, 63:2260-2269, 2020.

Karim A, Tang CS, Tam PK: The emerging genetic landscape of Hirschsprung disease and its potential clinical applications. *Front Pediatr*, 9:638093, 2021.

Khera AV, Chaffin M, Aragam KG, et al: Genome-wide polygenic scores for common diseases identify individuals with risk equivalent to monogenic mutations. *Nat Genet*, 50:1219-1224, 2018.

Matzaraki M, Kumar V, Wijmenga C, et al: The MHC locus and genetic susceptibility to autoimmune and infectious diseases. *Genome Biol*, 18:76, 2017.

Shoaib M, Ye Q, IglayReger H, et al: Evaluation of polygenic risk scores to differentiate between type 1 and type 2 diabetes. *Genet Epidemiol*, 47:303-313, 2023.

Uffelmann E, Huang QQ, Munung NS, et al: Genome-wide association studies. *Nat Rev Methods Primers*, 1:59, 2021.

Wu P, Gifford A, Meng X, et al: Mapping ICD-10 and ICD-10-CM codes to phecodes: Workflow development and initial evaluation. *JMIR Med Inform*, 7:e14325, 2019.

問題

1 ある疾患について，一卵性（MZ）双生児の一致率は80％，二卵性（DZ）双生児の一致率は20％である。この疾患の罹りやすさには遺伝的または環境的な要因が関与しているのか，答えよ。

2 各シナリオにおいて遺伝的予測因子を見つけるために最も費用対効果の高い遺伝的マッピング技術を一致させよ。

a. 希少疾患をもつ4〜5人の血縁者がいる大系家から，疾患の原因バリアントを検索する。

b. よく研究された祖先系集団の大規模な症例対照検体から，疾患感受性を高めるありふれたバリアントを検索する。

c. バイオバンクサンプルから，多数の疾患に特異的なエフェクター遺伝子を探索する。

i. アレイベースの遺伝判定（genotyping）とインピュテーションを用いたゲノムワイド関連解析

ii. エクソームシークエンシングを用いた連鎖解析

iii. エクソームまたはゲノムシークエンシングを用いた遺伝子ベースの総和検定（burden test）

3 ヒト遺伝学における最も重要な課題の1つは，急速に進化する各形質に関する文献情報に通じることである。調べたい複雑疾患を選び，過去5年間に発表された最も大規模なゲノムワイド関連解析の文献を探し，その5年前に発表されたものと比較せよ。調べたい複雑疾患がない場合は，心房細動を例として考えよ。

a. 2つの研究で，それぞれいくつの疾患座位が同定されたか，答えよ。

b. それぞれの研究における最も強いシグナル（p値で定義）を答えよ。また，全ゲノム規模で有意差を示したシグナルの疾患アレル頻度，オッズ比，最も近い遺伝子をまとめよ。

c. それぞれの研究における最も強いシグナル（オッズ比で定義）を答えよ。疾患アレル頻度，オッズ比，最も近い遺伝子をまとめよ。

d. 2つの研究は同じような疑問に焦点を当てているか。また，新しい研究ではどのような新しい疑問が考察されているか，答えよ。

第10章

ゲノム医学のための集団遺伝学

Alice B. Popejoy

10.1 ゲノム医学のための集団遺伝学入門

これまでの章では，遺伝的あるいはゲノム的なバリエーションの特性や，変異の機序とその分類，そして家系内におけるアレル（遺伝的バリアント）の継承について学んだ。そのなかで，世界中の何千人分ものゲノムを用いて一塩基バリアント（single nucleotide variant：SNV），挿入と欠失（indel），コピー数バリアント（copy number variant：CNV）のいずれを調べる際においても，集団間で**アレル頻度**（allele frequency）の違いが観察されることに言及してきた。また，遺伝性疾患の発生率や有病率が集団によってどのように異なるか，特定の表現型をもつ個人から選択的にサンプリングすることによってどのような発見がなされてきたかについても述べてきた。ここでは，ゲノム研究およびゲノム医学において，集団を定義する際の仮定と限界について深く掘り下げ，時間とともにアレル頻度がいかに変化し，あるいはいかに維持されるのか，その根底に働いている力についてより詳細に考察する。

疾患に対する遺伝的な感受性を同定することは，遺伝医学の大きな目標であり，臨床診断や遺伝カウンセリングにおいて重要な役割を果たす。**集団遺伝学**（population genetics）の概念とその知見は，ヒト集団におけるバリアントの頻度，効果量，表現型の発現がどのように異なるかを観察することによって，健康と疾病の遺伝的構造を理解するのに役立つ。集団頻度（アレルや遺伝子の集団中での頻度）について言及する際には，仮説上の**遺伝子プール**（gene pool）を集団全体のある特定の座位におけるすべてのアレルの集合と仮定する。したがって，アレル頻度とは，集団内の同じ座位に存在するすべてのアレルに対するその割合のことを指す。

この章では，集団遺伝学の中心かつ基盤となる概念である **Hardy-Weinberg 平衡**（Hardy-Weinberg equilibrium：HWE）について説明し，ゲノム学と臨床遺伝学において，アレル頻度と遺伝型の頻度の関係を理解するうえでこの概念がいかに有用であるかを述べる。また，Hardy-Weinberg の法則が成り立つための仮定について，理想上の集団とは異なり現実の集団では平衡状態からどのような要因によって真に，あるいは見かけ上の逸脱が生じるのか，その文脈のなかで考察する。

臨床遺伝学の主な関心は，遺伝性疾患の原因となり，機能に重大な影響を与えうる，稀な，そしてしばしば新規に発生する新生（*de novo*）変異（その変異の発生率自体は集団間で差がない）に向けられてきた。機能や生殖能力に影響を与えるバリアントは**自然選択**（natural selection）によって遺伝子プールから排除されるため，ほぼすべてのヒト集団において稀なのである。このようなバリアントはほとんどの場合新生変異であり，継承されないため，遺伝学的な祖先の由来とこのような病的変異の発生率との間には関連がみられないのが普通である。ヒトゲノムのバリエーションのほとんどはすべてのグループ間で共有されており，臨床的に意義のあるバリアントが特定のカテゴリーやグループの患者にだけみられることはきわめて稀である。この原則の例外は，特定の祖先グループがボトルネック（bottleneck）を経験した場合，つまりその集団の人口が一度減少した後に元のバリアントのサブセットを保ったまま再び人口を増やした場合に生じる。この場合，遺伝的に多様な集団よりも選択圧が弱くなるため，集団内で病的バリアントが維持される可能性が高くなる。

集団遺伝学は，遺伝子や遺伝型の頻度の経時的なトレンドを含め，集団における遺伝的バリエーションの分布を定量的に研究する学問である。遺伝性疾患の原因となるアレル頻度の違いは，集団間の**疾患リスク**（disease risk）の違

いに寄与するため，遺伝医学の研究者や遺伝カウンセラーにとって特に興味深い事象である。一方で，私たちが認知していないことは何かを吟味し，健康や疾病の原因となる遺伝的素因に対して私たちが根底に置いている仮定をよく検討することは，非常に重要である。すべての分野と同じように，ゲノム学の知見を構築する際に，基盤となる調査においてどのような人々が対象となり，その属性をどのように表現し，そしてどのようなカテゴリーを用いて対象を分類したり層別化したりしているのかに結果が依存してしまうことを，いくつかの臨床的な実例を使って説明する。

家系やコミュニティ，地域における遺伝的バリアントと属性の分布は，社会的，環境的，そして生物学的要因の組み合わせによって左右される。社会科学や人類学，進化生物学の専門家たちは，私たちの進化の歴史を再構築するために，地域と時間を超えて変動するアレル頻度を数学的に記述する方法を用いている。また，臨床医にとっては，集団間のアレル頻度の違いを知ることで，ある病的バリアントと関連がある特定の祖先をもつ患者が，特定の疾患に罹患する可能性が高くなることを予測するのに有用かもしれない。しかし，祖先の起源を説明するのに用いられる遺伝的バリアントのほとんどは，選択的に中立であるか，もしくは生物学的機能が未知であることに留意することが必要である。

ゲノムシークエンシング（塩基配列決定）技術を利用できるようになった今日では，あらゆる種類のバリエーションを考慮に入れても，すべてのヒトはゲノム上で平均99%の DNA 配列を共有していることがわかっている。私たちのゲノムの多様性のなかで比較的小さな割合しか占めていないバリエーション〔多型（polymorphism）〕によって，私たちを個々の社会的カテゴリーに分類することはできない。それどころか，（例えば，「人種」や「民族」にもとづく）広範なグループのなかでは，他のグループとの間よりも大きなゲノムの多様性が観察されている。それにもかかわらず，人間は事例的（anecdotal）な観察から意味を見いだす傾向があるため，観察される身体の違いや健康状態の違いを，社会的固定観念を助長するような広範な意味論的カテゴリーにおける潜在属性に結び付けようとする。これは，遺伝学において生物学的あるいは科学的に人種差別が行われてしまうメカニズムの1つである。統計学的に比較するためにデータ対象はいくつかのグループに層別化されることが多いが，（十分なサンプルサイズが

あれば）そのグループ間で平均的な差異が得られ，自然に存在する分類階級をバイアスを含んだ形で確認することになる。このような調査結果を用いて，制度上の不公平は必然であると主張する人々もいる。本章では，ヒトを名目上のグループに分類することについての歴史とその影響について触れ，知識の創造と応用に用いられる概念的・機能的モデルの起源とその根底にある仮定について，遺伝学の研究者や臨床医たちが理解できるように事例を提示する。

統計的手法により，地域間で観察されるアレル頻度にもとづいて，多くの個人を広範な「大陸祖先」グループに区別できるバリアントが同定されてきた。このような**祖先情報マーカー**（ancestry informative marker：AIM）は機能的な意義には欠けることが多いが，集団間の遺伝学的な推定距離を増幅して示してくれる可能性があるため，ゲノム上のバックグラウンドの代用として用いられてきた。このようなバリアントが，肥満，糖尿病，心臓病，喘息といった多因子が複雑にかかわる形質（つまり遺伝的影響と環境的影響の両方がかかわっている形質）と関連している場合，社会文化的な集団間では健康への社会的規定要因がその環境に与える影響が異なるため，統計学的に有意な関連をもたらす真の因子を決定することは困難になる。したがって，ヒトゲノム研究の中心的な課題の1つは，表現型のバリエーションをもたらす因子と，遺伝型と表現型の両方のバリエーションパターンに関連する交絡因子とを区別することにある。

層別化（stratification）は，ゲノム的および環境的なバックグラウンドの複雑さを軽減するための統計学的戦略として本質的に問題があるわけではないが，このようなニュアンスの異なる次元のバリエーションを，人種，民族，祖先（系）といった静的な集団の記述に落とし込むアプローチには，科学的にも倫理的にも深い欠陥がある。ヨーロッパの植民地化，奴隷制度，**優生学**（eugenics）は，差異のカテゴリーに結びついた概念的枠組みを制度化し，権力の階層構造を維持してきた。このような枠組みは植民地化された社会と科学に根強く残り，生物医学研究において現在も使用されている分析アプローチに影響を及ぼしている。

人種（race）というカテゴリー分類は，身体的な外見（例えば皮膚の色，毛髪の質感，顔の特徴など）を用い，これにある個人が生まれ育ったコミュニティの地理的，歴史的，文化的，宗教的，言語的なバックグラウンドを加味して，人類を小さく区分けするという曖昧な定義にもとづ

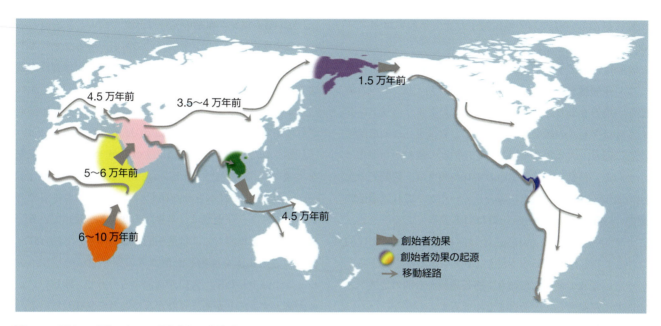

図10.1 過去10万年にわたる現生人類の移動パターン この地図では，6〜10万年前のアフリカ南部の始原集団に始まり，約1.2〜1.4万年前の南アメリカ大陸への定住に終わる，全人類的なイベントの概要を示している。太い矢印は，さまざまな大陸・地域への人口の拡大における主要な創始者イベントを表す。色のついた部分は，これらの創始者イベントが発生したと考えられる起源を示している。細い矢印は推定される移動経路を示す。この後に続く完新世にはさらに多くの移動が起こった。(Henn BM, Cavalli-Sforza LL, Feldman MW. The great human expansion. *Proc Natl Acad Sci U S A*, 109:17758-64, 2012より)

いて作られたものである。確かに，人種的・民族的な典型と結びついた身体的特徴が，遺伝の影響を受けていることはある。しかし，遺伝的バリエーションと多様な表現型はすべての集団に存在するため，大陸的起源を人種と混同するのは見当違いである。DNAだけで誰かを社会的な同一集団に割り当てることはできず，健康のアウトカムについて集団レベルの違いが観察される状況を作り出しているのは，主として遺伝的でない社会的・制度的な要因である。

人種と人種差別の概念は，健康のアウトカムにおける格差や社会的規定因子を追跡する社会政策や健康政策の議論において重要である。長年にわたる制度的・構造的な要因が人種間の健康アウトカムの差を生み出しており，それが適切なスクリーニングや検査の案内といったケアの質における交絡因子や格差の一因となっている可能性がある。したがって，人種という概念は，人種差別の結果として代用されることはあっても，遺伝的バックグラウンドの代用として使用されたり，遺伝性疾患のリスク算出において用いられたりすることはあってはならない。

前章までのテーマにもとづいて本章では，すべてのヒト集団間で広く共有されている地球規模のゲノムの多様性と，遺伝的バリアントの相対頻度の経時的な変化に影響を与える要因について，詳細に述べる。また，アフリカ系の人のゲノムの多様性がすべての集団にとって重要であることを示し，世界中の**遺伝的異質性**（genetic heterogeneity），構造的変化，ハプロタイプの多様性に関しての臨床的に意義のあるデータが必要であることを明確にする。これらのデータは全人類の健康と疾病の遺伝的素因の理解に役立つものであり，公的データベースに含まれなければならないものである。そして最後に，ゲノム学と医学において健康格差を増悪させるおそれのある，ヒト集団とその多様性についてのありがちな誤解を解くことを目指す。

10.2 人類の起源と移動に伴う創始者効果

私たちの種〔ホモ・サピエンス（*Homo sapiens*）〕は70億人以上のメンバーで構成されており，その全員が約20万年前までさかのぼるアフリカ大陸に共通の祖先をもつ。図10.1は，アフリカ南部における現生人類の起源を示しており，およそ10万年前からアフリカ大陸を北上する一連の移動が始まったことを示唆している。その後，これらの移動を始めた現生人類の祖先の一部がアフリカから他の

大陸に拡散し，私たちの種は約1万5千年前には南アメリカ大陸に到達したと考えられている。

移動は，**遺伝子流動**（gene flow）と呼ばれる過程を通じてアレル頻度を変化させうる。遺伝子流動とは，1つの集団から境界を乗り越え別の集団にまでおよぶ，バリアントもしくはアレルの緩やかな拡散のことを指す。この遺伝子流動は通常，大規模な集団とアレル頻度の緩やかな変化にかかわる。移動してくる集団のアレル頻度は，移動先の集団の遺伝子プールに徐々に融合していくが，これは**遺伝的混血**（genetic admixture）と呼ばれる過程である。なお，ここでいう移動（migration）とは，社会的または文化的な（必ずしも地理的でなくてもよい）生殖の壁を越えるという広い意味で使われており，ある地域から別の地域へと物理的に移動することを含まなくてもよい。

一連の移動の間に，元の集団のゲノムのバリエーションの一部が移民とともに新しい集団に伝播する。このような出来事によって**創始者効果**（founder effect）が生じ，元の祖先集団から新たな亜集団が生じる際にゲノムの多様性が減少する。ボトルネックのような創始者イベントでは，集団の規模がいったん縮小した後に再度拡大することによって，元の多様性の大部分を失い，いわゆる創始者集団を形成する。ボトルネックを経験した集団（例：ヨーロッパ系祖先集団）では，全体的な推定集団サイズから予想されるよりも遺伝的均質性が高い（すなわちヘテロ接合性が低い）ことが観察される。そのため，創始者集団は実際の人口に比べて**有効集団サイズ**（effective population size：N_e）が小さく，遺伝的多様性のさまざまな推定ではヒト集団史のモデル化にこの概念が用いられている。

N_eが小さい創始者集団は，臨床遺伝学にとって重要である。なぜなら，このような祖先をもつ個体は一般的に，他の集団では稀な遺伝性疾患を蓄積するリスクが高いからである。顕性遺伝（優性遺伝）の病的変異は，生殖パートナーの候補が少ないほど代替アレルの競合が少なくなるため，より高頻度に起こりやすくなる。例えば，ベネズエラのマラカイボ湖周辺の住民にHuntington病（Huntington disease：症例24 ）が高頻度にみられるのは，Huntington病を引き起こす（おそらくヨーロッパ系の人由来の）遺伝的バリアントが集団内に持ち込まれたのちに，**遺伝的隔離**（genetic isolation）が生じたためである。

同様に，カナダのケベック州Saguenay-Lac-Saint-Jean地区のフランス系カナダ人は，常染色体潜性遺伝（劣性遺伝）性I型チロシン血症の発症リスクが高い。未治療の場合，この疾患はチロシン分解経路の酵素であるフマリルアセト酢酸分解酵素の欠損により，肝不全と腎尿細管機能障害を引き起こす。発生率は1,846人に1人と推定され（1994年），病的アレルの保有頻度は22人に1人と推定されている。Saguenay-Lac-Saint-Jean地区の患者において観察された病的アレルのほぼすべてが，最近の共通祖先を共有する血統（shared lineage of recent common ancestor）を通じて継承された同じバリアントによるものである。このような観察は，本集団の歴史と一致している。彼らは創始者集団もしくは遺伝的隔離集団として知られ，最初にこの集団を創始した個々人の間で遺伝的バリエーションが減少した後，人口が増加する一方で，新しいアレルが流入することがあまりなかったことを意味している。

私たちの歴史を通じて創始者イベントは繰り返され，その結果，現代の集団におけるほぼすべてのヒトゲノムのバリエーションは，アフリカに存在するゲノムバリエーションのサブセットに過ぎないものとなっている。アフリカは，私たちヒトという種の祖先の地であり，現代の世界でどこよりも大きな遺伝的多様性をもつヒト集団の本拠地でもある。アフリカ人および最近のアフリカに祖先をもつ人々は，有効集団サイズが最も大きい。というのも，南アフリカ先住民が最も多様で古くから分岐したゲノムをもつことを示すゲノム学的証拠があるからである。このような祖先のゲノムを過去の遺物と考えるのはよくある誤りであり，実際には長い年月をかけてバリエーションを蓄積しつつ，自然選択の影響を受け続けてきたものである。

先祖代々のバリエーションに加え，ゆっくりとではあるが新たな変異が発生し，また異なる祖先系統からも別のバリエーションの起源がもたらされてきた。例えばホモ・サピエンスが，ネアンデルタール人やデニソワ人などの他の原始ヒト科の種（その遺伝子断片は寒冷で乾燥した気候で保存されていた）と接触したことを示唆する（主にヨーロッパ祖先集団の研究からの）証拠がある。これらの古代人の染色体断片は，およそ5～9万年前に交雑によってヒトゲノムに流れ込んだようである。発掘された骨片から抽出されたDNAとヒトゲノムを比較することにより，古代人DNAの研究者たちは，現代人のDNAの1～4%がこれらの種に由来すると推定している。

一方，（古代遺物のDNA保存には適していない）高温多湿気候の地域では原始ヒト科の種がヒトと交雑したとい

う証拠はほとんどないが，他のヒト科の種が古代のホモ・サピエンスと出会い，混じり合った場所では，そのような交雑が起こった可能性が高い。

10.3 多様性を特徴づけるヒト集団の定義

集団 (population) を定義する方法は数多くある。その基準は，地理的要因，社会的・文化的要因，地政学的な境界や国境，あるいはあるグループ内で個々人が有する特徴と考えられるそれ以外の性質にもとづいている。個人やグループがとある「集団」に属すると認定されるかどうかは，分類の枠組みと，それが実際にどのように適用されるかによる。多くの認定された「集団」は，例えば大都市における戸籍上の住民などのように，遺伝学とは何の関係もない。集団を定義するために使用される具体的な基準は多くの場合，何らかの研究もしくは臨床的な目的に由来するものであり，また特定のアプローチを好む社会的，文化的，政治的な要因の影響を受けることもある。誰がこのような分類基準を決定する権限をもっているのかも，ヒト集団を定義するうえで重要な役割を果たしている。

研究者や臨床医が，研究参加者や患者をどのようにグループ分けして分類するかの決定方法は，アレル頻度や疾患有病率などの集団レベルの推定値に強く影響する。これらのアレルの組み合わせや混ざり具合を検出・解釈し，それらが健康にどのような影響を与えるかを調べるために用いられる手法は，集団レベルの差異の平均を考える際に，どのような指標が一般的に許容されるのかを決めるのに重要な役割を果たしている。例えば，あるグループ全体の平均を表す点推定値（例：アレル頻度など）のような集団レベルの統計量は，そのグループに誰が含まれて誰が含まれず，また遺伝的関連性がどの程度あるかに影響を受けてしまう。

したがって，あるカテゴリーや集団の解析者によって定義された個人間の遺伝的類似性や差異の大きさは，そのカテゴリーに関する任意の点推定値の精度に影響する。また，そのような点推定値を用いてそのグループ内の個人について予測する際の精度にも影響する。例えば，「アジア系」や「アフリカ系」のような集団分類は，世界の人口と国土の半分以上を占めるほど広範なものである。このようなグループ内の遺伝的・環境的異質性は非常に大きく，そ

のようなグループ分けにもとづく点推定値の信頼性には疑問が残る。

対照的に，全体的なばらつきが少ない集団では，カテゴリー内のより多数の個人を反映した集団レベルの推定値が得られる可能性が高くなる。例えば，ボトルネックを経験した集団では，根本的な遺伝子プールの全体的な多様性が低いために，集団の平均値や中央値がもつ情報量は通常より大きい可能性がある。このことは，点推定値にもとづく疾患リスク推定の研究手法やアプローチの妥当性・有用性には集団間で差があり，多様性の小さな集団（すなわち，ヨーロッパ系）ではとくに有効であることを意味するという点で重要である。

多くの臨床研究では，集団のアレル頻度をそれぞれの人種，民族，または祖先（系）のカテゴリーに対応する点推定値として提示している。残念なことに，これらの用語は臨床遺伝学の専門家や研究者の間で概念化され，さまざまな方法で使用されているため，このような不十分に，もしくは幅広く定義されたグループ分けにもとづく要約統計は，そのグループの潜在的な特徴によっては信頼性が低くなり，一貫性がなくなる可能性がある。

遺伝的な祖先と民族は異なる種類の情報を表すため，両者を直接比較することはできない（「既知の」集団参照データセットと共通する DNA の推定割合を用いて，自己申告上の人種や民族を「値踏み」する誤った試みをしようとでもしない限りは）。ほとんどの人は1つの祖先系や民族のアイデンティティに限定されることはなく，また，これらのアイデンティティの概念自体が時間の経過とともに変化しうるものである。このように，人々を無理に1つのグループに割り当てようとする集団遺伝学の体系的枠組みや方法論は，概念として一貫性がなく，またヒトの文化的・ゲノム的な多様性のスペクトラムを特徴づけるには不十分で，現在では廃れつつある。

例として，「アシュケナージ系ユダヤ人（Ashkenazi Jewish）」は特定の地理的制約のない文化的・民族的呼称であるが，それに関する「アフリカ，中東，地中海由来の祖先をもつ」という定義は地理的にあまりに広く，膨大な数の社会的・文化的アイデンティティを含んでいる。長年にわたり，**Tay-Sachs 病**（Tay-Sachs disease）などの常染色体潜性遺伝（劣性遺伝）疾患の保因者スクリーニングでは自己申告上の民族に依拠したリスクベース戦略がとられてきたが，今日ではこのようなアプローチはスクリー

ニング過程における精度低下の原因になることがわかっている。そのため，米国臨床遺伝・ゲノム学会（American College of Medical Genetics and Genomics：ACMG）の最近の勧告では，保因者スクリーニングのパラダイムは人種，民族，祖先系にとらわれないものであるべきとしている。

これまでは，保因者スクリーニング，遺伝学的検査の案内，患者や他のケアプロバイダーへのリスク予測の報告は，人種，民族，祖先系に関する患者の自己申告情報に依存してきた。ルーチンではスクリーニングしていないが，ある集団では疾患リスクが高い可能性がある場合に，これらの集団に属すると自己申告した（または医療提供者がその集団に属すると判断した）個人のみが，これらのスクリーニングを受けることができた。状況によっては，臨床医は高リスクであることが知られている集団の典型例に当てはまらなければ患者に遺伝学的検査を案内しようと思わないかもしれないし，保険会社は患者が集団特有の疾患リスクと一致する背景情報を開示しない限り，特定の疾患の遺伝学的検査をカバーしないかもしれない。したがって，患者がある集団やカテゴリーに分類されるかどうか，またどのように分類されるかが，ここでは非常に重要となってくる。

保因者スクリーニングの範囲拡大が注目されているので，臨床的な意思決定を導くために，代替指標や定義不十分な集団分類に頼ることの落とし穴を一部回避できる可能性がある。しかし，いったん遺伝学的検査の結果を受け取ったのちも，結果の解釈やキュレーションにおいて患者に関する集団レベルの情報がさらに使われていることを指摘しておく。

主に米国で実施された臨床遺伝学の専門家および研究者を対象とした調査では，患者の自己申告による人種や民族の情報が，検査の依頼，結果の解釈，患者への所見の報告における意思決定に使用されている可能性があることが明らかになった。回答者の少なくとも18%が，これらの情報を患者に直接尋ねることなくカルテに記載したかもしれないと回答している。本調査に回答した臨床遺伝学の専門家のうち，バリアントの臨床的な解釈や遺伝子のキュレーションを目的として，患者DNAにもとづく祖先解析を行っている，あるいは祖先の評価が利用可能と回答した人は，5%未満に過ぎなかった。これは，臨床遺伝学において社会的カテゴリーがゲノム上のバックグラウンドの代理として使用されていることを意味する。

文化的・政治的な文脈によって，患者の社会的・文化的アイデンティティや祖先のバックグラウンドに関する情報を収集・利用する方法は異なり，世界には人種や民族を尋ねるのは違法行為になる地域もある。臨床遺伝学の専門家は，臨床の場で予測や決定を行うためにこれらの情報に過度に依存することのリスクを知っておく必要がある。BOX 10.1 では，ゲノム研究者にとって有用であり続けてきた「人種」「民族」「祖先」の概念について説明している。

優生学の歴史と集団遺伝学への影響

抑圧，差別，強制移住から奴隷制や大量虐殺に至るまで，人類の間に存在する差異という名のもとに，数え切れないほどの残虐行為が地球上で行われてきた。米国では，奴隷制廃止と同時に Jim Crow 法が制定され，1960年代まであからさまに継続されていた。この法律では，搾取的な権力を維持し，経済的・社会的な不平等を正当化するために，「黒人」と「白人」の隔離が強制された。病院と医療ケアにおいても隔離が必要だと主張するイデオロギーの根底には，白人と黒人には生物学的な差異があると認識されていたがため，異なる医療を必要とするという考えがあった。しかし，「白人」と「黒人」と分類される人々の集団の間には根本的に特別な遺伝的差異はなく，ゲノム研究においてこのような人種的二元論が根強く存在することは，誤解と弊害を助長する結果となった。

ヒトゲノム学の研究者の多くは，この分野の歴史が第二次世界大戦中にナチスのプロパガンダに誤った科学的正当性を与えてしまった米国優生学運動（American Eugenics Movement）にルーツがあることを知らないかもしれない。実際，雑誌『*Annals of Human Genetics*（人類遺伝学年報）』は，もともとは1925年にイギリスの優生学思想家 Francis Galton により『*Annals of Eugenics*（優生学年報)』の名で創刊された。Karl Pearson や R. A. Fisher など，Galton の弟子たちがこの雑誌の編集者となり，彼らはカイ二乗検定，p 値，分散分析（analysis of variance：ANOVA），主成分分析（principal component analysis：PCA）など今日でも使われている統計的手法を開発した。また，Galton の弟子の一人である Charles Davenport は，分類学の枠組みを使って人類を分類し，生物学的な人種差別の科学的探究を行った。人種集団が遺伝的に異なる

> ## BOX 10.1
>
> ## 人種，民族，祖先
>
> 　「人種 (race)」，「民族 (ethnicity)」，「祖先 (ancestry)」はしばしば同じ意味で使われるが，普遍的な定義はない。以下に，本書での用法について簡単に説明する。ゲノム学の文脈における発展的な議論については，専門機関からの勧告を含め，Banda et al. (2015); Mersha and Abebe (2015); Race, Ethnicity, and Genetics Working Group (2005) を参照のこと。
>
> 　**人種 (race)**：文化的・政治的に重要な意味をもつ用語で，定義や意味は文脈によって異なる。人種は個人および／または集団のアイデンティティに関係し，しばしば皮膚や髪の色などの目に見える身体的属性の典型と結びついている。人種という概念は，社会的な権力構造と密接に結びついており，歴史的には不平等な社会における権力の階層，差別，抑圧を正当化するために用いられてきた。社会的・文化的な状況はおしなべて人種間で異なる可能性があり，こうした違いは慢性的なストレスや，医療や食糧を含む財・サービスへのアクセスの不平等性といった環境面での影響につながりかねない。このような不平等は，複雑疾患の環境的なリスクに影響を及ぼす可能性があり，また遺伝と相互作用してリスクに影響を及ぼす可能性もある。
>
> 　**民族 (ethnicity)**：言語，伝統，食習慣などを共有する文化的集団に属する人々を指すことが多い。民族はしばしば人種と同じ意味で使われ，同様にあいまいな用語である。形質が社会的・環境的な差異に影響されるがために，民族性は，上述の社会的・文化的・地域社会的な影響の結果としての集団レベルでの健康と疾病のリスク因子の代用として扱われてきた。しかし，世界共通の「民族」の分類システムは存在しない。ある民族集団は祖先の起源が似ているために遺伝的要因を共有しているかもしれないし，他の集団はより社会的・文化的に分類されたものかもしれない。
>
> 　**祖先 (系) (ancestry)**：意味は文脈によって異なる。ここでは，この用語を**遺伝的祖先**を指すものとして使用する。これは，ある個人の最近の生物学的祖先が由来する集団を，その祖先から受け継いだ DNA に反映されるように表した概念である。遺伝的祖先は，参加者の遺伝型を世界中の参照集団と比較することで推定が可能となるため，参照集団が不完全であると推定にバイアスが生じる可能性がある。また，遺伝的祖先を計算する方法が異なると，結果も異なる可能性があることにも注意する必要がある。したがって，祖先系集団のラベル付けは，ヒトの遺伝的バリエーションと人口動態の複雑さを単純化しすぎていると言える。とはいえ，アレル頻度や連鎖不平衡の系統的な違いを考慮することは，遺伝学的解析には必要である。本書では，ゲノム学における多様性について主に祖先の観点から説明する。
>
> (Peterson RE, Kuchenbaecker K, Walters RK, et al: Genome-wide association studies in ancestrally diverse populations: Opportunities, methods, pitfalls, and recommendations. *Cell*, 179:589-603, 2019 より。)

ものであるという考え方は優生学よりも古く，初期ヨーロッパの奴隷商人が奴隷化と搾取を正当化するために，皮膚が黒っぽい人々を非人間的に扱う分類を考案したことにまでさかのぼる。このようなイデオロギーの歴史に触れることは不快に感じるかもしれないが，研究者や臨床医は，過去の過ちを正し，より慎重かつ正確に前へと進んでいくためには，私たちの科学的・臨床的方法論のなかにいかにこのようなイデオロギーが残っているのかを理解しなければならない。

　Aristotle の「*Scala Naturae*（自然の階段）」という概念は，Carl Linnaeus が 1737 年に発表した『*Systema Naturae*（自然の体系）』の考え方の基礎を築いた。この分類法では，ヒトを肌の色にもとづいて「白っぽいヨーロッパ人」「赤みがかった米国人」「黄褐色のアジア人」「黒っぽいアフリカ人」の 4 つの大陸グループに分類し，さらに 5 番目のカテゴリーとして「野生の怪物的な人間，未知のグループに属し，多かれ少なかれ異常な人々」を設定した。

このような分類クラスは，ヒトゲノム学に根強く残る大陸や人種ベースのカテゴリーと驚くほどよく似ている。生物学的な人種差別に根ざして構築された社会的ヒエラルキーのもつ概念的・数学的な影響に対して私たちの研究が頑健であることを保証するために，このような歴史を振り返ることはすべての人が果たすべき責務である。

　地域や文化的背景，社会的・政治的アイデンティティに見いだされる差異の「主な」原因は遺伝にあるというのは，強力かつ広く流布している神話である。優生学の科学者たちは自然階級説を唱えたが，同時に遺伝的本質主義（すべての表現型には遺伝が必要でかつ十分であるという考え方）にも依拠していた。遺伝統計学者 R. A. Fisher は，この分野の歴史の初期において Leonard Darwin から，集団間の形質的差異を生物学的に説明できる数学モデルの開発を依頼された。今日では，優生学者たちが注目した社会的・文化的特徴（例えば，愚鈍とか無節操といった形質）は遺伝によって引き起こされるものではないことが

広く受け入れられている。しかしながら，そのような形質がある家系内ではより頻繁に発生することを説明するためにFisherが開発した概念や統計的手法は，今日でも使われている。例えば，Fisherの**遺伝率**（heritability）を用いて行われた，疾患への遺伝の寄与を調べる双生児研究は，第二次世界大戦中に強制収容所に収監された子どもたちを対象に実施された。双生児研究から得られた遺伝率の推定値は，その仮定に問題があり，歴史的に悪用されてきたにもかかわらず，のちに社会的事象（例：学歴）についてのゲノムワイド関連解析（GWAS）を行う動機となった。

遺伝率の推定は興味深いことに，人類遺伝学や社会科学のある分野では依然として中心的な位置を占めている。（離れて育った双子は親戚や他のコミュニティのメンバーによって育てられることが多いといったような）共通する家系や文化的環境の影響と，それらの拡大家系コミュニティで共有されている遺伝的バリエーションの影響を切り離す方法がないため，曝露と結果の間の因果関係が証明されることはめったにない。特に複雑形質，すなわち（環境因子が一役買っている）多因子形質については，この経験則の限界を認識することが大切である。遺伝率の推定は，遺伝的な影響と非遺伝的な影響を真に区別できるわけではない。遺伝が純粋に社会的なアウトカムに影響を与えうるという主張を正当化するには，ほかのメカニズムが提唱されなければならない。

誰かのゲノムのバリエーションを正確に推測するために，広範な社会的カテゴリーや大雑把な統計学的仮定を用いることに科学的根拠はない。それゆえ，私たちはゲノムの解釈を向上させるために，よりよい手法と概念的枠組みを開発する必要がある。研究者，臨床医，専門学会，および資金提供機関は生物医学研究と医療の分野において，これまで人種，民族，祖先を利用してきた歴史によって生じた問題に対処し始めている。人種にもとづく臨床的アルゴリズムを排除すれば，健康格差を減らすことができるかもしれないが，多様な集団から得られた確かなデータがないため，標準治療は依然としてヨーロッパ系祖先をもつ白人に対するものに偏っている。しかも，このような情報を収集することは国によっては違法であり，そのために社会的偏見や差別が健康状態に及ぼしている影響が可視化されなくなってしまう。私たちは，広範な社会的カテゴリーを非科学的かつ非倫理的に適用することを避けつつ，健康と医療の格差を追跡できるようにしなければならない。

複雑疾患と交絡

曝露から健康状態のアウトカムまでの因果の経路において，交絡の果たす役割を認識することは大切である。交絡は，たとえその状態に遺伝的基盤がなくても，偽の関連（例えば，大陸の祖先と疾患リスクとの間の相関）を生じさせることがある。アウトカムと曝露の間に観察される統計的関連は，対象となるアウトカムと因果関係があり，かつ曝露とも関連する，未観測のもしくは隠れた別の因子が存在する場合に交絡する。このような因子の存在は，本来は因果関係にないはずの曝露とアウトカムの間に統計学的相関を生み出してしまう。**図10.2**（B）は，複雑形質の因果関係における健康の社会的規定要因（social determinants of health：SDOH）と集団カテゴリー（人種，民族，祖先）による交絡を示している。

これらの形質の真の原因は，母集団での頻度の高い非遺伝的な環境要因であったり，あるいは複数の座位にまたがるが効果量が小さいために同定が困難な遺伝的要因であったりする。**連鎖不平衡**（linkage disequilibrium：LD），すなわち同じ親から受け継いだ染色体領域に存在するアレルの頻度が非独立であることは，さらに別の統計学的な問題を生み出す。関連解析においては，真の原因バリアントは，そのバリアントとLD関係にある他のバリアントと区別することができない。遺伝的祖先と対象とするアウトカムの双方に関連するSDOHによって交絡が生じる場合，祖先のLDパターンが，本来因果関係にないはずの集団特異的な遺伝的シグナルを作り出してしまうおそれがある。

コントロールされていない交絡が有害で誤った観念につながる一例として，健康のアウトカムや環境的な要素を含む複雑形質において人種や民族の違いが生じる主たる原因は遺伝にあるという考え方がある。いくつかの人種や民族の集団（例：アフリカ系，アジア系，ヨーロッパ系，ラテンアメリカ系など）は，地球規模あるいは大陸レベルで遺伝学的祖先と関連しているため，（偶然に）ある集団で他の集団より多くみられる遺伝的バリエーションが，集団間の形質の差異に寄与する遺伝的な原因であると誤解されることがある。しかしながら，こうした形質は，集団間で同じく異なる環境要因によって引き起こされたものである。この場合では，非遺伝的な要因が，祖先に関連する形質や

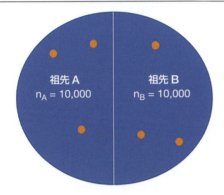
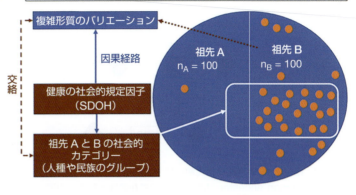

図10.2 祖先が疾患リスクの交絡因子となるかどうかは形質のタイプによって異なる (A)メンデル形質は一般的に稀である。これは新生バリアントの有害な影響によるものであり、このようなバリアントは次世代に継承される可能性は低いため、祖先が異なる個人であっても疾患リスクは同程度となる。(B)複雑形質は稀ではなく、遺伝的、社会的、その他の環境要因が複合して引き起こされる。どのような系統の祖先をもつかは、それが対象となる形質や健康の社会的決定要因と関連している場合に、疾患リスクに影響を及ぼす可能性がある。

アウトカムと、祖先を同じくする文化的集団に共通した遺伝的バリエーションとの間で交絡因子として働いている。

同祖性と非血縁間のアレル共有

有史以来、人類は世界中を移動し、互いにDNAをやりとりしてきた。そのため、私たちの祖先のルーツは、母方と父方の系統を通じて受け継がれた染色体の断片（ハプロタイプ）が混ざり合ったものとして、私たちのゲノムのなかに存在している。母方と父方の系統に血縁関係のあった場合、ある個人における母方と父方の染色体断片は**同祖性**（identical by descent：IBD）として共有されており、これは最も近い共通祖先の子孫であることを意味する。これとは対照的に、複数の祖先をもつ大きな集団、あるいは祖先グループ間でバリエーションが共有されている遺伝子座位は、**同質性**（identical by state：IBS）とみなされ、必ずしも「最も近い」共通祖先に由来するとは限らない。

母方染色体と父方染色体間のIBDの共有は、**血族婚**（consanguinity）、すなわち遺伝的に近縁な個人間の交配の結果である。これは創始者効果と同様、同じ少数アレルの保因者が出会って交配する可能性が高くなるため、常染色体潜性遺伝形質の頻度が増加する。血縁関係にある両親間の子どもにみられる潜性遺伝疾患は、一般集団では非常に稀で珍しいものである。これは血族婚により、ヘテロ接合体の共通祖先から受け継いだ稀なアレルがホモ接合体になるためである。

IBDの共有は、遺伝的に隔離された集団（genetic isolate）、つまり限られた数の共通祖先から派生して、そのなかでのみ交配する傾向をもった小さな集団においてより頻度が高くなる。遺伝的に隔離された集団内の一見「血縁関係のない」2人の間の交配は、共通祖先からの遺伝を通じてそれぞれがともに保因者であるため、血族婚で観察されるのと同じように、ある種の潜性遺伝疾患に対するリスクを有する可能性がある。図10.3Aに、血縁関係にある、もしくは最近まで密に共有されていた祖先（つまり隠れた血縁関係）をもつ両親から継承された、IBDを共有するアレルの遺伝経路を簡略化して示す。逆に、図10.3Bでは、新生変異によるアレル、もしくは独立して継承されたアレルのIBSを示す。

合祖（coalescent）という概念は、異なる系統やアレルが時間（t）をさかのぼって**最も直近の共通祖先**（most recent common ancestor：MRCA）にまで合流することを指す。合祖理論は、IBD（図10.3A）を共有する、あるアレルの2つのコピーやハプロタイプ（連鎖したアレルの集まり）に対して、時間tを推定するために用いられる。対照的に、変異や異なる祖先系統を通じた遺伝などの独立した過程によって同じアレルが生じた場合、そのアレルはIBSの関係にある（図10.3B）。ある集団の個人間でIBD

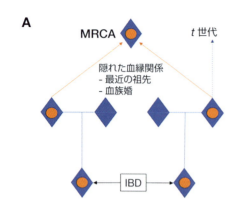 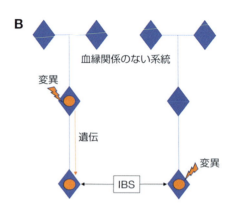

図 10.3　IBD と IBS　(A) t 世代前の最も直近の共通祖先（most recent common ancestor : MRCA）までさかのぼった 2 人の間で共有される同祖性（identical by descent : IBD）を有するアレルにおける合祖と，(B) 血縁関係のない個人間で同質性（identical by state : IBS）を有する新生アレルまたは最近発生して親から受け継がれたアレルを示す．青い菱形は各個人を表し，それらを結ぶ線は家系における関係性を示す．オレンジ色の丸と矢印は病的バリアントとその挙動を示し，その起源から子孫へとたどると継承の様子を表し，逆に祖先にたどると系統の合祖（coalescence）にたどり着く．

を共有するアレルの相対数（または染色体上にわたる平均長）は，有効集団サイズ N_e に比例する．N_e が小さければ小さいほど，集団内に伝わるハプロタイプの数が少なくなるため，平均して IBD の共有率は高くなる．このことは，2 つの潜性遺伝形質のアレルが，近縁でも遠縁でも祖先系統を通じて偶然に遺伝継承する確率が高くなることを意味する．

同類交配（assortative mating）とは，歴史的，文化的，宗教的なさまざまな理由から，ある特定の集団が現代においても遺伝的に比較的隔離されたままになっている現象を指す．ある集団で交配相手の選択が何らかの理由で特定のグループのメンバーに限定され，そのグループがたまたま集団全体よりも高い頻度のバリアントをもっていた場合，結果として集団全体におけるホモ接合体が予測されるよりも見かけ上過剰となる．

同類交配の臨床的に重要な側面は，先天性難聴や視覚障害のような類似した形質をもつパートナーを選ぶ傾向にある．このような場合，形質に影響を与える座位における 2 人の交配相手の遺伝型は，集団のアレル頻度からは予測できない．例えば，常染色体顕性遺伝の骨格形成異常である**軟骨無形成症**（achondroplasia；症例 2 ）について考えてみよう．本疾患の集団発生率は，1 万 5 千人から 4 万人に 1 人である．軟骨無形成症のバリアントのホモ接合体の子は，重篤で致死的な骨格異形成を示すが，これは両親ともに軟骨無形成症，つまり両親ともにそのバリアントのヘテロ接合体でない限り，めったにみられることはない．

つまり，軟骨無形成症の患者間の同類交配を除けば，このようなことが偶然に起こる可能性はきわめて低いといえる．

交配の相手が自分と同じ病的バリアント，もしくは同じ遺伝子上のバリアントアレルによって引き起こされる常染色体潜性遺伝疾患をもつ場合，その子孫はすべて同じ疾患に罹患することになる．たとえ同類交配において遺伝子座位の異質性があったとしても，2 人が同じ座位に病的バリアントをもつ確率は真のランダム交配の場合よりも高くなり，したがってその子孫に形質が生じる可能性も高くなる．

遺伝的祖先と集団構造

遺伝的祖先（genetic ancestry）という概念は，遺伝情報にもとづくものであるため，人種や民族のような自己申告による尺度よりも科学的に妥当で客観的であるように思われるかもしれないが，この概念もまた確固とした「根拠」を欠くものである．遺伝的祖先は動的で相対的な尺度である．その推定値は参照データや使用される手法によって時間とともに変化する可能性があり，これらすべてに固有の仮定と限界がある．祖先集団にさかのぼることができるゲノムの割合として報告されることの多い祖先推定値は通常，（分析に利用可能な他のすべての参照データと比較して）どの集団ラベルに割り当てられた特定の参照データセットと最も密接にマッチしているかを平均した割合にもとづいている．つまり，参照データセットが頑健で地理的な特異性が強ければ強いほど，集団特異的な祖先の割合が

より高い解像度で報告される。

例を挙げると，DTC〔Direct-to-Consumer（消費者直接販売）〕の遺伝的祖先調査会社のほとんどは，ヨーロッパ系祖先の構成要素（例えば，北アイルランドの小さな村）に対しては特定の地理的起源を予測することは可能だが，「サハラ以南アフリカ」のような，参照データセットにあまり含まれていない地域の祖先の構成要素については，大陸レベルという低い解像度で報告することが多い。ゲノムの参照データセットにおける祖先構成は，たいていのヨーロッパ系は含まれている一方で，遺伝的に最も多様な祖先については不当に除外されてしまっている。遺伝的祖先は参照データを用いて推定されるため，ゲノム研究にまだあまり広くは含まれていない地域からの祖先をもつ個人は，正確で詳細，そして有益な祖先の割合についての結果を得られない可能性がある。同様に，インピュテーション（遺伝型データから欠落しているアレルを，何らかの参照データセットを用いて補完する手法）においても，参照リソースから欠落している遺伝的多様性の大きなグループでは正確性に欠けてしまう。

事前に構築された祖先グループ間で頻度が異なるアレルは，**祖先情報マーカー**（ancestry informative marker：AIM）と呼ばれる。AIM は広範な地理的グループ（例えば，アフリカ系，東アジア系，南アジア系，ヨーロッパ系，中東系，アメリカ先住民，太平洋諸島民）を区別するために同定されてきた。このようなマーカーは，人類の移動パターンを図式化したり，集団間や集団内の混血の歴史を明らかにしたり，祖先系集団間の遺伝的多様性の程度を決定したりするのに用いられてきた。ゲノム全体にわたる何十万もの AIM についての研究は，多くの異なる集団間のゲノムワイドな関係を区別し決定するために用いられてきた。

注意すべきは，AIM はあらかじめ設定されたグループ間の差が最大になるように選択されているため，それらのグループのゲノムワイドなバリエーションを代表するものとは考えるべきでないということである。たとえそのグループ分けが生物学的に意味のあるものでなかったとしても，たまたまある集団で高い頻度でみられる多型が AIM として同定されることがある。あらかじめ設定されたグループは多くの場合，社会文化的なカテゴリーや，それぞれの広範な大陸的グループ分類にもとづいており，このようなグループ分類は，AIM として選択される座位に影響

を与えるため，それらの AIM はゲノムのバックグラウンドの代用として扱われることがある。このことは，AIM に依存する解析や品質管理（例えば，集団特異的な参照パネルの同定，欠落したゲノム情報のインピュテーション，さまざまな解析手法の正確性の検定など）にとって後々意味をもってくる。

2008年，集団遺伝学者の John Novembre らが，ヨーロッパ大陸の国々から採取した遺伝型データを用いて，ヨーロッパの地理を再構築したようにみえる主成分分析（PCA）の研究結果を発表したことは有名である（図10.4）。その後，多くのゲノム研究者が，PCA や混血解析のようなデータの複雑性を軽減する統計学的クラスタリング手法を用いて，集団構造を可視化してきた。このようなアプローチは一定の理解を与えてくれるかもしれないが，限界もあり，誤解を招くおそれもある。

Novembre たちはその後，このような手法によって世界全体の遺伝学的集団構造について混乱が生じる可能性があるという懸念を発表している。例えば，ヨーロッパの PCA プロットでは離れて見える地理的クラスターが，実際には遺伝的に非常に類似しているにもかかわらず，このプロットによって全体的な遺伝的差異が大きいと誤解させてしまう可能性がある。ヨーロッパの場合，人々が大陸を東西方向と南北方向に移動したため，アレル頻度の連続性や勾配は緯度と経度にほぼ一致している。アレル頻度が地理を反映するこのパターンはヨーロッパに特有のものであり，アレル頻度の差が非常に小さいため，10万以上の座位を解析に含めて初めて現れる構造である。集団間の遺伝的バリエーションでは，アレルが世界のある地域にだけ限定されることはほとんどないにもかかわらず，地域グループ間で隔たりがあるかのように誤って認識されることがある。

米国におけるゲノム学と疫学を用いた集団構造研究（US Population Architecture using Genomics and Epidemiology；PAGE）のデータを用いて，PCA による集団構造の可視化が行われた（図10.5）。主成分（principal component：PC）1と2のプロットにおける各色の点は，それぞれ個々の研究参加者を表し，その色は参加者が選択した自己申告上の人種または民族のカテゴリーに対応している。これらの点は，ゲノム全体にわたる遺伝型の類似性と相違性に従って，互いに相対的な位置関係の上に配置されている。PC間のこれらの個人の広がりから，カテゴリー的なデータ構造では適切に表現できないバリエー

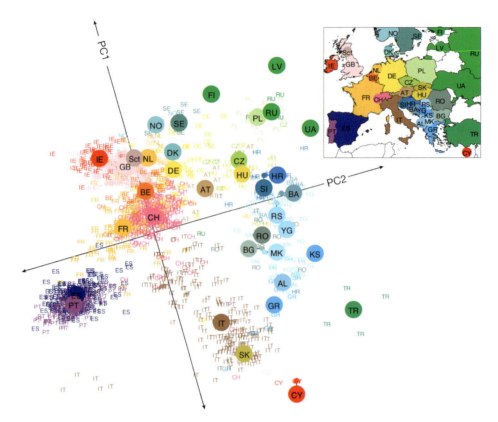

図10.4 主成分軸1（PC1）と軸2（PC2）にもとづくヨーロッパ人1,387人の遺伝データの要約統計値　各色の文字ラベルはそれぞれ個人を表し，各色の大きい円は各国のPC1とPC2の中央値を表す．右上の地図には，それぞれのラベルに対応する国が示されている．ヨーロッパの地理上の位置関係との類似性を強調するため，PC軸を回転して描いている．AL：アルバニア，AT：オーストリア，BA：ボスニア・ヘルツェゴビナ，BE：ベルギー，BG：ブルガリア，CH：スイス，CY：キプロス，CZ：チェコ共和国，DE：ドイツ，DK：デンマーク，ES：スペイン，FI：フィンランド，FR：フランス，GB：イギリス，GR：ギリシャ，HR：クロアチア，HU：ハンガリー，IE：アイルランド，IT：イタリア，KS：コソボ，LV：ラトビア，MK：マケドニア，NO：ノルウェー，NL：オランダ，PL：ポーランド，PT：ポルトガル，RO：ルーマニア，RS：セルビア・モンテネグロ，RU：ロシア，Sct：スコットランド，SE：スウェーデン，SI：スロベニア，SK：スロバキア，TR：トルコ，UA：ウクライナ，YG：ユーゴスラビア．（Novembre J, Johnson T, Bryc K. et al. Genes mirror geography within Europe. *Nature* 456:98-101, 2008. https://doi.org/10.1038/nature07331 より）

ションを共有する複雑なスペクトルが存在することがわかる．このことは，米国国勢調査で使用されている社会文化的カテゴリーがなぜ遺伝的な識別とはみなせないのかについての理由を示している．つまり，グループ内でもグループ間でもゲノムのバリエーションには連続的な分布があり，ほとんどのバリアントは共有され，それらの頻度分布は重なり合っているのである．

　誤分類（misclassification）は，研究において個人が誤った分析群に割り当てられることに起因する（例えば，症例が誤って対照群に分類される，もしくはその逆）．人種や民族の分類に依存する臨床的なアルゴリズムでは，誤分類はカテゴリーにもとづく平均値を個々の患者に誤って当てはめることとみなせる．さらに，分類エラーはほぼ確実に人種・民族グループ内の遺伝的異質性によるものであり，これは集団レベルやグループレベルの調整を適用するための基本的な仮定や動機に反している．人種的・民族的アイデンティティの自己申告による指標の代わりに遺伝的祖先を使用した場合でも，あらかじめ選択されたAIMを使用して個人を個別のグループに分類する以上，人種や民族のカテゴリーとまったく同じ問題を引き起こす可能性がある．つまり，人種や民族のグループ分類の意味論上のバリエーションに過ぎない遺伝的祖先の分類は，ゲノムのバリエーションを説明するのに適していない．というのも，ヒトの遺伝的多様性は，相対的頻度が徐々に変化し（ほとんどの人々に）共有されているアレルの狭いスペクトルであるからである．

　世界のさまざまな地域の人間は遺伝的な類似性と相違性を有するが，それは必ずしも地理上の分布と関係するとは

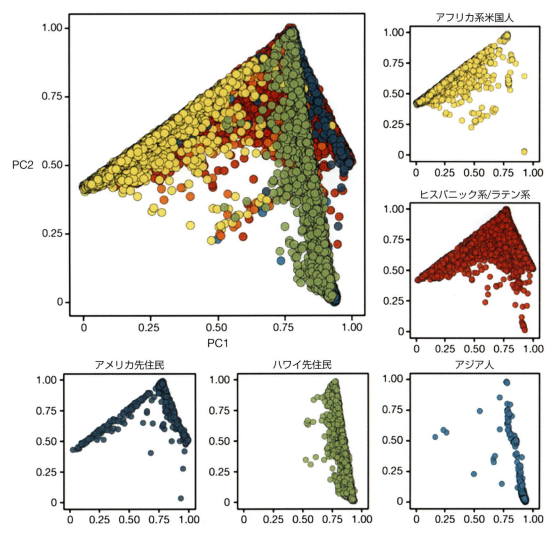

図10.5 多民族のサンプルを含めることで，GWASにおける発見と再現性が担保される 図では，PAGEの多民族サンプル（n=49,839）に存在する亜集団構造によって，意味のある区分が困難となる複雑なパターンが存在することを明らかにしている。PC1とPC2は主要なバリエーションのパターンを示し，自己申告上の人種/民族によって色分けされている。なお，オレンジ色で示された個人は「その他」と自己申告している。(Wojcik GL, Graff M, Nishimura KK, et al. Genetic analyses of diverse populations improves discovery for complex traits. *Nature*, 570:514-518, 2019 より)

限らない。確かに全体としては地理的な分布と同じ傾向があるかもしれないが，アレル頻度から個人の遺伝型を決定することはできない。Duffy式血液型のアレルでさえも，地理的な頻度の違いが古くから知られてはいるが，どの大陸にも分布しており，地域のなかでもその連続性や勾配には明確なバリエーションがみられる。本書の旧版では，地理的，人種的，民族的なカテゴリー（これらのカテゴリーは時代や文化的背景によって変化する）に従って血液型のバリエーションを説明していたが，今日ではゲノムのバリエーションはそのようなカテゴリーに規定されるものではなく，あるいはどのようなカテゴライズの枠組みによっても容易に特徴づけられるものではないことを証明する十分な遺伝学的データがある。

この点の説明として，図10.6に3つの一般的なDuffy式血液型アレル（FY^*A, FY^*B, FY^*B^{ES}）の世界中の連続的な頻度分布を示す。この血液型分類は，歴史的には地理的な分化の典型例として用いられてきたが，例えばマラリア原虫（*Plasmodium*）を介したマラリア感染に耐性をもつFY^*B^{ES}のアレル頻度がアフリカの全地域で高いわけではなく，またアフリカ以外でも高い頻度を示す地域もある。確かに，ヒトにマラリア感染を引き起こす原虫が常在している地域では，この耐性アレルの頻度は非常に高

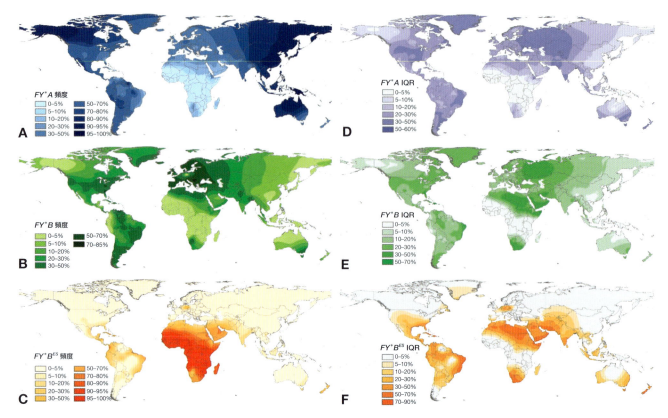

図10.6 Duffy式血液型アレル頻度とその不確定性を示す世界地図 **A**, **B**, **C** はそれぞれ *FY*A*, *FY*B*, *FY*B*^{ES} アレルの頻度マップ（予測事後分布の中央値），**D〜F** はそれぞれのアレル頻度マップの四分位範囲（IQR）（25〜75%区間）を示す．予測は，アフリカでは5×5 kmの格子で，それ以外の場所では10×10 kmの格子に分けて行った．（Howes RE, Patil AP, Piel FB. et al. The global distribution of the Duffy blood group. *Nat Commun*, 2:266, 2011 より）

い．しかし，3つの一般的なDuffy式血液型アレルはすべてアメリカ大陸全域でさまざまな頻度で存在し，大陸の祖先グループに対応する単一の大陸または大きな地理的領域に限定されるものはない．

　疾患の発生率，有病率，アレル頻度に生物地理学的な集団間でどのような違いが生じるかを説明しうる要因はいろいろとある．遺伝的バリアントが疾患の病因に関与している場合，個々の患者の共通祖先が報告もしくは推定されているのであれば，病的バリアントを含む祖先のハプロタイプを継承している可能性が高い．しかし，個人の**適応度**（fitness）を低下させるような疾患原因アレルは，（他のハプロタイプが病的ハプロタイプを十分凌駕するほど頻度が高い）十分に大きな集団では稀になりやすい．一方，他から遺伝的に隔離された小規模な集団や，環境条件が病的バリアントの保因者の適応度を高め，**ヘテロ接合体の優位性**（heterozygote advantage）を生み出すような状況では，有病率から予想されるよりも高い頻度で病的バリアントがみ

られる可能性がある．また，他の要因としては**遺伝的浮動**（genetic drift）があり，これは表現型に直接影響を与えることはないが，適応度を高めるアレルに物理的に近接しているがために頻度が高くなる良性バリアントに当てはまる．

　集団全体が十分に大きければ，集団内の小さな部分集合におけるあるアレルの頻度は，集団全体のアレル頻度を変えることはない．しかし，集団全体に対してアレルの保有者の部分集合が大きければ大きいほど，集団のアレル頻度を変化させる可能性は高くなる．したがって，分子（観測数）と分母（調査対象の全集団）の関係がアレル頻度を決定するので，個々人をどの集団カテゴリーに分類するかは重要である．実際には，遺伝様式を考慮したうえで遺伝型の頻度を決定するために，アレル頻度の推定値は疾患の有病率および発生率と組み合わせて使用される．

　本章のほとんどの節ではこれまで，ヒト集団を定義することの難しさ，祖先と遺伝的集団構造の特徴づけ，そして集団レベルの表現型の違いや祖先の推定，社会文化的カテゴ

リーにおいて誤った相関を生み出す可能性のある体系的な不均一性を有する非遺伝的な要因について扱ってきた。連続変数（例えば，ヒト集団におけるゲノムバリアントの分布）を特徴づけるために点推定値やその他の離散的な尺度を用いることの限界を認識することは重要であるが，ゲノム研究やゲノム医学においてアレルや遺伝型の頻度を計算することの有用性はもちろん確かである。次節では，これらの頻度の計算方法を説明し，臨床的に意義のある例を示す。

10.4　アレル頻度と遺伝型頻度

　常染色体上の座位の場合，各常染色体の遺伝型は2つのアレルから構成されるため，1つの座位における遺伝子プールのサイズは集団の個体数の2倍（2 N）となる。ここで，最近の祖先や他の集団からの移動によって構成された集団があり，その集団全体の10％に，両アレルが揃うと常染色体潜性遺伝疾患を発症するマイナーアレルのアレル頻度（**マイナーアレル頻度**，minor allele frequency：MAF）が5％（$q＝0.05$）のグループが含まれるとする。この形質が頻度を集団中で足し合わせると1になる（$p＋q＝1$）2つのアレルのみを有する場合，このグループにおいては1から頻度qを引くことにより，もう1つのアレルの頻度は$p＝0.95$であると推定できる。残りの90％の集団では，この病的バリアントの頻度は非常に小さいので観察されず，$q≈0$かつ$p≈1$として存在しないものと仮定する。

　引き続きDuffy式血液型の例を用いて，集団におけるアレル頻度と遺伝型頻度の関係を説明しよう。1番染色体（1q23.2）上にある*ACKR1*（atypical chemokine receptor 1）遺伝子は，Duffy式血液型機構の主要サブユニットをコードしており，これはマラリアの原因となる代表的な寄生虫 *Plasmodium vivax* の侵入起点となる分子である。この遺伝子には何百ものバリアントが観察されており，それぞれ機能に及ぼす影響が異なる。ここでは，*ACKR1* のプロモーター領域に存在する一塩基バリアント（SNV）に注目する（Ensemblでは rs2814778 にあたる）。このバリアントはマラリア感染に対する耐性の獲得をもたらし，そのアレル頻度は世界の集団間で異なっている。なお，観察された遺伝型頻度からアレル頻度を算出するのに，今回は1000 ゲノム（1 KG）プロジェクトのデータを引用する。**表10.1** に，ホモ接合体（T|T と C|C）とヘテロ接合体

表 10.1　*ACKR1* の 5′UTR に存在する Duffy 式血液型アレル rs2814778 の遺伝型頻度およびそれによって得られたアレル頻度〔1000 ゲノム（1 KG）プロジェクトより〕

ACKR1 rs2814778 の遺伝型	人数	観測された遺伝型頻度	アレル	アレル頻度
T|T	1793	0.716		
C|T	88	0.035	T	0.734
C|C	623	0.249	C	0.266
合計	2504	1.000		

The 1000 Genomes Project Consortium: A global reference for human genetic variation, *Nature* 526:68-74, 2015. doi:10.1038/nature15393 より。遺伝型頻度は Ensembl（https://www.Ensembl.org）から 2022 年 10 月にオンライン取得。

（C|T）の遺伝型頻度を示す。

　ホモ接合体の個人は同じアレルのコピーを2つもっており，ヘテロ接合体の個体はそれぞれのアレルコピーを1つずつもっているので，それぞれのアレルの頻度は，集団中のそのアレルのホモ接合体の個体数の2倍とヘテロ接合体の個体数を足して，集団全体のアレルの総数（2 N）で割った値となる。

$$T : \frac{(2 \times 1793) + (1 \times 88)}{2504 \times 2} = 0.734$$

$$C : \frac{(2 \times 623) + (1 \times 88)}{2504 \times 2} = 0.266$$

　それぞれのアレルの頻度は独立に計算されるのではなく，必ず2つのアレルの頻度が合わせて1になる（$p＋q＝1$）ので，計算された一方のアレル頻度を単純に1から引けばよいことになる（例：$1－0.734＝0.266$）。ここで，マラリア原虫の生息する地域ではこのアレルが保護的な性質をもつために，遺伝型頻度とアレル頻度が地域によって異なることを思い出そう。**表10.2** はより詳細な頻度データを示しており，アフリカの祖先集団の多様性について直感的にわかりやすいデータとなっている。

　1 KG プロジェクトからのデータは，大規模なゲノム配列決定のためにサンプリングされた個別の地域に対して世界中のアレル頻度および遺伝型頻度を評価するのに利用可能であるが，このサンプリング方法は存在する世界中のゲノムのバリエーション（そのほとんどが今日までサンプリ

表 10.2 1000 ゲノム（1 KG）プロジェクトにおける 3 集団の *ACKR1* の 5′UTR に存在する Duffy 式血液型アレル rs2814778 のアレル頻度

1KG プロジェクトのラベル	*ACKR1* rs2814778 のアレル	集団あたりのアレル数	アレル頻度
バルバドスのアフリカ系カリブ人（ACB）	T	22	0.115
	C	170	0.885
米国南西部のアフリカ系血統（ASW）	T	25	0.205
	C	97	0.795
ナイジェリアのエサン（ESN）	T	0	0.0
	C	198	1.0
合計（2 N=512）	T	47	0.092
	C	465	0.908

The 1000 Genomes Project Consortium: A global reference for human genetic variation, *Nature* 526:68-74, 2015. doi:10.1038/nature15393 より。アレル数およびアレル頻度は Ensembl (https://www.Ensembl.org) から 2022 年 10 月にオンライン取得。

ングされていない）をすべて網羅するものではないことに留意する必要がある。このデータは，プロジェクト参加者中のバリエーションの部分集合についての情報にすぎないということである。図 10.7 は，1 KG データセット全体のゲノム多様性を示しており，この図からアフリカからのサンプルに最も多くのバリアントが存在することが読み取れ，また，ほとんどのバリアント（円グラフのグレーの網掛け部分）が大陸間で共有されているという事実を再認識できる。

Hardy-Weinberg 平衡

これまで示したように，ある集団において遺伝型がわかっている個体群のサンプルを用いれば，各遺伝型をもつ

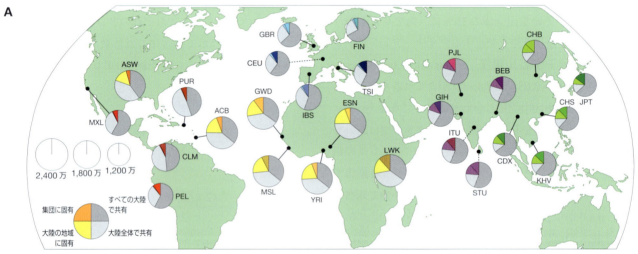

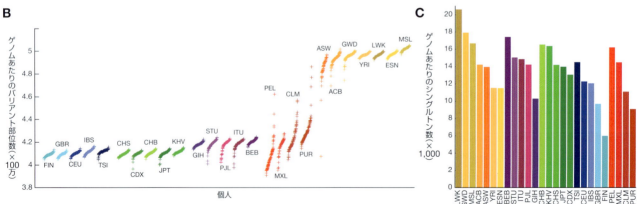

図 10.7 1000 ゲノム（1 KG）プロジェクトにおける集団サンプリング （**A**）サンプリングされた集団内の多型バリアントを示す。各円グラフの面積は，集団内の多型の数に比例する。円グラフは 4 つに区分されており，その集団に固有のバリアント（集団ごとの濃い色），大陸の地域に固有のバリアント（大陸グループごとの薄い色），大陸全体で共有されるバリアント（薄い灰色），すべての大陸で共有されるバリアント（濃い灰色）を表している。破線は祖先の大陸外でサンプリングされた集団を示す。（**B**）ゲノムあたりのバリアント部位の数。（**C**）ゲノムあたりの平均シングルトン数。(1000 Genomes Project Consortium. A global reference for human genetic variation. *Nature*, 526:68-74, 2015 より)

BOX 10.2

Hardy-Weinberg 平衡における仮定

Hardy-Weinberg の法則は，以下の条件下で，遺伝型頻度の比率が時間の経過とともに一定に保たれるという仮定にもとづいている。

- ランダム交配：交配のペアリングは当該の座位に関してランダムに生じる。
- 遺伝的浮動がない：研究対象の集団は十分に大きいため，アレル頻度が偶然急上昇したり急低下したりすることはない。
- 変異がない：変異の頻度は低く，アレル頻度に影響を与えない。
- 自然選択がない：遺伝型に関係なく，個人が等しく遺伝子を受け継ぐことができ，各アレルの頻度と子に受け継がれる確率が等しく保たれる。
- 遺伝子流動がない：アレル頻度が著しく異なる集団間で，個人の大規模な移動がない。

これらの仮定を満たしていると考えられる集団は Hardy-Weinberg 平衡にある。

個人のアレルをただ数えるだけで，アレル頻度の推定値を導き出すことができる。それでは，逆はどうであろうか？つまり，アレル頻度がわかれば，さまざまな遺伝型をもつ人の集団中の割合を計算できるだろうか？

アレル頻度から遺伝型頻度を導き出すのは，ホモ接合体やヘテロ接合体の間でそのアレルがどのように分布しているかが事前にわからないため，簡単には算出できない。しかし，集団がある仮定を満たしていれば，アレル頻度から遺伝型頻度を計算できる単純な数学的方程式がある。この方程式は Hardy-Weinberg 平衡（HWE）として知られており，1908 年に定式化したイギリスの数学者 Godfrey Hardy とドイツの医師 Wilhelm Weinberg にちなんで名付けられた。

Hardy-Weinberg の法則には 2 つの重要な要素がある。↗

↗ 1 つ目は，ある理想的な条件下では（**BOX 10.2** 参照），集団におけるアレル頻度と遺伝型頻度の間には単純な関係が存在するということである。Hardy-Weinberg の法則がアレル頻度と遺伝型頻度の関係を理解するのに有用なことを示すために，HWE が成り立つ集団では，適切な条件の下でアレル頻度と遺伝型頻度が各世代で一定になるということを，順を追って視覚的かつ数学的に証明する。

まず，ある集団で観察される遺伝型に着目し，それぞれの遺伝型をもつ個人間において起こりうるすべての交配ペアを想定してみる。この例では，アレル A と a をもつ二値性の座位を仮定し，3 つのとりうる遺伝型を考える，すなわち 2 つはホモ接合体（AA または aa）で，残る 1 つはヘテロ接合体（Aa）である。↙

集団内で，親世代（$P_{1, 2}$）の起こりうる交配ペアの遺伝型から予測される子世代（F_1）の遺伝型

親世代（$P_{1, 2}$）の起こりうる交配ペア		P_1 遺伝型：AA		P_1 遺伝型：Aa		P_1 遺伝型：aa	
		A	A	A	a	a	a
P_2 遺伝型：AA	A	AA F_1	AA	AA F_1	Aa	Aa F_1	Aa
	A	AA	AA	AA	Aa	Aa	Aa
P_2 遺伝型：Aa	A	AA F_1	AA	AA F_1	Aa	Aa F_1	Aa
	a	Aa	Aa	Aa	aa	aa	aa
P_2 遺伝型：aa	a	Aa F_1	Aa	Aa F_1	aa	aa F_1	aa
	a	Aa	Aa	Aa	aa	aa	aa

↙ 上の表では，パネットの方形を用いて，2 つのアレル A と a が与えられたときに，親世代（P）の遺伝型のすべてのとりうる組み合わせから生じる，子世代（F_1）に起こりうるすべての遺伝型（AA，Aa，aa）を示している。変異やその他の HWE 条件の破綻がないと仮定すると，F_1 における遺伝型の割合は，P_1 の遺伝型の組み合せを次のように挿入することによって計算できる。

第10章 ● ゲノム医学のための集団遺伝学

親世代の遺伝型から得られる子世代の遺伝型の頻度；Hardy-Weinberg 状態を想定（変異はない）

親世代（P）の遺伝型	AA	Aa		aa
AA	AA_{F1} $(AA \times AA)_p(1.0)$	AA_{F1} $(Aa \times AA)_p(0.5)$	Aa_{F1} $(Aa \times AA)_p(0.5)$	Aa_{F1} $(aa \times AA)_p(1.0)$
Aa	AA_{F1} $(AA \times Aa)_p(0.5)$	AA_{F1} $(Aa \times Aa)_p(0.25)$	Aa_{F1} $(Aa \times Aa)_p(0.25)$	Aa_{F1} $(aa \times Aa)_p(0.5)$
	Aa_{F1} $(AA \times Aa)_p(0.5)$	Aa_{F1} $(Aa \times Aa)_p(0.25)$	aa_{F1} $(Aa \times Aa)_p(0.25)$	aa_{F1} $(aa \times Aa)_p(0.5)$
aa	Aa_{F1} $(AA \times aa)_p(1.0)$	Aa_{F1} $(Aa \times aa)_p(0.5)$	aa_{F1} $(Aa \times aa)_p(0.5)$	aa_{F1} $(aa \times aa)_p(1.0)$

遺伝子プールにおいて p はアレル A の頻度，q はアレル a の頻度とし，p と q はある二値性形質を仮定した場合に $p+q=1$ を満たすとする。F_1 の遺伝型の割合を表す式（上）にそれぞれのアレルに対応する頻度変数 p および q

（下）を代入した結果，下の表は P において考えられうるすべての交配ペアの子の遺伝型比率を p と q で表したものとなる。

親世代の遺伝型頻度から得られる子世代（F_1）の遺伝型頻度；2 つのアレル（A と a）は HWE に従い，集団アレル頻度 Freq[A]＝p，Freq[a]＝q；（p＋q＝1）を想定

親世代（P）の遺伝型頻度	$AA=p^2$	$Aa=2pq$		$aa=q^2$
$AA=p^2$	AA_{F1} $(p^2 \times p^2)(1.0)=p^4$	AA_{F1} $(2pq \times p^2)(0.5)=p^3q$	Aa_{F1} $(2pq \times p^2)(0.5)=p^3q$	Aa_{F1} $(q^2 \times p^2)(1.0)=p^2q^2$
$Aa=2pq$	AA_{F1} $(p^2 \times 2pq)(0.5)=p^3q$	AA_{F1} $(2pq \times 2pq)(0.25)=p^2q^2$	Aa_{F1} $(2pq \times 2pq)(0.25)=p^2q^2$	Aa_{F1} $(q^2 \times 2pq)(0.5)=pq^3$
	Aa_{F1} $(p^2 \times 2pq)(0.5)=p^3q$	Aa_{F1} $(2pq \times 2pq)(0.25)=p^2q^2$	aa_{F1} $(2pq \times 2pq)(0.25)=p^2q^2$	aa_{F1} $(q^2 \times 2pq)(0.5)=pq^3$
$aa=q^2$	Aa_{F1} $(p^2 \times q^2)(1.0)=p^2q^2$	Aa_{F1} $(2pq \times q^2)(0.5)=pq^3$	aa_{F1} $(2pq \times q^2)(0.5)=pq^3$	aa_{F1} $(q^2 \times q^2)(1.0)=q^4$

ここで，アレルがランダムに組み合わされて遺伝型が形成されると仮定しよう。つまり，集団における交配は，この座位の遺伝型に関して完全にランダムである。2 つの A アレルがペアになって遺伝型 AA になる確率は p^2 であり，2 つの a アレルがペアになって遺伝型 aa になる確率は q^2 である。そして，1 つの A と 1 つの a がペアになって遺伝型 Aa になる確率は $2pq$ である（係数の 2 は，A アレルが片方の親から，a アレルがもう片方の親から受け継がれる場合と，その逆から受け継がれる場合があることに由来する）。これはすべての常染色体の座位と女性の X 染色体に当てはまるが，X 染色体を 1 本しかもたない男性

の X 連鎖性座位には当てはまらない。

Hardy-Weinberg の法則によれば，3 つの遺伝型 AA，Aa，aa の頻度は，二項展開 $(p+q)^2=p^2+2pq+q^2=1$ の項によって与えられる。

アレル頻度が世代から世代へと変化しなければ，遺伝型の比率も変化しない。つまり，**アレル頻度（p と q）が一定であれば，世代から世代への遺伝型頻度は集団のなかで一定（平衡）である**。HWE 平衡の集団でランダム交配があり，遺伝型 AA，Aa，aa が $p^2：2pq：q^2$ の割合で存在する場合，次の世代の遺伝型頻度は同じ相対比 $p^2：2pq：q^2$ のままである。これは次のように証明される。

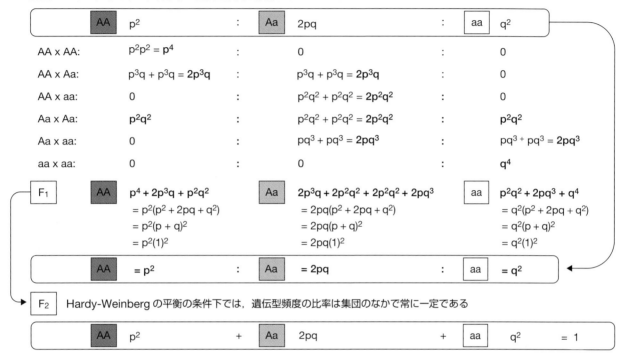

　HWEはpとqに特定の値を必要としないことに注意する必要がある。集団に存在するアレル頻度が何であれ、遺伝型頻度は$p^2 : 2pq : q^2$になり、アレル頻度が一定でBOX 10.2で紹介した他の条件が満たされている限り、これらの相対的な遺伝型頻度は世代間で一定であり続ける。

　この法則は、2つ以上のアレルをもつ遺伝子にも適用できる。例えば、ある座位に頻度p, q, rの3つのアレルがある場合、遺伝型の分布は$(p+q+r)^2 = 1$から決定できる。一般的に、アレル頻度p_1, p_2, …p_nをもついかなる数のアレルa_nでも、その遺伝型頻度は$(p_1+p_2+\cdots p_n)^2$を展開した項から導出できる。

　先ほどの*ACKR1*（Duffy式血液型）の例にHWEを適用すると、1 KGプロジェクトのデータセットにおける2つのアレルの相対頻度は0.734（Tアレル）と0.266（Cアレル）であり、3つのアレルの組み合わせ（遺伝型）の相対的な比率は、$\Pr[T|T] = p^2 = 0.734 \times 0.734 = 0.539$（2つのTアレルをもつ個人の場合）、$\Pr[C|C] = q^2 = 0.266 \times 0.266 = 0.071$（2つのCアレルをもつ個人の場合）、$\Pr[C|T] = 2pq = (0.734 \times 0.266) + (0.734 \times 0.266) = 0.39$（1つのTアレルと1つのCアレルをもつ個人の場合）となる。

　これらの遺伝型頻度はHWEを仮定して計算されているので、2,504人の集団に当てはめると、それぞれ3つの遺伝型（TT：CT：CC）をもつ人の数は、1 KGデータセットから観察された遺伝型頻度と同じになるはずである。しかし、この計算（総個体数×遺伝型頻度）を行うと、各遺伝型をもつ個体の割合は1350：977：177となる。これは表10.1で実際に観測された比率（1793：88：623）とは大きく異なり、1 KGデータセットの全個体で定義された「集団」ではHWEの仮定が成立しないことを示している。これは理にかなっている。というのも、このプロジェクトのサンプリング方式は、世界中の頻度の平均を比較できるように世界のさまざまな地域から個人を集めることを意図したものであり、HWEにおける単一集団とは考えられないからである。このシナリオでHWEの重要な仮定に反しているのは次の2点である。（1）ランダム交配：個々人が世界中の人々と同じ確率で出会い、すぐ近くにいる人々と同じ確率で交配することは期待できないからである。（2）自然選択：このアレルがマラリアの発生率の高い場所では正の選択圧下にあることがわかっているか

表 10.3 1000 ゲノム（1 KG）プロジェクトで観測・報告された *ACKR1* Duffy 式血液型アレル rs36007769 のアレル数と頻度

*ACKR1*rs36007769 のアレル	観測されたアレル数	観測されたアレル頻度
G	4990	0.996
A	18	0.004
合計	5008	1.0

The 1000 Genomes Project Consortium: A global reference for human genetic variation, *Nature* 526:68-74, 2015. doi:10.1038/nature15393 より。
Ensembl を介してオンラインアクセス。

表 10.4 1000 ゲノム（1 KG）プロジェクトで観測された，もしくは HWE を用いて導出された *ACKR1* Duffy 式血液型アレル rs36007769 の遺伝型の数と頻度

rs36007769 遺伝型	観測上の遺伝型の数	観測上の遺伝型頻度	計算上の遺伝型頻度（HWE）
G|G	2486	0.993	$p^2=(0.996)^2$ $=0.992$
A|G	18	0.007	$2pq$ $=2(0.996)(0.004)$ $=0.008$
A|A	0	0	$q^2=(0)^2=0$

らである。

では，同じ遺伝子の別のバリアント（例えば，*ACKR1* rs36007769；Ensembl）を使って，この計算をもう一度やってみよう。このバリアントは**同義置換**（synonymous substitution）であり，したがってタンパク質を変化させないと予測されるので，その頻度は自然選択の影響下にはない（ただし，選択下にある機能的バリアントと強い LD にあり，それを保有している場合を除く）。再び HWE を使って，1 KG で**観測された**アレル頻度から**予測上の遺伝型頻度**を計算し，その結果を Ensembl 上でこのデータセットについて報告されている遺伝型頻度の**観測値**と比較してみよう。

表10.3 は，1 KG プロジェクト（フェーズ 3）のデータセットに対して Ensembl 上で報告された，*ACKR1*（Duffy 式血液型）遺伝子の同義置換 SNV rs36007769 のアレル数の観測値とその頻度である。HWE の式 $p^2+2pq+q^2=1$ は，第 1 項と第 3 項（p^2 と q^2）がそれぞれアレル p と q のホモ接合体遺伝型の予測頻度であり，第 2 項（$2pq$）がヘテロ接合体の予測頻度であるような，アレル頻度の観測値が与えられた場合に予測上の遺伝型頻度を計算するために使用できることをここで思い出そう。**表10.4** はこれらの計算結果を，導き出された遺伝型頻度として示している。

これらの導き出された頻度（0.992：0.008：0.0）を，1 KG データセットで観測された遺伝型頻度（0.993：0.007：0.0）と比較すると，ほぼ同じであることがわかる。HWE の仮定が成り立つことを考えると，これらの遺伝型頻度は世代が変わっても一定であることが予想される。1 KG データセットは遺伝的に均一な集団ではなく，世界のさまざまな地域からのサンプルが含まれているが，

このバリアントに自然選択が作用していないこと，そして（データセットとして定義された）比較的大きな集団中では稀であることから，HWE にもとづく遺伝型頻度の計算はこのバリアントに対して有効である。

さらにこのバリアントがどの集団で発生しているかを調べると，5 つが中南米系（AMR）の集団に，13 がヨーロッパ系（EUR）の集団にみられている。1 KG，AMR（G：0.993，A：0.007）および EUR（G：0.987，A：0.013）のそれぞれの集団で報告されたアレル頻度を用いて，HWE で予測上の遺伝型頻度を計算すると，AMR（0.986：0.014：0），EUR（0.974：0.026：0）と報告された頻度比と同等である。これは，この特定のバリアントについて，これら集団のそれぞれで HWE が成立していることを示唆しており，したがってそれらの頻度比はその後の世代でも持続するはずである。

Hardy-Weinberg 平衡の常染色体潜性遺伝形質への適用

遺伝医学における Hardy-Weinberg の法則の実臨床での主な適応は，常染色体潜性遺伝疾患の遺伝カウンセリングである。例えば**フェニルケトン尿症**（phenylketonuria：PKU）のような疾患では，何百もの異なる病的アレルが存在し，その頻度は地理的または民族的に定義されたそれぞれの集団ごとに異なる（第 13 章参照）。罹患者は同じ病的アレルのホモ接合体であることもあるが，異なる病的バリアントの**複合ヘテロ接合体**（compound heterozygote）であることも多い（第 7 章参照）。多くの疾患では，たとえ病的アレルの間に有意な異質性がある場合でも，病因となるアレルはすべて一括して頻度 q をもつ単一の病的アレルとして扱うほうが簡便である。同様に，す

べての良性または非病的アレルの合計頻度 p は $1-q$ で与えられる。

例えば，遺伝カウンセリングで PKU の子どもをもつリスクを親に知らせるために，ある集団におけるすべての PKU 病因アレルの頻度を知りたい場合を考える。もし，遺伝型の頻度から PKU 病因アレルの頻度を直接決定しようとすると，集団中のヘテロ接合体の頻度を知る必要があるが，PKU は潜性遺伝であるため，この頻度を直接測定することはできない。ヘテロ接合体は無症候性サイレントキャリア（保因者）であり（第7章参照），集団におけるその頻度（すなわち $2pq$）は表現型の観察からは直接決定することができないからである。

しかし，集団中の病的アレルのホモ接合体 / 複合ヘテロ接合体の頻度（すなわち q^2）は，ある一定の期間に出生し，新生児スクリーニング（第19章参照）によって同定された PKU の乳児の数を数え，同じ期間にスクリーニングされた乳児の総数で割ることによって，直接求めることができる。ここで HWE を用いれば，ホモ接合体 / 複合ヘテロ接合体だけの観察頻度（q^2）から病的アレルの頻度（q）を計算することができ，遺伝カウンセリングに用いるヘテロ接合体頻度の推定値（$2pq$）を得ることができる。

この例をさらに説明するために，PKU の頻度が約4,500人に1人である集団を考えてみよう。疾患の原因となるアレルをすべてまとめて，頻度 q の1つのアレルとして扱うと，罹患者の頻度は $q^2 = 1/4500$ である。このことから $q = 0.015$ と計算され，$2pq = 0.029$ となる。したがって，この集団におけるすべての病的アレルの保有者頻度は約3%となる。家系内に PKU に罹患した子どもがいるために，PKU の保因者であることがわかっている人にとって，その人が同じ集団から保因者である配偶者を見つける確率は約3%となり，この推定値を用いて遺伝カウンセリングを行うことが可能である。ただし，この推定値は

当該集団にのみ適用されることに注意する必要がある。配偶者が PKU の頻度がはるかに低い（例えば20万人に1人）別の遺伝的祖先集団の出身であった場合，その人が保因者である確率は0.6%に過ぎない。

この例では，q を推定するために PKU を引き起こすアレルをすべて一括している。しかし，第12章で検討するヘモグロビン異常症のような他の疾患では，異なる病的アレルがまったく別の病態を引き起こす可能性があるため，同じ座位が関与している場合でも，すべての病的アレルをまとめることは無意味となってしまう。その代わりに，異なる表現型（例えば，β グロビン遺伝子座位に異なる病的アレルがある鎌状赤血球症と β サラセミアのような場合）を引き起こすアレルの頻度は別々に計算される。

X 連鎖形質におけるアレル頻度と遺伝型頻度

第7章で X 連鎖遺伝子の場合，女性の遺伝型は3つあるが，男性の遺伝型は2つしかないことを扱った。目的とする遺伝子が X 連鎖している場合のアレル頻度と遺伝型頻度の関係を説明するために，ここでは **X 連鎖赤緑色覚異常**（X-linked red-green color blindness）として知られる形質を用いる。この形質は，私たちが赤と緑として感じる波長の光子に反応する細胞受容体をコードする遺伝子（それぞれ *OPN1LW* と *OPNMW*）の構造バリアントによって引き起こされ，この2つは X 染色体上で互いに隣接している。色覚異常を例として取り上げたのは，私たちの知る限り，色覚異常は（信号機で困る可能性を除けば）有害形質ではなく，色覚異常の人は自然選択の対象にならないからである。

この例では，*cb* という記号で色覚異常のバリアント，+ という記号で色覚異常のないバリアントを表し，それぞれ q と p の頻度とする（**表10.5**）。女性は X 染色体を2本もっているので，その遺伝型は常染色体の遺伝型と同じ

表10.5　色覚異常の X 連鎖遺伝型頻度と有病率

生物学的性別	表現型	有病率	遺伝型	遺伝型頻度	バリアント頻度
男性 (X/Y)	色覚異常あり	*cb* 8%	[Y] X^{cb}	0.08	q=0.08
	色覚異常なし	+92%	[Y] X$^+$	0.92	p=0.92
女性 (X/X)	色覚異常あり	*cb* <1%	X^{cb}X^{cb}	$q^2=(0.08)^2=0.0064$	
	色覚異常なし		X^{cb}X$^+$	$2pq=2(0.08)(0.92)=0.1472$	
			X$^+$X$^+$	$p^2=(0.92)^2=0.8464$	

ように分布するが，色覚異常のバリアントは潜性遺伝なので，ホモ接合体とヘテロ接合体の遺伝型は通常区別できない。一方，X染色体が1本しかない男性では，*cb*バリアントが1コピーでこの形質を示す。そのため，女性の色覚異常の頻度は男性よりもはるかに低い（1%未満）。

2種類のバリアント（*cb*と+）の頻度は，男性において対応する表現型の有病率から直接決定することができる。つまり，生物学的な男性（X染色体とY染色体をもつ）からなる集団における色覚異常の有病率がおよそ8%であれば，その集団における*cb*バリアントの頻度は同様に0.08となる。一方，色覚異常のない女性の遺伝型（ホモ接合体もしくはヘテロ接合体）は表現型から決定することはできないが，男性の表現型頻度を調べることで判明した形質のバリアント頻度にHWEを適用すれば，女性のバリアント頻度を概算することができる。表10.5に示すように，この例では女性の約15%は無症候性保因者である。これらのヘテロ接合体で色覚異常のない女性のうち，男児を妊娠した場合には50%の確率でその子は色覚異常となる（なぜなら，50%の確率でX^{cb}バリアントが受け継がれ，これは男児が親から継承される唯一のX染色体だからである）。一方で，女児はX染色体を2コピー受け継ぐので，*cb*バリアントを受け継いだ無症候性保因者では，その子どもが女児であればその子も50%の確率で無症候性保因者となる。

Hardy-Weinberg平衡の仮定の破綻

Hardy-Weinberg平衡の法則とその使用の根底にはいくつかの仮定があり（BOX 10.2参照），そのすべてがあらゆる集団で満たされる（あるいは満たされていると合理的に推測できる）わけではない。この節では，HWEの仮定に反する条件と要因について，(1)非ランダム交配，(2)遺伝的浮動，(3)変異，(4)自然選択，(5)遺伝子流動，の5つを概観する。集団遺伝学はアレル頻度の変動をモデル化し，測定することを対象としているので，すでに本章を通してこれらの例を目にしてきている。

第一に，（定義上）集団外との交配イベントから隔絶されている小規模な遺伝的隔離集団（創始者集団）においては，非ランダム交配が働いていることをすでにみた。ヒト集団では，集団構造の背景にある同類交配や，あるいは最近の祖先の共有や血族婚に起因する一見明らかでない血縁関係が，すべて非ランダム交配につながる可能性がある。同類交配は非ランダム交配の一種で，集団内の個人が特定の相手を優先的に交配相手として選択する。このため，これらの交配相手の選択に影響する形質にかかわるバリアントや，それとLD関係にある他のバリアントの頻度が増加する可能性がある。

遺伝的浮動（genetic drift）とは，ランダムな偶然によるアレル頻度の経時的変化のことで，小規模な集団ほど速く起こる。小規模な集団で新しい変異が生じると，その頻度は集団内のその遺伝子の全コピーのうちのたった1コピーによって表される。環境のランダムな影響や，遺伝型とは独立した偶然の事象（すなわち，個人が病的バリアントをもっているかどうかとは無関係な理由で起こるイベント）は，集団が小規模である場合，疾患アレルの頻度に大きな変化をもたらす可能性がある。このような偶然の事象はHardy-Weinbergの平衡を乱し，アレル頻度をある世代から次の世代へと変化させてしまう。以降の数世代の間，新しいグループの集団サイズは小さいままであるが，集団サイズが大きくなるにつれて，アレル頻度が新たな平衡に達するまでにかなりの変動が生じる可能性がある。

HWEでは遺伝的浮動がないことを仮定しているが，そのためには対象とする座位のアレル頻度がHWE仮定下の集団と大きく異なる別の集団との間に出入りがないことが条件となる。これは遺伝子流動（gene flow）と呼ばれる現象で，異なる集団の個人間における移動と交配によってアレルが集団の内外に交換されることを指す。新しいアレルが集団内に持ち込まれるとアレル頻度が変化するため，遺伝子流動はHWEを破綻させる。同様に，変異（第4章参照）もランダムに新たなアレルのバリアントを集団内に生じさせ，アレル頻度の安定性に影響を与える。これらの（遺伝子流動や変異によって）新しく導入されたアレルが集団内にもともと存在するアレルよりも進化的に有利になると，選択圧によって自ずと頻度が増加し，HWEが成立しなくなる。

自然選択や変異によるアレル頻度の変化は通常ゆっくり，少しずつ起こり，少なくとも潜性遺伝疾患の場合はHWEからの乖離が少ない。これは，常染色体潜性遺伝疾患の場合，新しい変異の発生率は一般にヘテロ接合体の頻度をはるかに下回るからである。したがって，新しい病的アレルが遺伝子プールに加わっても，そのような疾患のアレル頻度には（短期的には）ほとんど影響しない。さら

に，ほとんどの有害な潜性遺伝形質のアレルは無症候性ヘテロ接合体に隠れているため，選択の対象にならない。結果的に，自然選択はこれらの潜性遺伝アレルの頻度に短期的には大きな影響を与えないと考えられる。したがって，第一近似的には，重篤な常染色体潜性遺伝疾患の原因となるアレルであっても HWE が適用される可能性がある。しかし，重要なこととして，顕性遺伝や X 連鎖遺伝の場合では，変異や自然選択がわずか数世代で特定の遺伝型を大幅に増減させることによって，HWE 下で予想されるアレル頻度からの逸脱が生じる。

実際には，ヒト集団にこの法則を適用する場合，これまで述べてきた HWE に反する条件のうちいくつかは他よりも影響が大きい。例えば，ランダム交配の仮定に反すると，常染色体潜性遺伝のホモ接合体個体の予測頻度から大きくずれることがある。これとは対照的に，変異や自然選択，移住によるアレル頻度の変化によって生じる HWE からの乖離は，たいていの場合比較的小さく緩やかなことが多い。特定の座位の特定の疾患アレルに対して HWE の仮定が成立しない場合，そのアレルとそれに関連する遺伝型がなぜ平衡状態にないのかを調べることは有益であろう。というのも，それを調べることによって，その疾患の病態を知る手がかりがつかめたり，さまざまな集団において長い間アレル頻度に影響を与えてきた歴史的イベントが判明したりする可能性があるからである。

異なる遺伝様式をもつ形質における変異と自然選択のバランス

この節では，変異と自然選択の概念を，ある特定の座位の変異が淘汰されたり，安定化したり，（時間の経過とともに）集団で優勢な（もしくは固定した）アレルになる可能性を表す経験則にもとづいた指標である「適応度」というレンズを通して考察する。ある時点での集団中のあるアレルの頻度は，変異によって新たなアレルが出現する確率と，これらのアレルに対する自然選択の影響とのバランスを表している。**変異率**（mutation rate）や自然選択の影響が変化すれば，アレル頻度も変化すると予想される。

より正式には，あるアレルが次の世代に受け継がれるかどうかは，そのアレルの適応度 ω に依存する。これは，生殖可能な年齢まで生存した罹患者がもうける子の（平均的な）数の期待値を示す量的尺度である。この尺度は，適切な対照群と比較した場合には，相対的適応度と呼ばれる。例えば，ある病的アレルが，機能的に中立なアレルと同程度に次の世代で保有されている場合，$\omega = 1$ となる。逆に，あるアレルが死亡や不妊を引き起こす場合，浄化選択，つまり負の選択が完全にそれに対して作用し，$\omega = 0$ となる。0 と 1 の間の値はバリアントが継承されることを示し，$\omega > 1$ の値は集団中のバリアント頻度を増加させる正の選択を示す。

これに関連するパラメータとして，**選択係数**（coefficient of selection：s）がある。これは適応度の喪失を表す指標であり，負の選択によって受け継がれずに失われる病的アレルの割合 $1 - \omega$ として定義される。ある遺伝性疾患によって生殖能が制限されて $\omega = 0$, $s = 1$ となる場合，この形質を与えるバリアントは**遺伝的致死**（genetic lethal）として扱われる。遺伝学的な観点からは，成人の生殖を妨げるようなバリアントは，胎生期の非常に早期に流産を引き起こすバリアントと同じように「致死的」であると考えられる。なぜなら，どちらのケースもそのバリアントは次世代に受け継がれることはないからである。つまり適応度とは，生存と生殖の両方の効果が合わさった結果なのである。生物学的には，相対的適応度は特に優れた資質というわけではなく，単に他と比較して次世代に平均してどれだけアレルを残せるかを表す尺度に過ぎない。

ある集団における病的アレルの頻度は，自然選択の影響による病的アレルの消失と，変異が繰り返されることによる病的アレルの増加のバランスを表している。安定したアレル頻度は，遺伝子プールから病的アレルを取り除く力（自然選択）と，新しいアレルを追加する力（新生変異）という 2 つの相反する力のバランスが取れた状態で達成される。病的バリアントをもつ座位の 1 世代あたりの変異率 μ は，各世代から自然選択によって失われる全病的アレルの割合を説明するのに十分でなければならない。つまり，

$$\mu = sq$$

と表される。ここで，μ は変異率，s は選択係数，q はアレル頻度である。

ある疾患の病的アレルが顕性遺伝形式であり，致死的ではないが有害な影響をもつ場合，罹患者が生殖能を有していても，次の世代に占めるその子孫の数は平均より少なく

なる（すなわち，$0<\omega<1$である）。このようなバリアントはヘテロ接合体の適応度の低下に比例して，自然選択によって失われる。例えば，ある集団での罹患者の適応度が，非罹患者に比べ，その子どもの数が平均5分の1に減少する表現型形質があるとする。すると，相対的適応度は$\omega=0.20$であり，選択係数は$s=1-\omega=0.80$となる。つまり，この場合は次の世代の子孫に病的バリアントのうち20%しか受け継がれないことになる。

このような疾患であってもその頻度がある世代から次の世代へと安定して存在しているように見える場合，自然選択によって失われると予測される病的アレルの80%は新たな変異によって置き換えられている可能性が高い。罹患者の適応度が突然増加した場合（例えば，医学の進歩や，罹患者の生殖に対する他の障壁が取り除かれた場合），集団で観察される発生率は増加し，新たな平衡に達すると予測される。**網膜芽細胞腫**（retinoblastoma：症例39）や小児期に発症する他の顕性遺伝の遺伝性腫瘍は，疾患が認知されるようになった初期と比べて，現在では予後が大幅に改善されている疾患の例であり，集団におけるこれらの疾患の頻度は増加している可能性がある。

潜性遺伝形式の病的アレルに対する自然選択は，顕性遺伝形式のアレルに対する選択よりも集団頻度に対する影響が少ない。というのも，選択圧の影響を受ける表現型を呈するホモ接合体として，これらのアレルが2つ揃う可能性は非常に低いからである。多くの致死的な常染色体潜性遺伝のように，ホモ接合体に対する完全な自然選択（$\omega=0$）があったとしても，ほとんどの病的アレルは罹患していない保因者（ヘテロ接合体）がもっているため，アレル頻度の減少が明らかに現れるようになるには何世代もかかる。

例えば，Tay-Sachs病を引き起こす病的アレルの頻度qは，アシュケナージ系ユダヤ人集団では1.5%にもなる。この値から，$q=0.015$，$p=1-0.015=0.985$であり，したがってヘテロ接合体の割合は$2pq=2(0.015)(0.985)=0.029$と予想される。つまり，このような集団では，約3%の個体が病的バリアントのコピーを1つもっていると予想される。一方，4,500人に1人（$q^2=0.015\times0.015=0.0002$）だけが病的アレルをホモ接合体で有しており，潜性遺伝の表現型に対しては，自然選択が働く可能性がある。このような集団において，ホモ接合体由来のすべての病的バリアントの割合は次のようになる：

$$\frac{2\times0.0002}{(2\times0.0002)+(1\times0.03)}\approx0.0132$$

つまり，集団内の全病的バリアントの2%未満が罹患者由来であり，有効な治療法がない場合，その罹患者は負の選択にさらされることになる。

この例から，なぜ潜性遺伝のバリアントが集団のアレル頻度に影響を及ぼすのに時間がかかるのか，その理由が数学的に理解できるだろう。つまり，ある時点で自然選択にさらされる病的バリアントの数は比較的少ないからである。常染色体潜性遺伝疾患に対する自然選択の影響が治療によって減少もしくは除去された場合（例えばPKUの場合）でも，その影響によってアレル頻度が増加するのは何世代にもわたって緩やかである。したがって，**交配がランダムである限り，たとえ潜性遺伝アレルのホモ接合体に対する自然選択があったとしても，常染色体潜性遺伝疾患の遺伝型はHardy-Weinberg平衡に従うと考えられる**。つまり，常染色体潜性遺伝疾患の場合では，HWEによって説明される遺伝型頻度とアレル頻度の数学的な関係は，ほとんどの実用的な目的に適用できるということになる。

潜性遺伝の病的アレルとは対照的に，顕性遺伝の病的アレルは**直接**自然選択にさらされる。その結果，顕性遺伝形質においては，自然選択と変異の影響はより明確で，容易に計測することができる。遺伝的致死の顕性遺伝（優性遺伝）アレルは，もし完全浸透しているならばヘテロ接合体が自然選択の対象になるため，一世代で疾患の原因となるアレルがすべて取り除かれる。いくつかのヒト疾患は，適応度が0もしくはほぼ0に近い常染色体顕性遺伝形質であると考えられており，結果，その顕性遺伝バリアントは親から受け継がれるのではなく，新生変異として生じる。このことは遺伝カウンセリングにとって非常に重要なポイントであり，このような疾患の例を**表10.6**に示す。

このような疾患のなかには，特定の病的アレルが同定されているものもあり，家系分析によって罹患者において両親からは受け継いでいない新生変異が見つかる。また他の疾患では，原因遺伝子は同定されていないが，父親の年齢の影響（第4章）が観察されることから，父親の生殖細胞系列での新生変異が疾患の原因となっている可能性が示唆されている。遺伝カウンセリングに関連することとして，常染色体顕性遺伝疾患（かつ遺伝的致死の疾患）をもつ子どもの両親の間に，その後の妊娠で同じ疾患の子どもが生

表10.6 適応度0の新生変異による遺伝性疾患

疾患/表現型	概要
骨発生不全症	短下肢骨形成不全症の早期致死型
Cornelia de Lange 症候群	知的障害，小肢症，眉毛叢生症，その他の異常；*NIPBL* やその他の遺伝子の病的バリアントによる
発達性およびてんかん性脳症	知的障害と早期発症のてんかん発作；50種類以上の遺伝子の新生変異が原因となる
骨形成不全症 II 型	周産期致死型；I 型コラーゲン（*COL1A1，COL1A2*）の異常による（第13章参照）
タナトフォリック骨異形成症	早期致死型骨形成症；*FGFR3* 遺伝子の新生病的バリアントによる（図7.6C 参照）

まれる場合には，また別の新生変異が起こる必要があるため，そのリスクは一般的に非常に低いということがある。ただし，ここで留意すべき点は，生殖細胞系列モザイクの可能性（図7.17参照）があることと，**変異原**（mutagen）に強く曝露された生殖細胞系列に新生変異がたくさん存在する可能性があるということである。

X 連鎖潜性遺伝形式の疾患では，自然選択はヘミ接合体の男性には作用するが，適応度が低下したごく一部の場合（第7章参照）を除いてヘテロ接合体の女性には作用しない。ここでは，ヘテロ接合体の女性の適応度は低くないと仮定すると，男性は X 染色体を1本，女性は2本もっているので，集団全体の遺伝子プールに含まれる X 連鎖アレルのプールは，病的アレルの 1/3 が男性に，2/3 が女性に属することになる。

常染色体顕性遺伝のバリアントにみられるように，観察される疾患の発生率が維持されるためには，自然選択によって失われる病的アレルが，繰り返し生じる新生変異によって置き換えられなければならない。もし X 連鎖性疾患の発生率が変化せず，自然選択がヘミ接合体の男性に対して（のみ）働いている場合，変異率 μ は選択係数 s（すなわち，次世代に受け継がれ "ない" 病的アレルの割合）と病的アレルの頻度 q の積に対し，3 で割ったものに等しくなければならない。なぜなら，集団中に存在する病的アレルのうち男性に存在する 1/3 に対してのみ，自然選択が働くからである。この式は次のようになる：

$$\mu = sq/3$$

X 連鎖の遺伝性致死疾患では $s=1$ であり，各世代から病的アレルの全コピーの 1/3 が失われるため，平衡状態においてはこれらは新生変異によって置き換えられなければならない。それゆえ，X 連鎖の遺伝的致死疾患に罹患する人のおよそ 1/3 は新生変異をもっていると予測され，遺伝的に正常である彼らの母親は（生殖細胞系列モザイクがない限りは）将来同じ疾患をもつ子どもを妊娠する可能性は低い。一方，X 連鎖の遺伝的致死疾患患者の母親の残り 2/3 は保因者であると予測され，その子どもが男性である場合，再び罹患児を妊娠するリスクは 50% となる。ただし，X 連鎖の遺伝的致死疾患患者の母親の 2/3 が病因となるバリアントの保因者であるという予測は，男性と女性との間で変異率が等しいことを前提としている。

年齢が上がると男性では生殖細胞系列の変異率が女性より高くなるため，卵子で新生変異が起こっている可能性は非常に低くなる（注：このような変異率の性差に関連した遺伝カウンセリングへの影響については第17章で述べる）。この場合，罹患児の母親のほとんどは保因者であり，罹患者の母親は非罹患者である父親から新規変異を受け継いだ可能性が高く，この場合に母親が病的バリアントを子どもに受け継ぐ確率は 50% である。2つの独立した**事象が起こる確率は，それぞれの独立した事象の確率の積に等しい**という統計学的性質を利用すると，

$$Pr[A \text{ and } B] = Pr[A] \times Pr[B]$$

となる。ここで A と B は独立した事象であるため，X 連鎖疾患の非罹患保因者が罹患児をもつリスクの合計は次のように計算できる：

$$Pr[男児] \times Pr[病的アレルを受け継ぐ]$$
$$= (0.5)(0.5) = 0.25$$

つまり，もう1人の親が非罹患者の場合，非罹患保因者から X 連鎖の遺伝的致死疾患をもつ子どもが生まれる確率は 25%，つまり4分の1である。

血友病 A（hemophilia A：症例 21）のような重症度の比較的低い疾患では，新生変異を有する患者の割合は 1/3 以下（約 15%）である。血友病の治療は急速に進歩しているので，病的アレルの総頻度は急速に上昇し，新たな平衡に達すると予想される。この座位における変異率が長期に

わたって同じであると仮定すると，新生変異によって発症する患者の**割合**は減少するが，疾患全体の**発生率**は増加することになる。このような変化は，この疾患の遺伝カウンセリングに大きな影響を与えうる（第17章参照）。

　ある種の病的アレルはホモ接合体では有害であるにもかかわらず，ある環境の下では，ヘテロ接合体のほうが病的アレルのホモ接合体のみならず正常アレルのホモ接合体よりも相対的に適応度が高くなることがある。この場合，ヘテロ接合体の相対的な適応度がわずかに大きいだけで，ホモ接合体では非常に有害となるアレルの頻度が増加することにつながりうるため，**ヘテロ接合体の優位性**（heterozygote advantage）と呼ばれる。このような現象が起こるのは，集団のなかでヘテロ接合体の数がホモ接合体の数を大きく上回っていることに起因する。自然選択の選択圧が一方では有害アレルを**維持する**方向に働き，他方では遺伝子プールから**除去する**方向に働く状況は，しばしば**平衡選択**（balancing selection）と呼ばれる。

　ヘテロ接合体の優位性のよく知られた例は，**鎌状赤血球症**（sickle cell disease；症例42）の原因となる病的アレルをヘテロ接合体でもつ人はマラリアに対する耐性を有するという事象である。βグロビン遺伝子*HBB*の病的バリアントは，マラリアが流行しているアフリカや東南アジアの特定の地域に最も高頻度で存在し，マラリア感染に対する耐性のために，ヘテロ接合体はどちらのホモ接合体よりも相対的な適応度が高い。マラリアを誘発する寄生虫の媒介者（蚊）が存在する流行地域では，この形質アレルをもたない正常のホモ接合体は非常にマラリア感染に弱い。というのも，このようなホモ接合体では，感染すると重篤な（時に致死的な）影響を受けやすいためである。一方で病的アレルのホモ接合体はさらに不利であり，非常に重篤な血液疾患を引き起こすために，相対的適応度はほぼ0である（第12章参照）。

　一方，ヘテロ接合体の赤血球は，マラリア寄生虫が寄生しにくく，また活動性鎌状赤血球症の疼痛発作の誘因となる典型的な鎌状化は起こさない。そのため，これらのヘテロ接合体は，βグロビンの正常アレルのホモ接合体よりも相対的適応度がはるかに高い。長い年月を経て，鎌状赤血球症の病的アレルは，世界のいくつかのマラリア流行地域では0.15という高い頻度に達している。これは単に変異が繰り返されただけでは説明できないほど高い頻度である。

　鎌状赤血球症におけるヘテロ接合体の優位性では，アレル頻度と遺伝型頻度の数学的関係が（この場合は）平衡選択の影響によって期待値から乖離しており，これは HWE の仮定がいかに破綻するかについての1つの明確な例を示している。この例をさらに掘り下げるために，βグロビン遺伝子*HBB*の鎌状赤血球症アレル rs334（c.20 A>T [p.Glu7Val]）を取り上げる。この場合も，病的アレル β^S はヘテロ接合体の優位性による平衡選択の下にある。ここで，2つのアレル β^S と β^+ が3つの遺伝型，すなわち $\beta^+|\beta^+$（非罹患者：ホモ接合体），$\beta^+|\beta^S$（非罹患保因者：ヘテロ接合体），$\beta^S|\beta^S$（罹患者）となるように，良性（非病的）アレル β^+ を定義する。

　1000ゲノムプロジェクト，アフリカゲノムバリエーションプロジェクト（African Genome Variation Project），およびカタールからの2,932人の全ゲノムシークエンスデータによる研究では，鎌状赤血球症バリアント β^S に対する平衡選択は，87世代をかけて頻度12%の平衡状態に達し，強いヘテロ接合体の優位性をもたらしたと推定されている（なお，最初の変異は259世代前，つまりおよそ7,300年前にさかのぼる）。ここでは，β^S アレルで報告されている平衡状態での頻度0.12（q）を使って HWE 下で予想される遺伝型の比率（$p^2:2pq:q^2$）を計算し，β^S アレルが平衡状態での頻度かその付近にある集団について，1KG データセットで実際に観測された遺伝型頻度と比較することができる。

　$q = 0.12$，$p = 1 - q$ とすると，p の頻度は $1 - 0.12 = 0.88$ である。このことから，HWE を使って予測される遺伝型頻度は次のように計算できる。Pr[ホモ接合体罹患者（$\beta^S|\beta^S$）] $= q^2 = (0.12) * (0.12) = 0.014$，Pr[ホモ接合体非罹患者（$\beta^+|\beta^+$）] $= p^2 = (0.88) * (0.88) = 0.774$，Pr[ヘテロ接合体（$\beta^S|\beta^+$）] $= 2pq = 2 * (0.88) * (0.12) = 0.211$。したがって，予測される遺伝型の比率 $p^2:2pq:q^2$ は $0.774:0.211:0.014$ である。

　Ensembl を用いて1KG データセットの rs334 のアレル頻度を調べると，アフリカからサンプリングされた2つの集団では，β^S アレルが平衡状態での頻度（0.12）に近い値にある。実際にナイジェリアの Esan（ESN）では β^S が12.1%であり，シエラレオネの Mende（MSL）では β^S が12.4%であった。これらの集団で観察された遺伝型頻度の比率は，$0.758:0.242:0$（ESN）と $0.753:0.247:0$（MSL）である。この2つの集団では，ヘテロ接合体（$\beta^S|\beta^+$）の割合が HWE を仮定した場合の予測値を上回っ

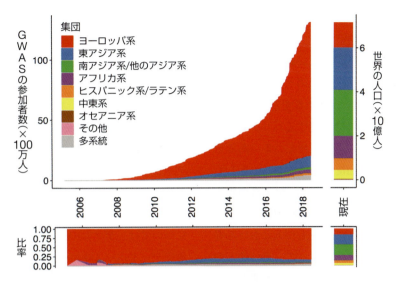

図 10.8 GWAS 参加者の祖先分布の経時的変化，および世界人口の分布との比較　GWAS カタログ上に報告された累積データをもとにしている。なお，祖先が「報告なし」の個人は除いている。(Martin AR, Kanai M, Kamatani Y, et al. Clinical use of current polygenic risk scores may exacerbate health disparities. *Nat Genet*, 51:584-591, 2019 より)

ているのに対して，非罹患ホモ接合体（$\beta^+|\beta^+$）と罹患ホモ接合体（$\beta^S|\beta^S$）の数は予測値を下回っている。この傾向は，この座位における平衡選択を反映したものであり，比較的稀な $\beta^S|\beta^S$ 遺伝型には負に，より頻度の高い $\beta^S|\beta^+$ 遺伝型には正に自然選択の力が働くことにより，いかに HWE からの逸脱が生じているかを明らかにしている。

マラリア耐性に関する平衡選択の影響は，他の感染症でも明らかになっている。例えば，**巣状分節性糸球体硬化症**（focal segmental glomerulosclerosis）として知られる重篤な腎疾患の患者の多くは，アポリポタンパク質 L1 をコードする *APOL1* 遺伝子のコード領域に特定のアレルをもつホモ接合体である。アポリポタンパク質 L1 は，トリパノソーマ症（嗜眠性脳症）の原因となるトリパノソーマ寄生虫の一種 *Trypanosoma brucei* を殺す血清因子である。このホモ接合体では重篤な腎疾患のリスクがそれ以外と比べて 10 倍増加するが，それと同じバリアントのヘテロ接合体では，野生型アポリポタンパク質 L1 に対する耐性を獲得したトリパノソーマ株（例えば *T. brucei rhodesiense*）への抵抗性を示す。この結果，これらのアレルのヘテロ接合体保因者の頻度は，ローデシア・トリパノソーマ症が流行している地域では約 45％にも達する。

10.5　集団データセットにおけるゲノムのバリエーションとバイアス

研究者や臨床医が利用できる情報の種類と量は，新たな発見や診断，治療レジメン，そしてアウトカムの測定手法において基盤となる重要なものである。ここではデータの欠落は避けられない。しかし，利用可能なデータの量や種類が欠落していたり，データのクオリティに偶然ではない差があったりする場合，例えば特定のグループや患者集団が他のグループよりもデータベース上に強く反映されてしまっている場合などには，結果の解釈や互換性（portability）に不確実なところが生じる。

確認バイアス（ascertainment bias）とは，観察における体系的なバイアスであり，観察できていない事象（もしそれが明らかになれば，結果や解釈を変える可能性がある事象）については知らないままに，観察できた事象だけにもとづいて研究や解釈に一定の方向性を与えてしまうことを指す。例えば，これまでのゲノム研究の 80％以上は，主にヨーロッパ人を祖先とする人々に対して行われてきたため，集団参照データやゲノムデータベースはヨーロッパ人のゲノム背景に大きく偏っている。図 10.8 は，2003 年から 2018 年までの GWAS 参加者の大まかな祖先グループを世界人口と比較したものであるが，GWAS 参加

者のなかでヨーロッパ系の人が世界の人口比率と比較して圧倒的に多いことを示している。

このヨーロッパ系への偏りの影響は広い範囲に及ぶ。例えば，遺伝学的検査は主にヨーロッパ系のゲノムバックグラウンドにおいて一般的に疾患に寄与する変異（または連鎖不平衡を介して原因バリアントと関連するバリアント；第11章参照）を捕捉するように設計されている。ある形質における**遺伝的異質性**（genetic heterogeneity）もしくは**座位異質性**（locus heterogeneity）とは，ゲノムの異なる領域におけるバリエーションが同じ形質の原因となりうることを意味する。ヨーロッパ系祖先をもつ人における有病率に対し確認バイアスが働くことによって，遺伝的不均一性が失われて，非ヨーロッパ系における意義不明のバリアント（variants of uncertain (unknown) significance：VUS）の割合が高くなり，偽陰性診断の割合が増えることにつながる。

また，偽陽性率が高くなることも報告されている。例えば，肥大型心筋症に関連するバリアントで，ヨーロッパ系祖先をもつ人々からの情報にもとづいて病因性があると判断されたものが，アフリカ系米国人では病因性がないことが後に判明した例もある（しかも，多くの患者がすでに侵襲的な予防的介入を受けた後であった）。アフリカ人集団には豊富な遺伝的バリエーションが存在するため，健康と疾病の遺伝的基盤を調べる研究においては，最近のアフリカに祖先をもつ人々を除外してしまうことには問題がある。図10.9はこの点について説明しており，アフリカ大陸全体に（参照データと比較して）どれだけ豊かな祖先のバリエーションが存在しているかを示すだけでなく，図10.9Bのように，正規化された離散的なカテゴリーによって「バランスよく」大陸祖先の代表を選んだ結果，世界のゲノム多様性がいかに偏った形で抽出されてしまうかについても示している。

主にヨーロッパ系祖先をもつ人々とそれ以外の人々との間にあるゲノム知識データベースの情報格差は，臨床遺伝学的検査の有用性と精度の格差の原因となっている。これはあらゆる祖先系統の黒人患者に不公平に作用する構造的人種差別によって，健康と医療ケアに関する集団レベルの格差をさらに悪化させている（例えば，アフリカ系米国人では，痛みが過小評価されて治療が行われてしまうことはよく知られている）。次にこの議論を，臨床でのバリアント解釈における実際の文脈でみてみよう。

分子病理学会（Association for Molecular Pathology：AMP）と米国臨床遺伝・ゲノム学会（ACMG）が発行している臨床的バリアント解釈プロトコルのためのガイドラインには，バリアントを良性（benign），良性の可能性が高い（likely benign），病的の可能性が高い（likely pathogenic），病的（pathogenic），意義不明（uncertain significance）のいずれに割り当てるかを決めるために，他のデータ（例：機能性のエビデンス）に加えて，集団レベルの情報（例：集団データベースにおけるアレル頻度）が採用されている。ヨーロッパ人集団で検出されたバリアントについては，ゲノムの知見は十分に強固で信頼性が高く，集団データベース中にそのバリアントがないことは病的であることの証拠とみなすことができる。なぜなら，これらの集団は参照データセットに十分に反映されているため，バリアントが存在しないということは，そのバリアントが集団のなかで許容されるものでないという証拠であると合理的に解釈できるからである。

これとは対照的に，世界の大部分の集団では，同じ割合や規模でその集団がゲノムデータセットに含まれているわけではないため，この解釈は確実性に欠ける可能性がある。集団データベースにバリアントが存在しない，もしくはその頻度が非常に低いのは，データベースの抽出が不十分であることを反映している可能性があり，より厳密にサンプリングを行えば，集団アレル頻度はそのバリアントが病的である場合の頻度よりも高いことがわかるだろう。このようなゲノムデータベースの多様性と網羅性を改善するために，すでにいくつかの取り組みが進められている。**BOX 10.3**にそのうちの2つの例を示す。

生命医学研究者または臨床医として，私たちはヒト集団遺伝学に関するデータの収集，分析，視覚化，そして報告や発表の方法が非常に重要であることを認識しなければならない。私たちの分析アプローチは，私たちが行う研究や臨床の背景にある歴史的，文化的，社会的，政治的な文脈に大きく左右される。集団内および集団間の差異と類似性のカテゴリーをどのように考え，表現するかは，科学と医学にとってだけでなく，社会にとっても重要である。危険な政治的思想をもつ世間の人々は，査読付き学術誌に掲載された混血マッピングの図（例えば，図10.9B）を武器に，このようなクラスタリング手法が生物学的人種差別に染まった彼らのイデオロギーを支持していると主張してきた。私たちはこのような活動に対抗し，責任と信頼のある

10.5 集団データセットにおけるゲノムのバリエーションとバイアス | 231

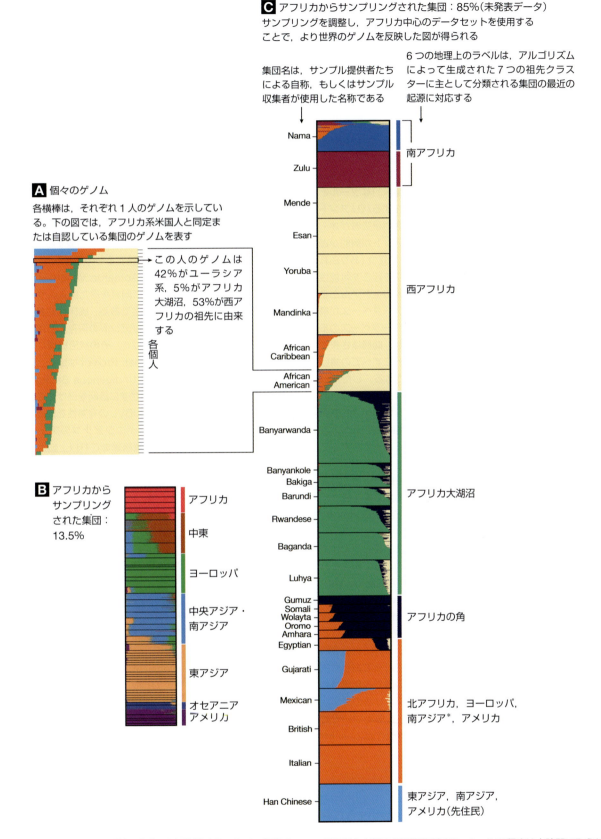

図 10.9 個人から得られた遺伝型データを集計することで，集団の遺伝的多様性を示すことができる 2008年の分析では，7つの大陸の集団間に有意な遺伝的差異があることが示唆されたが (**A**)，アフリカ由来の集団は全体の13.5%に過ぎなかった (**B**)。アフリカ由来の集団の割合を85%まで増やし，より広範囲にサンプリングしたところ，アフリカ大陸内の遺伝的バリエーションの程度は大陸間でみられるものと同等であることが明らかになった (**C**)。*インドのGujaratiは中立のアレル頻度をもっているため，南アジアは2回表示されている。
(Carlson J, Henn BM, Al-Hindi DR, et al: Counter the weaponization of genetics research by extremists, Nature, 610:444-447, 2022 より)

BOX 10.3

「2つのイニシアチブの物語」
（Laura Arbour 著）

Genome Aggregation Database (gnomAD) は，国際的な研究者の共同事業であり，Broad Institute (https://gnomad.broadinstitute.org) で編集されたゲノムバリエーションのデータソースを利用して作られた。このデータベースは，稀で重篤な遺伝性疾患の診断の際の臨床的なツールとしてよく使われている。データセットに存在するバリアントの頻度や報告された地理上の祖先は，臨床医や研究者がオープンに利用できるようになっており，バリアントが病的かどうかを検討する際の最初のステップとして役に立つ（ありふれたバリアントは重篤で早期発症する疾患を引き起こす可能性は低い）。14万人以上の血縁関係のない個人の全ゲノムと全エクソームのセットによって，ゲノム参照データベースが構成されている。gnomAD を含む公開ゲノムデータベースの多様性を高める努力は現在も続けられているが，問題はさまざまな理由によって，利用可能なデータセットにすべての集団が含まれているわけではないということである。したがって，稀な遺伝性疾患をもつすべての子どもや家族が，等しくただちに正確な診断を受けられるとは限らない。ゲノム参照データの欠如は「ゲノム格差」を拡大し，健康格差が最も大きい人々がゲノム学の進歩の恩恵を受けにくくなってしまっている。

世界90か国に3億7000万人以上の先住民がいることを考えると，先住民のゲノムデータの欠如がもたらす影響は非常に大きい (https://www.un.org/esa/socdev/unpfii/documents/5session_factsheet1.pdf.)。

そこで，2つのイニシアチブが，遺伝性疾患をもつ先住民患者のためにこの問題に取り組むことを目的として設立された。Silent Genomes Project（カナダ）と Aotearoa Variome（ニュージーランド）は並行して，ゲノム医療に優先的に使用され (https://www.frontiersin.org/articles/10.3389/fpubh.2020.00111/full)，健康に関する研究にも利用しうるゲノムデータ参照データベースを開発している。これらの取り組みは先住民の学者が主導または協同して行っており，バリアントの利用や公開の仕組みはそれぞれの国で長年培われてきた倫理的枠組み（「DNA on Loan」やマオリ語のゲノム医学のためのガイドライン「Te Mata Ira」）にもとづいており，近年の国際先住民データ主権利益団体 (International In-digenous Data Sovereignty Interest Group) の「CARE」原則（CARE は「Collective Benefit, Authority to Control, Responsibility, Ethics」の頭文字をとったもの）(https://datascience.codata.org/articles/10.5334/dsj-2020-043/) と一致している。CARE 原則は先住民に焦点を当てたものであるが，科学データ管理と受託責任のための指針である「FAIR 原則 (Findable, Accessible, Interoperable, Reusable)」を補完するものでもある (https://www.nature.com/articles/sdata201618)。CARE 原則は，国連先住民権利宣言〔2007年に国連総会で採択され，2021年にカナダで法律 (Bill C-15) によって承認された〕に合致する，先住民の利益と自己決定という概念を支持するものである。

Silent Genomes Project と Aotearoa Variome の両イニシアチブは，それぞれの国内で同意を得た個人のサンプルのシークエンス解析を始める予定である。臨床目的および，場合によっては研究目的でのバリアントの保存，利用，公開は，現地の先住民の視点にもとづき，その統治機構によって情報提供される。Silent Genomes Project はまた，先住民基盤バリアントライブラリー (Indigenous Background Variant Library：IBVL) を活用せずに診断を受けた先住民の子どもたちのコホートにおいて，IBVL の有効性を評価することも予定している。この2つのイニシアチブの第一の目標は，ゲノム学の進歩によって健康格差をこれ以上拡大させずに縮小の方向にもっていくことである。

参考文献（上述のものも含む）:
https://www.un.org/esa/socdev/unpfii/documents/5session_factsheet1.pdf
https://www.genomics-aotearoa.org.nz/projects/aotearoa-nz-genomic-variome
https://www.bcchr.ca/silent-genomes-project
Indigenous genomic databases: Pragmatic considerations and cultural contexts
Caron NR, Chongo M, Hudson M, et al: Indigenous genomic databases: pragmatic considerations and cultural contexts. *Front Public Health*, 8:111, 2020.
https://www.nature.com/articles/sdata201618
https://datascience.codata.org/articles/10.5334/dsj-2020-043/
https://www.un.org/development/desa/indigenouspeoples/declaration-on-the-rights-of-indigenous-peoples.html
https://www.mltaikins.com/indigenous/senate-passes-undrip-bill-c-15/

研究と報告を通じて，これ以上誤解が広がらないように努めなければならない。

世界中のゲノムのバリエーションと，それが複雑な病因にどのように寄与しているのかについての完全でより頑健な全体像が明らかになるまでは，ゲノムワイドなデータ解析に既存の（あるいは新しい）方法論を適用する際には注意が必要である。例えば，**ポリジェニックリスクスコア**（polygenic risk score：PRS）は，ヒト集団遺伝学・医学における公平性にかかわる概念的な問題と実際的な問題の両方をさらに深刻にする可能性を有している。図**10.10**

10.5 集団データセットにおけるゲノムのバリエーションとバイアス

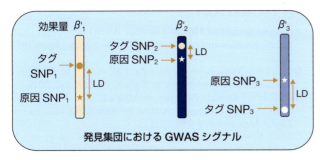

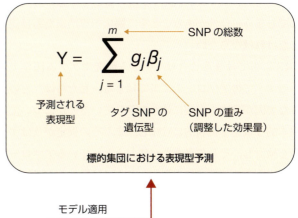

図10.10 発見集団で構築したPRSを標的集団に適用する 発見集団におけるゲノムワイド関連解析（GWAS）での，形質（g_j）に関連するSNPとその効果量（β_j）を用いた，標的集団における目的形質（Y）を予測するためのポリジェニックリスクスコア（PRS）の構築。発見集団におけるGWASによって同定されたバリアントは，必ずしも標的集団における形質のバリエーションの直接の原因や誘因であるわけではないが，これらの「タグSNP」は，さらに精査すべき候補領域のシグナルとなるような原因SNPにリンクしている。

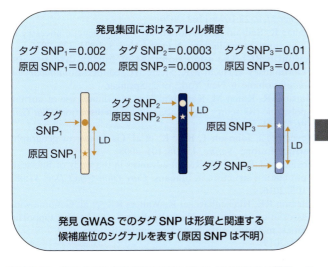

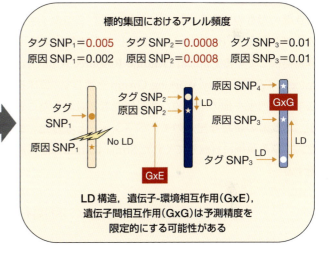

図10.11 発見集団と標的集団の違いがもたらすPRSの限界 タグSNPと原因SNPのアレル頻度は発見集団では等しいが，これはこれらのバリアントが連鎖不平衡（LD）にあるためである。LD構造が発見集団と標的集団で異なる場合，発見GWASにおけるタグSNPと原因SNPとの間の関連は標的集団では再現されない可能性があり，このモデルの検出力が制限される。発見集団と標的集団との間での環境因子や遺伝子-環境間相互作用（GxE）の違いは，特に多因子形質について，標的集団における予測精度に影響を与える可能性がある。また，一方の集団では因果の経路上に遺伝子間相互作用（GxG，またはエピスタティック効果）を伴う他のバリアントが存在するが，他方の集団では存在しない場合にも，集団間でのPRSの互換性が制限される可能性がある。

と図10.11は，PRSがどのように構築されるのか，そしてある（標的）集団の表現型のバリエーションを予測しようとする際に，別の（発見）集団のGWAS結果を用いる場合の，概念上および技術的な落とし穴についての概要を示している。

この単純化されたモデルにおいて，PRSの構築には，発見集団と標的集団（予測集団）の間で，疾患への遺伝的寄与，アレル頻度，LD構造，GxGおよびGxEが均質であるという仮定が必要である。アレル頻度やLD構造は集団間で実質的に異なる可能性がある（これらは定義のしかたや背景にどのような特徴が存在するかに依存する）。同様に，集団間のGxEとGxGの差は，ゲノム検査の結果に大きな影響をもたらし，疾患の病因において遺伝的バリアントがどのような役割を有しているかを不明瞭にする可能性がある。PRSが現在の標準治療以上の有用性をもつと主張できるようになるまでにはまだ長い道のり

があり，その間に PRS を誤って用いることで悪い方向に進んでしまう可能性があることを，臨床の専門家たちは認識しなければならない。

　PRS に当てはまることは，ゲノム研究やゲノム医学で用いるすべてのアプローチに当てはまる。私たちは，どのような要因が健康や疾病に最も寄与しているのかについての根本的な仮定を批判的に吟味し，またその仮定が及ぼす影響を検討し，そして私たちが使おうとしているアプローチの歴史とそのバイアスを調べ，さらには私たちが既知だと思っていることの基盤を疑わなければならない。これらは，新たな発見とより正確なゲノム医学につながる好奇心と革新を養うために必要なことなのだ。

謝辞

　この章に含まれるいくつかの表現や節は，以前の版から引き継いだものである。Laura Arbour は「2 つのイニシアチブの物語」（BOX 10.3）を寄稿してくれた。NIH が資金提供している Clinical Genome Resource (ClinGen) Ancestry & Diversity Working Group を通じて，臨床遺伝学の専門家や他の学際的な共同研究者と対話したことが，本改訂の新たな記述のモチベーションとなった。また，本章の執筆に貢献してくれた Sonja Rasmussen に感謝する。

（訳：岡田随象，翻訳協力：小川陽介）

一般文献

Li CC: *First course in population genetics*. Pacific Grove, 1975, Boxwood Press.

Nielsen R, Slatkin M: *An introduction to population genetics*. Sunderland, 2013, Sinauer Associates, Inc.

Dorothy R: *Fatal invention: How Science, Politics, and Big Business Re-Create Race in the Twenty-First Century*. New York, 2011, New Press.

Popejoy AB, Crooks KR, Fullerton SM, et al: Clinical Genome Resource (ClinGen) Ancestry and Diversity Working Group: Clinical genetics lacks standard definitions and protocols for the collection and use of diversity measures. *Am J Hum Genet*, 107:72-82, 2020.

Royal CD, Novembre J, Fullerton SM, et al: Inferring genetic ancestry: opportunities, challenges and implications. *Am J Hum Genet*, 86:661-673, 2010.

専門領域の文献

American Society of Human Genetics: ASHG denounces attempts to link genetics and racial supremacy. *Am J Hum Genet*, 103:636, 2018.

Behar DM, Yunusbayev B, Metspalu M, et al: The genome-wide structure of the Jewish people. *Nature*, 466:238-242, 2010.

Borrell LN, Elhawary JR, Fuentes-Afflick E, et al: Race and genetic ancestry in medicine - A time for reckoning with racism. *N Engl J Med*, 384:474-480, 2021.

Corona E, Chen R, Sikora M, et al: Analysis of the genetic basis of disease in the context of worldwide human relationships and migration. *PLoS Genet*, 9:e1003447, 2013.

Gregg AR, Aarabi M, Klugman S, et al: ACMG Professional Practice and Guidelines Committee: Screening for autosomal recessive and X-linked conditions during pregnancy and preconception: a practice resource of the American College of Medical Genetics and Genomics (ACMG). *Genet Med*, 23:1793-1806, 2021.

Henn BM, Cavalli-Sforza LL, Feldman MW: The great human expansion. *Proc Natl Acad Sci U S A*, 109:17758-64, 2012.

Howes RE, Patil AP, Piel FB, et al: The global distribution of the Duffy blood group. *Nat Commun*, 2:266, 2011.

Kaseniit KE, Haque IS, Goldberg JD, et al: Genetic ancestry analysis on >93,000 individuals undergoing expanded carrier screening reveals limitations of ethnicity-based medical guidelines. *Genet Med*, 22:1694-1702, 2020.

Kumar R, Seibold MA, Aldrich MC, et al: Genetic ancestry in lung-function predictions, *N Engl J Med*, 363:321-330, 2010.

Lewontin RC: The apportionment of human diversity. In: Dobzhansky T, Hecht MK, Steere WC, editors: *Evolutionary biology*: volume. 6. New York, 1972, Springer.

Martin AR, Kanai M, Kamatani Y, et al: Clinical use of current polygenic risk scores may exacerbate health disparities. *Nat Genet*, 51:584-591, 2019.

Novembre J, Johnson T, Bryc K, et al: Genes mirror geography within Europe. *Nature*, 456:98-101, 2008.

Novembre J, Peter BM: Recent advances in the study of fine-scale population structure in humans. *Curr Opin Genet Dev*, 41:98-105, 2016.

Peterson RE, Kuchenbaecker K, Walters RK, et al: Genome-wide association studies in ancestrally diverse populations: Opportunities, methods, pitfalls, and recommendations. *Cell*, 179:589-603, 2019.

Richards S, Aziz N, Bale S, et al: Standards and guidelines for the interpretation of sequence variants: a joint consensus recommendation of the American College of Medical Genetics and Genomics and the Association for Molecular Pathology. *Genet Med*, 17:405-424, 2015.

Sankararaman S, Mallick S, Dannemann M, et al: The genomic landscape of Neanderthal ancestry in present-day humans. *Nature*, 507:354-357, 2014.

Shriner D, Rotimi CN: Whole-genome-sequence-based haplotypes reveal single origin of the sickle allele during the Holocene Wet Phase. *Am J Hum Genet*, 102:547-556, 2018.

Wastnedge E, Waters D, Patel S, et al: The global burden of sickle cell disease in children under five years of age: a systematic review and meta-analysis. *J Glob Health*, 8:021103, 2018.

Wojcik GL, Graff M, Nishimura KK, et al: Genetic analyses of diverse populations improves discovery for complex traits. *Nature*, 570:514-518, 2019.

問題

1 ある短い縦列反復配列（STR）バリアントは 5 つの異なるアレルを持ち，ある集団におけるアレル頻度はそれぞれ 0.20 である。
a. この集団で，この座位におけるホモ接合体の人の割合はどのくらいか？
b. この集団で，この座位におけるヘテロ接合体の人の割合はどのくらいか？
c. 5 つのアレルの頻度が 0.40，0.30，0.15，0.10，0.05 であった場合，ホモ接合体の人とヘテロ接合体の人の割合はそれぞれどうなるか？

2 アレル頻度が Hardy-Weinberg 平衡にある集団において，3 つの遺伝型が次のような割合で存在する場合を考える：A/A：0.81，A/a：0.18，a/a：0.01。
a. A と a のアレル頻度はそれぞれいくつか？
b. Hardy-Weinberg 平衡の条件が保たれると仮定して，次の世代ではそれらの頻度はどうなるか？

3 常染色体潜性遺伝疾患の保因者を検出するためにデザインされたスクリーニングプログラムにおいて，特定の創始者集団における保因者頻度は約 4% であった。
a. この集団における病的アレルの頻度を計算せよ（ただし，病的アレルは 1 つだけと仮定する）。
b. 罹患者の遺伝的適応度が 0 である場合，この集団における生殖可能なペアのうち，どのくらいの割合で罹患した子どもが生まれるか？
c. 両方のパートナーがその形質に対してヘテロ接合体であるカップルの子どもにおいて，非罹患保因者の割合はどの程度か？
d. この疾患の病的アレルの頻度が同じで，常染色体顕性遺伝様式（完全浸透）で遺伝するとした場合，成人の非罹患保因者の頻度はどうなるか？ また，X 連鎖顕性遺伝や X 連鎖潜性遺伝である場合ではそれぞれどうなるか？

4 次のうち，Hardy-Weinberg 平衡にある集団はどれか。
a. A/A：0.70，A/a：0.21，a/a：0.09。
b. A/A：0.32，A/a：0.64，a/a：0.04。
c. A/A：0.64，A/a：0.32，a/a：0.04。
また，このように集団の頻度が平衡状態にない場合には，どのような理由が考えられるか？

5 あなたは，Meera と Arjun というカップルから，Meera の姉が Hurler 症候群（ムコ多糖症のひとつ）であり，自分たちに同じ症候群の子どもが生まれるのではないかと心配していると相談を受けた。なお，Hurler 症候群は常染色体潜性遺伝であり，その有病率は大規模な集団では 90,000 人に 1 人と推定される。
a. Arjun が病的アレルのヘテロ接合体である確率はいくらか？
b. Meera が Hurler 症候群の病的アレルの保有者である確率はいくらか？
c. Meera と Arjun が両親を通じて遺伝的に関係がない（つまり近親婚がない）場合，Meera と Arjun の最初の子どもが Hurler 症候群に罹患するリスクはどのくらいか？
d. Meera と Arjun が同じ集団の祖先を共有している場合（例えば民間の遺伝子検査会社に検査を依頼したところ，類似の大陸レベルの祖先をもつことがわかった場合），2 人の最初の子どもがこの症候群に罹患するリスクはどのくらいか？

6 ある集団において，3 つの重篤な神経筋疾患である，顔面肩甲上腕型筋ジストロフィー（常染色体顕性遺伝），Friedreich 失調症（常染色体潜性遺伝），Duchenne 型筋ジストロフィー（X 連鎖潜性遺伝）の発生率は，それぞれ約 25,000 人に 1 人である。
a. それぞれの疾患における病的アレルの頻度はどのくらいか？
b. それぞれの疾患について，罹患者が子どもをもうけることができるようになるまで治療が可能になったとする。その結果，各疾患の発生率にどのような影響が出るだろうか？ そしてそれはなぜか？

7 この章で述べたように，常染色体潜性遺伝のチロシン血症 I 型は，カナダのケベック州のある集団では 685 人に 1 人の割合で発症するが，他の地域では約 10 万人に 1 人の発生率である。この 2 つの集団におけるチロシン血症に関連するバリアントの頻度はどの程度か？ また，ケベック州と他の地域の集団におけるアレル頻度の違いについて，どのような説明が可能か？

ヒト疾患における遺伝学的基礎の解明

Christian R. Marshall

第 **11** 章

　この章では，疾患の遺伝要因を同定するために，遺伝学者がどのように家系や集団を解析するかについて概説する。疾患は，第7章に示したようなメンデル遺伝形式で受け継がれるものであれ，第9章で示したような罹患者の血縁者で高頻度にみられるものであれ，疾患を直接引き起こしたり，疾患の罹患しやすさに影響したりするのは，特定のゲノムのバリアントなのである。ゲノム研究は，ヒトの既知の全遺伝子のカタログと，その位置や構造についての情報，そして現在も増加中であるがさまざまな集団の個人がもつ何千万ものDNA配列バリアントのリストを，遺伝学者にもたらしてきた。前章で示したように，バリアントには，ありふれたもの，稀なもの，きわめて稀なもの，さらには家系や個人に固有のものまである。はっきりとした機能的影響をもたらして疾患リスクに関与するバリアントもあれば，明らかな影響をもたらさないものもある。大半の場合は，ヒトの健康や疾患に対する重要性は不明である。

　第4章では，1つあるいは複数の遺伝子や座位が変化してバリアントアレルや多型を生じさせる，変異の影響について扱った。さらに第7章と第9章では，さまざまなメンデル遺伝病あるいは複雑疾患の発症機序における遺伝要因の役割について調べた。この章では，ヒト疾患に関与する特定の遺伝子やそのバリアントを遺伝学者がどのように見つけだしているのかについて，以下の3つのアプローチを中心に議論していく。

- 第一のアプローチは**連鎖解析**（linkage analysis）で，これは**家系**（pedigree）にもとづく方法である。連鎖解析には家系を用いることによる明らかな利点がある。疾患が家系内で受けつがれる場合はいつでも，家族構成員内での疾患の伝達形式を追い，特定のゲノム領域さらには特定のバリアントが疾患とともに一貫して繰り返し伝達されているかどうかを検証できる。

- 第二のアプローチは**ゲノムワイド関連解析**（genome-wide association analysis）で，これは集団にもとづく方法である。関連解析は集団全体の病歴を利用する。同じ集団中の罹患者群と非罹患者で構成される対照群を比較して，特定のアレルやアレルセットの頻度が上昇あるいは低下しているかどうかを探索する。このアプローチは，メンデル遺伝形式を示さない複雑疾患や多因子疾患の解析に特に有効である。

- 第三のアプローチは，患者やその両親，家系内または集団中の他の個人の直接的な**ゲノムワイドシークエンシング**（genome-wide sequencing）を行う方法である。ゲノムワイドシークエンシングには，ゲノム全部を対象とするシークエンシングと，ゲノムのうちコード領域の塩基配列である**エクソーム**（exome）を対象とするシークエンシングがある。シークエンシング（塩基配列決定）が遺伝学で広く使用されるようになったのは，費用が安価な**次世代シークエンシング**（next-generation sequencing）技術が発展したからであり，その費用はヒトゲノム計画（Human Genome Project）のオリジナルの参照ゲノム配列解読にかかった金額の100万分の1である。希少メンデル遺伝病では，十分な数の家系が揃わないので連鎖解析を行えなかったり，常に新生変異が原因で，かつ次世代に伝達されないような遺伝的致死性の疾患の場合には連鎖解析を行えなかったりするので，ゲノムワイドシークエンシングが特に有効である。このアプローチは偏りのない（unbiased）遺伝子解析を可能とするが，疾患アレルを同定するには，得られた数十億（エクソームの場合は数千万）のDNA塩基配列情報から適切に取捨選択していく戦略が必要である。マッチメーキング・プログラム（matchmaking program）の登場と，バリアントを絞り込む戦略の組み合わせにより，数百の稀な遺伝性疾患と関連する遺伝子の同定が成功を収めてきた。

第11章　ヒト疾患における遺伝学的基礎の解明

疾患関連遺伝子を同定するための連鎖解析，関連解析，ゲノムワイドシークエンシングの利用は，多くの疾患の病因および病態生理学の理解に多大な影響を与えている。やがては疾患への遺伝要因の寄与の理解が進み，予防や管理，治療の新しい方法が示されるようになるであろう。

11.1 連鎖解析と関連解析の遺伝的基礎

相同染色体の独立した分配とその組換えによって生じた，23本の染色体からなる一倍体配偶子どうしが合体することにより各世代が作り出されることは，ヒト生物学の基本的性質である（第2章参照）。遺伝学的な連鎖解析と関連解析の根本概念を十分に理解するためには，染色体や遺伝子が次世代に受け継がれていく際の，**減数分裂**（meiosis）時の挙動を簡単に概説する必要がある。これらの一部は第2章で述べた基本的な配偶子形成についての説明と重なるが，ヒトゲノム計画の成果とヒトの遺伝学的バリエーション研究への応用によって得られた新しい情報も併せて紹介する。

減数分裂時の独立した分配と相同組換え

第一減数分裂時，相同染色体は対を形成し，紡錘体に沿って並ぶ。父親由来および母親由来の相同染色体は交叉により相同部位を交換し，その結果として祖父母由来の染色体のどちらかの部分で構成される"パッチワーク"のような新しい染色体が作り出される（図2.15参照）。図11.1に示した家系では，各世代の子孫における組換え染色体の例が示されている。第3世代の個体では，彼の母方の祖父母4人全員の染色体（第1世代）に由来する領域を含む，母由来の染色体を継承していることが示されている。このようなパッチワーク状の染色体が生じることが，ヒトの遺伝学的個体差の形成に貢献することがわかるだろう。すなわち，一方の親から子に受け継がれる各染色体は，その親が有する染色体対のどちらかとまったく同一というわけでは決してないのである。

相同染色体は，DNA配列レベルでみると実際には異なっている。第4章で述べたように，相同染色体対上の同じ位置（座位）での違いは**アレル**（allele）と呼ばれる。

ありふれたアレル（通常，集団の1%以上が保有していると考えられる）は，多型を示す座位を構成する。相同染色体上のアレルのバリアントを利用することで，特定の子に受け継がれていった染色体の各領域を追跡でき，相同染色体上で組換えが起こったのか，またそれがどこで起こったのかを明らかにすることが可能となる。これを目的として，現在では幅広い集団にわたり数億の**遺伝マーカー**（genetic marker）が利用可能である。

別々の染色体上に存在する座位のアレルは独立して分配される

別々の染色体上に存在する2つの多型座位（座位1と座位2）について考えてみよう。座位1にアレル A と a，座位2にアレル B と b があるとする（図11.2）。例えば，これらの座位に Aa と Bb の**遺伝型**（genotype）をもつような両方の座位がヘテロ接合の人がおり，A と B のアレルは父親由来，a と b のアレルは母親由来とする。染色体の各対は，第一減数分裂時に**中期板**（metaphase plate）に並び，両極に分離するのだが，このとき2つの染色体の

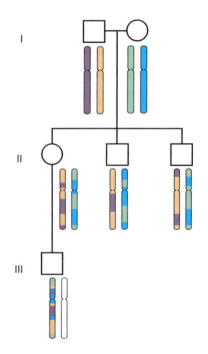

図11.1　組換えにより，由来の異なるさまざまな部分から一本の染色体が構成される　減数分裂時の交叉によって，第Ⅲ世代の男児が母から受け継いだ染色体コピーは，祖父母が有する4本の染色体に由来する領域のモザイクとなっている。空白の染色体は彼の父親から継承する染色体を表している。

それぞれが各極に向かう確率は同一である。組換えと染色体の**分離**（segregation）が完了した後，配偶子でのアレルの組み合わせは *AB*, *Ab*, *aB*, *ab* の4通りの可能性がある。どの組み合わせも他の組み合わせと同じように起こり，この現象を**独立した分配**（independent assortment）という。配偶子 *AB* は父親由来のアレルのみを，配偶子 *ab* は母親由来のアレルのみを受け継いでいるので，これらの配偶子は親と同一（parental）である。一方，配偶子 *Ab* や *aB* は，一方のアレルが父親由来で，もう一方のアレルが母親由来であるので，親と非同一（nonparental）

という。平均して半数（50％）の配偶子は親と同一（*AB* もしくは *ab*）で，もう半数は親と非同一（*Ab* もしくは *aB*）になる。

同一の染色体上に存在する座位のアレルは，減数分裂時にその座位間で1回以上の交叉が常に起こるのであれば独立して分配される

同じ染色体上にある2つの座位1と座位2において，父親由来のアレル *A* と *B*，母親由来のアレル *a* と *b* をヘテロ接合でもつ人の場合を考えてみよう（図11.3）。同一染色体上に存在する遺伝子どうしは，その染色体上での距離が遠い近いに関係なく，シンテニック（syntenic；まさに"同じ糸上"という意味）であるといわれる。

これらのアレルの減数分裂時の挙動はどのようなものだろうか？ 1本の相同染色体あたり2つの**染色分体**（chromatid）が形成される第一減数分裂の間に，各相同染色体間では1～4回の**交叉**（crossover）が起こることが知られている。座位1と座位2の間の位置で染色分体間の交叉がない（これらの座位の外側の位置での交叉は無視する）場合，配偶子にみられる染色体は，親の染色体と同じ *AB* もしくは *ab* である。つまり，この親と同一の染色体は**非組換え染色体**（nonrecombinant chromosome）である。もし，これらの座位の間の位置で1回以上の交叉が起これば，その結果として染色分体は非組換え体になる場合もあれば，親の染色体と同一でない *Ab* もしくは *aB* となる可能性もある。このような親と非同一の染色体は**組換え染色体**（recombinant chromosome）である（図11.3に示す）。四価染色体期に2座位間で，1回，2回，あるいはそれ以上の組換えが起こると，配偶子は50％が非組換え体（親と同一）で，50％が組換え体（親と非同一）になるが，この割合はまさに別々の染色体上の座位のアレルの独立した分配の場合と同じである。したがって，同一染色体上のシンテニックな2座位が，これらの座位の間で減数分裂ごとに少なくとも1回の交叉が常に起こるくらい十分離れていれば，組換え体と非組換え体の遺伝型の比は平均して1：1となり，あたかもこれらの座位が異なる染色体上にあって，独立して分配されるかのようにみえる。

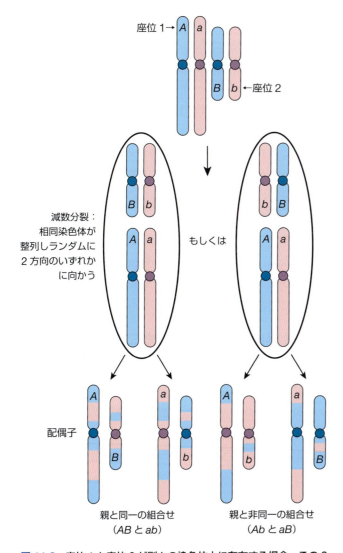

図11.2　座位1と座位2が別々の染色体上に存在する場合，この2座位のアレルは独立して分配される　アレル *A* と *B* が一方の親から，*a* と *b* が他方の親から受け継がれたと仮定する。2本の染色体は，同じ確率で2通りのうちのどちらかの組み合わせで第一減数分裂時に中期板に整列し，その2本の染色体上のアレルは独立に分配される。

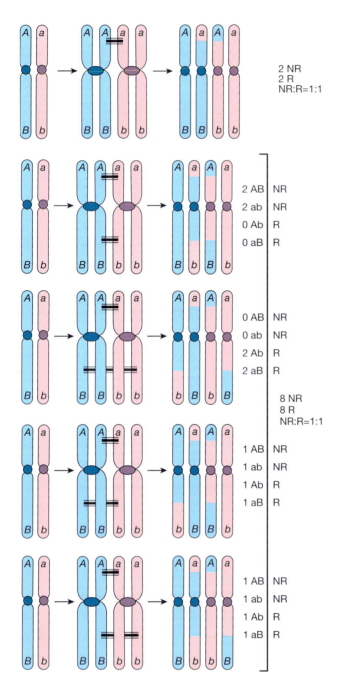

図 11.3 減数分裂における相同染色体間の交叉（黒い横線）は，左側の 2 本の相同染色体の染色分体間の交差を示している　交叉の結果，配偶子に含まれる組換え染色体上では，右図に示すように母方由来のアレルと父方由来のアレルが新たに組み合わされる．座位 1 と 2 の間の位置で交叉が起こらない場合，親と同一（非組換え体）のアレルの組み合わせである AB と ab のみが子に観察される．これらの座位間の位置で 1 回または 2 回の交叉が起こった場合，配偶子の半分は非組換えアレルの組み合わせを，残りの半分は組換えアレルの組み合わせとなる．これらの座位間の位置で 2 回以上交叉が起こっても同様である（図には示していない）．NR：非組換え体，R：組換え体．

組換え率と遺伝的距離

2 座位間の距離の指標としての組換え率

　同一染色体上の 2 座位間の距離が，非常に離れている場合，非常に近い場合，あるいはその中間の場合を想定してみよう（図 11.4）．前述したように，2 つの座位が非常に離れている場合（図 11.4A 参照），座位 1 と座位 2 の間の位置で少なくとも 1 回は交叉が起こり，非組換え遺伝型（AB と ab），組換え遺伝型（Ab と aB）の配偶子が，（平均として）同じ割合で子孫に認められる．一方，同一染色体上で 2 座位間が非常に近く，これらの座位の間の位置では決して交叉が起こらない場合，組換えは起こらない．すなわち，非組換え遺伝型（図 11.4B の親と同一の染色体 AB と ab）が常に一緒に伝達され，組換え遺伝型である Ab と aB の頻度は 0 となる．これらの両極端な例の中間の場合として，減数分裂時に 2 座位間で 1 回の組換えが起こったり起こらなかったりする程度に，2 座位間が離れている場合がある（図 11.4C 参照）．このような距離では，子では交叉が起こらなければ非組換えアレルの組み合わせが，交叉が起これば組換えアレルの組み合わせが観察される．この 2 座位での組換え染色体の頻度は 0〜50％の間となる．重要な点は，2 つの座位の距離が近いほど組換え率が低下し，稀にしか組換え遺伝型が子孫に観察されないことである．

組換え事象を同定するためにはヘテロ接合性と相の情報が必要である

　座位の間で起こる組換えを検出するには，(1) 親が両方の座位でヘテロ接合である（情報性がある）ことと，(2) 座位 1 と座位 2 のどのアレルどうしが同一染色体上にあるかが既知であること，の 2 つが必要である．2 つのシンテニックな座位がヘテロ接合である人（すなわち，一方の座位にアレル A と a，もう一方の座位にアレル B と b をもつ人）の場合，座位 1 のどのアレルが座位 2 のどのアレルと同一染色体上に存在するかを相（phase）という語で定義する（図 11.5）．同じ相同染色体上にあるアレルセット（A と B あるいは a と b）をシス（cis；もしくは相引）といい，ハプロタイプ（haplotype）と呼ばれるものを形成する．それとは対照的に，別々の相同染色体上にあるア

11.1 連鎖解析と関連解析の遺伝的基礎

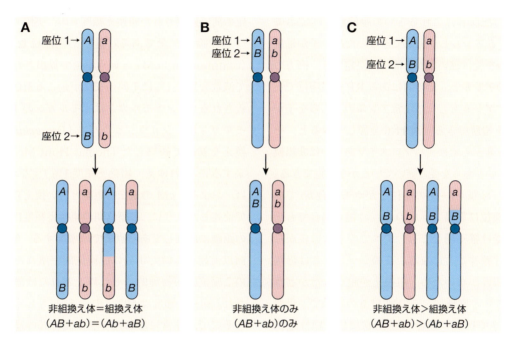

図11.4　同一染色体上の2座位（座位1と座位2）のアレルの分配　(**A**) この2座位は非常に離れているため，減数分裂のたびにこの2座位の間で1回以上の交叉が起こる可能性が高い。(**B**) この染色体の他の領域での交叉の有無にかかわらず，この2座位は非常に近接しているため交叉が観察されない。(**C**) 2座位は同じ染色体上で近接しているが，十分離れているため，交叉が起こるのは一部の減数分裂でだけで，大部分の場合は起こらない。

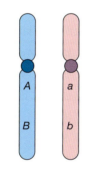

相引：AとB，aとb
相反：Aとb，aとB

図11.5　アレルAとa，アレルBとbがとりうる相

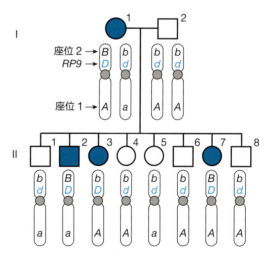

レル（AとbあるいはaとB）は**トランス**（*trans*；もしくは相反）であるという（図11.5参照）。

図11.6に，網膜の異常な色素沈着を伴い進行性失明をきたす網膜変性疾患である，常染色体顕性遺伝（優性遺伝）性の**網膜色素変性症**（retinitis pigmentosa：RP）の罹患者が複数いる家系図を示す。図に示すように，Ⅰ-1はマーカーとなる座位1（アレルAとa）と座位2（アレルBとb）がヘテロ接合で，疾患座位もヘテロ接合（疾患アレルDと正常アレルd）である。アレルA-D-Bが1つのハプロタイプを，アレルa-d-bが別のハプロタイプを形

図11.6　常染色体顕性遺伝形式の網膜色素変性症の疾患遺伝子（*RP9*）と，ともに継承されるマーカー座位2と，継承されないマーカー座位1　子の遺伝型のうち，母親の関与のみを示す。母親（Ⅰ-1）は，この顕性遺伝疾患の罹患者で，*RP9*疾患座位（*Dd*），座位1，座位2のすべてでヘテロ接合性である。母親は同一染色体上に変異*RP9*アレル（*D*）と，*A*アレル，*B*アレルをもつ。非罹患の父は，*RP9*疾患座位で正常アレルのホモ接合（*dd*）で，2つのマーカー座位もホモ接合である（*AA*と*bb*）。父から子への関与はこれ以上考慮しない。罹患している3人の子のうち2人は母親から座位2の*B*アレルを受け継いでいるが，Ⅱ-3は*b*アレルを受け継いでいる。非罹患の5人の子も*b*アレルを受け継いでいる。よって，8人のうち7人の子は*RP9*疾患座位と座位2の間の非組換え体である。しかし，Ⅱ-2，Ⅱ-4，Ⅱ-6，Ⅱ-8は*RP9*疾患座位と座位1の間の組換え体であり，これはこの2座位間で減数分裂時に交叉が起こったことを示している。

成する。彼女の配偶者はこれら3つの座位がすべてホモ接合で，*a*, *d*, *b*アレルしか継承できないため，子が母親からどのアレルを受け継いだかを簡単に決定でき，両方のマーカー座位のアレルと，その間にあるRP疾患座位で疾患を引き起こすアレルもしくは正常アレルのどちらを子が受け継いだかを追跡できる。図11.6を詳しくみると，それぞれの子が母親から組換えハプロタイプあるいは非組換えハプロタイプのどちらを受け継いでいるかを決定できる。

しかし，もし母親（I-1）の座位2がホモ接合*bb*である場合，*RP9*座位に変異アレル*D*を受け継ぐ場合でも正常アレル*d*を受け継ぐ場合でも，すべての子は母親からアレル*b*を受け継ぐことになる。このシナリオでは母親の座位2は情報性がないため，組換えが起こったかどうかは判断できない。同様に，この図11.6の家系で，母親（I-1）が座位2でヘテロ接合（*Bb*），常染色体顕性遺伝（優性遺伝）疾患の*RP9*座位でもヘテロ接合であるという情報しかなく，相が確定でない場合，座位2と*RP9*座位の間で組換えが起こった子と起こらなかった子を判断できない。よって，組換えが起こった子と起こらなかった子を決定するためには，母親I-1の座位2のアレル*B*と*b*のどちらが，RP座位の変異アレル*D*と同一染色体上にあるのかを知っていることが必要となる（図11.6参照）。

連鎖と組換え頻度

連鎖（linkage）とは2座位が独立して分配されないことを示す用語で，言い換えると，同一染色体上の隣接する座位のアレルが，1つの完全なかたまりであるかのように減数分裂時に一緒に伝達される傾向のことである。連鎖の解析には，同一染色体上の2座位の距離の指標として組換え頻度を決定する必要がある。一般的な組換え頻度（パーセンテージでなく，割合）の表記法は，通常ギリシャ文字のシータ（θ）で，その値は0（組換えがまったく起こらない）から0.5（独立した分配）をとる。2座位が非常に近接しており，それらの間のθが0の場合（図11.4Bのように），完全連鎖（completely linked）と呼ばれる。2座位が$\theta = 0.5$と非常に離れている場合（図11.4Aのように），独立して分配され，連鎖しない。これら両極端な例の間に，さまざまな程度の連鎖が存在している。

遺伝的地図と物理的地図

2座位間の**遺伝的距離**（map distance）は，それらの座位の間で観察された組換え頻度θの，実際のデータにもとづく理論的概念である。遺伝的距離は**センチモルガン**（centimorgan：cM）という単位で算出されるが，平均して減数分裂の1%に1回の交叉が起こる遺伝学的な長さと定義される〔センチモルガンは1モルガンの1/100である。モルガンは，ショウジョウバエ（*Drosophila*）で遺伝的組換えを初めて観察したThomas Hunt Morganの名に由来する〕。それゆえ，組換え頻度1%（すなわち$\theta = 0.01$）は，およそ1 cMの遺伝的距離と言い換えられる。この章で前述したように，2座位間の組換え頻度は，その座位間の距離に比例してある点までは増加する。組換えが常に1回以上起こるほど十分に2座位間が離れた場合には，その2座位間が物理的にそれ以上どれだけ離れても，観察される組換え頻度は50%（$\theta = 0.5$）に等しくなる。

そこで，非常に離れた2座位間の真の遺伝的距離を正確に算出するために，これらの2座位間の区間に短い遺伝的距離（≤ 1 cM）で配置されたマーカーを用い，それらのθの値を合計する。これは，隣接するマーカー間のθ値の和が，離れた2座位間の遺伝的距離のよい近似値になるからである。このアプローチを用いてヒトの全ゲノムの遺伝的距離が計測されたが，興味深いことにこの距離は性別により異なっていた。ヒトゲノムの遺伝的距離は女性の減数分裂では4,596 cMであり，男性の減数分裂で計測された遺伝的距離（2,868 cM）に比して約60%以上大きく，この性差は各常染色体で一貫かつ均一であった。男女で平均化した一倍体ヒトゲノム全体はおよそ33億塩基対のDNA，もしくは約3,300 Mb（第2章参照）を含むと推定されるが，その遺伝的距離は3,790 cMで，これは平均すると約1.15 cM/Mbである。

1 Mb以上離れた遺伝マーカー間での組換えをペアワイズ法で算出すると，遺伝的距離と物理的距離の比はかなり一定して約1 cM/Mbとなる。しかし，それよりも高い解像度で算出すると，例えば100 kb以内に存在するマーカー間では，単位長あたりの組換えは一定ではなく，4桁以上の幅がある（0.01〜100 cM/Mb）。DNAを数十キロ塩基対の長さのスケールで見てみると，塩基対（bp）レベルでの物理的距離と数百万bp離れて存在する多型マーカー間の組換えは，見かけ上は直線的な関係に見える。しかしこれは実際には，ほとんどもしくはまったく組換えの起こらない領域と，その間に散在するいわゆる組換えのホットスポット（hot spot of recombination）を平均した

結果である。ホットスポットは全ゲノムの約6%を占めるに過ぎないが，ヒトゲノムにおける減数分裂時の全組換えの約60%に相当する。高解像度で見たときのこの不均一な組換えの影響については，次の連鎖不平衡という現象について解説しながら述べる。

連鎖不平衡

2つの座位が連鎖していても，0.1〜1 cM以上離れているなら，集団中ではどの相も優位にならないのが一般的である。例えば，座位1と座位2が1 cM離れているとする。さらに，ある集団において50%の染色体にアレルA，残りの50%の染色体にアレルaがあると仮定し，一方で座位2に疾患の易罹患性アレルSが染色体の10%に，疾患抑制アレルsが90%にあるとする（図11.7）。A-Sハプロタイプの頻度〔freq$(A$-$S)$〕は，単純に2つのアレルの頻度の積 freq(A)×freq(S)＝0.5×0.1＝0.05となり，アレルどうしは**連鎖平衡**（linkage equilibrium）にあるという（図11.7A参照）。つまり，考えられる4つのハプロタイプA-S，A-s，a-S，a-sの頻度は，A，a，S，sのアレル頻度から直接算出される。

しかし，非常に隣接した座位が含まれるハプロタイプの場合，これらの座位の各アレルの頻度を知っていても，4つのハプロタイプの頻度を予測することはできない。4つのハプロタイプのうちの1つの頻度，例えば freq$(A$-$S)$は，ハプロタイプを構成する各アレルの頻度の積と同じにならず，すなわち freq$(A$-$S)$ ≠ freq(A)×freq(S) の場合には，これらのアレルは**連鎖不平衡**（linkage disequilibrium：LD）にあるという。予測と実際のハプロタイプ頻度の**偏差**（deviation：“デルタ”）はDと呼ばれ，以下の式で算出される。

$$D = \text{freq}(A\text{-}S) \times \text{freq}(a\text{-}s) - \text{freq}(A\text{-}S) \times \text{freq}(a\text{-}S)$$

D≠0はアレルがLDの状態にあることを意味し，D＝0はアレルが連鎖平衡であることを意味する。

LDの例を図11.7Bと11.7Cに示す。アレルSをもつ染色体がすべてアレルaを有し，アレルAを有さない場合を考えてみよう（図11.7B参照）。この場合，アレルSとアレルaは完全なLDにあるといえる。2つ目の例として，A-Sハプロタイプが集団中の染色体の1%のみに存

A 連鎖平衡：ハプロタイプ頻度はアレル頻度からの予測と同じ

		座位2のアレル頻度	
		freq(S)=0.1	freq(s)=0.9
座位1の アレル頻度	freq(A)=0.5	ハプロタイプA-Sの頻度 freq$(A$-$S)$=0.05	ハプロタイプA-sの頻度 freq$(A$-$s)$=0.45
	freq(a)=0.5	ハプロタイプa-Sの頻度 freq$(a$-$S)$=0.05	ハプロタイプa-sの頻度 freq$(a$-$s)$=0.45

B 連鎖不平衡：ハプロタイプ頻度はアレル頻度からの予測とは異なる

		座位2のアレル頻度	
		freq(S)=0.1	freq(s)=0.9
座位1の アレル頻度	freq(A)=0.5	ハプロタイプA-Sの頻度 freq$(A$-$S)$=0	ハプロタイプA-sの頻度 freq$(A$-$s)$=0.5
	freq(a)=0.5	ハプロタイプa-Sの頻度 freq$(a$-$S)$=0.1	ハプロタイプa-sの頻度 freq$(a$-$s)$=0.4

C 部分的連鎖不平衡：ハプロタイプ頻度はアレル頻度からの予測よりも低い

		座位2のアレル頻度	
		freq(S)=0.1	freq(s)=0.9
座位1の アレル頻度	freq(A)=0.5	ハプロタイプA-Sの頻度 freq$(A$-$S)$=0.01	ハプロタイプA-sの頻度 freq$(A$-$s)$=0.49
	freq(a)=0.5	ハプロタイプa-Sの頻度 freq$(a$-$S)$=0.09	ハプロタイプa-sの頻度 freq$(a$-$s)$=0.41

図11.7 同じアレル頻度でも，連鎖平衡，強い連鎖不平衡，部分的連鎖不平衡を示すハプロタイプ頻度が異なることを示す表 **(A)** 連鎖平衡にある場合，ハプロタイプ頻度は該当するアレル頻度の積から予測されるものと同じである。**(B)** 座位1と座位2が非常に近くに位置するので，これらの座位のアレルは強い連鎖不平衡を示す。ハプロタイプA-Sは存在せず，a-sはアレル頻度から予測されるよりも少ない（0.45ではなく0.4）。**(C)** 座位1と座位2のアレルが部分的連鎖不平衡を示す場合。アレル頻度から予測されるよりも，ハプロタイプA-Sとa-sの頻度は低い。この3つの表で，座位1のアレルAとa，座位2のアレルSとsのアレル頻度は同じであることに注目してほしい。だが，各表のハプロタイプ頻度の欄に示すように，各アレルのハプロタイプとしての分布の頻度は異なってくる。

在する場合を想定してみよう（図11.7C参照）。A-Sハプロタイプは総じて集団中のアレルAとアレルSの頻度をもとに想定されるよりずっと頻度が低く，D＜0であり，一方でハプロタイプa-Sは想定されるより頻度が高く，D＞0である。言い換えれば，易罹患性アレルSをもつ染色体は，疾患抑制アレルsをもつ染色体と比較して，アレルAよりもアレルaを高い頻度でもつ。しかし，それぞれのアレル頻度は変わらないことに注目したい。各アレルがハプロタイプにどのように分配されるかが異なるだけであり，これによりLDが存在するかどうかが決定づけら

れる。

連鎖不平衡には生物学的かつ歴史的な要因がある

何がLDをもたらすのだろうか？ ある病的アレルが最初に集団に持ち込まれた際（変異，もしくは変化したアレルをもつ創始者の移住により），疾患座位と連鎖する特定の多型座位のアレルセットが疾患関連ハプロタイプを形成する（図11.8）。この疾患関連ハプロタイプの最初の構造が，時間の経過によってどの程度維持されるかは，組換えによって疾患関連アレルがもとのハプロタイプから取り除かれ，異なるアレルセットをもつ染色体上に移動する確率に，ある程度依存する。組換えにより疾患アレルが新しいハプロタイプに移動する速度は，いくつかの要因により規定される：

- 変異が最初に現れてからの世代数（つまり，組換えが起こる機会の数）。
- 座位間の1世代あたりの組換え頻度。θの値が小さいほど，疾患関連ハプロタイプがそのまま維持される可能性は高くなる。
- 特定のハプロタイプに対する正または負の自然選択の過程。もしハプロタイプの組み合わせが正の選択（そして優先的に継承される），もしくは負の選択（そしてより継承されにくくなる）を受ける場合，その集団中で高頻度になったり低頻度になったりする。

連鎖不平衡の測定

ハプロタイプの予測される頻度と観察された頻度の間のずれを表すDは，概念的には重要であるが，LDを定量化するにはあまりよい方法ではない。なぜならDは，LDの程度だけでなく，アレル頻度そのものによっても影響を受けるからである。そのため，LDの程度を定量化するために，遺伝学者はDに由来する尺度であるD′を用いることが多い（BOX 11.1 参照）。D′は連鎖平衡を示す0から，非常に強いLDを示す±1の最大値をとる。LDは，単なる遺伝的距離のみならず，組換えが起こりうる時

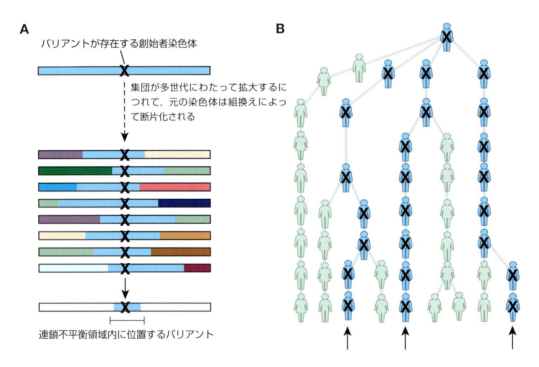

図11.8 連鎖不平衡を示す疾患関連ハプロタイプ （A) 疾患に関連する（病的な）バリアントが生じた染色体（■）上の多型座位にもともと存在したアレルが，各世代での減数分裂時の組換えにより，相同染色体上にある他のアレルと交換される。何世代にもわたってこのバリアントと相引の相にあるアレルは，この疾患関連座位と非常に近接した座位に存在し，これらの近接した座位間で組換えが起こることは非常に稀である。このようなアレルはこの病的バリアントと連鎖不平衡にあり，疾患関連ハプロタイプを構成する。**(B)** 現世代の罹患者（矢印）は，疾患関連ハプロタイプと連鎖不平衡にある病的バリアント（X）を有す（青色の人）。病的バリアントが生じてから経過した時間と他の集団遺伝学的要因にもよるが，通常，疾患関連ハプロタイプは数 kb～数百 kb の DNA 領域である。
(Thomas Hudson, McGill University, Canada の原図より改変)

BOX 11.1

連鎖不平衡の測定

$$D' = D/F$$

ここで D=freq (A-S)×freq (a-s)−freq (A-s)×freq (a-S)

F はアレル頻度を説明するのに有用な補正係数である。
F の値は D そのものが正の値か負の値かに依存している。

D>0 の場合，
F=freq (A)×freq (s) もしくは freq (a)×freq (S) の小さいほうの値
D<0 の場合，
F=freq (A)×freq (S) もしくは freq (a)×freq (s) の小さいほうの値

間や，特定のハプロタイプに対する正もしくは負の選択の結果である。そのため，異なる環境に生き，異なる歴史をもつ別の集団では，ゲノム上の同じ座位の同じ 2 つのアレルであっても，D′は異なる値をとることがある。

アレルクラスターは連鎖不平衡で規定されるブロックを形成する

近傍にみられるバリアント，特にありふれた**一塩基バリアント**（single nucleotide variant：SNV）の D′をペアワイズ法によりゲノム全体にわたって解析することで，LD の複雑な遺伝的構造を明らかにできる。ある特定の連続した SNV は多様なサイズのクラスターを形成する。どのクラスターに属する SNV もクラスター内の SNV とは高い LD を示すが，クラスター外の SNV とはそうではない（図11.9）。例えば，クラスター 1 の 9 個の多型座位においては（図11.9A 参照），各座位には 2 アレルずつ存在するので，2 の 9 乗，すなわち 512 個の異なるハプロタイプが形成される可能性がある。しかし，実際にはたった 5 つのハプロタイプが全ハプロタイプの 98 ％を占めていた。このクラスター内の SNV 間の D′の絶対値は 0.8 を超える。数 kb から数十 kb にわたる領域に高い LD 値をもつアレルが存在する座位クラスターを，**LD ブロック**（LD block）と呼ぶ。

多型座位の特定セットのアレルを有する LD ブロックのサイズがすべての集団で同じというわけではない。アフリカ系集団でのブロックサイズは小さく，全ゲノムを通じた平均が 7.3 kb であるのに対し，ヨーロッパ系集団では 16.3 kb，中国人および日本人の集団のサイズはほぼ等しく，アフリカ系とヨーロッパ系集団の中間の平均 13.2 kb である。これらのブロックサイズの差は，アフリカ人集団に比べて，非アフリカ人集団の創始者から始まるそれぞれの集団は世代数が少ないことに起因しており，LD 領域を破壊する組換えが起こる期間が限られているということである。

LD ブロックには生物学的基盤があるのだろうか？　それとも LD は単にヒト（とゲノム）の歴史を反映する遺伝学的現象なのだろうか？　前述したように，LD ブロック間の境界が減数分裂時に起こる組換えのホットスポットによく一致するという意味で，生物学的性質が LD ブロック構造に影響しているように見える（図 11.9C 参照）。そのような組換えのホットスポットでは，平均より速く，より短い 2 つのハプロタイプへの分割が起こるため，ホットスポットの片方ともう片方に存在する SNP 間に連鎖平衡がみられる。LD ブロック間の境界と組換えのホットスポットとの相関は決して厳密なものではなく，LD ブロック間の境界が明らかな組換えのホットスポット上に位置しないことも多い。すでに LD に関してみてきたことを考えれば，このように完全な相関がないことは驚くにはあたらない。なぜなら，LD は組換えがどのような頻度で起こる可能性があるか（つまり，ホットスポットがどこにあるか）ということだけでなく，集団の継続期間，その集団の創始者メンバーがもともと有していたハプロタイプの頻度，特定のハプロタイプに対する正あるいは負の選択の有無による影響も受けるからである。

11.2　疾患関連遺伝子の同定方法

臨床医学では，疾患は患者もしくは患者集団にみられる表現型の所見を収集することによって定義される。そのような疾患が"遺伝要因に起因する（genetic）"（疾患の責任遺伝子，もしくは疾患に寄与する遺伝子の変化の存在が推察される）と言うためには，第 7 章と第 9 章で示した原則を応用した詳細な遺伝学的解析が必要である。しかし，それらの方法で遺伝子の存在を推測しても，ゲノムに存在する約 20,000 個のコード遺伝子と約 18,000 個の非コード遺伝子のどれが関与しているのか，それらの機能は何なのか，それらがどのように疾患を引き起こすもしくは疾患に関与しているのかはわからない。

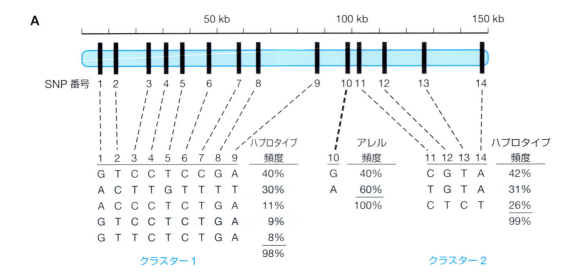

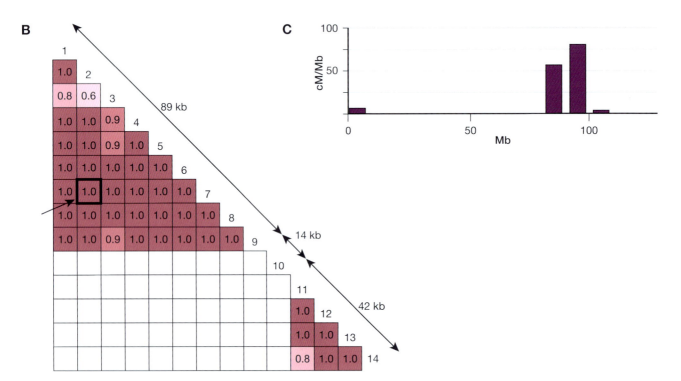

図 11.9 アレルクラスターが形成する LD ブロック （A） 14 個の一塩基多型座位（SNP）が含まれる，4 番染色体の 145 kb の領域。クラスター 1 には，1～9 の 9 個の SNP が含まれるため，理論上は $2^9=512$ 種類のハプロタイプが存在する可能性があるが，実際にはそのうちの 5 つで集団の全ハプロタイプの 98% を占める。これは，この 5 つの SNP 座位間の連鎖不平衡（LD）を実質的に反映する結果である。同様に，クラスター 2 には 11～14 の 4 個の SNP が含まれるため，理論上は $2^4=16$ 種類のハプロタイプが存在する可能性があるが，実際にはそのうちの 3 つのみで集団の全ハプロタイプの 99% を占める。対照的に，SNP 10 のアレルはクラスター 1 およびクラスター 2 の SNP とは連鎖平衡にある。（**B**）2 つの SNP 間の LD の程度のペアワイズ法による解析値を各赤色の四角内に示した模式図（例えば，矢印で示す黒い太線の四角は SNP 2 と SNP 7 の D′値を示す）。LD 値が高いほどボックス内の色が濃い（完全 LD の場合，最大 D′値は 1.0）。2 つの LD ブロックが検出され，1 つは SNP 1～9，もう 1 つが SNP 11～14 である。これら 2 つのブロック間に SNP 10 を含む 14 kb の領域があり，この領域は近接する SNP 9 や SNP 11，あるいは他のどの SNP 座位とも LD を示さない。（**C**）遺伝的距離と物理学的距離の比（cM/Mb）を示したグラフ。組換えのホットスポットが SNP 10 とクラスター 2 の間の領域にあり，組換えがゲノム平均約 1.15 cM/Mb の 50～60 倍も起こっていることを示す。（Thomas Hudson, Quebec Genome Center, Montreal, Canad からのデータと図表を元に作成）

ヒト疾患に関連する遺伝子の同定方法は，遺伝子マッピングからゲノムワイドシークエンシングというふうに，時代と共に進化してきた。この2つのアプローチの組み合わせが効率的な方法を提供してきたのである。遺伝子のマッピングは，疾患を起こす特定のバリアントがある遺伝子や，疾患の易罹患性を高める遺伝子を同定するために必須の，歴史的に重要な最初のステップであった。遺伝子のマッピングでは，疾患に寄与するバリエーションを同定するために，特定のゲノム領域に焦点をあて，その領域のすべての遺伝子に対して系統だった方法で解析する。ここ10年におけるDNAシークエンシング費用の驚異的な低下により，遺伝子同定のためにゲノムワイドシークエンシングを行うことが可能になった。似たような表現型を示すコホートのゲノム（もしくはゲノムのコード領域を読むエクソーム）のシークエンシングの後に，系統だったフィルタリング（絞り込み）を行うことが，遺伝子同定の強力なアプローチ法であることが明らかになった。これは遺伝子マッピングが難しい新規（de novo）の変化で生じた顕性遺伝性疾患の場合は特に有効である。ゲノムワイドシークエンシングのフィルタリング戦略に遺伝子マッピングの情報を加えることが，疾患に関連する座位を狭小化させるのに有効であることもわかった。

　解析戦略にかかわらず，メンデル遺伝病を引き起こしたり，遺伝的な複雑疾患の罹患リスクを上昇させたりするDNAバリアントが存在する遺伝子が同定されると，その遺伝子についてあらゆる種類のバリアントを研究することができる。この方法で，**アレル異質性**（allelic heterogeneity）の程度，アレルごとの**浸透率**（penetrance），特定のアレルと表現型のさまざまな側面との相関（遺伝型–表現型相関），さまざまな集団における疾患の原因バリアントや易罹患性バリアントの頻度などを知ることができる。同じあるいは類似疾患の患者を調べることで，**座位異質性**（locus heterogeneity）があるかどうかも調べることができる。いったん罹患者でその疾患の原因となる遺伝子やその遺伝子バリアントが同定されれば，出生前診断や保因者スクリーニングを含む特異性の高い診断方法を患者やその家族に提供することができる（第18章参照）。

　疾患に関連するバリアントを用いて他の生物で疾患のモデル化を行うことは，疾患の病因をよりよく理解するための非常に強力な遺伝学的，生化学的，生理学的手段となる。最終的に，遺伝子-機能と疾患アレルがどのようにその

機能に影響を与えるかを理解することにより，疾患の予防あるいは軽減のために特異的な治療法の開発を始めることができる（第14章参照）。この章に続く数章では実際に，さまざまな疾患の病因，病態，メカニズム，治療法を扱うが，その内容の多くは関与する遺伝子の同定から始まる。ここでは，この章の最初で概説したように，これらの遺伝子同定に使用される主なアプローチについて述べる。

11.3　連鎖解析によるヒト疾患遺伝子のマッピング

2座位が連鎖しているかどうかを決定する

　連鎖解析は，2つの遺伝子がある世代から次の世代に受け継がれる際に連鎖を示すかどうかを決定するための，家系内での組換えについての研究を利用した遺伝子マッピングの方法である。家系内のどのメンバーが組換えあるいは非組換えの染色体を継承しているかを決定するために，既知あるいは予想されるメンデル遺伝形式（顕性遺伝，潜性遺伝，X連鎖）の情報を利用する。

　2つの座位が連鎖しているか，もし連鎖しているならその2座位間の距離はどのくらい近いか離れているかを決定するために，2種類の情報を利用する。最初に，家系情報をもとにして，この2座位間の組換え頻度 θ を推定する。次に，θ が統計学的に連鎖していないと期待される組換え率 0.5 と有意に異なるかどうかを確かめる。θ を推定し，0.5 からの θ の偏差の統計的有意性を決定するために，**尤度比**（likelihood ratio）と呼ばれる統計学的手法が用いられる（この章の後半で述べる）。

　連鎖解析は，N人からなる家系のデータから始める。まずメンデル遺伝モデルにもとづき，疾患アレルと，全ゲノムに存在しているさまざまな多型座位の情報性のあるアレル（マーカーと呼ばれる）との間で組換えを呈した染色体の数 r を調べる。組換えを示さない染色体の数は N−r となる。各減数分裂時に2つの座位間で組換えが起こる頻度，すなわち組換え頻度 θ は未知の値であり，組換えが起こらない確率は $1-\theta$ と表すことができる。それぞれの減数分裂は独立事象のため，各染色体について，組換えが起こる確率 θ，あるいは組換えが起こらない確率 $(1-\theta)$ を乗算する。θ が未知の場合，組換え染色体と非組換え染

色体の数が観察される尤度（確率）は，$\{N!/r!(N-r)!\}\theta^r(1-\theta)^{(N-r)}$ の式で与えられる（階乗項 $N!/r!(N-r)!$ は，家系内で組換えのみられる子と組換えのみられない子が出現する可能性のあるすべての出生順を説明できる）。次に，2つの座位が連鎖していない，つまり $\theta=0.50$ である場合の帰無仮説にもとづく尤度を計算する。未知の θ 値での連鎖を支持する家系データの尤度と，座位が連鎖していない場合の尤度の比が，連鎖を支持する**オッズ**（odds）であり，以下の式で求められる。

$$\frac{\text{ある特定の}\theta\text{をとる距離で座位が連鎖している}}{\text{座位が連鎖していないとした場合のデータの尤度}}{(\theta=0.5)}=$$

$$\frac{\{N!/r!(N-r)!\}\theta^r(1-\theta)^{(N-r)}}{\{N!/r!(N-r)!\}\left(\frac{1}{2}\right)^r\left(\frac{1}{2}\right)^{(N-r)}}$$

幸い，尤度比の分母と分子の階乗項は常に同じなので，割ることができるので無視できる。θ が0.5の場合，分子と分母は同じ値をとるので，オッズは1となる。

統計学的理論として，θ が0〜0.5の間のすべての値をとる場合の尤度比を計算すると，最大の尤度比を与える θ 値が実際に最良の組換え率推定値となるので，この値を θ_{max} と呼ぶ。慣例により，さまざまな θ 値に対して計算された尤度比は通常，常用対数 $\log_{10}$ で表記され，これを**LOD 値**（LOD score：Z）と呼ぶ。なお LOD は "logarithm of the odds" を表している。対数を使うことにより，異なる家系から得られた尤度比をかけ算ではなく，単純に足し算で扱うことができるようになる。

メンデル遺伝病の家系で，実際にどのように LOD 値を計算するのだろうか？（付属の **BOX 11.2** を参照）図11.6に示した家系図に戻ると，母親は常染色体顕性遺伝形式の網膜色素変性症（RP）に罹患している。この疾患には数十の異なるタイプがあるが，多くはゲノムの特定領域にマッピングされ，すでに遺伝子が判明したものもある。通常，新たな家系が受診した場合，この患者がどのタイプの網膜色素変性症を有するかは不明である。この家系では，母親は7q遠位部の座位1および7p14の座位2という，7番染色体の2つのマーカー座位でヘテロ接合性である。（他の家系データから）疾患アレル D が座位1のアレル A と座位2のアレル B と相引である場合を想定してみ

よう。この相の観点から，彼女の8人の子のうち，娘の1人 II-3 だけが RP と座位2の間で組換えを起こしていることがわかる。しかし，疾患座位のアレルは，座位1のアレルあるいは，他の常染色体上で調べた多数のマーカー座位のいずれのアレルにも追従するような傾向は示さない。よって理論上は，この家系の RP 座位はヒトゲノムのどの部位にもマッピングされる可能性があるものの，連鎖解析のデータからは RP 座位が7番染色体のマーカー座位2の近くの領域に存在することが示されたことになる。

この想定を定量的に評価するため，RP 座位と座位2の間の "真の" 組換え率，すなわち無制限に子孫を残すことができた場合の頻度を θ とする。この家系での尤度比は

$$\frac{(\theta)^1(1-\theta)^7}{\left(\frac{1}{2}\right)^1\left(\frac{1}{2}\right)^7}$$

となり，$\theta_{max}=0.125$ で，最大 LOD 値 Z_{max} は 1.1 となる。

最大の尤度比を与える θ の値，θ_{max} が，データから算出できる最良の θ 推定値かもしれないが，どの程度良好な見積もりなのだろうか？　これは LOD 値の大きさに反映されている。通常，LOD 値が＋3以上（1,000：1以上のオッズで連鎖が支持されることに相当）の場合，2座位間に連鎖が存在する確実な証拠であると考えられる。つまり，その θ_{max} は統計学的に有意に0.5から外れるという

BOX 11.2

メンデル遺伝病の連鎖解析

連鎖解析は，その疾患の受け継がれ方を説明する遺伝形式（常染色体顕性遺伝，常染色体潜性遺伝，X連鎖）がある場合に使用される。LOD 値の解析により，メンデル遺伝を示す表現型を説明できるバリアントをもつ遺伝子のマッピングが可能となる。

LOD 値から以下がわかる。

- 1つのマーカー座位と疾患座位の間の組換え頻度の最良推定値 θ_{max}
- その θ_{max} の値における連鎖の証拠がどれくらい強いかの程度を評価できる。LOD 値 Z が3を超えると連鎖の強力な証拠となる。

物理的位置が明らかなマーカーに対して，特定の θ_{max} で疾患座位が連鎖を示すと，疾患座位がそのマーカーの近傍に位置すると考えられる。θ_{max} が小さいほど，興味のある座位と連鎖するマーカー座位がより近くに位置している。

ことである。今回のRPの例では、8人中7人の子が非組換え体で、1人が組換え体であった。$\theta_{max} = 0.125$で、LOD値がわずか1.1であり、連鎖を疑うには十分であるが、Z_{max}は3よりかなり低く、連鎖を証明するには不十分である。

複数の家系でのLOD値を合計する

組換え体および非組換え体の子孫が生じる家系においても、個々の減数分裂は独立した事象であり、これは他の家系であっても同様である。それゆえ、各家系の尤度オッズ比の分子と分母の尤度を足し合わせることができる。追加でRPの2家系を解析し、その一方の家系では4人の子が座位2とRP座位間の非組換え体で、もう一方の家系では5人の子が非組換え体である場合を想定してみよう。各家系でLOD値を計算し、それらを合計する(表11.1)。$\theta_{max} \fallingdotseq 0.06$で、最大LOD値$Z_{max}$が3を超えるので、この家系グループのRP遺伝子はおよそ0.06の組換え距離で座位2に連鎖する。マーカー座位2の染色体上の位置が7p14であることは知られているので、この家系でのRP座位は7p14付近の領域にマッピングすることができる。RP9遺伝子は候補の1つであり、すでに常染色体顕性遺伝RPに関して同定されている座位の1つである。

しかし、もしこの研究に用いられた家系のいくつかが別の座位の病的バリアントを原因とするRPであった場合、家系間でLOD値は乖離し、θ値が小さいときに正の値である傾向を示す家系もあれば、これらのθ値で大きく負の値を示す家系もあるだろう。このように、2つ以上の家系が関与する連鎖解析では、予期しない座位異質性のために一部の家系において連鎖の真の証拠が不明瞭になることがある。

相が既知の家系と相が不明の家系

いま議論したRP家系の例では、その家系の罹患した母親では7番染色体のマーカーアレルの相が既知であると仮定した。では、相を知ることの意味をもう少し詳しくみてみよう。

図11.10の常染色体顕性遺伝の**神経線維腫症1型**（neurofibromatosis type 1：NF1；症例34）の3世代からなる家系をみてみよう。罹患した母II-2は、NF1座位

表11.1　網膜色素変性症の3家系のLOD値

	0.00	0.01	0.05	0.06	0.07	0.10	0.125	0.20	0.30	0.40
家系1	—	0.38	0.95	1.00	1.03	1.09	**1.10**	1.03	0.80	0.46
家系2	**1.20**	1.19	1.11	1.10	1.08	1.02	0.97	0.82	0.58	0.32
家系3	**1.50**	1.48	1.39	1.37	1.35	1.28	1.22	1.02	0.73	0.39
合計	—	3.05	3.45	**3.47**	3.46	3.39	3.29	2.87	2.10	1.17

各家系のZ_{max}は太字で記載。$\theta_{max} = 0.06$のとき、全体の$Z_{max} = 3.47$。

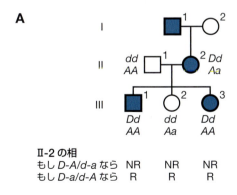
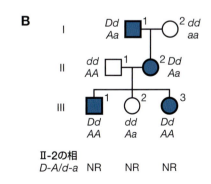

図11.10　常染色体顕性遺伝の神経線維腫症1型（NF1）の連鎖（A）II-2の疾患アレルDとマーカーアレルAとaの相は不明である。（B）第I世代の遺伝型情報が得られたため、疾患アレルDとマーカーアレルAがII-2では相引であると結論できる。NR：非組換え体、R：組換え体。

（*D/d*）とマーカー座位（*A/a*）の両方でヘテロ接合である
が，（図 11.10A に示すように）この母親の両親の遺伝型
の情報はない。罹患した子 2 人は母親から疾患アレル *D*
とともにアレル *A* を受け継ぎ，非罹患の子 1 人は正常ア
レル *d* とともにアレル *a* を受け継いでいる。母親でのこ
れらのアレルの相が不明だと，3 人の子全員が組換え体で
あるか，3 人の子全員が非組換え体であるかの，どちらか
である。他に情報がない場合，この 2 つの場合の可能性
は等しく，（これらのハプロタイプのアレルが連鎖平衡に
あると仮定すると）母親の 2 つの染色体の相が *D-a* と
d-A である確率が 1/2，*D-A* と *d-a* である確率が 1/2 で
あると考えられる。この家系の全体の尤度を計算するため
に，母親で一方の相を想定して計算した尤度と，もう一方
の相を想定して計算した尤度を合計する。全体の尤度は＝
$1/2\theta^0 (1-\theta)^3 + 1/2 (\theta^3)(1-\theta)^0$ であり，この家系の尤度比
は，

$$\frac{\frac{1}{2}(1-\theta)^3(\theta^0) + \frac{1}{2}(\theta^3)(1-\theta)^0}{\frac{1}{8}}$$

となり，$\theta_{max}=0$ での最大 LOD 値 Z_{max} は 0.602 となる。

しかし，もし母方祖父 I-1 の遺伝型情報が追加で得ら
れ（図 11.10B 参照），相は *D-A* であることがわかったと
する（すなわち，個体 II-2 において NF1 アレルの *D* は
A と相引であった）。この新しい情報を踏まえると，3 人
の子全員が非組換え体であり，他方の相の可能性を考慮す
る必要がなくなる。尤度比の分子は $(1-\theta)^3 (\theta^0)$ となり，
$\theta_{max}=0$ で最大 LOD 値 $Z_{max}=0.903$ となる。このよう
に，相を知ることで連鎖解析に用いるデータの有用性が増
す。

連鎖解析による頻度の高いメンデル遺伝病の遺伝子の同定：嚢胞性線維症

概説したアプローチを用いた連鎖マッピングを遺伝医学
に応用することで，数多くのすばらしい成果が得られてき
た。この項では，比較的よくみられる常染色体潜性遺伝
（劣性遺伝）疾患の **嚢胞性線維症**（cystic fibrosis：
CF；症例12）の責任遺伝子の存在する位置を絞り込む
ために，連鎖解析と LD を用いた歴史的な研究例を示す。

CF が特にヨーロッパ系の集団に比較的高頻度で起こ
り，（その当時は）病態が生じる根本的な機序がほとんど

不明であったため，CF は連鎖解析を使って責任遺伝子の
位置を見つけ出して責任遺伝子を特定する有力な候補と
なった。50 近くの CF 家系の DNA 試料を用いて，CF
とゲノム全域の数百の DNA マーカーとの間の連鎖解析
が行われた。最終的に，7 番染色体の長腕にあるマーカー
と CF の連鎖が同定された。7q31-q32 の間にさらにマー
カーを追加して連鎖を解析することで，CF 遺伝子の位置
が 7 番染色体の約 500 kb の領域にまで絞り込まれた。

しかしこの時点で，CF の重要な遺伝学的特徴が明らか
になった。最も近傍で連鎖を示すマーカーでさえ CF 遺
伝子との間にはまだある程度の距離があったのだが，疾患
座位と疾患座位近くのマーカーの特定ハプロタイプとの間
に，有意な LD があることが判明したのである。最も大
きな LD を示す領域の遺伝子塩基配列が解析され，1989
年に CF 遺伝子が単離された。第 13 章で詳しく述べる
が，嚢胞性線維症膜コンダクタンス制御因子（cystic fi-
brosis transmembrane conductance regulator：*CFTR*）
と命名されたこの遺伝子は，興味深いバリアントの分布を
示した。このタンパク質の 508 番目のフェニルアラニン
が失われる 3 塩基欠失（ΔF508 と呼ぶ）は，北ヨーロッパ
人の集団において全 CF バリアントアレルの約 70％を占
めるが，この座位の正常アレルにこの欠失は認めない。後
の研究で何百という *CFTR* のバリアントアレルが世界中
から報告されたが，CF 座位のマッピングに利用された家
系において ΔF508 バリアントが高頻度にみられたこと
と，そのバリアントと近傍の他の多型マーカー座位のアレ
ルとの間に LD があったこととが，最終的に *CFTR* 遺伝
子の同定に大変有用であったことがわかっている。

CF 座位のマッピングと *CFTR* 遺伝子のクローニング
により，基本的な病態生理から，遺伝カウンセリング，出
生前診断，動物モデル，そして最終的にはこの疾患の効果
的な治療法のための分子診断までの，広範囲な研究の進歩
と臨床応用が実現した（第 13，14 章参照）。

関連によるヒト疾患遺伝子のマッピング

関連解析のデザイン

疾患に関与する遺伝要因を同定するために用いられる関
連解析は，これまでとはまったく異なるアプローチであ

り，疾患と関連する特定のアレルを集団からのサンプル中に見つけることにもとづく方法である。連鎖解析がメンデル遺伝形式に依存しているのとは対照的に，関連解析はメンデル遺伝形式には依存せず，複雑な遺伝形式を示す疾患への遺伝的寄与を明らかにするのに適している（第9章参照）。このアプローチで重要なのは，アレルが疾患に関連するSNV（一塩基バリアント）もしくはCNV（コピー数バリアント）をもつことである。非罹患群と比較して，ある座位の特定アレルの頻度が罹患者群において高いもしくは低いことを，**疾患関連**（disease association）という。関連解析には以下の2つの研究デザインが一般的に用いられる。

- **症例対照研究**（case-control study）。病気の人（症例）と病気のないマッチする集団（対照，コントロール）を集団から抽出する。2つのグループの個体の遺伝型が決定され，2×2の表が作成される（以下の表参照）。

- **横断研究**（cross-sectional study）あるいは**コホート研究**（cohort study）。集団全体から無作為に標本を抽出し，問題になっている疾患の表現型に関して調べ，個々の選ばれたマーカーの遺伝型を決める。横断研究ではある一時点での，コホート研究では時間を追っての解析を行う。罹患者と非罹患者の数と，特定のアレル（遺伝型あるいはハプロタイプ）を有する人と有さない人の数で，2×2の表を作成する。

オッズ比と相対リスク

上記の2つのタイプの関連解析では，関連の強さを示すのに，オッズ比（OR）あるいは相対リスク（RR）を用いる。

症例対照研究では，特定のマーカー〔例えば，ヒト白血球抗原（HLA）ハプロタイプ，特定のSNPアレルやハプロタイプ〕の頻度を，選択された罹患者群と非罹患者群の間で比較する。疾患と遺伝型の関連は，**オッズ比**（odds ratio：OR）として算出する。

	症例	対照	合計
遺伝マーカーあり*	a	b	a+b
遺伝マーカーなし	c	d	c+d
合計	a+c	b+d	

*遺伝マーカーは，アレル，遺伝型，ハプロタイプのいずれかである。

2×2の表を使用すると，マーカーの保有者が疾患を発症するオッズは，疾患を発症するマーカー保有者の数（a）の，疾患を発症しないマーカー保有者の数（b）に対する比（a/b）である。同様に，マーカー非保有者が疾患を発症するオッズは，疾患を発症するマーカー非保有者の数（c）の，疾患を発症しないマーカー非保有者の数（d）に対する比（c/d）である。疾患オッズ比はこれらのオッズの比になる。

$$OR = \frac{a/b}{c/d} = \frac{ad}{bc}$$

ORが1から外れることは，その遺伝マーカーと疾患リスクが関連していることを意味し，OR＝1は関連がないことを意味する。

一方，関連研究のデザインが横断研究もしくはコホート研究の場合，その関連の強さは**相対リスク**（relative risk：RR）で測定される。RRは特定のマーカー保有者中の罹患者の割合（[a/（a+b）]）の，特定のマーカー非保有者中の疾患を発症した人の割合（[c/（c+d）]）に対する比である。

$$RR = \frac{a/(a+b)}{c/(c+d)}$$

ここでも，RRが1から外れることは，その遺伝マーカーと疾患リスクが関連していることを意味し，RR＝1は関連がないことを意味する〔相対リスクRRを，第9章で議論した血縁者リスク比（λ_r）（血縁におけるリスク比）と混同してはならない。λ_rは，罹患者の血縁者における特定の疾患表現型の有病率を，一般集団の有病率と比較したものである〕。

稀な疾患（例えば，a≪bかつc≪d）に対しては，ORを計算する症例対照研究デザインが最適である。なぜなら，集団からランダムに標本を抽出する場合，横断研究やコホート研究に必要な十分な数の罹患者を含まない可能性が高いからである。しかし，疾患が稀で，症例対照研究でORを計算することが唯一の現実的アプローチである場合，ORはRRのよい近似値となる（ためしに自分でRRを計算して確認してみよう。a≪bかつc≪dなら，（a+b）≈bかつ（c+d）≈dなので，RR≈ORとなる）。

関連解析で得られる情報は大きく2つある。まず，関

連そのものの大きさである。RR や OR が 1 から離れるほど，関連に対するバリアントの効果は大きくなる。しかし，OR や RR は関連に対する統計的尺度であるため，統計学的な**有意性**（significance）を検証する必要がある。どちらの関連解析であっても，関連の有意性は χ^2 検定で評価でき，当該マーカーの頻度（2×2 の表の a，b，c，d）が，関連のない場合（つまり OR あるいは RR が 1.0 の場合）の期待値からどれだけ外れるかを求めればよい。OR あるいは RR の推定値の統計学的な有意性を表現する方法としてよく使われるのは，95%（もしくは 99%）の**信頼区間**（confidence interval）である。この信頼区間は，集団からある標本をランダムに抽出した場合，95%（もしくは 99%）の確率で，偶然だけで OR あるいは RR がとりうると予測される範囲である。信頼区間が 1.0 を含まず，当該マーカー座位との関連がないと仮定した場合の予測値から OR もしくは RR が有意に外れると，「関連がない」という帰無仮説は有意に棄却される（本章の後半で，ゲノム上の複数のマーカー座位を関連解析で同時に検定する際に，0.05 もしくは 0.01 の水準では統計的有意性を評価するには不十分である理由を説明する）。

これらのアプローチを解説するために，まず第 9 章で述べた**脳静脈血栓症**（cerebral vein thrombosis：CVT）の症例対照研究を考える。この研究では，CVT 症例 120 人と，それにマッチする対照 120 人からなる 1 群で，プロトロンビン遺伝子の 20210G>A アレルの遺伝型が決定されたとする（第 9 章参照）。

	CVT 症例	CVT を伴わない対照	合計
20210G>A アレルあり	23	4	27
20210G>A アレルなし	97	116	213
合計	120	120	240

CVT：脳静脈血栓症

これは症例対照研究なので，オッズ比が計算でき，OR ＝(23/4)/(97/116)≈6.9 であり，95% 信頼区間は 2.3～20.6 となる。効果量（関連の大きさ）は 6.9 と十分な大きさであり，95% 信頼区間が 1.0 を含まないので，20210G>A アレルと CVT の間には強力で統計学的に有意な関連が認められる。わかりやすく言えば，プロトロンビン遺伝子の 20210G>A アレルをもつ人は，このアレルをもっていない人に比べて，約 7 倍のオッズで CVT になりやすい

ということである。

OR の代わりに RR を求める縦断的コホート研究を説明するために，**スタチン誘導性ミオパチー**（statin-induced myopathy）を取り上げよう。この疾患は稀であるがよく知られた有害な薬物反応で，コレステロールを低下させるスタチン療法を受けた一部の症例に生じる。ある研究では，心保護研究に登録された被験者を，スタチン製剤であるシンバスタチン 40 mg の投与群とプラセボ投与群に無作為に割り付けた。スタチンを投与された 16,600 人以上の人に対し，肝臓の薬物トランスポーターをコードする *SLCO1B1* 遺伝子のバリアント（Val174Ala）の遺伝型を調べ，有害な薬物反応が生じるかどうかを観察した。遺伝型が調べられたスタチン投与群のなかで，21 人がミオパチーを発症した。それらの遺伝型の検証から，Val174Ala アレルを有する場合にミオパチーを発症する RR は約 2.6 であり，95% 信頼区間は 1.3～5.1 であった。つまり，Val174Ala アレルとスタチン誘導性ミオパチーの間には統計学的に有意な関連があるということである。このアレルを有する人は，有さないに人に比べて，この有害な薬物反応を生じるリスクが中程度に高い。

関連解析に関するよくある誤解の 1 つに，*p* 値が有意であるほど関連が強い，というものがある。実際には，関連での有意な *p* 値は，疾患の易罹患性に与える関連アレルの効果の大きさを表すものではない。有意性というのは統計的尺度であり，関連解析に用いた集団標本で，観察される OR や RR が 1.0 から外れる可能性が単なる偶然でどれくらいあるかを述べたものである。対照的に，OR や RR の実際の大きさ，すなわち 1.0 からどれくらい外れているかは，ある特定のバリアント（遺伝型あるいはハプロタイプ）が疾患の易罹患性を上昇もしくは低下させる影響を測定したものである。

ゲノムワイド関連解析

ハプロタイプマップ（HapMap）

ヒトの疾患遺伝子の関連解析は，かつては限定された遺伝子セットの特定のバリアントに限られていた。これらの遺伝子は利便性や，疾患に関連する病態生理学的経路上にあり研究対象疾患の候補遺伝子（candidate gene）として論理的にふさわしいために選ばれた。ヒトゲノム計画時代

以前の多くの関連解析は，例えば HLA 座位や血液型座位を用いて行われたが，それはこれらの座位が高度な多型を示し，症例対照研究で容易に遺伝型を決定できたからである。しかしながら理想的には，どの遺伝子あるいは遺伝的バリアントが疾患に関連するかという先入観をもたずに，ゲノムに存在する数千万個もの稀なアレル，あるいはありふれたアレル1つ1つとあらゆる対象疾患との関連を，偏りなく系統的に調べることが望まれた。

そのようなゲノム規模の関連解析は，**ゲノムワイド関連解析**（genome-wide association study：GWAS）と呼ばれる。既知のバリアント全部に対して解析を行うことは，多くの理由から難しい。しかし，当該の疾患あるいは形質との関連を調べるために，ゲノム全体に位置する30万〜100万個程度の個々のバリアントについて症例と対照の遺伝型を調べることで，それに近いことができる。このアプローチが成功するかどうかは，LD をうまく利用できるかどうかが重要である。なぜなら，疾患の易罹患性に影響を与えるバリアントが，遺伝型判定に用いた1つ以上のバリアントと共に LD ブロックの中にあれば，疾患と LD ブロック内のアレルの間に正の関連が検出できるはずだからである。

このようなマーカーセットの開発は，**ハプロタイプマッピング（HapMap）プロジェクト**〔Haplotype Mapping (HapMap) Project〕の開始につながったが，これはヒトゲノム計画の完了に続く人類遺伝学上最も大きな取り組みの1つであった。HapMap プロジェクトは4つの地理的に異なるグループ（最初はヨーロッパ人集団，西アフリカ人集団，漢民族集団，日本人集団）で開始され，数百万の SNP 座位を収集・解析し，それらを高速かつ安価に遺伝型判定する方法の開発も行われた。HapMap version 3 では範囲と多様性を広げ，11 の世界の集団からの 1,000 人以上の参照個体における 160 万のありふれた CNV とありふれた SNP 座位を含んでいる。その後，1000 ゲノムプロジェクト（1000 Genomes Project）と呼ばれる全ゲノムシークエンシングが多くの集団に適用され，その結果，世界中のさまざまな集団で GWAS に使用可能な DNA バリアントのデータベースが大幅に拡大した。

ゲノムワイド関連解析による遺伝子マッピング

HapMap の目的は，ヒトゲノム全体の LD の分布に関する基礎情報を収集するだけではなかった。その大きな目的は，ゲノムワイド関連解析を理想的で完全な規模のものに近づけることによって，ヒト疾患や他のヒト形質に関与する遺伝的バリアントを同定するための強力な新手法を提供することであった。この手法の原動力となる原理はシンプルである。すなわち，ある LD ブロック内のアレルとの関連を見いだすことは，その LD ブロック内のゲノムの特定領域が疾患関連アレルを含む可能性があると示されることである。したがってこの手法は，疾患に関連する機能的な責任をもつバリアントを実際に特定できるわけではないものの，その領域に集中してさらに解析を行えば，疾患の過程に直接関与するアレルバリアントを特定できるようになるのである。

歴史的には，この手法の例として，HLA クラス I とクラス II 領域に高密度で存在するバリアントと疾患との関連についての詳細な解析がある（**BOX 11.3** 参照）。しかし，今では異なる集団の数千万ものバリアントのデータが得られているため，事実上あらゆる複雑な疾患や形質の遺伝的基礎の解析に拡張されるようになった。実際，これまでに何千もの GWAS が行われ，遺伝学的に頻度の高い複雑疾患や多因子疾患に関連する自然に生じたバリアントが多数同定されている。それらには糖尿病や炎症性腸疾患から，関節リウマチ，精神神経疾患，身長や色素斑などの形質が含まれる。これらの関連に関する生物学的基盤を明らかにする研究はこれからも続くだろう。

ゲノムワイド関連解析による複雑疾患に寄与する遺伝子の同定：加齢黄斑変性症

ゲノムワイド関連解析は，遺伝学的な複雑疾患に関連する数百の遺伝子やアレルを同定するのに有効であることが証明されてきた。これらの手法の威力は，高効率で安価なゲノム解析技術の導入によりますます高まっている。ここでは，高齢者の視力を奪う疾患である**加齢黄斑変性症**（age-related macular degeneration：AMD；症例3）の易罹患性を高める遺伝子のアレルバリアントを GWAS を使って複数同定した例を紹介する。

AMD は，中心視野にかかわる網膜部分の進行性変性疾患である。この疾患により，50 歳以上の米国人が 175 万人も失明している。この疾患は，黄斑領域の網膜の後部にドルーゼン（結晶腔）と呼ばれるタンパク質と脂質からなる細胞外沈着物が蓄積することを特徴とし，これは臨床的に視認できる（症例3）。この疾患に遺伝要因が関与す

BOX 11.3

ヒト白血球抗原と疾患の関連

ゲノム全体には，ゲノム-形質あるいはゲノム-疾患の関連が1,000以上も存在するが，いろいろな表現型との関連が最も高頻度に存在する領域はヒト白血球抗原（HLA）領域である。第9章で述べた特定のアレルやハプロタイプと1型糖尿病との関連に加え，さまざまなHLA多型と幅広い疾患との関連が証明されている。そのすべてではないが，多くが自己免疫と関係する。つまり，1つもしくは複数の自己抗原に対する明らかに異常な免疫応答と関連している。これらの関連は，免疫応答遺伝子の多型が免疫応答の多様性を引き起こしていることに関係していると考えられる。

HLAと疾患のほとんどの関連の機能的基盤は不明である。HLA分子は，T細胞の抗原認識に不可欠である。さまざまなHLAアレルにより，これらの細胞表面分子の構造に多様性が生じ，免疫応答の開始時に，抗原とT細胞受容体とのタンパク質相互作用の受容力に違いを生じると考えられる。これは感染症に対する免疫や，自己免疫を防ぐための自己寛容といった重要なプロセスに影響を及ぼす。

脊椎と仙腸関節の慢性炎症性疾患である強直性脊椎炎がその一例である。強直性脊椎炎症例の95%以上が*HLA-B27*陽性であり，特定の*HLA-B27*アレルを保有している人は保有していない人に比べ，強直性脊椎炎のリスクが少なくとも150倍高い。このアレルはHLA-B27重鎖の誤った折りたたみを引き起こすため，抗原提示が不十分となる。

他の疾患では，特定のHLAアレルもしくはハプロタイプと疾患との関連は，免疫応答遺伝子そのものの機能的な差異によるものではない。その代わり，**主要組織適合複合体**（major histocompatibility complex）領域内の別の遺伝子に疾患を引き起こすバリアントが含まれている染色体上に，特定のアレルが非常に高い頻度で存在することが関連の原因となっている。その一例として，比較的よくみられる鉄過剰症のヘモクロマトーシス（ 症例20 ）がある。ヘモクロマトーシス症例の80%以上が，ヘモクロマトーシス遺伝子（*HFE*）によくみられるCys282Tyrのホモ接合性バリアントと，*HLA-A*座位に*HLA-A*0301*アレルを保有する。しかし，疾患との関連は*HLA-A*0301*によるものではない。*HFE*は腸の鉄輸送や代謝に関与するが，*HLA-A*はクラスI免疫応答遺伝子であり，鉄の輸送には影響を及ぼさない。この関連は，この2座位が近傍に位置し，*HFE*のCys282Tyr変異と*HLA-A*座位の*A*0301*アレルの間に連鎖不平衡（LD）があることによる。

る証拠は十分にあるが，ほとんどのAMD罹患者は明らかなメンデル遺伝形式を示さない。非喫煙者と比べて喫煙者ではAMDのリスクが高くなることに示されるように，環境要因も重要である。

最初のAMDの症例対照GWASにより，補体因子H（*CFH*）遺伝子の近くにある2つのありふれたSNP座位がこの疾患と関連することがわかった。これらのアレルを含む最も頻度の高いリスクハプロタイプは，症例では50%に認められたが，対照群では29%にしか認められなかった（OR=2.46，95%信頼区間：1.9～53.11）。このハプロタイプをホモ接合でもつ人は，症例では24.2%であり，対照群ではわずか8.3%であった（OR=3.51，95%信頼区間：2.13～5.78）。AMDに関連するハプロタイプを含んでいるLDブロック内のSNPを調べることにより，CFHタンパク質の402番目のチロシンをヒスチジンに置換する非同義SNP（Tyr402His）が*CFH*遺伝子に見つかった。Tyr402Hisという変化は，ヨーロッパ系やアフリカ系集団で26～29%のアレル頻度でみられ，最初のGWASで関連が示された2つのSNPよりもAMDに対してさらに強い関連を示した。

ドルーゼンが補体因子を含んでいることや，CFHがドルーゼン周囲の網膜組織に認められることから，Tyr402Hisバリアントによって炎症に対する防御が低下することで，ドルーゼン形成と網膜傷害が引き起こされると考えられている。そのため，Tyr402Hisが，AMDのリスクを増加させる原因となる*CFH*座位のバリアントである可能性が高い。

より最近のAMDについてのGWASでは，7,600人以上の症例と50,000人以上の対照に対してゲノム全域の数百万個のバリアントが用いられ，ゲノムワイド有意水準である$p < 5 \times 10^{-8}$の設定で，AMDと関連する少なくとも19座位のアレルが同定された。GWASの結果を図示化する一般的な方法として，各関連バリアントに対して$-\log_{10}$の有意水準をプロットする"マンハッタンプロット"（ニューヨーク市の摩天楼のようにみえることに由来する）が知られている（**図11.11**）。これらバリアントのAMDに対するORは，高いものでは機能不明の遺伝子*ARMS2*で2.76，*CFH*で2.48程度であり，低いものでは補体系，動脈硬化，血管形成などを含む多数の経路に関与する多くの遺伝子で1.1である。

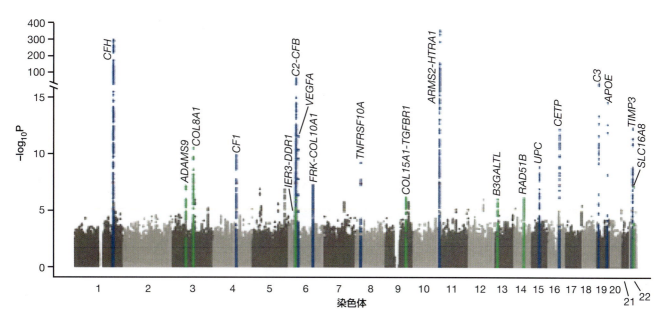

図11.11 22本の常染色体すべてのゲノム全域に存在する約100万個の一塩基多型（SNP）アレルを用いて解析した，加齢黄斑変性症についてのゲノムワイド関連解析（GWAS）の"マンハッタンプロット" x軸は各染色体を示す．青色の点は統計学的有意性のあるものを示し（y軸に$-\log_{10}P$で表す），すでに関連の報告があるものである．緑色の点は統計学的有意性が認められた新規の関連である．関連の一部は$P<1\times10^{-16}$と非常に小さいP値をとるものがあるため，y軸が不連続となっている．(Fritsche LG, Chen W, Schu M, et al: Seven new loci associated with age-related macular degeneration. Nat Genet 45:433-439, 2013 より)

　この複雑疾患であるAMDの例では，疾患に強く関連するありふれたSNPがGWASによって同定された．その結果，本疾患に関与する機能的バリアントと思われる遺伝子に存在する，ありふれたコードSNPがLD中に見つかった．この発見が，補体カスケードや疾患の易罹患性あるいは防御と関連するその他のSNPの同定につながった．以上のことから，AMDの発症機序を解明するためにこれらの結果が重要な手がかりであり，補体経路が新たな治療開発のための有力な標的となる可能性が示された．また同様に興味深いのが，GWASによって機能が不明な遺伝子 *ARMS2* のAMDへの関与も示されたことから，AMDの発症機序についてのまったく新たな方向への研究の道が開かれたことである．

コピー数バリアントの解析による遺伝子マッピング

　関連解析は，一般的な神経精神疾患のありふれた，もしくは稀なリスクアレルを見つけることに成功してきた．精神医学ゲノムコンソーシアム（Psychiatric Genomics Consortium：PGC）は，ADHD，Alzheimer病，自閉スペクトラム症，双極症，摂食障害，うつ病，強迫性障害/Tourette症候群，心的外傷後ストレス障害，統合失調症，物質使用障害や，その他のすべての不安障害といった，11の精神疾患の世界的な共同研究を促進するための国際的な集まりである．このような複雑な脳の疾患では，マーカーが統計学的有意性に到達するためには，非常にたくさんの症例と対照（>10,000検体）が必要になることがわかっている．その数は1つの研究で達成できる数を遥かに超えている．そこでPGC GWASグループでは，精神疾患の大規模解析を行うことを目指している（すなわち，複数の研究やプラットフォームを1つの大きなデータセットにしてGWASの解析を行うこと）．このようにすれば，疾患について認められる関連座位の数を増やすのに有効であることが示されている（例えば統合失調症では，20,000検体を使って22の関連座位だったのが，150,000検体を使って108座位へ増加）．

　通常，SNPマイクロアレイ（microarry）を用いて多人数の遺伝型を決めることで得られる有益な副産物の1つは，コピー数バリアント（copy number variant：CNV）を調べることができることである．稀なCNVは複数の精神疾患を引き起こすことが知られており，それらのいくつかは高い浸透率を示す．浸透率の高いCNVはそれぞれの頻度が

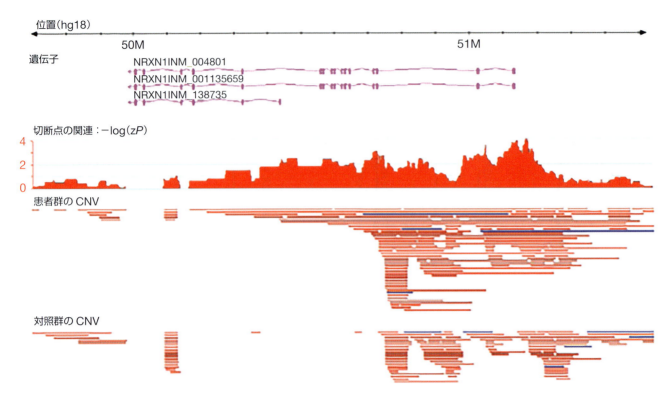

図11.12 統合失調症と診断された症例でコピー数バリアントの切断点が *NRXN1* 座位にマッピングされた例　統合失調症の症例と対照における，*NRXN1* 座位に関連するコピー数バリアントの切断点のマンハッタンプロットである。*NRXN1* の3つのアイソフォームがピンク色で記載されている。統合失調症の症例（n＝21,094）と集団対照（n＝20,277）で認められた稀なコピー数の欠失（赤い棒）と重複（青い棒）を示す。

低く，CNV の切断点（重複や欠失の境界である切断部位のこと）は異なることが多いので，統計学的な関連を示すことや正確な領域や遺伝子のマッピングを行うためには大規模コホートが必要となる。例えば，図11.12 では 20,000 の症例と対照を調べることで，2番染色体の *NRXN1* 遺伝子に CNV の切断点の重なりがみられることがわかった。この方法は，精神神経疾患に関連する数十のゲノム座位や特定の遺伝子を見つけるのに使われてきた。

GWAS 解析のデザインと解析の落とし穴

関連解析は，遺伝子だけでなく，原因となる特定のアレルも明らかにすることによって，遺伝性疾患に関与する遺伝子を正確に同定できるきわめて有力な方法である。この方法では，血縁関係のない罹患者と対照者からなる標本セットを必要とする一方で，多数の家系構成員の試料を集めるという労力のかかる段階は必要ないため，比較的容易に実行できる。

しかし，関連解析の解釈には注意が必要である。関連解析の重大な限界の1つは，集団の**層別化**（stratification）に起因する完全に人工的な関連性の問題である（第10章参照）。もし集団が（民族性や宗教などによって）異なる小集団に層別化され，別の小集団の構成員との結婚がほとんどみられない場合，ある小集団でたまたま多くみられる疾患は，たまたまその部分集団で集団全体よりも多く見られるアレルと関連しているように（誤って）見えることがある。しかし，集団の層別化による架空の関連は，対照群を注意深く選択することで最小限にできる。特に，品質管理の1つとして，集団間で頻度が顕著に異なることが知られているアレル〔**祖先情報マーカー**（ancestry informative marker；第10章で述べた）〕が，症例と対照で同様の頻度になることを確認するとよい。症例と対照での頻度が同様であれば，想定外あるいは隠れた層別化がある可能性は低い。

GWAS では，層別化によって偽陽性の関連が生じるという問題のほかに，統計学的有意差を出すために不適切に緩い検定を行うことでも偽陽性が生じうる。これは，疾患との関連を調べるために使用するアレルの数が増えるほど，関連が偶然みられてしまう確率が増えるからである。

このことは，統計学で**多重仮説検定**（multiple hypothesis testing）の問題として知られる。複数の仮説の検証を行う場合には，統計学的有意性のカットオフ値はより厳しい条件にしなければならないのである。その理由は50回コインを投げて40回表が出る場合を考えるとよい。このような非常に稀なことは，約10万回に1回のみ起こる可能性がある。しかし，同じ実験を100万回繰り返せば，100万回のうち少なくとも1回は40回以上表が出る可能性が99.999%よりも高くなる！　よって，1回の実験では偶然のみによって起こるのが稀な事象でも，何度も何度も繰り返し行うと，頻繁に起こるようになる。これが，ゲノム全体の数十万から数百万のバリアントとの関連を検定した際には，$p<0.05$では数万ものバリアントが偶然のみによって関連を示すように見える理由である。一般的な統計学的有意性のカットオフ値である$p<0.05$は，真の関連を検出するためには甘すぎる。その代わりに，数十万から数百万のバリアントを検定するGWASでは，$p<5\times10^{-8}$を有意水準とするのがより適切であると考えられている。しかし，ゲノムワイドな有意水準を十分に厳格なカットオフ値に設定したとしても，偶然のみによって偽陽性が起こる可能性は残ってしまう。このことを考慮して，GWASを適切に行うには，通常，完全に独立した異なる集団において同一座位の近傍アレルが関連することを示す**再現研究**（replication study）を実施する。しかし，異なる民族群では関連を示すアレルが異なる可能性があることに注意する必要がある。

　最後に，ある疾患と，詳細なハプロタイプ地図の一部である多型マーカーアレルの間に関連がみられたとしても，そのマーカーアレルが疾患の易罹患性を増進する機能的な働きをもつとは言えないことを強調したい。LDの特性を考慮すると，疾患に関与する座位に存在するアレルとLDを示すすべてのアレルは，疾患の易罹患性に機能的に関与しようがしまいが，疾患と明らかな正の関連を示す。LDにもとづく関連はそれでも非常に有用である。なぜなら，その多型マーカーアレルに関連がみられるならば，そのアレルが含まれるLDブロック内に実際の疾患座位も存在すると考えられるからである。

GWASから見出される関連の重要性

　GWASの結果の解釈とヒト遺伝学研究のためのツールとしての価値に関して，活発な議論が行われている。この議論はまず，ORやRRの意味するところの誤解から主に生じている。適切に行われた多くのGWASにより有意な関連が明らかになるが，その効果量は非常に小さい（AMDで述べたようにORは1.1程度）。実際，用いる標本のサイズが大きくなるほど，効果の小さな関連がより一般的に見出されるようになる。このことが，GWASにはほとんど価値がないという意見を生じさせ，その理由として，ORあるいはRRによって示される関連の効果量が，そのバリアントによって同定された遺伝子や経路が疾患の病因に関与していると示唆するには小さすぎると指摘された。しかしこれは2つの理由で誤った推論である。

　第一にORは，CFHが構成要素である補体副経路のような，複雑な病態経路に及ぼす特定のアレル（例えばAMDにおける*CFH*遺伝子のTyr402Hisアレル）の効果を測定するものである。その効果が小さいことは，そのアレルが位置する遺伝子の生物学的機能をどのように障害するかによって決まるのであり，そのアレルを有する遺伝子が疾患の発症機序において重要であるかどうかで決まるのではない。例えば，関節リウマチ，全身性エリテマトーデス，Crohn病など，異なる自己免疫疾患の症例を解析すると，わずかな効果量の関連であるが，これらの疾患に共通するバリアントがいくつか明らかになる。これは，これらの異なりつつも関係のある疾患を惹起する共通の経路を示唆しており，この観察からこれらの疾患の病因が明らかになるかもしれない。

　第二に，たとえ1つのバリアントの効果量が小さくても，GWASはこれらの疾患の多くがきわめて高度な**多遺伝子性**（polygenic）であることを実際に証明している（これまで想定されていたよりもさらに）。その大部分が，単独では疾患の易罹患性にはほとんど寄与しない数千のバリアント（ORが1.01〜1.1の間）が，それらを合わせると特定の家系内の疾患の集積性（第9章参照）のかなりの部分を説明できるようになる。実際，すべてのバリアントの遺伝型を合わせて**ポリジェニックリスクスコア**（polygenic risk score：PRS）（第9章を参照）と呼ばれる数字で表すことができる。PRSは疾患に対する遺伝的な易罹患性を反映しており，その効果量の大きさは，高い浸透率の希少なバリアントのいくつかと同程度になる。

　たしかにGWASで同定されたほとんどのアレルの効果量は小さいが，それこそが，GWASで導かれる重要かつおそらく最も基本的な発見である。すなわち，最も一般的

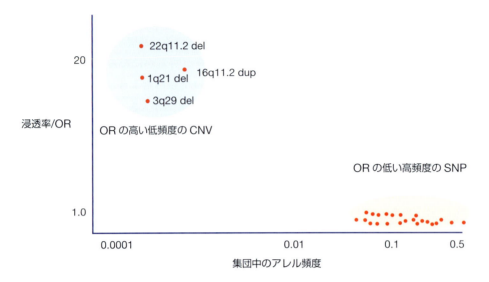

図11.13　統合失調症におけるありふれたバリアントと稀なバリアントの広がり　オッズ比（OR）で表された浸透率をy軸，アレル頻度をx軸で示す．ありふれたバリアントと稀なバリアントの両方が統合失調症発症リスクに寄与し，稀なCNVも10〜20のORで寄与する．統合失調症に関連するありふれたSNPのORは約1〜1.5である．（Sullivan PF, Daly MJ, O'Donovan M. Genetic architectures of psychiatric disorders: the emerging picture and its implications. Nat Rev Genet 13:537-551, 2012 より）

な複雑疾患の遺伝的構造には，多くの遺伝子や経路に小さな影響を及ぼすバリアントを有する座位が数百から数千もの数で関与している可能性があるということである．たとえ各アレルは，遺伝子調節やタンパク質機能や疾患の易罹患性にわずかしか影響を及ぼさなくても，これらの遺伝子や経路は複雑疾患がどのように生じるのかを理解するうえで非常に重要なのである．また，疾患の易罹患性におけるありふれたバリアントと稀なバリアント間の相互作用の可能性に注目することも重要である．これに関しては統合失調症で深く研究されており，高いORをもつ稀なバリアントと，低いORをもつありふれたバリアントの両方がリスクに寄与していることが明らかにされている（図11.13）．PRSと稀なバリアントを合わせることによる総合的なリスク分析は，今後多くの疾患で利用できるようになるだろう．

したがって，バリアントをもつ人の疾患リスクがそのバリアントによって実際に上昇するかどうかにかかわらず，GWASは複雑疾患に関与する多くの要因を解明するための重要なヒト遺伝学研究ツールであり続けるのである（第17章参照）．ゲノム上には30万を超える関連がマッピングされている（https://www.ebi.ac.uk/gwas/home）．複雑疾患の原因となる遺伝的バリアントがゲノムワイド関連解析によってさらに数多く同定され，それらの領域のディープシークエンシング〔読み取り深度の高い（厚い）シークエンシングのこと〕により，疾患に機能的に寄与するバリアントやバリアントの集合が明らかになると期待される．これらの知見は，高い疾病率や死亡率の原因となっている多くの一般的な疾患についての強力な手がかりや治療標的候補になると考えられる．

11.4　ゲノムワイドシークエンシングによる疾患責任遺伝子の同定

この章ではここまで，マッピングした後に疾患に寄与する遺伝子を同定する2つの手法である連鎖解析とゲノムワイド関連解析（GWAS）について主に述べた．ここからは第三の手法として，罹患者と両親，もしくは家系や同じ疾患コホートの人のゲノムを直接配列決定する方法について述べよう．疾患遺伝子を同定するための連鎖解析，関連解析，ゲノムワイドシークエンシングの特性，利点，弱点についてBOX 11.4にまとめた．

DNAシークエンシングの方法が大幅に改善され，高出力となったことで，ヒトゲノム計画の参照配列の決定に費やされた費用より6桁も安価に実施できるようになった．特に，稀なメンデル遺伝病において，疾患の責任遺伝子やバリアントを同定することを可能にした．第4章で紹介したように，この新しい技術はゲノムシークエンシング（genome sequence：GS）を可能とし，また費用対

BOX 11.4

遺伝子同定の方法：連鎖解析，関連解析，ゲノムワイドシークエンシングの比較

連鎖解析

- 家系の構成員から構成員に受け継がれる疾患形質とゲノム領域の遺伝を追跡する。
- 疾患アレルを含むゲノム領域を探索する。ある人がどちらの親からどの領域を受け継いだかを明らかにする方法として多型座位を用いる。
- ゲノム全体にわたる数百から数千の情報性のある多型マーカーを使用。
- 疾患の原因となる，あるいは易罹患性にかかわる特定のバリアントを同定するようにはデザインされていない。バリアントが存在すると考えられる（通常）1～数 Mb 以内の領域を特定するだけである。
- 染色体上のマーカーと疾患遺伝子との間の遺伝的距離を測定するために，家族内でわずか数世代の間に起こる組換え現象に依存する。
- 単なる罹患者群ではなく，家系の標本収集が必要である。
- 浸透率の実質的欠如を伴う複雑遺伝する疾患の場合には，検出力が低下する。
- メンデル遺伝形式を引き起こすのに十分な強力な効果をもつ疾患遺伝子バリアントのマッピングに最もよく用いられる。

関連解析

- 集団の対照群と比較して，罹患者群において特定のアレルまたはハプロタイプの頻度が変化しているかどうかを調べる。
- 特定のアレルやハプロタイプの疾患への寄与を調べる。
- 標的遺伝子の数個のマーカーから，ゲノムワイド解析のための数十万個のマーカーまでを使用する。
- 実際に疾患の原因となる機能的なバリアントを同定できる場合もあるが，一般的には疾患の原因となるバリアントを含むハプロタイプを（通常）1～10 kb にわたる区間に同定できる。
- マーカー間での組換えがないために疾患遺伝子を含むアレルのセットが何世代にもわたって一緒に保たれたものを見つけることに依存する。
- 集団での症例対照研究あるいはコホート研究の試料を用いて行うことができる。
- 集団の層別化による人為的な影響には弱いが，これは適切な症例対照研究デザインや家系にもとづくアプローチを用いることで回避できる。
- 複雑形質に寄与する効果の小さいバリアントを同定するのに最も適した手法である。

ゲノムワイドシークエンシング

- 家系やコホートにおいて偏りのない方法で全ゲノムもしくはコード領域（エクソーム）の変化を同定する。
- 家系内分離と予想される疾患の遺伝形式にもとづいて稀なバリアントを絞り込んでいくための，しっかりしたフィルタリング（絞り込み）戦略が必要である。
- 家系内でも同じ臨床診断を受けた個人間でも絞り込みが可能である。
- 原因バリアントのあるゲノム領域を狭めるための連鎖解析データと一緒に使用することができる。
- 疾患の機能的な原因となる原因バリアントを正確に同定するためにデザインされている。
- 連鎖しているバリアントに依存せず，連鎖解析や関連解析ではとらえられない *de novo* の顕性遺伝バリアントを同定するのに特に有用である。
- 家系解析とコホート解析のどちらにも使用できる。
- 希少疾患の原因バリアントを同定するためにデザインされているが，ゲノムワイド関連解析もできる。
- GeneMatcher への投稿で，遺伝子疾患関連の確認が大幅に向上する。

効果を高めたものとして，ゲノムの約 2% を占める遺伝子のエクソン領域のみを解析する**全エクソームシークエンシング**（whole-exome sequence：WES）または**エクソームシークエンシング**（exome sequencing：ES）も可能にした。

エクソームとゲノムシークエンシングの比較

エクソームシークエンシング（ES）と**ゲノムシークエンシング**（genome sequencing：GS）は両方とも，ゲノムワイドシークエンシング（ゲノムを解析する偏りのない方法）のカテゴリーに分類される。ES は，ゲノムのコード領域のシークエンスを行う方法であり，ライブラリー作成工程で遺伝子のエクソンを標的にする操作が行われる（分画される）。商業的に入手可能な ES キットがいくつかあるが，これらではゲノムのエクソン領域を濃縮するためにハイブリダイゼーションもしくは PCR の工程が行われる。追加でカスタマイズすることにより，特定のバリアント（例えば，ミトコンドリアのバリアント）や臨床的に意味のある領域（例えば，既知の病的バリアント）の読み取り深度を向上させることもできる。ES は費用対効果が高いことから希少メンデル遺伝病の責任遺伝子の発見において有用であり，より高価な GS よりも多くの検体が解析されてきた。しかしながら，ES には次に示すように，デザイン上および技術的な限界がある。すなわち，特異的に

ターゲットしない限り非コード領域の変化（例えば，ディープイントロン[訳注]や調節領域）を解析できないことや，ゲノム分画が十分にできないコード配列があること（GC 含有率の高いエクソン），複雑な遺伝学的メカニズム（例えば，構造的再構成や反復配列伸長）を解読するには限界があることなどである。シークエンシング費用が安価になり続けているため，遺伝子同定に GS を使用することがより現実的になってきている。

GS は，ES の技術的な限界の多くを解決できる（**BOX 11.5** を参照）。まず，ゲノム分画の工程がないので，GS では複雑な領域や GC 含有率の高い領域を取りこぼすことがなく，ゲノムのコード領域をよりよく解読できる。第二に，病的バリアントが含まれる可能性のあるディープイントロン，調節領域，非コード RNA といったゲノムの非コード領域がシークエンシングできる。第三に，複雑な構造異常，反復配列伸長，相同性の高い臨床的に重要な遺伝子（例えば *SMN1*）のような，ES では解読が難しいものも含め，GS ではほぼすべての種類のゲノムの変化を検出できる。ES と GS で検出できるバリアントの比較を BOX 11.5 に示す。GS で検出される大量の稀なバリアントの解釈にはまだ多くの課題があるとはいえ，アルゴリズムと解釈の進歩により GS の有効性が高まり，ES では情報が得られなかった多くの症例で，病因となるバリアントを見つけられるようになっている。

ゲノムワイドシークエンシングのデータをフィルタリングし，潜在的な病的バリアントを同定する

現在のゲノムに関する知識があれば，数百万のバリアントを系統的にフィルタリングしていくことで，機能的な可能性のある一握りの稀なバリアントにしぼり込むことが可能である。例えば，ある希少疾患に罹患している子とその両親からなる家系の"トリオ"を考えてみよう。この親子3人について GS を行うと，ヒトゲノムの参照配列（第4章参照）とは異なる配列をもつ箇所が通常は400〜500万カ所以上が見つかってくる。これらのバリアントのうち，どれが疾患の原因なのだろうか？　この大量のデータのなかから有用な情報を選び出すためには，

＊訳注　ディープイントロンは，エクソン-イントロン境界から離れたイントロン深部のこと。

BOX 11.5

全エクソームシークエンシングと全ゲノムシークエンシングで得られるバリアントの種類の比較

カテゴリー	ES	GS
小さなバリアント	可	可
コピー数バリアント	可，感度には限界がある	可
均衡型構造バリアント	不可	可
ミトコンドリアのバリアント	可，工夫が必要	可
反復配列伸長	不可	可，限界はある
相同性の高い領域	一部可	一部可

疾患の原因となる可能性が最も高いバリアントを選別するためのさまざまな合理的仮定にもとづいて，バリアントを選別する戦略が必要となる。

同じ病因バリアントに行き着くためのフィルタリング戦略は数多く考えられる。結果は，データの作成方法（GS か ES か），その家系で想定される遺伝形式，以前に施行された遺伝学的検査，既知の原因を探している（例えば，診断的検査）のか新しい遺伝子を発見しようとしているのか，などに影響される。いずれにせよ，再現性のある結果を出すために継続的に使用できる，しっかりした系統的なフィルタリング方法を作ることが重要である。ほとんどのフィルタリング戦略は，バリアントの位置，遺伝子産物への予想される影響，一般集団中の頻度，遺伝形式などにもとづいている。これらの基本となるフィルターでバリアントの数を絞ったあとは，臨床面との関連，妥当と思われる生物学的機能，既知の発現，他の症例での先行観察，過去の分類などについて，さらに調べていけばよい。バリアントを選別するために使用されるフィルタリングの方法の一例を**図 11.14** に示す。フィルターの順番を変えても，同じ結果が得られる。

1. タンパク質をコードする遺伝子領域に対する位置　タンパク質をコードする遺伝子のエクソン内もしくはその近傍にあるバリアントは残し，エクソンから遠いイントロン領域や遺伝子間領域にあるバリアントは候補から除外する。もちろん，第3章で述べたように，非コード RNA 遺伝子や，遺伝子からある程度離れた調節領域に疾患の原

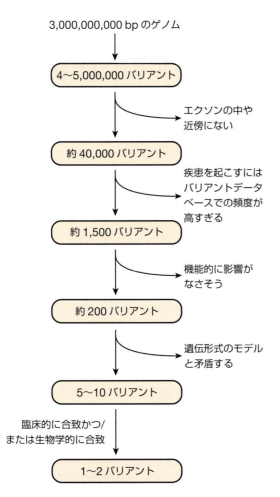

図11.14　バリアントの絞り込み手順　非罹患両親と1人の患児からなる家系の全ゲノムシークエンシングで検出された数百万のバリアントから，生物学的妥当性や疾患との関連性を評価できる程度の数にバリアントを絞り込む選別手順の典型例を示す．最初の膨大な数のバリアントから，遺伝子の近傍に位置していないバリアント，遺伝子の機能を障害しないと考えられるバリアント，稀ではないと考えられるバリアントは，原因とならないだろうと仮定することで選別を行い，バリアントの数を絞り込んでいく．次に，候補として残った遺伝子に関しては，そのバリアントが疾患の想定される遺伝形式に合うか，罹患児にみられる表現型を引き起こすと考えられる生物学的知見のある候補遺伝子か，他の症例にも同じ遺伝子の病的バリアントがみられるか，などについての評価を行う．

因となるバリアントが存在する可能性はある．しかし，現状ではその評価が難しいので，仮定を単純化して，まずタンパク質をコードする遺伝子に注力するのが妥当だろう．もし，フィルタリングによって興味深い候補が検出されない場合には，非コード領域のバリアントを見直すことができる．スプライシングの評価アルゴリズムは，ディープイントロン領域のスプライスバリアントの予測に関して改善されつつある．

2．集団での頻度　ステップ1で選ばれたバリアントから，希少疾患の頻度から想定されるよりもアレル頻度の高いありふれたバリアントを除き，稀なバリアントを残す．フィルタリングとして，一般的にはアレル頻度のカットオフ値を0.03から0.05の間で選ぶ．集団における有病率がHardy-Weinbergの平衡（第10章参照）で予測されるq^2よりもはるかに低い希少疾患では，ありふれたバリアントが原因となる可能性は低い．

3．バリアントの有害性　ステップ2のうち，ナンセンス，フレームシフト，高度に保存された（カノニカル）スプライス部位を変えるような機能喪失型のバリアントを残す．病的と予想される非同義置換のバリアントも残す．遺伝子の機能に影響を与えないと予測される同義置換やイントロン領域の変化は除外する．

4．考えられる遺伝形式との一致　もし疾患が常染色体潜性遺伝であると想定される可能性が高いなら，ステップ3のバリアントのうち，罹患児が遺伝子の両コピーにバリアントを有するものは残す．同じ病的バリアントをホモ接合でもっている必要はなく，同一遺伝子内での異なる2つの病的バリアントに関する**複合ヘテロ接合体**（compound heterozygote）であってもよい（第7章参照）．もしこの仮定した遺伝形式が正しいなら，両親はともにそのバリアントをヘテロ接合で有するはずである．もし両親が血族婚なら，子は1人の共通祖先に由来する同一変異の真のホモ接合体であると想定されるので，候補となる遺伝子やバリアントをさらに絞り込むことができる（第10章参照）．もし疾患が非常に重篤で，顕性遺伝形質に対する新生変異による可能性が高いと思われる場合には，ステップ3のバリアントのうち，両親のいずれも保有せず，罹患児のみが有する de novo の変化を残す．最後に，X連鎖性疾患が疑われ，かつ子が男児だった場合には，ヘテロ接合の母から継承する**ヘミ接合**（hemizygous）バリアントに注目する．

最終的には，何百万ものバリアントは，少数の遺伝子に発生するほんの一握りのバリアントにまで絞り込むことができる．扱える程度の数にまで遺伝子やアレルを絞り込めたら，さらに他の特徴を評価する．それら遺伝子のなかには，潜在的な疾患遺伝子として期待される既知の機能や組織発現パターンをもつものがあるだろうか？　その遺伝子は，他の疾患の表現型に関係していないだろうか？　あるいはその遺伝子は，バリアントが類似または異なる表現型を引き起こす可能性のある他の遺伝子との経路において役割をもっていないだろうか？　機能喪失バリアントがあま

りみられないような遺伝子ではないだろうか？　最後に，そのバリアントが他でも観察されて分類されていたり，同じ遺伝子の病的バリアントがその疾患の他の人に同定されてはいないだろうか？　他の罹患者でこれらの遺伝子の1つに病因となるバリアントが見つかることは，この遺伝子とバリアントが元のトリオの原因遺伝子であったという証拠になる。

　症例によっては，その遺伝子の関与が生物学的もしくは遺伝学的に妥当であることや，他の罹患者において病因であることが知られていることなどから，ステップ4で残っている遺伝子が第一候補となりうる。しかし，別の症例では，責任遺伝子が生物学的にまったく予期されないものである場合もあるし，座位異質性のために他の罹患者では病因となっていない可能性もある（つまり，未同定の他の遺伝子の病的バリアントが類似の疾患を引き起こす可能性がある）。

　このようなバリアントの評価には，公共ゲノムデータベースやソフトウェアツールを駆使する必要がある。それには例えば，ヒトゲノムの参照配列，アレル頻度のデータベース（例えば，1000 Genomes や gnomAD），アミノ酸置換の遺伝子機能への影響を評価するソフトウェア，既知の病的バリアントのリスト（例えば，ClinVar や遺伝子特異的データベース），機能的ネットワークや生物学的経路のデータベースなどが含まれる。次の章で議論するように，これらの情報は過去数年で膨大に拡大し，多くの症例と対照のゲノムワイドシークエンシングも相まって，稀なメンデル遺伝病の遺伝子同定と分子診断に重要な役割を果たすようになった。

11.5 疾患遺伝子同定のためのフィルタリング戦略

　前節では，1つの家系における疾患を引き起こすバリアントのフィルタリング方法について述べた。しかし，もし何も同定されなかったり，あるいは，興味深い候補には疾患とのエビデンスが十分ではない場合はどうだろうか？　稀なメンデル遺伝病に対して1人の罹患者を解析するのは遺伝子同定のためには不適切であることが多く，他の研究計画や戦略が必要である。例えば，従来のマッピング手法や，ゲノムワイドシークエンシングに適した他の一般的な遺伝学的手法などがある。一般的には，家系内の複数の罹患者，あるいは同じ臨床診断のついた非血縁者をシークエンシングすることが必要である。どの症例をシークエンシングすることが最も情報性が高いかを決めることは，想定される遺伝形式と，そのバリアントが遺伝継承したものなのか新生（de novo）変異によるものなのかに強く影響を受ける。図11.15には，ゲノムワイドシークエンシングを用いた遺伝子同定の方法の例をいくつか示す。これは網羅的なリストではないが，バリアントの遺伝形式および罹患者間での共有性にもとづいて疾患遺伝子を同定する方法が含まれている。

　常染色体潜性遺伝（劣性遺伝）形式を示す家系においては，ゲノムワイドシークエンシングとフィルタリング戦略は比較的シンプルである。近親婚であることが知られていない家系や創始者集団に属さない家系の場合，複合ヘテロ接合性が疾患モデルとして最も考えられる。罹患同胞のシークエンスは，共有される複合ヘテロ接合体バリアント

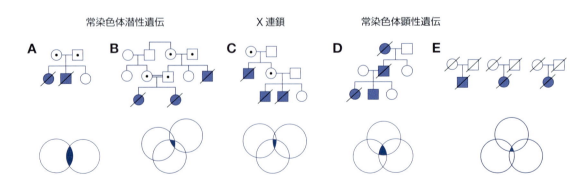

図11.15　異なる遺伝形式が想定される場合のゲノムワイドシークエンスを用いた疾患遺伝子の同定法　方法（A〜E）の詳細は本文に記載されている。色塗りの記号は罹患者，空白の記号は非罹患者を示す。絶対保因者は点を付けて示す。斜線はゲノムワイドシークエンシングを行った個体を示し，下段の円はバリアントのセットと病因バリアントを同定するための重複部分を検出する方法を示す。

がほとんどないため，非常に有効である。小さな家系では，両親のシークエンシングをすることによって，一人の親に2つともが由来する（cis）バリアントを除外することができる。近親婚が想定されるか近親婚が知られている家系の場合には，病因となるバリアントはホモ接合であることが予想される。同胞や他の罹患した血縁者をシークエンシングし，ホモ接合性バリアントを優先的にみていくことは非常に効果的な戦略であり，多くの新しい遺伝子の発見につながっている。可能であれば，より遠縁の個体をシークエンシングすると，共有されているホモ接合性バリアントの数をさらに減らすことができる。SNPマイクロアレイを用いたホモ接合性マッピングにより，複数の罹患者においてホモ接合性の領域が共通して認められる染色体座位を事前に決定することで，領域を絞り込むことができる。しかし，シークエンシングのコストが低下しているため，現在の戦略では通常，ホモ接合性マッピングのためにゲノムワイドなデータを使用するか，より多くの個体のシークエンシングを行って，共有されたホモ接合性バリアントが探される。また，X連鎖潜性遺伝を示す家系に対しては，男児のX染色体で共通するバリアントを探し，常染色体のバリアントは除外する。ただしこの手法を行う際には，X連鎖遺伝であるという明確な証拠があり，常染色体潜性遺伝の可能性がないことが確実である必要がある。

　顕性遺伝疾患の原因遺伝子を同定するためにゲノムワイドシークエンシングを行う場合はもっと難しい。この場合は，罹患者間で共有されるバリアントを探し，かつ非罹患者に認められるバリアントを除外する。家系に固有の稀なバリアントが多数存在するため，原則として，原因バリアントを見つけることは難しい。バリアントを効果的にフィルターにかけ，解釈しやすい数にするためには，多くの罹患および非罹患個体のシークエンシングを行うことが必要であるが，それをGSで行うと非常に高額になる。大家系の解析では，この章ですでに議論した連鎖解析を使えば，いくぶん費用が軽減されるだろう。疾患座位を同定するために連鎖解析を行い，血縁関係の遠い個体数人を戦略的にシークエンシングすることは，疾患遺伝子を同定するのに費用対効果の高い方法である。連鎖している領域に候補がない場合，ゲノムワイドシークエンシングの技術的な限界により検出できないタイプのバリアントである可能性か，あるいは，原因バリアントが非コード領域のもので，機能解析なしには解釈の難しいものである可能性が出てくる。

ゲノムワイドシークエンシングは，de novoの顕性バリアント（すなわち連鎖解析が難しい遺伝形式）により引き起こされる疾患の発見に特に成功を収めてきた。このような疾患は重症で遺伝的致死であることが多く，そのバリアントは次世代に継承されない。de novoイベントは比較的少なく，エクソームあたり1〜2個，ゲノムあたり50〜70個である。類似の症状を呈する血縁関係のない2人においてde novoの現象が共通して認められることは，偶然の可能性もあるけれども，疾患の原因であることを示すのに十分使える。de novoのオーバーラップを使う方法は，症候群性の自閉スペクトラム症や知的障害のように，遺伝的にも臨床的にも異質性が非常に高い疾患の原因を探すのに特に有用であった。同じ遺伝子のde novoバリアントを見つけるためには，遺伝型が不均一な集団のなかで個々に稀なバリアントを見つける必要があるため，大規模な症例コホートのプーリング（集約・共有）がしばしば必要となる。この方法で同定された遺伝子は，解析されたトリオの数が増えるほど，偶然にオーバーラップする可能性が高くなる。遺伝型-表現型相関の調査を徹底して行うことが，疾患と遺伝子の関連を確立するために必須である。

　上記の各戦略は，遺伝的異質性，表現型の異質性，未解決の疾患の希少性によって妨げられる可能性がある。実際，稀な疾患との関連については，発見が比較的容易なものが明らかにされてきてはいるものの，ゲノムワイドシークエンスを受けた症例の大半は未解決である。非常に稀な疾患や新しい疾患メカニズムの研究に対しては，1つのコホートだけでは疾患との確実な関連付けができるような数が得られないため，国際的な共同研究が不可欠である。そのような活動の1つとしてMatchmaker Exchange（MME）があり，未診断症例を解決するためのデータ共有の連合型ネットワークを使用し，新規の疾患遺伝子を記載したケースシリーズの報告を促進している（図11.16）。MMEは，同じような表現型や同じ候補遺伝子のバリアントを有する患者をもつ複数の研究者や臨床医を結ぶ，遺伝学的マッチングサービスを提供する。MMEには複数のネットーク（node）が接続されており，99カ国から提出された15万件以上の症例データが蓄積されつつある。シークエンシングの費用が低下するにつれて，このようなデータセットは成長し続けるだろう。

　ゲノムワイドシークエンシングの普及とデータの共有化は，遺伝子と疾患の関連を理解するうえできわめて重要な

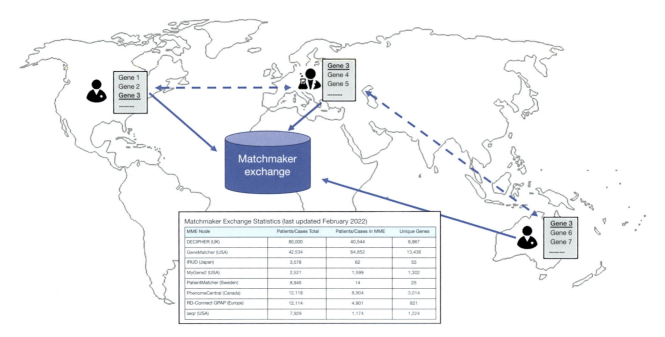

図11.16 Matchmaker Exchange（MME）を通じた国際共同研究　希少なメンデル遺伝病について，データ共有の連合型ネットワークは未診断症例の解決を促進し，遺伝型–表現型相関を確立することができる。研究または臨床サービスの一環としてシークエンシングされたが，疾患との関連がまだ確立していない候補遺伝子を，いくつかのプロジェクトを通じて MME に提出できる。一致した遺伝子は，より詳細な表現型–遺伝型相関のために投稿者間でリンクすることができる。この例では，3つの施設から研究者と臨床医が罹患者の候補遺伝子を MME へ提出したところ（実線），遺伝子3が共通していた。潜在的な因果関係をさらに調査するために，投稿者間の直接のやり取り（両矢印の破線）を確立することができる。図内の表は，MME に提出された多くの症例と遺伝子を関連づける統合データベースの概略を示す。

役割を果たしており，過去10年以上にわたって遺伝子発見の急速な増加をもたらした。希少メンデル疾患に対する GS や ES の適応は2009年に初めて報告されてから，何百という疾患が研究され，これまで同定されていなかった何百という疾患遺伝子のなかに病因となるバリアントが見つかった（図11.17）。これらの発見は診断検査にフィードバックされ，関係する家族の遺伝カウンセリングに有用な情報を提供するだけでなく，臨床管理や効果的な治療法の開発に役立つ可能性がある。ゲノムワイドシークエンシングの適応は診断検査，特に遺伝学的に異質性の高い疾患の症例において拡大しており，その診断率は約30％である。シークエンシングの費用が下がり続け，ゲノム上の塩基配列の変化が機能的にどのような結果をもたらすかを解釈する能力が向上すればするほど，このアプローチの成功率は高まるだろう。

例：軸後性肢端顔異骨症における原因遺伝子の同定

血縁関係のない非罹患両親の間に，稀な先天奇形の1つである軸後性肢端顔異骨症（postaxial acrofacial dysostosis：POAD）に罹患した2人の同胞のいる家系の解析で，先に概要を示したゲノムワイドシークエンシングが行われた。この疾患をもつ人は，小顎，手の尺側の指の欠損あるいは低形成，尺骨の低発達，口唇裂，眼瞼欠損（コロボーマ）を呈する。罹患児のいる複数家系で両親が近親婚であること，また例にあげた家系のように，非罹患両親の間に複数の罹患同胞がみられる家系が少数存在すること〔この2つの知見は潜性遺伝の特徴である（第7章参照）〕から，本疾患では常染色体潜性遺伝形式が想定された。この小家系だけでは明らかに連鎖解析には不適切である。その代わり，この家系の4人全員の全ゲノムシークエンシングが行われ，解析された。

この罹患児2人の疾患が常染色体潜性遺伝であると仮定して，まず4百万以上のバリアントのなかから前述したのと同様の選別手順で候補を絞っていくと（図11.14，図11.15），4つの候補遺伝子のみが残った。このうちの1つ，*DHODH* 遺伝子の稀な有害バリアントが血縁関係のない他の2人の POAD 患者でもみられたため，この遺伝子がこれらの家系における責任遺伝子であることが判明し

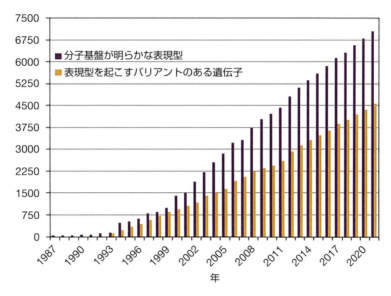

図 11.17　表現型と疾患遺伝子の関連の増加　表現型と疾患遺伝子の関連は，ゲノムワイドシークエンシングの登場とデータ共有により着実に増え続けてきた。

た。*DHODH* はピリミジン生合成に関与するミトコンドリア酵素の 1 つであるジヒドロオロト酸脱水素酵素をコードしているが，生物学的根拠からの推測では，本奇形症候群の責任遺伝子として候補にはあがらないものであった。

ゲノムワイドシークエンシングの限界と将来の展望

　ゲノムワイドシークエンシングが遺伝子同定および稀なメンデル遺伝病の診断に有効であることは証明されたが，いまだに限界がある。臨床症状にもよるが，多くの研究グループは診断率が 20〜40％の範囲であることを報告しており，これらの大部分の症例は病因となる病的バリアントが見つからず答えが得られていないままである。これにはいくつかの理由がある。第一に，メチル化異常の疾患（例えば Prader-Willi 症候群，Angelman 症候群）や，親がシークエンシングされていない場合の特定タイプの**片親性ダイソミー**（uniparental disomy：UPD）（すなわち，ヘテロダイソミー）など，標準的なゲノムワイドシークエンシングでは解決が難しい疾患がある。第二（そして関連するもの）に，ゲノムワイドシークエンシングでは，通常のショートリード（SD）シークエンシング単独では検出の難しい特定種類のバリアント（例えば均衡型の変化，反復配列伸長）を見逃してしまう。既に議論したが，全ゲノムシークエンシングはエクソーム解析より技術的な強みがあり，幅広いバリアントの検出が可能である。しかし依然として，正確な検出や複雑なゲノム領域の解読が難しいなど，限界はある。第三は，現在の我々のゲノムの理解では解釈の難しいバリアントがあることである。これは特に，ゲノムシークエンシングと，ゲノムの非コード領域や調節領域に検出される稀なバリアントに当てはまる。最後に，現在のところ全ゲノムシークエンシングは，実際には一個人の全ゲノムをシークエンシングすることはできない。コストの問題から，シークエンシングのほとんどはショートリードと，バリアントを検出するための参照ゲノムへのアラインメント（リシークエンシングと呼ばれる）に限定される。配列のなかには，技術的にシークエンスもしくは参照ゲノムに当てる（マッピングする）には複雑すぎたり，非常に類似性が高かったり，反復の長すぎるものがある。加えて，ゲノムに新規の配列，つまり参照アセンブリにない配列があった場合は，たとえそれが病的であっても除外される。

　このような弱点は，いくつかの方法によって解決されようとしている。シークエンシング技術とバリアント検出のための情報アルゴリズムの両方を改善することにより，ゲ

ノムのバリアントのより正確なカタログができる。シークエンシングされたゲノム数の増加とそれによるデータの蓄積により，より正確なバリアントの解釈が可能になる。さらに，RNA シークエンシングやメチル化解析などの他のオミックス技術の進歩は，非コード領域のバリアントの解釈においてゲノムワイドシークエンシングに付随する価値のある解析であることを証明している。ロングリードシークエンシング技術（10〜100 kb の長さまで読む）の出現により，相同性の高い領域や反復領域など，ショートリードシークエンシングでは困難であったゲノム領域についての知見が得られ，これまでみられなかったバリアントが検出されるようになった。ロングリード技術はゲノムの全体像をより完全に把握するために，参照ベースのアセンブリではなく，ゲノムの *de novo* アセンブリを進めるためにも使用できる。これらの進歩は，ゲノム，バリエーション，疾患へのその関与についての理解を深めるだろう。

謝辞

この章に貢献された Aga Hamosh と Gregory Costain に感謝の意を表する。

（訳：三宅紀子）

一般文献

Altshuler D, Daly MJ, Lander ES: Genetic mapping in human disease. *Science*, 322:881-888, 2008.

Boycott KM, Azzariti DR, Hamosh A, et al: Seven years since the launch of the Matchmaker Exchange: The evolution of genomic matchmaking. *Hum Mutat*, 43:659-667, 2022.

Boycott KM, Vanstone MR, Bulman DE, et al: Rare-disease genetics in the era of next-generation sequencing: Discovery to translation. *Nat Rev Genet*, 14:681-691, 2013.

Gilissen C, Hoischen A, Brunner HG, et al: Disease gene identification strategies for exome sequencing. *Eur J Hum Genet*, 20:490-497, 2012.

Manolio TA: Genomewide association studies and assessment of the risk of disease. *N Engl J Med*, 363:166-176, 2010.

Risch N, Merikangas K: The future of genetic studies of complex human diseases. *Science*, 273:1516-1517, 1996.

Sullivan PF, Daly MJ, O'Donovan M: Genetic architectures of psychiatric disorders: The emerging picture and its implications. *Nat Rev Genet*, 13:537-551, 2012.

Terwilliger JD, Ott J: *Handbook of human genetic linkage*. Baltimore, 1994, Johns Hopkins University Press.

専門領域の文献

1000 Genomes Project Consortium: An integrated map of genetic variation from 1,092 human genomes. *Nature*, 491:56-65, 2012.

Bainbridge MN, Wiszniewski W, Murdock DR, et al: Whole-genome sequencing for optimized patient management. *Science Transl Med*, 3:87re3, 2011.

Bush WS, Moore JH: Chapter 11: Genome-wide association studies. *PLoS Comput Biol* 8:e1002822, 2012.

Denny JC, Bastarache L, Ritchie MD, et al: Systematic comparison of phenome-wide association study of electronic medical record data and genome-wide association data. *Nat Biotechnol*, 31:1102-1110, 2013.

Fritsche LG, Chen W, Schu M, et al: Seven new loci associated with age-related macular degeneration. *Nat Genet*, 45:433-439, 439e1-439e2, 2013.

Gonzaga-Jauregui C, Lupski JR, Gibbs RA: Human genome sequencing in health and disease. *Annu Rev Med*, 63:35-61, 2012.

Hindorff LA, MacArthur J, Morales J, et al: A catalog of published genome-wide association studies, 2015. www.genome.gov/gwastudies

International HapMap Consortium: A second generation human haplotype map of over 3.1 million SNPs. *Nature*, 449:851-861, 2007.

Kircher M, Witten DM, Jain P, et al: A general framework for estimating the relative pathogenicity of human genetic variants. *Nat Genet*, 46:310-315, 2014.

Koboldt DC, Steinberg KM, Larson DE, et al: The next-generation sequencing revolution and its impact on genomics. *Cell*, 155:27-38, 2013.

Lionel AC, Costain G, Monfared N, et al: Improved diagnostic yield compared with targeted gene sequencing panels suggests a role for whole-genome sequencing as a first-tier genetic test. *Genet Med*, 20:435-443, 2018.

Manolio TA: Bringing genome-wide association findings into clinical use. *Nat Rev Genet*, 14:549-558, 2014.

Marshall CR, Howrigan DP, Merico D, et al: Contribution of copy number variants to schizophrenia from a genome-wide study of 41,321 subjects. *Nat Genet*, 49:27-35, 2016.

Matise TC, Chen F, Chen W, et al: A second-generation combined linkage-physical map of the human genome. *Genome Res*, 17:1783-1786, 2007.

Roach JC, Glusman G, Smit AF, et al: Analysis of genetic inheritance in a family quartet by whole-genome sequencing, *Science* 328:636-639, 2010.

Robinson PC, Brown MA: Genetics of ankylosing spondylitis. *Mol Immunol*, 57:2-11, 2014.

SEARCH Collaborative Group: SLCO1B1 variants and statin-induced myopathy-A genomewide study. *N Engl J Med*, 359:789-799, 2008.

Stahl EA, Wegmann D, Trynka G, et al: Bayesian inference analyses of the polygenic architecture of rheumatoid arthritis. *Nat Genet*, 44:483-489, 2012.

Yang Y, Muzny DM, Reid JG, et al: Clinical whole-exome sequencing for the diagnosis of mendelian disorders. *N Engl J Med*, 369:1502-1511, 2013.

Yuen RK, Merico D, Bookman M, et al: Whole genome sequencing resource identifies 18 new candidate genes for autism spectrum disorder. *Nat Neurosci*, 20:602-611, 2017.

問題

1. 遺伝子マッピングの初期に，Huntington 病（HD）座位は 4 番染色体にある DNA のありふれたバリアントと強い連鎖を示すことがわかった。しかし同じ研究で，HD 座位と同じ 4 番染色体にマッピングされる MNS 血液型多型の座位との間の連鎖は除外された。これをどう説明するか？

2. 16 番染色体短腕の α グロビン座位のありふれたバリアントと，常染色体顕性遺伝疾患（例えば，多嚢胞性腎疾患）の間の LOD 値（Z）が一連の英国人家系とオランダ人家系で解析され，下記のようなデータを得た。

θ	0.00	0.01	0.10	0.20	0.30	0.40
Z	$-\infty$	23.4	24.6	19.5	12.85	5.5

   $\theta_{max}=0.05$ で $Z_{max}=25.85$

   これらのデータをどのように解釈するか？
   これに続く研究で，同じ疾患と思われるシチリア島の大家系においても，α グロビンとの連鎖を調べて下記のような結果を得た。

θ	0.00	0.10	0.20	0.30	0.40
LOD 値（Z）	$-\infty$	-8.34	-3.37	-1.05	-0.02

   この 2 つ目の研究データをどう解釈するか？

3. この家系図は，眼の水晶体の主要タンパク質の 1 つ，γ クリスタリンタンパク質である CRYGD をコードする遺伝子の病的バリアントが，常染色体顕性遺伝の白内障の原因であるかどうかを調べるための研究において得られた。この家系図の色塗りの記号は，白内障に罹患している人を示す。文字は，2 番染色体の *CRYGD* 座位の 3 つのアレルを示す。自分の子に白内障を伝達した罹患者のうち，白内障と *CRYGD* の間の連鎖に情報性がある減数分裂を示す人は何人いるか？　白内障の病的バリアントと *CRYGD* アレルの間の相がわかっているのはどの個体か？　このデータを説明できるような交叉が起こったと考えられる減数分裂はあるか？　この研究から白内障と *CRYGD* 遺伝子の間の連鎖をどう結論づけるか？　その仮説を立証あるいは棄却するために，どのような追加研究が必要だろうか？

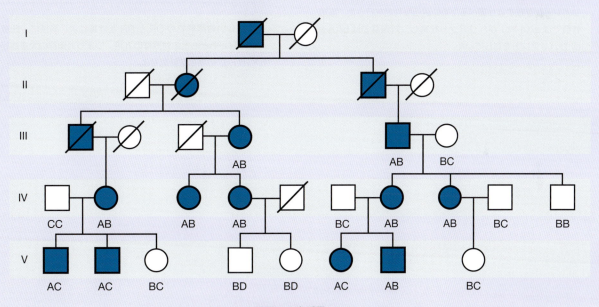

問題 3 の家系図

4. ゲノムワイドシークエンスは，稀なメンデル疾患の原因遺伝子を発見するための効果的な戦略となっており，全エクソームシークエンス（ES）または全ゲノムシークエンス（GS）のいずれかを指す。
   a. 全エクソームシークエンスを定義し，どのように行われているか概念的に記述せよ。
   b. ES と比較して GS の利点と欠点は何か？

5. 図 11.10B の家系図をよく見てほしい。もし非罹患祖母 I-2 が A/a のヘテロ接合であった場合，罹患した親 II-2 の相を決定できるか？

（つづく）

6 X連鎖性血友病 A の家系を示す下記の家系図で，2 人の罹患男児の母親について，第Ⅷ因子遺伝子のバリアントアレル (h) と正常アレル (H)，ならびにバリアントアレル M と m の相を決定できるか？

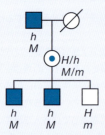

X連鎖性血友病の家系図。第一世代の罹患祖父が，疾患（アレル h）と X 染色体上の多型座位にアレル M を有す。

7 相対リスクの計算はコホート研究に使用されるが，症例対照研究には使用されない。なぜそうなのかを示すために，ある遺伝子バリアントが疾患の易罹患性に及ぼす影響を調べる症例対照研究を想定してみよう。研究者が，できるだけ多数の罹患者 (a+c) を確認し，任意の対照群 (b+d) を選んだ。両群にバリアントが存在するか調べるための遺伝型判定を行った。罹患者群では a/(a+c) がバリアントを有し，対照群では b/(b+d) がバリアントを有していた。

	疾患あり	疾患なし
バリアントあり	a	b
バリアントなし	c	d
	a+c	b+d

このときのバリアントと疾患間の関連のオッズ比（OR）と相対リスク（RR）を計算せよ。

ここで例えば，ある研究者が任意に非罹患者を 3 倍にして，3×(b+d) の対照群を用いたとしよう。症例対照研究では罹患者と非罹患者の数は解析する集団での有病率では規定されない（コホート研究では規定される）ので，研究者はいかようにも数を決定できる。このバリアントの分布は，この対照群とより小さな対照群で同じ，すなわち 3b/[3×(b+d)]＝b/(b+d) と仮定しよう。

	疾患あり	疾患なし
バリアントあり	a	3b
バリアントなし	c	3d
	a+c	3×(b+d)

この新しい対照群での OR と RR を計算せよ。同様に，任意の対照群がもともとの対照群の n 倍，つまり対照群の大きさが n×(b+d) の場合を計算せよ。

第12章

遺伝性疾患の分子遺伝学的原理

Gregory Costain

12.1　ヘモグロビン異常症から学ぶ一般原理と教訓

分子病（molecular disease）という用語は1949年に導入された。遺伝子，その構造，そしてその発現に影響を与えるような変化を，遺伝的に受け継いだか（先天的）あるいは後天的に獲得したかにかかわらず，そうした変化を主要な原因とする疾患に用いられる。この章ではまず，**単一遺伝子疾患**（single-gene disorder）の原因となる基本的なDNAバリアントのタイプやそれに伴うメカニズムの概要について扱う。その後に，**ヘモグロビン異常症**（hemoglobinopathy）とよばれるヘモグロビンの遺伝性疾患を例に用いて，分子的および臨床的な異常を述べながら説明していく。次の第13章では，遺伝医学における主要な原理を説明するような他の遺伝性疾患を含めて，広くメカニズムを概説する。

必須の遺伝子のDNAに変化が生じて，その遺伝子産物──典型的には**メッセンジャーRNA**（messenger RNA：mRNA）やタンパク質，時には構造的あるいは調節的機能をもつ特異的な**非コードRNA**（noncoding RNA：ncRNA）──の量や機能に影響を与える場合に，遺伝性疾患が発症する。ほとんどすべての単一遺伝子疾患では，ある1つのタンパク質の機能に影響を与えるバリアントが原因となっているが，この一般的な原則に対する例外がいくつか知られている。この例外とは，例えば，ある特定の標的遺伝子を調節する**マイクロRNA**（micro RNA：miRNA）のような非コードRNAのバリアント，あるいは**転移RNA**（transfer RNA：tRNA，第13章参照）をコードするミトコンドリアDNAのバリアントにより発症する疾患である。この章では，タンパク質をコードする遺伝子の異常により発症する疾患に焦点をあてて説明する。

遺伝性疾患を分子レベルで理解することは必須である。なぜなら，この知識が根本的治療の基礎となるからである。2022年の時点で，分子遺伝学的原因が明らかにされた7,000以上の表現型がMendelian Inheritance in Manのオンライン版（OMIM）にリストされている。非常に多くの疾患で基盤にある分子遺伝学的異常が明らかにされていることは印象的ではあるが，どの疾患においてもその病態生理が完全に理解されているわけではないことは冷静に認識しておく必要がある。この章で後述する**鎌状赤血球症**（sickle cell disease：症例42）は，分子レベルで初めて解明された疾患であり，最もよく研究されている遺伝性疾患である。しかし，この疾患でさえも完全に十分解明されているわけではない。ヘモグロビン異常症に対する遺伝学的治療法（genetically informed therapy）は，遺伝的な病態機序の理解が急速に深まったこともあり，臨床の現場で期待される治療法として現実的になってきている。

12.2　タンパク質機能に与える病的バリアントの影響

タンパク質をコードしている遺伝子のバリアントは，4種類の作用のうちのどれか1つをタンパク質機能に与えることで，疾患を引き起こす主要な原因となることがわかっている（図12.1）。最も一般的な作用がタンパク質の**機能喪失**（loss of function）である。しかし，残りのメカニズムによっても，重要な疾患が多数引き起こされる。すなわち，**機能獲得**（gain of function），変異タンパク質による新しい性質の獲得，そして**異時性発現**（heterochronic expression；正常とは異なる時期での発現）や**異所性発現**（ectopic expression；正常とは異なる場所での発現）といった遺伝子発現の異常である。

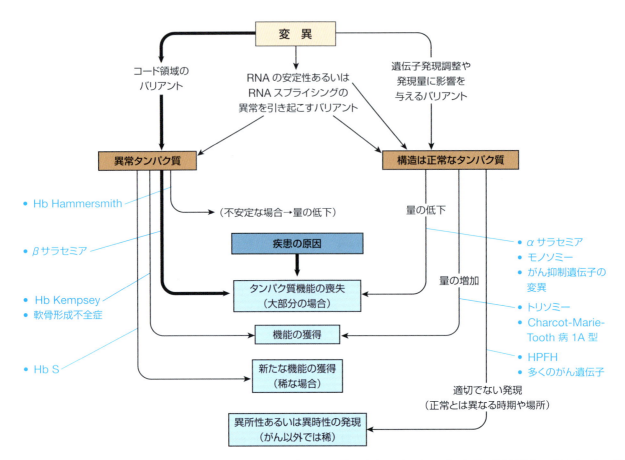

図12.1　疾患の原因となるバリアントが疾患を発症させるメカニズムの一般的概略　コード領域のバリアントにより、機能を喪失あるいは獲得するか、または新しい機能をもつ構造異常タンパク質が産生され、疾患が引き起される。非コード領域のバリアントには一般的に2つのタイプがある。メッセンジャーRNA（mRNA）の安定性かスプライシングに影響を与えるタイプと、調節配列を壊すか遺伝子量を変化させるタイプである。調節配列のバリアントでは、mRNA量、あるいはその遺伝子が発現する時期や細胞の種類が変化する。コード領域あるいは調節配列のバリアントは、タンパク質の産生量を低下させることがある。HPFH：遺伝性高胎児ヘモグロビン症。

機能喪失型バリアント

　遺伝子の機能喪失は、塩基の置換、欠失、挿入、あるいは再構成によって、その遺伝子のコード配列、調節配列、もしくは他の重要な配列に変化が生じることで引き起こされうる。欠失による機能喪失は、**遺伝子量**（gene dosage）の減少につながる。例えば、αグロビン遺伝子の欠失が主な原因である**αサラセミア**（α-thalassemia；症例44）（後述を参照）、染色体欠失による疾患（症例27）であるモノソミーによるTurner症候群（症例47、第6章参照）、そして多くのがんと同じようにがん抑制遺伝子の後天的な体細胞バリアントによって引き起こされる網膜芽細胞腫（症例39、第16章参照）などがある。このほかにも完全な機能喪失をもたらすバリアントにはいろいろなタイプがあり、そのすべてのタイプが**βサラセミア**（β-thalassemia）の例で説明できる（後述を参照）。βサラセミアは、成人の赤血球の主要なヘモグロビンタンパク質の1つであるβグロビン量の減少によって引き起こされる、ヘモグロビン異常症の1つである。

　機能喪失型バリアントによって引き起こされる疾患の重症度は、一般的に機能喪失の程度と相関する。多くの場合、異常タンパク質にわずかに機能が残っていれば、疾患の重症度はかなり軽くなる。

機能獲得型バリアント

　バリアントは、タンパク質の1つないしは複数の正常機能を高めることもある。しかし、生体システムにおいては、機能が高まることは必ずしもよいことではなく、疾患

の原因となる場合もある。ある疾患が機能獲得型バリアントによって引き起こされているかどうかを見つけることは重要である。なぜなら，機能喪失型バリアントをはじめとする他のメカニズムによって引き起こされる疾患とは，治療法が異なるからである。機能獲得型バリアントは2つに大別される：

- 正常タンパク質の産生量を増加させるバリアント。あるタンパク質が正常状態で存在する細胞において，バリアントによって正常タンパク質の合成が増加することで，疾患が引き起こされることがある。このタイプのバリアントで最もよくみられるのは，遺伝子量の増加によるものであり，染色体の一部あるいは全部が重複することで起こることが多い。例えば第6章で紹介した，21番染色体が3コピーの状態になることで起きる**21トリソミー**〔trisomy 21，Down症候群（Down syndrome）〕が代表的な例である。単一遺伝子の遺伝子量の増加によって発症する重要な疾患としては他に，アミロイド前駆体タンパク質（βAPP）の遺伝子重複を原因とする家族性Alzheimer病の1つの型（第13章参照）や，末梢ミエリンタンパク質22をコードする遺伝子（*PMP22*）の重複を原因とすることが多い末梢神経変性疾患 Charcot-Marie-Tooth病1A型（症例8）がある。
- あるタンパク質の1つの正常機能を高めるバリアント。タンパク質をコードする領域のバリアントは稀に，そのタンパク質の全体的な生理活性は低下させたとしても，個々のタンパク質分子の1つないしは複数の正常機能を高める可能性がある。例えば，ヘモグロビンKempseyを生み出すミスセンスバリアントによって，ヘモグロビンが酸素に対して高親和性状態になるため，組織への酸素運搬が低下する。このような現象の別の例として，最も一般的な骨異形成症である，*FGFR3*のミスセンスバリアントによる軟骨無形成症（achondroplasia；症例2）があげられる。

新しい性質を獲得するバリアント

いくつかの疾患では，アミノ酸配列の変化は必ずしも正常機能を変えるわけではなく，そのタンパク質に新しい性質を与える。このメカニズムの古くから知られる例として，鎌状赤血球症（症例42）がある（後述）。この疾患はアミノ酸置換が原因であり，鎌状ヘモグロビンの酸素運搬能力は影響を受けないが，正常ヘモグロビンとは異なり，鎌状ヘモグロビン鎖は脱酸素化されて正常でない高分子線維を形成して凝集し，赤血球を変形させるようになる。このような新しい性質を獲得するバリアントがごく稀なのは，当然のことである。なぜなら，長い進化の過程で精巧に調整されてきたタンパク質の機能やその安定性に対して，ほとんどのアミノ酸置換はなんの変化も与えないか，あるいは悪影響を及ぼすかのどちらかだからである。

異時性または異所性の遺伝子発現に関連したバリアント

重要なバリアントとして，正常とは異なる時期や場所での遺伝子の不適切な発現を引き起こすバリアントがある。これらのバリアントは，遺伝子の調節領域に存在する。例えば，がんは，正常では細胞の増殖を促進する遺伝子である**がん原遺伝子**（proto-oncogene）が，通常は発現していない細胞で異常に発現することがしばしば原因となる（第16章参照）。ヘモグロビン調節配列のバリアントのなかには，通常は胎児期にのみ高レベルで発現しているγグロビン遺伝子を成人でも継続的に発現させるものがある。このようなγグロビン遺伝子のバリアントは，遺伝性高胎児ヘモグロビン症と呼ばれる良性の表現型の原因となる（後述）。

12.3 生物学的に正常なタンパク質の生成は，バリアントによりどのように妨げられるのか

これまでに述べたさまざまな種類のバリアントによりタンパク質の正常な機能を喪失することは，本章の後半で検討するように，グロビン遺伝子のバリアントが原因で発症する多様な疾患を例に学ぶことができる。ヘモグロビン分子のような生物学的に活性のあるタンパク質が形成されるためには，遺伝子のもつ情報が塩基配列からmRNAに転写され，ポリペプチドに翻訳され，その後，成熟段階へと進まなければならない（第3章参照）。バリアントはこれらの段階のどこかを妨げる可能性がある（表12.1）。次に，これらの段階のうち5つの段階での異常を，ヘモグロビン異常症で説明する。その他については第13章で疾患の例を示す。

表12.1 DNA バリアントにより正常タンパク質の産生が妨げられる 8 つの段階

段階	表現型の例
転写	サラセミア (thalassemia)：グロビン遺伝子の調節部位あるいはスプライス部位に欠失や変異が生じることにより，グロビン mRNA の産生が減少あるいは欠如することにより発症
	遺伝性高胎児ヘモグロビン症 (hereditary persistence of fetal hemoglobin)：出生後に，1 つまたは複数の γ グロビン遺伝子の転写が増加することにより発症
翻訳	サラセミア (thalassemia)：ナンセンスバリアントあるいはフレームシフトバリアントによって，mRNA が機能を喪失する，あるいは急速に分解されることにより発症
ポリペプチドの折りたたみ	70 以上のヘモグロビン異常症 (hemoglobinopathy)：早期に分解される不安定なグロビン鎖の原因となるアミノ酸置換あるいは欠失によって生じるヘモグロビン異常により発症。例として，Hb Hammersmith がある
翻訳後修飾	I-cell 病 (I-cell disease)：ライソゾーム蓄積症。ライソゾーム酵素のマンノース残基にリン酸基を付加できないことにより発症。マンノース 6-リン酸残基はこの酵素がライソゾームを標的にするために必要である（第 13 章参照）
単量体の集合による完全なタンパク質構造の形成	骨形成不全症 (osteogenesis imperfecta) のある型：プロコラーゲン鎖のアミノ酸置換によって，正常コラーゲンの三重らせん構造が形成されないことにより発症（第 13 章参照）
ポリペプチドや複合体の細胞内での局在	家族性高コレステロール血症のバリアント (familial hypercholesterolemia variant)（クラス 4）：LDL 受容体のカルボキシ末端にバリアントがあると，受容体がクラスリン被覆ピットに局在することができず，受容体の細胞内への取り込みおよびその細胞表面での再利用が妨げられることにより発症（第 13 章参照）
コファクターや補欠分子族のポリペプチドへの結合	ホモシスチン尿症 (homocystinuria) のある型：コファクター（ピリドキサルリン酸）のシスタチオニン合成アポ酵素への結合が減少あるいは欠損することにより発症（第 13 章参照）
正常量が産生され，正確に折りたたまれ，複合体を形成し，局在化したタンパク質の機能	変化したタンパク質はほとんど正常であるが，その重要な生物学的活性の 1 つがアミノ酸置換によって変化している疾患。例えば，Hb Kempsey では，サブユニットどうしの相互作用異常のため，ヘモグロビンが高酸素親和性状態に固定されてしまう

LDL：低密度リポタンパク質，mRNA：メッセンジャー RNA。

表12.2 遺伝性疾患に関連する異質性の種類

異質性の種類	定義	ヘモグロビン異常症の例
遺伝的異質性		
アレル異質性	1 座位に複数のアレルが存在する	β サラセミア
座位異質性	同一の臨床表現型が複数の座位と関連している	α グロビンあるいは β グロビンのどちらの遺伝子のバリアントでもサラセミアを呈する
臨床症状・表現型異質性	1 つの座位のバリアントが複数の表現型と関連している	鎌状赤血球も β サラセミアも β グロビン遺伝子の異なるバリアントにより発症

12.4 遺伝性疾患における遺伝型と表現型の関係

遺伝性疾患において観察される臨床上の表現型の多様性を説明する主要な分子遺伝学的概念として，次の 3 種類がある：

- **アレル異質性**（allelic heterogeneity）
- **座位異質性**（locus heterogeneity）
- **修飾遺伝子**（modifier gene）の作用

それぞれを α グロビンや β グロビン遺伝子のバリアントによって説明する（**表12.2**）。

アレル異質性

遺伝的異質性（genetic heterogeneity）をもたらす最もよくみられる原因は，1 つの座位に複数のアレルが存在することであり，これを**アレル異質性**と呼ぶ（第 7 章と表 12.1 参照）。特定のアレルと特定の表現型の間に，明確な**遺伝型−表現型の相関**（genotype-phenotype correlation）が認められる場合がある。一般的にアレル異質性が臨床表現型に与える影響は，変化したタンパク質に対してより多くの残存機能（residual function）をもたらすアレルほど，疾患の主要な表現型の軽症型になることが多いと考えられる。ただし，タンパク質機能がある程度残存している

アレルの表現型が，機能がほとんどあるいはまったく残存していないアレル〔しばしばヌルアレル（null allele）と呼ばれる〕の表現型にみられる多くの臨床症状のうちのただ1つ，またはほんのいくつかの部分症状にしか関連しないという場合もある。第13章で詳しく説明するが，このような例は例えば囊胞性線維症の責任遺伝子（*CFTR*遺伝子）の特定バリアントで認められ，このバリアントは先天性精管欠損症（congenital absence of the vas deferens）の発症原因となるが，囊胞性線維症のその他の症状は引き起こさない。このルールの重要な例外として，例えば1型コラーゲンのコンポーネントをコードしている遺伝子のミスセンスバリアントような，**顕性（優性）阻害（ドミナントネガティブ）**（dominant-negative）として働く特定のバリアントがあり，これはヌルアレルと比べてより重症型の骨形成不全症の原因となる（第13章参照）。

アレルにもとづく臨床表現型の多様性の第二の説明は，タンパク質のある特異的な特性が特定のバリアントによってより大きく影響を受ける可能性があるということである。これはβグロビン遺伝子の異常症の1つであるHb Kempseyでよく示されている。Hb Kempseyのβグロビンのアレルは，ヘモグロビンに高酸素親和性を示す構造を維持させる。そのため，末梢組織への酸素供給の減少が造血系により赤血球産生が不十分なことによるものと誤って認識され，赤血球増加症が引き起こされる。

あるタンパク質の特定バリアントによってもたらされる影響の予測が困難な場合もある。鎌状赤血球症に関与するβグロビンのアレルから生じたグロビンタンパク質が重合することにより，赤血球を鎌状に変形させるということは誰も予想しなかっただろう（後述）。鎌状赤血球症にはもう1つ珍しい特性があり，それは，この疾患が1種類のバリアント（βグロビン鎖のGlu6Valというアミノ酸置換）だけによって引き起こされるということである。DNAレベルでみると，ほとんどの遺伝性疾患は責任遺伝子に生じたさまざまなバリアントによって引き起こされるからである。

座位異質性

遺伝的異質性は，特定の臨床症状が複数の座位のバリアントによりもたらされるときにも生じる。これを座位異質性と呼ぶ（第7章参照）。この現象は，サラセミアという病態がαグロビン鎖あるいはβグロビン鎖のどちらの遺伝子の変異でも起こりうることから示される（表12.2参照）。もし座位異質性が明らかにされた場合，それぞれの遺伝子と表現型との関連を注意深く比較することで，時にその表現型が当初考えられていたようには一様でないことに気づくことがある。

修飾遺伝子

遺伝子変異と臨床症状との関係が確立しているような場合でも，時に特定の患者には当てはまらないことがある。そのような臨床症状の多様性は原則として，非遺伝性（nongenetic）の因子（例えば環境因子，確率的因子）や，修飾遺伝子と呼ばれる他の遺伝子の働きによるものと説明される（第9章参照）。特定の遺伝子疾患に対して多くの修飾遺伝子が同定されている。しかし，臨床的に重要な効果量あるいは治療的意義をもつ例は，少数しか見つかっていない。本章の後半で取り上げるが，αグロビン座位に欠失をもつβサラセミアの患者は重症度の低い表現型をとることがある。

12.5 ヒトヘモグロビンと関連疾患

この章の最初の部分で紹介した概念をより詳細に説明するために，ヘモグロビン異常症と呼ばれるヒトのヘモグロビン疾患をみてみよう。これは最も一般的なヒトの単一遺伝子疾患であり，有病率は高く，世界の主要な死亡原因である。世界保健機関（World Health Organization：WHO）は，世界人口の5％以上が，臨床的に重要なヘモグロビン疾患と関連する遺伝子のバリアントの**ヘテロ接合性保因者**（heterozygous carrier）であると推定している。またヘモグロビン異常症は，その分子病理や生化学的な病因がおそらく他のどの遺伝性疾患よりもよく理解されているため，重要である。実際，第3章で学んだ遺伝子の基本的構造の理解の大部分は，ヘモグロビンの典型的な単一遺伝子疾患の研究から得られたものである。ヘモグロビン異常症について詳細に述べる前に，正常なグロビン遺伝子の概要と，ヘモグロビンの生物学的性質について簡単に紹介する。

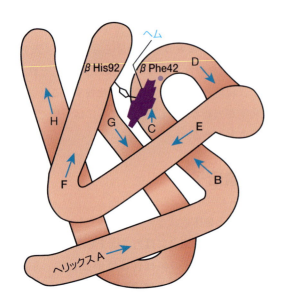

図12.2 ヘモグロビンサブユニットの構造 各サブユニットは，8つのらせん（ヘリックス）からなる領域（helical region）（A〜H）をもつ。最も保存されている2つのアミノ酸を示す。p.His92は，ヘムの鉄が共有結合するヒスチジンである。p.Phe42は，折りたたまれたヘモグロビンタンパク質のヘム"ポケット"内にヘムのポルフィリン環を押し込むフェニルアラニンである。Hb Hammersmith（βグロビン鎖のp.Phe42が置換）や，Hb Hyde Park（p.His92が置換）の記述を参照のこと。

ヘモグロビンの構造と機能

ヘモグロビンは，脊椎動物の赤血球における酸素運搬体である。ヘモグロビン分子は4つのサブユニット〔2つのα（あるいはα様）グロビン鎖と，2つのβ（あるいはβ様）グロビン鎖〕からなる。各サブユニットは，ポリペプチド鎖であるグロビン，および補欠分子族であるヘムで構成される。ヘムは酸素と結合する鉄を含む色素で，ヘモグロビン分子の酸素運搬能はヘムが担っている（図12.2）。主要な成人ヒトヘモグロビンであるHb Aは，4つの鎖が折りたたまれて互いに組み合わさった球状の四量体，$\alpha_2\beta_2$構造をもっている。

進化を通して高度に保存されたすべてのタンパク質と同様に，グロビンの**三次構造**（tertiary structure）は一定であり，実際にすべてのグロビンは7つあるいは8つ（鎖によって異なる）の，らせん（ヘリックス）からなる領域（helical region）をもつ（図12.2参照）。この三次構造を破綻させるバリアントは常に病的な結果を引き起こす。さらに，高度に保存されたアミノ酸の置換，あるいは分子内から水分子を排除するための疎水性構造を形成する非極性残基の置換の原因となるバリアントは，ヘモグロビン異常症の原因になる可能性が高い（図12.2参照）。他のタンパク質と同じようにグロビンにも，バリアントが生じれば必ず機能に影響がある感受性領域と，バリアントがあっても機能に影響がない非感受性領域がある。

グロビン遺伝子

$\alpha_2\beta_2$構造をもつHb Aの他に，5つの正常ヒトヘモグロビンが存在する。これらのヘモグロビンもHb Aと同様の四量体構造をとり，2つのα鎖あるいはα様鎖と，2つの非α鎖からなる（図12.3A）。α鎖とα様鎖をコードする遺伝子は16番染色体に縦列に並んで遺伝子群（クラスター）を形成している。相同染色体のそれぞれが，2つの同一のαグロビン遺伝子，α1およびα2を含んでいる。11番染色体上に位置するβ遺伝子とβ様グロビン遺伝子群（第3章で述べたように，β遺伝子クラスターを形成している）は互いに強い相同性があり，共通の祖先遺伝子に由来することは間違いないと考えられている（図12.3A参照）。βグロビンとδグロビンは，146アミノ酸のうちの10アミノ酸のみが異なるということから進化上近い関係であることがわかる。

グロビン遺伝子の発生段階での発現とグロビンスイッチング

発生段階でさまざまなグロビン遺伝子の発現が変化することは，**グロビンスイッチング**（globin switching）と呼ばれる（図12.3B）。αおよびβグロビンの遺伝子クラスターは，同じ転写方向で並んで存在し，さらに各遺伝子クラスター内での遺伝子の位置は発生段階で発現する順序で並んでいる。グロビン鎖合成の経時的な切り替え（スイッチング）は，主要な赤血球産生部位の切り替えと同時に起こる（図12.3B）。したがって，胚での3つのグロビン鎖の合成は，妊娠3週目から8週目の時期には主に卵黄嚢で行われる。しかし，おおよそ妊娠5週目ぐらいになると，造血が主に行われる場所が卵黄嚢から胎児肝臓に移行しはじめる。胎児期の主要なヘモグロビンはHb F（$\alpha_2\gamma_2$）で，Hb Fは出生時には総ヘモグロビンの約70％を占める。しかし，成人期ではHb Fは総ヘモグロビンのたった数パーセントとなる。ただし，これには個人差があり，1％未満から約5％の間で変化する。

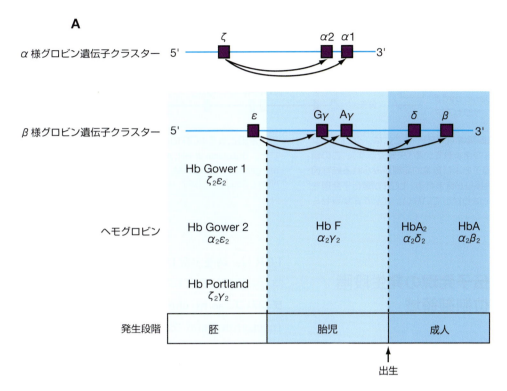

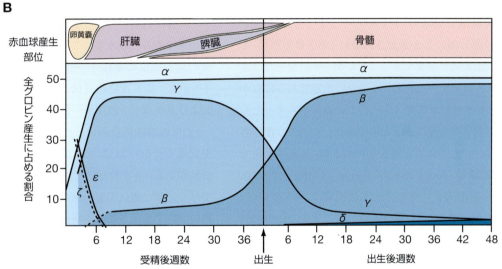

図 12.3 ヒトグロビン遺伝子の構造と，ヒトの各発生段階で産生されるヘモグロビン (A) α様グロビン遺伝子クラスターは 16 番染色体，β様グロビン遺伝子クラスターは 11 番染色体に存在する。曲線状の矢印は，発生過程での遺伝子発現の切り替えを示している。(B) ヒト胎児および乳幼児における赤血球産生。一連の発生段階で，ヘモグロビン合成にかかわる細胞や臓器，また合成されるグロビン鎖の種類を示す。(A は Stamatoyannopoulos G, Nienhuis AW: Hemoglobin switching. In Stamatoyannopoulos G, Nienhuis AW, Leder P, et al, editors: *The molecular basis of blood diseases.* Philadelphia, 1987, WB Saunders より作成；B は Wood WG: Haemoglobin synthesis during fetal development. *Br Med Bull*, 32:282-287, 1976 より作成)

β鎖の合成は出産間近に顕著になり，生後 3 カ月までに，存在するほとんどすべてのヘモグロビンは成人型 Hb A ($\alpha_2\beta_2$) となる（図 12.3B）。βサラセミア（後述）のようなβグロビン量の減少をきたすバリアントによる疾患では，成人においては通常少量しか産生されていないγグロビンの産生を増加させることで Hb F ($\alpha_2\gamma_2$) を増やし，疾患の症状軽減に成功していることが示されている（第 14 章参照）。

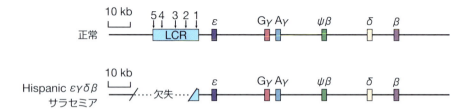

図12.4　βグロビン座位制御領域（LCR） ここには，クロマチンを開いた状態にする領域が5つ含まれている（矢印で示す）。この領域には，赤血球特異的転写因子および普遍的発現がみられる転写因子の両方のコンセンサス結合部位が含まれる。LCRが遺伝子発現を調節するメカニズムは完全にはわかっていない。εγδβサラセミアの原因となるLCRの欠失も示す。これについては本文を参照のこと。(Kazazian Jr HH, Antonarakis S: Molecular genetics of the globin genes. In Singer M, Berg P, editors: *Exploring genetic mechanisms.* Sausalito, 1997, University Science Booksより作成)

βグロビン遺伝子発現の発生段階での調節：座位制御領域

　グロビン遺伝子の発現を制御するメカニズムの解明から，正常および病的な生物学的過程を理解する一般的な手がかりが得られている。βグロビン遺伝子の発現は，隣接するDNA領域にあるプロモーターと2つのエンハンサーからは部分的にしか調節されない（第3章参照）。これ以外の調節配列が必要であることが明らかになった。遺伝子自体（各調節配列も含む）は完全に正常であるにもかかわらず，βグロビンクラスターのどの遺伝子もまったく発現しない患者群が見つかったのである。このような患者の解析により，εグロビン遺伝子の約6kb上流の現在では**座位制御領域**（locus control region：LCR）と呼ばれるβグロビン遺伝子クラスター上流領域に，約20kbの大きな欠失が同定された（図12.4）。この欠失のために引き起こされる疾患εγδβサラセミアについては本章の後半で述べるが，これらの患者により，このLCRはβグロビンクラスターに含まれるすべての遺伝子の発現に必要であることが明らかになった。

　LCRは5つのDNase Iの高感受性部位として定義され（図12.4参照），この部位は，潜在的調節部位を同定する際に実験的に用いられる特定のタンパク質（DNase I酵素など）に対して非常に感受性が高い領域である。クロマチンのエピジェネティックなパッケージングにおいて（第3章参照），赤芽球細胞のLCRはこの座位のクロマチン構造を開いた状態に保つので，それにより転写因子が調節配列に近づくことができ，βグロビン遺伝子クラスター領域の各遺伝子の発現がもたらされる（第3章参照）。

　LCRは，関連するDNA結合タンパク質とともに，βグロビン座位に含まれる遺伝子と相互作用し，**活性クロマチンハブ**（active chromatin hub）と呼ばれる核ドメイン（nuclear domain）を形成する。ここでβグロビン遺伝子の発現が起こる。発生過程におけるβグロビン遺伝子クラスター領域の5つの遺伝子間で起こる遺伝子発現の連続的なスイッチングは，活性クロマチンハブとこのクラスターに含まれるいろいろな遺伝子との会合が連続的に起こる結果である。つまり，このハブが，遺伝子クラスター領域の最も近位の遺伝子（胚期においてはεグロビン遺伝子）から，最も遠位の遺伝子（成人期におけるδグロビンおよびβグロビン遺伝子）まで移動するのである。

　LCRの臨床的意義は，βグロビンクラスターの遺伝子を発現できないLCR欠失患者にとどまるものではない可能性がある。βグロビンクラスターがかかわる疾患においては，正常な遺伝子を一生のうちの適切な時期に適切な組織において発現させる治療が目標となるため，遺伝子治療（第14章参照）にはLCRの構成要素が不可欠である可能性が高い。グロビンスイッチングの基礎となる分子メカニズムの理解により，βグロビン遺伝子だけにバリアントをもつβサラセミアの患者に対してγグロビン遺伝子の発現を高めることが，見込みのある治療となるかもしれないとわかった。Hb A（$\alpha_2\beta_2$）の欠如した成人では，Hb F（$\alpha_2\gamma_2$）が効果的な酸素運搬体となるのである（第14章参照）。

遺伝子量，発生過程でのグロビンの発現，臨床疾患

　αグロビンとβグロビンにおける遺伝子量の差（二倍体

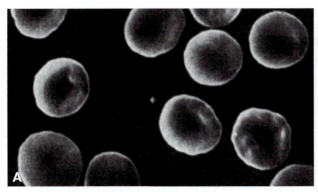
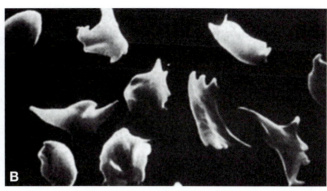

図 12.5 鎌状赤血球症患者の赤血球の走査型電子顕微鏡写真 （A）酸素化された細胞は丸く膨らんでいる。（B）典型的な鎌状赤血球の形は脱酸素化状態のときにのみ認められる。(Kaul DK, Fabry ME, Windisch P, et al: Erythrocytes in sickle cell anemia are heterogeneous in their rheological and hemodynamic characteristics. *J Clin Invest*, 72:22-31, 1983 より)

ゲノムあたり 4 つの α グロビン遺伝子と，2 つの β グロビン遺伝子)，およびそれらの発生過程における発現パターンの違いは，多くのヘモグロビン異常症の発症機序を理解するうえで重要である。1 つの β グロビン遺伝子の 1 つのバリアントは β 鎖の 50% に影響するが，1 つの α 鎖の 1 つのバリアントは α 鎖の 25% にしか影響を与えない。しかし他方では，出生前には主要な β 様グロビンである γ グロビンが存在し，Hb F は出生時には総ヘモグロビンの 70% を占めるので，β グロビンのバリアントの影響は出生前にはみられないことがわかる（図 12.3B 参照）。対照的に，α 鎖は妊娠 6 週目以降のヘモグロビンのなかで唯一の α 様成分であるため，α グロビンのバリアントは胎児期と出生後の両方で重篤な疾患の原因となる。

12.6 ヘモグロビン異常症

ヘモグロビンの遺伝性疾患は，オーバーラップする稀な疾患もあるが，大きく 3 つのグループに分類される：

- グロビンポリペプチドのアミノ酸配列の構造変化によって，酸素運搬能などの特性の変化，または安定性の低下が起こる。鎌状赤血球症（ 症例 42 ）は構造変化の例であり，遺伝子のミスセンスバリアントにより，脱酸素化 β グロビンが不溶性となり，赤血球が変形する（図 12.5）。
- サラセミア（thalassmia）：1 つ以上のグロビン鎖の量が十分でないことが原因で発症する疾患（ 症例 44 ）。グロビン鎖の量の減少は，グロビン鎖の生成減少や，あ

まり一般的ではないが，バリアントによってグロビン鎖が不安定になることで起こる。結果として起こる α：β 鎖の比の不均衡が，サラセミアの病態生理の基礎である。例えば，プロモーターのバリアントによって β グロビンの mRNA 発現量が減ることで，β サラセミアが発症する。
- 遺伝性高胎児ヘモグロビン症（hereditary persistence of fetal hemoglobin：HPFH）：周産期の γ グロビンから β グロビン合成へのスイッチング異常のため発症する，臨床的には良性の病態である。原因となるバリアントの例は，δ グロビンと β グロビンの両方の遺伝子の欠失である。しかしこの場合，出生後も γ グロビンが発現することにより，効率的酸素運搬が可能な Hb F が生成される（図 12.3 参照）。

ヘモグロビンの構造変化

ヘモグロビンのほとんどのバリアントは，複数あるグロビン遺伝子のうちの 1 つに一塩基バリアントが生じることが原因である。500 以上の異常ヘモグロビンが報告されており，それらの約半分は臨床的に重要である。ヘモグロビンの構造変化は，臨床的表現型によって 3 つに分類される（表 12.3）：

- 溶血性貧血の原因となる変化。一般的に，ヘモグロビン四量体を不安定にするものである。
- 酸素運搬能の変化を伴う変化。酸素親和性の増加または減少，あるいは可逆的な酸素化ができないグロビンの 1 種である**メトヘモグロビン**（methemoglobin）の形成が

表 12.3 ヘモグロビン構造バリアントの主要な分類

バリアントの分類[a]	アミノ酸置換	バリアントの病態生理学的影響	遺伝形式
Hb S	β鎖：p.Glu6Val	脱酸素化された Hb S が重合→鎌状赤血球→血管閉塞と溶血	AR
Hb Hammersmith	β鎖：p.Phe42Ser	不安定ヘモグロビン→ヘモグロビンの沈殿→溶血，酸素親和性の低下	AD
Hb Hyde Park (Hb M)	β鎖：p.His92Tyr	アミノ酸置換によりヘム鉄がメトヘモグロビン還元酵素に対して抵抗性を獲得→酸素を運搬できない Hb M →チアノーゼ（非症候性）	AD
Hb Kempsey	β鎖：p.Asp99Asn	アミノ酸置換によりヘモグロビンを酸素親和性が高い構造に固定→組織における低酸素→多血症	AD
Hb E	β鎖：p.Glu26Lys	バリアント→異常ヘモグロビンと合成量の減少（RNA スプライシングの異常）→軽症サラセミア[b]（図 12.11 参照）	AR

[a] ヘモグロビンバリアントは最初の患者が報告された町にちなんで命名されることが多い。
[b] βサラセミアの原因となる他のβ鎖構造バリアントを表 12.5 に示す。
AD：常染色体顕性遺伝，AR：常染色体潜性遺伝，Hb M：メトヘモグロビン（本文参照）。

原因である。
- サラセミアの原因となるコード領域のバリアントによる変化で，グロビンポリペプチドの量の低下が引き起こされる。それらのバリアントの多くは mRNA 合成速度を低下させたり，コードされたタンパク質の量に影響を及ぼしたりする。

溶血性貧血

新しい物理学的特性をもつヘモグロビン：鎌状赤血球症
鎌状赤血球ヘモグロビンは世界の多くの地域で非常に大きな臨床的意義をもち，数百万人が罹患している。原因となるバリアントは，βグロビンの 6 番目のアミノ酸のコドンをグルタミン酸からバリン（GAG → GTG：p.Glu6Val，表 12.3 参照）に変える一塩基置換が原因で起こる。このバリアントをホモ接合でもつと，鎌状赤血球症（ 症例 42 ）の原因となる。この疾患には特徴的な地理的分布がみられ，赤道直下のアフリカで非常に頻度が高く，地中海沿岸地域やインド，西半球のスペイン語圏，あるいはそれらの地域から移住した人々の国で認められる。アフリカ系米国人の約 400 人に 1 人は，この疾患に罹患して生まれる。

臨床的特徴　鎌状赤血球症は，常染色体潜性遺伝（劣性遺伝）の重症の溶血性疾患であり，低酸素圧条件下では赤血球が非常に異常な形状（鎌状）を示す傾向があることを特徴とする（図 12.5 参照）。ヘテロ接合体は**鎌状赤血球形質**（sickle cell trait）をもつと言われ，通常は臨床的に正常であるが，その赤血球は非常に低い酸素圧条件下では鎌状になりうる。このような現象が生体内で起こるのは稀である

が，標高の高い所（例えば，機内圧が低下している飛行機内）や，スポーツ競技で過度の負荷をあたえた場合は，脾梗塞のリスクがある。ヘテロ接合体は，アフリカ系米国人の約 8%に存在する。しかし，鎌状赤血球アレル（β^S）頻度が高い地域（例えば，西および中部アフリカ）では，新生児集団の最大 25%はヘテロ接合体である。

Hb S の分子病理学　1950 年代に Vernon Ingram は，鎌状赤血球ヘモグロビンの異常はヘモグロビン分子のβ鎖の 146 アミノ酸のうちの 1 つに起きた置換であることを発見した。鎌状赤血球ヘモグロビンのすべての臨床所見は，βグロビン遺伝子のこのただ 1 つのアミノ酸の変化の結果である。この Ingram の発見は，**構造遺伝子**（structural gene）のバリアントが，そのタンパク質のアミノ酸置換を引き起こすことを，全生物のなかで最初に示した例である。置換はβ鎖にあるので，鎌状赤血球ヘモグロビンは$\alpha_2\beta_2^S$，またはより正確には$\alpha_2 A\beta_2^S$と表記される。ヘテロ接合体は 2 つのタイプのヘモグロビン，Hb A と Hb S の混合であり，$\alpha_2 A\beta_2 A/\alpha_2 A\beta_2^S$と表記され，雑種ヘモグロビン四量体は$\alpha_2 A\beta A\beta^S$と表記される。この鎌状赤血球のバリアントは西アフリカだけでなく他の地域でも独立して起こったことを示す有力な証拠が得られている。ヘテロ接合体はマラリアに対する抵抗性を獲得するため，世界のマラリアの多い地域ではβ^Sアレル頻度が高いという結果がもたらされた（第 10 章参照）。

鎌状赤血球化と疾患　鎌状赤血球症の分子病理と細胞病理を図 12.6 にまとめた。変異型βグロビンサブユニットを有するヘモグロビン分子では，その重要な機能である酸

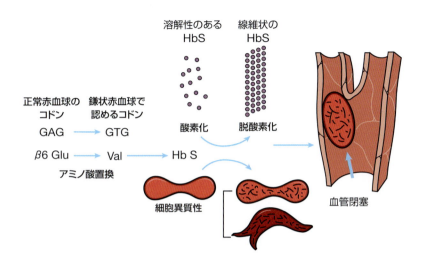

図12.6 鎌状赤血球症の病態 (Ingram V: Sickle cell disease: molecular and cellular pathogenesis. In Bunn HF, Forget BG, editors: Hemoglobin: *Molecular, genetic, and clinical aspects*. Philadelphia, 1986, WB Saunders より作成)

素結合能は（次で説明するように，重合しない場合は）正常であるが，血液中で脱酸素化が起こると，正常ヘモグロビンに比べて1/5の溶解度しかもたなくなる。すなわち低酸素圧条件下で鎌状赤血球ヘモグロビン分子は，デオキシヘモグロビンSの相対的な不溶性により，棒状の重合体つまり線維状に凝集する（図12.6）。その結果，鎌状にゆがんだ $α_2β_2^S$ 赤血球は，正常赤血球のように一列になって毛細血管を通過することができず，血流を妨げ，局所の虚血を引き起こす。また，赤血球膜を破損し（溶血），遊離ヘモグロビンを放出する可能性もある。そのため，一酸化窒素などの血管拡張物質の有効性が低下し，局所的な虚血を悪化させる可能性もある。

修飾遺伝子が決定する鎌状赤血球症の臨床的重症度 鎌状赤血球症の重症度の修飾因子は Hb F ($α_2γ_2$) の発現レベルが強く関係していることが古くから知られており，Hb Fの発現量が高いと重症度は低く，致死率も低い。生理学的な観点から考えると，Hb F が症状を改善する効果は明白である。Hb F は，生まれた後も酸素運搬で重要な働きをするだけでなく，デオキシヘモグロビン S の凝集を妨げる働きもしているからである。

最近まで，Hb F 発現量にみられる個人差が親から子へ伝わるかどうかは定かではなかったが，ゲノムワイド関連解析（genome-wide association study：GWAS；第11章参照）により，転写因子をコードする3つの多型座位〔γグロビン遺伝子，および転写因子をコードする *BCL11A*

遺伝子と *MYB* 遺伝子に存在する一塩基多型（single nucleotide polymorphism：SNP）〕の組み合わせから，鎌状赤血球症患者にみられる Hb F 発現量のばらつきの40～50％を説明できることが示された。さらに，これらの Hb F に関係する SNP は，鎌状赤血球による毛細血管の閉塞で生じると考えられている痛み発作と関連している（図12.6参照）。*BCL11A* 遺伝子の機能喪失バリアントをヘテロ接合にもつ人は稀に神経疾患を発症するだけでなく，遺伝性胎児ヘモグロビン持続症も発症することがある。

遺伝学的に引き起こされる Hb F の発現量の違いは，βサラセミアの重症度とも関係している（後述）。βサラセミアにおけるβグロビン〔それゆえ Hb A ($α_2β_2$) も〕の低い発現量は，γグロビン〔それゆえ Hb F ($α_2γ_2$)〕の高い発現量により，部分的に緩和されるからである。Hb F の発現量が遺伝的な修飾因子であるという発見は，鎌状赤血球症やβサラセミアの重症度の多様性を説明するだけでなく，第9章で論じている「修飾遺伝子は，単一遺伝子疾患の臨床的・生理的重症度を決めるうえで重要な役割を担っている」という一般原理を示しているともいえる。

BCL11A，成人の赤血球におけるγグロビン遺伝子発現のサイレンサー Hb F 発現量に対する遺伝的修飾因子，特に BCL11A が同定され，治療法開発への利用が期待されている。*BCL11A* 遺伝子の転写産物は，通常はγグロビンの発現を抑制する転写因子であり，生後の Hb F の産生を止める。したがって，出生後に BCL11A の働き

を抑制し，Hb Fの発現量を上昇させる薬物があれば，世界中にいる数百万人におよぶ鎌状赤血球症患者とβサラセミア患者（第14章参照）の治療に有効かもしれない。さらに，予備的臨床試験のデータによると，*BCL11A*遺伝子の転写後抑制は，鎌状赤血球の効果的な治療となる可能性もある。

13トリソミー，マイクロRNA，MYB－その他のγグロビン遺伝子発現のサイレンサー　ゲノムワイド関連解析により，MYBがγグロビンの発現調節に重要であることが明らかになったが，この発見は思わぬ方面の研究結果からも裏付けられている。13トリソミー（第6章参照）の患者では出生後もHb Fの高発現が持続することが知られているが，その基盤についての研究からMYBの関与が明らかになったのである。また，miR-15a，miR-16-1という2つのmiRNAが，*MYB*のmRNAの3′非翻訳領域（untranslated region：UTR）を直接の標的とし，MYBタンパク質の発現を減少させていることが明らかとなった。これらの2つのmiRNAの遺伝子は，13番染色体に位置している。つまり，13トリソミーにおいては，これらの遺伝子量が多いことにより，MYBタンパク質量が正常量より減少し，出生後に通常はMYBタンパク質によって抑制されるγグロビン遺伝子の発現がいくらか高まり，Hb Fの発現を増加させるのである（図12.7）。

不安定ヘモグロビン　不安定ヘモグロビンは一般的には，成熟赤血球のヘモグロビン四量体に変性を引き起こす一塩基バリアントによるものである。不安定なグロビン四量体は，不溶性であるため，沈殿して封入体（Heinz小体）を形成し，赤血球膜を傷つけ，血管内で成熟赤血球の溶血を引き起こす（図12.8，βサラセミアによるHeinz小体を示している）。

　Hb Hammersmith〔β鎖の42番目のフェニルアラニンがセリンに置換（p.Phe42Ser）；表12.3参照〕と呼ばれる不安定ヘモグロビンでのアミノ酸置換は，四量体を変性させ，溶血を生じさせる。このフェニルアラニン残基は自然界のすべてのグロビンにおいて保存されている2つのアミノ酸のうちの1つであるため，この置換は特に重要である（図12.2参照）。したがって，このフェニルアラニン残基の置換がヘモグロビンの機能に重大な変化を引き起こすのは，驚くに値しない。フェニルアラニン分子は大型で

あり，正常のβグロビン鎖においては，折りたたまれたβグロビン単量体の"ポケット"にヘムを押し込む役割を果たしている。これが，小型のアミノ酸残基であるセリンと置換されると，ポケットとヘムの間に隙間が生じ，ポケットからヘムがこぼれおちる原因となる。Hb Hammersmithは，不安定なだけでなく，酸素親和性が低いため，ヘテロ接合体の場合にはチアノーゼの原因となる。

　四量体を不安定化させるバリアントと対照的に，グロビン単量体を不安定化させる別のバリアントも存在する。この場合は，四量体を形成できないため，グロビン鎖の比の不均衡が引き起こされ，サラセミアとなる（後述参照）。

酸素運搬能が変化したバリアント

　ヘモグロビンの酸素運搬能を変化させるバリアントは稀ではあるが，興味深い。なぜなら，1つのバリアントによってどのようにそのタンパク質機能の一部（この場合は酸素への結合とその放出）が障害されるのか，そしてなぜそのタンパク質の他の性質は比較的正常に保たれるのかのメカニズム*訳注の説明となるからである。例えば，酸素運搬能に影響を与えるバリアントは通常，ヘモグロビンの安定性にはほとんど，あるいはまったく影響を与えない。

メトヘモグロビン　オキシヘモグロビンは，可逆的な酸素化能力があるヘモグロビンである。すなわち，オキシヘモグロビンのヘム鉄は還元型（Fe^{2+}）である。ヘム鉄は自然に酸化されて酸化型（Fe^{3+}）になる傾向があり，その結果生じる分子がメトヘモグロビンである。メトヘモグロビンには可逆的な酸素化能力がない。血液中にメトヘモグロビンが相当量蓄積してしまうと，チアノーゼが引き起こされる。ヘム鉄を還元状態に維持することは，メトヘモグロビンレダクターゼ（還元酵素）の役割である。いくつかの変異型グロビン（αまたはβどちらの場合もある）では，ヘムポケット領域での置換によって，鉄がこの還元酵素に抵抗性になり（還元されなくなり），ヘムとグロビンの結合が影響される。このようなヘモグロビン変異をヘテロ接合でもつと，チアノーゼ（徴候の1つ）を呈するが，無症候性である。ホモ接合では致死的であると予測される。β鎖メトヘモグロビンの一例としてHb

---

*訳注　つまり，このタンパク質で特定の機能を担うドメインのみが障害されること。

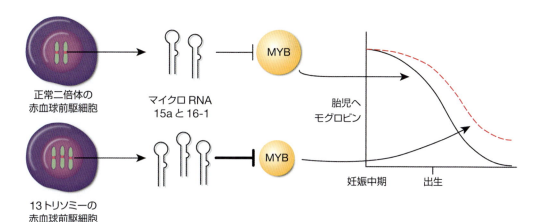

図12.7 13トリソミーにおいてマイクロRNA 15aと16-1の上昇により，どのように胎児ヘモグロビンの発現が上昇するかを説明するモデル　通常，これらのマイクロRNAは基礎量のレベルで，造血時には*MYB*遺伝子のような標的遺伝子の発現を調節している．13トリソミーでは，これらのマイクロRNA量の上昇によりMYB発現の抑制がさらに進むため，胎児型ヘモグロビンから成人型ヘモグロビンへのスイッチングが遅れ，胎児ヘモグロビンの発現が持続することになる．（Orkin SH: Disorders of hemoglobin synthesis: The thalassemias. In Stamatoyannopoulos G, Nienhuis AW, Leder P, et al, editors: *The molecular basis of blood diseases*. Philadelphia, 1987, WB Saunders, pp. 106-126 より作成）

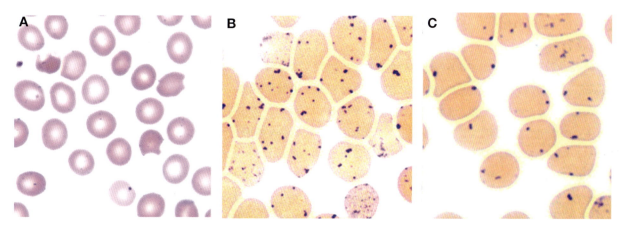

図12.8 βサラセミアにおけるβ鎖の欠乏による病理学的影響を画像化　赤血球で過剰な正常α鎖が沈殿し，Heinz小体を形成している．末梢血の塗抹標本とHeinz小体の標本を示す．末梢血の塗抹標本（**A**）では，脾臓でマクロファージによりHeinz小体が除去されるため，かみ切られたように見える，破れてめくれた半球状の赤血球膜をもつ"bite" cellを示している．その結果，細胞膜が傷つくので，赤血球は未熟な段階で破壊されることになる．同じ標本をHeinz小体が見えるように調製すると（**B**），正常な赤血球の標本（**C**）に比べてHeinz小体が増えているのがわかる．（Hoffman R, Furie B, McGlave P, et al: *Hematology: Basic principles and practice*, ed 5. Amsterdam, 2008, Elsevier より）

Hyde Parkがあり（表12.3参照），ヘムが共有結合している保存されたヒスチジン（p.His92，図12.2）が，チロシンに置換している（p.His92Tyr）．

酸素親和性が変化したヘモグロビン　酸素親和性を変化させるバリアントは，ヘモグロビンのような多量体タンパク質の正常機能にとって，サブユニット間の相互作用が重要であることを教えてくれる．Hb A四量体では，α：β相互作用面は進化の過程で高度に保存されている．なぜならその相互作用面は，ヘモグロビンが酸素化（弛緩）状態の分子から脱酸素化（緊張）状態の分子へと移行するときに大きく変化するからである．βグロビン変異体のHb Kempsey（表12.3参照）では，この相互作用面のアミノ酸残基に置換が起こり，鎖間での酸素化に伴う変化を妨げる．すなわち，このバリアントはヘモグロビンを高酸素親和性状態に"固定"するため，組織への酸素運搬が減少し，赤血球増加症が引き起こされるのである．

サラセミア：グロビン鎖合成の不均衡

いろいろなタイプを総合すると，サラセミア（症例44）は世界で最も一般的なヒト単一遺伝子疾患であり，ヘモグロビン合成に関連するさまざまな疾患を含んでいる。これらの疾患では，遺伝子バリアントによってαグロビン鎖もしくはβグロビン鎖の合成や安定性が減少し，それぞれにαサラセミアやβサラセミアを引き起こす。その結果，α鎖：β鎖の比が不均衡になることが，病態生理学的過程の原因となる。正常な速度で産生される鎖は，相対的に過剰になる。すなわち，四量体を形成するための相手鎖が存在しないなかで，過剰な正常鎖は細胞内で沈殿することになり，細胞膜を傷つけ，赤血球の早期破壊の原因となるのである。余剰なβ鎖およびβ様鎖は，不溶性であるため沈殿し，また細胞膜を傷つけるため，赤血球前駆細胞では無効造血，成熟赤血球では溶血の原因となる。結果として低色素性小球性の貧血（赤血球の不足）となる。

"サラセミア"という名称（ギリシャ語で海を意味する語"thalassa"に由来）は，この疾患が地中海出身の人で最初に見つかったことを示している。αサラセミアもβサラセミアも多くの集団で高い頻度でみられるが，αサラセミアのほうがより多くみられ，世界に広まっている。サラセミアの頻度が高いのは，この保因者はマラリアに対する防御を獲得するという利点があるためで，これは鎌状赤血球ヘモグロビン保因者の示す**ヘテロ接合体の優位性**（heterozygote advantage）（第10章参照）と類似している。サラセミアは，旧世界（地中海地方，中東，およびアフリカとインドとアジアの一部）の付近に帯状に分布する特徴をもつ。

臨床的な検討のうえで重要な点は，ヘモグロビンの構造変化と同様に，両タイプのサラセミアのアレルをもつことは稀ではないことである。結果的に，同じグロビン遺伝子の異なるアレル間，あるいは異なるグロビン遺伝子のバリアントをもつアレル間で，臨床的に重要な相互作用が起こる可能性がある。

αサラセミア

αグロビン産生が関係する遺伝性疾患は，胎児および成人の両方のヘモグロビン形成に影響を与え（図12.3参照），それゆえ子宮内でも出生後にも疾患が発症する。αグロビン鎖が存在しないと，βグロビン遺伝子クラスター

から生じる鎖は相互作用する相手が存在しないので，ホモ四量体のヘモグロビンを自由に形成してしまうことになる。γ_4 からなるヘモグロビンは Hb Barts として知られ，β_4 からなる四量体は Hb H と呼ばれる。これらのどのヘモグロビンも正常条件下で組織に酸素を放出することができないので，酸素運搬体としての機能をまったく果たさない。その結果，重度のαサラセミアおよび Hb Barts（γ_4）を高レベルにもつ児は，重度の子宮内低酸素状態となり，出生時には重症の全身性体液貯留を伴う。これは**胎児水腫**（hydrops fetalis）と呼ばれる。軽症のαサラセミアでは，赤血球内に Hb H（β_4）が徐々に沈殿するため，貧血が進行する。これにより，成熟赤血球では Hb H 封入体形成が引き起こされ，脾臓でこのような赤血球封入体の除去が行われると細胞が傷つけられ，早期の赤血球破壊に至る。

αグロビン遺伝子の欠失　αサラセミアで最もよくみられる分子遺伝学的な原因は，αグロビン遺伝子の欠失である。例えばβ鎖の遺伝子と比較してα鎖の変異体で欠失の頻度が高い理由は，16番染色体のそれぞれに同じαグロビン遺伝子が2つずつ局在しているためである（図12.3A 参照）。この2つの相同なαグロビン遺伝子が縦列に並んでいるため，**相同対合**（homologous paring）に引き続く組換えにより，位置合わせを誤ることが多くなる。例えば，一方の染色体のα1 遺伝子領域と，もう一方の染色体のα2 遺伝子領域が対合し，組換えが起こることがある（**図12.9**）。αグロビン遺伝子3つからなるクラスター領域をもつ正常な人が稀に存在するという報告は，このような病的メカニズム〔**非アレル間相同組換え**（nonallelic homologous recombination：**NAHR**，非対立遺伝子相同組換えともいう）〕を裏付ける証拠となった。これらαグロビン遺伝子の1，2，3あるいは4つすべてのコピーの欠失やその他の変化によって，その程度に応じた重症度の血液学的異常が引き起こされる（**表12.4**）。

2つの正常αグロビン遺伝子と，2つの変異αグロビン遺伝子をもつ人は，**αサラセミア形質**（α-thalassemia trait）をもち，2つの遺伝型（$-\alpha/-\alpha$ あるいは $--/\alpha\alpha$）のどちらかであるが，これは欠失がシス（cis）かトランス（trans）かという点の違いである。αサラセミア形質は世界中にみられる。しかし，αグロビン遺伝子の両コピーの欠失をシスにもつヘテロ接合性変異（$--/\alpha\alpha$）は東南アジ

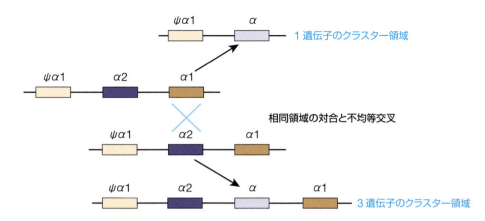

図12.9 16番染色体に存在する2つのαグロビン遺伝子のうちの1つが欠失することにより発症する，αサラセミアの最も一般的な型の基礎となると考えられているメカニズム　一方の染色体上のα1遺伝子と，他方の相同染色体上のα2遺伝子間で位置合わせを誤り，相同領域が対を形成し，組換えが起こることにより，1つのαグロビン遺伝子が欠失する．(Kazazian HH: The thalassemia syndromes: Molecular basis and prenatal diagnosis in 1990. *Semin Hematol*, 27:209-228, 1990 より作成)

表12.4 αサラセミア遺伝型に関連する臨床症状

臨床症状	機能するα遺伝子の数	αグロビン遺伝子の遺伝型	α鎖の産生
正常	4	αα/αα	100%
無症状保因者	3	αα/α-	75%
αサラセミア形質（軽症の貧血，小血球症）	2	α-/α- またはαα/--	50%
Hb H（β_4）病（中程度〜重症の溶血性貧血）	1	α-/--	25%
胎児水腫，あるいはαサラセミアホモ接合（Hb Barts：γ_4）	0	--/--	0%

アにほとんど限られる．この欠失アレルの保因者どうしから生まれる子孫は結果的に2つの--/--染色体を受け継ぎ，Hb Barts（γ_4）や胎児水腫を発症する可能性がある．しかし，別の集団では，αサラセミア形質は通常，欠失をトランスにもつ-α/-α遺伝型が原因であり，この場合は--/--の子孫を生じる可能性はない．

αグロビン遺伝子の欠失を引き起こすバリアントに加えて，αグロビン遺伝子クラスターのLCRだけが欠失する変異もαサラセミアの原因となることが示されている．実際，βグロビンのLCRに関する前述の観察と同様に，このような欠失がαグロビン座位におけるこの調節配列の存在を証明するために役立った．

他の型のαサラセミア　先に述べたすべての種類のαサラセミアでは，αグロビン遺伝子の欠失か，シスに働く調節配列のバリアントが，αグロビン合成減少の原因である．他の型のαサラセミアはこれらほど一般的ではない．αサラセミアの重要で稀な型の1つに，**ATR-X症候群**（ATR-X syndrome）がある．この疾患はαサラセミアと知的障害の両方に関係しており，遺伝子発現調節におけるゲノムのエピジェネティックなパッケージング（収納）の重要性を示している（第3，8章参照）．X染色体に局在する*ATRX*遺伝子は，αグロビン遺伝子の発現をトランスに活性化する**クロマチンリモデリング**（chromatin remodeling）タンパク質をコードしている．ATRXタンパク質はクロマチンリモデリング因子のタンパク質ファミリーに属し，DNAのトポロジーを変化させる大きなタンパク質複合体の中で機能している．ATR-X症候群は，クロマチンリモデリングタンパク質のバリアントによって生じる単一遺伝子疾患の1つである〔クロマチン異常症（chromatinopathy）；第8章参照〕．

ATR-X症候群は，当初は稀な疾患であると考えられていた．なぜなら，同定された最初の家系は，αグロビン遺伝子欠失型のαサラセミアが一般的ではない北ヨーロッパ系の人だったからである．それに加えて，すべての罹患者は男性であり，X連鎖の重度の知的障害とともに，特徴的な顔貌，骨格異常，泌尿生殖器の先天異常など他の幅広い異常を合併していた．この多様な表現型から，

ATRX タンパク質は α グロビン遺伝子だけでなく，他の多数の遺伝子の発現をも調節することが示唆される。

　ATR-X 症候群の患者における α グロビン合成の減少は，α グロビン遺伝子クラスターへのマクロ H2A（macroH2A）と呼ばれるヒストンバリアント（第 3 章参照）の集積増加が原因である。このマクロ H2A の蓄積は α グロビン遺伝子の発現を減少させ，α サラセミアを引き起こす。現在までに ATR-X 症候群において同定されている *ATRX* 遺伝子のすべてのバリアントは部分的な機能喪失型変異であり，古典型の α サラセミアの患者に比べ，血液学的異常は軽症である。

　ATR-X 症候群の患者では **DNA メチル化**（DNA methylation）パターンの異常がみられることから，ATRX タンパク質が特定のゲノム領域のメチル化パターンの確立や維持に必要である可能性を示している。おそらくこれは，ATRX が DNA メチル化酵素の結合部位への接近を調節しているためであると考えられている。このメチル化された DNA に結合するタンパク質をコードしている *MECP2* 遺伝子のバリアントが，メチル化された DNA 領域の遺伝子のエピジェネティックな調節異常を引き起こして Rett 症候群（ 症例 40 ）を発症し，神経発達退行の原因となることから，これは重要な知見である。通常，ATRX タンパク質と MeCP2 タンパク質は相互作用するので，ATRX バリアントによる相互作用の障害がATR-X 症候群にみられる知的障害の一因となっている可能性がある。

β サラセミア

　β サラセミアは α サラセミアと多くの特徴を共有している。*β* サラセミアでは，β グロビン産生の低下により低色素性小球性貧血が引き起こされ，過剰な α 鎖のためにグロビン合成の不均衡を生じさせる。過剰な α 鎖は不溶性で，赤血球前駆細胞や成熟赤血球の両方で沈殿し（図 12.8 参照），赤血球膜に損傷を与えるので，無効造血や溶血が引き起こされる。しかし，α グロビンとは異なり，β 鎖は出生後の期間でのみ重要である。したがって，通常，β グロビンが γ グロビンに代わって主要な非 α 鎖になるまでの生後数カ月間は，β サラセミアの発症は明らかにならない（図 12.3B 参照）。また，合成が低下するのは主要な成人型ヘモグロビンである Hb A だけである。*β* サラセミアでは Hb F のレベルが増加するが，これは出生時にスイッチがオフになる γ グロビン遺伝子の発現が再活性化するからではなく，Hb F を含む赤血球が選択的に生き残り，そしておそらく最初は少数であった Hb F を含む成人型赤血球集団の産生も増加するからである。

　α サラセミアとは異なり，β サラセミアは通常，欠失ではなく一塩基バリアントが原因である（**表12.5**）。β サラセミアが一般的である世界の多くの地域では，非常に多くの異なる β サラセミアのバリアントがあるため，2 つの β サラセミアアレルをもつ人は，1 つのアレルの**ホモ接合体**（homozygote）であるよりも，**複合ヘテロ接合体**（compound heterozygote）（2 つの異なる β サラセミアアレルをもつ）であることが多い。2 つの β サラセミアアレルをもつ人の大部分は重症型サラセミア（thalassemia major）であり，この疾患は重症の貧血のため生涯にわたる医学的管理が必要である。β サラセミアアレルによってほんのわずかな β グロビン産生しかないため Hb A が存在しないときには，β^0 サラセミアと呼ばれる。臨床的に，罹患者は赤血球輸血に依存することになる。もしわずかでも Hb A が検出される場合は，その患者は β^+ サラセミアと呼ばれる。このように疾患の重症度は，存在する 2 つのアレルの複合効果に依存するものであるが，成人期まで生存できることは最近まで珍しいことであった。

　ホモ接合の β サラセミアの幼児は，生後の Hb F の産生が低下すると，貧血の症状があらわれる。これは一般的に 2 歳前にみられる。現在，多くの国で，サラセミアの治療は輸血による貧血の改善および骨髄増殖の増加，また輸血による鉄蓄積に対するキレート剤投与による制御に基づいている。骨髄移植は効果的であるが，これは HLA が適合する親族が見つかった場合のみの選択肢である。遺伝子治療の選択が臨床現場で行われ始めている（第 14 章）。

　1 つの β サラセミアアレルのヘテロ接合体保因者は臨床的には健康で，軽症型サラセミア（thalassemia minor）と呼ばれる。そのような人は，低色素性で小球性の赤血球をもち，軽症の貧血を示す場合もあり，最初は鉄欠乏性貧血と誤診されることがある。軽症型サラセミアは，ヘモグロビンの電気泳動によって通常は Hb A_2（$\alpha_2\delta_2$）レベルの増加が示されることで，診断につながることがある。多くの国において軽症型サラセミアは頻度が高いため，鉄欠乏性貧血との鑑別診断が必要であり，また罹患したホモ接合体胎児の出生前診断の依頼が多い理由となっている（第 18 章参照）。

表 12.5　単純βサラセミアの分子基盤

タイプ	例					表現型
RNA スプライシング異常（図 12.11C 参照）	イントロン 1 のスプライシング受容部位の異常：AG → GG					β^0
プロモーターのバリアント	ATA ボックスのバリアント					β^+
	−31　−30　−29　−28　　　−31　−30　−29　−28					
	A　　T　　A　　A　→　G　　T　　A　　A					
RNA キャップ部位の異常	mRNA キャップ部位での A → C トランスバージョン					β^+
ポリアデニル化シグナルの異常	AATAAA → AACAAA					β^+
ナンセンスバリアント	コドン 39					β^0
	Gln → Stop					
	CAG → UAG					
	コドン 16 （一塩基欠失）					
フレームシフトバリアント	正常	Trp	Gly	Lys	Val	Asn	β^0
		15	16	17	18	19	
		UGG	GGC	AAG	GUG	AAC	
		UGG	GCA	AGG	UGA		
	バリアント	Trp	Ala	Arg	Stop		
同義的バリアント	コドン 24					β^+
	Gly → Gly					
	GGU → GGA					

mRNA：メッセンジャー RNA。
Weatherall DJ, Clegg JB, Higgs DR, Wood WG: The hemoglobinopathies. In Scriver CR, Beaudet AL, Sly WS, Valle D, editors: *The metabolic and molecular bases of inherited disease*, ed 7, New York, 1995, McGraw-Hill, pp 3417-3484; Orkin SH: Disorders of hemoglobin synthesis: the thalassemias. In Stamatoyannopoulos G, Nienhuis AW, Leder P, Majerus PW, editors: *The molecular basis of blood diseases*, Philadelphia, 1987, WB Saunders, pp 106-126 より。
[a]　βサラセミアの原因となるもう 1 つのヘモグロビンの構造バリアントは表 12.3 に示した。

βサラセミアの修飾遺伝子としてのαサラセミアアレル

ヒト遺伝学における修飾遺伝子の最たる例の 1 つは，ある集団内にβサラセミアアレルとαサラセミアアレルの両方が存在することであろう。このような集団では，βサラセミアのホモ接合体はαサラセミアアレルも受け継いでいる可能性がある。βサラセミアの臨床的な重症度は，修飾遺伝子として働くαサラセミアアレルの存在によって時に改善される。すなわち，βサラセミアで起きているα鎖過剰によるグロビン鎖合成の不均衡は，αサラセミア遺伝子の欠失によるα鎖の産生が減少することにより軽減される。

βサラセミア，複合型サラセミア，遺伝性高胎児ヘモグロビン症

βサラセミアの原因として，mRNA やタンパク質の合成を低下させることが知られているほとんどすべてのタイプの DNA バリアントが同定されてきている。それゆえ，これから述べる遺伝性疾患の概観は，一般にバリアントが生じるメカニズムの解明に有益な情報であり，また特に世界中で最も一般的かつ重症な遺伝性疾患の 1 つの分子基盤を説明するものである。βグロビン遺伝子クラスター領域のバリアントは，異なる臨床表現型をもつ 2

つの大きなグループに分類される。1 つ目のグループ（患者の大多数が含まれる）は，βグロビンの産生のみが障害され，単純βサラセミア（simple β-thalassemia）が引き起こされるものである。2 つ目のグループは，大きな欠失が生じることで複合型サラセミア（complex thalassemia）が引き起こされるものである。この場合，βグロビン遺伝子とともに，βグロビンクラスターの他の 1 つ以上の遺伝子（あるいは LCR）が取り除かれる。さらには，βグロビンクラスター内のいくつかの欠失では，サラセミアは起こらないが，遺伝性高胎児ヘモグロビン症と呼ばれる良性の表現型（すなわち，成人期を通してγグロビン遺伝子の発現が持続する）が引き起こされる。この病態により，私たちはグロビン遺伝子発現の調節について学ぶことができる。

単純βサラセミアの分子基盤

単純βサラセミアは，βグロビン遺伝子の非常に多様な分子異常によって引き起こされるが，それらのほとんどはβグロビン遺伝子の一塩基バリアントである（図 12.10，表 12.5 参照）。単純βサラセミアを引き起こすほとんどのバリアントはβグロビン mRNA 量の低下を引き起こすもので，プロモーターのバリアント，RNA スプライシングのバリアント（最も一

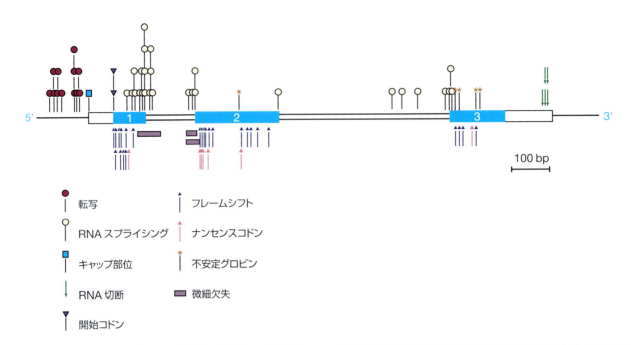

図 12.10　βサラセミアの原因となる代表的な点バリアントや微細欠失　バリアントは遺伝子全体に分布し，それらのバリアントが正常βグロビン産生に必要なほぼすべての過程に影響を与える。βグロビン遺伝子の100以上のさまざまな点バリアントが，単純βサラセミアに関連する。

一般的)，mRNAのキャッピングもしくはテーリングのバリアント，フレームシフトバリアントや遺伝子のコード領域内に早期終止コドンを導入することになるナンセンスバリアントなどがある。ヘモグロビンの構造変化のなかには，βグロビンmRNAのプロセシング不全を引き起こすものもいくつかある。この例としてHb Eがあげられる(後述)。

RNAスプライシングバリアント　βグロビンmRNA量が低下しているβサラセミア患者の大半は，RNAスプライシングに異常がある。このタイプで数十の異常が報告されており，それらを組み合わせた臨床的な影響は相当なものである。これらのバリアントがスプライシングに与える影響は予想外に複雑なことが多く，注目されるようになった。このような変異型mRNAの解析は，正常なRNAプロセシング(第3章で紹介)に重要となる配列に関する知識に大きく貢献した。スプライシング異常は，バリアントがプロセシングを受ける前のRNA上のどの領域に存在するかによって，3つのグループに分類される(図12.11)。

- スプライス結合部位のバリアント：これには，イントロンの5′側のスプライス供与部位もしくは3′側のスプライス受容部位でのバリアント，あるいはスプライス部位周辺の**コンセンサス配列**(consensus sequence)でのバリアントがある。イントロンの5′側スプライス供与部位の保存されたGT 2塩基と，イントロンの3′側スプライス受容部位のAG 2塩基(第3章参照)が重要であることは，これらの2塩基にバリアントが生じると正常なスプライシングが完全に喪失することから示された(図12.11B参照)。正常なスプライス受容部位が不活性化されると，RNA前駆体分子に存在する他のどこかの受容部位様配列が使用される。このような選択的スプライス部位は，正常なスプライス部位が使用できる場合には通常はスプライシング装置に認識されることはないので，**潜在スプライス部位**(cryptic splice site)と呼ばれる。潜在スプライス供与部位や潜在スプライス受容部位は，エクソンにもイントロンにも認められる。
- あるイントロンの潜在スプライス部位内にバリアントが生じることにより，その変異部位が正常なスプライス部位により類似したり同じになることにより，この潜在部位が使用されやすくなる。"活性化された"潜在部位は，その程度は多様であるが正常部位と競合するため，正常部位からのスプライシングが低下する。正常部位の配列は完全に正常であるが，正常なmRNA量が低下す

A 正常のスプライシング

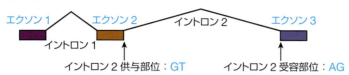

B 正常のスプライス受容部位が破壊され、潜在部位が活性化される変異

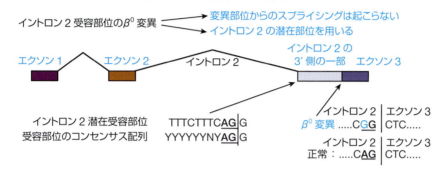

C イントロン内に新しいスプライス受容部位を形成する変異

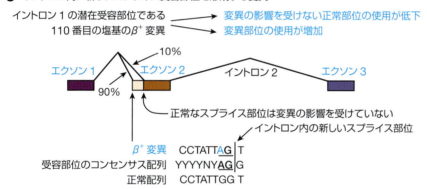

D エクソン内の潜在スプライス供与部位を活性化する変異

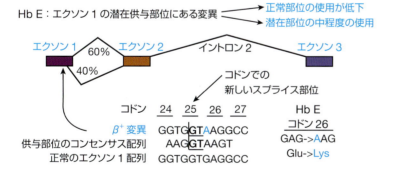

図 12.11 βサラセミアの原因となる、βグロビン遺伝子の正常スプライシングを損なうバリアントの例（**A**）正常のスプライシング。（**B**）イントロン2の正常のスプライス受容部位にあるバリアント（IVS2-2A＞G）によって、正常スプライシングが起こらなくなる。このバリアントの結果、イントロン2の潜在受容部位が使われることになる。この潜在スプライス部位は、受容スプライス部位の完全なコンセンサス配列をもつ（Yはピリミジン残基のどちらか（TあるいはC）を示す）。エクソン3はイントロン2の配列を含むことにより5'末端が正常より伸長しているため、このバリアントから異常な選択的スプライシングによってつくられるメッセンジャーRNA（mRNA）は正しい読み枠をもたず、βグロビンをコードできない。（**C**）イントロン1のバリアント（イントロン1の110番目の塩基の置換G＞A）によって、AG 2塩基がつくられることで、受容部位のコンセンサス配列と類似性の高い部位が出現し、そこが潜在スプライス受容部位となって活性化される。そのため、産生されるグロビンmRNAはエクソン2の5'側が伸長（19塩基が付加される）する。また、転写産物には早期に終止コドンが導入される。野生型レベルの10%ではあるが、本来の正しい受容部位がまだ使用されるので、β⁺サラセミアの表現型となる。（**D**）Hb Eの異常では、エクソン1のコドン26のミスセンスバリアント（p.Glu26Lys）によって、コドン25の潜在供与部位が活性化される。この部位は正常のスプライス供与部位とよく競合する。この選択的スプライシング経路も中程度使われるが、RNAの大部分は正常の供与部位を使うので、軽症のβ⁺サラセミアとなる。(Stamatoyannopoulos G, Grosveld F: Hemoglobin switching. In Stamatoyannopoulos G, Majerus PW, Perlmutter RM, et al, editors: *The molecular basis of blood diseases*, ed 3. Philadelphia, 2001, WB Saundersより改変)

ることになる（図12.11C参照）。潜在スプライス部位のバリアントは、"その影響が完全でない（leaky）"場合が多い。つまり、正常部位を使用するスプライシングもある程度は起こっていることが多いということである。その結果、β⁺サラセミアの表現型が引き起こされることになる。

- スプライシングに影響を与えるコード配列の変化は、**オープンリーディングフレーム**（open reading frame）内にバリアントが生じることが原因である。バリアントが生じることによって、アミノ酸配列が変化する場合も

しない場合もあるが，エクソン内の潜在スプライス部位が活性化されることになる（図12.11D参照）。例えば，軽症型のβ^+サラセミアはコドン24に生じるバリアントが原因で（表12.5参照），この変異によって潜在スプライス部位が活性化されるが，コードされるアミノ酸は同じままである（GGTとGGAは両方ともグリシンをコードする；表3.1参照）。すなわちこれは，同義（synonymous）バリアントであっても，影響を及ぼす（not neutral）ことのある例の1つである。

機能を示さないmRNA　mRNAの一部は機能をもたず，完全なポリペプチドの合成に直接かかわることができない。なぜなら，バリアントによって早期終止コドンが生じた場合には，途中で翻訳が終了し，そのmRNAから完全なポリペプチドが合成されないからである。アミノ末端近くに存在する2つのβサラセミアバリアントは，このメカニズムを説明するよい例である（表12.5参照）。p.Gln39Terでは，一塩基置換によってナンセンスバリアントとなり，翻訳が早期に終了する。2つ目は，読み枠内で早期に生じる一塩基欠失を原因とするフレームシフトバリアントである。通常はグリシンをコードするコドン16の最初の塩基が欠失すると，この変異型の読み枠では，そのすぐ下流に早期終止コドンが生じることになる。これは正常な翻訳終止シグナルのはるかに上流である。このような機能を示さない両タイプのmRNA変異では，両アレルからβグロビンが合成されないため，ホモ接合性の場合はβ^0サラセミアが引き起こされる。タンパク質のカルボキシ末端近くのフレームシフト変異の場合には，mRNAのほとんどが正常に翻訳されたり，伸長したグロビン鎖が産生されるので，ヌルアレルというよりはバリアント型のヘモグロビンとなる。

　βグロビンポリペプチドが産生されないことに加えて，前述した2つのような早期終止バリアントによって，変異型mRNA量の低下が引き起こされる場合も多い。実際には，mRNAが検出できない場合もある。なぜなら，**ナンセンス変異依存性mRNA分解**（nonsense-mediated mRNA decay：NMD）と呼ばれる現象が起こっているからであり，この作用は最後のエクソン-エクソン連結部位から50塩基以上上流にあるナンセンスコドンに限ってあらわれる。

βグロビンmRNAのキャッピングとテーリングの異常　いくつかのβ^+サラセミアバリアントによって，mRNAにとって重要な転写後修飾の働きが明らかになった。例えば，ほとんどすべてのmRNA末端の3′非翻訳領域（3′UTR）はポリアデニル化されており，ポリアデニル化がなされない場合，mRNAは不安定となる。第3章で紹介したように，mRNAの**ポリアデニル化**（polyadenylation）はまずmRNAの酵素による切断を必要とするが，この酵素切断は，ほとんどの真核生物mRNAの3′末端近くにみられる切断部位を示すシグナルであるAAUAAAに応答して起こる。シグナル配列が塩基置換によってAACAAAに変化した患者は，正しくポリアデニル化されたβグロビンmRNAを少量しか産生しない。

ヘモグロビンE：サラセミアの表現型を示す構造異常ヘモグロビン

　HbEはおそらく構造異常ヘモグロビンとして世界で最もよくみられる。特に東南アジアでの発症頻度が高く，少なくとも100万人のホモ接合体と3,000万人のヘテロ接合体が存在する。HbEは，変異型β鎖の合成速度を低下させるβグロビンのバリアント（p.Glu26Lys）である。また，潜在スプライス部位を活性化することで通常のスプライシングも阻害するコード配列バリアントのもう1つの例である（図12.10D参照）。HbEのホモ接合体の人は無症状で，軽度の貧血を示すのみであるが，HbEと別のβサラセミアアレルの複合ヘテロ接合体である人は，病的な臨床症状を示し，その症状は他方のアレルの重症度により主に決定される。

複合型サラセミアと遺伝性高胎児ヘモグロビン症

　前述のように，複合型サラセミアの原因となる大きな欠失によって，βグロビン遺伝子のほかに，βグロビンクラスターからさらに1つ以上の遺伝子（あるいはLCR）が除去される。そのため罹患者では，βグロビンの他にさらに1つ以上のβ様鎖の発現が低下している。このような疾患は欠失している遺伝子にもとづいて命名されており，例えば，$[\delta\beta]^0$サラセミア，あるいは$[A\gamma\delta\beta]^0$サラセミアなどである（図12.12）。βグロビン遺伝子のLCRが除去される欠失は，βグロビン遺伝子クラスターのおよそ50〜100kb上流から始まり，3′側の終点はさまざまである。

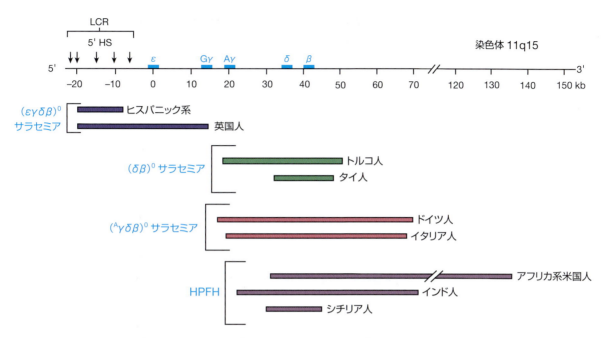

図 12.12 さまざまな $(\varepsilon\gamma\delta\beta)^0$ サラセミア, $(\delta\beta)^0$ サラセミア, $(^A\gamma\delta\beta)^0$ サラセミア, そして HPFH の変異体にみられる欠失の位置とサイズ　座位制御領域 (LCR) が欠失すると, β グロビンクラスターのすべての遺伝子が発現しなくなることに注意。δβ サラセミア, $^A\gamma\delta\beta$ サラセミア, HPFH の原因となる欠失は重なっている (本文参照)。HPFH：遺伝性高胎児ヘモグロビン症, HS：高感受性部位。

これらの欠失のいくつか（例えば図 12.12 のヒスパニック系にみられる欠失）は, β グロビン座位のすべてあるいはいくつかの遺伝子は完全に正常であるが, LCR の欠失によってクラスター内のすべての遺伝子が発現しなくなり, $[\varepsilon\gamma\delta\beta]^0$ サラセミアが引き起こされる。このようなバリアントから, β グロビン遺伝子クラスターの遺伝子発現は LCR に完全に依存していることがわかる（図 12.4 参照）。

臨床的に重要な β グロビン遺伝子クラスターの大規模欠失の 2 つ目のグループは, 少なくとも 1 つの γ 遺伝子が正常である欠失（例えば図 12.12 の英国人にみられる欠失）である。このバリアントをもつ患者は, 欠失の大きさに依存して 2 つの臨床症状のうちのどちらかを示す。1 つは $\delta\beta^0$ サラセミアであり, もう 1 つは良好な状態を示す遺伝性高胎児ヘモグロビン症（HPFH）である。どちらも周産期に γ グロビンから β グロビン合成へのスイッチングの異常によって引き起こされる病態である。このどちらのホモ接合体も生存が可能である。なぜなら, 欠失せずに残っている γ 遺伝子が 1 つあるいは 2 つあるからで, 出生後, 正常ではその発現のスイッチはオフになるが, この場合は発現が持続し, その結果として Hb F ($\alpha_2\gamma_2$) の合成が出生後も高いレベルで持続され, Hb A の低下を代償することになる。

γ 鎖の産生が十分高いため, HPFH は臨床的にそれほど有害ではなく, 一般的に $\delta\beta^0$ サラセミアのヘテロ接合体でみられる Hb F レベル（Hb F が 5〜18％）よりも, HPFH のヘテロ接合体でみられる Hb F レベルは高い（Hb F が 17〜35％）。$\delta\beta^0$ サラセミアの原因となる欠失は HPFH の原因となる欠失と重なっているが（図 12.12 参照）, HPFH 患者で γ 遺伝子の発現が高い理由はわかっていない。1 つの可能性として, HPFH 欠失によって, γ グロビン遺伝子のより近くにエンハンサーが位置する場合があることがあげられる。BCL11A や MYB（前述参照）などの Hb F の発現の調節因子に関する知見は, β グロビン遺伝子クラスターが複合的に欠失している患者を対象とした研究から明らかとなっている部分もある。例えば, β グロビン遺伝子クラスターに稀な欠失をもつ HPFH 患者数人の解析から, δ グロビン遺伝子の 5′ 末端近傍の 3.5 kb の領域に, 成人における Hb F 発現の重要なサイレンサーである BCL11A の結合領域が含まれていることが同定された。

BOX 12.1

βサラセミアの集団スクリーニングに対する倫理的および社会的問題*

- 世界ではβサラセミアに罹患して生まれる新生児が毎年約7万人いる。これは医療制度において大きな経済的負担であり，罹患児が生まれた家族にとっても大きな心理的負担となっている。

  βサラセミアに罹患するリスクが高い個人，あるいは家系を同定するために，多くの国々でスクリーニングが行われている。国家的ガイドラインでも国際的ガイドラインでも，スクリーニングは強制的ではなく，教育や遺伝カウンセリングにより意志決定の情報を与えることを推奨している。

- 文化的，宗教的，経済的，そして社会的な多様性が，ガイドラインの遵守性に大きな影響を与えている。

  例えば，サルデーニャにおいて1975年に始まったプログラムは自発的なスクリーニングであり，保因者が同定された場合には拡大家族の検査が行われる。

  ギリシャにおいてスクリーニングは自発的に行われ，婚前あるいは出生前のどちらでも実施可能であるが，インフォームド・コンセントが要求されている。スクリーニングはマスメディアにより，あるいは軍や学校のプログラムで広く宣伝されており，カップルに保因者がいれば遺伝カウンセリングが準備されている。

  イランやトルコでは，婚前にスクリーニングが強制的に行われる点が他の国と異なっている（強制的にスクリーニングが行われているすべての国で，保因者カップルは望めば結婚する権利をもっている）。

- βサラセミアに対するより効果的な集団スクリーニングへの主な障壁

  大きな障壁には，妊娠している女性は次々と提供される検査にうんざりしていること，多くの医療従事者が遺伝性疾患に十分な知識をもっていないこと，教育や遺伝カウンセリングを適切に行うためには時間もお金もかかること，女性に検査についての情報を与えることは同意をもらうことと同じであると多くの人が誤解していること，一般社会への啓発は地域あるいは国により効果の差が大きいこと，などがある。

- うまく実施されているβサラセミアスクリーニングプログラムの効果

  βサラセミアのスクリーニングが効果的に実施されている地域では，βサラセミアの発生率の減少が顕著である。例えばサルデーニャでは，1975〜1995年に実施されたスクリーニングにより，発生率が250人に1人から4,000人に1人に減少した。同様にキプロスでは，1974年には罹患新生児が51人であったが，2007年までにゼロになった。

* Cousens NE, Gaff CL, Metcalfe SA, et al: Carrier screening for β-thalassaemia: a review of international practice, *Eur J Hum Genet* 18:1077-1083, 2010 より。

サラセミア予防のための公衆衛生学的取り組み

大規模な集団スクリーニング　多くの型のサラセミアの臨床的重症度が高いことに加えて，その頻度も高いため，サラセミアは多くの社会において重大な健康問題になっている。世界のいくつかの地域では，サラセミアの高い発生率を低下させるために，子どもをもつ年齢に達した成人に対してサラセミアの集団スクリーニングを提供する，あるいは要求することを基本としたサラセミアコントロールプログラムを政府が導入し，かなりの成功をおさめている（**BOX 12.1**参照）。例えば地中海の多くの地域では，一般集団と医療従事者の両方を対象とした教育プログラムによって，罹患新生児の出生率が90％程度も低下している。

拡大家族に限定したスクリーニング　サラセミアのスクリーニングプログラムの導入には，重大な経済的および実行上の問題がある。しかし，パキスタンやサウジアラビアにおける最近の研究から，血族婚が一般的な国々においてもスクリーニング戦略が広く適用でき，有効であることが示されている。パキスタンのラワルピンジ地方では，βサラセミアは同定可能な**初発症例**（index case）の存在から注目される限られたグループの家系に主に限定されていた（第7章参照）。その初発症例をもつ拡大家族10家族で，約600人の検査を行うと，調べたカップルの約8％が2人とも保因者であったが，この10家族以外からランダムに選ばれた約350人の妊婦とそのパートナーではリスクのあるカップルはいなかった。すべての保因者において，この検査結果と提供された情報は有効に用いられたと報告されている。つまり，すでに2人以上の健康な子どもがいるカップルの場合は，さらに妊娠することを避けるために，また子ども1人のみをもつ，あるいは健康な子どもがいないカップルの場合は，出生前診断のために，この情報が用いられたと報告されている。このプログラムの長期効果が示されるべきであるが，このタイプの拡大家族のス

クリーニングは，文化的背景から血族婚の頻度が高い世界中の地域で，潜性遺伝疾患のコントロールに大きく貢献できる可能性がある。つまり，血族関係のために疾患にかかわる遺伝子バリアントが拡大家族内に"閉じ込められている"ので，罹患した子どもは，その属する拡大家族がこの疾患の罹患リスクが高いことを示すマーカーとなる。

　サラセミアに対する保因者検査や出生前診断プログラムを開始するためには，一般の人や医療従事者の教育だけではなく，高度な検査を行うセンターの設立やスクリーニング対象となる人の同意を得ることも必要である（BOX 参照）。サラセミアをコントロールするために集団全体を対象としたスクリーニングプログラムを実施することが，多くの罹患者を生涯にわたって治療することに比べると費用がかからないことについては，議論の余地もない。しかし，政府や医療従事者がそのようなプログラムを受けるように全住民に強制することは避けるべきである。出産に対する意志決定には，現代生命倫理の基盤である個人の自律性，そしてそれぞれの地域社会における文化的あるいは宗教的背景が尊重されるべきである。

（訳：和田敬仁）

一般文献

Higgs DR, Engel JD, Stamatoyannopoulos G: Thalassaemia. *Lancet*, 379:373-383, 2012.

Higgs DR, Gibbons RJ: The molecular basis of α-thalassemia: a model for understanding human molecular genetics. *Hematol Oncol Clin North Am*, 24:1033-1054, 2010.

McCavit TL: Sickle cell disease. *Pediatr Rev*, 33:195-204, 2012.

Roseff SD: Sickle cell disease: a review. *Immunohematology*, 25:67-74, 2009.

Taher AT, Musallam KM, Cappellini MD: β-thalassemias, *N Engl J Med* 384:727-743, 2021.

Weatherall DJ: The role of the inherited disorders of hemoglobin, the first "molecular diseases," in the future of human genetics. *Annu Rev Genomics Hum Genet* 14:1-24, 2013.

専門領域の文献

Bauer DE, Orkin SH: Update on fetal hemoglobin gene regulation in hemoglobinopathies. *Curr Opin Pediatr*, 23:1-8, 2011.

Ingram VM: Gene mutations in human haemoglobin: the chemical difference between normal and sickle cell haemoglobin. *Nature*, 180:326-328, 1957.

Ingram VM: Specific chemical difference between the globins of normal human and sickle-cell anaemia haemoglobin. *Nature*, 178:792-794, 1956.

Kervestin S, Jacobson A: NMD: a multifaceted response to premature translational termination. *Nat Rev Mol Cell Biol*, 13:700-712, 2012.

Pauling L, Itano HA, Singer SJ, et al: Sickle cell anemia, a molecular disease. *Science*, 109:443, 1949.

Sankaran VG, Lettre G, Orkin SH, et al: Modifier genes in Mendelian disorders: the example of hemoglobin disorders. *Ann N Y Acad Sci*, 1214:47-56, 2010.

Steinberg MH, Sebastiani P: Genetic modifiers of sickle cell disease. *Am J Hematol*, 87:795-803, 2012.

Weatherall DJ: The inherited diseases of hemoglobin are an emerging global health burden. *Blood*, 115:4331-4336, 2010.

問題

1　新生児の女児がαサラセミアによる胎児水腫によって死亡した。生物学的両親にこの疾患の遺伝的基盤を示すための，遺伝型を示した家系図を作成せよ。血液外来で出会ったαサラセミア形質をもっているメラネシア人のカップルが同様の罹患児をもつ可能性がほとんどないのはなぜか，説明せよ。

2　βサラセミア患者のほとんどが，原因となるバリアントをもつβグロビン遺伝子を複合ヘテロ接合でもっているのはなぜか？βサラセミア患者が2つの同一のβグロビンアレルをもつ（原因となるDNAのバリアントをホモ接合でもっている）可能性が高いと考えられるのはどのような場合か？

3　Tony はイタリア人の先祖をもつと自称する青年で，ヘモグロビン濃度が 7 g/dL（正常量は 10～13 g/dL）の輸血非依存性のβサラセミアをもっていることがわかった。彼の網状赤血球のRNAを用いてノーザンブロット法を行うと，予想外にβグロビンmRNAを示すバンドが3つ検出された。正常サイズの

mRNA，正常より大きなサイズのmRNA，正常より小さなサイズのmRNAである。βサラセミアの患者でこのような3つのバンドが存在するのは，どのようなバリアントが生じたからか，そのメカニズムを説明せよ。この患者では，貧血が軽度であるという事実から，正常なβグロビンmRNAがかなりの量合成されていると考えられる。どのタイプのバリアントの場合にこのような現象がみられるか？

4　ある男性は Hb M Saskatoon のヘテロ接合である（Hb M Saskatoon は，ヘモグロビンのβ鎖の 63 番目の正常アミノ酸 His が Tyr に置換したミスセンス構造バリアントである）。彼のパートナーは Hb M Boston のヘテロ接合である（これはα鎖の 58 番目の His が Tyr に置換することが原因である）。これらの変異バリアントのアレルをどちらかヘテロ接合でもつと，メトヘモグロビン血症となる。このカップルの子がもつ可能性のある遺伝型と表現型について概説せよ。

（つづく）

5 両親はともに正常であるが，父方のおじと母方のおばが鎌状赤血症である女児がいる。この女児が鎌状赤血球症である確率はどのくらいか？

6 ある女性は，鎌状赤血球形成傾向をもち，彼女のパートナーはHb C のヘテロ接合である。このカップルの子がヘモグロビンの異常をもたない確率はどのくらいか？

7 以下に示す内容を対応させよ：

_____	複合型 β サラセミア	1. 検出可能な Hb A
_____	β^+ サラセミア	2. 3
_____	Hb H で欠失している α グロビン遺伝子の数	3. β サラセミア
_____	ある1座位に2つの異なるバリアント	4. α サラセミア
_____	ATR-X 症候群	5. β 鎖の高レベルの発現
_____	不溶性 β 鎖	6. α サラセミア形質
_____	Hb Barts の胎児水腫で欠失している α グロビン遺伝子の数	7. 複合ヘテロ接合体
_____	座位制御領域	8. $\delta\beta$ 遺伝子欠失
_____	$\alpha-/\alpha-$ 遺伝型	9. 4
_____	Hb A$_2$ の増加	10. 知的障害

8 輸血非依存性の β サラセミアとともに原因不明の知的障害をもつ子どもに，エクソームシークエンスが計画されている。これにより知的障害の遺伝的原因が明らかになるが，β サラセミアの遺伝的原因は明らかにされず，β グロビン遺伝子に1つの病的バリアントがヘテロ接合で検出されるだけである。可能性のある説明を列挙せよ。

9 サルデーニャで成功をおさめているようなサラセミアコントロールプログラムでは，重症のサラセミアに罹患して生まれる新生児の出生率をゼロに低下させられない。その理由として考えられることはどんなことか？ 例えば，1999年から2002年までにサルデーニャでは毎年，重症の罹患児が2〜5人生まれた。

第13章

遺伝性疾患の分子生物学的，生化学的，細胞学的基礎

Ada Hamosh

この章では遺伝性疾患の分子生物学的および生化学的基礎について引き続き扱う。第12章ではヘモグロビン異常症を扱ったが，この章では他の疾患を扱い，それを引き起こす遺伝子およびタンパク質の機能の異常についてみていく。第12章では，病的バリアントによって疾患が引き起こされる一般的なメカニズムを概説し（図12.1参照），病的バリアントがタンパク質の合成や機能を障害する各段階について検討した（表12.1参照）。そのようなまとめは，遺伝性疾患に共通してみられる病因を理解するための枠組みとして重要である。しかし，タンパク質の病的バリアントによっては，ヘモグロビン異常症とは異なるプロセスで細胞や器官の機能障害を引き起こすタイプのものも多く，本章ではこれらについて探っていく。

こうした異なる疾患メカニズムを解説するために，本章では**フェニルケトン尿症**（phenylketonuria：PKU），**囊胞性線維症**（cystic fibrosis：CF），**家族性高コレステロール血症**（familial hypercholesterolemia），**Duchenne型筋ジストロフィー**（Duchenne muscular dystrophy：DMD），**Alzheimer病**（Alzheimer disease：AD）などのよく知られた疾患を扱う。特定のメカニズムをわかりやすく解説できる，より頻度の低い他の疾患もいくつか扱う。現在までに約4,500遺伝子にみられる病的バリアントが何らかの臨床表現型に関連付けられていることを考えると，この章で代表的な疾患の発症メカニズムを理解することは重要である。またヒトゲノム上に存在する約20,000のタンパク質コード遺伝子の多くが，単一遺伝子疾患や多因子疾患に関連していることが明らかになってくるだろう。

13.1　異なるクラスのタンパク質に生じた病的バリアントによる疾患

タンパク質は驚くほどさまざまな機能を果たしており（そのいくつかを**図13.1**に示した），機能をもつタンパク質ならば，どのクラスのタンパク質であっても，病的バリアントが遺伝性疾患を発症させうるといえる。この章では，図13.1に示した分類をもとに，それぞれの代表的タンパク質の異常によって引き起こされる遺伝性疾患のうち重要なものを選んで解説する。図13.1に記載されているその他のタンパク質と関連疾患については，「症例」のページで述べる。

遺伝性疾患におけるハウスキーピングタンパク質と機能が特化したタンパク質

タンパク質は発現パターンにより一般的に2つのクラスに分類できる。1つは**ハウスキーピングタンパク質**（housekeeping protein）で，ほぼすべての細胞に存在して，細胞の構造や機能の維持などの，細胞の基本となる役割を担っている。もう1つは組織特異的に機能が特化したタンパク質で，1つあるいはごく少数の限られた細胞タイプでのみ産生され，それら細胞の特徴となる特異的な機能を有している。ヒトにおけるほとんどのタイプの細胞では，10,000～15,000のタンパク質コード遺伝子が発現している。タンパク質が発現する組織，特に高発現する組織を知ることは，疾患の発症機序を理解するうえで有用だろう。

タンパク質の発現部位と罹患部位の関係について，次に示すような2つの一般化が可能である。

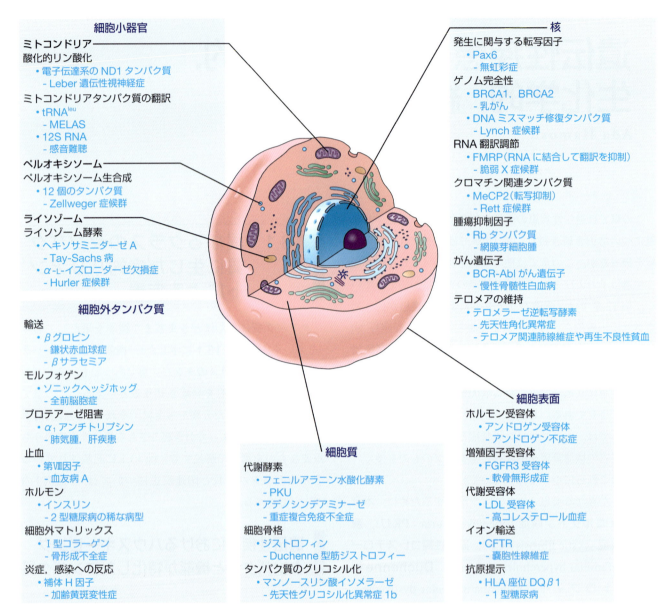

図 13.1 遺伝要因の強い疾患（ほとんどは単一遺伝子疾患）と関連するタンパク質の種類の例および，これらのタンパク質が通常機能する細胞における部位の例　CFTR：嚢胞性線維症膜コンダクタンス制御因子，FMRP：脆弱Xメッセンジャーリボ核タンパク質，HLA：ヒト白血球抗原，LDL：低密度リポタンパク質，MELAS：乳酸アシドーシスと卒中様発作を伴うミトコンドリア脳筋症，PKU：フェニルケトン尿症．

- 1つ目は，いくらか直感的であるが，組織特異的な発現がみられるタンパク質の病的バリアントによって，その組織に限定された疾患がしばしば引き起こされるということである．ただし，他の組織に二次的な影響を及ぼす場合や，ある組織に特異的に発現するタンパク質の病的バリアントが，そのタンパク質がまったく発現していない細胞や器官に主要な異常を引き起こす場合もある．また，異常なタンパク質を発現する組織がまったく障害されない場合もある．このような例に後述するフェニルケトン尿症（PKU）がある．PKUは肝臓におけるフェニルアラニン水酸化酵素（phenylalanine hydroxylase：PAH）活性の欠損が原因だが，肝臓でこの酵素が欠損することで生じる高フェニルアラニン血症によって障害を受けるのは，肝臓ではなくこの酵素をほとんど発現していない脳である．

- 2つ目に，ハウスキーピングタンパク質はほとんどあるいはすべての組織に発現がみられるが，ハウスキーピングタンパク質の病的バリアントによる臨床的影響は，1

つあるいはごく少数の器官に限られることが多い。これには少なくとも2つの理由が存在する。ほとんどの場合，そのハウスキーピングタンパク質が通常その器官に大量に発現し，かつ特別な機能を果たしていることがあげられる。このような例として，後述する**Tay-Sachs病**（Tay-Sachs disease）がある（症例43としても取り上げる）。この疾患における欠損酵素であるヘキソサミニダーゼAはほとんどすべての細胞に発現しているが，その欠損により致死的な神経変性をきたす一方，神経系以外の細胞は障害されないのである。他の例としては，疾患の影響が出ない組織では，病的バリアントにより異常をきたしたタンパク質と生物学的活性が重複する別のタンパク質が発現していることがあり，そのために影響が軽減されることがある。これは**遺伝的冗長性**（genetic redundancy）として知られている。意外なことに，アクチンのようにすべての細胞において必須と考えられている遺伝子の病的バリアントを有していても，生存可能な子が生まれるのである。

13.2　酵素が関与する疾患

酵素は，基質から生成物への効率的な変換を仲介する生物学的な触媒である。酵素が作用する基質は多様性に富んでいるため，ヒトのゲノム内には3,700以上の酵素をコードする遺伝子が存在しており，かつヒトには何百もの酵素欠損に起因する，いわゆる**酵素異常症**（enzymopathy）が存在する。ここでは最初に，最もよく知られている先天代謝異常症のグループである**高フェニルアラニン血症**（hyperphenylalaninemia）について解説する。

アミノ酸代謝異常症

高フェニルアラニン血症

フェニルアラニンの血中濃度の上昇がみられる代表的な疾患は，フェニルアラニン水酸化酵素（PAH）欠損症もしくはフェニルケトン尿症（PKU）だが，これらの疾患を通して酵素欠損に関連するほとんどすべての生化学遺伝学の原則を示すことができる。高フェニルアラニン血症の生化学的原因を図13.2に，高フェニルアラニン血症の原因として知られている6つの座位における生化学的異常による主要症状を表13.1に示した。フェニルアラニン代謝異常症のすべてが常染色体潜性遺伝（劣性遺伝）形式であり，PAHをコードする遺伝子，あるいはPAHの補酵素であるテトラヒドロビオプテリン（BH$_4$）の合成や再利用に必

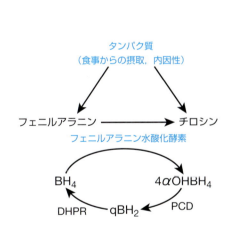

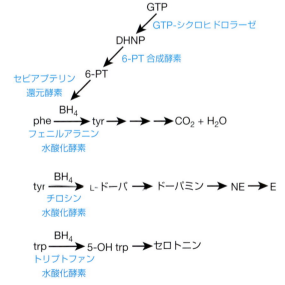

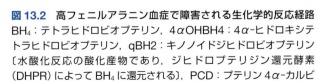

図13.2 高フェニルアラニン血症で障害される生化学的反応経路
BH$_4$：テトラヒドロビオプテリン，4αOHBH4：4α-ヒドロキシテトラヒドロビオプテリン，qBH2：キノノイドジヒドロビオプテリン〔水酸化反応の酸化産物であり，ジヒドロプテリジン還元酵素（DHPR）によってBH$_4$に還元される〕，PCD：プテリン4α-カルビノールアミン脱水酵素，phe：フェニルアラニン，tyr：チロシン，trp：トリプトファン，GTP：グアノシン三リン酸，DHNP：ジヒドロネオプテリン三リン酸，6-PT：6-ピルボイルテトラヒドロプテリン，L-ドーパ：L-ジヒドロキシフェニルアラニン，NE：ノルアドレナリン，E：アドレナリン，5-OH trp：5-ヒドロキシトリプトファン。

表13.1 高フェニルアラニン血症における座位異質性

生化学的異常	頻度 /10⁶ 出生児	異常酵素	治療
フェニルアラニン水酸化酵素（PAH）をコードする遺伝子のバリアント			
古典型 PKU	5〜350（集団により異なる）	PAH	フェニルアラニン制限食*
異型 PKU	古典型 PKU より少ない	PAH	フェニルアラニン制限食（古典型 PKU よりも軽度の制限食）；BH₄ 療法
非 PKU 高フェニルアラニン血症	15〜75	PAH	特に必要としない，または非常に軽度のフェニルアラニン制限食；>300 のフェニルアラニン値を示す未治療の人に対する BH₄ 療法
テトラヒドロビオプテリン代謝系の酵素をコードする遺伝子のバリアント			
BH₄ 再利用障害	<1	PCD, DHPR	フェニルアラニン制限食+L-ドーパ，5-HT，カルビドーパ（DHPR 異常症患者では＋葉酸）
BH₄ 生合成の障害	<1	GTP-CH, 6-PTS	フェニルアラニン制限食+L-ドーパ，5-HT，カルビドーパ，薬理学的投与量の BH₄
PAH シャペロンをコードする遺伝子のバリアント			
PAH のシャペロンと安定化の障害	<1	DNAJC12	フェニルアラニン制限食+L-ドーパ，5-HT，カルビドーパ，薬理学的投与量の BH₄

BH₄：テトラヒドロビオプテリン，DHPR：ジヒドロプテリジン還元酵素，GTP-CH：グアノシン三リン酸シクロヒドロラーゼ，5-HT：5-ヒドロキシトリプトファン，PAH：フェニルアラニン水酸化酵素，PCD：プテリン 4α カルビノールアミン脱水酵素，PKU：フェニルケトン尿症，6-PTS：6-ピルボイルテトラヒドロプテリン合成酵素．
* BH₄ 補充療法は，このグループの疾患に罹患する患者の一部で PAH 活性を上昇させる可能性がある．

要な遺伝子，または稀であるが PAH のシャペロンをコードする *DNAJC12* の機能喪失型バリアントが原因である．

フェニルケトン尿症（PKU）
古典型フェニルケトン尿症（classic phenylketonuria）は，酵素異常症の典型である．この疾患は，フェニルアラニンをチロシンに変換する酵素である PAH をコードする遺伝子の病的バリアントが原因である（図13.2 および表13.1 参照）．1934 年に PKU が発見されたことにより，遺伝子の異常が知的障害の原因となることが初めて証明された．PKU 患者はフェニルアラニンを分解できないため，体液中にフェニルアラニンが蓄積し，発達途中の中枢神経系を障害する．フェニルアラニンの一部は別の経路で代謝され，フェニルピルビン酸というケト酸の1つが増加する．これにちなんでフェニルケトン尿症（PKU）という病名がつけられた．酵素の異常は数十年も前から知られていたにもかかわらず，フェニルアラニンの上昇が脳を障害する正確な神経病理学的メカニズムは現在まで明らかになっていない．しかし，古典型 PKU における神経障害は，食事からのフェニルアラニン摂取量を減らすことにより，かなりの部分を回避できる点は重要である．PKU の管理は，酵素の基質とその代謝産物の蓄積を防ぐことによって予後が改善される多くの代謝病の治療を考えるうえでの基本となっている．この

治療原則についてはさらに第14章で解説する．

異型 PKU と非 PKU 高フェニルアラニン血症
古典型 PKU は PAH 活性のほぼ完全な欠損（正常対照の 1% 未満）によって発症し，無治療時のフェニルアラニン（phe）値が 1,200 μmol/L を超えることにより定義づけられる．より軽症の臨床型は，軽症型または異型 PKU（phe 値 400〜1,200 μmol/L）とされ（表13.1 参照），非 PKU（または良性）高フェニルアラニン血症（phe 値<400 μmol/L）は変異型の PAH 酵素の活性が残存している場合に発症する（表13.1 参照）．ごくわずかな残存酵素活性があるだけで大きな臨床的効果を有することは，酵素異常症のもう1つの一般原則である（**BOX 13.1** 参照）．

異型フェニルケトン尿症（variant phenylketonuria）を有する人は，わずかなフェニルアラニン摂取制限を必要とするが，古典型 PKU 患者ほどの厳しい制限は必要としない．これは血中フェニルアラニン値が中程度で，脳にそれほど障害を与えないためである．古典型 PKU では普通食を摂取した場合の血漿フェニルアラニン値が 1,200 μmol/L を超えるが，**非 PKU 高フェニルアラニン血症**（non-PKU hyperphenylalaninemia）は血漿フェニルアラニン値が正常上限（120 μmol/L）を超えるものの，古典型 PKU における血漿フェニルアラニン値を下回るものと定

BOX 13.1

変異酵素と疾患：一般的概念

次に示す概念は，酵素異常症の理解と治療において基本となるものである．

- **遺伝形式**

酵素異常症はほとんどの場合，常染色体潜性遺伝（劣性遺伝）疾患またはX連鎖疾患である（第7章参照）．ほとんどの酵素は生化学的な最低必要量よりも明らかに過剰に産生されているため，正常の約50％の残存酵素活性をもつヘテロ接合体は臨床的には症状を呈さない（正常である）．事実，多くの酵素は10％未満の残存活性で基質や生成物の正常レベルを維持していると考えられており，このレベルが治療目標となる〔例：シスタチオニン合成酵素欠損によるホモシスチン尿症（homocystinuria），第14章を参照〕．例外としては，ポルフィリン合成系の酵素がある（本文中で後述する急性間欠性ポルフィリン症の解説を参照）．

- **基質の蓄積と生成物の欠乏**

酵素の機能は，基質を生成物に変換することである．そのためすべての酵素異常症の最終的な病態生理は，基質の蓄積（PKUのように），生成物の欠乏〔G6PD（glucose-6-phosphate dehydrogenase）欠損症（症例19）のように〕，あるいはその両者の組み合わせによって生じるものとなる（図13.3）．

- **"拡散性基質" 対 "高分子基質"**

酵素欠損症は，基質がフェニルアラニンのように拡散や輸送によって体液中を容易に移動できるような"低"分子である場合と，グリコサミノグリカン（ムコ多糖とも呼ばれる）のように細胞小器官や細胞内にトラップされ，移動しない"高"分子である場合に分けて考えられ，2つの間には重要な違いがある．基質が高分子である場合の病理変化は，Tay-Sachs病のように，基質が蓄積する組織に限られる．一方，基質が低分子である場合に障害される部位は，予想が難しいことが多い．なぜなら，代謝されない基質や基質の誘導体が体内を自由に移動し，正常な状態ではその異常酵素とはまったく関係のない細胞が障害されるからである（PKUでみられる）．

- **複数の酵素活性の欠損**

単一遺伝子の欠損をもつ人が，複数の酵素の機能喪失をきたす場合がある．これにはいくつかのメカニズムの存在が考えられる．例えば，複数の酵素が同じ補酵素を必要とする場合（BH₄欠損症など）．複数の酵素がサブユニット，活性化タンパク質，プロセシングタンパク質，安定化タンパク質を共有している場合（GM₂ガングリオシドーシスなど）．複数の酵素が共通の修飾酵素でプロセシングされるため，その共通の修飾酵素が欠損することにより，不活化されたり，細胞小器官への取り込みが障害される場合（多くのライソゾーム酵素にマンノース6-リン酸を付加することができず，細胞が酵素を認識したり取り込んだりできなくなるI-cell病など）．さらに，一群の酵素が通常存在する細胞小器官が形成されなかったり異常があったりした場合は，それらの酵素群は欠損したり不活性になったりする（ペルオキシソーム生合成が障害されるZellweger症候群など）．

- **表現型における相同性**

ある酵素の欠損による病理像や臨床像は，同じ代謝系で機能する他の酵素の欠損症と共通である場合が多い（ムコ多糖症など）．また，ある酵素の部分欠損と完全欠損によって異なる表現型を呈する場合もある．この場合，この2つの疾患の病因に関連があることは即座に明らかにならないかもしれないが，部分欠損症では完全欠損症で認められる臨床症状の部分症状を呈することが多い．例えば，プリン酵素であるヒポキサンチン・グアニンホスホリボシルトランスフェラーゼの部分欠損は高尿酸血症をきたすのみであるが，この酵素の完全欠損は高尿酸血症だけでなく，脳性麻痺に類似し，重度の自傷行為を特徴とする深刻な神経疾患であるLesch-Nyhan症候群をも引き起こす．

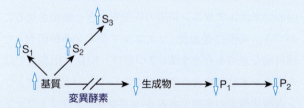

図13.3 酵素欠損の影響を示す代謝系モデル　ある酵素が欠乏すると，基質（S）またはその誘導体（S₁，S₂，S₃）の蓄積と，生成物（P）または生成物から合成される化合物（P₁，P₂）の欠乏が引き起こされる．基質の誘導体は正常状態では非常に微量な代謝産物であるが，基質の蓄積が起こったときにのみ，その量が上昇する場合もある（例えば，フェニルケトン尿症におけるフェニルピルビン酸）．

義される．非PKU高フェニルアラニン血症において血漿フェニルアラニン値の上昇が少ない（<400 μmol/L）場合，良性高フェニルアラニン血症と称し，治療の必要はない．こうした人々は新生児スクリーニングによってのみ見いだされ，血漿フェニルアラニン値が治療域に上昇しないか経過観察される（第19章参照）．臨床症状がないことから，これは古典型PKU管理における血漿フェニルアラニン値の最適な目標値とされてきた．*PAH*遺伝子のバリアントとこれら3つの臨床表現型との関連は，**アレル異質性**（allelic heterogeneity）が**臨床的異質性**（clinical heterogeneity）を引き起こすわかりやすい例である（表13.1参照）．

高フェニルアラニン血症における
アレル異質性と座位異質性

***PAH* 遺伝子のアレル異質性**　高フェニルアラニン血症を呈する古典型 PKU，異型 PKU，良性高フェニルアラニン血症を有する人において，*PAH* 座位に著しいアレル異質性（全世界で 1,200 種類以上の *PAH* 遺伝子のバリアントが報告されている）が同定されている（表 13.1 参照）。7 つのバリアントがヨーロッパ系の集団における病的バリアントの多数を占め，これとは異なる 6 つのバリアントがアジア系の集団における病的バリアントの多数を占める。残るバリアントは稀なものである。国際的なコンソーシアムによって *PAH* バリアントデータベースが開発され，このような情報を登録したり入手したりすることが可能になっている。

　PAH 座位におけるアレル異質性は，大きな臨床的影響を及ぼす。最も重要なのは，高フェニルアラニン血症をもつほとんどの人が**複合ヘテロ接合体**（compound heterozygote）であることである（すなわち，疾患の原因となる 2 つの異なるアレルを有する）（第 7 章参照）。このアレル異質性が，これらの患者における酵素および表現型の異質性の主な原因となっている。すなわち，PAH 酵素活性の完全欠損や著しい低下を引き起こす病的バリアントは一般に古典型 PKU を引き起こし，残存酵素活性が高いバリアントはより軽症の表現型を引き起こす。ところが，ある *PAH* のバリアントをホモ接合でもつ患者は，古典型 PKU から非 PKU 高フェニルアラニン血症まで非常に幅広い表現型を有する。未同定の他の生物学的な因子（もちろん修飾遺伝子を含む）により，1 つの遺伝型に対して多様な表現型が生じている。このように厳密な遺伝型-表現型関連がみられないことは，当初いくらか驚くべきことであったが，現在ではほとんどの単一遺伝子疾患の特徴と認識され，PKU のような単一遺伝子疾患でさえ，遺伝学的にはけっして"単純な"疾患ではないことを示している。

テトラヒドロビオプテリン代謝の異常

血漿フェニルアラニン値が上昇する人の約 1～3％では，*PAH* 遺伝子は正常で，PAH の補酵素であるテトラヒドロビオプテリン（BH$_4$）の生合成や再利用におけるいくつかの段階のうちの 1 つの異常にもとづき発症する（表 13.1 および図 13.2 参照）。高フェニルアラニン血症のような単一の生化学的表現型と複数の異なる遺伝子のバリアントとの関連は，座位異質性の例となる（表 13.1 参照）。座位異質性を示す遺伝子群によってコードされるタンパク質は通常，1 つの生化学的経路の異なる段階で機能している。これは高フェニルアラニン血症によって明らかになった遺伝性疾患のもう 1 つの原則である（図 13.2 参照）。BH$_4$ が欠損している患者の存在は，フェニルアラニン制限食療法を適切に行ったにもかかわらず早期に深刻な神経学的問題を呈した患者によって，初めて認識された。このように予後不良となった原因の 1 つは，BH$_4$ が他の 2 つの酵素（チロシン水酸化酵素とトリプトファン水酸化酵素）にとっても必要な補酵素であるためである。これらの水酸化酵素は，ドーパミン，ノルアドレナリン，アドレナリン，セロトニンなどのモノアミン神経伝達物質の合成に不可欠なものである（図 13.2 参照）。

　高フェニルアラニン血症の座位異質性は，BH$_4$ 代謝異常をもつ患者の治療が *PAH* の病的バリアントをもつ患者の治療と 2 つの点で著しく異なっていることから，きわめて重要である。1 つ目は，BH$_4$ 欠損をもつ患者では PAH 活性そのものは正常であるため，その活性は BH$_4$ の大量経口投与により回復し，血漿フェニルアラニン値も低下することである。これは，いくつかの遺伝性疾患の治療における補充療法の原則を示している（第 14 章参照）。結果として，このような治療を受けている BH$_4$ 欠損患者では，食事中のフェニルアラニン制限の程度を大きく緩和させることができ，実際に普通食（フェニルアラニン非制限食）で管理可能な患者も存在する。2 つ目は，BH$_4$ 欠損患者では，チロシン水酸化酵素の産物である L-ドーパとトリプトファン水酸化酵素の産物である 5-ヒドロキシトリプトファンを投与することによって，脳内の神経伝達物質の正常化も試みる必要があることである（図 13.2 および表 13.1 参照）。

　異常運動，時に認知障害を伴う高フェニルアラニン血症の新規病型は，HSP40 ファミリーの一構成タンパク質をコードする *DNAJC12* の両アレルの病的バリアントにより発症する。このタンパク質は，PAH，チロシン水酸化酵素，トリプトファン水酸化酵素 1 および 2 を含む芳香族（アミノ酸）水酸化酵素のコシャペロンとして機能する（HSP70 ファミリータンパク質のメンバーと共に）。これまでに，20 人を超える患者が報告されている。この病型は新生児スクリーニングにおいてフェニルアラニン値の上昇で見出されるだろう。そしてその診断には遺伝学的検査（遺伝子のシークエンシング）が必要である。

意外なことに，セピアプテリン還元酵素（sepiapterin reductase）はBH$_4$合成経路に位置する酵素であるが，その病的バリアントは高フェニルアラニン血症を引き起こさない。ドーパミンやセロトニンの合成不全にもとづくドーパ反応性ジストニアのみがみられる（図13.2参照）。この原因として，BH$_4$合成の最終ステップにおける代替経路の存在が考えられ，それにより末梢組織でセピアプテリン還元酵素の欠損をバイパスできるのだろうとされる。これは遺伝的冗長性の例とみなされる。

以上の理由から，高フェニルアラニン血症がみられるすべての乳児に対しては，その高フェニルアラニン血症の原因がPAHの異常なのか，BH$_4$代謝異常なのか，またはシャペロンの異常なのかを鑑別するスクリーニングを行わなければならない。高フェニルアラニン血症は，遺伝性疾患が疑われるすべての患者には特異的な分子遺伝学的診断がきわめて重要であることを示すよい例である。臨床症状の背景にある遺伝学的異常は，臨床的にまず疑われるものとは異なる可能性があり，そして明らかになった遺伝学的異常により治療法が変わることもあるのである。

***PAH*のバリアントに伴うテトラヒドロビオプテリン（BH$_4$）反応性**　*PAH*遺伝子のバリアント（BH$_4$代謝に関連するバリアントではなく）を有する人の多くは，BH$_4$補酵素の大量経口投与により血漿フェニルアラニン値の大幅な低下がみられるだろう。したがってBH$_4$の補充は，このタイプのPKU患者に対する重要な補助療法であり，食事でのフェニルアラニン制限を緩和することができる。最もBH$_4$投与に反応しやすい患者は，ある程度のPAH活性が残存している患者（すなわち，異型PKUや非PKU高フェニルアラニン血症を有する人）であるが，少数の古典型PKUを有する人もまたBH$_4$投与に反応する。一方で，残存PAH活性の存在が，BH$_4$投与による血漿フェニルアラニン値の低下を必ずしも保証するものでもない。むしろBH$_4$反応性の程度は，各異常PAHタンパク質の特性に依存しており，つまり*PAH*バリアントの基盤にあるアレル異質性を反映するものと考えられている。

第14章でさらに詳しく述べるが，多量の補酵素の補充は，多くの先天代謝異常症に用いられている治療戦略である。一般的に補酵素は，酵素のタンパク質成分で活性をもたないもの〔**アポ酵素**（apoenzyme）〕に結合して，活性を有する**ホロ酵素**（holoenzyme）になる。ホロ酵素には補酵素および不活性のアポ酵素の双方が含まれる。BH$_4$補充療法の効果は複数のメカニズムによって発揮されることがわかっているが，そのすべてが異常なPAHアポ酵素と結合する補酵素を増加させることにもとづくものである。このメカニズムには，酵素を安定化したり，細胞による酵素の分解を防いだり，BH$_4$に対する親和性が低い異常酵素に対して補酵素の供給を増やしたりするものが含まれる。

新生児スクリーニング　PKUは，新生児マススクリーニングが認められた遺伝性疾患のプロトタイプである（第19章参照）。その理由は，(1) ある集団ではこの疾患が比較的高頻度にみられること（最も多くておよそ出生児2,900人に1人），(2) マススクリーニングが実行可能であること，(3) 無治療の場合は厳しい予後（重度の知的障害）をきたすこと，(4) 早期治療が有効であること，である。出生後に血中フェニルアラニン値が上昇することを見越して，検査は生後24時間で行われる。踵を穿刺して得られた血液を用いて，中央検査施設で血中フェニルアラニン値とフェニルアラニン/チロシン比を測定する。生後4週以降の治療開始では知的予後に重大な影響を及ぼすため，陽性結果の場合には迅速に確定診断がなされなければならない。現在推奨される治療開始時期は，生後1週間以内である。

母体高フェニルアラニン血症　過去には，PKUを有する人のほとんどが，フェニルアラニン制限食を小児期中期に中断していた。しかしその後，治療を中断したPKUを有する女性の子どものほとんどすべてに臨床的な異常が認められることが明らかになった。このような子どものほとんどは重度発達遅延をきたし，多くの子どもが小頭症，成長障害，および先天性心疾患などの先天異常を合併していた。メンデル遺伝の原理から予測すると，このような子どもはすべてヘテロ接合体（保因者）であり，このような子どもたちの神経発達遅延の原因は子どもたち自身の遺伝学的状態ではなく，母親の血液中のフェニルアラニン濃度の上昇にもとづく高度の形成異常誘発性によるものである。以上から，妊娠を計画しているPKUを有する女性は，受胎前からフェニルアラニン制限食による厳格な代謝管理およびBH$_4$補充を開始しなければならない。

ライソゾーム蓄積病：特殊な酵素異常症

ライソゾームは生体膜に結合した細胞小器官で，その内部にはさまざまな生物学的高分子の分解に関与する多くの加水分解酵素が含まれている。これらの加水分解酵素の病的バリアントにより，ライソゾーム内に基質が蓄積するという特徴的な現象が現れる。基質は高分子であるためにライソゾーム内にトラップされ，出ることができないのである。その蓄積および時には毒性が正常細胞機能を障害し，最終的に細胞死を引き起こす。さらに，基質の蓄積により，こうした疾患に共通した臨床的特徴の1つである重篤な進行性という特徴をもたらす。ほとんどの**ライソゾーム蓄積病**（lysosomal storage disease）で，基質の蓄積により罹患組織や臓器が腫大する。脳に蓄積した場合は，神経変性症状を呈する。臨床的な表現型は特徴的であり，しばしば蓄積病との診断は容易である。これまでに50種類以上のライソゾーム加水分解酵素またはライソゾーム膜輸送の異常をきたす疾患が知られており，それらのほとんどが常染色体潜性遺伝（劣性遺伝）疾患である。ライソゾーム蓄積病の治療は，最近に至るまで不可能であった。しかし，骨髄移植と酵素補充療法により，いくつかのライソゾーム蓄積病患者の予後は劇的に改善された（第14章参照）。

Tay-Sachs 病

Tay-Sachs 病（ 症例 43 ）は，GM$_2$ ガングリオシドーシス（スフィンゴ脂質の1つである GM$_2$ ガングリオシドを分解することができない疾患群）という異質性を有するライソゾーム蓄積病の1つである（図13.4）。本症の生化学的な異常は，ヘキソサミニダーゼ A（hex A）という酵素の著しい活性低下である。この酵素はいたるところに発現しているが，臨床的に障害される器官は，GM$_2$ ガングリオシドの主要な合成部位である脳にほぼ限られる。触媒活性のある hex A は，3つの遺伝子から産生されたタンパク質の複合体である（図13.4 参照）。3つの遺伝子とは，hex A の α および β サブユニットをコードする遺伝子（*HEXA* 遺伝子および *HEXB* 遺伝子）と，アクチベータータンパク質をコードする遺伝子である。アクチベータータンパク質が基質（GM$_2$ ガングリオシド）と酵素（hex A）に結合することにより，酵素によるガングリオシド末端の *N*-アセチル-*β*-ガラクトサミン残基の切断が可能になる。

これら3つのどの遺伝子の異常であるのかを臨床症状から鑑別することは困難だが，酵素学的な解析で診断することができる。*HEXA* 遺伝子の病的バリアントは，α サブユニットに作用して hex A 活性を低下させ，Tay-Sachs 病（または軽症 hex A 欠損症）を引き起こす。*HEXB* 遺伝子およびアクチベータータンパク質をコードする遺伝子の変異は，hex A および hex B 両方の酵素活性を低下させ（図 13.4 参照），それぞれ Sandhoff 病（Sandhoff disease），アクチベータータンパク質欠損症（これは非常に稀な疾患である）を引き起こす。

Tay-Sachs 病の臨床経過は非常に悲劇的である。罹患した乳児は，生後3〜6カ月ごろまでは一見正常に発達するが，その後徐々に神経学的な異常が進行し，2〜4歳までに死亡する。本症における神経細胞死は，網膜のいわゆるチェリーレッド斑として，直接観察することが可能である（ 症例 43 ）。対照的に，ある程度の残存酵素活性をもつ *HEXA* アレルは遅発型の神経症状を呈し，脊髄小脳変性による下位運動ニューロン症状や失調を呈する。このような遅発型の患者は，乳児型とは異なり，視力や知能は正常であるが，1/3 に精神症状を認める。一方，次に述べる**偽欠損症アレル**（pseudodeficiency allele）の場合は，まったく症状が引き起こされない。

hex A 偽欠損症アレルとその臨床的重要性　アシュケナージ系ユダヤ人における Tay-Sachs 病の保因者スクリーニングによって，予期せずして偽欠損症アレルという特殊な hex A アレルが発見されることになった。偽欠損症アレルは2種類あり，これらは臨床的に良性である。しかし，スクリーニング検査で偽欠損症であると同定された人は，一方の染色体に偽欠損症アレルをもち，他方の染色体には一般的な Tay-Sachs 病のバリアントをもつという複合ヘテロ接合体である。このような人の hex A 活性は低値であるが（対照の 20% 未満），脳への GM$_2$ ガングリオシド基質の蓄積を防ぐには十分な量の酵素活性がある。hex A 偽欠損症アレルは二重の意味で重要である。まず，偽欠損症の胎児は Tay-Sachs 病と誤診される可能性があり，出生前診断が複雑となる点である。もう1つはより一般的な重要性であり，他の遺伝性疾患に対するスク

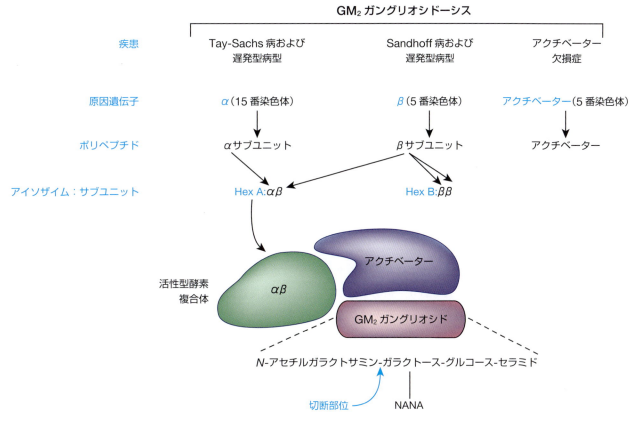

図 13.4 ヘキソサミニダーゼ A 活性に必要な 3 つの遺伝子システムと，各遺伝子の異常によって引き起こされる疾患　アクチベータータンパク質の機能は，ガングリオシド基質に結合して，基質を酵素に提示することである。Hex A：ヘキソサミニダーゼ A，Hex B：ヘキソサミニダーゼ B，NANA：*N*-アセチル-ノイラミン酸。

(Sandhoff K, Conzelmann E, Neufeld EF, et al: The GM2 gangliosidoses. In Scriver CR, Beaudet AL, Sly WS, et al, editors: *The metabolic bases of inherited disease*, ed 6. New York, 1989, McGraw-Hill, pp 1807-1839 より改変)

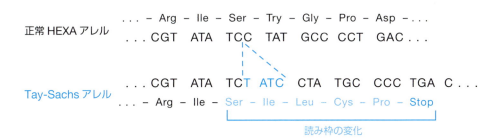

図 13.5 Tay-Sachs 病におけるヘキソサミニダーゼ A (hex A) 遺伝子への 4 塩基 (TATC) 挿入はフレームシフトを引き起こす　このバリアントはアシュケナージ系ユダヤ人における Tay-Sachs 病の主な原因である。検出可能な hex A タンパク質はつくられず，これが乳児期発症の患者における酵素活性の完全欠損の原因となる。

リーニングプログラムにおいてもこれに相当する位置づけのアレルが存在しうること，そしてそれらはスクリーニングや診断目的の検査で正確な評価を困難にしている可能性がありうることを私たちに教えてくれた点である。

集団遺伝学　多くの単一遺伝子疾患では，他の集団に比べてある集団でより高頻度に認められるアレルというものがある（第 10 章参照）。Tay-Sachs 病においても，アシュケナージ系ユダヤ人患者では 3 種類のアレルがバリアント全体の 99％ を占め，そのうち最も頻度の高いアレルが 80％ を占める（図 13.5）。アシュケナージ系ユダヤ人では，およそ 27 人に 1 人が Tay-Sachs 病アレルを有する保因者であり，保因者スクリーニング開始前は乳児の発症頻度が他の集団に比べて 100 倍高かった。この理由として

は，創始者効果あるいはヘテロ接合体優位性（heterozygote advantage）が関与している可能性が高い（第10章参照）。アシュケナージ系ユダヤ人の保因者のほとんどは，3つの高頻度アレルのうちのいずれか1つをもつことから，この分子遺伝学的特徴により保因者スクリーニングを単純化することができた。

13.3 翻訳後修飾の異常による タンパク質機能の異常

先天性グリコシル化異常症

すべてのタンパク質の約50％および血中に存在するタンパク質の80％がグリコシル化されており，適切な糖が加えられることにより適切な機能を果たす。**先天性グリコシル化異常症**（congenital disorders of glycosylation：CDG）は幅広い一群の単一遺伝子疾患であり，160を超える遺伝子が関与する（図13.6）。そのほとんどが常染色体潜性遺伝で，少数がX連鎖遺伝である。通常は乳児期に発症し，症状は体重増加不良，肝疾患，筋緊張低下，腸疾患（しばしばタンパク質漏出性胃腸症），発達遅延，眼や骨格の先天異常，免疫異常など多系統臓器に及ぶ。脳や神経発達の異常を伴う場合もあれば，伴わない場合もある。CDGは2つのグループに大別される。タイプI CDGは，ドリコール脂質に結合したオリゴ糖（dolichol lipid-linked oligosaccharide：LLO）鎖の集合化および新生タンパク質への転移における異常にもとづく。タイプII CDGは，小胞体における終盤の反応またはGolgi体の反応における，タンパク質に結合した糖鎖のプロセシング異常にもとづく。N-結合型グリコシル化異常症のスクリーニングは，高度にグリコシル化された血漿タンパク質であるトランスフェリンの等電点電気泳動（isoelectric focusing）により実施できる。4個のシアル酸を有する正常なトランスフェリンが減少し，1，2個ないしは3個のシアル酸を含む，またはシアル酸を含まないトランスフェリンが増加していればCDGが示唆され，確定には分子遺伝学的解析を要する。多くの経路が関与し，タイプIIも含まれるCDGでは診断にシークエンシング解析を要すること，また臨床症状が多彩であることから，ゲノムワイドな解析（エクソームシークエンシング，ゲノムシークエンシング）で直接診断される症例が増えている。

CDGの1例として，*MPI*の病的バリアントにもとづくCDG（MPI-CDGやCDG1bと称される）を示す。この疾患は，認知面の発達は保たれるが，乳児期に重篤な体重増加不良，タンパク質漏出性胃腸症，低血糖，凝固異常を生じる。大量マンノース療法（1 g/kg）により，低血糖，タンパク質漏出性胃腸症，凝固異常を回避できる。しかし，本療法によっても成人期に肝線維化を呈する場合があり，長期的なフォローアップが必須である。

グリコシル化の欠損：ムコリピドーシスII型 または I-cell 病

そのタンパク質が細胞内のどの部位に局在するかの情報は，アミノ酸配列の一次構造に含まれている場合もあれば，翻訳後修飾の状態にもとづいて局在が決定される場合もある。ライソゾーム内に存在する酸性の加水分解酵素の場合は後者だが，このような細胞内輸送の存在が認識されるようになったのは，**I-cell 病**（I-cell disease）の発見による。I-cell 病は，重症の常染色体潜性遺伝のライソゾーム蓄積病である。I-cell 病は，顔貌上の特徴，骨格異常，成長障害，知的障害などのさまざまな症状を呈し，生存期間は10歳に満たない。I-cell 病を有する人の培養皮膚線維芽細胞の細胞質には，多くの異常ライソゾームや封入体が存在するため，封入体（inclusion：I）細胞と呼ばれる。

I-cell 病では，ライソゾームの多くの酸性加水分解酵素の細胞内濃度が著しく低下しているが，血液を含む体液中の濃度は過剰になっている。この異常な病態は，患者のライソゾーム加水分解酵素が適切な翻訳後修飾を受けていないことに起因する。典型的な加水分解酵素は糖成分にマンノース残基を含む糖タンパク質であり，マンノース残基のいくつかはリン酸化を受けている。このマンノース-6-リン酸残基が，細胞膜およびライソゾーム膜表面の受容体による加水分解酵素の認識に必須である。I-cell 病では，リン酸基をマンノース残基に付加する酵素が欠損しているので，多くの酵素が障害されることになるが，これはI-cell 病にみられる多様な臨床症状に合致している。

糖鎖付加（グリコシル化）の獲得：新たな （異常な）糖鎖付加部位を形成するバリアント

I-cell 病のようなタンパク質の糖鎖付加の欠損とは対照的であるが，ヒト疾患を引き起こすミスセンスバリアントの意外にも多くの割合（約1.5％）が，N-結合型糖鎖付加の異常

13.3 翻訳後修飾の異常によるタンパク質機能の異常 303

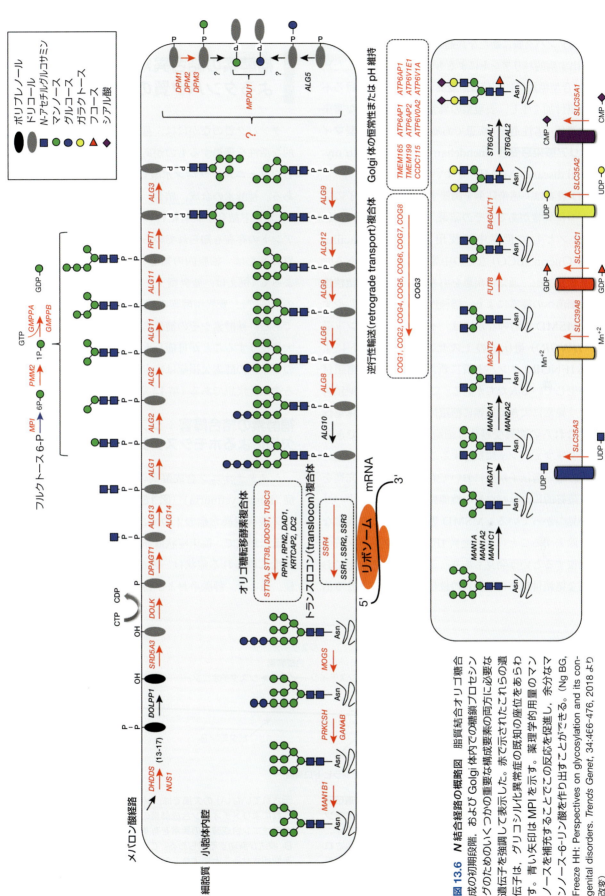

図 13.6 N結合経路の概略図 脂質結合オリゴ糖合成の初期段階、およびGolgi体内での糖鎖プロセシングのためのいくつかの重要な構成要素の両方に必要な遺伝子を強調して表示した。赤で示されたこれらの遺伝子は、グリコシル化異常症の既知の座位をあらわす。青い矢印はMPIを示す。薬理学的用量のマンノースを補充することでこの反応を促進し、余分なフルクトース-6-リン酸を作り出すことができる。(Ng BG, Freeze HH: Perspectives on glycosylation and its congenital disorders. Trends Genet, 34:466-476, 2018 より改変)

な亢進に関係していることがわかってきた。この異常な亢進は，変異タンパク質に新たな共通の N-結合型糖鎖付加部位を作り出す病的バリアントによるものである。こうした新たな N-結合型糖鎖付加部位は，変異タンパク質における不適切な糖鎖付加を生じ，表現型の異常をきたす。稀な常染色体潜性遺伝（劣性遺伝）疾患である**メンデル遺伝型マイコバクテリア感染感受性**（mendelian susceptibility to mycobacterial disease：MSMD）がよい例である。

MSMD 患者は，感染防御を調節する多くの遺伝子のいずれか 1 つに異常がある。その結果，MSMD 患者は，結核ワクチンとして世界中で使用されている bacillus Calmette-Guérin（BCG）などの中等度の伝染力のあるマイコバクテリアや，通常は疾患を引き起こさない非結核性環境由来細菌への曝露により，播種性感染症を起こしやすくなる。MSMD 患者のなかには，インターフェロン γ 受容体 2（*IFNGR2*）遺伝子のミスセンスバリアントにより，変異 IFNGR2 タンパク質に新たな N-結合型糖鎖付加部位が生じている人たちがいる。これらの新しい糖鎖付加部位は，異常に大きく過剰に糖鎖付加された受容体を作り出す。これらの変異受容体は細胞膜表面に到達できるが，インターフェロン γ に反応することはできない。他のいくつかの単一遺伝子疾患においても，糖鎖付加の亢進をきたし，最終的にタンパク質の機能喪失を引き起こすバリアントが見つかっている。MSMD 患者において，異常な多糖類を除去することにより変異 IFNGR2 タンパク質の機能が回復するという発見もあり，このタイプの疾患において過剰な糖鎖付加を化学物質の投与により軽減させる治療法の可能性に期待がもてるようになった。

補酵素の結合異常または代謝障害によるタンパク質の機能喪失

タンパク質のなかには，補酵素と結合して初めて生化学的な活性を獲得するものがある。このような例には，前述したフェニルアラニン水酸化酵素における補酵素 BH$_4$ がある。補酵素の合成，結合，輸送，タンパク質からの除去（リガンド結合が共有結合の場合）を阻害するようなバリアントの存在も知られている。このような変異型タンパク質の多くは，細胞内の補酵素の濃度を上昇させることによって（例えば，変異型タンパク質の安定性を高めるなどの機序で），変異型酵素の残存活性を回復することが可能である。補酵素やその補酵素の前駆体はしばしば，安全に大量投与することが可能な水溶性ビタミンであるので，このタイプの酵素欠損症は特定の薬物療法に最もよく反応する遺伝性疾患である（第 14 章参照）。

補酵素の結合障害：シスタチオニン合成酵素の欠損によるホモシスチン尿症

シスタチオニン合成酵素の障害による**ホモシスチン尿症**（homocystinuria）（図 13.7）は，最初に認識されたアミノ酸代謝異常症の 1 つである。この疾患は常染色体潜性遺伝形式で，臨床症状は非常に特徴的である。本症で高頻度にみられる症状は，水晶体脱臼，知的障害，骨粗鬆症，長い骨，静脈系および動脈系の血栓塞栓症（thrombo-

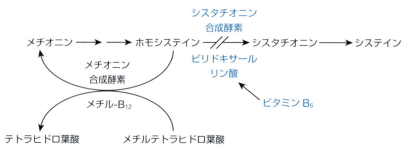

図 13.7 シスタチオニン合成酵素に影響を及ぼす代謝経路の遺伝子異常，またはこの酵素そのものの遺伝子異常により，ホモシスチン尿症が引き起こされる 古典型ホモシスチン尿症は，シスタチオニン合成酵素の欠損で引き起こされる。コバラミン（図中には示されていない）の細胞内代謝におけるいくつかの欠損は，メチルコバラミン（メチル-B$_{12}$）の合成低下を引き起こし，メチオニン合成酵素の機能低下をきたす。メチレンテトラヒドロ葉酸還元酵素（図中には示されていない）の欠損では，メチルテトラヒドロ葉酸が減少し，これによりメチオニン合成酵素の機能障害も引き起こされる。シスタチオニン合成酵素の異常を有する患者のなかには，大量ビタミン B$_6$ 療法が奏功する例もある。これは，ピリドキサールリン酸の合成を増加させることにより，シスタチオニン合成酵素活性を増加させる治療法である（第 14 章参照）。

embolism）であり，結合組織疾患である**Marfan症候群**（Marfan syndrome；症例30）の症状と類似しているため，症状からは鑑別が難しいことがある．ほとんどの患者において，ホモシステインの蓄積が病理の中心であると考えられている．

ホモシスチン尿症は，ビタミン投与による治療に反応することが示された最初の遺伝性疾患の1つである．ピリドキサールリン酸がシスタチオニン合成酵素の補酵素であり，この補酵素の前駆体ビタミン（ピリドキシン）の大量投与が，しばしば本症の生化学的異常や症状を軽減する（第14章参照）．患者の多くは，変異型酵素のピリドキサールリン酸に対する親和性が低下しているが，これはタンパク質のコンホメーションの変化によって補酵素との結合が障害されていることを示している．

すべてのホモシスチン尿症患者が，シスタチオニン合成酵素の病的バリアントに起因するわけではない．コバラミン（ビタミンB_{12}）あるいは葉酸代謝にかかわる5種類の酵素遺伝子の病的バリアントによっても，体液中のホモシステイン値は上昇する．これらのバリアントは，ビタミンB_{12}の補酵素であるメチルコバラミン（メチル-B_{12}），あるいはメチル-H_4-葉酸（図13.7参照）の供給を障害するので，（高フェニルアラニン血症をきたすBH_4合成の欠損のように）補酵素の生合成の欠損にもとづく遺伝性疾患の例と位置づけられる．この疾患の臨床症状は多様だが，巨赤芽球性貧血，発達遅延，体重増加不良などを呈する．すべてが常染色体潜性遺伝形式であり，ビタミンB_{12}大量投与療法でしばしば部分的または完全に治療できる．

酵素インヒビターの病的バリアント：$α_1$アンチトリプシン欠損症

$α_1$アンチトリプシン欠損症（$α_1$-antitrypsin（α1AT）deficiency）は，慢性閉塞性肺疾患（肺気腫）（図13.8）と肝硬変の重大なリスクに関連する重要な常染色体潜性遺伝疾患である．α1ATタンパク質は，主要なプロテアーゼインヒビターファミリーであるセリンプロテアーゼインヒビター（セルピン）に属する．正式な遺伝子名は*SERPINA1*である．遺伝子名から示唆される特異性とは異なり，実際にはα1ATは幅広いプロテアーゼを阻害し，特に下気道の好中球から放出されるエラスターゼの阻害が重要である．

ヨーロッパ系集団においては，α1AT欠損症の頻度はおよそ6,700人に1人で，約4％が保因者である．肺障害や肝障害のリスクを上昇させる10余りのα1ATアレルが存在するが，比較的頻度が高いのはZアレル（p.Glu342Lys）のみである．ヨーロッパ系集団においてZアレルの頻度が相対的に高い理由は不明であるが，DNAハプロタイプ解析の結果からは，バリアントは1人の祖先に生じ北ヨーロッパ全域に広まったことが示唆されている．α1AT欠損症は米

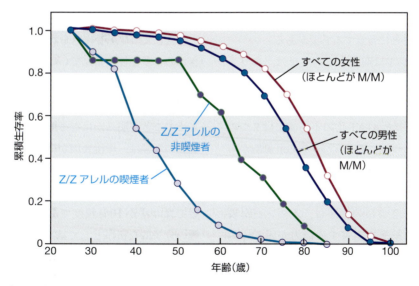

図13.8　$α_1$アンチトリプシン欠損症患者の生存率に与える喫煙の影響　曲線は，$α_1$アンチトリプシン欠損症をもつ喫煙者ともたない喫煙者の年齢別の累積生存率を示している．（Larson C: Natural history and life expectancy in severe $α_1$-antitrypsin deficiency, Pi Z. *Acta Med Scand*, 204:345-351, 1978 より作成）

国のみで約60,000人が罹患していると推測され，肺気腫リスクの上昇を考慮すると，公衆衛生上の重要な問題である。

α1ATの遺伝子は主に肝臓に発現しており，α1ATタンパク質は通常血漿中に分泌される。約17％のZ/Zホモ接合体は新生児黄疸をきたし，そのうち約20％はその後，肝硬変を発症する。このようなZアレルに関連した肝障害は，変異型α1ATタンパク質が新たに獲得した特性によるものであると考えられる。すなわち，変異型タンパク質（Zタンパク質）は凝集しやすく，肝細胞の粗面小胞体（endoplasmic reticulum：ER）内に蓄積する特性がある。Zタンパク質が凝集する分子的機序は，変異型α1ATポリマーが長いビーズの首飾り様の形態を形成しやすくなるという，Zタンパク質の構造変化である。そのため，βグロビンにおける鎌状赤血球症を生じるバリアント（第12章参照）のように，α1ATにおけるZアレルは，タンパク質に新たな特性を与えるバリアントの明確な例である（この両方の例ともに，タンパク質が凝集しやすくなるという特性を獲得している）（図12.1参照）。

鎌状赤血球症も，Zアレルのホモ接合に関連するα1AT欠損症も，遺伝性の**コンホメーション病**（conformational disease）の例である。こうした疾患は，バリアントによりタンパク質の形や大きさの変化が生じ，その結果，タンパク質の自己凝集および組織への沈着が生じやすくなることで発症する。α1AT欠損症を含め，変異型タンパク質の一部は常に正しく折り畳まれているのは重要なことである。また，非家族性Alzheimer病（後述）やプリオン病の例でも明らかなように，すべてのコンホメーション病が単一遺伝子疾患ではないことに留意する必要がある。

α1AT欠損症のZアレルに関連する肺疾患は，エラスターゼとα1ATの正常なバランスがくずれ，肺胞壁のエラスチンの分解が促進されることによって引き起こされる（図13.9）。エラスターゼとα1AT比の不均衡には2つの機序が関与している。1つは，Zタンパク質の肝細胞からの分泌が高度に阻害されること（完全な阻害ではない）であり，Zアレルのホモ接合体患者の血漿α1AT濃度は正常者の約15％となる。2つ目の機序は，Zタンパク質は，好中球のエラスターゼを阻害する能力が正常の約20％に低下していることである。血漿α1AT濃度を上昇させ，エラスターゼ：α1AT比の不均衡を是正する目的で，正常α1ATタンパク質の点滴投与が何人かのα1AT欠損症患者に行われている。最終的に結論付けるのは難し

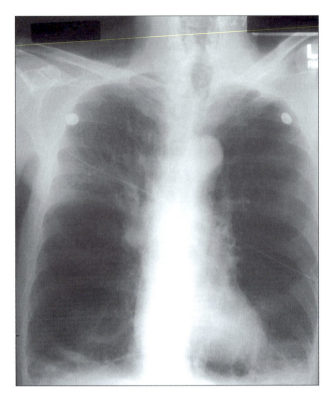

図13.9 α1AT遺伝子における2つのZアレルを有する人の胸部X線写真（後-前像）　肺気腫に特徴的な肺の過膨張と横隔膜近傍の透過性亢進を示している。（Stoller JK, Aboussouan LS: α₁-antitrypsin deficiency. Lancet, 365:2225-2236, 2005より）

いが，α1ATタンパク質補充療法が肺病変の進行を遅らせるというエビデンスは存在する。

環境遺伝性疾患としてのα₁アンチトリプシン欠損症

α1AT欠損症患者にみられる肺障害や肝障害の発症は，きわめて多様性に富んでいる。この多様性の原因となる修飾遺伝子は現在のところ発見されていないが，重要な主要な環境要因として，喫煙が肺気腫の発症に重大な影響をおよぼすことが明らかになっている。肺気腫の進行に対する喫煙の影響は，環境要因が単一遺伝子疾患の表現型に影響を及ぼす重要な例である。Z/Z遺伝型の人が60歳以降まで生存する確率は，非喫煙者では約60％であるが，喫煙者ではわずか10％程度である（図13.8参照）。喫煙の影響の分子的な機序としては，α1ATの活性部位である358番目のメチオニンが，たばこの煙と炎症細胞の両方によって酸化され，エラスターゼに対する親和性が1/2,000に低下することがあげられる。

α1AT欠損症で示されるように，**環境遺伝学**（ecogenetics）は環境要因とヒトのさまざまな遺伝型との相互作用に関する分野である．遺伝医学におけるこの領域は，特定の環境要因（例えば，薬物，食物，工業用化学物質，ウイルスなど）への曝露によって疾患のリスクが上昇する遺伝型が同定されるにつれ，その重要性を増している．現在，環境遺伝学で最も発展している分野は，第19章で解説する**薬理遺伝学**（pharmacogenetics）である．

生合成経路の制御異常：急性間欠性ポルフィリン症

急性間欠性ポルフィリン症（acute intermittent porphyria：AIP）は，間欠性の神経障害を呈する常染色体顕性遺伝（優性遺伝）疾患である．この疾患の原因は，ヘモグロビンや肝シトクロムP450薬物代謝酵素の合成に必要なヘムの生合成経路における酵素であるポルフォビリノーゲン（PBG）デアミナーゼの欠損である（図13.10）．すべてのAIP患者において，無症状であっても（生涯を通じて90％は無症状），発症していても（約10％），PBGデアミナーゼの酵素活性が約50％低下している．この酵素活性の低下は，この疾患が常染色体顕性遺伝であることに合致している（第7章参照）．ヘム生合成における必須酵素であるPBGデアミナーゼのホモ接合性欠損では，おそらく生存は難しいと推測される．AIPは，常染色体顕性遺伝疾患の症状が偶発的にしか起こらない分子病態を示す一つの例である．

神経障害を起こす病態は不明であるが，PBGデアミナーゼの活性の50％低下にもとづき蓄積したδ-アミノレブリン酸（ALA）とPBGの上昇により直接生じている可能性がある（図13.10参照）．末梢神経，自律神経，中枢神経のいずれもが影響を受け，臨床症状は多様である．急性腹症から精神疾患様に至るまでさまざまな症状を呈し，臨床現場において鑑別のきわめて難しい疾患の1つである．

AIPにおける急性発作は，いろいろな背景要因により引き起こされる．その要因には，薬物〔最も重要なのはバルビツール系の薬物であり，この意味では急性間欠性ポルフィリン症は薬理遺伝学的な疾患である（第19章参照）〕，ステロイドホルモン（思春期前や閉経後に症状を呈することは稀である），異化亢進状態（食事制限，他疾患の併発・手術など）がある．薬物の投与により，肝細胞で薬物と薬物感受性核内受容体との相互作用が起こり，それらがALA合成酵素遺伝子の転写調節配列に結合することで，ALAおよびPBG合成が増加することを介して，臨床症状が出現する．健常人では，こうした薬物誘発性のALA合成酵素の増加は有利に働く．なぜなら，ヘムの合成を増やすことで，肝シトクロムP450薬物代謝酵素の合成を促進し，多くの薬物代謝を促進するからである．しかし，AIP患者においては，PBGデアミナーゼ活性が50％に低下しているので，ALA合成酵素の増加はALAとPBGの蓄積を引き起こしてしまう（図13.10参照）．

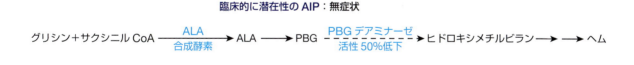

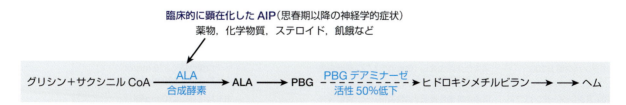

図13.10　急性間欠性ポルフィリン症（AIP）の発生機序　AIP患者は臨床的に潜在性であっても，臨床症状を呈していても，対照群の約半分のポルフォビリノーゲン（PBG）デアミナーゼの活性をもつ．このような人において，誘発因子（薬物，化学物質など）への曝露によって肝臓のδ-アミノレブリン酸（ALA）合成酵素の活性が上昇すると，ALAとPBGの産生はPBGデアミナーゼが処理できないレベルまで亢進する．すると残存PBGデアミナーゼ活性（対照群の約50％）に過剰な負荷がかかり，ALAやPBGの蓄積が臨床疾患を引き起こす．CoA：補酵素A．(Kappas A, Sassa S, Galbraith RA, et al: The porphyrias. In Scriver CR, Beaudet AL, Sly WS, et al, editors: *The metabolic bases of inherited disease*, ed 6. New York, 1989, McGraw-Hill, pp 1305-1365より作成)

正常の半分の PBG デアミナーゼ活性では，普段より多くのヘム合成を要する状況下では不十分になってしまうという事実は，この疾患における常染色体顕性遺伝形式および発作的に発症する現象を説明している。

13.4 受容体タンパク質の欠損

GoldsteinとBrownは，家族性高コレステロール血症の最も一般的な型で異常が認められるポリペプチドが，低密度リポタンパク質（low-density lipoprotein：LDL）受容体であることを同定した。これを契機に，受容体分子の異常によって引き起こされる疾患群が認識されるようになった。家族性高コレステロール血症は心筋梗塞のリスクを大きく高めるが，その特徴として，血漿中の主要なコレステロール輸送タンパク質であるLDLが輸送する血漿コレステロールの増加がみられる。GoldsteinとBrownの発見によって，正常のコレステロール代謝と細胞表面の受容体の生物学全般が注目されることとなった。LDL受容体欠損症は，現在，受容体欠損で生じると認識されている多数の疾患の代表となっている。

家族性高コレステロール血症：遺伝性高脂血症

家族性高コレステロール血症（familial hypercholesterolemia）は，高リポタンパク質血症と呼ばれる代謝疾患群の1つである。これらの疾患は，アポリポタンパク質B（apolipoprotein B：apoB）含有リポタンパク質により運搬される血漿脂質（コレステロール，トリグリセリド，またはその両方）の上昇を特徴とする。なお，単一遺伝子疾患としての高リポタンパク質血症としては，これとは異なる生化学的特徴および臨床表現型を示すものも知られている。

LDL受容体遺伝子のバリアントに加えて（**表13.2**），他の3つの遺伝子の異常が，家族性高コレステロール血症を生じることがわかっている（**図13.11**）。驚くべきことに，これら4つの家族性高コレステロール血症関連遺伝子はすべて，細胞表面のLDL受容体かapoBどちらかの機能あるいは量を低下させるものである。apoBは，LDLの主要な構成成分であり，LDL受容体のリガンドでもある。ここではまず，その重要性から，LDL受容体遺伝子の病的バリアントによる家族性高コレステロール血症について概説する。また，PCSK9プロテアーゼ遺伝子のバリアントについても述べる。この遺伝子の機能獲得型バリアントによって高コレステロール血症が引き起こされるが，PCSK9においてより重要なこととして，PCSK9のいくつかのありふれた機能喪失型バリアントにより血漿LDLコレステロール値が低下することにより，冠動脈性心疾患に対するかなりの予防効果を与えるという事実がある。

LDL受容体の病的バリアントによる家族性高コレステロール血症

LDL受容体をコードする遺伝子（*LDLR*）の病的バリアントは，家族性高コレステロール血症の最も一般的な原因である（症例16）。LDL受容体は細胞表面に存在し，LDLと結合することにより，LDLを細胞内に取り込む。無治療の場合，変異アレルをヘテロ接合あるいはホ

表13.2 家族性高コレステロール血症に関連する4つの遺伝子

変異遺伝子産物	遺伝形式	病因バリアントの作用	典型的なLDLコレステロール値（健常成人：約120 mg/dL）
LDL受容体	常染色体顕性遺伝（優性遺伝）	機能喪失	ヘテロ接合体：350 mg/dL ホモ接合体：700 mg/dL
アポタンパク質B100	常染色体顕性遺伝（優性遺伝）*	機能喪失	ヘテロ接合体：270 mg/dL ホモ接合体：320 mg/dL
ARHアダプタータンパク質	常染色体潜性遺伝（劣性遺伝）†	機能喪失	ホモ接合体：470 mg/dL
PCSK9プロテアーゼ	常染色体顕性遺伝（優性遺伝）	機能獲得	ヘテロ接合体：225 mg/dL

LDL：低密度リポタンパク質。
*主にヨーロッパ系。
†主にイタリア人および中東系。
Goldstein JL, Brown MS: The cholesterol quartet. *Science* 292:1310-1312, 2001 より一部改変。

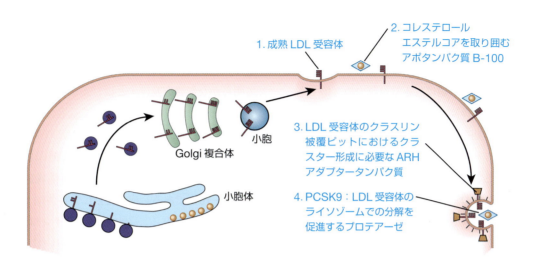

図 13.11　家族性高コレステロール血症と関連する 4 つのタンパク質　低密度リポタンパク質（LDL）受容体は，アポタンパク質 B-100 と結合する。アポタンパク質 B-100 の LDL 受容体結合ドメインにおける病的バリアントによって，LDL が LDL 受容体と結合できなくなり，循環中の LDL コレステロールの除去が低下する。クラスリン被覆ピットにおける LDL 受容体-アポタンパク質 B-100 複合体のクラスター形成には ARH アダプタータンパク質が必要であり，このアダプタータンパク質によって，被覆ピットのエンドサイトーシス装置に受容体が結合する。ARH タンパク質のバリアントをホモ接合でもつと，LDL と LDL 受容体複合体の内在化が損なわれ，それによって LDL クリアランスが低下する。PCSK9 のプロテアーゼ活性によって LDL 受容体のライソゾームでの分解が促進されるので，再利用によって細胞膜に戻ることが防止される（本文参照）。

モ接合で保有する人はともに，血漿 LDL コレステロール濃度の上昇により，早期発症アテローム性動脈硬化（マクロファージによる主要動脈の内皮下へのコレステロール蓄積）を呈し，心臓発作や脳卒中のリスクが上昇する。家族性高コレステロール血症の臨床的特徴として，黄色腫（皮膚と腱へのコレステロールの沈着）　症例16，早期発症角膜輪（角膜の末端周辺へのコレステロールの沈着）がある。最も詳細に記載されている疾患の 1 つであり，原因遺伝子から個人および集団に与える影響まで，その一連の病態が明らかにされている。

遺伝学　LDL 受容体遺伝子（*LDLR*）の病的バリアントを原因とする家族性高コレステロール血症は，常染色体半顕性遺伝（半優性遺伝）形質*訳注として継承される。ホモ接合およびヘテロ接合の両方の表現型が知られており，遺伝子量効果を示すことが明らかになっている。ヘテロ接合体よりもホモ接合体がより早期に発症し，より重症である。これはヘテロ接合体に比べてホモ接合体において，LDL 受容体数がより減少し，血漿 LDL コレステロール値がより上昇することを反映している（図13.12）。ホモ接合体では小児期に重篤な冠動脈疾患を発症する可能性があり，

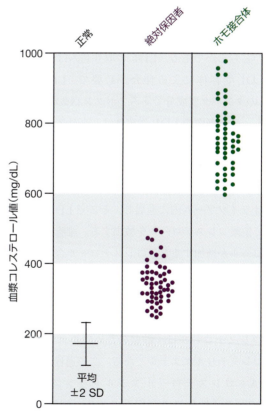

図 13.12　低密度リポタンパク質（LDL）受容体欠損症における遺伝子量　LDL 受容体欠損のホモ接合体患者 49 人，その両親（絶対保因者のヘテロ接合体），および正常対照における血漿総コレステロール値の分布。（Goldstein JL, Brown MS: Familial hypercholesterolemia. In Scriver CR, Beaudet AL, Sly WS, et al, editors: *The metabolic bases of inherited disease*, ed 6. New York, 1989, McGraw-Hill, pp 1215-1250 より作成）

＊訳注　実際にはこの意味で「不完全顕性（不完全優性）」が用いられることが多い。

無治療では20代を超えて生存する患者はほとんどいない。ヘテロ接合体は約1,000人に2人の頻度で認められ，最も一般的なヒト単一遺伝子疾患の1つである。ヘテロ接合体の血漿コレステロール値は，正常対照の約2倍である（図13.12参照）。家族性高コレステロール血症は遺伝的に継承されるため，早期発症（50歳未満）心筋梗塞の生存者の約5%に存在するとされるLDL受容体異常のヘテロ接合体患者を診断することは重要である。しかし一方，一般集団中で血漿コレステロール値が年齢・性別をふまえた正常値の95パーセンタイルを超える人たちのなかで，家族性高コレステロール血症はわずか約1/20であることも重要な事実である。こうした人のほとんどは，第9章で述べたように，複数のありふれた遺伝学的バリアントによる，特徴の明らかでない高コレステロール血症である。

LDL受容体によるコレステロールの取り込み　正常細胞がコレステロールを獲得する方法は，新しくコレステロールを合成するか，あるいは血漿からリポタンパク質，特にLDLに結合している外因性コレステロールを取り込むかのどちらかである。LDLの取り込みはほとんどの場合，LDL受容体による仲介が必要で，LDL受容体はLDLのタンパク質成分であるアポタンパク質B-100を認識する。細胞表面のLDL受容体は，クラスリンというタンパク質に覆われた陥入部（被覆ピット）に局在化している（図13.13）。受容体に結合したLDLは，被覆ピットのエンドサイトーシスによって細胞内に取り込まれ，最終的にはライソゾーム内に進展し，そこでLDLが加水分解されて遊離コレステロールを放出する。細胞内で遊離コレステロールが増加すると，コレステロール合成経路の律速酵素である3-ヒドロキシ-3-メチルグルタリルCoA（HMG-CoA）還元酵素が抑制されることで，内因性コレステロールの産生が減少する。細胞代謝や膜合成に必要でないコレステロールは，貯蔵のために再エステル化されて，コレステリルエステルとなる。この過程は，アシル補酵素A：コレステロールアシルトランスフェラーゼ（ACAT）の活性化により促進される。細胞内コレステロールの増加によっても，LDL受容体の合成が減少する（図13.13参照）。

LDL受容体遺伝子のバリアントの種類

LDL受容体遺伝子（*LDLR*）には1,100以上の異なる

バリアントが同定されており，これらのバリアントは遺伝子配列およびタンパク質のアミノ酸配列の全体に広く分布している。既報告の変化すべてがタンパク質の機能に対して明らかな影響を及ぼすとは言えない。いくつかのバリアントは，他のバリアントに比べて受容体機能をより強く障害することがわかっている。ほとんどの集団において，大多数のアレルは一塩基置換，小さな挿入または欠失であり，*LDLR*遺伝子のゲノム構造の再構成によるものはわずか2〜10%である。成熟LDL受容体は5つの構造ドメインから構成される。これらのドメインは，LDL受容体の合成から分解に至る一連の流れにおいて，おおむね異なる機能を有している（図13.13参照）。各ドメインのバリアントが受容体に与える影響を解析する研究は，各ドメインのもつ機能の解明に重要な役割を果たしている。このような研究は，遺伝子解析がタンパク質の構造-機能の関連を決定できることを証明する重要な例である。

患者由来の培養線維芽細胞は，細胞のコレステロール代謝における変異受容体の役割と，その結果生じる障害を明らかにするために用いられてきている。*LDLR*のバリアントは6つのクラスに分類される。この分類は，細胞内でのLDL受容体の合成から分解に至る一連の流れのどの段階がバリアントによって阻害されるかにもとづいている（図13.13参照）。

- クラス1のバリアントは，LDL受容体の合成を完全に阻害する"ヌルアレル"であり，この座位でみられる最も一般的なタイプのバリアントである。残り5つのクラスでは，受容体は正常に合成されるが，その機能が障害されている。

- クラス2のバリアント（クラス4および6のバリアントも同様）は，LDL受容体の細胞内局在に重要なポリペプチドの特徴を決定している。比較的頻度の高いクラス2バリアントが"輸送不全"と呼ばれるのは，LDL受容体がその合成部位である小胞体（ER）に蓄積し，Golgi体に運搬されないからである。このようなアレルでは，LDL受容体タンパク質が適切に折りたたまれないため，小胞体から出られないと予測されている。

- クラス3のバリアント受容体は細胞表面に到達できるが，LDLに結合することができない。

- クラス4のバリアントによって，受容体は被覆ピットへ局在できなくなり，その結果，受容体に結合したLDLが取り込まれなくなる。このようなバリアントで

13.4 受容体タンパク質の欠損 | 311

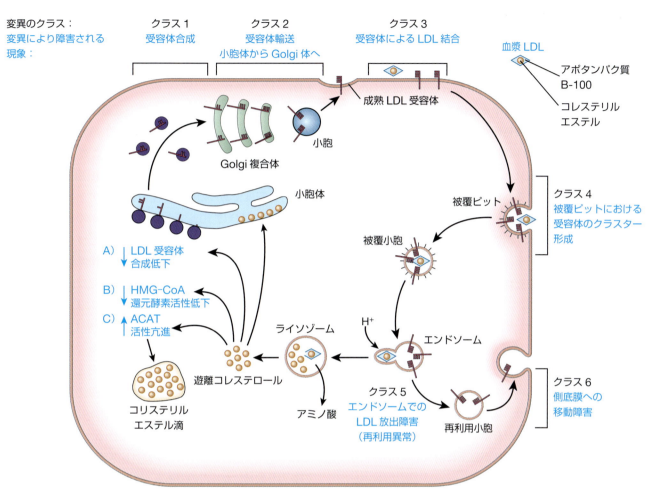

図13.13 低密度リポタンパク質（LDL）受容体の細胞生物学およびその生化学的役割と，その機能を変化させる6種類のバリアント LDL受容体は，小胞体（ER）で合成された後，Golgi体に輸送され，次に細胞表面に輸送される．正常のLDL受容体はクラスリン被覆ピットに局在する．クラスリン被覆ピットは陥入し，被覆小胞となり，それからライソゾームの前駆体であるエンドソームになる．正常では遊離コレステロールの細胞内蓄積は，遊離コレステロールの増加により，**(A)** LDL受容体の形成が減少する，**(B)** コレステロールの新規合成が減少する，**(C)** コレステリルエステルの貯蔵が増加する，といった機序で防がれる．変異の各クラス（種類）によって引き起こされる生化学的表現型は，本文で述べる．ACAT：アシル補酵素A：コレステロールアシルトランスフェラーゼ，HMG CoA還元酵素：3-ヒドロキシ-3-メチルグルタリル補酵素A還元酵素．（Brown MS, Goldstein JL: The LDL receptor and HMG-CoA reductase - Two membrane molecules that regulate cholesterol homeostasis. *Curr Top Cell Regul*, 26:3-15, 1985 より改変）

は，受容体のカルボキシ末端の細胞質ドメインが変化している，あるいは除去されていることから，このドメインの正常な機能はLDL受容体を被覆ピットに向かわせることであることがわかる．

- クラス5のバリアントは，再利用に異常があるアレルである．受容体の再利用には，エンドソームでの受容体と受容体に結合したLDLの解離が必要であるが，上皮増殖因子前駆体相同領域（epidermal growth factor precursor homology domain）のバリアントによって，LDLリガンドの解離が妨げられる．このバリアントによって，おそらく，LDLと結合したままの受容体は細胞表面に戻ることができず，分解されると考えられる．

- クラス6のバリアントは，受容体の細胞質ドメインのソーティング（仕分け）シグナルに依存するプロセスにおいて，変異受容体が側底膜（basolateral membrane；類洞に面した側の膜）に向かうことを障害する．このシグナルに影響を及ぼすバリアントは，変異受容体を，頂端側（apical membrane；毛細胆管に面した側の膜）の肝細胞表面に向かわせる．結果として，側底膜に向かう受容体の再利用が障害されるとともに，LDL受容体のエンドサイトーシスが全体として低下する．

PCSK9 プロテアーゼ：LDL コレステロール低下薬の標的

PCSK9 プロテアーゼ（proprotein convertase subtilisin/kexin type 9）をコードする遺伝子の機能獲得型ミスセンスバリアントは，常染色体顕性遺伝形式の家族性高コレステロール血症の稀な原因であることがわかっている。PCSK9 の役割は，LDL 受容体をライソゾームでの分解に向けることであり，それにより細胞表面における受容体数を減らす（図 13.11 参照）。したがって，機能獲得型バリアントによる PSCK9 活性の上昇が起きると，細胞表面の LDL 受容体数が正常のレベルよりもさらに減ってしまい，血中 LDL コレステロール値の上昇および冠動脈性心疾患の増加につながる。

反対に，PCSK9 の機能喪失型バリアントでは，PCSK9 プロテアーゼ活性が低下するため，細胞表面の LDL 受容体数が増加する。受容体数が多いので，LDL コレステロールの細胞内への取り込みが増加し，血中コレステロール値を低下させ，冠動脈性心疾患を予防する。特に，PCSK9 のヌルアレルをホモ接合体で有する人が少数にみられるが，PCSK9 活性が完全に消失しても臨床的に悪影響はないことがわかっている。

PCSK9 のいくつかの塩基配列バリアントが冠動脈性心疾患を防ぐ

単一遺伝子疾患としての家族性高コレステロール血症と PCSK9 との関連から，PCSK9 のありふれた塩基配列バリアントが一般集団での LDL コレステロール値（非常に高値あるいは非常に低値）と関連するかもしれないことが示唆された。重要なことに，PCSK9 のいくつかの塩基配列バリアントは血漿 LDL コレステロールの低値に強く結びついている（表 13.3）。例えば，米国の国勢調査にもとづく研究から，黒人集団では PCSK9 の 2 つのナンセンスバリアントのうちの 1 つが全体の 2.6% にみられる。このどちらのバリアントをもつ場合でも，LDL コレステロール値が平均して約 40% 低下する。この LDL コレステロール値の低下は，冠動脈疾患に対して強力な防御作用を示し，そのリスクを約 90% 低下させる。15 年間に冠動脈疾患を発症したのは，この 2 つのナンセンスバリアントのうち 1 つをもつ黒人集団においてはわずか 1% 程度であったが，いずれのバリアントももたない人においてはほぼ 10% であった。あるミスセンスアレル（p.Arg46Leu）は，米国の国勢調査にもとづく白人集団においてより頻度が高いが（3.2%），冠動脈性心疾患のリスク低減率は 50% でしかない。これらの知見は公衆衛生上の重要な意義をもつ。なぜなら，このアレルによって，白人集団では中程度ではあるが生涯にわたって血漿 LDL コレステロール値を 20～40 mg/dL 低下させられることで，有意に冠動脈性心疾患の発生率を低下させられると考えられるためである。PCSK9 の機能喪失型アレルは強力な冠動脈疾患予防効果を有するとともに，PCSK9 活性が完全に喪失していてもヒトに悪影響を及ぼさないことから，PCSK9 の活性を低下または消失させる薬物が高コレステロール血症治療薬の強力な候補になったのである（第 14 章参照）。

こうした発見は，一般的な多因子疾患の遺伝要因に関する重要な新知見が，希少遺伝性疾患の研究からどのようにして導かれるのかを示す意味で重要である。

家族性高コレステロール血症の遺伝学が臨床にもたらしたもの

家族性高コレステロール血症の早期診断は，冠動脈疾患の予防を目的としたコレステロール低下薬を早期から導入できる点，および第一度近親者の遺伝学的スクリーニングを開始できる点で，きわめて重要である。適切な薬

表 13.3 LDL コレステロール低値と関連する PCSK9 バリアント

配列バリアント	集団頻度	LDL コレステロール値（正常≦約 100 mg/dL）	冠動脈性心疾患の発生率に与える影響
ヌルアレルあるいは顕性（優性）阻害アレル	稀な遺伝的複合体，1 つの顕性阻害アレルのヘテロ接合体	7～16 mg/dL	不明であるが，リスクを大きく減少させると考えられる
Tyr142Stop または Cys679Stop	黒人ヘテロ接合体：2.6%	平均：28%（38 mg/dL）	90%減少
Arg46Leu	白人ヘテロ接合体：3.2%	平均：15%（20 mg/dL）	50%減少

LDL：低密度リポタンパク質。
Cohen JC, Boerwinkle E, Mosley TH, et al: Sequence variants in PCSK9, low LDL, and protection against coronary heart disease, *N Engl J Med* 354:1264-1272, 2006 より引用。

物療法により，家族性高コレステロール血症をヘテロ接合性に有する人の寿命は正常となる。ホモ接合性に有する人では，血漿中のコレステロールを除去する血漿交換（アフェレーシス）の導入により，冠動脈疾患の発症を著しく遅らせることができるが，最終的には肝移植が必要となる。

家族性高コレステロール血症の生化学的基盤の解明により，コレステロールの新規の生合成を抑制するスタチン系薬物が開発され，より一般的な型である散発性高コレステロール血症の治療に大きな影響を与えたことを最後に付け加える（第14章参照）。新規の治療薬として，PCSK9を直接に標的とするモノクローナル抗体が開発された。臨床試験でLDLコレステロールをさらに60%低下させ，今後は迅速な承認と世界中で使用できるようになることが必要である。

13.5 輸送異常

囊胞性線維症

1960年代以来，**囊胞性線維症**（cystic fibrosis：CF）はすべてのヒト単一遺伝子疾患のなかでも最も一般的に知られている疾患の1つである（ 症例12 ）。米国におけるヨーロッパ系祖先集団をもつ子どもにおいては最も一般的な常染色体潜性遺伝疾患であり，白人の出生児2,500人に1人程度が罹患し，保因者頻度はおよそ25人に1人である。しかし，他人種においては頻度がかなり低く，黒人では出生児15,000人に1人が，アジア人では出生児31,000人に1人が罹患する。25年以上前のCF遺伝子（*CFTR*と命名，囊胞性線維症膜コンダクタンス制御因子をコードする）の単離（第11章参照）は，疾患遺伝子の同定において分子遺伝学的およびゲノムアプローチが強力な手法であることを示した最初の例の1つである。生理学的解析から，CFTRタンパク質は上皮細胞頂端膜に局在して調節されている塩素イオンチャネルとして働き，これが障害されることで疾患が発症することが示された。

囊胞性線維症の表現型 CFにおいて主要病変となる臓器は，肺と外分泌機能のある膵臓である（ 症例12 ）。しかし，診断における主要な徴候は，汗中ナトリウムイオン（Na^+）濃度および塩素イオン（Cl^-）濃度の増加である（しばしば親が乳児期の子どもにキスする際に初めて気づ

かれる）。新生児スクリーニングを実施している地域では，これが最も一般的な発見の契機になっている。その他の地域では，ほとんどのCF患者は，肺または膵臓の臨床的所見および汗中Cl^-濃度の上昇にもとづいて診断される。汗中Cl^-濃度は正常であるが，それ以外は典型的なCFの臨床像を示す患者も2%未満は存在し，このような場合は*CFTR*に病的バリアントがあるか否かを確認するために分子遺伝学的解析が用いられる。

CFの膵障害は，膵酵素（リパーゼ，トリプシン，キモトリプシン）の分泌不全による消化不全症候群である。CF患者の5〜15%程度は正常な消化を行うのに十分な膵外分泌機能が残存しており，"膵外分泌機能が十分（pancreatic sufficient）"であるといわれる。さらに，"膵外分泌機能が十分"であるCF患者は，"膵外分泌機能が不十分（pancreatic insufficient）"である大多数の患者よりも成長は良好であり，全体的に予後がよい。膵疾患の臨床的異質性はアレル異質性が少なくともその原因の一部であるが，これについては後述する。

CF患者ではこの他の多くの臨床症状が観察される。例えば，出生直後の下部腸管閉塞〔胎便性イレウス（meconium ileus）〕は，CFに罹患している新生児の10〜15%にみられる。生殖器の合併症もあり，女性のCF患者では妊孕性のある程度の低下がみられる。他方，男性のCF患者の98%以上は，輸精管が欠損しているために不妊となる。これは，**先天性両側輸精管欠損症**（congenital bilateral absence of the vas deferens：CBAVD）という1つの表現型として知られている。アレル異質性によって部分的な表現型が引き起こされる顕著な例として，全身状態の良好な（すなわち，肺または膵疾患のない）不妊男性のなかには，*CFTR*の特定のバリアントと関連するCBAVDの場合があることが知られている。同様に，**特発性慢性膵炎**（idiopathic chronic pancreatitis）に罹患した人のなかには，*CFTR*のバリアントをもつが，他のCFの臨床症状をもたない人がいる。

***CFTR*遺伝子とタンパク質** *CFTR*遺伝子は27のエクソンからなり，DNA長は約190 kbである。CFTRタンパク質は，約170 kDの大きくかつ不可欠な膜タンパク質である（図13.14）。CFTRタンパク質は，輸送タンパク質のABC〔ATP（アデノシン三リン酸）-結合カセット〕ファミリーに属する。少なくとも27のABC輸送体が，

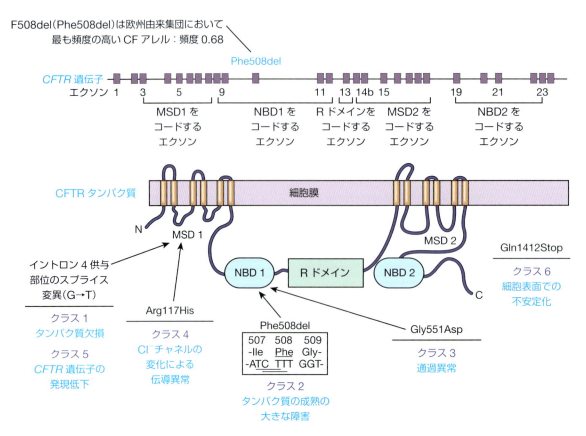

図 13.14 *CFTR* 遺伝子の構造と CFTR タンパク質の模式図　いくつかのバリアントを選んで示している。エクソン，イントロン，およびタンパク質のドメインは，実際の大きさを反映していない。Phe508del では，TCT または CTT の欠失によって ATT にコードされる Ile となり，Phe が欠失する。CF：囊胞性線維症，MSD：膜貫通ドメイン，NBD：ヌクレオチド結合ドメイン，R ドメイン：制御ドメイン。(Zielinski J: Genotype and phenotype in cystic fibrosis. *Respiration*, 67:117-133, 2000 にもとづく)

メンデル遺伝病や複雑形質の表現型に関与することが示唆されている。

　CFTR 塩素イオンチャネルは，図 13.14 に示すように 5 つのドメインからなる。すなわち，2 つの膜貫通ドメイン（各ドメインは 6 つの膜貫通配列をもつ），2 つのヌクレオチド（ATP）結合ドメイン，1 つの調節ドメイン（複数のリン酸化部位をもつ）である。それぞれのドメインの重要性は，各ドメインに存在し，CF を引き起こすミセンスバリアントが同定されたことから明らかになった（図 13.14 参照）。塩素イオンチャネルの孔は，12 の膜貫通部位により形成される。ヌクレオチド結合ドメインに結合する ATP の加水分解エネルギーが，チャネルの開閉に用いられる。チャネルの制御は，少なくとも部分的には調節ドメインのリン酸化を介して行われる。

囊胞性線維症の病態生理　CF は，上皮頂端膜を通過する水分や電解質の輸送異常が原因である。この異常により，肺，膵臓，腸，肝臓・胆道系，および男性生殖器官の病変が引き起こされる。生理的異常は，汗腺において最も明瞭に解明されている。CFTR 機能の欠損は，汗腺の汗管内の Cl⁻ が再吸収されないことを意味し，これが電気化学的勾配の低下を引き起こすことで，正常ならば起こるナトリウムの頂端膜通過が起こらなくなる。これにより，汗中 Na^+ および Cl^- 濃度が上昇する。CFTR タンパク質の異常が電解質輸送に与える影響は，気道や膵臓上皮でもよく研究されている。肺では，Na^+ の過剰吸収と Cl^- の分泌低下によって，気道表面の液体の減少が引き起こされる。その結果，肺の粘液層が細胞表面に付着するようになり，咳や線毛依存性の粘液クリアランスが異常をきたす。これにより CF の慢性肺感染症の主な原因である緑膿菌（*Pseudomonas aeruginosa*）の成育に好条件の場が形成される。

囊胞性線維症の遺伝学

CFTR ポリペプチドの病的バリアント　最もありふれ

たCFの病的バリアントは，1つ目のATP結合フォールド（NBD1：図13.14参照）の508番目のフェニルアラニン残基の欠失（p.Phe508del，アミノ酸の1文字表記ではF508del）であり，欧州に起源をもつ集団の全CFアレルの約70%を占める。この集団において頻度が0.5%を上回る病的バリアントは他に7つのみで，残りはかなり稀である。すべてのタイプのバリアントが同定されているが，最も多くみられるバリアント（ほぼ半分を占める）はミスセンスバリアント（アミノ酸置換）である。残りは他のタイプの塩基レベルのバリアントであり，1%未満がゲノム再構成である。約2,000のCFTRの配列バリアントが疾患と関連しているが，機能解析が行われている例はほとんどないために，実際に疾患を引き起こすミスセンスバリアントの数は不明である。しかし，Clinical and Functional Translation of CFTR（CFTR2プロジェクト，cftr2.org）と呼ばれるプロジェクトにより，466を超えるCFTRのバリアント（174のミスセンスバリアントやインフレーム欠失を含む）が病的であることが確認された。これは世界中の全CFTRアレルの少なくとも96%を占める。

　ほとんどのCFアレルにおいて，特異的な生化学的異常はわかっていないが，これまでにCFTRタンパク質の機能を障害する6つの一般的なクラスが同定されている。各クラスにおける代表的なアレルを図13.14に示す。

● クラス1のバリアントはヌルアレルであり，CFTRポリペプチドはまったく産生されない。このクラスには，早期終止コドンをきたすバリアント，またはRNAの著しい不安定化をきたすバリアントが含まれる。CFTRはグリコシル化を受ける膜貫通タンパク質であるため，グリコシル化を受けて分泌されるためには，小胞体とGolgi体でプロセシングを受けなければならない。

● クラス2のバリアントは，CFTRタンパク質の折りたたみ（folding）を障害するものであり，これによりタンパク質の成熟が停止する。F508delバリアントがこのクラスの代表であり，F508delタンパク質は正常な折りたたみが行われない（misfolding）ために，小胞体から出ることができない。しかし，このF508delタンパク質は折りたたみの異常に加えて安定性および活性も障害されているため，その生化学的表現型は複雑である。

● クラス3のバリアントでは，CFTRタンパク質の細胞表面への供給は正常であるが，その機能そのものが障害

される（図13.14参照）。最もよい例がp.Gly551Aspバリアントであり，細胞表面におけるCFTRイオンチャネルの開閉を妨げる。

● クラス4のバリアントは膜貫通ドメインに局在し，この局在から考えられるように，塩素イオンの伝導異常を示す。

● クラス5のバリアントはCFTR転写産物量を減少させる。

● クラス6のバリアントにより生じるタンパク質は正常に合成されるが，細胞表面において不安定である。

囊胞性線維症の遺伝型模写：上皮ナトリウム（Na⁺）チャネル遺伝子SCNN1の病的バリアント　CFTRは古典型CFとの関連がみられる唯一の遺伝子であるが，非古典型CFの症状（CF様肺感染症，重症度の低い腸疾患，汗中の塩素イオン高値など）を有するいくつかの家系で，上皮ナトリウム（Na⁺）チャネル遺伝子SCNN1の病的バリアントがみられた。これはいわゆる**遺伝型模写**（genocopy）であり，遺伝学的には明らかに異なるが，きわめて関連性の高い表現型を呈するものである。この知見は，CFTRタンパク質と上皮ナトリウム（Na⁺）チャネルの間に機能的な相互作用があることに矛盾しない。現在，この主な臨床的意義は，非古典型CF患者が座位異質性を有することを示したことであり，またCFTRの病的バリアントが認められない場合にはSCNN1の異常について考慮すべきであることを示したことである。

囊胞性線維症における遺伝型-表現型の相関　すべての古典型CF患者はCFTR遺伝子の病的バリアントを有するであろうから，CFの臨床的異質性は，アレル異質性，他の修飾座位の影響，あるいは非遺伝要因によって生じるはずである。特定の患者が有するであろうCFTRアレルの影響とは無関係に，いくつかのCF表現型（肺機能，新生児消化管閉塞，糖尿病）については，他の（修飾）遺伝子の遺伝的影響が顕著であることが認識されている。

　CF患者の遺伝学的および臨床的解析から，2つの一般則が導かれた。1つ目の原則は，特定のCFTR遺伝型から膵臓の外分泌機能をよく予測できることである。例えば，頻度の高いF508delバリアントのホモ接合体患者，またはヌルアレルが予測されるバリアントのホモ接合体患者では，一般的に膵外分泌機能が不十分である。一方，

Arg117His など，部分的な機能が残存する CFTR タンパク質を合成できるアレル（図 13.14 参照）では，十分な膵外分泌機能と関連する傾向がみられる。

しかし，2つ目の原則として，*CFTR* 遺伝型から肺疾患の重症度を予測することは困難である。例えば，F508del バリアントのホモ接合体患者間でも肺疾患の重症度はさまざまである。このように表現型−遺伝型相関（phenotype-genotype correlation）が弱い理由の1つは，第9章でも考察されているように，トランスフォーミング増殖因子 β1（TGFβ1）をコードする遺伝子における遺伝的バリエーションである。つまり，TGFβ1 発現を亢進させるような *TGFB1* アレルを受け継いでいる人は，より重症の CF 肺病変をきたすことが報告されており，これはおそらく組織のリモデリングや炎症応答を変化させることによるものと考えられる。CF 肺病変における他の遺伝的修飾因子には，インターフェロン関連発生調節因子 1 遺伝子（interferon-related developmental regulator 1 gene：*IFRD1*）やインターロイキン 8 遺伝子（*IL8*）があり，これらは CF 肺の感染症への耐性に影響する。同様に，糖尿病，肝疾患，胎便性イレウスを含む，他の CF 表現型に対する遺伝的修飾因子も少数同定されている。

集団における囊胞性線維症の遺伝子　現在，ヨーロッパ系の集団において CF を発症する *CFTR* アレルの頻度が高い（約 25 人に 1 人）理由はわかっていない（第9章参照）。CF の頻度は他の集団において明らかに低いが，先住民，アフリカ人，アジア人（例えば，アジア系ハワイ人集団ではおよそ 90,000 人に 1 人）での報告はある。今日，F508del アレルは事実上，すべてのヨーロッパ系集団において高頻度にみられる唯一の病的バリアントであるが，さまざまなヨーロッパ系集団では，全変異アレルに占める頻度はさまざまである（デンマークの 88 ％から南イタリアの 45 ％まで）。

全変異アレルに占める F508del アレルの頻度が約 70 ％の集団では，患者のうちの約 50 ％が F508del アレルのホモ接合体であり，さらに 40 ％は F508del アレルと別の変異アレルの複合ヘテロ接合体である。さらに，CF 保因者のうちの約 70 ％は F508del バリアントをもつ。前述のように，*CFTR* 座位では F508del 以外の CF バリアントは稀であるが，特定の集団では頻度が比較的高いいくつかのアレルが存在する。

集団スクリーニング　CF の保因者スクリーニングと新生児スクリーニングは，米国，カナダ，オーストラリア，ニュージーランド，ほとんど西ヨーロッパの国々，ロシア，ブラジル，アルゼンチン，およびチリにおいて広く実施されている。

患者の血縁者の遺伝学的検査と出生前診断　家族歴のない CF 患者が DNA 診断のために受診した際には，F508del アレルが高頻度であることは有用である。CF の確定診断（例えば，新生児や症状のはっきりしない罹患者の同胞），保因者診断および出生前診断を行う場合には，F508del アレルの同定とともに米国臨床遺伝・ゲノム学会（American College of Medical Genetics and Genomics：ACMG）が示している 127 のありふれたバリアントのパネルを組み合わせることで，家系構成員の遺伝学的状態を予測できる。*CFTR* のバリアントに関する幅広い情報が多くの集団で得られていれば，バリアントを直接検出する方法により遺伝学的検査が行える。25 ％の確率で CF のある子どもをもつ可能性のあるカップルに対しては，体外受精に引き続き着床前遺伝学的検査が提案されうる。または，1/4 の罹患リスクをもつ胎児に対しては，妊娠 10〜12 週の時点で，絨毛採取により得られた組織を用いた DNA 解析による出生前診断を行うことが可能である（第 18 章参照）。

囊胞性線維症の分子遺伝学と治療　歴史的に，CF の治療は肺感染症のコントロールと栄養状態の改善に向けられてきた。分子病態が明らかになることで，ほとんどの患者において CFTR の機能を調節する薬物的介入を計画することが可能になった（第 14 章参照）。あるいは，将来的には遺伝子治療が CF においても可能になるかもしれないが，現時点では多くの問題点が残っている。

13.6　構造タンパク質の疾患

ジストロフィン糖タンパク質複合体：Duchenne 型，Becker 型，その他の筋ジストロフィー

囊胞性線維症と同様に，**Duchenne 型筋ジストロフィー**（Duchenne muscular dystrophy：DMD）は，比

較的頻度が高く，重篤で，進行性の筋力低下をきたす疾患であり，臨床的にきわめて厳しい状態に至ることから，社会および医学全体から長く注目を集めている（ 症例14 ）。このX連鎖疾患の原因遺伝子が単離され，そのタンパク質（DMDとの関連からジストロフィンと命名された）の特徴が明らかになったことから，この疾患のあらゆる側面に関する理解が進み，罹患家系の遺伝カウンセリングが大幅に改善され，治療戦略が提案されてきた。ジストロフィンの研究は，他の筋ジストロフィー関連筋膜タンパク質をも含む重要な複合体であるジストロフィン糖タンパク質複合体（dystrophin glycoprotein complex：DGC）の同定につながった。これについては本節で後述する。

Duchenne 型筋ジストロフィーの臨床的表現型　罹患男児は生後1〜2年は正常であるが，3〜5歳で筋力低下が出現し，階段を上ることや座った姿勢から立ち上がることが困難になり始める。通常は12歳までに車椅子生活となる。現時点で根治療法はないが，呼吸器および心臓合併症（罹患男児の主たる死亡原因となる）の管理における最近の進歩により，"生存期間が短くなる（life-limiting）"疾患から"生存が脅かされる（life-threatening）"疾患へと変わってきた。発症前および発症初期では，血清クレアチンキナーゼ値は，罹患筋からこのキナーゼが漏出するため，非常に大きく上昇する（正常上限の50〜100倍）。脳も障害され，平均でIQは中等度の低下（約20ポイント）がみられる。

Becker 型筋ジストロフィーの臨床的表現型　Becker型筋ジストロフィー（Becker muscular dystrophy：BMD）もジストロフィン遺伝子の病的バリアントにより発症するが，BMDアレルはDMDに比べて大幅に軽症の表現型を示し，10歳台をこえても歩行できることがしばしばである。一般に，BMD患者はジストロフィンタンパク質の読み枠が維持された変異アレルを有し，そのためいくらかのジストロフィンが発現している（異常タンパク質が少量発現する場合がしばしばである）。一般にBMD患者の筋にはジストロフィンが検出されるが（ 図 **13.15**），DMD患者ではほとんど，あるいはまったく検出されない。

Duchenne 型筋ジストロフィーと Becker 型筋ジストロフィーの遺伝学

遺伝形式　DMDは出生男児約3,300人に1人の発生率であることから，変異率は10^{-4}と計算される。これは，他のほとんどの遺伝性疾患に関与する遺伝子に観察される変異率より1桁多い（第4章参照）。事実，1日あたりおよそ$8×10^7$の精子が産生されているとすると，正常男性では10〜11秒ごとに*DMD*遺伝子に新しい変異をもつ精子を生産していることになるのである！　第7章では，DMDが男性では致死的な典型的X連鎖潜性遺伝疾患であることを示したが，そうするとDMD症例の1/3は新生変異で，残り2/3では母親が保因者であると予想される（第17章も参照）。ほとんどの保因者女性は臨床症状を示さないが，約70％に血清クレアチンキナーゼ値のわずかな上昇がみられる。しかし，X染色体のランダムな不活化により（第6章参照），ヘテロ接合体女性のなかには，細胞集団において症状が現れる閾値を超えて正常なDMDアレルを有するX染色体が不活化されている人がいるようである。つまり，成人女性保因者の約20％には何らかの筋力低下，8％には生命にかかわる心筋症や近位筋の重度の機能障害がみられる。稀な女性のDMD患者の例として，X染色体と常染色体の転座（第6章参照）や，*DMD*の病的バリアントをもつX染色体1本のみを有する例（Turner症候群）が報告されている。

　BMDは，*DMD*座位におけるバリアントの約15％を占めている。DMDとBMDとの間の重要な遺伝学的相違点として，DMDのある男性が遺伝学的致死（子孫を残さない）であるのに対し，BMDのある男性の生殖適応度は高いこと（最大で正常の約70％）があげられる。そのため，BMDのある男性は娘にこの変異アレルを伝達しうる。その結果として，DMDとは対照的に，BMDは高い割合で受け継がれ，新生変異は少数（わずか10％程度）である。

DMD 遺伝子とその産物　*DMD*遺伝子の最も注目すべき特徴はその大きさであり，2,000 kb以上，つまりX染色体の約1.5％を占めると見積もられている。この巨大な遺伝子は，いかなる生物種においても桁違いに大きい遺伝子の1つとして知られている。DMDの高い変異率は，少なくとも一部は変異の標的となる座位が大きいことで説

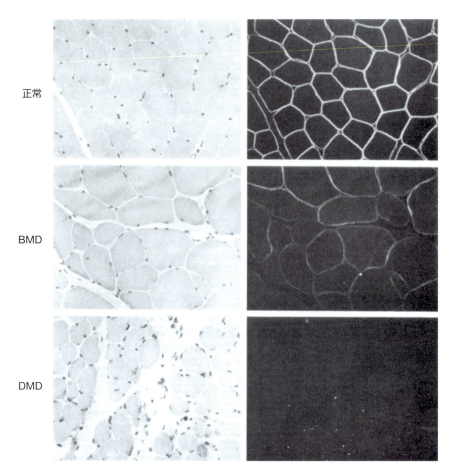

図 13.15 Becker 型筋ジストロフィー（BMD）の患者と Duchenne 型筋ジストロフィー（DMD）の患者におけるジストロフィン遺伝子の病的バリアントの影響を顕微鏡的に可視化したもの．**（左列）**筋肉のヘマトキシリン-エオシン染色．**（右列）**ジストロフィン特異的抗体を用いた蛍光免疫染色．正常組織では，ジストロフィンは筋細胞膜に局在している．BMD 患者の筋組織では，ジストロフィンの染色性が減少している．DMD 患者の筋組織では，筋細胞においてジストロフィンがまったく検出されない．DMD 患者の筋組織では，筋細胞間の結合組織の量が増加している．（K. Arahata, National Institute of Neuroscience, Tokyo の厚意による）

明できるが，後述するように構造的にも欠失や重複が生じやすいことも関係している．*DMD* 遺伝子は構造的に複雑であり，79 のエクソン，7 つの組織特異的プロモーターからなる．筋では，大きな（14 kb）ジストロフィン転写産物が，427 kD の巨大なタンパク質をコードしている．臨床的表現型に一致して，このタンパク質は骨格筋および心筋に最も豊富に存在するが，多くの組織で少なくとも 1 つのジストロフィン・アイソフォームが発現している．

Duchenne 型筋ジストロフィーと Becker 型筋ジストロフィーにおける分子遺伝学的および生理学的異常

DMD 患者において最も高頻度にみられる分子遺伝学的異常は欠失（アレルの 60%）である．欠失は遺伝子領域にランダムにみられるのではなく，ホットスポットを含む 2 つの領域（遺伝子の 5′ 側の半分と中心部）のどちらかに集中している．中心部に欠失が生じる機序は不明であるが，ゲノムの三次元構造が関与している可能性，また症例によっては中心部にある大きなイントロン内の *Alu* 反復配列（第 2 章参照）間の組換えが関与している可能性が考えられる．一塩基バリアントはアレル全体の約 1/3 を占め，遺伝子全体にランダムに存在している．

DMD におけるジストロフィンの欠損は，筋線維膜の不安定化により，脆弱性の増加および細胞内へのカルシウムイオン（Ca^{2+}）流入の増加を招き，結果として炎症および変性の反応経路を活性化させる．加えて，筋線維の慢性変性は最終的に，筋原幹細胞（myogenic stem cell）プールを枯渇させる．通常，筋原幹細胞は活性化されると筋再

生を行うので，枯渇により再生能力が減弱し，最終的に筋が脂肪や線維組織に置換される。

ジストロフィン糖タンパク質複合体（DGC）

ジストロフィンは細胞膜に**ジストロフィン糖タンパク質複合体**（dystrophin glycoprotein complex：DGC）を固定する構造タンパク質である。DGCは，遺伝学的に異なる十数の筋ジストロフィーに関連するポリペプチドの集合体である（図13.16）。この複合体はいくつかの主要な機能を有する。第一に，この複合体は，細胞外マトリックスにアクチン細胞骨格をつないで，筋膜を完全な状態に維持するのに不可欠であると考えられている。第二に，複合体タンパク質を筋線維鞘（sarcolemma）に位置させることに必要である。複合体に含まれる多くのタンパク質の機能はわかっていないが，筋疾患の発症と関係することから，これらのタンパク質は複合体の不可欠な構成要素であることがわかる。これらのタンパク質のうちいくつかをコードする遺伝子の病的バリアントは，常染色体潜性遺伝の肢帯型筋ジストロフィーや他の先天性筋ジストロフィーを引き起こす（図13.16参照）。

DGCの各構成タンパク質をコードする遺伝子の病的バリアントにより他のタイプの筋ジストロフィーが引き起こされることから，タンパク質が単独で機能するのではなく，生物学的な反応経路あるいは複数のタンパク質からなる複合体として機能する，という基本原則が浮かび上がる。ある反応経路またはタンパク質複合体の異なる構成タンパク質をコードする遺伝子の病的バリアントによって，しばしば類似の症状を呈する遺伝型模写が引き起こされるのである。

ジストロフィン糖タンパク質複合体（DGC）の翻訳後修飾

DGCと関係する5つの筋ジストロフィーは，αジストログリカンの低グリコシル化をきたすグリコシルトランスフェラーゼ（糖転移酵素）の病的バリアントにより生じる。5つのタンパク質が他の1つのポリペプチドの翻訳後修飾に必要であることは，特にαジストログリカンの機能においてグリコシル化が重要であることを示しているのみならず，より一般的にはほとんどのタンパク質の正常機能においても翻訳後修飾としてグリコシル化が重要であることを示している。

筋ジストロフィーにおける遺伝学的検査の臨床応用

出生前診断と保因者診断 遺伝子解析技術により，DMDの家族歴をもつほとんどの家系で，正確な保因者診断と出生前診断が行えるようになっている。60〜70%の家系は欠失あるいは重複のアレルを有しており，胎児DNAにおいて遺伝子のゲノム連続性とサイズを調べる方法により，その異常の有無を検出することができる（図13.17）。他のほとんどの家系では，コード領域およびイントロン-エクソン境界のシークエンシング（塩基配列決定）によって，一塩基バリアントを同定することが可能である。DMDでは新規変異の頻度がとても高く，かつ保因者女性は通常症状を呈さないので，約80%の罹患男児は家族歴をもたない（第7章参照）。したがって，全妊婦

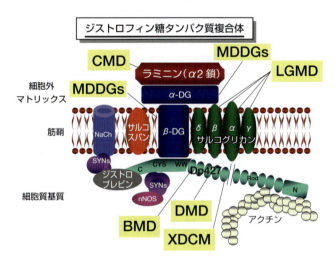

図13.16 ジストロフィン糖タンパク質複合体 筋肉においてジストロフィンは，細胞外マトリックス（ラミニン）とアクチン細胞骨格を結びつけている。ジストロフィンは，ジストログリカン（DG），サルコグリカン，シントロフィン，そしてジストロブレビンからなる多量体と相互作用している。α，β-ジストログリカン複合体は，細胞外マトリックスのラミニンおよびアグリンの受容体である。この複合体に影響を及ぼす14のグリコシルトランスフェラーゼ遺伝子の病的バリアントは，脳や眼の病変を伴う，あるいは伴わない，さまざまな型の筋ジストロフィー（MDDG，筋ジストロフィー-ジストログリカノパチー）を引き起こす。サルコグリカン複合体の機能は不明であるが，筋肉の機能において不可欠である。実際，肢帯型筋ジストロフィー（LGMD）患者において，サルコグリカン遺伝子の病的バリアントが同定されている。ラミニン2型（メロシン）の病的バリアントは，先天性筋ジストロフィー（CMD）を引き起こす。枝のような構造は，グリカンを示す。ジストロフィンのWWドメインは，トリプトファンが豊富なタンパク質結合モチーフである。BMD：Becker型筋ジストロフィー，DMD：Duchenne型筋ジストロフィー，Syn：シントロフィン，XDCM：X連鎖拡張型心筋症。（R. Cohn, The Hospital for Sick Children, Toronto の厚意による）

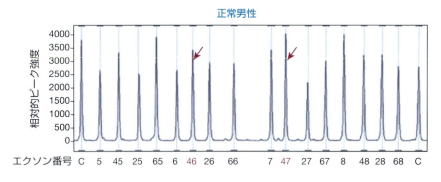
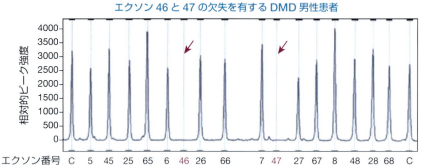

図 13.17　MLPA 法による欠失と重複のスクリーニングにもとづく Duchenne 型筋ジストロフィー（DMD）の診断　MLPA（multiplex ligation-dependent probe amplification）法では，単一 DNA サンプルにおける DMD 遺伝子の全 79 エクソンを同時に解析でき，男女を問わずエクソン単位の欠失および重複を検出できる。増幅された産物はキャピラリー電気泳動により分離する。個々の増幅ピークは，DMD 遺伝子の個々のエクソンを表す。（上図）正常男性サンプルにおける 16 のエクソンの増幅プロファイル。対照（C）の DNA を両端に示している。MLPA 法では，DNA 断片はサイズにもとづいて溶出されるので，エクソン番号順には並んでいない。（下図）エクソン 46 と 47 の欠失を有する DMD 患者サンプルの増幅プロファイル。（P. N. Ray, the Hospital for Sick Children, Toronto の厚意による）

に対する出生前または受胎前のスクリーニングが可能となるまでは，DMD の頻度はあまり低下しないであろう。

母のモザイク　DMD 男児が家系で初めての罹患者であり，またその母のリンパ球にバリアントが検出されない場合，通常は DMD 座位に新生変異が生じたことが原因であると考えられる。しかし，このような症例の約 5～15％ は母の性腺モザイクが原因である可能性が考えられ，この場合，再発率は有意に上がる（第 7 章参照）。

治療　現時点では，対症療法のみが行われている。DMD に対する機序にもとづく根本的治療法の可能性は，筋細胞におけるジストロフィンの正常機能の理解により大きく高まった。治療上考慮すべき問題については第 14 章で述べる*訳注。

＊訳注　日本では 2020 年にエクソン 53 をスキップするエクソンスキッピング治療薬が保険収載された。

コラーゲンおよびその他の骨形成の構成要素をコードする遺伝子の病的バリアント：骨形成不全症

骨形成不全症（osteogenesis imperfecta：OI）は，骨変形や軽微な外傷でも骨折をしやすい一群の遺伝性疾患である（**図 13.18**）。すべての病型を含めると，その頻度は約 1/10,000 人である。罹患者の約 95％ は，骨の主要タンパク質である I 型コラーゲンをコードする遺伝子 *COL1A1* または *COL1A2* のどちらか 1 つにヘテロ接合性の病的バリアントをもつ。また，周産期致死から骨折頻度の軽度増加まで，臨床症状の顕著な多様性が知られている。臨床症状の異質性は，座位異質性とアレル異質性の両方により説明される。すなわち，表現型は I 型プロコラーゲンのどちらの鎖の異常によるか，遺伝子におけるどの部位のどのようなタイプの病的バリアントによるかにより，影響を受けるのである。主要な表現型と I 型コラーゲン遺伝子のバリアントにもとづく遺伝型との関係の概要を**表 13.4** に示す。

正常なコラーゲン構造と骨形成不全症との関係

骨形成不全症（OI）の発症機序を理解するためには，正常のⅠ型コラーゲンの主な特徴を理解することが重要である。Ⅰ型プロコラーゲン分子は，proα1（Ⅰ）鎖（*COL1A1*によりコードされる）2本と，これに類似しているものの異なるproα2（Ⅰ）鎖（*COL1A2*によりコードされる）1本から形成されている（図13.19）。

コラーゲンのようにサブユニットで構成されるタンパク質は，サブユニット間の接触面を変化させてサブユニット間の会合を妨げるようなバリアントの影響を受けることが多い。コラーゲンの三重らせん部分は，338の縦列に並ぶGly-X-Y反復配列（リピート）から構成されている。Xはプロリンであることが多く，Yはヒドロキシプロリンまたはヒドロキシリシンであることが多い。このらせんの軸となる位置を占めているアミノ酸はグリシンだが，グリシンはアミノ酸のなかで最も小さく，グリシン以外に軸の位置を占めることのできるほど小さなアミノ酸残基は存在しないため，これらのグリシンが他の残基に置換するバリアントにより，らせん構造が大きく破壊されることになる。

プロコラーゲンの成熟過程には，OIの病態生理を理解するうえで特に重要ないくつかの特徴がある。第一に，各proα鎖による三量体形成はカルボキシ末端から始まり，アミノ末端に向かって三重らせんが形成されていく。このため，三重らせん部分のカルボキシ末端部の残基を変化さ

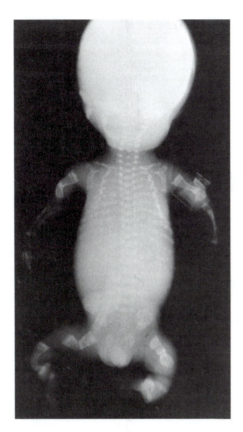

図13.18 周産期致死型（Ⅱ型）骨形成不全症を有する在胎26週の未熟児のX線写真 頭蓋は比較的大きく，石灰化不全を呈し，柔らかい感触である。胸郭は小さく，四肢の長管骨は短縮し，変形している。椎体は扁平である。すべての骨が石灰化不全を呈している。（T. Costa, The Hospital for Sick Children, Torontoの厚意による）

表13.4 Ⅰ型コラーゲン遺伝子のバリアントにもとづく骨形成不全症の遺伝形式，生化学的異常，分子遺伝学的異常のまとめ

病型	表現型	遺伝形式	生化学的異常	分子遺伝学的異常
Ⅰ型コラーゲンの産生異常*				
Ⅰ	軽症：青色強膜，易骨折性，骨変形なし	常染色体顕性遺伝（優性遺伝）	産生されるコラーゲンは正常（すべて正常アレル由来）であるが，量が半減	大部分は，proα1（I）鎖の産生を障害するヌルアレル，例えばmRNAの合成を障害する異常など
Ⅰ型コラーゲンの構造上の異常				
Ⅱ	周産期致死型：重篤な骨格異常，暗色強膜，1カ月以内の死亡（図13.18参照）	常染色体顕性遺伝（新生変異）	通常，タンパク質の全長に存在するトリプルヘリックス（三重らせん）領域のGly-X-YにおけるGly（グリシン）残基の置換にもとづく異常なコラーゲン分子の産生	α1またはα2鎖をコードする遺伝子のグリシンコドンにおけるミスセンスバリアント
Ⅲ	進行性変形型：青色強膜，骨折（しばしば出生時に），進行性骨変形，成長障害	常染色体顕性遺伝†		
Ⅳ	正常強膜，変形型：軽度〜中等度の骨変形，低身長，骨折	常染色体顕性遺伝		

mRNA：メッセンジャーRNA。
*Ⅰ型患者の少数は，Ⅰ型コラーゲン鎖の1つにおけるグリシン残基置換を有する。
†稀に常染色体潜性遺伝（劣性遺伝）もある。
Byers PH: Disorders of collagen biosynthesis and structure. In Scriver CR, Beauder AL, Sly WS, et al, eds: *The metabolic basis of inherited disease*, ed 6, New York, 1989, McGraw-Hill, pp2805-2842; Byers PH: Brittle bones - Fragile molecules: disorders of collagen structure and expression. *Trends Genet* 6:293-300, 1990 より改変。

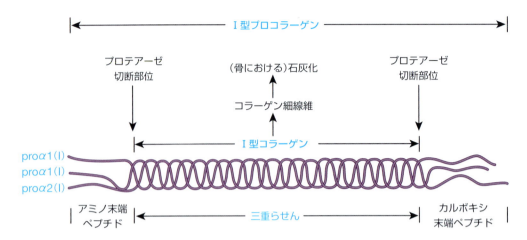

図13.19　Ⅰ型プロコラーゲンの構造。コラーゲン鎖は，プロコラーゲンのトリプルヘリックス（三重らせん）として産生され，細胞外間隙に分泌される　アミノ末端およびカルボキシ末端ドメインは細胞外で切断され，コラーゲンが形成される。成熟コラーゲン細線維はその後束ねられ，骨においては石灰化する。Ⅰ型プロコラーゲンは2本のα1鎖〔proα1（Ⅰ）〕と，1本のα2鎖〔proα2（Ⅰ）〕より形成されている。(Byers PH: Disorders of collagen biosynthesis and structure. In Scriver CR, Beaudet AL, Sly WS, et al, editors: *The metabolic bases of inherited disease*, ed 6. New York, 1989, Mc-Graw-Hill, pp 2805-2842 より作成）

せるバリアントは，三重らせんの形成を早期に妨げるため，より重症度が大きくなる（図13.20）。第二に，プロコラーゲンの翻訳後修飾（例えば，プロリンまたはリシンのヒドロキシ化や，ヒドロキシリシンのグリコシル化）の過程は，三重らせん構造になっていないあらゆる部分で続いている。したがって，三重らせんの形成がバリアントにより遅れると，鎖の三重らせん構造をとっていない部分，つまりアミノ末端側が過剰に修飾され，細胞外間隙への分泌が遅れる。また，過剰な修飾は，コラーゲン細線維の形成を阻害するように働く可能性がある。このような異常のすべてによって，分泌コラーゲン分子の数は減少する。しかもその多くは異常をもつ分子である。骨において，異常なコラーゲン鎖がみられたり，コラーゲン鎖の数が減少したりすると，コラーゲン細線維の石灰化異常が引き起こされる（図13.18参照）。

骨形成不全症でのコラーゲンの分子異常

Ⅰ型コラーゲンの合成または構造に影響を与える2,000以上の病的バリアントが，骨形成不全症（OI）患者で見いだされている。OIの臨床的異質性は，分子レベルでのさらに大きな異質性を反映している（表13.4参照）。Ⅰ型コラーゲン遺伝子において，バリアントは2種類の一般的なクラスに分類される。すなわち，合成されるⅠ型プロコラーゲン量を低下させるバリアントと，三量体を形成する分子の構造を変化させるバリアントである。

Ⅰ型：Ⅰ型コラーゲンの産生低下　ほとんどのⅠ型OI患者には，細胞でのⅠ型プロコラーゲン産生量が正常の約半分になるバリアントがみられる。このようなバリアントのほとんどは，*COL1A1* アレルの1つに早期終止コドンを生じるバリアントで，そのアレルから生じるmRNAは翻訳されなくなる。Ⅰ型プロコラーゲン分子が三重らせん構造を形成するためには2つのproα1（Ⅰ）鎖が必要であるため，mRNAの半量が欠損すると，Ⅰ型プロコラーゲン分子は正常の半量しか産生されなくなるのである（これらの分子自体は正常である）（図13.20参照）。また，ミスセンスバリアントによるアミノ酸の変化がアミノ末端にある場合にも，この軽症型のOIを発症しうる。アミノ末端が置換されていても，コラーゲン鎖の三量体形成をカルボキシ末端から通常と同じように開始できるので，それがあまり妨げになりにくい傾向があるからである。

Ⅱ型，Ⅲ型，Ⅳ型：コラーゲンの構造異常　Ⅱ型，Ⅲ型，およびⅣ型のOIの表現型は通常，構造的に異常なproα1（Ⅰ）鎖またはproα2（Ⅰ）鎖を生じるバリアントによって引き起こされる（図13.20および表13.4参照）。ほとんどの患者では，三重らせん構造をとる領域にあるグリシンがより大きなアミノ酸残基に置き換えられるバリアントを有し，これにより三重らせん構造の形成が障害される。どちらのコラーゲン鎖にバリアントが生じたか，置換された残基の位置はどこか，また置換された残基の性質は

13.6 構造タンパク質の疾患

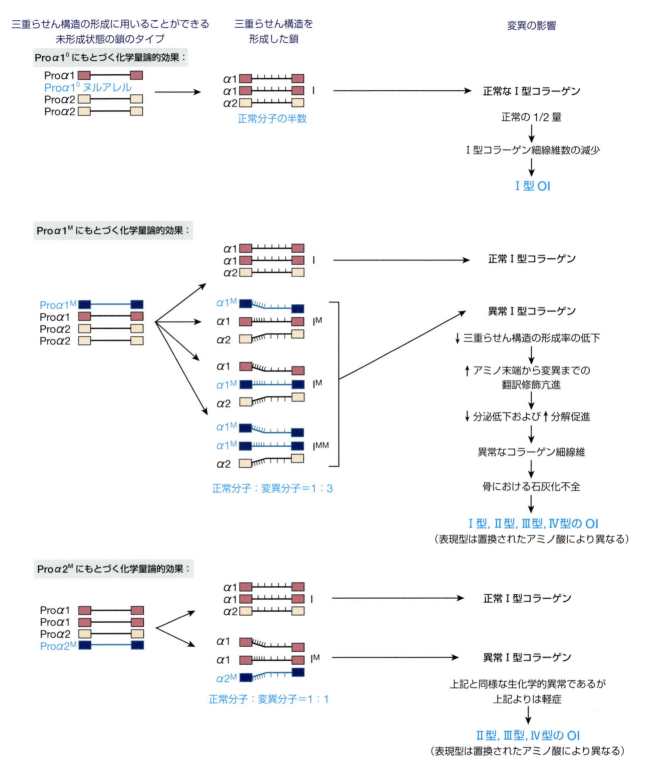

図 13.20 Ⅰ型プロコラーゲン遺伝子の主要な種類の変異が生じる機序 **(列1)** 三重らせん（トリプルヘリックス）構造を形成できるプロコラーゲン鎖の種類。左に示されるように、ゲノム中には2つのコラーゲンα1鎖遺伝子と2つのα2鎖遺伝子があるが、中央に示されるように、産生されるα1鎖コラーゲン分子とα2鎖コラーゲン分子の比は2：1となる。**(列2)** プロα1鎖のバリアントまたはプロα2鎖のバリアントにより形成される正常コラーゲン分子と異常コラーゲン分子の比率に対するⅠ型プロコラーゲンの化学量論的効果。それぞれのプロコラーゲン鎖に描かれた小さな垂直の棒は、翻訳後修飾を示す（本文参照）。**(列3)** コラーゲンの生化学的反応（プロセシング）に与えるバリアントの影響。OI：骨形成不全症、Proα1^M：ミスセンスバリアントを有するプロα1鎖のアレル、Proα2^M：ミスセンスバリアントを有するプロα2鎖のアレル、Proα1^0：プロα1鎖のヌルアレル。

どのようなものかはすべて，表現型を決める重要な要因であるが，特定のアミノ酸置換がどのような表現型をもたらすかはある程度一般化が可能である。すなわち，proα1（I）鎖における置換はⅢ型およびⅣ型のOI患者において頻度が高く，致死的であることが多い。どちらの鎖においても，グリシン（中性残基）と電荷を帯びた残基（アスパラギン酸，グルタミン酸，アルギニン）または大きな残基（トリプトファン）との置換は通常，とても影響が重大で，しばしば重症（Ⅱ型）の表現型（図13.20参照）と関連する。時に特定のアミノ酸置換が2つ以上の表現型と関連することがあるが，これは強力な修飾遺伝子の影響を反映している可能性がある。

コラーゲン遺伝子のバリアントではない新しい型の骨形成不全症

臨床症状から新たに見いだされた17病型（Ⅴ～ⅩⅢ型または5–22型）は，I型コラーゲン遺伝子のバリアントに起因せず，他の遺伝子異常を伴っている。正常なコラーゲン遺伝子を有するこのような患者は骨形成不全症（OI）の5%を占め，*IFITM5*遺伝子（interferon-induced transmembrane protein 5をコードする）の顕性遺伝のバリアントや，12を超える他の遺伝子の両アレル性バリアントを有する。後者の遺伝子として，骨芽細胞の発達を調節して骨形成を促すタンパク質をコードする遺伝子，あるいはコラーゲンの合成や分泌の過程でコラーゲンと相互作用することによって，コラーゲン構造の形成を仲介しているタンパク質をコードする遺伝子がある。これらの遺伝子には，例えば，分泌型シグナル伝達タンパク質をコードする*WNT1*，軟骨形成を誘導する骨形成タンパク質1（bone morphogenetic protein 1）をコードする*BMP1*などが含まれる。

骨形成不全症の遺伝学

これまで説明したように，骨形成不全症（OI）を引き起こすI型コラーゲン遺伝子のバリアントのほとんどは顕性遺伝である。この一群の疾患は，バリアントが構造タンパク質，特に複数の異なるサブユニットを構成するタンパク質を変化させたり，あるいはコラーゲン分子の折りたたみや機能する場所への輸送にかかわるタンパク質を変化させたりしたときには，遺伝学的に複雑な結果となることを示している。

比較的軽症の表現型と顕性遺伝を示すI型OIは，合成されるコラーゲン分子数は正常の半分になるが，個々の分子は質的に正常であるという事実と一致している（図13.20参照）。1つのアレルから構造異常を示すproα1（I）鎖が生じる場合，（鎖を産生しない場合と比較して）より重症になることは，部分的にはI型コラーゲン〔proα1（I）鎖2つとproα2（I）鎖1つを含む〕の化学量論を反映している（図13.20参照）。つまり，proα1（I）鎖の半分が異常であるならば，4つのI型分子のうちの3つは少なくとも1つの異常鎖をもつことになるが，対照的に，proα2（I）鎖の半分が異常であるならば，2つのI型分子のうちの1つのみが異常鎖をもつことになる。このため，図13.20に示すproα1（I）のミスセンスアレル（proα1^M）のようなバリアントは，**顕性（優性）阻害アレル**（dominant negative allele）である。なぜなら，正常のproα1（I）鎖と正常のproα2（I）鎖の両方の機能を損なうからである。言い換えれば，コラーゲン分子は三量体として存在する性質をもつために，変異アレルの影響が増幅される。その結果，OIのような顕性遺伝疾患においては，実際に遺伝子産物を産生しないバリアントは，異常な遺伝子産物を産生するバリアントより軽症の表現型を示す。*COL1A1*遺伝子の顕性阻害アレルが顕性（優性）阻害効果を発揮するというOIの生化学的機序は，ヒトの遺伝学において最もよく理解されている事例の1つである（ 症例8 と 症例30 に顕性阻害効果の他の例を示す）。

構造異常を示すproα2（I）鎖を産生するバリアントの場合は，産生される正常I型コラーゲン分子の数が半分に低下するが，バリアントの種類によっては半分の低下であっても重篤な周産期の致死的表現型を引き起こす（表13.4参照）。周産期致死型であるⅡ型OIのほとんどの乳児には，顕性遺伝の新生（de novo）変異がみられる。このため，その家族での再発率は非常に低い。しかし，2人以上の同胞がⅡ型OIに罹患している家系がみられる場合もある。そのような再発は通常，第7章で述べたように，親の生殖細胞系列または性腺モザイクが原因である。

臨床的マネジメント　患者の分子レベルでの異常を同定することができるようになり，骨形成不全症（OI）の遺伝型と表現型の相関関係についての知見が増加しているので，少なくともある程度まではその自然歴を予測できるようになってきた。臨床的に重症な病型の小児への治療は，

歩行や移動能力を向上させるための身体医学的アプローチを中心とする。例えば治療として，骨吸収を減少させることによって骨密度を増加させ，骨折の頻度を減少させる一群の薬物であるビスホスホネート製剤の経静脈的投与がしばしば考慮される。この薬は潜性遺伝形式の OI ではそれほど有効ではないようである。よりよい，そしてより標的を明確にした薬物の開発が，ケアの向上には必須である。

13.7 遺伝子増幅効果と表現型における残存機能：脊髄性筋萎縮症

脊髄性筋萎縮症の表現型

脊髄性筋萎縮症（spinal muscular atrophy；SMA）は常染色体潜性遺伝疾患であり，乳児死亡に至る最も頻度の高い遺伝要因である。出生 10,000 人あたり 1 人に発症し，保因者頻度は 1/40〜50 である。本疾患では，腹側脊髄および脳幹下部運動核における α 運動ニューロンが進行性に減少し，筋緊張低下，筋力低下，そして萎縮に至る。その程度はさまざまで，背景にある遺伝型にもとづく。SMA は従来，4 つの表現型に分類されてきた。

最も頻度が高い（SMA 患者の約 45％を占める）SMA 1 型の患者は，0〜6 カ月で発症する。四肢近位部優位の筋力低下，呼吸不全，経口摂取不良といった症状を呈する。また横隔膜の筋力が保たれるのに比べて，肋間筋の筋力低下が目立ち，経過のなかでベル型胸郭変形を呈し，奇異呼吸をするようになる。顔面筋や眼筋は罹患しないが，舌の筋線維束攣縮を生じる。興味深いことに，認知機能は正常または平均以上である。患者は通常，独坐を獲得できず（nonsitter），生命予後も不良である。

SMA 2 型の患者は 30％を占め，6〜18 カ月までに筋力低下をきたす。ほとんどが独坐できるようになる（sitter）が，その後独坐はできなくなり，介助なしに立ち歩くことはできない。近位筋優位の筋力低下をきたし，その傾向はしばしば下肢に強い。舌の萎縮および筋線維束攣縮を生じる。呼吸不全と嚥下障害を伴いやすく，重症例では顕著である。体幹筋の筋力低下が著しいため，重度の側彎症を生じることが多い。そして，しばしば拘束性肺疾患を伴い，呼吸不全に至る。疾患修飾療法が登場する以前に，積極的な支持療法の導入により，生存期間が延長した（後ろ向き

コホート研究では 68.5％が 25 歳まで生存した）。

SMA 3 型の患者は 15％を占め，通常 18 カ月から成人期に発症する。一般には支えなしに立ち歩くことができる（walker）が，病状の進行とともに立ち歩くことができなくなる場合もある。近位筋優位の筋力低下に伴い，倒れたり，歩容の異常をきたしたり，階段を登るのが難しくなったりすることがある。SMA 1 型や 2 型とは対照的に，3 型では平均余命は正常であり，明らかな呼吸筋の筋力低下はきたさない。

近年の疾患修飾療法の開発により，その表現型の様相は大きく変わり，症状や進行度合は多様になった。これにより，患者の機能的状態〔独坐不可（nonsitter），独坐可能（sitter），歩行可能（walker）〕や治療への反応性（進行，不変，改善）に焦点を当てた既存の臨床的分類が変わってきた。治療的アプローチは第 14 章で述べる。

脊髄性筋萎縮症の遺伝学

SMN1 遺伝子は遺伝子重複を生じやすく，*SMN2* 遺伝子由来のエクソン 7 の一塩基バリアント（SNV）によりスプライス異常を生じる（図 13.21）。*SMN2* 遺伝子は野生型の転写産物を約 10％保ち，一般集団におけるコピー数は 0〜4 である。

SMA の保因者頻度は 1/40〜50，有病率は 1/10,000 出生児と推定されており，2 番目に頻度の高い常染色体潜性遺伝疾患である。5 番染色体（5q13）に局在する *SMN1* 遺伝子は，運動神経細胞生存タンパク質（survival motor neuron protein）をコードしており，脊髄性筋萎縮症（SMA）ではその機能が低下するが，変化した *SMN2* 遺伝子が保たれている。*SMN1* 遺伝子の欠損がほとんどの SMA 症例にみられる。罹患者の 95％は，エクソン 7 を含む遺伝子欠失または *SMN1* から *SMN2* への遺伝子変換をホモ接合性に有する。残る 5％のほとんどは，*SMN1* のエクソン 7 の欠失と *SMN1* の SNV を複合ヘテロ接合性に有する（図 13.21 参照：A は正常パターンを，B および C はバリアントの場合を示す）。*SMN1* の欠失とともに，ミスセンス，ナンセンス，スプライス部位，挿入，欠失，重複など多くの遺伝子内バリアントが検出されている（図 13.21D 参照）。エクソン 3 および 6 には複数症例で検出されているバリアントがあり，同領域が小規模なバリアントやミスセンスバリアントのホットスポットであることを示

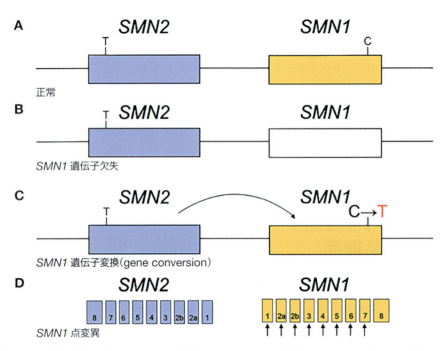

図 13.21 脊髄性筋萎縮症における *SMN1* 遺伝子と *SMN2* 遺伝子 (**A**) *SMN1* と *SMN2* の正常コピーをもつ染色体。(**B**) 空白のボックスは欠失した遺伝子を示す。欠失により *SMN1* 遺伝子の一部または全部が除去される。(**C**) 曲線の矢印は遺伝子変換を示す。*SMN1* の C>T 変化により、*SMN1* のコピーは *SMN2* に酷似し、*SMN2* 様遺伝子とみなされる。(**D**) 最終エクソンより前の *SNM1* エクソンのいずれかに点変異が起こると、SMN タンパク質に影響を及ぼす。(Keinath MC, Prior DE, Prior TW: Spinal muscular atrophy: Mutations, testing, and clinical relevance, *Appl Clin Genet* 14:11-25, 2021. https://doi.org/10.2147/TACG.S239603 より)

している（図13.21D 参照）。エクソン6は、タンパク質のオリゴマー化に重要な役割を示すドメインをコードしており、エクソン6のミスセンスバリアントを有する患者ではSMN タンパク質の自己オリゴマー化能力が低下する。エクソン6のミスセンスバリアント（p.Tyr272Cys）は、*SMN1* 遺伝子における最も報告の多い SNV である。

　SMN1 のエクソン7の両コピーが大多数の患者で欠損しているために、当初 SMA には明らかな表現型-遺伝型相関は認められていなかった。現在、*SMN2* のコピー数が SMA の重症度における重要な修飾因子になっていることがわかっている。すべての SMA 患者は少なくとも1コピーの *SMN2* を有し、少量の SMN タンパク質を産生するが、*SMN1* の欠損を完全には代償できない。*SMN2* 遺伝子は、エクソン7のスプライスバリアントがあるために、完全長の転写産物を産生することができない。一般集団におけるコピー数は0～4までさまざまであり、約10%の人は *SMN2* 遺伝子をもたない。*SMN1* の機能をもたず、*SMN2* が0コピーの胎児は、生存不可能と予測されている。SMA 1型患者の大多数は、1～2コピーの *SMN2* を有する。典型的な SMA 2型患者は、3コピーの *SMN2* を有する。より軽症の SMA 3型や4型の患者は、4コピー以上の *SMN2* を有する。こうした表現型-遺伝型相関が明らかになることにより、SMA の疾患修飾療法の開発がもたらされた（第14章参照）。

脊髄性筋萎縮症の分子遺伝学的検査

　脊髄性筋萎縮症（SMA）患者の95%は *SMN1* におけるエクソン7の欠失を有するため、SMA 診断の第一ステップはエクソン7の欠失スクリーニングである。一塩基バリアント（c.840C>T）にもとづく *SMN1* のエクソン7の欠失を検出できるいくつかの方法がある。検査機関における欠失の第一スクリーニングとして最も一般的に用いられているのが **MLPA**（multiple ligation-dependent probe amplification）法である。これは操作が容易で感度が高い方法で、*SMN1* と *SMN2* 両方のコピー数を測定できる。

　at risk のカップル*訳注における着床前診断や出生前診断、また SMA を示唆する胎児超音波異常（胎児活動低

＊訳注　前子が SMA であったなど保因者であることがわかっている場合。

下，子宮内での関節拘縮，NT肥厚など）があった場合の出生前診断も可能である。胎児サンプルに母体由来細胞が混入すると偽陰性の結果につながる可能性があり，出生前診断の結果を報告する前に母体由来細胞の混入に関して検査し，混入していないことを確認しなければならない。

新生児スクリーニング

SMN1 のエクソン7の欠失を検出する検査は，脊髄性筋萎縮症（SMA）が疑われる大多数の患者に対する信用できる，かつ24時間以内に結果が報告されうる確定診断法である。本検査の感度は高く（約95％），特異度はほぼ100％である。SMA の新生児スクリーニング検査が確立され，多くの国で標準的診療と位置付けられている。主にリアルタイム PCR 法で行われ，乾燥濾紙血を用いて，高一般的な *SMN1* 欠失に加えて，*SMN2* のコピー数も検出できる。陽性結果の際には，分子遺伝学的検査による確定が強く勧められる。

13.8　神経変性疾患

最近まで，ほとんどすべての神経変性疾患の生化学的および分子遺伝学的機序はまったく解明されていなかった。本節では以下の3つの疾患について述べるが，これらは異なる遺伝学的異常およびゲノム異常を基盤にしており，異なる発症メカニズムを示す。
- Alzheimer 病
- ミトコンドリア DNA の異常にもとづく疾患
- 不安定な反復配列の伸長にもとづく疾患

Alzheimer 病

最も一般的な成人発症型神経変性疾患の1つがAlzheimer病（Alzheimer disease：AD；症例4）であり，第9章においても複雑な遺伝性疾患としてふれた。AD は通常，50代から80代で発症するが，より若年（場合によっては20代）で発症する単一遺伝子疾患型がある。AD の臨床像は，記憶や高次機能（推論など）の進行性の障害に加え，行動異常を特徴とする。このような異常は，大脳皮質や海馬の特定部位における神経細胞変性を反映している。先進国における AD の有病率は約1.4％であり，米国のみで毎年，少なくとも12万人を超える死亡原因となっている。

Alzheimer 病の遺伝学

一般集団において Alzheimer 病（AD）を発症する生涯リスク（85歳までに発症）は男性で12.1％，女性で20.3％である。罹患者の血縁者にみられる発症リスクの上昇のほとんどは，メンデル遺伝形式によるものではない。AD の家系内集積性は，第9章で述べたように，独立に作用する不完全浸透の単一または複数の遺伝子が関与する複合的な遺伝子効果，相互作用する複数の遺伝子，または遺伝要因と環境要因の何らかの組み合わせに起因する。

しかし，約7～10％の患者は，常染色体顕性遺伝形式を示すきわめて浸透率の高い単一遺伝子疾患としての AD である。1990年代に，AD に関連する4つの遺伝子が同定された（表13.5）。この4つのうち3つの遺伝子，すなわちアミロイドβ前駆体タンパク質（β-amyloid precursor protein：βAPP），プレセニリン1（presenilin 1），プレセニリン2（presenilin 2）をコードする遺伝子は，常染色体顕性遺伝 AD の原因遺伝子である。4つ目の遺伝子である *APOE* 遺伝子は，いくつかの血漿リポタンパク質の構成成分であるアポリポタンパク質 E（apolipoprotein E：apoE）をコードしている。この *APOE* 遺伝子のバリアントは単一遺伝子疾患型の AD とは関連せず，第9章に示したように，*APOE* の ε4 アレルが非家族性 Alzheimer 病の発症リスクをやや増加させたり，少なくともいくつかの単一遺伝子疾患型の AD の発症年齢を早めたりする（後述）。

遺伝医学の分野ではよくあることなのだが，AD に関連する4つの遺伝子の発見は，単一遺伝子疾患型の AD のみならず，より頻度の高い非家族性，つまり孤発型（sporadic）AD の発症メカニズムを解明するための大きな手がかりを与えることになった。実際，βAPP のタンパク質分解産物の1つである Aβ ペプチドの過剰産生は，AD の発症メカニズムの中核をなすようである。そして，βAPP，プレセニリン1，プレセニリン2はいずれも AD の発症メカニズムに直接的な役割を果たすことが，最近の実験結果から示唆されている。

表13.5　Alzheimer 病の遺伝的易罹患性にかかわる遺伝子およびタンパク質

遺伝子	遺伝形式	FAD における比率 (%)	タンパク質	正常機能	FAD における役割
PSEN1	AD	50%	プレセニリン1 (PS1)：脳の内外の細胞タイプに見いだされる 5～10 個の膜貫通ドメインをもつタンパク質	未知，しかしβAPP のγ セクレターゼによる切断に必要	βAPP およびその誘導体タンパク質の 42 番目のコドンの位置での異常切断にかかわっている可能性。>100 のバリアントが Alzheimer 病患者において見つかっている
PSEN2	AD	1～2%	プレセニリン2 (PS2)：PS1 に似た構造。脳外で最大の発現	未知，PS1 に似ていると推定	少なくとも 5 つのミスセンスバリアントが同定されている
APP	AD	1～2%	アミロイド前駆体タンパク質 (βAPP)：細胞内の膜貫通型タンパク質。正常の場合，βAPP はその膜貫通ドメイン内でタンパク質内部分解を受けるため（図 13.24 参照），βアミロイドペプチド (Aβ) はほとんど作られない	未知	βアミロイドペプチド (Aβ) は，老人斑の主要構成成分。Aβ，特に Aβ₄₂ の産生増加は，発症の鍵となる病的現象。FAD において約 10 のバリアントが同定されている
APOE	表 13.6 参照	NA	アポリポタンパク質 E (apoE)：いくつかの血漿リポタンパク質のタンパク質構成成分。apoE タンパク質は，細胞外間隙から神経細胞の細胞質に輸送される	神経細胞における正常機能は未知。脳外においては，apoE は組織-細胞間の脂質輸送に関与している。機能喪失により，1 つのタイプ（III 型）の高リポタンパク質血症を生じる	Alzheimer 病における易罹患性遺伝子の 1 つ（表 13.6 参照）。apoE は，老人斑の構成成分の 1 つ

AD：常染色体顕性遺伝，FAD：家族性 Alzheimer 病，NA：適用不能。
データは St. George-Hyslop PH, Farrer LA: Alzheimer's disease and the fronto-temporal dementias: diseases with cerebral deposition of fibrillar proteins. In Scriver CR, Beaudet AL, Sly WS, et al, editors: *The molecular and metabolic bases of inherited disease*, ed 8, New York, 2000, McGraw-Hill; Martin JB: Molecular basis of the neurodegenerative disorders, *N Engl J Med* 340:1970-1980, 1999 より引用。ClinVar にもとづき 2022 年に更新。

Alzheimer 病の発生機序：アミロイドβペプチドとタウタンパク質の沈着

Alzheimer 病 (AD) における最も重要な病理学的異常は，2 種類の線維状タンパク質であるアミロイドβペプチド (Aβ) とタウタンパク質の脳への沈着である。Aβ ペプチドは βAPP タンパク質の分解産物であり（表 13.5 参照），次項で述べるように，AD 患者の脳内の細胞外スペースに沈着した細胞外アミロイド（老人斑）内に見いだされる。このアミロイド斑には Aβ ペプチド以外に他のタンパク質も含まれ，なかでも apoE が重要である（表 13.5 参照）。タウタンパク質は，脳神経細胞に豊富に発現している微小管関連タンパク質である。アミロイド斑が細胞外に認められるのと対照的に，過剰にリン酸化されたタウタンパク質は，AD 患者の神経細胞内に見いだされる**神経原線維変化**（neurofibrillary tangle）を構成している。正常であれば，タウタンパク質は微小管の会合や安定化を促進するが，これらの機能はリン酸化されることにより減弱する。タウタンパク質による神経原線維変化の形成は AD における神経変性の 1 つの原因であると考えられるが，タウ遺伝子のバリアントは AD ではなく，**前頭側頭型認知症**（frontotemporal dementia）という別のタイプの常染色体顕性遺伝の認知症の原因となる。

アミロイド前駆体タンパク質からアミロイドβペプチドが産生される

アミロイドβ前駆体タンパク質 (βAPP) とそれをコードする遺伝子の主な特徴を表 13.5 にまとめる。βAPP は細胞内 1 回膜貫通型のタンパク質であり，エンドソーム，ライソゾーム，小胞体，および Golgi 体において見いだされる。βAPP は 3 種類のプロテアーゼ（α，β，γ セクレターゼ）の相対的な活性に依存して，3 種類の産物に分解される。α セクレターゼと β セクレターゼは細胞表面に存在しているのに対し，γ セクレターゼは膜貫通領域内で膜タンパク質を切断するという分解方法をとる特殊なプロテアーゼである。βAPP の主要な分解経路は α セクレターゼによるもので，約 90％ がこの経路で分解される（**図 13.22**）。α セクレターゼは βAPP の Aβ ペプチド領域

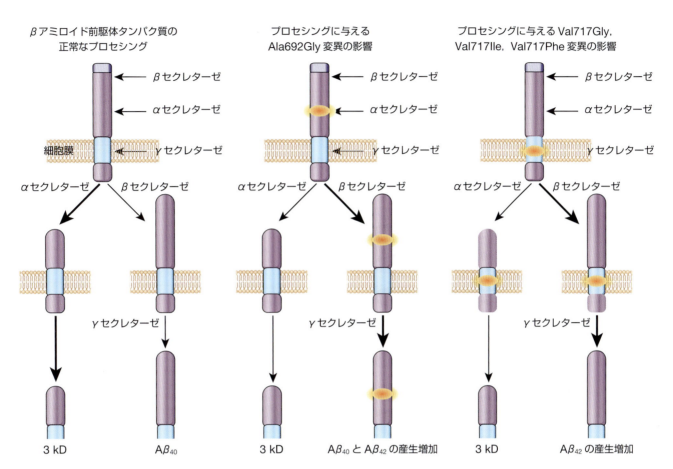

図 13.22 βアミロイド前駆体タンパク質（βAPP）の正常なプロセシングと，家族性 Alzheimer 病に関与する βAPP 遺伝子のミスセンスバリアントがプロセシングに及ぼす影響　オレンジ色の楕円形はミスセンス変化の部位を示す。（Nussbaum RL, Ellis CE: Alzheimer's disease and Parkinson's disease. N Engl J Med, 348:1356-1364, 2003 より転載）

内で βAPP を切断して分解するため，α セクレターゼによる分解の場合，Aβ ペプチドは産生されない。残りの約 10% の βAPP は，β セクレターゼと γ セクレターゼにより分解されるが，その結果として $A\beta_{40}$ ペプチド（無毒）か，$A\beta_{42}$ ペプチドのいずれかが生じる。$A\beta_{42}$ ペプチドは $A\beta_{40}$ ペプチドに比べて凝集しやすく，神経毒性を有すると考えられている（この特徴のため，AD は α1AT 欠損症と同様にコンホメーション病に分類されている：本章で前述）。正常では $A\beta_{42}$ ペプチドの産生はほとんどなく，γ セクレターゼにより産生されるのが $A\beta_{40}$ ペプチドなのか $A\beta_{42}$ ペプチドなのかを決定する要因についてはあまり明らかになっていない。

しかし，βAPP をコードする遺伝子（*APP*）のミスセンスバリアントによる単一遺伝子疾患型 AD では，*APP* 遺伝子のいくつかのバリアントが $A\beta_{42}$ ペプチドの相対的な過剰産生をもたらす。これが神経細胞毒性を有する $A\beta_{42}$ ペプチドの蓄積を引き起こし，単一遺伝子疾患型および孤発型を含むすべての AD 病型の中心的発生機序であると考えられている。この仮説は，*APP* 遺伝子（21 番染色体上に存在）を 3 コピーもつ Down 症候群患者では，通常 40 歳までに脳に AD の神経病理変化が生じるという事実に合致している。さらに，AD の原因遺伝子プレセニリン 1 およびプレセニリン 2 の病的バリアント（表 13.5 参照）も $A\beta_{42}$ ペプチドの産生を上昇させる。特に，βAPP，プレセニリン 1，プレセニリン 2 遺伝子に病的バリアントをもつ患者の血清において，神経細胞毒性を有する $A\beta_{42}$ ペプチド濃度が上昇している。また培養細胞系においても，変異をもつ βAPP，プレセニリン 1，プレセニリン 2 遺伝子の発現によって，$A\beta_{42}$ ペプチドの相対的な産生量が 2〜10 倍増加することが報告されている。

AD における $A\beta_{42}$ ペプチドの中心的役割は，高齢者における AD および認知能低下の両方に対して防御的な作

用を有する APP 遺伝子のコード領域のバリアント（p.Ala 673Thr）（図 13.23）が発見されたことによっても明らかである。この防御的作用はおそらく，Ala673Thr が β セクレターゼ切断部位近傍にあることを反映した，Aβ_{42} ペプチドの産生減少にもとづくと考えられている（図 13.23 参照）。

プレセニリン 1，プレセニリン 2 遺伝子

プレセニリン 1，プレセニリン 2 をコードする遺伝子（表 13.5 参照）は，常染色体顕性遺伝形式の Alzheimer 病（AD）家系において同定された。プレセニリン 1 は，βAPP 誘導体の γ セクレターゼによる切断に必要である。実際に，プレセニリン 1 が γ セクレターゼに必須の補因

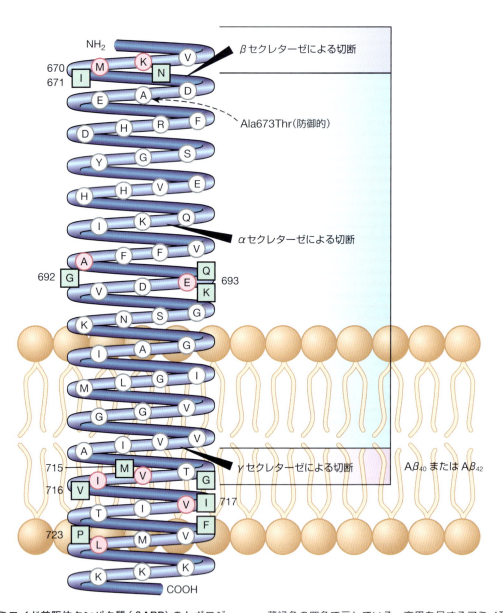

図 13.23 アミロイド前駆体タンパク質（βAPP）のトポロジー　α セクレターゼによる正常な切断ではアミロイドは形成されないが，β セクレターゼおよび γ セクレターゼによるものと推定される切断では，アミロイドを形成する β アミロイドペプチド（Aβ）を生じる。英文字は，β アミロイド前駆体タンパク質のアミノ酸を 1 文字表記で示しており，数字は，影響を受けたアミノ酸の位置を示す。ミスセンスバリアントに関する正常アミノ酸残基はピンク色の円で示し，病的なミスセンスバリアントをあらわすアミノ酸残基は薄緑色の四角で示している。変異を呈するアミノ酸残基は，β，α，そして γ セクレターゼ切断部位（黒い矢じり）近傍に局在している。これらの病的バリアントは，野生型の Aβ_{40} ペプチドではなく，有害な Aβ_{42} の蓄積を引き起こす。防御的なアレルである Ala673Thr の位置は，破線矢印で示している。(Nussbaum RL, Ellis CE: Alzheimer's disease and Parkinson's disease. *N Engl J Med*, 348:1356-1364, 2003 より許可を得て転載)

子として働くタンパク質であることを示すことを示唆する報告がある。機序は現在のところ明らかではないが，ADの原因となるプレセニリン1遺伝子の病的バリアントは，$A\beta_{42}$ペプチドの産生を上昇させる。プレセニリン1遺伝子の変異とプレセニリン2遺伝子の病的バリアントによって引き起こされるADの大きな違いは発症年齢であり，後者のほうが明らかに多様である（プレセニリン1遺伝子の病的バリアントでは35〜60歳，プレセニリン2遺伝子の病的バリアントでは40〜85歳）。実際，ある家系では，プレセニリン2遺伝子の病的バリアントを有する症状のない80代の人の子どもがADを発症した。このような多様性の原因の一部は，プレセニリン2遺伝子の病的バリアントをもつ人のAPOE遺伝子ε4アレルの数による（表13.5参照，および後述）。すなわち，ε4アレルを2つもつ患者は1つもつ患者よりも，またε4アレルを1つもつ患者はAPOEの別のアレルをもつ（ε4アレルをもたない）患者よりも，若年で発症する。

APOE遺伝子はAlzheimer病の易罹患性座位である

　第9章で述べたように，APOE遺伝子のε4アレルは，Alzheimer病（AD）発症の主要なリスク因子である。APOEがADの主要な易罹患性座位であることは，ADの晩発型家系におけるADとの連鎖，対照群に比べてAD患者群でε4アレルとの関連が強いこと，apoEタンパク質がAβペプチドに結合するという知見を含めた複数の根拠により示唆された。APOEから作られるapoEタンパク質は，APOEアレルに対応する3つのタイプがある（**表13.6**）。このうち，ε4アレルはAD患者において有意に高頻度に認められ（AD患者における頻度は約40%だが，一般集団における頻度は約15%），ADの早期発症に関連している（ε4アレルのホモ接合体では，ADの発症は一般集団に比べて10〜15歳程度早い；第9章参照）。さらに，ε4アレルとADとの関係はアレルの量に依存しており，ε4アレルを2つもつ患者（平均発症年齢は70歳未満）は，1つもつ患者（平均発症年齢は70歳以降）よりも早期にADを発症する。一方，ε2アレルはADの発症に対して防御的な作用をもち，ADに罹患していない高齢者において高頻度に認められる（表13.6参照）。
　これらの効果の背景にあるメカニズムは明らかになっていないが，apoEタンパク質の多型がβAPPのプロセシン

表13.6　アポリポタンパク質Eの3つの頻度の高い多型によるアミノ酸置換

アレル	ε2	ε3	ε4
112番目のアミノ酸残基	Cys	Cys	Arg
158番目のアミノ酸残基	Cys	Arg	Arg
ヨーロッパ系の米国人集団における頻度	10%	65%	25%
Alzheimer病患者における頻度	2%	58%	40%
Alzheimer病への影響	防御的	未知	Alzheimer病の遺伝的リスクのうちの30〜50%

これらの数値は推定値であり，アレル頻度は対照集団では祖先系によって，Alzheimer患者では年齢，性別，祖先系によって異なる。
データは St. George Hyslop PH, Farrer LA, Goedert M: Alzheimer disease and the frontotemporal dementias: Diseases with cerebral deposition of fibrillar proteins. In Valle D, Beaudet AL, Vogelstein B, et al, editors: The online metabolic & molecular bases of inherited disease (OMMBID). http://www.ommbid.com/ より引用。

グや，AD患者の脳のアミロイド斑の密度に影響を与えている可能性がある。APOEのε4アレルはADの発症リスクを増加させているだけでなく，その保有者は頭部外傷，脳卒中，その他の神経細胞障害の神経学的予後が不良になることも重要である。APOEのε4アレルの保有者は明らかにADを発症するリスクが高いが，現在のところ健康な人にε4アレルのスクリーニングを行うことは有用ではない。なぜなら，こうした検査は陽性的中率も陰性的中率も低いため，ADの発症予測としてはきわめて不確かになるからである（第19章参照）。

その他のAlzheimer病に関連する遺伝子

　1つの明らかなAlzheimer病（AD）発症リスク修飾遺伝子として，複数のAD患者がいる家系における全エクソーム解析および全ゲノム解析により，triggering receptor expressed on myeloid cells 2をコードするTREM2遺伝子が同定された。この遺伝子のコード領域に存在するいくつかの比較的稀なミスセンスバリアントは，晩期発症型ADのリスクを5倍上昇させることが示され，TREM2のバリアントはAPOEのε4アレルに次いで2番目に頻度の高い古典的晩期発症型ADの寄与因子とされた。統計学的な解析によると，さらに4〜8種類の遺伝子が有意にADの発症リスクに影響を与えていると考えられるが，まだ十分に解明されていない。
　また，ADにおける既知の病態に対し機能的関連性が推

測される候補遺伝子を対象とした症例対照関連研究（第11章参照）では100以上の遺伝子が報告されているが、これらのなかで有望なものは *SORL1*（sortilin-related receptor 1）遺伝子のみである。*SORL1* 遺伝子の一塩基多型（single nucleotide polymorphism：SNP）は、ADの相対的リスクをある程度（1.5倍未満）増加させる。*SORL1* 遺伝子がコードするタンパク質はAPPのプロセシングに影響を及ぼし、βAPPから神経細胞毒性を有するAβ$_{42}$ペプチドの産生を促進する。

他方、ゲノムワイド関連解析（第11章参照）は、ADに関連していると考えられる遺伝子の数を飛躍的に増大させるとともに、非家族性晩期発症型ADの易罹患性と関連する多くの新規SNPを同定した。これらのSNPが存在する遺伝子が何であり、ADを発症させる原因となる役割が何であるのか、現時点ではわかっていない。

まとめると、遺伝学的バリアントがADのリスクを変化させるためには、一般的に少なくとも2つの方法があることがわかってきた。1つ目は、Aβの産生を調節する方法である。2つ目は、自然免疫、炎症、タンパク質凝集体の再分泌の調節をはじめとする他のプロセスへの影響を介する方法である。後者に属するバリアントの場合、与えられたAβの負荷に反応した下流の経路の流れを変化させることによって、ADのリスクを調節している可能性がある。

13.9 ミトコンドリア DNA 病

（Neal Sondheimer 著）

ミトコンドリア DNA 病の遺伝学

ミトコンドリアDNA（mtDNA）ゲノムの一般的特徴とそのゲノムにおける病的バリアントによって起きる疾患の遺伝形式については、まず第2章で記載し、次いで第7章でも記載しているが、ここでも簡単に説明する。小さい環状のmtDNA染色体はミトコンドリア内に局在し、わずか37の遺伝子を含む（図13.24）。核内の染色体とは異なり、mtDNAのコピー数は細胞のタイプによって大きな違いがある。受精時の卵母細胞にはおよそ10^6コピーのmtDNAが含まれ、線維芽細胞には数千コピーの

mtDNAが含まれるが、赤血球には含まれない。mtDNAは、2つのリボソームRNA（ribosomal RNA：rRNA）、22の転移RNA（transfer RNA：tRNA）に加えて、酸化的リン酸化のサブユニットを構成する13のタンパク質をコードしている。

mtDNAの病的バリアントおよび関連疾患は、家系内で受け継がれ、また体細胞変異としても獲得されうる。こうした疾患は、ミトコンドリアDNAのもつ以下の3つの性質による特徴的な遺伝形式を示す。

● 母系遺伝
● ホモプラスミーとヘテロプラスミー
● 複製分離

mtDNAの**母系遺伝**（maternal inheritance）は、第7章で詳細に述べたように（図7.22参照）、精子由来のミトコンドリアが通常は胚から排除されることを反映しており、それゆえmtDNAはそのすべてを母から受け継ぐことになる。mtDNA病の父系遺伝について、詳細な記載はわずか1症例のみである。この症例は父系由来mtDNAの排除がうまくいかなかった特殊な状態を示していると推測される。**複製分離**（replicative segregation）とは、細胞分裂において個々のミトコンドリア内にある複数コピーのmtDNAが複製した後、新たにできたミトコンドリア*訳注にランダムに分配され、さらに娘細胞にmtDNAがランダムに分布する事実をいう（図7.23参照）。この現象は、体細胞分裂時にも、減数分裂時にも生じ、世代間の**ヘテロプラスミー**（heteroplasmy）伝達（生殖細胞系列ボトルネック効果と呼ばれる現象）に影響する（後に詳述する）。

mtDNA中にコードされていない酸化的リン酸化複合体を構成する74のポリペプチドは、核ゲノムにコードされており、核ゲノムは1,500存在すると予測されているミトコンドリアタンパク質をコードする遺伝子のほとんどを含んでいる。現在までに、300を超える核遺伝子が呼吸鎖異常症に関連することがわかっている。したがって、酸化的リン酸化にかかわる疾患は、ミトコンドリアゲノムの病的バリアントによるのみならず、酸化的リン酸化複合体構成タンパク質をコードする核遺伝子のバリアントによっても発生する。さらに核ゲノムは、mtDNA遺伝子の維持および発現や、酸化的リン酸化タンパク質複合体の集合に

＊訳注　ミトコンドリアも分裂する。

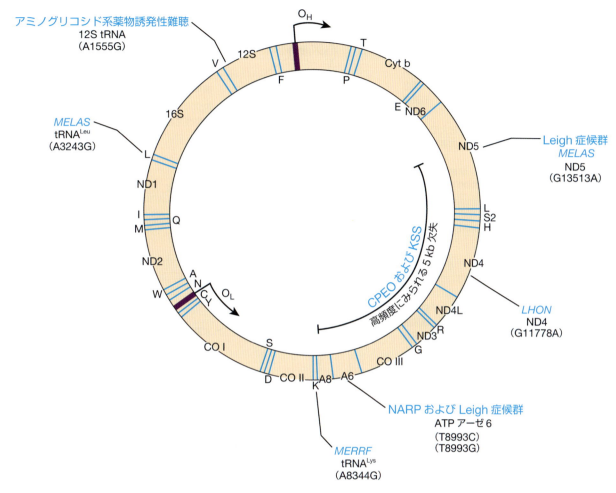

図13.24 ヒトmtDNAゲノムにおける代表的な疾患関連遺伝子バリアントおよび欠失の位置を，22個の転移RNA (tRNA)，2個のリボソームRNA (rRNA)，13個の酸化的リン酸化複合体タンパク質をコードする遺伝子の位置とともに示す．O_HとO_Lは，二本鎖DNAそれぞれの複製起点である．12S：12SリボソームRNA，16S：16SリボソームRNA．それぞれのtRNAの位置は，対応するアミノ酸の1文字表記で示した．ミトコンドリアDNA (mtDNA) がコードする13種類の酸化的リン酸化ポリペプチドは，複合体Ⅰ：NADHデヒドロゲナーゼ (ND1, ND2, ND3, ND4, ND4L, ND5, ND6)，複合体Ⅲ：シトクロムb (cyt b)，複合体Ⅳ：シトクロムcオキシダーゼⅠまたはシトクロムc (COⅠ, COⅡ, COⅢ)，複合体Ⅴ：ATPアーゼ6および8 (A6, A8) である．図中の疾患の略称 (MELAS, MERRF, LHONなど) は，表13.7で説明されている．CPEO：慢性進行性外眼筋麻痺，NARP：神経障害・失調症・網膜色素変性症．MITOMAP (www.mitomap.org) からのバリアントおよびアノテーション．

必要な，最大200のタンパク質をコードしている．これら多くの核遺伝子の異常がミトコンドリア病の特徴的な表現型をきたすが，これらの疾患の遺伝形式は，他の典型的なメンデル遺伝病のものとももちろん同じである（第7章参照）．

mtDNAの病的バリアントにもとづく疾患

ミトコンドリアDNA (mtDNA) ゲノムの塩基配列とmtDNAにおける病的バリアントは，40年以上前から知られてきた．こうした疾患は稀ではなく，ある集団での有病率はおよそ5,000人あたり1人であることが示されている．mtDNAにもとづく臨床疾患の範囲は，神経・筋疾患が主体ではあるが多彩である（図13.25）．疾患を引き起こす100を超えるゲノム再構成に加えて，mtDNAには100近くの異なる疾患関連バリアントが同定されている．代表的な病的バリアントとそれに関連する疾患を，図13.24と表13.7に示す．一般には後述するように，3つのタイプのmtDNAバリアントが報告されている．すなわち，mtDNA分子の欠失や重複を生じるゲノム再構成，ミトコンドリア翻訳を障害するtRNAやrRNA遺伝子の1塩基のバリアント，酸化的リン酸化にかかわるタンパク質の活性を変化させる遺伝子のコード領域における

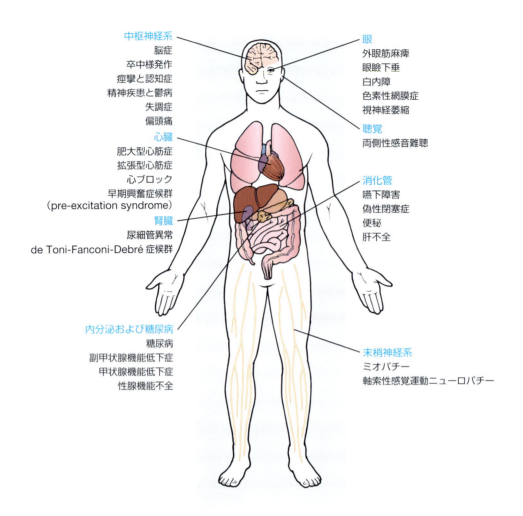

図 13.25 ミトコンドリア DNA (mtDNA) バリアントに関連した罹患組織の範囲と臨床症状 (Chinnery PF, Turnbull DM: Mitochondrial DNA and disease. *Lancet*, 354:SI17-SI21, 1999 より改変)

ミスセンスバリアントである。

mtDNA の欠失と疾患 多くの症例において, **Kearns-Sayre 症候群** (Kearns-Sayre syndrome；表 13.7 参照) のような疾患を引き起こす mtDNA の欠失は, 非罹患の母親から受け継がれる。母親は卵母細胞にその欠失をもつが, 通常その他の組織にはもたない, すなわち性腺モザイクの 1 例である。そのような状況において, 欠失を有する卵母細胞は比較的稀な存在なため, mtDNA の欠失にもとづく疾患は一見, 孤発型である。約 5％の症例では母親が罹患しており, 欠失は次世代に受け継がれる。罹患者から罹患者への伝達が少ない理由は不明であるが, 単に生殖細胞中に欠失 mtDNA を高い割合でもつ女性は, 表現型が重症であるため子孫を残すことが稀という事実を反映しているにすぎないのかもしれない。

ミトコンドリアゲノム tRNA および rRNA は疾患に関連する mtDNA に存在する tRNA 遺伝子と rRNA 遺伝子の病的バリアントは, ヒトにおける疾患を引き起こすバリアントのすべてがタンパク質をコードする遺伝子に生じるわけではないことを示していて, 重要な意味をもつ (症例 33)。核の染色体において多くのコピー数で存在する tRNA 遺伝子と rRNA 遺伝子とは異なり, ミトコンドリアに存在するこれらの RNA をコードする遺伝子は, mtDNA 上のユニークな位置に存在するため (図 13.24 参照), 一塩基バリアントによってその機能が障害されうる。mtDNA に存在する 22 の tRNA 遺伝子のうちの 15 に, 50 ものバリアントが同定され, それらはヒトの酸化的リン酸化障害の最も一般的な原因となる (図 13.24, 表 13.7 参照)。

tRNA の病的バリアントには, tRNA$^{Leu(UUR)}$ 遺伝子に

表 13.7　ミトコンドリア DNA バリアントにもとづく代表的な疾患例とその遺伝形式

疾患	表現型	mtDNA における典型的なバリアント	ホモプラスミーか,ヘテロプラスミーか	遺伝形式
Leber 遺伝性視神経症 (LHON)	視神経萎縮による若年成人での急速進行性の視力障害。バリアントによっては視力のいくらかの回復はある。性別による表現型の差が著しい:バリアントを有する男性の約 50% が視力障害を呈するのに対し,女性で視力障害を呈するのは約 10% に過ぎない	電子伝達系の複合体 I 遺伝子 *ND4* における m.11778G>A	大部分はホモプラスミー	母系
Leigh 症候群	大脳基底核の特徴的な壊死を伴う早期発症進行性の神経変性症	複合体 V 遺伝子 *ATP6* における m.8993T>G	ヘテロプラスミー	母系
MELAS	ミオパチー,ミトコンドリア脳筋症,乳酸アシドーシス,および卒中様発作。糖尿病や難聴のみを呈する場合もある	tRNA^Leu (UUR) をコードする *MT-TL1* における m.3243A>G	ヘテロプラスミー	母系
MERRF (症例 33)	筋生検上赤色ぼろ筋線維を伴うミオクローヌスてんかん,ミオパチー,失調,感音難聴,認知症	tRNA^Lys をコードする *MT-TK* における m.8344A>G	ヘテロプラスミー	母系
難聴	アミノグリコシド誘導性感音難聴	12S rRNA をコードする *MT-RNR1* における m.1555A>G	ホモプラスミー	母系
Kearns-Sayre 症候群 (KSS)	進行性ミオパチー,早期発症進行性外眼筋麻痺,心筋症,心ブロック,眼瞼下垂,網膜色素変性症,失調,糖尿病	5 kb の大きな欠失(図 13.24 参照)	ヘテロプラスミー	一般的には孤発型(母体性腺モザイク由来と推測)

mtDNA:ミトコンドリア DNA,rRNA:リボソーム RNA,tRNA:転移 RNA,MELAS:mitochondrial encephalomyopathy with lactic acidosis and stroke-like episodes,MERRF:赤色ぼろ線維・ミオクローヌスてんかん症候群。

おける 11 の異なる塩基置換が含まれ,そのなかのいくつかは m.3243A>G バリアントと同様に **MELAS** と呼ばれる表現型を引き起こす。MELAS は,**m**itochondrial **e**ncephalomyopathy with **l**actic **a**cidosis and **s**troke-like episodes の頭文字である(図 13.24,表 13.7 参照)。他に,主にミオパチーに関連するバリアントもある。m.3243A>G バリアントは臨床現場において最もよくみられるミトコンドリア遺伝子の病的バリアントであるが,その理由はよくわかっていない。ヘテロプラスミーでのみ見いだされ,ホモプラスミーは致死的と推測される。疾患を引き起こす rRNA 遺伝子のバリアントの一例は,12S リボソーム RNA の m.1555A>G バリアントである。このバリアントは,アミノグリコシド系抗菌薬への曝露により発症する言語獲得前の感音難聴(sensorineural prelingual deafness)を引き起こす。このことは,ホモプラスミーバリアントは不完全浸透であるか,バリアントを有する女性が生存し生殖機能をもちうるはずであるという重要な法則を示している。でなければ,こうしたバリアントは人口集団からなくなるであろう。

ミトコンドリア病の表現型

酸化的リン酸化と mtDNA 病
ミトコンドリア病で一般的に障害される組織は,高い代謝エネルギー需要を満たすために完全な酸化的リン酸化反応を必要とする組織である。このような表現型の集中は,ATP の産生において酸化的リン酸化複合体が中心的役割をもつことを反映している。エネルギー産生の低下以外の機序が mtDNA 病にかかわるという根拠は間接的または弱いが,欠陥のある酸化的リン酸化反応の副産物である活性酸素種の産生もまた,mtDNA 病の病理にかかわっている可能性がある。mtDNA のヘテロプラスミーに関連する**表現型閾値効果**(phenotypic threshold effect)(図 7.23 参照)については,確固たる根拠がある。すなわち,その罹患組織の細胞において有害なバリアントをもつ mtDNA 分子の比率がある臨界閾値を超えると,臨床症状が明らかになるということである。疾患が顕在化する閾値は,個々のバリアントの特性および当該遺伝子の影響力によって決まる。

神経・骨格筋システムはミトコンドリア病において最も高頻度で障害され,結果として,脳症,ミオパチー,運動失調,網膜変性,外眼筋機能の喪失などを生じる。ミトコンドリアミオパチーは,赤色ぼろ(筋)線維(ragged-red fiber)を特徴とする。これは,構造的,生化学的に異常なミトコンドリアが筋線維内で増殖したことによる組織学的表現型である。ミトコンドリア病の表現型は幅広く,図

13.25 に示すように，肝障害，骨髄不全，膵島細胞の減少と糖尿病，難聴，その他の症状が含まれる。

mtDNA 病の表現型における説明不能・予想不能な多様性　表 13.7 に示されているように，ヘテロプラスミーは多くの mtDNA 病における基本原則である。ヘテロプラスミーの結果として，どの特定の組織においても，予測不能で多様な割合の疾患関連 mtDNA が存在する。そのことが，mtDNA 変異のもつ多面発現性および多様な表現度の大部分を説明していることは明らかである（**BOX 13.2** 参照）。その 1 つの例は，tRNA$^{Leu(UUR)}$ 遺伝子にお

BOX 13.2

ヘテロプラスミーとミトコンドリア病

　ヘテロプラスミーは mtDNA による遺伝性疾患に関する 3 つの一般的な特徴を示しており，ミトコンドリア病の発生機序に重要である。ヘテロプラスミーバリアントの遺伝の性質は，ミトコンドリア病に罹患した家族の遺伝カウンセリングを非常に複雑にする。さらに，この性質により，疾患の再発リスクを顕性遺伝または潜性遺伝疾患のように正確に推定することができない。

- 第 1 に，疾患を引き起こすヘテロプラスミーの mtDNA バリアントを有する女性は，通常いくらかの mtDNA バリアントを子どもに伝える。
- 第 2 に，mtDNA バリアントを有する母親から 1 人 1 人の子どもに受け継がれる変異型 mtDNA 分子の割合は，一様ではない。その理由は，個々の卵母細胞に存在する mtDNA 分子の数が，成熟卵母細胞でみられる膨大量の総数になる前に，減少する時期を経るからである。この卵子形成過程における mtDNA 数の減少とその後の増幅を，**ミトコンドリアの遺伝的ボトルネック効果**（mitochondrial genetic bottleneck）という。したがって，変異型 mtDNA 分子を有する女性から生まれた子どもにおける変異型 mtDNA の割合が多様であることの少なくとも一部は，卵子形成過程においてごく一部の mtDNA のみが抽出されることに由来する。
- 第 3 に，ボトルネック効果によって生じるヘテロプラスミーの程度はさまざまだが，mtDNA 分子はランダムに抽出されるので，変異型 mtDNA 分子を高い割合で有する女性は，低い割合で有する女性より，臨床症状をもつ子どもをもつ可能性が高いという予測がなりたつ。しかし，病的な mtDNA 分子を低い割合で有する女性であっても，罹患児をもつ可能性がある。この理由は，ボトルネック効果により，稀な変異型 mtDNA 種であっても，偶然それが抽出され，その後増幅される可能性があるからである。

ける m.3243A>G 置換であり，MELAS の表現型に関するところで言及した。このバリアントにより，母系遺伝の糖尿病と難聴を呈する家系もあれば，**慢性進行性外眼筋麻痺**（chronic progressive external ophthalmoplegia）と呼ばれる疾患を呈する家系もある。さらに，一般集団にみられる糖尿病のとても少ない割合（＜1％）が，この m.3243A>G 置換によるものであった。

mtDNA の複製に関連した疾患

　酸化的リン酸化反応には，核ゲノムとミトコンドリアゲノムの両方からつくられるポリペプチドが寄与しているので，核遺伝子の異常による表現型がミトコンドリア遺伝子の異常によって起きる表現型と区別ができないことは驚くことではない。もう 1 つの重要な点は，mtDNA 自体が，その複製や完全性の維持において核ゲノムにコードされるタンパク質に依存していることである。

　こうした依存性がもたらす医学的影響は，mtDNA に影響を与える核遺伝子のバリアントによりメンデル遺伝形式〔顕性遺伝または潜性遺伝〕の疾患が発症することである。一例が**ミトコンドリア DNA 枯渇症候群**（mtDNA depletion syndrome）である。本症候群は 17 の核遺伝子の病的バリアントにより生じ，さまざまな組織における mtDNA コピー数を減少させる（1 個のミトコンドリアあたりでも，1 個の細胞あたりでも）。原因遺伝子のいくつかは，ミトコンドリア内のヌクレオチド・プールの維持やヌクレオチドの代謝を適切に行うのに必要なタンパク質をコードしている。ミトコンドリア DNA 枯渇症候群の一例として，**Alpers 症候群**（Alpers syndrome）がある。これは，DNA ポリメラーゼ γ（POLG）の病的バリアントにより発症する常染色体潜性遺伝疾患である。POLG は mtDNA を複製する DNA 依存性 DNA ポリメラーゼであり，そのバリアントにより mtDNA が欠乏するだけでなく，mtDNA の変異や再編成も生じうる。

環境による影響が mtDNA 病の表現型を修飾する　ヘテロプラスミーは mtDNA 病における表現型の多様性の主な要因ではあるが（BOX 13.2 参照），環境ストレスなどの付加的要因も影響している。環境による影響を強く示す証拠として，**Leber 遺伝性視神経症**（Leber hereditary optic neuropathy：LHON；表 13.7 参照）に関係するバリアントを有する家系が知られており，この場合の変

異は通常ホモプラスミーである（したがって，表現型の多様性はヘテロプラスミーで説明できない）。LHON は表現型としては，若年成人に起きる視神経萎縮による急速かつ痛みのない両側性・中心性の視力障害である（表 13.7，図 13.24 参照）。

LHON では男性における浸透率が驚くほど高く，バリアントを有する男性の約 50％が発症するのに対し，女性は約 10％しか発症しない。大規模調査により，発症の男女差には喫煙が強く影響していること，そしてアルコール摂取も影響している可能性があることが示された。このことは，酸化傷害を引き起こす環境ストレスが，ミトコンドリアバリアントの浸透率決定に重要かつ相乗的な役割を果たしていることを示唆している。さらに，核の遺伝子のバリアントとの相互作用も LHON の発症リスクに影響している可能性も示唆された。

mtDNA 関連疾患の治療における問題　ミトコンドリア病は，遺伝子操作による新規治療の開発において他疾患に遅れをとっている。mtDNA に起因する疾患の治療には，以下の 2 つの重大な課題がある。1 つ目は，ミトコンドリア病では同時に多臓器が障害されるため，治療対象を 1 つの臓器または組織ではなく，全身としなければならない点である。2 つ目は，ヒトの mtDNA に対する遺伝子操作が現在の技術ではほぼ不可能なことであり，こちらのほうがより深刻な問題である。ミトコンドリアは核酸（DNA，RNA）を通さないため，組換えに依存する変異誘発技術が細胞実験レベルでも有効ではないのである。関連した課題として，ミトコンドリアに感染するウイルスがないため，現存するウイルスを用いない遺伝子導入系を確立しなければならない点がある。

13.10　不安定反復配列の伸長を原因とする疾患

（Ryan Yuen 著）

　不安定反復配列の伸長を原因とする疾患の遺伝形式は第 7 章で述べたが，そこでは，ほぼ 60 疾患を含むこの独特な疾患グループにみられる特有な遺伝学について焦点をあてていた。こうした特徴には，当該遺伝子の転写領域内の反復配列の伸長に起因する，バリアントの不安定で動的な性質があげられる。例えば，**Huntington 病**（Hunting-

ton disease；症例 24）や，**脊髄小脳失調症**（spinocere-bellar ataxia）と呼ばれる一群の神経変性疾患のほとんどの病型では，グルタミンをコードするコドン（CAG）の伸長が病因である。また，**眼咽頭型筋ジストロフィー**（oculopharyngeal muscular dystrophy）などの疾患では，アラニンをコードするコドン（GCG）の伸長が病因となる。さらに，RNA 中の非コード領域に存在する 3 塩基反復配列の伸長に起因するものもあり，**脆弱 X 症候群**（fragile X syndrome；症例 17）では CGG，**Friedreich 失調症**（Friedreich ataxia）では GAA，**筋強直性ジストロフィー 1 型**（myotonic dystrophy 1）では CUG（図 13.26），グルタミナーゼ欠損症では GCA が伸長する。

　初期に報告された**リピート病**（nucleotide repeat disease）はすべて 3 塩基反復配列の伸長によるものであったが，ゲノム解析技術の進歩に伴い，より長い反復配列の伸長を原因とする疾患も発見された。例えば，筋強直性ジストロフィー 2 型（筋強直性ジストロフィー 1 型に近い遺伝型模写）における 4 塩基反復配列（CCTG）の伸長，脊髄小脳失調症 10 型における 5 塩基反復配列（ATTCT）の伸長，家族性成人発症ミオクロニーてんかんの一群における 5 塩基反復配列（TTTCA）の挿入および伸長，そして筋萎縮性側索硬化症における 6 塩基反復配列（GGGGCC）の伸長などである。こうした疾患遺伝子は上の世代から下の世代に受け継がれるので，反復配列数は増加し，最終的には正常な遺伝子の発現や機能を阻害する病的なレベルに達する場合がある。このような世代間での反復配列数の増加が，家系内で疾患が伝達される際に発症年齢が若年化したり重症化したりする，**表現促進**（anticipation）という現象の原因となっている。反復配列が伸長するという不安定性の背景となっている生化学的な機序としては，**スリップ誤対合**（slipped mispairing）仮説が最も一般的である（図 13.27）。意外なことに反復配列の伸長は，減数分裂時の精原細胞のような増殖性細胞においても，神経細胞のような非増殖性の体細胞においても生じるようである。したがって，疾患によって異なるが，DNA の複製の際にも（図 13.27 に示すように）DNA 修復などのゲノムの維持の際にも，反復配列の伸長が起こりうる。

　Huntington 病と脆弱 X 症候群の臨床像は，第 7 章およびそれぞれの症例（症例 24，症例 17）で解説した。特に脆弱 X 症候群において明らかになってきたことは，

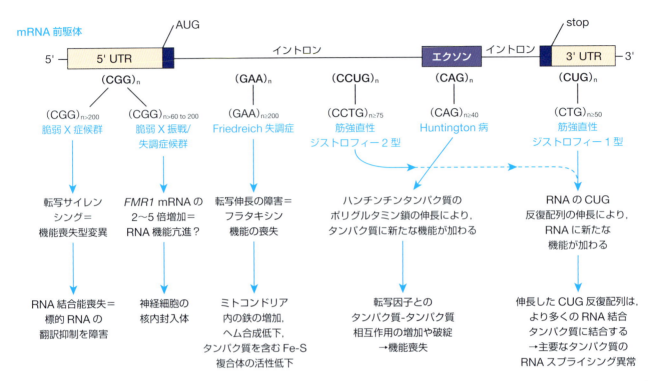

図13.26 5つの代表的な不安定反復配列伸長疾患（ヌクレオチドリピート病）における反復配列の伸長の位置とそれぞれの塩基配列を，一般的なmRNA前駆体（mRNA）の概略図で示す．疾患に関連する遺伝子のDNA配列における最小反復数も示した．また，反復配列の伸長により生じた変異型のRNAまたはタンパク質が及ぼす影響も示した．（John A. Phillips III, Vanderbilt University Nashvilleの厚意により提供された未発表図に一部もとづく）

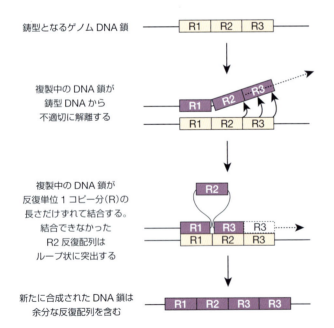

図13.27 Huntington病や脊髄小脳失調症にみられる$(CAG)_n$のような不安定な反復配列の伸長は，スリップ誤対合（slipped mispairing）機構により引き起こされると考えられている．挿入は，複製合成の過程で新たに合成された鎖が鋳型鎖から異常に解離するときに起こる．新しい鎖が鋳型鎖に再結合するときに，新しい鎖がずれて（スリップして）結合することがあり，そこからDNA合成が再開されることにより，ずれを起こしたほうの鎖に1つ以上の余分な反復配列コピーが含まれることになる（挿入される配列の数は，何コピーずれたかによる）．

不安定反復配列の伸長を原因とする疾患は基本的に神経疾患であることで，失調，認知機能障害，認知症，眼振，パーキンソニズム，痙縮などの症状を呈する．しかし，本章で説明したいくつかの疾患のように，神経系以外が障害される場合もある．

不安定反復配列の伸長による疾患の発生機序

不安定反復配列の伸長による疾患の発生機序は多様である．3つの主なクラスに分類することが可能であり，本項でそれぞれ解説する．

- クラス1：非コード領域の反復配列の伸長により，タンパク質の発現が喪失することで引き起こされる疾患．
- クラス2：非コード領域の反復配列の伸長により，RNAが新しい機能を獲得することで引き起こされる疾患．
- クラス3：グルタミンをコードするCAGのようなコドンの反復配列伸長により，影響を受けたタンパク質が新しい機能を獲得することによって引き起こされる疾患．

クラス1：非コード領域の反復配列の伸長により，タンパク質の発現が喪失することで引き起こされる疾患

脆弱X症候群　X連鎖脆弱X症候群では，*FMR1*遺伝子の5′非翻訳領域（UTR）におけるCGG反復配列の伸長（200コピー以上）により，プロモーター内に存在するシトシンの過剰なメチル化をきたす。このエピジェネティックなDNA修飾は，この遺伝子の転写の抑制（サイレンシング）を引き起こす（図7.21および図13.26参照）。意外なことに，このエピジェネティックなサイレンシングは，*FMR1*遺伝子のmRNAバリアントそのものを介して行われるようである。*FMR1*遺伝子のサイレンシングにおける最初のステップは，転写されたCGG反復配列を有する*FMR1*遺伝子のmRNAが，*FMR1*遺伝子のDNAの相補的なCGG反復配列とハイブリダイズし，RNA：DNAの二本鎖を形成することである。その後に*FMR1*遺伝子のサイレンシングを維持する機序については，まだ解明されていない。関連タンパク質（FMRP）の欠損は，知的障害，学習障害，そして思春期後の巨大睾丸や結合組織異形成などの非神経学的な臨床症状も引き起こす（ 症例17 ）。FMRPはポリリボソームと関係したRNA結合タンパク質であり，その標的であるRNAからのタンパク質の翻訳を抑制する。FMRPの標的RNAは，細胞骨格の構造，シナプス伝達，神経細胞の成熟に関与しているようであり，これらのプロセスの障害が脆弱X症候群患者における知的障害や学習障害の基盤にあると推定されている。例えば，脆弱X症候群患者の脳には異常に長い未成熟な樹状突起棘が多数認められることから，FMRPはシナプスの形成に必要なタンパク質の翻訳を調節していると考えられている。さらに，FMRPは樹状突起棘に局在しており，そこでの少なくとも1つの役割はシナプスの可塑性を調節することである。これはシナプス結合の強度を変える能力であり，学習や記憶においてきわめて重要なプロセスである。

脆弱X振戦/失調症候群　意外なことに，*FMR1*遺伝子のCGG反復配列の伸長がより短い（反復数60〜200）患者は，臨床的に脆弱X症候群とはまったく異なる**脆弱X振戦/失調症候群**（fragile X tremor/ataxia syndrome：FXTAS）を呈するが，その発生機序も両者ではまったく異なる。FXTASでは，翻訳効率の低下がFMRPの発現を障害するが，これは本症発症の原因とはならない。なぜなら，完全な伸長（full expansion）をもち，*FMR1*遺伝子機能が事実上完全に欠損している男性でも，決してFXTASを発症しないからである。それよりFXTASは，*FMR1*遺伝子のmRNAが通常の2〜5倍に増加することによって生じるようである。すなわち機能獲得型（gain-of-function）のバリアントである。このような病的RNAは，本症における細胞の特徴である，神経細胞の核内封入体の形成につながる。

クラス2：非コード領域の反復配列の伸長により，RNAが新しい機能を獲得することで引き起こされる疾患

筋強直性ジストロフィー　筋強直性ジストロフィー1型（DM1）は常染色体顕性遺伝疾患であり，不安定反復配列の伸長を原因とするすべての疾患のなかで最も多面発現性に富んでいる。この疾患はミオトニア（筋強直）に加えて，筋力低下，筋萎縮，心伝導障害，精巣萎縮，インスリン抵抗性，白内障などの多彩な臨床症状を特徴とする，また知的障害を伴う先天型もある。DM1の原因は，プロテインキナーゼをコードする*DMPK*遺伝子の3′非翻訳領域（3′UTR）のCTG反復配列の伸長である（図13.26参照）。筋強直性ジストロフィー2型（DM2）も常染色体顕性遺伝疾患であり，先天型が存在しない点を除けば，臨床症状のほとんどはDM1と共通である。DM2の原因は，ジンクフィンガータンパク質9をコードする遺伝子のイントロン1におけるCCTGの4塩基反復配列の伸長である（図13.26参照）。DM1とDM2の臨床症状は非常に類似していることから，両疾患には共通の発生機序が存在すると推測される。互いに関連のないタンパク質をコードする2つの異なる遺伝子の非コード領域内の不安定反復配列の伸長が生じていることから，CTGの3塩基配列の伸長それ自体（および結果として生じるmRNAのCUG反復配列の伸長）が，RNAを介した病因の基盤になっていると考えられている。

　それでは実際に，遺伝子の非コード領域におけるCUG3塩基反復配列の伸長がDM1やDM2の表現型を引き起こす機序はどのようなものであろうか？　CUG反復配列がRNA結合タンパク質に結合することが原因のようである。したがって，本疾患の特徴である多面発現性

は，CUG反復配列が結合するRNA結合タンパク質の幅広さを反映している可能性がある。過剰に伸長したCUG反復配列によって妨害されるRNA結合タンパク質の多くは，スプライシングの調節因子である。実際に，DM1患者において十数の異なるmRNA前駆体にスプライシングの異常が示されている。このなかには心筋トロポニンTやインスリン受容体のmRNA前駆体も含まれており，これらがそれぞれDM1における心臓の異常やインスリン抵抗性の原因となっていると推測される。以上から，DMはスプライス異常症（spliceopathy）と呼ばれる。DM1やDM2の発病メカニズムは完全に解明されてはいないが，こうした分子生物学的な知見が低分子化合物による疾患修飾療法の開発につながると期待される。

クラス3：コドン（コード領域の反復配列）の伸長により，その影響を受けたタンパク質が新しい機能を獲得することによって引き起こされる疾患

Huntington病　Huntington病は，舞踏病，アテトーゼ（身をよじるようなコントロール不能の四肢の動き），認知機能障害，そして，精神異常をきたす常染色体顕性遺伝の神経変性疾患である（症例24）。この疾患の原因は，*HTT*遺伝子におけるCAGコドンの40反復配列を超える反復配列の伸長であり，これにより*HTT*遺伝子がコードするタンパク質ハンチンチン（huntingtin）に伸長したポリグルタミン鎖を生じる（図7.19，図7.20参照）。伸長したポリグルタミン鎖をもつタンパク質は，新たな性質をもつ。その伸長した鎖により新たな機能を獲得したタンパク質は，特定の神経細胞集団を障害し，特有の毒性メカニズムで神経変性を引き起こす。本疾患の最大の細胞学的特徴は，異常タンパク質およびその他のポリペプチドからなる不溶性の凝集体が神経細胞内の核内封入体に集積する現象である。この凝集体は，伸長したポリグルタミン鎖を有するハンチンチンの誤った折りたたみ（misfolding）に対する細胞の正常な反応の結果であると考えられている。封入体の形成はきわだった特徴であるが，実際は病的なものではなく，防御的な反応と推測される。

　ハンチンチンの伸長したポリグルタミン鎖を介した神経細胞死の確立したモデルは存在しない。転写，小胞輸送，ミトコンドリア分裂，シナプス伝達と可塑性などの多くの細胞プロセスが，伸長したポリグルタミン鎖を有する可溶型または凝集型のハンチンチンにより障害される。おそら

くは遺伝学的解析にもとづき，最終的には発症機序における最も重要かつ根源的なイベントが同定されるだろう。そしてこうした発見により，表現型を修正する治療へとつながることだろう。例えば，伸長したポリグルタミン鎖を有するハンチンチンは，ミトコンドリア分裂にかかわるタンパク質であるGTPase dynamin-related protein 1（DRP1）と異常な相互作用を行うことにより，患者では複数のミトコンドリア機能異常が生じる。注目すべきことに，マウスにおいて，こうした異常がDRP1のGTPアーゼ活性を低下させることで改善したことから，DRP1がこの疾患の治療標的であるかもしれないこと，およびミトコンドリア異常がこの疾患に重要な役割を果たしていることが示唆された。

　新たな反復配列伸長疾患の同定や，不安定反復配列伸長疾患の病態の基盤にある分子イベントへの理解において，大きな進歩がみられている。しかし，これら重要な疾患の複雑な遺伝学的機序および発症機序を解明する取り組みは始まったばかりである。新たなゲノム解析技術の利用や動物モデルの研究が，これらの疾患への深い理解につながることは明らかである。そうした理解により，緩徐に進行するこれらの疾患を予防または回復させる介入法がまもなく開発されるに違いない。次章では，疾患の治療にかかわる概念について探っていく。

（訳：古庄知己，翻訳協力：山口智美）

一般文献

Adam MP, editor: Molecular genetics. In: *GeneReviews*, Seattle, 1993-2022, University of Washington. http://www.ncbi.nlm.nih.gov/books/NBK1116/

Hamosh A: *Online mendelian inheritance in man, OMIM*. McKusick-Nathans Department of Genetic Medicine, Baltimore, MD, Johns Hopkins University. http://omim.org/

Strachan T, Read AP: *Human molecular genetics*, ed 5. 2019, Garland Science.

Valle DL, Antonarakis S, Ballabio A, et al, editors: *The online metabolic and molecular bases of inherited disease*, New York, 2019, McGraw Hill. https://ommbid.mhmedical.com

専門領域の文献

Bettens K, Sleegers K, Van Broeckhoven C: Genetic insights in Alzheimer's disease. *Lancet Neurol*, 12:92-104, 2013.

Bird TD: Alzheimer disease overview. In *GeneReviews*. Seattle, 1998, University of Washington. https://www.ncbi.nlm.nih.gov/books/NBK1161/

Blau N, Hennermann JB, Langenbeck U, et al: Diagnosis, classification, and genetics of phenylketonuria and tetrahydrobiopterin

(BH4) deficiencies. *Mol Genet Metab*, 104:S2-S9, 2011.

Brais B, Bouchard J-P, Xie Y-G, et al: Short GCG expansions in the PABP2 gene cause oculopharyngeal muscular dystrophy. *Nat Genet*, 18:164-167, 1998.

Byers PH, Pyott SM: Recessively inherited forms of osteogenesis imperfecta. *Ann Rev Genet*, 46:475-497, 2012.

Chamberlin JS: Duchenne muscular dystrophy models show their age. *Cell*, 143:1040-1042, 2010.

Chillón M, Casals T, Mercier B, et al: Mutations in the cystic fibrosis gene in patients with congenital absence of the vas deferens. *N Engl J Med*, 332:1475-1480, 1995.

Colak D, Zaninovic N, Cohen MS, et al: Promoter-bound trinucleotide repeat mRNA drives epigenetic silencing in fragile X syndrome. *Science*, 343:1002-1005, 2014.

Cutting GR: Modifier genes in mendelian disorders: the example of cystic fibrosis. *Ann N Y Acad Sci*, 1214:57-69, 2010.

DeJesus-Hernandez M, Mackenzie IR, Boeve BF, et al: Expanded GGGGCC hexanucleotide repeat in noncoding region of C9ORF72 causes chromosome 9p-linked FTD and ALS. *Neuron*, 72:245-256, 2011.

Duan D, Goemans N, Takeda S, et al: Duchene muscular dystrophy. *Nat Rev Dis Primers*, 7:13, 2021.

Flanigan KM: The muscular dystrophies. *Semin Neurol*, 32:255-263, 2012.

Peterson AS, Fong LG, Young SG: PCSK9 function and physiology. *J Lipid Res*, 49:1152-1156, 2008.

Gall-Duncan T, Sato N, Yuen RKC, et al: Advancing genomic technologies and clinical awareness accelerates discovery of diseaseassociated tandem repeat sequences. *Genome Res*, 32:1-27, 2022.

Gallego D, Leal F, Gámez A, et al: Pathogenic variants of DNAJC12 and evaluation of the encoded cochaperone as a genetic modifier of hyperphenylalaninemia. *Hum Mutat*, 41:1329-1338, 2020.

Goldstein JL, Brown MS: Molecular medicine: The cholesterol quartet. *Science*, 292:1310-1312, 2001.

Gu YY, Harley ITW, Henderson LB, et al: Identification of IFRD1 as a modifier gene for cystic fibrosis lung disease. *Nature*, 458:1039-1042, 2009.

Ishiura H, Doi K, Mitsui J, et al: Expansions of intronic TTTCA and TTTTA repeats in benign adult familial myoclonic epilepsy. *Nat Genet*, 50:581-590, 2018.

Janciauskiene SM, Bals R, Koczulla R, et al: The discovery of alpha1-antitrypsin and its role in health and disease. *Respir Med*, 105:1129-1139, 2011.

Jonsson T, Atwal JK, Steinberg S, et al: A mutation in APP protects against Alzheimer's disease and age-related cognitive decline. *Nature*, 488:96-99, 2012.

Kathiresan S, Melander O, Guiducci C, et al: Six new loci associated with blood low-density lipoprotein cholesterol, high-density lipoprotein cholesterol or triglycerides in humans. *Nat Genet*, 40:189-197, 2008.

Keinath MC, Prior DE, Prior TW: Spinal muscular atrophy: mutations, testing, and clinical relevance. *Appl Clin Genet*, 14:11-25, 2021.

Kirkman MA, Yu-Wai-Man P, Korsten A, et al: Gene-environment interactions in Leber hereditary optic neuropathy. *Brain*, 132(Pt 9):2317-2326, 2009.

Koopman WJ, Willems PH, Smeitink JA: Monogenic mitochondrial disorders. *N Engl J Med*, 366:1132-1141, 2012.

Laine CM, Joeng KS, Campeau PM, et al: WNT1 mutations in earlyonset osteoporosis and osteogenesis imperfecta. *N Engl J Med*, 368:1809-1816, 2013.

López CA, Cleary JD, Pearson CE: Repeat instability as the basis for human diseases and as a potential target for therapy. *Nat Rev Mol Cell Biol*, 11:165-170, 2010.

Moskowitz SM, Chmiel JF, Sternen DL, et al: Clinical practice and genetic counseling for cystic fibrosis and CFTR-related disorders. *Genet Med*, 10:851-868, 2008.

Ng BG, Freeze HH: Perspectives on glycosylation and its congenital disorders. *Trends Genet*, 34:466-476, 2018.

Nicolau S, Waldrop MA, Connolly AM, et al: Spinal muscular atrophy. *Semin Pediatr Neurol*, 37:100878, 2021.

Raal FJ, SantosRD: Homozygous familial hypercholesterolemia: current perspectives on diagnosis and treatment. *Atherosclerosis*, 223:262-268, 2012.

Rahaghi FF, Miravitlles M: Long-term clinical outcomes following treatment with alpha 1-proteinase inhibitor for COPD associated with alpha-1 antitrypsin deficiency: a look at the evidence. *Respir Res*, 18:105, 2017.

Ramsey BW, Banks-Schlegel S, Accurso FJ, et al: Future directions in early cystic fibrosis lung disease research: An NHLBI workshop report. *Am J Respir Crit Care Med*, 185:887-892, 2012.

Renton AE, Majounie E, Waite A, et al: A hexanucleotide repeat expansion in C9ORF72 is the cause of chromosome 9p21-linked ALS-FTD. *Neuron*, 72:257-268, 2011.

Schon EA, DiMauro S, Hirano M: Human mitochondrial DNA: Roles of inherited and somatic mutations. *Nat Rev Genet*, 13:878-890, 2012.

Selkoe DJ: *Alzheimer's disease*. Cold Spring Harb Perspect Biol 3:a00 4457, 2011.

Sosnay PR, Siklosi KR, Van Goor F, et al: Defining the disease liability of mutations in the cystic fibrosis transmembrane conductance regulator gene. *Nat Genet*, 45:1160-1167, 2013.

Vafai SB, Mootha VK: Mitochondrial disorders as windows into an ancient organelle. *Nature*, 491:374-383, 2012.

van Kuilenburg ABP, Tarailo-Graovac M, Richmond PA, et al: Glutaminase deficiency caused by short tandem repeat expansion in GLS. *N Engl J Med*, 380:1433-1441, 2019.

Zoghbi HY, Orr HT: Pathogenic mechanisms of a polyglutamine-mediated neurodegenerative disease, spinocerebellar ataxia type 1. *J Biol Chem*, 284:7425-7429, 2009.

役に立つウェブサイト

バリアントデータベース

ClinVar（臨床検査室・研究者から登録された遺伝子ごとにまとめられた解釈付きのバリアント情報）：https://www.ncbi.nlm.nih.gov/clinvar

Global Variome Shared LOVD：https://databases.lovd.nl/shared/genes

ClinGen Evidence Repository：https://erepo.clinicalgenome.org/evrepo/

Clinical and functional translation of CFTR（CFTR2 project）（嚢胞性線維症の遺伝型表現型連関のデータベース）：http://www.cftr2.org/

Collagen variant database（骨形成不全症と Ehlers-Danlos 症候群のバリアントデータベース）：http://www.le.ac.uk/genetics/collagen/

Human mitochondrial genome database（ヒトミトコンドリアゲノムのデータベース）：https://www.mitomap.org/MITOMAP

Phenylalanine hydroxylase variant database（フェニルアラニンヒドロキシラーゼバリアントのデータベース）：http://www.biopku.org/home/pah.asp

The Human Gene Mutation Database（ヒト遺伝子バリアントのデータベース）：http://www.hgmd.cf.ac.uk/ac/index.php

問題

1 LDL 受容体遺伝子座の変異アレルの 1 つ（家族性高コレステロール血症の原因となる）は，正常な 120,000 Da の受容体よりもさらに約 50,000 Da 大きいタンパク質をコードしている。この異常を説明しうるメカニズムを 3 つ以上示せ。タンパク質が新たに 50,000 Da を付加するには，さらにどれくらいの塩基配列が翻訳される必要があるか？

2 常染色体顕性遺伝の *PSCK9* 遺伝子の機能獲得型バリアントと，LDL 受容体遺伝子の常染色体顕性遺伝のバリアントを比較し，これらが表現型模写（phenocopy）か遺伝型模写（genocopy）かを説明せよ。

3 *CFTR* 遺伝子のコード領域内の塩基変化について述べた際に，いくつかの塩基変化（ミセンスの変化）は，現在のところ疾患の原因であろうと "推定" されているバリアントにすぎないことを述べた。ある塩基変化が病的であり，良性ではないことを示すために，どのような基準を満たすことが必要か？

4 2 歳の Johnny には体重増加不良がある。彼は CF の臨床症状を呈しているが，彼の汗の Cl⁻濃度は正常であることが検査によって示されている。汗の Cl⁻濃度が正常な CF 患者は 2%未満である。小児科医や両親は，DNA 解析で Johnny が本当にCF であるか決定できるのかどうかを知りたい。
   a. この場合，DNA 解析は有用だろうか？ CF との DNA 診断を得るためのステップを簡潔に述べよ。
   b. Johnny が CF であった場合，c.1521_1523delCTT（p.Phe508del）バリアントのホモ接合体である可能性はどの程度か？（95%の CFTR バリアントが検出可能で，彼の両親が Phe508del アレルの頻度が 0.70 である北ヨーロッパ出身であると仮定して答えよ）
   c. Johnny が Phe508del バリアントをもっていなかった場合，CF の診断は誤りであるといえるか？ 説明せよ。

5 James は彼の家系のなかで唯一の Duchenne 型筋ジストロフィー（DMD）患者である。彼には Joe という 1 人の兄弟がいて，Joe は DMD ではない。DNA 解析の結果，James には *DMD* 遺伝子の欠失があり，Joe は James と同一の母親由来 X 染色体をもっているが，*DMD* 遺伝子に欠失はないことがわかった。将来の妊娠における DMD 再発率に関して，彼らの両親に対しどのような遺伝カウンセリングを行えばよいか？

6 *DMD* 遺伝子の変異率は大きく，祖先系の違いでその発生頻度に差は認められない。なぜこの疾患がすべての集団に共通してよくみられるのか，DMD の遺伝子や遺伝学に関する知識を用いて答えよ。

7 3 歳半になる女児 T.N. は，床に座っている状態から立ち上がることが難しくなってきた。彼女の血清クレアチンキナーゼ値は大幅に増加している。女児であるが，推定診断はDuchenne 型筋ジストロフィー（DMD）である。DMD を発症する女性は稀である。女性において DMD を発症する 3 つのメカニズムを説明せよ。

8 骨形成不全症患者において，Ⅰ型コラーゲンの三重らせん内のグリシン残基のミセンスバリアントは，なぜ特定のアミノ酸残基（アラニン，セリン，システイン，アルギニン，バリン，アスパラギン酸）への置換に限られているのか？

9 両親がいとこどうしである 2 歳の幼児が，原因不明の発達遅延を呈している。さまざまな生化学的検査により，彼は 4 つのライソゾーム酵素の活性が欠損していることが明らかになった。単一の常染色体潜性遺伝性の病的バリアントが 4 つの酵素活性の機能喪失を引き起こす機序について説明せよ。この子どもが遺伝性疾患をもつとした場合，なぜ常染色体潜性遺伝疾患の可能性が高いと考えられるのか？

10 顕性（優性）阻害アレルの効果は，あるタンパク質の変化が顕性遺伝形式の疾患を引き起こす一般的な機序の 1 つを示している。多量体タンパク質のサブユニットをコードする遺伝子群において，どのような機序が一般的に顕性遺伝と関連しているか？

11 ハウスキーピングタンパク質における病的バリアントが臨床的に影響を示す場合，そのタンパク質が大量に発現し，特別な機能を果たしている 1 つまたは少数の組織に影響が限定して現れることが多い。このような一般概念を示す疾患の例を見つけ，解説せよ。また，なぜその疾患が該当するのかを説明せよ。

12 遺伝性疾患において，タンパク質が発現している部位と病理変化が出現する部位との関連を予測することが困難な場合がある。この現象の例をあげ議論せよ。

13 hex A の 2 つの偽欠損アレルは p.Arg247Trp と p.Arg249Trpである。これらのアレルのミセンス置換がタンパク質で非常に近い場所に位置している理由は何であると考えられるか？

14 高コレステロール血症を引き起こす常染色体顕性遺伝の *PCSK9* バリアントのような，タンパク質の機能獲得型バリアントは，なぜほとんどの場合ミセンスバリアントであるのか？

15 アシュケナージ系ユダヤ人に，Tay-Sachs 病（および他のライソゾーム蓄積病）を引き起こす 3 つの支配的なアレルが存在する理由を説明せよ。これらの 3 種類のアレルの存在と，ア

（つづく）

シュケナージ系ユダヤ人において Tay-Sachs 病が比較的高頻度であることは，必然的にヘテロ接合体の優位性仮説または創始者効果仮説と合致するか？

16 Alzheimer 病と関連することが知られている座位だけで，遺伝的リスクを説明することはできない。Alzheimer 病発症の遺伝的リスクとなりうる他の遺伝要因を少なくとも 3 つ見つけよ。

17 筋強直性ジストロフィーの 2 つの型は，RNA の CUG 3 塩基伸長によって特徴づけられ，これが，RNA を介した病因につながると考えられている。この CUG 伸長の影響を打ち消し，RNA 結合タンパク質の結合を低下させうる分子治療を提案せよ。また，あなたの提案した治療で起こりうる副作用を予測せよ。

第14章

遺伝性疾患の治療

Ronald Doron Cohn・Ada Hamosh

第11章から第13章でみたように，**遺伝性疾患**（genetic disease）を分子レベルで理解することは，機序にもとづいた根本的な治療を目指すうえでの基本となる。今後数十年の間に，ヒトのゲノム配列の注釈づけやヒトの遺伝子カタログの作成がますます増えるとともに，遺伝子・RNA・タンパク質を対象とする治療も増加し，遺伝性疾患やその他の病態の治療に計り知れないほど大きな影響を与えることだろう。この章では，遺伝性疾患に対する確立された治療法および新しい治療戦略を総括する。ここで強調するのは遺伝学的なアプローチによる治療法であり，また，遺伝学的に複雑な疾患ではなく単一遺伝子疾患に焦点をあてる。

遺伝性疾患の治療の目的は，患者だけでなく家族をも対象に含めて，疾患による影響を排除したり軽減したりすることにある。患者に対する教育は，疾患や治療についての理解を深めるだけでなく，不便かつ生涯にわたるかもしれない治療を継続するためにも，何にも増して重要である。家族には，他の血縁者が同じ疾患に罹患するリスクについての情報を提供しなければならない。それゆえ**遺伝カウンセリング**（genetic counseling）は遺伝性疾患のマネジメント（治療・ケア）における主要な要素であり，これについては別章で述べる（第17章参照）。

機能喪失型バリアントによる単一遺伝子疾患の場合の治療は，異常が生じたタンパク質を補充するか，その機能を改善するか，あるいは異常による影響を最小限にすることを目指す。異常のある遺伝子産物（RNAあるいはタンパク質）の補充は，直接投与，細胞または臓器の移植，あるいは**遺伝子治療**（gene therapy）という方法により達成できる可能性がある。原理的に遺伝子治療や遺伝子編集は，安全性と治療効果が立証されさえすれば，おそらく多くの単一遺伝子疾患に対して最適な治療法となるだろう。しかし，正常遺伝子のコピーを患者の体内に導入して疾患の完

治を得ることができたとしても，多くの場合において家族には数世代にわたる継続的な遺伝カウンセリングや保因者診断，出生前診断が必要となる。

最近の発見は，遺伝性疾患に対するさらに多くの胸躍る劇的な治療の実現を約束している。こうした成果には，遺伝子治療による遺伝性疾患の初めての治癒例，変異タンパク質の機能を回復させる新しい小分子の開発，そしてライソゾーム蓄積病のように以前は致死的と考えられていた疾患の臨床症状の進行を食い止めることができるタンパク質補充療法の確立，などがある。

14.1 遺伝性疾患治療の現状

遺伝性疾患は，変異遺伝子から臨床的表現型（症状）に至るどの段階においても治療が可能である（図14.1）。臨床症状レベルでの治療には，遺伝性疾患に特異的なものではないあらゆる内科的および外科的治療が含まれる。この章を通じて，各段階における治療の理論的根拠について論じていく。現在行われている治療は必ずしも互いに相容れないものではなく，特定の疾患を治療するために多くが併用されているが，治癒を達成できる可能性があるのは，遺伝子治療，遺伝子編集，または細胞移植だけである。

このような驚異的な進歩が続けられてきたが，単一遺伝子疾患に対する治療はまだ不十分である。しかしこれらのなかでも，先天代謝異常症の診断と治療に対するアプローチの増加には目を見張るものがある（図14.2）。先天代謝異常症は，染色体異常やインプリンティング異常，コピー数多様性などによる他の多くの遺伝性疾患に比べると，総じて治療が進歩した疾患群である。過去数十年の傾向として，背景の生化学的異常が明らかになっている場合には，治療の成功する可能性がより高いことには勇気づけ

346　第14章　遺伝性疾患の治療

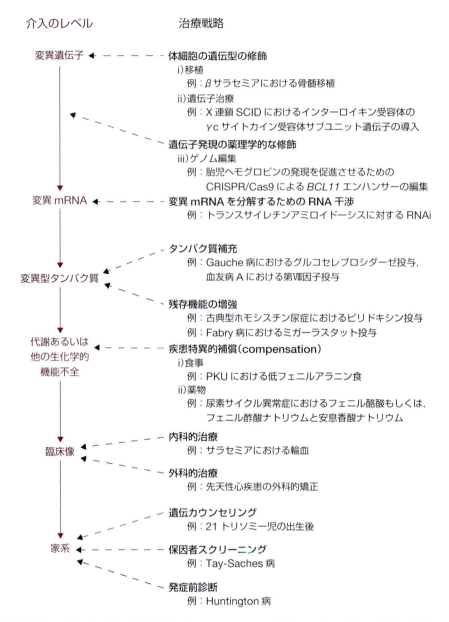

図14.1 遺伝性疾患に対するさまざまなレベルでの治療法を，レベルごとの治療戦略として示した図　各レベルで，本文でとりあげた疾患を例として示した。これらの治療法は，他に断りがない限り，多くの医療機関で臨床的に実施されている。HbF：胎児ヘモグロビン，mRNA：メッセンジャーRNA，PKU：フェニルケトン尿症，RNAi：RNA干渉，SCID：重症複合免疫不全症。(Valle D: Genetic disease: an overview of current therapy., *Hosp Pract (Off Ed)* 22:167-170, 173-175, 178, 1987より改変)

られる。例えばある報告では，調査した単一遺伝子疾患のうちで治療による生命予後の改善が得られたものは15%でしかなかったが，原因の明らかな57種の先天代謝異常症については治療による生命予後の改善は50%に及んだ。また成長や知能，社会適合性などの他の所見でも，明らかな改善が認められた。このように，遺伝性疾患の遺伝学的および生化学的背景を明らかにすることは，臨床的な治療効果に大きな影響を与えうる。

単一遺伝子疾患の治療は進歩したとはいえまだ十分とはいえないが，それには以下をはじめとする多くの理由がある。
- **遺伝子が同定されていない，あるいは病因が不明。**
4,500種以上の遺伝子が単一遺伝子疾患と関連しているが，疾患表現型に関連づけられていないタンパク質コード遺伝子がまだ16,000種ほど存在し，臨床においてエクソーム解析を実施した患者の半数以上は診断に至っていない。この割合は，全ゲノムシークエンシングや他の

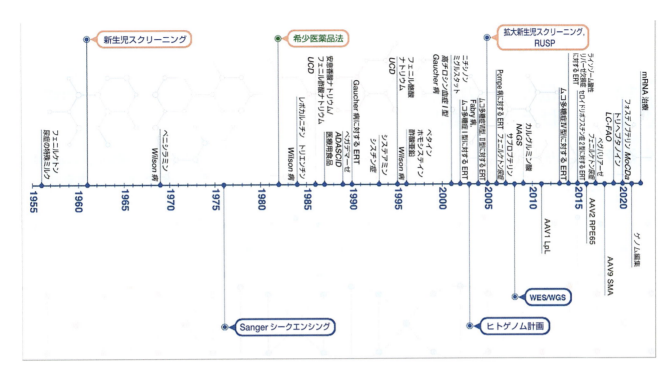

図14.2 先天代謝異常症（IEM）の治療と診断の主な発展（1955年から現在まで） AAV：アデノ随伴ウイルス，ADA-SCID：アデノシンデアミナーゼ欠損重症複合免疫不全症，ERT：酵素補充療法，LC-FAO：長鎖脂肪酸酸化異常症，LpL：リポタンパク質リパーゼ，MoCDa：モリブデン補酵素欠損症A型，NAGS：N-アセチルグルタミン酸合成酵素，RUSP：米国の新生児スクリーニングを推奨する対象疾患リスト，SMA：脊髄性筋萎縮症，UCD：尿素サイクル異常症，WES/WGS：全エクソンシークエンシング/全ゲノムシークエンシング。レボカルニチンと医療食品は多くのIEMの治療に用いられている。(Vernon HJ, Manoli I: Milestones in treatments for inborn errors of metabolism: reflections on where chemistry and mediine meet. *Am J Med Genet A*, 185:3350-3358, 2021 より）

オミクス技術によって，今後10年のうちに改善するだろう。しかし，原因遺伝子が明らかになったとしても，病態生理学的な機序の理解が十分といえるようになるまでには，遺伝子の同定からかなりの時間を要してしまうことがある。例えば，**フェニルケトン尿症**（phenylketonuria：PKU）では，数十年にもわたる研究にもかかわらず，フェニルアラニン濃度の上昇が脳の発達や機能を障害する機序はいまだによくわかっていない（第13章参照）。

- **診断前の胎児の障害**。バリアントによっては影響が発達の早期に現れたり，診断前に不可逆的な病理学的変化をきたしうる。こうした問題は，遺伝性疾患の家族歴がある場合や，保因者診断の結果でカップルにリスクがあるとわかった場合には予期することができる。疾患によっては出生前治療が可能である〔例えば，先天性副腎過形成罹患女児の男性化を防ぐための母体へのデキサメタゾン（コルチゾールアナログ）投与*訳注〕。

- **重度の臨床症状は介入によっても治療が難しい**。疾患が認識される最初の症例は通常最も重症の例であり，しばしば治療効果がより得られにくい。そのような症例では，バリアントによってコードされるタンパク質が完全に欠失していたり，機能を大きく欠いて残存活性がほとんどなかったりすることが多い。これに対し，バリアントの影響がより小さい場合は，変異タンパク質にはいくらかの機能が残存し，後述するようにその機能をわずかばかり増強することで十分な治療効果が得られることがある。

- **顕性（優性）阻害アレルという難題**。顕性遺伝（優性遺伝）の疾患の一部では，変異タンパク質が正常アレルの機能を阻害する。正常アレルや正常タンパク質の発現や機能を阻害することなく，バリアントを有するアレ

＊訳注　日本の21-水酸化酵素欠損症に対する診断・治療のガイドラインでは，胎児に先天性副腎過形成症のリスクがあり，出生前診断・治療を行う場合には，各施設の倫理委員会の承認のもとに，十分な経験がある医師がおり，遺伝カウンセリング体制を整備している施設で行うこと，長期的なフォローができない施設では行わないことが推奨されている。

ルやそれにコードされる変化したタンパク質の発現や影響だけを減弱させるのは難しい。

14.2 遺伝性疾患の治療における特別な配慮

治療の長期評価の重要性

単一遺伝子疾患の治療では，いくつかの理由により，治療を受けた患者の長期的な，時には数十年にもわたるコホート調査がきわめて重要である。第一に，当初は有効と判断された治療が最終的には不十分であると判明することがあるからである。例えば，よく治療管理されたフェニルケトン尿症（PKU）患児は重度の知的障害をまぬがれ，ほぼ正常な知能指数を獲得できるが（後述），彼らはさらに成長したのち，学業の支障になるような軽度の学習障害や行動障害を呈することがある。

第二に，ある臓器の病理学的変化をうまく治療したのちに，当初は臨床的に影響を受けるとは想定されていなかった臓器に予期せぬ問題が生じることがあるからである。これは，以前にはこうした病変があらわれる時期まで患者が生存できなかったためである。炭水化物代謝における先天代謝異常症としてよく知られている**ガラクトース血症**（galactosemia）は，このよい例である。この疾患は，常染色体潜性遺伝（劣性遺伝）形質であるガラクトース-1-リン酸ウリジルトランスフェラーゼ（galactose-1-phosphate uridyltransferase：GALT）の欠乏のため，ラクトース（乳糖）の構成要素であるガラクトースを代謝することができない。

患児は通常，出生時には正常であるが，ラクトースを含む授乳が開始されると数週間のうちに胃腸障害，肝硬変，白内障を発症する。ガラクトース-1-リン酸の蓄積が他の重要な酵素の機能に負の影響を与えるのがその発生メカニズムと考えられている。診断されないままだと，ガラクトース血症は重度の知的障害を招き，時には致死的となる。経口摂取物からミルクを完全に除去することで大部分の有害な事象を防ぐことはできるが，十分な治療がなされた患者でも高率に学習障害を認めることが知られている。さらに，綿密な治療にもかかわらず，多くの女性患者は内因性に生成されるガラクトース毒性の影響で卵巣機能不全を呈する。

別の例は，網膜芽細胞腫遺伝子（*RB1*）の生殖細胞系列バリアントによる**遺伝性網膜芽細胞腫**（hereditary retino-blastoma；症例39）にみることができる（第16章参照）。生後数年以内に眼腫瘍の治療に成功した患者は，残念なことに10歳以降になると他の悪性腫瘍，特に骨肉腫の罹患リスクが高くなる。皮肉なことに，生命予後の改善を実現した治療が，以前は認識されていなかった病態の出現機会を与えることになったのである。

さらに，短期的には副作用のない治療が，長期的には重大な問題を引き起こす場合がある。例えば**血友病**（hemophilia；症例21）における凝固因子投与は，時に投与されたタンパク質に対する抗体を産生させるし，**サラセミア**（thalassemia；症例44）に対する輸血は例外なく鉄の過剰を招くため，デフェロキサミン（deferoxamine）のような鉄キレート薬による管理が必要となる。

遺伝的異質性と治療

単一遺伝子の機能喪失による疾患に対して最適の治療を行うには，診断の並外れた精密さが求められる。時には単に生化学的異常だけでなく，関与している遺伝子も明らかにする必要がある。例えばすでに第13章でみたように，**高フェニルアラニン血症**（hyperphenylalaninemia）は，フェニルアラニン水酸化酵素（phenylalanine hydroxylase）遺伝子（*PAH*），もしくはPAHの補因子であるテトラヒドロビオプテリン（tetrahydrobiopterin：BH_4）の合成に必要な酵素の1つをコードする遺伝子のバリアントによって生じる（図13.2参照）。表13.1に示したように，この原因の異なる2つの高フェニルアラニン血症の治療はまったく異なる。

アレル異質性（allelic heterogeneity）（第7章参照）についての配慮も，治療選択に対して重要な意味合いをもつ。変異アレルによっては，タンパク質の産生量は減少しているものの，生理活性がいくらか残存していることがある。この場合は，前述のように部分的な機能を有するタンパク質の発現や機能，あるいは安定性を増強する治療が，生化学的欠損の改善に有効だろう。このような状況は，*PAH*遺伝子のバリアントによる高フェニルアラニン血症患者の治療に再びみることができる。つまり，一部の患者がもつバリアントから産生される変異型PAH酵素の活性は，高用量のBH_4補因子の投与によって増加させることができる（第13章参照）。もちろん，患者がもつアレルが2つとも残存機能をもたない場合には，その変異タンパク質の量を増やしても役に立たない。遺伝性疾患において患

者がもつ特異的な変異アレルを知ることの重要性を示す特筆すべき例として，**囊胞性線維症**（cystic fibrosis：CF）がある。ivacaftor（商品名 Kalydeco）は *CFTR* 遺伝子で知られている数百種類のミスセンスバリアントのうち，9種類のいずれかをもつ患者の治療薬として承認された。さらなる研究の結果，CF 患者の 90％以上を治療できる 3剤併用療法が開発された（後述）。

14.3　代謝の調節による治療

　現在のところ，遺伝性疾患のうちで疾患特異的な治療が最も成功しているのは，先天代謝異常症における代謝障害に対する治療である。この疾患群の治療に用いられる代謝調節の基本的戦略を**表14.1** にまとめた。**グルコース-6-リン酸脱水素酵素欠損症**（glucose-6-phosphate dehydrogenase deficiency；症例19 ）のような薬理遺伝学的疾患において回避すべき個別の薬物は，第 19 章で述べる。

表 14.1　代謝の操作による遺伝性疾患の治療

代謝介入の種類	薬物または手法	疾患
回避	・抗マラリア薬 ・イソニアジド	G6PD 欠損 緩徐型アセチル化
食事制限	・フェニルアラニン ・ガラクトース	フェニルケトン尿症 ガラクトース血症
補充	・サイロキシン ・ビオチン	単一遺伝子による先天性甲状腺機能低下症 ビオチニダーゼ欠損症
迂回	・安息香酸ナトリウム/フェニル酢酸ナトリウム ・腸管内で胆汁酸を隔離する薬物（例，コレセベラム）	尿素サイクル異常症 家族性高コレステロール血症ヘテロ接合体
酵素阻害	・スタチン ・PCSK9 阻害剤	家族性高コレステロール血症ヘテロ接合体
基質制限	・Gaucher 病に対するミグルスタットとエリグルスタット：セラミドのグリコシル化における最初のステップの競合的阻害剤	FDA 承認の経口薬は酵素補充療法の代わりに使用可能
受容体拮抗	・ロサルタン	Marfan 症候群
除去	・LDL 吸着（血漿からの LDL の直接除去）	家族性高コレステロール血症ホモ接合体

FDA：米国食品医薬品局，G6PD：グルコース-6-リン酸水素酵素，LDL：低密度リポタンパク質。
Rosenberg LE: Treating genetic diseases: lessons from three children. *Pediatr Res* 27:S10-S16, 1990 をもとに更新。

基質制限（substrate reduction）

　フェニルケトン尿症（PKU）における高フェニルアラニン血症により生じる有害な作用でみたように，酵素欠損症では基質の蓄積が病態生理学的な影響を生じさせる場合がある（第 13 章参照）。有害な基質の蓄積を予防する治療法は，遺伝性疾患の治療のなかでも最も有効なものの 1 つである。最もよく行われる方法は，食事からの基質もしくはその前駆物質の摂取を減らすことである。現在，数十の疾患（その多くにはアミノ酸異化経路が関与している）がこの方法で管理されている。この方法の難点は，厳しいタンパク質制限食を生涯にわたって続けなければならず，本人にとっても家族にとっても面倒な人工的な食事を厳格に続けることが求められる点である。なお，20 種の必須アミノ酸などの栄養素は完全に排除するわけにはいかず，例えばタンパク質合成のための同化作用に必要な量などは摂取しなければならない。

　フェニルアラニンを制限した食事によって，古典型PKU における神経障害（第 13 章参照）の大部分を回避することができる。PKU の児は，胎児期には母親由来の酵素によって守られるため，出生時は正常である。治療は，新生児スクリーニングによって診断が確定したら直ちに開始するのが最も有効である。治療を行わないと不可逆的な神経障害が生じ，知的障害の程度は低フェニルアラニン食の開始の遅れとその厳密さに直接関連する。治療を中断すると，（おそらく全員ではないにしても）多くの患者で神経学的および精神医学的問題（注意欠如多動症，不安症，抑うつ症を含む）が出現するので，現在では PKU 患者は生涯にわたって低フェニルアラニン食を続けることが推奨されている。ただし，生涯にわたって適切に治療を続けた患者であっても，知能指数の検査では正常と判断されながら，神経心理学的異常（例えば概念化能力，視空間認知能力，言語能力の障害）を示すことがある。とはいうものの，治療によって得られる結果は，治療を行わない場合に生じる重度の知的障害に比べれば圧倒的に良好なものである。第 13 章で考察したように，たとえ胎児が PKU に罹患している可能性がきわめて低い場合でも，胎児への影響を防ぐために，PKU の女性は妊娠中のフェニルアラニン制限を継続し厳密に管理することが非常に重要となる。

基質増強（substrate augmentation）

　基質が増加すると，酵素反応が促進し，変異タンパク質が安定化する（後述）。限られた酵素活性を促進させる基質増強の例は，MPI-CDG（CDG1b）〔**先天性グリコシル化異常症**（congenital disorders of glycosylation）〕の治療に薬理学的用量のマンノースを用いることである（13章参照）[*訳注]。高用量のガラクトースと高用量のマンガンは，SLC35A2-CDG（CDGIIf）とSLC39A8-CDG（CDGIIn）をそれぞれ治療するために研究されている（図14.3）。

[*訳注] MPIはマンノースリン酸イソメラーゼ（mannose phosphate isomerase）の略。

補充（replacement）

　遺伝性疾患によって必須の代謝産物や補因子，ホルモンが欠乏しているときにそれを補充する治療は概念的に単純であり，しばしば適用自体も容易である。最も治療が奏功している単一遺伝子疾患のいくつかは，この範疇に属する疾患である。最もよい例が**先天性甲状腺機能低下症**（congenital hypothyroidism）で，罹患者の10～15％は単一の遺伝子に起因している。単一遺伝子による先天性甲状腺機能低下症は，甲状腺の発生，あるいはサイロキシン（thyroxine）の生合成や代謝に必要な数多くのタンパク質をコードする遺伝子のどれかに生じる病的バリアントによって起きる。すべての原因によるものをあわせた先天性甲状腺機能低下症は頻度が高く（約1/4000出生），多くの国で新生児スクリーニングが行われており，必発の重度の知的障害を防ぐために出生後直ちにサイロキシンの補充が開始される（第19章参照）。

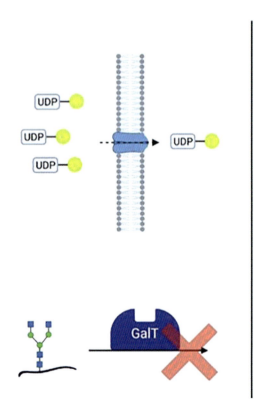

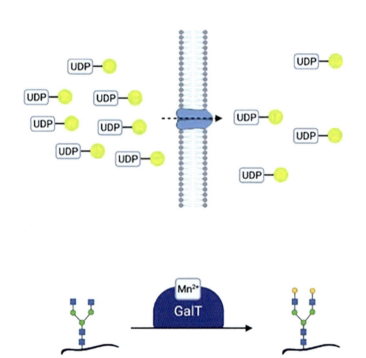

図14.3　基質増強　（上図）SLC35A2-CDGの治療法は，高用量のガラクトースの補充である。ガラクトースの経口補給（黄色の丸）によってUDP-ガラクトースの供給が増加し，異常のあるUDP-ガラクトースのトランスポーターSLC35A2を介した輸送が増加する（右側）。（下図）SLC39A8の異常はマンガン（Mn^{2+}）の欠乏につながる。この補因子が不足すると，ガラクトシルトランスフェラーゼ（GalT）の機能が損なわれる（左側）。補因子の補給によってGalTの機能が改善し，SLC39A8-CDG（CDG type Ⅱn）におけるグリコシル化が正常化する（右側）。（Park JH, Marquardt T: Treatment options in congenital disorders of glycosylation. *Front Genet*, 12:735348, 2021より）

迂回（diversion）

迂回療法は，有害な代謝産物を減らすために，別の代謝経路の利用を促進する方法である。この方法が用いられる主な疾患として**尿素サイクル異常症**（urea cycle disorder）がある（図14.4）。尿素サイクルの機能は，神経毒性を有するアンモニアを，タンパク質代謝（異化）の最終産物として尿中に排泄される無害な尿素に変換することである。例えば**オルニチントランスカルバミラーゼ欠損症**（ornithine transcarbamylase deficiency；症例36）のように酵素欠損によってこの回路が遮断されると，結果として生じる高アンモニア血症は食事のタンパク質制限だけでは制御できない。しかし，通常はあまり重要でない代謝経路へ過剰な窒素を迂回させることで，無害な物質の合成を誘導し，血中アンモニア濃度を正常レベルに低下させることができる。高アンモニア血症患者への大量の安息香酸ナトリウムの投与により，アンモニアはグリシンと結合して馬尿酸を生成し，これは尿中に排泄される（図14.4参照）。これによってグリシン合成は増加し，グリシンが1モル合成されるごとにアンモニアが1モル消費される。付属的な化合物であるフェニル酪酸ナトリウムとグリセロールフェニル酪酸は代謝されてフェニル酢酸となり，グルタミンと結合してフェニルアセチルグルタミン（phenylacetylglutamine：PAGN）として排泄される。この場合，1モルのPAGNが2モルの窒素を除去し，アンモニアの蓄積を防ぐ。

同様のアプローチは，**家族性高コレステロール血症**（familial hypercholesterolemia；症例16）（第13章参照）のヘテロ接合体の血中コレステロール値を低下させるためにも用いられる。例えばコレセベラム（colesevelam）のような物質の経口投与によって胆汁酸を腸管内で隔離し，再吸収させずに便中に排泄させると，コレステロールからの胆汁酸合成が増加する（図14.5）。これによる肝臓コレステロール値の低下は，正常な低密度リポタンパク質（low-density lipoprotein：LDL）受容体遺伝子からのLDL受容体の産生を増加させ，LDL結合コレステロールの肝臓での取り込みを促進して，結果として血中LDLコレステロール値を低下させる。LDL受容体によるコレステロール取り込みの70％は肝臓で行われているため，この治療は血中コレステロール値を顕著に低下させる。常染色体顕性遺伝疾患の一部は，正常アレルの発現を増強することによって治療できるという重要な原則がこの例に示されている。

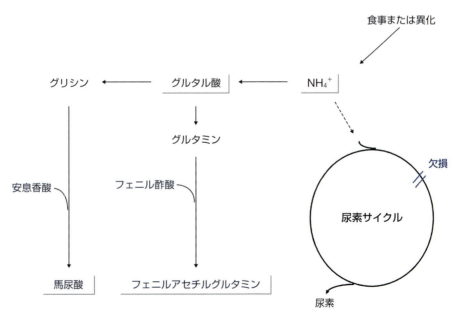

図14.4　代謝経路の迂回戦略　この例では，尿素サイクルの酵素の遺伝的欠損により，アンモニアを尿素サイクルによって除去することができない。安息香酸ナトリウムの投与によって，アンモニアをグリシン合成に転換誘導すると，窒素部分は馬尿酸として排泄される。フェニル酢酸ナトリウム，あるいはその前駆体であるフェニル酪酸ナトリウムまたはグリセロールフェニル酪酸の投与によって，アンモニアをグルタル酸合成に転換誘導すると，2つの窒素がフェニルアセチルグルタミンとして排泄される。

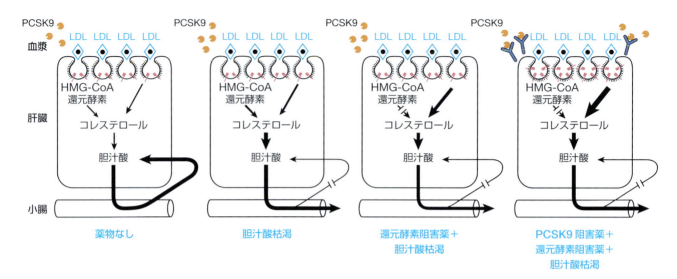

図14.5 家族性高コレステロール血症ヘテロ接合体における併用療法 コレセベラムなどの胆汁酸を隔離する薬物と，スタチンなどの3-ヒドロキシ-3-メチルグルタリルCoA還元酵素（HMG-CoA還元酵素）阻害薬，およびPCSK9阻害薬（青色の構造物）との併用療法の原理。LDL：低密度リポタンパク質。(Brown MS, Goldstein JL: A receptor-mediated pathway for cholesterol homeostasis. *Science*, 232:34-47, 1986 より。Copyright by the Nobel Foundation)

酵素阻害（enzyme inhibition）

先天代謝異常症の治療においては，代謝障害の影響を軽減する目的で，時に酵素の薬理学的阻害が行われる。この治療の原理は，家族性高コレステロール血症ヘテロ接合体の治療を例に説明しよう。このような患者の肝臓でのコレステロール新生を減少させる目的で，コレステロール合成の律速酵素である3-ヒドロキシ-3-メチルグルタリルCoA還元酵素（3-hydroxy-3-methylglutaryl coenzyme A reductase，もしくはHMG-CoA還元酵素）の強力な阻害薬であるスタチン（statin）を投与すると，肝臓は正常なLDL受容体遺伝子からのLDL受容体合成を増やすことでこれを代償する。このようなLDL受容体の増加は，典型例では家族性高コレステロール血症ヘテロ接合体の血中LDLコレステロール値を40～60％低下させる。コレセベラムと併用することで効果は相乗的となり，さらなる低下が得られる（図14.5参照）。PCSK9を阻害するとLDL受容体の分解が抑えられるため，LDL受容体の数が増加し，血中コレステロール値がさらに50～60％低下する。2015年に米国食品医薬品局（Food and Drug Administration：FDA）によって承認されたPCSK9阻害剤は，コレステロール値をさらに低下させる必要がある患者の補助療法として有効であり，筋肉痛によりスタチンの治療に忍容性を示さない患者（5～10％）にとっては特に重要である。

受容体拮抗（receptor antagonism）

いくつかの例では，遺伝性疾患の病態生理は生化学経路あるいはシグナル伝達系の増強および不適切な活性化に起因している。このような場合の治療法の1つとして，経路の重要な段階を阻害する方法がある。説得力のある例として，常染色体顕性遺伝の結合組織疾患である**Marfan症候群**（Marfan syndrome；症例30）に対する治療があげられる。この疾患は細胞外マトリックスの重要な構造成分であるフィブリリン1（fibrillin 1）をコードする*FBN1*遺伝子の病的バリアントが原因で，大動脈瘤，肺気腫，水晶体脱臼などの多くの結合組織異常を特徴とする（図14.6）。

予期しなかったことだが，Marfan症候群の病態生理は，細胞外マトリックス構造におけるフィブリリン1微細線維の減少の影響ではその一部しか説明できない。むしろ，微細線維の主たる機能は，トランスフォーミング増殖因子β（transforming growth factor β：TGFβ）に結合して，大きな潜在型TGFβタンパク質複合体としての構造を維持させることで，TGFβシグナル伝達を調節することであった。Marfan症候群において微細線維が量的に減

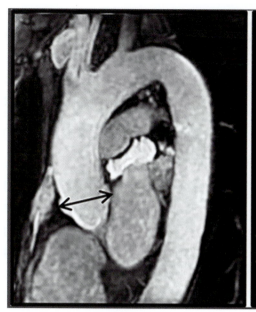 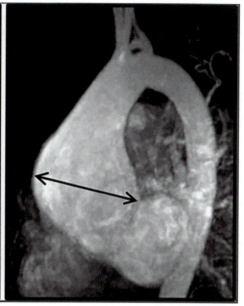

図14.6 大動脈のコンピュータ断層撮影血管造影図 **（左）**対照。**（右）**Marfan症候群の患者。大動脈基部の直径は矢印で示す。（H. Dietz, Johns Hopkins Universityの厚意による）

少すると，局所で非結合型TGFβの量が増え，TGFβシグナル伝達系が局所で活性化する。このように増強されたTGFβシグナル伝達が，Marfan症候群でみられる多くの病態生理，特に本症の主たる死因となる大動脈基部の進行性拡張，大動脈瘤と大動脈解離の背景であると考えられている。さらに，非症候群性胸部大動脈瘤のような最近認識された別の血管疾患群でも，TGFβシグナル伝達の変化が原因となっていることが示されている。

アンジオテンシンII（angiotensin II）シグナル伝達は，TGFβ活性を促進する。また，1型アンジオテンシンII受容体拮抗薬であり降圧薬として広く用いられているロサルタン（losartan）は，TGFβリガンド，受容体サブユニット，およびアクチベーターをコードする遺伝子の転写を抑制することによって，TGFβシグナル伝達を減弱させることが知られている。Marfan症候群患者に対する臨床試験では，ロサルタンの投与によって大動脈基部の拡張の速度が明確に低下することが示された。これは主にTGFβシグナル伝達の減弱によるものと考えられる。

FDAがすでに承認している薬物であるロサルタンを，Marfan症候群という稀な遺伝性疾患の治療に新たに使うということは，他の稀な遺伝性疾患に対する安全で効果的な薬物を発見するために，FDAで承認済みの数千におよぶ薬物をはじめとする小分子スクリーニングがこれからも行われるであろうことを示している。

除去（depletion）

有害物質の蓄積が特徴である遺伝性疾患では，時にその物質を体内から直接除去する治療が行われる。この原理を用いた例として，家族性高コレステロール血症ホモ接合体の治療がある。この例では，他の方法でLDL値を低下させることができない患者に対して，LDLを循環血中から除去するアフェレシス（apheresis）という治療法が行われる。全血を患者から体外に導き，いくつかある方法のうちのいずれかを使って血漿中からLDLを取り除いたのちに，血漿と血球を患者の体内に戻す。**遺伝性ヘモクロマトーシス**（hereditary hemochromatosis；症例20）において鉄の蓄積を軽減する瀉血療法も除去療法のもう1つの例である。**Wilson病**（Wilson disease）の治療には，数種類の薬物のいずれかを用いた銅のキレート療法が有効である。

14.4 異常のある遺伝子やタンパク質の機能を高める治療

単一遺伝子疾患の分子病態生理に関する知見の蓄積に伴

い，バリアントに影響を受けた遺伝子の機能をDNA，RNA，あるいはタンパク質のレベルで高める治療法が，まだわずかではあるが着実に増えてきた。こうした新しい治療のいくつかは，患者の生活をごく最近まで夢だと思われていた程度にまで劇的に改善した。単一遺伝子疾患に対する分子治療の概要を図14.7に示す。これらの分子レベルの治療は，疾患の病因や病態生理の基礎となる機構についての深い理解をもとに，個々の患者に合わせた診断，予防，治療を施すという，個別化医療または精密医療の概念にもとづく治療の一分野として重要である。

タンパク質レベルでの治療

変異タンパク質が作られるのであれば，多くの場合でその機能を増強することが可能である。例えば，変異タンパク質の安定性や残存活性はさらに増強できる場合がある。酵素異常症では，この方法によって得られる機能の向上は通常，数パーセント程度とごくわずかであるが，この程度の増加でもしばしば生化学的な恒常性を回復するのには十分である。

小分子治療による変異タンパク質の機能の増強

小分子（small molecule）とは，分子量が数百から数千の化合物を指す。こうした小分子には，ビタミンや非ペプチドホルモンをはじめ大部分の薬物が含まれ，有機化学的に合成されるものもあれば，天然物から抽出されるものもある。薬物の候補となる物質を見つけ出す戦略として，バリアントによって機能が障害されているタンパク質などの薬物標的に対して化合物ライブラリー（多くの場合，数万

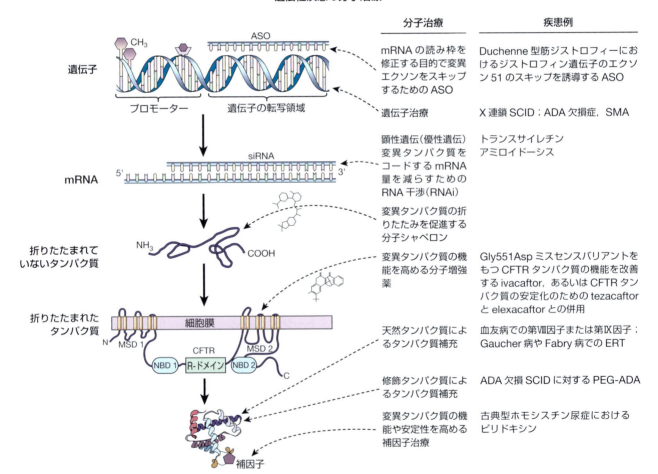

図14.7　遺伝性疾患の分子治療　それぞれの分子治療については本文で述べている。ADA：アデノシンデアミナーゼ，ASO：アンチセンスオリゴヌクレオチド，ERT：酵素補充療法，mRNA：メッセンジャーRNA，MSD：膜貫通ドメイン，NBD：ヌクレオチド結合ドメイン，PEG：ポリエチレングリコール，SCID：重症複合免疫不全症，siRNA：低分子干渉RNA，SMA：脊髄性筋萎縮症。

におよぶ既知の化学物質が含まれる）のハイスループットのスクリーニングを行う方法がある。後ほど考察するが，囊胞性線維症（CF）の多くの患者の治療にFDAが承認した3種の薬物は，こうしたハイスループットスクリーニングで見いだされた。こうした薬物開発の進歩は，遺伝性疾患治療の大いなる可能性を秘めた新しい時代を象徴している。

ナンセンスコドンをスキップさせる小分子治療　ナンセンスバリアントは，疾患を惹起するヒトゲノムの変異の11％を占める。CFをはじめ，Duchenne型筋ジストロフィーなどのナンセンスコドンを有する疾患の治療のために，ナンセンスコドンを読み飛ばす毒性のない新規化合物を同定する研究が世界中の研究室で行われており，何千種類もの小分子が検証されている。このタイプの安全で効果的な薬物は，遺伝性疾患の治療に大きな影響をもたらすだろう。

正常に細胞膜に移動する変異膜タンパク質の機能を増強する小分子　膜タンパク質のアミノ酸置換は，変異タンパク質の細胞膜への移動には影響せず，細胞表面での機能の減弱だけを引き起こすということがある。CFに対する新しい治療を目指した小分子スクリーニングが，これに対する創薬分野をリードしてきた。増強薬（potentiator）すなわち細胞表面に正常通り位置する変異CFTRタンパク質の機能を高める分子のスクリーニングが行われ，ivacaftorが同定された。ivacaftorは，陰イオン輸送能を不活性化させるp.Gly551Asp *CFTR* ミスセンスバリアントなど，いくつかの変異CFTRタンパク質のClˉ輸送能を高める（図13.14参照）。このアレルは，すべてのCF患者の4〜5％が有しているものである。ある臨床試験では，少なくとも1つp.Gly551Aspアレルを有している患者で，明らかな肺機能の改善，体重増加，呼吸器症状の改善と汗中Clˉ濃度の低下が認められた。ivacaftorは現在のところ，他の8種類の *CFTR* ミスセンスバリアントの治療に対してもFDAの承認を受けている。しかし，この8種類のミスセンスバリアントのいずれかを有している患者は米国内で200人未満にすぎず，ivacaftorによる治療のアレル特異的な適用により，遺伝性疾患における個別化医療の便益とジレンマの両方が浮き彫りになった。有効な治療薬が開発されても，それは比較的少数の患者にしか有効でないか

もしれない。さらに現時点ではivacaftorは非常に高価であり，1年に約30万ドルの費用を要する。

変異膜タンパク質の折りたたみを修正する小分子：薬理学的シャペロン　膜タンパク質のバリアントの一部は，タンパク質の折りたたみや小胞体（endoplasmic reticulum：ER）の通過，細胞膜への移動を障害する。こうした変異タンパク質は，細胞内のタンパク質の品質を管理する機構に認識され，ERに捕捉され，プロテオソームによって早期に分解される。CFTRタンパク質のp.Phe508del（F508del）バリアントは全世界におけるCFに伴うバリアントの68％を占めるが，おそらく細胞膜へのタンパク質の移動が障害されるバリアントとして最もよく知られている例だろう（図13.14参照）。10年間にわたる小分子スクリーニングや臨床試験などの試みにより，F508delもしくは他の約200種類のバリアントに対してCFTRの折りたたみや移動を修正する3つの修飾薬（modulator），すなわちelexacaftor/tezacaftor/ivacaftorの組み合わせが同定された。ivacaftorは，細胞膜に到達した後のCFTRチャネルの機能を改善する増強薬である。この薬物は単独で，9種類のバリアントのいずれかを有するCF患者の肺疾患を改善するのに効果的であった。elexacaftorとtezacaftorは，変異CFTRタンパク質の細胞内プロセシングと細胞膜への移動を改善する修飾薬である（**図14.8**参照）。そして，この併用療法はCF患者の90％に有効である（CFTRタンパク質が産生されないホモ接合または複合ヘテロ接合のナンセンスバリアントを有する患者のみ，この併用療法で治療ができない）。elexacaftor/tezacaftor/ivacaftorで治療されたCF患者は，汗の塩素イオン濃度が70ポイント減少し，さらに肺機能検査の予測値が10〜14％増加し，肺機能の悪化が63％減少した。この治療法は完治には至らないが，患者の人生を変えうる。この例は，単一遺伝子疾患の治療において分子シャペロンが劇的な臨床的効果をもたらしうるという道筋を示したものであり，遺伝医学における画期的な出来事である。しかしながら，この併用療法には依然として年間30万ドルほどの費用を要する。

変異酵素の機能を増強する小分子：ビタミン反応性先天代謝異常　いくつかの遺伝性代謝異常症の生化学的異常は，病的バリアントによって障害を受けた酵素の補因子で

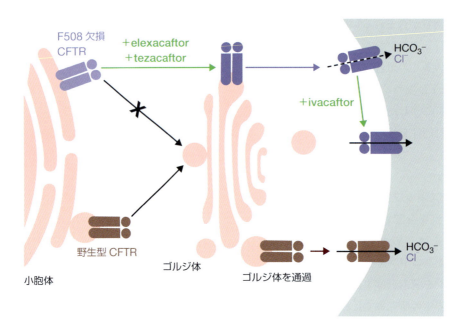

図14.8 嚢胞性線維症を治療するための修飾薬および増強薬 tezacaftor と elexacaftor は，F508del バリアントを有する CFTR タンパク質を小胞体とゴルジ体を通過して細胞表面に到達させる。ivacaftor はチャネルの開口時間を延長させて，より多くの塩化物イオンを細胞から排出させる。ivacaftor は，主にチャネルの開閉を障害する CFTR の 9 つのバリアントに単独で機能する。この 3 剤併用（米国では Trikafta として販売されている）は劇的に肺機能を改善し，汗の塩素イオン濃度を低下させる。

あるビタミンの大量投与に時に劇的に反応する（**表 14.2**）。実際，ビタミン反応性先天異常症は，すべての遺伝性疾患のなかでも最も治療が成功している疾患群の 1 つである。用いられるビタミンは無毒で，一般に通常の栄養としての必要量の 100～500 倍量を安全に投与できる。例えばシスタチオニン合成酵素（cystathionine synthase）欠損による**ホモシスチン尿症**（homocystinuria）では（図 13.7 参照），50％程度の患者はピリドキシン（ビタミン B_6，酵素の補因子であるピリドキサールリン酸の前駆体）の大量投与に反応する。これはすでにフェニルケトン尿症（PKU）での BH_4 投与でみたように，代謝異常症における補因子投与に対する反応の例である。反応を示す患者の大多数では，肝臓のシスタチオニン合成酵素の活性は通常わずかに（対照の 1.5～4.5％）上昇するにすぎないが，これで血漿中から遊離ホモシスチンが完全に消失する。ピリドキサールリン酸濃度の上昇が変異酵素を安定化する，あるいは変異酵素の補因子との親和性の低下を代償するのかもしれない（**図 14.9**）。いずれにしても，ビタミン B_6 治療は反応性を示す患者の臨床経過を顕著に改善させる。反応を示さない患者は通常ヌルアレルを有しており，もともと増強すべき残存シスタチオニン合成酵素活性を欠いている。

変異タンパク質を安定化させる小分子 この治療法は近年劇的に増加しており，既知の補因子だけでなく薬理学的シャペロンもその例である。その一例がミガーラスタット（migalastat）であり，これは *GLA* 遺伝子に特異的な病的バリアントをもつ成人のなかで，*in vitro* 酵素活性測定でミガーラスタットに反応することが示されている人に対する Fabry 病の治療薬として承認されているもので，他の例としては，Gaucher 病に対するミグルスタット（miglustat）とエリグルスタット（eliglustat）があげられる（図 14.2 と表 14.1 参照）。

変異タンパク質を安定させて凝集を防ぐ小分子 凝集して細胞や組織の機能を妨げるミスフォールドタンパク質の蓄積が症状発現の原因となりうる。1 つの例は，トランスサイレチンの *TTR* 遺伝子の病的バリアントによる**遺伝性アミロイドーシス**（hereditary amyloidosis）である。この疾患はアミロイド沈着による多発性神経障害または心筋症など非常に多様な症状を示す。時には神経と心臓の両方の症状と，腎臓への沈着による症状も起こすことがある。タファミジス（tafamidis）は，トランスサイレチン四量体のチロキシン結合部位に結合し，解離（＞90％）および凝集体形成を阻害する小分子である。この経口薬物は毎日内

14.4 異常のある遺伝子やタンパク質の機能を高める治療

表 14.2　変異タンパク質レベルでの遺伝性疾患の治療

方法	例	現状
変異タンパク質の機能の増強		
変異タンパク質の小胞体から細胞膜への移動を増やし"矯正"する小分子	CF 患者の上皮細胞管腔頂端膜で F508 欠損 CFTR タンパク質の量を増やす tezacaftor と elexacaftor	ivacaftor との併用で FDA が認可；高価
正常に細胞膜に到達した膜タンパク質の機能を"増強"する小分子	上皮細胞管腔頂端膜の特定のバリアントを有する CFTR タンパク質の機能を増強する ivacaftor（VX-770）の単独投与	特定のアレルを有する CF 患者の治療薬として FDA が認可；tezacaftor と elexacaftor との併用で最も効果的；高価
変異酵素の残存機能を高めるためのビタミン補因子投与	ピリドキシン反応性ホモシスチン尿症に対するビタミン B_6	シスタチオニン合成酵素欠損症のうち反応性を示す 50%の患者では第一選択の治療；安価
タンパク質の増量		
細胞外タンパク質の補充	血友病 A における第Ⅷ因子	確立した治療，有効，安全
細胞内タンパク質の細胞外補充	ADA 欠損症におけるポリエチレングリコール修飾アデノシンデアミナーゼ（PEG-ADA）	確立した治療，安全，有効，しかし高価；現在は遺伝子治療や HLA 適合ドナーからの骨髄移植前に患者の状態を安定させる目的で主に行われる
標的細胞への細胞内タンパク質の補充	非神経型 Gaucher 病における β-グルコセレブロシダーゼ	確立した治療；生化学的および臨床的に有効；高価

ADA：アデノシンデアミナーゼ，CF：嚢胞性線維症，FDA：米国食品医薬品局，HLA：ヒト白血球抗原。

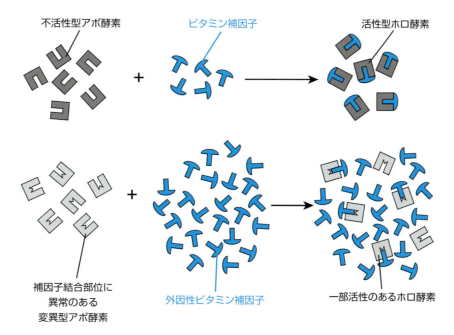

図 14.9　変異型アポ酵素が高用量の補因子投与に反応する機序　ビタミン反応性の酵素欠損症は，酵素タンパク質（アポ酵素）が活性を獲得するために必要となる補因子との正常な親和性（上）が，バリアントによって低下していることが原因となることがある。正常な一日必要量の最大 500 倍にも達する高濃度の補因子存在下では，変異型酵素の活性の回復はわずかであっても，生化学的に正常な状態が得られる。（Valle D: Genetic disease: an overview of current therapy. Hosp Pract (Off Ed), 22:167-170, 173-175, 178, 1987 より作成）

服するもので，蓄積により生じた障害を戻すことはできないため，病初期に使用することが最も効果的である。

酵素反応を促進する小分子　カルグルミン酸（carglumic acid）は，尿路サイクルの最初のステップでカルバモイルリン酸合成酵素の発現を促進する N-アセチルグルタミン酸の構造類似体である。カルグルミン酸高アンモニア血症の非常にまれな原因となる **N-アセチルグルタミン酸合成酵素欠損症**（N-acetylglutamate synthetase deficiency）の治療に対して承認され，さらにカルグルミン酸が，**プロピオン酸血症**（propionic acidemia）および**メチルマロン酸血症**（methylmalonic acidemia：MMA）の急性高アン

モニア血症の治療に有益であることが示された。これらの患者における高アンモニア血症の病因は明らかではなく、発症するかもまったく予測できないが、重大なリスクを伴う安息香酸ナトリウム・フェニル酢酸ナトリウム配合剤（商品名：Ammonul®）の静脈内投与や血液透析と比較すると、経口薬物であるカルグルミン酸への反応性は有益である。

タンパク質増量（protein augmentation）

　主なタンパク質増量療法を表14.2にまとめた。タンパク質の増量（補給）が日常の治療選択肢の1つになっている疾患はごくわずかであり、それらはすべて血漿中や細胞外液で機能するタンパク質である。血液凝固因子を豊富に含む血漿タンパク質分画製剤の投与や遺伝子組換え血液凝固因子製剤の使用によって、血友病（ 症例21 ）の患者の出血を予防したり止めたりするのが代表的な例である。長年にわたるこの疾患の治療経験から、他の疾患の治療、特に細胞内ポリペプチドの補充を試みた場合に予測される問題が浮き彫りになった。すべての患者を最適な間隔で治療するのに必要な十分な量のタンパク質を準備するのが困難なことや、その費用、タンパク質の半減期（第VIII因子ではわずか8～10時間）に合わせて投与する必要性、そして一部の患者（古典型血友病の5％）では中和抗体が形成されることなどである。

酵素補充療法：細胞内酵素の細胞外への投与　アデノシンデアミナーゼ欠損症：アデノシンデアミナーゼ（adenosine deaminase：ADA）はプリン代謝の重要な酵素

で、アデノシンからイノシン、およびデオキシアデノシンからデオキシイノシンへの脱アミノ化を触媒する（図14.10）。常染色体潜性遺伝疾患であるADA欠損症の病態は、もっぱらリンパ球での毒性プリン類、特にデオキシアデノシンの蓄積にもとづくものである。細胞性（T細胞）免疫と液性（B細胞）免疫の両者が大きく障害されることにより、ADA欠損症は**重症複合免疫不全症**（severe combined immunodeficiency：SCID）の一因となる。無治療の患者は感染症のために生後2年以内に死亡する。ADA欠損症の長期的治療は急速に進展しており、現在ではヒト白血球抗原（human leukocyte antigen：HLA）が適合するドナーからの骨髄移植に代わって遺伝子治療が有力な選択肢となっている（後述）。このあとに述べる修飾ウシADAの投与はもはや長期的治療における第一選択とはならないが、他の治療が可能になるまでの短期的な対応法としては有効な治療手段である。

　修飾アデノシンデアミナーゼ：不活性ポリマーであるポリエチレングリコール（polyethylene glycol：PEG）にウシADAを共有結合させた修飾ADAの投与は、いくつかの点において非修飾ADAの投与よりも優れている。第一に、PEG-ADAでは、ADAを血中から排除してしまう中和抗体応答はごく少数の患者にしか引き起こされない。第二に、PEG-ADAは細胞外液中にとどまって有害なプリンを破壊できる。第三に、PEG-ADAの血中半減期は3～6日で、非修飾ADAの血中半減期よりもずっと長い。PEG-ADAによってプリン代謝を正常に近い状態にしても免疫機能が完全に正常化するわけではないが（多くの患者はT細胞減少症のままである）、免疫防御は回復

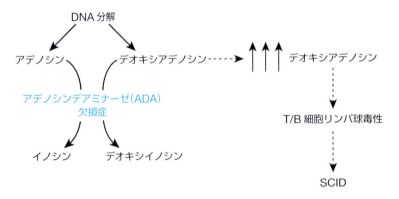

図14.10　アデノシンデアミナーゼ（ADA）はアデノシンをイノシンに、あるいはデオキシアデノシンをデオキシイノシンに変換する。ADA欠損症では、リンパ球に蓄積したデオキシアデノシンがリンパ球に対して毒性を示し、DNA複製と細胞分裂を阻害することによって細胞死に至らしめる。このため重症複合免疫不全症（SCID）が引き起こされる。

し，臨床的にも劇的な改善が認められる。

PEG-ADA による治療によって実証された一般原則は，（1）タンパク質を薬物として用いる場合，そのタンパク質の有効性を高めるために化学的な修飾を施すことが可能である，（2）酵素の基質が細胞内外で平衡に達しており，またその酵素の代謝産物がそれを必要とする細胞内に取り込まれるならば，通常は細胞内に存在する酵素であっても細胞外への補充で効果が得られる，ということである。BH₄ の投与に反応性がみられない古典的 PKU の成人患者の一部にも，同様のアプローチが用いられる。ペグバリアーゼ（Pegvaliase）は，フェニルアラニンアンモニアリアーゼ（phenylalanine ammonia lyase）という酵素に PEG を加えて安定化させたものである。細菌酵素であり，強力な免疫反応を誘発するため，慎重に漸増する必要があり，治療中はアドレナリンを使用できるようにしておくことが必要である。ペグバリアーゼは血中フェニルアラニン濃度に影響を及ぼし，管理目標値を下回る可能性があるため，注意深いモニタリングが不可欠である。特に使用中の妊娠に関しては細心の注意を要する。

酵素補充療法：細胞内酵素の標的細胞への補充　酵素補充法（enzyme replacement therapy：ERT）は，現在 9 種類のライソゾーム病（ライソゾーム蓄積病ともいう）の治療法として確立しており，他のいくつかの疾患に対して臨床試験が行われている。非神経型（1 型）の **Gaucher 病**（Gaucher disease）は最初に酵素補充療法の有効性が示されたライソゾーム病である。Gaucher 病は最も頻度が高いライソゾーム病で，アシュケナージ系ユダヤ人ではおおよそ 450 人に 1 人，他の集団では 4〜10 万人に 1 人が罹患する（ 症例18 ）。この常染色体潜性遺伝疾患は，β-グルコセレブロシダーゼ（β-glucocerebrosidase）の欠損が原因である。この酵素活性の喪失により，通常は分解される基質の複合脂質グルコセレブロシドがライソゾームに蓄積する。特に細網内皮系のマクロファージや単球への蓄積により，著明な肝脾腫をきたす。骨髄は脂肪を蓄えたマクロファージ（"Gaucher 細胞"）に徐々に置き換わり，貧血と血小板減少症が引き起こされる。骨病変は発作性の疼痛や骨壊死の原因となり，患者に多大な苦痛をもたらす。

世界中で数千人もの非神経型 Gaucher 病患者が β-グルコセレブロシダーゼの ERT を受け，劇的な治療効果を得ている。ERT によって貧血が急速に改善し，血小板数が正常化する。肝脾腫は徐々に軽減する。体重増加不良を呈する重篤な患児も，ERT 開始後に成長が追いつくようになる。ERT によって特徴的な骨格異常が改善し，骨密度が増す。骨に対する不可逆的な障害を防ぐためには，早期の治療が最も有効である。

非神経型 Gaucher 病に対する ERT の成功は，いくつかの理由により，他のライソゾーム病や他の機序による疾患に対する酵素やタンパク質の補充療法の開発への指標となった。第一に，ERT は関係する細胞の生物学的特徴を理解することの重要性を示した。**I-cell 病**（I-cell disease）（第 13 章参照）でふれたように，β-グルコセレブロシダーゼのようなライソゾームの加水分解酵素には，翻訳後修飾によって糖であるマンノースが付加されているので，このような酵素はマクロファージの細胞膜上のマンノース受容体を介することでマクロファージを標的とすることができる。このような酵素が受容体に結合すると，酵素は細胞内に取り込まれ，ライソゾームに運ばれる。したがって，Gaucher 病における β-グルコセレブロシダーゼの ERT は，特定の細胞と細胞内の特定の部位，ここではそれぞれマクロファージとライソゾームを標的にしているといえる。

第二に，ヒトの β-グルコセレブロシダーゼは，グルコセレブロシダーゼ遺伝子が発現している培養細胞で十分量を産生することが可能である。治療においては隔週の点滴投与を継続的に行う必要があるため，この点は重要である。本症でも，また他のライソゾーム病においても，生化学的異常を修正するためには正常の 1〜5% 程度の細胞内酵素活性があれば十分である。第三に，非神経型 Gaucher 病患者はごくわずかではあるが残存酵素活性を有しているので，投与された β-グルコセレブロシダーゼは外来抗原として認識されない。ただ残念なことに，β-グルコセレブロシダーゼは血液脳関門を通過しないので，ERTでは神経型 Gaucher 病の治療はできない。いずれのライソゾーム病に対する ERT も非常に高価であるが，この治療の成功は単一遺伝子疾患の治療における飛躍的な進歩といえる。細胞内の酵素を本来の局在部位に到達させることで，明らかな治療効果が得られるということが実証されたのである。

遺伝子発現の調節

数十年前には，遺伝子発現を調節する薬物を用いて遺伝性疾患を治療するという考えは成立しなかった。しかし，正常および異常な遺伝子発現に関する知識の蓄積は，この方法を実現可能なものにした。実際，遺伝子発現とそれを制御する方法についての私たちの知識が増すにつれ，この方法はますます広く用いられるようになると考えられる。

脊髄性筋萎縮症における *SMN* 遺伝子のスプライシング修飾

脊髄性筋萎縮症 (spinal muscular atrophy：SMA) は，骨格筋および呼吸筋が進行性に萎縮する頻度が高い常染色体潜性遺伝疾患の1つであり，重篤な身体障害を引き起こす。本疾患は，survival motor neuron 1 (*SMN1*) 遺伝子の病的バリアントによって SMN タンパク質が減少し，下位運動ニューロンの変性が引き起こされることで生じる (第13章参照)。

治療は SMN タンパク質を増加させる戦略で，*SMN2* 遺伝子のスプライシングを修飾する (ヌシネルセンや低分子化合物) 治療と，*SMN1* 遺伝子を補充する〔後述するオナセムノゲン アベパルボベク (onasemnogene abeparvovec)〕治療に分けられる。

遺伝子発現を変化させるアンチセンスオリゴヌクレオチド：ヌシネルセン

ヌシネルセン (nusinersen) は脊髄性筋萎縮症 (SMA) で承認を受けた最初の薬物で，2016年12月に FDA，2017年6月に欧州医薬品庁 (European Medical Agency：EMA) により承認された。ヌシネルセンは，*SMN2* mRNA の転写産物において，エクソン7の含有率を増加させるアンチセンスオリゴヌクレオチド (antisense oligonucleotide：ASO) である (第13章参照)。ヌシネルセンは，*SMN2* のイントロン7にあるイントロンスプライシングサイレンサー部位 (intronic splice-silencing site) に結合し，他のスプライス因子の作用を阻害することで，mRNA にエクソン7が組み込まれることを促進する (図14.11)。このメカニズムによって，完全長の機能性 SMN タンパク質の翻訳を増加させることができ，さまざまな前臨床試験で生存率と病態の改善を示した。ヌシネルセンの臨床試験では，薬物関連の有害事象として重大なものはなく，明らかな有効性が実証された。重要なのは，ASO は血液脳関門を通過しないため，ヌシネルセンは髄腔内投与をしなければならないということである。投与間隔は，初めの2カ月は4回投与し，その後は4カ月ごとに投与する^{*訳注}。

近年得られたヌシネルセンの臨床試験の新しいデータでは，すべての患者群で長期的な安全性と有効性，そして生存率と運動機能の顕著な改善が示された。臨床試験のデータによると治療開始3年後には SMA 2型患者のほぼ100%が独坐可能となり，なかには支えがあれば歩行可能となった患者もいた。さらに，SMA 3型患者の76%が独歩可能となった。

mRNA 治療：リスジプラム

リスジプラム (risdiplam, RG7916) は，2020年に FDA，2021年に EMA によって承認された小分子スプライシング修飾薬である。リスジプラムは *SMN2* のスプライシング修飾薬で，*SMN2* mRNA 前駆体の2箇所 (エクソン7のエクソンエンハンサー配列と 5′ スプライス部位) に結合する。その結果，リボ核タンパク質複合体が安定し，エクソン7の含有率が増加することで完全長 SMN タンパク質の産生が促進される。リスジプラムは SMN-C クラスのスプライシング修飾薬であり，重症型と軽症型の前臨床試験では完全長 SMN タンパク質を増加させ，生存率と運動機能の改善につながることが示された。重要なのは，リスジプラムは経口投与が可能だという点である。

正常もしくは変異座位からの遺伝子発現の増強

いくつかのヒストン脱アセチル化酵素阻害剤が，T細胞リンパ腫や多発性骨髄腫など，さまざまながんの治療に対して FDA から承認されている。単一遺伝子疾患への使用はまだ開発の初期段階にあるが，特にエピジェネティックな疾患に関しては興味深い研究分野である (第8章参照)。

顕性 (優性) 変異遺伝子産物の減量：低分子 RNA による干渉

細胞に有害な変異タンパク質が産生されることで引き起

＊訳注 日本では投与レジメンが一部異なる。

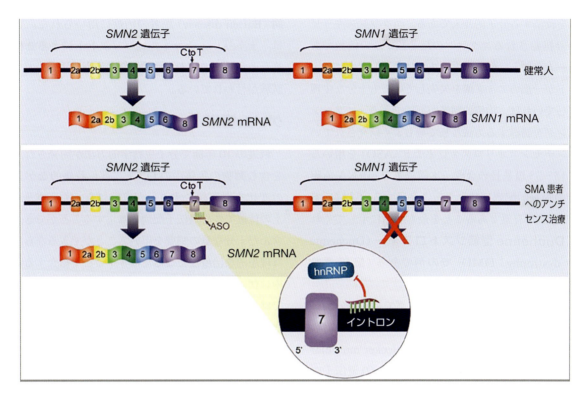

図 14.11 ヌシネルセン (nusinersen) の効果 アンチセンスオリゴヌクレオチド (ASO) であるヌシネルセンは，SMN2 遺伝子のエクソン 7 スキッピングを抑制するよう働き，完全長の遺伝子発現が増加する。(Chiriboga CA, Swoboda KJ, Darras BT, et al: Results from a phase 1 study of nusinersen (ISIS-SMN[Rx]) in children with spinal muscular atrophy. Neurology, 86:890-897, 2016 より)

こされる遺伝性疾患の病態もある。この疾患には，長く伸びたポリグルタミン鎖を含むタンパク質がみられる**Huntington 病**（Huntington disease；症例 24）や，遺伝性アミロイドーシスなどがある（第 13 章参照）。常染色体顕性遺伝疾患である**トランスサイレチンアミロイドーシス**（transthyretin amyloidosis）は，これまでに 100 種類以上が知られているトランスサイレチンのミスセンスバリアントが原因である。トランスサイレチンは主に肝臓で産生され，体液中のレチノール（ビタミン A の 1 つ）やサイロキシンを運搬する。主たる臨床症状は，末梢神経へのアミロイド沈着により難治性の末梢感覚神経障害および自律神経障害を生じるアミロイド多発ニューロパチーと，心筋への沈着によるアミロイド心筋症である。これらの病変は患者の寿命を大きく短縮させ，以前は肝移植が唯一の治療法であった。

RNA 干渉（RNA interference：RNAi）と呼ばれる新たな治療法が登場しており，トランスサイレチンをコードする RNA といった，特定の標的 RNA の分解を導くように働く。簡潔にいえば，標的となる RNA の特定の塩基配列に相補的な短い RNA〔**低分子干渉 RNA**（small interfering RNA：siRNA）と呼ばれる〕（図 14.7 参照）を，脂質ナノ粒子やウイルスベクターを用いて細胞内に導入する。約 21 塩基長の長さの RNA が，標的 RNA に結合し，その分解を開始させる。inotersen とパチシラン（patisiran）は，トランスサイレチンに対する siRNA（脂質ナノ粒子に封入してある）を用いた化合物で，これらの第 III 相臨床試験では，明らかな毒性を示すことなくトランスサイレチン濃度が持続的に低下し，トランスサイレチン（TTR）-多発ニューロパチー患者の症状が改善した。どちらの薬物も現在，多くの国で臨床での使用が承認されており，第一選択の治療薬となっている。遺伝性疾患に対する RNAi 治療の考え方は，他の疾患にも応用されて変異遺伝子産物の除去が目指されている。

エクソンスキッピングの導入

エクソンスキッピング（exon skipping）は，翻訳の読み枠を乱すようなバリアントをもつ mRNA 前駆体からそのバリアントをもつエクソンを排除することで，変異遺伝

子の発現を救済する分子的介入である。エクソンスキッピングにより排除されるエクソンの塩基数が3の倍数であればフレームシフトは起こらず，また結果として生じるポリペプチドが一部のアミノ酸を欠失していても十分な生理機能を有していれば，治療的効果が期待できる。エクソンスキッピングを誘導する方法として最もよく研究されているのはアンチセンスオリゴヌクレオチド（ASO）を用いるもので，15～35塩基長の合成一本鎖分子をmRNA前駆体の特定の相補的配列に結合するようにする（図14.7参照）。この方法が有望であることを最も明確に示してくれたのが，Duchenne型筋ジストロフィー（Duchenne muscular dystrophy：DMD）での例である（第13章参照）（ 症例14 ）。

DMDにおけるエクソンスキッピングでは，部分的に機能を有するジストロフィンが産生されることにより軽症となるBecker型筋ジストロフィー（Becker muscular dystrophy）の臨床像を目標としている。DMD遺伝子の病的バリアントによってフレームシフトが生じたジストロフィンの読み枠を，本来の読み枠に変換し，部分的でも機能を有するジストロフィンタンパク質を作らせることが目標なのである（図13.15参照）。DMDバリアントは遺伝子上にランダムに分布しているわけではないので（第13章参照），51番目のエクソンを1つスキップするだけで，全DMD患者のうちの13%がジストロフィンの読み枠を正常に回復できると推測されている（図14.12）。それゆえエクソンスキッピングを起こす薬物開発において，このエクソンはずっと注目されてきた。いくつかの臨床試験で，エクソン51のスキッピングを起こすASOが，DMD患者においてジストロフィン陽性の筋線維を有意に増やすことが実証された。さらに，1つの臨床試験では，治療によって患者の歩行能力の安定化が示された。ただし，後者の試験は小規模なものだったので，もっと多数の患者における検証が必要である。DMDに対する治療効果が明らかとなったにもかかわらず，もし，エクソンスキッピングという治療戦略が他の遺伝性疾患の治療に重要な役割を演じることがないとしたら，そのほうが驚くべきことである。

milasenは，CLN7遺伝子へのレトロトランスポゾン（第4章参照）の挿入による潜在スプライス部位（cryptic splice site）の活性化によって生成されたエクソンをスキップさせるオーダーメイドのASOで，1人のBatten病（Batten disease）患者の治療に用いられた。この方法は，ナトリウムチャネルのバリアントによる2種類の重篤な若年発症のてんかん症候群の治療に用いるために臨床試験が行われている。

ゲノム編集

最近の10年間で分子生物学的方法が開発され，霊長類を含む動物の生体中のDNAに部位特異的なゲノム配列の変化を引き起こすことが可能になった。本来のDNA上の位置で変異遺伝子配列を修正することができ，それを含んだ十分な量の細胞を用いることができるならば，それは理想的な治療法となるだろう。ここで紹介する新しい技術はゲノム編集（genome editing）と呼ばれる。この方法では，ミスセンスバリアントを含む配列といった，ゲノム上の特定の塩基配列を認識するDNA結合ドメインをもつ人工エンドヌクレアーゼが用いられる（図14.13）。このヌクレアーゼのDNA結合ドメインが二本鎖切断を行い，この切断部分が細胞の相同組換え修復（homology-directed repair：HDR）機能によって修復されることにより（第4章参照），変異した塩基配列（ヌクレオチド）が野生型の塩基配列に置き換わる。HDRのための鋳型は，野生型DNAと高い相同性をもつ鋳型であることが必要で，それを標的細胞に導入することによりゲノム編集が行われる。現在のところ最も広く用いられている編集法は，CRISPR/Cas9（clustered regularly interspaced short palindromic repeat/CRISPR-associated 9）系である（図14.13参照）。

遺伝子治療で用いられるウイルスベクターのなかには，ゲノムへ半ばランダムに挿入されるようなリスクをもつものがあるが（後述），ゲノム編集ならばヒトにおいてそのようなリスクなしに通常のゲノムの状態で遺伝的な異常を修復できる可能性がある。

βサラセミアおよび鎌状赤血球症に対するゲノム編集の方法 造血幹細胞（hematopoietic stem cell：HSC）におけるゲノム編集は，BCL11A遺伝子の赤血球エンハンサーを破壊する方法として用いることができ，それにより赤血球細胞系譜におけるBCL11Aの発現を阻害することができる。その結果，ヘモグロビンHb FからHb Aへの変化が起こらなくなる。それゆえ，患者はβサラセミアのバリアントまたは鎌状赤血球のアレルから産生される

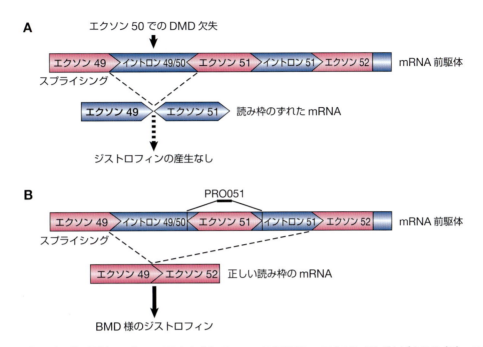

図 14.12　エクソンスキッピングの原理　エクソン 50 を欠失している Duchenne 型筋ジストロフィー (DMD) 患者では，エクソン 49 からエクソン 51 にスプライシングが起こることにより，転写産物においてコドンの読み枠がずれる (**A**)。その結果，エクソン 51 に終止コドンが生じて，ジストロフィン合成は中途で終了する。エクソン内の特定の塩基配列に結合するアンチセンスオリゴヌクレオチド PRO051 は，スプライシング時にエクソン 51 が組み込まれるのを阻害し，エクソン 51 がとばされる (**B**)。これによって，転写産物において有効な読み枠（オープンリーディングフレーム）がもたらされ，Becker 型筋ジストロフィー (BMD) の患者に発現しているのと似た変異ジストロフィンが合成される。mRNA：メッセンジャー RNA。(van Deutekom JC, Janson AA, Ginjaar IB, et al: Local dystrophin restoration with antisense oligonucleotide PRO051. *N Engl J Med*, 357:2677-2686, 2007 より)

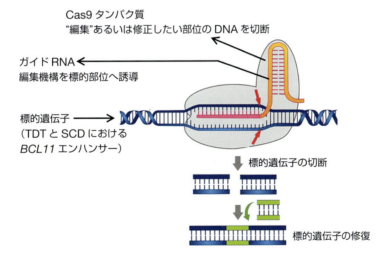

図 14.13　CRISPR/Cas9 が DNA を標的として切断し，修復して特定のゲノム編集を可能にする原理　この例では，*BCL11* の赤血球エンハンサーから γ-グロビンを継続的に発現させ，胎児ヘモグロビンを持続させるようにすることで鎌状赤血球症 (SCD) と輸血依存性 β サラセミア (TDT) を改善している。

ヘモグロビンの代わりに Hb F を維持することができる（第 12 章参照）。

　ヘモグロビン異常症は世界で最も多い遺伝性疾患である。これらの疾患は，適合するドナーから HSC を移植しない限り，根治できない。そのため，異常ヘモグロビン症のなかで最も頻度が高い**鎌状赤血球症** (sickle cell disease：SCD) および**輸血依存性 β サラセミア** (transfusion-dependent β-thalassemia：TDT) に対する効果的で

安全かつ費用が手頃な遺伝子治療が開発されたことは，胸躍る機会をもたらしてくれる。

ゲノムワイド関連解析によって，成人で胎児ヘモグロビンの発現を増加させる複数の一塩基バリアント（single nucleotide variant：SNV）が特定された。これらのSNVの一部は2番染色体のBCL11A座位に位置しており，TDTとSCDの両方でより軽度な表現型を引き起こすことが示された。BCL11Aは赤血球細胞におけるγグロビン発現と胎児ヘモグロビンを抑制する，ジンクフィンガーをもつ転写因子である。胎児ヘモグロビンに関連するSNVは赤血球特異的エンハンサー内に存在し，BCL11Aの発現を減少させて胎児ヘモグロビンの発現を増加させることが知られている。

これらの知見にもとづいて，赤血球系譜細胞におけるBCL11Aの発現を減少させるために，造血幹細胞・前駆細胞（hematopoietic stem and progenitor cell：HSPC）のBCL11Aの赤血球特異的エンハンサー領域でCRISPR-Cas9遺伝子編集システムが用いられた。その結果，γグロビンの合成が回復し，胎児ヘモグロビンの生成が活性化された。

現在進行中の多くの臨床試験では，健康なドナーから採取したCD34$^+$ HSPCに電気穿孔法を用いて，BCL11A赤血球特異的エンハンサーを標的とするCRISPR-Cas9を導入する方法が用いられている。これらの臨床試験からの最初の報告では，オフターゲット（標的外）の遺伝子を編集することなく，この座位のアレルの80%を改変したことが示された。CRISPR-Cas9を用いて，同じBCL11Aエンハンサーを標的とする遺伝子編集を行った自家CD34$^+$細胞を作成し，2人の患者（1人はTDT，もう1人はSCD）に注射した。その結果，骨髄と血液においてアレルの編集が高レベルでみられ，胎児ヘモグロビンの発現増加がともなうことが示された。これらの患者はその後，輸血に依存することなく過ごせるようになった。SCDの患者で血管閉塞症状の徴候がみられなかったことから，この方法は安全かつ効果的であり，これらの患者にとって新たな治療法となることが示唆されている。

移植による体細胞ゲノムの修飾

移植された細胞はドナーの遺伝型をもち，それゆえ移植は体細胞ゲノムの修正につながる遺伝子導入療法の1つと考えることができる。遺伝性疾患の治療としての移植には，一般的に2つの適応がある。第一は，遺伝子に病的バリアントを有している患者に正常遺伝子コピーを導入する目的で，細胞や臓器を移植する場合である。例としては，家族性高コレステロール血症ホモ接合体（第13章参照）の治療がある。この治療において肝移植は有効だがリスクの高い方法である。第二の，そしてより頻繁に行われる方法は，遺伝性疾患で障害を受けた臓器の機能を代償するための細胞補充療法である（例えば，α$_1$アンチトリプシン欠損症で肝硬変をきたした肝臓）。遺伝性疾患に対して行われる移植治療の例については**表14.3**に示した。

幹細胞移植

幹細胞は，（1）in vivoで増殖して組織の分化型細胞タイプになる能力がある，（2）別の幹細胞を生み出す自己複製能力がある，という2つの特性によって定義される。個体を作りだすことのできる胚性幹細胞については第15章で述べる。

現在，臨床的に利用されている幹細胞は3種類のみで，骨髄移植後に血液系を再構築できるHSC，角膜上皮を再生させるために用いられる角膜幹細胞（corneal stem cell），そして皮膚幹細胞（skin stem cell）である。これらの幹細胞は，免疫学的に適合するドナーのものが用いられる。幹細胞研究は医学生物学研究のなかでも最も活発で有望な領域の1つであるので，将来，他のタイプの幹細胞が臨床応用されるようになる可能性は非常に高い。こうした治療の可能性を安易に誇張して述べることは避けたいが，幹細胞治療に関していえば，楽観的な見通しは根拠のあることといえる。

非蓄積性疾患（non-storage disease）における造血幹細胞移植

骨髄幹細胞を用いた造血幹細胞（HSC）移植は，がん治療における広範な適用だけでなく，あらゆる型の重症複合免疫不全症（SCID）を含む，単一遺伝子に起因するあるタイプの免疫不全疾患の治療選択肢である。しかし，一般的に遺伝性疾患の治療における役割はあまりはっきりせず，現在その評価が注意深く進められている。例えばβサラセミアや鎌状赤血球症の小児に対する治療では，同種移植がきわめて良好な治療結果を得ている。それでもなお，骨髄移植が有効と考えられる個々の疾患について，その治療の結果を長期にわたって評価したり，他の治療によって得られる効果と比較したりしなけれ

表 14.3　ゲノムやその発現の修飾による治療

修飾のタイプ	例	現状
有害あるいは優性阻害効果を示すタンパク質の量を減らす RNA 干渉（RNAi）	トランスンスサイレチンアミロイドーシスに対する RNAi	安全，有効，高価
スプライシングの修飾	脊髄性筋萎縮症 I 型においてエクソン 7 の含有率を増加させるアンチセンスオリゴヌクレオチド	安全，有効，非常に高価
ゲノム編集	CRISPR/Cas9 による，βサラセミアと鎌状赤血球症患者の造血幹細胞の BCL11 遺伝子不活化	治験中；第 II 相試験は成功
体細胞遺伝型の部分的修飾	βサラセミアにおける骨髄移植	HLA 適合ドナーからの移植で治癒；全体に良好な治療成績
移植による	蓄積病における骨髄移植（例，Hurler 症候群）	一部の疾患では，Hurler 症候群のように脳が影響を受けていても，きわめて良好な治療成績
	Hurler 症候群に対する臍帯血幹細胞移植	2 歳までに移植されれば（早ければ早いほうがいい），きわめて良好な治療成績
	α₁ アンチトリプシン欠損症に対する肝移植	遺伝性肝疾患に対しての 5 年生存率は最大 80％
体細胞組織への遺伝子導入による（表 14.4 参照）	表 14.4 参照	表 14.4 参照

Cas：CRISPR-associated，CRISPR：clustered regularly interspaced short palindromic repeats，HLA：ヒト白血球抗原。

ばならない。

ライソゾーム病に対する造血幹細胞移植　骨髄の造血幹細胞の移植

骨髄幹細胞の移植は，図 14.14 に示す 2 つの機序を用いることにより，（一部の疾患では）脳を含む多くの組織でライソゾームの異常蓄積を改善する効果が示されている。第一に，移植された細胞がライソゾーム酵素の供給源となり，第 12 章で I-cell 病について考察したように，産生された酵素が細胞外液を介して他の細胞に取り込まれる。骨髄由来細胞は体の全細胞量の約 10％を占めるので，移植細胞から供給される酵素の量的影響は大きいと考えられる。第二に，組織の単核食細胞系（mononuclear phagocyte system）は骨髄幹細胞に由来するので，骨髄移植後はこの系が体内すべてでドナー由来のものとなる。特記しておくべきこととして，脳血管周囲のミクログリア細胞は骨髄由来であり，このことが次で述べる α-L-イズロニダーゼ（α-L-iduronidase）欠損によるライソゾーム病の Hurler 症候群（Hurler syndrome）でみるように，骨髄移植によって神経系の異常が改善する理由の 1 つとなるかもしれない。

　骨髄移植は多くの蓄積病において内臓の異常を是正したり改善したりする。例えば，Hurler 症候群における腫大または肥大した肝臓・脾臓・心臓の大きさが正常化あるいは改善し，上気道閉塞や関節可動性，角膜混濁の改善もみられる。しかし，骨髄移植によって最も恩恵を受けるのは，この疾患の神経系における病変である。骨髄移植前の発達が良好で，生後 24 カ月以内に移植を受けた患者では，移植後も認知機能の良好な発達が認められるが，移植を行わなければ知的機能の低下は避けられない。興味深いことに，骨髄移植ではドナーの骨髄の遺伝子量効果が反映される。正常ホモ接合体ドナーから骨髄移植を受けた小児患者は，ヘテロ接合体ドナーから移植を受けた小児患者に比べて完全に正常な知的水準を維持できる可能性が高い。

　臍帯血からの造血幹細胞移植：臍帯血が豊富に造血幹細胞を含むという発見が，遺伝性疾患の治療に大きな影響を及ぼした。移植に用いる造血幹細胞の供給源として，臍帯血は 3 つの点で骨髄よりもずっと優れている。第一に，移植を受ける患者は，同種のドナー骨髄よりも組織不適合な臍帯血により大きな寛容を示す。そのため，ドナーとレシピエントの間で主要組織適合複合体（第 9 章参照）にコードされる細胞表面マーカーの HLA 抗原が最大 3 つ不一致でも，生着できることがある。第二に，臍帯血は広く入手が可能であり，組織不適合なドナーの細胞も使用できる場合があることから，あらゆるレシピエントに対して

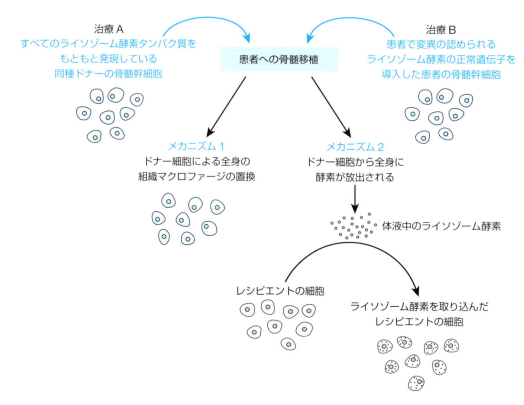

図14.14 骨髄移植または骨髄への遺伝子導入によって，ライソゾーム病の基質蓄積が軽減する主要な2つの機序　同種ドナーからの骨髄移植 (A)，または遺伝子導入による患者自身の骨髄幹細胞の遺伝的修正 (B) のいずれの治療においても，欠損しているライソゾーム酵素を発現するようになった前駆骨髄幹細胞の子孫細胞は，増殖して患者の単球-マクロファージ系を再構築するようになる（メカニズム 1）。さらに，ライソゾーム酵素はドナー由来の骨髄系細胞もしくは遺伝子導入を受けた患者の修正された骨髄系細胞から放出され，細胞外液から酵素欠損細胞に取り込まれる（メカニズム 2）。

ドナー候補の数を大きく増加させる。これは特にドナー候補になる人が相対的に少ないと考えられる，人口の少ない民族の患者にとって重要となる。第三に，臍帯血を用いることで**移植片対宿主病**（graft-versus-host disease）のリスクがかなり低下する。Hurler症候群の治療では，血縁関係のないドナーからの臍帯血移植も，適合するドナーからの骨髄移植と同程度に有効である（図14.15）。

肝移植：代謝性肝疾患のなかには，肝移植のみが有効性の確認されている治療法のものがある。例えば，CFやα$_1$アンチトリプシン欠損症に伴う慢性肝疾患は，肝移植によってのみ治療可能であるし，この2つの疾患が小児における肝移植のかなりの割合を占めている*訳注。肝移植は現在，24を超える遺伝性疾患の治療のために行われている。現在では，肝移植を受けた全小児患者の5年生存率は75〜85％である。このような患者のほぼすべてにおいて，一般的に生活の質は格段に改善し，移植を必要とする原因となった特異的な代謝異常は是正される。例えばα$_1$アンチトリプシン欠損症のように肝障害をきたす疾患の場合では，健康な肝組織が与えられることによって，成長の回復や正常な二次性徴が得られる。他にも肝移植は，活動性の肝疾患はないものの，代謝障害や急性脳障害，そして突然死のリスクが高い先天性代謝異常症の患者を対象に，遺伝子補充として行われる。例としては，尿素サイクル異常症，メープルシロップ尿症，プロピオン酸血症，メチルマロン酸血症などである。これまでの報告では，移植前に生じた脳およびその他の臓器の損傷は持続するものの，生存率は90％を超え，代謝障害は是正されることが示されている。

移植の問題と将来：遺伝性疾患治療のために移植が広く行われることの妨げとなっている大きな問題が2つある。第一の問題は，移植後の死亡率がいまだかなり高いこと，また移植に伴って必要となる免疫抑制療法に起因する混合型感染症や，移植片対宿主病のリスクも無視できない

＊**訳注**　欧米における状況である。日本ではこれらの疾患の発生頻度が低いため，胆道閉鎖やその他の代謝疾患の比率が高い。

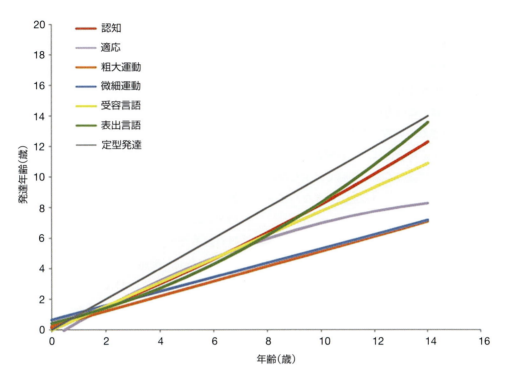

図 14.15　臍帯血移植治療を受けた Hurler 症候群の小児における神経認知機能の発達の維持　臍帯血移植後の Hurler 症候群の小児の神経発達機能を，罹患していない小児との比較で示す。年齢に相当するスコアを使用して比較し，発達を観察した。色付きの線は，患者の平均発達曲線（つまり，認知，適応，粗大運動，微細運動，受容言語，および表出言語）である。これらの線は，定型発達の小児にみられる平均認知発達曲線（灰色の実線）とおおよそのばらつき（95％；灰色の領域）に対してプロットした。治療を受けなかった小児は神経機能と認知機能の進行性の障害により，10 歳前後に死亡する。（Coletti HY, Aldenhoven M, Yelin K, et al: Long-term functional outcomes of children with Hurler syndrome treated with unrelated umbilical cord blood transplantation. *JIMD Rep*, 20:77-86, 2015 より）

ことである。とはいえ，免疫抑制を必要としない移植の実現という，移植研究の究極の目標は徐々に実現に近づきつつある。骨髄移植に比べて臍帯血移植ではレシピエントに対する寛容が成立しやすく，この領域の進歩のよい例である。

第二の問題は，臍帯血を唯一の例外として，移植臓器の供給に限界があることである。例えば，遺伝性疾患を含めたすべての適応をあわせると，米国のみで年間 8,000 例以上の肝移植が行われているが，その倍以上の数が毎年待機リストに加えられている。さらに，移植された臓器が生涯にわたって正常に機能するかどうかはまだ実証されていない。

こうした問題の解決策の 1 つとして，幹細胞とゲノム編集もしくは遺伝子治療の組み合わせがある。これは患者自身の幹細胞を *in vitro* で培養し，そこで遺伝子治療により対象となる遺伝子を導入するか，あるいは CRISPR/Cas9 編集によって対象となる遺伝子を修正するかした後，この細胞を患者の体内に戻すことで，遺伝子レベルの改良を受けた細胞による罹患組織の再生を誘導する方法である。成人のさまざまな組織で幹細胞が同定されていることと，最近の遺伝子導入治療技術の進歩は，こうした戦略に大きな期待を抱かせる。

人工多能性幹細胞の導入　体細胞から**人工多能性幹細胞**（induced pluripotent stem cell：iPS 細胞）を作り出す技術は，移植における前述の 2 つの難題を解決する最適な方法となる可能性を秘めている。この方法では，皮膚線維芽細胞のような体細胞を，移植を必要としている患者から採取し，そこから必要な臓器の分化細胞を誘導する。例えば，α_1 アンチトリプシン欠損症（第 13 章参照）患者から採取した線維芽細胞の培養系において，その機能喪失型 α_1 アンチトリプシン遺伝子バリアントは遺伝子編集（前述）や遺伝子治療（後述）によって修正できる。遺伝子を修正した細胞から肝特異的 iPS 細胞を作製し，その細胞を肝細胞に分化させるべく患者の肝臓に移植する。あるいは遺伝子を修正した iPS 細胞を *in vitro* で成熟肝細胞へ分

化させ，その成熟肝細胞を移植することもできる。この方法の非常に大きな利点は，遺伝子の修正を受けた肝細胞は患者自身のゲノムを有しているということにある。したがって，免疫拒絶反応や移植片対宿主病を回避できる。動物モデルを用いた実験では，この方法が遺伝性疾患の治療に有用であることが確立されている。ただし，iPS細胞に由来する細胞を移植に用いる場合には，その細胞の安全性の確立と，標的としている組織の本来の細胞では生じないエピジェネティックな修飾の防止といった，大きなハードルをまず克服しなければならない。

14.5　遺伝子治療

　遺伝子治療とは，治療的効果を得る目的で，生物学的活性をもつ遺伝子を細胞に導入することである。2012年，最初の遺伝子治療としてリポタンパク質リパーゼ欠損症に対する治療が米国と欧州で承認され，今では遺伝子治療はさらにいくつかの疾患の治療に承認されている。後期臨床試験が進められている数は10を超えており，それらの一部を**表14.4**に示した。こうした最近の成功は，遺伝性疾患の最も根本的なレベル，すなわち遺伝子レベルでの治療がますます現実的になっていくことを示している。遺伝子治療の目標は，治療効果のある遺伝子を早い時期のうちに患者に導入し，細胞を障害する病理学的事象を防止することである。さらに，遺伝性疾患の可逆的病態を修正することも多くの疾患で可能になるはずである。

　この節では，ヒトの遺伝性疾患を治療するための遺伝子導入について，その可能性，方法，生じうる制約について概説する。遺伝性疾患の治療のために遺伝子導入を考慮するにあたり，事前に最低限解決しておかなければならない要件を **BOX 14.1** に示す。

遺伝子治療の一般的検討事項

　遺伝性疾患の治療において最もよく用いられる遺伝子治療は，機能喪失型バリアントを有する患者の適切な標的細胞へ機能性遺伝子コピーを導入することだろう（大多数の遺伝性疾患はこのような機能喪失型バリアントに起因する）。

　このような場合には，導入された遺伝子が細胞のゲノム

のどこに組み込まれるかは，理論的にも通常さして重要ではない（後述の考察を参照）。もし遺伝性疾患治療のための遺伝子編集（前述の考察と表14.3参照）が日常的に可能になれば，ゲノム上の本来の位置で変異した遺伝子の機能を修正することが理想的であり，そうすれば，ウイルスベクターの調節活性によって近傍のがん遺伝子を活性化したり，ベクターによる挿入変異によってがん抑制遺伝子が不活性化したりするといった懸念も軽減できるだろう。一方，一部の寿命の長い細胞の場合には，導入遺伝子が宿主のゲノムに組み込まれなくても，長期間の安定した発現が得られるだろう。例えば，導入された遺伝子が**エピソーム**（episome，後述するアデノ随伴ウイルスベクターのように，核内で染色体DNAとは別に，非染色体DNA分子として安定に存在している状態）の形で安定化され，しかも標的細胞の寿命が長い（例えばT細胞，ニューロン，筋細胞，肝細胞）場合には，ゲノムへの組み込みがなくても長期間の発現が得られるのである。

　遺伝子治療は，異常タンパク質が疾患を引き起こす顕性遺伝の変異アレルの産物を不活性化する目的でも試みられている。例えば，siRNA（前述）を含むベクターは，理論的には骨形成不全症（第13章参照）を引き起こす顕性阻害proα1（Ⅰ）コラーゲンをコードする変異mRNAの特異的な分解を誘導するために利用できる。

遺伝子導入の手法

　適切に操作された遺伝子は，以下の2つの一般的な方法のいずれかによって標的細胞に導入される（**図14.16**）。第一の方法は，患者の細胞を培養し，そこに *ex vivo* で（すなわち体外で）遺伝子を導入した後に再び体内に戻す方法である。第二の方法は，目的とする組織や細胞外液に *in vivo* で直接遺伝子を注入する方法である（それにより，遺伝子は標的細胞に取り込まれる）。一部の例では，ベクターが特定の細胞を標的とすることが望ましい。これは通常，目的とする細胞だけがウイルス粒子と結合するように，ウイルスベクターの外殻を修飾しておくことで達成される。

標的細胞

　理想的な標的細胞は，患者から採取した（したがって移

表 14.4 体細胞の遺伝子治療によって治療される遺伝性疾患の例

疾患	変異タンパク質（遺伝子）	ベクター，形質導入される細胞	結果
X 連鎖 SCID	いくつかのインターロイキン受容体の γc サイトカイン受容体サブユニット（IL2RG）	・レトロウイルスベクター ・同種造血幹細胞；がん遺伝子の発現が促進されない自己不活化型（SIN）ベクター	32 人の患者中 27 人で明らかな臨床的改善，5 人は白血病様病変を発症したが，そのうち 4 人は治療可能；臨床試験の短期追跡調査における SIN ベクターの有効性
ADA 欠損による SCID	アデノシンデアミナーゼ（ADA）	・レトロウイルスベクター ・同種造血幹細胞	40 人中 29 人の患者は PEG-ADA 酵素補充療法から離脱
X 連鎖副腎白質ジストロフィー	ペルオキシソームアデノシン三リン酸結合カセットトランスポーター（ABCD1）	・レンチウイルスベクター ・自己造血幹細胞	臨床試験を行った 19 人中 17 人の男児で明らかに大脳の脱髄が停止
脊髄性筋萎縮症	survival motor neuron（SMN1）	・アデノ随伴ウイルスベクターの静脈内注射	1,800 人以上の患者において呼吸筋と平滑筋の顕著な改善；FDA が認可；非常に高価
血友病 B	第 IX 因子（F9）	・アデノ随伴ウイルスベクター ・単回の静脈内投与を受けた患者	治療後最大 3 年間，正常の 1〜7％のレベルで安定した第 IX 因子の発現；>20 人の患者は第 IX 因子の予防的投与を中止できた
Leber 先天性黒内障あるいは早期発症型重度網膜ジストロフィー（1 つの病型）	ビタミン A 代謝物であるレチノイド類の光受容体への循環に必要なタンパク質である RPE65（RPE65）	・アデノ随伴ウイルスベクター ・網膜色素上皮細胞	RPE65 の病的バリアントによって先天性あるいは早期発症の網膜ジストロフィーを発症している生後 12 カ月〜65 歳の患者への治療に FDA が認可

ADA：アデノシンデアミナーゼ，PEG：ポリエチレングリコール，SCID：重症複合免疫不全症．

BOX 14.1

遺伝性疾患に遺伝子治療を考慮する場合の必須条件

●分子の異常の同定
異常のある遺伝子について明らかになっていなければならない。

●遺伝子の機能的コピー
原因遺伝子の相補的 DNA（cDNA）クローンあるいは原因遺伝子自体が入手可能でなければならない。もしその遺伝子や cDNA が現在利用されているベクターに組み込むには大きすぎる場合には，遺伝子の非必須部分を除去して，サイズを小さくした機能的コピーでも十分である。

●適切なベクター
現在最もよく用いられるベクターは，アデノ随伴ウイルス（adeno-associated virus），もしくはレンチウイルス（lentivirus）を含むレトロウイルス（retrovirus）に由来するものである。

●病態生理学的機序についての理解
遺伝子導入によって病理学的変化の改善もしくは是正，および重要な臨床症状の予防，緩徐化，回復が可能であることが示唆できるほど，疾患の病態生理学的機序が十分に理解されていなければならない。機能喪失型バリアントでは，機能する遺伝子の補充が必要である。顕性（優性）阻害アレルによる疾患では，変異遺伝子やその産物の不活性化が必要と考えられる。

●リスクと便益の比が優れていること
疾患による苦痛が大きいことに加え，他の治療法に比べて損益比が優れていることが必要である。

●導入遺伝子の適切な制御
遺伝子発現レベルの厳密な制御はさほど問題にならない場合もあるが，疾患によっては非常に重要である。例えばサラセミアでは，導入遺伝子の過剰発現は赤血球のグロビン鎖の新たな不均衡を引き起こす可能性があるし，一方で発現不足の場合は十分な効果が得られない。一部の酵素異常症では，正常の数パーセントの発現量でも治療効果が得られ，過剰発現でも特に有害な影響はない。

●適切な標的細胞
理想的には，標的細胞は細胞寿命（半減期）が長いか，生体内での複製能が高いことが望ましい。また治療効果を得るためには，標的細胞に直接遺伝子を導入できるか，あるいは十分なコピー数の遺伝子が標的細胞に運搬される（例えば血流を介して）ことが必要である。標的細胞を in vitro で培養できる場合には，標的細胞へ効率よく遺伝子が導入できるので，遺伝子治療の実現可能性が高くなることが多い。このような場合には，十分な数の形質導入細胞を患者に戻すことができ，またそれらの細胞が目的とする臓器と機能的に統合できる。

●効果と安全性に関する強固なエビデンス
培養細胞や動物による実験で，ベクターと遺伝子構造のいずれもが有効かつ安全であることが示されていなければならない。当該疾患の遺伝的モデルとして大動物を使い，その遺伝子治療が有効かつ安全で，持続的であることを示せるのが理想的である。しかし現時点では，大動物モデルはごくわずかの単一遺伝子疾患についてしか存在しない。遺伝学的操作を施したマウスや自然発生変異マウスのモデルがより広く用いられている。

●規制当局の承認
倫理審査委員会によるプロトコールの検証と承認は必須である。多くの国では，ヒト遺伝子治療の臨床試験は政府機関の監督下にある。

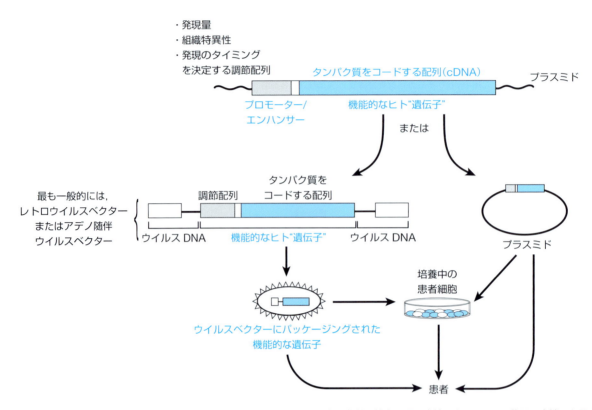

図 14.16　患者に遺伝子を導入する2つの主要な方法　遺伝性疾患の患者に最もよく行われる方法は，目的のヒト相補的 DNA（cDNA）を組み込んだウイルスベクターを構築し，それを直接患者に投与する方法，あるいは培養した患者細胞に導入し，その後この細胞を患者の体内に戻す方法である。DNA 分子の末端にあるウイルス構成要素は，このベクターが宿主ゲノムに組み込まれるために必要である。一部の例では，目的の遺伝子はプラスミドに組み込まれて遺伝子導入に用いられる。

植片対宿主病のリスクがない），自己複製能をもつ幹細胞や前駆細胞である。これらの細胞は複製能が高い。遺伝子を幹細胞に導入すれば，大量の娘細胞集団においても導入された遺伝子の発現が得られる。現時点では，遺伝子導入を受ける細胞として用いられ，うまくいくことが確認されているのは，骨髄の幹細胞のみである。遺伝子導入を受けた骨髄幹細胞は，後述する2種類の重症複合免疫不全症（SCID）を治療するために用いられている。血液幹細胞への遺伝子導入治療はヘモグロビン異常症や，前述したように骨髄移植が有効な蓄積病の治療にも有効と考えられる。

十分に治療効果を得るためには，理論的にどのくらいの数の細胞に遺伝子を導入する必要があるかという考察は重要である。例えばフェニルケトン尿症（PKU）を治療するためには，フェニルアラニン水酸化酵素遺伝子が，肝細胞全体のおよそ5％，もしくは約 10^{10} 個の細胞に導入される必要がある。もっともこの数は，導入された遺伝子の発現レベルが正常遺伝子よりも高ければより小さくなる。遺伝子治療の難易度が高くなるのは，筋ジストロフィーに対してである。この疾患で治療効果を得るためには，身体の膨大な数の筋細胞のうちのかなりの割合の細胞に遺伝子を導入しなければならない。

細胞への DNA 導入：ウイルスベクター

遺伝子治療のための理想的なベクターは，安全で，容易に作製でき，適切な標的組織に容易に遺伝子を導入でき，さらにその遺伝子を生涯にわたって発現できるものだろう。実際には，あらゆるタイプの遺伝子治療ですべての条件を満たす単一のベクターがあるとは考えにくく，さまざまな種類のベクターが必要である。ここでは最もよく用いられている3種類のベクター，すなわち**レトロウイルス**（retrovirus），**アデノ随伴ウイルス**（adeno-associated virus：AAV），**アデノウイルス**（adenovirus）に由来するベクターについて概説する。

最も広く用いられているベクターの1つが，宿主のゲ

ノムに挿入することができるレトロウイルス由来のベクターである。レトロウイルスはわずか3つの構造遺伝子からなる単純RNAウイルスで、これらの構造遺伝子を取り除き、導入したい遺伝子と置き換えることが可能である（図14.16参照）。現世代のレトロウイルスベクターは、複製ができないように操作されている。またこのベクターは細胞に対して無毒であり、宿主ゲノムにはごく少数コピーのウイルスDNA（導入したい遺伝子を含む）しか挿入されない。さらに、ゲノムに挿入されたDNAは安定であり、最大8 kbまでの大きさのDNAをベクターに組み込むことができるので、多数の遺伝子を細胞に導入することが可能である。多くのレトロウイルスベクターがもつ弱点として、ウイルスベクターが宿主DNAに挿入されるためには標的細胞が分裂を行っている状態でなければならない点があり、このため神経細胞のようないわゆる非分裂性細胞に対する遺伝子導入には限界がある。これに対し、レトロウイルスの一種でヒト免疫不全ウイルス（HIV）が属する**レンチウイルス**（lentivirus）由来のベクターは、神経細胞を含む非分裂性細胞にもDNAを導入できる。さらに、このベクターは特定の座位に導入されやすいという性質がないため、多くの細胞においてがん遺伝子を活性化してしまう可能性を低く抑えられるという利点もある。

アデノ随伴ウイルス（AAV）は強い免疫反応を誘導せず、長期間の発現を可能にできるという大きな利点がある。また、分裂性細胞にも非分裂性細胞にも感染でき、主にエピソームとして存在するが、これは安定で導入遺伝子の長期間にわたる発現を可能にする。短所としては、現在のAAVベクターでは組み込むことのできるDNAの大きさが最大5 kbまでであることで、このサイズは多くの遺伝子の大きさよりも小さい。

ウイルスベクターの第三のグループであるアデノウイルスベクターは、高い力価でウイルスを調製でき、分裂性細胞と非分裂性細胞を含め、さまざまな細胞に広く感染可能であり、30〜35 kbまでのDNAをベクターに組み込むことができるという長所がある。しかし、他の制約に加えて、強力な免疫応答を誘導することにより、遺伝子治療の臨床試験で少なくとも1例の死亡例に関与していることがあげられる。現在のところ、このベクターを用いた遺伝子治療はがんに対する治療に限られている。

遺伝子治療のリスク

ヒト疾患に対する遺伝子治療では、一般的に3種類のリスクが考えられる。

- **ベクターや、ベクターと疾患の組み合わせがもたらす有害作用。** 心配される最も重要なことは、患者がベクターや導入遺伝子の使用に対して有害反応を示すことである。このような問題は、適切な動物実験やヒトでの予備的な研究によってかなりの部分が予測できるはずである。
- **悪性腫瘍を引き起こす挿入変異の誘発。** 第二の懸念は、挿入による変異の誘発である。すなわち、導入遺伝子が患者のDNAに組み込まれる際に、がん原遺伝子の活性化やがん抑制遺伝子の破壊を起こし、これによってがんの発生を誘導する可能性があることである（第16章参照）。現世代のウイルスベクターのプロモーターは、隣接する宿主遺伝子の発現を促進する能力を最小限にしてあるため、宿主のがん遺伝子が不適切に活性化される可能性は低くなっている。導入遺伝子の挿入によってがん抑制遺伝子が破壊される可能性は低いと考えられるので、他に治療選択肢がない疾患の場合には、遺伝子治療が許容される範囲内のリスクとみなすことができる。
- **挿入による重要な遺伝子の不活性化。** 第三の懸念は、挿入遺伝子によって生存に必須な遺伝子が破壊されることである。一般的にこうした致死的な変異は稀で、もし起こったとしても遺伝子が導入された細胞のみを死に至らしめるだけなので、重大な影響はないと考えられる。ベクターは転写される遺伝子内に挿入されやすい傾向があるが、複数の細胞で同じ遺伝子が破壊される可能性はきわめて低い。この唯一の例外は生殖細胞系列である。生殖細胞系列に遺伝子が挿入された場合は、顕性遺伝疾患の原因となる変異を生じる可能性があり、これは遺伝子治療を受けた患者の子どもに臨床的な症状があらわれる可能性があることを意味する。しかし、このようなことが起こることは稀であり、リスクは許容される範囲内と考えられる。なぜなら、他に治療法がない患者に対して、注意深く計画され検証された遺伝子治療の臨床試験をこのリスクを理由に差し控えることは正当化できないからである。また、疾患の治療によって生殖細胞系列遺伝子を修飾してしまうという問題は、遺伝子治療に限ったことではない。例えば、悪性疾患の治療に用いられる

化学療法の多くは変異原性のあるものだが，治療によって得られる利益のためにこれは許容できるリスクとみなされている。

遺伝子治療の対象となる疾患

20を超える単一遺伝子疾患が遺伝子治療によって改善することが示されており，他にも多くの単一遺伝子疾患が遺伝子治療の候補となっている。そのなかには，網膜変性症，鎌状赤血球症やサラセミアのような造血器疾患，そしてフェニルケトン尿症（PKU），尿素サイクル異常症，家族性高コレステロール血症，α_1 アンチトリプシン欠損症などの肝タンパク質が侵される疾患が含まれる。ここでは，遺伝子治療が明らかに有効ないくつかの疾患について考察するとともに，この治療法に関するいくつかの難題についても焦点をあてる。

X連鎖重症複合免疫不全症

重症複合免疫不全症（SCID）は，リンパ球の成熟に必要な遺伝子の病的バリアントが原因である。患者は正常に機能するB細胞とT細胞を欠如するため，健康に成長できず，感染症によって早期に死亡する。この疾患群で最も頻度が高いX連鎖SCIDは，いくつかのインターロイキン受容体の共通サブユニットである γc サイトカイン受容体をコードするX連鎖遺伝子の*IL2RG*にバリアントがみられる。この受容体の欠損によって，T細胞とナチュラルキラー細胞の増殖，生存，分化が早期に阻害される。治療しなければ，重度感染症および成長障害をきたし，乳児期もしくは幼児期早期に死に至る。この疾患は主に2つの理由から遺伝子治療の臨床試験の対象として選ばれた。第一に，骨髄移植によってこの疾患が治癒することから，*IL2RG*のリンパ球での発現を回復させれば，病態生理学的変化を解消できると考えられたためである。第二に，遺伝子が導入された形質導入細胞（transduced cell）は，導入されない細胞よりも選択的に生存に有利になると考えられたためである。

X連鎖SCIDに対する臨床試験の結果は劇的なもので，2000年には遺伝子治療によって完治した最初の遺伝性疾患となった。その後の臨床試験でも，大多数の患者で効果が確認されている（表14.4参照）。患者の骨髄幹細胞に培養下（*ex vivo*）で，γc サイトカインサブユニットの cDNAを発現するレトロウイルスベクターを感染させた。遺伝子が導入された形質導入細胞には，選択的優位性（selective advantage）が認められた。形質導入されたT細胞とナチュラルキラー細胞は治療を受けた患者の血液に生着し，T細胞は明らかに正常に機能していた。形質導入されたB細胞の割合は低かったが，十分なレベルの血清免疫グロブリンと抗体が産生された。長引く下痢や皮膚病変が軽快し，正常な成長発達が回復するといった劇的な臨床症状の改善が認められた。これら初期の臨床試験は，遺伝性疾患の治療としての遺伝子治療の大いなる可能性を示した。

しかし，こうした非常に有望な結果は，20人中5人がT細胞性急性リンパ球性白血病に似た顕著なリンパ球増加症という白血病様の疾患を発症するという代償を伴った。このうちの4人は白血病の治療によって現在は良好な状態にある。この腫瘍化は，レトロウイルスベクターが造血系の発達を誘導する転写因子群の構成因子をコードする*LMO2*座位に挿入され，*LMO2* mRNAの異常発現を引き起こした挿入変異によるものであった。その結果，現在では，挿入が起こるベクターを造血系細胞で用いる臨床試験を行う場合は，挿入部位をモニターし，クローン増殖を追跡しなければならない。現世代のベクターは，悪性細胞のクローンを排除するために，ベクター内に自己不活性化または"自殺"遺伝子のカセットを組み込むことで，こうした変異原性作用を防ぐように設計されている。現在でも，運よくHLAが一致するドナーが得られるSCIDの小児に対しては，骨髄幹細胞移植が第一選択の治療である。そのようなドナーが得られない患者の場合は，遺伝子治療によって遺伝的欠損を修復した造血幹・前駆細胞の自家移植が行われ，代替治療として生命を救うことができるが，リスクがないというわけではない。

脊髄性筋萎縮症

脊髄性筋萎縮症（SMA）はSMNタンパク質が欠失する単一遺伝子疾患である。静脈注射でAAV9を用いた遺伝子導入が行われると，血液脳関門を通過し，マウスや非ヒト霊長類の脊髄の運動ニューロンを含む中枢神経系の標的細胞を効率的に形質転換できることが発見され，遺伝子補充療法の優れた候補となった。このことは，神経疾患は遺伝子治療の候補にはならないといった仮説に変化をもたらすことになった。自己相補型AAV9（self-complementary AAV9：scAAV9）ベクターの開発によって，前臨床実験における遺伝子転写の効率と速度がさらに向上した。SMA に対する遺伝子治療の最初の臨床試験には，低用量で3人，高用量で12人の乳児15人が参加した。15人全員が20カ月まで生存し，呼吸補助を必要としなかった。11人の患者が支えなしで座れるようになり，2人の患者が自立歩行が可能になった。これらのデータに加えて，第Ⅱ/Ⅲ相試験のデータにもとづき，2019年に FDA により承認が得られた。この方法の主な利点は，1回の投与でSMN タンパク質が全身性に発現することである。ただし，ヒト SMN を発現する AAV ベクターを高用量静脈内投与した霊長類と子ブタにおいて急性肝毒性および感覚ニューロン毒性が報告されているため，安全性と忍容性は厳密にモニタリングする必要がある。そのため，ヒトへの投与においては肝毒性を最小限に抑えるためにプレドニゾロンの併用が必要となる。もう1つの考慮すべき点は，SMA 患者における既存の抗 AAV9 抗体の存在によって，忍容性と有効性が影響を受ける可能性があるということである。

RPE65 関連網膜ジストロフィー

Leber 先天黒内障（Leber congenital amaurosis：LCA）は常染色体潜性遺伝疾患で，乳児期早期における眼振と重篤な視力障害，および20～30歳代で完全な失明に至る異質性の高い疾患群である。*RPE65*-LCA としても知られる LCA2 は，網膜色素上皮（retinal pigment epithelium：RPE）のレチノイドイソメロヒドロラーゼをコードする *RPE65* 遺伝子の病的バリアントが原因で，錐体杆体ジストロフィーを引き起こす。遺伝子治療薬は，免疫寛容である眼の網膜下に直接注射される。研究の大半は片方の眼で行われ，もう片方の眼は対照として扱われた。ボレチゲン ネパルボベク（voretigene neparvovec）はAAV2 ベクターに *RPE65* cDNA を組み込んだ遺伝子治療で，*RPE65* 関連網膜ジストロフィーに対して2017年に FDA から承認された。治療後の患者を4年間追跡した結果，持続的な効果が認められており，他のいくつかのタイプの LCA に対して追加の臨床試験が現在進行中である。

血友病 B

血友病 B は *F9* 遺伝子の病的バリアントにより血液凝固第Ⅸ因子の欠損や機能障害を生じる X 連鎖疾患である

（症例 21 ）。臨床的には軟部組織，筋肉，荷重のかかる関節での出血が特徴で，出血は外傷の数時間から数日後に起きる。第Ⅸ因子活性が正常の1％未満の重症例では，頻繁な出血により関節の深刻な障害や早期死亡をきたす。週に数回行う濃縮第Ⅸ因子製剤の静脈内投与による予防的治療（ただし治癒とはいえない）は高価で，阻害型抗体の産生につながる。

2011年に，血友病 B に対する初めての遺伝子治療の成功例が報告された。この治療では，6人の血友病 B 患者に対して，第Ⅸ因子が本来産生される肝細胞に親和性をもつ AAV8 ベクターが用いられた。AAV8-*F9* ベクターの単回投与により，4人の患者は第Ⅸ因子の予防的投与が不要となり，残りの2人も投与間隔を延長することが可能になった。ベクターの最高用量の投与を受けた2人の患者では一過性に無症状の肝酵素上昇を認め，これはステロイド治療によって解消したが，その後の試験において免疫系の関与する副作用が懸念として残ることを示唆した。残念なことに，AAV ベクターには第Ⅷ因子の遺伝子を組み込むことができないため，血友病 A の患者に対しては他のベクターの開発が必要となる。AAV ベクターに組み込むことができる遺伝子のサイズに制限がある問題を別とすれば，肝細胞を標的とした AAV ベクターによる遺伝子治療は，肝臓でのタンパク質産生を治療目標とするあらゆる遺伝性疾患に適用できるであろう。

遺伝子治療の将来

長きにわたって期待され，理論的にも有望な技術である遺伝子治療の安全性と効果を評価するために，今日までに世界中で5,000以上の遺伝子治療の臨床試験（その大半はがんに対するものである）が実施されてきた。これらのうちの775程度が単一遺伝子疾患に対するものである。まだ患者数も少なく疾患も限られたものだとはいえ，これまでに得られた遺伝子治療の胸躍るような成果は，この計り知れない努力を支えている楽観的な見方の正しさを証明するものである。適応の範囲はまだ不明だが，今後数十年のうちに単一遺伝子疾患と遺伝的に複雑な疾患の両方に対する遺伝子治療は，一般的な疾患も稀な疾患も含めて，多くの疾患の治療に貢献するようになると期待される。

14.6 精密医療：メンデル遺伝病の治療の現在と将来

単一遺伝子疾患の治療は，他の領域の治療と同様に，個々の患者に合わせた**精密医療**（precision medicine）の理念を体現している。個々の患者の特定の配列に関する情報は，この章で述べた多くの標的治療の根幹をなすものである。メンデル遺伝病の患者に対する遺伝子治療の成功は，個々の患者の責任遺伝子の同定と，標的組織に治療用の遺伝子を到達させるベクターの設計にかかっている。同様に，遺伝子編集にもとづく方法も，修正すべき特定バリアントの情報が必要である。

さらに精密医療においては，アレルおよび mRNA やタンパク質産生へのその影響についての理解を深めていく必要がある。多くの場合ではバリアントについての詳細な情報にもとづいて，遺伝子発現を促進あるいは抑制する調節配列にどのような薬物を結合させるかが決まる。あるいは，早期終止コドンを含むエクソンをスキップさせるアレル特異的オリゴヌクレオチドの配列や，顕性（優性）阻害アレルを抑制する siRNA の配列もまた，バリアントによって決まる。変異タンパク質を折りたたみ異常やプロテオソーム分解から救済するシャペロンとして働いたり，変異タンパク質の活性を調節したりするといった小分子の一覧が，次第に手に入りつつある。

遺伝子レベルでの治療は創造的なだけでなく，さらに正確なものとなってきている。多くの患者が長期にわたってより良い生活をおくることのできる未来が待っている。

（訳：荒川玲子，翻訳協力：高野 梢）

一般文献

Valle D, Beaudet AL, Vogelstein B, et al, editors: *The online metabolic and molecular bases of inherited disease*, 2019.

Vernon HJ, Manoli I: Milestones in treatments for inborn errors of metabolism: reflections on where chemistry and medicine meet. *Am J Med Genet A*, 185:3350-3358, 2021.

専門領域の文献

Arora N, Daley GQ: Pluripotent stem cells in research and treatment of hemoglobinopathies. *Cold Spring Harb Perspect Med*, 2:a011841, 2012.

Bélanger-Quintana A, Burlina A, Harding CO, et al: Up to date knowledge on different treatment strategies for phenylketonuria. *Mol Genet Metab*, 104:S19-S25, 2011.

Biffi A, Montini E, Lorioli L, et al: Lentiviral hematopoietic stem cell gene therapy benefits metachromatic leukodystrophy. *Science*, 341:1233158, 2013.

Birnkrant DJ, Bushby K, Bann CM, et al: Diagnosis and management of Duchenne muscular dystrophy, part 1: Diagnosis, and neuromuscular, rehabilitation, endocrine, and gastrointestinal and nutritional management. *Lancet Neurol*, 17:251-267, 2018.

Birnkrant DJ, Bushby K, Bann CM, et al: Diagnosis and management of Duchenne muscular dystrophy, part 2: Respiratory, cardiac, bone health, and orthopaedic management. *Lancet Neurol*, 17:347-361, 2018.

Birnkrant DJ, Bushby K, Bann CM, et al: Diagnosis and management of Duchenne muscular dystrophy, part 3: Primary care, emergency management, psychosocial care, and transitions of care across the lifespan. *Lancet Neurol*, 17:445-455, 2018.

Cathomen T, Ehl S: Translating the genomic revolution - targeted genome editing in primates. *N Engl J Med*, 370:2342-2345, 2014.

Coelho T, Adams D, Silva A, et al: Safety and efficacy of RNAi therapy for transthyretin amyloidosis. *N Engl J Med*, 369:818-829, 2013.

Daley GQ: The promise and perils of stem cell therapeutics. *Cell Stem Cell*, 10:740-749, 2012.

Desnick RJ, Schuchman EH: Enzyme replacement therapy for lysosomal diseases: Lessons from 20 years of experience and remaining challenges. *Annu Rev Genomics Hum Genet*, 13:307-335, 2012.

de Souza N: Primer: Genome editing with engineered nucleases. *Nat Methods*, 9:27, 2012.

Dong A, Rivella S, Breda L: Gene therapy for hemoglobinopathies: Progress and challenges. *Transl Res*, 161:293-306, 2013.

Duan D, Goemans N, Takeda S, et al: Duchenne muscular dystrophy. *Nat Rev Dis Primers*, 7:13, 2021.

Gaspar HB, Qasim W, Davies EG, et al: How I treat severe combined immunodeficiency. *Blood*, 122:3749-3758, 2013.

Gaziev J, Lucarelli G: Hematopoietic stem cell transplantation for thalassemia. *Curr Stem Cell Res Ther*, 6:162-169, 2011.

Goemans NM, Tulinius M, van den Akker JT: Systemic administration of PRO051 in Duchenne's muscular dystrophy. *N Engl J Med*, 364: 1513-1522, 2011.

Groenink M, den Hartog AW, Franken R, et al: Losartan reduces aortic dilatation rate in adults with Marfan syndrome: A randomized controlled trial. *Eur Heart J*, 34:3491-3500, 2013.

Hanna JH, Saha K, Jaenisch R: Pluripotency and cellular reprogramming: facts, hypotheses, unresolved issues. *Cell*, 143:508-525, 2010.

Hanrahan JW, Sampson HM, Thomas DY: Novel pharmacological strategies to treat cystic fibrosis. *Trends Pharmacol Sci*, 34:119-125, 2013.

High KA: Gene therapy in clinical medicine. In Longo D, Fauci A, Kasper D, editors: *Harrison's principles of internal medicine*, ed 19. New York, 2015, McGraw-Hill.

Huang R, Southall N, Wang Y, et al: The NCGC Pharmaceutical Collection: A comprehensive resource of clinically approved drugs enabling repurposing and chemical genomics. *Sci Transl Med*, 3:80ps16, 2011.

Iftikhar M, Frey J, Shohan MJ, et al: Current and emerging therapies for Duchenne muscular dystrophy and spinal muscular atrophy. *Pharmacol Ther*, 220:107719, 2021.

Jarmin S, Kymalainen H, Popplewell L, et al: New developments in the use of gene therapy to treat Duchenne muscular dystrophy. *Expert Opin Biol Ther*, 14:209-230, 2014.

Johnson SM, Connelly S, Fearns C, et al: The transthyretin amyloidoses: from delineating the molecular mechanism of aggregation linked to pathology to a regulatory agency approved drug. *J*

Mol Biol, 421:185-203, 2012.

Kim J, Hu C, El Achkar MC, et al: Patient-customized oligonucleotide therapy for a rare genetic disease. *N Engl J Med*, 381:1644-1652, 2019.

Li M, Suzuki K, Kim NY, et al: A cut above the rest: Targeted genome editing technologies in human pluripotent stem cells. *J Biol Chem*, 289:4594-4599, 2014.

Mallack EJ, Turk B, Yan H, et al: The landscape of hematopoietic stem cell transplant and gene therapy for X-linked adrenoleukodystrophy. *Curr Treat Options Neurol*, 21:61, 2019.

Mukherjee S, Thrasher AJ: Gene therapy for primary immunodeficiency disorders: Progress, pitfalls and prospects. *Gene*, 525:174-181, 2013.

Nathwani AC, Tuddenham EGD, Rangarajan S: Adenovirus-associated virus vector-mediated gene transfer in hemophilia B. *N Engl J Med*, 365:2357-2365, 2011.

Nicolau S, Waldrop MA, Connolly AM, et al: Spinal muscular atrophy. *Semin Pediatr Neurol*, 37:100878, 2021.

Okam MM, Ebert BL: Novel approaches to the treatment of sickle cell disease: the potential of histone deacetylase inhibitors. *Expert Rev Hematol*, 5:303-311, 2012.

Otsuru S, Gordon PL, Shimono K, et al: Transplanted bone marrow mononuclear cells and MSCs impart clinical benefit to children with osteogenesis imperfecta through different mechanisms. *Blood*, 120: 1933-1941, 2012.

Peltz SW, Morsy M, Welch EW, et al: Ataluren as an agent for therapeutic nonsense suppression. *Annu Rev Med*, 64:407-425, 2013.

Perrine SP, Pace BS, Faller DV: Targeted fetal hemoglobin induction for treatment of beta hemoglobinopathies. *Hematol Oncol Clin North Am*, 28:233-248, 2014.

Pillai NR, Stroup BM, Poliner A, et al: Liver transplantation in propionic and methylmalonic acidemia: A single center study with literature review. *Mol Genet Metab*, 128:431-443, 2019.

Prasad VK, Kurtzberg J: Cord blood and bone marrow transplantation in inherited metabolic diseases: Scientific basis, current status and future directions. *Br J Haematol*, 148:356-372, 2009.

Pritchard AB, Izumi K, Payan-Walters I, et al: Inborn error of metabolism patients after liver transplantation: Outcomes of 35 patients over 27 years in one pediatric quaternary hospital. *Am J Med Genet A*, 188:1443-1447, 2022.

Ramdas S, Servais L: New treatments in spinal muscular atrophy: An overview of currently available data. *Expert Opin Pharmacother*, 21:307-315, 2020.

Ramsey BW, Davies J, McElvaney NG, et al: A CFTR potentiator in patients with cystic fibrosis and the G551D mutation. *N Engl J Med*, 365:1663-1672, 2011.

Robinton DA, Daley GQ: The promise of induced pluripotent stem cells in research and therapy. *Nature*, 481:295-305, 2012.

Salmaninejad A, Abarghan YJ, Qomi SB, et al: Common therapeutic advances for Duchenne muscular dystrophy (DMD). *Int J Neurosci*, 131:370-389, 2021.

Sander JD, Joung JK: CRISPR-Cas systems for editing, regulating and targeting genomes. *Nat Biotechnol*, 32:347-355, 2014.

Schorling DC, Pechmann A, Kirschner J: Advances in treatment of spinal muscular atrophy - new phenotypes, new challenges, new implications for care. *J Neuromuscul Dis*, 7:1-13, 2020.

Sheikh O, Yokota T: Developing DMD therapeutics: A review of the effectiveness of small molecules, stop-codon readthrough, dystrophin gene replacement, and exon-skipping therapies. *Expert Opin Investig Drugs*, 30:167-176, 2021.

Sosicka P, Ng BG, Freeze HH: Chemical therapies for congenital disorders of glycosylation. *ACS Chem Biol*, 17:2962-2971, 2022.

Southwell AL, Skotte NH, Bennett CF, et al: Antisense oligonucleotide therapeutics for inherited neurodegenerative diseases. *Trends Mol Med*, 18:634-643, 2012.

Tebas P, Stein D, Tang WW, et al: Gene editing of CCR5 in autologous CD4 T cells of persons infected with HIV. *N Engl J Med*, 370:901-910, 2014.

van Ommen G-JB, Aartsma-Rus A: Advances in therapeutic RNA-targeting. *N Biotechnol*, 30:299-301, 2013.

Verhaart IEC, Aarsma-Rus A: Therapeutic developments for Duchenne muscular dystrophy. *Nat Rev Neurol*, 15:373-386, 2019.

Verma IM: Medicine. Gene therapy that works. *Science*, 341:853-855, 2013.

Xu J, Peng C, Sankaran VG, et al: Correction of sickle cell disease in adult mice by interference with fetal hemoglobin silencing. *Science*, 334:993-996, 2011.

役に立つウェブサイト

世界中で公的および私的な支援を受けて実施されている，ヒトに対する臨床試験の登録と結果についてのデータベース：https://clinicaltrials.gov/

世界中の遺伝子治療に対する臨床試験のデータベース：https://onlinelibrary.wiley.com/doi/epdf/10.1002/jgm.3721

問題

1 X連鎖の慢性肉芽腫性疾患 (chronic granulomatous disease：CGD) は，宿主防御機構の異常により，小児期早期に重症かつ反復性で時に致死的となる化膿性感染症の罹患を特徴とする。X連鎖CGD座位は，食細胞でスーパーオキシドを産生するオキシダーゼの構成要素であるシトクロムbの重鎖をコードしている。インターフェロンγ (interferon-γ：IFN-γ) が正常食細胞のオキシダーゼ活性を増強することが知られているので，オキシダーゼ活性が増加するかどうかをみる目的で，X連鎖CGDの罹患男児にIFN-γが投与された。重症度の低い一部の患者の食細胞では，（重症患者とは異なり）程度は低いが検出可能なオキシダーゼ活性のバーストが治療前に認められたことから，このような重症度の低い患者にみられる活性の増大は変異座位からのシトクロムb産生の増大によることが示唆された。このような重症度の低い例では，IFN-γ投与により，シトクロムbの量，スーパーオキシドの産生，顆粒球による黄色ブドウ球菌 (*Staphylococcus aureus*) 殺傷効果の増加が認められた。IFN-γの効果は，シトクロムb重鎖量の明らかな増加と関連していた。おそらく，このような患者のシトクロムbポリペプチドは部分的に活性を有しており，発現量の増大によって生理学的異常が改善したのだろう。X連鎖CGDで，一部の患

（つづく）

者の食細胞は in vitro で IFN-γに反応するが，他の患者では反応しないことについて，その遺伝学的な違いを説明せよ。

2 ADA 欠損症に対するポリエチレングリコール-アデノシンデアミナーゼ（PEG-ADA）に代表されるような，細胞外補充療法の対象となりうるタンパク質のタイプの条件（制約）をいくつか示せ。この治療法がフェニルアラニン水酸化酵素欠損症に対しては不適当なのはなぜか？ もし Tay-Sachs 病で肝臓病変のみが生じるのであれば，この方法で治療効果を得ることができるか？ もしできないとすれば，それはなぜか？ Lesch-Nyhan 病はこの治療法の対象となるか？

3 3 歳の女児 Rhonda は家族性高コレステロール血症で，彼女の低密度リポタンパク質（low-density lipoprotein：LDL）受容体遺伝子の両方のアレルの 5′末端側ではプロモーターと最初の 2 つのエクソンが欠失している（Rhonda の両親はまたいとこである）。あなたは両親に，Rhonda は長年にわたって 1〜2 週ごとに血漿交換療法を受ける必要があると説明している。しかし病院で Rhonda の両親は，同じ家族性高コレステロール血症に罹患する 5 歳の男児をもつ家族に会う。その男児は薬物治療で効果が得られている。Rhonda の両親は，なぜ Rhonda にもこの男児と同じ薬物治療が提案されなかったのか知りたがっている。説明せよ。

4 大量のピリドキシン（ビタミン B_6）投与に反応しないホモシスチン尿症の患者は，どのような種類のバリアントをもつと考えられるか？ Tom はピリドキシン治療に完全に反応し，一方で彼のいとこの Allan は同じ量のピリドキシン投与を受けながら，血漿ホモシステインが部分的にしか低下しないことについて，あなたはどのように説明するか？

5 あなたはフェニルアラニン水酸化酵素（phenylalanine hydroxylase：PAH）の遺伝子をクローニングし，それを最終的には PKU の患者に導入したいと考えている。その方法としては，まず患者の細胞を培養し，機能をもつ遺伝子をその細胞に導入した後に患者に戻そうというものである。
 a. 遺伝子導入実験で機能をもつ PAH タンパク質を得るためには，どのような DNA 構成要素が必要か？
 b. この酵素を発現させるためにどの組織を選ぶか？ その理由は？ この選択によって（a）の遺伝子構成をどのように変化させるべきか？
 c. あなたは作製した遺伝子を，患者の皮膚生検試料を培養し

て得た線維芽細胞に導入した。ノーザン（RNA）ブロット法では，量もサイズも正常なメッセンジャー RNA（mRNA）が存在することを確認できた。しかし，細胞では PAH タンパク質を検出できない。この原因として，導入遺伝子にどのような問題があると考えられるか？
 d. あなたは（c）で明らかになった問題をすべて解決した。新しく作製した遺伝子を培養細胞に導入すると，今回はその細胞には PAH タンパク質が大量に存在することがわかったので，細胞を回収し，酵素活性を測定すると（酵素が活性を発揮するのに必要な要素がすべて存在するとする），細胞の酵素活性も正常であることが確認できた。しかし，^3H で標識したフェニルアラニンを培養細胞に加えてみても，^3H 標識チロシンは産生されなかった（一方，培養肝細胞では同様の状況で大量の ^3H 標識チロシンが産生された）。^3H 標識チロシンが産生されなかった原因として，最も考えられる理由はなにか？ この結果は，あなたが患者に施そうとしている遺伝子治療にどんな影響を与えるか？
 e. あなたは，PAH 欠損症患者の肝細胞の大部分に，あなたが作製した機能遺伝子を直接導入する方法を開発した。予想しなかったことだが，治療前に肝細胞で非活性型 PAH ホモ二量体をかなりの量有する患者では，治療前に PAH タンパク質をまったく検出できなかった患者に比べて，治療後の PAH 活性がずっと低いことがわかった。あなたはこの結果をどのように説明するか？ また，この問題をどのように克服するか？

6 ある患者のもつバリアントでは，常染色体遺伝子の両アレルともタンパク質産生量は低下しているが，産生されたタンパク質は機能を残存している。このような状況で，あなたはどのような治療戦略を考えるか？

7 ナンセンスコドンのスキッピングを促進する小分子の効果を評価するための，第Ⅲ相試験が計画されている。この薬物は以前の試験で，*CFTR* ナンセンスバリアントを少なくとも 1 つ有する囊胞性線維症（CF）の患者に対し，中等度だが有意な臨床効果を示していた。2 人の CF 患者がおり，それぞれが 1 アレルに *CFTR* 遺伝子のナンセンスバリアントを 1 つ有しているが，読み枠内でのバリアントの位置は互いに異なる。1 人の患者は薬物に反応するが，他方は反応しない。予想されるタンパク質の読み枠におけるナンセンスバリアントの位置が，どのようにしてこの異なる反応の原因となりうるか考察せよ。

第15章

発生遺伝学と先天異常

Anthony Wynshaw-Boris • Ophir Klein

　子宮内でのヒトの正常発生のメカニズムと経路など，**発生遺伝学**（developmental genetics）の原理や概念に関する知見は，**先天異常**（birth defect）を有する患者を診断する合理的なアプローチを身につけようとする臨床医にとっての基礎となるものである。臨床医が正確に先天異常を診断できるようになれば，罹患児の両親や血縁者に，予後についての予測，望ましい治療・ケアの選択肢，正確な**再発率**を示すことができるようになる。この章では，先天異常にかかわる医学分野について総説し，いくつかの具体的なメカニズムや経路を例示しながら胚発生の基本的メカニズムについて概説する。さらに，これらの発生過程の異常によって生じる先天異常の例について提示する。最後に，発生生物学の正しい理解が，出生前診断（第18章参照）や再生医療における幹細胞治療の理解にいかに重要であるかを示す。

15.1　医学における発生生物学

先天異常が公衆衛生に与える影響

　先天異常が医学に与える影響は非常に大きい。近年の統計結果（2019年）では，米国の乳児の死亡率は1,000出生あたり5.6であり，そのうち20％以上は先天異常によるものであった〔先天異常とは，出生時に認められる器官やその他の構造の発生異常——多くの場合において**形態異常**あるいは**奇形**（anomaly）と呼ばれる——のことである〕。乳児のさらに20％の死亡原因は，未熟性に関与するものと考えられている。これは，母体-胎児の発生環境の維持障害であるといえる。したがってほぼ半数の乳児の死亡は，正常発生の障害が原因ということになる。さらに先天異常は死亡の原因のみならず，長期にわたる病的状態，

知的障害，その他の罹患者の生活を制限する機能不全を引き起こす主要な要因になる。

　発生段階の異常は確実に，公衆衛生にも大きな影響を与えている[*訳注]。遺伝カウンセリングおよび妊娠を継続するか中断するかの選択肢となる出生前診断は，重篤な先天異常を有する子どもをもつリスクのある人が，健康な子どもをもつ機会を増やす一助となるため，重要である（第18章参照）。しかし，医師や医療関係者には必ず留意しなくてはいけないことがある。それは，公衆衛生的観点から疾患を減少させるという目標を，個人が自発的に妊娠を中断することによって異常をもつ子の出生を避けることのみで達成しようとしてはならないことである。先天異常を最初から予防することも可能である。例えば，妊婦への葉酸摂取の推奨（これによって神経管閉鎖不全の頻度を有意に低下させている）や，催奇形性があることから妊娠中はアルコールを摂取しないことを推奨する公衆衛生啓発（キャンペーン）は，出生前診断と選択的中絶にもとづかずに先天異常を予防する公衆衛生学的なアプローチの成功例である。将来的には，先天異常にかかわる発生のメカニズムや経路のさらなる理解が，先天異常による病的状態や死亡率を改善する治療につながることが期待される。

異常形態学と先天異常の発生のメカニズム

　異常形態学（dysmorphology）とは，新生児の体のある部位，あるいは複数の部位の形態を変化させる先天異常についての研究分野である。研究者は，遺伝要因（異常のある遺伝子など）および非遺伝要因（すなわち環境要因）

＊訳注　以下に示す公衆衛生の観点から先天異常を減らすという記載は，日本の文化，倫理観では議論があるかもしれない。

の両方の先天異常への関与，さらに保存された一般的な発生経路にそれらの遺伝要因がどうかかわっているかを解明しようとしている。先天異常のある子どもの診療にあたる臨床遺伝専門医（medical geneticist）の目標には，以下のことがあげられる。

- 先天異常のある子どもの診断を行うこと
- さらなる診断的評価について提案すること
- 予想される転帰の範囲について予後の情報を提供すること
- 出現の可能性のある合併症の治療・ケアの方針を提供すること
- 家族に先天異常の原因についての情報を提供すること
- 両親や血縁者に再発率を提供すること

臨床医はこのように広範な必要とされる目的を達成するために，患者のデータ，家族歴，臨床研究や基礎研究の科学論文情報を得て，それらを統合して理解しなければならない。臨床遺伝専門医は，小児外科，神経科，リハビリテーション医学の専門家や，重篤な先天異常を有する子どもの継続的なケアにかかわるその他の医療の専門家と，密接に連携を行う。

奇形，変形，破壊

臨床遺伝専門医は，先天異常を主に3つのカテゴリーに分類している。すなわち，**奇形**（malformation，狭義の奇形），**変形**（deformation），**破壊**（disruption）である。四肢が関与している3つの先天異常を例にして，この3つのカテゴリーの相違点を述べる。

奇形（狭義の奇形）は，発生にかかわる遺伝的プログラムの1つ以上に内因的な異常があることで生じる。例として，**Greig頭蓋多合指趾症**（Greig cephalopolysyndactyly）にみられる多指がある（図15.1）。本症候群は，この章の後半でさらに述べるが，転写因子であるGLI3の遺伝子の機能喪失型バリアントが原因である。GLI3は転写因子やシグナル伝達分子の複雑なネットワークの構成要素の1つであり，このネットワークの分子の相互作用によって，ヒトの上肢芽の遠位端が5本の指をもつ手に発生する。奇形は，一連の発生段階や発生プログラムを制御する遺伝子の内因的な異常によるものである。また，その発生プログラムは，胚や胎児の異なる部位または異なる発生段階で1回以上使われることが多いので，奇形は体の一部位のみではなく複数の部位にみられることが多い。

変形は，奇形とは異なり，発生過程の胎児に物理的に作用する外的要因が原因である。変形は，特に妊娠第2三半期に，胎児が羊膜嚢や子宮内で圧迫を受ける際によく認められる。例えば，先天性の**関節拘縮**（arthrogryposis）として知られる四肢の関節の拘縮は，発生中の頭蓋の変形も伴い，双胎や品胎による胎児の圧迫や羊水の持続的流出によって生じることがある（図15.2）。関節拘縮症にはさまざまな原因があり，そのなかには病的バリアントにより生じ，本質的には奇形にあたるものもある。多くの変形は出生時に明らかで，自然に消失するか，外的な固定装具によって変形を元に戻す処置を行うことで治療可能である。

先天異常の3つ目のカテゴリーである破壊は，正常胎児組織の不可逆な破壊が原因である。破壊は変形よりも治療が困難である。なぜなら，正常組織が実際に失われてい

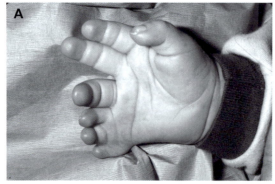
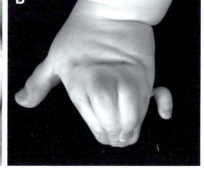

図15.1　多指症と合指症にみられる奇形　(**A**) 挿入型多指症。この患者は，手の中央列に挿入された指と軸後性の過剰指による7本の指をもつ。この奇形は，典型的には第3指および第4指の中手骨の癒合を合併する。挿入型多指症は，Pallister-Hall症候群でよく認められる。(**B**) 第2指から第5指の重度の皮膚性合指を伴う軸後性多指症。このタイプの奇形は，Greig頭蓋多合指趾症候群に認められる。（画像はDr. Leslie Biesecker, Bethesda, Marylandの厚意による）

15.1 医学における発生生物学　379

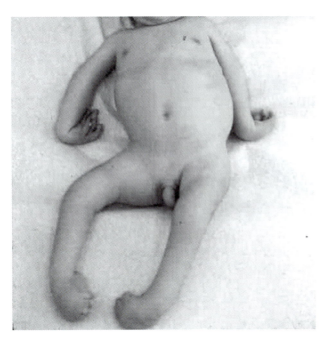

図15.2　変形　筋形成不全症（amyoplasia）に認められる先天性関節拘縮。羊水過少合併妊娠による重度の胎児の圧迫により筋肉の発生障害が起き，対称的な関節拘縮が多発的にみられる。知能は一般的に正常。整形外科的リハビリテーションは効果がある場合が多い。（画像は Dr. Judith Hall, University of British Columbia, Vancouver, Canada の厚意による）

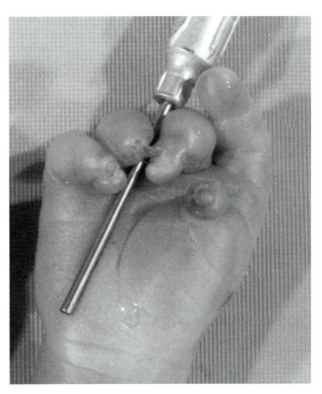

図15.3　羊膜索による四肢発生の破壊　この26週の胎児は，わずかな痕跡を残すのみでほぼ完全に母指の欠損を示す。第3指の中節骨および第5指の末節骨に絞扼輪を認める。第4指は末端が切断されており，残った指の先端に羊膜の小さな断端が付着している。（画像は Dr. Mason Barr, Jr., University of Michigan, Ann Arbor, Michigan の厚意による）

るからである。破壊は，血管障害，外傷，催奇形因子によって引き起こされる可能性がある。例としては，**羊膜破綻**（amnion rupture）＊訳注である。これは羊膜組織の絞扼による胎児四肢の部分欠損である。羊膜の破壊は，絞輪を伴う部分的で不規則な指の切断によって臨床的に確認されることが多い（図15.3）。

　奇形（狭義），変形，破壊の病態生理学的な概念の理解は，先天異常の認識，診断，治療にあたって臨床的に有用な指針となる。しかし，時にこれらの3つは重なって生じる。例えば，血管の奇形は離れた組織の破壊を引き起こすし，泌尿生殖器の奇形は羊水過少を引き起こすことで胎児の変形を引き起こす。そのため，ある人にみられる先天異常は，全体としては奇形（狭義），変形，破壊の組み合わせによって生じたといえる。

奇形を引き起こす遺伝（遺伝子，ゲノム）要因と環境要因

　奇形は多様な原因によって生じる（図15.4）。染色体不均衡がその約25%を占める。そのうち21番，18番，13番染色体の常染色体トリソミー（第6章参照）の頻度が高い。ゲノム規模での網羅的な**比較ゲノムハイブリダイゼーション**（comparative genomic hybridization：CGH，別名アレイCGH；第5章参照）の臨床への応用によって，顕微鏡では観察できない微細な欠失や重複，いわゆるコピー数バリアント（copy number variant：CNV）が，先天異常のある人の10%程度に *de novo*（新生）で生じていることが明らかになった。また20%は単一遺伝子のバリアントが原因であり，全エクソームシークエンシングや全ゲノムシークエンシングにより急速に明らかとなっている。**軟骨無形成症**（achondroplasia）や**Waardenburg症候群**（Waardenburg syndrome）などのいくつかの奇形は，常染色体顕性遺伝形式で受け継がれる。しかし，先天異常のヘテロ接合体の多くは新生変異が原因であり，遺伝的には次世代にその変異アレルを伝えることができないほど重篤である。そのため，家系内では孤発例となる場合が多い（第7章参照）。他の先天異常症候群は，常染色体あ

＊訳注　一般的に羊膜破綻シークエンス（amnion rupture sequence）と呼ばれる。

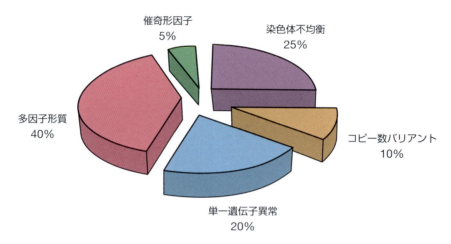

図15.4　先天異常に占める単一遺伝子異常，染色体異常，コピー数バリアント，多因子形質，催奇形因子の割合

るいはX連鎖の潜性遺伝形式で受け継がれる。例えば，常染色体潜性遺伝疾患の**Smith-Lemli-Opitz症候群**（Smith-Lemli-Opitz syndrome）や，X連鎖潜性遺伝疾患の**Lowe症候群**（Lowe syndrome）がある。

　また主な先天異常のおよそ40％の原因は同定されていないが，罹患児の家系では集団頻度にもとづく予測よりも高い頻度で再発することから，すなわち多因子疾患であると考えられている（第9章参照）。このカテゴリーに分類される疾患には，**口唇口蓋裂**（cleft lip with cleft palate），**口唇裂**（cleft lip without cleft palate），**先天性心疾患**（congenital heart defect）など，よく知られた先天異常がある。

　先天異常の残りの5％は，薬物，感染，アルコール，化学物質，放射線などの環境要因への曝露，あるいは管理不良な母体糖尿病や母性フェニルケトン尿症（第13章参照）などの代謝障害が原因であると考えられる。このような要因は**催奇形因子**〔teratogen；このteratogenは，ギリシャ語の怪物（モンスター）と，原因を意味する-genに由来する〕と呼ばれる。なぜなら，これらの因子により先天異常が引き起こされる可能性があると考えられているからである（この章の後半で述べる）。

多面発現：症候群とシークエンス

　単一の原因によって，子宮内発生の異なる時期に形成される複数の構造に異常が引き起こされる場合や，胚の異なる部位の複数の器官系に異常が引き起こされる場合，この現象のことを**多面発現**（pleiotropy）という。このような多面発現奇形の原因としては，遺伝子の変異や催奇形因子が考えられる。多面発現を示す先天異常には，原因によってその奇形が生じるメカニズムが2つある。ある原因が同時に並行して複数の異常を引き起こす場合には，その複数の異常をまとめて**症候群**（syndrome）と呼ぶ。しかし，変異遺伝子や催奇形因子が，ある時期にある1つの器官系のみに障害を与え，その器官系の異常が二次的にさまざまな多面発現を示す異常を引き起こす場合がある。このような奇形を**シークエンス**（sequence）と呼ぶ。

多面発現症候群（pleiotropic syndrome）　常染色体顕性遺伝の**BOR症候群**（branchio-oto-renal dysplasia syndrome）は，多面発現を示す症候群の例である。耳や頸部の構造発生が障害された鰓弓奇形を有する患者は，腎臓の奇形を有する可能性が高いことが，かなり以前から認識されていた。例えばBOR症候群は，蝸牛と外耳の発生異常，頸部の嚢胞や瘻孔，腎異形成，腎尿細管・集合管の奇形を特徴とする。このような現象がみられるメカニズムは，哺乳類では保存された一連の遺伝子やタンパク質のセットが，耳と腎臓の両方の形成に関与するためである。この症候群は，耳と腎臓の両方の発生において機能を担う転写調節因子をコードする遺伝子である*EYA1*，*SIX1*，*SIX5*のいずれかの病的バリアントが原因である。同様に，転写コアクチベーターの機能喪失が原因である**Rubinstein-Taybi症候群**（Rubenstein-Taybi syndrome）では，多くの遺伝子の転写が異常を示す。なぜなら，この転写コアクチベーターは正常な遺伝子発現に必要な転写複合体の構成要素だからである（図15.5）。

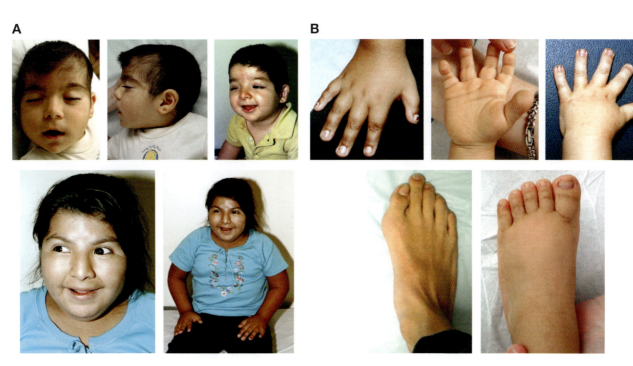

図15.5 Rubinstein-Taybi症候群の身体的特徴 発達遅延，特徴的な顔貌（distinctive facial appearance），幅広い母指（趾），大きな足指，先天性心疾患を有する，非常に多様性があり多面発現を呈する症候群。本症候群は，非常に近縁であるが異なる2つの転写コアクチベーター遺伝子の CBP と EP300 のどちらかの機能喪失型バリアントによって生じる。(**A**) 特徴的な顔貌，(**B**) 手および足。(Jones KL, Jones MC, del Campo M: *Smith's recognizable patterns of human malformation*, ed 7. Philadelphia, 2013, WB Saunders より許可を得て転載)

シークエンス（sequence） 一方，シークエンスの例としては，**Robin シークエンス**（Robin sequence）と呼ばれるU字型の口蓋裂と小さい下顎を特徴とする疾患があげられる（図15.6）。このシークエンスは，胎生9週前に下顎の成長が制限されることで，舌が正常よりも後方に位置するようになることが原因である。この状態だと，口蓋棚の正常な閉鎖が阻害され，口蓋裂が引き起こされる。Robin シークエンスは，原因の特定できない孤発例のこともあれば，下顎の発生過程で子宮内の双胎が互いにぶつかることも原因となることがある。この Robin シークエンスの表現型は，**Stickler 症候群**（Stickler syndrome）として知られる疾患のいくつかの特徴のうちの1つを示しているともいえる。Stickler 症候群はコラーゲンのサブユニットをコードする6つの遺伝子のいずれかにおける病的バリアントが原因であり，異常に小さい下顎のほかに，身長，関節，眼などにも異常を示すことが特徴である。Stickler 症候群にみられる Robin シークエンスは，シークエンスの代表例であると考えられる。コラーゲン遺伝子の異常自体は，口蓋が閉鎖しないことの原因とは考えにくいからである。むしろ，顎の成長障害の二次的な効果として，口蓋裂が引き起こされる。その原因がなんであれ，Robin シークエンスの口蓋裂は，予後や子や家族への影響が異なる他の口蓋裂とは区別することが重要である。異常形態学や発生遺伝学の原理についての知識は，各疾患を適切に診断し，原因が異なると予後も異なることを理解するうえで必須である。

15.2 発生生物学入門

先の節で簡単に紹介した例は，遺伝医学の臨床的な実践は**発生生物学**（developmental biology）という基礎科学の基盤の上に成り立っていることを示していた。よって臨床医は，発生生物学の基礎原理の知見を利用でき，遺伝子や分子経路の機能異常がどのように発生および最終的には患者へ影響を与えるかを熟知していなければならない。

発生生物学は，要約するなら「1つの細胞がどのように成熟した生物になるのか？」という質問に答えるための学問だといえる。ヒトでは，すべての受精卵が同じ発生過程を経る。つまり，1つの受精卵が発生し，10^{13}～10^{14} 個以上の細胞で構成されるひとりの人になる。ヒトには認識できる数百種類もの異なる細胞タイプや数十もの組織があ

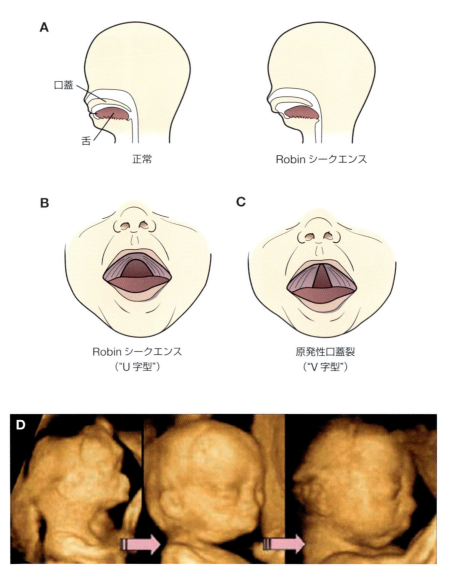

図 15.6 Robin シークエンス (**A**) 下顎の低形成により，舌が後方に位置することによって，舌が口蓋の閉鎖を妨げる Robin シークエンスが引き起こされる。(**B**) Robin シークエンスの舌の後方への偏位は，発生過程での口蓋の変形につながる。これは，小さな顎と，軟口蓋と硬口蓋までに及ぶ U 字型の口蓋裂を生じる。(**C**) 一方，上顎堤の閉鎖障害による原発性口蓋裂は，上顎の前部から始まり，最初に硬口蓋，次に軟口蓋と後方に向かって裂を生じる奇形である。この場合は V 字型の口蓋裂である場合が多い。(**D**) 3D 超音波胎児スキャンでみられる下顎の発生の遅延。約 17 週（左），20 週（中央），29 週（右）。(A～C は Wolpert L: *Principles of development*. New York, 2002, Oxford University Press より改変；D は Pooh RK, Kurjak A: Recent advances in 3D assessment of various fetal anomalies. *J Ultrasound Obstet Gynecol*, 3:1-23, 2009 より)

る。この発生過程は，安定的かつ予測可能なパターンで，なおかつ時間の枠組みに沿って行われる必要がある。

　発生生物学の起源は**発生学**（embryology）にある。発生学は，発生中の生物の観察や，その外科的な操作にもとづいている。初期の動物発生学に関する研究は 19 世紀から 20 世紀初頭に行われ，実験用に確保しやすい両生類や鳥類の胚を用いて，胚は 1 つの細胞から発生することや，発生の基本過程について多くの事柄を解明した。さらに近年は，分子生物学や遺伝学，ゲノム学が発生学に応用され，科学者は広範囲にわたる強力な生化学的および分子生物学的な技術を用いて発生の研究や発生の操作を行うことが可能になり，発生学は大きな変化をとげている。注目すべきことに，次世代シークエンシングの急速な進歩により 1 細胞ごとの RNA シークエンシング（single-cell RNA sequencing；scRNAseq）技術が開発されたことで，発生過程および成体の細胞における転写の多様性が明らかとなった。

発生と進化

　発生生物学のきわめて重要なテーマは，進化研究との関係である．発生の初期段階では，多くの種の胚には重要な共通性がある．発生が進むにつれ，種間で共通にみられる特徴は少なくなり，最終的にはより近縁な数少ない種でのみ共通にみられる特徴をもつようになる．進化的に関連のある生物種間あるいは生物種内にみられる発生学的な特徴を比較すると，ある動物群（例えば霊長類）に特異的な発生過程（例えば指の発生）は，より大きな動物群（例えば哺乳類）に共通する，あまり特異的ではない基本的メカニズムにもとづいており，これはさらに大きな動物群（例えば脊椎動物）にみられる構造と関係することが観察される．異なる生物の構造が，共通祖先に存在する構造から進化している場合，**相同性**（homologous）があるという（図15.7）．さまざまな進化系統を経てきた3つの種について，前肢の例を図15.7に示す．共通祖先までさかのぼって追跡すると，共通の特性，すなわち機能的な前肢を共有していることがわかる．このような肢構造を形成する発生の分子メカニズムは，これら現生する3つの種すべてに共通である．

　しかし，すべての共通点が相同性によるものというわけ

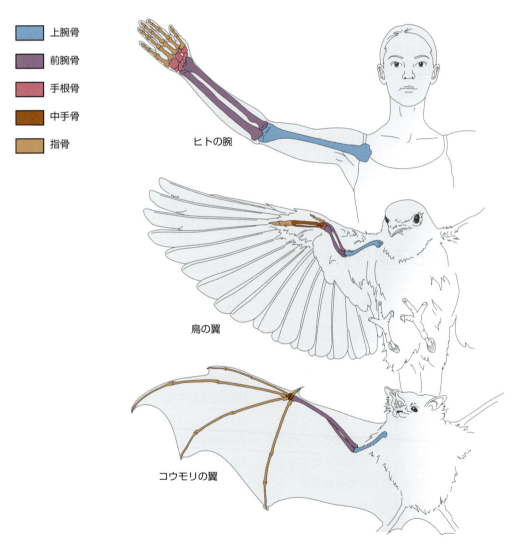

図15.7　3つの種の上肢　上からヒト，鳥，コウモリ．ヒトの腕や手と，鳥の翼，コウモリの翼の外観に類似性はみられないが，その内部の骨構造や機能には類似点がみられることから，この3種すべての上肢には相同性があることがわかる．一方，鳥とコウモリの翼の外観はよく似ているが，これは相似性のある構造であり，相同性のある構造ではない．鳥とコウモリの翼はいずれも飛ぶためのものであるが，まったく異なる構造であり，共通祖先の翼様構造から進化したものではない．（Hauk R: *Frequently asked questions about bats*, 2011, Western National Parks Association より作成）

ではない。進化の研究から，**相似性**（analogous）をもった構造の存在も確認されている。相似性は，似ているように見えるが，異なる系統から互いに独立に生じたものである。そのため，その構造から共通祖先までさかのぼって追跡することはできない。相似性のある構造を生じる分子経路は，進化的に保存されていないこともある。図15.7に示す例では，コウモリと鳥の翼の構造は，空中運動を達成するために独立して進化したと考えられる。コウモリと鳥の進化系統では，それぞれに翼を伝達した原始的な翼様構造をもつ共通祖先が存在しないのである。それどころか，鳥類は肢を後部に伸ばして翼を形成したが，コウモリは前肢の指を広げて合指組織と結合させることで翼を進化させたことが容易にわかる。こうした状況は**収束進化**（convergent evolution）と呼ばれる。

発生過程での進化的に保存された現象は，ヒトの発生研究に重要な意味をもつ。なぜなら，このような発生研究の大部分が，明らかに倫理的な理由からヒトでは行えないからである（第20章参照）。したがって，科学者は発生現象を理解するために，動物モデルを使って正常ならびに異常な発生過程を調査する。その結果をヒトに応用できるかどうかは，発生機構や相同構造が進化的に保存されているかどうかに完全に左右される。

15.3　発生における遺伝子と環境

発生遺伝学

環境中のきっかけとなる条件と遺伝子との相互作用により，発生が始まる。発生に関与する遺伝子産物には，転写調節因子や増殖因子（細胞と相互作用し，細胞を特定の発達経路に導く拡散性シグナル），そのような因子の受容体，構造タンパク質，細胞内シグナル伝達分子やその他多くの因子が含まれる。それゆえ，ヒトにみられる発生障害の多くが，大規模な染色体の異常，微細な染色体異常，あるいは遺伝子の変化によって引き起こされるのは驚くことではない。

ゲノムがヒトの発生を決定し制御するうえでの主要な情報源であることは確かだが，だからといって発生における遺伝子の役割を"最も重要な設計図（master blueprint）"とみなすのは誤りである。実際には，ゲノムは建築家の設計図とは異なるものである。建築物の設計図は，材料をどのように使い，それをどのように組み立て，最終的にどのような構造物を作製するかを正確に定めるが，ゲノムはすべての胚や胎児の最終構造を忠実に記したものではない。むしろゲノムは，相互作用し合う一群のタンパク質と非コードRNA（第3章参照）を定めるもので，それにより，成長，移動，分化，アポトーシスの過程が動きだし，最終的な成熟構造がきわめて高い確率で正しいものとなるのである。したがって，例えば指の指節骨を砂時計型にしたり，眼を球状にしたりといった遺伝子命令があるわけではない。このような形態はさまざまな発生過程の結果として生じるものであり，このようにして正しい構造をとった細胞，組織，器官が作り出される。

確率

遺伝子は発生を調節する主要な因子であるが，その他のプロセスも関与しているはずである。発生はゲノムによって調節されるが，決定されるわけではないということから，正常な発生には確率が重要な役割を担っていることは明らかである。例えばマウスでは，*Dishevelled-2*遺伝子の病的バリアントによって，そのバリアントを保有するマウスの約50％にのみ先天性心疾患が起きる。この割合は，このバリアントを保有するマウスが遺伝的に同一な近交系マウスであっても同じである。つまり，*Dishevelled-2*遺伝子のバリアントの浸透率が50％であることを，先天性心疾患のあるマウスとそうでないマウスにおける修飾遺伝子の違いとして説明することはできない。それよりも，*Dishevelled-2*遺伝子のバリアントは先天性心疾患が起こる閾値を超える確率を増やし，それにより発生過程のバランスがシフトしたという考え方が示唆される。これに関連しては，ヒトの複雑な遺伝形式を学ぶ第9章においてさらに詳しく述べた。つまり，*Dishevelled-2*遺伝子の病的バリアントを有することは必ずしも先天性心疾患を引き起こすわけではないが，引き起こす場合もある。一方で，このバリアント以外のゲノム領域やその他の非遺伝的な因子とは無関係に，*Dishevelled-2*遺伝子の病的バリアントが先天性心疾患を引き起こす少数の動物が存在することも知られている。確率に依存する過程が存在することは，時には正常発生，時には必ずしも正常な発生ではないという発生の結果に幅をもたらしており，これは個人間に多様性が生じる大きな原因となりうる。

環境因子

　前述したように，細胞や組織が存在する局所の環境は，正常な発生において中心的な役割を担う因子の1つである。それゆえ，環境からもち込まれた薬物やその他の物質が催奇形因子として機能するのは意外なことではない。なぜなら，このような因子は遺伝子の機能を仲介する内因性分子の作用に影響を与えることがあるからである。催奇形の作用機序を同定することは，臨床医療や公衆衛生のみならず，基礎科学研究の分野にも深くかかわっている。すなわち，催奇形因子がどのように先天異常を引き起こすのかを理解できれば，催奇形因子によって阻害されると先天異常が生じる根本的な発生経路を理解する手がかりが得られる。

　多くの場合，発生過程で使用される分子経路や細胞経路は，成人期以降には発生過程と同様には機能していない。そのため，重篤な先天異常を引き起こす催奇形因子は，成人にはほとんど，あるいはまったく副作用を及ぼさないことが多い。この事象の重要な例の1つとして，妊娠中にイソトレチノイン（isotretinoin）を服用していた妊婦の胎児にみられる**胎児性レチノイド症候群**（fetal retinoid syndrome）がある。イソトレチノインは経口レチノイドで，重症のざ瘡（にきび）の治療に全身投与される。この薬物は，妊婦が服用すると大きな先天異常の原因になる。なぜなら，この薬物は内因性のレチノイン酸の作用を模倣するからである。レチノイン酸は，母体組織から拡散すると発生中の胚や胎児と相互作用することで，特定の発生経路に向かわせる作用をもつ。

　催奇形因子は，それぞれの催奇形因子に非常に特徴的な先天異常を引き起こすことが多い。先天異常を引き起こすリスクは，催奇形因子に曝露された在胎週数，その催奇形因子に対する組織の脆弱性の程度，曝露の程度に決定的に左右される。最もよい例の1つに，**サリドマイド症候群**（thalidomide syndrome）がある。サリドマイドは1950年代に広く用いられた鎮静剤で，後に在胎4～8週の間にサリドマイドに曝露された胎児には高頻度に四肢の奇形が生じることがわかった。これは，サリドマイドが発生中の四肢の血管系に影響を与えることが原因である。その他の例としては，**胎児性アルコール症候群**（fetal alcohol syndrome）があげられる。アルコールは主に中枢神経系が関与する特徴的な先天異常を引き起こす。この原因は，発生中の脳とそれに関連する頭蓋顔面の構造が，他の組織よりも相対的にアルコール毒性に感受性が高いためである。

　X線のように，催奇形因子のいくつかは**変異原**（mutagen）でもある。催奇形因子と変異原の基本的な違いは，変異原は遺伝物質に対して次世代に伝達可能な変化を生じる傷害を与えるが，一方で催奇形因子は発生中の胚組織に直接一過性に効果を与える。そのため，胎児期に変異原に曝露されると，曝露された人の生涯にわたって，またその人の子孫にさえも，先天異常や他の疾患（例えば，がん）が生じるリスクが高くなる。一方，催奇形因子に曝露された場合は，現在の妊娠での先天異常のリスクは上昇するが，次の妊娠には影響を与えない。

15.4　発生生物学の基本概念

胚発生の概要

　発生生物学にはその中心となる独自の概念と用語があるため，遺伝学を学ぶ学生は混乱したり異質に感じたりすることも多いかもしれない。そのため，この章で用いる多くの基本概念や用語についてはまとめて示した（**BOX 15.1**参照）。

発生における細胞過程

　発生過程では，細胞は分裂し〔増殖する（proliferate）〕，新たな機能や構造を獲得し〔分化する（differentiate）〕，胚内を動き〔移動する（migrate）〕，プログラムされた細胞死を迎える〔これはアポトーシス（apoptosis）を介することが多い〕。これらの4つの基本的な細胞過程がさまざまに組み合わさり，異なる方法で機能することで，**成長**（growth）と**形態形成**（morphogenesis，文字通り"形をつくる"ことを意味する）が引き起こされる。これによって，正常な大きさと形の胚がつくられ，正常な構造や機能をもつ細胞や組織が構成され，適切な大きさ，形，場所の器官ができる。

　成長は述べるまでもないことに見えるかもしれないが，成長そのものは哺乳類の発生では入念に調節されている。調節されていない成長は大きな障害をもたらす。細胞数が2倍になる（1回余分に細胞分裂する）こと〔**過形成**（hyperplasia）〕や，細胞が大きくなること〔**肥大**（hypertro-

BOX 15.1

ヒトの発生生物学の重要な概念と用語

一絨毛膜性双胎（monochronic twin） 内部細胞塊の分割により生じる一卵性双胎であるが，胚盤胞の外側の細胞は分割しない。

一羊膜性双胎（monoamniotic twin） 内部細胞塊（胚盤葉上層）の一部の分割により生じる一卵性双胎だが，羊膜を形成する内部細胞塊の部分（胚盤葉下層）は分割しない。

一卵性双胎（monozygotic twin） 胚形成過程の受精卵の最初の卵割から原腸陥入までの間に，1つの受精卵が分割することによって生じる双胎。

運命決定（determination） 細胞が特定の組織になるように不可逆的に拘束される発生段階。

外胚葉（ectoderm） 初期胚の胚葉で，神経系と皮膚になる。

幹細胞（stem cell） 別の幹細胞を作り出す（自己複製）能力があり，さらに組織や個体における特別な（つまり，特定化した）細胞に分化できる能力ももつ細胞。

器官形成（organogensis） 胚形成過程で各器官が作り出されること。

キメラ（chimera） 遺伝型の異なる2つ以上の細胞系統より構成される胚。モザイクと対比せよ。

形態形成（morphogenesis） 胚形成過程でさまざまな構造が作り出されること。

原腸陥入（gastrulation） 着床のすぐ後の発生段階で，内部細胞塊の細胞が再編成され，3つの胚葉になる。

生殖細胞（germ cell） 配偶子の前駆細胞。発生の初期段階より構成されて，性に応じた分化を行う。

絨毛膜（chorion） 胚盤胞の外側の細胞から発生する膜。胎盤と，胎児の発生する嚢の外層になる。

接合子（zygote） 受精卵のこと。胚形成の最初の段階。

前駆細胞（progenitor cell） 完全に分化した細胞になる発生経路で発生中の細胞。

全能性細胞（totipotent cell） 非常に初期の幹細胞。体のすべての種類の細胞に加えて，胚外細胞または胎盤細胞を形成できる。受精後，最初の数回の分裂内の胚細胞が唯一全能性をもつ。

桑実胚（morula） 受精卵の4細胞期の後の，16細胞からなる球状の細胞塊。

胎児（fetus） 妊娠9週から出生までの発生段階にあるヒトを表す用語。

多能性細胞（pluripotent cell） 初期の幹細胞。自己複製能力をもち，さらに生殖細胞を含む，胚組織のあらゆる細胞になることも可能である。胚性幹細胞は多能性をもっている。

多分化能性幹細胞（multipotent stem cell） 自己複製が可能，かつ組織の多数の異なるタイプの細胞を作り出すことが可能な幹細胞。しかし個体全体を作り出すことはできない。成体幹細胞あるいは組織前駆細胞と呼ばれることも多い。

中胚葉（mesoderm） 初期胚の胚葉で，結合組織，筋，骨，血管系，リンパ系，造血系になる。

調節的発生（regulative development） 細胞がまだ運命決定されていない段階にみられる発生。胚の一部が除去された場合でも，残りの胚の細胞から完全な生物になることができる発生段階。

特定化（specification） 分化過程で，細胞が特定の組織に特異的な特性を獲得する段階。しかしこの段階では，細胞は外的要因の影響を受けて異なるタイプの細胞や組織へ発生することもできる。

内胚葉（endoderm） 初期胚の胚葉で，内臓の多くと腸の内膜を形成する。

内部細胞塊（inner cell mass） 胎児になる胚盤胞の内部の細胞群。

二絨毛膜性双胎（dichorionic twin） 胚盤胞期前に，胚が二分割されることによって生じる一卵性双胎。このため，2つの独立した胚盤胞が発生する。

胚，胎芽（embryo） 受精から9週までの発生段階にあるヒトを表す用語。9週に胎盤と胚組織の分離が起こる。

胚形成（embryogenesis） 胚（embryo）の発生のこと。

胚性幹細胞（embryonic stem cell） 内部細胞塊から得られる細胞。適切な条件下では，この細胞は，胚のすべての種類の細胞や組織に分化することが可能で，完全に正常な胎児を形成できる。

胚盤胞（blastocyst） 胚形成の桑実胚の後の段階。桑実胚の外側表面の細胞が液体を分泌し，液体に満たされた内部腔を形成。そこに内部細胞塊と呼ばれる細胞群が位置している。内部細胞塊は胎児そのものになる（図15.8および15.9参照）。

胚盤葉下層（hypoblast） 内部細胞塊の一部が分化した部分で，卵黄嚢を構成するようになる。

胚盤葉上層（epiblast） 胚本体になる内部細胞塊の一部が分化した部分で，胚本体になる。ヒト胚性幹細胞（embryonic stem cell）は，胚盤葉上層幹細胞（epiblast stem cell）であると考えられている。

胚葉（germ layer） 内部細胞塊から生じる3つの異なる細胞層。外胚葉，中胚葉，内胚葉。これらは胚の異なる組織に発生する。

発生運命（fate） 発生経路をたどる細胞の最終分化形態。

分化（differentiation） ある細胞が，特定のタイプの細胞や組織に応じた新たな特性を獲得すること。

モザイク（mosaic） 1つの受精卵から発生した個体であるが，受精後に変異が生じた結果，2つ以上の遺伝型の細胞を有している。キメラと対比せよ。

モザイク的発生（mosaic development） 細胞がすでに運命決定されている段階にみられる発生。胚の一部が除去された場合には，正常な胚発生ができなくなる発生段階。

モルフォゲン（morphogen） 胚の特定の領域の細胞から産生される物質で，産生部位から胚の組織に濃度勾配を形成しながら拡散する。細胞は曝露されるモルフォゲン濃度によって特定化し，それぞれの異なる発生運命に運命決定される。

phy）〕は，生物にとって致命的になりうる。体の一部の成長の調節が異常になると，重度の変形や機能不全が引き起こされる可能性がある。例えば，片側過形成（hemihyperplasia）や，その他の部分的過成長疾患などである。成長を絶妙に調節することによって，組織や器官の形態を変化させることができるのである。

　発生中の生物の形態形成は，この節で紹介したメカニズムの協調した相互作用によるものである。形態形成は発生のすべての過程を示す一般的な用語として使われることもあるが，これは正確には誤りである。形態形成は，ここに述べたような成長過程と結びつき，正常な形と機能を有する組織や器官を作り出すことである。

ヒトの胚発生

　ヒトの発生は，受精（第2章の終わりに述べた）とともに始まる。受精後，胚は**卵割**（cleavage）と呼ばれる割球の成長を伴わない一連の細胞分裂を行う。1つの受精卵が4回の分裂によって，4日目に16細胞の**桑実胚**（morula）になる（図15.8）。5日目には，胚は**胚盤胞**（blastocyst）になる。胚盤胞で壁を形成する細胞群が胎盤に，胚盤胞内である方向に集まって存在する細胞群〔**内部細胞塊**（inner cell mass）〕が胚体になる。この段階は，胚が初めて明らかな**極性**（polarity）を示す時点である。この極性とは，内部細胞塊（これらの多くは最終的な生物を構成する）と，絨毛膜や胎盤という胚外組織を形成するようになる胚組織を分ける非対称の軸である（図15.9）。この後，内部細胞塊から，胚本体になる**胚盤葉上層**（epiblast）と，卵黄嚢を形成する**胚盤葉下層**（hypoblast）がつくられる。

　胚は，受精後7日目から12日目の間に子宮の内膜壁に着床する。着床後，**原腸陥入**（gastrulation）が起こり，細胞は3種類の細胞構成要素からなる構造に再配置する。この構造は**胚葉**（germ layer）と呼ばれ，外胚葉，中胚葉，内胚葉の3種類で構成される。この三胚葉はそれぞれが異なる構造になる。内胚葉系統からは，生物の中心の内臓の核となる部分が生じる。これには，主な腸腔の裏打ち細胞，呼吸器系の気道，その他の同様の構造が含まれる。中胚葉系統からは，腎臓，心臓，血管系と生物の骨格および支持機能を担う部分が生じる。骨と筋肉はほぼすべてが中胚葉由来であり，2つの主要な機能をもつ。つまり，構造維持（物理的な支持）と，造血系の物理的または栄養面からの支持である。外胚葉からは，中枢および末梢神経系と皮膚が生じる。胚は原腸陥入での複雑な移動において，最終的な**基本体制**（body plan）のための主な軸形成も行っている。すなわち，前後軸（頭尾軸），背腹軸，左右軸である。これらについては後述する。

　次の重要な発生段階は，神経系の開始，基本体制の確

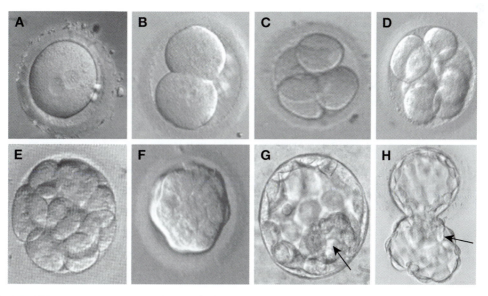

図15.8　ヒトの発生は受精卵の卵割によって開始する　(**A**) 受精後0日目の受精卵。2つの前核と極体がみられる。(**B**) 受精後1日目の2細胞期胚。(**C**) 2日目の4細胞期胚。(**D**) 3日目の8細胞期胚。(**E**) 3日目後期の16細胞期胚。この後，胚細胞緊密化（コンパクション）という現象が起こり，それが起こると胚は桑実胚と呼ばれる((**F**)：4日目)。(**G**) 5日目の胚盤胞の形成。矢印は内部細胞塊を示す。最終的に，胚（矢印）は透明帯から脱出する（ハッチング）(**H**)。(Jones KL: *Smith's recognizable patterns of human malformation*, ed 6. Philadelphia, 2005, WB Saundersより許可を得て転載)

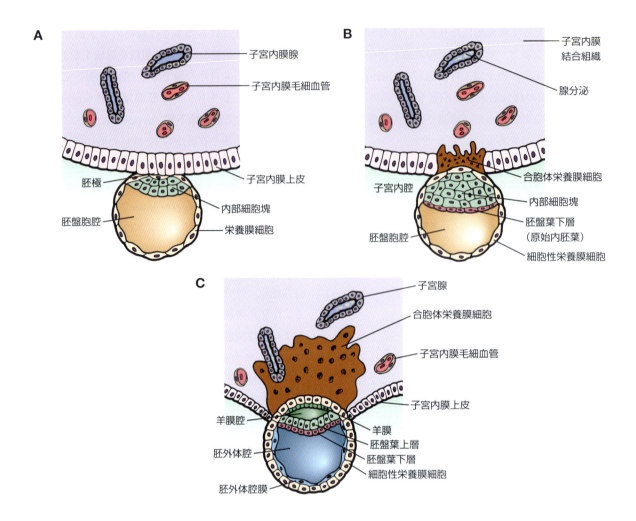

図15.9 着床前の発生過程での細胞系統と発生運命 胚の発生段階は，ヒトの受精後の時間で示す．つまり，(**A**) 受精後6日目，(**B**) 受精後7日目，(**C**) 受精後8日目．(Moore KL, Persaud TVN: *The developing human: clinically oriented embryology*, ed 6. Philadelphia, 1998, WB Saunders より許可を得て転載)

立，そして**器官形成**（organogenesis）である．これには4～8週が費やされる．これによって，全器官の位置や基本構造が確立され，完全な発生に必要な細胞構成要素が正しい位置に配置されることになる．次に扱う神経管閉鎖不全は，胚発生のこの時期に生じる．

神経管閉鎖不全

　神経管閉鎖不全（neural tube defect：NTD）は，先天異常のなかで最も頻度が高く重篤なものである．**無脳症**（anencephaly）と**二分脊椎症**（spina bifida）は，家系内にしばしば同時に発症する神経管閉鎖不全であり，その事実から共通の病因が考えられている．無脳症では，前脳，それを覆う髄膜，頭蓋冠と頭皮のすべてが欠損する．多くの無脳症を有する児は死産になり，生児でも2～3時間しか生存できない．約2/3は女児である．二分脊椎症は，典型的には腰部椎骨の椎弓癒合不全を呈する．その重症度は多様であり，潜在性二分脊椎，すなわち椎弓の障害のみから，開放性二分脊椎，すなわち骨欠損に加えて髄膜瘤（髄膜の突出）あるいは脊髄髄膜瘤（欠損部から髄膜のみでなく脊髄も突出，図18.5参照）のある状態まで，幅がある．

　神経管閉鎖不全は，死産，乳児早期の死亡，小児のハンディキャップの主要な原因となる疾患である．出生頻度は，アイルランドでは約1％，米国では0.2％以下とさまざまである．この頻度は社会的因子や出生の季節によっても異なり，時代とともに大きく変動している（近年，著明に減少；後述）．

　神経管閉鎖不全のごく一部は，既知の特定の要因によって生じることが知られている．例えば，羊膜索（図15.3

参照），多面発現を示す単一遺伝子異常，染色体異常症，あるいは催奇形因子である。しかし，多くの神経管閉鎖不全は原因不明の孤発例として認められる。

母体葉酸欠乏と神経管閉鎖不全　神経管閉鎖不全は，複数の遺伝要因と環境要因によって生じる多因子遺伝性疾患であると長らく考えられていた（第9章参照）。したがって，ビタミン欠乏が1つの最も大きな要因であるとわかったことは，驚くべき発見であった。神経管閉鎖不全のリスクは，妊娠中の母体の葉酸レベルと逆相関する。葉酸の濃度が200 μg/Lの閾値より低い場合，神経管閉鎖不全のリスクは有意に高い。神経管閉鎖不全の子どもの母親では，血中の葉酸レベルの低下とともに，ホモシステイン（homocysteine）レベルの上昇が認められた。これは，ホモシステインをメチオニンにメチル化するテトラヒドロ葉酸の再利用（リサイクル）段階に生化学的異常があることを示唆している（図13.7参照）。葉酸のレベルは食事からの摂取の影響を強く受け，1日あたり約230 μgの通常の摂取でも，妊娠中は葉酸のレベルが低下することがある。葉酸欠乏は，5,10-メチレンテトラヒドロ葉酸還元酵素（5,10-methylenetetrahydrofolate reductase：MTHFR）の遺伝的バリアントによって増悪する。このありふれたミスセンスバリアントは通常の状態よりも酵素をより不安定にする。酵素の不安定化は，テトラヒドロ葉酸のリサイクルを障害し，ホモシステインをメチル化してメチオニンにするのが妨げられる。

このバリアントアレルは，多くの集団においてその5〜15%がホモ接合で有しており，頻度が高い。神経管閉鎖不全を有する子どもとその母親の研究では，神経管閉鎖不全のある子の母親は対照と比較して，この不安定な酵素をコードするバリアントをホモ接合で有する頻度が約2倍であったことが見いだされている。しかし，この酵素が神経管閉鎖不全の発症にどのようにかかわるのか，またホモシステインの高値，メチオニンの低値，あるいはその他の代謝障害の影響が神経管閉鎖不全の直接の原因であるのかは，いまだ解明されていない。

神経管閉鎖不全の予防　神経管閉鎖不全の予防は2つのアプローチがある。1つは，妊娠を考慮する女性に，妊娠1カ月前から神経管が形成される妊娠後2カ月間は葉酸を含む食事を摂取するように啓発することである。妊娠を考慮する女性が1日400〜800 μgの葉酸を含む栄養補助食品を摂取すると，神経管閉鎖不全の頻度が75%以上低下したことが示されている。米国では，女性が妊娠中に食事からの葉酸摂取不足を避けるための公衆衛生対策として，1998年よりシリアル製品中の小麦粉100 gあたり140 μgの葉酸を加えることを義務付けている。米国疾病管理予防センターは，これにより神経管閉鎖不全のある乳児の数が年間1,300人減少したと推定している。

2つ目は，すべての妊娠に対する出生前スクリーニングとリスクの高い妊娠に対する出生前診断である。無脳症と開放性二分脊椎症の出生前診断では，羊水中の過剰な α フェトプロテイン（α-fetoprotein：AFP）およびその他の胎児由来の物質の高値の検出と，この後第18章で述べる超音波検査によって，多くの症例が検出可能である。しかし，神経管閉鎖不全をもつ子どもの5%未満は，神経管閉鎖不全に罹患した前児をもつ母親から出生している。このことから，母体血清中のAFPとその他の胎児由来物質の測定による，すべての妊婦を対象とした神経管閉鎖不全に対するスクリーニング検査が広く行われている。こうして，予防的葉酸摂取と母体のAFPスクリーニングの両者によって，神経管閉鎖不全の頻度は予防的葉酸摂取前と比べ35%という劇的な減少が得られ，大きな公衆衛生上の利益になることが予想されている。

ヒトの胎児発生

胚発生の時期は妊娠の最初の2カ月間であり，その後に胎児発生の時期（fetal phase）が続き，この時期は器官の構成要素の成熟とさらなる分化に大きく関係すると考えられている。出生後も発生が継続する器官系も存在する。例えば，脳は出生後も大きく発達を続け，四肢では骨端が成長を続け，その最終的な閉鎖は思春期以後である。

生殖細胞：遺伝情報の伝達

体細胞組織の成長と分化に加えて，生物は成熟した成体で配偶子になる細胞も決定しなければならない。**生殖細胞区画**（germ cell compartment）がこの役割を担うことになる。第2章で述べたように，生殖細胞区画の細胞は，配偶子形成と減数分裂を行うように運命決定される。これによって，その種の子孫への遺伝情報の伝達，染色体の組換えやランダムな分配の促進が可能になる。さらに，性に特異的なエピジェネティックなインプリンティングが

必要な遺伝子は，生殖細胞区画でリセットされる必要がある（第3, 6, 7, 8章参照）。

幹細胞：組織の再生能力の維持

生物は，発生に必要な分化プログラムを特定化することに加えて，成体期においても分化した細胞を再生できる組織特異的な**幹細胞**（stem cell）を備えていなければならない。組織特異的幹細胞で最もよく特徴が明らかになっている例として，造血幹細胞があげられる。成体に存在する10^{11}〜10^{12}個の有核造血系細胞のなかでも10^{4}〜10^{5}の細胞が，生涯を通じて継続的に，より分化したどんな血液細胞をも生み出す能力を有している。造血幹細胞は他のヒトに移植することができ，その場合にレシピエントの造血系を完全に再構築できる（第14章参照）。適切なサイズの造血幹細胞プールは，遺伝子産物が相互作用する系によって維持される。こうした調節因子によって，自己複製を介した幹細胞の維持と，造血系のさまざまな成熟細胞に分化できるよう運命拘束された前駆細胞の生成のバランスが保たれているのである（図15.10）（BOX 15.2 参照）。

発生運命，特定化，運命決定

未分化細胞が分化過程を進む場合には，一連の個別の分化段階を経なければならない。分化過程では，細胞の**発生運命**（fate）と呼ばれる最終分化に至るまでに（例えば，前駆細胞が，赤血球，角化細胞，心筋細胞になる），細胞はさまざまな機能や属性を示すようになる。発生中の生物では，このような分化段階で示される特性が細胞のタイプによって異なるばかりでなく，時間の経過によっても変化する。分化段階の初期に，細胞は特定の特性を獲得して**特定化**（specification）されるが，この段階はまだ環境因子（シグナル伝達分子や位置情報など）の影響を受けることで，その最終的な発生運命が変化する可能性がある。このような環境因子は，近隣の細胞から，主に細胞と細胞の直接の接触によって，あるいは可溶性物質によるシグナルを細胞表面で受け取ることによってもたらされる。このような可溶性物質にはさまざまな**モルフォゲン**（morphogen）が含まれ，その濃度勾配によって細胞に位置情報がもたら

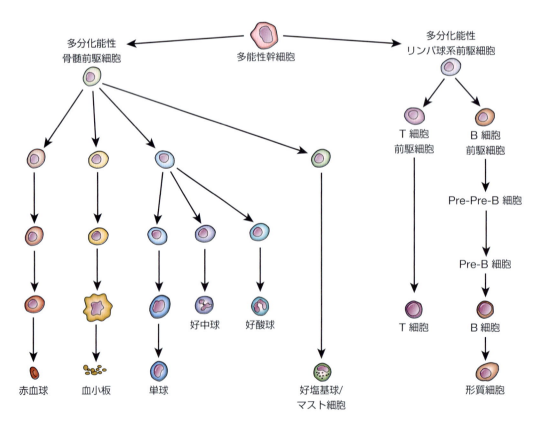

図15.10 血液細胞の発生では，多能性をもつ単一の造血幹細胞から，一連の過程によってすべての血液系細胞が作り出される　この造血幹細胞は，より原始的な中胚葉幹細胞よりも分化が進んでお

り，運命拘束されている幹細胞である。（Stamatoyannopoulos G, Nienhuis AW, Majerus PW, et al: *The molecular basis of blood diseases*, ed 2. Philadelphia, 1994, WB Saunders より許可を得て転載）

BOX 15.2

胚性幹細胞の技術

　内部細胞塊の細胞は，体のどの組織を形成することも可能であると考えられている。これはマウスでは真実であることが証明されているが，ヒトでも真実であろうと思われている（しかし明らかに倫理的な理由から試されることはない）。内部細胞塊の細胞が完全な発生能をもつことは，マウスの**胚性幹細胞**（embryonic stem cell）技術の実験分野の基盤となっている。この技術は，ヒトの遺伝性疾患の動物モデルを作製する場合に必須の技術である（図15.11）。この技術によって，マウスの内部細胞塊の細胞を培養系で胚性幹細胞として増殖させ，この細胞の特定の遺伝子にねらった変異を誘導する遺伝的操作を行う。それから，この細胞を別のマウス初期胚の内部細胞塊に注入する。変異をもつ細胞はレシピエント胚の内部細胞塊に取り込まれて，**キメラ**（chimera；起源の異なる2種類の細胞から作られる1つの胚）となり，その胚の多くの組織の形成に関与する。変異をもつ細胞がキメラ動物の生殖細胞系列の形成に関与するなら，この動物の子孫は遺伝子操作による変異を受け継ぐことができる。レシピエント胚は，このような多能性をもち特定化されていない細胞（その後，特定化され，さらに生きたマウスのどの組織にもなることができる）を取り込むことができるため，一部の細胞が除去された場合でも胚が完全な個体を作り出すことができる調節的発生と逆の能力ももつといえる。

　ヒト胚性幹細胞（human embryonic stem cell：hESC）は，生殖医療で使われなかった余剰胚の，おそらくは胚盤葉上層由来の細胞から作製される。倫理的な論争もあるが，hESCは活発に研究されている。ヒト胚性幹細胞を使ってクローン人間を作り出すことは非常に非倫理的な行為であると考えられ，全世界で禁止されている。最近の研究は，ヒト胚性幹細胞から特定のタイプの細胞を作り出して，ヒトの遺伝性疾患の細胞モデルを作製したり，再生医療（regenerative medicine）の目標である損傷を受けた組織や器官を修復したりすることを目指している。

　iPS細胞〔人工多能性幹細胞（induced pluripotent stem cell）〕は，初期の幹細胞のもう1つの供給源である。in vitroの培養下で，特定のタイプの細胞に分化させられる。ヒトのiPS細胞は，線維芽細胞などの容易に入手可能で倫理的な議論のない体細胞に，特定の転写因子〔例えばOct4（Pou5f1），Sox2，cMyc，Klf4〕を導入して，初期の幹細胞に再プログラム化した細胞である。この技術により，これまで不可能であった遺伝性疾患の患者の組織（心筋症の患者の心筋細胞，あるいは神経変性疾患の患者の中枢神経系の神経細胞など）を研究のために利用できるようになり，おそらく最終的には，遺伝子を修正した自身のiPS細胞を用いた組織を基盤とする治療が可能になるだろう。

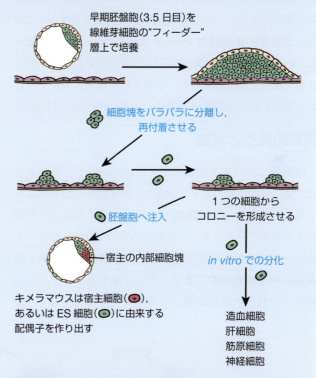

図15.11　胚性幹（ES）細胞の技術　ES細胞は，内部細胞塊に由来する細胞で，正倍数性であり，生殖細胞系列を生じることができる。ES細胞をin vitroの培養系で分化させ，さまざまな種類の細胞を作り出すことができる。

される。最終的に細胞は，不可逆的な特性を獲得するか，あるいは不可逆的に特性を獲得するように運命づけられる〔**運命決定**（determination）と呼ぶ〕。前述した生殖細胞や幹細胞の種類はこの例外であるが，すべての細胞は特定化と運命決定を受けて，最終的な発生運命にたどりつく。

　特定化と運命決定は，各細胞の発生運命に特異的な遺伝子発現を行う安定な細胞表現型を段階的に獲得することに関与する（例えば，神経細胞はシナプスタンパク質を産生するが，ヘモグロビンは産生しない。一方で赤血球はシナプスタンパク質を産生しないが，ヘモグロビンは産生する）。T細胞受容体や免疫グロブリン遺伝子のDNA再構成を行うリンパ球前駆細胞を除き（第3章参照），分化した細胞表現型をもたらす特異的な遺伝子発現プロファイルは，DNA配列の恒久的な変化なしに誘導される。そのかわりに遺伝子発現の調節はエピジェネティックな変化，例えば安定した転写複合体の形成，クロマチンのヒストン修飾，DNAのメチル化（第3章および8章参照）に依存している。したがって，遺伝子発現のエピジェネティックな

制御により，発生の可塑性（plasticity）が失われるのである．これについては次に述べる．

調節的発生とモザイク的発生

発生の初期には，多くの生物において細胞は機能的に同等であり，特定化のダイナミックな過程を経る．この現象は**調節的発生**（regulative development）として知られている．調節的発生では，胚の一部の除去や消失は残存している同様の細胞によって代償が可能である．一方，発生の後期では，胚のある部分の各細胞は異なる発生運命をもっており，胚で同じ発生運命をもつ細胞群のみが均一の性質を有する．この状況は**モザイク的発生**（mosaic development）として知られている．胚の一部が失われると，その失われた細胞が担う運命であった部分は失われ，正常な最終構造に発生できない．このように，胚発生の可塑性は通常，経時的に失われる．

調節的発生と双胎

哺乳類における発生初期が主に調節的発生であることは，発生学的実験によって示され，臨床医学の知見によって確証されている．一卵性（monozygotic）双胎は，初期発生が調節的発生であることの自然界の実験的証拠といえる．一卵性双胎の最もよくみられる機構は発生の第1週後半に内部細胞塊がうまく2つに分離することで，この場合，それぞれの細胞塊が正常胎児として発生する（図15.12）．仮にこの時期の胚がその一部でもモザイク的発生で調節されているのであれば，双胎はそれぞれが部分的にしか発生せず，2つを合わせて一個体になると考えられるので，モザイク的発生ではないことがわかる．双胎は，基本的に完全に正常に発生し，出生前の期間も正常な大きさで，出生後も正常に成長する．

さまざまなタイプの一卵性双胎が，いくつかの異なる発生段階で調節的発生を示す．**二絨毛膜性双胎**（dichorionic twin）は，4細胞期での分割により生じる．**一絨毛膜性双胎**（monochorionic twin）は，内部細胞塊の分割により生じる．**一羊膜性双胎**（monoamniotic twin）はより進んだ発生段階での分割により生じ，この場合，二重層を形成する胚内で2つに胚が分割するが，胚外部分は1つしかなく，単一の羊膜に発生する．このようにすべての双胎の事象から明らかなように，胚の分割が起こらなければ胚の一部になるはずであった細胞集団に対して，胚の分割が起こったとしても完全な胚の発生を行えるようにすること，すなわちこれらの細胞集団の再プログラム化が可能ということである．

着床前診断（preimplantation diagnosis）技術（第18章参照）の適用が成功をおさめているのも，初期のヒトの発生は調節的発生だからである．着床前診断では，両親となる男女から配偶子を採取し，体外受精を行う（図15.13）．このような受精卵が8細胞期（3日目）に達した

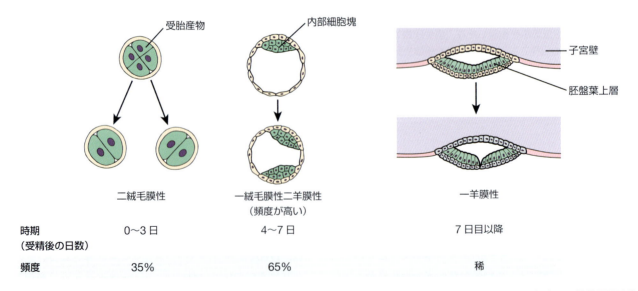

時期（受精後の日数）	0〜3日	4〜7日	7日目以降
頻度	35%	65%	稀

二絨毛膜性 ／ 一絨毛膜性二羊膜性（頻度が高い） ／ 一羊膜性

図15.12 一卵性双胎の双胎形成時期によって異なる胎盤膜 二絨毛膜性双胎は，胚全体が完全に二分割することで生じる．そのため，胚体外組織も完全に2つ形成される．一絨毛膜性二羊膜性双胎は，胚盤胞期に内部細胞塊が分割することで生じる．一羊膜性双胎は，胚盤葉上層の分割によって生じる．この場合，胚盤葉下層は分割しない．(Ogilvie CM, Braude PR, Scriven PN: Preimplantation diagnosis -- an overview. *J Histochem Cytochem*, 53:255-260, 2005 より許可を得て転載)

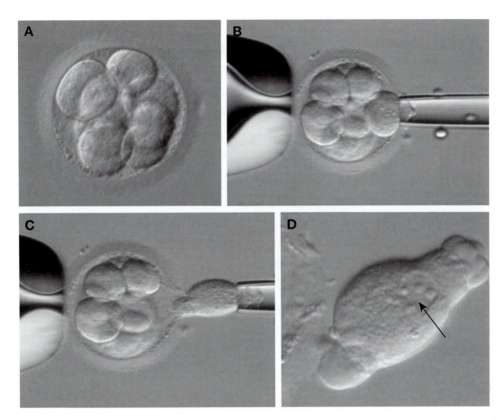

図15.13 ヒト卵割期胚からの割球の生検 (**A**) 受精後3日目の8細胞期胚。(**B**) 固定用ピペット（左）で胚を固定し，生検用ピペット（右）で胚の透明帯の一部を破壊する。(**C**) 吸引によって割球を採取。(**D**) 生検によって採取された割球。明らかな単一の核（矢印）をもつ。

ら，生検用のマイクロニードルを用いて，これらのなかから1つの細胞を取り出す*訳注。核が明確に確認できる単離細胞を選んで，適応に応じたさまざまな細胞遺伝学的および遺伝学的検査によって，移植に適しているかを確認する。そして疾患に罹患していないことが確認された細胞の，残りの7つの細胞からなる胚が選ばれて，母体に移植される。8細胞期胚のうち生検によってその1つの細胞を失っても，それを回復できる胚の能力は，調節的発生によるものである。仮に生検で取り除いた細胞が体の特定の部分や部位に運命づけられているとしたら（すなわち，モザイク的発生によって調節されているとしたら），成熟個体では体のある部分が存在しなかったり，異常がみられたりすると予測される。実際はそうではなく，胚はこの失った細胞を代償するメカニズムを有している。そしてその後，近傍の細胞による特定化を受けて胚は正常に発生する。

モザイク的発生

胚の発生は基本的には調節的発生からモザイク的発生へと進んでゆく。先に，発生初期に生じる典型的な一卵性双胎を調節的発生の例として示した。しかし，より後期の胚が分割すると，**結合体双胎**（conjoined twin）が生じる。結合体双胎とは，2体の胎児が体の一部や器官を共有している状態である。これは，調節的発生からモザイク的発生へ移行した後に胚が分割したために，2つの完全な胚を形成できなかったのである。

興味深いことに，ヒト以外の種のなかには成体が特定の組織を失っても発生が制限されないものがある。例えば，サンショウウオの成体は，尾が切り取られても完全な尾を再生できる。これは，切断による外傷後に尾の発生プログラムを再構築できる細胞集団が成体内に維持されていることを示している。発生生物学の研究目標の1つは，他の種にみられるこのような再生過程を解明し，ヒトの再生医療に利用する可能性を探ることである。

＊訳注　着床前診断では，8細胞期ではなく，胚盤胞（約100細胞）を用いるのが一般的である。

軸特定化とパターン形成

生物の発生に重要な機能として，胚内構造の空間的位置関係を特定することがある。初期発生では，生物は以下に示す3つの軸を確立して，体の多数の部分や器官の相対的位置を決定しなければならない。

- 頭部から尾部にかけての軸〔**頭尾軸**（cranial-caudal axis），あるいは**前後軸**（anterior-posterior axis）と呼ばれる〕は，胚発生の非常に初期の段階で確立される。この軸はおそらく，受精の際に卵に精子が侵入した位置によって決定される〔この軸は発生後期には**吻尾軸**（rostal-caudal axis）と呼ばれる〕。
- **背腹軸**（dorsal-ventral axis）は2つ目の次元の軸であり，ここでもタンパク質とシグナル伝達経路の一連の相互作用によって，背部と腹部の構造が決定される。モルフォゲンであるソニック・ヘッジホッグ（sonic hedgehog，後述）は，脊髄に沿った背腹軸の形成に関与している。
- 最後に，**左右軸**（left-right axis）が確立される。左右軸は，正常な心臓の発生と内臓の正常な位置決定に欠くことができないものである。これは，原腸形成時に細胞遊走を担うノード（node）に存在する，運動性繊毛から生じる左方向への流れによって決定される。繊毛の位置や回転が阻害されると，左右軸の決定がランダム化されて**内臓逆位**（situs inversus）が起こる。これは胸部および腹部の内臓の一部が通常と異なる側に位置する状態である。また，男性の不妊症や，心疾患を引き起こすことがある。

上述した3つの軸は胚全体を特定化するものであるが，同様の軸が発生中の四肢でもその初期に特定化されなければならない。生物の四肢では，遠近軸（肩から指の先端方向），前後軸（母指から小指方向），背腹軸〔甲から掌（蹠）方向〕を特定化する必要がある。細胞レベルでは，各細胞でも極性のある軸が生じる（例えば，近位尿細管細胞の基底-頂端軸や，神経細胞の軸索や樹状突起）。このように，胚全体，四肢，細胞で軸を特定化することは，発生の基本過程である。

このような軸が決定されると，胚はその軸にもとづいたパターン形成プログラムを開始する。軸形成とは概念的に，線を引くことで発生前の細胞集団を分け，頭部および尾部になる末端部を特定化することだといえる。そしてそれに続くパターン形成は，胚を分節に分け，その各分節を頭部，胸部，腹部などに割りあてることである。*HOX*遺伝子（後述する）は，前後軸に沿って発生する構造の決定に大きな役割を担っている。このようなパターン形成プログラムによって最終的に，細胞や細胞群が主に体内の存在位置に関連する特性を獲得するようになる。細胞がこのような独自の特性を獲得することによって，この後どのように発生すべきかが特定化されるのである。

パターン形成と *HOX* 遺伝子群

キイロショウジョウバエ（*Drosophila melanogaster*）で最初に発見された**ホメオボックス（*HOX*）遺伝子**（homeobox gene）群は，発生生物学の1つの理論的枠組みとなっている。*HOX*遺伝子は，ホメオドメインと呼ばれる保存されたDNA結合モチーフをもつ転写因子をコードしていることから名づけられた。ホメオドメインをコードする遺伝子領域はホメオボックス（homeobox）と呼ばれるために，この遺伝子ファミリーが*HOX*と命名された。

動物では多くの種が*HOX*遺伝子群を有している。そしてこれらの遺伝子にコードされるホメオドメインには類似性があるが，*HOX*遺伝子の数は種によって異なっている。例えば，ショウジョウバエには8遺伝子が存在し，ヒトでは約40遺伝子が存在する。40あるヒトの*HOX*遺伝子は，4つのクラスターにわかれて，4本の染色体に存在する。驚くべきことに，クラスター内の各遺伝子の並び順は種を超えて保存されている。ヒトの*HOX*遺伝子クラスターは，一連の遺伝子重複の結果で生じたものである（図15.14）。これは，第12章で述べたグロビン遺伝子ファミリーの進化と同様な仕組みであると考えられる。最初，進化的に古い時期に，まず1つの染色体上で祖先*HOX*遺伝子の縦列重複が起こり，次にこの1セットの*HOX*遺伝子の重複が起こり，さらにその新しい遺伝子セットがゲノムの他の場所へ移動することで，ヒト（および他の哺乳類）では*HOXA*，*HOXB*，*HOXC*，*HOXD*と呼ばれる，連鎖していない4つの*HOX*遺伝子クラスターが形成されたと考えられている。

胚のある特定領域に位置する小さな細胞群に，特定の組み合わせで*HOX*遺伝子群が発現し，その領域の発生運命を決定するのに貢献する。ハエでは，体の前後軸に沿って1つの*HOX*遺伝子クラスターから特定の組み合わせで*HOX*遺伝子が発現し，それによりさまざまな遺伝子発現パターンが制御され，その結果さまざまな体の構造が生じ

15.4 発生生物学の基本概念　395

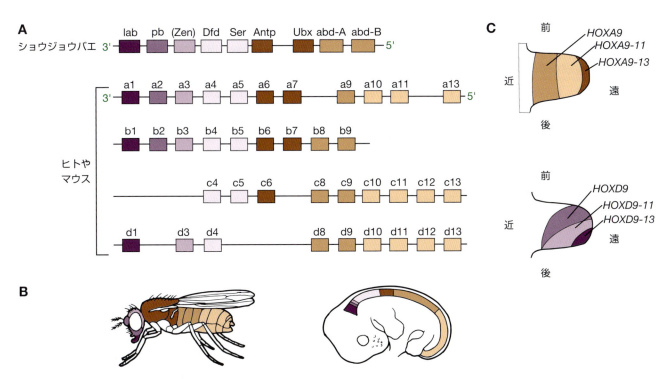

図15.14 *HOX*遺伝子の機能と構成　**(A)** 脊椎動物と無脊椎動物の共通祖先にみられる1つの祖先型*HOX*遺伝子クラスターは，哺乳類では4つ存在しており，祖先型クラスターの各遺伝子は消失している。**(B)** 胚発生の前後軸に沿って隣接する領域に発現する*HOX*遺伝子の組み合わせにより，特定の発生運命が選択される（ハエとヒト胚の体節にみられる*HOX*遺伝子発現を，上に示す*HOX*遺伝子の色分けと一致させている）。**(C)** 四肢の発生では，隣接する領域に発現する*HOXA*と*HOXD*の組み合わせが異なり，遠近軸と前後軸に沿った発生運命が特定化されることになる。(Wolpert L, Beddington R, Brockes J, et al: *Principles of development*. New York, 1998, Oxford University Press. Copyright 1998, Oxford University Press より)

る（図15.14参照）。哺乳類では，複数のクラスターから多数の*HOX*遺伝子が発現し，ハエと同様にさまざまな体の構造が生じる。発生初期では，HOX転写因子が胚全体の前後軸を特定化している。例えば，*HOXA*と*HOXB*クラスターが吻尾軸に沿って機能し，各椎骨や体節の特性を決定している。発生後期では，*HOXA*と*HOXD*が発生中の四肢の軸に沿って各領域の特性を決定する。

*HOX*遺伝子発現にみられる興味深いことの1つとして，クラスター内での遺伝子の並び順が，遺伝子が発現する胚中の位置と遺伝子が発現する発生の時期に一致する点がある（図15.14参照）。すなわち，クラスター内での*HOX*遺伝子の位置が，胚の前後軸に沿った発現の位置と発現時期の両方を示しているのである。例えば*HOXB*クラスターでは，胚の前部で最初に発現する遺伝子はクラスターの一方の端に位置し，クラスター内の残りの遺伝子は，遺伝子が発現する前後軸上の位置と発現時期に沿ってその位置から順番に並んでいる。このような遺伝子の構成はゲノム上の一般的な遺伝子の場合とは異なっているのだが（第3章参照），ヒトの発生過程で調節される別の遺伝子ファミリーであるグロビン遺伝子クラスターにおいては，*HOX*遺伝子群と同様の現象がみられる（第12章参照）。両方の場合でゲノムの空間的な遺伝子構成が発生過程での遺伝子発現の時期に関連していることから，これはおそらく長距離の効果を及ぼす調節配列がゲノムに存在することを反映している。そしてこの調節配列が，胚で異なる時期に異なる遺伝子のエピジェネティックな修飾や発現を支配していると考えられる。

すなわち，*HOX*遺伝子ファミリーは発生生物学と進化のいくつかの重要な原則を表している。

- 第一に，複数の遺伝子が協調して働くことにより，胚のさまざまな時期と場所で類似の機能を遂行できるようになる。
- 第二に，相同な構造は，進化の共通祖先に由来する相同な転写因子セットによって生じるということである。例えば，ハエと哺乳類は，同様の基本体制（body plan）を有している（体幹の前に頭があり，体幹から四肢が伸び，心臓呼吸器系器官が消化器系器官の前部に位置する）。そして体制は，進化の共通祖先から受け継いだ遺

伝子セットによって特定化される。

● 第三に，これらの相同な発現パターンは特異的だが，オーバーラップしている。これらの異なるパターンが交差することで，細胞の多様性を規定する転写因子の特異的な組み合わせが得られる。たとえば，*HOXD9〜13* 遺伝子は発生段階の肢芽における最遠位部で発現するが（図 15.14 を参照），*HOXA9〜13* 遺伝子は肢芽の後方領域でのみ発現する。*HOXD9〜13* と *HOXA9〜13* の両方を発現する細胞は遠位後部の肢芽と四肢に特異的だが，*HOXD9〜13* と *HOXA9〜11* を発現する細胞はより前方の肢芽と四肢に特異的である。

● 第四に，発生にかかわる遺伝子で一般的というわけではないが，*HOX* 遺伝子群はクラスター内できわめて特徴的なゲノム構成を示し，それが発生過程での機能と相関している。

15.5　発生における細胞機構と分子機構

この節では，発生を調節する基本的な細胞機構と分子機構を概説する（**BOX 15.3** 参照）。正常メカニズムの障害により生じるヒトの先天異常や疾患を例にあげて，各メカニズムを説明する。

転写因子による遺伝子調節

転写因子は，他の遺伝子の発現を制御することによって発生を制御する。転写因子に制御される遺伝子には他の転写因子の遺伝子もいくつか含まれる。協調して機能する転写因子群は**転写調節モジュール**（transcriptional regulatory module）と呼ばれる。これらのモジュールの機能を

BOX 15.3

発生を制御する基本的なメカニズム

● 転写因子による遺伝子発現の調節
● 直接的接触あるいはモルフォゲンによる細胞-細胞間のシグナル伝達
● 細胞の形態と極性の誘導
● 細胞の移動
● プログラム細胞死

解明することは，発生遺伝学，最近はゲノム生物学において重要である。転写因子には目的とする遺伝子を活性化するものもあれば，抑制するものもある。また，活性化と抑制の両機能を有する転写因子もある〔いわゆる両機能性（bifunctional）転写因子〕。あるいはマイクロ RNA のような非コード RNA は，標的配列に結合することで遺伝子を活性化したり不活性化したりできる。このようなさまざまな活性化因子（アクチベーター）や抑制因子（リプレッサー）は，アセチル化などのヒストン修飾によってクロマチンへと誘導されるが，ヒストン修飾の調節はヒストンアセチルトランスフェラーゼやヒストンデアセチラーゼによって行われる（第 3 章参照）。このようなヒストンのエピジェネティックな変化は，特定の遺伝子が活性化しているかそうでないかの目印になる。調節モジュールは，異なる転写因子を組み合わせることで，異なる場所や異なる時期に遺伝子を発現させ，発生の時間的・空間的調節を指示することで発生全体を制御するよう働く。ヒストン修飾によって制御されるさまざまな転写調節モジュールの転写複合体への結合は，空間的・時間的に異なる遺伝子発現を指示することで，胚発生の中核を担っている。

転写調節複合体は，トポロジカルドメイン（topologically associating domain：TAD）に局在しており，CTCT 配列部位の間での DNA ループの押し出しを可能にしている。その結果，遠位部に存在する遺伝子発現の調節配列（エンハンサーやサイレンサー）を標的遺伝子に近づけることができるようになり，遺伝子発現が調節される（第 3 章参照）。このようなループは，基本転写因子と，転写複合体に選択性を与える特異的な転写因子を結びつけることにより，遺伝子発現の調節配列と遺伝子の相互作用（コミュニケーション）を制御している（図 15.15）。基本転写因子のほとんどは，ゲノム全体にみられる多数の転写複合体に含まれていて，それぞれの転写因子は必須の存在だが，発生における役割は非特異的である。一方，特異的な転写因子はエンハンサーに結合し，発生過程の特定の細胞や特定の時期に限って，多くの場合はヒストンのエピジェネティックな修飾による制御下で，活性型の転写因子複合体形成に関与する。こうして，巧妙に制御された発生過程をもたらす遺伝子発現の調節が可能になる。

正常発生における転写因子の重要性は，*HOXD13* の稀なバリアントによって**合多指（趾）症**（synpolydactyly）が引き起こされることから示された。この合多指（趾）症は不完全顕性遺伝（優性遺伝）疾患で，ヘテロ接合体は手

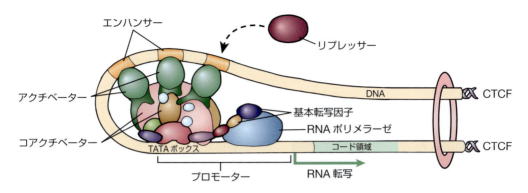

図15.15 トポロジカルドメイン（TAD，第3章参照）からループ形成した転写複合体により，転写の活性化が生じる。基本転写因子（青）とRNAポリメラーゼは，メッセンジャーRNA（mRNA）の転写開始点に近接するシス作用性配列に結合する。このようなシス作用性配列は，まとめてプロモーターと呼ばれる。これより遠位のエンハンサーあるいはサイレンサー配列には，その配列に特異的な転写因子や組織特異的転写因子が結合する。コアクチベータータンパク質は，特異的転写因子と基本転写因子との間の生化学的相互作用を促進する。(Tjian R: Molecular machines that control genes. Sci Am, 272:54-61, 1995 より作成)

（足）の多指（趾）と指（趾）節間の皮膚性の合指（趾）を示す。稀なホモ接合体では，同様の症状であるがより重度の異常を有し，手，手首，足，足首の骨奇形を示す（図15.16）。合多指（趾）症の原因である *HOXD13* のバリアントは，このタンパク質のアミノ末端領域のポリアラニン鎖の伸長を引き起こす。正常タンパク質では15のアラニンを有するが，変異型タンパク質では22〜24のアラニンを有する。合多指（趾）症の原因となるポリアラニンの伸長は，機能獲得メカニズム（第12章参照）によるものと考えられており，*HOXD13* の機能喪失型バリアントのヘテロ接合の場合には，肢の発生に軽度の影響しか与えない。すなわち，足の第1，第2中足骨の間と，第4，第5中足骨の間に未発達な多趾が生じることを特徴とする。正確なメカニズムがなんであれ，*HOX* 遺伝子の一般的な機能が，発生過程での特定の体軸に沿った領域の特性を決定することであることが，この疾患から示唆される。

モルフォゲンと細胞間シグナル伝達

発生過程の特徴の1つに，細胞がサブタイプに分化し，組織が適切な空間的配置を獲得するためには，細胞は互いにコミュニケーションを取る必要があることがあげられる。このコミュニケーションは，細胞のシグナル伝達機構を介して行われている。このような細胞-細胞間のコミュニケーションシステムは一般的には，細胞表面の受容体と，その受容体に結合する**リガンド**（ligand）と呼ばれる分子によって担われている。受容体にそのリガンドが結合すると，受容体を介してシグナルが細胞内のシグナル伝達経路に伝えられる。リガンド-受容体の組み合わせの代表例として，線維芽細胞増殖因子とその受容体があげられる。ヒトでは線維芽細胞増殖因子遺伝子ファミリーには23種類の因子が知られており，その多くが発生において重要な働きを担っている。線維芽細胞増殖因子は，チロシンキナーゼ受容体のリガンドとして機能する。線維芽細胞増殖因子受容体の異常は，軟骨無形成症（症例2）（第7章参照）や，頭蓋の縫合が早期に癒合してしまう**頭蓋縫合早期癒合症**（craniosynostosis）と呼ばれる頭蓋顔面部の発生異常を有する症候群などの疾患を引き起こす。

発生に関与するモルフォゲンの最もよい例として，**ヘッジホッグ**（hedghog）があげられる。ヘッジホッグは，最初にショウジョウバエ（*Drosophila*）で発見され，その表皮剛毛（epidermal bristle）の位置を変更できる機能をもつことから命名された。ヘッジホッグタンパク質は拡散によって濃度勾配を形成し，その濃度によって周囲の各細胞に異なる発生運命をもたらす。ヒトでは，ショウジョウバエのヘッジホッグに非常に近縁な3つの遺伝子が，発生に関与するモルフォゲンをコードしている。この一例としては，**ソニック・ヘッジホッグ（*SHH*）**と命名された遺伝子がある。ショウジョウバエのヘッジホッグが特異的に制御するプログラムは，哺乳類のヘッジホッグのホモログ（相同体）が制御するプログラムとはかなり異なるが，その根本的な機能と分子メカニズムは同様である。例えば，発生中の神経管底板と脊索から分泌されるソニック・ヘッジホッグタンパク質（SHH）は，濃度勾配を形成することで発生中の脳と脊髄でさまざまなタイプの細胞や組織を分化誘導し，それらを統合する（図15.17A）。SHHは，**極性化活性帯**

(zone of polarizing activity：ZPA) として知られる肢芽の一部の細胞群からも産生される。これは肢芽発生の後方部分の確立に関与していて，四肢のそれぞれにおいて指

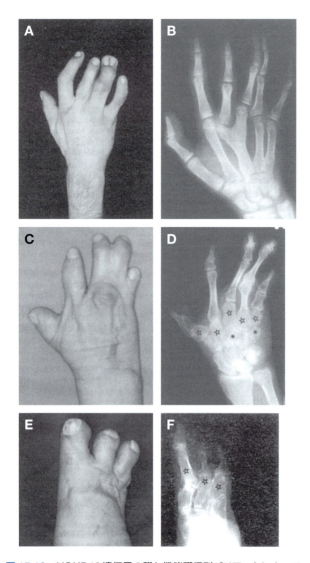

図15.16　HOXD13遺伝子の稀な機能獲得型バリアントによって，顕性（優性）阻害効果をもつ異常なタンパク質が産生される　写真とレントゲン写真は，多合指（趾）症のいくつかの表現型を示す．(A, B) HOXD13バリアントをヘテロ接合で有する人の手の写真とレントゲン写真．第Ⅲ中手骨が分枝したことで，第Ⅲ指に過剰指（Ⅲa）が生じている．合指症は，第Ⅲ指と第Ⅲa-Ⅳ指（Ⅲa-Ⅳ）を外科的に分離することで，部分的な是正が可能である．(C, D) HOXD13バリアントをホモ接合で有する人の手の写真とレントゲン写真．第Ⅲ，Ⅳ，Ⅴ指の合指症と，それらの単一の指関節がみられる．すなわち，第Ⅰ，Ⅱ，Ⅲ，Ⅴ中手骨が短い手根骨様の骨（星印）に変化し，2つの過剰な手根骨（アスタリスク印）と短い第2指骨が認められる．橈骨，尺骨，近位の手根骨は正常であるようにみえる．(E, F) C，Dと同じ患者の足の写真とレントゲン写真．相対的にほぼ正常な大きさの第Ⅰ中足骨，小さい第Ⅱ中足骨，そして第Ⅲ，Ⅳ，Ⅴ中足骨は単一の足根骨様の骨に変化している（星印）．(Muragaki Y, Mundlos S, Upton J, et al: Altered growth and branching patterns in synpolydactyly caused by mutations in HOXD13. Science, 272:548-551, 1996より許可を得て転載)

（趾）の非対称的なパターンを決定する（図15.17B参照）．

ヒトでのSHH遺伝子を不活性化するバリアントは，常染色体顕性遺伝疾患として受け継がれる可能性のある先天異常を引き起こす．これは，表現型の異常を引き起こすには50％の遺伝子発現の低下で十分であることを示していることから，おそらくヘッジホッグタンパク質の濃度勾配の程度が変化することによって疾患が引き起こされると考えられる．罹患した場合は通常，**全前脳胞症**（holoprosencephaly）を呈し（前脳と顔面中央部の発生が障害されるため），前脳構造の欠損，眼間狭小（両眼の間隔が狭いこと），口唇口蓋裂が引き起こされる．しかし，臨床症状

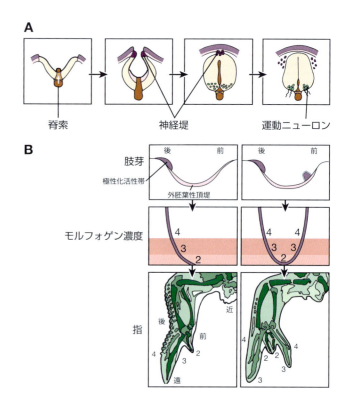

図15.17　ソニック・ヘッジホッグ（SHH）タンパク質の働き　(A) 発生中の神経管の横断面．脊索から放出されるソニック・ヘッジホッグ（SHH）タンパク質は，発生中の神経管の腹側方向に向かって拡散する（茶色）．脊索上部は高濃度であるため底板が誘導される．一方，側方にいくほど低濃度になり，運動ニューロンが誘導される．神経管の上（背側）の外胚葉は，骨形成タンパク質を分泌し，神経管の閉鎖部の背側で神経堤発生の誘導に関与する（濃い紫）．(B) 肢芽形成におけるSHHタンパク質の形態形成作用．SHHは肢芽後端の極性化活性帯（Bに極性化活性帯として示す）から分泌され，濃度勾配を形成する（最も高濃度を4とし，数字が小さくなるほど濃度が低いことを示す．図では2まで示している）．変異や移植実験によって肢芽前端に異所性の極性化活性帯をつくると，後肢の要素が2つ作り出される．(AはLumsden A, Graham A: Neural patterning: A forward role for hedgehog. Curr Biol, 5:1347-1350, 1995. Copyright 1995, Elsevier Scienceより；BはWolpert L, Beddington R, Brockes J, et al: Principles of development. New York, 1998, Oxford University Pressより)

は軽度あるいは軽微な場合もある。例えば、単一正中切歯や脳梁の部分欠損のみが認められる場合もある（図15.18）。表現度の多様性が同一家系内に認められるので、バリアントが異なることが原因ではなく、他の座位の修飾遺伝子の作用か、偶然か、環境か、あるいはそれらのすべてが関与しているに違いないと考えられる。

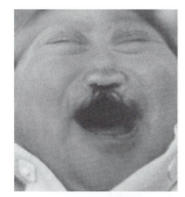

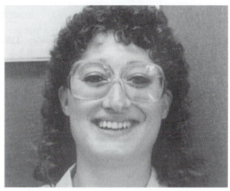

図15.18　SHH遺伝子バリアントの多様な表現度　母と娘はSHH遺伝子の同じミスセンスバリアントをもつ。しかし、娘は小頭症、脳の発生異常（奇形）、眼間狭小、口蓋裂を伴い重症である。一方、母の症状は単一正中切歯のみである。（Roessler E, Belloni E, Gaudenz K, et al: Mutations in the human Sonic Hedgehog gene cause holoprosencephaly. Nat Genet, 14:357-360, 1996より）

細胞の形態と組織化

細胞は存在する微小環境での位置や極性にしたがって、組織の一部として機能するための特性を獲得しなければならない。例えば腎上皮細胞は、溶質を再吸収する機能を担うために、器官の頂端部と基底部で異なった発生を行う必要がある。細胞の極性獲得は、前述した胚全体の発生での軸決定を細胞レベルで行うものといえる。正常の状態では、各腎尿細管細胞は、その細胞表面に線維状の構造を作りあげる（一次線毛と呼ばれる）。1つの仮説として、一次線毛は発生中の腎尿細管で液体の流れを感知し、細胞に増殖を停止して極性をもつようにシグナルを伝える役割を担っているとされる。別の仮説では、一次線毛は発生経路の活性化や抑制にかかわるシグナル伝達物質の濃度を調節する細胞アンテナのような働きがあるとされている。

ソニック・ヘッジホッグのシグナル伝達経路は、このような働きを有しているとする証拠がある。成人の**多発性嚢胞腎**（polycystic kidney disease；症例37）は、一次線毛の構成タンパク質であるポリシスチン1、あるいはポリシスチン2のいずれかの機能喪失によって引き起こされる。機能喪失によって、細胞は液体の流れを感知できなくなる、あるいはシグナル伝達経路を適切に調節できなくなる。その結果、細胞は増殖を続け、極性を獲得する適切な発生プログラムに移行できない。適切な発生プログラムでは、細胞は分裂を停止し、腎尿細管上皮細胞の頂端部と基底部ではあるタンパク質が異なる発現（極性のある発現）を示す（図15.19）。細胞が分裂を続けると、嚢胞の形成、すなわち腎尿細管細胞に覆われた袋状の構造内に液

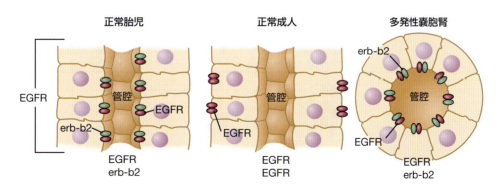

図15.19　正常胎児、正常成人、多発性嚢胞腎患者の上皮の上皮増殖因子受容体（epidermal growth factor receptor：EGFR）の局在化の違い（極性）　胎児細胞と多発性嚢胞腎患者の上皮細胞は、頂端側細胞膜にEGFRとerb-b2のヘテロ二量体を発現している。正常成人では、尿細管上皮細胞は側底側細胞膜にEGFRのホモ二量体を発現している。（Wilson PD: Polycystic kidney disease. N Engl J Med, 350:151-164, 2004. Copyright 2004, Massachusetts Medical Societyより改変）

体が貯留した状態が引き起こされる。

細胞移動

プログラムされた細胞の移動は発生において重要である。そしてこの細胞移動が重要な領域の1つに，中枢神経系があげられる。ヒトの中枢神経系は，胚発生の4〜5週の間に作り出される筒状の細胞構造である**神経管**（neural tube）から発生する。中枢神経系の初期発達に関する我々の知識の多くは，通常のマウスおよび神経発達障害のモデルマウスに由来している。初期には神経管は1層の厚い多列円柱（偽重層）上皮細胞からなっている。この細胞の垂直方向への対称的な分裂によって十分な神経上皮細胞が作りだされると，次に非対称な分裂により**神経幹細胞**（neural stem cell）が生じる。これらの神経幹細胞は，脳室に隣接する頂端側表面から基底側表面まで伸びる細長い細胞である。これらの神経幹細胞の核は，脳室に隣接する脳室細胞層の頂端側表面に近い位置にあるが，その突起は基底側表面あるいは軟膜表面に伸びているので，これらの神経幹細胞はいわゆる**放射状グリア細胞**（radial glial cell）である。このような放射状グリア細胞（神経幹細胞の1種）の垂直方向への非対称分裂により，新しい神経幹細胞と，運命決定された神経細胞前駆細胞や二次神経幹細胞を作りだす。これらの二次的な，より腹側にある神経幹細胞は，放射状グリア前駆細胞から分化する細胞を増殖させる。分裂後の神経細胞前駆細胞は，放射状グリアに沿っ

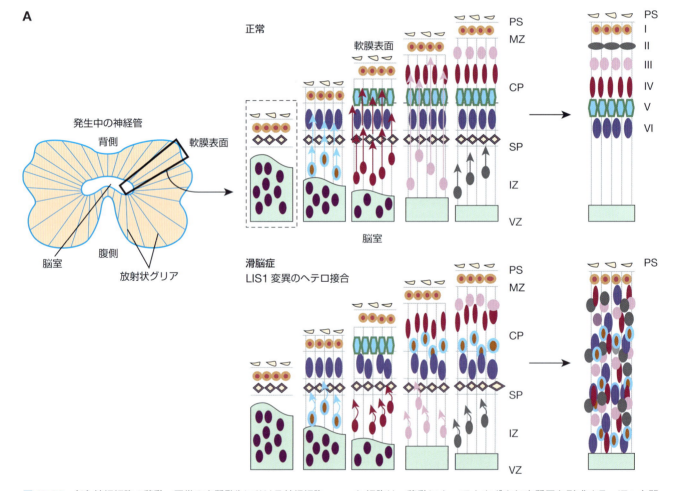

図 15.20 （A）**神経細胞の移動** 正常の皮質発生における神経細胞の移動の役割と，滑脳症の原因となる LIS1 変異をヘテロ接合で有する人にみられる異常な神経細胞移動。(上段) マウスの発生中の正常神経管の放射状の切断面。脳室帯（VZ）に前駆細胞がみられる。これらの細胞は分裂し，分裂終了細胞に分化すると，グリアによって作られた足場に沿って放射状に移動する。異なる形や色で表された細胞は，移動によってさまざまな皮質層を形成する。IZ：中間帯，SP：副板，CP：皮質板，MZ：辺縁帯，PS：軟膜表面。皮質板領域を占める正常皮質の6層構造（分子層，外顆粒層，外錐体細胞層，内顆粒層，内錐体細胞層，多型細胞層）をIからVIで示した。(下段) 滑脳症では異常な細胞移動と正常な皮質発生の欠如がみられる。

て軟膜表面に向かって外側へ移動する。中枢神経系は、このような神経細胞前駆細胞の移動の波によって構築される。皮質でより内側の層に存在する神経細胞は、発生のより早期に移動してきた細胞である。各神経細胞の移動の波は、これより前に移動してきた細胞層を通過して、次々にさらに外側の層を形成していく（図15.20A）。これら神経細胞前駆細胞からの**神経細胞生成**（neurogenesis）と、正確な位置への**神経細胞移動**（neuronal migration）の複雑な相互作用により、中枢神経系の特異的な発生が生じる。

さらに近年、選択的人工妊娠中絶によって得られた胎児組織から、ヒトの脳の初期発生を観察することが可能となった。これらの研究により、ヒトの脳における、基底側（軟膜）表面まで伸びているが頂端側表面には達しない、基底（または外側脳室下帯）放射状グリア〔basal (outer subventricular zone) radial glia〕と呼ばれる新しい種類の初期神経前駆細胞の存在が明らかになった（図15.20BおよびC参照）。これらの細胞はマウスにも認められるものの（図15.20B）、細胞数は非常に少ない。一方で、ヒトを含む霊長類ではその数が大幅に増加しており（図15.20C参照）、霊長類の進化における基底放射状グリアの増大が、霊長類やヒトにおける脳の大きさの増大に大きくかかわっていると考えられる。基底放射状グリアは、脳室側の放射状グリアとは異なり水平方向に分裂する。

滑脳症（lissencephaly、"平らな脳"を意味する）は、脳発生に重度の異常を示し、重度の知的障害を呈する。この発生異常は**Miller-Dieker症候群**（Miller-Dieker syndrome）（ 症例32 ）の症候の1つである。Miller-Dieker症候群は、17番染色体に位置する1コピーの*LIS1*遺伝子を含む染色体領域を欠失することで引き起こされる。*LIS1*遺伝子の機能がヘテロ接合性に喪失すると、脳室側および基底側の放射状グリアの神経細胞の生成が破綻し、さらに神経細胞の移動も障害される（図15.20A参照）。その結果、明確な細胞層構造が形成されず、肥厚した細胞が過剰な脳皮質となり、脳溝の形成が低下する。このため、脳表面が滑らかになるのである。

いま述べてきた神経細胞の移動に加えて、もう1つ、神

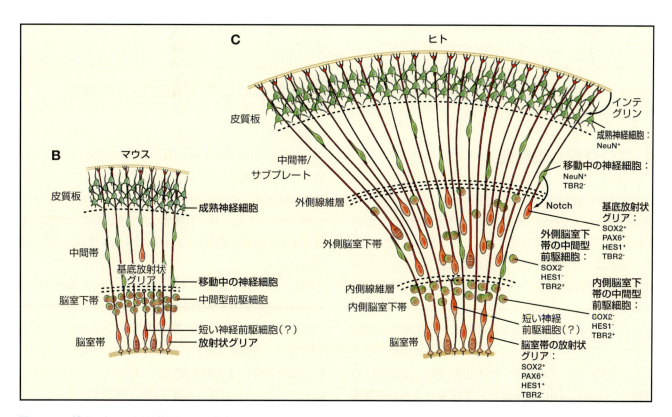

図15.20の続き （B, C）**放射状グリアの増大** ヒトの脳には、基底（または外側脳室下帯）放射状グリアと呼ばれる新しい種類の初期神経前駆細胞が存在しており、基底側（軟膜）表面まで伸びているが頂端側表面には達しない。この細胞はマウスにも存在するが、その数は非常に少ないのに対し、ヒトを含む霊長類ではその数が大幅に増加している。（AはGupta A, Tsai L-H, Wynshaw-Boris A: Life is a journey: a genetic look at neocortical development. *Nat Rev Genet*, 3:342-355, 2002より改変；B, CはLui JH, Hansen DV, Kriegstein AR: Development and evolution of the human neocortex. *Cell*, 146:18-36, 2011より）

経堤（neural crest）が関与する細胞移動が特に重要な例としてあげられる。神経堤とは，発生中の神経管の背外側から生じた細胞集団である（図15.17A参照）。神経堤細胞は，神経管の背側部表面にもともと存在するが，ここから非常に離れた部位，すなわち腹側となる顔，耳，心臓，腸，皮膚（ここで色素細胞群に分化する）など他の多くの組織に移動しなければならない。

　腸に存在する神経堤の前駆細胞集団から，腸管の自律神経を支配する細胞が作り出される。そのため，これらの細胞が移動してこないと，Hirschsprung病（Hirschsprung disease）に認められる無神経節大腸が引き起こされる。Hirschsprung病の遺伝学は複雑であるが（第9章参照），重要なシグナル伝達分子の多くがその原因に関与すると考えられている。よく解明されているものとしてRETがん原遺伝子があげられる。第9章で述べたように，RET遺伝子の病的バリアントは，約50%のHirschsprung病患者に認められる。

　神経堤の発生異常を原因とする別の例としては，Waardenburg症候群（Waardenburg syndrome）として知られる先天異常の疾患群がある。この症候群では，皮膚と毛髪の色素，虹彩の色，大腸の神経支配に異常がみられる（図15.21参照）。この症候群は，少なくとも4つの転写因子のいずれの病的バリアントでも引き起こされ，それぞれが神経堤発生の異常をきたす。

プログラム細胞死

　プログラム細胞死は発生に重要な機能を果たし，多くの構造の形態形成に必須である。プログラム細胞死は，形態形成過程で組織が再構築を必要としたときに応じて起こる。例えば，個々の指（趾）を分離する場合や，肛門や鼻腔を貫通させる場合，子宮と膣の接続を確立する場合などである。

　プログラム細胞死の主なものはアポトーシス（apoptosis）である。マウスのFoxp1遺伝子の機能喪失型バリアントの研究から，アポトーシスは心室中隔と心流出路〔心内膜床（endocardial cushion）〕の形成を行う組織の再構築に必要で，これによって大動脈と肺動脈の起点が正常に位置するのを確保していることが示されている。特定の細胞を取り除くことによって，心内膜床の相対的位置が正常な位置になるのである。アポトーシス異常は別のタイプの

ヒト先天性心疾患の原因であるとも推測されている（第9章参照）。例えば，染色体22q11のTBX1遺伝子の欠失によって引き起こされるDiGeorge症候群（DiGeorge syndrome）の円錐動脈幹心疾患である（第6章参照）。アポトーシスは免疫系の発生過程で自己に反応するリンパ球系統を除去する際にも起こり，これによって自己免疫疾患を防いでいる。

15.6　胚発生における発生機構間の相互作用

　胚発生には多くの発生過程の協調が必要であり，発生過程には増殖，分化，移動，アポトーシスのすべてが関与している。例えば，中胚葉の細胞塊が心臓になったり，神経外胚葉のある層が脊髄になったりするためには，多くの過程が必要である。これらの過程がどのように相互に作用し，どのように協調するかを解明するために，発生生物学の専門家は通常，魚，カエル，線虫，ハエ，ニワトリ（雛），マウスなどさまざまなモデル動物を用いて胚発生の研究を行っている。これらのより操作しやすい系で明らかになった基本的な原則は，ヒトの発生過程の理解に応用可能である。

器官形成のモデルとしての四肢

　脊椎動物の四肢は，発生過程が比較的よく研究されている。ヒトの上肢は約1mの長さで，1つの近位骨（上腕骨），2つの前腕骨，27の手指の骨で構成される。ヒトの上肢ではゲノムの特定化は起こらない。そのかわり，3つの軸（すなわち遠近軸，背腹軸，前後軸）に沿った発生を指示する，一連の調節された過程によって形成される（図15.22）。

　四肢の発生は，発生第4週のヒト胚の中胚葉の側縁での増殖細胞の突出である肢芽（limb bud）から始まる。胚の前後軸（頭部から尾部への軸）に沿ったそれぞれの肢芽の位置は，各部位に特異的な転写因子の発現と関連がある。後肢の場合はTBX4遺伝子，前肢の場合はTBX5遺伝子で，これらの発現は線維芽細胞増殖因子リガンドのさまざまな組み合わせによって誘導される。このように，肢芽の伸長の最初の増殖過程は，増殖因子や転写因子によって引き起こされる。

　肢芽はまず，外側に，四肢の遠近軸の側方へ伸長するよ

15.6 胚発生における発生機構間の相互作用 403

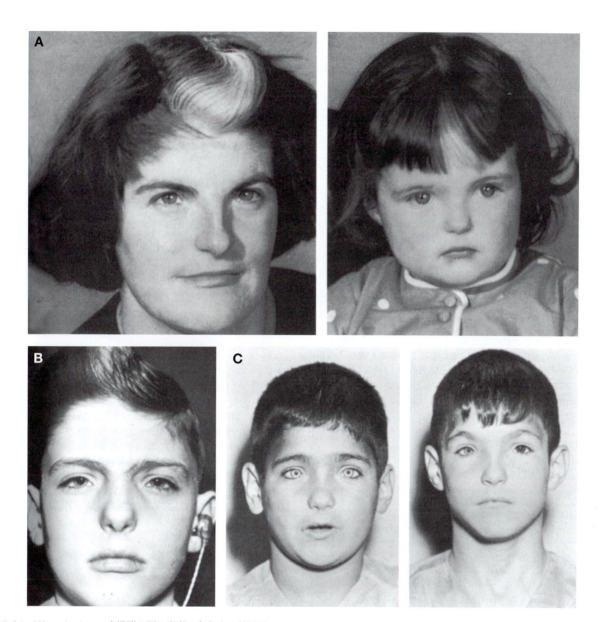

図 15.21 Waardenburg 症候群 I 型の患者 (**A**) 白い前髪がみられる母と娘。(**B**) 先天性難聴と白い前髪がみられる10歳児。(**C**) 兄弟。一方は難聴。白い前髪はみられない。しかし右に示す男児は，虹彩異色症（heterochromatic iris）を有する。神経堤発生に関与する転写因子をコードする PAX3 の病的バリアントによって，Waardenburg 症候群 I 型が引き起こされる。(A は Partington MW: An English family with Waardenburg's syndrome. *Arch Dis Child*, 34:154-157, 1959 より；B は DiGeorge AM, Olmsted RW, Harley RD: Waardenburg's syndrome. A syndrome of heterochromia of the irides, lateral displacement of the medial canthi and lacrimal puncta, congenital deafness, and other characteristic associated defects. *J Pediatr*, 57:649-669, 1960 より；C は Jones KL: *Smith's recognizable patterns of human malformation*, ed 6. Philadelphia, 2005, WB Saunders より)

うに成長する（図 15.17B 参照）。肢の遠近軸方向の伸長は最もわかりやすい過程であるが，肢芽の伸長開始後すぐに他の2つの軸が確立される。前後軸は肢芽の伸長開始後すぐに確立される。母指が前後軸の前部の構造と考えられるのは，肢芽では体の上半身側の端に位置しているからである。同様に，第5指が前後軸の後部の構造と考えられるのは，肢芽では体の下半身側に位置しているからである。四肢の形成過程では，ソニック・ヘッジホッグ（SHH）というモルフォゲンが発生中の肢芽の後側で発現する。この SHH 発現のレベルが，発生中の四肢の前後軸決定の主要な原因となる濃度勾配を形成する（図 15.17B 参照）。四肢の前後軸のパターン形成の障害によって，多指（趾）症である過剰な指や，合指（趾）症である発生中の指（趾）の分離不全が引き起こされる。背腹軸も同様に確立され，腹側が手の手掌，足の足底である。

現在，分子発生生物学の知見をヒトの疾患に応用するこ

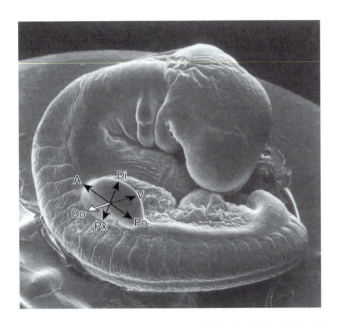

図 15.22　4 週齢のヒト胚の走査電子顕微鏡写真　前肢の初期の萌出を示す。肢芽の上に四肢の特定化に必要な 3 つの軸を書き込んである。Do-V：背腹軸（背側は写真面から前方向に，腹側は写真面から後方向にすすむ），Px-Di：遠近軸，A-Po：前後軸。(Carlson BM: *Human embryology and developmental biology*, ed 3. Philadelphia, 2004, Mosby より)

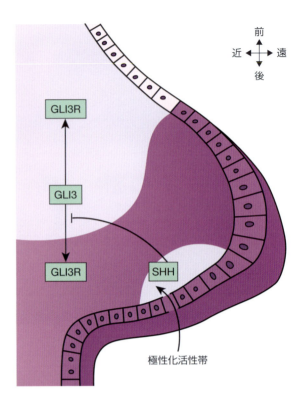

図 15.23　肢芽の前後軸および遠近軸と，その分子構成要素の模式図　この図では，前部が上で，遠位が右である。SHH の発現は，肢芽後方の極性化活性帯に起こる。SHH は肢芽の後方領域で，転写因子 GLI3 の GLI3R（転写抑制因子）への変換を抑制する。しかし，SHH 活性は，肢芽の前方領域には及ばない。SHH が存在しないと，肢芽の前部では GLI3 が GLI3R に変換される。このメカニズムから，肢芽の前後軸は GLI3 と GLI3R の濃度勾配によって確立されていることがわかる。(Gilbert SF: *Developmental biology*, ed 7. Sunderland, Massachusetts, 2003, Sinauer Associates より改変)

とによって，先天性の症候群が引き起こされるメカニズムが解明され始めている。例えば，転写因子 *GLI3* 遺伝子のバリアントによって，**Greig 頭蓋多合指趾症症候群**（Greig cephalopolysyndactyly syndrome：GCPS）と **Pallister-Hall 症候群**（Pallister-Hall syndrome）という 2 つの多面発現の先天異常症候群が引き起こされる（図 15.1 参照）。この 2 つの症候群は，四肢，中枢神経系，頭蓋顔面部，気道，泌尿生殖器系の異常を異なる組み合わせで示す。これらの異常は，図 15.23 に示すように，GLI3 と GLI3R と呼ばれる 2 つの GLI3 バリアントの産生のバランス異常によって引き起こされる。GLI3 は SHH シグナル伝達経路の一部である。SHH シグナルの一部は，*PTCH1* と呼ばれる遺伝子にコードされ，発生過程で線毛の細胞に高い発現がみられる細胞表面受容体を介して伝えられる。*PTCH1* 遺伝子の病的バリアントは，**基底細胞母斑症候群**〔nevoid basal cell carcinoma syndrome，あるいは **Gorlin 症候群**（Gorlin syndrome）〕を引き起こす。この症候群は，頭蓋顔面の異常と，時に GCPS と同様な多指（趾）症を示す。しかし，これに加えて Gorlin 症候群は，歯性嚢胞と基底細胞がんの易罹患性も示す。Gorlin 症候群と GCPS を比較すると，2 つの疾患はまさに表現型としてみられる症状を共有している。なぜならこの 2 つの疾患で病的バリアントを有する遺伝子は，同じ発生遺伝学的経路で重なった影響をもっているからである。SHH シグナル伝達経路の 3 つ目のタンパク質である CREB 結合タンパク質（CBP）は，GLI3 転写因子の転写コアクチベーターである。CBP の病的バリアントによって Rubinstein-Taybi 症候群が引き起こされる（図 15.5 参照）。この症候群も，GCPS や Gorlin 症候群と同じ臨床症状を共有する。

15.7　結論

この章で示した現象の例は，他にもたくさん提示することができるであろう。しかし，重要な点を強調するとすれ

ば，遺伝子は発生過程を調節する主要な因子であるということである。その遺伝子から産生されるタンパク質産物が発生遺伝学的経路において機能し，またこれらの経路が多数の器官系の発生過程に関与している。遺伝子機能の分子基盤，それらの機能がモジュールに組織化される方法，これらのモジュールの異常が奇形や多面発現症候群を引き起こしたり，それらに関連したりする機序を理解することは，ヒトの先天異常への現代の臨床医学的アプローチの基盤となっている。発生過程の経路について詳細に理解することは，将来，これらの経路の適切な部分を標的とする治療を開発するための手段になりうるであろう。

（訳：大場大樹）

一般文献

Barresi MJF, Gilbert SF: *Developmental biology*, ed 12. Sunderland, 2020, Oxford University Press.

Carlson BM: *Human embryology and developmental biology*, ed 6. Philadelphia, 2018, WB Saunders.

Dye FJ: *Dictionary of developmental biology and embryology*, ed 2. New York, 2012, Wiley-Blackwell.

Erickson RP, Wynshaw-Boris AJ, editors: *Epstein's inborn errors of development: the molecular basis of clinical disorders of morphogenesis*, ed 3. New York, 2016, Oxford University Press.

Wolpert L, Tickle C: *Principles of development*, ed 4. New York, 2011, Oxford University Press.

専門領域の文献

Acimovic I, Vilotic A, Pesl M, et al: Human pluripotent stem cell-derived cardiomyocytes as research and therapeutic tools. *Biomed Res Int*, 2014:512831, 2014.

Ross CA, Akimov S: Human-induced pluripotent stem cells: potential for neurodegenerative diseases. *Hum Mol Genet*, 23(R1):R17–R26, 2014.

問題

1 調節的発生とモザイク的発生の違いは何か？ この2つの発生段階の生殖遺伝医療や出生前診断における重要性は何か？

2 左側の説明と最も合致するものを右側の用語から選べ。

　a. 生殖細胞の発生過程での　　1. 全能性 (totipotency)
　　インプリンティングの消失　2. モルフォゲン
　b. 位置依存性の発生　　　　　3. 遺伝子発現のエピジェネ
　c. 調節的発生　　　　　　　　　ティックな調節
　d. 胚性幹細胞　　　　　　　　4. 一卵性双胎

3 左側の用語と最も合致するものを右側の用語から選べ。

　a. 羊膜索　　　　　　　　1. U字型口蓋裂
　b. 多指（趾）症　　　　　2. サリドマイド
　c. 羊水の減少　　　　　　3. *GLI3* バリアント
　d. 四肢減形成　　　　　　4. 破壊
　e. Robin シークエンス　　5. 変形

4 動物のクローン作製実験ではどのタイプの二倍体細胞が核のドナーとして不適当か？ また，それはなぜか？

5 討論せよ：転写因子のいくつかの病的バリアントは，それらがヘテロ接合で存在しても，なぜ先天異常を引き起こすのか？

第16章

がん遺伝学とゲノム学

Michael F. Walsh

がんは一般的な疾患である。毎年世界中で1,400万人が新たにがんと診断され，800万人以上ががんで死亡している。米国では毎年，乳がんと前立腺がんがそれぞれ25万人，大腸がんが15万人，肺がんが10万人以上診断されている。小児がんは，小児における疾病関連死で最も多い原因であるが，小児がんそのものは成人がんと比べて稀な疾患であり，米国では毎年16,000人が新たに診断されている。米国におけるがん治療の医療費は，2015年には1,902億ドル，2020年には2,089億ドルになると推定されている（https://progressreport.cancer.gov/after/economic_burden）。がんを発症する前にリスクの高い人を見つけることは，遺伝学研究と診療の重要な目標である。がんの遺伝的素因をもつ人々だけでなく，一般の人にとっても，がんの早期診断と早期治療はきわめて重要であり，これらはともにゲノムシークエンシング（塩基配列決定）と遺伝子発現解析の進歩に大きく依存している。歴史的に，がんの遺伝的基盤という観点からは，ほとんどのがんは遺伝的（およびエピジェネティックな）事象の確率的獲得（stochastic acquisition）から生じると考えられているため，体細胞遺伝学に焦点が当てられてきた。しかし，がんという疾患の病因を理解するうえでは，生殖細胞系列遺伝学と体細胞遺伝学の違いを認識することは重要である。

16.1　生殖細胞系列と体細胞

生殖細胞系列（germline）とは，有性生殖を行う生物が遺伝子を代々受け継ぐための性細胞（配偶子）を生じる細胞系列である。卵細胞と精子細胞は**生殖細胞**（germ cell）と呼ばれ，**体細胞**（somatic cell）と呼ばれる体内のその他の細胞と対比して述べられる。体細胞とは，精子細胞と卵細胞以外の体内のあらゆる細胞を指す。体細胞の変異はそ

の個体に影響を与えるが，子孫に受け継がれることはない。

16.2　新生物

がん（cancer）という言葉は，ラテン語の蟹を意味する言葉に由来する。がんは，浸潤性かつ悪性の形態をもつ**新生物**（neoplasia）のことであり，制御不能な細胞増殖により腫瘤や**腫瘍**（tumor）を形成する疾患のプロセスである。新生物における細胞の異常な蓄積は，細胞の増殖と自然減少の不均衡によって生じる。細胞の増殖とは，細胞周期を経て，体細胞分裂を引き起こすことである。細胞の自然減少とはプログラムされた細胞死（第15章参照）によって起こり，それにより細胞が組織から除去されることである。さらに，新生物ががんであるためには，**悪性**（malignant）でなければならない。すなわち増殖が制御されないだけでなく，発生部位〔初発部位（primary site）〕の隣接組織に浸潤するか，遠隔部位に広がる〔転移する（metastasize）〕能力をもつ（図16.1）必要がある。浸潤も転移もしないような腫瘍はがんではなく，**良性**（benign）腫瘍と呼ばれる。ただし，腫瘍がもつ異常の機能，大きさ，位置によっては，患者にとってはとても"良性"とはいえないこともある（例えば，視覚伝導路を障害したり，神経を刺激したり，血液のうっ滞や血栓を引き起こしたりする）。

　がんは単一の疾患ではない。むしろ，がんにはさまざまな形態や悪性度があり，生物学的過程もさまざまである。がんは主に3つのグループに分類される：

- **肉腫**（sarcoma）：骨，筋肉，結合組織などの間葉系組織，または神経系組織より腫瘍が発生したもの。
- **がん腫**（carcinoma）：腸，気管支，乳管を覆う細胞などの上皮組織より発生するがん。
- **造血組織**（hematopoietic）や**リンパ組織**（lymphoid）

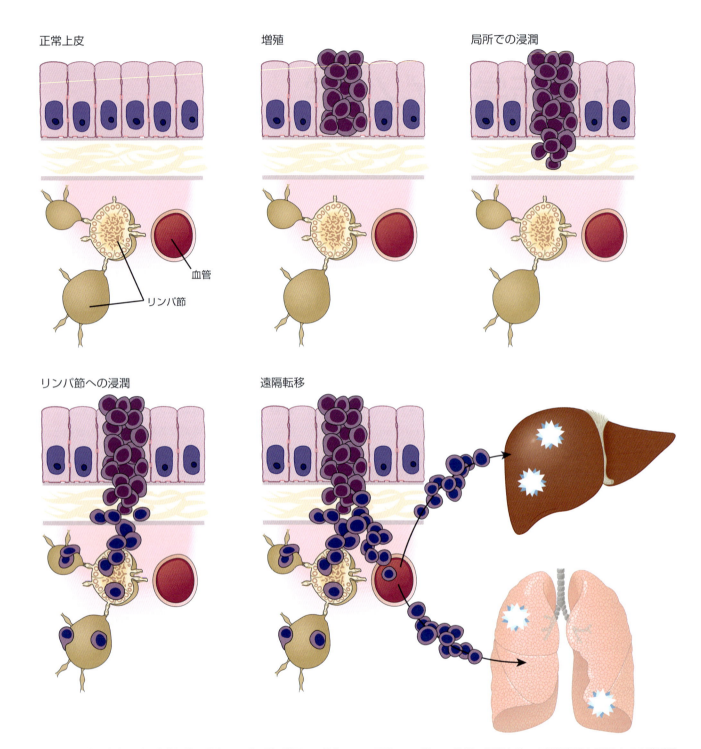

図16.1 大腸上皮などの上皮組織に発生するがん腫の進展の一般的な模式図 図は，正常上皮から，局所増殖，粘膜固有層への浸潤，局所リンパ節への拡散，肝臓と肺への遠隔転移に至るまでの進展過程を表す。

の悪性新生物：白血病やリンパ腫など，骨髄やリンパ系を含む造血細胞より発生するもの。

それぞれのグループ内において，腫瘍は存在部位，組織型，組織像，悪性度，染色体異数性によって分類されている。さらにcBioPortal，COSMIC，PECAN，Genomic Data Commons（GDC）などのデータリポジトリに列挙されているように，どの遺伝子バリアントや遺伝子融合，遺伝子発現の異常が体細胞レベルでの腫瘍の変化として見つかるかにもとづく，腫瘍のさらなる分類も行われるようになってきている（**表16.1**）。

表16.1 がんで変異がみられるドライバー遺伝子の分類

細胞増殖やアポトーシスに 特異的に影響を及ぼす遺伝子	ゲノムやDNAの完全性，または遺伝子発現に 包括的に影響を及ぼす遺伝子
細胞周期の制御	ゲノムの完全性
細胞周期チェックポイントタンパク質	●染色体分離
細胞増殖のシグナル伝達	●ゲノムや遺伝子の変異
●転写因子	●DNA修復
●受容体型および膜結合型のチロシンキナーゼ	●テロメアの安定性
●増殖因子	遺伝子発現：複数の遺伝子/遺伝子産物の活性に影響を及ぼす異常な代謝産物
●細胞内セリン-トレオニンキナーゼ	遺伝子発現：DNA/クロマチンのエピジェネティックな修飾
●PI3キナーゼ	●DNAのメチル化とヒドロキシメチル化
●Gタンパク質およびGタンパク質共役受容体	●クロマチンヒストンのメチル化，脱メチル化，アセチル化
●mTORシグナル伝達	●ヌクレオソームのリモデリング
●Wnt/βカテニンシグナル伝達	●クロマチンへの接近性とコンパクション（SWI/SNF複合体）
分化と系統生存（lineage survival）	遺伝子発現：転写後の変化
●特定の細胞系統を保護する転写因子	●mRNAのスプライシング異常
●細胞周期を離脱しG_0に入ることにかかわる遺伝子	●mRNAの安定性と翻訳に影響を及ぼすマイクロRNA
アポトーシス	遺伝子発現：タンパク質の安定性/ターンオーバー

mRNA：メッセンジャーRNA，mTOR：mammalian target of rapamycin，PI3：ホスファチジルイノシトール3。

本章では，がんは基本的に遺伝性疾患であることを遺伝学的およびゲノム学的研究を通していかに論証できるのか，そして遺伝的・環境的要因の影響や，生涯を通じて異なる時期に異なるパターンで細胞が入れ替わることにより，がんがどのようにして進化するのかについて述べることにする。まず，がん発生に関与すると認識されている遺伝子の種類，およびこれらの遺伝子の機能不全が疾病をきたすメカニズムについて説明する。次に，上位世代から遺伝継承される**遺伝性がん症候群**（heritable cancer syndrome）について概説し，これらの病因から得られた知見がより一般的な散発性がんの基礎をいかに解明してきたかを示す。このような遺伝継承されうる症候群に特異的にみられる，臨床遺伝専門医，遺伝カウンセラー，がん専門医にとってのいくつかの課題についても検討する。3つ目として，遺伝学とゲノム学が，がんの原因に関する考え方や診断・治療の方法に変化をもたらした点を示す。がん細胞における遺伝子変異とエピジェネティックな修飾の変化，異常な遺伝子発現の同定は，がんの進展に関する知識を大きく広げ，がんの診断と治療へのアプローチに根本的な変化をもたらしている。さらに，体細胞および生殖細胞系列のバリアントデータを統合することで，生殖細胞系列のシークエンシングを併用せずとも，体細胞試料から検出されたバリアントについて迅速な解釈が可能になってきている。

16.3 がんの遺伝的基盤

ドライバー遺伝子変異とパッセンジャー遺伝子変異

次世代シークエンシング（next generation sequencing：NGS）（第4章参照）とRNA発現研究（第3章参照）を応用することで，がんの起源を理解するうえで明確な手がかりが得られている。多種多様ながん種から得られた数千もの試料を集約し解析することで，研究者はバリアント，エピゲノム修飾，異常な遺伝子発現プロファイルの公共データベースであるがんゲノムアトラス（Cancer Genome Atlas）を構築し続けており，これはGDC[訳注]で閲覧可能である。この試みは，cBioPortal（https://www.cbioportal.org/）に収容されているProject Genomics Evidence Neoplasia Information Exchange（GENIE）や，PECANポータル（https://pecan.stjude.cloud/）を介して図解データを提供するPediatric Cancer Genome Project（PCGP）とともに，ヒトのがんで検出されるゲノム変化のアノテーションと分類に向けた大きな取り組みである。こうした努

＊訳注 Genomic Data Commons，NCI，NIH。

力は現在も続いており，これまでの知見は非常に有益なものとなっている。腫瘍内に存在する変異の数は，わずか数個から数万個にわたるものまでさまざまである。一般的に，小児がんは成人がんよりも検出される変異の数が少ない。しかし，この傾向には顕著な例外がある〔例えば，**ミスマッチ修復**（mismatch repair：MMR）遺伝子における構成的両アレル病的バリアント（constitutional biallelic pathogenic variant）[*訳注]では，小児がんおよび成人に起こるがんの両方で非常に高い遺伝子**変異量**（mutational burden）をもたらす〕。このような例外的に高い腫瘍遺伝子変異量が同定された場合，免疫療法が考慮される。腫瘍のシークエンシングを行った際に同定されたバリアントのほとんどは，がんのタイプにかかわらずランダムにみられ，つまり，特定のがんタイプに高頻度にみられるものではない。おそらくは直接新生物を発生もしくは進行させる原因となるのではなく，がんの進展の過程で発生したものである。これらは**パッセンジャー変異**（passenger mutation）と呼ばれる。しかしながら数百の遺伝子の一部は，その性質上，単なるパッセンジャー変異と考えるにはあまりに高い頻度で変異していることが繰り返し発見されている。これらの変異遺伝子は，同じ種類のがんにおいても多数の試料で生じるが，しばしば複数の異なる種類のがんにおいても生じる。これらは，がんの発生または進展（プログレッション）に直接関連すると考えられることから，**ドライバー遺伝子**（driver gene）と呼ばれる。これらの遺伝子に起こった変異〔**ドライバー変異**（driver mutation）と呼ばれる〕は，がんの発生または進行の原因になると考えられる。ドライバー遺伝子のなかには特定の種類のがんに関係するがものがあるが，p53タンパク質をコードする*TP53*遺伝子のように，大多数のがんに認められるものもある。現在，一般的なドライバー遺伝子については知られているが，今後がんゲノムアトラスが拡張されるにつれ，少数のそれほど一般的でないドライバー遺伝子が同定され，追加される可能性がある。ドライバー遺伝子を同定するもう1つのリソース（https://cancerhotspots.org/）があり，これは遺伝子のサイズ，予想される変異率，および検出されたがんの種類にもとづいて，バリア

[*訳注] 後述の先天性ミスマッチ修復欠損症候群（constitutional mismatch repair deficiency：CMMRD）を引き起こすバリアントである。

ントが**がん原性**（oncogenic）であるというエビデンスを提供する。このデータベースでは，数学的モデリングと厳密な統計学を利用することで，特定のバリアントががん原性であるという可能性を決定している。

ドライバー変異のスペクトラム

さまざまなゲノム変化がドライバー変異として作用しうる。例えば，一塩基変異や微細な挿入・欠失が，ドライバー変異となりうる。1個の受精卵からおよそ10^{14}細胞からなる成人の体を作り出すためには，多くの回数の細胞分裂が必要になる。DNA複製エラーの頻度を1回の細胞分裂におけるDNA塩基1個あたり10^{-10}の頻度とし，成人の生涯の細胞分裂回数をおよそ10^{15}回とすると，複製エラーだけでも，体を構成するそれぞれの細胞のゲノム中に何千もの新しい一塩基置換あるいは微細な挿入/欠失などのバリアントが含まれることになる。タバコ煙中の**発がん物質**（carcinogen）や，紫外線またはX線照射などの環境要因は，ゲノム全体の変異率を上昇させる。そして偶然，特定の細胞の重要なドライバー遺伝子に変異が起こると，発がん過程が開始され，場合によっては，その過程は**腫瘍シグネチャー**（変異のパターン）として現れる。

大規模な染色体レベルおよび染色体領域レベルでの変異（第5章と第6章を参照）も，ドライバー変異となりうる。特定の転座や融合が，ある種のがんに非常に特異的にみられることがあり，これには特定の遺伝子が関連している〔例えば，**慢性骨髄性白血病**（chronic myelogenous leukemia）での*BCR-ABL*転座〕（ 症例10 ）。これとは対照的に，複雑な再構成（rearrangement）がみられるがんもある。これは，染色体が多数の断片に切断された後に再結合して，新規かつ複雑な組み合わせが生じるためである〔**クロモスリプシス**（chromothripsis）または**染色体粉砕**（chromosome shattering）として知られる過程〕。また，キロベース単位のDNAが関与する大きなゲノム変化は，1つまたは複数のドライバー遺伝子の機能喪失や機能の増強につながる。このような大規模なゲノム変化には，染色体の部分的な欠失や，部分的な増幅による同じ遺伝子のコピー数増加（遺伝子増幅）が含まれる。このような染色体異常の性質は，体細胞または生殖細胞系列の事象によって引き起こされる。融合の場合，これらはほとんど常に配偶子の接合後の事象である。複雑な組み合わせは，構成的（constitutional）な変化によって引き起こされることもある。例えば，*TP53* の生殖細胞系列の病的バリアントの場合，いくつかのがんにおけるクロモスリプシスと関連している。大規模な重複あるいは欠失は，生殖細胞系列で生じた構成的なもの，あるいは体細胞由来のいずれかを反映している可能性がある。

ドライバー遺伝子の細胞での機能

ある種のドライバー変異の性質は予想されるとおり，発がんに重要な過程を制御する特定の遺伝子に直接的に影響を及ぼすというものである。これらの過程には，細胞周期の制御，細胞増殖，分化，細胞周期からの離脱，細胞−細胞間の接触による増殖阻止，プログラム細胞死（アポトーシス）などが含まれる。しかし，これ以外のドライバー変異の影響についてはそれほど明確にはわかっておらず，より包括的な働きをもつ遺伝子のこともあれば，多くの遺伝子の発現に間接的に影響を及ぼす遺伝子のこともある。このグループには，ゲノムと DNA の完全性を保つために働く産物をコードする遺伝子や，遺伝子の発現に影響を及ぼす遺伝子が含まれる。遺伝子発現への影響は，エピゲノムの変化による転写レベル，メッセンジャー RNA（mRNA）の翻訳や安定性といった転写後レベル，あるいはタンパク質のターンオーバー（代謝回転）にかかわる翻訳後レベルのいずれでもみられる（表 16.1）。また，翻訳に影響を及ぼすドライバー遺伝子もある。例えば，制御性マイクロ RNA（miRNA）が生じる非コード RNA（noncoding RNA）をコードする遺伝子などがある（第 3 章参照）。多くの miRNA はさまざまな腫瘍で過剰発現または発現抑制がみられ，時にその程度は著しい。それぞれの miRNA は 200 程度のいろいろな遺伝子を標的としているため，miRNA の過剰発現や発現抑制は多くのドライバー遺伝子の調節不全を引き起こし，広く発がんに影響を及ぼすと考えられる。遺伝子発現に影響を与えるとともに発がんに関連する非コード miRNA は，**oncomir**（腫瘍関連マイクロRNA）と呼ばれる。*DICER1* は miRNA の産生に関与するタンパク質をコードする遺伝子であり，この遺伝子の生殖細胞系列の病的バリアントは，（特に）甲状腺がん，多結節性甲状腺腫，Sertoli-Leydig 細胞腫瘍，囊胞性腎病，胸膜肺芽腫を含む多くの良性および悪性腫瘍の素因となる。

図 16.2 は，増殖の特異的調節因子の変異と，DNA とゲノムの完全性を包括的に守る遺伝子の変異が，正常な恒常性（図 16.2A 参照）をどのように撹乱し，細胞周期制御の消失，制御されていない増殖，分化の阻害，アポトーシスの欠陥などの悪性のサイクルをもたらすか（図 16.2B 参照）について概説したものである。

がん遺伝子とがん抑制遺伝子

ドライバー遺伝子は，細胞の増殖や生存に特異的な効果を及ぼす遺伝子であっても，あるいはゲノムや DNA の完全性に包括的に影響を及ぼす遺伝子であっても（表 16.1 参照），変異したときにドライバー遺伝子がどのような仕組みで発がんを引き起こすかという基準で分類すると，2 つの機能的カテゴリーに分かれる。

第一のカテゴリーは，**がん原遺伝子**（proto-oncogene）である。これらの遺伝子が特定の方法で変異すると，過剰な活性をもつように変化してドライバーになる。このような変異が起こると，このタイプのドライバー遺伝子は**活性化がん遺伝子**（activated oncogene）と呼ばれる。通常，片方のアレルのたった 1 つの変異で活性化には十分である。がん原遺伝子を活性化する変異には，あるタンパク質の調節異常や過剰反応性につながる特異的な点変異や，遺伝子の過剰発現につながる染色体の転座，mRNA やタンパク質の過剰産生を引き起こす遺伝子増幅などがある（**図 16.3**）。

第二の，より一般的なドライバー遺伝子のカテゴリーには，**がん抑制遺伝子**（tumor suppressor gene：TSG）がある。がん抑制遺伝子に変異が起こると，がんの発生の制御に必要なタンパク質の発現の喪失が引き起こされる。発がん，つまりがん抑制遺伝子の機能喪失には，通常はがん抑制遺伝子の両方のアレルにバリアントが生じる必要がある。細胞ががん抑制遺伝子の両アレルの機能を喪失する方法は多数ある。例えば，ミスセンス変異，ナンセンス変異，フレームシフト変異，遺伝子の欠失，染色体の一部または全部の喪失などである。がん抑制遺伝子の機能喪失は，クロマチンのコンホメーションの変化やプロモーター領域のメチル化などのエピゲノムを変化させる転写抑制（第 3 章参照），あるいは miRNA や他の翻訳機構因子の阻害による翻訳の抑制によっても起こる（**BOX16.1** 参照）。

腫瘍内での細胞の不均質性

ドライバー変異の蓄積は，腫瘍のすべての細胞で同時に

次々と生じるものではない。がんはむしろ，1つの腫瘍内の複数の細胞系統で徐々に進展する。すなわち，偶然に別々の細胞に起こった変異やエピジェネティックな変化により，がん原遺伝子が活性化したり，ゲノムの完全性維持の仕組みが損なわれたりすると，さらなる遺伝的な変化が起こって変異を生むという悪循環が起こり，増殖の制御が失われていく。そして，がんが発達し，進展する過程では，増殖や生存，浸潤，遠隔への拡散能力が高い細胞系統が優位を占めるようになる（BOX 16.1 参照）。このようにして，腫瘍細胞の起源となる**クローン**（clone）が生じ

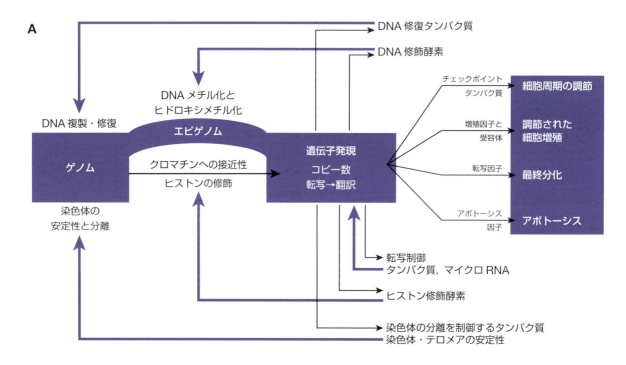

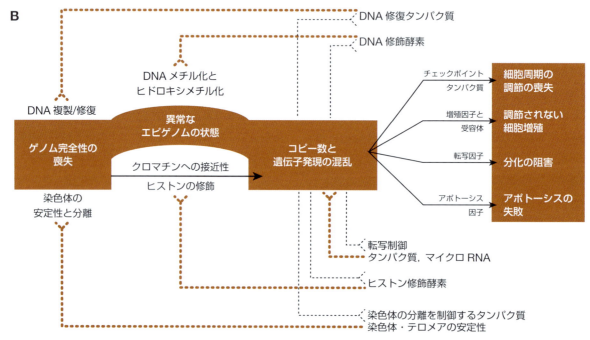

図16.2　恒常性制御の正常な遺伝学的経路と新生物での経路の撹乱
（**A**）正常組織の恒常性を制御する正常な遺伝学的経路の概要．ゲノムにコードされている情報（黒矢印）は，エピゲノムの状態により調節され，正常な遺伝子発現を生じる．多くの遺伝子は負のフィードバック（紫矢印）によって正常な恒常性を維持している．（**B**）新生物でみられる恒常性の撹乱．遺伝子発現の異常（黒破線の矢印）が，有害な正のフィードバック（茶色破線の矢印）のサイクルをもたらし，遺伝子発現やゲノム完全性の混乱をさらに進めてしまう．

て進展し，複数の亜系統が生じる。個々の亜系統が有する一連の変異やエピゲノムの変化は，異なっている場合も重なっている場合もある。変異やエピゲノムの変化の特徴（プロファイル）は，原発腫瘍と転移腫瘍で異なっていたり，転移腫瘍間で異なっていたり，また原発腫瘍内や単一転移腫瘍内の細胞間でさえ異なっていたりする。がん進展

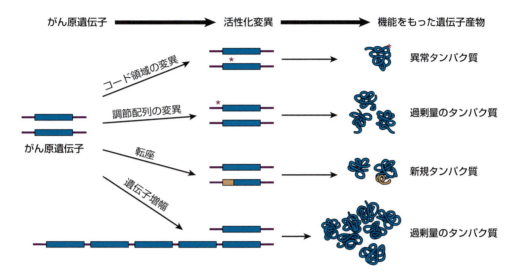

図 16.3 がん原遺伝子の活性化を招く変異のメカニズム　タンパク質の機能を変化させるアミノ酸置換を引き起こす1つの点変異，がん遺伝子の発現を上昇させる変異や転座，発がんに関与する新しい産物をもたらす染色体の転座，過剰な量の遺伝子産物につながる遺伝子増幅などがある。

BOX 16.1

がんの遺伝学的基礎

がんが，**体細胞変異**（somatic mutation）の結果として一個人に散発的に発生するのか，遺伝性の生殖細胞系列バリアントを共有する家系内の多数の個人に繰り返し発生するのかにかかわらず，がんは遺伝性疾患である。

- 変異によってがんを引き起こす遺伝子は**ドライバー遺伝子**（driver gene）と呼ばれ，これらの遺伝子のがんを引き起こす変異は**ドライバー変異**（driver mutation）と呼ばれる。
- ドライバー遺伝子は，**活性化（した）がん遺伝子**（activated oncogene）と，**がん抑制遺伝子**（tumor suppressor gene：TSG）の2種類のカテゴリーに分類される。
- 活性化したがん遺伝子は，細胞の増殖と生存および促進する正常細胞内タンパク質をコードする**がん原遺伝子**（proto-oncogene）の変異アレルである。活性化したがん遺伝子は，増殖促進あるいはアポトーシス阻害により，**悪性形質転換**（malignant transformation）を促進する。がん遺伝子は，以下のタンパク質をコードする。
  - ・細胞増殖を制御するシグナル伝達経路のタンパク質
  - ・増殖促進遺伝子の発現を制御する転写因子
  - ・プログラム細胞死機構の阻害因子
- がん抑制遺伝子は，遺伝子変異やエピジェネティックな抑制により機能が喪失する遺伝子で，その機能の喪失により，細胞増殖に対する正常な直接的調節が行われなくなったり，変異率の増加や異常な遺伝子発現を通じて間接的に細胞増殖の調節が喪失したりする。がん抑制遺伝子は，例をあげると，正しい染色体数と構造の維持，DNA 修復，細胞周期の制御，細胞増殖，接触阻害など，細胞機能の多くの面にかかわるタンパク質をコードしている。
- 腫瘍のイニシエーション（tumor initiation）は，異なるタイプの遺伝的変化によって起こりうる。これらには次のような変異が含まれる。
  - ・活性型または機能獲得型の変異。がん原遺伝子の一方のアレルを活性化がん遺伝子に変化させるような，遺伝子増幅，点変異，およびプロモーター変異などである
  - ・がん原遺伝子の異所性および異時性の変異（第11章参照）
  - ・染色体転座。遺伝子の異常発現を引き起こしたり，新たな機能特性をもつタンパク質をコードするキメラ遺伝子を新生する，遺伝子の融合をもたらす
  - ・がん抑制遺伝子における両アレルの機能喪失，あるいは一方のアレルの**顕性（優性）阻害変異**（dominant negative mutation）
- 腫瘍の進展（tumor progression）は，DNA 損傷修復や，細胞遺伝学的な正常性維持にかかわるタンパク質をコードするドライバー遺伝子の変異やエピジェネティックな抑制を介して，遺伝的な損傷がさらに蓄積することにより起こる。さらなる遺伝的損傷の結果，遺伝子の発現が変化し，血管新生，局所での浸潤や遠隔転移による腫瘍の拡散が促進される。

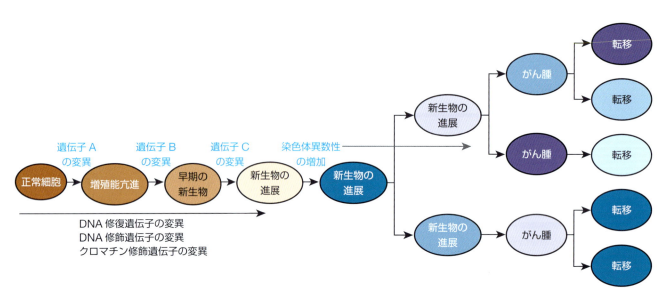

図 16.4 がんの進展ステージ いくつかの染色体からのがん抑制遺伝子の喪失やがん原遺伝子の活性化が連続的に起こることで，異常の程度が増していく．DNA修復の異常が同時にみられることもある．異なる変異やエピゲノムの特徴をもつ複数の細胞系統が，原発腫瘍の内部でも，原発腫瘍と転移腫瘍の間でも，異なる転移腫瘍の間でもみられる．

の概念図（図16.4）は，がんの進展に関連するゲノムおよびエピゲノムの変化の役割を検討するための有用な論理的枠組みになる．これは，この章を通じて私たちが強調したいポイントである．この概念は，すべてのがんに当てはまる一般的なモデルである．

この章では腫瘍内のゲノムおよびエピゲノムの変化に焦点を当てているが，周囲の正常組織もまた重要な役割を果たしている．すなわち腫瘍を栄養する血液供給を支えたり，がん細胞が腫瘍から離脱して転移するのを許容したり，あるいは免疫系の攻撃から腫瘍を保護したりしている．したがって，がんは，腫瘍内でも，腫瘍とそれを囲む正常組織との間でも，複雑な経過をとる．

16.4 家系内のがん

基本的にすべての人に生涯のある時点でがんに罹患するリスクがあるが，がんの多くでは，がんをもつ人の血縁者における発生率が一般集団に比較して高い．一部の症例では，このような発生率の増加は主に，高い浸透率をもつ単一の変異遺伝子を受け継ぐことによるものである．これらの病的バリアントは遺伝性がん症候群（例えば，症例7，症例29，症例39，症例48 を参照）の原因となり，第7章で述べたメンデル遺伝形式に従って継承される．これらの症候群の間では，病的バリアントが生じることでがんのリスクを一般集団の何倍にも増大させる，約100種類の遺伝子が現在知られている．遺伝性がん症候群とは通常はみなされていない遺伝性疾患は他にも多数存在し，なかにはがんになりやすい素因が増加する疾患も含まれる（症例6）〔例えば，Down症候群（Down syndrome）では白血病の生涯リスクが10～20倍に増加する（第6章参照）〕．これらは，がんの発症率が明らかに高い家系のすべてが既知のメンデル遺伝病または明らかな遺伝性疾患で説明できるわけではないことを示す，明確な例である．これらの家系の多くはおそらく，共通した環境要因と，疾患感受性を高める1つまたは複数の遺伝的バリアントの両方の影響がみられるので，複雑な遺伝形式の多因子疾患に分類される（第9章参照）．この点についてはこの章の後半でも検討する．

遺伝性のがん素因をもつ患者は，おそらくがん患者全体の少なくとも15%を占めると考えられる．そのため，がんの遺伝学的基盤の同定は，家系構成員の臨床的管理にとっても，がん全般を理解するうえでも，きわめて重要である．がんの遺伝的基盤を同定することは，診断，スクリーニング，治療，カスケード検査，家族計画にとって重要である．遺伝性の強力な素因（特に単一遺伝子の病的バリアントが原因である場合）をもつ人の血縁者には，検査やカウンセリングを提供することで，自身のリスクに関する適切な安心感や知識，スクリーニングや腫瘍の早期発見

に関する指導，疾患との関連における治療上の留意点，出生前および妊娠前のカウンセリング，そしてリスクのある人への血縁者診断などを提供することができる。多くの一般的な疾患と同様に，遺伝性のがんを理解することは，それ自体は稀な遺伝性疾患であったとしても，疾患の発症メカニズムを理解する重要な手がかりになる。最後に，過去10年間の複数の研究において，さまざまながん集団を含む網羅的探索研究（agnostic study）によって，幅広いがん素因の原因遺伝子における病的バリアントが明らかにされている。これらの一般的な概念を次の節で例をあげて説明する。

遺伝性がん症候群でみられる活性化がん遺伝子

多発性内分泌腫瘍症 2 型

多発性内分泌腫瘍症 2 型（multiple endocrine neoplasia, type 2：MEN2）の A 型（MEN2A）は常染色体顕性遺伝性の疾患で，甲状腺髄様がんの発生率が高く，全例ではないにしろ，しばしば褐色細胞腫や良性の副甲状腺腫，またはその両方を合併する特徴をもつ。稀な B 型（MEN2B）の患者では，MEN2A の患者にみられる腫瘍の若年発症に加えて，神経肥厚や良性の神経腫瘍がみられる。この良性の神経腫瘍は**神経腫**（neuroma）として知られており，口や口唇の粘膜表面および消化管に沿って生じる。

MEN2 の原因となる病的バリアントは，*RET* がん遺伝子にみられる。*RET* の活性化バリアントを受け継いだ人は，60％以上の確率で甲状腺髄様がんを発症する。サイロカルシトニンの血液検査や，褐色細胞腫で合成されるカテコラミンの尿検査では，90％以上の MEN2 の患者で異常値を示す。

RET 遺伝子は，シグナル伝達分子と結合できる細胞外ドメインと，細胞内チロシンキナーゼドメインをもつ，細胞表面タンパク質をコードしている。チロシンキナーゼは，タンパク質に含まれるチロシンをリン酸化する酵素である。チロシンのリン酸化はシグナル伝達カスケードを開始させ，タンパク質間および DNA とタンパク質間の相互作用や，多くのタンパク質の酵素活性を変化させる（**図16.5**）。通常，チロシンキナーゼ受容体は，特定のシグナ

ル伝達分子と結合することで，活性化するためのコンホメーションの変化を起こし，他の細胞内タンパク質をリン酸化できるようになる。MEN2 を引き起こす *RET* の病的バリアントは，リガンドがない場合でもキナーゼ活性が亢進した状態（構成的活性化と呼ばれる状態）を作る。

RET 遺伝子は体の多くの組織に発現しており，さらに自律神経節や腎臓の正常な胚発生にも必要である。なぜ，このがん原遺伝子の活性化を引き起こす生殖細胞系列の変異が，特異的な組織に限って独特の組織像を示す特別ながんを引き起こすのか，また，なぜそれ以外の組織はこのがん遺伝子が発現していても発がんが引き起こされないのかは明確でない。興味深いことに，*RET* は **Hirschsprung 病**（Hirschsprung disease；第 9 章参照）の症例にも関与しているが，Hirschsprung 病でみられる病的バリアントは通常，活性型ではなく機能喪失型である。しかし，*RET* 遺伝子の同じ病的バリアントをもついくつかの家系では，特定の組織（甲状腺など）では活性化がん遺伝子としてふるまうことで MEN2A の原因となる一方，腸神経が発達中の消化管といった組織では機能が十分ではなく，Hirschsprung 病を引き起こす。このように，同じバリアントでも異なる組織では異なる影響をもたらすことがある。

がんにおけるがん抑制遺伝子を不活性化する 2 ヒットモデル

前述したように，がん原遺伝子はコードするタンパク質の活性化あるいは過剰発現によってがんを引き起こすが，がん抑制遺伝子（TSG）の変異は異なるメカニズム，すなわち遺伝子の両方のアレルの機能喪失によって悪性腫瘍を生じる。多くのがん抑制遺伝子の産物はすでに単離・同定されており，その一部を**表16.2**に示す。

がん抑制遺伝子の変異ががんを引き起こすという概念は，約 50 年前に，家族性と散発性のどちらの形式でも起こりうるがんがあるのはなぜかを説明するために Alfred Knudson によって提唱された（**図16.6**，次節の議論を参照）。彼は，小児期にみられる遺伝性のがんである**網膜芽細胞腫**（retinoblastoma，次節参照）は，そのがんの発生を防ぐために必要ながん抑制遺伝子である網膜芽細胞腫遺伝子（*RB1* として知られている）の生殖細胞系列病的バリアントをヘテロ接合でもつ人の体細胞において，もう一方の *RB1* アレルを不活性化する 2 つ目の体細胞変異が起

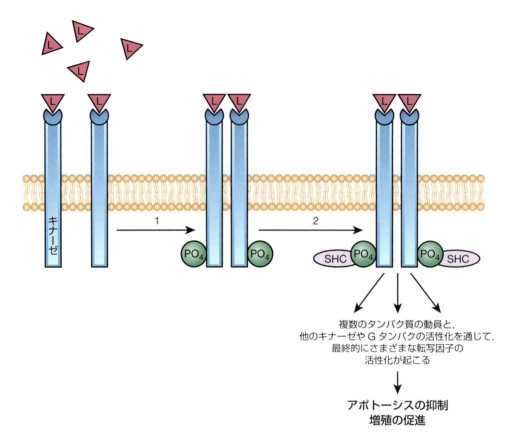

図 16.5 *RET* がん原遺伝子の産物である Ret 受容体の機能の模式図　グリア細胞株由来神経栄養因子またはニュールツリン (neurturin) などのリガンド (L) が細胞外ドメインに結合すると，受容体タンパク質が二量体を形成することで細胞内キナーゼドメインが活性化し，特定のチロシン残基が自己リン酸化される．続いてリン酸化されたチロシン残基にアダプタータンパク質である SHC が結合し，他のセリン-トレオニンキナーゼやホスファチジルイノシトールキナーゼ，低分子 G タンパク質のかかわる複雑なタンパク質相互作用の複数のカスケードが始動する．他のタンパク質が次々と活性化することで，最終的にアポトーシスを抑制し，細胞増殖を刺激する転写因子が活性化する．多発性内分泌腫瘍症 2A 型 (MEN2A) の原因となる *RET* の病的バリアントは，リガンドが結合していない状態でも不適切な二量体形成と内因性キナーゼの活性化を起こしてしまう．

表 16.2　代表的ながん抑制遺伝子

遺伝子	遺伝子産物と機能	遺伝子変異により起こる疾患 家族性	散発性
RB1	p110 細胞周期制御	網膜芽細胞腫	網膜芽細胞腫，小細胞肺がん，乳がん
TP53	p53 細胞周期制御	Li-Fraumeni 症候群	肺がん，乳がん，その他
APC	APC 増殖や細胞接着の制御にかかわる複数の役割	家族性腺腫性ポリポーシス（家族性大腸腺腫症）	大腸がん
VHL	VHL 酸素存在下で APC と細胞質内分解複合体の一部を形成し，通常は血管壁の誘導を阻害する	von Hippel-Lindau 症候群	腎明細胞がん
BRCA1，*BRCA2*	BRCA1，BRCA2 二本鎖 DNA 切断に反応して染色体を修復する	遺伝性乳がん卵巣がん	乳がん，卵巣がん
MLH1，*MSH2*，*MSH6*，*PMS2*，*EPCAM*	MLH1，MSH2，MSH6，PMS2，EPCAM DNA 鎖間に生じたヌクレオチドのミスマッチを修復する	Lynch 症候群	大腸がん

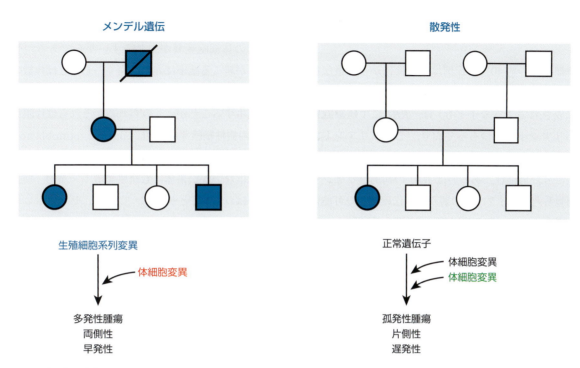

図16.6 メンデル遺伝形式のがんと散発性がんの比較　網膜芽細胞腫や家族性腺腫性ポリポーシスでは両方がみられる。本文参照。

こったときに始まることを示唆した。体細胞で2つ目の変異が起こると，細胞は両アレルの機能を失い，腫瘍が発症する。散発性の網膜芽細胞腫では両アレルとも不活性化されているが，この場合は同じ細胞内で2回の体細胞変異が起こった結果である。

今ではこのいわゆる **Knudsonの2ヒットモデル**は，網膜芽細胞腫に加え，家族性腺腫性ポリポーシス（familial adenomatous polyposis：FAP），家族性乳がん（familial breast cancer），神経線維腫症1型（neurofibromatosis type 1：NF1），Lynch症候群（Lynch syndrome：LS），Li-Fraumeni症候群（Li-Fraumeni syndrome：LFS）などで発生するがんを含めて，多くの家族性腫瘍を説明するために広く受け入れられている。

常染色体顕性遺伝がん症候群におけるがん抑制遺伝子

網膜芽細胞腫

網膜芽細胞腫は，1つのがん抑制遺伝子（TSG）の病的バリアントによって引き起こされる疾患の基本型である。乳幼児の網膜にみられる稀な悪性腫瘍であり，発生頻度は生産児20,000人に約1人である（図16.7）（ 症例39 ）。

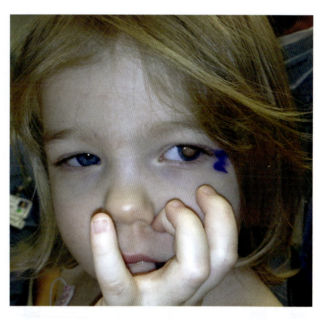

図16.7 女児の網膜芽細胞腫　患側の左眼に白い反射が見える。これは光が直接腫瘍の表面に反射するためである。（写真はB. L. Gallie, The Hospital for Sick Children, Torontoの厚意による）

これはKnudsonにより提唱された典型的な例であり，生殖細胞系列の事象であることが，発病年齢の早さと罹患範囲の広さ（片側性対両側性）をもたらすことを示している。網膜芽細胞腫の治療には患眼の摘出が必要な場合があるが，動脈注入化学療法の出現により，多くの腫瘍が局所

療法で効果的に治療されるようになり，視力温存が可能となった。

網膜芽細胞腫の約40％の症例は上位世代からの遺伝継承によるものであり，その子ども（前述および図16.6の家系図に表されるような子ども）は，*RB1*に生殖細胞系列病的バリアントを1つもっており，そのバリアントはヘテロ接合体の親から遺伝するか新規（*de novo*）変異によって起こった可能性，あるいは*RB1*の病的バリアントを生殖細胞系列モザイクでもつ親から遺伝継承した可能性があると考えられる（第7章参照）。変異を受け継いだ子どもの網膜細胞は，体の他のすべての細胞と同様に欠失型*RB1*アレルをすでに1つ保有しており，他の正常アレルに体細胞変異が起こると*RB1*の両コピーによる機能喪失となり，腫瘍の発生が始まる（図16.8）。

この疾患は顕性遺伝形式をとると考えられる。その理由は，始原網膜芽細胞は数が多く，増殖率が高いことから，すでに1つのヘテロ接合体の*RB1*病的バリアントを受け継いでいる網膜芽細胞のいずれかの細胞にセカンドヒットとしての体細胞変異が生じやすいからである。セカンドヒットが起こる確率は非常に高く，しばしば複数の細胞に起こるため，この疾患のヘテロ接合体では複数の部位に腫瘍が発生することがよくみられる。それらは片眼あるいは両眼〔両側性網膜芽細胞腫（bilateral retinoblastoma）〕に多巣性腫瘍（multifocal tumor）が発生したり，あまり一般的ではないが松果体にも発生する（「三側性」網膜芽細胞腫と呼ばれる）ことがある。しかし，セカンドヒットの出現は確率の問題であり，時間が経てば100％起こるというわけではない。そのため，遺伝性網膜芽細胞腫の浸透率は90％よりも高いとはいえ，完全浸透ではない。

網膜芽細胞腫の症例の60％は散発性である。これらの症例では，1個の網膜細胞の両方の*RB1*アレルが，それぞれ偶然に変異を起こすか不活性化されるかしている。その子は，*RB1*の生殖細胞系列の病的バリアントを受け継がない。同じ細胞で2回のヒットが起こることは統計学

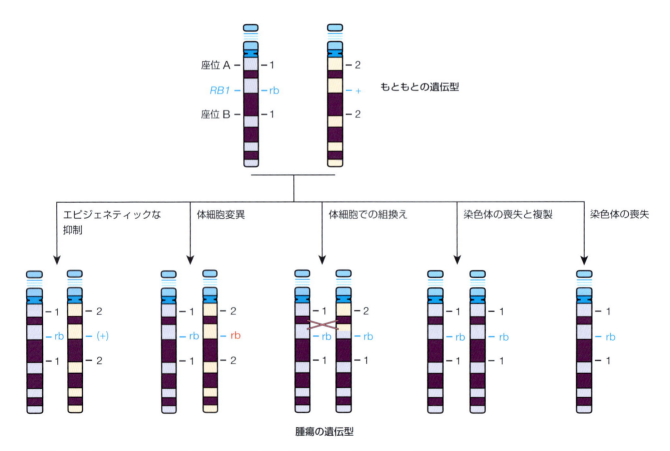

図16.8　ヘテロ接合性の喪失（LOH）につながる染色体のメカニズム　生殖細胞系列病的バリアントをヘテロ接合で受け継いだ人の，がん抑制遺伝子の部位あるいは近傍のDNAマーカーを示す。図はセカンドヒットを構成するイベントを示しており，これがLOHを引き起こし，網膜芽細胞腫の発症につながる。しかしながら，変異，遺伝子転換，プロモーターのメチル化による転写抑制などの局所的なイベントは，LOHがなくても両方の*RB1*遺伝子の機能喪失を引き起こす可能性がある。＋は正常アレル，rbは変異アレル。

的に稀なので，通常はただ1個の細胞に由来するクローン性腫瘍が生じ，このような網膜芽細胞腫は片眼1カ所のみ（単巣性）に認められる。しかし，片眼にのみ腫瘍が発生した患者の15%は生殖細胞系列の病的バリアントをもっているので，片側性腫瘍であるからといって，その子どもが遺伝性の網膜芽細胞腫でないとはいえない。遺伝性と散発性の網膜芽細胞腫のその他の相違点として，平均発症年齢があげられる。散発性の網膜芽細胞腫は小児期の早い時期に発症し，乳児期に発症する遺伝性のものより発症が遅い（図16.6参照）。これは，体細胞変異が1回起こるよりも2回起こるのに，通常はより長い時間がかかるためである。

少数の網膜芽細胞腫患者では，原因となるバリアントが *RB1* 遺伝子を含む13番染色体の部分欠失あるいは部分転座として細胞遺伝学的に検出される。このような染色体変化が *RB1* 遺伝子に隣接する遺伝子の破壊を伴う場合には，さまざまな程度の発達遅延，先天異常，および形態異常を伴う**隣接遺伝子欠失症候群**（contiguous gene deletion syndrome）を引き起こす可能性がある

セカンドヒットの特徴　他の遺伝性がん症候群と同様に，網膜芽細胞腫でのファーストヒットは，典型的には遺伝継承された病的バリアント，すなわちDNA配列の変化である。しかしセカンドヒットは，遺伝的な機構，エピジェネティックな機構，またはゲノム的な機構など，さまざまなメカニズムによって起こる（図16.8参照）。これは多くの場合には体細胞変異であるが，遺伝子変異を伴わないエピジェネティックなサイレンシング（第3章参照）による機能欠失なども認められている。多くのメカニズムが報告されてきたが，共通しているのは *RB1* の機能喪失である。*RB1* 遺伝子の産物であるp110 Rb1は，細胞が細胞周期のS期（第2章参照）に入るのを制御するリン酸化タンパク質である。したがって，（いかなるメカニズムであれ）*RB1* 遺伝子の欠失もしくは正常なRB1遺伝子産物の欠失，あるいはその両方によって，重要なチェックポイントが細胞から失われ，制御を逸脱した増殖が可能になる（表16.2参照）。

ヘテロ接合性の喪失　遺伝子変異やエピジェネティックなサイレンシングに加えて，新規の重要なゲノム機構が，同じ患者由来の網膜芽細胞腫と正常細胞のDNA中の *RB1* 座位のDNA多型を比較した遺伝学的研究によって明らかにされた。正常組織では *RB1* 座位近傍の多型部位（図16.8参照）がヘテロ接合性であるという情報を得ることができた網膜芽細胞腫患者において，腫瘍細胞には13番染色体の相同染色体のうちの一方の染色体由来のアレルしかみられないことが頻繁に発見された。このことは，腫瘍細胞の *RB1* 座位またはその周辺で，**ヘテロ接合性の喪失**（loss of heterozygosity：LOH）が起こったことを示している。さらに，家族性の網膜芽細胞腫において，その13番染色体マーカーは，罹患している両親の一方から受け継いだものである。したがってこの場合には，LOHがセカンドヒットを示していると考えられる。LOHは中間部欠失によって起こる可能性や，体細胞分裂時の組換え，不分離による染色体喪失（13モノソミー）などのメカニズムによって起こる可能性がある（図16.8参照）。

図16.8に示されたそれぞれのメカニズムが報告されているが，LOHはヘテロ接合体において存在する正常 *RB1* アレルが機能喪失をきたす最も頻度の高い変異メカニズムである。遺伝性であれ散発性であれ，LOHは多くのがんの特徴である。またLOHは，その領域におけるがん抑制遺伝子の根拠と考えられる。

BRCA1 または *BRCA2* の病的バリアントによる遺伝性乳がん

乳がん（breast cancer）は一般的な疾患で，米国だけでも毎年25万人の女性が罹患している。全乳がん患者のうちの約5%は，高い浸透率でメンデルの法則に従って顕性遺伝形式で継承される素因によって発症している。この素因は，一般女性集団で12%とされる乳がんの生涯リスクを4～7倍上昇させる。この素因をもつ家系では，しばしば遺伝性（散発性の反意語としての遺伝性）のがんの特徴がみられる。すなわち，複数のがん患者がいる，発症年齢が低い，多発がんが多い，両側性または2回目の原発性乳がんが発症する，卵巣や膵臓など他の組織で2つ目の独立した原発性がんが発症する，などである。

病的バリアントによって高い浸透率をもつメンデル遺伝形式の乳がんの原因となる遺伝子は家系研究によって数多く発見されてきたが，遺伝性乳がんの大部分の責任遺伝子は *BRCA1* と *BRCA2* の2つのがん抑制遺伝子である（症例7）。*BRCA1* は常染色体顕性遺伝の遺伝性乳がんの約2分の1，*BRCA2* は約3分の1の原因である。両遺

伝子には多数の病的バリアントが見つかり，リストアップされてきた。*BRCA1* と *BRCA2* の病的バリアントはまた，卵巣卵管がんのリスクの有意な上昇と関連している。さらに，*BRCA2* の病的バリアントと，それほどではないが *BRCA1* の病的バリアントは，すべての男性乳がんの原因の10〜20%を占め，一般集団で0.1%とされる乳がんの生涯リスクを10〜60倍以上上昇させる（**表16.3**）。*BRCA2* はまた，転移性前立腺がんを有する男性で観察される最も一般的な変異遺伝子である。

　BRCA1 と *BRCA2* の遺伝子産物は，多数のタンパク質からなる同じ複合体を形成する核内タンパク質である。この複合体は，二本鎖DNA切断に対する細胞応答に関与している。二本鎖DNA切断は，相同組換えの間に起こる場合や，あるいはDNA損傷によって起こる場合がある。どのがん抑制遺伝子にも予測されるように，*BRCA1* や *BRCA2* の病的バリアントのヘテロ接合体由来の腫瘍組織は，正常アレルを喪失したLOHを示すことが多い。さらに，*BRCA1/2* における生殖細胞系列病的バリアントは乳がんや卵巣がんにおける腫瘍特異的な表現型にもつながり，複数のタイプの**高変異量**（high mutation burden）を特徴とするシグネチャー3あるいはBRCAnessとして反映される。

BRCA1 および *BRCA2* 病的バリアントの浸透率
乳がん感受性遺伝子の病的バリアントを明らかにすることで，乳がんリスクのある女性を発症前に特定することが可能になる。患者の管理や遺伝カウンセリングのために，男性であれ女性であれ *BRCA1* や *BRCA2* の特定のバリア

ントをもつ個人が乳がんを発症する生涯リスクを，一般集団のリスクと比較して知ることは有用である（表16.3参照）。初期の研究から，*BRCA1* 病的バリアントをヘテロ接合でもつ女性が70歳までに乳がんを発症するリスクは80%以上であること，*BRCA2* のバリアント保有者の場合にはそれよりいくぶん低いと考えられることが示された。ただしこれらの数字は，乳がんがすでに何度も発症していることから判明した家系内（すなわち，高い浸透率を呈する *BRCA1* あるいは *BRCA2* の特定の病的バリアントを持つ家系内）の女性血縁者のがんリスクの評価を拠り所としている。

　しかしながら，一般集団を対象とした研究で同様のリスク評価を行った場合，70歳までの乳がん発症リスクは40〜50%と，低くなる。なぜならこれらの研究には，すでに多くの乳がん患者がみられる家系の構成員であるような *BRCA1* や *BRCA2* の病的バリアントをもつ女性は対象に含まれないからである。乳がんが多数発症している家系における病的バリアントの浸透率と，家族歴によらず集団スクリーニングで同定された女性における病的バリアントの浸透率に差があることから，*BRCA1* や *BRCA2* 以外の遺伝要因あるいは環境要因が，*BRCA1* や *BRCA2* の病的バリアントの最終的な浸透率に影響していることが示唆される。

　BRCA1 と *BRCA2* の病的バリアントに加えて，他の遺伝子の病的バリアントも，頻度は低いが常染色体顕性遺伝の乳がん症候群を引き起こすことがある。これらには，Li-Fraumeni症候群（LFS），遺伝性びまん性胃がん・小葉乳がん症候群（hereditary diffuse gastric and lobular breast cancer syndrome），Peutz-Jeghers症候群（Peutz-Jeghers syndrome），Cowden症候群（Cowden syndrome）

表16.3　がんの生涯リスク：一般集団と *BRCA1* または *BRCA2* の病的バリアント保有者の比較

がんの種類	一般集団でのリスク	病的バリアントがある場合のがんのリスク	
		BRCA1	*BRCA2*
女性の乳がん	12%	50〜80%	40〜70%
女性の2回目の原発乳がん	5年以内に3.5%，最大11%	5年以内に27%	5年以内に12% 20年で40〜50%
卵巣がん	1〜2%	24〜40%	11〜18%
男性の乳がん	0.1%	1〜2%	5〜10%
前立腺がん	15%（北ヨーロッパ系） 18%（黒人）	<30%	<39%
膵臓がん（男女）	0.50%	1〜3%	2〜7%

データは Petrucelli N, Daly MB, Pal T. *BRCA1*- and *BRCA2*-Associated Hereditary Breast and Ovarian Cancer. 1998 Sep 4 [2022 May 26 更新]. In: Adam MP, Everman DB, Mirzaa GM, et al., editors. GeneReviews® [Internet]. Seattle (WA): University of Washington, Seattle; 1993-2022 より。http://www.ncbi.nlm.nih.gov/books/NBK1247/ で入手可能。

などが含まれる。これらの状態は，肉腫や脳腫瘍，胃・甲状腺・小腸のがんのリスクを有するとともに，乳がんの生涯リスクも *BRCA1* や *BRCA2* の病的バリアント保有者に近い値を示す。

複数の乳がん患者のいる家族を診察する臨床医はしばしば，どの遺伝子を検査すべきかの助けとなる鑑別サインを，患者や家族歴のなかから探すことがある（**BOX 16.2** 参照）。しかし，遺伝子やエクソームの塩基配列決定コストが急速に低下したことで，以前は 1，2 個の遺伝子解析にかかったコストと同等かそれ以下で複数の遺伝子を同時に解析できる遺伝子パネル（gene panel）が開発された。多くの乳がんおよび卵巣がんパネルには，乳がんや卵巣がんの中等度リスク上昇に関連する遺伝子が複数含まれている（すなわち，*ATM，CHEK2，PALB2，BRIP1，RAD51C，RAD51D*）。

遺伝性大腸がん

結腸直腸がん（大腸がん）（colorectal cancer）は，結腸上皮および直腸上皮の悪性腫瘍で，がんのなかで最もよくみられるものの 1 つである。全世界で 1 年間に約 130 万人（米国では 1 年間に約 150,000 人）が罹患し，全がんの約 10〜15％を占める。ほとんどの大腸がんは散発性だが，家族性大腸がんも知られており，常染色体顕性遺伝の 2 つの疾患として，家族性腺腫性ポリポーシス（FAP）と Lynch 症候群（LS），およびその亜型が存在する。

家族性腺腫性ポリポーシス

家族性腺腫性ポリポーシス〔familial adenomatous polyposis：FAP，家族性大腸腺腫症（adenomatosis coli：AC），家族性大腸ポリポーシス（familial polyposis coli：FPC）と同一の疾患〕と，その亜型である **Gardner 症候群**（Gardner syndrome）を併せた罹患率は，およそ 10,000 人に 1 人である。FAP では，生後 20 年の間に良性の腺腫性ポリープが大腸に多数発生し，ほぼ全症例でこのポリープの 1 つ以上が悪性化する。大腸の外科的切除（大腸切除）により，大腸の悪性化を防ぐことができる。

FAP は，常染色体顕性遺伝形式による *APC* として知られるがん抑制遺伝子のヘテロ接合性機能喪失型バリアン

BOX 16.2

遺伝性がん症候群の診断基準

Li-Fraumeni 症候群（LFS）：改訂版 Chompret 基準
- 発端者に 46 歳未満で LFS 関連腫瘍（例えば，軟部組織肉腫，骨肉腫，脳腫瘍，閉経前乳がん，副腎皮質がん）が発症し，かつ第二度近親内に 56 歳未満で発症した LFS 腫瘍（発端者が乳がんの場合は乳がんを除く）あるいは多発性腫瘍がある；**または**
- 発端者に多発性腫瘍（多発性乳腺腫瘍を除く）がみられ，そのうちの 2 つは LFS 関連腫瘍であり，かつ最初の LFS 腫瘍が 46 歳未満で発症した；**または**
- 家族歴に関係なく，副腎皮質がんまたは脈絡叢腫瘍（すなわち，胚性未分化亜型の横紋筋肉腫）または髄芽腫（SHH サブタイプ）または小児急性リンパ芽球性白血病（低度）低倍数体の患者

遺伝性びまん性胃がん・小葉乳がん症候群（hereditary diffuse gastric and lobular breast cancer syndrome）
- 家系内にびまん性胃がん患者が 2 人以上存在し，そのうち少なくとも 1 人が 50 歳以前にびまん性胃がんと診断される
- 多発性小葉乳がんの患者が家族にいる

Peutz-Jeghers 症候群（Peutz-Jeghers syndrome）
- Peutz-Jeghers 型過誤腫性ポリープが，小腸ならびに胃，大腸に発生し，腎盂，気管支，胆嚢，鼻腔，膀胱，尿管など腸以外の部位にも好発する
- 顔面，口腔粘膜周囲および肛門周辺に色素斑がみられ，小児期に最も顕著である

Cowden 症候群（Cowden syndrome）
- 特に 40 歳未満で発症する若年性の乳がん
- 大頭症，特に頭囲が男性で 63 cm 以上，女性で 60 cm 以上
- 50 歳未満の甲状腺がんで，特に濾胞性のもの
- 甲状腺腫，橋本病
- 小脳異形成性神経節細胞腫（Lhermitte-Duclos 病）
- 腸の過誤腫
- 食道のグリコーゲン表皮肥厚
- 毛根鞘腫等の皮膚病変，または陰茎雀卵斑
- 口腔内乳頭腫

Bougeard G, Renaux-Petel M, Flaman JM, et al: Revisiting Li-Fraumeni syndrome from TP53 mutation carriers. *J Clin Oncol*, 33:2345-2352, 2015.; Kratz CP, Freycon C, Maxwell KN, et al: Analysis of the Li-Fraumeni spectrum based on an international germline TP53 variant data set: an International Agency for Research on Cancer TP53 database analysis, *JAMA Oncol* 7:1800-1805, 2021. より。

トが原因で発症する（遺伝子名はFAPのかつての疾患名adenomatous polyposis coliに由来）。Gardner症候群もまたAPCの病的バリアントによって生じるため，FAPと対比される。Gardner症候群患者には，FAPでみられる悪性転換する腺腫性ポリープに加え，顎骨腫や腹壁の筋肉に発生するデスモイド腫瘍といった大腸外病変がみられる。Gardner症候群患者と同じAPC病的バリアントをもつ血縁者は，同じようにGardner症候群の大腸外病変を示す傾向があるが，血縁関係のない2人が同じバリアントを有しても，一方はFAPのみを発症することがある。したがって，FAPを発症するかGardner症候群を発症するかは，単にAPC遺伝子に存在する病的バリアントの種類によってではなく，ゲノム内のどこか他の場所の違いに影響されると考えられる。

Lynch症候群　大腸がん症例のおよそ2～4％は**Lynch症候群**（Lynch syndrome：LS）と考えられる（症例29）。LSは常染色体顕性遺伝の大腸がんで，成人初期には良性の腺腫性ポリープが少数みられる。ポリープの数は通常，FAPでみられる数百から数千もの腺腫性ポリープと比べると非常に少ない。にもかかわらず，LSのポリープは悪性転換を起こす可能性が高い。最も浸透率の高いLS遺伝子の1つであるMLH1の病的バリアントをヘテロ接合でもつ人は，大腸がんの生涯リスクが約80％であり，ヘテロ接合体の女性では子宮内膜がんのリスクが約40％もある。それに加えて，胆管，尿路および卵巣がんのリスクが10～20％ある。皮膚にできる皮脂腺腫瘍がLSの初発症状である可能性もあるため〔その場合**Muir-Torre症候群**（Muir-Torre syndrome）と呼ばれる〕，患者に皮脂腺腫瘍が認められた場合，遺伝性大腸がん症候群を疑う必要がある。

LSは，ミスマッチ修復（MMR）タンパク質をコードする4つのDNA修復遺伝子（MLH1，MSH2，MSH6，PMS2）の1つに生じた機能喪失型バリアントが原因で起こる。これら4つの遺伝子はそれぞれ別の家系のLSで見つかったものであるが，LSの大部分はMLH1あるいはMSH2が原因で起こる。これに対して，MSH6やPMS2は比較的軽度なミスマッチ修復（MMR）不全に関係することが多く，浸透率も低い。LSのミスマッチ修復遺伝子は，BRCA1やBRCA2遺伝子と同様にがん抑制遺伝子であり，ゲノムの完全性維持に関係している。しかし

BRCA1やBRCA2と違い，LSの遺伝子は二本鎖DNA切断修復には関係しない。かわりにこれらの遺伝子は，DNA複製の間に生じる塩基の不正確な対合（すなわち，TとAまたはCとG以外の組み合わせ）の修復に関係している。

細胞レベルでみると，ミスマッチ修復タンパク質を欠く細胞の最も明らかな表現型は，点変異および単純な反復配列の複製時に生じる変異が，ともに大幅に増加することである。単純な反復配列としては，(A)$_n$などの同じ塩基の連なりや，(TG)$_n$のようなマイクロサテライトを含む断片がある（第4章参照）。マイクロサテライトは，短い縦列反復配列が合成されるときに鋳型鎖上で合成される相補鎖にずれ（スリップ）が生じやすいことから，特にミスマッチが起こりやすいと考えられている。ミスマッチが起こりやすくなるこのような不安定性は，**マイクロサテライト不安定性陽性**（microsatellite instability-positive：MSI＋）の表現型と呼ばれ，ミスマッチ修復遺伝子の両方のコピーを欠く細胞では2桁高い頻度で生じる。MSI＋の表現型は，1人の患者の腫瘍組織DNAで，1つのマイクロサテライト多型に対して3つ，4つ，あるいはさらに多数のアレルがみられることで容易に確認できる（図16.9）。1つのミスマッチ修復遺伝子の両コピーを欠いた細胞は，ゲノムのあちこちにみられる単純な反復配列内に

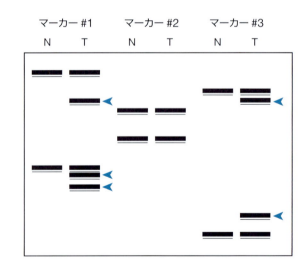

図16.9　マイクロサテライト不安定性陽性の検出　MSH2に1つの生殖細胞系列病的バリアントを有する患者の正常組織（N）と腫瘍組織（T）の試料で，3種類のマイクロサテライト多型マーカーをゲル電気泳動により確認した。マーカー#2では正常組織と腫瘍組織の間に違いはみられないが，マーカー#1とマーカー#3では，腫瘍組織で余分なアレル（青色矢印）が認められ，それらは正常組織のアレルよりも短かったり長かったりする。

100,000 個の変異をもつと推定されている。

ミスマッチ修復遺伝子の機能が喪失すると，このような反復配列での変異率が上昇するため，他のドライバー遺伝子の体細胞変異につながる。そのような変異を起こす2つのドライバー遺伝子が単離され，特徴が明らかになっている。1つ目は *APC* で，その正常な機能や FAP での役割はすでに述べた。2つ目は *TGFBR2* 遺伝子で，この遺伝子のヘテロ接合性の生殖細胞系列病的バリアントによって **Loeys-Dietz 症候群**（Loeys-Dietz syndrome）と呼ばれる結合組織障害が引き起こされるが，若年発症の大腸がんの症例も報告されている。*TGFBR2* は，腸細胞の分裂を阻害するセリン-トレオニンキナーゼであるトランスフォーミング増殖因子 β（TGFβ）受容体Ⅱをコードしている。*TGFBR2* はミスマッチ修復タンパク質の欠失により体細胞において特に変異を起こしやすい。これは *TGFBR2* のコード配列内には 10 個のアデニン（A）が連なって 3 つのリシンをコードする領域があり，その A が 1 つまたはそれ以上欠けるとフレームシフト変異が起こり，機能喪失型の変異となるためである。LS は，*MLH1* のようなゲノム全体の変異率に影響を及ぼす遺伝子が，がんの進展により特異的にかかわる *TGFBR2* などの遺伝子への影響を通してドライバー遺伝子となりうることを示す好例である。

常染色体潜性遺伝の小児がん症候群の原因となるがん抑制遺伝子の病的バリアント

DNA の複製や修復にかかわる酵素が変異の監視や防止に重要な役割を担っていることから予測されるように，DNA 修復酵素の機能を変化させる異常を遺伝的に受け継ぐと，がんを引き起こす変異を含め，すべてのタイプの変異を劇的に増加させることになる。

Lynch 症候群（LS）のミスマッチ修復遺伝子の病的バリアントは集団のなかでの頻度が高いため，稀に LS の遺伝子のうちの 1 つに生殖細胞系列変異を 2 つ同時に（両アレルに）もつ人が存在する。この状態は，すでに述べた常染色体顕性遺伝の LS よりずっと稀であり，**先天性ミスマッチ修復欠損症候群**（constitutional mismatch repair deficiency syndrome：CMMRD）として知られている。この疾患の患者では，幼児期から多くのがんを発症するリスクが著明に上昇しており，大腸がんや小腸がんに加え，

白血病やリンパ腫，さまざまな型の脳腫瘍など，LS に関係しないがんのリスクも高い。これらの腫瘍においては，有効なミスマッチ修復が存在しないために腫瘍の変異量（mutational burden）が高くなり，**ネオアンチゲン**（neoantigen）*訳注 が発現する。このネオアンチゲンは，免疫チェックポイント阻害（免疫療法）の有効な標的となり，場合によっては劇的な腫瘍応答をもたらすことが示されている。これは，生殖細胞系列の病的バリアントにもとづいて行われたがんの標的治療への最初の取り組み（成功例）の 1 つである。

他によく知られた常染色体潜性遺伝の疾患として，**色素性乾皮症**（xeroderma pigmentosum；症例 48 ），**毛細血管拡張性運動失調症**（atxia-telangiectasia），**Fanconi 貧血**（Fanconi anemia），**Bloom 症候群**（Bloom syndrome）がある。これらもまた，正常な DNA の修復や複製に必要なタンパク質の機能喪失によって起こる。このような稀な疾患の患者では，体細胞での染色体や遺伝子の変異が高頻度に起こり，その結果，さまざまなタイプのがんのリスクが著明に増加する。特に白血病のリスク，また色素性乾皮症では日光露光部の皮膚がんのリスクが高い。臨床的には，毛細血管拡張性運動失調症，Fanconi 貧血，Bloom 症候群の患者に対して X 線撮影を行う場合には，細心の注意を払う必要がある。また色素性乾皮症の患者では，日光への曝露を避けなければならない。

これらは稀な常染色体潜性遺伝疾患だが，ヘテロ接合体の保因者はめずらしくなく，なかには悪性新生物を生じるリスクが増加する人もいるようである。例えば Fanconi 貧血では，先天異常，骨髄機能不全，白血病，頭頸部の扁平上皮がんのリスクがあるが，この病態は DNA と染色体の修復に関係する少なくとも 22 の異なる遺伝子の両アレルにおける病的バリアントが原因で発症する**染色体不安定症候群**（chromosome instability syndrome）である。Fanconi 貧血の集団頻度はおよそ 100 万人あたり 1～5 人で，これは保因者頻度がおよそ 500 人に 1～2 人であることを意味する。Fanconi 貧血の原因となる遺伝子の 1 つは，遺伝性がん症候群として知られる *BRCA2* であることが判明している。他には，*BRIP1*，*PALB2*，

＊訳注　がん細胞の遺伝子変異によって新たに出現する抗原で，正常な細胞には発現していない。免疫系は正常な「自己」の抗原には反応しないが，ネオアンチゲンは正常な細胞には存在しないため，「非自己（がんの目印）」として認識され強い免疫反応の標的となる。

RAD51C（次節で述べる）があり，これらの遺伝子のヘテロ接合性病的バリアント保有者では，乳がん感受性が上昇する。同様に，*ATM*（毛細血管拡張性運動失調症の原因遺伝子）の病的バリアントをヘテロ接合でもつ女性は，対照群と比較して乳がんの生涯リスクが2倍高く，50歳までに乳がんに罹患するリスクは5倍高い。このように，染色体不安定症候群に関連する遺伝子における生殖細胞系列病的バリアントのヘテロ接合体は，がんハイリスク者のかなり大きな集団を形成している。

遺伝性がんの原因となる生殖細胞系列の病的バリアントの検査

先に紹介したように，いくつかの散発性のがんは真に孤発性であり，体細胞変異のみに起因する。一方で，散発性にみえるものでも，1つまたは複数の遺伝子にある家族性のバリアントが素因となって，特定のがんが起こることもある。そのため，一般集団の構成員，あるいは遺伝性がん症候群の家族歴が確実には得られていない家系を対象としたリスクの推定に，生殖細胞系列の病的バリアントをスクリーニングする遺伝学的検査を利用できる可能性がある。ここでは，2つの一般的な新生物である乳がんと大腸がんについての論点を示す。

BRCA1 および *BRCA2* 検査

乳がん患者で *BRCA1* または *BRCA2* の生殖細胞系列病的バリアントを同定する検査が，患者の子どもや同胞，その他の血縁者など，リスクの上昇があるかもしれない対象者への遺伝カウンセリングやがんリスク管理に重要なことは明らかである。この検査は，もちろん患者自身のリスク管理にとっても重要である。例えば，*BRCA1* の病的バリアントをもつことがわかった女性は，がんの切除に加えて，非罹患側の予防的乳房切除術や両側卵巣摘出術を同時に受け，がんのリスクを低減し手術や麻酔の回数を最小限に抑える選択をすることもできる。発端者または第一度近親者で病的バリアントが発見されれば，残りの家族にも病的バリアントを標的とした検査が可能になる。

しかし重要なことは，*BRCA1* または *BRCA2* の生殖細胞系列病的バリアントによって発症した女性乳がん患者の割合は大きいものではなく，乳がんまたは卵巣がんの家族歴や発症年齢を考慮しない場合には，全女性乳がんの1〜

3%と推定されている。男性乳がんの頻度は女性乳がんの100分の1で，稀な疾患である。ただし，男性乳がんでは，その約16%で遺伝性乳がん遺伝子（特に *BRCA2*）に生殖細胞系列の病的バリアントが認められる。

ごく最近まで，*BRCA1* および *BRCA2* の解析はコストの点から，すべての男性乳がん患者，50歳以下の若い女性乳がん患者，両側性乳がん患者，第一度または第二度近親者に乳がんか卵巣がんの罹患者がいる女性といった，病的バリアントを有する可能性が最も高いとされる対象者に限って行われてきた。しかし，DNAのシークエンシングのコストは下がり，現在では *BRCA1* や *BRCA2* を含む多くの乳がん易罹患性遺伝子についての遺伝子パネルを用いた解析を，従来の *BRCA1* と *BRCA2* 単独のシークエンシングより少ない費用で行うことができるようになった。そのため，検査ガイドラインの評価も継続的に見直すことが必要になっている。少なくとも高リスクの早期ヒト上皮細胞増殖因子受容体2（HER2：human epidermal growth factor receptor 2）陰性乳がんの全女性には，*BRCA1* および *BRCA2* を検査することは，さらなる支持を得ている。なぜなら，生殖細胞系列の *BRCA1/2* 病的バリアントを有する患者において，PARP阻害薬による治療が生存期間を延長することが示されてきているからである。

大腸がんの遺伝学的検査（生殖細胞系列検査）

Lynch症候群（LS）は常染色体顕性遺伝のがん素因症候群であり，複数の種類のがんに罹患するリスクが生涯で最大80%ある。LS患者は，ミスマッチ修復遺伝子（*MLH1*，*MSH2*，*MSH6*，*PMS2*，*EPCAM* プロモーター欠失）に生殖細胞系列の病的バリアントを有する。がんの家族歴による選別を行わない場合，これらの遺伝子の1つに生殖細胞系列の病的バリアントをもつ大腸がん患者の割合は，わずか4%である。家族性腺腫性ポリポーシス（FAP）の原因遺伝子 *APC* に病的バリアントをもつ患者の割合はさらに小さい。臨床遺伝専門医は，乳がんの場合と同様に，大腸がんに罹患した個々の患者における遺伝性大腸がん遺伝子のDNAシークエンシングの検査費用や検出率と，患者とその家族にとってそのような病的バリアントを見つけることの明白な重要性とのバランスを考えることが必要である。腫瘍が特徴的な高**変異量**（mutational burden）を示す場合には，それが免疫療法を行うことの理論的根拠となり，LS患者を同定することの臨床的有用性

につながる。

LSでは，多発性ポリープ，若年での発症（50歳以下），近位結腸（訳注：右側結腸）の腫瘍，多発同時性や転移性大腸がんの既往歴，大腸がんまたはその他のがん（特に子宮内膜がん）の家族歴，50歳以下の若年血縁者にがん患者がいることなどの臨床要因があれば，その大腸がん患者がミスマッチ修復遺伝子に病的バリアントをもつ可能性が高くなる。腫瘍組織の分子遺伝学的な解析によって，MSI+の表現型（この章で前述）がある，または腫瘍の免疫組織染色によりPMS2またはMSH6のいずれかのタンパク質が欠失している場合，その大腸がん患者がミスマッチ修復（MMR）遺伝子に生殖細胞系列病的バリアントをもつ可能性が高くなる。しかし残念なことに，腫瘍でMLH1タンパク質の染色がみられないことは，散発性大腸がんでよくみられるプロモーター領域のメチル化に起因するエピジェネティックな所見でもあるため，この検査結果だけからLSを予測するのは難しい。

臨床的診断基準と分子遺伝学的診断基準を組み合わせることで，大腸がん患者のなかから，ミスマッチ修復遺伝子の生殖細胞系列病的バリアントの検出率が4%よりも高い大腸がん患者の部分集団を識別することが可能になる。この集団の患者は最も費用対効果が高く，DNAシークエンシング検査が推奨される。とはいえ，費用対効果を高めようとする試みにより，対象患者数を制限して患者の陽性率を高めることに従って，当然ながらLS患者のかなりの割合（20%）を見逃すという結果となる。繰り返すが，技術がより安価になり，がん素因を同定することの治療上の重要性が明らかになるにつれて，検査費用の再評価が行われなければならない。遺伝学的検査（または関連遺伝子検査）についてのより詳細な考察は，第19章に示す。

FAPでは，若年で発症する数百の腺腫性ポリープ，複数の皮脂腺腫，あるいはGardner症候群でみられる大腸外随伴病変が認められる際には，APC病的バリアントの生殖細胞系列検査を考慮するに十分である。しかし，ある種のAPC病的バリアントでは，ポリープの数は少なく，大腸外症状を伴わない〔「軽症型FAP（attenuated FAP）」と呼ばれる*訳注〕。軽症型FAPは臨床的にLSと混同されることもあるが，一般に軽症型FAPの腫瘍では，ミスマッ

---

*訳注 本邦では他にも「減弱型FAP」「希薄型FAP」「散発型FAP」などと呼ばれ定訳はない。

チ修復異常やマイクロサテライト不安定性はみられない。

16.5 がんの家系内発症

明確なメンデル遺伝形式ではないが，がんの罹患率が高い家系が存在する。例えば，家系内で起こる乳がんの20%程度は，高い浸透率を示すメンデル遺伝病の特徴をもたないにもかかわらず，その発症には遺伝要因が大きくかかわっていると考えられることが，双生児および家系研究によって示された。血縁者の罹患によってがんのリスク上昇がみられるのは，メンデル遺伝形式が不明瞭になるほど浸透率が低い単一遺伝子性病的バリアントが原因であることがある。例えば，*PALB2*の病的バリアントにより，乳がんの生涯リスクは55歳までに約25%，85歳までに約40%に上昇する。浸透率の低い*PALB2*の病的バリアントをもつ男性では，膵がんリスクは有意に上昇しているにもかかわらず，男性乳がんのリスク上昇がないことが，遺伝形式をさらに不明瞭にしている。*BRIP1*や*RAD51C*の生殖細胞系列病的バリアントは，卵巣がんにおいて同様の影響をもたらす。

家族性がんの大部分は，遺伝要因と，共有する環境要因の両方から生じる複雑な病因をもつとされる（第9章参照）。複雑な家族性がんのリスクの程度は，血縁者と一般集団の間で疾患の発生頻度を比較する疫学的研究によって評価することができる。多くのがん種で，発端者の家系構成員の年齢特異的な罹患率は，一般集団の年齢適合コホートでみられる同じがんの罹患率よりも高い（図**16.10**）。第一度近親者（親，同胞，または子ども）ががんに罹患した場合のリスクの上昇は多種多様ながんで認められ，2人の第一度近親者が罹患している場合には，罹患率はさらに高くなる。例えば，住民ベースの疫学調査で，北米と西ヨーロッパで暮らす人の約5%は，一生のうちに大腸がんを発症することが示されている。しかし，第一度近親者に罹患者が1人いると，生涯リスクは2〜3倍上昇する。

がんのリスクの遺伝が複雑なことが多いことと一致して，ゲノムワイド関連解析（第9章参照）により，多様ながんに関連する150以上ものありふれたバリアントが発見されている。特に前立腺がんでは，相同組換え修復遺伝子におけるバリアントや，他の遺伝子の10以上もの座位について遺伝子間領域やイントロン領域に存在する一塩基

第16章 ● がん遺伝学とゲノム学

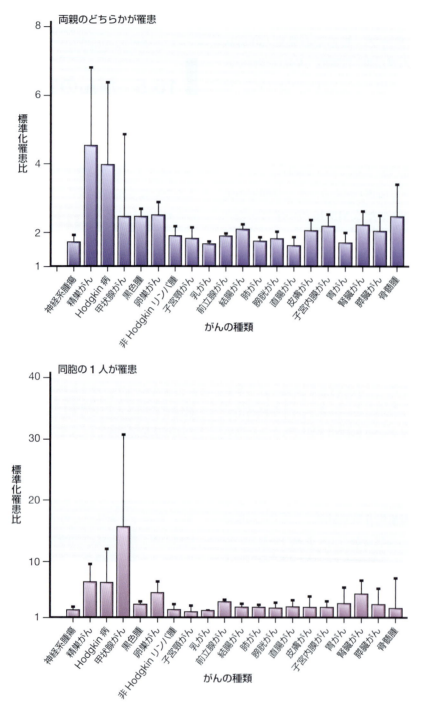

図16.10 罹患者の第一度近親者（親，同胞，あるいは子ども）の標準化罹患比（SIR）　がんの種類別に示す。SIRは，疾患の有病率にもとづく相対リスク比（λ_r）（第10章に記載）と類似しているが，血縁者のがんの罹患数を，年齢を適合させた対照のがんの期待罹患数で割った比率である。エラーバーはSIRの95％信頼限界。(Hemminki K, Sundquist J, Lorenzo Bermejo J: Familial risks for cancer as the basis for evidence-based clinical referral and counseling. *Oncologist*, 13:239-247, 2008 より改変)

多型との関連が複数報告されている。しかしながら，これらの関連のほとんどはオッズ比が2.0より小さく，多くは1.3未満であり，前立腺がんの家族性リスクのせいぜい20％を説明するにすぎない。まとめると，遺伝的に受け継いだゲノムのバリアントの役割は明確であるにもかかわらず，私たちはいまだにほとんどのがんで，家系内のがんリスクが上昇することについての詳細な説明をすることができない。ありふれたバリアントだけではすべてのリスクをとらえられない可能性や，家系構成員が共有するが認識されていない環境要因への曝露が検討されていない可能性

などが残されているのである。

16.6 散発性がん

さまざまな変異メカニズムによって起こるがん遺伝子の活性化の概念については，すでに説明してきた（図16.3参照）。ここでは，特に散発性がんに注目して，がん遺伝子活性化のメカニズムやその影響について詳細に検討する。

点変異によるがん遺伝子の活性化

がん遺伝子の変異の多くは当初，散発性がん由来細胞株の分子レベルの研究によって明らかにされてきた。最初に発見された活性化がん遺伝子の1つに，膀胱がん細胞株由来の変異型 *RAS* 遺伝子がある。*RAS* は，大きなファミリーを形成する低分子グアノシン三リン酸（GTP）結合タンパク質〔Gタンパク質（G protein）〕の1つをコードしている。Gタンパク質は，下流の分子を活性化したり抑制したりする"オン-オフ"の分子スイッチとして働く。注目すべきことに，活性化した *RAS* がん遺伝子と，それに対応する *RAS* がん原遺伝子は，たった1つの塩基が異なるだけである。この1塩基の変異によって，シグナルを送り続ける異常な Ras タンパク質が作られ，これが細胞分裂を促進し，腫瘍への形質転換が引き起こされる。*RAS* 遺伝子の点変異は，ほとんど3つのアミノ酸（12，13，61）のうちの1つに限られ，現在では多くの腫瘍で観察されている。また *RAS* 経路の遺伝子は，既知の発がん物質による変異の標的となることが実験的に示されている。この知見は，*RAS* 経路の遺伝子の変異が多くのがんの発生にかかわっていることを裏付けている。

現在までに，50近くのヒトがん原遺伝子が，散発性がんのドライバーとして同定されている。これらのがん原遺伝子のうち，遺伝性がん症候群に関与していることが明らかになっているものはわずかである。

染色体転座や融合によって起こるがん遺伝子の活性化

前述したように（図16.3参照），がん遺伝子の活性化は必ずしもDNAの1つの変異によって生じるのではない。いくつかの場合には，がん原遺伝子が染色体レベルでの変化，多くは染色体転座によって活性化する。これまでに発がんにつながる染色体転座は40以上報告されており，主に散発性の白血病やリンパ腫でみられるが，稀に結合組織の肉腫でも報告されている。これらの変化は，最初は細胞遺伝学的解析によってのみ検出されていたが，現在は全ゲノムまたはRNAシークエンシング解析により検出され，がん患者から得た血漿試料中のセルフリーDNA（cell-free DNA）を用いても検出することができる。

転座切断点が2つの遺伝子のイントロン内にあると，2つの遺伝子が融合して1つの異常な遺伝子が生じ，発がん特性をもつ新たなキメラタンパク質をコードするようになることがある。最もよく知られた例が，**慢性骨髄性白血病**（chronic myelogenous leukemia：CML）でみられる9番染色体と22番染色体の間の転座で，これは **Philadelphia 染色体**（Philadelphia chromosome）と呼ばれている（図 16.11）（ 症例10 ）。転座によって，チロシンキナーゼをコードするがん原遺伝子 *ABL1* が，9番染色体長腕（9q）の正常な位置から22番染色体長腕（22q）にある *BCR* 遺伝子（機能は不明）の位置に移動する。この転座によって，正常の Abl タンパク質の一部を含み，

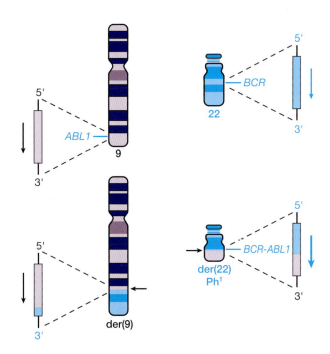

図 16.11 Philadelphia 染色体の転座 t(9;22)(q34;q11) Philadelphia 染色体（Ph1）は，22番染色体の派生染色体で，その長腕の一部が，*ABL1* がん遺伝子を含む9番染色体長腕の断片と入れ替わっている。Ph1染色体上での *BCR-ABL1* キメラ遺伝子の形成は，慢性骨髄性白血病の発症にかかわる重大な遺伝学的イベントである。

チロシンキナーゼの活性がより高い，新しいキメラタンパク質 BCR-ABL1 が合成されることになる。キメラ遺伝子によってコードされる新規タンパク質のチロシンキナーゼ活性が上昇していることが，慢性白血病を引き起こす主要な要因となる。このチロシンキナーゼの活性を阻害する薬として，イマチニブ（imatinib）をはじめとする，効果の高い慢性骨髄性白血病治療薬が開発されている。

　別の例では，がん遺伝子が，別の遺伝子の強力な構成的プロモーターの下流に転座することで，そのがん遺伝子の活性化が起こることがある。Burkitt リンパ腫（Burkitt lymphoma）は B 細胞の腫瘍で，*MYC* がん原遺伝子が本来の位置である 8q24 から，14q32 にある免疫グロブリン重鎖座位，もしくは 22 番染色体あるいは 2 番染色体の免疫グロブリン軽鎖遺伝子の遠位側に転座している。Myc タンパク質の機能はまだ完全には明らかになっていないが，テロメラーゼ発現（後述）をはじめ，細胞増殖にかかわる多くの遺伝子の発現に強く影響を及ぼす転写因子であることがわかっている。この転座によって，本来は免疫グロブリン遺伝子に関与しているエンハンサーやその他の転写を活性化する配列が *MYC* 遺伝子の近くに位置することになる（表16.4）。このような転座により，*MYC* の発現上昇が起こり，細胞分裂の制御異常が引き起こされる。

がん遺伝子としてのテロメラーゼ

　別のタイプのがん遺伝子として，**テロメラーゼ**（telo-merase）をコードする遺伝子がある。テロメラーゼは，染色体末端にあるテロメアを構成する 6 塩基反復配列（TTTAGG）の合成に必要な**逆転写酵素**（reverse transcriptase）である。通常の DNA の半保存的な複製（第 2 章参照）では，DNA ポリメラーゼは DNA の 3′末端にしかヌクレオチドを付加できないし，また染色体の最末端まで完全に複製中の鎖を合成できない（5′端の RNA プライマーの分だけ短くなってしまう）。このため，テロメアを複製できる特別な仕組みがないと，染色体の端は細胞分裂のたびに著しく短くなってしまう。そこでテロメラーゼが必要になる。

　ヒトの生殖細胞系列の細胞や胚細胞では，テロメアは約 15 kb のテロメア反復配列をもつ。細胞の分化に伴って，体細胞のテロメラーゼ活性は低下する。テロメラーゼ活性が消失するとテロメアの短縮が起こり，1 回の細胞分裂あたり約 35 bp のテロメア反復配列が失われる。何百回もの細胞分裂を経ることで，染色体の末端が短縮していくと，細胞は分裂を停止して細胞周期の G_0 期に入り，最終的にアポトーシスによって細胞死を迎える。

　これとは対照的に，骨髄など増殖が盛んな組織の細胞では，テロメラーゼの発現が持続しており，テロメアの自己再生がみられる。同様に多くの腫瘍でもテロメラーゼ活性の持続がみられ，そのため腫瘍細胞は無制限の増殖が可能になる。直接的にテロメラーゼ遺伝子の機能亢進をもたらす染色体や遺伝子の変異によって，テロメラーゼ活性が持続している例もある。また，*MYC* のように形質転換作用

表16.4　ヒト悪性新生物に特徴的な染色体転座

新生物	染色体転座	割合（%）	影響を受けるがん原遺伝子
Burkitt リンパ腫	t(8;14)(q24;q32)	80	*MYC*
	t(8;22)(q24;q11)	15	
	t(2;8)(q11;q24)	5	
慢性骨髄性白血病	t(9;22)(q34;q11)	90〜95	*BCR-ABL1*
急性リンパ性白血病	t(9;22)(q34;q11)	10〜15	*BCR-ABL1*
急性リンパ芽球性白血病	t(1;19)(q23;p13)	3〜6	*TCF3-PBX1*
急性前骨髄球性白血病	t(15;17)(q22;q11)	約95	*RARA-PML*
慢性リンパ性白血病	t(11;14)(q13;q32)	10〜30	*BCL1*
濾胞性リンパ腫	t(14;18)(q32;q21)	約100	*BCL2*

Croce CM: Role of chromosome translocations in human neoplasia, *Cell* 49:155-156, 1987; Park M, van de Woude GF: Oncogenes: Genes associated with neoplastic disease. In Scriver CR, Beaudet AL, Sly WS, et al, editors: *The molecular and metabolic bases of inherited disease*, ed 6, New York, 1989, McGraw-Hill, pp 251-276; Nourse J, Mellentin JD, Galili N, et al: Chromosomal translocation t(1;19) results in synthesis of a homeobox fusion mRNA that codes for a potential chimeric transcription factor, *Cell* 60:535-545, 1990; Borrow J, Goddard AD, Sheer D, et al: Molecular analysis of acute promyelocytic leukemia breakpoint cluster region on chromosome 17, *Science* 249:1577-1580, 1990 にもとづく。

をもつがん遺伝子が発現を変化させる多くの遺伝子の1つとしてテロメラーゼ遺伝子が影響を受け，活性が持続している場合もある。テロメアの短縮ががんに関連する特徴である古典的な**テロメア症候群**（telomere syndrome）や，テロメアの代替的な延長がみられる疾患によって証明されているように，テロメアの生物学的障害から生じる発がんの程度はまだ検証されている最中である。

散発性がんでみられる
がん抑制遺伝子の欠失

散発性がんにおける *TP53* と *RB1*

Li-Fraumeni 症候群（Li-Fraumeni syndrome：LFS）は，顕性遺伝で受け継がれる *TP53* の生殖細胞系列病的バリアントにより発症する稀な家族性症候群として知られているが，*TP53* の体細胞変異は，散発性がんで最も頻度の高い遺伝子の変化の1つである（表16.2参照）。*TP53* における変異，すなわち *TP53* を含む17番染色体短腕（17p）の部分欠失，あるいは17番染色体の全体欠失は，散発性のがんで幅広く高頻度に認められる。このような変化は，乳がん，卵巣がん，膀胱がん，子宮頸がん，食道がん，大腸がん，皮膚がん，肺がん，神経膠芽腫，骨肉腫，原発性肝細胞がんなどでみられる。*TP53* はがんで最もよく変異する遺伝子である。

網膜芽細胞腫の原因遺伝子である *RB1* も，多くの散発性がんで高頻度に変異がみられる。例えば，ヒトの乳がんでみられる13q14のヘテロ接合性の喪失（LOH）は，腫瘍組織での *RB1* mRNA の欠失と関連している。他のがんでは，*RB1* 遺伝子に変異がなく，mRNA もほぼ正常に近いレベルでみられるが，Rb1 タンパク質が失われているものもある。この異常は，*RB1* mRNA を標的としてその翻訳を阻止する oncomir *miR-106a* の過剰発現により，*RB1* が抑制性の制御を受けるものと現在では説明されている。

16.7　がんの細胞遺伝学的変化

染色体異数性異常
（異数性とアニューソミー）

第5章で紹介したように，散発性か家族性かを問わず，腫瘍の進展段階の後期にあり悪性度が高い進行性の段階のがんでは，細胞遺伝学的な変化ががんの特徴として認められる。Down 症候群（急性リンパ芽球性白血病および急性骨髄性白血病），Turner 症候群（胚細胞腫瘍）および Klinefelter 症候群（胚細胞腫瘍，乳がん）のように，先天的な染色体異常もまた，がんの素因となる。体細胞に細胞遺伝学的な変化が起こることから示唆されるのは，染色体の安定性や完全性の維持に関与する遺伝子や，細胞分裂での正確な分離を保証する遺伝子に異常が起こることが，がんの進展に必須だということである。

腫瘍進展についての細胞遺伝学研究の多くは，初期には白血病で行われていた。これは，白血病の腫瘍細胞が，標準的な方法で培養と核型検査を行いやすいためである。例えば，t(9;22) の Philadelphia 染色体をもつ慢性骨髄性白血病（CML）が，典型的な緩徐進行性の慢性期から，重症で生命にかかわる急性転化期（blast crisis）へと進展するときには，いくつかの細胞遺伝学的な異常が加わることがある。例えば，9;22 転座染色体が2つに増える，17q の同腕染色体がみられるなどの，数的変化や構造的変化である。他の型の進行期の白血病ではまた，別の転座がよくみられる。一方でこれらとは対照的に，たいていの固形腫瘍でみられる染色体異常は，さまざまな種類に及ぶ広範なものである。特定のタイプのがんに繰り返しみられる細胞遺伝学的異常は，悪性新生物の発生と進展にかかわるドライバーとなる出来事と考えられる。多くの染色体異常は，がん原遺伝子の発現促進やがん抑制遺伝子アレルの喪失につながることがわかっているが，最近のがん研究では，こうした染色体異常を細胞遺伝学的およびゲノム学的に厳密に記述する包括的な研究に焦点が置かれている。**髄芽腫**（medulloblastoma）は，この包括的な分子学的および細胞遺伝学的特徴付けが進んでいる例であり，SHH，Wnt，Group 3，Group 4 という4つのタイプが報告されている。それぞれが特有の臨床的特徴を有し，治療に関

連した転帰も異なる。ゲノムシークエンシングの検出力が細胞学的な可視化によるゲノム変化の検出力よりも感度と精度の両方においてはるかに高いので，多くの場面で細胞遺伝学的な解析にとってかわりつつある。さらに，次世代シークエンシング（NGS）を利用したRNA（cDNA）融合遺伝子検出も体細胞でのがん遺伝子融合を検出するために一般的に導入されており，現在では融合パートナーや転座切断点を事前に知らなくても融合遺伝子を検出できる技術が存在する。

遺伝子増幅

転座やその他の再構成に加えて，多くのがんでみられる細胞遺伝学的な変化として，**遺伝子増幅**（gene amplification）がある。これは，細胞に存在するゲノムの一部のコピーがゲノムに何個も追加される現象である（図16.3参照）。遺伝子増幅は，神経芽細胞腫，頭頸部の扁平上皮がん，大腸がん，脳の悪性神経膠芽腫など多くのがんに共通してみられる。DNAの増幅部分は，**比較ゲノムハイブリダイゼーション**（comparative genome hybridization）法またはゲノムシークエンシングによって簡単に検出できるが，日常的に行われている染色体検査では2つのタイプの細胞遺伝学的変化として検出される。すなわち，**二重微小染色体**（double minutes，非常に小さな付加染色体）と，**均質染色部位**（homogeneously staining region：HSR）である。均質染色部位では通常はバンドがみられず，特定のDNA部位の増幅が多数コピー含まれている。どのように，なぜ，二重微小染色体や均質染色部位が発生するのかはよくわかっていない。しかし増幅される領域には，がん原遺伝子の過剰なコピーが含まれていることがわかっている。これらのがん原遺伝子は，Myc，Ras，上皮細胞増殖因子受容体など，細胞の増殖を促進するか，アポトーシスを阻止するか，あるいはその両方の機能をもつタンパク質をコードしている。例えば，N-Mycをコードする*MYCN*がん原遺伝子の増幅は，**神経芽細胞腫**（neuroblastoma）という小児がんにおける臨床的に重要な予後予測因子である。進行した神経芽細胞腫の40%で*MYCN*は200倍以上に増幅されており，積極的な治療を行っても，進行神経芽細胞腫の患者の3年生存率はわずか30%である。対照的に，初期段階の神経芽細胞腫で*MYCN*の増幅がみられるのは4%のみで，この段階での3年生存率は90%である。化学療法薬（抗がん剤）の標的分子をコードする遺伝子の増幅は，以前その抗がん剤で治療を受けた患者が薬物耐性を獲得するメカニズムと関係がある。

16.8 がんにおけるエピジェネティクスの役割

がん種によっては（例えば，乳がんや前立腺がん），発生した臓器から容易に診断できるものがある。一方，がん種によっては（中枢神経系や肉腫など），診断はより困難なものもある。これらの難しい組織型の腫瘍は，組織型は似ていても，生物学的および予後的特徴はまったく異なる。これらの区別は，**DNAメチル化**（DNA methylation：DNAm）解析を用いることで可能となる。DNAm解析によって解決できるもう1つの困難な状況は，原発不明がん，すなわち診断時に転移性であるが原発巣が不明ながんである。

DNAm解析は，特定の腫瘍型，特に他の分子生物学的・病理学的解析では定義が困難な腫瘍型（ある種の脳腫瘍）を正確に定義できるため，さまざまながんの診断研究にますます頻繁に取り入れられている。このような状況では，DNAm解析は遺伝子発現シグネチャーよりも優れており，臨床での応用に近いと考えられる。またDNAmシグネチャーは，リスク評価，診断，予後予測にも役立ちうる。

がんは従来，遺伝的な疾患と考えられてきたが，一般的にはDNAmの変化，ヒストン修飾，クロマチンリモデリング，マイクロRNAなど，ゲノム全体のエピジェネティックな調節異常を伴う。これらの変化は，さまざまなメカニズムによってがんの発生を後押しする。がんでは通常，DNAmの調節異常がみられ，これがさまざまな形で腫瘍の発生に寄与している。一般に，遺伝子プロモーター近傍のCpGアイランドはメチル化を獲得し，このメチル化はその遺伝子の発現の変化に関連しうる。逆に，低メチル化状態はより一般的にみられるが，特定のゲノムの特徴とは関連しない。がんにおける低メチル化状態がなんらかの機能的な役割を果たすかどうかはわかっていないが，異数性などの細胞遺伝学的現象を通して現れるゲノムの不安定性に関係しているようである。さらに，恒常性維持に働くある種の重要な遺伝子（例えば，DNA修復遺伝子）のサイレンシングは，ミスマッチ修復の異常と**超変異性**（hypermutability）につながる可能性がある。

さらにDNAmのゲノムワイドな変化は，クロマチン修飾遺伝子におけるバリアントの下流の結果であることもある（例えば，*DNMT3A*の機能獲得または*TET2*の機能喪失によるゲノムワイドな高メチル化など）。また，エピジェネティック制御因子の機能喪失配列バリアントは，いくつかのがんにおいて病因の特徴として同定されている。ある種の血液悪性腫瘍や，*MLL1*や*CBP/p300*を含むエピジェネティック制御因子のバリアントでは，通常は細胞系譜の特定化や分化を媒介し，運命決定された正しい経路への進行が阻害され，その結果として白血病として現れる未分化細胞が増殖する。脳腫瘍では，*H3-K27M*[*訳注]がミッドライン神経膠腫の発生に関与している。染色体11p15.5が関与するエピジェネティックな変化は，**Beckwith-Wiedemann症候群**（Beckwith-Wiedemann syndrome；症例6）のようにWilms腫瘍や肝芽腫の素因となる。

メチル化検査による診断収率の向上

腫瘍のゲノムワイドDNAmプロファイリングの導入は，診断学に変革をもたらした。重要なことは，DNAmにもとづく腫瘍分類は遺伝子発現と同様に信頼性が高いということである。DNAmプロファイリングは，腫瘍の種類を鑑別し，診断と予後を改善する有望なアプローチとして登場してきた。中枢神経系腫瘍や肉腫がその代表例であり，従来の病理学的サブグループ分類よりもDNAmプロファイリングによってより正確に定義することができるようになる。これはDNAmが細胞修飾（cellular modification）の現状に関するデータを提供するだけでなく，腫瘍の起源細胞のタイプを定義することに由来する。腫瘍発生時の細胞分化の状態は，腫瘍が発達/進展している間も比較的安定しているようである。さらにDNAmは，髄芽腫のサブグループ分けをして，臨床試験や治療法を変更する手段とするというような，腫瘍のサブグループ分けの方法を提供してくれる。世界保健機関（WHO）は現在，DNAmによって最初に定義されたこれらのサブグループにもとづいて，髄芽腫を4つの異なる疾患として認めている。

エピジェネティック修飾を標的とする治療法

エピジェネティックな変化は可逆的であるため，治療介入のための有効なターゲットとなる。がんの領域では，DNAmシグネチャーは最適化された診断法にもとづく治療法の選択に用いられるだけでなく，新たな治療標的の同定にも用いられる。ヒストンやDNAmを標的とする医薬品の開発には大きな進展があった。異常な過剰メチル化を無効にさせるDNAメチルトランスフェラーゼ阻害薬を含むいくつかの薬物は，血液がんや固形がんを含むさまざまながんの治療薬として臨床使用が承認されている。現在，標準治療のがん治療薬として使用可能なエピジェネティック薬物は他にもいくつかある。ヒストン脱アセチル化酵素であるロミデプシン（romidepsin）は，皮膚T細胞リンパ腫（痛みを伴い外観を損なう疾患）の治療薬として，米国食品医薬品局（Food and Drug Administration：FDA）により承認されている。奏効率は約30％で，奏効期間の中央値は1年以上である。

これらのエピジェネティック治療薬は治癒をもたらすものではないため，患者の奏効率を高めるために，従来からの化学療法や免疫チェックポイント阻害薬などの他の治療薬と併用されることが多い。要するに，エピジェネティック治療はまだ発展途上であり，クロマチンは依然として研究が必要な重要な治療標的である。

エピジェネティック標的薬を用いた薬物療法における最大の限界の1つは，エピジェネティックな標識を非特異的に標的にしてしまうことである。副作用を減らし効果をあげるためには，より個別化した治療が必要である。

16.9　ゲノム学のがん個別化治療への応用

ゲノム学はすでに，がんの診断精度や治療の最適化に大きな影響を及ぼしている。ここでは，ゲノム学的アプローチの1つである遺伝子発現プロファイル解析が診断や治療にどのように使用されているかを説明する。

＊訳注　ヒストンH3遺伝子の27番目のアミノ酸がKからMに変化したことを指す。

遺伝子発現プロファイル作成とクラスタリングによる発現シグネチャーの同定

　比較ハイブリダイゼーション法を用いれば，どのようなヒト組織の試料でも，一部またはすべての遺伝子について，mRNA の発現レベルを同時に測定することができる。組織の試料の mRNA 発現を測定することで，その組織に特異的な**遺伝子発現プロファイル**（gene expression profile）を作成できる。図16.12 は，2つのタイプの腫瘍 A と B から得たそれぞれ 4 個，合計 8 個の試料に対して，100 種類の遺伝子の発現プロファイルを作成したという理想的な条件を仮定した，仮想データを示している。この単純な例では，発現マイクロアレイを使った発現プロファイルは 800 個の値で構成されているが，これだけでもかなりの量である。しかし実際の発現プロファイルの実験では，数百の試料を用いて全ヒト遺伝子の発現を解析することになるだろう。この場合，何百万もの発現値からなる膨大なデータセットが作成される。データを体系的に分析して鍵となる情報を抽出することは高度な課題であり，精緻な統計学および生物情報学（バイオインフォマティクス）ツールの開発につながってきた。このようなツールを用いれば，データを体系化し，発現に相関がみられる（つまり，試料の間で発現が同時に増強したり減弱したりする）遺伝子グループを発見することができる。試料横断的な発現パターンにもとづいて遺伝子をグループ分けすることを，**クラスタリング**（clustering）と呼んでいる。

　次に，グループ分けされた遺伝子発現クラスターと，試料の興味ある特徴との間に相関がみられないかどうかが検討される。例えば，ある発現プロファイルと相関する遺伝

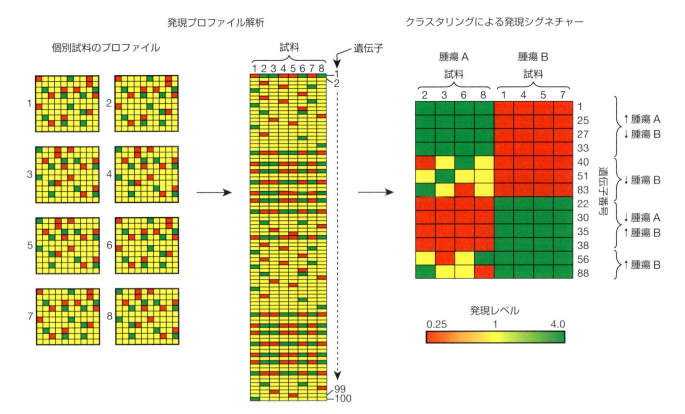

図 16.12　8個の試料を用いて，100種の遺伝子を対象とした遺伝子発現プロファイルを作成（仮想データ）することの概略図　**（左）** ガラスまたはシリコンチップの個々のマス目には，遺伝子配列のスポットが整列されている。8個の試料を比較する対照試料とともにこのチップに反応させて，比較ハイブリダイゼーションを行う。対照に比較して，赤色は発現の低下，緑色は発現の亢進，黄色は発現に変化のないことを示している（この概略図では，赤色，黄色，緑色はそれぞれ発現の減少，不変，増加を表しているが，実際の実験では，赤色と緑色の混合された色調を読み取った連続的な定量値が得られる）。**（中央）** 800 の発現測定値はすべて体系的に整理され，各試料番号の下の列に，1から 100 までの各遺伝子の相対的な発現の度合いを垂直方向に並べている。**（右）** クラスタリングをして得られた発現シグネチャー（試料セット間に相関がみられる 13 の遺伝子に関するもの）を示す遺伝子。2つの腫瘍間で相反する発現（高発現 vs. 低発現）を示す遺伝子もあれば，1つの腫瘍では増加や減少といった相関を示すが別な腫瘍ではそれを示さないといった遺伝子もある。

子クラスターは，腫瘍Aの試料に高頻度に検出されるが腫瘍Bの試料には検出されないということだったり，ある発現プロファイルと相関する別の遺伝子クラスターは，腫瘍Bの試料に高頻度に検出されるが腫瘍Aの試料には検出されない，といったことがプロファイルから明らかになってくる。発現が互いに相関している遺伝子クラスターや，特定の試料セットとの相関がみられる遺伝子クラスターは**発現シグネチャー**（expression signature）と呼ばれ，これらの試料の特徴を表している。図16.12の仮想プロファイルにおいて，100の遺伝子のうちのある遺伝子群は腫瘍Aに相関した発現を示し，それが発現シグネチャーとなる。しかし腫瘍Bでは，別の遺伝子群の発現と相関する腫瘍Bに独特の発現シグネチャーがみられる。

遺伝子発現シグネチャーの応用

腫瘍の特徴を表す遺伝子発現プロファイルは，いくつかの方法に応用可能である。

- 第一に，遺伝子発現プロファイルは，異なる腫瘍の識別を可能にする強力な方法となる。この方法を用いることで，組織学的所見，細胞遺伝学的マーカー，特異的なマーカータンパク質の発現など，病理学者が腫瘍の特性を明らかにするために用いる標準的な鑑別基準を補完することができる。まず，既知の試料で，異なる腫瘍タイプ（例えば腫瘍Aと腫瘍B）の発現シグネチャーを識別して特徴を明確にする。その後，未知の腫瘍試料の発現パターンを腫瘍Aおよび腫瘍Bの発現シグネチャーと比較し，未知の試料の遺伝子発現プロファイルがAおよびBの発現シグネチャーとどれくらい合致するかにもとづいて，A類似型，B類似型，あるいはどちらでもないというように分類する。見分けることが難しいが異なる治療・ケアの選択が必要となるがんの病理診断にも，発現プロファイルが利用されている。例として，大細胞型B細胞リンパ腫とBurkittリンパ腫の鑑別，原発性肺がんと頭頸部扁平上皮がんの肺転移の鑑別，情報が少なくて同定できない転移がんの隠れた原発巣の同定などがある。
- 第二に，シグネチャーの違いが，予後や治療への反応性，その他の臨床転帰と相関する可能性が見いだされるかもしれない。相関が実証されれば，それらのシグネチャーを前向きに適用することで，新たに診断された患

者の治療指針に役立てることができる。
- 最後に，このような情報は基礎研究にとっても重要である。クラスタリングを用いれば，疾患の発症過程にかかわる遺伝子間の，これまで予想もしなかった機能的に重要なつながりが明らかになるかもしれないからである。

遺伝子発現プロファイル解析によるがんの進展予測

がんは再発しやすく予測が難しいため，ほとんどのがんに対する適切な治療法の選択は，患者にとっても医師にとっても難しい問題である。それぞれの患者のがんに対し，再発リスクや潜在的な転移能の特徴を明らかにできれば，外科手術や化学療法を積極的に行うべきかどうかの方針決定に有益なことは明らかである。例えば乳がんでは，エストロゲン受容体とプロゲステロン受容体が存在し，*HER2*がん遺伝子の増幅がみられ，腋窩リンパ節郭清の結果リンパ節転移がなければ，治療への反応がよく，予後が良好であることが強く予測されるが，判断にはあいまいさが残る。したがって，遺伝子発現プロファイル（図16.13）は，乳がん治療の臨床的な判断を行うための新しい有望な手段として期待されている。もちろんこれは，リンパ腫，前立腺がん，異なる組織（肺，乳腺，大腸，子宮，卵巣）由来の転移性腺がんなどについても同様である。

乳がん，大腸がん，卵巣がんの予後予測や治療のために，さまざまな遺伝子のセットを用いた遺伝子発現プロファイルが臨床使用可能である。プロファイルに含まれる遺伝子の種類や個数は，がんのタイプと供給業者に依存する。臨床的有用性や費用対効果については引き続き議論が必要だが（第19章参照），新たにがんと診断された患者に対し，臨床データと遺伝子発現データを組み合わせることで，より優れた予後予測ができ，よりよい治療方針を示すことができるであろうことは，一般に意見の一致するところである。腫瘍の遺伝子発現プロファイル解析により予後予測の精度が向上すれば，腫瘍専門医はより適切な治療を行うことができ，可能であれば毒性の強い薬物への曝露を最小限に抑えることができると期待されている。

ほとんどすべての患者の予後には，臨床的な特徴とゲノム配列と発現シグネチャーの組み合わせが関連するという事実が，がんの重要な特性を示している。すなわち，一人一人の患者のがんは，それぞれが唯一無二の疾患なのであ

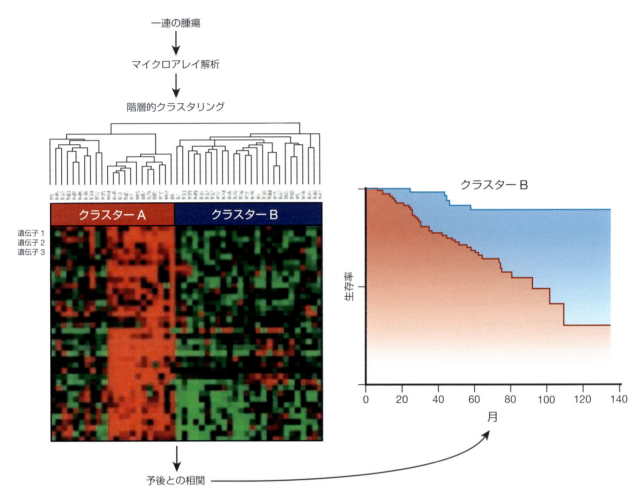

図16.13 遺伝子発現プロファイルの利用 一連の遺伝子（左図, 縦軸）の患者腫瘍での発現パターン。横軸は一連の患者腫瘍を示し, 発現パターンの類似した腫瘍が近接してグループ化されるように並べられている。腫瘍は2群にクラスタリングされ, これらが長期生存率と相関している。(Reis-Filho J, Pusztai L: Gene expression profiling in breast cancer: classification, prognostication, and prediction. Lancet, 378.1812-1823, 2011 より改変)

る。同じがんと診断されたすべての患者の間にゲノムと遺伝子発現の不均一性がみられるのは, 驚くにあたいしない。すべての患者はそれぞれ独特の遺伝的バリアントをもち, そのなかにはがんの成長や, がんに対する生体の反応に影響するバリアントが含まれている。さらに, がんはクローン性の進化を示し, それぞれの患者のがんには変異やエピジェネティックな変化が偶然に, 独自の組み合わせで起こる可能性が高い。

がんの標的治療

最近まで, 非外科的ながん治療のほとんどは, 化学療法剤や放射線など, 正常細胞には働かずに腫瘍細胞を選択的に死滅させるような細胞傷害作用に頼ってきた。これらの方法は, 小児期の急性リンパ性白血病やHodgkinリンパ腫などの治療で大きな成功を収めたが, 手術で腫瘍の完全切除が不可能ながん患者の多くは, 病気の治癒ではなく寛解を達成するにとどまることが多く, その際には通常, 殺細胞性薬剤がもたらす細胞毒性というかなりの代償を払うことになる。現在は, がん特異的なドライバー遺伝子や変異が発見されたことにより, 精密で副作用の少ない治療に新しい道筋が開かれてきた。活性化したがん遺伝子は, がん治療の格好の標的となり, その異常な機能を直接阻止する方法を見つければよい。このような標的治療には, モノクローナル抗体を用いて活性化した細胞表面受容体を遮断する方法や, 酵素活性を特異的に阻害する薬物を用いて, 細胞内で構成的に活性化されているキナーゼを特異的に阻害する方法がある。

表16.5 特定のドライバーがん遺伝子を標的としたがん治療薬

腫瘍の種類	ドライバー遺伝子とその変異	代表的な分子標的治療薬（FDA承認済み）	作用機序
乳がん	増幅型 *HER2*	トラスツズマブ	抗HER2モノクローナル抗体
乳がん，卵巣がん，前立腺がん，膵臓がん	*BRCA1/BRCA2*	オラパリブ	PARP阻害薬
結腸がん	ミスマッチ修復 *MLH1*，*MSH2*，*MSH6*，*PMS2*	ニボルマブ，ペムブロリズマブ	高変異状態によって誘導されるネオアンチゲンを標的とする
腎腫瘍	*VHL*	belzutifan	HIF2α阻害薬
悪性末梢神経鞘腫瘍	*NF1*	セルメチニブ	キナーゼ阻害薬は，RASの下流にあるMEKを阻害することで，RAS経路のシグナル伝達を遮断する
非小細胞肺がん	活性型 *EGFR*	ゲフィチニブ	チロシンキナーゼ阻害薬
慢性骨髄性白血病，消化管間質腫瘍	活性化受容体型チロシンキナーゼ *ABl*，*KIT*，*PDGF*	イマチニブ，ニロチニブ，ダサチニブ	チロシンキナーゼ阻害薬
非小細胞肺がん	転座型 *ALK*	クリゾチニブ	チロシンキナーゼ阻害薬
神経芽細胞腫	活性型 *ALK*		
メラノーマ	活性型 *MEK*	トラメチニブ	セリン-トレオニンキナーゼ阻害薬
メラノーマ	活性型 *BRAF* キナーゼ	ベムラフェニブ	セリン-トレオニンキナーゼ阻害薬

ALK：未分化リンパ腫キナーゼ，EGFR：上皮増殖因子受容体，FDA：米国食品医薬品局，HER2：ヒト上皮増殖因子受容体2，MEK：マイトジェン活性化細胞外シグナル調節キナーゼ，PDGF：血小板由来増殖因子。

この方法の原理は，CMLのABL1キナーゼをはじめ，多くのチロシンキナーゼの阻害に高い効果を示すイマチニブの開発によって証明されている。CML患者にとって，悪性度の高い急性白血病への転化（急性転化）は患者の生命の終わりを意味することも多かったが，イマチニブによって長期寛解が得られ，場合によっては無期限に急性転化が抑えられることもある。イマチニブの他にも，別の活性化がん遺伝子（ドライバー遺伝子）を標的としたキナーゼ阻害薬が，いろいろながん種において開発されている。さらに，構成的な病的バリアントが標的治療の糸口となっている（例えば，*BRCA1/BRCA2*，*MLH1*，*MSH2*，*MSH6*，*PMS2*，*VHL1*，*NF1*）（表16.5）。

しかし標的治療の初期の効果は，かなり有望な場合もあるとはいえ，ほとんどの患者では根治に至るものではない。なぜなら多くの場合，腫瘍が標的治療に抵抗性を示すようになるからである。抵抗性を示す腫瘍の増殖が起こることは，想定されることである。まず，前述したように，がん細胞には非常に変異が起こりやすく，またゲノムには繰り返し起こる頻発性の変異が生じるからである。たとえわずかな数の細胞であったとしても，標的とされたがん遺伝子の変異や他の部分の代償性変異を通して抵抗性を獲得し，標的とされたがん遺伝子の阻害に直面しても腫瘍は進展できる。薬物抵抗性を克服する新規化合物も現在開発中であり，臨床試験が行われている。将来的には，相互に無

関係な経路に対する薬物を組み合わせて用いれば，腫瘍が多重の抵抗性を獲得する可能性は低いという考え方にもとづいて，複数のドライバー遺伝子を標的にした併用療法が必要になると考えられる。

16.10 がんと環境

この章ではがんの遺伝学的基盤を強調してきたが，それは発がんにおける環境の役割の認識と矛盾するものではない。環境とは，食物，自然放射線や人工的な放射線，化学物質，さらには消化管に定着しているウイルスや細菌など，広範囲の多種多様な物質への曝露を意味する。がんのリスクは，異なる集団の間で，そして同じ集団であったとしても異なる環境下では，顕著な違いを示す。例えば，日本に住む日本人は，ハワイやロサンゼルスに住む日本人と比べて胃がんが約3倍起こりやすい。

環境物質が体細胞変異を引き起こす変異誘発物質として作用し，結果として発がんの原因となる場合がある。主に広島，長崎の原爆後遺症のデータにもとづいた推定によると，がんのリスクのほぼ75%程度が本来環境的なものと考えられる。また，特定の曝露とがんリスクの間に相関が見つかる場合もある。例えば，食物繊維の摂取や低用量アスピリン療法は，大腸がんのリスクを低減する。がんのリ

スクを上昇あるいは低減させる環境物質の性質や，曝露によって付加されるリスクの評価，そのような危険から集団を防御する手段への社会的関心は高い。

放射線

電離放射線はがんのリスクを高めることが知られている。すべての人は，自然放射線（場所によって大きく異なっている）や医療被曝によって，ある程度の電離放射線に曝露されている。そのリスクは曝露時の年齢に依存し，最も影響を受けるのは10歳未満の子どもと高齢者である。

がんのリスクに放射線（特に低レベル放射線）がどの程度影響を及ぼすかはよくわかっていないが，放射線の大規模な環境中への放出が起こった例から，いくつかの情報を集めることができる。例えば広島と長崎で原爆に被爆した生存者のデータからは，5年の範囲で起こる白血病，最大40年で起こるいくつかの腫瘍といった，長期間の影響が示されている。これとは対照的に，より最近起こったチョルノービリ原発事故では，電離放射線に曝露された集団のなかで，検出されるがんはほとんど増えていない。例外は，最も大量に被爆したベラルーシ在住の子どもたちの間で甲状腺がんが5～6倍に増えたことである。この甲状腺がんの増加は，壊れた原子炉から放出された核物質中の放射性ヨウ素[131]Iが甲状腺に取り込まれ，集積することが原因で起こったと考えられている。

化学性発がん物質

化学物質の発がん性については少なくとも18世紀には知られており，若い煙突掃除人のなかで陰嚢がんの発生率が高いことがわかっていた。今日では，多くの化学物質，特にタバコ，食品成分，産業発がん物質，有害廃棄物の発がん性が懸念されている。曝露リスクの証明はたいていの場合難しい。しかし懸念の度合いは高いので，すべての臨床医はこの問題についての実践的な知識を備え，確立された事実とまだ不確かで議論の余地がある領域とを区別することができなければならない。

多くの化学発がん物質ががんを引き起こす正確な分子メカニズムは，いまだ広範囲にわたる研究の対象である。化学発がん物質がどのようにがんを引き起こすかが明らかにされた1つの実例は，世界で5番目に頻度が高い**肝細胞**

がん（hepatocellular carcinoma）である。世界の多くの地域で肝細胞がんの頻度が高いが，これはピーナツに付くカビが産生する強力な発がん物質アフラトキシンB1の摂取が原因である。アフラトキシンは*TP53*遺伝子の特定の塩基を変化させることが明らかにされている。アフラトキシンにより*TP53*のコドン249でGからTへの変異が生じると，きわめて重要な働きをもつp53タンパク質のコドンがアルギニンからセリンに変化する。アフラトキシンによる食物の汚染頻度が高い地域では，全肝細胞がん患者のほぼ半数にこの変異がみられるが，食物中のアフラトキシンに曝露されることが少ない患者では，同じがんであってもこの変異は検出されない。p53のp.Arg249Serバリアントは肝細胞の増殖を促進し，野生型p53が関与する増殖制御とアポトーシスを阻害する。肝細胞がんで*TP53*のヘテロ接合性の喪失（LOH）がみられることは，より悪性度の高いがんと関連している。アフラトキシンB1は単独でも肝細胞がんを引き起こすことが可能であるが，B型およびC型の肝炎ウイルスの慢性感染と相乗的に機能することも可能である。

複数の化学物質の混合物へ曝露されると，さらに複雑な状況が生じる。例えばタバコの煙のなかには，既知であったり疑いがあったりする，多くの発がん物質や変異原が見つかっている。疫学的根拠によると，タバコの煙が肺がん，咽喉がん，その他のがんのリスクを上昇させることは確実である。タバコの煙に含まれる多環式炭化水素は反応性の高いエポキシドに変換され，直接的にDNAに損傷を与えて変異を引き起こす。これらの物質の相対的な重要性や，発がん過程でこれらの物質がどのように相互作用するのかは，いまだ解明段階にある。

喫煙の場合にはもう1つの興味深い問題がある。なぜ喫煙者の一部だけが肺がんに罹患するのであろうか？　遺伝的な要因が解明されつつある。がんと喫煙の関連は，環境要因と遺伝要因の相互作用が化学物質の発がん効果を増強したり発がんを防止したりする，重要な例である。アリール炭化水素水酸化酵素（aryl hydrocarbon hydroxylase：AHH）という酵素は，タバコ煙中に認められる多環式炭化水素の代謝に関係する誘導性タンパク質である。AHHは炭化水素をエポキシドの形に変換する。エポキシドは体内からより排出されやすいが，発がん性ももっている。AHH活性は，シトクロムP450遺伝子群の*CYP1*ファミリーに属する遺伝子によってコードされている（第

19章参照）。*CYP1A1* 遺伝子はタバコの煙によって誘導されるが，その誘導性には集団のなかでも違いがみられ，この差異は *CYP1A1* 座位の異なるありふれたバリアントに起因する。"高誘導性"バリアントをもつ人が，特にその人が喫煙者なら，肺がんリスクの上昇がみられ，がん感受性 *CYP1A1* バリアントをもたない人と比べてオッズ比が4〜5と高くなる。一方，潜性遺伝の"低誘導性"バリアントのホモ接合体では，肺がんを発症する可能性は低い。これはコードされる AHH が，炭化水素を反応性の高い発がん物質に変換する作用が弱いためと考えられている。

同様に，他のシトクロム P450 酵素の活性を減弱させる *CYP2D6* 遺伝子のありふれたバリアントをホモ接合でもつ人は，タバコの煙あるいは職業上の肺がん誘発物質（例えばアスベストや多環芳香族炭化水素など）の発がん性に対してより強い耐性を示すようである。一方，Cyp2D6 酵素活性を増強するバリアントをもつ通常代謝群あるいは高代謝群は，低代謝群に比べて4倍も肺がんリスクが高い。日常的に肺がん誘発物質に曝露されている人では，肺がんリスクが18倍に上昇する。同様の関連は膀胱がんでも報告されている。

正常集団内でみられるがんの易罹患性の明らかな相違を遺伝学的および生化学的に説明する正確な基盤はまだ得られていないが，これらの関連は公衆衛生にとって意義深く重要なものであり，最終的には遺伝的にがん発生リスクが高い人を同定する方法を示すことにつながると思われる。

謝辞

本章に貢献してくれた David Malkin，Rosanna Weksberg，Elise Fiala に感謝する。

（訳：檜井孝夫）

一般文献

Amendola LM, Golden-Grant K, Scollon S: Scaling genetic counseling in the genomics era. *Annu Rev Genomics Hum Genet*, 22:339-355, 2021.

Zehir A, Benayed R, Shah RH, et al: Mutational landscape of metastatic cancer revealed from prospective clinical sequencing of 10,000 patients. *Nat Med*, 23:703-713, 2017.

Alexandrov LB, Kim J, Haradhvala NJ, et al: The repertoire of mutational signatures in human cancer. *Nature*, 578:94-101, 2020.

Zhang J, Walsh MF, Wu G, et al: Germline mutations in predisposition genes in pediatric cancer. *N Engl J Med*, 373:2336-2346, 2015.

Mandelker D, Zhang L, Kemel Y, et al: Mutation detection in patients with advanced cancer by universal sequencing of cancer-related genes in tumor and normal DNA vs guideline-based germline testing. *JAMA*, 318:825-835, 2017.

Fiala EM, Jayakumaran G, Mauguen A, et al: Prospective pan-cancer germline testing using MSK-IMPACT informs clinical translation in 751 patients with pediatric solid tumors. *Nat Cancer*, 2:357-365, 2021.

Stadler ZK, Maio A, Chakravarty D, et al: Therapeutic implications of germline testing in patients with advanced cancers. *J Clin Oncol*, 39:2698-2709, 2021.

Offit K, Tkachuk KA, Stadler ZK, et al: Cascading after peridiagnostic cancer genetic testing: an alternative to population-based screening. *J Clin Oncol*, 38:1398-1408, 2020.

Offit K, Sharkey CM, Green D, et al: Regulation of laboratory-developed tests in preventive oncology: emerging needs and opportunities. *J Clin Oncol*, 41:11-21, 2023.

専門領域の文献

Bouffet E, Larouche V, Campbell BB, et al: Immune checkpoint inhibition for hypermutant glioblastoma multiforme resulting from germline biallelic mismatch repair deficiency. *J Clin Oncol*, 34:2206-2211, 2016.

Bougeard G, Renaux-Petel M, Flaman JM, et al: Revisiting Li-Fraumeni syndrome from TP53 mutation carriers. *J Clin Oncol*, 33:2345-2352, 2015.

Chen P-S, Su J-L, Hung M-C: Dysregulation of microRNAs in cancer. *J Biomed Sci*, 19:90, 2012.

Chin L, Anderson JN, Futreal PA: Cancer genomics, from discovery science to personalized medicine. *Nat Med*, 17:297-303, 2011.

Leva GD, Garofalo M, Croce CM: MicroRNAs in cancer. *Annu Rev Pathol*, 9:287-314, 2014.

Fiala, EM, Jayakumaran, G, Mauguen, A, et al: Prospective pan-cancer germline testing using MSK-IMPACT informs clinical translation in 751 patients with pediatric solid tumors. *Nat Cancer*, 2:357-365, 2021.

Kiplivaara O, Aaltonen LA: Diagnostic cancer genome sequencing and the contribution of germline variants. *Science*, 339:1559-1562, 2013.

Kratz CP, Freycon C, Maxwell KN, et al: Analysis of the Li-Fraumeni spectrum based on an international germline TP53 variant data set: an International Agency for Research on Cancer TP53 database analysis. *JAMA Oncol*, 7:1800-1805, 2021.

Lal A, Panos R, Marjanovic M, et al: A gene expression profile test to resolve head & neck squamous versus lung squamous cancers. *Diagn Pathol*, 8:44, 2013.

Reis-Filho JS, Pusztai L: Gene expression profiling in breast cancer: Classification, prognostication, and prediction. *Lancet*, 378:1812-1823, 2011.

Stadler ZK, Maio A, Chakravarty D, et al: Therapeutic implications of germline testing in patients with advanced cancers. *J Clin Oncol* 39:2698-2709, 2021.

Watson IR, Takahashi K, Futreal PA, et al: Emerging patterns of somatic mutations in cancer. *Nat Rev Genet*, 14:703-718, 2013.

Wogan GN, Hecht SS, Felton JS, et al: Environmental and chemical carcinogenesis. *Semin Cancer Biol*, 14:473-486, 2004.

Wong MW, Nordfors C, Mossman D, et al: BRIP1, PALB2, and RAD51C mutation analysis reveals their relative importance as genetic susceptibility factors for breast cancer. *Breast Cancer Res Treat*, 127:853-859, 2011.

Zhang J, Walsh MF, Wu G, et al: Germline mutations in predisposition genes in pediatric cancer. *N Engl J Med*, 373:2336–46, 2015.

役に立つウェブサイト

The Cancer Genome Atlas　http://cancergenome.nih.gov/abouttcga/overview

cBioPortal	https://www.cbioportal.org/
PECAN	https://pecan.stjude.cloud/
COSMIC	https://cancer.sanger.ac.uk/cosmic
CIVIC	https://civicdb.org/welcome
ClinVar	https://www.ncbi.nlm.nih.gov/clinvar/
Genomic Data Commons	https://gdc.cancer.gov/
GENIE	https://www.aacr.org/professionals/research/aacr-project-genie/aacr-project-genie-data/

問題

1 網膜芽細胞腫の患者の片眼に単一腫瘍が存在する。もう1つの眼には腫瘍はない。この網膜芽細胞腫が散発性であるか遺伝性であるかを決定するのに，どのような方法を用いるか？　この患児が *RB1* の生殖細胞系列病的バリアント〔病的の可能性が高い（likely pathogenic）または病的（pathogenic）と判定〕をもっている可能性は経験的にどのくらいか？　どのような遺伝カウンセリングを行うか？　次の妊娠までに両親にはどのような情報が必要か？　その後の発がんのリスクはあるのか？

2 なぜ大腸がんは主に成人に起こるがんで，一方，網膜芽細胞腫は子どもが罹患するのか，考えられる理由を議論せよ。大腸がんが報告されている小児の症候群は？

3 多くのタイプの腫瘍は，17番染色体長腕の同腕染色体の存在を特徴とする。この所見について考えられることを説明せよ。この所見が増加する可能性のある構成的な（constitutional）がん症候群は？

4 Fanconi 貧血に罹患する子どもの多くは四肢奇形を伴う。もし罹患児が異常のある四肢の手術を必要とする場合，どのような特別な配慮が必要か？

5 Margaret の姉には閉経前の両側性乳がんの既往があり，Wilma の姉には閉経前の片側性乳がんの既往がある。Margaret 自身が乳がんになるリスクは Wilma より高い。しかし，Margaret と Wilma の両者とも，乳がんの家族歴がまったくない Elizabeth に比べると，乳がんのリスクが高い。この女性たちの分子遺伝学的検査の役割について議論せよ。もしこれらの罹患した近親者に *BRCA1* あるいは *BRCA2* の病的バリアントが検出された場合は，彼女たちの乳がんリスクはどのように考えられるか？　病的バリアントが検出されなかった場合はどうか？　中等度乳がん素因遺伝子と高度乳がん素因遺伝子の病的バリアントをもつ人のスクリーニングをする際の推奨事項の違いは何か？

6 遺伝性がん症候群は常染色体顕性遺伝の疾患であるが，なぜ，がん遺伝子の活性化によって起こることは稀で，がん抑制遺伝子の生殖細胞系列病的バリアントによって起こるものが多いのか，述べよ。

第**17**章

遺伝カウンセリングとリスク評価

Carolyn Dinsmore Applegate • Jodie Marie Vento

17.1　遺伝カウンセリング

　この章では，**遺伝カウンセリング**（genetic counseling）の流れのなかで重要な構成要素となるリスク推定の基礎について述べる。遺伝カウンセリングとは，疾患の遺伝学的関与について，その医学的影響，心理的影響，家族への影響について人々が理解し，それに適応できるように支援するプロセスと定義される。遺伝カウンセリングは，家族歴や病歴の解釈，リスク評価，教育，そしてインフォームド・チョイスおよびリスクや状況への適応を促進するためのカウンセリングを統合したものである。技術とゲノミクスの発展とともに，遺伝カウンセリングの定義と臨床遺伝学に携わる専門家の役割も進化してきた。

17.2　臨床遺伝学

　臨床遺伝学（clinical genetics）は，遺伝性疾患[*訳注]の診断および，医学的，社会的，心理的側面に対する管理で成立している。他の医学領域と同様に，臨床遺伝学においても以下のことを行うことが不可欠である：
- 正確な診断を行うこと。多くの場合，原因となる病的バリアントを検出する遺伝学的検査を含む臨床検査が必要である。
- 適切な治療と管理を勧めること。必要に応じて他の専門医療機関に紹介するなどを含む。

＊訳注　遺伝カウンセリングを扱う本章の原書では，disease という言葉の使用を極力避け，condition という言葉が中心に使われている。ただしその意味するところは疾患とほぼ同義であり，例えばこれを「状態」と訳すと「遺伝性状態」や「単一遺伝子状態」などの耳慣れない言葉が頻出することになってしまうので，邦訳ではすべて「疾患」と訳した。臨床の現場においては「疾患」や「病的」などの言葉の使用には最大限注意を払うことには留意されたい。

- 患者本人と家族が，リスクや疾患の自然歴や転帰・予後を理解し，病気を受け止めながら生活ができるように支援すること。

　遺伝性疾患に固有の特徴として，家系内で同じ疾患が再発しやすいことがある。そのため，患者本人と現在および将来の患者家族の両方に焦点を当てることが，臨床遺伝学固有の特徴といえる。遺伝カウンセリングを行うすべての医療従事者は，以下のことを行う責任がある：
- 患者が自分自身の潜在的リスクを他の家族に知らせることができるようにする。
- 他の家族に対しても，可能な限り正確なリスク評価を行うための検査を提供する。
- リスクを軽減させるためにどのような方法が可能であるかを，患者とその家族に説明する。

　さらに，遺伝カウンセリングは，情報の提供や遺伝性疾患を発症するリスクのある個人の特定に限定されるものではなく，むしろ探索とコミュニケーションのプロセスである。遺伝カウンセリング担当者は，遺伝性疾患により家族にもたらされる複雑な心理社会的問題を明らかにし，個人が家族のなかで遺伝性疾患の影響と意味合いを受け止め，適応することを支援するために，心理的側面を重視したカウンセリングを提供する。このため，遺伝性疾患による医学的または社会的な問題が生活に密接するようになる家族に対しては，遺伝カウンセリングを継続的に繰り返し実施することが最も効果的であるといえるだろう。

遺伝カウンセリングという専門的職業

　遺伝カウンセリングは，**遺伝カウンセラー**（genetic counselor），医師，**遺伝看護師**（genetic nurse）によって行われる。しかし，米国，カナダ，英国，その他のいくつかの国では，遺伝カウンセリングサービスは，遺伝学とカ

ウンセリングの特別な訓練を受けた専門家である遺伝カウンセラーや遺伝看護師が医療チームの一員として提供することが多い。米国とカナダの遺伝カウンセラーは，実践者の認定を行う独自の委員会（それぞれ，American Board of Genetic Counseling と Canadian Board of Genetic Counseling）と，研修プログラムの認定を行う Accreditation Council for Genetic Counseling による医療専門職である[訳注1]。遺伝学の専門知識をもつ看護師は，別のプロセスと組織を通じて認定されている[訳注2]。米国では多くの州が，遺伝カウンセラーに臨床サービスを提供するライセンスを与えている。州にもとづく医療提供者のライセンス制度は，最低限必要な教育と訓練の基準を定め，州ごとに診療業務範囲を定めることにより，不適格な医療提供者から国民を守るための措置として機能している。

臨床遺伝学において，遺伝カウンセラーと遺伝看護師は重要な役割を果たしており，遺伝性疾患の調査や管理などの多くの側面に参画している。遺伝カウンセラーは，個人に直接遺伝カウンセリングを行い，遺伝カウンセリングで生じる多くの心理的・社会的問題に患者と患者家族が適応していくことを支援する。加えて，臨床的な探索とカウンセリングがいったん終了した後も，支援的役割や情報源として継続的な役割を果たす。また遺伝カウンセラーは，遺伝学的検査の領域でも活躍している。すなわち，遺伝カウンセラーは，医師，遺伝学的検査を行う施設，そして患者家族のそれぞれのつなぎ役を担う。患者や担当医に遺伝学的検査についてわかりやすく説明するためには，遺伝学やゲノミクスの高度な知識と優れたコミュニケーション能力が必要とされることが多く，遺伝カウンセラーの特別な専門知識は遺伝学的検査を行う施設にとっても貴重である。

歴史的にみると，遺伝カウンセリングは主に小児科や出生前の臨床現場で行われてきた。しかし，病態への遺伝学的寄与の理解が深まり，遺伝学的検査が利用しやすくなったことで，他の多くの医療専門分野でも遺伝カウンセリングの必要性が高まっている。例えば，現在では多くの遺伝カウンセラーが腫瘍学や循環器学などの専門分野で働いている。同様に，遺伝カウンセラーは遺伝学とゲノム学，生物医学技術，心理社会的カウンセリングといったユニークな訓練を受けているため，研究やマーケティング，製品開発などの患者ケア以外の領域での役割も果たすことができる。

遺伝カウンセリングの一般的な適応

表17.1 に，遺伝カウンセリングを必要とする最も一般的な状況をいくつかあげる。遺伝カウンセリングを受けようとする人〔来談者（consultand）と呼ばれる〕は，自分自身が遺伝性疾患を有している場合もあるし，罹患した子どもの両親である場合もあるし，遺伝性疾患の可能性があるもしくは既知の遺伝性疾患を有する血縁者がいる場合もある。さらに来談者は，遺伝学的検査を受けるかどうかを決めるために，検査前に遺伝カウンセリングを受けることがある。また，結果の説明やその意味を知るために，検査後に遺伝カウンセリングを受けることもある。遺伝カウンセリングのもう1つの重要な側面は，支持的なカウンセリングを通して，個人とその家族が遺伝性疾患のリスクやその影響を管理していくために，当事者自身が能力を適応させ，強化するのを支援することである。遺伝カウンセリングは，出生前検査（第18章参照）および，遺伝学的検査と一部のスクリーニング検査（第19章で説明）に不可欠な要素である。

本人および家族の病歴を聴取し，祖先の情報についても聴取し，血族婚の可能性を尋ね，患者と他の家族の遺伝的リスクについて患者に助言し，適応があれば遺伝学的検査や**出生前診断**（prenatal diagnosis）を提供し，疾患リスクを低減するためのさまざまな治療または管理の選択肢を概説する。確立した医療水準のなかでは，これらのことが遺伝医療の提供者に求められている。遺伝カウンセリングのケースマネジメントは，個々の来談者のニーズと状況に応じて個別に行う必要があるが，表17.2 に標準的なアプローチをまとめる。遺伝カウンセリングのプロセスには，教育，意思決定の促進，精神的サポートが含まれる。このアプローチは，自律性を支援し，**共同意思決定**（shared decision making）を促すために必要である。

[訳注1] 日本においては，認定遺伝カウンセラー制度が日本遺伝カウンセリング学会と日本人類遺伝学会により運営されており，大学院修士課程に養成コースが設けられている。

[訳注2] 日本においては，遺伝看護専門看護師の認定制度が日本看護協会・日本看護系大学協議会により運営されている。

表 17.1　遺伝カウンセリングの一般的な適応症

- 嚢胞性線維症，脆弱 X 症候群，先天性心疾患，遺伝性腫瘍，糖尿病などの遺伝性疾患の既往歴または家族歴がある
- 先天性の多発奇形，精神遅延，あるいは神経管閉鎖不全症や口唇口蓋裂といった単発性の先天異常のある子どもを出産したことがある
- 染色体疾患または遺伝性疾患の可能性のある妊娠
- 血族婚
- 職業性の化学物質，薬物，アルコールなどの催奇形性物質への曝露
- 習慣流産，不妊
- 新たに診断された遺伝性疾患
- 遺伝学的検査を受ける前と結果を受け取った後
- フェニルケトン尿症など，新生児スクリーニング陽性となった場合のフォローアップ
- 保因者診断
- 妊娠第 1 三半期，第 2 三半期における母体血清マーカーテスト陽性や，母体血セルフリー胎児 DNA 解析による無侵襲的出生前診断（NIPT），超音波診断の結果による胎児異常診断時

表 17.2　遺伝カウンセリングにおけるケースマネジメント

ケースマネジメント

- 契約（目標設定と調整）
- 臨床経過
  - 家族歴
  - 病歴と成育歴
  - 個人および家族の遺伝学的検査結果
  - 臨床検査，X 線検査，もしくは追加の評価
- リスク評価とカウンセリング
  - 自然歴
  - 遺伝形式と再発率
- 共同意思決定（shared decision making）
  - 遺伝学的検査の選択肢と留意点
  - 管理および治療法選択肢の検討
  - 診断と管理のための，適切な医療機関の紹介
- 心理社会的考察
  - 心理社会的評価と支援
  - フォーカスカウンセリング（focused counseling）
  - 地域社会，支援団体，支援リソースとのつながり

心理社会的考察

遺伝カウンセラーは，心理社会的な評価，コミュニケーション，カウンセリング技法の専門知識をもっている。心理社会的領域には，感情的側面，認知的側面，家族的側面，社会的側面，経済的側面，文化的信念が含まれる。困難な診断の過程や新しい医学的診断を受ける場面では，しばしばこれらすべての心理社会的領域が影響を受ける。本章で後述するように，不確実性（uncertainty）は患者とその家族にとって特に困難な経験となりうる。遺伝学的診断を受けた患者と家族は，悲嘆，罪悪感，恥の思い，孤立感，フラストレーション，医学的・心理社会的に複雑な病態の慢性的管理に関連した不安や抑うつなどの，多くの正常な心理的反応を経験する。遺伝カウンセラーは，患者やその家族が疾患の医学的，心理学的，家族的な影響を理解して適応するのを助け，患者の生涯を通して継続的な心理社会的評価とカウンセリングを提供する。また，患者や家族が新たな課題に向かうときや移行期に，遺伝カウンセラーは特に活躍することがある。個人に合った資源やサポートを特定することは，遺伝カウンセリングの重要な基本原則である。多くの人は，そのような課題に個人的に対処する強さをもっている。人によっては，何も知らされないでいるよりは悪い知らせを受けることを好ましくとらえ，得られた最も完全で正確な情報にもとづいて，自分で

決断を下すことさえある。一方，別の人では，より多くのサポートを必要とし，心理療法を紹介する必要があるかもしれない。遺伝カウンセリングで直面する幅広い心理学的側面は本書の範囲を超えているが，本章末の「一般文献」に掲載されているいくつかの書籍には，これらの重要なトピックについての記載がある。

17.3　リスク評価

前述のように，**リスク評価**（risk assessment）は遺伝カウンセリングのプロセスの重要な構成要素である。遺伝カウンセリングは，単に来談者のリスクを数値として評価し，提供するだけではない。実際には遺伝カウンセリング担当者は，遺伝学やリスク推定に関する専門知識と，カウンセリングとコミュニケーションのスキルを組み合わせて利用する。これは保健医療において遺伝カウンセラーが特に得意とする分野であり，スキルの活かし所となる。ここでは，遺伝学の専門家と遺伝カウンセラーが使用するリスク評価の基本原則と実践について説明する。

17.4　家族歴によるリスク評価

　個人および家族の病歴から，遺伝カウンセリングにおけるリスク評価は始まる。**家族歴**の収集は，遺伝形式を特定し，患者や家族との信頼関係を築き，遺伝的リスク因子を他の環境的リスク因子と区別し，リスクを有する可能性のある血縁者に対する医学的サーベイランスを決定するのに役立つ。第7章で紹介した既知のメンデルの遺伝法則を適用することで，臨床医は罹患者の血縁者における疾患リスク評価を行うことができる（図17.1）。第9章や本書の他の箇所で述べたように，臨床医が複雑な病態のリスクを評価する際にも，家族歴は重要である。家族歴は遺伝学的検査やゲノム解析の適応を決定する際にも重要である。

　メンデル遺伝のパターンが認められなかったり，該当する遺伝学的検査ができなかったりする場合でも，家族歴は有用な臨床的ツールとなりうる。第9章で述べたように，複雑形質をもつ第一度近親者が多ければ多いほど，また家系内で早期に疾患が発症すればするほど，患者の家系内に存在するかもしれない易罹患性遺伝子や環境曝露の影響は大きくなる。したがって，家族歴をよく検討することで，個人を家族歴にもとづく特定の疾患リスクが高い患者としてとらえることができる。例えば，第一度近親者に3人の前立腺がん患者がいる男性では，そのような家族歴のない男性に比べて前立腺がん発症に対する相対リスクが11倍高い。

　家族歴にもとづいてある個人のリスクが高いと判断することは，その個人の医療に影響を与える可能性がある。例えば，第一度近親者に大腸がん患者がいるという家族歴の情報があれば，40歳，もしくは家系内における大腸がんの最も早い診断年齢の10年前に大腸内視鏡検査による大腸がん検診を開始する十分なきっかけとなる。これは，平均的な大腸がんのリスクをもつ人が45歳からの定期検診開始を推奨されているのとは対照的である。2人以上の血縁者に同じ病歴がある場合，リスクの増加はさらに顕著となる。この経験的に観測されてきた事実は，同じような状況にある人にスクリーニングを提供するという標準的臨床ケアの原動力となる。このような家族歴情報は，**Lynch症候群**（Lynch syndrome）のような疾患の遺伝学的検査につながる可能性もあり，もしLynch症候群ということとなれば，より重大な医療的意義をもつことになる。

　家族歴は，その人の健康や疾患易罹患性に関係する遺伝的バリアントの寄与を評価する間接的な方法であるだけでなく，診断，リスク評価，教育，心理社会的支援を個人に提供する際の有用なツールでもある。遺伝的リスク因子を直接検出し，それが医療の指針として有効であることを証明することは，ゲノム情報を医療に応用するうえでの主要な課題である。これについては第19章で取り上げる。

　遺伝カウンセラーは，遺伝性疾患や先天異常をもつ患者や家族を，患者やその家族を対象とした**サポートグループ**に紹介することもよく行う。このような団体は，1つの疾患もしくは複数の疾患群を対象としたものであるかは問わず，参加者が経験を共有したり，疾患によって生じてくる日々のトラブルに対処する方法を学んだり，治療や予防に関する新しい知見について聞いたり，疾患の研究を促進する原動力となったりと，さまざまな面で関係者の役に立つものとなる。多くのサポートグループが，インターネットやソーシャル・メディアのサイトを運営している。そこでは，患者や家族が情報やアドバイスのやりとりをしたり，質問をしたり，その回答を得たり，必要な精神的支援を得たりしている。同様の疾患別のピアサポートグループも，世界各国で活動している。

17.5　リスクコミュニケーションとリスク認知

　リスクを効果的に伝えることは，遺伝カウンセリング担当者の主要な責務の1つである。ほとんどの人はリスクという概念を理解できるが，許容できるリスクの閾値とコ

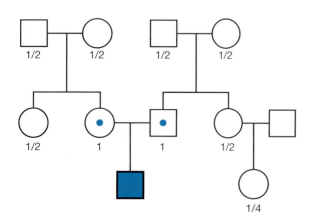

図 17.1　常染色体潜性遺伝（劣性遺伝）疾患の家系の家系図　この家系図では，保因者である確率をそれぞれの個人記号の下に記している。

BOX 17.1

遺伝カウンセリングとリスク評価

　遺伝カウンセリングの目的は，遺伝性疾患のある家系構成員がいる家族，もしくは遺伝性疾患のある家系構成員をもつリスクがある家族に，情報と支援を提供することである。遺伝カウンセリングは，家族または個人に対して以下のことを手助けするものである：

- 診断，予測される症状の経過，利用可能な管理などの，医学的事実を理解する。
- 遺伝が疾患にどのように関与しているか，また患者や家族および他の家系構成員における再発率を理解する。
- 遺伝的リスクを軽減するために利用可能な生殖に関する選択肢を理解する。
- 価値観，信念，目標，遺伝性疾患のリスクや遺伝性疾患の存在によって影響を受ける人間関係を特定する。
- 自分や家族のリスクに対する考え，家族が目指すところ，倫理的・宗教的な背景について考え，最も適切と思われる行動指針を選ぶ。
- 家族に支持的なカウンセリングを提供し，適切な専門家，社会資源，患者や家族の支援団体を紹介する。それによって，疾患やその再発率，あるいはその両方に対して可能な限り最も適切に適応できるようになる。

表17.3　リスク認知に影響を与える要因

- 症状の重症度
- 年齢，教育，性別，コーピングスタイル，リスクの許容度，楽観主義，罹患児の存在，挙児希望などの個人属性
- 病因，予後，リスク管理の選択肢に関する信念
- ストレスと脆弱性の認識
- 家系内での疾患の経験
- 罹患した家系構成員との「類似性」の感覚
- 知識のレベルと正確さ
- メディアの関心の高まり

Uhlmann WR, Schuette JL, Yashar B: *A guide to genetic counseling,* ed 2, New York, 2009, Wiley-Liss より。

ミュニケーションのあり方に対する好みはきわめて個別性があり，また状況によって異なる。**リスクコミュニケーション**は多面的なプロセスであり，リスクを計算すること，患者に合わせたコミュニケーションをとること，患者を導いて有益な会話に参加させることが含まれる（**BOX 17.1** 参照）。リスクコミュニケーションのプロセスに影響を与える要因は数多くある。そのような要因には，リスク情報を自分のものとして心に留めておく能力，患者自身のリスク認知，恐怖・苦痛や不安の影響，リスク情報の形式（例えば，百分率と割合）に対する患者の好みなどがある。多くの成人は数字に弱く，数字の理解度が十分に高いレベルにある成人は全体の10％にすぎない。したがって，個人が健康上の意思決定をするために複雑な数値リスクを理解して利用できると仮定することは，最適なカウンセリング結果をもたらさない可能性がある。リスク認知は内的要因と外的要因の両方に左右されるため，遺伝カウンセラーはコミュニケーション過程を通してこれらの要因について念入りに検討し，探求することが重要である（**表 17.3**）。患者との面談で目標を共有することは，このような困難な会話を着地させるのに役立つ。遺伝カウンセリン

グのプロセスの重要な部分は，来談者の質問とニーズを正確に把握することである。来談者が考えるセッションのゴールは医療提供者のそれとは大きく異なる場合があり，複雑な家族力学（family dynamics），深い実存的な問い（existential question），あるいは遺伝学的検査についての決定やさまざまな管理オプションの選択など，より実用的な質問が含まれるかもしれない。

　状況によっては，数値ではなく定性的なリスク説明が有用な場合もあるが，定性的な表現を用いたリスク説明は慎重に行わなければならない。リスクを説明する際に「高い」「低い」といった定性的な記述を加えることは，説明側の意図に反して，主観的なバイアスを加えることになりかねない。リスク数値の両面を提示することは，バランスのとれた有用な戦略である。例えば，潜性遺伝（劣性遺伝）疾患のヘテロ接合体であるカップルの場合，妊娠するたびに25％の確率で罹患した子どもが生まれ，75％の確率で罹患しない子どもが生まれると説明することができる。また来談者の理解を確認することは，提示されたリスク情報に対する混乱，誤った情報，認知を評価するための重要な戦略となる。患者のエンパワーメント[訳注]に関する研究では，多くの場合でリスク数値の情報そのものよりも，自律性と意思決定を支援する遺伝カウンセリングのプロセスのほうが影響力をもつことが実証されている。

＊訳注　エンパワーメントとは，自らの人生をコントロールできる力を高めるために必要な知識やスキル，自信を身につけられるように支援すること。

17.6 再発率の算出

再発率の推定は，遺伝カウンセリングの重要な要素である．理想的には，問題となる疾患の遺伝的性質に関する知見と，来談者の家族の**家系図**（pedigree）にもとづいて行われることが望ましい．遺伝性疾患の再発率を必要とする来談者は，罹患児の同胞であったり，罹患成人の子どもや次子といった，発端者の血縁者であることが多い．特に，常染色体顕性遺伝（優性遺伝）やX連鎖遺伝の形式を示す形質によっては，より血縁関係の遠い者のリスク推定が必要とされることもある．

ある疾患が単一遺伝子に起因するものであるとわかっている場合，特定の家系構成員の再発率は通常，基本的なメンデルの法則から決定することができる（図17.1参照；第7章も参照）．一方，X連鎖遺伝形式や常染色体顕性遺伝形式をとる疾患のなかでも，浸透率が低かったり，表現型に幅があったり，de novoバリアントの発生頻度が高い疾患であったりする場合には，リスク計算は単純ではないかもしれない．また，病的意義不明という検査結果では，リスク計算はさらに複雑なものとなる．このような場合，メンデル遺伝形式によるリスク推定値は，Bayes確率（後述）の理論を家系に適用することによって修正することがある．Bayes確率では，基礎にあるメンデル遺伝形式でのリスクを増加または減少させる家族情報を考慮する．実際に，Bayes確率は医療診断プロセスのあらゆる領域で広く用いられている．ここでは，この基本原理のメンデル遺伝疾患の遺伝的リスク評価と診断への応用について解説する．

単一遺伝子疾患とは対照的に，ほとんどの染色体疾患や身体疾患における遺伝学的機序には多くの未知の因子が関与しているため，基本的な遺伝学的原理を用いて計算することができない．ほとんどの複雑遺伝形質では単一遺伝子疾患のようなリスク評価ができないが，**ポリジェニックリスクスコア**（polygenic risk score：PRS）の急速な進展により，近い将来には新しいリスク評価方法が可能となることが期待される．複雑遺伝形質の疾患（多因子疾患）では，**経験的再発率**（empirical risk）として知られるように，過去の経験にもとづいて再発率を推定する（図17.2）．このようなリスク評価の方法は，家系内の疾患再発率に関する信頼性のあるデータがあり，表現型に異質性がない場合には有用である．しかし，多様な原因によって

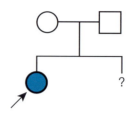

図17.2　遺伝カウンセリングにおける経験的リスク推定値　多因子と染色体異常の両方の原因が知られる疾患に罹患した子が生まれたが，この家系にはこの他に家族歴はない．この場合，再発率はどの程度だろうか？　もしもこの子どもの疾患が二分脊椎であれば，次子の経験的リスクは約4％である．もしも21トリソミー型のDown症候群であれば，経験的リスクは約1％であるが，両親のどちらかが21番染色体を含むRobertson型転座の保因者であれば，再発率は大幅に上昇する（第6章参照）．

表現型が生じる場合や，リスクが大きく異なる**表現型模写**（phenocopy）がある場合，再発率の推定は危険である．後の節では，典型的な症例における再発率の推定（単純な場合と複雑な場合の両方）について取り上げる．

17.7　リスク推定の一般原則

来談者や家系構成員の家族歴・病歴の情報，診断や検査データ，最新の知見にもとづき，リスク推定値が算出される．リスク推定値の根拠となる遺伝学と確率論の基本原則の堅実性は保証されているが，臨床医はこのようなリスク推定値の限界を認識しておかなければならない．家族歴が完全に揃っていたり完全に正しいことは稀である．診断や検査のデータは多くの場合で文書化されておらず，過去のものである可能性がある．また，遺伝性疾患に関する知識は常に変化している．したがって，リスク推定値を算出する際には，これらの情報源について合理的な前提条件を立てることが必須となる．臨床医は，これらの前提条件と限界を明確に示し，将来，情報源の変化により推定値を修正できるようにしておかなければならない．

遺伝型が完全にわかっている場合のメンデルの法則を用いたリスク推定

最も単純なリスク推定は，単純なメンデル遺伝のパターンをもつ疾患に関するものである．これは，全家系構成員の疾患に関連する遺伝型が既知であるか，推測されうる場合に適用される．例えば，常染色体潜性遺伝（劣性遺伝）

疾患について，カップルの両方が保因者検査でヘテロ接合体の保因者とわかっている場合，子どもが疾患の原因となる 2 つのアレルを受け継いで発症するリスク（確率）は，妊娠するたびに 4 分の 1 となる（図 17.3A）。仮にそのカップルの間に罹患児 1 人の後に 6 人の健常児が生まれていたとしても（図 17.3B 参照），8 人目，9 人目，10 人目の妊娠において罹患児を得るリスクは，それぞれの妊娠で 4 分の 1 である。

いくつかの遺伝型がありうる場合の条件確率を用いたリスク推定

先述した単純なケースとは対照的に，家系内での関係者の遺伝型が確定的なものとしてわかっていない状況もある。来談者が遺伝子の病的アレルの保因者であるかどうかによって，再発率は大きく異なる。例えば，**囊胞性線維症**（cystic fibrosis：CF）の子どもをもつ女性が，最初のパートナーとの間の子に続いて罹患した子どもをもつ確率は，次のパートナーが CF の原因遺伝子である *CFTR* の病的アレルの保因者である確率に依存する（図 17.3C 参照）。パートナーが保因者である確率は，その人がどの祖先系集団出身かによって異なる（第 10 章参照）。米国の非ヒスパニック系白人（米国国勢調査のカテゴリー）の一般集団では，この確率は約 22 分の 1 である。したがって，既知の保因者と血縁関係のないパートナーの間の第一子が罹患する確率は，1/22 × 1/4 = 1/88（約 1.1%）となる。

もちろん，2 人目のパートナーが実際に保因者であった場合，2 人の保因者の子どもが病的な CF アレルのホモ接合体または複合ヘテロ接合体になる確率は，4 分の 1 である。もし，2 人目のパートナーが保因者でなかった場合，罹患した子どもが生まれる確率は非常に低い（≪1%）。しかし，2 人目のパートナーが保因者であるかどうかを直接調べることができない場合を仮定してみる。保因者検査ができない場合，CF の家族歴がない家系（先祖）をもつ人の保因者リスクが 22 分の 1 というのは最も良い推定値ではある。実際のところは，この人は保因者であるか・そうでないかの 2 つに 1 つであり，問題はそれを知ることができない点にある。このような場合，図 17.3C の男性（病的アレルの保因者かどうかはわからない）が，病的アレルを次世代に受け継がない事実が蓄積されるほど，彼が実際に保因者である可能性は低くなっていく。したがって，も

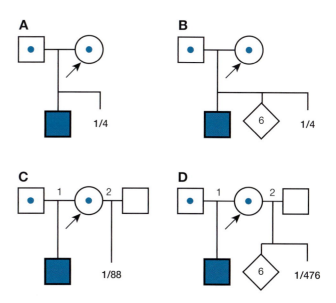

図 17.3 常染色体潜性遺伝形式を示す家系図のさまざまな再発率
（**A，B**）両親の遺伝型がわかっている場合。（**C**）来談者の 2 番目のパートナーの遺伝型が一般集団における保因者頻度から推定される場合。（**D**）推定された遺伝型が家系の追加情報によって修正される場合。矢印は来談者を示す。数字は来談者の次の妊娠における再発率を示す。

し，このカップルがすでに 6 人の挙児を得ていて，その全員が罹患していない場合（図 17.3D 参照）を考えてみる。図 17.3C の子どものいない男性パートナーが保因者であるリスクが一般集団の保因者頻度にもとづいて割り当てられた 22 分の 1 という数値であるのに対して，この男性（図 17.3D）が保因者である確率がこの数値より低いと考えることは，直感的には合理的と思えるだろう。この状況では，**Bayes 分析**（Bayesian analysis）（1763 年に発表された確率に関する Bayes の定理にもとづく）を適用する。これは，ある命題の尤度を，その尤度に影響する事実の一部を考慮する前と後で測定する方法である。この応用事例において，6 人の罹患していない子どもを考慮する前では 2 番目のパートナーが保因者である可能性は 1/22 である。6 人の罹患していない子どもを考慮した後の保因者である尤度を算出するために，Bayes 分析を使用する。図 17.3D では，6 人の罹患していない子どもを考慮した後では，2 人目のパートナーが保因者である確率は 119 分の 1 となり，このカップルが CF の子どもをもつ確率は，図 17.3C で算出した 88 分の 1 ではなく，476 分の 1 となる。次項では，Bayes 分析を用いた家系におけるリスク評価をいくつか例示する。

条件確率を用いたベイズ分析

図17.4に示す家系で，ベイズ分析を応用して考えてみたい。家系Aでは，来談者の母親Ⅱ-1の父は，出血性の疾患である血友病Aに罹患している。血友病AはX連鎖潜性遺伝形式を示すので，Ⅱ-1は絶対保因者である。血友病Aの原因である病的な血液凝固第Ⅷ因子（*F8*）アレルを次世代に渡すリスクは2分の1であり，4人の息子が罹患していないという事実はこのリスクを減少させるものではない。彼女の遺伝型は既知であるため，Bayes分析を用いて母親の保因者リスクを調整することはできない。したがって，彼女の娘である来談者（Ⅲ-5）が病的な*F8*アレルの保因者であるリスクは2分の1である（既知の保因者の娘であるため）。

しかし，家系Bでは，来談者の母親（Ⅱ-2）がその母親Ⅰ-1から病的な*F8*アレルを受け継いでいるかどうかによって，保因者であるかどうかが決まる。母親の遺伝型は不明であり，病的アレルをもっていないという遺伝型の可能性もあるので，Bayes分析を用いて来談者のリスクを調整することができる。もし，Ⅲ-5が母親の唯一の子どもであれば，Ⅲ-5が保因者であるリスクは，1/2（母親が保因者であるリスク）×1/2（母親の病的アレルを受け継ぐリスク）で，4分の1と計算される。Ⅲ-5が保因者かどうかは，病的アレルがあるかどうかを直接検査しなければわからない。しかしこの場合，Ⅲ-5に4人の非罹患の兄がいるという事実がある。Ⅱ-2が保因者であった場合には，Ⅱ-2が息子をもつたびにその息子が非罹患である確率が2分の1であるのに対して，Ⅱ-2が保因者でなかった場合には，その息子が非罹患であることはほぼ確実（確率＝1）である。実際に起こっていることを顧みて考えると，息子の出産ごとに，Ⅱ-2は自分が保因者であるかどうか，すなわち50％のリスクで罹患児を産むかどうかを試したことになる。条件確率を考えた場合，罹患していない息子を4人もつことは，母親が保因者である可能性を減少させる。Bayes分析では，Ⅱ-2が保因者であるかどうかを計算する際に，このような間接的情報を考慮に入れることができ，その結果，来談者が保因者であるリスクを修正することができる。実際，次項で示すように，彼女が保因者であるリスクは50％よりはるかに低い。

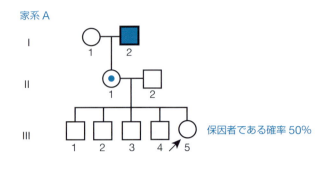

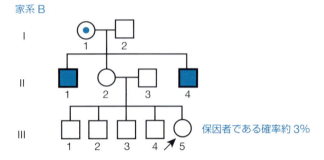

図17.4 遺伝カウンセリングにおける修正リスクの算出 この2つの家系の来談者は，血友病Aの息子をもつ可能性がある。家系Aでは来談者の母が絶対的ヘテロ接合体であり，家系Bでは来談者の母が保因者かそうでないかははっきりしていない。Bayes分析の適用によって，家系Bの来談者が保因者であるリスクは約3％に低下したが，家系Aの来談者では事情が異なる。修正リスクの算出については本文参照。

起こりうる状況を特定する

先述したような直接的に感じられることを実際のリスク計算に反映させるために，Bayes確率計算を用いる。まず，家系内の該当個人が遭遇する可能性のあるすべての遺伝型の組み合わせを列挙する（図17.5）。この場合，3つの状況があり，それぞれ異なる遺伝型の組み合わせを反映している：

A．Ⅱ-2は保因者だが，来談者は保因者ではない。
B．Ⅱ-2と来談者はともに保因者である。
C．Ⅱ-2は保因者ではなく，したがって来談者も保因者ではない。

Ⅱ-2が保因者でなく，来談者が保因者である可能性を考慮しないのはなぜだろうか？　この状況は，同じ家系で同じ遺伝子に2つの*de novo*病的バリアントが独立して発生し，1つは罹患男性（Ⅱ-1とⅡ-4）に受け継がれ，もう1つは来談者が保有する必要がある。この状況については可能性が非常に低いため，結果としてのリスク推定値に大きな変化がなく，状況として列挙していない。

17.7 リスク推定の一般原則

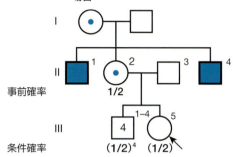
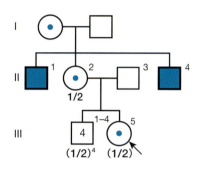
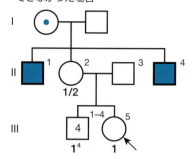

図 17.5　血友病家系における来談者の保因者リスクを求めるために条件確率が利用される例　事前確率では，家系図の一番上に位置する既知の保因者から，メンデルの法則に従った遺伝によって，保因者リスクが算定される。こうしたリスク計算は遺伝の法則にもとづいてさらに修正されていくが，その際にBayesの定理の利用とともに考慮されるのは，家族歴・保因者診断・分子遺伝学的検査による罹患男児の病的バリアント検索などから得られた情報である。**(A～C)** 家系図を説明しうる3つの互いに排他的な状況。

まず，（図17.5のように）3つのありうる状況を家系図として描き，II-2が保因者である確率，保因者ではない確率を記載する。この確率は**事前確率**（prior probability）と呼ばれ，既知の保因者である祖母I-1から受け継いだバリアントアレルをもつリスクに依存するのみで，彼女自身の生殖歴によって加味される（条件づけられる）ことはまったくない。

次に，それぞれの状況において，III-1からIII-4の個人が非罹患である状況の確率を記載する。これらの確率は，II-2が保因者かどうかによって異なる。II-2が保因者である場合（状況Aおよび状況B），III-1からIII-4がすべて非罹患である確率は，各個人がII-2のバリアント型 *F8* アレルを受け継がない確率であり，これはそれぞれの子に対して2分の1であり，4人全員に関しては $(1/2)^4$ と計算される。しかし，状況Cでは，II-2は保因者ではないので受け継ぐバリアント型 *F8* アレルをもっておらず，彼女の4人の息子が全員罹患しない確率は1である。これらは，II-2が保因者であるか，II-2が保因者でないかという各状況の条件にもとづく確率なので，**条件確率**（conditional probability）と呼ばれる。

同様に，来談者（III-5）が保因者である確率を考えることができる。状況Aでは，彼女は保因者の母親からバリアントアレルを受け継いでおらず，その確率は2分の1である。状況Bでは，彼女は保因者の母親からバリアントアレルを受け継いでいる（確率は1/2）。状況Cでは，彼女の母親は保因者ではないので，III-5は原則的に100％の確率で保因者ではない。事前確率と条件確率を掛け合わせて，A，B，Cのそれぞれの状況での**複合確率**（joint probability）を計算する。

最後に，すべての確率のなかで，注目する状況が占める割合を算出する。これを3つの状況それぞれの**事後確率**（posterior probability）と呼ぶ。ここではIII-5が来談者であり，保因者であるリスクを知りたいので，状況Bの事後確率が必要となる。すなわち，以下の通りとなる。

$$\frac{\frac{1}{64}}{\frac{1}{64}+\frac{1}{64}+\frac{1}{2}} = \frac{1}{34} \approx 3\%$$

II-2が保因者である確率を知りたい場合，彼女が保因者である2つの状況であるAとBの事後確率を足して，保因者であるリスクは17分の1，つまり約6％となる。

もし，III-5にも罹患していない息子がいれば，ベイズの計算によってIII-5が保因者であるリスクは下方修正される。しかし，もしII-2に罹患児がいれば，彼女自身が保因者であることは確実なので，III-5のリスクは1/2と

BOX 17.2

集団中の女性が，X連鎖致死性疾患の保因者である事前確率

Hを，一般集団中における，あるX連鎖致死性疾患の女性保因者頻度とする。Hは世代から世代に受け継がれる場合にも一定であると仮定する。

配偶子でのX連鎖座位の変異率＝μとする。μに性差はないと仮定する。変異率μは，10^{-4}〜10^{-6}の範囲の小さな値である（第4章参照）。

どのような女性でも保因者となる3つの異なる可能性がある：

1. 保因者である母親からバリアントアレルを受け継ぐ場合＝ $1/2 \times H$

   または，

2. 母親から受け継いだX染色体に新しく病的アレルが生じる場合＝μ

   または，

3. 父親から受け継いだX染色体に新しく病的アレルが生じる場合＝μ

女性が保因者となる可能性は，すでに存在するバリアントを受け継ぐ可能性と，母親または父親から受け継いだX染色体に新しく病的バリアントを獲得する可能性の合計となる。つまり，

$$H = \left(\frac{1}{2} \times H \right) + \mu + \mu = H/2 + 2\mu$$

Hについて解くと，集団内の女性はだれでも，ある特定のX連鎖疾患の保因者である確率は4μである。ここで留意すべきは，4μの半分である2μは遺伝継承により保因者となる確率であり，残り半分の2μは de novo の病的バリアントにより保因者となる確率である。

集団から無作為に女性を抽出した場合，その女性が保因者でない確率は，$1-4\mu \cong 1$である（μは非常に小さな値のため）。

なる。同様に，もし，Ⅲ-5が罹患した子どもをもつならば，彼女は保因者でなければならず，Bayes分析は必要なくなる。

Bayes分析は，単なる統計的な操作のように見えるかもしれない。しかし，この分析によって，家系情報から直感的に可能性が高いと思われることを，臨床医は定量化することができる。つまり，来談者には罹患していない兄が4人いるという事実が，彼女の母親が保因者ではないという仮説の裏付けとなるのである。分析から最終的に算出されたⅢ-5が保因者であることのリスク値は，遺伝カウンセリングで使用することができる。最初の子どもが血友病Aを発症するリスクは1/34×1/4，すなわち1%未満である。このリスクは，彼女の兄の情報からわかる遺伝学的事実を考慮せずに推定された事前確率をかなり下回っており，リスクを評価するために利用可能なすべての情報を使用することの重要性を示している。

適応度ゼロのX連鎖疾患におけるベイズ確率

X連鎖潜性遺伝の疾患は，ヘミ接合体の男性で発症する。このような疾患の孤発性発症（家族歴がない）は，de novo の病的バリアント（この場合，母親は保因者ではない）によるものか，非罹患の保因者である母親から病的アレルを受け継いでいるかの可能性がある。ここでは，母親における病的バリアントの性腺モザイクについては考慮しない（第7章参照）。母親が保因者である確率を知ること

により，再発率を推定していく。**Duchenne型筋ジストロフィー**（Duchenne muscular dystrophy：DMD）や重症なオルニチン・トランスカルバミラーゼ欠損症など，生殖**適応度**（fitness）がゼロであるX連鎖疾患における保因者リスクの推定に，Bayes分析を用いることができる。

DMDのリスクのある**図17.6**の家系で考える。来談者であるⅢ-2は，自分が保因者であるリスクを知りたがっている。3つの状況が考えられ，それぞれで家族のリスク推定値は著しく異なる：

A. Ⅲ-1の罹患が de novo 病的バリアントによる場合。この場合，彼の妹と母方おばが保因者であるという有意なリスクはない。

B. 母親（Ⅱ-1）は保因者だが，de novo 病的バリアントにより保因者となった場合。この場合，彼の妹（Ⅲ-2）が保因者であるリスクは2分の1となる。祖母（Ⅰ-1）は保因者ではないが，彼の母方おばは一般集団としての保因者リスクはある。

C. 母親（Ⅱ-1）が，保因者である祖母（Ⅰ-1）から病的アレルを受け継いでいる保因者の場合。この場合，すべての女性家系構成員は，2分の1か，4分の1のリスクで保因者である。

この家系で，Ⅲ-1の血縁者女性が保因者であるリスクを算出するためには，どのように条件確率を用いればよいだろうか？ 図17.4の血友病家系と同じように考えるとすれば，Ⅰ-1が保因者である事前確率はどのように求め

17.7 リスク推定の一般原則 **449**

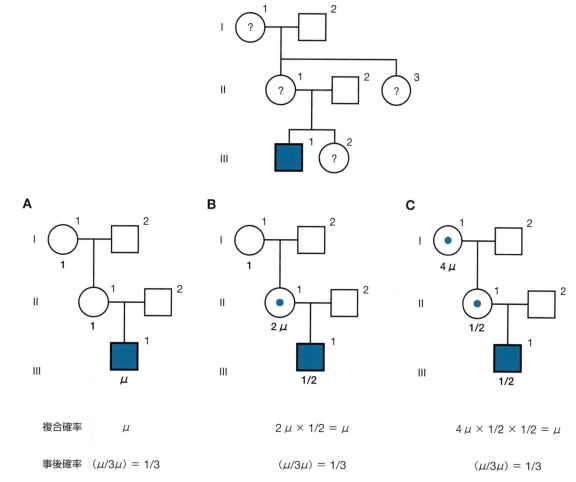

図 17.6 X連鎖致死性疾患家系の女性の保因者リスクを評価するために使用される条件確率 この場合，保因者であることの事前確率は，保因者頻度が世代間で変化せず，変異発生率に性差はないと仮定して計算されなければならない。**（上）** X連鎖致死性疾患を有する家系の家系図。**（下）** 家系図を説明する3つの互いに排他的な状況。**（A）** 発端者が新しい病的バリアントを獲得している。**（B）** 発端者の母親が新しい病的バリアントを獲得している。**（C）** 発端者の母親は，保因者である母親（発端者の祖母）から病的バリアントを受け継いでいる。

ればよいだろうか？ 先の血友病家系と異なり，ここでは事前確率を計算するための家系情報がない。しかし，疾患の頻度は不変であり（第10章参照），染色体あたりの新生変異が生じる確率は男女で等しいという単純な仮定を用いて，事前確率を推定することができる（**BOX 17.2** 参照）。

$$H = \left(\frac{1}{2} \times H\right) + \mu + \mu = H/2 + 2\mu$$

ある女性がX連鎖致死性疾患の保因者である事前確率として，BOX 17.2から，4μ という値を使用することができる（図17.6参照）。II-1 が保因者である確率を算出するために，II-1 が保因者であるかどうかに影響するような表現型，臨床検査，妊娠・出産歴などの条件は何もわかっていないため，女性血縁者である II-3 および III-2 については無視する。

A. III-1 は，確率 μ の *de novo* 病的バリアント保持者である。彼の母親と祖母はともに $1-4\mu \cong 1$ の確率で非保因者となる。複合確率は $\mu \times 1 \times 1 = \mu$ である。

B. I-1 は非保因者としているので，II-1 は母方または父方から受け継いだX染色体上に *de novo* 病的バリアントをもっていなければならない。この状況Bでは，I-1 が非保因者であるとしているため，I-1 から病的バリアントを受け継いだことによる保因者ではない。II-2 の女性が *de novo* 病的バリアントによって保因者となる確率は，$\mu + \mu = 2\mu$（4μ ではない）である。したがって，複合確率は $2\mu \times 1/2 = \mu$ となる。

C. I-1 と II-1 はともに保因者である。BOXで説明したように，I-1 が保因者である確率は事前確率 4μ である。II-1 が保因者となるためには，母親から病的アレルを受け継いでいなければならず，その確率は2分

の1である。さらに，Ⅱ-1が罹患している息子に病的アレルを受け継ぐ確率も2分の1である。そのため，複合確率は$4\mu \times 1/2 \times 1/2 = \mu$となる。

事後確率は，状況A，B，Cそれぞれについて，$\mu/(\mu+\mu+\mu)=1/3$として簡単に算出できる。この計算の重要な特徴は，μが分子と分母の両方にあるということにあり，このことから，両者が相殺される。したがってμが多様な遺伝子によって異なるという事実は問題にならない。すなわち，保因者であるリスク1/3は同じである。罹患男児は，de novo病的バリアント（状況A）のために罹患する確率が3分の1であるのに対して，母親のⅡ-1は状況BとCの両方の状況で保因者であるため，1/3＋1/3＝2/3の確率で保因者である。祖母のⅠ-1はCにおいてのみ保因者であるため，保因者確率は3分の1である。

家系の中心となる個人の前出リスク値から，次に女性血縁者であるⅡ-3とⅢ-2の保因者リスクを算出することができる。Ⅲ-2が保因者であるリスクは，1/2×[Ⅱ-1が保因者である確率]＝1/2×2/3＝1/3である。またⅡ-3が保因者であるリスクは，1/2×[Ⅰ-1が保因者である確率]＝1/2×1/3＝1/6である。これらの計算では，単純化のために，稀に生じる生殖細胞系列または体細胞モザイクの可能性は無視している。しかし，実際の遺伝カウンセリングの場面では，モザイクの可能性は無視できず，実際に生じることを心得ておく必要がある。

不完全浸透を伴う疾患

不完全浸透を伴う疾患の再発率を推定するためには，見かけ上罹患していない人が病的バリアントをヘテロ接合で保有している確率を考慮しなければならない。図17.7は，不完全浸透の常染色体顕性遺伝である**裂手奇形**（split-hand deformity）（第7章で解説）の家系図を示している。大家系であればその家系から，あるいは報告されている複数家系の検討により，浸透率を推定することができる。この例では，浸透率を70％とする。つまり，裂手奇形の原因となる病的バリアントをヘテロ接合で保有する人の30％では表現型はあらわれない。この家系では，何人かの人は病的バリアントを保有しているが症状があらわれておらず（すなわち，病態が浸透していない），Ⅰ-1またはⅠ-2（体細胞または生殖細胞系列のモザイクではないと仮定）とⅡ-3がそれに相当する。この家系における他の非罹患者は，病的バリアントを保有している可能性も保持していない可能性もある。

病的バリアントをヘテロ接合でもつ罹患者の娘であるⅢ-4が来談者である場合，罹患者である母親から病的バリアントを受け継がなかったか，病的バリアントを受け継いだが浸透率が不完全なため症状があらわれなかったか，の2つの可能性がある（図17.8）。状況Aの場合，Ⅲ-4は事前確率2分の1で病的バリアントをもっていない。Ⅲ-4が病的バリアントをもっていない場合，表現型が発現しない確率は実質的に100％なので，状況Aの複合確率は1/2×1＝1/2，すなわち0.5である。状況Bの場合，Ⅲ-4は病的バリアントをヘテロ接合で保持し，これも事前確率は2分の1である。ここでは，彼女が病的バリアントをヘテロ接合で保有しているが表現型を示していないという条件確率である1－浸透率＝1－0.7＝0.3を適用する必要がある。つまり，状況Bの複合確率は1/2×0.3＝

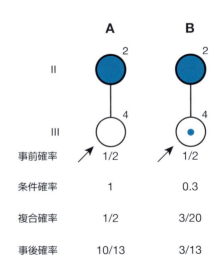

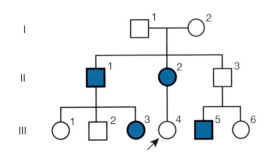

図17.7 裂手奇形を有する人と非浸透の人がいる家系の家系図

図17.8 図17.7の来談者の保因者リスクにかかわる条件確率の計算　彼女が保因者でない場合（**A**），保因者である場合（**B**）の2つの可能性がある。彼女が表現型を示さない場合，来談者の保因者リスクは，事前確率の1/2（50％）から3/13（23％）に低下する。

0.15となる．したがって，Ⅲ-4が表現型を示していない病的バリアントヘテロ接合性保有者である事後確率は，$(0.15)/(0.15+0.5) = 3/13 = ≈ 23\%$となる．

年齢依存的な浸透率をもつ疾患

常染色体顕性遺伝を示す疾患の多くは，生殖年齢を過ぎた晩年期に発症する．このため，晩年期発症の遺伝性疾患リスクのある生殖年齢の人から，症状のない状況で，病的バリアントを保有しているかどうかを尋ねられることは少なくない．このような疾患の一例として，年齢依存的な浸透率を示す常染色体顕性遺伝の稀な家族性の **Parkinson病**（Parkinson disease：PD）がある．

図17.9の家系について考えてみる．来談者は無症状の35歳男性で，PDのリスクを知りたいと希望している．彼が罹患者である祖母からPDの原因となる病的バリアントを受け継いでいる事前リスクは4分の1である．この稀なタイプのPD患者のうち，彼の年齢で症状がみられるのはおそらく5%程度であることを考えると，たとえバリアントアレルを受け継いでいたとしても，彼がこの疾患の徴候を示すことはないだろう．しかし，この家系における重要な点は，来談者の父親（Ⅱ-2）も60歳で無症状であることである．60歳で症状があらわれるのは，この型のPDに罹患する人の約2/3である．つまり，1/3は無症状のままである．

この場合，図17.10に示すように3つの可能性が考えられる：

A. 彼の父親はバリアントアレルを受け継いでいないので，来談者がバリアントアレルを受け継ぐリスクはない．

B. 彼の父親はバリアントを受け継いでおり，60歳になっても無症状であるが，来談者はバリアントを受け継いでいない．

C. 父親がバリアントアレルを受け継いでおり，無症状である．来談者は父親からバリアントアレルを受け継いでおり，35歳時点で無症状である．

父親がバリアントアレルをもつ確率（状況Bと状況C）は25%であり，来談者がバリアントアレルをもつ確率（状況Cのみ）は12%である．遺伝カウンセリングでこの

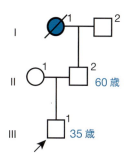

図17.9 顕性遺伝形式のParkinson病における遺伝カウンセリングでの，年齢に基づくリスクの修正　来談者の父親が60歳で無症状であることで，来談者がこの病的バリアントを受け継いでいる確率は約12.5%に低下する．この疾患の病的アレルをもつ人は通常35歳の時点で無症状なことが多いため，来談者自身が無症状であることは保因者リスクをごくわずかに低下させるだけである．

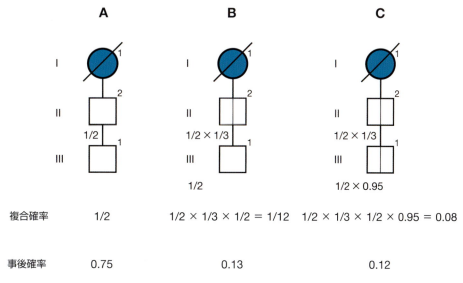

図17.10　図17.9のParkinson病の家系図に関連する3つのシナリオ　シナリオBとCでは，Ⅱ-2は未発症病的バリアント保持者（個人記号内に縦線を記す）である．Ⅲ-1は，シナリオCでは未発症病的バリアント保持者である．

ような再発率を提供する場合には，十分なフォローアップが必要である。例えば，もし来談者の父親にPDの症状があらわれた場合，リスクは著しく変わる。

17.8　経験的再発率

多因子疾患（複雑疾患）に対するカウンセリング

　遺伝カウンセリング担当者は，単一遺伝子疾患に限らず多くの疾患を扱う。実際に遺伝カウンセリング担当者は，口唇口蓋裂，先天性心疾患，髄膜脊髄瘤，精神疾患，冠動脈疾患といった，強い遺伝的な要素と家系集積性をあわせもつ多因子疾患（複雑遺伝形質の疾患）に対するリスク評価を求められることがある（第9章参照）。このような疾患では，罹患者の第一度近親者における再発率は，一般集団における罹患リスクよりも大きくなることがある。しかし，これらの疾患の大半では，関連するバリアントや，それらがどのように相互作用しているのか，あるいは環境要因がどのように作用してこれらの疾患を引き起こしているのかについては，今もなお新しい知見が得られているところである。

　ヒトゲノム計画で得られた情報が**複雑遺伝**（complex inheritance）を示す疾患に応用されるにつれ，医師，遺伝カウンセラー，その他の医療専門家は，多因子疾患に対する的確な分子診断やリスク評価を行ったり，合理的な予防法・治療法を開発するために必要な情報を，より多く手に入れることになるだろう。しかし，これらの明確な知見が蓄積されるまでの間，患者やその家族から投げかけられる遺伝性疾患のリスクに関する質問やそのリスク管理方法に関する質問に対して，臨床医は経験的に得られたリスク数値に頼って答えていかなければならない。多因子疾患の再発率の推定は，できるだけ多くの同疾患を発症した家系を調査し，得られた再発率を利用するといった経験的な方法が用いられる。こうして観察された再発率は，経験的再発率と呼ばれる。時とともに研究が進み，経験的再発率はいずれ使用されなくなり，その代わりに，その人のポリジェニックリスクスコア（PRS）と曝露されている環境要因にもとづく個別化されたリスク評価に取って代わられることが予想される。

　染色体疾患は，経験的再発率が応用されるもう1つの領域である（第6章参照）。カップルの一方が均衡型転座や染色体逆位などの染色体構造異常もしくはゲノム異常を保有している場合，染色体が不均衡型の子どもが生まれるリスクはいくつかの要因に左右される。それらの要因を以下に示す：
- 以前生まれた子が染色体疾患をもつ生産児であったカップルの場合（この場合，次子も生存可能ではあるが染色体疾患の可能性がある）や，染色体検査やゲノム解析から不妊や反復流産の可能性があるとわかっている場合。
- 染色体上の特定の領域が，胎児において潜在的にトリソミーやモノソミーとなる可能性がある場合。
- 母親もしくは父親が均衡型転座や逆位の保因者の場合。

　これらの要因は，カップルの1人が均衡型転座や一見正常に見えるゲノムのコピー数バリアントをもつときに，経験的な再発率を決定するうえではすべて考慮しなければならない。

　経験的再発率は，正常核型の両親から21トリソミーの子が生まれたときなどにも使われる。この場合，母親の年齢が重要になる。30歳未満の女性では，21トリソミーの再発率は1,000人あたり5人程度であり，また，あらゆる染色体疾患のリスクは，1,000人あたり10人程度となる。これに対して，出生1,000人あたりの人口リスクは1.6人程度である。しかし，30歳以上では，年齢が重要な要因となり，以前に21トリソミーの子どもを出産したことがあるという事実は，再発率を決定するうえであまり重要ではなくなる。

　臨床医がある特定の家系に対して経験的再発率の数値を適用する際には注意が必要である。第一に，経験的な推定値は，多様な遺伝メカニズムをもつ明らかに異質性のある疾患群の平均であるという点がある。どの家系においても，実際の再発率は平均値より高くなることも，低くなることもある。第二に，経験的再発率の推定値は，将来の発生を予測するために過去の症例を利用しているという点である。根本的な生物学的要因が時とともに変化している場合，過去のデータは将来の予測には適切でなくなる可能性がある。

　例えば，**神経管閉鎖不全症**（neural tube defect）（脊髄髄膜瘤や無脳症）は，祖先がヨーロッパ系の米国人では，出生児1,000人あたり3.3人に認められる。しかし，あるカップルが神経管閉鎖不全症の子どもを産んだ場合，

次の妊娠におけるリスクは 1,000 人あたり 40 人（13 倍）に上昇する。血縁関係が遠い人であっても，一般集団と比較してリスクは高くなり，神経管閉鎖不全症患者の第二度近親者（甥や姪など）では，同様の先天性疾患をもつリスクは 1.7% である。第 9 章でも解説したとおり，神経管閉鎖不全症は多因子疾患に典型的な多くの特徴を示している。しかし，これらの経験的再発率は，葉酸の補充が普及する前に算出されたものである。妊娠前および妊娠初期の葉酸補充により，これらの再発率の数値は劇的に低下した（第 9 章参照）。この数値の変化は，家系のバリアントアレルが変化したためではなく，むしろ重要な環境因子が変化したことに起因している。

最後に，この経験的な数値は，ある特定の集団から得られたものであるという重要な点を強調しておかなければならない。このため，ある祖先系集団，社会経済階級，地理的に隔離された集団から得られたデータは，背景が異なる人には当てはまらないかもしれない。それでもなお，患者が遺伝カウンセリング担当者に複雑遺伝を示す疾患の最も確からしい再発のリスク評価を希望した際には，これらの数値は有益である。

血族婚に関する遺伝カウンセリング

常染色体潜性遺伝の既知の疾患の家族歴がない場合，血族婚カップルのカウンセリングでは，いとこ婚のカップルに生まれた先天異常をもつ子の数を，血族婚でないカップルのそれと比較する，集団調査にもとづいた経験的リスク値を使用する（表17.4）。

いとこ婚の遺伝カウンセリングにおいては，経験的リスクにより得られた数値を提示する。血族婚でない両親よりも，血族婚の両親のほうが，子どもが遺伝性疾患を抱える相対リスクが高い。血族婚であるかないかに関係なく，子

表17.4 血族婚ではないカップルといとこ婚カップルの子どもに先天異常が認められる頻度

	同胞群の最初の先天異常の頻度（1,000 児あたり）	同胞群のその後の子どもに何らかの先天異常が再発する頻度（1,000 児あたり）
いとこ婚	36	68
非血族婚	15	30

データは Stoltenberg C, Magnus P, Skrondal A, et al: Consanguinity and recurrence risk of birth defects: a population-based study, *Am J Med Genet* 82:424-428, 1999 より。

どもが何らかの異常をもって生まれるリスクは 1,000 人に 15～20 人であり，いとこ婚の子どもの場合のリスクはその約 2 倍となる。単一遺伝子に起因する常染色体潜性遺伝疾患だけでなく，単一遺伝子および多因子疾患などの疾患全般でリスクは増加する。しかし，先天異常をもつ子が生まれたカップルでは，血族婚かどうかに関係なく，その後の妊娠でも子が先天異常をもつリスクは高くなる。

これらの血縁婚のリスク推定値は，いとこ婚が一般的であり，それが好まれている地域社会から導き出された数値であるため，若干誇張されている可能性がある。これらの地域では，いとこ間の**近親度**（degree of relationship）〔**近交係数**（coefficient of inbreeding）〕が，代々のいとこ婚を考慮した場合には理論上の近交係数である 1/16 よりも大きくなる可能性がある（第 10 章参照）。さらに，これらの地域のなかには，同じ祖先をもつ（同じ一族に属する）者どうしのみの結婚に限定しているところもある。これは実質的な集団**層別化**（stratification）をもたらし，常染色体潜性遺伝疾患の割合が，バリアントアレル頻度のみから予想される以上に高くなる可能性がある（第 10 章参照）。

17.9 生殖の選択

子どもに遺伝性疾患が生じるリスクや可能な選択肢に関する情報を知るために，多くの家族が遺伝カウンセリングに来談する。家族の希望や価値観に応じて 1 つか 2 つの選択肢に焦点をあてて話し合うこともあるが，家族が利用できるすべての生殖の選択肢について伝えるべきである。遺伝性疾患の原因となる病的バリアントがわかっている場合や，生化学的検査や細胞遺伝学的検査で診断可能な疾患については，出生前診断は選択肢の 1 つとなる（第 18 章参照）。同様に，**着床前遺伝学的検査**（preimplantation genetic testing）は，家系内の遺伝性疾患の原因となる病的バリアントがわかっている場合，選択肢の 1 つである（第 18 章参照）。親が常染色体顕性遺伝もしくは X 連鎖遺伝の疾患を有する場合，配偶子提供を利用することにより，遺伝性疾患をもつ子が生まれる可能性は大幅に減らすことができる。常染色体潜性遺伝の子どもをもつリスクのあるカップルが精子提供を使用することは，精子提供が匿名であれ指名されたものであれ，このカップルで焦点と

なっている遺伝性疾患のスクリーニングを受け、検査結果が陰性であることを前提とすれば、実行可能な生殖選択肢の1つである*訳注1。卵子提供は、母体の加齢に伴う染色体異数性を心配する家族において、染色体異常のリスクを軽減するために利用することができる*訳注2。また、ミトコンドリアDNAの病的バリアントに起因するミトコンドリア病をもつ家族においても、卵子提供はミトコンドリア病のリスクを軽減することとなるだろう*訳注2。養子縁組もまた、子どもを望む家族にとって、あるいはさらに子どもを望む家族のための選択肢の1つである。加えて、妊娠を望むカップルが、他のカップルから提供された胚を受け取ることも、利用可能な家族計画の選択肢である*訳注1。最後に、両親が子どもをもうけるつもりがない場合は、避妊が最良の選択かもしれず、可能な処置についての情報や適切な紹介が必要かもしれない。家族計画に関する話し合いは、強い情動反応を引き起こす可能性がある。家族の個人的・文化的な願望や価値観を引き出すような、繊細な方法で話し合うことが最善である。

＊訳注1 本文の記載は、原著が執筆された米国内の状況にもとづいていることに留意されたい（2025年2月現在）。日本国内における配偶子提供に関して、「精子・卵子・胚の提供等による生殖補助医療制度の整備に関する提案書」（公益社団法人日本産科婦人科学会、提供配偶子を用いる生殖医療に関する検討委員会：2021年6月8日 発、https://www.jsog.or.jp/news/pdf/20210608_shuuchiirai.pdf）では、精子・卵子・胚の提供等による生殖補助医療を受けることができる者の共通の条件として「子を欲しながら不妊症のために子を持つことができない夫婦に限ることとし、自己の精子・卵子を得ることができる場合には精子・卵子の提供を受けることはできない。」とあり、遺伝性疾患を念頭に置いた記載ではない。また、本提案書では、実施医療施設が精子・卵子・胚の提供者に対する重篤な遺伝性疾患の有無の調査（チェック・問診）を行うことについて言及があるが、これらは被提供者へのリスク情報開示のためとされているのと、遺伝学的検査実施に関して触れるものではない。
　また、「提供配偶子を用いる生殖医療についての提言」（一般社団法人日本生殖医学会：2020年10月22日 付、http://www.jsrm.or.jp/guideline-statem/guideline_2020_09.html#02）では、配偶子提供者の遺伝性疾患に関する遺伝学的検査の取扱いに関する言及はない。
＊訳注2 本文の記載は、原著が執筆された米国内の状況にもとづいていることに留意されたい（2025年2月現在）。一般社団法人日本生殖医学会の「提供配偶子を用いる生殖医療についての提言」（2020年10月22日付、http://www.jsrm.or.jp/guideline-statem/guideline_2020_09.html#02）では、卵子被提供者の適応と要件に関して、「卵子の提供を受ける女性は、患者の体内に卵子が存在しないか、あるいは自己の卵子では妊娠の可能性がない場合を適応とする。」と記載されている（2025年2月確認）。訳注1も参照すること。

17.10 ゲノム医療時代の遺伝カウンセリング

分子およびゲノムにもとづいた診断

近年の分子遺伝学的技術の進歩により、臨床遺伝学のあ

らゆる領域で診断率が向上し、医療提供者はより正確で精密な診断を行い、より具体的なリスク評価を行うことができるようになった。遺伝性疾患に関与する遺伝子の知見拡大と、DNAシークエンシングコストの急速な低下により、患者または家族のゲノムDNAで生じている病的バリアントを直接検出して分子遺伝学的に診断を行うことは、多くの疾患に対して標準的なケアとなっている。解析のためのDNAサンプルの採取は、血液サンプル、口腔内スワブ、唾液サンプルなどの容易に入手できる組織からだけでなく、**絨毛採取**（chorionic villus sampling：CVS）や**羊水穿刺**（amniocentesis）（第18章参照）のような、より侵襲的な検査によって得られた組織からも入手可能である。

メンデル遺伝病の遺伝学的検査結果は一般的に、同定されたバリアントが病的（pathogenic）、病的の可能性が高い（likely pathogenic）、意義不明のバリアント（variant of uncertain significance：VUS）、良性の可能性が高い（likely benign）、または良性（benign）として報告される。この5分類尺度は実際には、そのバリアントが疾患と因果関係があるかどうかの可能性を検査機関が確率論的に主張したものである。具体的には以下を意味している。
病的：99%以上の可能性
病的の可能性が高い：90%以上99%未満の可能性
VUS：10%以上90%未満の可能性
良性の可能性が高い：1%以上10%未満
良性：1%未満

これらの病因性（病的であること）の尤度は、実際にBayes確率からも導かれる。臨床遺伝やゲノム研究における解析者は、まず病因性の事前確率を発端として解析を開始し、次に多面的に異なるバリアント属性（例えば、罹患例と対照例における頻度、バリアントの影響に関するコンピュータ予測モデル、罹患家系における遺伝のパターン）を評価する。これらは条件確率として機能し、先に述べた5分類尺度で表される病因性の事後確率を得るために利用される。

検査前カウンセリングとインフォームド・コンセント

インフォームド・コンセントを適切に行うために、一般的に分子遺伝学的検査は特定の検査報告基準にもとづいて2つのカテゴリーに分けられる。すなわち、**ゲノムワイド**

検査（genome-wide testing）と，**標的検査**（焦点を絞った検査），である。これは人為的な区別であり，ゲノム技術の違いを考慮したものではないが，この分類は検査前と検査後の遺伝カウンセリングにおいて，固有の要素と重複する要素を強調するのに有用である。ゲノムワイド検査の例としては，染色体マイクロアレイ解析，クリニカルエクソームシークエンシング，クリニカルゲノムシークエンシングが含まれる。この種のゲノム検査に対する検査前のインフォームド・コンセントとカウンセリングでは，5つのタイプ（陽性，陰性，VUS，予期される二次的所見，予期されない二次的所見または偶発的所見）の検査結果と，それぞれの結果の可能性について説明しておく必要がある。

陽性の結果　陽性の結果は，患者の表現型や遺伝的な状況に対応する遺伝子に病的バリアントが同定されたことを意味する。場合によっては，陽性の結果が部分的にのみ陽性と考えられる結果となることがある。すなわちこれは，患者の表現型や臨床症状の一部のみが，同定された遺伝子やバリアントに起因することを意味する。陽性の結果の尤度は遺伝学的検査の検出率に依存するが，これは特定の病態を示す疾患や患者集団における検出率の違いを考慮して調整することができる。染色体マイクロアレイ解析では，発達遅延，知的障害，および/または多発性の先天異常のある患者の約15〜20％において，疾患の原因となるコピー数バリアントが同定される。クリニカルエクソームシークエンシングの研究では検出率は25〜40％であり，小児期発症の神経疾患では40％近い検出率，神経疾患以外の成人では11〜14％と低い検出率であった。患者や家族の状況や環境に応じて，陽性の結果は良い知らせとも悪い知らせとも受け取られるが，多くの患者や家族は肯定的な心理的反応と否定的な心理的反応の両方を示す。陽性の結果が出た場合，遺伝専門医は通常，特定の再発率についてカウンセリングを行い，適切であれば家族にシングルサイトの遺伝学的検査を提供することができる。また，結果が陽性であった場合，遺伝専門医は医学的管理や予防およびスクリーニングの推奨を来談者と共有し，疾患の自然歴に関してアンティシパトリーガイダンス（anticipatory guidance）を提供することができる。

陰性の結果　陰性の結果は，患者の表現型や遺伝的な状況に対応する遺伝子に病的または病的の可能性のあるバリアントが検出されなかったことを意味する。検査結果が陰性であった場合でも，その個人または家族に認められている病態に対する遺伝的病因の存在を否定するものではないということを，患者や家族にしっかりと理解してもらわなければならない。ゲノムワイド検査の結果が陰性であることの説明には，（1）特定のバリアント（例えば，非コード領域やイントロンのバリアント，中間サイズの欠失/重複）を検出する能力の技術的限界，（2）知識ベースの限界（特に，病的バリアントと表現型の関係は，2万個の遺伝子のうち約5,000個についてしか知られていない），（3）多因子疾患やエピジェネティック疾患などの複雑な遺伝的機序，が含まれる。陽性の結果と同様に，陰性の結果も環境や状況によって良い知らせとも悪い知らせとも受け取られる。陰性の結果となった際の再発率に関するカウンセリングでは，家族歴を評価し，メンデル遺伝形式と経験的再発率を適切に適用することが求められる。クリニカルエクソームシークエンシングおよびクリニカルゲノムシークエンシングからは大量の塩基配列データが生成され，最終報告書では臨床的な表現型に関連する遺伝子のバリアントが強調される。ゲノムワイド検査で有意な病的バリアントが検出されなかった場合には，生成された塩基配列データを継続的に解析したり，時期を決めて再解析したりすることも必要となる。シークエンシング技術が向上するにつれて，検出率を最大化するためにシークエンシング解析を繰り返すことがしばしば必要となる。しかし，先行研究によると，陰性という結果が遺伝型−表現型の関係に関する知識が少ないために生じている可能性は高い。長期的には，新しく開発されたシークエンシング技術を利用するよりも，既存データの再解析のほうが陽性の結果をもたらすことにつながるかもしれない。

意義不明のバリアント（VUS）　検査される遺伝子の数が増えるにつれて，個人の配列と参照配列との間の差異の数も増える。その結果，多くのバリアントが発見され，その病的意義が不明なもの（すなわちVUS）が多く見いだされてくる。これは特に，DNA配列によってコードされたタンパク質のアミノ酸が別のアミノ酸に置換されるミスセンスバリアントの場合に当てはまる。エクソームシークエンシングやゲノムシークエンシングでは10万以上のバリアントが検出されるが，その多くは良性または病的と分類するための十分なエビデンスがない。VUSが認められ

たからといって，その情報を臨床管理や意思決定に利用すべきではない（例えば，*BRCA2*遺伝子にVUSが見つかったことだけでリスク低減乳房切除術を検討すべきではない）。状況によっては，家系構成員の検査で分離解析を行い，バリアントが病的かどうかの判定解析に役立てることができる。そのようなことがない限り，遺伝的素因を受け継いでいるか否かを判定するために家系構成員のVUSを検査することや，胎児に遺伝性疾患があるか否かを判定するために出生前診断を行うことは推奨されない。ガイドラインにも記載されているが，遺伝子関連検査室での分類が変わらないとしても，臨床医から追加の臨床情報が得られることでバリアント分類が変わることもある。このような場合は，医療チーム，遺伝子関連検査室，家族からの集学的な情報を得たうえで慎重に検討する必要がある。遺伝学的検査実施の際には，本人にVUSが検出される可能性とその臨床的意義について正確に伝えておくことが重要である。なぜなら，バリアントが報告された場合，そのバリアントが臨床的に重要であるに違いないと自然に考えがちだからである。また，時間の経過とともに，集団データ，家系内分離解析研究データ，機能解析データなどが追加されると，VUSの再分類が可能になる。このため，家族に医療機関や検査実施施設でのフォローアップを促すことも重要である。バリアントが再分類されると，医学的管理および家系構成員の遺伝学的検査に関する推奨事項が変更される可能性がある。

二次的所見　二次的所見（secondary finding）とは，シークエンシングから得られる情報のうち，検査の適応とは無関係のものを指す。これは塩基配列情報を得ることに網羅的で汎用性があるために起こりうることであり，ゲノムワイド検査のプロセスに内在するものである。クリニカルエクソームシークエンシングおよびクリニカルゲノムシークエンシングでは，報告された表現型に関連する遺伝子だけでなく，すべての遺伝子のバリアントを同定することができる。そのため，米国臨床遺伝・ゲノム学会（American College of Medical Genetics and Genomics：ACMG）では，二次的所見の報告に関する方針の声明を発出している。このガイドラインでは，インフォームド・コンセントの際に，検査を受ける個人に二次的所見を受け取るかどうかの選択肢を与えるべきであると述べている。ACMGはこの声明のなかで，何らかの有用な行動に

つながる〔アクショナビィティ（actionability）〕基準を満たす遺伝子のリストを提供し，定期的にリストを更新している。さらにACMGは，報告の対象を病的および病的の可能性が高いと分類されるバリアントに限定することを推奨している。検査前の家族との話し合いでは，二次的所見の及ぼす本人や家族の医療への影響，心理的悪影響の可能性（ストレス，不安など），家族力学の変化，保険への影響などの利益と意味合いについて確認しておくことが重要である。報告が推奨されているバリアントには効果的な医学的介入法があり，疾患の罹患率とそれによる死亡率を有意に減少させることが知られているものであることを，しっかりと伝えることが重要である。

偶発的所見　このプロセスから生じる二次的所見には，偶発的所見（incidental finding）と呼ばれるものもある。例えば，血縁関係があることがわかったり，誤った母子関係や父子関係がわかったりする可能性がある。一塩基多型にもとづく染色体マイクロアレイ解析では，ヘテロ接合性の消失を伴う複数の領域〔ホモ接合領域（regions of homozygosity, runs of homozygosity：ROH）とも呼ばれる〕を見ることで，血縁関係が同定される。また，エクソーム/ゲノムシークエンシングでホモ接合性のバリアントの割合が高いことが示されて血縁関係が発覚することもある。親の検体も用いたデュオまたはトリオのエクソーム/ゲノムシークエンシングが実施されることがあり，これらから得られる情報はバリアントの解釈を補強し，VUSの数を減らすことに貢献するが，父または母が異なる場合はそのことも同定される。検査に先立ち，検査により起こりうる結果について話し合うことで，個人と家族はこの検査に伴う利点とリスクについて十分な情報を得ることができる。そして真に十分な情報を得たうえで，検査を進めるか拒否するかを選択することができる。また，これらの可能性のある所見を口頭で伝えることで，本人や家族は懸念していることを検査提供者と共有することができ，場合によっては検査の戦略や結果開示の予定を調整することができる。

　表現型に端を発する検査では，関心のある表現型と関連する遺伝子およびバリアントに限定して検査結果を得ることができる。例としては，多遺伝子パネル，単一遺伝子シークエンシング，標的バリアントおよび家系内バリアント検査がある。これらの検査に対する検査前の同意でも，

検出率，起こりうる結果，検査の限界について説明することが依然として必要である。ゲノムワイド検査と表現型に端を発する標的検査の大きな違いとして，標的検査では二次的所見が報告されにくいことがある。しかし，技術が進歩し，検査報告基準も進化するにつれて，二次的所見がより頻繁に報告されるようになるかもしれない。表現型に端を発する検査では，パネルに含まれない遺伝子に病的バリアントが存在する可能性があること，また各検査には技術的限界があり，パネルに含まれる遺伝子内のバリアントが見落とされる可能性があることを確認しておくことが重要である。さらに，新たな遺伝型−表現型の関係が常に報告されているため，将来的に検査を繰り返す必要があるかもしれない。

カスケード検査

　家系内で病的バリアントが同定された場合，リスクのある家系構成員で同定されたバリアントに的を絞った検査を行うことが推奨される。このプロセスを**カスケード検査**（cascade testing）という。表現型または遺伝性疾患を有する家系構成員のバリアントに的を絞った検査はしばしば，その個人に病的バリアントが存在することが予測されており，それを確認するために行われる。家系のリスク評価により，表現型または遺伝性疾患を有することがわからない家系構成員（すなわち，無症候性の人）が同定され，発症前遺伝学的検査が提供される。どのような医学的な検査にもいえることであるが，遺伝学的検査を受けるかどうかは個人の選択として提示されるべきである。そして，遺伝学的検査の結果が個人の医療に与えるプラスの影響，心理的なマイナスの影響（例えば，ストレス，不安），家族力学の変化，保険への影響など，小さいかもしれないが実際に起こりうる可能性について議論することが必要である。検査の代替案は，それぞれの代替案のリスクとベネフィットを含めて検討されるべきである。発症前遺伝学的検査に代わる選択肢としては，検査実施を遅らせるか延期することや，病的バリアントを確認せずに家族歴にもとづいて医学的管理またはサーベイランスガイドラインに従うことが考えられる。リスクのある人が未成年である場合には，特別な配慮が必要である。一般に，未成年者の発症前遺伝学的検査は，医療介入の開始が推奨される年齢までは実施せず，未成年者である本人の発達段階に応じたレベルで意思決定プロセスに関与させることが推奨される。

　分子生物学的検査やゲノムベースの診断検査を家族でどのように使用するかという点から鑑みたもう1つの重要な側面は，検査に最適な人物を選択することである。来談者が罹患者でもある場合は，分子遺伝学的検査を実施するのが適切である。しかし，来談者が罹患していないがリスクをもつ可能性のある者であり，かつ罹患している血縁者が遺伝カウンセリングを受ける適応がある場合，実施が可能であれば，来談者ではなく罹患者から検査を行うのが最善である。罹患していない来談者の検査結果が陰性であったとしても，それは参考にならないからである。つまり，検査結果が陰性であった理由が次の（1）（2）によるものであるかどうかがわからないのである：（1）発端者の疾患の原因となる遺伝子またはバリアントが提供した検査でカバーされなかったため，（2）来談者が，家系内の罹患発端者で病的バリアントが同定されていれば検出されたかもしれないバリアントを，実際には受け継がなかったため。特定の疾患の原因となるバリアントが発端者で検出されれば，家系内の他のメンバーは，その特定のリスクを評価するために包括的な遺伝子シークエンシングを行う必要はなくなる。家系構成員は，家系内ですでに見つかっている特定の病的バリアントの有無についてのみ，より安価な検査で評価することができる。このような状況で家系構成員が陰性と判定された場合，その検査結果は真の陰性であり，その人に罹患した家系構成員がいることによる疾患リスクの上昇については検討する必要がなくなる。

遺伝学的検査およびゲノム検査の適切な解釈

　遺伝学的検査やゲノム検査を適切に解釈し，利用するための鍵は，その確率的性質を認識することにある（前述）。残念なことに，遺伝学的検査やゲノム検査は決定論的であるかのように誤解されている。例えば，ある人の運命は遺伝子のバリアントによって完全に決定されている，といった具合である。実際，遺伝学的検査やゲノム検査の性能特性は，他の医学的検査とあらゆる点で似ている。すべての医学的検査は，スクリーニングの場よりも診断の場において**陽性的中率**（positive predictive value）が高い。これはBayes確率のもう1つの意味であり，診断の場では疾患の事前確率がスクリーニングの場よりはるかに高いからである。他の医学的検査と同様に，遺伝学的検査やゲ

ノム検査は状況に依存するものであり，臨床医はその状況を考慮に入れて，患者の次のステップを決定する必要がある。遺伝学的検査やゲノム検査は強力なツールである。適切なリスク評価や遺伝カウンセリングと組み合わせることで，患者は命を救う可能性のある医学情報や人生を変える可能性のある情報を手に入れることができる。

（訳：田辺記子）

一般文献

Buckingham L: *Molecular diagnostics: fundamentals, methods and clinical applications*, ed 2. Philadelphia, 2011, F.A. Davis and Co.

Clarke A, Murray A, Sampson J: *Harper's practical genetic counseling*, ed 8. Boca Raton, 2019, CRC Press. http://doi.org/10.1201/9780367371944

Gardner RJM, Sutherland GR, Shaffer LG: *Chromosome abnormalities and genetic counseling,* ed 4. Oxford, 2011, Oxford University Press.

LeRoy BS, McCarthy P, Veach NP: *Genetic counseling practice, advanced concepts and skills*, ed 2. New York, 2021, Wiley Blackwell.

Uhlmann WR, Schuette JL, Yashar B: *A guide to genetic counseling*, ed 2. New York, 2009, Wiley-Liss.

Young ID: *Introduction to risk calculation in genetic counseling,* ed 3. New York, 2007, Oxford University Press.

専門領域の文献

Alfares A, Aloraini T, Subaie LA, et al: Whole-genome sequencing offers additional but limited clinical utility compared with re-analysis of whole-exome sequencing. *Genet Med*, 20:1328-1333, 2019.

Biesecker LG, Green RC: Diagnostic clinical genome and exome sequencing. *N Engl J Med*, 370:2418-2425, 2014.

Borle K, Morris E, Inglis A, et al: Risk communication in genetic counseling: exploring uptake an perceptions of recurrence numbers, and their impact on patient outcomes. *Clin Genet*, 94: 239-245, 2018.

Brock JA, Allen VM, Keiser K, et al: Family history screening: use of the three generation pedigree in clinical practice. *J Obstet Gynaecol Can*, 32:663-672, 2010.

Guttmacher AE, Collins FS, Carmona RH: The family history-more important than ever. *N Engl J Med*, 351:2333-2336, 2004.

Miller DT, Adam MP, Aradhya S, et al: Consensus statement: chromosomal microarray is a first-tier clinical diagnostic test for individuals with developmental disabilities or congenital anomalies. *Am J Hum Genet*, 86:749-764, 2010.

Miller DT, Lee K, Chung WK, et al: ACMG SF v3.0 list for reporting of secondary findings in clinical exome and genome sequencing: a policy statement of the American College of Medical Genetics and Genomics (ACMG). *Genet Med*, 23:1381-1390, 2021.

National Society of Genetic Counselors: Genetic testing of minors for adult-onset conditions, position statement. https://www.nsgc.org/Policy-Research-and-Publications/Position-Statements/Position-Statements/Post/genetic-testing-of-minors-for-adult-onset-conditions

Online Mendelian Inheritance in Man, OMIM®. McKusick-Nathans Institute of Genetic Medicine, Johns Hopkins University (Baltimore, MD), {date}. World Wide Web. https://omim.org/statistics/geneMap

Posey JE, Rosenfeld JA, James RA, et al: Molecular diagnostic experience of whole-exome sequencing in adult patients. *Genet Med*, 18:678-685, 2016.

National Society of Genetic Counselors' Definition Task Force: A new definition of genetic counseling: National Society of Genetic Counselors' Task Force Report. *J Genet Couns*, 15:77-83, 2006.

Retterer K, Juusola J, Cho MT, et al: Clinical application of whole-exome sequencing across clinical indications. *Genet Med*, 18: 696-704, 2016.

Richards S, Aziz N, Bale S, et al: Standards and guidelines for the interpretation of sequence variants: a joint consensus recommendation of the American College of Medical Genetics and Genomics and the Association for Molecular Pathology. *Genet Med*, 17:405-424, 2015.

Sheridan E, Wright J, Small N, et al: Risk factors for congenital anomaly in a multiethnic birth cohort: an analysis of the Born in Bradford study. *Lancet*, 382:1350-1359, 2013.

Yang Y, Muzny DM, Reid JG, et al: Clinical whole-exome sequencing for the diagnosis of mendelian disorders. *N Engl J Med*, 369: 1502-1511, 2013.

Zhang VW, Wang J: Determination of the clinical significance of an unclassified variant. *Methods Mol Biol*, 837:337-348, 2012.

問題

1 Meera の母方祖父である Dhruv は先天性定常夜盲症（congenital stationary night blindness：CSNB）であり，Dhruv の母方叔父である Jay も罹患している。家族歴からは，X 連鎖遺伝形式であると思われる〔この疾患には常染色体顕性遺伝形式や潜性遺伝形式のものもある〕。Dhruv の母親が罹患しているかどうかは不明である。Meera と Steven には，娘の Elsie と息子の Zack と Peter がいるが，全員 CSNB を罹患していない。Elsie は子どもをもつことを計画しているなかで，自分が重篤な眼疾患の保因者ではないかと考えている。当該症例の家系図を描き，以下の問いに答えよ。

a. Elsie が X 連鎖遺伝性疾患である CSNB の保因者である確率は？

b. 眼科医は罹患者の臨床記録を検討し，X 連鎖遺伝ではなく常染色体顕性遺伝の可能性が高いと考えた。Meera の母 Rosemary が罹患していたという証拠はない。このことから，Elsie が常染色体顕性遺伝形式 CSNB の病的バリアント保有者である可能性はどのくらいか？

2 亡くなった男児 Nathan は家系で唯一の Duchenne 型筋ジストロフィー（DMD）の罹患者であった。彼には Norma（Olive という娘をもつ）と Nancy（Odette という娘をもつ）という 2 人の姉妹が生存している。彼の母親である Molly には Maud と Martha という 2 人の姉妹がいる。Martha には非罹患の息子 2 人と，Nora と Nellie という 2 人の娘がいる。Maud には一人娘の Naomi がいる。亡くなった男児（Nathan）のバリアントが不明であるため，保因者診断はできない。（Molly の母親は Lucy とする）

a. 家系図を作成し，本章で紹介された内容を参考にして，家系図内のすべての女性の事後確率を計算せよ。

b. DNA 分析による出生前診断の適応は，DMD 罹患男児を妊娠しているリスクが 2%以上ある女性に限っていると仮定する。家系図の女性のなかで，出生前診断の適応とならないのは誰か？

3 男児が 13 人連続で出生する確率はどれほどか？　連続して 13 人の同性の児が生まれる確率はどれほどか？　男児が 13 人生まれた後，14 人目の子どもが男児になる確率はどれほどであるか？

4 ある集団における血友病 A の保因者頻度を H とする。男性における血友病 A の罹患率（I）は，母親の $F8$ 遺伝子が新しい病的バリアントをもつ確率（μ）と，保因者の母親がすでにもっているバリアントを受け継ぐ確率（$1/2 \times H$）の和である。つまり，$I = \mu + (1/2 \times H)$ である。H は，生殖可能な罹患した父親（$I \times f$）（f は血友病の適応度）が自身のバリアントを伝達する確率と，父親で de novo の病的バリアントが生じる確率（μ）と，母親に de novo の病的バリアントが生じる確率（μ）と，

保因者の母親から病的バリアントを受け継ぐ確率（$1/2 \times H$）の和である。すなわち，$H = (I \times f) + \mu + \mu + (1/2) H$ とあらわすことができる。

a. 血友病 A の適応度（f）が約 0.70，つまり血友病の人が子孫を残す割合が一般集団のおおよそ 70%であるとすると，罹患した男性の頻度はどれぐらいか？　また，保因者女性の頻度はどれぐらいか？（変異率の何倍かという数値で答えよ）　ある女性が孤発例の血友病 A に罹患した息子がいるとした場合，その女性が保因者であるリスクはどのくらいか？　彼女の 2 人目の息子が罹患する確率はどれぐらいか？

b. DMD の場合，$f = 0$ である。罹患男性の集団頻度はどれぐらいか？　保因者女性の頻度はどれぐらいか？

c. 色覚異常（色覚特性）は，正常な適応度（$f = 1$）であると考えられる。色覚異常の男性の頻度が 8%である場合，保因者女性の頻度はどれくらいか？

5 Ira と Margie には，それぞれ嚢胞性線維症に罹患している同胞がいる。

a. Ira と Margie の両者が保因者である事前確率はどれくらいか？

b. この 2 人が初めての妊娠で罹患児が生まれるリスクはどれくらいか？

c. この 2 人には 3 人の非罹患児がいる。遺伝学的検査を検討する前に，罹患している子どもを産むリスクを知りたいと考えている。すでに 3 人の非罹患児がいることを考慮して，Bayes 分析を利用して次の子どもが罹患する確率を計算せよ。

6 筋強直性ジストロフィーに罹患している 30 歳の女性が遺伝カウンセリングに来談した。彼女の息子（14 歳）に症状はないが，将来この常染色体顕性遺伝（優性遺伝）の疾患に罹患するかどうかを知りたいと思っている。病的バリアントをもつ個人の約半数は，14 歳まで無症状である。息子が最終的に筋強直性ジストロフィーを発症するリスクはどのくらいか？　この子どもに対して，筋強直性ジストロフィー原因遺伝子の反復配列に伸長があるかどうか検査すべきだろうか？

7 あるカップルが，出生後から中程度の発達の遅れが認められる 7 カ月の男児を連れて，クリニックを受診した。カップルは次子について熟慮しており，男児の発達の遅れが遺伝性疾患かどうか知りたいと質問した。

a. 遺伝性疾患の可能性はあるか？　あるとすれば，この状況に当てはまる遺伝形式は何か？

b. 詳細な家族歴を聴取したところ，両親の家系はともにイタリア北部の同じ小さな村の出身であることがわかった。この事実により，この場合の遺伝学的評価はどのように変化

（つづく）

するか？

c. さらに，母親には 2 人の姉妹と 5 人の兄弟がおり，2 人の姉妹はともに発達に遅れのある子どもをもっていることがわかった。この場合，このケースに対する評価はどのように変化するか？

8 あるカップルが，Tay-Sachs 病の遺伝学的検査結果を聞くために来談した。彼らの娘（Ananya）は，Tay-Sachs 病に合致する症状を呈している。加えて，Ananya は HEXA 酵素活性がほぼなく，*HEXA* 遺伝学的検査により 1 つの病的バリアントと 1 つの意義不明のバリアント（VUS）が同定された。続く両親の遺伝学的検査の結果，病的バリアントと VUS の両方が母親由来であることが判明した。この結果はどのように解釈すればよいか？

第18章

妊娠前検査と出生前診断

Angie Child Jelin・Ignatia B. Van den Veyver

妊娠前や出生前に実施されるスクリーニング（非確定的検査）および診断の目的は，女性やカップルに，将来または現在妊娠中の胎児の**遺伝性疾患**（genetic disorder）や**先天異常**（birth defect）のリスクについて情報提供することである。近年，技術の進歩により，妊娠前**遺伝学的スクリーニング**（genetic screening），着床前遺伝学的検査，高感度な出生前**異数性スクリーニング**（aneuploidy screening）に対して，費用対効果の高い新たな戦略が導き出されている。受検を考えている検査やスクリーニング，そして検査結果に応じたマネジメントの選択肢について十分な情報を得たうえでの決定ができるようにするために，女性やカップルには妊娠前からこれらの選択肢（第17章参照）についてのカウンセリングを受けられるようにすべきである。

重大な先天異常や遺伝的障害のある子どもをもつリスクが高いことを妊娠前に知ったカップルは，着床前遺伝学的検査の受検や，ドナー配偶子による妊娠，あるいは挙児をあきらめるといった選択ができる。妊娠中にリスクの上昇が発見された場合，出生前遺伝子診断により，胎児における遺伝性疾患の有無を確認することができる。胎児が罹患していることが判明した場合には，両親や医療従事者はこの情報を利用して，適切な出生前・周産期管理，家族の心理的な備え，出生早期の治療，場合によっては胎児治療を計画することができ，両親によっては妊娠の中断を選択することもあるだろう。胎児にその遺伝的疾患がなければ，安心感をもたらすだろう。

妊娠前スクリーニング（preconception screening）検査は，前児に疾患があるといった家族歴を通して，将来の妊娠における遺伝性疾患のリスクに対処するものである。常染色体潜性遺伝（劣性遺伝）疾患やX連鎖遺伝疾患の数は増えており，このスクリーニングによって，それらに対する親の**保因者スクリーニング**（carrier screening）の選択肢を提供する。妊娠前に検査が未実施の場合には，妊娠中に保因者スクリーニングを実施することも可能である。

出生前スクリーニング（prenatal screening）検査（非確定的検査）は，母体の血液検体と超音波検査を用いて，特定の一般的な遺伝性疾患（例えば，染色体異数性疾患），頻度の高い先天異常〔例えば，**神経管閉鎖不全症**（neural tube defect：NTD）〕，形態異常のリスクがみられる妊娠の評価を，これ以外の方法でその疾患リスクの上昇を知ることができない場合に非侵襲的に行う検査である。スクリーニング検査は，当該集団内のすべての妊婦を対象とした費用対効果の高いスクリーニングに適するよう，十分に低いリスクで安価に実施できるように設計されている。これらの検査は，異常があるかどうかについての診断的な答えを提供するものではなく，背景因子に比べてリスクの高い妊娠である場合を検出し，その次に診断的検査を提案することを目的としている。

出生前診断（prenatal diagnosis）（確定的検査）は，胎児が遺伝性疾患に罹患しているかどうかを判定するために，胎児検体に対して遺伝学的検査を実施することを指す用語である。出生前診断は従来より，遺伝性疾患に罹患した児の分娩歴，遺伝性疾患の家族歴，両親の保因者検査が陽性であった場合や，出生前スクリーニング検査でリスクが高いことが示された場合などから，遺伝性疾患のリスクが高いときに提供される。出生前診断は，胎児が罹患しているかどうかについて確定的な回答を提供するものであり，**絨毛採取**（chorionic villus sampling：CVS）や**羊水穿刺**（amniocentesis；この章で後述）など，解析のために胎児や胎盤の細胞を直接採取することが必要である。

本章の目的は，妊娠前および出生前スクリーニング検査と診断に対するさまざまなアプローチについて議論し，急速に変化しているこの分野で現在使用されている方法論と適応について検討することである。しかしながら，胎児お

よび胎児ゲノムを評価するために利用可能な方法の技術的進歩のため，出生前スクリーニング検査および診断におけるケアの標準は急速に発達していることに注意されたい。

18.1 出生前スクリーニング検査法

出生前スクリーニング検査は従来，超音波検査に加えて，胎児が**トリソミー**（trisomy）や神経管閉鎖不全症（NTD）に罹患している場合に母体血清中の濃度が変化するタンパク質やホルモン（以下，分析物と呼ぶ）の測定に依存してきた。これらの既存の分析物に加えて，母体の血清および血漿にも**セルフリー DNA**（cell-free DNA）が含まれていて，その一部が胎児由来であることが発見されたことにより，出生前遺伝学的スクリーニングは大きな発展を遂げた。先進技術（本章で後述）を用いた母体血漿中セルフリー DNA のシークエンシング（塩基配列決定）は，母体血清分析物のスクリーニングに比べ，トリソミー症候群の無侵襲的スクリーニングをより高感度で正確なものにした。

神経管閉鎖不全症のスクリーニング

神経管閉鎖不全症（NTD）を有する乳児の 95％は，この形態異常の既往歴のない家系に出生すると推定される。

最初に開発された無侵襲的な血清分析物の解析にもとづくスクリーニング検査は，開放性二分脊椎，無脳症，皮膚に覆われていない脳瘤といった胎児開放性 NTD のリスクが高い妊娠を検出するために，母体血清中のαフェトプロテイン（maternal serum α-fetoprotein：MSAFP）を定量するものであった。この所見は，羊水中αフェトプロテイン（α-fetoprotein：AFP）量の増加と関連している。AFP は，主に胎児肝臓で産生され，胎児循環中に分泌された後，胎児の腎臓から排泄される胎児性の糖タンパク質である（後述の「羊水穿刺」の節も参照）。AFP はまた，胎児の皮膚が障害されたときにも羊水中に漏出する。AFP は胎盤，卵膜，母体胎児循環を介して母体の血流に流入し，それに伴い MSAFP も上昇するため，開放性 NTD のスクリーニングに約 16 週（15〜21 週）での MSAFP 測定を用いる根拠となる。胎児が非罹患である妊娠と，胎児に開放性の NTD がある妊娠との MSAFP 濃度の範囲にはかなりの重複があり（図 18.1），胎児開放性 NTD のリスク上昇を検出する MSAFP スクリーニングの感度は，統計的に定義されたカットオフ値に依存する。図 18.1 に示すように，濃度上昇のカットオフ値を非罹患妊娠の中央値の 2.5 倍の値（multiples of the median：MoM）と定義した場合（中央値は 1 MoM となる），開放性 NTD を有する胎児の 80％が検出され，20％は検出できないと推計される。しかしながら，感度を向上させるためにカットオフ値を下げると，特異度が低下し，それ

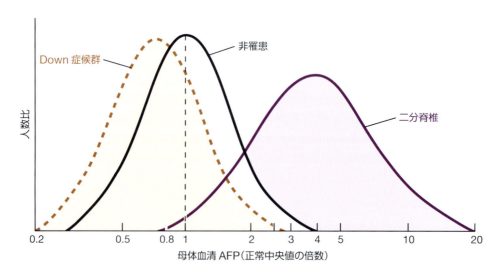

図 18.1　母体血清αフェトプロテイン（AFP）濃度　正常胎児，神経管開放障害胎児，Down 症候群胎児における AFP 濃度を multiples of the median（中央値の倍数：MoM 値）で示した。（Wald NJ, Cuckle HS: Recent advances in screening for neural tube defects and Down syndrome. In Rodeck C, editor: Prenatal diagnosis. London, 1987, *Bailliére Tindall*, pp 649-676 より作成）

に伴って高リスクと解釈される非罹患妊娠の数（偽陽性率）が増加する。MSAFP濃度の上昇は，開放性NTDのある妊娠に特異的ではない。**表18.1**に示すように，MSAFPが高くなる原因は他にも多くあり，そのほとんどは胎児超音波検査で開放性NTDと鑑別することができるため，MSAFPが高値の場合には超音波検査を実施すべきだろう。MSAFPスクリーニングと精密な診断的超音波検査を組み合わせることで，羊水穿刺による羊水中AFP測定と超音波検査とを組み合わせた場合の開放性NTDの検出に近い精度が得られる。したがって，羊水穿刺の代わりに（妊娠18週時の）超音波検査とMSAFP測定を組み合わせた検査を，NTD患者の第一度近親，第二度近親，またはより近親度の離れた親族に提供することは許容される。MSAFP測定は現在，胎児トリソミーを対象とした妊娠第2三半期のさまざまな分析物を用いたスクリーニング検査に統合されている（後述）が，現在ではもっと多くの女性が血清中の分析物と超音波検査を組み合わせた妊娠第1三半期スクリーニングや，最近ではセルフリーDNA解析によるトリソミー症候群のスクリーニングを受けている。よって医療従事者は，MSAFPの有無にかかわらず，超音波検査による開放性NTDのスクリーニングをこれらの女性に提供することを忘れてはならない。現在，熟練した施設では，MSAFPを用いずに超音波検査のみでNTDを診断することが増えている。

Down症候群とその他の異数性のスクリーニング

母体年齢の上昇と主要なトリソミーのリスク増加との関連はよく知られているが，常染色体トリソミーをもつ子どもの70%以上は，リスク因子のない女性から生まれている。NTDのスクリーニングのために妊娠中期に測定されたMSAFPの測定値が，常染色体トリソミー，特に18トリソミーと21トリソミーを妊娠した女性で低値であったという意図せぬ発見から，MSAFPが**Down症候群**（Down syndrome；21トリソミー）のスクリーニング分析物として検討されるようになった。しかし，MSAFP単独で有用なスクリーニング分析物とするには，非罹患妊娠とDown症候群妊娠のMSAFP濃度の重なりが大きすぎることがわかった（図18.1参照）。その後，妊娠第1三半期または第2三半期における別な血清分析物と特異的

表18.1　αフェトプロテイン濃度上昇に関連する所見

実際の妊娠週数が推定より進んでいる	尿閉[*]
	多発性嚢胞腎[*]
二分脊椎[*]	腎無形成[*]
無脳症[*]	先天性ネフローゼ[*]
先天性皮膚欠損[*]	その他の腎疾患[*]
腹壁欠損[*]	骨形成不全[*]
消化器系の欠損[*]	胎児発育不全[*]
肝壊死[*]	羊水過少症[*]
総排泄腔外反症[*]	多胎妊娠[*]
嚢胞性ヒグローマ[*]	母体の体重減少
胎児死亡[*]	胎児出血[*]
仙尾部奇形腫[*]	

ここに挙げた所見はすべて，母体血清αフェトプロテイン（MSAFP）の上昇をもたらす可能性がある。
[*]超音波検査で確認できるAFP値上昇の原因を示す。

な超音波測定を組み合わせることにより，より高感度で特異的なトリソミー症候群のスクリーニング法の開発を目指して研究が進められてきた。そして2010年代前半になって，母体血漿中のセルフリーDNAの解析が導入されたのである。セルフリーDNAスクリーニングは，妊娠10週以降であればどの週数でも実施可能であり，母体血清マーカースクリーニングよりも，異数性スクリーニングの感度と特異度が高い。最新のガイドラインでは，すべての妊婦がセルフリーDNA解析の選択肢および他のスクリーニングや検査について情報提供されるべきであると記述されているが，胎児異数性リスクが低いもしくは平均的な女性には，より費用負担の軽い母体血清マーカースクリーニングが依然として使用されている。これらすべてのさまざまなスクリーニングの選択肢について，以下で詳しく解説する。

妊娠第1三半期スクリーニング

妊娠第1三半期のスクリーニングは妊娠11週から13週の間に行うのが理想的であり，母体血清中の**妊娠関連血漿タンパク質A**（pregnancy-associated plasma protein A：PAPP-A）と，ホルモンである**ヒト絨毛性ゴナドトロピン**（human chorionic gonadotropin：hCG）のレベル（全hCGまたは遊離βサブユニット）を測定する。PAPP-A値はすべてのトリソミーで正常範囲以下であり，hCG値（または遊離β-hCG値）は21トリソミーで高値だが，他のトリソミーでは低くなる（**表18.2**）。これらの分析物の測定は，胎児頸部の皮下浮腫によって生じ，

頸椎の背側に存在する軟部組織と皮膚の間のエコーフリースペースの厚みと定義される，**胎児後頸部透亮像**（nuchal translucency：NT）の超音波測定（図 18.2A）と組み合わせて用いられる。NT の増加は，一般的に 21，13，18 トリソミー，および 45,X の胎児でみられる（図 18.2B 参照）。妊娠初期のスクリーニングで NT 計測を行う超音波検査の担当者には特別な資格の取得と維持が求められ，NT のサイズは妊娠週数を基準として決定されなければならない。正常核型の胎児における NT の増大は，他の遺伝性疾患や先天性疾患のリスクの増加と関連している。最も一般的な例を表 18.3 に示す。

妊娠第 2 三半期スクリーニング

21 トリソミーと 18 トリソミーの妊娠第 2 三半期におけるスクリーニングは通常，hCG 値に，MSAFP，非抱合型エストリオール（uE3），インヒビン A の 3 つの分析物を組み合わせた測定によって行われる。この一連の検査は**クアドラプル・スクリーニング**（quadruple screen）と呼ばれている。胎児が 21 トリソミーまたは 18 トリソミーの場合では，MSAFP と uE3 は平均より低値であり，hCG 値は胎児に 21 トリソミーがあると高くなるのに対して 18 トリソミーでは低くなり，インヒビン A は胎児が 21 トリソミーのときには高値であるが，18 トリソミーでは有意な影響を受けない（表 18.2 参照）。これらの分析物の値は，家系，喫煙，母体の糖尿病，多胎妊娠，**体外受精**（in vitro fertilization：IVF）による妊娠など，他の因子にも影響を受け，検査室では一般的にこれらの変数を調整する。uE3 が極端に低い場合は，**ステロイドスルファターゼ欠損症**（steroid sulfatase deficiency）や **Smith-Lemli-Opitz 症候群**（Smith-Lemli-Opitz syndrome）のような稀な遺伝性疾患の可能性がある。妊娠第 2 三半期スクリーニングは一般的に，妊娠第 1 三半期スクリーニング

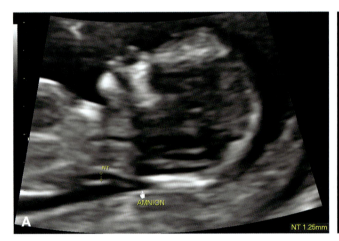
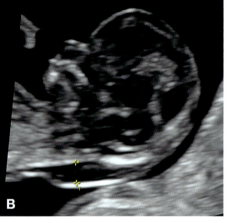

図 18.2 妊娠初期の後頸部透亮像（nuchal translucency：NT）の測定　NT は，超音波検査による胎児の矢状断面像における皮膚下にある暗色の無エコー領域であり，2 つの黄色い "+" 記号で示されている。NT の平均値は，妊娠 11 週で 1.2 mm（95 パーセンタイルは 2 mm まで），妊娠 14 週で 1.5 mm（95 パーセンタイルは 2.6 mm まで）である。**(A)** 1.25 mm を示した正常 NT 測定。**(B)** NT 測定値の増加は Down 症候群のリスクを大きく増加させる。（画像は Wesley Lee, MD, Baylor College of Medicine, Houston, Texas の厚意による）

表 18.2 妊娠第 1 三半期および第 2 三半期のスクリーニング検査の成績

	妊娠第 1 三半期スクリーニング					妊娠第 2 三半期スクリーニング						
	NT	PAPP-A	遊離 β-hCG	SPR	DR	uE3	AFP	hCG	インヒビン A	SPR	DR
21 トリソミー	↑	↓	↑	5%	85〜90%	↓	↓	↑	↑	5%	80%
18 トリソミー	↑	↓	↓	5%	90〜95%*	↓	↓	↓	−	5%	60〜70%
13 トリソミー	↑	↓	↓	5%	90〜95%*	↓	↓	↓	−	n/a	n/a
NTD	−	−	−	n/a	n/a	−	↑↑	−	−	5%	80〜85%

上下の矢印は，平均値に対する測定値の変化の方向を示す。
AFP：α フェトプロテイン，β-hCG：ヒト絨毛性ゴナドトロピン β サブユニット，DR：検出率，NT：胎児後頸部透亮像，NTD：神経管閉鎖不全症，PAPP-A：妊娠関連血漿タンパク質 A，SPR：スクリーニング陽性率，uE3：非抱合型エストリオール，n/a：該当なし。
* 13/18 トリソミーの複合した検出率を示す。

の機会を逸した低リスク患者にのみ行われる。標準的な妊娠第1，第2三半期スクリーニングにおいて，スクリーニング陽性率のカットオフ値を5%とすると，第1，第2三半期スクリーニングの検出率は表18.2に示すようになる。

統合型スクリーニング

常染色体トリソミー，特に21トリソミーのある妊娠の検出力を高めるために，妊娠第1三半期と第2三半期のスクリーニングの結果を組み合わせたさまざまな方略が開発されている。その1つの方法である統合型スクリーニング（integrated screening）では，妊娠第1三半期の血清分析物スクリーニングにNTを組み合わせて，もしくは組み合わせずに妊婦が検査を受ける。その後に，妊娠第2三半期の血清スクリーニングを受検し，それらの結果を組み合わせてより精密なリスクを推定するが，これは妊娠第2三半期以降の検査結果が得られてからになる。統合型スクリーニングの方略は分析物を基盤としたスクリーニングのなかで最も感度が高く，偽陽性率は5%程度で，Down症候群症例全体のうち95%までを検出することが可能である。他のトリソミーに対する感度は90〜95%の範囲であり，偽陽性率は低く1%未満となる。この方法は妊娠第2三半期までスクリーニングの結果を待たなければならないため，女性にとって訴求性が低い。より段階的な方法も存在し，妊娠第1三半期スクリーニングの結果，最もリスクが高いと判断された女性には，診断的検査を提案する。そしてリスクが増加していない，もしくはより中等度の女性には妊娠第2三半期スクリーニングを提案し，その後に妊娠第1三半期と第2三半期スクリーニングの結果を組み合わせて解釈する。

セルフリー胎児DNA解析による非侵襲的出生前検査（スクリーニング）

すべての人の血液中には，核内に存在せず遊離して浮遊する断片化したDNAがあり，血漿や血清を用いてそれを測定することができる。妊婦の血漿中には，胎児と同じゲノムをもつ胎盤の栄養膜細胞に由来する胎児のセルフリーDNAが含まれていることが発見され，胎児の染色体異常に対する出生前スクリーニング検査のアプローチは劇的に変化した。妊娠10週以降では，母体の血液中に含まれるセルフリーDNAのうち栄養膜細胞に由来するものの割合（胎児分画と呼ばれる）は約5%から20%程度になる。循環血液中のセルフリーDNAから，胎児が異数性をもっているかどうかの非侵襲的な評価をハイスループットDNAシークエンシング技術を用いて解析することができる。この解析により，21，13，18トリソミーに対するセルフリーDNAを用いた**非侵襲的出生前スクリーニング**（noninvasive prenatal screening：NIPS）〔**非侵襲的出生前検査**（noninvasive prenatal testing：NIPT）とも呼ばれる[訳注]〕が導入され，急速に拡大し，トリソミー21に対する感度と特異度は99%に近づいた（**表18.4**）。上市された商業的なNIPT検査は増加しており，これらの一般的な異数性と性染色体異常（表18.4参照），その他のまれな常染色体異数体，および代表的な微細欠失に対する検査が，さまざまな組み合わせで受けられる。また，コピー数の増減をゲノムワイドに解析している業者も数社ある。セルフリーDNAは，胎児の性別を決定する目的でY染色体の配列を検出するためにも使用することができる。

異数性検出のためのセルフリーDNAの解析はさまざまな方法で行われるが，共通の原理は，胎児にトリソミーがあることで生じる特定の染色体によるセルフリーDNAの全体量のわずかな増加を検出することである。カウント解析と呼ばれる方法では，すべてのセルフリーDNAを次世代シークエンシングで調べ，数百万のDNA分子をそれぞれ特定の染色体にマッピングする（図

表18.3　胎児後頸部透亮像（NT）の厚さが増加する一般的な原因

- ●染色体異数性：
  - ・21，13，18トリソミー
  - ・Xモノソミー
  - ・その他の稀な異数性
- ●三倍体
- ●病的コピー数バリアント
- ●先天性心疾患
- ●RASopathies（RAS/MAPK症候群）
- ●骨系統疾患
- ●その他の単一遺伝子疾患

＊**訳注**　本邦ではNIPTとすることが一般的であり，本稿では以下NIPTと記述する。

表 18.4 染色体異常に対するセルフリー DNA スクリーニングの感度，特異度，陽性および陰性的中率

年齢 (y)	DR (%)	FPR (%)	PPV (%)[a] 25	35	40	NPV (%)[†] 25	35	40
21 トリソミー	99.7[*]	0.04[*]	51	79	93	>99	>99	>99
18 トリソミー	97.9[*]	0.04[*]	15	39	69	>99	>99	>99
13 トリソミー	99.0[*]	0.04[*]	7	21	50	>99	>99	>99
X モノソミー	95.8[*]	0.14[*]	41	41	41	>99	>99	>99
その他の SCA[*]	100[*]	0.04[*]	—	—	—	—	—	—
XXY	—	—	29	30	52	>99	>99	>99
XXX	—	—	27	28	45	>99	>99	>99
XYY	—	—	25	25	25	>99	>99	>99

DR：検出率，FPR：偽陽性率（1−特異度），NPV：陰性的中率，PPV：陽性的中率，SCA：性染色体異数性。
DR および FPR は Gil MM, Accurti V, Santacruz B, et al: Analysis of cell-free DNA in maternal blood in screening for aneuploidies: Updated meta-analysis, Ultrasound Obstet Gynecol 50:302-314, 2017 より。
[*]その他の SCA として，47,XXY，47,XXX，47,XYY が含まれる。
[†]PPV および NPV は，Perinatal Quality Foundation の NIPT/セルフリー DNA スクリーニング予測値計算機（www.perinatalquality.org/Vendors/NSGC/NIPT/）を用いて算出した。

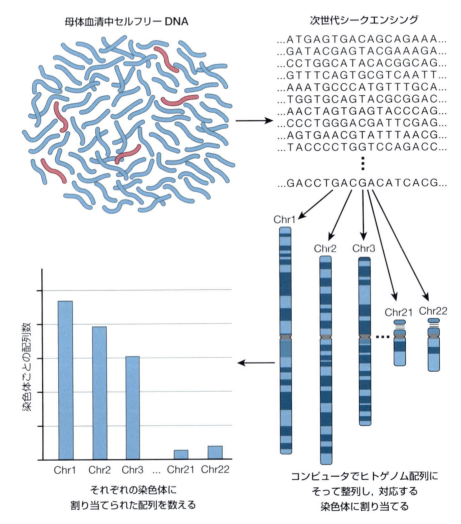

図 18.3 母体血中のセルフリー DNA 解析による，トリソミーの非侵襲的出生前検査の模式図　母体血清中のセルフリー DNA の胎児成分を赤で示し，母体成分を青で示す。シークエンシングにより何百万もの DNA 分子の塩基配列を決定し，それをコンピュータによるアライメントによりヒトゲノムの各染色体に割り当てる。13 番，18 番，21 番，または X 染色体に割り当てられた分子の分画が，基準値と比較してわずかではあるが有意に増加するという高精度の測定結果により，これらの各染色体のトリソミーのリスクが増加することを示している。

18.3）。DNA 断片が胎児由来であるか母体由来であるかを判別せずに，各染色体にマッピングされた分子数を計数する。21 番染色体はゲノム中の全 DNA の約 1.5％を占めるため，胎児と母親が正常な 21 番染色体を 2 本ずつもっていれば，全断片の約 1.5％が 21 番染色体に割り当てられることになる。しかし，胎児が 21 トリソミーであれば，予測以上に多くの配列が 21 番染色体にマッピングされることになる。これは，二倍体の参照配列にマッピングされる配列数，あるいは 21 番染色体以外の全染色体にマッピングされる配列数との相対値で測定することができる。同様の算定方法は，他の常染色体トリソミーや性染色体の異数性についても可能である。その他の一般的に用いられる手法では，各染色体に由来するセルフリー DNA の量を評価するだけでなく，母体 DNA と胎児 DNA の塩基配列の違い（多型）を考慮して，シークエンシングされた DNA が母体 DNA に由来するものか胎児 DNA に由来するものかを判別する。

　セルフリー DNA は，胎児のトリソミー（特に 21 トリソミー）に対するスクリーニングの感度と特異度を大幅に向上させたが，非確定的検査（リスクを判定するためのスクリーニング検査）であることは変わらず，診断的検査（確定検査）ではない。胎児に染色体異常のリスクが高いことを示す結果が出た場合は，絨毛採取（CVS）または羊水穿刺（本章で後述）による診断的検査で確認する必要がある。診断的な出生前検査を希望しない場合では，出生後に新生児から採取した血液検体で確認を行うべきである。また，NIPT によって胎児が染色体異常に罹患していることを予測できる精度は，**陽性的中率**（positive predictive value：PPV）として計算されるのだが，これは可変的である。PPV は検査対象疾患の有病率に依拠し，一般的なトリソミーの PPV は若年女性ほど低くなるが，モノソミー X の PPV は年齢の影響を受けない（表 18.4 参照）。NIPT が胎児に異常がないことを正しく予測する精度，つまり**陰性的中率**（negative predictive value：NPV）は，すべての異数性において 99％以上である。これは，すべての年代の集団において非罹患の胎児のほうが圧倒的に多いためである。PPV は，稀な常染色体トリソミーや，微細欠失や重複といった稀な疾患では一般的に低くなる。そのため，米国や他の多くの国々では，一般的な異数体（21，13，18 トリソミー）以外の疾患のスクリーニングには NIPT は勧められないというのが現在の推奨である。

技術が進歩し，より多くのデータが蓄積されるにつれて，この指針は将来変更される可能性がある。例えば，22q11.2 欠失に対するスクリーニングの性能に関する新しいデータは，将来的に有望である。

セルフリー胎児 DNA 解析の現在および将来の応用

　母体血漿中のセルフリー胎児 DNA は，Rh 血液型の *RH* 座位における胎児の遺伝型決定や，胎児の性別決定にも用いられている。いくつかの国では，高リスク妊娠において増加する単一遺伝子疾患に対する非侵襲的な検査がすでに利用可能であり（**表 18.5**），小規模な遺伝子パネルに対する非侵襲性のセルフリー DNA シークエンシング検査が

表 18.5　単一遺伝子疾患用に開発されたセルフリーDNA アッセイ法

臨床的に利用可能*
- 軟骨無形成症
- Apert 症候群
- 先天性副腎過形成
- Crouzon 症候群
- 嚢胞性線維症
- Duchenne 型および Becker 型筋ジストロフィー
- 血液型遺伝型検査（RHD/RHCE；Kell）
- タナトフォリック形成不全
- 捻転ジストニア
- 脊髄性筋萎縮症
- 家族性に既知であるバリアントの解析
- 小規模遺伝子パネル**に対する cfDNA スクリーニング検査

開発中の測定系の報告例†
- Fraser 症候群
- ヘモグロビン異常症（鎌状赤血球，サラセミア）
- 血友病 A および B
- Huntington 病
- Leber 先天性黒内障
- 多発性嚢胞腎
- プロピオン酸血症
- メチルマロン酸血症
- 網膜色素変性症

*英国を中心とした一部の国のみ。
**一部の国では市販されているが，臨床的有用性に関するデータは限られている。
†不完全なリスト。
Van den Veyver IB, Chitty LS: Noninvasive prenatal diagnosis and screening for monogenic disorders using cell-free DNA. In Milunsky A, Milunsky JM, editors, Genetic disorders and the fetus: Diagnosis, prevention and treatment, ed 8, New York, 2021, John Wiley & Sons, Ltd より改変。

すでに導入されているが，バリデーション（検証）はまだ限定的であり，さらに胎児ゲノム全体のセルフリー DNA によるシークエンシングは研究段階にある。セルフリー DNA 解析が改良されれば，将来的には他の多くの遺伝性疾患に対する非侵襲的検査が可能になるだろう。

超音波検査による胎児先天異常の出生前検査

高解像度のリアルタイム超音波断層法は，生育状態，胎児数，胎児の大きさ，妊娠週数，羊水量，胎児および胎盤形態の評価に広く使用されている。ほとんどの基本的な超音波検査は 2 次元（2D）超音波画像によって行われるが，3 次元（3D）超音波検査（図18.4）や 4 次元（4D）超音波検査（3D に時間軸を追加する）も利用可能であり，例えば胎児心エコー検査（胎児の心臓を対象とした超音波検査）など，胎児の解剖学的構造をより詳細に検査することができる。これらの検査は一般的に高度な画像診断センターで行われ，2D 超音波断層法で検出された先天異常の疑いをさらに明確にするために行われる。また，胎児の**磁気共鳴画像法**（magnetic resonance imaging：MRI）も，超音波検査で発見が困難な病態が疑われる場合や，より詳細な評価が必要な場合に，胎児の高解像度画像診断のために専門施設で使用されるようになってきている（図18.4

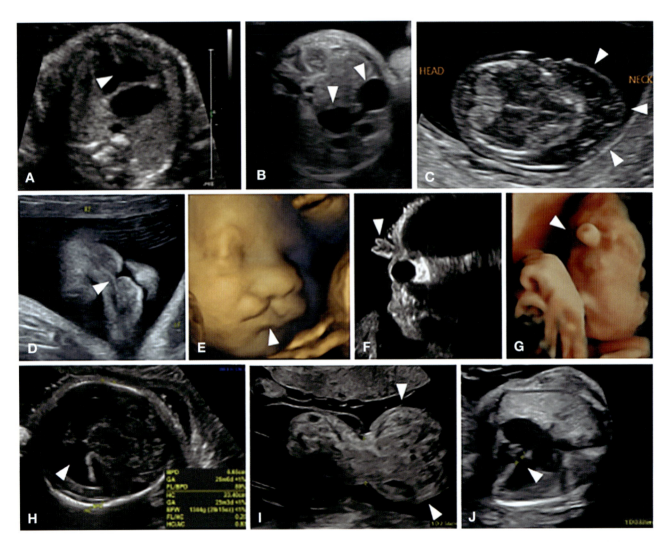

図 18.4　染色体異常症において呈する胎児異常の精細な画像診断例 (A～C) 21 トリソミーの特徴的所見：(A) 心臓の房室中隔欠損，(B) 十二指腸閉鎖症を伴うダブルバブルサイン，(C) 嚢胞性ヒグローマ（45,X の高リスク所見でもある）。(D～H) 13 トリソミーの特徴的所見：(D，E) 口唇裂の 2D および 3D 像，(F，G) 全前脳胞症胎児における長鼻（proboscis）の 2D および 3D 像，(H) 全前脳胞症の単脳室。(I～J) 18 トリソミーの特徴的所見：(I) 脳室中隔欠損，(J) 肝臓を内部に含む大きな臍帯ヘルニア（矢印は各画像での欠損を指す）。（画像は Wesley Lee, Baylor College of Medicine, Houston, Texas の厚意による）

参照)。出生前超音波検査と胎児MRIを対象とした安全性の調査研究では，胎児や母体にこれらの検査は有害ではないとされている。超音波検査の担当者が使用する機器や技術の継続的な改善に伴って，妊娠第2三半期(最適時としては妊娠18～20週ごろ)，そして最近では妊娠第1三半期後期におけるルーチン超音波検査によるさまざまな形態異常の検出力も向上し続けている(図18.5；図18.4も参照)。

胎児染色体異常に伴う出生前超音波所見

21，18，13トリソミー，45,X，その他多くの異常核型を含む染色体異数性と関連する出生前超音波検査の所見が数多く得られている(表18.6，18.7)。発症頻度の高い異数性のある胎児で比較的認められやすい超音波ソフトマーカーもあれば，明確な先天異常もある(表18.6参照)。これらの多くは，染色体の核型が正常である胎児やその他の遺伝性疾患がある胎児においても，孤発性の所見として認められることがある。複数の胎児異常が検出された場合，胎児に染色体異常がある可能性は著しく増加する。これらの所見が検出された場合，さらに専門的な出生前画像診断と遺伝カウンセリングを行い，通常は羊水穿刺による診断的遺伝学的検査を行う適応となる(後述)。染色体異常が同定されない場合では，単一遺伝子疾患または先天異常と関連した多因子性の病態を考慮すべきである。

単一遺伝子疾患および多因子疾患を対象とした出生前超音波検査

出生前超音波検査は，特定の単一遺伝子疾患を強く示唆する特徴を検出することができる。これは，患者が羊水穿刺を希望しないために出生前DNA検査が不可能な場合や，検査検体や特定の出生前遺伝学的検査が利用できない場合に有用である。例えば，**骨形成不全症**(osteogenesis imperfecta)や**タナトフォリック異形成症**(thanatophoric dysplasia)などの骨系統疾患は，出生前超音波検査で明瞭な特徴を示すことがある。一般的な遺伝性症候群の出生前の表現型を認識することは，検出された複合的な形態異常にもとづいて，どのような遺伝学的検査，すなわち特定の遺伝子の検査，遺伝子パネル検査，もしくは全エクソーム解析を提供するかを決定する際にも有用である。しかし，超音波断層法では，代謝疾患や主に知的障害を呈する症候群などの，出生後にのみ発症する表現型や画像診断では検出できない表現型をもつ疾患を同定することはできない。

超音波検査では，早ければ妊娠13週から胎児の性別を判定することができる。これは，特定のX連鎖潜性遺伝(劣性遺伝)疾患(例：血友病)の(非発症)保因者であり，罹患した男児をもつ可能性が高い女性の出生前診断に役立ちうる(第7章参照)。胎児の染色体上の性別は，現在では妊娠10週という早い時期から，セルフリーDNA

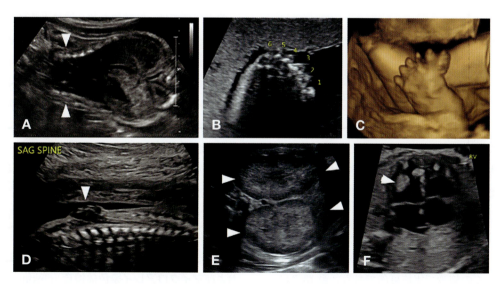

図18.5 その他の疾患における胎児構造の高度な画像診断の例(**A**)致死性骨形成不全症の胎児の狭い胸部。(**B，C**)足の多趾症の2Dおよび3D像。(**D**)髄膜瘤嚢を伴う腰椎の矢状断像。(**E**)小児多発性囊胞腎の胎児では，大きなエコー源性の腎臓がみられる。(**F**)心臓横紋筋腫は結節性硬化症の胎児にみられることがある。(画像はWesley Lee, Baylor College of Medicine, Houston, Texasの厚意による)

表 18.6　一般的な異数性を有する胎児の出生前超音波検査で認められる代表的な主な先天異常

21 トリソミー	13 トリソミー	18 トリソミー	X モノソミー
50%に所見あり	80～90%に所見あり	80～90%に所見あり	最大 90%に所見あり
嚢胞性ヒグローマ	嚢胞性ヒグローマ	嚢胞性ヒグローマ	嚢胞性ヒグローマ
CHD (VSD，AVSD)	CHD	CHD (多弁膜病変)	CHD (HLHS，大動脈離断)
十二指腸閉鎖	多指	特徴的な手の握り	腎異常 (馬蹄腎)
第 1 趾と第 2 趾の広い間隔	全前脳胞症	臍帯ヘルニア	胎児水腫
	臍帯ヘルニア	揺り椅子状の足底	足の浮腫
	口唇裂/口蓋裂	胎児発育不全	

その他の構造異常もよくみられるが，ここに挙げたのは，より典型的なもの，あるいはより高い頻度でみられるものである。
AVSD：房室中隔欠損症，CHD：先天性心疾患（複数のタイプの CHD の可能性がある；括弧内に典型的なものを示す），HLHS：左心低形成症候群，VSD：心室中隔欠損症。

表 18.7　胎児心エコー検査の適応例*

母体適応（先天性心疾患のリスク）
- インスリン依存性糖尿病 (3～5%)
- フェニルケトン尿症 (15%)
- 催奇形性物質への曝露
- サリドマイド (妊娠後 20～36 日の場合は 10%)
- フェニトイン (2～3%)
- アルコール (25%が胎児性アルコール症候群)
- 母親の先天性心疾患 (ほとんどの病変で 5～10%)
- 体外受精からの妊娠

胎児適応
- 一般胎児超音波検査結果の異常
- 不整脈
- 染色体異常
- 後頸部肥厚
- 非免疫性胎児水腫

家族歴による適応
- メンデル遺伝病
- 父親の先天性心疾患 (2～5%)
- 先天性心疾患のある前児 (2～4%，特定の病変ではより高い)

*このリストは包括的なものではなく，適応症は施設によって異なる。

解析によってスクリーニングすることができる。

　超音波断層法は，家族内で再発する可能性があり多因子遺伝性とされている孤発性の形態異常，例えば NTD（図 18.5 参照），口唇口蓋裂（図 18.4 参照），先天性心疾患（図 18.5）などについても同定することができる。胎児心エコー検査は，先天性心疾患リスクのある妊娠の詳細な評価のために，多くの施設で実施可能である。表 18.7 に，胎児心エコー検査の一般的な適応を示す。

18.2　出生前診断法

　確定的な出生前診断を行うためには，胎児細胞を採取する診断法が必要である。最も一般的な 2 つの診断法として，妊娠 15 週以降に羊水を採取する羊水穿刺と，通常は妊娠 11～13 週の間に胎盤絨毛の少量のサンプルを採取する絨毛採取（CVS）がある。羊水穿刺が技術的に不可能な場合，または特定の適応においては，胎児臍帯血採血，後期 CVS または胎盤生検が代わりに行われる。

羊水穿刺

手技

　羊水穿刺では，継続的な超音波による可視化の下で，経腹的に羊膜嚢に針を刺入し，羊水検体を採取する（図 18.6A）。羊水には胎児細胞が含まれており，培養することが可能であり，あるいは培養せずに DNA を調製して診断的検査に用いることもできる。羊水穿刺の前に超音波検査を用いて，胎児の生存状態，（頭囲，腹囲，大腿骨長などの胎児パラメータ計測にもとづく）妊娠週数，胎児の数，羊水量，胎児の解剖学的構造，針の刺入に最適なアプローチを可能にするための胎児と胎盤の位置，を評価する。羊水穿刺は通常，妊娠 16 週から 20 週の間に行われるが，妊娠 15 週以降であればいつでも実施は可能である。

　羊水を用いた検査にはさまざまな種類がある。核型解析および**マイクロアレイ染色体検査**（chromosome microarray analysis：CMA）による胎児染色体解析は，非確定的検査（スクリーニング）や胎児先天異常の存在により染色

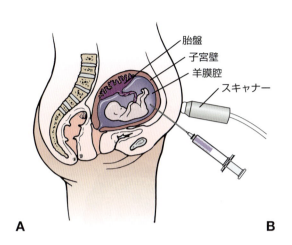
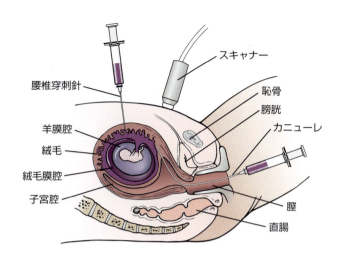

図18.6 出生前診断手技 (A) 羊水穿刺。羊膜腔に経腹的に針を刺入し，診断的検査（染色体解析，酵素測定，DNA解析など）のために羊水検体（通常は約20 mL）をシリンジで採取する。超音波検査は手技の前または手技中にルーチンで行われる。(B) 絨毛採取 (CVS)。経頸管アプローチ（フレキシブルカテーテルを使用）と経腹的アプローチ〔腰椎穿刺針（スパイナル針）を使用〕の2つの方法がある。いずれのアプローチにおいても，成功と安全性は超音波画像の使用に依存する。

体疾患のリスクが高い場合に行われる標準的な遺伝学的検査である。家族歴や出生前超音波検査で明確な所見があり，単一遺伝子疾患のリスクが高い場合は，遺伝子配列の決定，遺伝子パネル，もしくは胎児エクソームの解析の実施も可能となる（後述の「臨床検査」を参照）。

羊水穿刺が16週から20週の間に行われた場合，羊水中のAFP濃度（amniotic fluid α-fetoprotein：AFAFP）は比較的容易で安価な免疫測定法により測定することができ，他の適応のために採取された妊娠第2三半期の羊水検体を用いて，胎児開放性NTD（神経管閉鎖不全症）を検出するために追加検査することができる。AFAFP値が特定の妊娠時期の正常範囲を超えている場合では，開放性NTDやその他のAFAFP高値の原因を調べるために目的を絞った超音波検査が推奨される（表18.1参照）。妊娠18〜19週で超音波検査とともにAFAFP測定法を用いると，開放性二分脊椎の胎児の約99％，および無脳症の胎児のほぼすべてが同定される。羊水検体を用いて行われるその他の検査には，ウイルス感染を検出するための検査や，頻度は低いが代謝疾患の検査などがある。

合併症

妊娠16週から20週の妊娠中期の羊水穿刺に関連する主な合併症は，当該時期に存在する約1〜2％のベースラインのリスクに加えて流産を誘発するリスクが1/909で存在することである。その他の合併症は稀であるが，羊水漏出，感染，穿刺による胎児損傷などがある。10〜14週の間に行われる早期羊水穿刺は，羊水漏出のリスクが増加し，自然流産のリスクが3倍増加し，一般集団のリスクが0.1〜0.3％である内反足（clubfoot）のリスクが約6〜7倍増加するため，現在では推奨されていない。早期羊水穿刺は，現在ではCVSに置き換わっている。

絨毛採取

手技

絨毛採取（CVS）では，少量の胎盤絨毛（5〜40 μg）を妊娠10〜14週の間に採取する（図18.6B参照）。絨毛膜絨毛は，毛細血管を含む間葉系コアで構成され，栄養膜細胞の層で覆われている。栄養膜細胞は発生初期胚の胚外部に由来し（図18.7），胎児組織の供給源となる。羊水穿刺と同様に，CVSの前に超音波検査を行って最適なアプローチを決定し，継続的な超音波検査による画像監視下に手技を進める。CVSは，経腹的に穿刺して行うことも，経頸管的に柔軟なカテーテルを胎盤内に進めて行うこともできる。羊水穿刺に対するCVSの主な利点は，妊娠の早期の段階で結果が得られることであり，不確実な期間を短縮し，妊娠の中断が選択された場合には早期の処置が可能となる。しかし，AFAFPはこの段階では測定できないため，開放性NTDの可能性の評価はMSAFPスクリーニングや超音波検査など，他の方法で行わなければならない。

核型解析またはCMAによる染色体解析の成功率は，

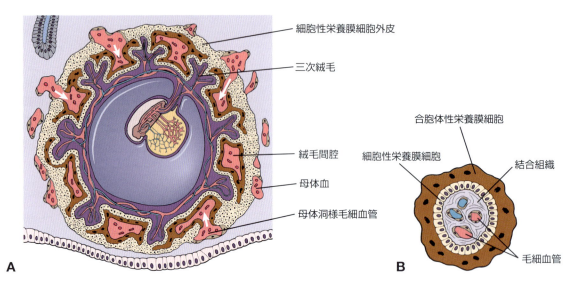

図 18.7 三次絨毛と胎盤の発達 （A）約 21 日目の移植胚と胎盤の断面。（B）間葉系コア，細胞性栄養膜細胞，合胞体性栄養膜細胞における循環の確立を示す三次絨毛の断面。（Moore KL: *The developing human: Clinically oriented embryology*, ed 4. Philadelphia, 1988, WB Saunders より）

羊水穿刺と同等である（>99％）。しかし，CVS の約 1％では，染色体モザイク〔真性モザイク（mosaicism）と偽性モザイク（pseudomosaicism）を含む；本章で後述〕のため，あいまいな結果が生じる。このような状況では，胎児に染色体異常があるかどうかを確認するために，羊水穿刺によるフォローアップが推奨される場合がある。

合併症

CVS の経験が豊富な出生前診断施設においては，手技に関連した胎児死亡の割合は約 1/450 で，ベースラインのリスク 2〜5％よりわずかに増加するだけであり，羊水穿刺のリスクとほぼ同じである。CVS 後に先天異常，特に四肢欠損の頻度が増加するという初期の報告があったが，経験豊富な医師が妊娠 10 週以降に行った大規模な CVS のシリーズでは確認されていない。

羊水穿刺または絨毛膜採取による出生前診断の適応

羊水穿刺または CVS による出生前検査には，よく認知された適応がいくつかある（**BOX 18.1** 参照）。侵襲的出生前診断の最も一般的な適応は，Down 症候群（21 トリソミー）および，より重篤な症状のある常染色体トリソミーである 13 トリソミーと 18 トリソミーの検査である。このため，羊水穿刺または CVS による出生前診断に紹介される理由として，母親の高年齢が一般的な理由となる。その他の理由としては，特定の遺伝性疾患の家族歴，母体の非確定的（スクリーニング）検査の結果が陽性であること，またはその他の明確に定義されたリスク因子により，胎児の罹患リスクが増加していることが挙げられる。現在の臨床ガイドラインでは，異数体に対する侵襲的検査の適応として母親年齢のみを用いることは，もはや支持されていない。米国産科婦人科学会（American College of Obstetricians and Gynecologists：ACOG）は現在，先述の非侵襲的方法による非確定的検査の選択肢とともに，羊水穿刺または CVS を年齢に関係なくすべての女性が利用できるようにすることを推奨している。また，女性が羊水穿刺や CVS による胎児染色体異常の検査を受けることを選択した場合，核型解析だけでなく，抽出された胎児 DNA のマイクロアレイ染色体検査（CMA）（第 5 章および本章の以降の内容を参照）を行うことも適切であると考えられている。

また，検査が可能な単一遺伝子疾患も数多くある。胎児にこれら疾患のリスクがあることが既知であるカップルには，遺伝カウンセリングを提供し，羊水穿刺または CVS による出生前検査を行うことができる。胎児の遺伝性疾患のリスクが侵襲的な処置を正当化するほどの十分な負担になるとカップルが考えるかどうかは，それぞれの女性が自分

BOX 18.1

羊水穿刺または絨毛採取による出生前診断の主な適応

- **妊婦またはカップルによる診断的検査の希望**

  かつては，母体の年齢が高いこと以外にリスクがない妊婦では制限されていたが，現在の専門職のガイドラインでは，すべてのカップルに診断的検査〔羊水穿刺または絨毛採取（CVS）〕を提供するよう求めているものもある。

- **母体血清マーカースクリーニング，超音波検査，およびセルフリー DNA の非侵襲的出生前検査により高リスクと判断された場合**

  母体血清マーカースクリーニングおよび胎児超音波検査によるルーチンのスクリーニングにより胎児異常が疑われる場合は，遺伝学的評価およびさらなる検査が推奨される。

- **前児における新生変異による染色体異数性またはその他のゲノム不均衡**

  染色体異数性を有する子の両親は，両親自身の染色体はおおよそ正常であると考えられるが，いくつかの状況によっては次子以降でも染色体異常の生じる可能性が増加する。例えば，30 歳の女性が Down 症候群の子を 1 人生んだ場合，同年齢集団での可能性が 390 人に 1 人程度であるのに対し，この女性における染色体異常の再発率はおよそ 100 人に 1 人となる。親のモザイクが再発率増加の 1 つの可能性であるが，ほとんどの場合，再発率増加のメカニズムは不明である。

- **両親のどちらかに染色体またはゲノムの構造異常がある場合**

  子に染色体異常が起こるリスクは，染色体に生じた変化の種類や，由来する両親によって異なる。最大のリスクである 100％の確率で生じる Down 症候群は，両親のどちらかに 21q21q の **Robertson**（型）転座がある場合にのみ生じる（第 6 章参照）。

- **生化学的解析または DNA 解析により診断または除外できる遺伝性疾患の家族歴**

  このグループに属する疾患のほとんどは，再発率が 25％または 50％の単一遺伝子疾患によって生じる。罹患児の出生後だけではなく，保因者スクリーニング検査後に両親が保因者であると診断された症例もこのカテゴリーに入る。ミトコンドリア異常症は出生前診断において特別な対応が必要である。

- **特定の出生前診断法がない X 連鎖疾患の家族歴**

  代替方法がない場合，X 連鎖疾患に罹患した男児の両親では，再発率が最大 50％になる可能性があるため，妊娠にかかわる判断に胎児の性別判定を利用することがある。DNA 解析による出生前診断が可能な X 連鎖疾患の場合では，DNA 解析が望ましい検査方法である。家族性リスクの増加が妊娠前に判明している場合は，着床前遺伝学的検査（後述）を行い，課題となっている疾患に罹患していないと判定された胚のみを子宮に移植することも選択肢の 1 つであることに留意する。

- **神経管閉鎖不全症（NTD）のリスク**

  NTD 患者の第一度近親者（および一部の施設では第二度近親者）の親族は，NTD の子どもをもつリスクが高いため，羊水穿刺の対象となる。しかし，本章で述べるように，ほとんどの開放性 NTD は超音波検査で発見することができ，羊水穿刺によって AFP 値を測定することによって NTD を確認または除外することはもはや一般的ではなく，NTD のある胎児が関連する染色体異常を有するかどうかを判定するために実施される。

自身で決める個人的な決断である。遺伝カウンセリングにおいて，起こりうるすべての胎児異常を侵襲的出生前診断で除外することはできないという点を強調することは重要である。

18.3 臨床検査

胎児染色体異常の検出法

核型解析

羊水穿刺または絨毛採取（CVS）のいずれによっても，核型解析用の胎児細胞を得ることができる（第 5 章参照）。培養羊水細胞または培養絨毛から染色体を調製し，解析するには 10〜14 日を要するが，絨毛細胞は短期間の培養で核型解析に使用できる。絨毛の細胞性栄養膜細胞を用いた迅速分裂中期（メタフェーズ）解析を用いたこの短期培養は，より早く結果を得ることができるが，解像度が低く，モザイク率（後述）が高いため，解釈が難しくなる。長期培養の場合，核型を得るための培養細胞は絨毛の間葉系コアから得る（図 18.7 参照）。発生学的にみた場合に，絨毛の間葉系コアは胎児を生み出す発生系列により密接に関連している。検査室によっては両方の技術を用いる施設もあるが，どちらか一方しか用いない場合は長期培養が検査法として選択される。出生前サンプルから調製した染色体伸展標本の解像度は，他の組織（末梢血リンパ球など）から調製したものより低いが，領域にも依存するもの

の，7～10 Mb 以上の染色体領域の異常は比較的容易に確認できると考えられる。

染色体異常は，胎児に先天異常が認められた妊娠の10～30％で検出され，形態異常が多発する場合にはその可能性がより高くなる。超音波異常所見によって判明した胎児に最も多くみられる核型は，一般的な常染色体トリソミー（21，18，13）および45,X（Turner症候群）である。嚢胞性ヒグローマの存在は50％以上の症例で異数性と関連しており，最も一般的なのは45,Xであるが，Down症候群や18トリソミー，あるいは正常核型の胎児にも起こりうる。

蛍光 *in situ* ハイブリダイゼーション法（FISH法）

蛍光 *in situ* ハイブリダイゼーション（fluorescence *in situ* hybridization：FISH）法（第5章参照）により，羊水穿刺または絨毛採取（CVS）実施後の早い段階で，13番，18番，21番，X，Y染色体の一般的な異数性について胎児細胞の間期核を迅速にスクリーニングすることが可能となり，通常は1～2日で結果が得られる。これは，妊娠管理や分娩計画に関する時間的制約のある決定にトリソミーの診断が影響を与えうる場合（例えば，成長障害のある胎児に18トリソミーの疑いがある場合）のように，迅速な情報が必要な状況において有用である。FISH法は限られた情報しか提供しないため，必ずより確定的な検査，核型解析またはマイクロアレイ染色体検査（CMA）を行うべきである。CMAでは5～7日というわずかに長くなる返却期間だけでより確定的な結果を得ることができるため，FISH法は行われてはいるものの，現在ではあまり使用されなくなっている。米国以外のいくつかの国では，CVSまたは羊水検体の迅速異数性検査が，13番，18番，21番染色体上の特異的領域の定量的ポリメラーゼ連鎖反応（polymerase chain reaction：PCR）増幅によって行われている。

マイクロアレイ染色体検査

マイクロアレイ染色体検査（CMA；第5章参照）は，出生前診断における核型解析に取って代わりつつある。染色体異数性や，重複/三重複/欠失/マーカー染色体（第4章参照）などの部分的な不均衡を含むコピー数バリアント（copy number variant：CNV）は，CMAによって高精度分染法で得られるよりもはるかに高解像度で検出するこ

とができる。米国産科婦人科学会（ACOG）は，超音波検査で胎児異常が検出された場合，核型解析よりもCMAを第一選択検査とすべきであり，侵襲的検査を受けるすべての女性にCMAを受ける選択肢を与えることを推奨しているが，カナダ産科婦人科学会は正常核型が得られた後の第二選択検査としてCMAを推奨している。

一部の所見については核型解析が必要である（例えば，21番染色体のコピー数増加がトリソミーによるのか，もしくは不均衡型のRobertson（型）転座による結果なのかを判断する場合）。CMAは均衡型転座や均衡型逆位を検出しないが，これらが胎児の先天異常や症候群の原因であることは稀である。現在のデータでは，出生前CMAで臨床的に重要なCNVを同定できるのは全体の約1～1.7％であり，胎児先天異常のためにCMAを行う場合はこの数字は全体の6～7％に上昇し，先天異常が複数ある場合は10％を超える。CMAでは約1～2％の頻度で，意義不明のバリアント（variant of uncertain significance：VUS），もしくは胎児に疑われていなかった病態の存在を示す所見が同定されうる。これらはカウンセリングを複雑にする可能性があり，詳細は後述する。

染色体異常検出のためのシークエンシング

米国以外の一部の検査施設では，CMAに代わる低コストでハイスループットの方法として，染色体全体（異数性）または染色体部分のコピー数を決定するために，各染色体にアライメントされた断片を計数する低深度の**全ゲノムシークエンシング**（whole genome sequencing）を使用し始めている。米国では出生前診断には使用されていないが，異数性の着床前遺伝学的検査では選択される方法である（後述）。

胎児DNAシークエンシングと胎児ゲノム解析

ますます多くの遺伝性疾患の分子的基盤が明らかになるにつれて（第12章参照），従来は他の方法では出生前に検出できなかった多くの疾患が，現在，胎児DNAを解析することによって診断できるようになった。バリアントを直接解析するどのような技術であっても，羊水やCVS検体あるいはこれらの検体に由来する細胞培養物から抽出された，胎児DNA検体を用いて出生前診断に使用することが

できる。使用可能な 3 つの主な方法をあげると，既知のバリアントに対するシークエンシングや標的解析による単一遺伝子検査，遺伝子パネルシークエンシング，エクソームまたはゲノムシークエンシングとなる。エクソーム（全エクソン）またはゲノム（全ゲノム DNA）を 100％シークエンシングするわけではないため，私たちはこれらを全エクソームまたは全ゲノムシークエンシングではなく，**エクソームシークエンシング**（exome sequencing：ES）および**ゲノムシークエンシング**（genome sequencing）と呼んでいる。

出生前診断のための単一遺伝子検査と遺伝子パネルシークエンシング

胎児にリスクがある家族性の病的バリアントがわかっている場合や，タナトフォリック異形成症のように，いくつかの少数の病的バリアントのみによって引き起こされる致死的な骨格異形成のような認識可能な胎児状態がある場合では，特定の領域を狙った分子生物学的検査を行い，そのバリアントが胎児 DNA から検出されるかどうかを判定することができる。これらの検査は非常に正確であるが，このような臨床像は比較的稀である。一般的には，超音波検査で検出された胎児異常が，ある遺伝性疾患群を示唆する場合に行われる。このような状況では，遺伝子パネルシークエンシング検査，すなわち疾患群と関連している複数の遺伝子を解析する検査（例，多数の骨系統疾患を対象としたパネル）の実施が可能である。これらのパネルには制約がある。これらのパネルは通常，出生後に認知される遺伝子と疾患の相関にもとづいて設計されているが，当該疾患の出生前の表現型がよく知られていなかったり，出生後に観察される表現型とは異なっていたりすることがある。加えて，これらのパネルにおける解析対象遺伝子は，急速に増加する遺伝子と疾患の相関の知見に合わせて常に最新に保つ必要がある。出生前診断のための遺伝カウンセリングやこれら検査の選択においては，このような急速な変化について絶えず情報を得ることを役割とする臨床遺伝専門医や遺伝カウンセラーの参画が不可欠である。これらの遺伝学的検査は，リスクが高いことが判明した妊娠に対してのみ行われ，ルーチンとしてのスクリーニングや検査には用いられない。

出生前診断のためのエクソームシークエンシングとゲノムシークエンシング

先天異常と診断された胎児由来 DNA のシークエンシングに用いる遺伝子パネルの上記の制約に加えて，多くの胎児異常，特に胎児や新生児の死亡につながる異常について，遺伝学的基盤がいまだわかっていないことがさらに認識されるようになってきている。さらに，出生前に診断された胎児異常を引き起こす遺伝子バリアントのなかには，出生後には異なる表現型の原因となることが知られているものもあり，これは**出生前表現型拡大**（prenatal phenotype expansion）と呼ばれている。このような理由や，出生後の遺伝性疾患の診断が成功していることから，CMA による標準的な検査で診断が得られなかった胎児異常合併妊娠に対する胎児 DNA の出生前エクソームシークエンシング（ES）の有益性に関する複数の研究が進められている。いくつかの大規模研究では，これらの状況における診断率は 8.5〜13％であることが示されているが，単一遺伝子疾患が強く疑われる妊娠を含んだより精選した症例群での診断率はさらに高く，約 20〜40％となり，胎児骨系統疾患に関するさらに特化した症例群では 80％に達する。出生前エクソームシークエンシングが妊娠および新生児のケアに与える影響については，さらに多くの研究が必要であるが，専門学会は現在，他の方法では診断がつかない妊娠の際に選択する方法として，臨床的使用を支持している。この検査は，出生前遺伝学とこれらの検査の複雑さに精通し，その利点と限界について妊婦とそのパートナーへの遺伝カウンセリングに熟練した，遺伝学の専門家によって提供されるべきである。エクソームシークエンシングでは予想していない所見，すなわち VUS や，成人発症疾患を診断する可能性を含む偶発的および二次的所見，また，予期せぬ父子関係の検出といったことが得られる可能性がかなり高くなる（この後の議論を参照）。出生前 CMA や核型に比べてエクソームシークエンシング解析は複雑で時間が必要なため，結果が出るまでに時間がかかることがある。バリアントの解釈を迅速化するために，出生前エクソームシークエンシングは主にトリオで行われる。すなわち，胎児 DNA で見つかったバリアントの解釈を補助するために，両親の DNA もあわせてシークエンシングされ，解析される。

最近では，出生前診断のためのトリオゲノムシークエン

シングの研究も進められている。DNA の非コード領域と
コード領域の両方の評価やコピー数解析の可能性などのよ
うに，ゲノムシークエンシングはより包括的な解析法だ
が，一方で，それから得られる情報もいっそう複雑なもの
となる。出生前ゲノムシークエンシングは急速に発展して
いる分野であり，胎児医療と出生前遺伝学の実践にとって
ますます重要な倫理的・政策的意味をもつため，今後しば
らくは注意深く見守る必要がある。

代謝疾患の生化学的アッセイ

　遺伝的基盤や原因となる遺伝的バリアントが明らかな疾
患は DNA 解析によって出生前に診断が可能だが，絨毛
組織や培養羊水細胞を用いた生化学的解析によって 100
以上の代謝疾患が診断可能である。いくつかの希少疾患
は，羊水中の物質を測定することで直接同定することもで
きる。ほとんどの代謝疾患は一般集団では稀だが，常染色
体潜性遺伝であるため再発率は高い。それぞれの疾患の頻
度は低いため，出生前診断の検査を実施する検査施設の経
験が重要であり，専門のセンターで実施すべきである。可
能な限り，（培養ではなく）直接採取した絨毛組織を用い
た生化学的アッセイが望ましく，これは混入した母体細胞
の培養による増殖によって生じる結果の誤解釈を避けるた
めである。リスクのある妊娠の CVS または羊水細胞で
アッセイを試みる前に，検査室が発端者の生化学的異常を
検出する能力を確認できるように，家系内の罹患者から培
養細胞株を入手することが強く推奨される。代謝疾患のな
かには，羊膜細胞や絨毛では酵素が発現していなかった
り，信頼できる生化学的アッセイがなかったりするため
に，酵素アッセイによる出生前診断が不可能なものも多
い。これらの疾患については，DNA シークエンシングを
行う必要がある。

　生化学的検査には，DNA 検査よりも優れている点が 1
つある。それは，タンパク質の機能に重大な影響を及ぼす
変異アレルによって引き起こされる異常を検出できること
である。このことは，アレル異質性の高い疾患や，ルーチ
ンのシークエンシングには含まれない領域に病的バリアン
トが存在する遺伝子，あるいは新規変異の割合が高い遺伝
子では特に重要である（第 12 章参照）。さらに，家系内の
疾患原因となる変異が不明な場合には，生化学的検査が出
生前診断の唯一の選択肢となることもある。

出生前染色体解析と遺伝子シークエンシングの問題点

モザイク

　モザイクとは，個体または組織サンプル中に 2 つ以上
の細胞系統が存在することを指す（第 7 章参照）。侵襲的
な出生前検査手技，特に絨毛採取（CVS）は，胎盤の胚体
外組織を採取する。すなわち，胎児自体から採取するわけ
ではないため，培養胎児細胞で発見されたモザイクの解釈
は困難なものとなることがある。出生前遺伝学にかかわる
者は，胎児が真にモザイクかどうかを判断し，見かけ上の
モザイクの臨床的意義を理解しなければならない。

　羊水または CVS 細胞培養におけるモザイクは，モザイ
クのある細胞の数と，モザイクが生じたコロニーの数にも
とづいて，細胞遺伝学的に 3 つのレベルに区別される。
いくつかの異なる初代培養細胞から得られた複数のコロ
ニーで検出されたモザイクは，真のモザイクとみなされ
る。出生児を対象とした研究により，培養における真のモ
ザイクは，胎児におけるモザイクの存在が高リスクである
ことと関連することが確認されている。その確率は状況に
よって異なる。一方，例えば染色体の構造異常に関するモ
ザイクについてはほとんど確認されていない。単一の初代
培養細胞から得られた複数の細胞もしくはコロニーにみら
れるモザイクの解釈は困難であるが，一般的には培養中に
生じた偽モザイクを反映していると考えられている。モザ
イクが単一の細胞だけに限られる場合も偽モザイクを反映
していると考えられ，通常は無視される。

　母体細胞の混入（maternal cell contamination：MCC：
後述）は，XX と XY の両方の細胞系列が存在する見かけ
上のモザイクの症例を説明することができる。絨毛と母体
組織は解剖学的に密接に関連しているため（図 18.6 参
照），流産による子宮内容物や長期間の CVS 培養による
見かけ上のモザイクが，羊水細胞培養に比べてより一般的
にみられる。

　CVS の研究では，妊娠 10～11 週で調査された妊娠の
1～2％において，細胞性栄養膜細胞，絨毛間質や胎児にみ
られる核型間で，モザイク性の不一致が報告されている。
胎盤限局性モザイク（confined placental mosaicism：
CPM）とは，胎盤には存在するが胎児には存在しないモ

ザイクのことである（図18.8）。CPMが受精後に胎盤で発生したトリソミー細胞系列の結果であるとすれば、この場合、胎児は常に二倍体である。CPMのもう1つの機序はトリソミーレスキュー（第6章参照）であり、受精卵にトリソミーがあり、受精後の細胞分裂でトリソミー染色体の1コピーが失われ、トリソミー細胞とともに二倍体の正常細胞系列が確立される場合である。ときおり、トリソミーの細胞系列と正常な二倍体細胞系列の胎盤モザイクのある妊娠において、非モザイク性の13トリソミーまたは18トリソミーのある生児や胎児が報告される。これは、胎盤における二倍体細胞系列が、トリソミー胎児の子宮内における生存確率を向上させたと考えられている。トリソミーレスキューによって胎児が二倍体になった場合、胎児が同じ親由来の染色体を2コピー保持している可能性があり、その結果、**片親性ダイソミー**（uniparental disomy：UPD）になることが予測される（第6章参照）。UPDはすべての染色体で起こりうるが、インプリントを受けた遺伝子を含む7番、11番、14番、15番染色体では特に問題となる。例えば、15番染色体の2つの母方コピーがあると**Prader-Willi症候群**（Prader-Willi syndrome）になり、父方が2コピーあると**Angelman症候群**（Angelman syndrome）になる（第6章参照）。したがって、これらの染色体にCPMがある場合は、UPDを除外診断するための検査を行う必要がある。

マイクロアレイ染色体検査（CMA）では組織や培養細胞から抽出されたDNAを使用し、核型解析のように個々の細胞を検査しないため、モザイクの検出感度は低い。細胞の10％に異数性があるモザイクはCMAによるコピー数の変化として検出することは困難であるが、50細胞の核型解析では10％のモザイクを99％以上の確率で検出できると考えられる。細胞の20～25％以上にモザイクが存在しない限り、CMAでは染色体の部分的なCNVに対するモザイクの検出感度はより低い。

羊水穿刺でモザイクが同定された場合、モザイクの種類や存在範囲に関する臨床的転帰の情報は限定的であるため、出生前診断の遺伝カウンセリングにおいて見かけ上のモザイクの確認と解釈は困難な課題となる。臍帯穿刺（胎児血液サンプリング）のようなさらなる検査は何らかの指針を与えるかもしれないが、解釈は不確かなままである。CVSの段階でモザイクが同定された場合、特に出生前超音波検査で正常発育であり先天異常がないことがみられた場合では、フォローアップの羊水穿刺の結果が正常でUPD（前述）が除外されれば、両親は安心できるだろう。両親にはモザイクの可能性と、その解釈が不確実であることを、あらかじめ説明しておくべきである。出生後には、出生前診断にもとづいて疑われた染色体異常所見を確認す

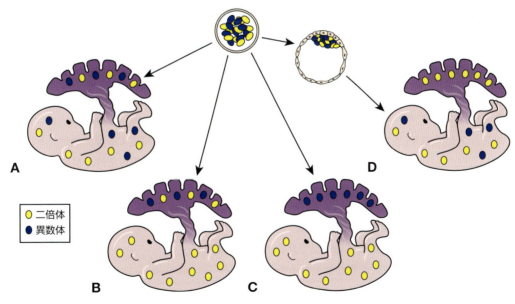

図18.8　出生前診断で検出されるモザイクの種類　(**A**) 胎児と胎盤の両方に影響を及ぼす、二倍体（黄色）と異常異数体（青色）の細胞系列をもつ汎発性モザイク。(**B**) 胎盤に二倍体と異数体の細胞があり、胎児は二倍体である限局性モザイク。(**C**) 胎盤には異数体細胞のみが存在し、胎児は二倍体であるモザイク。(**D**) 胎盤は二倍体で、胎児に限局したモザイク。(Kalousek DK: Current topic: Confined placental mosaicism and intrauterine fetal development. *Placenta*, 15:219-230, 1994 より改変)

る努力をすべきである。モザイクの有無の確認は，医学的管理だけでなく，特定のカップルや他の家族の遺伝カウンセリングにも役立つことがある。

培養不成功と母体細胞の混入

出生前診断は時間に余裕がなく，幸いにもその頻度は非常に稀であるが培養不成功が懸念事項となりうる。CVSの培養がうまくいかなかった場合では，羊水穿刺で染色体検査を反復できる時間がある。羊水細胞培養が不成功であった場合では，妊娠週数にもよるが，羊水穿刺を反復するか，臍帯穿刺を行うことになる。母体細胞の混入（MCC）は，出生前検体採取におけるもう1つの潜在的リスクである。細胞の培養中，胎児細胞よりも混入した母体細胞の成長が優れる可能性がある。MCCは男児の妊娠でXX細胞系列がある場合に疑われ，絨毛と母体組織が密接に関連していることから，CVSの培養では一般的である（図18.6参照）。MCCのリスクを最小化するために，CVSに含まれる母体の脱落膜は注意深く分離して除去しなければならないが，これは必ずしも母体由来の細胞をすべて除去することにはならない。母体血検体は，多型性を利用して母体および胎児検体のDNAの遺伝型を並行して判定することにより，MCCの確認または除外に利用することもできる。

予期せぬ所見：意義不明のバリアント，偶発的/二次的所見

時に，主に異数性を除外するために行われる出生前染色体解析で，他の異常な染色体所見〔例えば，稀な染色体再構成，マーカー染色体（第5章参照），そして現在ではより一般的であるCMAやエクソームシークエンシング，ゲノムシークエンシングでのVUS〕が明らかになることがある。

不均衡または de novo（新規）で生じた染色体構造の再構成は，胎児に重篤な異常を引き起こす可能性がある（第6章参照）。両親のどちらかに均衡型の染色体再構成（例えば，均衡型転座）があり，それが胎児に不均衡型で存在する場合（不均衡型転座）では，胎児に重篤な結果をもたらす可能性がある。胎児に構造的な染色体再構成があり，それが両親のどちらかに存在する場合，有害な結果を伴わない良性の変化である可能性が高くなるが，これには例外がある。そのような染色体再構成には，発現量の変動や，

インプリントを受けた遺伝子を含むゲノム領域の関与が含まれる。

CMAは核型解析よりもVUSを検出する確率が高く，胎児異常のある妊娠の第一選択の検査としてではなく，選択的に用いられてきた理由の1つはそのためである。ヒトゲノムのCNVに関する経験と知識が向上するにつれて（第4章参照），CNVのより多くの部分の医学的関連性がより明確になるであろう。CMAに伴うVUSの発生率は，核型解析とほぼ同じレベルにまで低下してきており，ほぼすべての適応において胎児の核型解析をCMAに置き換えることが正当化される。

エクソームシークエンシングとゲノムシークエンシングは，CMAで遺伝的な病因が同定されない胎児異常妊娠の二次的な評価のための検査である。両者ともVUSを検出する確率が高いが，出生前解析を超音波における表現型や家族歴に関連する遺伝子に限定することで，これを軽減することができる。VUSが同定された場合，トリオシークエンシングによる両親データの解析が，解釈に役立つことがある。

胎児の表現型とは無関係であるが，別の重篤な疾患を引き起こす可能性のある，病的または病的の可能性が高いバリアントの偶発的所見が，胎児や両親のサンプルの塩基配列から発見されることがある。胎児検体において発見された小児期の重篤な疾患に関連する有意な偶発的所見を報告することは推奨される。しかしながら，両親の所見（例えば，がんのような晩発性疾患のリスクを増加させるバリアント）の報告には，両親が自身に関する結果を得ることを承諾しないという選択を含めることが多い。二次的所見とは，米国臨床遺伝・ゲノム学会（American College of Medical Genetics and Genomics：ACMG）により意義づけされた疾患と関連する遺伝子リストに含まれる病的バリアントおよび病的の可能性が高いバリアントのことであり，これらのバリアントが発見されることにより，個人に有益な医療措置が講じられる可能性がある。一般的に，患者には二次的所見の告知を拒否する選択肢が与えられるべきである。

18.4 妊娠前の遺伝学的 スクリーニングと検査

常染色体潜性およびX連鎖性疾患に 対する親の保因者スクリーニング

妊娠前スクリーニングとは，妊娠前に将来の子どもの遺伝性疾患のリスクについて，親を評価することである。この時期に保因者スクリーニングを実施するのが妥当であるが，実際に妊娠前に実施されることは少ない。したがって，常染色体潜性遺伝疾患やX連鎖性の単一遺伝子疾患のリスクと保因者スクリーニングも，出生前カウンセリングで扱うべきである。保因者スクリーニングのアプローチは時代とともに発展してきた。当初は，過去に罹患した子どもの有無，血縁関係の有無，これから親となる人の祖先に関する情報など，家族歴を通じて評価された個々のリスク因子にもとづき，少数の疾患を対象としたスクリーニングに依拠していた。現在利用可能なハイスループット検査法により，多くの遺伝子の費用対効果の高い迅速なシークエンシングが可能となり，より多くの遺伝子パネルを用いた保因者スクリーニングのためのより均てん化されたアプローチが可能となった。ACMGは現在，すべての妊娠前または妊娠中の患者とその生殖パートナーに対して，祖先系や人口集団に中立的な方法で保因者スクリーニングを行うことを推奨している。ACMGは，保因者頻度が1/200以上の97の常染色体潜性遺伝形質と16のX連鎖性形質に関して，すべての妊婦に遺伝子パネルを提供することを推奨している。その一方で，近親婚の可能性がある患者や，家族歴や病歴にもとづいた理由がある場合には，追加疾患遺伝子を含むより大きなパネルを準備することを推奨している。

現在または将来の妊娠において潜性遺伝疾患またはX連鎖性疾患のリスクを増加させる病的または病的な可能性のあるバリアントの保因者であるカップルは，生殖の選択肢と残存リスクについて適切な遺伝カウンセリングを受けるべきである。妊娠前に，単一遺伝子疾患の着床前遺伝学的検査（PGT-M）（後述），ドナー卵子や精子の使用，養子縁組，または子どもをもつことを見合わせる選択肢を検討することができる。また，妊娠して，妊娠中に絨毛採取（CVS）や羊水穿刺を受けるか，出生時に乳児の検査を受けるかを選択することもできる。

着床前遺伝学的検査（PGT）

かつて**着床前遺伝子診断**（preimplantation genetic diagnosis：PGD）と呼ばれていた**着床前遺伝学的検査**（preimplantation genetic testing：PGT）は，胚移植の前の体外受精胚に対して行われる（**図18.9**）。PGTは，子孫に特定の遺伝性疾患や異数性の重大なリスクがあるカップルに，妊娠中絶を回避して生殖リスクを管理する選択肢を提供するものである。最も一般的に用いられている方法である**胚盤胞生検**（blastocyst biopsy）（図18.9参照）では，女性は体外受精（IVF）を行うことが必要である。女性はまず卵巣刺激を受け，刺激周期に10個以下の卵母細胞を採取する。これらの卵母細胞を体外で受精させ，胚盤胞期まで5〜6日間培養する。その際，胎児に発育する内部細胞塊を破壊することなく，将来胎盤に発育する栄養外胚葉から5〜10個の細胞を回収する（第15章参照）。PGTは当初，8細胞期胚の割球生検で行われていたが，より多くの細胞試料が得られ，より精度が高いことが明らかな胚盤胞の栄養外胚葉生検が現在では選択されている。通常，生検された胚は，分子診断が行われている期間では凍結保存される。対象となる遺伝的異常をもたないことが判明した胚の1つを移植し，通常のIVF後に行われているように，将来の周期で着床できるようにする。罹患している胚は廃棄される。現在得られているデータでは，生検を受けた胚に有害な影響はないと示唆されている。

PGTは3つに分類される。PGT monogenic（PGT-M）は単一遺伝子疾患を評価し，PGT aneuploidy（PGT-A）は全染色体異常を評価し，PGT structural rearrangement（PGT-SR）は転座などの染色体構造異常を検出するために使用される。PGT-Mは，過去に遺伝性疾患の家族で発見された，あるいは親の保因者スクリーニングで発見された，特定の遺伝子における既知の病的バリアントを検出するために利用される。PGT-Mでは，PCR増幅の後，バリアントの検出のための解析が実施される。初期試料が少量であるため，精度を向上させるために連鎖多型マーカーの解析が含まれることが多い。

当初，染色体異常の検出にはFISH法，後にマイクロアレイ解析が用いられたが，最近ではPGT-Aや不均衡転座のCNVの検出は主に次世代シークエンシング法に切

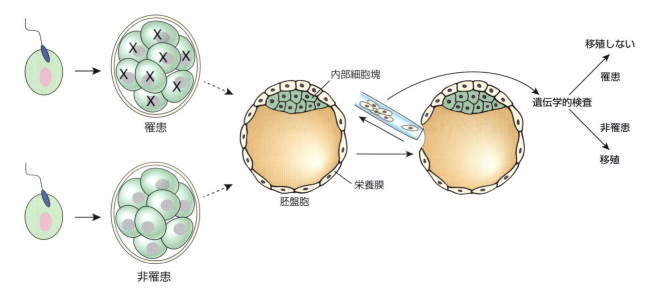

図18.9　着床前遺伝学的診断　卵巣刺激後，卵母細胞を採取し，体外受精を行う。受精卵は5〜6日間培養され，胚盤胞の段階に達し，胎盤へと発育する栄養外胚葉から約5〜10個の細胞を採取する。これらの細胞は染色体疾患や単一遺伝子疾患の遺伝学的検査に使用される。この例では，Xと表示された胚は移植されない。妊娠を成立させるために，罹患していない胚のみが患者の子宮に移植される。

り替わっている（第4章および第5章参照）。PGT-Aは現在，IVFを受ける女性に提供され，移植に用いる胚を二倍体胚に限定することで，生児出生率を高めている。米国生殖医学会（American Society of Reproductive Medicine）はすべての不妊女性にPGT-Aを行うことを推奨しているが，PGT-Aの臨床的有用性を十分に確立するための研究は現在進行中である。

近年の技術的改善にもかかわらず，PGTには限界がある。これには，モザイクや de novo 変異，微細欠失，重複の検出に関する課題が含まれる。PGTの診断は少数の細胞で行われるため，PGT-MおよびPGT-SRの対象となった女性には，その後の妊娠中に確認のためのCVSまたは羊水穿刺を行うべきである。PGT-Aによる偽陽性および偽陰性のリスクは小さい（約2〜3％）ため，PGT-Aを用いたIVFからの妊娠に対して出生前異数性スクリーニング検査を実施することはグッド・プラクティス（優れた取り組み）であると考えられている。PGTは妊娠中絶に伴う倫理的，宗教的，心理的困難を回避するために開発されたが，両親が家族を構築した後，罹患胚および残された非罹患凍結胚の処分に関連した倫理的ジレンマは残る。

18.5　胎児への外科的・内科的介入

胎児を対象とした外科的・内科的介入が可能な病態の数は過去40年間に著しく拡大しているが，治療が必要な胎児病態の根底にある遺伝的病態に関連する倫理的配慮によって，頻繁に影響を受けている。胎児治療は1960年代に胎児貧血，特に胎児Rh免疫異常に対する子宮内輸血から始まった。これに，胎児の余分な体液を羊膜腔に排出するためのシャント挿入が続いた。シャントは，胎児性尿路障害の一部の症例（例えば，膀胱出口部の閉塞がある場合の尿の排出，多量の胸水の排出）に現在も実施されている。双胎間輸血症候群に対する胎盤の吻合血管のレーザー焼灼術は1990年代に開始され，この疾患に対するレーザー治療は現在では標準治療となっている。進行性左心低形成症候群の一部の症例に対しては，大動脈弁形成術が行われ，現在ではバルーン中隔切除術や心房中隔切除術が専門施設で行われている。多施設ランダム化比較試験の後，MOMS（Management of Myelomeningocele Study）は，脊髄髄膜瘤（二分脊椎）の子宮内外科的修復後の予後の改善を示した。この介入は現在，選択された施設で対応可能である。近年，この方法は開腹手術から鏡下手術へと移行している。先天性横隔膜ヘルニアのある胎児の一部症

例では，胎児肺の成長と拡張を改善する目的で気管内にバルーンを留置することで予後が改善した。バルーンは分娩管理前に取り除かれる。最後に，無機能腎のある胎児における早発性の羊水過少症を治療するために，連続的な羊水注入の効果を調べるための研究が進行中である。

このような機械的な胎児手技に加えて，多くの子宮内治療法が採用されている。胎児不整脈は，ジゴキシン（digoxin）やソタロール（sotalol）などの抗不整脈薬を経母体的に投与して治療が行われる。シロリムス（sirolimus）は，胎児横紋筋腫の重症例に対する有効性を確立している。骨形成不全症やヘモグロビン異常症などに対しては，子宮内幹細胞移植や遺伝子治療の臨床試験が進行中である。

このような胎児への介入が有益となる障害や先天異常は，遺伝学的な異常によって引き起こされる可能性がある。したがって，このような処置の前に，出生前遺伝カウンセリングとアセスメントを含む評価と意思決定への集学的アプローチが推奨される。実施すべき評価の深度については議論が残っており，胎児核型はいくつかの手技の最低条件として推奨されているが，これは大きな先天異常の基本的な遺伝学的検査として CMA が一般的に推奨されていることとは対照的である。遺伝学的検査の結果が得られた後の検査後カウンセリングでは，胎児処置を行うことのリスク，利益，選択肢についての集学的な議論を含めるべきである。

18.6 妊娠前および出生前診断とスクリーニングのための遺伝カウンセリング

ほとんどの出生前および生殖遺伝領域の遺伝カウンセラーは，出生前診断プログラムという場で実践を行っている。出生前診断プログラムの専門スタッフ（医師，看護師，遺伝カウンセラー）は，正確な家族歴を入手し，家族歴や祖先の情報にもとづき，以前は疑われなかった他の遺伝的問題を考慮すべきかどうかを判断しなければならない。保因者スクリーニング，着床前遺伝学的検査（PGT），出生前スクリーニング検査や診断を含む，遺伝学的スクリーニングや検査を考慮する場合には，検査前および検査後の遺伝カウンセリングが推奨される。

保因者スクリーニングと検査については最近まで，特定の集団でより頻度の高い少数の X 連鎖性疾患や常染色体

潜性遺伝疾患について保因者検査の必要性を評価するために，祖先の情報を利用していた。このような疾患には，地中海系やアジア系祖先をもつ人に多いサラセミア，アフリカ系祖先をもつ人に多い鎌状赤血球貧血，アシュケナージ系ユダヤ人を祖先にもつ人に多い複数の疾患などがある。各個人に単一の遺伝的背景（祖先系）を割り当てることは困難になってきているため，現在では外見上あるいは本人の主張する祖先系とは関係なく，多数の遺伝性疾患について検査する，より広範な保因者スクリーニングパネルの使用が推奨されている。

多くの異なる出生前スクリーニングや検査の選択肢があることによってもたらされる複雑さには，スクリーニングと診断的検査の区別，多くの異なる特徴的な検査の適応，検査結果の解釈の微妙さ，そして生殖に関する意思決定にかかわる個人的・倫理的・宗教的・社会的配慮などが含まれる。これらのことは，出生前遺伝学的サービスの提供を難しいものにしており，出生前遺伝学的スクリーニングや診断を検討している親になる人たちに対して，どのような状態を検査・スクリーニングするか，また診断手技の同意を与えるか保留するかについて十分な情報を得たうえで決定できるように，理解しやすい情報を提供すべきである。絨毛採取（CVS）または羊水穿刺を検討している女性に対する出生前遺伝学的カウンセリングは通常，いくつかの異なった話題を取り扱う（**BOX 18.2** 参照）。

スクリーニング検査は診断的検査に伴うリスクを回避す

BOX 18.2

絨毛採取（CVS）または羊水穿刺のカウンセリング

- 検査の理由／適応と，代替法となる選択肢（非確定的検査）
- 胎児が検査対象疾患に罹患するリスク
- 検査対象の遺伝性疾患（または疾患分類）の性質と予後
- 実施する手技のリスクと限界
- 失敗した場合，再検査が必要となる可能性
- 実施する遺伝学的検査の種類
- 検査で遺伝的原因が発見される可能性
- 結果報告がなされるまでに要する時間
- 解釈不能な結果，あるいは意義不明のバリアントが得られる可能性
- 偶発的および／または二次的所見の可能性，およびこれらの所見の通知を拒否するオプション

るものであるが,「はい」か「いいえ」の診断的な解答を与えるものではない。スクリーニング検査は,基礎的リスクに対する疾患のリスク推定値を提供する。スクリーニング陽性のカットオフ値は感度と特異度のバランスをとるように設定され,スクリーニング検査では一般に偽陽性率を妥当なレベル(一般に5%未満)に保つために,診断的検査で許容されるよりも高い偽陰性率を許容する。スクリーニングと診断的検査の双方における検査技術の進歩は,より正確で,より広範な検査の選択肢をもたらし,さらに多くの遺伝性疾患に対する情報を提供している。このため,出生前遺伝カウンセリングや,どの選択肢を選ぶかについての親の意思決定は,より複雑なものになっている。Down症候群のセルフリーDNAベースのスクリーニング(非確定的検査)は,母体血清マーカースクリーニングよりもはるかに感度が高いことは明らかであるが,CVSまたは羊水穿刺にCMA,すなわち異数性や小さな不均衡(欠失や重複)を全ゲノムで調べる検査を組み合わせると,全妊娠の1~1.7%,出生前超音波検査で胎児の構造異常が見つかった妊娠の6%で有意な染色体異常を検出できることが現在では知られている。また,最新のデータは,羊水穿刺とCVSが以前考えられていたよりも安全であることを裏付けている。このため,この出生前診断的検査をすべての女性に提案することが推奨されている*訳注。したがって,出生前遺伝カウンセリングではすべての選択肢を女性に知らせ,妊娠に関する遺伝情報を知りたいという女性の希望と,検査手技を受けたいという女性の意思,そしてこの情報を使ってどのような決定を下すかとの間でバランスをとる決断を支援しなければならない。

どのような遺伝学的検査に対する遺伝カウンセリングでもそうだが,特に結果の解釈が困難な場合には,さらなる検査や相談が必要であることをカップルに助言しなければならない。結果が出た後,遺伝カウンセラーは検査結果を確認し,臨床細胞遺伝学や分子遺伝学を専門とする臨床遺伝専門医の指示に従って明確化を求めることがある。結果の開示では,結果の意味を患者に知らせ,結果を明確にするために必要な追加検査を提案し,他の家族への影響について話し合うことが必要である。臨床的意義が不明なバリアントは,将来再分類される可能性

とともに報告されることが多い。偶発的所見や二次的所見は,患者がこれらの結果を受け取らないことを選択しなかった場合に報告される。遺伝カウンセラーはまた,その結果が将来の妊娠および出生後の新生児の管理に及ぼす影響について,一般的な用語で説明する。特定の疾患については,特定の所見に応じた適切なサブスペシャルティ専門医への紹介を提案するとともに,胎児治療の利用可能性を議論することができる。医療者は,妊娠の継続または終了に関する選択肢について,それが患者にとって認容できる方針であるかどうかについての患者の個人的な考えを常に尊重しながら,診療地域の法的制限の範囲内で述べることができる。

子どもの遺伝性疾患のリスクが高い親にとってのPGTと出生前遺伝学的診断の主な目的と利点は,他の方法では考えられもしなかった妊娠を考えられるようになることである。PGTは罹患胎児の妊娠を回避する手段を提供する。一方,出生前診断では,胎児がその疾患をもっているかどうかを妊娠初期に知ることができ,妊娠を継続するかどうかについて十分な情報にもとづいた決定をすることができる。遺伝性疾患を有する子どもをもつリスクが低いか平均的な両親にとっては,出生前遺伝学的スクリーニングや追跡的な診断的検査の大部分は,最終的に安心感を与えることに終わる。出生前診断の第一の目的は,胎児が当該疾患に罹患しているか罹患していないかを判定することである。検査を受ける理由の如何にかかわらず,異常な結果が出た場合に利用可能なすべての選択肢について両親に知らせるべきである。罹患胎児の診断を受けることで,両親は疾患のある新生児の管理について,心情的にも医学的にも準備することができる。妊娠の中断は両親が選択できる選択肢の1つであるが,出生前診断を受けることによって異常な結果が出た場合に妊娠を中止する暗黙の義務はないことを両親が理解することが重要である。

最後に,出生前遺伝学的スクリーニングと診断は急速に発展している分野である。胎児と胎児ゲノムを評価するために利用可能な方法における急速な技術的進歩,社会的・倫理的規範に関する継続的な議論,世界中の異なる文化や国における出生前診断に関する政府のさまざまな政策により,この分野におけるケアの基準は今後も修正され,洗練され続けるであろう。

---

*訳注 日本では日本産科婦人科学会が侵襲を伴う出生前遺伝学的検査の実施要件を定めており,リスクが高い場合に限定している。

(訳:三宅秀彦)

一般文献

Gardner RJM, Amor DJ: *Gardner and Sutherland's chromosome abnormalities and genetic counseling*, ed 5. New York, 2018, Oxford University Press.

Milunsky A, Milunsky J: *Genetic disorders and the fetus: Diagnosis, prevention, and treatment*, ed 8. Chichester, West Sussex, England, 2021, Wiley-Blackwell.

Norton M, Kuller J, Dugoff L: *Perinatal genetics*, ed 1. St. Louis, 2019, Elsevier.

専門領域の文献

Adzick NS, Thom EA, Spong CY, et al: A randomized trial of prenatal versus postnatal repair of myelomeningocele. *N Engl J Med*, 364:993-1004, 2011.

Practice Bulletin No. 187: Neural tube defects. *Obstet Gynecol*, 130:e279-e290, 2017.

Preimplantation Genetic Testing: ACOG Committee Opinion, Number 799. *Obstet Gynecol* 135:e133-e137, 2020.

American College of Obstetricians and Gynecologists: Practice Bulletin No. 162: Prenatal diagnostic testing for genetic disorders, *Obstet Gynecol* 127:e108-e122, 2016.

American College of Obstetricians and Gynecologists' Committee on Practice Bulletins-Obstetrics: Committee on Genetics; Society for Maternal-Fetal Medicine: Screening for Fetal Chromosomal Abnormalities: ACOG Practice Bulletin, Number 226. *Obstet Gynecol* 136:e48-e69, 2020.

Armour CM, Dougan SD, Brock JA, et al: Practice guideline: joint CCMG-SOGC recommendations for the use of chromosomal microarray analysis for prenatal diagnosis and assessment of fetal loss in Canada. *J Med Genet* 55:215-221, 2018.

Bianchi DW, Chiu RWK: Sequencing of circulating cell-free DNA during pregnancy. *N Engl J Med*, 379:464-473, 2018.

Bianchi DW, Parker RL, Wentworth J, et al: DNA sequencing versus standard prenatal aneuploidy screening. *N Engl J Med*, 370:799-808, 2014.

Deprest J, Benachi A, Gratacos E, et al: Randomized trial of fetal surgery for moderate left diaphragmatic hernia, *N Engl J Med* 385:119-129, 2021.

Deprest J, Nicolaides K, Benachi A, et al: Randomized trial of fetal surgery for severe left diaphragmatic hernia, *N Engl J Med* 385:107-118, 2021.

Fan HC, Gu W, Wang J, et al: Non-invasive prenatal measurement of the fetal genome. *Nature*, 487:320-324, 2012.

Grati FR, Ferreira J, Benn P, et al: Outcomes in pregnancies with a confined placental mosaicism and implications for prenatal screening using cell-free DNA. *Genet Med*, 22:309-316, 2020.

Gregg AR, Aarabi M, Klugman S, et al: Screening for autosomal recessive and X-linked conditions during pregnancy and preconception: A practice resource of the American College of Medical Genetics and Genomics (ACMG). *Genet Med*, 23:1793-1806, 2021.

Gregg AR, Edwards JG: Prenatal genetic carrier screening in the genomic age. *Semin Perinatol*, 42:303-306, 2018.

Harris S, Gilmore K, Hardisty E, et al: Ethical and counseling challenges in prenatal exome sequencing. *Prenat Diagn*, 38:897-903, 2018.

Kardon G, Ackerman KG, McCulley DJ, et al: Congenital diaphragmatic hernias: from genes to mechanisms to therapies. *Dis Model Mech*, 10:955-970, 2017.

Kitzman J, Snyder M, Ventura M, et al: Noninvasive whole-genome sequencing of a human fetus. *Sci Transl Med*, 4:137ra76, 2012.

Lord J, McMullan D, Eberhardt R, et al: Prenatal exome sequencing analysis in fetal structural anomalies detected by ultrasonography (PAGE): a cohort study. *Lancet*, 393:747-757, 2019.

Malone FD, Canick JA, Ball RH, et al: First-trimester and second-trimester screening, or both, for Down's syndrome. *N Engl J Med*, 353:2001-2011, 2005.

McArthur SJ, Leigh D, Marshall JT, et al: Blastocyst trophectoderm biopsy and preimplantation genetic diagnosis for familial monogenic disorders and chromosomal translocations. *Prenat Diagn*, 28:434-442, 2008.

Monaghan KG, Leach NT, Pekarek D, et al: The use of fetal exome sequencing in prenatal diagnosis: A points to consider document of the American College of Medical Genetics and Genomics (ACMG). *Genet Med* 22:675-680, 2020.

Nassr AA, Erfani H, Fisher JE, et al: Fetal interventional procedures and surgeries: A practical approach. *J Perinat Med*, 46:701-715, 2018.

Petrovski S, Aggarwal V, Giordano J, et al: Whole-exome sequencing in the evaluation of fetal structural anomalies: A prospective cohort study. *Lancet*, 393:758-767, 2019.

Pratt M, Garritty C, Thuku M, et al: Application of exome sequencing for prenatal diagnosis: A rapid scoping review. *Genet Med*, 22:1925-1934, 2020.

Vossaert L, Chakchouk I, Zemet R, et al: Overview and recent developments in cell-based noninvasive prenatal testing. *Prenat Diagn*, 41:1202-1214, 2021.

Wapner RJ, Martin CL, Levy B, et al: Chromosomal microarray versus karyotyping for prenatal diagnosis. *N Engl J Med*, 367:2175-2184, 2012.

Zhang J, Li J, Saucier J, et al: Non-invasive prenatal sequencing for multiple mendelian monogenic disorders using circulating cell-free fetal DNA. *Nat Med*, 25:439-447, 2019.

問題

1 上段の用語と下段の適切なコメントを一致させよ。

　a．セルフリー DNA

　b．妊娠 10 週

　c．臍帯穿刺

　d．モザイク

　e．妊娠 16 週

　f．母体血清中αフェトプロテイン

　g．異数性

　h．嚢胞性ヒグローマ

　i．羊水

　_____ 核型解析のための胎児血液の採取方法

　_____ 通常の羊水穿刺の実施時期

　_____ 胎児が NTD に罹患している場合，値が上昇する

　_____ 培養可能な胎児細胞を含む

　_____ 出生前診断における主要な細胞遺伝学的問題

　_____ 超音波診断で Turner 症候群の可能性あり

　_____ リスクは母体年齢とともに増加する

　_____ CVS を実施できる最も早い時期

　_____ 妊娠 10 週からの異数性スクリーニングに使用される

2 あるカップルには Down 症候群のある子がいるが，その子は母親から 21q21q 転座を受け継いでいる。出生前診断はこのカップルの次の妊娠に役立つだろうか？　説明せよ。

3 絨毛膜絨毛試料からの培養細胞は 2 つの細胞系列，46,XX と 46,XY を認めた。この結果は必ず胎児に異常があることを意味するか？　説明せよ。

4 妊娠第 2 三半期における母体血清中の AFP，hCG，uE3 を測定することで，（確定はできないが）胎児に関していかなる主な 2 つの情報を得ることができるか？

5 ある若い女性が初回妊娠中に遺伝専門医に相談があった。彼女の男兄弟は，以前 Duchenne 型筋ジストロフィーと診断され，その後亡くなっていた。彼女の家族で罹患者は彼だけであった。その女性は生化学的検査を受け，クレアチンキナーゼ値が上昇しており，この疾患の保因者であることが判明した。残念なことに，この女性の兄弟については，どのようなタイプの変化した *DMD* 遺伝子をもっているのかを調べるための DNA 解析は行われていなかった。

　a．DMD のある児の出生リスクを評価するために，他にどのような検査ができるか？

　b．その検査で得られた情報を出生前検査に使うことはできるか？

6 以下の診断法の相対的な利点と欠点について論じ，それらが適応となる疾患または適応とならない疾患の種類を挙げよ：羊水穿刺，CVS，妊娠第 1 三半期の母体血清スクリーニング，妊娠第 2 三半期のスクリーニング，セルフリー胎児 DNA を用いた非侵襲的出生前検査（NIPT）。

7 妊娠第 2 三半期の解剖学的超音波検査を 30 歳の初産婦に行ったところ，以下の所見が認められた：先天性横隔膜ヘルニア，5 パーセンタイルの大腿骨短縮，小さな心室中隔欠損。その他の異常は認められない。あなたは彼女に染色体異常のリスクについてカウンセリングを行い，彼女は羊水穿刺を受けることに同意した。CMA と核型の結果に特記すべき所見なし。

　a．現時点でどのようなフォローアップ検査が可能か？　次に行う検査を考察し，その利点，検出率，潜在的なリスクについて患者に何を伝えるべきか検討せよ。患者には，ある種の情報の開示についての選択肢があるだろうか？

　b．当該疾患における治療選択について，あなたは彼女に対してどのようなカウンセリングが可能か？　また，治療法の決定において遺伝学的検査の結果をどのように考慮するか？

第19章

医療，個別化医療へのゲノム学の応用

Ronald Doron Cohn • Iris Cohn

　ここまでの数章で，現代のゲノム学の臨床応用に関するさまざまな面について述べてきた。第16章では，腫瘍に存在するバリアントの同定や，RNA発現パターンのプロファイル解析などの強力な新しいゲノム技術について説明した。これらの技術は，がんを有する個人に対する予後の決定や適切な標的治療の選択に用いられている。第17章では，最新のゲノム学を将来のリスク評価や，遺伝性疾患に関係する人々への遺伝カウンセリングにどのように応用するか検討した。第18章では，出生前遺伝学とゲノム学により可能となった出生前診断の発展に焦点を当てた。

　本章ではゲノム学の別の応用として，**個別化医療**（individualized health care）について述べる。個別化医療への応用例として，無症状の人やその家族の易罹患性に関するスクリーニング，その結果から得られた情報を健康の改善に応用することなどがあげられる。はじめに集団スクリーニングと，予防可能な疾患のリスクが高い新生児の異常を検出できる最も確立された高精度の遺伝学的スクリーニングの1つを紹介する。次に，薬理ゲノム学の基本概念と応用について説明し，さらに個々のゲノム変化が薬物治療に与える影響についての知見が，治療効果を改善するため，あるいは副作用を減らすためにどのように用いられるか検討する。最後に，ゲノム配列にもとづく遺伝的易罹患性のスクリーニングについて述べ，易罹患性遺伝型スクリーニングの評価に通常用いられる遺伝疫学の概念と手法について概説する。

19.1 集団における遺伝学的スクリーニング

　遺伝学的スクリーニング（genetic screening）とは，ある特定の遺伝性疾患に対する易罹患性が高い人を同定する，集団を対象とした方法である。第17章で説明したとおり，集団レベルでのスクリーニングを，罹患者に対する検査，あるいは既に家族歴が明らかになっている家系での保因者に対する検査と混同してはならない。家族歴は非常に有用なツールであるが（図19.1），一卵性双生児を除き，血縁者とすべてのバリアントを共有する人はいない。家族歴は，個人の遺伝的バリアントの組み合わせが疾患の原因であるかもしれないということを間接的に評価する手段にすぎない。家族歴はまた，関係者の血縁者に明らかな疾患があるかどうかにもとづくものであるので，易罹患性に関する感度の低い指標である。

　集団スクリーニングの試みが始まっているが，これは家族歴や臨床状態によらない，健康や疾患に関係するバリアントを探索するものである。また，このスクリーニングから得られた情報を，個人やその家族の健康管理を改善するためのリスク評価に応用するものでもある。

　集団スクリーニングは，家族歴に関係なく，特定の集団に属する全員を対象とする。得られた情報を応用するため

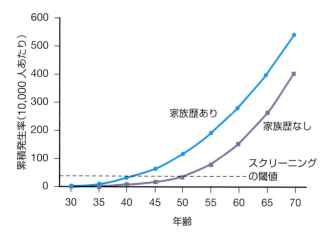

図19.1 大腸がんの家族歴がある人とない人における，年齢別の大腸がんの累積発生率　10,000人あたりの数字。（データはFuchs CS, Giovannucci EL, Colditz GA, et al: A prospective study of family history and the risk of colorectal cancer, N Engl J Med 331:1669-1674, 1994より）

には，遺伝的リスク因子が個人の実際のリスクの有効な指標であることを示す必要がある。また，有効である場合には，そのような情報が健康管理の指標としてどれほど役に立つかを明らかにしなければならない。疾患易罹患性の遺伝学的スクリーニングは，今後より重視される重要な公衆衛生活動である。スクリーニング検査が利用できるようになればなるほど，その重要性は増すであろう。

新生児スクリーニング

最もよく知られている遺伝学的な集団スクリーニングの試みは，早期治療により予防もしくはその後の経過を改善できるような疾患に対する，発症前の乳児を同定する政府の支援もしくは規制プログラムである。一般に**新生児スクリーニング**（newborn screening）では，遺伝型を直接決定することによって予想される疾患が評価されているわけではない。代わりに多くの例では，無症状の新生児は血中のさまざまな物質濃度の異常をスクリーニングされる。こうして同定された異常は，疾患の存在を確認あるいは除外するためのさらなる評価のきっかけとなる。疾患の原因となる遺伝型を検出するために生化学的測定を用いるとい

BOX 19.1

効果的な新生児スクリーニングプログラムの一般的な基準

分析的妥当性
- 適切な代謝産物を検出するために迅速で経済的な臨床検査があること。

臨床的妥当性
- 臨床検査の感度が十分高く（偽陰性がない），特異度が妥当である（ほとんど偽陽性がない）。陽性的中率が高い。

臨床的有用性
- 治療が可能である。
- 症状が明らかになる前の早期治療の開始が，重度の病態を軽減または予防する。
- 標準的なフォローアップと健康診断では新生児期に疾患を明らかにできないので，検査が必要となる。
- 疾患が，スクリーニングを行うことが十分正当化されるほどの頻度と重症度をもつ。つまりスクリーニングには費用対効果がある。
- 新生児の両親や担当医にスクリーニング検査の結果を伝え，検査結果を確認し，効果的な治療や遺伝カウンセリングを行う公衆衛生システム基盤がある。

う考え方の1つの例外が難聴のスクリーニングであり，この表現型自体がスクリーニングや介入の対象となっている（後述）。一般的には踵から採取した血液を用いるが，最近の新生児スクリーニングの拡大には，難聴や心疾患などの状態を検出するためのベッドサイド検査も含まれている。後者の2疾患は現在，米国連邦政府が推奨する統一スクリーニングパネル（Recommended Uniform Screening Panel：RUSP）2に含まれており，世界の他の地域でもいくつかのプログラムに含まれている。

遺伝学的スクリーニングに関する一般的な多くの問題点が，新生児スクリーニングプログラムによって明らかにされている。任意の疾患が新生児スクリーニングの対象として適切かどうかの判断は，**臨床的妥当性**（clinical validity）と**臨床的有用性**（clinical utility）を含む標準的な基準にもとづいている（**BOX 19.1** 参照）。新生児スクリーニング検査は，真の患者を見逃さないために偽陰性率を低く保つよう，また検査を非特異的なものにしないために偽陽性率が高くなりすぎないよう設計されている。偽陽性という結果は，両親に無用な不安を与えることになる。さらに，より多くの罹患していない乳児が再検査のために呼び出されるため，費用もかかる。一方，極端な例では，偽陰性という結果はスクリーニングプログラムの目的を台無しにしてしまう。特定の疾患についてスクリーニングを実施するかどうかを決定する際には，そのようなスクリーニングによって特定された罹患新生児のケアに対応する公衆衛生システムの基盤能力を考慮しなければならない。

これらの基準をすべて満たす原型となったのが，**フェニルケトン尿症**（phenylketonuria：PKU）である（第13章参照）。数十年にわたり，出生後すぐに採取された血液をろ紙上にスポットし，そこに含まれるフェニルアラニン値の上昇を検出する方法が，フェニルケトン尿症および他の型の高フェニルアラニン血症の新生児スクリーニングの主流であった。現在では，北米，欧州，ラテンアメリカの大部分，アジア太平洋地域の大部分でこの検査が行われている（第13章参照）。スクリーニングの結果が陽性で，診断が確定すれば，乳児期の早い時期にフェニルアラニンの食事制限を行い，不可逆的な知的障害を予防することができる。

新生児スクリーニングの対象として広く取り上げられている他の2つの疾患は，**先天性難聴**（congenital hearing loss）と**先天性甲状腺機能低下症**（congenital hypothyroidism）である。難聴の新生児スクリーニングは，米国とカナ

ダ全土で義務付けられている。すべての先天性難聴の約半数が単一遺伝子疾患である（ 症例13 ）。新生児スクリーニングにより難聴であることがわかった乳児は，早期から手話や人工内耳，他のコミュニケーション方法の援助などの介入を受ける。これは，小児期の後半になって難聴が発見された場合よりも長期的な言語能力や知的能力を向上させることを目的としている。先天性甲状腺機能低下症のスクリーニングについては，既知の遺伝要因によるものは現在10〜15%のみであるが，治療が容易であるため米国やカナダをはじめ多くの国々で日常的に実施されている。乳児期早期から甲状腺ホルモン補充療法を開始することで，先天性甲状腺機能低下症による重度の不可逆的な精神遅滞を完全に予防することができる。したがって，甲状腺機能低下症および難聴は，容易に新生児スクリーニングの基準を満たす。

ガラクトース血症や鎌状赤血球症（ 症例42 ），ビオチニダーゼ欠損症（第13章参照），重症複合免疫不全症，先天性副腎皮質過形成（第6章参照）などの他の多くの疾患が，多くのまたはほとんどの新生児スクリーニングプログラムの一部となっている。どの疾患を新生児スクリーニングの対象とするかは，管轄区域によって異なる。米国保健福祉長官がすべての新生児に検査を推奨する疾患を列挙した米国の国家ガイドラインは，統一スクリーニングパネル（RUSP）である。

新生児スクリーニングの基準は世界中で大きく異なっている。カナダでは，新生児スクリーニングの対象とすべき疾患は州によって異なり，全国的なコンセンサスは得られていない。2022年時点で，すべての管轄区域で新生児スクリーニングを行う英国の国家プログラムには，9疾患のみが含まれている。

タンデム質量分析

長年にわたり新生児スクリーニングのほとんどは，個々の疾患に合わせた特異的な検査によって実施されてきた。例えば，フェニルケトン尿症のスクリーニングは，フェニルアラニン値の上昇を測定する細菌分析もしくは化学分析にもとづく（前項参照）。しかしこの状況は，**タンデム質量分析**（tandem mass spectrometry：TMS）技術の進歩によって劇的に変化してきた。TMSによって，新生児の血液スポットのフェニルアラニン値上昇を正確かつ迅速に検出できるだけでなく，従来の検査法よりも偽陽性率が低く，なおかつ他の数十の生化学異常も同時に検出できる。

例えばホモシスチン尿症（第13章参照）やメープルシロップ尿症などのいくつかの疾患が，個別の検査によって既にTMSによるスクリーニングが可能である（表19.1）。ただしTMSは，ガラクトース血症やビオチニダーゼ欠損症，先天性副腎皮質過形成，鎌状赤血球症のような現在一部の新生児スクリーニングに含まれる疾患に特異的な検査法に置き換わることはできない。

TMSはまた，スクリーニングの基準には合致するが信頼できる新生児スクリーニングプログラムが存在しなかったいくつかの疾患に対して，信頼性のあるスクリーニング法となった。例えば，**中鎖アシルCoA脱水素酵素欠損症**〔medium-chain acyl-CoA dehydrogenase（MCAD）deficiency〕は，通常は無症状だが，異化傾向になると臨床的に症状が明らかになる脂肪酸酸化異常症である。出生時のMCAD欠損症の検出により，命を救うことができる。罹患している乳児や小児は，ウイルス感染などの併存疾患による異化ストレスを受けることで重篤な低血糖を引き起こすリスクが非常に高く，未診断のMCAD欠損症の子どもの約25%が初めての低血糖エピソードで死亡する。代謝異常は，迅速に治療が行われればうまく管理することが可能である。MCAD欠損症の場合，両親と担当医に代謝異常のリスクがあることを注意することが，スクリーニングのひとまずの目的である。子どもは発作時以外には健康であり，長時間の飢餓状態を避けること以外には日常的な管理は必要ない。

すでに実施されている，もしくは実施を容易に正当化できる新生児スクリーニングの対象疾患の多くに対して，TMSにより迅速検査が提供できる。TMSは，一般的な新生児スクリーニングの対象とはなっていないような先天異常の同定も可能である。例えば，エチルマロン酸脳症のように，稀で進行性の神経学的異常を予防する根本的な治療が困難な疾患は，一般的なスクリーニングから除外されている。さらにTMSは，健康上の意義が不確かである異常代謝産物を同定する場合もある。例えば，脂肪酸酸化異常症である**短鎖アシルCoA脱水素酵素欠損症**〔short-chain acyl-CoA dehydrogenase（SCAD）deficiency〕は多くの場合は無症状であるが，一部にのみ発作的な低血糖がみられる。それゆえ，TMSによる陽性のスクリーニング結果から，必ずしも後にSCADの症状を呈すると予測することはできない。TMSは多くの代謝性疾患を同定することができる。しかし，SCAD欠損症などの疾患を検

第19章 ● 医療，個別化医療へのゲノム学の応用

出する利益は，検査結果が陽性だが生涯症状を呈さない新
生児に対して親の心配を煽る悪影響を上回るであろうか？
つまり，TMSによって検出されるすべての疾患が，新生
児スクリーニングの基準に適合するわけではないというこ
とである。公衆衛生の専門家のなかには，臨床的関連性が
証明された代謝物だけを両親や医師に報告すべきだと主張
する者もいる。

19.2 薬理ゲノム学

ゲノム学を個別化医療に応用する可能性が注目されてい
る医学分野の1つに，**薬理ゲノム学**（pharmacogenom-
ics）がある。これは，個々の遺伝的多様性（個人差）が薬物
応答にどのような影響を与えるかを研究するものである。
有効性や毒性，薬物有害反応を予測する遺伝学的プロファ
イルの開発は，臨床的に重要であると考えられる。これに
より医療専門家は，有害事象のリスクを低減して患者が恩
恵を受ける薬物を選択したり，十分な治療を保証し合併症

表19.1 タンデム質量分析により検出可能な疾患

A. アミノ酸異常症

- 古典的フェニルケトン尿症（PKU）
- 異型PKU
- GTPシクロヒドロラーゼ1（GTPCH）欠損症（ビオプテリン欠損症）
- 6-ピルボイル-テトラヒドロプテリン合成酵素（PTPS）欠損症（ビオプテリン欠損症）
- ジヒドロプテリジン還元酵素（DHPR）欠損症（ビオプテリン欠損症）
- プテリン-4α-カルビノールアミン脱水酵素（PCD）欠損症（ビオプテリン欠損症）
- アルギニン血症/アルギナーゼ欠損症
- アルギノコハク酸リアーゼ欠損症（ASAL欠損症）
- シトルリン血症I型/アルギノコハク酸合成酵素欠損症（ASAS欠損症）
- シトルリン血症II型（シトリン欠損症）
- 脳回状脈絡網膜萎縮症
- 高オルニチン血症・高アンモニア血症・ホモシトルリン尿症（HHH）
- ホモシスチン尿症/シスタチオニンβ-合成酵素欠損症（CBS欠損症）
- メチオニンアデノシルトランスフェラーゼ欠損症（MAT欠損症）
- メープルシロップ尿症（MSUD）
- 高プロリン血症
- 高チロシン血症I型，II型，III型，一過性
- オルニチントランスカルバミラーゼ欠損症（OTC欠損症）
- 再メチル化障害（MTHFR，MTR，MTRR，Cbl D v1，Cbl G欠損症）

B. 有機酸代謝異常症

- 2-メチル-3-ヒドロキシブチリル-CoA脱水素酵素欠損症
- 2-メチルブチリル-CoA脱水素酵素欠損症
- 3-ヒドロキシ-3-メチルグルタリル-CoAリアーゼ欠損症（HMG-CoAリアーゼ欠損症）

- 3-メチルクロトニル-CoAカルボキシラーゼ欠損症（3MCC欠損症）
- 3-メチルグルタコン酸尿症（MGA）I型（3-メチルグルタコニル-CoAヒドラターゼ欠損症）
- β-ケトチオラーゼ（BKT）欠損症
- エチルマロン酸脳症（EE）
- グルタル酸血症1型（GA-1）
- イソブチリル-CoA脱水素酵素欠損症
- イソ吉草酸血症（IVA）
- マロン酸尿症
- メチルマロン酸血症（mut−）
- メチルマロン酸血症（mut 0）
- メチルマロン酸血症（Cbl A，B）
- メチルマロン酸血症（Cbl C，D）
- 複合カルボキシラーゼ欠損症（MCD）
- プロピオン酸血症（PA）

C. 脂肪酸酸化異常症

- カルニチントランスポーター欠損症
- カルニチンアシルカルニチントランスロカーゼ欠損症（CAT欠損症）
- カルニチンパルミトイルトランスフェラーゼ1欠損症（CPT-1欠損症）
- カルニチンパルミトイルトランスフェラーゼ2欠損症（CPT-2欠損症）
- 長鎖ヒドロキシアシルCoA脱水素酵素欠損症（LCHAD欠損症）
- 中鎖アシルCoA脱水素酵素欠損症（MCAD欠損症）
- 中/短鎖L-3-ヒドロキシアシルCoA脱水素酵素欠損症（M/SCHAD欠損症）
- 複合アシルCoA脱水素酵素欠損症（MAD欠損症）/グルタル酸血症2型（GA-2）
- 短鎖アシルCoA脱水素酵素欠損症（SCAD欠損症）
- 三頭酵素欠損症（TFP欠損症）
- 極長鎖アシルCoA脱水素酵素欠損症（VLCAD欠損症）
- ホルムイミノグルタミン酸（FIGLU）欠損症

Cbl：コバラミン，MTHFR：メチレンテトラヒドロ葉酸還元酵素，MTR：5-メチルテトラヒドロ葉酸-ホモシステインメチルトランスフェラーゼ，MTRR：メチオニンシンターゼレダクターゼ。
California Newborn Screening Program, http://www.cdph.ca.gov/programs/nbs/Documents/NBS-DisordersDetectable011312.pdf より改変。

を最小限に抑える投与量を決定したりすることができる。

米国食品医薬品局（Food and Drug Administration：FDA）は，個人の薬物応答の違いにおける薬理ゲノム学の重要性を認識し，さまざまな医薬品において薬理ゲノム学的情報をラベルに記載している（**表19.2**）。しかし，個別化医療が医療の一部として受け入れられるには，そのための検査の費用対効果を明らかにしなければならないという個別化医療の別の側面もある。

遺伝学的多様性が薬物治療に影響する仕組みは大きく2つに分けられる。第一は**薬物動態**（pharmacokinetics）の個人差への影響であり，生体における吸収，輸送，代謝，薬物またはその代謝物質の排泄などの割合である。第二は**薬力学**（pharmacodynamics）に影響する変動である。つまり，身体が薬物に反応する方法の違いである。これには薬物の身体に対する生化学的，生理学的，分子学的作用が含まれ，受容体結合（感受性を含む）や化学的相互作用が含まれる。

薬理遺伝学（pharmacogenetics）と薬理ゲノム学（pharmacogenomics）という用語は同じ意味で使われることがあるが，歴史的には薬理遺伝学は薬物反応に影響を及ぼす単一の遺伝子の多様性（差異）を指し，薬理ゲノム学は薬物の挙動を決定するすべての関連遺伝子の多様性（差異）の総体を指す。

薬物動態学的応答における個人差

薬物代謝の個人差：シトクロム P450 の例

ヒトのシトクロム P450 タンパク質は，すくなくとも 57 の異なる機能をもつ酵素により構成される大きなファミリーで，それぞれが異なる *CYP* 遺伝子によってコードされている。シトクロム P450 は，アミノ酸配列の相同性にもとづき 18 のファミリーに分類され，それぞれが酵素をコードしている。これらのファミリーのうち3つ，*CYP1*，*CYP2*，*CYP3* は，薬物などの外因性化学物質（xenobiotics）の解毒に特に活性がある。なかでも4つのシトクロム P450 遺伝子（*CYP2C9*，*CYP2C19*，*CYP2D6*，*CYP3A4/5*）は，それらがコードする酵素が一般的に使用される薬物の約 75～80％の代謝を担っているため，特に重要である（**図19.2**）。

多くの薬物に対するシトクロム P450 の作用は，薬物活性を低下させ，より容易に排泄する一連の反応（酸化）を通して，解毒作用の過程を開始することである。しかし，薬物のなかには，薬物自体が不活性な**プロドラッグ**（prodrug）もある。プロドラッグが治療効果を発揮するには，シトクロム P450 による活性代謝物への変換が必要とされる。

薬物代謝に重要な *CYP* 遺伝子の多く（*CYP2C9*，

表 19.2　米国 FDA（食品医薬品局）添付文書に記載されている薬理遺伝学の情報にもとづく遺伝子-薬物の組み合わせ＊

遺伝子	薬物
CYP2C19	クロピドグレル，ボリコナゾール，オメプラゾール，pantoprazole，エソメプラゾール，ジアゼパム，ネルフィナビル，ラベプラゾール
CYP2C9	セレコキシブ，ワルファリン
CYP2D6	アトモキセチン，ベンラファキシン，リスペリドン，チオトロピウム臭化物吸入薬，タモキシフェン，チモロールマレイン酸塩，fluoxetine，セビメリン，トルテロジン，テルビナフィン，トラマドール/アセトアミノフェン，クロザピン，アリピプラゾール，メトプロロール，プロプラノロール，カルベジロール，プロパフェノン，thioridazine，protriptyline，テトラベナジン，コデイン
DPYD	カペシタビン，フルオロウラシル
G6PD	ラスブリカーゼ，ジアフェニルスルホン，プリマキン，クロロキン
HLA-B*1502	カルバマゼピン
HLA-B*5701	アバカビル （症例1）
NAT	リファンピシン，イソニアジド/ピラジナミド；硝酸イソソルビド/ヒドララジン塩酸塩
TPMT	アザチオプリン，thioguanine，メルカプトプリン
UGT1A1	イリノテカン，ニロチニブ
VKORC1	ワルファリン

＊生殖細胞系列のバリアントのみ；体細胞変異による化学療法の利用は含まない。

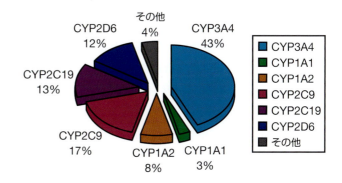

図 19.2　個々のシトクロム P450 酵素の薬物代謝への寄与
(Guengerich F: Cytochrome P450s and other enzymes in drug metabolism and toxicity, *AAPS J* 8:E101-E111, 2006 より許可を得て改変)

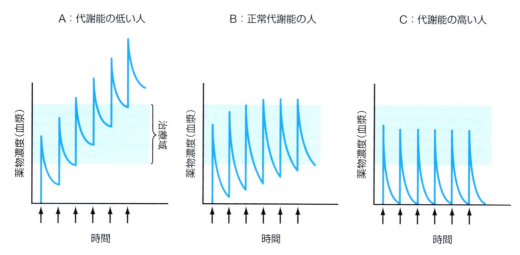

図19.3 異なる薬物代謝能力をもつ3人の患者に反復投与（矢印）した場合の血清中の薬物濃度　(A) 代謝能の低い人は，薬物の血中濃度が上昇し，中毒量に達する。(B) 代謝能の正常（広域）な人は，治療域の濃度を安定に維持できる。(C) 代謝能の高い人は治療域の濃度を安定に維持できず，濃度が低下する。

CYP2C19，CYP2D6，CYP3A4，CYP3A5 を含む）は，欠損型，減少型，増加型アレルといった酵素活性の違いを伴う多型性に富んでいる。バリアントは多くの薬物の代謝率に影響し，薬物療法の応答性の個人差として実際に現れる。1つの例としてCYP2D6は，70以上の薬物の第I相薬物代謝反応に関与するシトクロムである。CYP2D6には何十もの減少型，欠損型，増加型の活性アレルが存在し，正常な代謝能，低い代謝能，中等度に低い代謝能，高い代謝能のいずれかになる（代謝表現型に関する表を参照）。ミスセンスバリアントは，このシトクロムの活性を低下させる。スプライシングやフレームシフトバリアントは，活性のない欠損型アレルをもたらす。一方，CYP2D6*1XN アレルは，実際に1つの染色体上にCYP2D6が3個，4個もしくはそれ以上のコピー数で存在するコピー数バリアントの一種である。当然ながら，これらのコピー数が大きいと，酵素の産生量が上がる。さらに，タンパク質の機能に影響を与えない数十のアレルも存在し，それらは野生型であると考えられる。これら4種類のアレルがさまざまに組み合わされて代謝活性の量的相違が生み出され，代謝能の正常（広域とも呼ばれる）な人 (normal (extensive) metabolizer)*訳注，代謝能の低い人 (poor metabolizer)，中等度に代謝能の低い人 (intermediate metabolizer)，代謝能の高い人 (ultrafast metabolizer) という4つの表現型に大別される（図19.3）。

薬物はそれ自体が活性化合物であるのか，あるいは薬理効果を得るためにシトクロムP450酵素による活性化を必要とするプロドラッグであるのかによって，代謝能の低い人は薬物の毒性を蓄積したり，プロドラッグの活性化が不十分であるため治療効果が得られなかったりする可能性がある。一方で代謝能の高い人は，治療域の血中濃度を維持するには通常の投薬量では不十分となる可能性があり，十分に治療されないリスクがある。あるいはプロドラッグから活性代謝物への変換が速すぎるため，過剰量に苦しむかもしれない。例えば，コデインは弱い麻酔薬であり，10

CYP2D6 アレルのさまざまな組み合わせで生じる代謝表現型

代謝能の状態	アレルと活性	予想される反応（世界的な平均集団との比較）
正常（広域）	・正常活性アレルが2つ	典型的な代謝
	・正常活性アレル1つと活性低下アレル1つ	
	・活性増加アレル1つと機能低下アレル1つ	
中等度に低い	・正常活性アレル1つと非機能活性アレル1つ	代謝の減少
	・2つの活性低下アレル	
	・活性低下アレル1つと非機能的活性アレル1つ	
低い	・2つの非機能的活性アレル	代謝がほとんどない，または欠損
高い	・2つの活性増加アレル	代謝の増加

＊訳注　国内ではextensive metabolizerとしてEMの略語が用いられることが多い。

倍の効能がある生物活性代謝産物のモルヒネに変換されることで鎮痛効果が得られる。この変換は*CYP2D6*酵素によって起こる。いくつかの集団ではごく一般的な，*CYP2D6*座位に機能喪失型のアレルをもつ代謝能の低い人は，コデインをモルヒネに変換することができず，ほとんど治療効果を得られない。一方で代謝能の高い人は，少量のコデインでもすぐに麻酔にかかる。代謝能が高い表現型のため，多くの子どもがコデインの過剰投与により亡くなっている。

遺伝的バリエーションの多くの型と同様に（第10章参照），シトクロムP450の多くのアレル頻度は集団によって異なる（表19.3）。例えば，ヨーロッパ系祖先をもつ人では14人に1人の割合で存在する*CYP2D6*の代謝能の低い表現型は，アジア系祖先をもつ人では稀であり，アメリカ先住民や太平洋諸島系の人にはほとんどみられない。同様に，代謝能が低い*CYP2C19*アレルの差も著しく，ヨーロッパ系祖先をもつ人では33人に1人の割合であるのに対し，アジア系祖先をもつ人では6人に1人が低い代謝能をもつ。代謝能の高低の頻度におけるこれらの違いは，不均一な集団への個別化遺伝医療の導入にとって重要である。

臨床薬理遺伝学，すなわち薬物療法の決定を導くための遺伝学的データの利用は，臨床薬理ゲノム学実装コンソーシアム（Clinical Pharmacogenetics Implementation Consortium：CPIC），オランダ王立薬学振興協会薬理遺伝学作業部会（Royal Dutch Association for the Advancement of Pharmacy-Pharmacogenetic Working Group：DPWG），カナダ医薬品安全薬理ゲノム学ネットワーク（Canadian Pharmacogenomic Network for Drug Safety）などの専門団体によって支持されている。これらの団体はゲノム情報を一貫した方法で利用できるように，薬理遺伝子に関する指導を整備して，実用的な推奨事項を提供した。さらに，FDAは薬物治療に対する個人の反応における薬理遺伝学的差異の重要性を認識し，広範な医薬品のラベルに薬理遺伝学的情報を記載している（表19.2参照）。個別化医療の他のすべての局面と同様に，このような検査が一般的な医療の一部になるには，さらなる費用対効果の研究が必要である。

表19.3　さまざまな集団にみられる代謝能の低い*CYP2D6*と*CYP2C19*の頻度

集団の起源	代謝能の低い人の集団頻度（%）	
	CYP2D6	*CYP2C19*
サハラ以南のアフリカ	3.4	4.0
アメリカ先住民	0	2
アジア系	0.5	15.7
ヨーロッパ系	7.2	2.9
中東/北アフリカ系	1.5	2.0
太平洋諸島系	0	13.6

データは Burroughs VJ, Maxey RW, Levy RA: Racial and ethnic differences in response to medicines: towards individualized pharmaceutical treatment, *J Natl Med Assoc* 94(Suppl):1-26, 2002 より。

薬力学的応答における個人差

悪性高熱症

悪性高熱症（malignant hyperthermia）は稀な常染色体顕性遺伝（優性遺伝）疾患で，一般的に用いられる吸引麻酔薬（例えば，ハロタン）や脱分極性筋弛緩薬（例えば，サクシニルコリン）の投薬に対して著しい副作用を示す。患者は麻酔薬を導入後すぐに，命の危険がある高熱，持続性の筋収縮，付随的な異化亢進などの症状を呈する。当疾患における基本的な生理的異常は，筋肉中の筋形質のカルシウムイオン濃度の上昇である。この上昇によって，筋硬直や体温の上昇，筋肉の急速分解（横紋筋融解症），その他の異常が引き起こされる。こうした症状は，麻酔中に頻繁に起こるような死亡原因ではないにせよ重篤である。発症率は麻酔を受けた成人50,000人に1人であるが，原因は不明だが小児では10倍高い。

悪性高熱症は，細胞内のカルシウムイオンチャネルをコードする*RYR1*と呼ばれる遺伝子の病的バリアントと最も高い頻度で関連が認められるとはいえ，*RYR1*のバリアントで説明できるのは悪性高熱症の症例のおよそ半分でしかない。現在，少なくとも他に5つの座位が同定されている。そのうちの1つである*CACNA1S*遺伝子は，ジヒドロピリジン感受性カルシウムチャネルのα_1サブユニットをコードしている。*RYR1*もしくは*CACNA1S*のバリアントとともに認められる筋肉中のカルシウム処理の異常が，なぜ吸引麻酔薬や筋弛緩薬に対して筋感受性を高め，悪性高熱症をもたらすのかは，正確にはわかっていな

い。

リスクのある患者が麻酔を必要とするとき，特別な予防措置が必要なことは明らかである。予期せぬ発作が起こった場合には，冷却した毛布，筋弛緩薬，心臓の抗不整脈薬が重症化の予防または軽減のためにすべて用いられるかもしれない。また，リスクのある患者には代替麻酔法が用いられる。臨床的な意思決定に役立つ薬理ゲノム学のガイドラインが利用可能である。

薬物の副作用

薬物有害事象の大部分（75〜80％）は，投薬過誤，腎臓や肝臓の疾患，薬物間の相互作用など，予測可能な非免疫学的薬物毒性に起因する。予測不可能な薬物有害事象の大部分は，薬物-遺伝子相互作用に関連する遺伝的要素を有すると考えられており，患者において発生する可能性のある主要または実質的な薬物相互作用の約1/3に寄与している。

そのうちの約25〜50％は，突然起こる喉頭浮腫や気道閉塞，著明な血圧低下，不整脈が特徴となる重篤なアナフィラキシーを含む真のIgE介在性の薬物過敏症（hypersensitivity reaction：HSR）である。

残りの50〜75％の副作用は，遺伝学的に規定される非アレルギー性の免疫反応（すなわちHSR）が原因で起こる。これらは**Stevens-Johnson症候群**（Stevens-Johnson syndrome：SJS）や（より重度の極型として）**中毒性表皮壊死症**（toxic epidermal necrolysis：TEN）など，皮膚や粘膜に広い損傷を呈する（症例1）。TENは稀ではあるが非常に重篤な副作用であり，皮膚の広い範囲が剥がれ落ち，死亡率は30〜40％である。特定の薬物と，SJSやTENを引き起こす主要組織適合複合体（第9章参照）のヒト白血球抗原（human leukocyte antigen：HLA）アレルとの間には強い関係がある。例えば，レトロウイルス薬のアバカビル（abacavir）を服用しており *HLA-B*[*]*5701* アレルをもつ人は，SJSあるいはTENになるリスクが50％であることから，アバカビルを処方する前の標準的なスクリーニングツールとして *HLA-B*[*]*5701* 遺伝型判定が導入された。ヨーロッパ系の人の約5〜8％は *HLA-B*[*]*5701* アレルを有するため，この民族背景をもちアバカビルで治療しているヨーロッパ系の患者では，重度の薬物副作用のリスクは特に大きな意味をもつ。*HLA-B*[*]*5701* ス

クリーニングの陰性的中率は100％であり，免疫学的に確認されたHSR（すなわち，臨床診断から6〜10週間後のパッチテストで陽性）の陽性的中率は47.9％である。同様の状況が，抗てんかん薬のカルバマゼピン（carbamazepine）の利用と *HLA-B*[*]*1502* でもみられる（表19.2参照）。

19.3 複雑形質としての薬理ゲノム学

本章で示した薬理ゲノム学の例は，主に単一遺伝子の多様性（個人差）とその薬物治療への影響に関係する。実際には，多くの薬物応答は複雑形質である。薬物は，直接もしくは複数の活性代謝物を通して作用する。そして異なる経路で代謝され，さまざまな標的に影響を及ぼす。それゆえ，複数の座位のバリアントが相乗的または拮抗的に相互作用することで，薬物の治療効果を高めたり，減弱したり，あるいは毒性のある副作用を増大させたりしうる。薬物療法の指針となる正確で予測可能な情報を提供するために，多様な遺伝的バリアントをも考慮した包括的な**薬理ゲノム学的プロファイル**（pharmacogenomic profile）を作成するためには，さらなる研究が必要である。その他の要因には，環境の影響，生物学的システム内の相互作用，疾患状態，および薬物相互作用が含まれる。最終的な目標は，患者が最適な薬物を正しい量で摂取し，潜在的に危険な副作用を避けることである。薬理ゲノム学が，今後の個別化された精密医療において重要になることが予想される。

19.4 疾患への遺伝的易罹患性のスクリーニング

遺伝疫学

疾患のリスク因子に関する疫学研究は，集団を対象とする研究に大きく依存している。これは，疾患の頻度や発生率の調査，そして特定のリスク因子（遺伝要因，環境要因，社会的要因など）が非罹患者よりも罹患者に多いかどうかを確認する調査である。**遺伝疫学**（genetic epidemiology）は，遺伝型や環境要因が相互作用することで，どのように疾患の易罹患性を高めたり低下させたりするのかについての研究である。疫学研究の進め方は通常，症例対

照研究，横断研究，コホート研究の 3 つのうちのいずれかである（**BOX 19.2** 参照）。

　コホート研究や横断研究からは，異なる遺伝型による相対リスクについての情報を得るだけではなく，それらがランダムな集団サンプルである場合，検討中の疾患の頻度やさまざまな遺伝型の頻度に関する情報を得ることができる。特に，無作為に抽出されたコホート研究は，対象の表現型について知ることのできる最も正確で完全な方法であるが，検出や評価を行うまでに時間がかかる。コホート研究は費用と時間がかかるのである。一方，横断研究では，その疾患の頻度が過小評価されることがある。まず，その疾患が早期に致死的である場合，疾患の罹患者やリスク因子をもつ人の多くを検出できないだろう。2 つ目として，その疾患が年齢依存的な浸透率を示す場合，リスク因子をもつ人は罹患していると認識されないかもしれない。一方，症例対照研究では，特に横断研究やコホート研究では非常に大きなサンプルサイズが必要となる比較的稀な表現型の場合であっても，効率的に患者を対象とすることができる。しかし，集団登録やサーベイランスシステムのような罹患者すべてを完全に把握する方法，もしくは無作為抽出法を利用する方法でない限り，症例対照研究ではその疾患の集団における頻度についての情報は得られない。

疾患との関連

　遺伝性疾患との関連（association）は，その疾患になりやすい（易罹患性）遺伝型あるいはなりにくい（防御的）遺伝型と，表現型としての疾患との関係である（第 10 章参照）。疾患になりやすいあるいはなりにくい遺伝型は，あるアレルの存在（ヘテロ接合もしくはホモ接合のどちらでも），1 つの座位の遺伝型，隣接した座位のアレルを含むハプロタイプ，もしくはいくつかの関連のない座位での遺伝型の組み合わせ，といった可能性がある。疾患と遺伝型と表現型の間の関連が統計学的に有意であるかどうかは，χ^2 検定などの標準的な統計学的検定から決定することができる。一方，遺伝型と表現型がどの程度強く関連するかは，第 10 章で説明したオッズ比や相対リスクによって調べることができる。これらの概念のいくつかの関係は 2×2 の表によって示される。

検査の的中率の決定

遺伝型	疾患		
	罹患	非罹患	合計
易罹患性遺伝型あり	a*	b	a+b
易罹患性遺伝型なし	c	d	c+d
合計	a+c	b+d	a+b+c+d=N

易罹患性遺伝型頻度＝（a+b）/N
疾患頻度＝（a+c）/N（ランダムサンプリングもしくは集団全体の調査による）
相対リスク（relative risk：RR）：

$$= \frac{a/(a+b)}{c/(c+d)}$$

$$RR = \frac{易罹患性遺伝型の保因者での疾患頻度}{易罹患性遺伝型の非保因者での疾患頻度}$$

感度：易罹患性遺伝型をもつ罹患者の割合＝a/（a+c）
特異度：易罹患性遺伝型をもたない非罹患者の割合＝d/（b+d）
陽性的中率：易罹患性遺伝型をもち，疾患に罹患するもしくは罹患するであろう人の割合＝a/（a+b）
陰性的中率：易罹患性遺伝型をもたず，疾患に罹患しないもしくは罹患しないであろう人の割合＝d/（c+d）
*a，b，c，d の値は，集団からランダムに抽出されたサンプルにもとづく。このサンプルを易罹患性遺伝型の有無によって分類し，疾患の有無を調べた（横断研究であるかコホート研究であるかによって，長期的な追跡調査を行う場合と行わない場合がある）（後述参照）。

臨床的妥当性および臨床的有用性

　健康や疾患に対する遺伝要因の発見は，介入や治療の標的を同定するためにも，また疾患の疫学や発症機序の研究のためにも明らかに重要である。しかし，医療の現場で

BOX 19.2

遺伝疫学の戦略

- **症例対照研究**（case-control study）：その疾患に罹患している人と，罹患していない人を選び，この 2 つの群間で各人の遺伝型や環境要因への曝露について測定し，比較する。
- **横断研究**（cross-sectional study）：集団から無作為にサンプルを抽出し，疾患に罹患している人と罹患していない人に分け，遺伝型と環境要因への曝露について測定し，比較する。
- **コホート研究**（cohort study）：集団サンプルを選び，疾患を発症する人と発症しない人を一定期間観察する。また，遺伝型や環境要因への曝露について測定し，比較する。コホート研究では，無作為に対象者を選択することもあれば，遺伝型や環境要因を共有するような対象者を選択することもある。

は，疾患の易罹患性が高い人をスクリーニングするかどうかは，その検査の臨床的妥当性および臨床的有用性に依存する。つまり，疾患の予測がどの程度確かな検査であるか，またこの情報はどの程度有用であるかということである。

臨床的妥当性

臨床的妥当性は，検査結果が疾患を予測できる程度をさす。臨床的妥当性は，**陽性的中率**（positive predictive value）と**陰性的中率**（negative predictive value）の2つの概念によってとらえられる。陽性的中率は，検査結果が陽性だった人が属する集団において，その疾患に罹患している，もしくは将来その疾患を発症する人の頻度である。メンデル遺伝病の場合，遺伝型の陽性的中率は浸透率である。それに対して陰性的中率は，検査結果が陰性だった人が属する集団において，その疾患に罹患しない，もしくはそのままである人の頻度である。特徴的な患者に接する際，個別化遺伝医療の実践者は，関連があるかどうかのみならず，その重要性（すなわち相対リスクまたはオッズ比）を知る必要がある。臨床的妥当性（すなわち検査によって疾患の有無をどの程度予測できるか）を知ることは重要である。

遺伝型にもとづく易罹患性

ある疾患に対する易罹患性を規定する遺伝型の陽性的中率は，その遺伝型とそれ以外の遺伝型とを比較した相対リスク，さらに疾患の頻度に依存する。図19.4に，疾患の頻度が比較的稀（0.1％）からより一般的（5％）である場合の，遺伝型頻度が0.5％（稀）から50％（ありふれた），相対リスクが低（2倍）から高（100倍）までについての陽性的中率を示した。図に示すとおり，相対リスクが高い，比較的稀な易罹患性遺伝型による一般的な疾患を扱う場合には，その遺伝型をもたない人のリスクと比較して，疾患の予測因子としての検査の価値はかなり高い。その逆も明らかで，相対リスクが中程度のありふれた遺伝型の場合，予測因子としての価値は限定的になる。

2×2の表を利用して，一般的な疾患である**大腸がん**（colorectal cancer）を例に，易罹患性アレルの役割の評価について示す。次のBOXに，*APC*遺伝子（第16章参照）の1,307番目のアミノ酸をイソロイシンからリシンに置換するありふれたバリアント（Ile1307Lys）をもつ人の大腸がんのリスクについて，集団を対象とした研究データを示す。このバリアントのアレル頻度は，アシュケナージ系ユダヤ人を祖先にもつ人では約3.1％であり，これは17

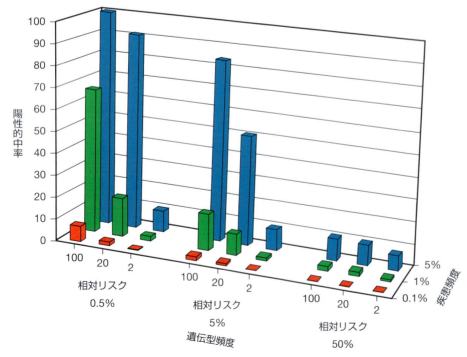

図19.4 易罹患性遺伝型の陽性的中率 遺伝型頻度，疾患頻度，遺伝型による疾患の相対リスクがさまざまである場合の，疾患の易罹患性遺伝型の理論的な陽性的中率の算出。

人に 1 人がこのアレルのヘテロ接合（さらに，1,000 人に 1 人がホモ接合）であることを意味する。この集団における大腸がんの頻度は 1％である。ありふれた p.Ile1307Lys バリアントのアレルをもつ人は，もたない人と比較して大腸がんのリスクが 2.4 倍高い。しかし，陽性的中率が小さい（約 2％）ため，このアレルの検査が陽性である人が大腸がんを発症する可能性は 2％しかない。もし，これがコホート研究で，大腸直腸がんに罹患しつつある人すべてを把握できるとすれば，このアレルによる浸透率は実際にはわずか 2％ということになる。

臨床的有用性

検査の臨床的有用性は人によって意味合いが異なるため，臨床的妥当性よりも評価するのが困難である。最も厳密な意味での検査の臨床的有用性とは，結果が医学的に実用的（actionable）なことである。すなわち，検査結果によって個人の医療が変化し，結果として医療的にも経済的にも有用となることである。一方で広い意味での臨床的有用性は，個人が単純に知りたいと思うことも含めて，いかなる理由であろうと所有したいすべての情報である，と定義することもできる。

APC 遺伝子の Ile1307Lys アレルの検査が陽性だった人において，医療行為に対する臨床的有用性の点からは 2％という陽性的中率をどのように解釈すればよいだろうか？（**BOX 19.3** 参照）　1 つの重要な要素は，公衆衛生上の経済問題，つまりそのスクリーニングは費用に見合う効果がある（cost-effective）かどうかということである。検査によってもたらされる効果，すなわち健康管理に必要なコストを低下させ，障害を防ぎ，労働力の損失を低下させるなどの健康が改善される効果は，検査にかかる費用を上回るだろうか？　アシュケナージ系を祖先にもつ人における *APC* 遺伝子 p.Ile1307Lys アレルのスクリーニングの例では，検査の回数を増やしたり，大腸がんの別の種類の検査法を利用したりすることが効果的かもしれない。スクリーニング法（便潜血反応，便 DNA 検査，S 状結腸の内視鏡検査，腸全体の内視鏡検査）によって費用，感度，特異度，リスクは異なるので，そのような人の健康管理および健康管理に要する費用の点でどの方法を選択するかという問題は非常に重要である。

実証可能な臨床的妥当性と実用的な臨床的有用性がある

BOX 19.3

APC 遺伝子の Ile1307Lys アレルと大腸がん

アレル	大腸がん		
	罹患	非罹患	合計
Lys1307	7	310	317
Ile1307	38	4142	4180
合計	45	4452	4497

- 相対リスク $= \dfrac{\text{アレルを保有する人の有病率}}{\text{アレルを保有しない人の有病率}}$

$$= \frac{7/317}{38/4180} = 2.4$$

- 感度：大腸がんに罹患する人のなかで Lys1307 アレルを保有する人の割合＝ 7/45 ＝ 16％
- 特異度：大腸がんに罹患しない人のなかで Lys1307 アレルを保有しない人の割合＝ 4142/4452 ＝ 93％
- 陽性的中率：Lys1307 アレルを保有する人のなかで大腸がんに罹患する人の割合＝ 7/317 ＝ 2％
- 陰性的中率：Lys1307 アレルを保有しない人のなかで大腸がんに罹患しない人の割合＝ 4,142/4,180 ＝ 99％

データは Woodage T, King SM, Wacholder S, et al: The APC I1307K allele and cancer risk in a community-based study of Ashkenazi Jews, *Nat Genet* 20:62-65, 1998 より。

場合でさえ，検査が健康管理を改善すると示すことは必ずしも簡単ではない。例えば，ヨーロッパ系を祖先にもつ人の 200～250 人に 1 人は，**遺伝性ヘモクロマトーシス**（hereditary hemochromatosis）に関連する *HFE* 遺伝子の p.Cys282Tyr バリアントのホモ接合体である。この疾患は，鉄過剰によって無症状のうちに肝臓が大きく傷害を受けて肝硬変を引き起こしうるという特徴がある（ 症例 20 ，第 7 章，第 11 章）。体内の鉄を減らすために，定期的な瀉血を行うという単純な介入法によって肝硬変を予防することができる。この疾患の易罹患性遺伝型はよくみられるものであり，p.Cys282Tyr 変異のホモ接合体の人の 60～80％で体内の鉄貯蔵が増加しているという生化学的な証拠が示されている。このため，スクリーニングでさらに検査を受けるべき無症状の人を同定し，もし必要なら定期的な瀉血療法を行うことは理にかなっており，費用対効果もある。しかし，多くの p.Cys282Tyr ホモ接合体の人（90～95％を超える）は臨床的には無症状であり，この *HFE* 遺伝子の検査による遺伝性ヘモクロマトー

表 19.4 Alzheimer 病（AD）に対する *APOE* の集団スクリーニングと診断的検査の臨床的妥当性および臨床的有用性

	集団スクリーニング	診断的検査
臨床的妥当性	65〜74 歳の無症状の人	認知症の症状がある 65〜74 歳の人
	AD の一般頻度＝3%	AD 認知症の人の割合＝約 60%
	ε2/ε4 あるいは ε3/ε4 の場合の PPV＝6%	ε2/ε4 あるいは ε3/ε4 の場合の PPV＝約 75%
	ε4/ε4 の場合の PPV＝23%	ε4/ε4 の場合の PPV＝約 98%
臨床的有用性	予防法なし	認知症には他の治療可能な原因があるかもしれない可能性
	ε4 アレルをもつ大部分の人は AD を発症しないと考えられるが心理的ストレスを受ける	不必要な検査が少なくなる
	ε4 アレルをもたない場合，誤った安心感が生じる可能性がある	

陽性的中率（PPV）の計算は，65〜74 歳の Alzheimer 病（AD）の一般頻度が約 3%，ε4 アレルのヨーロッパ系におけるアレル頻度が 10〜15%，ε4 アレルを 1 つもつ場合の相対リスクが約 3 倍，ε4 アレルを 2 つもつ場合の相対リスクが約 20 倍であることにもとづく。

シスの肝疾患の陽性的中率は集団を対象としたスクリーニングを正当化するには低すぎるとする考えがある。それにもかかわらず，無症状の人の一部には肝生検で臨床的に微量な肝臓の線維化，肝硬変の徴候があり，p.Cys282Tyr ホモ接合体の人は実際にはこれまでに考えられていたよりも肝疾患のリスクが高い可能性がある。このため，予防のために定期的な瀉血を行うべき人を同定するような集団スクリーニングの実施を支持する者もいる。このような集団スクリーニングの臨床的有用性には議論の余地があるため，この疾患の自然歴，および肝生検で発見される潜在的な肝線維化と肝硬変が進行性病変の初期段階かどうかを検討する，さらなる研究が必要とされるだろう。2019 年時点のガイドラインでは，浸透率が非常に低いため，*HFE* 検査ではなく，鉄過剰の原因を探すためにトランスフェリン値のスクリーニングを推奨している。

Alzheimer 病（Alzheimer disease：AD）（第 13 章，症例 4 ）に対する *APOE* 遺伝子の遺伝学的検査は，個別化医療における遺伝学的検査の適応にあたって臨床的妥当性と臨床的有用性について慎重な評価が必要となる別の例である。*APOE* の ε4 アレルをヘテロ接合でもつ場合，ε4 アレルをもたない人と比較すると，AD を発症するリスクが 2〜3 倍上昇する。*APOE*ε4/ε4 ホモ接合体では，AD を発症するリスクが 8 倍になる。*APOE* 検査の臨床的妥当性と臨床的有用性に加えて，無症状の人と症状を有する人の両方で計算した陽性的中率を**表 19.4** に示した。

65〜74 歳で無症状の人の場合の陽性的中率からわかるように，ε4 アレルによって疾患のリスクは 3 倍になるが，ε4 アレルをヘテロ接合でもつ場合は，AD の発症をほとんど予測できない。それゆえ，*APOE* の遺伝学的検査によってリスクが高いと同定された ε4 アレルをヘテロ接合でもつほとんどの人は，AD を発症しない。ε4 アレルをホモ接合でもつ人は集団の約 1.5% を占め，ε4 アレルをもたない遺伝型の人と比較して AD 発症のリスクは 8 倍になるが，この場合でさえ，AD を発症する可能性は 4 人あたり 1 人未満である。それゆえ ε4 アレルの *APOE* 検査は無症状の人には推奨されないが，症状のある人や認知症の徴候がある人の評価のために利用する医師もいる。

AD のリスクを評価するために無症状の人の *APOE* 座位を検査する有用性についても議論の余地がある。1 つ目に，*APOE* 検査を通して AD のリスクが高いことを知っても，予防法や治療法につながらない[*訳注]。そのため，臨床的有用性を厳格に定義した場合，つまり結果が実用的で医療管理に変化をもたらす場合に有用とすると，AD のリスクを調べる *APOE* 検査にはほとんど価値がないであろう。

しかし，心理面もしくは経済面に影響する検査には利点や欠点があるかもしれないが，これは純粋な臨床的要因よりも評価が困難である。例えば，易罹患性遺伝型の検査が陽性であった場合，検査結果はそのリスクについて知った人が人生の重大な決断をするときに影響を及ぼすかもしれない。その一方で，*APOE* 検査で発症リスクが高いと知ることで，感情的苦悩や精神的苦悩が生じるだろう。しかし，*APOE* 遺伝型を知ることにより生じた影響に関する研究では，この情報を知りたいと望む，AD の家族歴がある適切な遺伝カウンセリングを受けた人で

---

*訳注 日本では 2023 年に，軽度認知症を対象とした治療薬が薬事承認されている。

BOX 19.4

ヘテロ接合体スクリーニングプログラムの基準

- 少なくともある特定の集団においては保因者頻度が高い。
- 費用がかからず，偽陰性，偽陽性の割合が非常に少ない信頼できる検査がある。
- ヘテロ接合体と診断されたカップルは，遺伝カウンセリングが利用可能である。
- 出生前や着床前の診断が可能である。
- スクリーニングの対象となる集団において受け入れられており，自発的な参加が期待される。

は，有害ではないことが示された。最後に，ε4 アレルの検査が陰性であった人は，陽性の家族歴や認知症の他のリスク因子をもつにもかかわらず，疾患のリスクが高くないと誤って安心する可能性もある。これらの考慮すべきすべての事柄のバランスを考えると，強い遺伝型-疾患関連があっても，陽性的中率が低く，臨床的有用性を欠くため，*APOE* 検査を無症状の人に推奨することはまだできない。むしろ，このような情報は有害である。

医学全般にも当てはまることだが，個別化遺伝医療においても，それぞれの利益とコストを明らかにし，再評価を続けるべきである。定期的な再評価の必要性は明らかである。例えば認知症の発症を予防もしくは有意に遅くするといったリスクの少ない安価な治療的介入が発見されれば，陽性的中率が低くても *APOE* の遺伝学的検査が推奨されるように変化するかもしれない。

ヘテロ接合体スクリーニング

新生児の遺伝性疾患スクリーニングや個人の遺伝的な易罹患性検査とは異なり，メンデル遺伝病の**保因者スクリーニング**（carrier screening）の主な目的は，自身は健康であるが重度の常染色体潜性遺伝（劣性遺伝）もしくは X 連鎖疾患の子どもをもつかなりのリスク（25％もしくはそれ以上）を有する人を同定することである。**ヘテロ接合体スクリーニング**（heterozygote screening）の原理を **BOX 19.4** に示す。

最近まで，ヘテロ接合体スクリーニングプログラムは，バリアントアレルの頻度が高い特定の集団に絞ったものに

なっていた。この章で説明したとおり，新生児スクリーニングとは異なり，ヘテロ接合体スクリーニングは任意であり，特にリスクの高い集団に属することが認識されている人に限定される。またヘテロ接合体スクリーニングは，保因者頻度が比較的高い，いくつかの疾患を組み合わせて広く提供されてきた。例えば，

- アシュケナージ系ユダヤ人集団における **Tay-Sachs 病**（Tay-Sachs disease；症例 43 ）（保因者スクリーニングの原型，第13章参照）や，**Gaucher 病**（Gaucher disease），**Canavan 病**（Canavan disease）
- 北米の黒人集団における**鎌状赤血球症**（sickle cell disease；症例 42 ）
- 特にキプロスやサルデーニャ，パキスタンの血族婚のみられる拡大家族（第12章参照）といった疾患発症率の高い地域における**β サラセミア**（β-thalassemia；症例 44 ）

などがある。

嚢胞性線維症（cystic fibrosis：CF；症例 12 ）の保因者スクリーニングは，妊娠を考えているカップルに行う標準的な管理となっている。第13章で述べたように，*CFTR* 遺伝子には疾患の原因となる 2,000 以上のバリアントが見つかっている。*CFTR* 遺伝子全体の配列を調べると，疾患の原因となるバリアントの大部分が 99％以上の感度で検出できるが，妊娠前の保因者検査を希望するすべてのカップルにこのような方法をとることは，集団全体で，特にバリアントをもつ可能性が低い人において実施する場合，費用が高くつく。現在推奨されているのは，シークエンシングまたは標的検査によって同定された病的バリアントおよび病的の可能性が高いバリアントを報告することである。標的検査パネルは，米国臨床遺伝・ゲノム学会（American College of Medical Genetics and Genomics：ACMG）が提唱しているようなヨーロッパ系を祖先にもつ人で発見された最も頻度の高い 23 のバリアントから，アフリカ系やアジア系を祖先にもつ人など疾患の頻度が低い集団で同定されたバリアントも入れた 60 以上のバリアントも含むかなり広範なパネルまでさまざまである。このアプローチは最も頻度の高いバリアントのみを見つけることを目的としているため，感度はヨーロッパ系を祖先にもつ人では 88～90％，アフリカ系を祖先にもつ人では 64～72％である。

分類にもとづく報告手法では，*CFTR* 遺伝子のすべてのエクソンコード領域と ±2 bp の近位スプライス部位の評価

を含む包括的な嚢胞性線維症検査を個人に実施し，古典的な嚢胞性線維症のすべての病的バリアントおよび病的の可能性が高いバリアントについて報告する。**Sanger シークエンシング**（Sanger sequencing）は，その正確さ，精密さ，使いやすさから，*CFTR* 遺伝子の研究において医学研究所で長い間採用されてきた。次世代シークエンサーを用いた *CFTR* 遺伝子の解析は，偽陰性や偽陽性の危険性はあるものの，現在では成功している。さらに，特定の領域では，バリアントを検出するために Sanger シークエンシングが必要な場合がある。**MLPA**（multiplex ligation-dependent probe amplification）法は，*CFTR* 遺伝子の大きな欠失や重複を検出する効率的な方法であり（第5章参照），市販の試薬も存在する。

検査の適応にかかわらず，すべての *CFTR* バリアントは，ACMG の配列バリアント分類基準を用いて分類すべきである。*CFTR* バリアントデータベースからの情報は，バリアント分類の参考となる。

次世代シークエンサーによるバリアント検出のコストが下がるにつれて，疾患と関連があることが知られている遺伝子において，特定の祖先系集団で一般的な少数アレルに限定して保因者スクリーニングを行うことの意義が大幅に低下した。今や，嚢胞性線維症や鎌状赤血球形質，サラセミアなど特定の集団で多くみられる疾患を越えて，400以上の常染色体潜性遺伝疾患や X 連鎖性疾患の保因者状態を含む，拡大した保因者スクリーニングを行うことが可能である。アレル特異的な検出法の代わりにシークエンシングを用いることで，（理論的に）検出される遺伝子やアレルにもはや限界は存在しない。既知の疾患に関係する遺伝子の稀なバリアントアレルが検出されることによって，保因者検出法の感度が上がる。しかし，シークエンシングはバリアントを明らかにすることが可能なので，特に疾患における機能が既知ないしは未知の遺伝子の，病的意義が不明のミスセンス変異が明らかになることもある。配列決定によって検出された稀なバリアントの臨床的妥当性の評価を十分に注意して行わない限り，保因者検査が偽陽性である結果の頻度は高くなるだろう。

保因者スクリーニングが遺伝性疾患の発生率低下にもたらす影響は劇的なものとなりうる。アシュケナージ系ユダヤ人集団での Tay-Sachs 病の保因者スクリーニングは，1969年に一部の地域で開始された。スクリーニングとそれに続く出生前診断の実施によって，このアシュケナージ系ユダヤ人集団での Tay-Sachs 病の頻度は65～85％程度減少してきた。対照的に，米国黒人集団での鎌状赤血球症の保因者スクリーニングの試みはあまり効果がなく，疾患の発生率にはほとんど影響を与えていない。Tay-Sachs 病の保因者スクリーニングプログラムの成功や，鎌状赤血球症での相対的な失敗から，地域における相談や地域雇用，遺伝カウンセリングや出生前または着床前診断が利用できるかといったことが重要であり，効果的にプログラムを実施するための重要な必要条件になることが浮き彫りになった。

19.5　個別化ゲノム医療

1世紀以上前，英国の医師・科学者であった Archibald Garrod は，遺伝的体質が異なるために健康状態やさまざまな疾患に対する易罹患性が異なるという，化学的個体差（chemical individuality）の概念を提案した。1902年，実際に彼は次のように記述している。

……私たちに疾患への易罹患性や免疫力を与えている要因は，私たち自身の全き化学構造のなかに，さらに言えば，私たちの源たる染色体の創造へ向かう分子的構成のなかに，もともと備わっているのである。

個別化ゲノム医療（personalized genomic medicine）の目標は，日常的な診療の一部として，健康維持や疾患治療に関係する個人の遺伝的なバリアントの情報を利用することである。

Garrod の先見の明から100年以上経った現在のヒトゲノム学の時代では，我々は**全ゲノムシークエンシング**（whole-genome sequencing：WGS）によって，個人のもつすべての座位における遺伝型を評価する手段を手に入れた。WGS はその人のゲノムのほぼすべての DNA の多様性を検出できる包括的な検査である。WGS によって，Online Mendelian Inheritance in Man データベース（OMIM；www.omim.org）に記載されている7,000の疾患のうち，分子学的基盤が判明しているものを同定することができる。これらの疾患には，嚢胞性線維症，Duchenne 型筋ジストロフィー，家族性高コレステロール血症，血友病など，このテキストで広く取り上げてきたものが含まれる。

患者は特異的な病態を示す場合もあれば，自閉スペクトラム症，心筋症，先天性心疾患，てんかん，がん，統合失調症，認知症などの一般的な疾患を呈することもあるが，これらに限定されるわけではない。WGS は，他の一般的に使用される遺伝学的検査（**BOX 19.5** 参照）よりも範囲が広く，データは仮説主導型と仮説創出型の両方で分析できる。このため，WGS は将来，エクソーム解析，大規模次世代シークエンサー遺伝子パネル解析，マイクロアレイ染色体検査に取って代わることは間違いない。

ゲノムシークエンシングは，3 段階のプロセスで行われる。第一に，遺伝医学や他の医療専門家が，患者の表現型と家族歴に関する必要な情報を入手する。第二に，臨床検査遺伝学の専門家がゲノムデータを解析する。第三に，医師が遺伝学的所見と臨床症状を比較し，診断の妥当性や関連リスクを評価する。遺伝的バリアントを解釈する全体的な目標は，臨床症状の全部または一部との関連においてそれを説明することである。臨床診断検査としてのゲノムシークエンシングの主な目的は，これらのバリアントを同定することである。北米の一部の検査施設では，二次的所見も検索する。二次的所見とは，最初の検査目的とは無関係な，医学的に対処可能な状態と関連する遺伝子の疾患原因バリアントのことである。

シークエンシングの手順は安全である。しかし，起こりうる否定的な結果は，結果の解釈や開示のされ方と関連してくる。第一に，ゲノムシークエンシングはすべての臨床的疑問に答えられる診断法であると誤解される可能性がある。所見を解釈するためには，臨床データと家族歴を明確にすることが依然として不可欠である。陽性結果が必ずしも患者の特徴のすべてを説明するとは限らず，陰性結果が遺伝学的要素をなかったことにするわけでも，明らかな臨床診断を無効にするわけでもない。第二に，現在進行中の理解や新しい情報の特徴づけのために，遺伝的バリアントの分類は時代とともに変化する可能性がある。ヨーロッパ系以外の多くの祖先系集団に属する人にとっては，解釈の指針となるゲノムバリアントに関する大規模な参照データベースへの登録が少ないため，誤診はこれらの人々にとって考慮すべきリスクである。第三に，遺伝学的検査の結果は，本人やその家族，あるいは互いのつながりについて，以前は考慮されなかった情報を提供するかもしれない。これらの事実は，検査前後の徹底した遺伝カウンセリングと，適格な遺伝学専門家の必要性を強調している。

データの大部分は，希少遺伝性疾患が予想される臨床的に多様な集団を対象とした前向き臨床試験から得られたものである。主要アウトカムの指標は，しばしば診断成績や診断までの時間である。臨床的有用性と費用対効果は望ましい二次的アウトカムである。ゲノムシークエンシングは，エクソーム解析やマイクロアレイ染色体検査よりも診断率が高く，価格競争力も高まっている。表現型のカテゴリーが異なれば，診断率も異なる。重度から高度の知的障害の場合，その診断率は 10% 未満であるが，他の適応症では 50% 以上になることもある。

迅速な所要時間でのゲノムシークエンシングは，新生児および小児集中治療現場で最も一般的に利用されている。

遺伝学的不均一性の高い遺伝性疾患が疑われる小児および成人において，ゲノムシークエンシングは，これまで一般的に用いられてきた 2 段階の手法ではなく，1 回で済む検査（すなわち多くの候補遺伝子または座位を有する広範な遺伝学的鑑別診断）になることが期待される。これにより，複数の遺伝学的検査を実施する時間が短縮される。ゲノム検査によって，薬理遺伝学的プロファイル，生殖キャリア状態の情報，晩発性疾患の遺伝学的リスクプロファイルが明らかになるかもしれない。一見健康な人々における

BOX 19.5

選択される臨床遺伝学的検査法の概要

遺伝的不均一性が知られている表現型については，以下の検査が臨床で一般的に用いられている：

- マイクロアレイ染色体検査：ゲノムワイドな検査で，通常はコピー数の変異（すなわち染色体の不均衡）のみを検出。
- 次世代シークエンサー遺伝子パネル解析：あらかじめ定義された遺伝子リストに焦点を当てた標的検査で，通常これら遺伝子のエクソン配列レベルのバリアント，欠失または重複のみを検出。
- エクソームシークエンシング：通常，エクソン配列レベルのバリアント，またはエクソンレベルの欠失や重複（CNV）のサブセットのみを検出するゲノムワイド検査。
- ゲノムシークエンシング（全ゲノムシークエンシングまたは WGS とも）：このアプローチは，単一の包括的検査として無数の利点を提供する。現在のショートリードゲノムシークエンシングは，エクソン内外の配列，構造，コピー数バリアント，さらに臨床的に関連する短い縦列反復配列，偽遺伝子，ミトコンドリア DNA のバリアントを確実に検出することができる。

予防的な健康ツールとしてのゲノムシークエンシングの利用は現時点では不確実なものであるが，将来的には非常に大きな可能性を秘めている。

　医療システムにおけるゲノムシークエンシングの臨床的有用性，費用対効果，将来起こりうる予期せぬ結果を検証するためには，継続的な研究が必要である。特定の状況では，エクソーム解析に対してゲノムシークエンシングで追加解析できる割合はわずかである。それでも，データ解析の改善と比較対象となるより大規模なデータセットによって，このギャップは拡大するだろう。ゲノムのまだ未解明の領域から臨床的に関連する情報がさらに得られるという期待も，ゲノムシークエンシング技術への投資を後押ししている。地域によらずDNAコードによる情報を使った医療への公平なアクセスを確保できるようにすることは多くの国々における課題であり，政策決定者が優先的に取り組むべき問題である。

19.6　精密小児医療

　精密小児医療（precision child health：PCH）とは，子どもの健康決定要因（遺伝子，生物学，環境）の全領域からのデータを統合することによって，小児医療を変革する概念および運動を指す。これは，患者から報告された健康に関する認識や客観的に測定された生理学的データとともに，ターゲットを絞った個別化された方法で疾患を予測，予防，診断，治療するために必要なものである。バイオインフォマティクス，コンピュータツール，そしてこれらの統合されたデータリソースに適用される高度な統計学的アプローチの応用は，迅速，正確，かつ費用対効果の高い診断法や，個別化された治療法，そして薬物の安全性・有効性向上の評価と発見をサポートするだろう。PCHによって解き明かされる洞察は，データに導かれた次世代の質改善イニシアチブと予防医療を促進する。この戦略は，効率性を引き出し，予防可能な危害を減少させ，患者中心のケアへのアプローチを強化することで，医療提供へのアプローチを根本的に変革する可能性を秘めている。それはやがて，すべての医療に応用されることになるだろう。

（訳：德富智明）

一般文献

Feero WG, Guttmacher AE, Collins FS: Genomic medicine-an updated primer. *N Engl J Med*, 362:2001-2011, 2010.

Ginsburg G, Willard HF, editors: *Genomic and personalized medicine*, ed 2, vols 1 & 2. New York, 2012, Elsevier.

Kitzmiller JP, Groen DK, Phelps MA, et al: Pharmacogenomic testing: relevance in medical practice. *Cleve Clin J Med*, 78:243-257, 2011.

Schrodi SJ, Mukherjee S, Shan Y, et al: Genetic-based prediction of disease traits: prediction is very difficult, especially about the future. *Front Genet*, 5:162, 2014.

専門領域の文献

Amstutz U, Carleton BC: Pharmacogenetic testing: time for clinical guidelines. *Clin Pharmacol Ther* 89:924-927, 2011.

Bardolia C, Matos A, Michaud V, et al: Utilizing pharmacogenomics to reduce adverse drug events. *Am J Biomed Sci Res*, 2020. https://biomedgrid.com/pdf/AJBSR.MS.ID.001638.pdf

Bennett MJ: Newborn screening for metabolic diseases: saving children's lives and improving outcomes. *Clin Biochem*, 47:693-694, 2014.

Deignan JL, Astbury C, Cutting GR, et al: CFTR variant testing: a technical standard of the American College of Medical Genetics and Genomics (ACMG). *Genet Med*, 22:1288-1295, 2020.

Dorschner MO, Amendola LM, Turner EH, et al: Actionable, pathogenic incidental findings in 1,000 participants' exomes. *Am J Hum Genet*, 93:631-640, 2013.

Ferrell PB, McLeod HL: Carbamazepine, HLA-B*1502 and risk of Stevens-Johnson syndrome and toxic epidermal necrolysis: US FDA recommendations. *Pharmacogenomics*, 9:1543-1546, 2008.

Green RC, Roberts JS, Cupples LA, et al: Disclosure of APOE genotype for risk of Alzheimer's disease. *N Engl J Med*, 361:245-254, 2009.

Ingelman-Sundberg M, Rodriguez-Antona C: Pharmacogenetics of drug-metabolizing enzymes: implications for a safer and more effective drug therapy. *Philos Trans R Soc Lond B Biol Sci*, 360:1563-1570, 2005.

Johnston JJ, Dirksen RT, Girard T, et al: Variant curation expert panel recommendations for RYR1 pathogenicity classifications in malignant hyperthermia susceptibility. *Genet Med*, 23:1288-1295, 2021.

Karczewski KJ, Daneshjou R, Altman RB: Chapter 7: Pharmacogenomics. *PLoS Comput Biol*, 8:e1002817, 2012.

Kohane IS, Hsing M, Kong SW: Taxonomizing, sizing, and overcoming the incidentalome. *Genet Med*, 14:399-404, 2012.

Mallal S, Phillips E, Carosi G, et al: HLA-B*5701 screening for hypersensitivity to abacavir. *N Engl J Med*, 358:568-579, 2008.

Mayo Clinic Laboratories: Test ID: CARBR. https://www.mayocliniclabs.com/test-catalog/Overview/610048#Clinical-and-Interpretive.

McCarthy JJ, McLeod HL, Ginsburg GS: Genomic medicine: a decade of successes, challenges and opportunities. *Sci Transl Med*, 5:189sr4, 2013.

Mounzer K, Hsu R, Fusco JS, et al: HLA-B*57:01 screening and hypersensitivity reaction to abacavir between 1999 and 2016 in the OPERA® observational database: a cohort study. *AIDS Res Ther*, 16:1, 2019.

PharmGKB: Annotation of CPIC guideline for desflurane and CACNA1S, RYR1.

PharmGKB: Clinical Guideline Annotations. https://www.pharmgkb.org/guidelines

Relling MV, Klein TE: CPIC: clinical pharmacogenetics implementation consortium of the pharmacogenomics research network. *Clin Pharmacol Ther*, 89:464–467, 2011.

Topol EJ: Individualized medicine from prewomb to tomb. *Cell*, 157:241–253, 2014.

Urban TJ, Goldstein DB: Pharmacogenetics at 50: genomic personalization comes of age. *Sci Transl Med*, 6:220ps1, 2014.

Zanger UM, Schwab M: Cytochrome P450 enzymes in drug me-

tabolism: regulation of gene expression, enzyme activities, and impact of genetic variation. *Pharm Ther*, 138:103–141, 2013.

Zhu Y, Swanson KM, Rojas RL, et al: Systematic review of the evidence on the cost-effectiveness of pharmacogenomics-guided treatment for cardiovascular diseases. *Genet Med*, 22:475–486, 2020.

問題

1 100万人のヨーロッパ人からなる集団サンプルにおいて，特発性大脳静脈血栓症 (idiopathic cerebral vein thrombosis：iCVT) が18例発症しており，これは10万人に1〜2例の予測頻度と一致している。この集団の全員について，第Ⅴ因子 Leiden 変異 (FVL) を検査した。FVL のアレル頻度を2.5%と仮定したとき，この100万人からなるサンプルにおいて，FVL のホモ接合とヘテロ接合の人数はそれぞれ何人ずつと予想されるか。Hardy-Weinberg の平衡にもとづいて求めること。iCVT 患者のなかで，2人は FVL のヘテロ接合で，1人は FVL のホモ接合であった。

  a. FVL ホモ接合の遺伝型，FVL ヘテロ接合の遺伝型，野生型の遺伝型と iCVT との関連について，3×2の表を作成せよ。

  b. FVL ヘテロ接合と野生型の遺伝型間における iCVT の相対リスクはどの程度か。

  c. FVL ホモ接合と野生型の遺伝型間での相対リスクはどうか。

  d. iCVT の場合に，検査で1つもしくは2つの FVL アレルが陽性となる感度はどの程度か。

  e. FVL ヘテロ接合およびホモ接合の陽性的中率はどの程度か。

2 経口避妊薬を服用しているヨーロッパ系女性10万人からなる集団サンプルにおいて，100人に下肢の深在静脈血栓症 (DVT) の発症がみられたが，これは1,000人に1人という予測頻度と一致している。第Ⅴ因子 Leiden 変異 (FVL) のアレル頻度を2.5%と仮定したとき，この10万人の女性からなるサンプルにおける FVL のホモ接合とヘテロ接合の人数はそれぞれ何人ずつと予測されるか。Hardy-Weinberg の平衡にもとづいて求めること。罹患者のうち，58人は FVL のヘテロ接合，3人は FVL のホモ接合であった。FVL ホモ接合の遺伝型，FVL ヘテロ接合の遺伝型，野生型の遺伝型と下肢 DVT との関連について，3×2の表を作成せよ。野生型の FVL 遺伝型で経口避妊薬を服用している女性と，FVL ヘテロ接合で経口避妊薬を服用している女性について，DVT 発症の相対リスクはどの程度か。FVL 野生型と FVL ホモ接合では DVT 発症の相対リスクはどの程度か。経口避妊薬服用中における DVT に関して，検査で1つもしくは2つの FVL アレルが陽性となる感度はどの程度か。経口避妊薬服用中の FVL ホモ接合およびヘテロ接合の DVT の陽性的中率はどの程度か。

3 新生児フェニルケトン尿症 (PKU) スクリーニング検査が陽性であった場合に，どのような措置を講じるべきか。

4 鎌状赤血球症の新生児スクリーニングは，ヘモグロビン A とヘモグ

ロビン S を分離するヘモグロビン電気泳動や高速液体クロマトグラフィー (HPLC) により実施可能であるため，鎌状赤血球バリアントのホモ接合とヘテロ接合の同定も可能である。このような検査から生じる利益ないし不利益にはどのようなものがある可能性があるか。

5 中毒性表皮壊死症 (TEN) と Stevens-Johnson 症候群 (SJS) は関連性のある疾患で，生死にかかわる皮膚反応を示し，最も一般的には抗てんかん薬カルバマゼピンへの曝露の結果としてみられる。中国ではどちらも約10万人に1人の頻度で生じる。これらの疾患は著しく死亡率が高く，TEN では30〜35%，SJS では5〜15%である。このような重篤な免疫学的反応を示す患者は *HLA-B*1502* という MHC クラスⅠアレルをもつことがわかっており，中国人集団の8.6%がこのアレルをもつ。カルバマゼピン治療を受けた145人の患者の後ろ向きコホート研究では，44人が TEN もしくは SJS を発症した。そのうち44人全員が *HLA-B*1502* を有していた。一方で，カルバマゼピンを服薬していたが発症しなかった3人のみが *HLA-B*1502* を有していた。カルバマゼピン治療を受けている人における TEN や SJS に対するこのアレルの感度，特異度，陽性的中率はどの程度か。

6 房室中隔欠損症と完全な肺動脈閉鎖症を有し，血栓性イベントの既往がある21カ月の男児が，標準的なワルファリン投与を受け，INR (国際標準比) の目標値は2.5〜3であった。2回目のワルファリン投与で，INR 値は8に上昇した。両親が児を救急外来に連れてきて，一晩観察された。薬理ゲノム学データを検査したところ，この患児は代謝酵素 CYP2C9 の代謝能の低い人であり，ワルファリン感受性であることが判明した。ワルファリンは肝臓で CYP2C9 酵素によって不活性型代謝物に分解される。CYP2C9 酵素活性がないか低いと，ワルファリンのクリアランス率が低下する。ワルファリンはビタミン K エポキシド還元酵素 (VKORC1) を阻害することにより抗凝固作用を示す。VKORC1 はビタミン K を活性型に変換し，凝固因子を産生するのに必要である。*VKORC1* 遺伝子のある種の遺伝子バリアントは，活性型ビタミン K のレベルを低下させ，その結果，利用可能な凝固因子が少なくなる可能性がある。結論：もっと少ない開始用量で十分であった。

  質問：*CYP2C9* 遺伝子に最もよくみられるバリアントをいろいろな集団で見直すこと。

7 好酸球性食道炎 (EoE) の10歳男児にランソプラゾールが処方された (15 mg を1日2回経口投与)。EoE は，食道の粘膜に好酸

(つづく)

球が蓄積する慢性の免疫疾患である。食道組織が傷害されると，嚥下障害を引き起こしたり，食物が詰まってしまったり，食欲不振を引き起こしたりする。現在，この疾患に対する標準治療はプロトンポンプ阻害薬で，それにスラリー状ブデソニドが追加になったりしている。3カ月後，この児は症状の改善を示さなかった。薬理ゲノム学データ検査を依頼した。代謝酵素 CYP2C19 は主にランソプラゾール，オメプラゾール，pantoprazole などのプロトンポンプ阻害薬の分解に関与する。この患者は CYP2C19 代謝酵素の代謝能が高い人であることが判明した。彼はランソプラゾールを世界人口の平均よりもはるかに速く分解するため，血漿中濃度が大幅に低下し，治療効果が得られなかった。そこで，CYP2C19 代謝産物の影響を受けにくいラベプラゾールに変更した。

結論：さらなる 4 カ月後，患児は内視鏡検査を受け，食道の治癒が確認された。

質問：*CYP2C19* 遺伝子の遺伝学的変化によって影響を受ける可能性のある他の健康状態はどのようなものがあるか？

第20章

遺伝医学とゲノム医学における倫理的・社会的課題

Bartha Maria Knoppers • Ma'n H. Zawati

ヒトの遺伝学とゲノム学は医学・医療のすべての領域にかかわり，すべての年齢層の人々，そしてエピジェネティクス，細胞のゲノム学，病原体ゲノム学といった新たな分野に大きな影響を与えている。知識の増加と，シークエンシング技術の能力と成果の増大につれて，その重要性は増すばかりである。同時に，胎児，新生児，小児，将来親になる可能性のある人たち，成人を含む幅広い年齢層にわたる医療分野において，単一の分野としてこれほど多くの倫理的，社会的，政策的に困難な問題を提起している領域はない。

遺伝学とゲノム学に影響を受ける情報のカテゴリーは数多くある。それは祖先や血統に関係するものから，治療可能な疾患や治療困難な疾患の診断，家系内にあらわれる形質の説明，次世代に受け継がれた，あるいは受け継がれる可能性があるものについての懸念，そして**ポリジェニッククリスクスコア**（polygenic risk score：PRS）の意義まで多岐にわたる。これらのうち一部はこれまでの章ですでに紹介したが，本章ではその他のものを紹介する。しかし，これからみるように，これらはすべて倫理的・社会的・個人的・政策的な課題を提起するものである。そして現在そうであるならば，世界の何億もの人がゲノム解析（およびゲノム情報と医療情報のデータリッチな環境）を利用できるようになることにより，今後数年・数十年のうちにはそれらの課題もより一般的なものになっていくだろう。

このような新たな可能性によってもたらされる倫理的・社会的課題は，特に生殖の分野における決定と関連する（第18章参照）。この分野に関しては，社会的コンセンサスがないためである。優生学（eugenics）の負の遺産（本章で後述）は生殖遺伝学の議論に今なお影を落としているが，胎児のゲノムを解析・評価することや，遺伝子治療やゲノム編集を行うことが可能になってきている今，特に重要である。最後に，プライバシーと安全の保障に関する懸念もまた大きく立ちはだかっている。遺伝情報やゲノム情報があれば，他の人口統計学的情報がまったく存在しない場合でも，個人とその機微な健康情報が一意に識別可能となる可能性があるためである。一方で私たちは，DNAの多様性を家族，さらには人類全体と共有している。したがって，プライバシーに対する懸念と，個人の遺伝情報を本人以外の家族や社会全体が利用できるようにすることで得られる利益との間でバランスをとる必要がある。

この章では，遺伝学とゲノム学の医療への応用から生じる最も困難な倫理的・社会的課題のいくつかについて検討する。それらには，出生前診断，発症前検査，家系内で共有される遺伝情報，そして他の適応症を診断するための検査において，別の疾患のリスクを上昇させる遺伝学的バリアントが偶発的に見つかった場合の対処方針に関する課題などがある。

20.1 生命医学倫理の原則

医療における倫理的課題に関する検討では，以下の4つの基本的な原則がしばしば考慮される：

- **個人の自律**（individual autonomy）尊重：自身の医療および医学情報を強制されることなくコントロールする個人の権利を保護すること。
- **善行**（beneficence）：善いことを行うこと。
- **無危害**（nonmaleficence）：害を加えないこと，害を防止すること。
- **正義**（justice）：すべての人に対して平等かつ公平な取り扱いを確保すること。

複数の原則が相互に対立すると思われる場合，複雑な倫理的課題が生じることとなる。社会と遺伝医学の接点で働く倫理学者の役割は，それぞれがこれら基本原則の少なく

とも1つにもとづく正当性の主張を伴った，相反する要求を比較衡量することである。

20.2 遺伝医学領域で生じる倫理ジレンマ

本節では遺伝医学領域で生じているいくつかの倫理ジレンマを中心に解説するが，遺伝学・ゲノム学研究の進歩によって私たちの知識が増大するにつれて，これらのジレンマはより困難で複雑になる一方である（表20.1）。本章で取り上げる問題のリストは決して網羅的なものではなく，またそれぞれの問題は必ずしも独立したものではない。

出生前遺伝学的検査

遺伝医療の専門家は，出生前診断や生殖補助医療技術を用いて重篤な遺伝病をもった子どもの出生を回避するためにカップルを支援することをしばしば依頼される。一部の遺伝病については，出生前診断の是非について依然として意見の対立がある。診断結果が，乳幼児期に死に至るものではないがさまざまな身体的あるいは知的障害を引き起こす疾患を理由とする妊娠中絶の決定につながる場合には，特にそうである。また，成人期発症の疾患の出生前診断についても同様に意見の対立があり，特に管理または治療可能な疾患についてはそれが顕著である。（ごく一部の例をあげると）身体障害，知的障害，聴覚障害の当事者やその

表20.1 遺伝医学・遺伝医療における主な倫理的・政策的課題

遺伝学的検査
- 出生前診断，特に疾患ではない形質や性別を対象とするもの
- 無症状の成人に対する成人期発症疾患の発症前遺伝学的検査
- 無症状の小児に対する成人期発症疾患の発症前遺伝学的検査
- 二次的・偶発的所見と，リスクがわかった場合に対処法や予防法がある疾患の原因となる明らかに有害なバリアントについて「知らないでいる」権利

遺伝情報のプライバシー
- 警告義務および家族への警告の許可

遺伝情報の不適切な使用
- 被雇用者の遺伝型にもとづく保険/雇用差別
- 個人の遺伝型にもとづく生命保険，健康保険の引受における差別

遺伝学的スクリーニング
- スクリーニングプログラムの拡大
- プライバシー

家族のコミュニティなどで，これらの障害について出生前診断と妊娠中絶が倫理的に正当化されるかどうかについて現在も議論が続いている。他に倫理的議論がある領域としては，軽度または外見上の欠陥に関連する障害の再発の回避や，筋肉生理機能ひいては運動能力に影響を与えるとされる遺伝的バリアントに関するいわゆる遺伝学的エンハンスメント（genetic enhancement）のための出生前診断を行うことなどがある。この場合のジレンマは，どのような家族をもちたいかについての生殖に関する意思決定の自律を尊重することと，障害のある胎児を中絶することが障害当事者のより広いコミュニティからどのように見られるかについての評価との間でバランスをとろうとすることである。

また，多くの人が疾患や障害であるとはまったく考えないリスクに関する妊娠について，カップルが出生前診断を要求する場合にもジレンマが生じる。特に難しいのは，**限性疾患**（sex-limited）あるいはX連鎖性疾患のリスク低減以外の目的での**性別選択**（selection of sex）である。家族内の子どもの男女比のバランスをはかったり，カップルが属する社会に浸透した社会文化的・経済的理由からいずれかの性別の子の出生を回避するために，**体外受精**（*in vitro fertilization*）と割球（胚の細胞）生検，あるいは超音波による胎児の性別判定と中絶などの生殖補助医療技術がカップルによって用いられることに懸念を抱いている遺伝医学専門家もいる。世界のなかでも男児をより重んじる地域では，男児に対する女児の割合が0.95から0.85以下に低下しているという明確な徴候がすでに存在する。（遺伝性疾患とは関連がない場合の）性別選択を法律で明確に禁止している国もある。

このようなジレンマの多くは，いまのところ現実のものというよりは理論上のものである。例えば，聴覚障害あるいは軟骨無形成症のカップルを対象とした調査では，カップルは聴覚障害あるいは軟骨無形成症をもたない子をもつことについて懸念を抱いていることが示された。しかし彼らの大多数は，自分たちと同じ障害をもたない子をもつことを避けるために，出生前診断と人工妊娠中絶を実際に利用することはない。さらに後でみるように，体細胞ゲノム編集技術の登場は，子どもに対する介入と治療の範囲，そして親と小児医療にとっての選択の範囲を広げることになるだろう。

将来的には，知能，性格，身長をはじめとする身体的特徴などの複雑形質に関与するアレルや遺伝子も同定される

可能性がある。そのような非医学的な基準も，出生前診断を行うための正当な根拠とみなされるだろうか？　親はすでに子どもの健康と成功に寄与する環境要因を改善するために多大な努力やリソースを費やしており，そうであるならなぜ遺伝要因については改善を試みるべきではないのか，と問う人もいるかもしれない。一方で，出生前に特定の好ましい遺伝子を選択することは，子どもを親の利益のために作られた単なる商品として扱う非人間的な行為と考える人もいる。医療専門職は，障害の"重篤さ"に関するカップルの決定に介入する責任あるいは権利を有するのだろうか？

　何をもって出生前検査を正当化するに足る重篤な形質とするのかについてどこに線を引くか，あるいは線を引くことができるかどうかについてさえ，遺伝学の専門家の間ではほとんどコンセンサスが得られていない。胚の着床前検査はこのようなジレンマをより早い時期に移動させるだけでなく，現在までのところ出生前検査ほど社会から批判的に吟味されているわけではない。

疾患の素因を明らかにするための遺伝学的検査

　倫理ジレンマの生じやすい遺伝医学とゲノム学のもう1つの領域は，検査が行われる年齢よりも後の年齢になって発症する可能性のある疾患について，無症状の人を対象として行う遺伝学的検査である。このような場合の検査においては，個人の自律尊重と善行という2つの倫理原則が重要である。このような遺伝学的検査の典型的な例としては，Huntington病（Huntington disease）（第13章参照）（症例24）のように，遅発性で浸透率の高い神経疾患の遺伝学的検査がある。このような疾患では，バリアントアレルをもつ人は今は無症状であっても，将来的にはほぼ確実に発症する。そしてその疾患は，現在の医学では治療法のほとんどない深刻なものである。無症状の人にとって，検査結果を知ることは害を上回る利益になるのか，あるいは反対に害が利益を上回るのだろうか。単純な答えはない。これまでの研究によれば，Huntington病のリスクがある人のなかには検査を受けず，自分のリスクを知らないでいることを選択する人もいれば，検査を受けることを選択する人もいる。検査を選択し，陽性であった人は，一時的な抑うつ状態を経験する場合があることが示されているが，重度のうつを発症する人はほとんどおらず，多くの人

が結婚や職業選択などの人生設計の決定に関して役立つ情報が得られるという点で検査には積極的な利益があったと報告している。検査を受け，罹患リスクがない（3塩基反復配列の伸長したアレルをもたない）との結果が得られた人は，安心感という積極的な利益を報告している。しかし，この場合でも，近親者の多くが罹患している，あるいは罹患のおそれがある疾患のリスクを自分だけが免れたことについての罪悪感から，否定的な感情的反応を経験することがある。いずれにしても，検査を受ける決断はきわめて個人的なものであり，遺伝学の専門家とともに，関係するあらゆる問題を徹底的に検討したうえで行われなければならない。

　未発症でリスクのある人の検査に対する賛否は，介入や早期治療が可能な疾患の素因を示す検査結果が出る場合にはそのバランスが変化する。例えば，常染色体顕性遺伝の遺伝性乳がんの場合，*BRCA1* あるいは *BRCA2* 遺伝子にさまざまな病的バリアントをもつ人は，乳がんあるいは卵巣がん（第16章参照）（症例7）を発症する可能性が50〜90％である。ヘテロ接合体の保因者を同定することは有益であろう。なぜなら，リスクのある人はサーベイランスの頻度を高めたり，予防的手術（乳房切除術，卵巣摘出術，あるいはその両方）を受けるといった方法を，それによって完全ではないにしてもがんのリスクを低減できると認識したうえで選択できるからである。家族性腺腫性ポリポーシスなどのように，サーベイランスや予防法がより確立している疾患の場合にはどうだろうか？　家族性腺腫性ポリポーシスの場合は，予防的大腸切除術の有用性は確立している（第16章参照）。どのようなものであっても素因にかかわる遺伝子のバリアントを調べる場合は，検査を受ける人は深刻な心理的苦悩，社会生活におけるスティグマ，保険や雇用における差別（後述）の可能性についてリスクを負うことになる。これらのさまざまな状況において，患者の自律尊重，害を与えてはならないという医師の義務，疾患を予防したいという医師の願いの間で，どのようにバランスをとるべきなのだろうか。

　検査をするかしないかの決定は，それだけを他の要素から切り離して行うべきものではないということは，遺伝医学の専門家なら誰もが認めるところであろう。患者は，疾患のリスクと重症度，予防的処置と治療法の有効性，および検査を受けることにより生じうる有害性についてあらゆる入手可能な情報を用い，それらを十分に理解したうえで

決断を下さなければならない。

無症状の小児を対象とした遺伝学的検査

無症状者の検査における倫理的問題は，小児（一般には18歳未満），とくに賛意（assent）を与えることができない低年齢の子どもを対象とする場合にはさらに複雑なものになる。疾患の素因の検査を子どもに受けさせたいと親が考える理由はいくつかある。無症状の小児を対象とした疾患の素因アレル検査は，罹患のリスクを低下させたり，寿命を伸ばしたりできる介入方法がある疾患の場合には有用で，ときにはそれにより生命が救われることさえあるからである。一例として，中鎖アシル-CoA 脱水素酵素欠損症（medium-chain acyl-CoA dehydrogenase deficiency）の患児の無症状の同胞を対象とする検査が挙げられる（第19章参照）（ 症例31 ）。

しかし，その時点では子どもにとって有益となりうる明確な医学的介入が存在しない疾患であっても，将来重篤な疾患を発症する可能性を子ども本人に伝え，準備をさせておくことは親の義務であると主張する少数の人たちもいる。また，自分たちの家族計画に利用したいと考えて，あるいは子どもに関する重要な情報を本人に伝えないことで悪影響が生じると考えてそれを避けるために，親がその情報を求めることもあるかもしれない。しかし，子どもを検査する場合にも，成人の検査と同様に，深刻な心理的ダメージ，スティグマ，さらに保険におけるある種の差別などの可能性があることを考慮しておくことが必要である（後述）。また，子どもの自律性——自身の遺伝情報をどのように扱うかについて，子ども本人が自分で決定できること——についても，その情報を得て利用したいという親の要望とのバランスが考慮されなければならない。

これとは異なるが関連した問題として，本人の健康には脅威をもたらさないが，将来，疾患の子をもつリスクを伴う病気の保因者検査を実施する場合に生じる問題がある。繰り返しになるが，この場合も議論の中心は，大人になって選択ができるようになった場合に自身の生殖について自分で選択できるという子どもの自律性と，将来子どもをもつ年齢に達した際に起こるであろう困難な決定やリスクについて子どもに十分教育し，準備をさせておきたいという親の善意にもとづく要求とのバランスである。

大多数の生命倫理の専門家は，小児期の介入によって死亡率や罹患率が低下する場合を除き，一般的に小児に対する予測的な遺伝学的検査は子どもが十分に成熟するまで延期すべきであると考えている〔また，米国臨床遺伝・ゲノム学会（American College of Medical Genetics and Genomics：ACMG）もこの考え方に同意している〕。成人期発症疾患の発症前検査についても同様に，通常は子どもが十分な成熟度に達するまで延期するべきである。欧州人類遺伝学会（European Society of Human Genetics）もこの見解に賛同し，小児に影響を及ぼす遺伝学的検査の決定は，一定の慎重さをもって行うべきであると提案している。未成年者は，その成熟度と理解度が許す限り早期に本人の視点が考慮されるべきであり，十分な情報を与えられ，検査とその結果を理解できるようになった時点で，無症状者として遺伝学的検査を受けるかどうかを自分で決定することが認められるべきである。カナダ遺伝医学学会（Canadian College of Medical Geneticists：CCMG）はやや異なるアプローチをとっており，無症状の小児に対する遺伝学的検査は子どもの最善の利益となる場合もあるが，成人期発症疾患の検査は一般に，その子が自分で検査に同意することができるようになるまで延期されるべきであると指摘している。例外的な状況では，親が無症状の子どもに対する検査の実施を強く要求する場合がある。CCMG は，当の子どもの最善の利益とならない場合には，医師はそのような検査を実施する義務はないと述べている。

遺伝子治療

遺伝学的検査は，必然的に遺伝子治療の可能性を提起する。遺伝子治療は，重篤で，場合によっては治癒不可能な疾患の患者のための潜在的な選択肢として，社会から注視されている。この技術は，医学的問題を引き起こす遺伝子をそうでない遺伝子に置き換えたり，あるいは疾患の原因となる体内の遺伝子を"オフ"にしたりすることを可能にするものである。安全性と同意の問題の他にも，遺伝子治療には倫理的，法的，社会的な懸念がある。新しくて高価な治療法であるため，ある状態が遺伝子治療を使用するのに十分なほど深刻かどうかを誰がどのように判断するのか，どのような用途が治療にあたりどのような用途がエンハンスメントにあたるのか，そして誰もが遺伝子治療を受けられるようにするにはどうすればよいのか，などを考える必要がある。

しかしながら主な議論は，体細胞の遺伝子治療と生殖細

胞系列の遺伝子治療の違いに関するものである。体細胞遺伝子治療は，肺細胞や皮膚細胞など特定の細胞内の遺伝子を標的とするもので，その人の子に受け継がれることはない。一方，生殖細胞系列の遺伝子治療では生殖細胞（卵細胞や精子細胞など）に変化をもたらすため，次の世代に受け継がれる遺伝子を修正することになる。生殖細胞系列の遺伝子治療は，同じ家系の将来世代が特定の遺伝性疾患に罹患することを防ぎ，ある種の重篤な疾患（Huntington病など）を社会から完全に排除する可能性があるが，一方で遺伝子治療が将来生まれてくる子どもに予期せぬ影響を及ぼす可能性がある。最後に，遺伝子治療は人間のさまざまな特徴（身長，知能，運動能力など）を選別したり強化したりするために使用される可能性があり，それによって社会が多様な人々や特定の障害をもつ人々を受け入れなくなる可能性がある。体細胞遺伝子治療が患者（脊髄性筋萎縮症，鎌状赤血球など）に使用されはじめている一方で，生殖細胞系列遺伝子治療を許可することを決定した国はない。しかし，議論は続いており，コミュニティ，患者，家族の意見だけでなく，倫理的・法的問題と社会への長期的影響の可能性を考慮する必要がある。

エクソームシークエンシング・全ゲノムシークエンシングにおける偶発的・二次的所見

　未診断の疾患（第19章参照）に遺伝学的要因を明らかにするための，**エクソームシークエンシング**（exome sequencing：ES）あるいは**全ゲノムシークエンシング**（whole genome sequencing：WGS）に同意した患者についても論争が起きている。患者のエクソームあるいはゲノムを探索する検査施設では通常，患者の表現型にもとづく一次的な候補遺伝子リストを作成する。これらの候補遺伝子に病的バリアントが認められた場合，検査施設はそれを一次的所見（primary finding）（すなわち検査の主目的として積極的に求められる結果）とみなす。しかし，エクソームシークエンシングあるいはゲノムシークエンシングを行う過程で，検査が当初の目的とする表現型とは無関係な，疾患との関連が知られている遺伝子に病的バリアントが偶然発見されることがある。このような偶発的所見として発見された病的バリアントが改善や予防の可能な重篤な疾患の原因である場合，患者の未解明の疾患の遺伝学的要因を明らかにするという当初の目的とは無関係であるにもかかわらず，ES/WGSを行うすべての検査施設がすべて

の患者について意図的に解析する遺伝子リストを作成することに利点はあるのだろうか？　この遺伝子のリストに含まれる病的（pathogenic）または病的の可能性が高い（likely pathogenic）バリアントは，二次的所見（secondary finding）として患者がその結果を知りたいかどうかにかかわらず探索されることになる。なぜなら，患者を担当する医療者が，結果を知ることによってもたらされる利益が患者の健康にとってきわめて重要であって，知りたい情報の種類を患者が選択できるという患者の自律尊重の要請を上回ると考えるからである。

　ACMGは，検査施設が解析すべき二次的所見のリストを作成している。現在のリスト（SF v3.0）には73遺伝子が含まれており，そのほとんどは（1）生命を脅かし，（2）症状発現の前に診断することが困難であり，（3）予防または治療が可能な，遺伝性腫瘍と心血管症候群に関係している。二次的所見の遺伝子リストは継続的な見直しの対象とされており，時間の経過とともにおそらくその数は増加すると思われる。さらに，特定の遺伝子バリアントが常に解析されるべき二次的所見であるべきかどうかも再評価が行われている。現在のACMGの勧告では，患者には適切な**遺伝カウンセリング**（genetic counseling）が提供され，そのうえで検査前に二次的所見の解析の実施と報告について同意または拒否の機会が提供されるべきであるとされている。他の法域では，個別の所見の返却についてさまざまなアプローチがとられている。例えば，欧州連合の一般データ保護規則（General Data Protection Regulation：GDPR）は遺伝子データへのアクセス権を認めており，これにより個別の結果と二次的所見の返却が促進されている。フランスでは公衆衛生法典（Code de la Santé Publique）が，重度の遺伝的異常に関連する所見の返却への同意を対象者に求めている。ドイツの政策文書はやや広範であり，医学的に重要なあらゆる所見の返却を要求している。他の国，例えばイスラエルとイタリアでは，情報の返却に際して必ず遺伝カウンセリングへのアクセスの機会を提供することを要求している。2021年6月，Global Alliance for Genomics and Health（ゲノムと健康のためのグローバルアライアンス）は，ゲノム研究における臨床的に対処可能な所見の返却に関する国際的なポリシー文書を発表した。このポリシーでは特に，明確な研究プロトコルを遵守すること，所見の返却を約束する場合には前もってリソースを確保すること，そして現在の臨床実践や標準治

療と結びつけて返却を行うことの重要性が強調されている。

新生児スクリーニング

事前に通知をしたうえで親の黙示の同意にもとづいて行われる新生児スクリーニングプログラム（第19章参照）は，公衆衛生の向上における現代遺伝学の偉大な成果の1つであり，児の最善の利益になると考えられているが，国によっては新生児スクリーニングプログラムに関する疑問が今なお生じている。第一に，親に積極的な同意を求めるべきか，あるいは単にプログラムからの"オプトアウト（不参加の表明）"の機会を設けるだけでよいのか。第二に，誰がサンプルとデータにアクセスできるのか。そしてサンプル採取の目的であり，同意が得られた（あるいは少なくとも差し控えられていない）スクリーニング検査以外の目的でそれらが使用されないようにするには，どうすればよいのか。米国では，2019年にテキサス州でオプトアウト手続きによって新生児スクリーニングのために得られた血液スポットが親の同意なしに国防総省や民間企業に提供され，新生児スクリーニング以外の目的に使用されたとして親たちのグループが州を訴えた際に，新生児スクリーニングの領域におけるこうした疑問が表面化した。テキサス州は収集した500万以上の血液スポットを破棄することに同意した。それにより州は，新生児スクリーニング検査の開発や現在の検査の質の管理などの正当な目的のために用いることができたかもしれない検体を失ってしまったのである。リスクのある無症状の新生児がスクリーニングを通じて発見されて検査・治療を受ける権利と，親の許可の必要性は，以前にもまして区別されるようになってきている。

1989年の児童の権利に関する条約（Convention on the Rights of the Child）によれば，子どもには「到達可能な最高水準の健康」を享受する権利があり，子どもの利益は「第一義的」に考慮されるものであることに留意すべきである。そのため，多くの国では新生児スクリーニングについて親への通知を継続しているが，書面による明確な同意は要請していない。しかし，研究目的での保管や使用に関しては同様には扱われず，通常，親の同意が必要とされる。

ポリジェニックリスクスコア

ポリジェニックリスクスコア（PRS）は，遺伝要因が関与する多様な障害や疾患の発症リスクレベルを個人に提供するものである。PRSはアルゴリズムを用いて特定の疾患に対する**相対リスク**（relative risk）レベルを示すが，生涯にわたる絶対的なリスク値を割り出すことはできない。PRS検査により，乳がんから2型糖尿病，統合失調症から心房細動まで，幅広い疾患のリスクスコアを特定することができる。基本的に，PRS検査は個々の遺伝型判定（genotyping）の結果と**ゲノムワイド関連解析**（genome-wide association study）データとの比較に依拠している。大規模なゲノム研究プロジェクトの多くは，ヨーロッパ系以外の集団を人口統計学的に代表していないので，リスクの分類を一般化することはできず，PRS検査の利益が公平に分配されない可能性がある。PRSもまた，医療専門家と患者の双方にとってその意味をどう伝え理解するかについての問題を提起している。

20.3　遺伝情報のプライバシー

遺伝情報の法的保護は国際的に統一されておらず，同じ国のなかでさえ法域によって異なることがある。米国では，遺伝情報を含む健康情報のプライバシーを規律する主要な規制は，医療保険の相互運用性と説明責任に関する法律（Health Insurance Portability and Accountability Act：HIPAA）のプライバシー規則である。HIPAA規則では，定義された一連の特別な状況を除き，健康情報を許可なく他者（他の医療提供者を含む）に開示することに対する刑事上・民事上の制裁を規定している。

2018年に施行された欧州の一般データ保護規則（GDPR）は，遺伝情報にも適用されるプライバシー規制を欧州内外で一変させた。特に，GDPRはデータ保護に対して場面に応じたリスクベースのアプローチを導入しており，科学研究における個人データの処理に関しては，限定的な範囲で柔軟性を認めている。GDPRでは，個々のデータが個人識別可能か，仮名化（コード化）されているか，匿名化されているかによって，異なるデータ処理基準が適用される。匿名化されたデータは識別可能な個人と直接関連づけることができないため，個人データとはみなされない。GDPRは遺伝子データ（genetic data）が機微性の高い個人データという特別なカテゴリーに属することを明示的に認めているが，今のところGDPRの文言上，遺

伝子データがその取得源である生体試料とどのように区別されうるかは明確でない。機微性の高い遺伝子データを保護しながら，研究や診療のために共有する最も適切な方法が何かについては，さらに意見の相違がある。例えば，遺伝子データを GDPR の意味において完全に匿名化できるかどうかは明確ではない。また，そのようなデータの国際的な移転についても，明確な形で対応されたり促進されたりしているわけではない。

家族歴における家系構成員の プライバシー問題

患者は，家族の病歴をすべて医師に伝えたり，家系に伝わる疾患について医師とコミュニケーションをとることが自由にできる。プライバシー保護に関する法律は，個人が家系構成員に関する医療情報を収集したり，その情報を医療者と共有することを決定したりすることを禁じるものではないが，家族のデータを共有する必要がある場合は，その必要性について，患者と率直に話し合うことがもっとも望ましい。

この情報は個人の医療記録の一部となり，その個人に関する「（守秘義務で）保護される医療情報」として扱われるが，病歴に含まれた家系構成員にとっては保護される医療情報にはならない場合が多い。言い換えれば多くの場合，家系構成員ではなく患者のみが，自身の個人医療記録に含まれる他の情報と同様の形で，自身の家族歴情報に対してプライバシー権を行使することができる（この権利には，他者への情報開示をコントロールする権利が含まれる）。

家系構成員に対する警告義務と 警告の許可

患者が自分自身の医療情報を秘匿しておきたいと望むことは，患者の自律性の概念の 1 つの側面である。この考え方に従えば，患者は自身の医療情報がどのように使われ，他者に伝えられるかについて，自分で決定する権利をもつ。医療上の守秘義務は，倫理的・法的規範でもある。しかし，遺伝医学の領域は，他のどんな診療分野よりも患者とその家族の両方に深く関係する。たとえ患者の家族やその子どもの健康にとって有益な情報となる場合でさえも，患者が自身の医療情報の秘密を厳格に守ることを強く

求め，それにより遺伝医療の専門家が患者の家族にその疾患のリスクについて伝えることができない場合，遺伝医学・遺伝医療の現場では深刻な倫理的・法的ジレンマが生じる（BOX 20.1 参照）。このような場合，遺伝医療提供者は情報の秘密を守り，患者の自律性を尊重する義務があるのだろうか？　他の家族もしくは家族の医療提供者，またはその両方にその情報を伝えることが許されるのか？それともより強制的に情報を伝える義務があるのだろうか？　あるいは警告義務はあるのだろうか？　もしそうであれば，親族と情報を共有すべきであると患者に知らせることで，医療者の義務は十分に果たされるのだろうか？

患者が情報の秘匿を求めている場合に，それを覆して医療提供者が患者情報の開示を行うことが許されるのか，あるいは場合によっては義務づけられるのかについて，米国では多数の裁判例で司法判断が示されてきた。先例となったケースは遺伝学が関係するものではない。1976 年，タラソフ事件（Tarasoff v. the Regents of the University of California）でカリフォルニア州最高裁は，患者がある若い女性を殺害する意図があると表明したにもかかわらずそれを警察に警告しなかった精神科医には，その女性の死に対する法的責任があると判示した。裁判官は，伝染病の場合，医師には患者の明確な意思に反してでも，患者が感染している事実を警告して接触者を保護する義務があり，本件の場合も同様の状況であると明言した。遺伝学の領域では，ニュージャージー州の Safer v. Estate of Pack 事件（1996 年）で警告義務があるとの判断が示されている。この事件では，3 名の裁判官による合議法廷が，医師には家族性腺腫性ポリポーシスの男性患者の娘に対して，大腸がんに罹患するリスクについて警告する義務があると結論づけた。裁判所は，「本件で問題となっているタイプの遺伝的脅威と，感染症や伝染病の脅威や身体的危害の脅威との間には，本質的な違いはない」と認定した。さらに，「疾患は遺伝性のものであり，血縁者に知らせる必要がある」と患者に伝えるだけで，血縁者に対する警告義務が自動的に果たされるわけではないとつけ加えている。同様に，2001 年の Molloy v. Meier 事件でミネソタ州最高裁判所は，医師は自身の患者でない第三者，特に妊婦に対して将来の子どもの遺伝的リスクについて警告する義務を負う可能性があると認定した。Molloy 事件は，2012 年にカナダのケベック州控訴裁判所（ケベック州の最高裁に相当する）で判決が下された Watters v. White 事件と類似する部

BOX 20.1

警告義務に関するケーススタディ：患者の自律尊重・プライバシー vs. 家系構成員への危害防止

ある女性が 40 歳のときに常染色体顕性遺伝疾患の症状が初めてあらわれ，遺伝学的検査を受けたところ，この疾患の原因となることが知られている遺伝子に病的バリアントを有していることがわかった。彼女は 10 代の娘とこの結果について相談したいと考えているが，彼女には成人した年下の異母きょうだい（彼女の父母の離婚後，父の再婚相手との間に生まれた）がおり，彼らにこの疾患の発症リスクがあるかもしれないことや検査が可能であることを伝えないよう強く主張している。医師は，患者のプライバシー保護の権利を尊重する義務と，血縁者にリスクを伝えないことによる害を防ぎたいという思いをどのように調整すればよいのだろうか？

患者の許可を得ずに血縁者に罹患リスクの情報を開示することを正当化するためには，「他者の健康や安全に対する重大な脅威」が存在するかどうかを決定するための多くの問いに答えなければならない。

臨床的問い

- その疾患の浸透率はどの程度か，それは年齢によって異なるか？　その疾患の重症度はどの程度か？　身体の機能を奪ったり生命を脅かす疾患か？　表現型の多様性はどの程度か？　疾患のリスクを軽減したり，完全に予防できる介入方法があるか？　また，症状があらわれてから日常診療で発見されても，適切な期間内に予防的・治療的処置を開始できる疾患か？
- 患者の異母きょうだいのリスクは，50%リスクあるいはごく小さいリスクのいずれかであり，これは患者が父母のどちらからバリアントアレルを受け継いだかによって異なる。家族歴から，患者と異母きょうだいに共通の親について何かわかることはあるか？　患者の母が存命で，検査を受けることは可能か？

遺伝カウンセリング上の問い

- 患者は検査時に，検査の結果が他の家族・血縁者に影響を及ぼす可能性について十分知らされていたか？　患者は検査結果を血縁者に警告するよう求められる可能性について事前に理解していたか？
- 結果を血縁者に知らせたくないと考える理由は何か？　解決できていない問題，例えば憤り，見捨てられたという気持ち，感情的な疎外感などがあり，患者自身の利益のため，また患者の意思決定を明確にするために対処できる可能性はあるだろうか？
- 他の家系構成員はすでにこの遺伝病の可能性について知らされ，十分な情報を得たうえで検査を受けないと自身で選択している状況か？　医療提供者の警告は，心理的なダメージを与える情報の不当な押しつけとみなされるだろうか，あるいは自分のリスクについての情報はまったく想定外の驚きとなるだろうか？

法的・実践的な問い

- 医師は，患者の協力なしにすべての異母きょうだいと連絡をとるために必要な情報や手段をもっているか？
- 医師は検査前に，異母きょうだいに結果を知らせるために協力することについて，患者から十分な理解あるいは正式な同意を得ているか？　そのような同意を求めることは患者にとっては無理強いと感じられ，本人とその子どものために必要な検査を受けないという選択につながるだろうか？
- 医師の警告義務を適切に果たすためにはどうすればよいか？　患者が親族に見せるための定型文書を提供し，その文書で潜在的なリスクを知らせるために必要最小限の情報を提供すれば十分だろうか？

分がある。この事件では，2 人の医師が患者の親族に対して子どもが重篤な遺伝性疾患を受け継ぐ可能性があることについて警告を与えなかったことが中心的な争点となった。事実審（第一審）判決では，医師が警告義務を果たしていなかったと認定されたが，その判断は，警告義務は第三者に対する明白なリスクが存在する場合にのみ機能するなどと認定した控訴裁判所によって覆された。しかし，遺伝学の文脈では確率的リスクは明確でない場合が多い。英国では，2020 年の ABC v. St George's Healthcare NHS Trust 事件で同様の事実が扱われた。この事件で英国の高等法院（第一審）は，原告が遺伝的リスクの警告義務違反

を主張する場合，あらゆる要素を考慮したうえで，疾患リスクについて親族に警告する必要性が患者の希望を上回ると思われる場合には，医療提供者から損害賠償請求が認められる可能性があると判断した。この判決は，医療提供者が状況によっては患者の希望に反してでも，深刻な遺伝性疾患のリスクについて血縁者に警告する義務を負う可能性があることを示唆している。

現代では，この見解とは少し異なる立場を取る論者もいる。彼らは，医師には第三者に警告を発する倫理的義務があるかもしれないが，この倫理的義務は通常，患者が家族に警告を発するのを支援・奨励することによって最も適切

に果たされると主張している。

20.4　人工知能とデジタル化の進展

　ゲノミクスほど，人工知能（AI）とデジタル化の影響がますます大きくなっている分野はないだろう。例えば，ゲノミクス研究では AI システムにより，膨大な量のデータをふるいにかけ，関連性を評価し，パターンを決定し，人の健康を改善する治療や予防につながると期待される新しい発見をすることができる。健康情報のデジタル化によって，健康・ゲノムデータの共有はかつてないほど容易になった。例えばクラウド・コンピューティングは，ゲノムデータを研究に広く利用可能とする安全で効率的なメカニズムを提供し，同様にこの分野での発見を加速する役割を果たしている。ゲノム学における AI とデジタル化の活用は多岐にわたる。しかし，AI 技術の使用とデジタル化への依存度の高まりには，これらの技術の多くが医療システムに以前から存在するバイアスを定着させる可能性のあるデータセットを利用していることなど，さまざまな課題も存在する。個人の健康状態から得られたデータで訓練された AI システムは，特にこうした問題の影響を受けやすいかもしれない。医療へのアクセスや健康アウトカムが，集団間で公平に分配されていないことはよく知られている。AI モデルが，重要な決定のための学習をバイアスが存在する状況から抽出されたデータにもとづいて行う限りにおいて，これらのシステムは不平等な結果を引き起こした要因を再現するようになる可能性がある。AI とデジタル化は，データプライバシーに関する重大な懸念も引き起こす。いずれも大規模なコレクションから抽出されたデータの処理に依存するため，適切な安全対策が施されていない場合，特定の組み合わせが個人の特定やデータ侵害につながる可能性がある。

　国際的な保健医療機関，各国の医療政策グループ，医療専門職団体のガイドラインはこの問題について必ずしも一致した見解を示しているわけではないが，一部の国ではリスクのある家族への連絡を法的に義務づけている。さらに米国では，立法および規制上の義務に関して，州裁判所の判例法が一貫性を欠くことも考慮する必要がある。

　米国で広く信じられていることとは異なり，HIPAA プライバシー規則では，保護された健康情報の使用または開示に追加的な制限を課すことを患者が明示的に選択していない限り，医師が患者家族の治療を担当している他の医療提供者に対して，本人の許可なしに患者の保護された健康情報を開示することは許容されている。（追加的な制限としては）例えば，遺伝学的検査を受けた人がその結果を開示しないよう医療提供者に要求する場合が考えられる。医療提供者が開示制限に同意する場合，HIPPA 規則の下では，自分自身の遺伝学的リスクを知りたいと考えている家族の治療を担当する医療提供者に対して許可なくその情報を開示することは禁止される。しかし，医療提供者は検査を行う前に開示を制限することについて患者と話し合うべきであり，開示制限の要求に同意する義務はない。

　フランスでは，新たに成立した生命倫理に関する法律の第 15 条に，家族とのリコンタクト（再連絡）に関する明確な規定が置かれ，次のような内容が盛り込まれている。医師は遺伝学的検査を受ける患者に対し，遺伝情報を親族と共有しない場合には一定のリスクが生じうることを伝えなければならない。医師は，重篤な遺伝学的異常の検査を指示する場合，検査対象である異常が判明した際の検査結果の開示の可能性について，患者と合意を締結する義務を負う。検査を受けた患者は，罹患の可能性がある親族で連絡先がわかる人には連絡することが推奨される。この連絡は医師に委任することもできる。診断された本人が，予防措置が正当化される重篤な遺伝学的異常の診断を伝えることを拒否している場合，生命倫理法はさらに，医師が当該診断を個人の出自へのアクセスに関する全国評議会（Conseil national pour l'accès aux origines personnelles）に伝えることを義務づけている。その後，同評議会が，診断を受けた人の親族で罹患の可能性のある人に通知する。

　遺伝学の専門家は，疾患の臨床的側面，家族歴の重要性，および家族のリスク評価について詳しい知識をもっている。しかし，警告義務が生じる可能性をめぐって多くの法的・倫理的な論争があることを考えると，患者の医療情報の開示をめぐって紛争が生じた場合には，法律や生命倫理の専門家に相談することが望ましいことが示唆される。

20.5　雇用者および保険会社による遺伝情報の使用

　第 4 の主要な倫理的原則は正義（justice）であり，この原則により誰もが等しく遺伝医学の進展の利益を得られる

ようにすることが要請される。雇用と健康保険における遺伝情報の利用の分野では，正義は重大な関心事である。2008年に画期的な遺伝情報差別禁止法（Genetic Information Nondiscrimination Act：GINA）が制定されるまで，米国では，健康な人が疾患の遺伝的リスクをもっていることを理由として雇用や健康保険を拒否されうるかどうかは決着がついていない問題であった。この法律により，従業員15人以上の民間雇用主は，雇用に関する決定のために家族歴を含む遺伝情報を意図的に要請または使用することが禁じられている。遺伝情報は，個人の現在の労働能力と関連性があるとは考えられないからである。同様に，GINAは大部分の団体医療保険会社が保険を拒否したり，団体のメンバーの遺伝情報にもとづいて団体保険料を調整することを禁じている。

重要な点として，GINAは生命保険，就業不能保険，長期介護保険などには適用されない。このような保険商品を販売する保険会社は，これらの商品の購入を決定する際には，その人の関連するすべての遺伝情報にアクセスできなければならないと主張する。生命保険会社は，年齢別生存率を人口集団ごとに平均した保険数理表にもとづいて保険料を算出している。つまり，自分が病気に罹患するリスクが高いと知っている人が，その情報を隠して生命保険を増額したり長期就業不能保険に加入する場合，保険会社は保険料で損失をカバーできない可能性がある。これが**逆選択**（adverse selection）と呼ばれる現象である。この逆選択が広がった場合，集団全体の保険料を上げざるをえず，つまるところ集団全体で少数のための補償範囲拡大を支えることになる。逆選択は，一部の状況においては現実のものになろうとしている。無症状で*APOEε*4アレル検査を受けた人を対象にしたある調査によれば，陽性となった場合に結果を知ることを選択した人は，*APOE*遺伝型を知らないでいる選択をした人に比べて追加の長期介護保険に加入する可能性が約6倍も高いことがわかった。しかし，*APOEε*4アレルを有していることを知ること自体が，生命保険や健康保険，あるいは就業不能保険への加入に影響を及ぼしているわけではなかった。しかし，*BRCA1*バリアント（第16章参照）や*APOEε*4アレル（第9章，第13章参照）のような疾患のリスク要因となるアレルは，そのアレルをもつ個人が必ずしも顕在化した疾患を発症するとは限らないため，高血圧，高コレステロール血症，糖尿病のようなすでに疾患の表現型として顕在化

しているものとは明確に区別しなければならない。

現在のところ，生命保険会社が遺伝学的検査にもとづいて実際に差別的な保険引受業務を行っているという証拠はほとんどない。しかし，そのような差別に対する恐れ，そして自分の健康上の利益のために診療目的の検査を受けようとしている人や遺伝学研究への参加意向に対して差別が及ぼすマイナスの影響から，生命保険において遺伝情報の利用を禁止する提案がなされてきた。例えば英国では，高額の保険商品が関係する場合や，Huntington病の場合患者による陽性検査結果の開示が求められるが，それらを除き，生命保険会社はほとんどの生命保険引受における遺伝情報の使用を停止するモラトリアムの延長に自主的に合意している。

米国以外の国々では，生命保険や就業不能保険に関する差別について，さまざまな法的アプローチがとられている。カナダはユニバーサルヘルスケア制度のある国だが，2017年に遺伝差別禁止法（Genetic Non-Discrimination Act）を制定した。この法律は，雇用主や保険会社が遺伝学的検査を要求することを禁止している。とくに保険会社は，保障を提供する条件として遺伝学的検査結果の提供を要求することを禁じられている。フランスを含む一部の法域では，遺伝差別を禁止するために幅広い人権的アプローチを採用している。また，潜在的な差別を抑制するために，遺伝学的検査の特定の用途を制限するモラトリアムを採用している法域もある。英国とオーストラリアはこのアプローチをとっている。一方で，日本のようなその他の法域では，遺伝差別の防止について既存の法的枠組みに依存しているところもある。重要なことは，公的医療保障制度を有する国では，遺伝差別は生命保険や就業不能保険，雇用に影響を及ぼす可能性があり，そのためこれらが規制の対象になるとしても，健康保険に関しては遺伝差別の大きな問題に直面しないであろうということである。ほとんどの国々では，保険や雇用における遺伝差別は許されるべきではないという点で広く合意が得られている*訳注*。

＊訳注　日本では2022年に生命保険協会および損害保険協会により，保険の引受・支払い実務において遺伝情報の収集・利用を行っていないという文書が公表されている。

20.6 遺伝医学における 優生学と劣生学

優生学の問題

優生学（eugenics）という言葉は，Darwin のいとこである Francis Galton によって 1883 年に創出されたものであり，"最良の"個体のみを選んで繁殖させることにより，集団を改良することを指す。植物や動物の育種家は古代からこれを実践してきた。19 世紀後半，Galton らは選択的育種により人類の改良をはかるという思想を推進するようになった。それによって，いわゆる優生学運動が始められ，優生学運動はその後，半世紀にわたって広く支持された。しかし，優生学運動が特定の種類のヒトの繁殖を奨励することによって促進しようとした理想的な質というものは，多くの場合で社会的・民族的・経済的な偏見によって定義されていた。またこれは，社会の反移民感情や人種差別感情によって助長された。現在は教育の欠如の問題と考えられているものを，当時は家族性の"精神薄弱（feeble-mindedness）"と表現していた。また現在は農村地域の貧困の問題と考えられているものについて，優生学者たちは遺伝性の"無能（shiftless）"と考えていた。当時，形質や特徴が遺伝性のものであるかどうか，またある形質にどの程度の遺伝要因の関与があるのかを科学的に決定することが非常に困難であることは，ほとんど理解されていなかった。ほとんどのヒトの形質は，遺伝要因が関与している場合であっても，遺伝形式は複雑であり，環境要因によって強く影響を受けるのである。したがって，20 世紀半ばまでには，多くの科学者が優生学プログラムの実施には理論的にも倫理的にも問題があると認識するようになった。

　優生学は，ナチスドイツが大量殺人を正当化するために復活させ利用した時点で，その大部分が信用を失ったと一般には考えられている。しかし，北米やヨーロッパにおいても，20 世紀初頭に優生学を支持する法律が制定され，心神喪失者や精神遅滞者として施設収容された人々を対象に強制的に不妊手術が行われ，ナチス政権崩壊後も長期間続けられていたことを指摘しておかなければならない*訳注。

---

*訳注　日本では強制的不妊手術を可能とする優生保護法が 1996 年まで続けられていた。

遺伝カウンセリングと優生学

　遺伝カウンセリングは，遺伝性疾患によって生じる苦痛や苦悩に直面している患者・家族が適切にそれに対応できるように援助することを目的とするものであり，遺伝性疾患の発生率を低下させたり，集団において有害とみなされるアレルの頻度を低下させるといった優生学的な目的と混同してはならない。患者・家族が，特に生殖に関して，強制されることなく自由で十分な情報にもとづく自己決定できるよう支援することが，非指示的カウンセリング（non-directive counseling）の基礎となっている（第 17 章参照）。非指示的対応は，個人の自律尊重が最も重要であり，遺伝性疾患による社会的負担の軽減や"遺伝子プールの改善"といった理論的な目標より下位に位置づけられてはならないという考え方を前提とする。しかし，称賛されることは多いものの，真の非指示的カウンセリングはあくまで理想であり，カウンセリングセッションには遺伝カウンセリング担当者の個人的な態度や価値観が影響するため，それを実現することは容易でないと指摘する人もいる。さらに，患者がより指示的なガイダンスを明示的に要望することもしばしばある。

　それでもなお，理想的な非指示的カウンセリングを行うことは容易でなくとも，自律尊重，善行，無危害および正義という倫理原則は，すべての遺伝カウンセリングの実践，とくに個人の生殖に関する自己決定にかかわる領域において，引きつづきその中心にある。

劣生学の問題

　優生学の対極にあるのが劣生学（dysgenics）である。これは，有害なアレルの蓄積をもたらすことにより，集団全休の健康と福祉が損なわれることである。この点に関して，遺伝子の頻度と遺伝性疾患の発生率に影響を与える可能性のある遺伝医学的活動の長期的影響を予測することは，困難であるかもしれない。

　いくつかの単一遺伝子疾患では，医学的治療により特定の遺伝型に対して選択圧が減少することで，劣生学的効果が生じる可能性がある。つまり，有害な遺伝子の頻度が増加し，その結果として疾患の発生頻度が増加する可能性がある。選択圧の緩和による影響は，無症状のヘテロ接合保因者に変異アレルのほとんどが存在している常染色体潜性

遺伝疾患よりも，常染色体顕性遺伝疾患やX連鎖疾患においてより顕著にあらわれる可能性がある。

例えば，もしもX連鎖疾患であるDuchenne型筋ジストロフィーの治療が可能になり，すなわち罹患男性が子をもつことができるようになった場合，罹患男性の*DMD*遺伝子がその男性のすべての娘に伝達されるので，Duchenne型筋ジストロフィーの発生率は急激に上昇すると予想される。この遺伝子の伝達は，集団内の保因者の頻度を大幅に増加させるだろう。これとは対照的に，常染色体潜性遺伝疾患である嚢胞性線維症に罹患するすべての人が生存し，健常人と同様の割合で子をもつことができるようになった場合でも，この疾患の発生率は，200年間で2,000人あたり1人から，およそ1,550人あたり1人に上昇するにすぎない。第9章で述べた複雑な遺伝を伴う遺伝性の多因子疾患については，淘汰がなくなれば理論的にはより一般的になる可能性があるが，常染色体潜性疾患の場合と同様に無症状の人に幅広く疾患感受性アレルが存在すると考えられる。したがって，罹患者が子をもつことは，疾患感受性のアレル頻度にほとんど影響しないと考えられる。

出生前診断（第18章参照）が普及するにつれ，胎児が遺伝学的異常を受け継いでいると判明した場合の妊娠中絶が増加する可能性がある。そのことが当該疾患全体の発生率に及ぼす効果は非常に多様である。Huntington病のような疾患では，出生前診断と妊娠中絶は，責任遺伝子頻度の減少に大きな影響を及ぼしていると考えられる。しかし，その他のほとんどの重篤なX連鎖および常染色体顕性遺伝疾患では，責任遺伝子の頻度は多少の減少はあるかもしれないが，新生変異が起こるために疾患は発生しつづける。常染色体潜性遺伝疾患の場合には，胎児の罹患が判明したすべての妊娠を中断したとしても，そのことが変異アレルの頻度およびその疾患の発生率に及ぼす影響は小さいだろう。ほとんどの変異アレルは無症状のヘテロ接合性保因者によって伝達されているからである。

1つの理論的な懸念は，遺伝学的理由による妊娠中絶の後に，生殖による相殺（reproductive compensation）がどの程度生じるのかということである。すなわち，より多くの非罹患児が生まれるが，その多くは有害な遺伝子の保因者である。X連鎖疾患を有する家系においては，胎児が男児であった場合に妊娠中絶を選択することがあるが，当然ながらそのような家系の女児は無症状であっても保因者

である可能性がある。したがって，生殖による相殺は，長期的にみると罹患児を中絶する理由となった遺伝性疾患の発生頻度を増加させる結果となる可能性がある。

20.7 医学における遺伝学とゲノム学

20世紀は，メンデルの遺伝法則の再発見とそのヒト生物学および医学への応用に始まり，遺伝現象におけるDNAの役割の発見を経て，ヒトゲノム計画の完了がその最後を飾った時代として，記憶にとどめられるであろう。21世紀の幕開けとともに，人類は初めて下記のものを手にした：

● ヒトDNAの代表的配列のより精緻な解読
● 不完全ではあるものの包括的なヒト遺伝子目録
● DNA配列やコピー数のバリアントを同定し，その特徴を明らかにするための精力的な取り組みの継続
● 多様な集団を含む知識基盤の急速な拡大により，その知識基盤のなかでさまざまな疾患と易罹患性がそうした多様性に起因するものと考えられるようになった
● 当初のヒトゲノム解読にくらべるとごくわずかなコストで実施できるエクソーム解析や全ゲノム解析などの，強力な新しいシークエンシング技術

このようにして得られた知識は強力な可能性をもたらすとともに，大きな責任も伴う。究極的には医学における遺伝学・ゲノム学は，それ自体が目的となる知識ではなく，人々の健康を維持・増進させ，苦痛を緩和し，人間の尊厳を高めるためにある。ヒトの遺伝学とゲノム学の知識と技術の進歩が責任をもって，公正に，そして人道的に使われることを確実にすることは，私たち全員，すなわち将来の医療従事者を含む社会のすべての人々が直面している課題である。

謝辞

筆者（Bartha Maria Knoppers，Ma'n H. Zawati）として，本章の旧版の著者の方々へ感謝を捧げる。Academic Associates at the Centre of Genomics and Policy in McGill University's Faculty of Medicine and Health Sciences の Michael Lang と Minh Thu Nguyen の支援にも感謝する。Fonds de recherche du Québec-Santé Junior 1 Research Scholar program の全般的なサポートにも感謝を（Ma'n H. Zawati）。

（訳：横野 恵）

一般文献

Beauchamp TL, Childress JF: *Principles of biomedical ethics*, ed 5, New York, 2001, Oxford University Press.

Gostin LO, Wiley LF: *Public health law and ethics*, ed 3, Oakland, 2018, University of California Press.

Kevles D: *In the name of eugenics: genetics and the uses of human heredity*, Cambridge, 1995, Harvard University Press.

Milunsky A, Milunsky JM, editors: *Genetic disorders and the fetus-Diagnosis, prevention, and treatment* ed 8, Oxford, 2021, Wiley Blackwell.

専門領域の文献

American Academy of Pediatrics: Policy statement: Ethical and policy issues in genetic testing and screening of children, *Pediatrics* 131:620-622, 2013.

Biesecker LG: Incidental variants are critical for genomics, *Am J Hum Genet* 92:648-651, 2013.

Borry P: Genetic testing in asymptomatic minors, *Eur J Hum Gen* 17:711-719, 2009.

Canadian Pediatric Society: Guidelines for genetic testing of healthy children, *Paediatr Child Health* 8(1):42-45, 2003.

Elger B, Michaud K, Mangin P: When information can save lives: the duty to warn relatives about sudden cardiac death and environmental risks, *Hastings Center Report* 40:39-45, 2010.

Global Alliance for Genomics and Health: 2021 policy on clinically actionable genomic research results POL 007, v1.0, 2021.

HIPAA regulations on family history. https://www.hhs.gov/hipaa/for-professionals/faq/family-medical-history-information/index.html

Human Cell Atlas: Ethics Toolkit, Pediatric Template Consent Form, v. 1.0 (2022). https://docs.google.com/document/d/11-B68-wO5rlOuzOKxA9vMaD7Tonhb7W8/edit.

Joly Y: Looking beyond GINA: policy approaches to address genetic discrimination, *Ann Rev Genomics Hum Genet* 21:491-507, 2020.

Kleiderman E, Ravitsky V, Knoppers BM: The 'serious' factor in germline modification. *J Med Ethics* 45:508-513, 2019.

Knoppers BM, Doerr M, Wallace S, et al: Pediatric Consent to Genetic Research: Clauses, Global Alliance for Genomics and Health, 2021. https://www.ga4gh.org/wp-content/uploads/Pediatric-Consent-to-Genetic-Research_-Clauses-1.pdf

Knoppers BM, Isasi R, Caulfield T, et al: Human gene editing: revisiting Canadian policy, *NPJ Regen Med* 2:3, 2017.

Knoppers BM, Kekesi-L afrance K: The genetic family as patient? *Am J Bioethics* 20(6):77-80, 2020.

Knoppers BM, Thorogood A, Zawati MH: Letter: relearning the 3 R's? Reinterpretation, recontact, and return of genetic variants, *Genet Med* 2019.

MacEwen JE, Boyer JT, Sun KY: Evolving approaches to the ethical management of genomic data, *Trends Genet* 29:375-382, 2013.

Martin AR: Clinical use of current polygenic risk scores may exacerbate health disparities, *Nat Genet* 51:584-591, 2019.

McGuire AL, Joffe S, Koenig BA, et al: Point-counterpoint, Ethics and genomic incidental findings, *Science* 340:1047-1048, 2013.

Middleton A: Professional duties are now considered legal duties of care within genomic medicine, *Eur J Human Genet* 28:1301-1304, 2020.

Offit K, Thom P: Ethicolegal aspects of cancer genetics, Cancer Treat Res 155:1-14, 2010.

Rothstein M: Reconsidering the duty to warn genetically at-risk relatives, *Genet in Med* 20:285-290, 2018.

Shabani M, Borry P: Rules for processing genetic data for research purposes in view of the new EU General Data Protection Regulation, *Eur J Hum Gen* 26(2):149-156, 2018.

Thorogood A, Zawati MH, Knoppers BM: Oversight, governance, and policy for making decisions about return of individual genomic findings, *Sec Find Genom Res Trans Appl Genomics* 29-41, 2020.

Visscher PM, Gibson G: What if we had whole-genome sequence data for millions of individuals? *Genome Med* 5:80, 2013.

Yurkiewicz IR, Korf BR, Lehmann LS: Prenatal whole-genome sequencing-Is the quest to know a fetus's future ethical? *N Engl J Med* 370:195-197, 2014.

Zawati MH, Thorogood A: The physician who knew too much: a comment on Watters v White, *Health L J* 21:1-27, 2014.

問題

1 2人の子をもつカップルが遺伝カウンセリングに紹介された。下の男児（12歳）に運動障害があり，若年性 Huntington 病（ 症例24 ）の検査が検討されている。この家系において検査を行う際，倫理的に考慮すべきことは何か？

2 無作為かつ連続的に選んだ4万人以上の出生児を対象に，X染色体の数とY染色体の有無のスクリーニングを行い，新生児室での視診によって割り当てられた性別と核型解析による性染色体構成との相関を調べようとする研究プロジェクトがある。このプロジェクトの目的は，性染色体異常（第6章参照）のある子の発達上の問題を前向き研究として観察することである。

このプロジェクトを実施する際に考慮すべき倫理的問題点は何か？

3 「警告義務」の節の BOX で示した事例について，あなたが遺伝カウンセリング担当者で，対象となる疾患が以下に示すものだった場合，どのような行動をとるべきか考えよ：

- *BRCA1* バリアントによる遺伝性乳がん・卵巣がん（第16章参照）（ 症例7 ）
- *RYR1*（1型リアノジン受容体）バリアントによる悪性高熱症（第19章参照）
- *PSEN1*（プレセニリン1）バリアントによる若年発症家族性

（つづく）

Alzheimer 病（第 13 章）（症例 4）
- *NF1* バリアントによる神経線維腫症（第 7 章）（症例 34）
- 2 型糖尿病

4　未診断の疾患に対してエクソーム解析あるいは全ゲノム解析を行う場合，二次的所見として発見された場合に解析して報告すべきだと考える遺伝子と疾患を 12 種類リストアップし，どのような方法と理由でそれらの遺伝子・疾患を選んだのか，その理由を説明せよ。

医療における遺伝学の役割を理解するための症例提示

　臨床で重要となる遺伝学とゲノム学の原理を49の症例に分けて解説する。疾患とその病因について短く解説した後，病態生理，表現型，治療・ケア，遺伝リスクについて説明する。これらの説明は最新の研究結果にもとづくものなので，医学や科学の他の分野と同様，今後の研究の進展とととともに，知識はより正確なものとなっていくだろう。同時に，知識の修正も起こりうるものである。医学専門用語が，各症例を解説する際に使用されているが，学生にとっては，言葉の意味を調べるために医学事典にあたる必要が出てくるかもしれない。また，各症例に重要な遺伝学的原理や臨床的事項について小グループで討論する際に役立つように，最後に問題をつけた。

　ここで示す症例は，包括的な解説，あるいは確定診断や標準的な医療を紹介するものではなく，臨床において遺伝学とゲノム学の原理がどのように適用できるかを説明するためのものである。各症例は大まかには実際の臨床経験にもとづくものであるが，個人および医学的記載の詳細はフィクションである。

Ronald Cohn, Stephen Scherer, Ada Hamosh

謝辞：トロント大学の Stacy Hewson と大学院理学研究科修士課程の Genetic Counselling Program（2023年度クラス）の学生たちには，症例提示の家系図の一部を作成する際にご協力いただいたことを感謝する。

1　アバカビル誘発 Stevens-Johnson 症候群 / 中毒性表皮壊死症 ● Abacavir-Induced Stevens-Johnson Syndrome/Toxic Epidermal Necrolysis

2　軟骨無形成症 ● Achondroplasia

3　加齢黄斑変性症 ● Age-Related Macular Degeneration

4　Alzheimer 病 ● Alzheimer Disease

5　16p11.2 欠失症候群 ● 16p11.2 Deletion Syndrome

6　Beckwith-Wiedemann 症候群 ● Beckwith-Wiedemann Syndrome

7　遺伝性乳がん・卵巣がん ● Hereditary Breast and Ovarian Cancer

8　Charcot-Marie-Tooth 病 1A 型 ● Charcot-Marie-Tooth Disease Type 1 A

9　CHARGE 症候群 ● CHARGE Syndrome

10　慢性骨髄性白血病 ● Chronic Myelogenous Leukemia

11　炎症性腸疾患 ● Inflammatory Bowel Disease

12　囊胞性線維症 ● Cystic Fibrosis

13　非症候群性難聴 ● Hearing Loss (NonSyndromic)

14　Duchenne 型筋ジストロフィー ● Duchenne Muscular Dystrophy

15　単一遺伝子性の糖尿病 ● Monogenic Diabetes

16　家族性高コレステロール血症 ● Familial Hypercholesterolemia

17　脆弱 X 症候群，脆弱 X 随伴振戦 / 運動失調症候群，脆弱 X 関連早期卵巣不全 ● Fragile X Syndrome, FXTAS, FXPOI

18　1 型 Gaucher 病（非神経型）● Gaucher Disease Type I (Non-neuronopathic)

19　グルコース−6−リン酸脱水素酵素欠損症 ● Glucose-6-Phosphate Dehydrogenase Deficiency

20　遺伝性ヘモクロマトーシス ● Hereditary Hemochromatosis

21　血友病 ● Hemophilia

22　22q11.2 欠失症候群 ● 22q11.2 Deletion Syndrome

23　全前脳胞症（非症候群性）● Holoprosencephaly (Nonsyndromic)

24　Huntington 病 ● Huntington Disease

25　肥大型心筋症 ● Hypertrophic Cardiomyopathy

26　Proteus 症候群 ● Proteus Syndrome

27　子宮内胎児成長障害 ● Intrauterine Growth Restriction

28　QT 延長症候群 ● Long QT Syndrome

29　Lynch 症候群 ● Lynch Syndrome

30　Marfan 症候群 ● Marfan Syndrome

31　中鎖アシル CoA 脱水素酵素（MCAD）欠損症 ● Medium-Chain Acyl-CoA Dehydrogenase Deficiency

32　Miller-Dieker 症候群 ● Miller-Dieker Syndrome

33　赤色ぼろ線維・ミオクローヌスてんかん症候群 ● Myoclonic Epilepsy with Ragged-Red Fibers (MERRF)

34　神経線維腫症 1 型 ● Neurofibromatosis 1

35　Roifman 症候群 ● Roifman Syndrome

36　オルニチントランスカルバミラーゼ欠損症 ● Ornithine Transcarbamylase Deficiency

37　多発性囊胞腎 ● Polycystic Kidney Disease

38　Prader-Willi 症候群 ● Prader-Willi Syndrome

39　網膜芽細胞腫 ● Retinoblastoma

40　Rett 症候群 ● RETT Syndrome

41　Noonan 症候群 ● NOONAN Syndrome

42　鎌状赤血球症 ● Sickle Cell Disease

43　Tay-Sachs 病 ● Tay-Sachs Disease

44　α サラセミア ● α-Thalassemia

45　チオプリン S−メチルトランスフェラーゼ欠損症 ● Thiopurine S-Methyltransferase Deficiency

46　血栓性素因 ● Thrombophilia

47　Turner 症候群 ● Turner Syndrome

48　色素性乾皮症 ● Xeroderma Pigmentosum

49　テロメア関連肺線維症および / または骨髄不全症 ● Telomere-Related Pulmonary Fibrosis and/or Bone Marrow Failure

訳注：症例提示で用いられている小項目の表題については以下のように翻訳した。原理（Principles），主要な表現型の特徴（Major Phenotypic Features），病歴と身体所見（History and Physical Findings），背景（Background），疾患の原因と頻度（Disease Etiology and Incidence），発生機序（Pathogenesis），表現型と自然歴（Phenotype and Natural History），治療・ケア（Management），予防（Prevention），遺伝リスク（Inheritance）

1 アバカビル誘発 Stevens-Johnson 症候群/中毒性表皮壊死症
Abacavir-Induced Stevens-Johnson Syndrome/Toxic Epidermal Necrolysis

常染色体共顕性遺伝（共優性遺伝）　■ 遺伝要因による免疫学的医薬品副作用，MIM 608579

Iris Cohn

原理
- 標準的ケアとして広く採用されている薬理遺伝学的検査が存在
- 有意な陽性的中率と陰性的中率
- 易罹患性（疾患感受性）アレル頻度の集団間の差異

主要な表現型の特徴
- アバカビルによる抗レトロウイルス治療開始の10〜14日後に、皮膚および粘膜（眼、口、外陰部）に広範囲に紅色や紫色の斑を生じる
- 皮膚剥離が体表面積の30％以上に及ぶ場合は中毒性表皮壊死症、10％未満の場合はStevens-Johnson症候群と呼ばれる

病歴と身体所見

37歳のドイツ人男性 P.R. が呼吸障害と錯乱のため入院し、ニューモシスチス肺炎およびトキソプラズマ性脳炎と判明した。これらの日和見感染症はヒト免疫不全ウイルス（human immunodeficiency virus-1：HIV-1）による後天性免疫不全症候群（acquired immunodeficiency syndrome：AIDS）の診断の際によくみられる。末梢血CD4リンパ球は2/mm³、HIV-1ウイルス量は120,000 copies/mLであった。トリメトプリム/スルファメトキサゾールによる治療および、核酸系逆転写酵素阻害薬であるアバカビルを含む抗レトロウイルス療法（antiretrovirus therapy：ART）が開始された。脳炎と肺炎は改善し、抗寄生虫薬を服用した状態で退院した。

ART開始2週間後、P.R.は手掌や口腔内を含む全身に斑状皮疹を呈し、発熱は伴っていなかった。血圧130/60 mmHg、体温37.1℃、脈拍88回/分、呼吸数15回/分、血中酸素飽和度96％であった。融合傾向のない暗赤色斑が体表面積の90％にみられ、体表面積の5％に及ぶ表皮剥離、外陰部潰瘍、びらん性口内炎、結膜充血を認めた。角膜炎や角膜びらんはみられなかった。軽微な外力にて表皮剥離を生じた（Nikolsky徴候）。

皮膚生検の結果、Stevens-Johnson症候群に一致する所見であった。アバカビルによる皮膚過敏反応の報告があったためアバカビルは中止され、熱傷ユニットへ収容され皮膚所見の慎重な観察と保存的治療が行われた。翌週に上皮再生が始まり、3週間後には皮膚症状が完全に治癒した。ARTはプロテアーゼ阻害薬および別系統の核酸系逆転写酵素阻害薬の組み合わせに変更され、皮疹の再燃はなかった。ウイルス量は検出限界以下に低下し、CD4リンパ球は正常化した。

1年後、アバカビルによるStevens-Johnson症候群の発症にHLAの遺伝型が関与していることが明らかになったことから、患者のHLAタイピングが行われ、アバカビルによるStevens-Johnson症候群の易罹患性アレルであるHLA-B*5701を保有していることが判明した。

背景

医薬品副作用は、医薬品の適正使用にもかかわらず有害な反応を生じる場合と定義される。大部分の医薬品副作用（75〜80％）は予測可能であり、非免疫学的機序により発症する。そしてそのなかには、薬物動態あるいは薬力学の遺伝的な個人差に規定されるものが含まれる。残りの20〜25％の医薬品副作用は、主に免疫学的あるいは非免疫学的で予測不可能な作用によって発症する。免疫学的反応は医薬品副作用全体の5〜10％を占め、真の薬物過敏症とされる。IgE介在性の蕁麻疹や喉頭浮腫を伴う薬物アレルギーはこれに含まれる。別の皮膚反応である播種状紅斑丘疹型も頻度が高く、サルファ剤を含むある種の医薬品に反応して生じる。

特に危険な薬物誘発性過敏反応の1つはStevens-Johnson症候群（Stevens-Johnson syndrome：SJS）と呼ばれるT細胞による皮膚や粘膜の損傷であり、より重篤な状態を中毒性表皮壊死症（toxic epidermal necrolysis：TEN）と呼ぶ（図C.1.1）。SJSとTENはともに全身倦怠感、高熱で発症し、急速に紅色、紫色の斑が皮膚に多発し、熱傷のような表皮剥離に進展するのが特徴である。粘膜（眼、口腔、外陰部）が高頻度に障害される。SJSでは表皮剥離が体表面積の10％未満だが、TENの場合は表皮剥離が体表面積の30％以上に及ぶ。

症例1の家系図

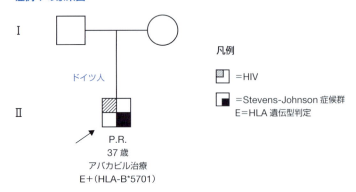

518

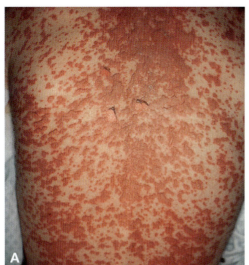
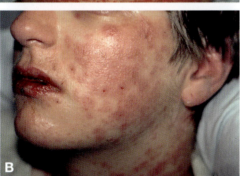

図 C.1.1　(**A**) 弛緩性水疱を伴い融合傾向のある無数の暗褐色病変と，体表面の 10〜30％に及ぶ複数箇所の表皮剥離。この範囲の表皮剥離は Stevens-Johnson 症候群と中毒性表皮壊死症の"オーバーラップ域"とされる。(**B**) Stevens-Johnson 症候群にみられた口唇と口腔粘膜病変。(A は French LE, Prins C: Erythema multiforme, Stevens-Johnson syndrome and toxic epidermal necrolysis. In Bolognia JL, Jorizzo JL, Schaffer JV, editors: *Dermatology*, ed 3. Philadelphia, 2012, Elsevier, pp 319-333. © 2012, Elsevier Limited. All rights reserved. B は Armstrong AW: Erythema multiforme, Stevens-Johnson syndrome, and toxic epidermal necrolysis. In Schwarzenberger K, Werchniak AE, Ko CJ, editors: *General dermatology*, Philadelphia, 2009, Elsevier, pp 23-28. © 2009, Elsevier Limited. All rights reserved.)

薬物誘発性の SJS/TEN の病理組織学的所見は，表皮壊死，個細胞壊死，表皮下水疱，真皮の稠密な炎症細胞浸潤（リンパ球，および多数の好酸球，好中球）であり，症例によっては熱傷のように壊死が表皮全層に及ぶ。

SJS/TEN の死亡率は 10〜30％である。SJS/TEN はすべての免疫学的機序による副作用のうちごく一部であるが，特に重篤で致死的である。

発症機序

SJS/TEN は細胞傷害性 T 細胞により引き起こされる。薬物あるいはその反応性代謝産物が外来抗原として宿主に認識され，T 細胞受容体に結合し，さらに免疫反応を活性化する。分子免疫学的研究から，アバカビルにて治療された HLA-B*5701 アレルを保有する個体に T 細胞介在性の過敏反応が起きる理由が明らかにされた。HLA-B*5701 を発現する細胞をアバカビル存在下で培養すると，クラス I 分子の抗原提示溝に提示されるペプチドの最大 25％は，アバカビルが存在しない場合には現れない新規自己ペプチドになる。アバカビルは HLA-B*5701 内のペプチド結合溝に特異的に結合し，そのペ

表 C.1.1

集団	HLA-B*5701 の頻度（％）
ヨーロッパ人	5〜8
アフリカ系アメリカ人	2.5
中国人	0〜2
南インド人	5〜20
タイ人	4〜10

プチド結合様式を変化させることが推察される。これにより HLA-B*5701 分子は，皮膚抗原を含めた自己交差反応性の高い新規ペプチドを抗原提示する能力を獲得すると考えられる。SJS 症例の 50％以上，TEN 症例の 95％以上は薬物が原因である。

治療・ケア

被疑薬の中止と熱傷ユニットへの収容による保存的療法が治療の主体となる。ステロイドの全身投与や高用量免疫グロブリン静注療法が行われてきたが，その有用性あるいは有害性は確立されていない。

予防

HLA-B*5701 検査の特異度は高い。アバカビルを投与された患者の大規模コホートの研究では，HLA-B*5701 アレルをもつ人の約 50％が，SJS や TEN などの薬物誘発性過敏反応を発症することが示された。一方，この抗原をもたない人はこれらを発症しない。アバカビル誘発過敏反応が免疫学的に確認された患者において，HLA-B*5701 アレルの保有率はほぼ 100％である。このデータにもとづき，米国食品医薬品局（FDA），カナダ保健省，欧州医薬品庁などの医療当局は，アバカビル治療を開始する人には，どの祖先系に属するかにかかわらず事前に HLA-B*5701 検査を行うことを義務づけており，HLA-B*5701 アレルをもつことがわかっている患者には，アバカビルを使用すべきではないという指針を出している。一方，日本のように HLA-B*5701 検査を推奨するものの義務づけていない国もある。新たなアバカビル使用者のうち，アバカビル誘発過敏反応 1 例を予防するために遺伝型検査が必要な人数は，ヨーロッパ系の人々では 14〜90 人であるが，アフリカ系アメリカ人ではその数は約 10 倍多くなる。

遺伝リスク

すべての HLA アレルは常染色体共顕性（共優性）である（第 9 章参照）。

HLA-B*5701 アレルの保有率（すなわち，アバカビルによる SJS/TEN 発症のリスク）は集団間で大きな相違がある（表 C.1.1）。

同様に SJS/TEN の発症に関与する他の HLA アレルが，抗けいれん薬のカルバマゼピン（HLA-B*1502），痛風時の尿酸降下薬のアロプリノール（HLA-B*5801）や，他のよく使用される薬物でも明らかにされている。

小グループでの討論のための質問

1 SJS/TEN の発症に関与する HLA-B アレルが薬物によって異なることの機序を述べよ。

2 祖先系集団の違いによって HLA-B アレルの頻度に差がみられる理由は何か？

（訳：肥田時征）

文献

Downey A, Jackson C, Harun N, et al: Toxic epidermal necrolysis: Review of pathogenesis and management. *J Am Acad Dermatol*, 66:995-1003, 2012.

Mallal S, Phillips E, Carosi G, et al: HLA-B*5701 screening for hypersensitivity to abacavir. *N Engl J Med*, 358:568-579, 2008.

Manson LE, Swen JJ, Guchelaar HJ. Diagnostic test criteria for HLA genotyping to prevent drug hypersensitivity reactions: a systematic review of actionable HLA recommendations in CPIC and DPWG guidelines. *Frontiers in pharmacology*, 2020 Sep 23;11:567048.

Martin MA, Kroetz DL: Abacavir pharmacogenetics-from initial reports to standard of care. *Pharmacotherapy*, 33:765-775, 2013.

Mockenhaupt M, Viboud C, Dunant A, et al: Stevens-Johnson syndrome and toxic epidermal necrolysis: Assessment of medication risks with emphasis on recently marketed drugs: The EuroSCAR-study. *J Invest Dermatol*, 128:35-44, 2008.

2 軟骨無形成症
Achondroplasia

常染色体顕性遺伝（優性遺伝） ■ *FGFR3* の病的バリアント, MIM 100800

Julie Hoover-Fong

原理
- 機能獲得型バリアント
- 父親の高年齢
- 新生変異

主要な表現型の特徴
- 発症年齢：出生前
- 近位肢節型低身長
- 大頭症
- 脊髄圧迫

病歴と身体所見

　30歳の健康な女性である P.S. は初めての妊娠で妊娠27週だった。妊娠26週の胎児超音波検査で胎児は女児であり，大頭症（妊娠週数相当の97.5パーセンタイル以上）と近位肢節の短縮（リゾメリア；妊娠週数相当の2.5パーセンタイル未満）を認めている。P.S. の配偶者は45歳，健康で，前妻との間に3人の健康な子どもがいる。カップルのどちらにも骨格異常や先天異常，遺伝性疾患の家族歴はない。産科医は，彼らの胎児には軟骨無形成症の特徴がみられると説明した。児頭骨盤不均衡のため，38週，帝王切開で女の子が出生した。彼女には前額部突出，大頭症，顔面正中部の低形成，腰椎後弯，肘関節の伸展不良，近位肢節短縮，三尖手，短い指，脊髄性筋緊張低下などの軟骨無形成症の特徴的な身体所見がみられた。X線検査では，上下肢長管骨の短縮，汎発性骨幹部剝離，方形腸骨，大腿骨近位部の透亮性，腰椎椎間の狭小化など，軟骨無形成症の特徴的所見を認めた。これらの所見をもとに，線維芽細胞増殖因子受容体3（fibroblast growth factor receptor 3）遺伝子（*FGFR3*）の解析が行われた。この検査において，軟骨無形成症でよくみられる c.1138G>A バリアント〔コドン380番目のグリシンをアルギニンに置換する（p.Gly380Arg）〕が同定された。

背景

病因と頻度

　軟骨無形成症（achondroplasia，MIM 100800）は，低身長を示す骨異形成症または小人症のなかで最も一般的なもので，*FGFR3* における特定の病的バリアントが原因となる常染色体顕性遺伝（優性遺伝）の疾患である。軟骨無形成症の症例の99％以上は，c.1138G>A（約98％），および c.1138G>C（1～2％）という2つの病的バリアントに起因し，どちらも p.Gly380Arg のアミノ酸置換を生じる。*FGFR3* の c.1138 にあるグアニンは，ヒトの遺伝子で最も変異しやすい塩基の1つである。軟骨無形成症の患者の約20％は，罹患した親からこのバリアントを受け継いでいる。残りの80％は，父親の生殖細胞系列でのみ発生する新たな病的バリアントをもち，その頻度は父親の高年齢化（35歳以上）に伴い増加する（第4，10章参照）。軟骨無形成症の頻度は出生15,000人に1人から40,000人に1人で，属する祖先系集団にかかわりなく発生する。

発症機序

　FGFR3 タンパク質は，線維芽細胞増殖因子と結合する膜貫通型受容体で，チロシンキナーゼ活性をもつ。FGFR3 タンパク質の細胞外ドメインに線維芽細胞増殖因子が結合すると，受容体の細胞内チロシンキナーゼドメインが活性化され，シグナル伝達カスケードが開始される。軟骨内骨化において，FGFR3 タンパク質の活性化は成長板における軟骨細胞の増殖を抑制し，軟骨細胞の成長・分化と骨前駆細胞の成長・分化とを調整する役割を果たす。

　軟骨無形成症に関連する *FGFR3* の病的バリアントは，リガンド非依存的な FGFR3 タンパク質の活性化を引き起こす機能獲得型バリアントである。このような FGFR3 タンパク質の持続的な活性化は，成長板内での軟骨細胞の増殖を不適切に抑制し，その結果，長管骨の短縮や他の骨の異常な分化を生じる。

表現型と自然歴

　軟骨無形成症の患者は，出生時に四肢の近位肢節短縮，相対的に長い胴体，三尖手，顔面正中部低形成と前額部突出を伴う大頭症を示す（図 C.2.1）。出生時の成長パラメータ（身長，体重，頭囲）は通常，標準的な体格の乳児と重なっている。しかし，生後数カ月のうちに身長は急速に平均身長の曲線から外れ，頭囲は95パーセンタイル以上に達する。

　一般的に，軟骨無形成症の人は正常な知能をもっているが，ほとんどの場合で運動発達の遅れがみられる。これは筋緊張の低さ，関節の過伸展性（肘の伸展と回旋は制限される），および大きな頭によるバランスの悪さの組み合わせによるものである。軟骨無形成症には期待される発達マイルストーンがあり，それを逸脱する運動発達の遅延は大後頭孔狭窄や脳幹圧迫に関連している可能性がある。

　頭蓋骨と顔面骨の成長異常が，顔面正中部低形成，頭蓋底の短縮，大後頭孔狭窄の原因である。顔面正中部低形成は，乱杭歯，閉塞性無呼吸，そして中耳炎を生じる。大後頭孔の狭窄は，約10～20％で脳幹が頭蓋頸椎移行部で圧迫される原因となる。認識されず無治療で経過した場合，重大な頭蓋頸椎圧迫

症例2の家系図

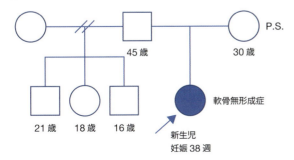

521

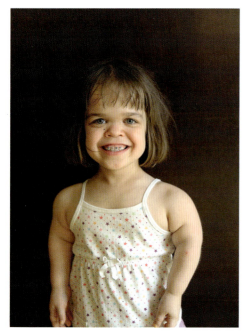

図 C.2.1　Little People of America (www.lpaonline.org) の代表を務める，軟骨無形成症をもつ Irina。笑顔とともに，近位肢節短縮（リゾメリア：四肢の上部に限局した短縮）を示す短い腕や大頭症を認める。写真：Rick Guidotti, Positive Exposure (www.positiveexposure.org)。

は，中枢性無呼吸，筋力低下，低緊張，四肢麻痺，成長障害を生じ，さらには最大5%で生後1年以内に突然死を生じる可能性がある。他の合併症として，肥満，高血圧，加齢とともに悪化する腰椎脊柱管狭窄症，および内反膝がある。

治療・ケア

臨床的特徴にもとづいて疑われる軟骨無形成症の診断は通常，臨床的および放射線学的所見によって確認される。FGFR3 の病的バリアントに対する DNA 検査は非典型例では有用だが，通常は診断には必要としない。

生涯にわたり，医学的管理の目的は軟骨無形成症の合併症の予防と治療にある。乳児期には，中枢性および閉塞性睡眠時無呼吸のポリソムノグラフィーによる早期評価，MRI による重大な頭蓋頸椎圧迫の評価，そして慎重で継続的な神経学的検査および発達評価が不可欠である。頭蓋頸椎移行部の除圧術による脳幹圧迫の治療は，一般的に神経機能を著明に改善する。幼児期には，慢性中耳炎，聴覚障害，閉塞性無呼吸，胸腰部後弯症の経過観察も必要である。小児期以降，成人期にかけては，症状がある脊柱管狭窄，症状のある内反膝，肥満，高血圧，叢生歯，そして慢性中耳炎の経過観察と必要に応じた治療が必要である。脊柱管狭窄の治療には通常は外科的除圧が必要で，場合によっては脊椎の安定化を必要とする。肥満の予防と管理は難しく，閉塞性無呼吸や関節および脊椎の問題の管理を難しくすることがある。

身体活動を維持し，食事に注意を払うことは，肥満を避けるために重要である。罹患者の場合，コンタクトスポーツ，トランポリン，飛び込み板からのダイビング，体操の跳び箱など，頭蓋頸椎移行部に損傷のリスクがある活動は避けるべきである。

成長ホルモン療法および手足の外科的延長術は，軟骨無形成症患者の低身長治療のために有用だが，その実施は依然として議論が分かれるところである。最近では，軟骨無形成症患者の成長を促進する注射薬や経口薬の臨床試験が行われている*訳注。

ClinicalTrials.gov は，これらの臨床試験の概要を提供し，米国食品医薬品局（FDA）によって承認された薬物に関連するリンクを提供する公開データベースである。

医学的管理に加えて，軟骨無形成症をもつ人たちには，外見的な特徴による精神的な問題と身体的な問題から生じる社会的適応への手助けが必要となる。適応のための道具（運転補助具や自立的な排泄のための道具）に関する情報共有や，学校・職場での居心地をよくするための取り組みもまた重要である。サポートグループは，類似した疾患罹患者当事者との交流や社会援助プログラムの紹介という形で支援を行う。

遺伝リスク

軟骨無形成症の子をもつ平均身長の両親における再発率は低いが，生殖細胞系列モザイクの可能性があるため，一般集団のもつリスクよりもおそらく高くなる。軟骨無形成症における性腺モザイクは報告されているが，稀である。一方のパートナーが軟骨無形成症で，他方が平均身長である場合には，軟骨無形成症が遺伝継承する確率は各妊娠において50%である。これは，軟骨無形成症が完全浸透を示す常染色体顕性遺伝疾患であることによる。パートナー双方が軟骨無形成症である場合，各妊娠において軟骨無形成症を遺伝継承する確率は50%で，両親双方から軟骨無形成症を遺伝継承する確率が25%（いわゆる二重顕性（優性）またはホモ接合性軟骨無形成症で，致死的である），平均身長となる確率が25%である。軟骨無形成症をもつ妊婦は，胎児の体格にかかわらず，すべて帝王切開が必要である。

絨毛採取または羊水穿刺によって得られた胎児 DNA，または母体血中のセルフリー DNA を用いて，軟骨無形成症の出生前診断が可能である。パートナー双方が軟骨無形成症をもち，互いの FGFR3 病的バリアントをもたない胚を移植しようとする場合，体外受精後に着床前検査が行われることがある（第18章参照）。超音波検査によって軟骨無形成症を知ることは，通常の解剖学的スキャンの時点（すなわち妊娠18～20週ごろ）では困難だが，特徴的所見は妊娠第3三半期の超音波検査で検出されうる。逆に，解剖学的スキャンの時点で長管骨の短縮や他の骨格の異常が明らかである場合は，その胎児はタナトフォリック骨異形成症のような，より重篤で致死的な骨異形成症をもっている可能性が高い。

＊訳注　日本では 2022 年にボソリチドが薬事承認されている。

小グループでの討論のための質問

1　父親の高年齢により頻度が増加する疾患の例をあげよ。また，そのような疾患の遺伝子バリアントのタイプについて述べよ。

2　FGFR3 の2つのバリアント，c.1138G>A, c.1138G>C がもっぱら精子形成において生じる理由について論ぜよ。

3　Marfan 症候群，Huntington 病，軟骨無形成症は，いずれも機能獲得型バリアントが原因である。これらの疾患の機能獲得型バリアントの病態メカニズムについて比較検討せよ。

4　FGFR3 の機能獲得型バリアントは，軟骨無形成症に加えて軟骨低形成症，タナトフォリック骨異形成症でも認められる。これら疾患の表現型の重症度と恒常的な FGFR3 タンパク質のチロシンキナーゼ活性のレベルがどのように相関するかについて説明せよ。

（訳：小川昌宣）

文献

Hoover-Fong JE, Alade AY, Hashmi SS, Hecht JT, Legare JM, Little ME, Liu C, McGready J, Modaff P, Pauli RM, Rodriguez-Buritica DF, Schulze KJ, Serna ME, Smid CJ, Bober MB: Achondroplasia Natural History Study (CLARITY): A multicenter retrospective cohort study of achondroplasia in the United States. *Genet Med*, 23(8):1498-1505, 2021. https://doi.org/10.1038/s41436-021-01165-2. Epub 2021 May 18. PMID: 34006999; PMCID: PMC8354851. この論文には米国の軟骨無形成症患者 1374 人のコホートの自然歴の概観が掲載されている。

Hoover-Fong J, Scott CI, Jones MC: Committee on Genetics: Health supervision for people with achondroplasia. *Pediatrics*, 145(6):e20201010, 2020. https://doi.org/10.1542/peds.2020-1010. PMID: 32457214. この論文には，軟骨無形成症患者のための年齢特異的な予防的ガイダンス（anticipatory guidance），成長評価チャートやそのほかの資料が掲載されている。

Pauli RM: Achondroplasia: A comprehensive clinical review. *Orphanet J Rare Dis*, 14(1):1, 2019. https://doi.org/10.1186/s13023-018-0972-6. PMID: 30606190; PMCID: PMC6318916. この論文には，軟骨無形成症のための Dr. Ireland の発達評価チャート，成長評価チャートやそのほかの資料が掲載されている。

3 加齢黄斑変性症
Age-Related Macular Degeneration

多因子性　■補体因子Hのバリアント，MIM 603075

Mandeep Singh, Christopher B. Toomey

原理
- 複雑遺伝
- 易罹患性や疾患防御性に関与する複数の座位のアレル
- 遺伝子と環境（喫煙）の相互作用

主要な表現型の特徴
- 発症年齢：50歳以上
- 初期から中期では黄斑にドルーゼンがみられる
- 後期では，非滲出性あるいは"dry"タイプでは網膜色素上皮の萎縮がみられ，滲出性あるいは"wet"タイプでは脈絡膜新生血管がみられる
- 視力障害は後期でみられる

病歴と身体所見

57歳の女性のC.D.は，眼の検診のために5年ぶりに眼科を受診した。彼女は，視力に変化はないが，明るさの変化に慣れるのに時間がかかるようになったと述べた。C.D.の母親は加齢黄斑変性症のため70歳代で失明していた。C.D.は毎日1箱のタバコを吸っている。眼底検査では，網膜色素上皮下に多数の黄色沈着物（ドルーゼン）が認められ，いくつかのドルーゼンは大きかった。彼女は医師から加齢黄斑変性症の中期病変があり，進行すると中心視力が失われ，失明[訳注*]の可能性があると告げられた。この疾患には治療法がないが，進行を遅らせるためには禁煙とビタミンCやビタミンE，ルテイン，ゼアキサンチン，銅，亜鉛などのサプリメントの内服が推奨されると伝えられた。

＊訳注　加齢黄斑変性の場合は中心視力を失うことはあっても周辺視野は残されるため，完全に失明するという病態ではない。

背景
病因と頻度，補体因子H多型の関与

網膜の黄斑部は中心部の視力を担っており，識字など良好な視力に不可欠である。加齢黄斑変性症（age-related macular degeneration：AMD，MIM 603075）は黄斑部の進行性変性疾患であり，高齢者で最も頻度の高い失明の原因の1つである。75歳以上の約30％に初期の徴候があらわれ，このうちの20％は重篤な視力障害がある。AMDは55歳以下ではほとんどみられない。集団寄与遺伝学的リスクの解析では，約50％に補体因子H（complement factor H）遺伝子（*CFH*）のバリアントであるp.Tyr402Hisがみられる。さらに*CFH*の稀なバリアントであるp.Arg1210Cysは，AMDで高い浸透率がみられる。他にも補体経路の因子I（*CFI*），C2/因子B（*CFB*），補体C3（*C3*）のバリアントがAMDの罹患率に関連している（第11章参照）。

発症機序

AMDの病態は，初期・中期・後期の3期に分けられる。後期はさらに，萎縮したdry型と新生血管や滲出のあるwet型に分かれる。初期と中期では，臨床的にも病理学的にもAMDに特徴的なドルーゼンがみられる。ドルーゼンは脂質とタンパク質が主体の沈着物で，細胞外基質に生じることで黄斑部の網膜色素上皮と脈絡膜毛細血管板を分断させる。

AMDの後期で，部分的あるいはまだらに網膜色素上皮の菲薄化や欠損がみられるものはdry型AMDである。約10％の症例では，大きな軟性ドルーゼンの部分で網膜色素上皮の再構成が起きる。脈絡膜毛細血管板と網膜色素上皮への障害は，酸化ストレスと補体活性によって生じる。脈絡膜毛細血管板と網膜色素上皮の消失によって黄斑部の視細胞変性が起こり，中心視力が障害される。後期AMDのうち，網膜下への脈絡膜新生血管の進展や漏出による出血があるものがwet型AMDである。これらの血管は脆弱で易出血性であり，網膜に出血や滲出をきたし，視力を妨げる。

ドルーゼンは補体因子H（CFH）などの補体因子を含む。補体因子H遺伝子（*CFH*）の頻度の高いp.Tyr402Hisと稀なp.Arg1210Cysは，両方ともCFHのグリコサミノグリカン結合ドメインにバリアントがある。このことから，p.Tyr402HisのバリアントによってCFHとグリコサミノグリカンの結合が変化し，ブルッフ（Bruch）膜への脂質とタンパクの沈着が増えると示唆される。他の補体や脂質代謝経路にかかわる遺伝子の変化や，喫煙や食事などの環境因子は，脂質代謝や酸化ストレス，炎症に影響することでAMDの病態に寄与するようである。

表現型と自然歴

AMDでは眼底検査で網膜中心部に明らかな異常がみられる（図C.3.1）。初期や中期のAMDでは，患者はコントラストや暗順応の低下を感じる。後期のAMDでは中心視力の低下によって，識字や運転が困難あるいは不可能になる。ほとんどのdry型AMDでは緩やかに視力が低下する。一方，wet型では新生血管が網膜下の出血や滲出を起こし，急激な視力低下をきたす。周辺視力はdry型，wet型とも保たれることが多い。

症例3の家系図

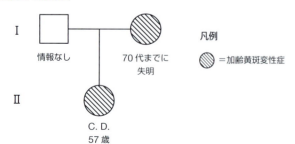

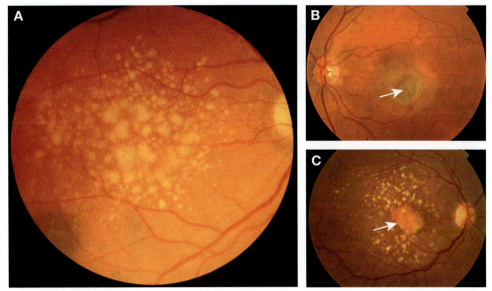

図C.3.1 特徴的なAMDの病型。(**A**) 眼底写真で，網膜中心窩から周辺に多数の大型の軟性ドルーゼンがみられる (中期dry型AMD)。(**B**) 中心窩 (矢印) の新生血管と瘢痕化 (wet型AMD)。(**C**) 中心窩での網膜組織の菲薄化と欠失 (後期dry型AMDの"地図状萎縮"，矢印)。(Alan Bird, Moorfields Eye Hospital, Londonの厚意による)

治療・ケア

AMDのwet型とdry型は，眼底造影検査や光干渉断層撮影 (optical coherence tomography：OCT) の検査結果で鑑別されることが多い。AMD dry型の治療法は特にない。禁煙は必要である。大規模臨床研究で，広範に散在する中等大のドルーゼンや単発の大きなドルーゼンがある症例では，ビタミンCやビタミンE，ルテイン，ゼアキサンチン，銅や亜鉛を含んだサプリメントの摂取が進行を緩やかにすることが示唆された。網膜や網膜色素上皮の萎縮に至った症例では将来，幹細胞を用いた治療ができるかもしれず，そのような治療法の確立と承認が必要となる。AMD wet型では，複数回の抗VEGF (血管内皮増殖因子) 抗体の硝子体内注入が視力を向上させ，視力障害の頻度を劇的に下げている。

遺伝リスク

双生児研究で遺伝学的要因と環境の影響について検討されている。一卵性双生児で一致率が37％であり，遺伝要因の予測値100％よりかなり低いが，二卵性双生児の一致率19％よりは高いことから，遺伝的要因の関与があることは明らかである。AMD患者の第一度近親者は，一般集団の4.2倍のリスクがある。このことから，AMDは多因子遺伝性疾患に分類される。AMDでは家系集積性を示す多くのエビデンスがあるが，明らかなメンデル遺伝形式を示す症例はほとんどない。

> **小グループでの討論のための質問**
>
> 1. 補体因子の遺伝子バリアントが眼だけに病変を起こすのはどのような機序によるか？
> 2. ゲノムワイド関連解析では，多くのありふれた遺伝子バリアントが疾患の発症リスクと関連することが示されている (例えばAMDにおけるCFH遺伝子のよくみられるハプロタイプなど)。どのバリアントによる機能変化が病態に関与するかについて，どのようにしたら明らかにできるか？
> 3. AMDの病態にかかわっている他のタンパク質についてもその機序を推察せよ。

(訳：平岡美紀)

文献

Arroyo JG: Age-related macular degeneration. http://uptodate.com.

Fritsche LG, Fariss RN, Stambolian D, et al: Age-related macular degeneration: Genetics and biology coming together. *Ann Rev Genomics Hum Genet*, 15:5.1-5.21, 2014.

Holz FG, Schmitz-Valkenberg S, Fleckenstein M: Recent developments in the treatment of age-related macular degeneration. *J Clin Invest*, 124:1430-1438, 2014.

Ratnapriya R, Chew EY: Age-related degeneration-clinical review and genetics update. *Clin Genet*, 84:160-166, 2013.

Singh MS, MacLaren RE: Stem cell treatment for age-related macular degeneration: The challenges. *Investig Ophthalmol Vis Sci*, 59(4):AMD78-AMD82, 2018.

Toomey CB, Johnson LV, Bowes Rickman CB: Complement factor H in AMD: Bridging genetic associations and pathobiology. *Prog Retin Eye Res*, 62:38-57, 2018.

4 Alzheimer 病
Alzheimer Disease

多因子または常染色体顕性遺伝（優性遺伝）　■ MIM 104300

Peter St George-Hyslop

原理
- 多様な表現度
- 遺伝的異質性
- 遺伝子量
- 毒性機能獲得（toxic gain of function）
- リスク修飾因子

主要な表現型の特徴
- 発症年齢：中年期から老年期
- 認知症
- 老人斑
- 神経原線維変化
- アミロイドアンギオパチー

病歴と身体所見

　L.W. は高齢の認知症女性であった。L.W. が死去する 8 年前には，彼女自身も家族も近時記憶障害に気づいていた。当初，これは年のせいだと思われていたが，認知機能低下は進行していき，次第に車の運転や買い物や身の回りのことができなくなってきた。甲状腺疾患，ビタミン欠乏症，脳腫瘍，薬物中毒，慢性感染症，うつ病，脳血管障害を示唆する所見はみられなかった。頭部 MRI ではびまん性の脳皮質の萎縮を認めた。L.W. の弟，父親，父方の血縁者 2 人が，いずれも認知症により 70 歳代で死亡していた。神経内科医より，普通の老化では記憶力や判断力が劇的な低下をすることはなく，行動障害を伴い日常生活動作に支障をきたすような認知機能の低下から，臨床的には家族性の認知症，おそらく Alzheimer 病が疑われると説明された。Alzheimer 病の診断は，L.W. のアポリポタンパク質 E（apolipoprotein E）遺伝子（APOE）の遺伝型が ε4/ε4 であることからも支持された。L.W. の病状は次の年には急速に悪化し，82 歳時にホスピスで死亡した。剖検の結果，Alzheimer 病と確定診断された。

症例 4 の家系図

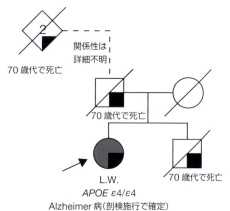

背景

病因と頻度

　70 歳を超える高齢者の約 10% に認知症がみられ，そのおよそ半数は Alzheimer 病（Alzheimer disease：AD，MIM104300）である。AD は遺伝的異質性のある疾患である。罹患者の 5% 未満が早発性の家族性 AD，15〜25% が遅発性の家族性 AD，75% が孤発例となっている。家族性 AD の約 10% は常染色体顕性遺伝（優性遺伝）であり，残りは多因子遺伝である。

　現在では，アミロイド β 前駆体タンパク質（β-amyloid precursor protein：APP）の代謝異常が，AD でみられる神経細胞の機能障害や細胞死を引き起こすうえで中心的な役割を果たしていると考えられている。このアミロイド β 仮説に合致して，早発性の常染色体顕性遺伝性 AD において，APP 遺伝子（APP），プレセニリン 1 遺伝子（PSEN1），プレセニリン 2 遺伝子（PSEN2）の病的バリアントが同定されている（第 13 章参照）。これらの遺伝子バリアントの頻度は，研究の選択基準に応じて大きく異なる。早期発症の常染色体顕性遺伝性 AD の 20〜70% は PSEN1 に病的バリアントを有し，1〜2% は APP に，5% 未満に PSEN2 に病的バリアントを認める。

　完全浸透のメンデル遺伝形式をとる遅発性 AD の原因遺伝子は同定されていないが，家族性 AD と孤発性の遅発性 AD のいずれもアポリポタンパク E 遺伝子（APOE；第 9 章と 13 章を参照）の ε4 アレルと強く関連している。ε4 アレルを有する頻度は健常対照群では 12〜15% だが，AD 全体では 35% であり，そのうち認知症の家族歴を有する場合は 45% である。

　ゲノムにはこの他にも少なくとも 20 を超える AD 座位が立証されている。これらの遺伝子の多くはミクログリアで発現している（例：TREM2，ABI3，PLCG2）。このことで，AD の病因におけるミクログリアの役割に関する概念が見直された。以前は，ミクログリアの活性化は単なる神経細胞死と細胞膜の放出に対する反応であると考えられていた。しかし，TREM2，ABI3 といったリスクアレルや，PLCG2 の耐性アレルの発見により再考が迫られ，ミクログリアが実際には中心的な役割を果たしている可能性が示唆されている。また，他の多くの遺伝子におけるさまざまなマーカーのバリアントと AD に関連性があることもわかっている。

発症機序

　第 13 章で論じたように，アミロイド β 前駆体タンパク質（βAPP）はタンパク質分解を受け，神経栄養作用や神経保護作用を有するペプチドとなる。エンドソーム-リソソーム系での βAPP の切断により，カルボキシル末端側の 40 アミノ酸からなるペプチド（A$β_{40}$）が生じるが，A$β_{40}$ の機能はよくわかっていない。一方，小胞体あるいはシスゴルジ体での βAPP の切断により，カルボキシル末端側の 42 ないし 43 アミノ酸からなるペプチド（A$β_{42/43}$）が生じる。A$β_{42/43}$ は in vitro で，そしておそらく生体内でも，容易に凝集して神経毒性を獲得する。AD 患者の脳内では A$β_{42/43}$ の凝集体が有意に増加してい

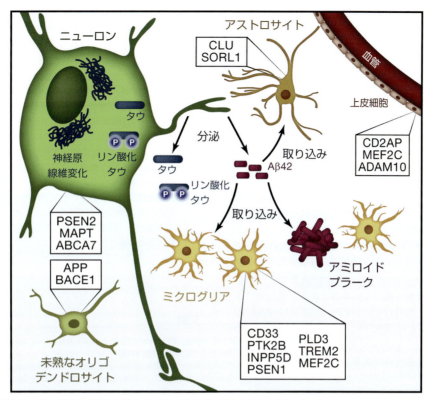

図 C.4.1　Alzheimer 病患者の脳の神経病理学的検査で観察された神経原線維変化（左）と老人斑（右）。（D. Armstrong, Baylor College of Medicine and Texas Children's Hospital, Houston の厚意による）

る。APP, PSEN1, PSEN2 のバリアントは，相対的あるいは絶対的に $Aβ_{42/43}$ の産生を増加させる。全 AD 症例の約 1% は Down 症候群で生じている。Down 症候群では（βAPP をコードする遺伝子が 21 番染色体にあるので）βAPP が過剰発現し，結果 $Aβ_{42/43}$ が過剰に発現している。APOE ε4 アレルによって AD のリスクが増加することは明らかだが，その機序は不明である。

　AD は特に海馬，新皮質連合野，辺縁系のコリン作動性神経細胞を中心に生じる中枢神経系の神経変性疾患である。神経病理学的には，脳皮質の萎縮，細胞外の老人斑，細胞内の神経原線維変化（図 C.4.1），脳動脈壁のアミロイド沈着がみられる。老人斑には $Aβ_{42/43}$ や APOE などの数多くのタンパク質が含まれる。神経原線維変化は主として過剰にリン酸化されたタウタンパク質からなる。タウタンパク質は微小管の集合と安定化を促進することにより，神経細胞の構造，軸索輸送，軸索の極性の維持にかかわっている。

表現型と自然歴

　AD は，近時記憶，抽象的思考，集中力，言語，視覚認知，視空間機能などの認知機能が進行性に低下することを特徴とする。記憶のわずかな障害から始まるため，当初は単なる物忘れとみなされることが多い。認知機能の低下に気づいて焦り不安になる人もいるが，自身の認知機能の低下に気づかない人もいる。最終的には日常生活がうまく送れなくなり，見守りが必要となる。社会的な礼節や表面上の会話は驚くほどよく保たれていることが多い。末期には，ほとんどの人が筋固縮，無言症，失禁を呈し，寝たきりとなる。AD でみられる他の症状には，興奮，引きこもり，幻覚，てんかん発作，ミオクローヌス，パーキンソニズムなどがある。通常は栄養失調，感染症，あるいは心疾患が死因である。

　発症年齢を除けば，早発性 AD と遅発性 AD は臨床的に区別がつかない。PSEN1 の病的バリアントは完全浸透の表現型をとり，平均発症年齢は 45 歳で，通常は急速に病状が進む。APP のバリアントはやや低い浸透率を示し，発症年齢は 40～60 歳代初期であり，臨床的には遅発性 AD と類似した経過をとる。PSEN2 のバリアントは不完全浸透である可能性があり，通常は 40～75 歳で発症し，緩徐に進行する病型を呈する。早発性 AD に対して，遅発性 AD は 60～65 歳以降に発症し，罹病期間は 2～25 年と幅があるものの，通常は 8～10 年である。ただし遅発性 AD および APP の変異に起因する AD のいずれにおいても，APOE ε4 遺伝型が遺伝子量依存的に発症年齢を修飾している。すなわち，発症年齢は APOE ε4 遺伝型のコピー数に逆相関している（第 9 章参照）。

治療・ケア

　家系内で AD 関連遺伝子のバリアントが同定されている場合を除き，認知症の人を AD と確定診断できるのは剖検においてのみである。しかし，診断基準を厳密に遵守し，リン酸化タウなどの髄液のバイオマーカーや，アミロイド PET やタウ PET および MRI などの神経画像のバイオマーカーを組み合わせることで，臨床的に AD を疑われた患者の 80～90% が神経病理学的検査で AD と確定診断される。患者が APOE ε4 アレルのホモ接合体であれば，臨床的に AD と疑った場合の精度は 97% にまで上昇する。

　AD には根治的な治療法がないため，治療の主体は行動・行為の異常や神経学的な問題の解消に向けられる。罹患初期にコリン作動性神経を賦活化する薬物治療を始めれば，患者の約 10～20% では認知機能の減退速度をわずかながら遅らせることができる[訳注]。

遺伝リスク

加齢，AD の家族歴，女性，Down 症候群は，最も重要な AD のリスク因子である。西洋人においては，経験的に AD の生涯罹患率は 5％である。もし第一度近親者に 65 歳以降に AD を発症した人がいる場合には，AD に罹患するリスクは 3～6 倍になる。70 歳以前に AD を発症した同胞がいて，かつ片親が AD を発症しているならば，AD を発症するリスクは 7～9 倍にもなる。*APOE* の検査は，認知症を疑わせる徴候や症状があり精査を希望の人に対する診断補助として行われることがあるが，無症状の人に対する発症前診断としては通常用いられない（第 19 章参照）。

Down 症候群では AD を発症するリスクが高い。40 歳を過ぎると Down 症候群のほぼすべてに AD の神経病理学的所見がみられ，約半数が認知機能の低下を生じる。

常染色体顕性遺伝性 AD の家系では，血縁者が AD の原因遺伝子の病的バリアントを受け継ぐ確率は 50％である。一部の *PSEN2* のバリアントを除いては，完全浸透を呈し，かつ家系内で比較的発症年齢が一致していることから，遺伝カウンセリングが重要になる。現時点では *APP*，*PSEN1*，*PSEN2* およびその他のいくつかの遺伝子について診療レベルでの DNA 検査が可能である。DNA 検査は十分な遺伝カウンセリングとともに実施されるべきである。

＊訳注　日本では 2023 年に，軽度認知症を対象とした治療薬が薬事承認されている。

小グループでの討論のための質問

1　無症状の人に対して *APOE* の遺伝型を調べることは，どうして AD の発症予測に有用でないのか？

2　AD は通常，神経病理学的にしか確定診断できないが，それはどうしてか？　AD と鑑別すべき疾患は何か？

3　タウタンパク質をコードする遺伝子である *MAPT* のバリアントは前頭側頭型認知症（frontotemporal dementia）をきたすが，AD 患者においては *MAPT* のバリアントは同定されていない。AD および前頭側頭型認知症において，タウタンパク質の異常がどういう機序で認知症をきたすのか，両疾患を比較しながら考察せよ。

4　一般集団における AD のリスクのおよそ 30～50％が遺伝要因とされる。他のリスク因子として，どのような環境要因が想定されるか？　環境要因を AD のリスク因子と結論づけるのが困難であるのはどうしてか？

（訳：山口裕子）

文献

Bird TD: Alzheimer disease overview. http://www.ncbi.nlm.nih.gov/books/NBK1161/.

Karch CM, Cruchaga C, Goate AM: Alzheimer's disease genetics: From the bench to the clinic. *Neuron*, 83:11-26, 2014.

5 16p11.2 欠失症候群
16p11.2 Deletion Syndrome

常染色体顕性遺伝（優性遺伝）または新生（*de novo*）変異　■ MIM 611913

Jacob A.S. Vorstman

原理
- ゲノム組換え座位
- コピー数バリアント（CNV）（良性および病的），組換え
- 病的意義不明のバリアント（VUS）
- mirror phenotype effect
- 多様な浸透率と多面発現

主要な表現型の特徴
- 非罹患の家族と比較して知的機能の低下があり，約20％は知的発達症の基準を満たす
- 20〜25％は社会性やコミュニケーション能力の低下があり，自閉スペクトラム症（ASD）の基準を満たす
- 大頭など軽度の形態異常
- 筋緊張低下（50％）とてんかん発作（24％）

病歴と身体所見

　3歳男児のM.L.が，言語発達遅延の原因精査のため遺伝医療部門に紹介された。母の妊娠歴および出生歴に異常なし。14カ月ごろ独歩を獲得し，30カ月時に初めて単語を話した。3歳時には5単語を話した。両親は，彼の受容性言語も遅れてはいるが，コミュニケーション能力に比べて理解力はよいと感じた。M.L.にはその他の医療上の問題はなく，家族歴に特記すべきことはなかった。身体所見では，軽度の大頭（98パーセンタイル），単純耳介，耳介低位，左単一手掌線，両側第2〜4合趾症の軽度の形態異常を認めた。両親は彼を「lonor（孤独が好きな人）」だと述べた。彼はきょうだいや同年代の子どもと遊ぶより，一人で遊ぶことを好んだのである。気になる行動として，大きな騒音にとても興奮したり，例えばシャツのタグの感触にイライラしたり，自分のルーチンが変えられると癇癪を起こしたりした。車にだけ興味をもち，車を走らせて遊ぶよりもむしろ車輪で遊んだり車をグループに分けることを好んだ。遺伝専門医は彼の自閉傾向と軽度形態異常を伴う発達遅延のため，マイクロアレイ染色体検査と脆弱X症候群DNA検査をオーダーした。脆弱X症候群DNA検査の結果は正常

であった。しかしSNPアレイにより，16p11.2の550 kbの欠失（病的）と，21q22.12の526 kbの重複（病的意義不明のバリアント）の2つのコピー数バリアント（copy number variant：CNV）が明らかになった。神経発達予後に関係する病的バリアントがあることから発達全般の評価が行われ，発達遅延と自閉スペクトラム症（autism spectrum disorder：ASD）と確定診断された。どちらも「16p11.2欠失に関連する」と注釈される。両親解析でM.L.の母が21q22.12重複を有していたが，16p11.2欠失は*de novo*であった。家族には，16p11.2欠失はM.L.の自閉症状と発達遅延の原因である可能性が高く，21q22.12重複は良性のバリアントである可能性が高いと説明された。

背景
発症機序
　16p11.2領域はいくつかの低頻度反復配列（low-copy repeat：LCR；第6章参照）に囲まれていて，そのため繰り返し起こる新生（*de novo*）の欠失や重複が生じやすい状態になっている。これは*de novo*のCNVが繰り返し起こる他のゲノム領域，例えば22q11.2や15q11-13と同様である。複製の間にLCR間で誤ったDNAの対形成が起こり，非アレル間相同組換え（nonallelic homologous recombination：NAHR）が生じ，その結果LCR間でDNAの欠失や重複が起こる。

病因と頻度
　16p11.2では，遠位のLCR間で起こるCNV〔例えばLCR1-LCR3，ブレークポイントとも呼ばれる；約550 kbの欠失または重複を引き起こす〕と，近位のLCR4とLCR5間で起こる約600 kbのCNVが区別される（図C.5.1）。近位および遠位16p11.2領域のCNVはどちらも臨床的に発達遅延やASDを含む神経発達の表現型に関係するが，近位（LCR4-LCR5）領域のほう（1万人あたり約6〜16人）が，遠位（LCR1-LCR3）領域（1万人あたり約4〜6人）より頻度が高い。近位16p11.2領域の欠失や重複は最も頻繁に同定されるASDの遺伝要因であり，ASD患者の約0.4〜0.8％を占める。また，近位16p11.2重複および遠位16p11.2欠失は，統合失調症のリスク増加と関連している。

表現型と自然歴
　16p11.2の近位および遠位両方のCNVは，さまざまな浸透率を示す。重複に関連する表現型は欠失よりも通常重篤ではないことから，重複は欠失よりも親から子へ伝えられると認識されることが多い。また，この領域のCNVをもつ人では，顕著な表現型の"mirror effect（鏡像効果）"が観察される。すなわち，欠失をもつ人では肥満と頭囲拡大がみられる一方で，重複をもつ人では頭囲縮小と低体重がみられる。
　近位16p11.2微細欠失症候群は，神経発達症への易罹患性が特徴である。言語能力の障害（＞70％），運動協調性の障害（約

症例5の家系図

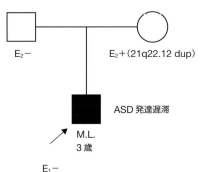

529

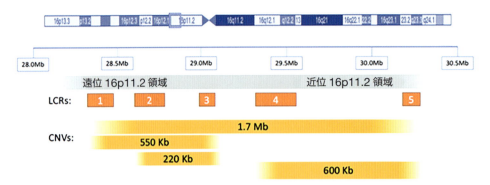

図 C.5.1　16p11.2 領域の概略図。この領域の低頻度反復配列（LCR，オレンジ長方形）は，異なるサイズの繰り返し起こる欠失または重複を引き起こす（薄いオレンジ横棒）。16p11.2 遠位 CNV（LCR1-LCR3，より小さい LCR2-LCR3 も含む）と，LCR4-LCR5 間で起こる 16p11.2 近位 CNV に区別される。

60％），最終的には学習障害や知的発達症と診断される発達遅延（約 20％），ASD（20〜25％）などである。近位 16p11.2 欠失の浸透率は，観察された表現型を第一度近親者から予測される表現型と比較しながら，（カテゴリー的ではなく）次元的（dimensionally）に評価することができる。例えばカテゴリー的な観点からすると，欠失をもつ人の約 20％は知的発達症の基準に当てはまる。次元的な評価法を用いると，この欠失は欠失のない彼らの親や同胞と比べて知能指数（IQ）が（平均して）1.7 SD 低いことと関連しているということになる。言い換えると，"知的発達症" のカテゴリー的な評価にもとづく浸透率は "不完全"（約 20％）と言えるが，"予測される認知機能への負の影響" として概念化された次元的な評価にもとづく浸透率は（ほぼ）完全であるとみなすことができる。

近位 16p11.2 欠失もまた，多面発現現象の典型的な例である。すなわち，他の多数のインパクトの高い病的バリアントで観察されるように，神経発達と身体の表現型の両方と関連する。例えば，てんかん発作は一般集団よりもやや多い。この欠失をもつ人の一部は大動脈弁の異常をもつが，欠失をもつほとんどの人は先天性心疾患をもたない。

治療・ケア

16p11.2 微細欠失症候群では発達遅延・知的発達症および ASD の頻度が高いことから，発達小児科医，児童精神科医や臨床心理士への紹介が推奨される。これらは発達評価や，理学療法，作業療法，言語療法などの適切な早期介入を促進する。社会的，行動的，教育的介入も，ASD を伴う子どもたちのために利用できる。大動脈弁やその他の心臓の構造異常を調べるために，心エコーおよび心電図を考慮すべきである。またてんかん発作が疑われるときは小児神経科医へ紹介すべきである。肥満のリスクが高いため，体重管理と栄養サポートを導入すべきである。

遺伝リスク

近位 16p11.2 欠失は通常 *de novo* であるが，親由来のこともありうる。*de novo* の場合，次子の再発率は，一方の親の性腺モザイクを考慮すると 5％未満である。一方の親が欠失をもっている場合，再発率は妊娠ごとに 50％である。したがって，16p11.2 異常が子において診断されたときは，適切な遺伝カウンセリングは親の検査による。しかしながら，多面発現と多様な表現度のため，欠失を受け継いだ子が発端者と同じ症状を示さないかもしれないし，欠失をもつ同胞が，正常範囲の知能や行動を示す可能性がある。しかし，浸透率を次元的に考慮し，これらの領域における家族の能力から予測されることを踏まえると（上記の考察を参照），これらの評価は変わる可能性がある。

小グループでの討論のための質問

1. 他の LCR が関与する反復する微細欠失/微細重複症候群の例をあげよ。さまざまな浸透率や多面発現の原則はそれらの症候群にも関係しているか？　例をあげよ。
2. マイクロアレイ検査や全エクソーム解析を行うにあたり，倫理的ジレンマを引き起こす可能性があるのはどのような結果か？　検査をオーダーする前後に，そのような結果についてどのようにカウンセリングを行うか？
3. 典型的には特定のゲノム領域の欠失は同じ領域の重複よりも重篤である。どのような状況だと，重複が欠失よりも健康に重篤な影響を与える可能性があるか？
4. なぜ核型分析がこの患者ではオーダーされなかったのだろうか？　核型分析の適応はあるか？　もしそうなら，それは何か？

（訳：髙野亨子）

文献

Chung WK, Roberts TPL, Sherr EH, Green Snyder LA, Spiro JE: 16p11.2 deletion syndrome. *Curr Opin Genet Dev*, 68:49-56, 2021.

Marshall CR, Howrigan DP, Merico B: Contribution of copy number variants to schizophrenia from a genome-wide study of 41,321 subjects. *Nat Gene*, 49:27-35, 2017. https://doi.org/10.1038/ng.3725

Miller DT, Nasir R, Sobeih MM, et al: 16p11.2 Microdeletion. http://www.ncbi.nlm.nih.gov/books/NBK11167/

Moreno-De-Luca A, Evans DW, Boomer KB, et al: The role of parental cognitive, behavioral, and motor profiles in clinical variability in individuals with chromosome 16p11.2 deletions. *JAMA Psychiatry*, 72:119-126, 2015.

Simons VIP Consortium: Simons Variation in Individuals Project (Simons VIP): A genetics-first approach to studying autism spectrum and related neurodevelopmental disorders. *Neuron*, 73:1063-1067, 2012.

Unique, the Rare Chromosomal Disorder Support Group. http://www.rarechromo.org

Weiss LA, Shen Y, Korn JM, et al: Association between microdeletion and microduplication at 16p11.2 and autism. *N Engl J Med*, 358:667-675, 2008.

6 Beckwith-Wiedemann 症候群
Beckwith-Wiedemann Syndrome

インプリンティング異常による染色体疾患　■片親性ダイソミーとインプリンティング異常，MIM 130650

Rosanna Weksberg

原理
- 複数の病因機序
- インプリンティング
- 片親性ダイソミー
- 体細胞モザイク
- 生殖補助医療

主要な表現型の特徴
- 発症年齢：出生前
- 出生前および出生後の過成長
- 巨舌
- 臍帯ヘルニア
- 臓器腫大
- 耳の溝と陥凹
- 半身肥大
- 小児期の胎児性腫瘍
- 腎異常
- 副腎皮質細胞腫大
- 新生児低血糖

病歴と身体所見

　A.B. は 27 歳の 1 回経妊/0 回経産の女性。定期的な超音波検査で，臍帯ヘルニアの可能性がある，在胎週数に比して過体重の男児の妊娠が判明したため，詳細な超音波検査と遺伝カウンセリングのために妊娠 19 週で出生前診断センターを受診した。今回の妊娠は夫婦どちらにとっても初めてであり，生殖補助医療に頼ることなく妊娠した。詳細な超音波検査ののち，Beckwith-Wiedemann 症候群を示唆する複数の症状が認められたという遺伝カウンセリングを受けた。家族歴にはこの症候群の特徴はなかった。このカップルは，羊水穿刺は辞退することとした。新生児（B.B.）は妊娠 37 週に帝王切開で出生した。出生体重は 4,139 g（9 ポンド 2 オンス）であり，胎盤も著明に大きかった。臍帯ヘルニアに加えて，巨舌と右足の半身肥大，耳朶の垂直方向のしわを認めた。

　遺伝専門医は Beckwith-Wiedemann 症候群と臨床診断した。生後 2 日目に低血糖がみられたため，1 週間ブドウ糖の静脈内投与が行われ，低血糖は軽快しその後追加の治療は必要なかった。心疾患の評価では異常を認めず，臍帯ヘルニアも大きな問題なく外科的に修復された。

症例 6 の家系図

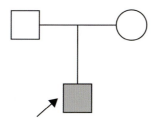

　染色体 11p15 領域の MS-MLPA（メチル化特異的 MLPA）法では異常は検出されず，テロメア側にある IC1 およびセントロメア側にある IC2 というインプリンティング制御センターの DNA メチル化状態も正常であった。末梢血を用いた染色体 11p15 領域の MS-MLPA 法では，Beckwith-Wiedemann 症候群の臨床診断を受けた個人のうち約 20％が正常と判定され，その原因は染色体 11p15 領域に関連する変化（例えば，染色体 11p15 領域の片親性ダイソミー）の体細胞モザイクである可能性が最も高いことが両親に説明された。両親は染色体 11p15 領域に関連する変化の体細胞モザイクの評価のために，他の組織（綿棒で採取した頬粘膜細胞）を用いた MS-MLPA 検査に同意した。

　胎児性腫瘍（最も一般的なのは Wilms 腫瘍と肝芽腫）のリスク上昇と関連する Beckwith-Wiedemann 症候群と臨床的に診断されたため，腫瘍サーベイランスについて議論された。具体的には，肝芽腫のスクリーニングとして 4 歳まで 3 カ月ごとに α フェトプロテインを測定することである。8 歳まで 3 カ月ごとに腹部超音波を行うことが推奨された。

　経過観察の受診の際，家族は頬粘膜を用いた MS-MLPA 検査の結果として，11p15 領域の両方のインプリンティング制御センターに IC1 の高メチル化と IC2 の低メチル化が確認されたことを告げられた。この結果は染色体 11p15 領域の父性片親性ダイソミーの体細胞モザイクであることを示し，Beckwith-Wiedemann 症候群の診断が確認された。家族には，染色体 11p15 領域の体細胞モザイクは受精後に生じるため，将来の妊娠での再発率は低いことが説明された。

背景
病因と頻度

　Beckwith-Wiedemann 症候群（Beckwith-Wiedemann syndrome：BWS，MIM 130650）は通常散発性だが，約 15％の症例で常染色体顕性遺伝形式で伝わる場合もある。BWS は生産児 13,700 児に 1 児の割合でみられる。

　BWS は，染色体 11p15 領域の 2 つのインプリントを受けた領域（インプリント領域）に位置するインプリント遺伝子の発現の不均衡が原因である。これらの遺伝子には非コード RNA（第 3，8 章参照）をコードする *KCNQ1OT1* や *H19* 遺伝子，成長の調整を行うタンパク質をコードする *CDKN1C* や *IGF2* が含まれる。*H19* や *IGF2* の転写制御はメチル化されたテロメア側のインプリンティングセンターである IC1 によって行われており，*H19* は母方アレルから，*IGF2* は父方アレルから発現している。セントロメア側にあるインプリンティングを受けた領域では，*KCNQ1OT1* と *CDKN1C* が IC2 によって制御されており，*KCNQ1OT1* は父方アレルから，*CDKN1C* は母方アレルから発現する。BWS の病態に関連するタンパク質として知られているのは，成長を促進するインスリン様増殖因子である IGF2 と，細胞分裂と成長を抑制する細胞周期抑制因子である CDKN1C である。

　染色体 11p15 領域に位置するインプリンティングを受けた

531

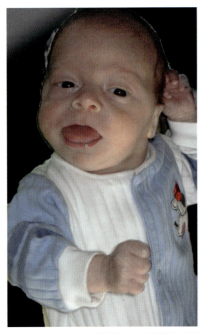

図 C.6.1　Beckwith-Wiedemann 症候群の4カ月男児における特徴的な巨舌．診断は出生直後に，巨大児，巨舌，臍帯ヘルニア，右耳のわずかなしわ，新生児低血糖といった臨床所見にもとづいて行われた．臓器肥大はみられなかった．核型は正常で，遺伝学的検査で *KCNQ1OT1* 遺伝子の低メチル化が検出された．（Rosanna Weksberg and Cheryl Shuman, Hospital for Sick Children, Toronto, Canada の厚意による）

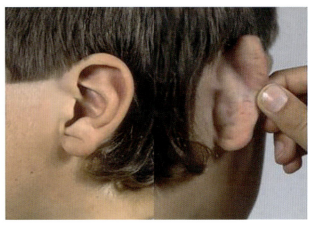

図 C.6.2　Beckwith-Wiedemann 症候群の小児における特徴的な耳垂前部の溝と，耳輪後部の陥凹．

遺伝子の不均衡な発現は，さまざまなメカニズムによって生じる．約5%の BWS 患者では IC1 の高メチル化が生じており，このインプリンティング異常は微細欠失による IC1 の破壊によって生じている可能性がある．BWS 患者の多く（約50%）は，IC2 の低メチル化により母方アレルの *CDKN1C* の発現が消失している．ゲノム異常が IC2 におけるインプリンティングの異常に関連することがあるが，IC1 におけるインプリンティング異常に比べると少ない．約20%の BWS 患者では染色体 11p15 領域の父性片親性ダイソミーによって母方の *CDKN1C* の発現が消失し，*IGF2* の発現が増加している．染色体 11p15 領域に部分片親性ダイソミーをもつ患者は，この変化を体細胞モザイクとしてもっている．これは，BWS において部分片親性ダイソミーが受精後の体細胞組み換えによって生じるためである．そのため，染色体 11p15 領域のイソダイソミーの存在を証明するために血液以外の組織の検査が必要になることがある．母由来の *CDKN1C* の病的バリアントは孤発例の 5〜10% にみられ，常染色体顕性遺伝形式を示す家族性の BWS 患者の 40% にみられる．比較的少数の BWS 患者では染色体異常が検出でき，母由来の転座，11 番染色体の逆位，父由来の 11p15 領域の重複などがある．前述のように，BWS 患者の約20%は現在実施可能な検査では変化を検出できない．染色体 11p15 領域の検出できない体細胞モザイクは，これらのうちのかなりの割合を占めていると思われる．

発症機序

通常の配偶子形成および初期の胚発生では，染色体 11p15 領域の2つの主要なインプリンティングセンター，すなわち IC2 と IC1 において男性と女性で異なる DNA メチル化パターンが確立される．これらはそれぞれ，インプリントドメイン 2 の *KCNQOT1* およびインプリンティングを受けたドメイン 1 の *H19* に関連している（第8章参照）．BWS における異常なインプリンティングは通常，IC1 と IC2 にある CpG アイランドでの DNA メチル化の解析によって検査される．BWS 患者では，染色体 11p15 領域の MS-MLPA 検査によって，微細欠失や重複，母方 IC2 のメチル化の**喪失**といったさまざまな変化が検出される．これにより *CDKN1C* の発現低下や母方の IC1 のメチル化の**増加**と，それによる *H19* の発現の低下をきたし，*IGF2* が過剰に発現する．両親由来のアレルからの不適切な IGF2 の発現は，BWS でみられる過成長の一部を説明できる．同様に母方アレルの *CDKN1C* の発現の消失は，胎児の成長に対する抑制を取り除く．シークエンシング解析は *CDKN1C* の病的バリアントを検出するために必要である．このようなバリアントは MS-MLPA 法では検出されず，IC1 や IC2 のメチル化にも関連しない．SNP アレイ解析は，染色体 11p15 領域の重複などの大きなゲノム変化のようなコピー数バリアントを検出するために使用できる．稀な家族が染色体 11p15 領域の均衡型転座をもっており，それが BWS に関連しうる．この関連はおそらく，クロマチンの変化がセントロメア側のインプリント領域において，調節配列への転写因子の到達可能性に影響するためである．これらのケースでは通常，MS-MLPA 法ではメチル化の異常を検出できない．

表現型と自然歴

BWS は出生前後の過成長と関連する．罹患者の最大 50%が妊娠週数に比して大きく，早産となる．胎盤は大きく，しばしば羊水過多を合併する．その他には，臍帯ヘルニアや巨舌（図 C.6.1），耳のしわやくぼみ（図 C.6.2），新生児低血糖や稀に心筋症を呈することがあり，これらはすべて新生児死亡率の増加に寄与する．新生児低血糖は通常は軽度で一過性であるが，ときに重症となる．先天性腎奇形もよくみられ，小児期/青年期に腎の石灰化や腎結石症を伴う尿中カルシウム濃度の上昇をきたす患者もいる．さまざまな体の部位の過成長（半側肥大）や臓器の肥大が出生時に存在することもあり，時間経過とともに明らかになることもある．発達は，不均衡型転座や脳奇形（非常に稀），重症の新生児低血糖や他の周産期合併症がない場合には，通常は正常である．

BWS 患児は胎児性腫瘍，特に Wilms 腫瘍や肝芽腫のリスクが高いが，神経芽腫，横紋筋肉腫，副腎皮質がんなども発症する．BWS 患児における腫瘍のリスクは全体で約 7.5% である．ほとんどの肝芽腫は4歳までに，Wilms 腫瘍は8歳までに発生する．BWS ではエピジェノタイプ-遺伝型-表現型の相関がみられる症状もあるが，特定の分子サブグループ内でも臨床症状は非

常に多様である。この多様性の一因は体細胞モザイクであり，染色体11p15領域の父性片親性ダイソミーが最も多いが，他の分子サブグループでも同様である。染色体11p15領域の変化を有する患者は複数の症状を呈することもあれば，BWSの単一の症状を呈することもある。遺伝学的にBWSと確定した症例には，出生時に臍帯ヘルニアを認める児や片側肥大を伴った巨大児，胎児性腫瘍を呈する小児や髄質嚢胞腎と半側肥大を呈する成人などが含まれる。腫瘍の種類やリスクに関しては，重要なエピジェノタイプ-遺伝型-表現型の相関がある。Wilms腫瘍のリスクは，IC1の高メチル化や染色体11p15領域の片親性ダイソミーの症例で最も高く，IC2の低メチル化の症例では低くなる。

治療・ケア

BWSの管理には，低血糖など現存の症状に対する治療が含まれる。巨舌に対して特別な経口摂取の練習や言語療法を要することもある。腹壁欠損や巨舌，脚長差に対しては外科的な介入の適応となることがある。

胎児性腫瘍は急速に成長し致命的となる可能性があるため，サーベイランスは不可欠である。現在は3カ月ごとの超音波検査（具体的には4歳までは腹部超音波検査で，その後8歳まで腎超音波検査）と，4歳までは肝芽腫の精査のために血清αフェトプロテインの測定を含む腫瘍サーベイランスが推奨されている。しかしながらこれらの推奨は施設ごとに多少の違いがある。特に，どの患児に対して腫瘍サーベイランスを実施するかについて重要な違いがある。イギリスやヨーロッパの一部の施設では，患児は分子サブグループとそれぞれの腫瘍リスクによって層別化され，最高リスク（例えばIC1の高メチル化や染色体11p15領域の片親性ダイソミー）の患児のみに腫瘍サーベイランスが実施される。しかしながら，北米や国際的なほとんどの施設では前述の腫瘍サーベイランスは遺伝学的な検査の結果にかかわらずすべての患児に実施されており，分子変化が特定されていない場合にも同様である。8歳以降では，腫瘍の発生は非典型的である。しかしながら，腎石灰化，髄質海綿腎，腎結石のリスク増加を考慮して，思春期の中ごろまで腎超音波検査を1〜2年ごとに実施することが推奨されている。

出生前診断では，胎児超音波検査で臍帯ヘルニアなどのBWSに関連する症状が検出された場合，メチル化状態に関するエピジェネティック検査を含む出生前診断検査を行うことがある。検査結果の解釈においては体細胞モザイクに留意すべきである。現在は，エピジェネティック検査は絨毛検査よりも羊水検査で実施したほうがより信頼性がある。染色体11p15領域のインプリンティング領域のメチル化状態は，妊娠初期には変動する可能性があるためである。

遺伝リスク

BWS患者の同胞や子の再発率は，発端者で見いだされた分子病態に依存する。受精後に発生したインプリンティング異常や遺伝学的（genetic）な変化を伴わないエピジェネティックな変化のみの場合，通常は新生変異であり再発率は低い。遺伝学的な変化（例えば，CDKN1Cの病的バリアント，微細欠失や微細重複，染色体異常）を伴うBWSについては，その変化が遺伝する標準的なリスクにもとづいて再発の可能性が予測され

る。両親の検査結果は同胞のリスク推定に関連する。子に現れると予測される表現型は，ゲノム変異を引き継ぐ親の性別に依存する。これは変異がどちらの親に由来するかによって特異的なインプリンティングが起こるためである（第8章，図8.4を参照）。BWSに関連するゲノム変異が同定されている場合，特異的な出生前診断が可能である。

Beckwith-Wiedemann症候群と生殖補助医療

体外受精（in vitro fertilization：IVF）や顕微授精（intracytoplasmic sperm injection：ICSI）などの生殖補助医療（assisted reproductive technology：ART）は現在，多くの国で全出産の1%以上を占めており，一般的なものとなっている。後ろ向き研究では，自然妊娠に比べてARTで妊娠した子どもではBWSの発生率が高いことが示されている。IVF後のBWS発症リスクは一般集団（1万分の1）に比べて数倍に増加するが，絶対リスクは低い（約2,500分の1）。他のインプリンティング疾患，具体的にはAngelman症候群，Prader-Willi症候群やRussell-Silver症候群の割合も，ARTによって増加する。ARTによってインプリンティング異常の発生率が高まる理由は，発生初期のエピジェネティックな再プログラミングにおけるエラーであると思われる。

小グループでの討論のための質問

1 BWSの胎児性腫瘍の原因として考えられることを議論せよ。腫瘍の罹患率が年齢とともに低下するのはなぜか？

2 インプリント遺伝子群が胎児発育に関係するものが多いのはなぜか議論せよ。この他の染色体で，片親性ダイソミーに関連する別の病態を列挙せよ。

3 インプリンティング異常以外に，不妊症となるが生殖補助医療によって次世代に伝達する可能性のある他の遺伝性疾患について議論せよ。

4 BWSに関与する遺伝子の病的な塩基配列バリアントに加えて，インプリンティング座位制御領域のエピジェネティックな変化がBWSを起こす理由について議論せよ。

（訳：花房宏昭）

文献

Brioude F, Kalish JM, Mussa A, et al: Expert consensus document: Clinical and molecular diagnosis, screening and management of Beckwith-Wiedemann syndrome: an international consensus statement. *Nat Rev Endocrinol*, 14:229, 2018.

Cortessis VK, Azadian M, Buxbaum J, et al: Comprehensive meta-analysis reveals association between multiple imprinting disorders and conception by assisted reproductive technology. *J Assist Reprod Genet*, 35:943–952, 2018. https://doi.org/10.1007/s10815-018-1173-x

Kalish JM, Doros L, Helman LJ, Hennekam R, Kuiper RP, Maas SM, Maher ER, Nichols KE, Plon SE, Porter CC, Rednam S, Schultz K, States LJ, Tomlinson GE, Zelley K, Druley T: Surveillance recommendations for children with overgrowth syndromes and predisposition to Wilms tumors and hepatoblastoma. *Clin Cancer Res*, 23(13):e115-e122, 2017. https://doi.org/10.1158/1078-0432.CCR-17-0710

Shuman C, Beckwith JB, Weksberg R: Beckwith-Wiedemann syndrome. *GeneReviews*, http://www.ncbi.nlm.nih.gov/books/NBK1394/

7 遺伝性乳がん・卵巣がん
Hereditary Breast and Ovarian Cancer

常染色体顕性遺伝(優性遺伝)　■ *BRCA1* および *BRCA2* の病的バリアント，MIM 604370，612555

Amy Finch, Steve Narod

原理
- がん抑制遺伝子
- 不完全浸透と多様な表現度
- 創始者効果

主要な表現型の特徴
- 発症年齢：成人期
- 乳がん
- 卵巣がんおよび卵管がん
- 前立腺がん
- 多発がん

病歴と身体所見

　S.M. は 35 歳の生来健康な女性だったが，乳がんの診断を受けた後，乳腺外科主治医より腫瘍遺伝部門へ紹介された。彼女はウクライナ系の家系の出身であった。彼女は自身が第二のがんを発症するリスクと自分の娘ががんになるリスクを心配していた。彼女の母親は卵巣がんに，母方のおばは乳がんに罹患していた（図 C.7.1）。遺伝カウンセリング担当者は，がんの家族歴から遺伝素因が示唆されると説明し，CanRisk ツールを使用して発端者が，がん易罹患性（がん感受性）遺伝子（*BRCA1*，*BRCA2*，*PALB2*，*CHEK2*，*ATM*，*BARD1*，*RAD51D*，*RAD51C*，または *BRIP1*）の病的バリアントを保有しているリスクが 80% であると算出した。S.M. は遺伝子パネル検査を選択し，その結果，*BRCA2* 遺伝子の 1 つのアレルに中途終止型（タンパク質短縮型）の病的バリアントが存在することが確認された。このバリアントは，過去に乳がんを発症した他の患者で検出されているものであった。検査結果の話し合いのなかで，S.M. は自身の 6 歳と 7 歳の娘たちも検査すべきかどうかを尋ねた。遺伝カウンセラーは，このバリアントには小児期に発症するリスクはほとんどないため，子どもたちが 18 歳になり，自身で検査の有用性について判断できる年齢になってから遺伝学的検査を受ける決定をするほうがよいと説明した。S.M. も同意した。

　S.M. は遺伝カウンセラーが所見の要約を書いた書類を見せながら，結果を家族と共有した。その後，5 人の成人親族が発症前診断を選択し，そのうち 4 人（女性 3 人，男性 1 人）が同じ病的バリアントを保有していることが判明した。このなかで 1 人の従妹は，40 歳でリスク低減両側乳房切除術を受ける決断をした。また，すべての病的バリアント保有者に対して，その他の部位の関連がんリスクについての説明が行われた。

背景
病因と頻度

　BRCA1 の病的バリアント保有率は約 500 人に 1 人，*BRCA2* の病的バリアント保有率は約 350 人に 1 人であるが，集団によっては創始者効果により保有率が高くなる。乳がん症例の 3〜10% は，主ながん易罹患性遺伝子の病的バリアントが原因とされている。*BRCA1* または *BRCA2* の病的バリアントは遺伝性乳がんの大部分を占めるが，乳がん全体ではご

く一部である（第 16 章参照）。*BRCA1* または *BRCA2* の生殖細胞系列病的バリアントは，任意抽出された漿液性卵巣がん集団のうち約 18% を占め，組織型としては最も多い。

発症機序

　BRCA1 および *BRCA2* は，全身に広く発現している核タンパク質をコードしており，その核タンパク質は DNA 修復，転写活性化，細胞周期を制御することにより，ゲノムの完全性を維持していると考えられている。

　BRCA1 および *BRCA2* は全身に広く発現しているにもかかわらず，これら遺伝子の病的バリアントは主に乳がんと卵巣がんの易罹患性素因となる。これは *BRCA1* および *BRCA2* の機能喪失により，腫瘍の進展に寄与する他の遺伝子バリアントが蓄積しやすくなるためと考えられている。

　BRCA1 および *BRCA2* の生殖細胞系列病的バリアント保有者における腫瘍形成は，2 ヒット仮説で説明される（第 16 章参照）。すなわち，腫瘍細胞では *BRCA1* もしくは *BRCA2* のいずれかにおいて，2 つのアレルが両方とも機能を喪失していることを意味する。体細胞で 2 番目のアレルが機能を失うメカニズムはさまざまであり，ヘテロ接合性の喪失，遺伝子内変異，プロモーターの過剰メチル化などがあげられる。*BRCA1* や *BRCA2* の 2 番目のアレルの機能喪失は高頻度に起こるため，*BRCA1* や *BRCA2* の生殖細胞系列病的バリアントを有する家系において，腫瘍の発生は常染色体顕性遺伝形式を呈する。

　BRCA1 や *BRCA2* の生殖細胞系列病的バリアントの頻度は国や地域で異なり，いくつかの創始者効果が確認されている。アシュケナージ系ユダヤ人を祖先にもつ人では，*BRCA1* の c.185delAG（c.68_69delAG）と c.5382insC（c.5266dupC）バリアント，および *BRCA2* の c.6174delT（c.5946delT）バリアントが創始者アレルであり，保有率はそれぞれ 1%，0.4%，1.2% である。通常，ユダヤ人女性ではこれら 3 つのバリアントのみを検査することが推奨される。アイスランドでは，*BRCA2* の c.999del5（c.771_775del）バリアントの保有率は 0.6% で，*BRCA2* バリアントの大部分を占める。乳がん患者のなかで，病的バリアントの保有率が最も高いと報告されているのはバハマで，同国の全乳がん症例の 23% を占めている。

表現型と自然歴

　BRCA1 あるいは *BRCA2* の生殖細胞系列病的バリアントを有する患者では，複数のがん発症リスクが上昇する（表 C.7.1 参照）。*BRCA1* の生殖細胞系列病的バリアントは，卵巣がん，卵管がん，および女性乳がんのリスク上昇に加えて，膵がんのリスク上昇をもたらす。*BRCA2* の生殖細胞系列病的バリアントは，前立腺がん，膵がん，悪性黒色腫，および男性乳がんのリスクを増加させる。*BRCA2* 病的バリアントを有する男性の前立腺がんは，進行性が強いことで知られている。

　BRCA1 生殖細胞系列病的バリアントを有する女性では，

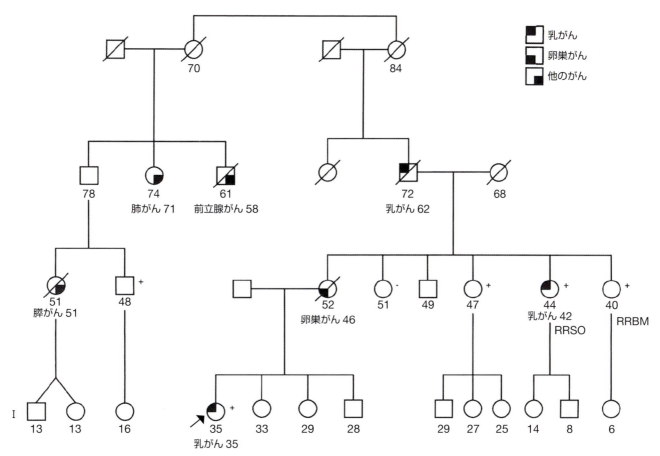

図 C.7.1 発端者である S.M. を矢印で示す．黒色の記号で示したのは，がんと診断された者である．年齢は記号の下に記した．DNA シークエンシングの結果，BRCA2 遺伝子の生殖細胞系列の病的バリアントを有する人に＋を，有さない人に－を付している．付した年齢は，がんの診断および診断時の年齢．RRBM：リスク低減両側乳房切除術，RRSO：リスク低減卵管卵巣摘出術．

表 C.7.1　70 歳までの累積罹患リスク（%）

	女性		男性		女性と男性
	乳がん	卵巣がんおよび卵管がん	乳がん	前立腺がん	膵がん
一般集団	8〜10	1.5	<0.1	10	1.5
BRCA1 病的バリアント保有者	60〜69	39〜58	約 1	21*	≦5
BRCA2 病的バリアント保有者	48〜73	13〜29	7	27**	5〜10

*75 歳までの累積罹患リスク．
**85 歳までの推測累積罹患リスクは 60% まで．

乳がんの浸透率は約 75%，卵巣がんおよび卵管がんの浸透率は約 40% である．BRCA2 生殖細胞系列病的バリアントを有する女性では，乳がんの浸透率は約 70%，卵巣がんおよび卵管がんの浸透率は約 20% である．BRCA1 または BRCA2 病的バリアントを有する女性の乳がん初回診断後 20 年における対側乳がんの累積発症リスクは，それぞれ約 40% および約 25% と有意である．

治療・ケア

現在，生殖細胞系列 BRCA1 あるいは BRCA2 の病的バリアントを有する女性では，マンモグラフィおよび乳房 MRI を含む定期的な乳房検査を受けることが推奨されている．両側リスク低減乳房切除術は，乳がんのリスクを 90% 以上減少させるが，乳房組織の一部が残存するため，乳がんリスクがまったくなくなるわけではない．同様に，両側リスク低減卵管卵巣摘出術は，卵巣がんおよび卵管がんのリスクを 80% 以上減少させるが，原発性腹膜がんのリスクはわずかに残る．リスクのある男性の管理には，乳房の定期的なチェックと腫瘍マーカー測定を含んだ前立腺がんの定期的な検査が推奨される．家系内に生殖細胞系列病的バリアント保有者が存在する場合，遺伝学的検査を実施することで病的バリアント保有者を同定し，サーベイランスやリスク低減手術を行うことが可能である．

遺伝リスク

欧米の女性における乳がんの累積発症率は，40 歳で 200 人に 1 人（0.5%），50 歳で 50 人に 1 人（2%），70 歳までには 10 人に 1 人（10%）となっている．家族歴は乳がんにおける最も重要なリスク因子の 1 つである．乳がんが 55 歳以降に発

症した第一度近親者（親，兄弟姉妹，子）がいる場合，乳がんの相対リスクは1.6倍となる。家族の乳がん発症が55歳未満の場合，相対リスクは2.3倍に増加し，45歳未満で発症している場合には3.8倍に上昇する。さらに，第一度近親者が両側性乳がんを発症した場合，相対リスクは6.4倍となる。

*BRCA1*または*BRCA2*の生殖細胞系列病的バリアント保有者の子どもは，そのバリアントを受け継ぐ確率が50%である。不完全浸透や表現度の多様性のため，がんの進展や発症年齢を正確に予測することはできない。

小グループでの討論のための質問

1　リスクをもつ子どもには，何歳のときに，そしてどのような状況で検査をすることが適切か？

2　両親のどちらか一方が*BRCA1*の生殖細胞系列病的バリアントを有する場合，その息子が前立腺がんになるリスクはどのくらいか？　また，*BRCA2*の生殖細胞系列病的バリアントではどうか？

3　「シークエンシング解析結果では病的バリアントが検出されなかった」という検査結果報告をどのように解釈し，受検者に対してどのように遺伝カウンセリングすべきだろうか？　どのような可能性が考えられるか？　病的バリアントが検出されな

かった未発症の女性血縁者には，検査結果をどのように開示すればよいだろうか？

（訳：中津川智子）

文献

Chen J, Bae E, Zhang L, et al: Penetrance of breast and ovarian cancer in women who carry a, BRCA1/2 Mutation and Do Not Use Risk-Reducing Salpingo-Oophorectomy: An Updated Meta-Analysis. *JNCI Cancer Spectr*, 4(4):pkaa029, 2020.

Domchek SM, Robson ME: Update on genetic testing in gynecologic cancer. *J Clin Oncol*, 37(27):2501-2509, 2019.

Donenberg T, Lunn J, Curling D, et al: A high prevalence of BRCA1 mutations among breast cancer patients from the Bahamas. *Breast Cancer Res Treat*, 125:591-596, 2011. https://doi.org/10.1007/s10549-010-1156-9

Daly MB, Pal T, Berry MP et al.: Genetic/Familial High-Risk Assessment: Breast, Ovarian, and Pancreatic V2. 2021.

NCCN: Clinical Practice Guidelines in Oncology. *J Natl Compr Canc Netw*, 2021 Jan 6;19(1):77-102. https://doi.org/10.6004/jnccn.2021.0001

Nyberg T, Frost D, Barrowdale D, et al: Prostate cancer risks for male BRCA1 and BRCA2 mutation carriers: A prospective cohort study. *Eur Urol*, 77(1):24-35, 2020.

8 Charcot-Marie-Tooth 病 1A 型
Charcot-Marie-Tooth Disease Type 1 A

常染色体顕性遺伝（優性遺伝）　■ *PMP22* のバリアントまたは重複，MIM 118220

James R. Lupski

原理
- 遺伝的異質性
- 遺伝子量
- DNA 反復配列間での組換え
- 相互組換え

主要な表現型の特徴
- 発症年齢：小児期から成人期
- 進行性の四肢遠位部の脱力
- 四肢遠位部の筋萎縮
- 腱反射低下
- 手足内在筋の萎縮
- 歩行障害
- 凹足/偏平足
- 遠位優位・左右対称性の多発ニューロパチー

病歴と身体所見

　ここ数年の間，18 歳女性の J.T. は徐々に筋力や持久力が低下し，走ったり歩いたりすることが難しくなってきていることに気づいた。彼女はまた，寒いときに出現する下肢の筋痙攣を自覚しており，最近になり物を踏み越えることや階段を昇ることが困難なことにも気づいた。特に先行する疾患はなく，筋痛，発熱，寝汗など炎症を示唆するような病歴もなかった。家系内には同様の症状を呈する人や神経筋疾患を有する人はいなかった。診察上，J.T. はやせ型で，下肢の遠位部は萎縮しており，足関節の背屈・底屈には軽度の筋力低下がみられた。またアキレス腱反射は消失，膝蓋腱反射は減弱しており，歩行時には垂れ足がみられた。さらに腓腹神経は肥厚していた。つま先歩行は困難であり，かかと歩行はできなかった。他の所見は特に異常はみられなかった。彼女は高校を卒業しており，小児期に神経認知領域に問題は認めなかった。精査の一環として，脳神経内科医は神経伝導速度検査（nerve conduction velocity：NCV）を含む，いくつかの検査を指示した。J.T. の NCV は両側で異常であり，正中神経では 25 m/秒（正常では 43 m/秒以上）であった。その後，施行された神経生検では，分節状の脱髄，髄鞘の肥厚（Schwann 細胞が何重にも神経線維を覆う）がみられたが，炎症を示す所見はなかった。脳神経内科医は，これらの所見は Charcot-Marie-Tooth 病（CMT）1 型など，脱髄性ニューロパチーを強く示唆する所見であることを説明した。Charcot-Marie-Tooth 病 1 型は，遺伝性運動感覚性ニューロパチー 1 型としても知られる。Charcot-Marie-Tooth 病 1 型の最も一般的な原因は peripheral myelin protein 22 遺伝子（*PMP22*）の重複"CMT1A"であることを説明したうえで，神経内科医は *PMP22* 重複の有無を評価するために遺伝学的検査を提出した。遺伝学的検査の結果，J.T. に *PMP22* の重複が確認され，Charcot-Marie-Tooth 病 1A 型であることが確定された。彼女は診断結果を伝えられ，自分の子には 50% の再発率があること，さまざまな生殖医療の選択肢（第 17 章参照）を考えると，妊娠を計画する前に出生前遺伝カウンセラーとのセッションを受けることが有益であることを助言された。

背景
病因と頻度

　Charcot-Marie-Tooth 病（Charcot-Marie-Tooth disease：CMT）は左右対称性で遠位優位型の慢性の運動感覚性多発ニューロパチーを主徴とする遺伝性ニューロパチーであり，遺伝的異質性を認める疾患群である。CMT は，遺伝形式，神経病理所見，臨床所見からさらに分類される。定義によれば，CMT1 型（CMT1）は常染色体顕性遺伝性の脱髄性ニューロパチーである。CMT1 の頻度は 100,000 人あたり約 15 人であり，遺伝的異質性がある。CMT1 の 70〜80% を占める CMT1A は，17 番染色体（17p12）に位置する *PMP22* の重複による *PMP22* 量の増加が原因である。CMT1A 症例の 20〜33% は新規（de novo）の重複によって生じ，このうち 90% 以上は男性の減数分裂時（精子形成時）に生じる。

発症機序

　PMP22 は細胞膜に局在する膜 4 回貫通型の糖タンパク質である。末梢神経系で PMP22 は軸索の周囲をしっかりと巻き固めた髄鞘（compact myelin）には発現しているが，そうでない髄鞘（noncompact myelin）には発現していない。PMP22 の機能については十分に解明されていないが，このことから PMP22 は髄鞘の巻きつけ〔重層化（myelin compaction）〕に関与するものと考えられる。

　PMP22 の顕性阻害型（優性阻害型）バリアントあるいは *PMP22* の遺伝子量の増加はいずれも，この末梢性多発ニューロパチーを引き起こしうる。PMP22 量の増加は，17p11.2 に存在する 1.5 Mb 領域の縦列重複により生じる。この領域は，互いに約 98% の相同性をもつ 2 つの DNA 反復配列にはさまれている。減数分裂時においてこれらの近接する反復配列の対形成が正しく行われないと，不均等交叉が起こり，その結果，一方の染色分体では 1.5 Mb 領域の重複が生じ，他方の染色分体ではその相同領域の欠失が生じる〔この欠

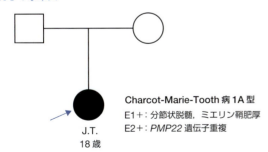

症例 8 の家系図

Charcot-Marie-Tooth 病 1A 型
E1＋：分節状脱髄，ミエリン鞘肥厚
E2＋：*PMP22* 遺伝子重複

J.T.
18 歳

凡例
E1：神経生検
E2：*PMP22* 遺伝子重複検査

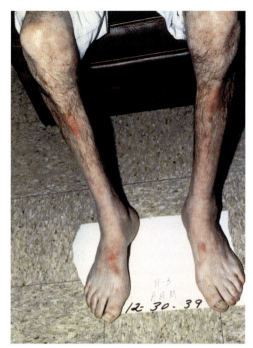

図C.8.1　*PMP22*の重複を有する高齢男性患者の下肢遠位部の筋萎縮。(J. R. Lupski, Department of Molecular and Human Genetics, Baylor College of Medicine, Houstonの厚意による)

失は遺伝性圧脆弱性ニューロパチー（hereditary neuropathy with pressure palsies：HNPP）を引き起こす〕。重複のある染色体を受け継いだ場合には正常の*PMP22*遺伝子が3コピー存在することになり，結果としてPMP22の過剰発現が起こる（第6章参照）。

　PMP22の過剰発現，あるいは顕性阻害効果を有する変異型PMP22の発現により，軸索の周りをしっかりと巻き固めた髄鞘（compact myelin）の形成と維持が困難となる。重度の障害を呈する乳児の神経生検標本では，びまん性の髄鞘の形成不全がみられ，より軽症の患者の神経生検標本では分節性の脱髄と髄鞘の肥厚がみられる。PMP22の過剰発現がこのような病理変化をきたす機序は不明だが，タンパク質凝集や折りたたみ不全タンパク質反応*訳注が関与している可能性が示唆されている。

　CMT1でみられる筋脱力と筋萎縮は，軸索変性に伴う脱神経が原因である。長期間にわたる調査研究によれば，神経線維密度は年齢依存性に減少していき，このことは臨床症状の発現とよく相関するとされている。マウスモデルを用いた検討では，髄鞘は軸索細胞骨格の維持に不可欠であることが示唆されている。脱髄が軸索細胞骨格を変化させ，結果的に軸索の変性をもたらす機序については十分には解明されていない。

表現型と自然歴

　CMT1Aはほぼ完全な浸透率を示すが，臨床的重症度，発症年齢，経過は同一家系内でも家系間でもきわめて多様であり，一卵性双生児であっても臨床的多様性を認めることがある。CMT1Aの多くの患者は医療機関を受診しない。その理由は，症状が軽微で目立たなかったり，症状があっても十分に適応でき，日常生活にそれほど支障がないからである。他方，

＊訳注　小胞体ストレス応答とも呼ばれる。

乳幼児期から症状が目立つ重症な場合もある。

　CMT1Aの症状は，通常20歳までに出現し，30歳以降に出現することは稀である。典型的には，下腿遠位部の筋脱力と萎縮，軽度の感覚障害で始まる。これらの症状はいつとはなしに出現し，徐々に進行していく（図C.8.1）。下肢の脱力は歩行障害，垂れ足（尖足）をもたらし，最終的には足の変形〔凹足（pes cavus），槌状足指（hammer toe），しかし偏平足（pes planus）は10〜15%に認める〕やバランスの障害をきたす。ただし歩行できなくなることは稀である。通常，病期が進むと手や手指の筋力低下が起こる。重度の症例では，手指の屈筋群と伸筋群の筋力の不均衡のために鷲手（claw hand）になる。手の筋力低下によりボタンやジッパー動作が困難になったり，握力低下をきたすことがある。他にみられる症候としては，深部腱反射の減弱ないし消失，上肢の失調と振戦，側弯症，触診でわかるほどの表在神経の肥厚がある。場合によっては横隔神経や自律神経系も障害される。

　電気生理学的なCMT1Aの特徴としては，脱髄のためにすべての神経において両側のNCVが一様に遅延している。長い年数にわたって臨床症状が出現しないこともあるが，通常2〜5歳までにはNCVの完全な遅延が検出される。

治療・ケア

　CMT1の診断は，臨床症状，電気生理学的所見，病理所見から疑われるが，確定診断は遺伝子の病的バリアントの同定によることが多い。炎症性の末梢神経障害は，しばしばCMT1とHNPPとの鑑別を困難にする。分子検査が可能になる以前は，遺伝性ニューロパチー患者の多くは免疫抑制剤による治療を受けており，病状の改善というよりは，むしろ治療に関連した不利益を経験していた。CMTのすべての病型はビンクリスチンの神経毒性への感受性を高める要因と考えられ，小児急性リンパ性白血病の治療で急性麻痺が生じた場合，CMTの家族歴やCMTの徴候や症状をもつ親がいることがある。

　今やCMTの各病型に対する分子療法が使用可能となりつつある。疾患の経過に応じて，一般的に治療は3つの段階を経る。すなわち，歩行や他の運動機能を維持するための筋力強化と筋や腱の伸展運動，矯正装具や特別に工夫した副木，そして整形外科的な手術である。さらに病状が進めば，杖や歩行器，稀ながら重症な患者の場合は車椅子といった，歩行を補助するものが必要になる。すべての患者に対して，神経毒性を有する薬物や化学物質に曝露しないように指導すべきである。

遺伝リスク

　*PMP22*の重複やほとんどの一塩基置換によるCMT1Aは常染色体顕性遺伝形式であり，かつ完全な浸透率を示すことから，罹患した親の子どもはそれぞれが50%の確率でCMT1Aを発症する。しかし，*PMP22*の重複やバリアントによるCMT1Aの表現度は多様であるため，疾患の重症度を予測することは困難である。

小グループでの討論のための質問

1　ゲノムの欠失や重複は，しばしばヒトゲノム内の反復配列間の組換えにより生じる（第6章参照）。反復配列間の組換えによって生じたと考えられる遺伝子欠失が原因の疾患を3つあげよ。これらの欠失のうち，相互重複が関連しているものはどれか？　相互重複があれば，組換えの機序としてどういうことが想定されるか？　相互重複がないことは，それが存在しないこ

とを示唆しているのか，それともまだ明らかになっていないだけなのか？

2 一般的に，ゲノムの重複は欠失よりも疾患の重症度が軽度である。しかし*PMP22*アレルの重複は通常，*PMP22*アレルの欠失よりも重篤な疾患を引き起こす。この理由を議論せよ。

3 遺伝子量効果によって生じる疾患を他に2つあげよ。

（訳：中村勝哉）

文献

Bird TD: Charcot-Marie-Tooth neuropathy type 1. http://www.ncbi.nlm.nih.gov/books/NBK1205/

Harel T, Lupski JR: Charcot-Marie-Tooth disease and pathways to molecular based therapies. *Clin Genet*, 86:422-431, 2014.

9 CHARGE 症候群
CHARGE Syndrome

常染色体顕性遺伝（優性遺伝）　■ *CHD7* の異常，MIM 214800
Donna Martin

原理
- 多面発現
- ハプロ不全
- 連合（association）と症候群

主要な表現型の特徴
- 虹彩，網膜，視神経乳頭，視神経のコロボーマ（**C**oloboma）
- 心疾患（**H**eart defects）
- 後鼻孔閉鎖（**A**tresia of choanae）
- 成長および発達の遅れ（**R**etardation of growth and development）
- 外陰部異常（**G**enital abnormalities）
- 耳の奇形（**E**ar anomalies）
- 顔面麻痺
- 口唇裂
- 食道気管支瘻

病歴と身体所見

　新生児女児のE.L.は，妊娠1回，出産1回を経験した（G1P1）34歳女性の満期産の児で，妊娠中に特記すべきことはなかった。出生時，E.L.の右耳はカップ状で，後方へ回転していた。哺乳障害のために，E.L.は新生児集中治療室（NICU）に入院した。右鼻は経鼻胃管の挿入が不可能で，右の片側性鼻孔閉鎖であった。遺伝専門医は，E.L.がCHARGE症候群をもつ可能性を考えた。精査の結果，心臓超音波検査で小さな心房中隔欠損を認め，眼科医の診察で左眼の網膜コロボーマ（coloboma：欠損）が確認された。心房中隔欠損は，合併症なく外科的に修復された。E.L.は新生児聴覚スクリーニング検査で所見が認められ，軽度から中等度の感音性難聴と診断された。CHARGE症候群に関連する遺伝子である*CHD7*のバリアント解析において，エクソン26において5,418番目のCがGになった病的バリアント（c.5418C>G）をヘテロ接合で見いだした。このバリアントによって，早期終止コドンとなる（p.Tyr1806Ter）。E.L.の両親のバ

リアント解析ではバリアントは認められなかったことから，E.L.において新生（*de novo*）変異が生じたことが示唆された。このため両親は，次子の再発率は低いが，親の生殖細胞系列モザイクによる可能性は存在するという説明を受けた。1歳の時点で，E.L.には中等度の粗大運動発達の遅れと，言語発達の遅れが認められた。身長と体重は5パーセンタイルで，頭囲は10パーセンタイルであった。年1回の定期的フォローアップが計画された。

背景
病因と頻度
　CHARGE症候群（MIM 214800）は，多くは*CHD7*遺伝子の病的バリアントによって引き起こされる多発先天形態異常を伴う常染色体顕性遺伝形式の疾患である。頻度は世界中でおよそ1/10,000と推測されている。しかし，遺伝学的検査により非典型的な症例に*CHD7*の病的バリアントが見いだされていることから，*CHD7*関連疾患はより幅広い臨床像を示すと認識されつつある。

発症機序
　*CHD7*は8番染色体q12に位置し，クロモドメインヘリカーゼDNA結合（chromodomain helicase DNA-binding：CHD）遺伝子スーパーファミリーに属する。このファミリーのタンパク質は，クロマチン構造と初期の胚発生の遺伝子発現に作用すると考えられている。*CHD7*は，眼，蝸牛，脳，中枢神経系，腸，骨格，心臓，腎臓など，多くの胎児組織や成人組織に発現している。*CHD7*のヘテロ接合のナンセンス変異やミスセンス変異が500以上認められること，また*CHD7*を含む8q12領域の欠失がCHARGE症候群の患者に認められることから，*CHD7*のハプロ不全によって疾患が引き起こされることが示唆される。この遺伝子のほとんどの病的バリアントは新規変異だが，いくつかのホットスポットが存在する。CHARGE症候群の一部の患者は，*CHD7*に変異が同定されておらず，他の座位や非翻訳領域の病的バリアントも本疾患の原因となることがあると推測されている。

表現型および自然歴
　CHARGEという頭字語（**C**oloboma，**H**eart defects，**A**tresia of choanae，**R**etardation of growth and development，**G**enital abnormalities，**E**ar anomalies）は本疾患の最も頻度の高い症候を示しており，病因や発症機序は不明であるが，偶然の合併よりも頻度が高くみられる異常の組み合わせ（連合）を記載するために形態異常学の専門家によって名づけられた。CHARGE症候群は*CHD7*の病的バリアントが原因であることが見いだされたことによって，現在では形態異常症候群（dysmorphic syndrome），すなわち原因に関連がある形態異常が特徴的なパターンで生じると考えられている。CHARGE症候群は，以下の大症状のうち2つ以上を認める

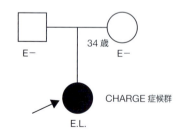

症例9の家系図

E+：*CHD7* c.5418C>G（p.Tyr1806X）

凡例：
E＝*CHD7*標的シークエンシング，欠失/重複解析

540

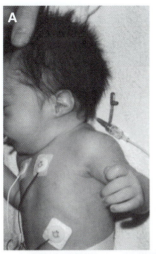
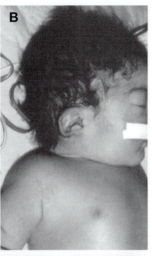
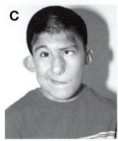
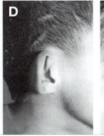
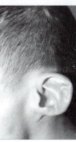

図 C.9.1　CHARGE 症候群の患者の耳と眼。(Jones K: *Smith's Recognizable Patterns of Human Malformation*, ed 6. Philadelphia, 2005, Elsevier より)

場合に臨床診断される。(1) 眼コロボーマ〔虹彩，網膜，脈絡膜のコロボーマ（小眼球症の有無は問わない）〕，(2) 後鼻孔閉鎖（片側性あるいは両側性。狭窄あるいは閉鎖）あるいは口蓋裂，(3) 外耳，中耳，内耳の形態異常（三半規管の形成不全を含む），(4) *CHD7* の病的バリアント。CHARGE 症候群と *CHD7* 関連疾患では，片側性/両側性の顔面麻痺あるいは嚥下障害を伴う脳神経異常，先天性心疾患，成長障害，食道気管支瘻あるいは食道閉鎖などの特徴を認める（図 C.9.1）。

周産期，あるいは乳児期初期（6 カ月齢以前）の死亡が，約半数の患者にみられる。この原因は，両側性の後鼻孔閉鎖や先天性心疾患などの最も重度の先天形態異常と強く関連するようである。胃食道逆流症は医学的に重要な症状であり，死亡原因になる。摂食についての問題も頻度が高く，青年期，成人期の約 50％におよぶ患者が胃瘻造設を必要とする。思春期遅発症は CHARGE 症候群の大多数の患者にみられる。発達遅延あるいは知的障害は，軽度から重度まで程度の差はあるものの大多数の患者にみられ，行動異常（多動，睡眠障害，脅迫衝動性行動）の頻度も高い。*CHD7* のバリアント解析により，より多くの CHARGE 症候群をもつ人が診断されているため，本疾患の症候がより解明され，表現型のスペクトラムも広くなる可能性がある。

治療・ケア

CHARGE 症候群が疑われる場合は，後鼻孔閉鎖あるいは狭窄（片側性），先天性心疾患，中枢神経系の異常，腎奇形，難聴，摂食障害の一通りの評価が必要である。治療・ケアは，形態異常の外科的修復と支援的な医療が中心となる。発達の評価はフォローアップの重要な要素である。*CHD7* の病的バリアントの遺伝学的検査が利用可能となったため，遺伝学的検査によって少なくとも 70～80％の患者が診断可能である。次世代シークエンシングのアプリケーションが増えたことで，遺伝子パネル検査，エクソーム検査，ゲノムワイド検査にて *CHD7* バリアントが同定される可能性が高まっている。*SEMA3E* の病的バリアントもこの症候群の稀な原因として認められる。

遺伝リスク

CHARGE 症候群の原因は，父親の生殖細胞系列上に生じた顕性遺伝の新生変異が大多数である。したがって，次子での再発率は低い。一卵性双生児で CHARGE 症候群をもつ症例と，男児と女児の同胞で CHARGE 症候群をもつ報告がある。後者の例から，本疾患において父親の生殖細胞系列モザイクが存在することが示唆される。非罹患または軽度の患者は，*CHD7* バリアントを体細胞モザイクでもつ場合もある。患者に *CHD7* の病的バリアントがあり，患者の両親にはそのバリアントが認められない場合，次子の再発率は 5％未満と推定される。罹患者の自身の子における再発率は 50％である。

> ### 小グループでの討論のための質問
>
> 1　連合と症候群の違いを説明せよ。頻度の高い連合の例をあげよ。
> 2　クロモドメインタンパク質のハプロ不全が，どのようなメカニズムで CHARGE 症候群の多面発現効果を引き起こすのか？
> 3　*CHD7* の新生（*de novo*）病的バリアントをもつことが証明された患児の両親に，5％の再発率についてどのように遺伝カウンセリングを行うか？　もし次子が罹患していたら再発率は変化するか？

（訳：加藤 環）

文献

Hale CL, Niederriter AN, Green GE, Martin DM: Atypical phenotypes associated with pathogenic CHD7 variants and a proposal for broadening CHARGE syndrome clinical diagnostic criteria. *Am J Med Genet A*, 170A:344-354, 2016.

Hus P, Ma A, Wilson M, et al: CHARGE syndrome: a review. *J Paediatr Child Health*, 50:504-511, 2014.

Janssen N, Bergman JE, Swertz MA, et al: Mutation update on the CHD7 gene involved in CHARGE syndrome. *Hum Mutat*, 33:1149-1160, 2012.

Pauli S, von Velsen N, Burfeind P, et al: CHD7 mutations causing CHARGE syndrome are predominantly of paternal origin. *Clin Genet*, 8:234-239, 2012.

van Ravenswaaij-Arts, C.M., Hefner, M., MS, Kim Blake, K., and Martin, D.M.: CHD7 Disorder. https://www.ncbi.nlm.nih.gov/books/NBK1117/ で入手可能。

10 慢性骨髄性白血病
Chronic Myelogenous Leukemia

体細胞変異　■ *BCR-ABL1* がん遺伝子，MIM 608232

Johann Hitzler

原理
- 染色体異常
- がん遺伝子活性化
- 融合タンパク質
- 構成的活性型融合チロシンキナーゼの阻害にもとづくがんの分子標的治療

主要な表現型の特徴
- 発症年齢：中年期以降の成人期
- 白血球増多症
- 脾腫
- 疲労と倦怠感

病歴と身体所見

E.S. は 45 歳の女性で，年 1 回の健康診断のためかかりつけ医を受診した。彼女はそれまで健康で特別な症状もなかった。診察で脾臓が触知されたが，その他には異常所見はなかった。血算の結果は，予期せず白血球数 31×10^9/L，血小板数 650×10^9/L と増加を認めた。末梢血塗抹標本では，好塩基球増多と未熟な顆粒球を認めた。かかりつけ医は精査のため彼女を腫瘍科へ紹介した。骨髄検査では細胞数の増加があり，骨髄球数および巨核球数の増加と，骨髄系細胞/赤芽球系細胞比が上昇していた。骨髄の細胞遺伝学的解析では，der(22)t(9;22)(q34;q11.2)というフィラデルフィア染色体を有する骨髄細胞をいくつか認めた。腫瘍科医は，彼女は慢性骨髄性白血病の慢性期であり，現在は非活動性であるが，ここ数年で生命を脅かす危険のある白血病に進行するリスクがかなりあることを説明した。また，この疾患は前もって同種造血幹細胞移植を行うことのみによって治癒の可能性があること，現在は新しく開発されたチロシンキナーゼ阻害薬を含む経口薬による治療が一次治療として行われていることが伝えられた。チロシンキナーゼ阻害薬は慢性骨髄性白血病のがん遺伝子の機能を標的としていて，ほとんどの患者で長期間の寛解と通常に近い平均余命を得ることができる。

背景
病因と頻度

慢性骨髄性白血病（chronic myelogenous leukemia：CML, MIM 608232）は，血液と骨髄中の骨髄細胞系列，特に成熟細胞の変化の蓄積を特徴とするクローン性骨髄増殖性疾患である。多能性の造血幹細胞の変化は，t(9;22)(q34;q11) によって生じた *BCR-ABL1* がん遺伝子の発現によって起こる。CML は成人白血病の 15％を占め，罹患率は 10 万人に 1～2 人である。年齢調整罹患率は女性より男性のほうが高い（1.3～1.7 対 1.0）。

発症機序

CML 患者の約 95％は Philadelphia 染色体を有する（第 16 章参照）。残りの 5％は複雑もしくは変化した転座をもつ。Abelson prot-oncogene 1（*ABL1*；Abelson がん原遺伝子 1）は 9q34 に存在し，非受容体型チロシンキナーゼをコードする。また，breakpoint cluster region（*BCR*：切断点クラスター領域）遺伝子は 22q11 に存在し，リン酸化タンパク質をコードする。フィラデルフィア染色体形成時に *ABL1* 遺伝子はイントロン 1 で切断され，*BCR* 遺伝子は 3 つの切断点クラスター領域のうち 1 つで切断される。*BCR* と *ABL1* の遺伝子断片は head to tail 型で連結され，派生 22 番染色体となる（図 C.10.1）。派生 22 番染色体上の *BCR-ABL1* 融合遺伝子は，アミノ末端に付着した BCL ペプチドの長さによりさまざまなサイズの融合タンパク質を産生する（CML における主なサイズ型は最も多い p210 のほか，p190 と p230 である）。

現在のところ，ABL1 と BCR の正常の機能ははっきりしていない。ABL1 は後生動物の進化の過程を通してよく保存されている。ABL1 は核と細胞質の両方に存在し，細胞内膜と会合するミリストイル化産物である。これらの細胞内部位での ABL の相対量は，細胞の種類と刺激に対する応答で異なる。ABL1 は，細胞周期，ストレス応答，インテグリンシグナル伝達，神経発達に関与している。BCR の機能ドメインには，他のタンパク質との重合に必要なコイルドコイル（coiled-coil）モチーフ，セリン-トレオニンキナーゼドメイン，Ras ファミリーの制御にかかわる GDP-GTP 交換ドメイン，Rac および Rho GTP アーゼを制御するグアノシントリホスファターゼ活性化ドメインがある。

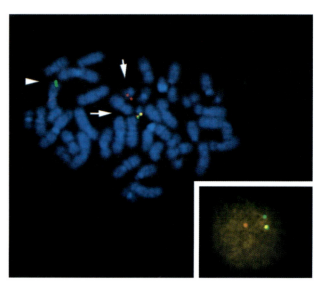

図 C.10.1　CML の分裂中期細胞および間期細胞（挿入図）における t(9;22)(q34;q11.2) 検出を目的とする座位特異的プローブを用いた FISH 解析。DNA は DAPI で対比染色されている。プローブは 22q11.2 の *BCR*（赤色）と，9q34 の *ABL1*（緑色）のそれぞれに特異的な DNA プローブの混合を使用している。t(9;22) を有する細胞では，緑色のシグナルは 1 本の正常 9 番染色体（矢じり）に認められ，赤色のシグナルは 1 本の正常 22 番染色体（短矢印）に認められる。*ABL1* が派生 22 番染色体に転座した結果，緑色と赤色のシグナルの両方がフィラデルフィア染色体上に存在するため，融合して黄色のシグナル（長矢印）として認められる。(M. M. LeBeau and H. T. Abelson, University of Chicago の厚意による)

ABL1の発現は細胞の形質転換を起こさないが，BCR-ABL1融合タンパク質の発現は形質転換をもたらす。BCR-ABL1を発現する遺伝子導入マウスは出生時に急性白血病を発症し，BCR-ABL1を発現するレトロウイルスを感染させた正常マウスはその遺伝的背景によりさまざまな急性または慢性白血病を発症する。ABL1とは異なり，BCR-ABL1は構成的なチロシンキナーゼ活性を有し，細胞質に局在してアクチンマイクロフィラメントに強く結合する。BCR-ABL1はいくつかの細胞内基質をリン酸化し，それによって造血細胞の成長と分化，そしておそらく接着も制御しているRAS/RAF/MEK/ERK，PI3K/AKT/mTORや，JAK2/STAT5のようなシグナル伝達カスケードを活性化する。これらのシグナル伝達経路の活性化を制御できないと造血幹細胞の増殖を制御できなくなり，骨髄から未成熟細胞が放出され，最終的にはCMLに至る。

CMLは進行するにつれて急激に侵襲性が増す。この過程で，50～80%の患者の腫瘍細胞はさらなる染色体変化〔8トリソミー，i(17q)，もしくは19トリソミー〕や，さらなるフィラデルフィア染色体，あるいはその両方を獲得する。この細胞遺伝学的変化に加えて，がん抑制遺伝子（例：TP53，CDKN2A，RB1），がん遺伝子（例：RUNX1，NRAS，KRAS，Wnt/βカテニン経路），エピジェネティックな調節に重要な遺伝子（例：ASXL1，TET2）（第8章参照）もまた，CMLの進行中に高頻度に変異する。

表現型と自然歴

CMLは二相性または三相性の疾患である。初期または慢性期は潜在性の発症が特徴であり，ひき続いて易疲労性，倦怠感，体重減少，ごく軽度から中等度の脾腫が出現する。CMLの典型例では加速期へと進展し，さらに急性転化期に至る。一部の患者では加速期を経ずに慢性期から急性転化期に進む。CMLの進行は，腫瘍細胞でのさらなる染色体変化，進行性白血球増多症，貧血，血小板増多症または血小板減少症，脾腫の進行，発熱，骨病変を含む。急性転化は急性白血病で，芽球は骨髄球，リンパ球，赤芽球，または分類不能のいずれの細胞にもなりうる。加速期は慢性期と急性転化期の中間の様相を呈する。

およそ85%の患者が慢性期で診断される。CMLは小児から青年期まであらゆる年齢で罹患しうるが，研究によって診断時の年齢の中央値は45～65歳と幅がある。無治療で経過観察した場合に慢性期から急性転化期へ進行する割合は，最初の2年では5～10%で，以後1年ごとに20%ずつ増加する。急性転化は急速に致死的になるため，死亡と急性転化への進行は並行である。CML治療の主要なゴールは慢性期から進行期への進行の阻止である。

治療・ケア

CMLの分子生物学的基礎としてのBCR-ABL1融合キナーゼの構成的活性化の解明が，イマチニブ（2001年にFDA承認），ダサチニブ，ニロチニブ，ボスチニブ，ボナチニブを含むいくつかのBCR-ABL1チロシンキナーゼ阻害薬の開発につながった。チロシンキナーゼ阻害薬は現在，CML治療の第一選択である。85%以上の患者はイマチニブ治療後，細胞遺伝学的にはっきりと反応があり，骨髄検査でもt(9;22)細胞は消失している。チロシンキナーゼ阻害薬を加えた連日の定期的な治療の反応は，定量RT-PCRによる血中BCR-ABL1転写産物測定により観察する。結果は標準化された基準値と比較し，比率で表す〔国際標準値（IS）での%〕。決められた期間（例：3カ月，6カ月，12カ月）にBCR-ABL1転写産物の減少がその基準を満たさなかった患者に対する治療も研究されており，解析によりBCR-ABL1キナーゼドメインの一塩基バリアントによるチロ

シンキナーゼ阻害薬耐性がわかった場合は，変異の分析結果によって第二選択のチロシンキナーゼ阻害薬で治療することができる。完全に細胞遺伝学的に反応があったと考えるのは，BCR-ABL1転写産物が少なくとも2 logの減少（≦1% IS）があった場合である。主要な分子生物学的な反応とするのは少なくとも3 logの減少（≦0.1% IS）であり，これはCMLの進行の可能性がきわめて低いことと関連する。しかしチロシンキナーゼ阻害薬は連日投与され，生活の質を落とすような副作用（例：疲労感，筋のけいれん）が起こる可能性もある。無増悪生存に加えて，CML治療の主要なゴールは数年間のチロシンキナーゼ阻害薬の治療をやめることができる患者群を規定することである。分子生物学的な反応の効果と持続期間（定量RT-PCRで3～6カ月ごとに測定）は，この患者群を定義するのに役立つ。芽球が骨髄球系もしくはリンパ球系の表現型をもつ急性転化患者の治療は依然として難題である。これには同種造血幹細胞移植を行う患者の評価も含まれ，患者の適合性とドナーがいるかという点も考慮する必要がある。同種造血幹細胞移植が成功するかどうかは，CMLの病期，患者の年齢と健康状態，骨髄ドナー（血縁者か非血縁者か），前処置のレジメン，移植片対宿主病の進行，チロシンキナーゼ阻害薬を含む移植後の治療による。造血幹細胞移植の長期間の有効性は，白血病細胞に対する移植片対宿主反応である移植片対白血病効果に大きく依存する。造血幹細胞移植後，再発の有無を頻回に観察するためBCR-ABL1転写産物をRT-PCRで検出し，必要に応じて治療を受ける。

急性転化期の患者は，チロシンキナーゼ阻害薬，化学療法，可能であれば造血幹細胞移植を受ける。急性転化に対するこれらの治療成績は不良である。

遺伝リスク

CMLは体細胞変異に起因し，生殖細胞系列の変異は認めないため，患者から子どもへ病気が受け継がれるリスクはない。催奇形性のリスクがあるため，妊娠中のチロシンキナーゼ阻害薬による治療は禁忌である。

小グループでの討論のための質問

1　ヒトのがんにおける，がん原遺伝子の活性化の3つの機序について議論せよ。

2　ある種の新生物は，体細胞変異の蓄積効果を明らかに示す。しかしこれほど劇的な疾患でない場合でも，少なくとも一部は体細胞変異の蓄積により発症する。加齢における体細胞変異の効果について議論せよ。

3　体細胞変異に起因する多くのバリアントと細胞遺伝学的再編成は検出されない。これは，それらを有する細胞は淘汰され優位性をもたないためである。Philadelphia染色体には淘汰上，どのような優位性があるのか？

4　がん遺伝子を活性化させる融合遺伝子によって発症するCML以外のがんをあげよ。また，どのようながんの治療戦略が確立しているか？

（訳：運﨑　愛）

文献

Braun TP, Eide CA, Druker BJ: Response and resistance to BCR-ABL1-targeted therapies. *Cancer Cell*, 37(4):530-542, 2020.

Hehlmann R: Chronic myeloid leukemia in 2020. *HemaSphere*, 4(5):e468, 2020.

Zhou T, Medeiros LJ, Hu S: Chronic myeloid leukemia: Beyond BCR-ABL1. *Curr Hematol Malig Rep*, 13(6):435-445, 2018.

11 炎症性腸疾患
Inflammatory Bowel Disease

■ **MIM 266600**

Xiao P. Peng

原理

- 多因子性：遺伝的易罹患性，病原体への曝露と腸内常在菌，消化管上皮のバリア機能
- 年齢により浸透率や症状の程度が異なる

主要な表現型の特徴

- 罹患部位により症状が異なるが，消化管のどの部分にも病変は生じうる
  - ・腹痛，血便，下痢，腸閉塞，瘻孔，膿瘍
- 腸管外の病変には，関節・眼・皮膚の炎症などがある
- Crohn 病
  - ・全層性潰瘍と肉芽腫が発生し，狭窄や瘻孔を引き起こす
  - ・病変は斑状に分布し，特に終末回腸が侵されるが，小腸および大腸も影響を受ける場合がある
- 潰瘍性大腸炎
  - ・直腸から口側に連続して広がるびまん性のびらんと表層の脆弱性
  - ・炎症は大腸の粘膜および粘膜下層に限局する

病歴と身体所見

P.L. は 26 歳の男性で，炎症性腸疾患（inflammatory bowel disease：IBD）とそれ以外の自己免疫疾患に関する病歴と家族歴を評価するため，消化器内科医から遺伝外来を紹介された。2 年前から，体重減少，非出血性の激しい下痢，急性・慢性の腹痛と嘔気があり，ステロイド依存が続いており，複数の生物学的製剤に抵抗性を示している。乳幼児期には乳タンパク質アレルギー，その後セリアック病と診断されたが，6 歳のときにグルテンを再び食事に取り入れても問題はなかった。生涯にわたって湿疹があり，14 歳で 1 型糖尿病（T1DM）と診断された。感染歴には，小児期に数回の"胸部感染症"と，水痘自然感染後の軽度の帯状疱疹を 2 回経験していることがあげられる。家族歴を図 **C.11.1** に示す。身体所見では，重度の膝窩湿疹と下腹部に広範な圧痛を認めたが，腫瘤や臓器腫大には触れなかった。

治療開始前の末梢血検査では白血球増加と小球性低色素性貧血が認められ，血液生化学検査では低アルブミン血症と低グロブリン血症を認めた。免疫表現型解析では，低 IgG および軽度上昇した IgE レベル，最適ではないワクチン応答，CD4$^+$T 細胞（ヘルパーT 細胞）数とナチュラルキラー細胞数の軽度低下を認めた。コンピュータ断層撮影（CT スキャン）では，遠位回腸から上行結腸にかけて粘膜炎が認められた。上部内視鏡検査と大腸内視鏡検査，生検検査により，遠位回腸の全層性潰瘍と回盲部の潰瘍を認め，Crohn 病に一致する結果であった。

エクソームシークエンシング（P.L.，彼の兄弟 M.L.，および両親を対象）により，P.L. と M.L. には母由来の FOXP3 ミスセンスバリアントがヘミ接合性で同定され，M.L. には父由来の NOD2 バリアント（p.Arg702Trp）が確認された。FOXP3 バリアント[訳注*]は P.L. の多系統免疫調節異常の病歴と一致しており，免疫を専門に診療する部門に紹介され，シロリムスが投与され良好な効果を示した。P.L. と M.L. の両者に対して造血幹細胞移植も検

討された。M.L. と彼の父親に対しては，共有する NOD2 リスクアレルについてのカウンセリングが行われ，これは M.L. の早期 IBD 発症や，父親の消化管および消化管外病変の既往に寄与していると考えられた。より詳細な家族歴の聴取により，遺伝カウンセリングと確認検査が有益と思われる罹患親族がさらに特定された。

＊**訳注** FOXP3 遺伝子は Xp11.23 に存在し，X 連鎖潜性遺伝形式をとる IPEX Syndrome〔免疫調節異常（Immune Dysregulation），多腺性内分泌障害（Polyendocrinopathy），腸疾患（Enteropathy），X 連鎖性（X-linked）症候群〕の原因遺伝子である。

背景
病因と頻度

炎症性腸疾患（IBD，MIM 266600）は主に消化管を侵す慢性の全身性炎症性疾患であり，伝統的に 3 つのサブグループに分類されてきた〔Crohn 病（Crohn disease：CD），潰瘍性大腸炎（ulcerative colitis：UC），分類不能型〕。IBD の罹患率および有病率は，北欧と北米が世界で最も高い。特に北欧人とアシュケナージ系ユダヤ人家系での罹患率が高い（罹患率 3.2/1,000）が，アジア，アフリカ，南米では工業化の進展に伴い，これまで低かった罹患率が増えつつある。UC と CD の好発年齢はともに二峰性であり，およそ 12～20％の人が 20 歳以前に症状を発症する。

進化する遺伝学的パラダイム

IBD は，多様な遺伝的および環境的要因が関連する多因子性の疾患である。CD と UC はともに家系内で集中がみられ，近親であるほど一致率が高まるが，その割合は研究によって大きく異なっている。これまでのゲノムワイド関連解析（genome-wide association study：GWAS）により，成人発症 IBD に関連する約 300 の座位が同定されているが，その多くは小児発症の IBD や他の自己免疫疾患，自己炎症性疾患と重複している。これらの一般的なリスクアレルの大部分は影響が小さく（オッズ比＜1.5），CD と UC の疾患遺伝率の変動（分散）のそれぞれ約 13％と 8％しか説明していない。エクソーム解析研究により，IBD および関連疾患のメンデル遺伝様式をもつ稀な単一遺伝子バリアントのリストも拡大している。したがって IBD 関連の座位は，上記のケースでみられるように，より浸透率が高く稀な単一遺伝子で発症するものから，浸透率が低くアレル頻度が低くないものまで，アレル頻度と効果サイズのスペクトラムに沿って分類される（図 **C.11.2**）。

発症機序

Down 症候群，Turner 症候群（ 症例 47 ），chr22q11 欠失症候群（ 症例 22 ）などの発達や成長に影響を来す症候群と以前から関連が指摘されているものを含め，100 近くの原因遺伝子や座位が IBD のリスクと強く関連していることが確認されている。一部の単一遺伝子による IBD には，消化管の恒常性

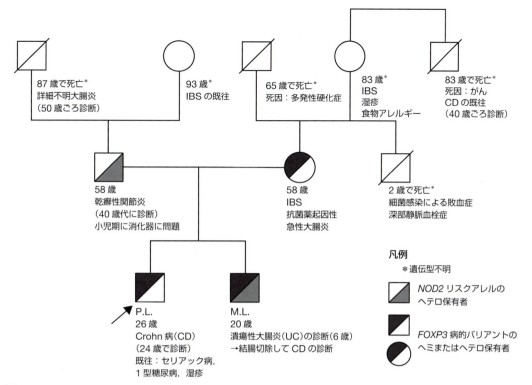

図 C.11.1　3 世代の家系図。IBS：過敏性腸症候群，CD：Crohn 病。

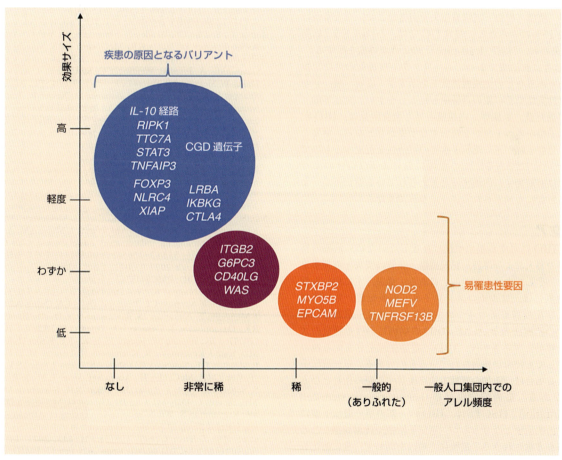

図 C.11.2　McCarthy/Manolio モデルによる現在わかっている IBD 遺伝子の概観。IBD に関連することが知られている遺伝子の一部を，効果サイズの大きさとアレル頻度で分類してプロットしている。CGD：慢性肉芽腫症。

と機能のみが特異的に障害されるものもあれば，多臓器に関与する先天性免疫異常を引き起こすものもある。これらの単一遺伝子性の病因の同定は，より"典型的な"多因子性病因の病態を解明するのに役立ち，重複するメカニズムだけでなく，共有可能な治療法の可能性も示唆している。

Crohn病（CD，MIM 266600）の罹患リスクが上昇する遺伝子として最初に見つかった *NOD2* は，IBD発症における宿主の免疫寛容と腸内細菌叢との相互作用の重要性を浮き彫りにしている。R702W，G908R，1007fsの3つの一般的な *NOD2* バリアントは，それぞれCDの罹患リスクを2〜4倍増加させるが，両アレルにバリアントをもつとリスクは17倍に増加する。この3つのバリアントはすべてNOD2タンパク質のロイシンリッチリピートドメイン内に位置し，細菌成分と結合すると炎症反応を引き起こす。西半球のCD患者の30〜50％が疾患関連 *NOD2* バリアントをもっているが，最もリスクの高い *NOD2* 遺伝型でも浸透率が低く（10％未満），アジアやアフリカではCDとの関連が示されていないことから，まだ同定されていない遺伝的・環境的要因があることが示唆される。

表現型と自然歴

CDは消化管粘膜のどこにでも発生し，まだらな肉芽腫性炎症は腸壁を貫通して腸の全層を侵す（全層性炎症）。狭窄，瘻孔，膿瘍は頻繁にみられ，粘膜は時間とともに"石畳（cobblestone appearance）"のようになる。対照的に，UCの粘膜炎症は直腸から始まり，近位大腸に向かって連続的に進行し，浮腫，潰瘍，出血，電解質損失を引き起こす。全大腸炎は患者の約15％にみられる。慢性UCでは，ハウストラ（結腸膨起）が失われ，"鉛管（lead-pipe）"のような外観を呈する。

IBD患者は無治療であっても，ワクチン接種後の免疫記憶が不十分であるなどの免疫機能低下を示すが，皮膚，眼，骨などの腸管外炎症やその他の合併症も起こしやすい。発症年齢，重症度，進行度，家族歴，内視鏡所見，全身所見は，IBDが単一遺伝子型か多因子型かを鑑別する手掛かりとなる。重要なことは，発症年齢が単一遺伝子疾患の可能性を否定するものではないという点である。この症例における *FOXP3* のように，従来は早期発症に関連すると考えられている遺伝子が，より高齢の患者にも同定されるようになってきた。

治療・ケア

現在，IBDに対する根治療法は存在しないため，治療の目的は寛解の導入および維持，粘膜損傷・腸管の喪失・有害事象の最小化，そして生活の質の向上にある。従来，主に用いられてきた治療には，コルチコステロイド，抗炎症薬，免疫抑制剤，および免疫調整薬の4つの主要なカテゴリーがある。現在研究中の治療法のなかには，IBDの病因における特定のステップを標的とするものや，IBDと病態生理を共有する他の疾患に対しても使用が検討されているものもある。単一遺伝子に起因する場合は，追加の管理方法を検討する際の指針となる可能性がある。造血幹細胞移植（hematopoietic stem-cell transplantation：HSCT）は，IBDの一部の単一遺伝子型に対して根治的治療となりうるが，遺伝子治療や代謝調節などの他の戦略も考慮されうる。最後に，病因を問わず，常に消化管悪性腫瘍発生のリスクに注意を払う必要がある。

遺伝リスク

IBDの経験的発症リスクは，古典的な常染色体潜性遺伝または顕性遺伝とは一致しないが，一般集団と比較すると高く，同胞間の相対リスク比（λs）は10〜30の範囲にある（第9章および第17章参照）。双生児研究を含む遺伝疫学データは，IBDを強い遺伝的要因をもちながらも複雑な遺伝形式を伴う疾患として分類することを支持している。

小グループでの討論のための質問

1 IBDに関与する宿主の因子について議論せよ。
2 個人および家族の病歴において，単一遺伝子に起因するIBDを疑うべき特徴について議論せよ。
3 単一遺伝子に起因するIBDを評価するために実施するべき臨床的および機能的検査は何か。これらの検査は分子検査戦略にどのような情報を提供するか？
4 *NOD2* バリアントの1つをもつCD患者の家族について，どのようにカウンセリングを行うべきか。検査を行うかどうか，結果を開示するかどうか，その理由も合わせて説明せよ。

（訳：吉岡正博）

文献

Bianco AM, Girardelli M, Tommasini A: Genetics of inflammatory bowel disease from multifactorial to monogenic forms. *World J Gastroenterol*, 21(43):12296-12310, 2015. https://doi.org/10.3748/wjg.v21.i43.12296 PMID: 26604638; PMCID: PMC4649114.

Bolton C, Smillie CS, Pandey S, Elmentaite R, Wei G, Argmann C, Aschenbrenner D, James KR, McGovern DPB, Macchi M, Cho J, Shouval DS, Kammermeier J, Koletzko B, Bagalopal K, Capitani M, Cavounidis A, Pires E, Weidinger C, McCullagh J, Arkwright PD, Haller W, Siegmund B, Peters L, Jostins L, Travis SPL, Anderson CA, Snapper S, Klein C, Schadt E, Zilbauer M, Xavier R, Teichmann S, Muise AM, Regev A, Uhlig HH: An integrated taxonomy for monogenic inflammatory bowel disease. *Gastroenterology*, S0016-5085(21):03737-9, 2021. https://doi.org/10.1053/j.gastro.2021.11.014. Epub ahead of print. PMID: 34780721.

Economou M, Trikalinos 1A, Loizou KT, Tsianos EV, Ioannidis JP: Differential effects of NOD2 variants on Crohn's disease risk and phenotype in diverse populations: A metaanalysis. *Am J Gastroenterol*, 99(12):2393-2404, 2004. https://doi.org/10.1111/j.1572-0241.2004.40304.x. PMID: 15571588.

Nambu R, Warner N, Mulder DJ, Kotlarz D, McGovern DPB, Cho J, Klein C, Snapper SB, Griffiths AM, Iwama I, Muise AM: A systematic review of monogenic inflammatory bowel disease. *Clin Gastroenterol Hepatol*, S1542-3565(21):00331-1, 2021. https://doi.org/10.1016/j.cgh.2021.03.021. Epub ahead of print. PMID: 33746097; PMCID: PMC8448782.

Somineni HK, Nagpal S, Venkateswaran S, Cutler DJ, Okou DT, Haritunians T, Simpson CL, Begum F, Datta LW, Quiros AJ, Seminerio J, Mengesha E, Alexander JS, Baldassano RN, Dudley-Brown S, Cross RK, Dassopoulos T, Denson LA, Dhere TA, Iskandar H, Dryden GW, Hou JK, Hussain SZ, Hyams JS, Isaacs KL, Kader H, Kappelman MD, Katz J, Kellermayer R, Kuemmerle JF, Lazarev M, Li E, Mannon P, Moulton DE, Newberry RD, Patel AS, Pekow J, Saeed SA, Valentine JF, Wang MH, McCauley JL, Abreu MT, Jester T, Molle-Rios Z, Palle S, Scherl EJ, Kwon J, Rioux JD, Duerr RH, Silverberg MS, Zwick ME, Stevens C, Daly MJ, Cho JH, Gibson G, McGovern DPB, Brant SR, Kugathasan S: Whole-genome sequencing of African Americans implicates differential genetic architecture in inflammatory bowel disease. *Am J Hum Genet*, 108(3):431-445, 2021. https://doi.org/10.1016/j.ajhg.2021.02.001. Epub 2021 Feb 17. PMID: 33600772; PMCID: PMC8008495.

12 嚢胞性線維症
Cystic Fibrosis

常染色体潜性遺伝（劣性遺伝）　■ *CFTR* の病的バリアント，MIM 219700

Karen Raraigh

原理
- 祖先系によりバリアントの頻度が異なる
- 多様な表現度
- バリアントの組織特異的発現
- 遺伝的・環境的修飾因子

主要な表現型の特徴
- 発症年齢：新生児期から成人期
- 進行性肺疾患
- 膵外分泌不全
- 閉塞性無精子症
- 汗の塩素イオン濃度の上昇
- 成長障害
- 胎便性イレウス

病歴と身体所見

L.G. は生後 13 日の男児で，嚢胞性線維症（cystic fibrosis：CF）の新生児スクリーニング検査で陽性と判定された後，評価と相談のために CF 小児科専門クリニックに紹介された。L.G. は合併症のない妊娠で生まれ，出身州で通常の新生児スクリーニング検査を受けた。免疫反応性トリプシノーゲン（immunoreactive trypsinogen：IRT）レベルが 102 ng/mL に上昇したため，新生児スクリーニングサンプルを *CFTR* 遺伝型判定パネルで再検査したところ，*CFTR* のバリアント c.613C>T（p.P205S）が特定された。IRT の上昇と特定された 1 つの *CFTR* バリアントの組み合わせによって，CF の新生児スクリーニング検査で陽性とされ，L.G. は生後 10 日で診断確定のための汗検査を受けるよう紹介された。結果は 71 mmol/L と 75 mmol/L（正常が <30 mmol/L，不確定が 30〜59 mmol/L）で，CF と一致するレベルであった。

L.G. の両親は，新生児スクリーニングの結果を知る前は健康に不安はないと答えていた。L.G. は出生時の体重に戻り，哺乳も順調で，排便も正常だった。診察中，L.G. の体重，身長，頭囲はすべて正常範囲内で，身体検査でも異常は認めなかった。話し合いでは CF の典型的な疾患の進行，治療と管理，および L.G. の *CFTR* バリアントに関する内容に焦点が置かれた。P205S バリアントは膵臓機能と関連しており，ある程度は CFTR の残存機能をもたらすため，CFTR 修飾薬（modulator）療法による治療が可能である。

診察の後，L.G. の 2 番目の原因となる *CFTR* バリアントを特定するために追加の遺伝学的検査が実施された。*CFTR* の完全な配列決定と欠失/重複分析により，p.P205S が確認され，共通のエクソン欠失である CFTRdele2, 3 が特定された。その後，両親の検査により，バリアントがトランス型であることが確認された。

L.G. の検査中，両親は CF の家族歴はなく，CF 保因者スクリーニングも受けていないと報告した。両親はスペイン/アイルランド系（母方）とロシア系（父方）であり，血縁関係を否定した。両親には 3 歳の娘（S.G.）がおり，全般的に健康であるが，呼吸器感染症後の長引く咳の病歴があり，以前に気管支炎で入院したことがある。L.G. が最近診断されたことを考慮して，妹の汗検査と遺伝子分析が行われた。彼女の汗中塩化物濃度は 78 および 80 mmol/L で，遺伝学的検査で L.G. に見つかったものと同じ 2 つの *CFTR* バリアントが特定され，CF の診断が確定した。特筆すべきことに，S.G. は家族の出身州が CF 新生児スクリーニングに IRT-IRT アルゴリズムを使用していたときに生まれた。このアルゴリズムでは IRT 上昇の閾値が高く，遺伝学的検査は行われない。

背景
病因と頻度

嚢胞性線維症（cystic fibrosis：CF，MIM 219700）は，常染色体潜性遺伝疾患で，嚢胞性線維症膜コンダクタンス制御因子（CF transmembrane conductance regulator）遺伝子（*CFTR*）のバリアントによって生じる上皮のイオン輸送障害が原因である（第 13 章参照）。CF はすべての祖先系をもつ人に罹患者がみられるが，祖先系が北方ヨーロッパ系の人に最も多くみられる疾患である。CF の生産児における頻度は，カナダ南アルバータ州ハテライトの 313 人あたり 1 人から，ハワ

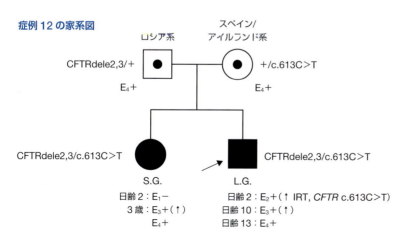

症例 12 の家系図

凡例：
◆ 嚢胞性線維症（膵臓の機能は充分保たれている）

E_1 = 新生児スクリーニング IRT-IRT
E_2 = 新生児スクリーニング IRT-DNA
E_3 = 汗中塩化物濃度検査
E_4 = *CFTR* シークエンシング，欠失/重複の検査

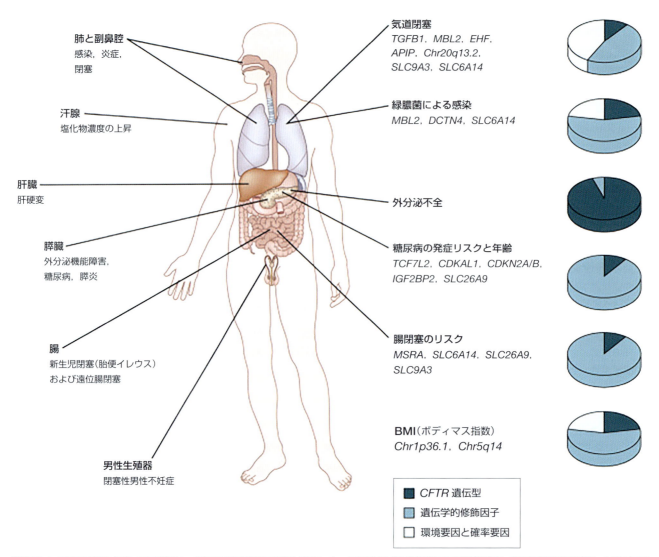

図 C.12.1　嚢胞性線維症（CF）の主要特徴と、特定の嚢胞性線維症形質のバリエーションに対する遺伝的修飾因子の相対的寄与。嚢胞性線維症の診断は、左側に示す臨床所見の存在と、汗中塩化物濃度の上昇（>60 mM）にもとづいて下される。臓器系の機能障害の程度は、罹患した個人間で大きく異なる。遺伝的修飾因子と非遺伝因子の両方が、気道閉塞と緑膿菌による感染に寄与しており、この2つの形質が嚢胞性線維症における肺疾患を特徴づけている。嚢胞性線維症膜コンダクタンス制御因子（CFTR）の遺伝型は、膵外分泌機能障害の程度の主な決定因子である。重度の膵外分泌機能障害に関連するCFTRバリアントの存在は、基本的に糖尿病と腸閉塞の発症の必要条件である。重度の内分泌機能障害の状況では、遺伝的修飾因子が糖尿病の発生時期や発生の有無、新生児腸閉塞の発生の有無を決定する。遺伝的バリエーションは、BMIで評価される栄養状態において主要な役割を果たす。(Hiatt, PW, Mann, MC, Moffett, KS. *Feigin and Cherry's textbook of pediatric infectious diseases.* 2019. © 2019 より)

イ州のアジア系集団の9万人あたり1人までばらつきがある。全米の白人での頻度は、3,200人あたり1人である。

発症機序

CFTRは、塩素イオンと重炭酸イオンを通す陰イオンチャネルである。ATPおよびcAMP依存性プロテインキナーゼによるリン酸化による制御を受けている。CFTRは、ナトリウムイオンの吸収の抑制と塩素イオンの輸送を介して、気道分泌における水分の維持を促進している（第13章参照）。CFTRの機能不全は、粘液分泌に関連する多くの臓器を障害する可能性がある。これらの臓器のなかには、上気道、下気道、膵臓、胆道系、男性外性器、腸、汗腺などが含まれる（図C.12.1）。

CF患者の肺では、水分の少ない粘調な分泌物が粘膜上皮の繊毛運動によるクリアランスを低下させ、結果として自然に分泌される抗菌ペプチドの機能を抑制する。このため、この粘調な分泌物は病因となる微生物を成長させる培地となり、最終的に気道における空気の流れを閉塞させる。生後数カ月のうちに、分泌物そのものや細菌が増殖した分泌物は炎症反応を引き起こすようになる。炎症性サイトカインの放出や宿主の抗菌酵素、細菌由来の酵素は細気管支に傷害を与える。繰り返す感染、炎症、組織傷害と続くサイクルは、機能的な肺組織を減少させ、最終的には呼吸不全へと導く。

CFTRによる膵管への塩素イオン輸送の喪失は、分泌物の水分含量を低下させ、膵臓での膵外分泌酵素の停滞をまねく。これら停滞した酵素は膵臓を損傷し、膵臓の線維化を引き起こす。

CFTRは、汗管を移動する汗のナトリウムイオンや塩素イオンの吸収も制御している。機能的なCFTRが存在しないと、汗の塩化ナトリウム含量が上昇する。このことは、この疾患が歴史的に"しょっぱい赤ちゃん症候群"と呼ばれ、汗の塩素イオン濃度測定が診断に重要であることの基盤となっている。

表現型と自然歴

従来型 CF は小児期早期に症状を呈するが，およそ 4％の患者は成人になってから診断されている。出生時，15〜20％の患児は胎便性イレウスを示す。残りの患児では，鼻炎，副鼻腔炎，閉塞性肺疾患などの慢性呼吸器症状，成長障害，もしくはその両方を示す。また，後にそれらの症状を示す場合もある。成長障害は，慢性的な肺感染症によるカロリーの消費と，膵外分泌不全による吸収障害の両方に起因する。約 5〜15％の CF の患者は，膵外分泌不全を合併することはない。男性 CF 患者の 95％以上が，先天性両側性精管欠損のための無精子症になる。肺疾患の進行が，CF 患者の罹病率と死亡率を規定する主要な因子となる。ほとんどの患者が，肺間質の破壊や肺高血圧（肺性心）による二次的な呼吸不全や右心不全で死亡する。現在，北米や他の地域において平均余命は 50 歳を超えるようになった。

CF 以外にも，*CFTR* のバリアントは，孤立性閉塞性無精子症，特発性膵炎，広範性気管支拡張症，アレルギー性肺気管支アスペルギルス症，非典型副鼻腔肺疾患，喘息などの疾患に関連している。特定の個人では，このような状態が CFTR 関連疾患と診断されることがある。これは，CF の臨床診断基準を満たすほどの症状には至らない，CFTR 機能の軽度喪失を示している。これらの状態は，単一の *CFTR* アレル内のヘテロ接合性バリアントと関連している場合もあれば，CF のように両方の *CFTR* アレルにバリアントが存在するときにのみ観察される場合もある。*CFTR* の病的アレルの直接的な原因としての役割はこれらの疾患の一部で確立されているが，すべてではない。

膵臓の機能不全および汗中塩化物については，特定の *CFTR* バリアントアレルとその結果生じる CFTR 機能不全のレベル，および CF 疾患の重症度の間には相関関係が存在する。*CFTR* アレル内の 2 つ目のバリアントまたはその他のバリアントは，スプライシング効率やタンパク質の成熟を変化させる可能性があり，それによってあるバリアントに関連する疾患の範囲を広げる可能性がある。加えて，*CFTR* のバリアントのなかには特定の組織のみに症状を引き起こすものもある。例えば，スプライシングの効率に影響を与えるバリアントのなかには，Wolff 管由来組織がその他の組織より大きな影響を受けるものがある。これは，組織特異的に全長型の転写産物とタンパク質が必要となるためである。タバコの煙への曝露や医療へのアクセスの不平等などの環境要因は，CF 患者の肺疾患の重症度を著しく悪化させる。

治療・ケア

CFTR 遺伝子上には 2,000 近いバリアントが知られているため，CF の診断は通常，臨床的診断基準と汗の塩化物イオン濃度によって行われている。ただし，CF を引き起こす 2 つのバリアントがトランス（別々の染色体上）で特定された後の遺伝子診断は，汗中塩化物濃度を確証手段として使用する限り許可される。汗中塩化物濃度は CF 患者の 1〜2％で正常である。これらの患者では，鼻腔経上皮電位差測定の異常を CF の診断に用いている。

現在のところ，CF の根治的な治療法は存在しないが，対症療法的治療の進歩により，一部の国では平均生存年齢が小児期早期から 50 歳を超えるまでに伸びている。CFTR タンパク質のもつ特定のバリアントの機能を修正または強化することで，CF を引き起こす基本的な欠陥を標的とする新たに開発された低分子療法（CFTR 修飾薬を用いる方法）が広く使用され

るようになると，推定平均寿命はさらに延びると予想されている。修飾薬療法は主に肺機能を高め，汗中の塩化物を減らすが，健康や生活の質の他の側面でも追加のメリットがみられる。このような調節因子による介入が不適格な人や追加で使用される場合，薬物療法の目的は，肺分泌物の除去，肺感染症の抑制，膵酵素の補充，十分な栄養，および腸閉塞の予防である。薬物療法は肺疾患の進行を遅らせるが，CF における呼吸不全の唯一の効果的な治療法は肺移植である。膵酵素の補充と脂溶性ビタミンの補給は吸収不良の効果的な治療となるが，カロリー必要量の増加と食欲不振のため，多くの患者はカロリー補給も必要とする。遺伝子編集や遺伝子置換を含む，DNA または RNA レベルで作用する治療法も開発中である。ほとんどの患者は，慢性的に生命を脅かす疾患の心理的影響に対処するため，広範囲にわたるカウンセリングを必要とする。

CF の新生児スクリーニングは，米国の 50 の州すべてと，カナダのすべての州と準州，オーストラリア，およびヨーロッパの一部で実施されている。新生児期にこのように検出することで，臨床的に未診断の膵機能不全患者にみられる低栄養を予防し，他の治療を早期に開始することができる。CF の新生児スクリーニングが生存率と肺疾患の進行に及ぼす長期的な影響が明らかになりつつあり，これまでのところ，小児の CF 関連死亡率がわずかながらも有意に減少していることが示されている。ほとんどの CF 新生児スクリーニングプロトコルでは，第一段階の検査として IRT（乾燥血液スポットから測定される膵酵素前駆体）を使用し，第二段階として別の IRT 測定および/または特定の *CFTR* バリアントのスクリーニングに進む。汗中塩化物検査は，CF 新生児スクリーニング結果が陽性の乳児に対して実施され，通常は CF の診断を確定または否定する。*CFTR* 遺伝子型判定と汗中塩化物検査後も診断があいまいな場合，乳児は CFTR 関連代謝症候群または CF スクリーニング陽性未確定診断（CFTR-related metabolic syndrome/CF screen positive, inconclusive diagnosis：CRMS/CFSPID）と分類され，CF 症状の発症を観察するために定期的にフォローされる。

遺伝リスク

CF の保因者頻度は，祖先系集団によって大きく異なる。北米系の人で CF の家族歴がなく，祖先が北欧系の場合，保因者である経験的確率は約 1/29 である。したがって，そのようなカップルの子どもが CF である確率は 1/3,200 である。すでに CF に罹患した子をもつカップルでの次子の再発率は 1/4（25％）である。1997 年，米国国立衛生研究所のコンセンサス会議は，米国のすべての妊婦と米国での挙児を希望するカップルに対して CF 保因者検査を受けることを推奨した。この勧告については，米国産科婦人科学会もこれらの勧告を採用し，定期的に推奨を確認している。保因者スクリーニングは従来，検証済みの病的バリアントのパネルを使用して行われてきたが，次世代シークエンシングにもとづく検査（その多くは CF を数百の他の遺伝性疾患とともにスクリーニングする）の人気が高まっている。これらのより包括的な検査により，一部の集団，特にヨーロッパ系祖先をもたない人々の間では保因者検出率が高くなる。また，意義不明のバリアントが検出される可能性があり，リスク評価が困難になるかもしれない。

CF の出生前診断は，絨毛膜絨毛や羊膜細胞などの胎児組織の DNA で疾患を引き起こす *CFTR* バリアントを同定することにもとづく。また，CF などの単一遺伝子疾患を検出するために胎児の遊離 DNA を用いることも，新たなスクリーニン

549

グツールとなっている。罹患胎児の効率的な診断のためには通常，家族内で CF の責任遺伝子バリアントがあらかじめ同定されている必要がある。

小グループでの討論のための質問

1. CF の新生児スクリーニングは IRT 測定のみ，もしくは IRT 測定後の遺伝子バリアントスクリーニングの組み合わせで行われている。*CFTR* バリアントスクリーニングが新生児スクリーニングの項目に加えられることのリスクと有益性について検討せよ。

2. CF の原因として最も一般的なバリアントは c.1521_1523delCTT（p.Phe508del，別名 F508del）であり，世界中の病的 *CFTR* アレルの約 70％を占める。北ヨーロッパ系のカップルにおいて F508del の検査結果がどちらも陰性だった場合，彼らの子どもが CF になる可能性はどれくらいか。一方の F508del の検査結果が陽性で，もう一方が陰性だった場合はどうなるか。

3. その疾患を構成するのは，遺伝子の病的バリアントか，そのバリアントによって引き起こされる表現型か？　先天性両側精管欠損症の患者で *CFTR* 遺伝子のバリアントが検出されたということは CF に罹患しているといえるのか？

（訳：山本圭子）

文献

Boyle MP, de Boeck K: A new era in the treatment of cystic fibrosis: Correction of the underlying CFTR defect. *Lancet Respir Med*, 1:158-163, 2013.

Burgener EB, Moss RB: Cystic fibrosis transmembrane conductance regulators: Precision medicine in cystic fibrosis. *Curr Opin Pediatr*, 30(3):372-377, 2018.

Clinical and Functional Translation of CFTR (CFTR2). https://cftr2.org

Cutting GR: Cystic fibrosis genetics: From molecular understanding to clinical application. *Nat Rev Genet*, 16(1):45-56, 2015.

Farrell PM, White TB, Ren CL, et al: Diagnosis of cystic fibrosis: Consensus guidelines from the Cystic Fibrosis Foundation. *J Pediatr*, 181S:S4-S15, 2017.

Shteinberg M, Haq IJ, Polineni D, et al: Cystic fibrosis. *Lancet*, 397(10290):2195-2211, 2021.

Sosnay PR, Siklosi KR, Van Goor F, et al: Defining the disease liability of variants in the cystic fibrosis transmembrane conductance regulator gene. *Nat Genet*, 45(10):1160-1167, 2013.

Tewkesbury DH, Robey RC, Barry PJ: Progress in precision medicine for cystic fibrosis: A focus on CFTR modulator therapy. *Breathe (Sheff)*, 17(4):210112, 2021.

13 非症候群性難聴
Hearing Loss (NonSyndromic)

常染色体潜性遺伝（劣性遺伝）　■*GJB2*の病的バリアント，MIM 220290

Heidi L. Rehm

原理
- 顕性遺伝・潜性遺伝にかかわらず遺伝的異質性がある
- 新生児聴覚スクリーニングにより発見されることも多い
- 遺伝カウンセリングでは文化的配慮も必要

主要な表現型の特徴
- 潜性遺伝による先天性難聴
- 顕性遺伝による小児期発症の進行性難聴

病歴と身体所見

R.K.とJ.K.は生後6週目になる娘（B.K.）が先天性難聴と診断されたため，耳鼻咽喉科医の紹介で遺伝外来を受診した。B.K.は最初に新生児聴覚スクリーニング〔誘発耳音響放射検査（EOAE）〕によって難聴が疑われ，聴性脳幹反応（auditory brainstem response：ABR）により中等度難聴と診断された。

B.K.の両親はヨーロッパ系であり，いずれも小児期発症の難聴の病歴や家族歴はないが，父方におそらく難聴のあるおばがいた。またB.K.は満期産で，母親の妊娠・出産に特に問題はなかった。

理学所見でB.K.に異常は認められなかった。耳介や外耳道の奇形を含む頭蓋顔面の奇形は認められず，鼓膜所見も正常であった。眼科的な精査は年齢的に困難であったが，明らかな異常はなく，甲状腺腫や皮膚の異常も認めなかった。

聴力検査では中音域（500〜2,000 Hz）から高音域（2,000 Hz以上）に60 dBの両側難聴を認めたが，心電図は正常であった。

B.K.のDNAを用いて，遺伝子*GJB2*のバリアントの有無について検索したところ，頻度の高いフレームシフト変異であるc.35delGがホモ接合性でみられることがわかった。遺伝カウンセラーはB.K.の難聴は非症候群性であり，他の症候を検索するための追加検査は不要であると両親へ説明した。原因遺伝子に対する説明をすることで，B.K.の今後について検討できると考えられた。両親は，次子の同じ原因による難聴の再発率は25%であり，遺伝学的検査は検査を希望する他の家族も実施することができると説明を受けた。

背景
病因と頻度

臨床的な先天性難聴は新生児のおよそ500〜1,000人に1人にみられるとされ，原因は中耳の伝音系の異常（訳注：伝音難聴）または内耳・中枢の障害（訳注：感音難聴）がある。先天性難聴の約1/3から1/2は遺伝性であると推測されている。遺伝性難聴のうち，約3/4は難聴のみで他の症候は伴わない非症候群性であり，残りの1/4は随伴症状を伴う症候群性である。

非症候群性の遺伝性難聴には100種類以上の難聴原因遺伝子が報告されているが，最も頻度が高いのは*GJB2*遺伝子の病的バリアントである。*GJB2*の病的バリアントは，常染色体潜性遺伝形式をとる非症候群性の先天性難聴の半数を占めるDFNB1（MIM 220290）の原因である。稀ではあるが，常染色体顕性遺伝形式をとる小児期発症の進行性難聴を呈するDFNA3（MIM 601544）の原因にもなる。c.35delGバリアントは，常染色体潜性遺伝形式の*GJB2*遺伝子による難聴のヨーロッパ系白人において約2/3で同定されるが，他の祖先系集団では必ずしもそうではない。例えば中国人では，DFNB1の原因となるc.235delCバリアントが最も多くみられる（訳注：日本人難聴患者でもc.235delCバリアントが最も高頻度で認められる）。

発症機序

*GJB2*は，ギャップ結合を形成するタンパク質ファミリーの1つであるコネキシン26をコードする遺伝子である。ギャップ結合は細胞間に孔を形成することで，細胞間でのイオン交換と電流が流れることを可能にしている。コネキシン26は，音波を電気信号に変換する役割を担っている蝸牛に高発現している。このような機能をもつギャップ結合が形成されないと，蝸牛の機能低下が引き起こされるが，前庭機能や聴神経への影響はないと考えられている。

表現型と自然歴

*GJB2*の病的バリアントによる常染色体潜性遺伝形式の難聴は一般的に先天性であり，軽度から高度の難聴を引き起こす（訳注：*GJB2*のバリアントの種類と難聴の重症度はある程度相関することが知られている）（図C.13.1）。出生時は聴力正常であった乳幼児の5%で，出生後に急速に難聴が進行することが報告されている。難聴が早期に発見され，その子への音声言語や手話による会話の発達を促すための適切な治療・ケアが実施されれば，認知の遅れはみられないことも多い。

*GJB2*のバリアントは，常染色体顕性遺伝形式をとる難聴の原因にもなる。小児期に発症し，進行性で，中等度から高度の高音障害型感音難聴をきたす。常染色体潜性遺伝形式と同様

症例13の家系図

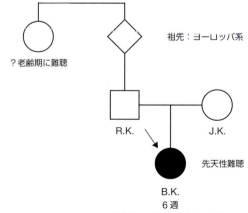

GJB2：c.35delG/c.35delG

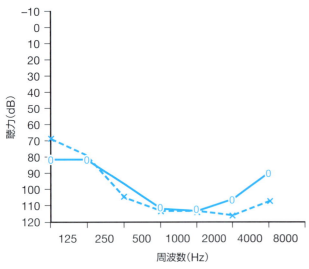

図 C.13.1　GJB2 の病的バリアントをホモ接合でもつ重度難聴児のオージオグラムを示す．X と O はそれぞれ左耳，右耳を意味する．正常聴力は全周波数において 0〜20 dB の範囲にある場合である．（オージオグラムは Virginia W. Norris, Gallaudet University の厚意による）

に，認知機能への影響はないとされている．

治療・ケア

先天性難聴は通常，新生児聴覚スクリーニングを契機に診断される．新生児聴覚スクリーニングは，耳音響放射（音刺激から誘発される正常蝸牛内の外有毛細胞の振動をとらえる検査），または自動 ABR（音刺激によって誘発される脳波を検出する検査）によって行われる．新生児聴覚スクリーニングの導入により，難聴の平均診断年齢が生後 3〜6 カ月齢に早まり，その結果，早期の補聴器装用やその他の方法での早期介入が可能になっている．生後 6 カ月以内に治療介入が開始された難聴児は，難聴の発見が遅れた児に比べて言語発達が良好であることが明らかにされている．

難聴の原因にかかわらず，難聴と診断された場合は早期に介入を開始する必要がある．患児の両親は，耳鼻咽喉科医や言語聴覚士などの専門家から，さまざまな介入法（訳注：補聴器，人工内耳，手話など）の利点と欠点についての説明を受けることによって，それぞれの患者家族にとって最適な選択をすることが可能となる．それによって難聴児は，年齢に応じた言語療法（手話や補聴器を装用したうえでの発話訓練）をより早期に開始することができる．また，重度難聴の場合や補聴器の効果が不十分である児に対しては，両親は早期の人工内耳（蝸牛神経へ直接信号を送る聴覚器）についても検討できる．3 歳以前に人工内耳を装用した場合は，小児後期に人工内耳を装用開始した場合より，良好な発話や言語聴取成績が得られることが報告されている．

新生児期に症候群性難聴か非症候群性難聴かを臨床的に鑑別することは困難なことがある．なぜなら Pendred 症候群の甲状腺腫や，Usher 症候群の網膜色素変性症などは，小児期や青年期に随伴症状が発症するからである．しかし，確定診断は予後の推定や治療法の決定，遺伝カウンセリングに対して重要となることが多いため，GJB2 および他の難聴原因遺伝子に関する遺伝学的検査が検討されるべきである．非症候群性難聴の鑑別を行うことは，適切な治療選択においてしばしば重要となる．

遺伝リスク

GJB2 における機能喪失型バリアントによる先天性の高度難聴（DFNB1）は，常染色体潜性遺伝形式をとる．罹患していない両親はともに，一方のアレルが正常で，他方のアレルにバリアントがある保因者であり，GJB2 の病的バリアントを 2 つもつ先天性難聴の子どもが 1/4 の確率で生まれる．バリアントを直接検索する出生前診断が可能である＊訳注．

稀に GJB2 の病的バリアントは常染色体顕性遺伝形式の難聴の原因となり，この場合は罹患者の子が難聴を発症する確率は 50％である．

＊訳注　出生前遺伝学的検査および遺伝カウンセリングは技術的には可能だが，日本では出生前診断は重篤な疾患に限られており，難聴については一般的なコンセンサスは得られていない．

小グループでの討論のための質問

1. GJB2 の一部のミスセンスバリアントは常染色体顕性遺伝形式の難聴を引き起こし，他のバリアント（フレームシフト）は常染色体潜性遺伝形式の難聴を引き起こすのはなぜか？

2. ともに難聴のある両親から，同じ難聴の子どもをもつリスクについての遺伝カウンセリングを求められた場合に，特に考慮すべきことは何か？ 聾文化（deaf culture）とは何を意味するか？（訳注：ともに難聴がある両親でも，難聴の原因遺伝子が異なれば，子が必ずしも難聴になるとは限らない）

3. 遺伝学的検査では，常染色体潜性遺伝形式をとる GJB2 の病的バリアントがヘテロ接合で検出されることが多い．一方，GJB2 において，意義不明（uncertain significance）のバリアントが見いだされることも少なくない．先天性難聴の子をもつ両親が受診し，遺伝学的検査にて GJB2 の病的バリアントがヘテロ接合で検出され，そのバリアントが健聴の両親の一方から同定された場合，次子が難聴になる確率や子の難聴の原因についてどう遺伝カウンセリングするか？ また同定されたバリアントが意義不明であった場合に遺伝カウンセリング内容が異なるか？

4. 人工内耳を装用した子どもが，聴覚口話だけではなく手話も学ぶことがあるのはなぜか？（訳注：人工内耳を早期に装用した難聴児は聴覚口話が可能なことが多く，必ずしも手話を学ぶ必要はない）

5. 多くの遺伝子におけるバリアントが潜性遺伝形式をとる非症候群性難聴の原因となりうるので，各症例の責任遺伝子を診断するためには，GJB2 遺伝子解析，既知の難聴原因遺伝子のパネル解析，エクソームシークエンシング，ゲノムシークエンシングなど，さまざまな解析アプローチを検討する必要がある．それらさまざまなアプローチについて議論せよ．

（訳：吉村豪兼）

文献

Duman D, Tekin M: Autosomal recessive nonsyndromic deafness genes: A review. *Front Biosci*, 17:2213-2236, 2012.

Li MM, Tayoun AA, DiStefano M, Arti P, Rehm HL, Robin NH, Schaefer AM, Yoshinaga-Itano C, ACMG Professional Practice and Guidelines Committee: Clinical evaluation and etiologic diagnosis of hearing loss: A clinical practice resource of the American College of Medical Genetics and Genomics (ACMG). *Genet Med*, https://www.sciencedirect.com/science/article/abs/pii/S1098360022007134

Shearer AE, Hidebrand MS, Smith RJH: Hereditary hearing loss and deafness overview. http://www.ncbi.nlm.nih.gov/books/NBK1434/

Shearer AE, Smith RJ: Genetics: Advances in genetic testing for deafness. *Curr Opin Pediatr*, 24:679-686, 2012.

Smith RJH, Jones MKN: Nonsyndromic hearing loss and deafness, DFNB1. http://www.ncbi.nlm.nih.gov/books/NBK1272/

Vona B, Muller T, Nanda I, et al: Targeted next-generation sequencing of deafness genes in hearing-impaired individuals uncovers informative mutations. *Genet Med*, 16:945-953, 2014.

14 Duchenne型筋ジストロフィー
Duchenne Muscular Dystrophy

X連鎖　■ジストロフィン（*DMD*）の病的バリアント，MIM 310200

Ronald Doron Cohn

原理
- 高頻度の新生変異
- アレル異質性
- 症状を発現する保因者
- 多様な表現度

主要な表現型の特徴
- 発症年齢：幼児期
- 筋力低下
- 腓腹筋仮性肥大
- 軽度の精神遅滞
- 血清クレアチンキナーゼ値の上昇

病歴と身体所見

A.Y.は6歳の男児で，軽度の発達遅延のため主治医からの紹介で小児神経科を受診した。彼は筋力と持久力が低下しており，階段昇降，走行や激しい運動が困難だった。彼の両親，2人の兄弟と1人の姉（S.Y.）は健康であり，他の家族にも同様の症状がみられる人はいなかった。診察所見では，A.Y.は診察台に飛び乗ることが困難であり，Gowers徴候（床から立ち上がるための一連の動作，図C.14.1），近位筋の筋力低下，動揺性歩行，堅いアキレス腱，および腓腹筋の明らかな肥大がみられた。血清クレアチンキナーゼ値は正常の50倍であった。現病歴，身体所見およびクレアチンキナーゼ高値から筋疾患が強く示唆されたため，A.Y.は精査のために神経遺伝学部門に紹介された。筋生検の結果では，筋線維の著明な大小不同，筋線維壊死，脂肪や結合組織の増加を認め，ジストロフィンの染色性はみられなかった。以上の結果にもとづき，A.Y.はDuchenne型筋ジストロフィーと暫定的に診断され，ジストロフィン（*DMD*）遺伝子の欠失を検索する検査を受けた。その結果，エクソン45～48の欠失が判明した。さらに，続く検査で母親（M.Y.）が保因者であることがわかった。そのため家族は遺伝カウンセリングを受け，将来他の息子たちが罹患するリスクが50％であること，娘は罹患するリスクは低いが，X染色体不活化の偏りに依存し，娘が保因者となるリスクが50％であることを告げられた。同じDNA検査を使えば，将来の妊娠の際に出生前診断が可能である。S.Y.に対して，遺伝カウンセリングを行った。保因者スクリーニング検査について情報提供し，本人の年齢が上がってから行うこととなった。M.Y.は保因者であるため，心臓合併症のリスクが高く，心臓検査を受けることになった。

背景

病因と頻度

Duchenne型筋ジストロフィー（Duchenne muscular dystrophy：DMD, MIM 310200）は，*DMD*遺伝子内の病的バリアントによって引き起こされるX連鎖性の進行性筋疾患である。出生男児約3,500人に1人の頻度でみられる。

発症機序

*DMD*は，主に平滑筋，骨格筋，心筋，および一部の脳神経細胞に発現する細胞内タンパク質であるジストロフィンをコードしている（第13章参照）。骨格筋において，ジストロフィンは筋形質膜（sarcolemma）を安定化させる筋形質膜関連タンパク質の大きな複合体の一部である（図13.16参照）。

DMDを引き起こす*DMD*のバリアントは，大きな欠失（60～65％），大きな重複（5～10％），および小さな欠失，挿入，または塩基置換（25～30％）である。大きな欠失のほとんどは，2カ所のホットスポットのどちらかで生じている。塩基置換は遺伝子全体で生じ，そのほとんどはCpGジヌクレオチドで起きている。新生変異は卵形成や精子形成の際に同程度の頻度で起こるが，大きな欠失のほとんどは卵形成時に生じたものである。一方，新生塩基置換のほとんどは精子形成時に生じたものである。

ジストロフィンを完全に喪失させる*DMD*バリアントは，部分的な機能をもつジストロフィンを発現する*DMD*アレルよりも重篤な筋障害を引き起こす。知的障害については，遺伝型と表現型に一貫した相関関係は認められていない。

表現型と自然歴
●男性

DMDは，筋変性と筋力低下をきたす進行性の筋疾患である。肢帯筋と頸部屈筋から始まり，肩甲帯筋，四肢遠位筋および躯幹筋へと筋力低下が進行する。新生児期に筋緊張低下や発育不全が顕在化することもあるが，罹患男児では通常，3～5歳の間に歩行障害が出現する。5歳までにほとんどの患者がGowers登攀性起立を呈し（C.14.1参照），腓腹筋仮性肥大（すなわち脂肪組織と結合組織が筋肉に置き換わり，腓腹筋が拡大する）を示す。12歳までに，ほとんどの患者は車椅子生活となり，拘縮と脊柱側弯症を呈する。呼吸器と心臓の合併症の疾病管理が改善されたため，DMD患者の疾病経過は，生命が限られている疾患（life-limiting）から生命を脅かされる疾患（life-threatening）へと変化した。現在では，ほとんどの患者が20代を超えて成人期に達している。

約95％のDMD患者に何らかの心合併症（拡張型心筋症，

症例14の家系図

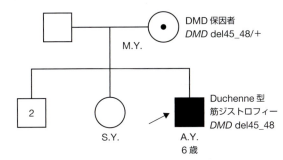

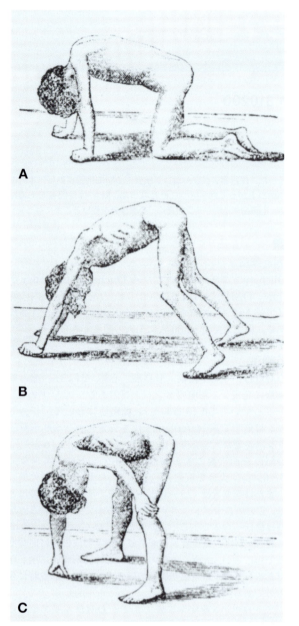

図 C.14.1 地面から立ち上がる DMD 男児。Gowers 徴候を示す。(Gowers WR: *Pseudohypertrophic muscular paralysis. A clinical lecture*. London, 1879, J. and A. Churchill より)

心電図異常，またはその両方）が認められ，84％の患者では剖検時に明らかな心病変を認める。約50％の患者は慢性心不全を発症する。稀ではあるが，DMD 患者が心不全症状を訴えることがある。

DMD 患者では，平均よりも約 1 SD（標準偏差）低い平均 IQ を示し，約 1/3 の患者にある程度の知的障害がみられる。この原因についてはわかっていない。さらに，DMD 患者では精神疾患の発症率が高いことも明らかになっている。

● 女性

DMD 女性患者の発症年齢と重症度は，X 染色体不活化の偏りの程度に依存している（第 6 章参照）。もし DMD バリアントアレルをもつ X 染色体がほとんどの細胞で活性化していれば，その女性は DMD の症状を呈する可能性がある。骨格筋症状の有無にかかわらず，ほとんどの女性保因者に拡張型心筋症，左室拡張や心電図変化などの心筋障害がみられる。

治療・ケア

DMD の診断は家族歴と遺伝学的検査にもとづいており，筋生検によるジストロフィンの免疫反応性検査が稀に施行される。DMD 遺伝子を含む欠失の頻度を考慮すると，最初のアプローチは MLPA 法（multiplex ligation-dependent amplification）を用いることが多い。MLPA 法は欠失や重複を容易に同定し，DMD に関連する DMD 遺伝子の全 79 エクソンを評価できる技術である。MLPA 法は半定量的であるため，重複の検出や，マルチプレックス PCR では検出不可能な女性の保因者スクリーニング検査にも有効である。病因となる欠失が見つからない場合は，DMD のエクソームまたはゲノムシークエンシング（塩基配列決定）が考慮される。

保因者スクリーニング検査は，現地の専門家のガイドラインに従って適切な年齢で，リスクのある女性に行うべきである。

現在，DMD に対する根治療法はないが，対症療法の改善により，平均寿命が小児期後期から成人初期に延びている。治療の目的は，疾患の進行を遅くすること，運動能力の維持，拘縮や脊柱側弯症の予防と治療，体重の管理や心肺機能の適正化である。グルココルチコイド療法は現在標準治療とされており，DMD の進行を数年の間，遅くすることができる。遺伝子導入を含むいくつかの実験的治療が研究されている。現在，マイクロジストロフィンを導入する従来の遺伝子治療を対象とした臨床試験が数多く行われている。さらに，エクソンスキッピングを可能にし，短いが機能的なジストロフィンを回復させる新しく開発された薬物も，治療薬として承認されている。患者と家族の多くは，生命を脅かすような経過を伴う慢性疾患を患っていることの心理的影響に対処するために，幅広いカウンセリングも必要とする。

遺伝リスク

罹患男児を 1 人もつ母親の 1/3 は，ジストロフィン遺伝子（DMD）の病的バリアントの保因者ではない（第 17 章参照）。この遺伝子は巨大でエクソンの数も多いため，一塩基または小挿入/欠失バリアントをもつ DMD 家系の約 30～35％については，これまで保因者診断は困難であった。しかし，DNA シークエンシング技術の進歩により，標的領域のエクソームシークエンシングがより効果的な方法になってきている。再発率に対する遺伝カウンセリングについては，生殖細胞系列モザイク率が高い（約 14％）ことを考慮しなければならない。

母親が保因者の場合，各息子には DMD 罹患のリスクが 50％あり，各娘には DMD の病的バリアントを受け継ぐリスクが 50％ある。X 染色体不活化がランダムに生じる性質を反映して，DMD の病的バリアントを受け継いだ娘が DMD となるリスクは低い。ただし，原因は完全には明らかではないが，心臓異常のリスクが 50～60％と高い可能性がある。DMD に罹患した息子をもつ母親が DNA 検査により保因者でないことが明らかになった場合でも，生殖細胞系列モザイクのため，別の息子が DMD に罹患する可能性（約 7％）がある（第 7 章参照）。このような場合は母親に対して遺伝カウンセリングを行い，必要に応じて出生前診断を行う。

小グループでの討論のための質問

1 遺伝的致死性疾患とはどのような特徴をもつ疾患か？　また今でも DMD は遺伝的に致死的な疾患とみなされているだろうか？
2 異なる種類の変異に性差がみられるメカニズムとして，どのようなものが考えられるか？　DMD 以外のこのような疾患の例をいくつかあげよ。特に，そのメカニズムと精子形成時に CpG ジヌクレオチドに高頻度に変異が起こることについて討論せよ。
3 生殖細胞系列モザイクが疾患を引き起こす率はどのくらいか？　生殖細胞系列モザイクが高率にみられる疾患を DMD 以外にいくつかあげよ。

4 Becker 型筋ジストロフィーの表現型と DMD の表現型を比較せよ。Becker 型筋ジストロフィーがより軽症の表現型である根拠として，どのようなことが予想されるか？

（訳：下村里奈）

文献

Darras BT, Miller DT, Urion DK: Dystrophinopathies. http://www.ncbi.nlm.nih.gov/books/NBK1119/

Fairclough RJ, Wood MJ, Davies KE: Therapy for Duchenne muscular dystrophy: Renewed optimism from genetic approaches. *Nat Rev Genet*, 14:373-378, 2013.

Shieh PB: Muscular dystrophies and other genetic myopathies. *Neurol Clin*, 31:1009-1029, 2013.

15 単一遺伝子性の糖尿病
Monogenic Diabetes

多因子性　■ 膵島β細胞の発達や機能に影響を与える単一遺伝子の病的バリアント，MIM 600496

Farid Mahmud

原理

- 複数の単一遺伝子を原因とする不均一な疾患集団である
- 特徴的な臨床表現型がある
- より一般的な糖尿病の形式である1型または2型糖尿病としばしば誤診される
- 適切な遺伝学的診断は経過観察および治療に影響を与える

主要な表現型の特徴

- 発症年齢：新生児期・乳児期（新生児糖尿病）から成人期まで
- 表現型・症状の多様性：無症候性（偶発的な検査所見）から，多尿，口渇，多食などの症状を伴う高血糖まで
- 一部の発症形式では，神経発達障害，腎疾患/肝疾患と関連がある

病歴と身体所見

　M.M. は14歳の男児で，遺伝カウンセリングのため遺伝クリニックに紹介された。彼は1年前，地元の病院で糖尿病と診断された。診断のきっかけは，2週間続く多尿と口渇，および2kgの体重減少であった。診断時の体重は55kg，身長は167cm，ボディマス指数（BMI；kg/m^2）は20であり，随時血糖値は12.3 mmol/L（221.4 mg/dL），尿中に大量のグルコースが検出されたが，ケトン体は陰性であった。他の内科的もしくは外科的な医学的問題はなかった。家族には1型糖尿病と伝えられ，長時間作用型インスリン（基礎インスリン）および食事時のインスリン（食後/ボーラスインスリン）が開始された。インスリン投与量を低用量にしているにもかか

わらず，活動時に定期的に低血糖エピソードを繰り返し，血糖値のコントロールに難渋していた。糖尿病の家族歴は濃厚であり，母親のS.M. は6カ月前に糖尿病と診断され，食事療法と生活習慣の指導を受けていた。また，彼女は2回の妊娠中には妊娠糖尿病と診断され，インスリン治療を受けていた。S.M. は痩せており，BMIは20と正常であった。M.M. の母方のおば，母方のおじ，および母方の祖父も糖尿病を患っており，さまざまな薬物およびインスリン療法を受けていた。このような濃厚な家族歴があるため，S.M. は「糖尿病の家系であり，遺伝的な原因があるかもしれない」と強く疑い，M.M. の診断を確かめるためのより詳しい検査を希望した。M.M. はインスリン自己抗体の検査を受けたが陰性であったため，地元の医療チームは1型糖尿病の診断と矛盾すると考え，さらなる精査のために遺伝クリニックへ紹介した。多世代にわたる糖尿病の家族歴が濃厚で，非肥満の血縁者の早期発症もみられ，また自己抗体検査陰性であることから，単一遺伝子性の糖尿病（monogenic diabetes）の診断のためのマルチプレックスシークエンシングパネルが実施された。結果は，HNF1A 遺伝子のエクソンにミスセンスバリアントが認められ，HNF1A-MODY（maturity-onset diabetes of the young；若年発症糖尿病）に一致するものであった。この結果は M.M. と彼の家族に共有され，このタイプの単一遺伝子性の糖尿病はインスリン以外の薬物での治療が可能であると説明された。糖尿病治療チームのサポートのもと，インスリン治療は中止され，低用量の経口スルホニルウレア剤が開始された。M.M. はその後の診察で血糖値は正常化し，特に問題なく定期的にサッカーを続けている。S.M. も検査を受け，M.M. と同じ HNF1A バリアントがあることが判明し，他の血縁者についても検査が進行中である。

背景
病因と頻度

　単一遺伝子性の糖尿病は，単一遺伝子のバリアントによって引き起こされ，子どもおよび成人の全糖尿病症例の1～5%を占める。これらは全糖尿病症例の一部にすぎないが，病因のわかっている単一遺伝子性の糖尿病の多くの病型において（15以上の病型が報告されている），個別化もしくは精密な診断と治療が可能である。

　HNF1A-MODY は単一遺伝子性糖尿病の亜型のなかで最も多く報告されており，単一遺伝子性糖尿病の症例の30～65%を占める。単一遺伝子性糖尿病の亜型は幅広いため，ここでは最も一般的な形式である HNF1A-MODY の主な臨床的特徴を説明する。他の病型の詳細については参考文献を参照されたい。

発症機序

　単一遺伝子性糖尿病は不均一な疾患集団であり，膵島β細胞にかかわる各種の病態が関与し，膵臓の形成不全から機能不全，インスリン分泌障害に至るまで多岐にわたる。HNF1A は，もともとは肝細胞核内因子（HNF）をコードする遺伝子として知られていたが，その他多くの組織にも存在し，転写因子をコードしている。HNF1A-MODY は，12q24.2 に位置している HNF1A の病的バリアントによって引き起こされ，

症例15の家系図

S.M.
E₂＋：HNF1A 病的バリアント/＋

M.M.
14歳
E1－
E₂＋：HNF1A 病的バリアント/＋

凡例：

■ ＝糖尿病

■ ＝MODY（若年発症糖尿病）

E1 ＝インスリン自己抗体検査

E2 ＝単一遺伝子性糖尿病マルチプレックス
　　　シークエンシングパネル検査

hepatocyte nuclear factor 1α（HNF1α）のハプロ不全による常染色体顕性遺伝（優性遺伝）形式をとる。HNF1αは組織特異的な転写因子であり，機能喪失型（loss-of-function：LOF）バリアントがあった場合，単一遺伝子性糖尿病の表現型となる。DNAバリアントとしては，ミスセンス変異，フレームシフト変異，ナンセンス変異，スプライシング変異，インフレーム欠失，挿入，重複，部分的および全遺伝子欠失などが報告されている。HNF1αの機能喪失は，膵臓β細胞の形成不全およびインスリン分泌障害を引き起こす。さらに，HNF1αは腎臓におけるナトリウム-グルコース共輸送体（SGLT2）を調節しており，これはグルコースの再吸収を担っている。これらさまざまな機能すべてが糖尿病の表現型に関与している。

表現型と自然歴

*HNF1A*の病的バリアント保有者では，糖尿病リスクは年齢とともに増加し，小児期では尿糖がみられても血糖値が正常な場合もある。思春期または若年成人期に糖尿病の症状が出現することが多く，多尿，多飲，体重減少といった典型的な症状と，ケトーシスを伴わない特徴的な尿糖がみられる。この段階での治療介入が必要とされ，治療法は後述する。HNF1A-MODYの患者は糖尿病関連の微小血管合併症のリスクがあるため，定期的なフォローアップを受け，推奨される血糖目標を達成することが重要である。

HNF1A-MODYのような単一遺伝子性糖尿病を鑑別するための重要な臨床的特徴が，M.M.のケースによく記述されている。それらには一般的な糖尿病と単一遺伝子性糖尿病の主要な鑑別点が含まれており，25歳以前の糖尿病発症，常染色体顕性遺伝に一致する糖尿病の家族歴，若年で糖尿病と診断された血縁者が2世代にわたっていること，肥満や2型糖尿病の臨床的特徴がないことなどである。膵島関連自己抗体が陰性であることや，インスリン必要量が少ないことなども，診断的特徴である。

治療・ケア

遺伝学的に確認されたHNF1A-MODYの治療は，診断時の糖尿病の程度によって異なる。例えば，血糖およびHbA1cレベルが正常範囲内（6％未満）で，尿糖のみが認められる場合には，食事指導と経過観察が望まれる。血糖値が上昇している場合には，経口スルホニルウレア剤が推奨される。これらの薬物は膵島β細胞に作用してインスリン分泌を増加させ，血糖値を安定化する。このケースで述べられたように，患者は1型糖尿病と誤診されていることが多いが，この場合インスリンから経口スルホニルウレア剤に変更することができる。成人期ではグルカゴン様ペプチド1受容体作動薬やインスリンの使用が報告されている。SGLT2阻害薬の使用は推奨されない。

遺伝リスク

主に常染色体顕性遺伝形式であるため，親から病的バリアントを受け継ぐ確率は50％である。つまり，子どもはそれぞれ病的バリアントを含むアレルを継承する確率が2分の1であり，病的バリアントを受け継いだ場合，糖尿病を発症する可能性がある。HNF1A-MODYと診断された人の子どもや兄弟姉妹で*HNF1A*に同じバリアントをもつ人は，25歳までに63％の確率で糖尿病を発症し，55歳までででは96％の確率で発症する。HNF1A-MODYと診断された症例の血縁者は，糖尿病の症状に注意しながら，HbA1cの検査を受けるべきである。1

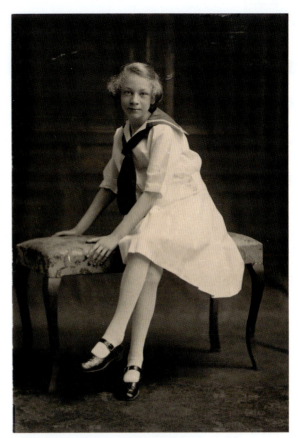

図 C.15.1　Elsie Needham，1922年10月。インスリン治療によって昏睡から回復した最初の子どもであるEliseは，糖尿病性昏睡でHospital for Sick Children（トロント大学附属）へ入院した。彼女はF. G. Banting医師とGladys Boyd医師，病院に新しくできた糖尿病部門の部門長によってインスリン療法を受けた。Eliseは昏睡から生還し，1月には学校に復帰できるだけの体力も回復した。（Thomas Fisher Rare Book Library, University of Torontoの厚意による）

型や2型糖尿病など他のタイプの糖尿病も多くみられるため，糖尿病をもつ血縁者も遺伝学的検査を受けることが重要である。

小グループでの討論のための質問

1. 単一遺伝子性糖尿病を鑑別診断することの難しさについて議論せよ。
2. 単一遺伝子性糖尿病の重要な臨床的特徴とは何か？
3. HNF1A-MODYにおける糖尿病発症のメカニズムについて議論せよ。
4. 単一遺伝子性糖尿病と診断することによって，個人や家族の治療法にどのような影響が生じるか議論せよ。

（訳：稲田麻里）

文献

Broome DT, Pantalone KM, Kashyap SR, Philipson LH: Approach to the patient with MODY-monogenic diabetes. *J Clin Endocrinol Metab*, 106(1):237-250, 2021.

Hattersley AT, Greeley SAW, Polak M, Rubio-Cabezas O, Njølstad PR, Mlynarski W, Castano L, Carlsson A, Raile K, Chi DV, Ellard S, Craig ME: ISPAD Clinical Practice Consensus Guidelines 2018: The diagnosis and management of monogenic diabetes in children and adolescents. *Pediatr Diabetes*, 19(Suppl 27):47-63, 2018.

Riddle MC, Philipson LH, Rich SS, Carlsson A, Franks PW, Greeley SAW, Nolan JJ, Pearson ER, Zeitler PS, Hattersley AT: Monogenic diabetes: From genetic insights to population-based precision in care. Reflections from a Diabetes Care Editors' Expert Forum. *Diabetes Care*, 43(12):3117-3128, 2020.

16 家族性高コレステロール血症
Familial Hypercholesterolemia

常染色体半顕性遺伝（半優性遺伝）　■ 低密度リポタンパク質受容体（*LDLR*）バリアント
MIM 143890

Robert A. Hegele

原理
- 遺伝的複雑性
- 創始者効果
- カスケードスクリーニング
- 多遺伝子の影響

主要な表現型の特徴
- 発症年齢：ヘテロ接合体—早期から中年期，
　　　　　　ホモ接合体—小児期
- 高コレステロール血症
- 動脈硬化性心血管疾患（ASCVD）
- 黄色腫
- 黄色板症
- 角膜輪

病歴と身体所見

34歳のアイルランド系の男性トラック運転手が，脂質異常症の管理のために循環器科から脂質部門に紹介された。29歳のときの定期血液検査で，血漿中の低密度リポタンパク質（low-density lipoprotein：LDL）コレステロールが8.22 mmol/L（318 mg/dL）と著しく高値であった（正常値＜3 mmol/L（130 mg/dL））。家族歴に早発冠動脈性心疾患（coronary heart disease：CHD）があったにもかかわらず，その時点で医学的な助言は受けていなかった。父親と2人の父方のおじはコレステロール値が高く，50歳までに心筋梗塞で死亡している。患者は34歳で急性心筋梗塞を発症している。身体検査では両側アキレス腱に黄色腫がみられ，両側の角膜輪が確認された。血管造影では冠動脈疾患が広範囲に認められ，3本のステントが必要とされた。脂質クリニックでは，CHDの二次予防として脂肪制限食と高強度のスタチンおよびコレステロール吸収阻害薬の服用を勧められた。心筋梗塞後6カ月でLDLコレステロール値は改善したが，CHD患者としての目標値には達していなかった。そこで，2週間に1度自己注射で皮下投与するモノクローナル抗体阻害薬が追加され，8週間後にはLDLコレステロール値は1.24 mmol/L（48 mg/dL）となり，目標値に達した。脂質部門で脂質異常症のための標的遺伝子パネルを用いたDNA解析が行われ，遺伝子*LDLR*のイントロン14におけるスプライス受容部位のヘテロ接合性病的バリアントが確認された。血縁者のカスケードスクリーニング（*LDLR*の標的解析を含む）で，12歳の娘がLDLコレステロール高値でかつ同様の*LDLR*の病的バリアントをもつことが確認された。その他の第一度近親者で同病的バリアントをもつ人はいなかった。

背景
病因と頻度

家族性高コレステロール血症（familial hypercholesterolemia：FH，MIM 143890）は，リポタンパク質代謝にかかわる常染色体半顕性遺伝疾患である（訳注：日本では常染色体顕性遺伝として扱われている）。FHは，LDL受容体経路の機能を制御する3つの遺伝子のいずれかに病的バリアントが生じることによって引き起こされ，その結果，血漿中のLDLコレステロールが高濃度で蓄積される。*LDLR*の変化に起因するものが最

症例16の家系図

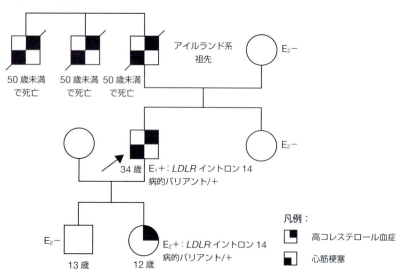

558

表 C.16.1 家族性高コレステロール血症の原因遺伝子

遺伝形式	遺伝子/座位	MIM 番号	コメント
半顕性	*LDLR*/19p13.3	143890, 606945	症例の80〜90%
	APOB/2p24-p23	144010, 107730	症例の5〜10%
	PSCK9/1p32.3	603776, 607786	症例の<2%
潜性	*LDLRAP1*/1p36-p35	603813, 605747	症例の<1%

も多い（**表 C.16.1** 参照）。ヘテロ接合性 FH（HeFH）の有病率は，多くの集団で 1/250〜1/300 であり，著名な創始者集団にはケベック人，キリスト教徒のレバノン人，アフリカーナー（アフリカ南部に居住する白人の一民族）が含まれる。

発症機序と遺伝的基盤

LDL は血漿中の脂質を運ぶ球状の高分子リポタンパク質であり，他の種類のリポタンパク質には，高密度リポタンパク質（high-density lipoprotein：HDL），超低密度リポタンパク質（very-low-density lipoprotein：VLDL），カイロミクロンがある。LDL コレステロールが慢性的に高値であると，動脈壁にプラークが蓄積し，これが破裂して血管閉塞を引き起こし，心筋梗塞，脳卒中，末梢動脈疾患などの早発動脈硬化性心血管疾患（premature atherosclerotic cardiovascular disease：ASCVD）に至る。

血漿中のコレステロールの約75%は LDL 粒子に運ばれ，LDL 受容体（LDLR）によって除去される。LDLR は 160 kD の膜貫通型糖タンパク質であり，839 個のアミノ酸からなり，特に肝細胞上に発現している。LDLR は，LDL を構成する唯一のタンパク質であるアポリポタンパク質 B-100（apo B-100）と結合する。受容体–リガンド複合体は受容体依存性エンドサイトーシスによって細胞内へ取り込まれるが，この過程には LDLR アダプタータンパク質 1（LDLRAP1）も必要である。取り込まれたコレステロールは細胞内にとどまり，LDLR は再び細胞表面に戻り，次の LDL 粒子の取り込みを行う。このプロセスは，前駆体タンパク質転換酵素サブチリシン/ケキシン 9（proprotein convertase subtilisin/kexin type 9：PCSK9）によって LDL 受容体が分解されるまで繰り返される。

FH 患者の LDL コレステロール値が上昇する原因としては，（1）LDLR 活性の低下（一般的には，さまざまな種類の *LDLR* 病的バリアントにより引き起こされる）（MIM 606945），（2）apo B-100 の機能異常（遺伝子 *APOB* の LDLR 結合ドメインに位置する病的バリアントによる）（MIM 144010 および 107730），（3）PCSK9 の活性亢進（*PCSK9* の機能獲得型バリアントにより引き起こされ，LDLR の急速な分解と数の減少がみられる）（MIM 603776 および 607786）。

病的バリアントを伴う *LDLR*，*APOB*，*PCSK9* は，いずれも半顕性（semidominant）の遺伝形式をとる。すなわち，ヘテロ接合体の表現型は，両アレルに病的バリアントをもつホモ接合体の個体と両アレルとも正常な個体の中間的な重症度を示す。FH に関連する病的バリアントは，*LDLR* の機能ドメインのどの部位でも起こりうる。5〜10%はコピー数バリアント（copy number variant：CNV）であり，その多くは大きな欠失である。ClinVar データベースには 3,000 以上の *LDLR* 病的バリアントが登録されており，HeFH 症例の

80〜90%を占める。*APOB* の病的バリアントは数十種類あり，特に p.Arg3527Cys が症例の 5〜10%を占める。その他の症例の多くは，*PCSK9* の機能獲得型ミスセンスバリアントを原因とする。稀に，他の脂質異常症関連遺伝子〔*ABCG5/8*（シトステロール血症；MIM 618666），*APOE*（異常βリポタンパク血症；MIM 617347），*LIPA*（リソソーム酸性リパーゼ欠損症；MIM 278000）〕に病的バリアントをもつ個体が HeFH に似た表現型を示すことがある。これらすべての遺伝子の病的バリアントは，次世代 DNA シークエンシングを使用して検出できる。

LDLR バリアントのなかでは，CNV，スプライシング変異，ナンセンス変異のある症例のほうが，ミスセンス変異のある症例に比べて LDL コレステロール値がより高い傾向にある。LDL コレステロール値は多遺伝性の因子にも強く影響され，個々の影響は小さいありふれた非病的な一塩基バリアントが累積的に影響することで，HeFH を疑うレベルの LDL コレステロール値となることもある。例えば，脂質医療部門に紹介された LDL コレステロールが 5 mmol/L（200 mg/dL）を超える患者の 20〜40%には多遺伝子性の素因があり，単一遺伝子疾患の HeFH ではない。多遺伝子性の素因がある場合，家系内に LDL コレステロール高値がみられるが，明確な遺伝形式は示されない。多遺伝子性の素因の高 LDL コレステロール血症症例における ASCVD の重症度は，正常な脂質をもつ個体よりも重いが，単一遺伝子を原因とする HeFH をもつ個体よりは軽い。また HeFH の病的バリアントをもつ症例においては，多遺伝子性素因が LDL コレステロール値をより上昇させることもある。

治療を受けていない HeFH 患者の ASCVD リスクは，70 歳までに 80%以上に達する。*LDLR* の病的バリアントが LDL コレステロール値および ASCVD リスクに与える影響は，環境，性別，遺伝的背景により異なってくる。例えば，中国系の HeFH 患者は，中国に住んでいる場合には黄色腫や心血管疾患をほとんど発症しないが，西洋社会に移住した場合はヨーロッパ系ヘテロ接合性 HeFH 患者と同様の臨床症状を示す。

ホモ接合性 FH は，同じ遺伝子の両アレルに同一または異なるバリアントを受け継いだ個体，または 2 つの異なる遺伝子の 2 つの異なるバリアントをもつ個体（二遺伝子性遺伝）を指す臨床的な用語であり，約 1/300,000 人の頻度である。FH には 3 遺伝子を原因とするものの他に，完全な常染色体潜性遺伝（劣性遺伝）形式をとるホモ接合性のサブタイプも存在し，*LDLRAP1* の両アレル性バリアントを原因とする。この場合，親の脂質プロファイルは正常である。このような症例は 10 歳以前に黄色腫を発症し，LDL コレステロールがきわめて高値であり，早発 ASCVD および大動脈疾患のリスクが高く，致命的となる可能性がある。

表 C.16.2　ヘテロ接合性家族性高コレステロール血症の臨床的スコアリングシステム

		Simon Broome Register	Dutch Lipid Clinic Network	Canadian Criteria
生化学的規準	TC（mmol/L）	>7.5（A）（a） >6.7（C）（a）	−	−
	LDL-C（mmol/L）	>4.9（A）（a） >4.0（C）（a）	>8.5（8） 6.5〜8.4（5） 5.0〜6.4（3） 4.0〜4.9（1）	>4（C）（a） >4.5（18〜39 歳）（a） >5（>40 歳）（a） >8.5（b）
身体所見	本人	TX（b）	TX（6） AC*（4）	TX（c）
	家族	TX（b）	TX/AC（2）	
家族歴	CAD	MI 50 歳未満で 2 人の血縁者； または 60 歳未満で 1 人の血縁者 （d）	若年性 CAD**（2） 若年性 CVD/PVD**（2）	若年性 CAD の血縁者が 1 人以上**（d）
	LDL-C（mmol/L）	>7.5 で 1 人以上の血縁者（e）	LDL-C が 95 パーセンタイル を超える小児（2）	高 LDL-C を有する血縁者が 1 人以上（d）
	遺伝学的診断	−	−	家族に FH 病的バリアント が存在する
遺伝学的診断		*LDLR，PCSK9，APOB* の病的 バリアントあり（c）	*LDLR，PCSK9，APOB* の病 的バリアントあり（8）	*LDLR，PCSK9，APOB* の病的バリアントあり（c）
診断		確定：a＋b または c 可能性が高い：a＋d または a＋e	確定：>8 可能性が高い：6〜8 疑い：3〜5	確定：（a＋c）または b 可能性が高い：a＋d

*角膜輪（AC）年齢＜45 歳；**年齢：男性＜55 歳，女性＜60 歳。
A：成人（18 歳以上），C：小児（18 歳未満），CAD：冠動脈疾患，CVD：脳血管疾患，LDL-C：血漿低密度リポタンパク質コレステロール濃度，MI 心筋梗塞，
PAD：末梢血管疾患，TC：血漿総コレステロール濃度，TX：腱黄色腫。
（Berberich AJ, Hegele RA: The complex molecular genetics of familial hypercholesterolaemia, *Nat Rev Cardiol* 16:9-20, 2019 より改変）

表現型と診断

　血液検査での高コレステロールが HeFH 診断時の唯一の臨床所見であることが多い。年齢を問わずほとんどの HeFH 患者で，血漿中の LDL コレステロール濃度が 95 パーセンタイルを超える高値である。ひと昔前は，角膜輪，黄色板症，伸筋腱黄色腫などの特徴的な臨床所見が HeFH 患者の 50％以上で臨床医によって確認されていた。しかし最近では，このような所見は 20％未満の患者でしか報告されていない。これは，症例の早期段階での拾い上げが増加したことと，早期治療の影響と考えられる。

　HeFH の診断アルゴリズムには，オランダ脂質専門医療ネットワーク基準（Dutch Lipid Clinic Network Criteria），サイモン・ブルーム登録基準（Simon Broome Register Criteria；UK），カナダ FH 診断基準（Canadian FH Diagnostic Criteria）がある（表 C.16.2 参照）。各基準では臨床的，生化学的，および遺伝的特徴にスコアをつけ，そのスコアによって HeFH の「疑い（possible）」，「可能性が高い（probable）」，「確定（definite）」と判定される。HeFH で共通してみられる特徴は，LDL コレステロール値の上昇と脂質異常症や早期 ASCVD の家族歴である。HeFH の診断には DNA 解析は必須ではないが，どのアルゴリズムにおいても病的バリアントの確認が最も高いスコアとして設定されている。HeFH は一般集団の高コレステロール血症患者の 2〜5％を占めるが，脂質部門に紹介された LDL コレステロール値が 5 mmol/L（200 mg/dL）を超える HeFH 疑い患者の 30〜60％で病的 DNA バリアントが確認される。LDL コレステロール値が 8 mmol/L（300 mg/dL）を超える患者では，95％以上に病的バリアントを認める。

治療・ケア

　HeFH の治療ガイドラインは LDL コレステロール値を下げることに焦点をあてており，多くの臨床ガイドラインで，HeFH 患者の ASCVD 一次予防では LDL コレステロールを基準値から 50％以上減少させることを推奨している。一方，ASCVD の二次予防では，LDL コレステロールの目標値ははるかに厳しく，通常 2 剤以上が必要とされる。

　すべての HeFH 患者にとって，適切な体重を維持するための食事や運動に関する指導が有益である。喫煙，糖尿病，高血圧などのリスク因子を減らすことに関するアドバイスも，適切なタイミングで提供すべきである。非薬物的な生活習慣の改善は LDL コレステロールを 10〜20％低下させ，薬物療法の効果を向上させる。薬物治療の中心は経口の高強度スタチン薬で，3-ヒドロキシ-3-メチルグルタリル（HMG）CoA 還元酵素を阻害するものである。ほとんどのガイドラインでは，できるだけ早期に治療を開始することを推奨している。

　HeFH 患者では，LDL コレステロールの目標を達成するために 2 剤が必要となることが多く，通常はコレステロール吸収阻害薬であるエゼチミブが使用される。古い脂質低下薬である胆汁酸キレート剤やナイアシンは副作用が多く，効果も限定的なため，あまり用いられない。一方，最近承認された薬物

である PCSK9 抑制薬（モノクローナル抗体による 2 週間ごとの注射や，半年ごとの低分子干渉 RNA 注射）は効果が高く，副作用も少ないため，これらの薬物へのアクセスが改善されれば，HeFH 患者の標準治療の選択肢の 1 つとなると考えられている。

　ホモ接合性 FH 患者では LDLR が欠損しており，LDLR の機能を必要とする上記の治療法の効果は限定的となる。ホモ接合体の FH 患者の標準治療としては，LDL を体外で除去するアフェレーシスが週 1 回または 2 週に 1 回行われる。ホモ接合性 FH に対する希少疾病用医薬品としてロミタピドやエビナクマブがあるが，これらはいずれも非常に高価である。

遺伝リスクとスクリーニング

　実臨床において，HeFH は完全浸透の常染色体顕性遺伝疾患の典型的な特徴を示し，両親のいずれかが HeFH の場合，子どもたちはそれぞれ 50％ の確率で病的バリアントを受け継ぐ。新たな HeFH 症例を発見するための方法としては，集団全体のスクリーニングとカスケードスクリーニングがある。前者としては新生児における高コレステロール血症のスクリーニングで，1,000 人中 4 人の HeFH 症例が発見される。また，その後の親のフォローアップスクリーニングではさらに 4 人の HeFH 症例が発見され，スクリーニング対象の 1,000 人あたり 8 例の新しい症例が発見される。これに対して，臨床的に診断された症例に対する生化学的または DNA カスケードスクリーニングでは症例発見率が高く，第一度近親，第二度近親，第三度近親などの近親者において，それぞれ 50％，25％，12.5％ の確率で発見される。

小グループでの討論のための質問

1. LDLR，APOB，PCSK9，LDLRAP1 の病的バリアントがそれぞれどのようにして高コレステロール血症を引き起こすのかを議論せよ。
2. HeFH の診断および治療において，病的バリアントの発見はどれほど重要か？
3. HeFH に対する生物学的治療は明確な利点があるが，アクセスや健康の公平性に関してどのような問題が潜在しているか？
4. HeFH の新たな症例を発見するためには，普遍的スクリーニングとカスケードスクリーニングのどちらが最適なアプローチか？

（訳：稲田麻里）

文献

Berberich AJ, Hegele RA: The complex molecular genetics of familial hypercholesterolaemia. *Nat Rev Cardiol*, 16:9-20, 2019.

Cuchel M, Bruckert E, Ginsberg HN, et al: Homozygous familial hyper-cholesterolaemia: new insights and guidance for clinicians to improve detection and clinical management. A position paper from the Consensus Panel on Familial Hypercholesterolaemia of the European Atherosclerosis Society. *Eur Heart J*, 35:2146-2157, 2014.

Defesche JC, Gidding SS, Harada-Shiba M, et al: Familial hypercholes-terolaemia. *Nat Rev Dis Primers*, 3:17093, 2017. https://doi.org/10.1038/nrdp.2017.93

Nordestgaard M, Chapman MJ, Humphries SE, et al: Familial hyper-cholesterolaemia is underdiagnosed and undertreated in the general population: Guidance for clinicians to prevent coronary heart disease: Consensus statement of the European Atherosclerosis Society. *Eur Heart J*, 34:3478-3490, 2013.

17 脆弱X症候群，脆弱X随伴振戦/運動失調症候群，脆弱X関連早期卵巣不全
Fragile X Syndrome, FXTAS, FXPOI

X連鎖 ■ *FMR1* の病的な反復配列伸長，MIM 300624, MIM 300623, MIM 311360

Weiyi Mu

原理
- 3塩基反復配列の伸長
- 体細胞モザイク
- 性特異的表現促進現象
- DNAメチル化

主要な表現型の特徴
- 発症時期：脆弱X症候群は小児期，FXTAS (fragile X-associated tremor/ataxia syndrome) は成人初期から中期，FXPOI (fragile X-associated primary ovarian insufficiency) は成人後期
- 脆弱X症候群：知的障害，神経精神学的特徴，頭蓋顔面の特徴
- FXTAS：小脳性運動失調，企図振戦，認知機能低下；病前の特徴として不安やうつのような神経精神疾患の高いリスクを含むことがあるが，これを脆弱X関連神経精神疾患（FXAND：fragile X-associated neuropsychiatric disorders）と呼ぶ
- FXPOI：早発卵巣不全

病歴と身体所見
R.L. は6歳の男児で，知的障害と多動の評価のため小児科発達外来を受診した．彼の行動は乱暴であり，不注意な行動がみられ，言葉も運動能力も拙劣であったため，もう1年幼稚園に通う必要があった．彼の発達は遅れていたが，退行はなかった．10カ月齢〜11カ月齢で座位，20カ月齢で独歩を獲得し，24カ月齢で2〜3の単語を明確に話すことができた．他の健康状態に問題はなかった．彼の母は幼児期に軽度の学習障害があり，母方のおばは10年の原因不明の不妊があった．母方の祖父は長年にわたってうつと不安があり，最近になって歩行障害がみられ，現在は杖を使用している．診察上，R.L. は多動以外は正常であった．医師は，マイクロアレイ染色体検査，甲状腺機能検査，脆弱X症候群（fragile X syndrome）の診断を目的とした3塩基リピートプライムPCRを用いた解析を含む，いくつかの検査を行うことを勧めた．検査の結果，*FMR1* 遺伝子に200回以上のCGG反復配列がみられ，脆弱X症候群と診断された．R.L. が確定診断された後，追加で家族が反復配列の長さの検査を受けた．R.L. の母は完全変異で（>200回CGG反復配列），母方のおばと母方の祖父は102回のCGG反復配列（前変異の領域）をもつことがわかり，おばは脆弱X関連早期卵巣不全（fragile X-associated primary ovarian insufficiency：FXPOI），祖父は脆弱X随伴振戦/運動失調症候群（fragile X-associated tremor/ataxia syndrome：FXTAS）と診断された．

背景
病因と頻度
脆弱X症候群（MIM 300624）はX連鎖性神経発達障害で

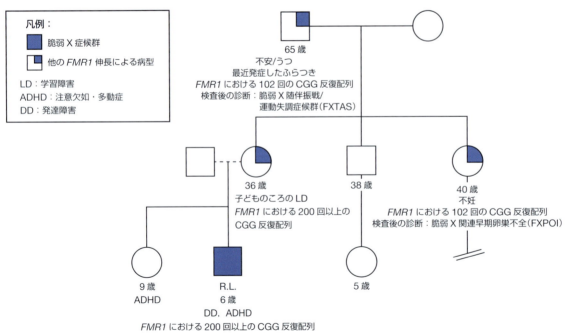

症例17の家系図

ある。これは Xq27.3 に存在する遺伝子である *FMR1* の病的バリアントにより発症する（第 13 章参照）。完全変異（伸長）は男性の 1.4 人/10,000 人，女性の 0.9 人/10,000 人にみられると推定されている。この疾患は，男性のなかでは知的障害と自閉スペクトラム症の遺伝的原因として最も主流のものである。前変異（さらなる伸長を起こしやすい反復回数）の有病率は，男性 850 人中 1 人，女性 300 人中 1 人と推定される。

発症機序

FMR1 の遺伝子産物である FMRP は多くの細胞で発現しているが，神経細胞で最も豊富に発現している。FMRP タンパク質は，大脳皮質の発達，神経細胞のシナプス可塑性，樹状突起におけるタンパク質の翻訳を抑制する役割をもつ。脆弱 X 症候群患者の脳には，異常に長く薄い樹状突起がみられる。

FMR1 病的バリアントの 99％ 以上は，この遺伝子の 5′ 非翻訳領域の CGG を単位とする反復配列が伸長したものである（第 13 章参照）。*FMR1* の正常アレルでは，CGG 反復配列の回数は 6～44 回である。疾患の原因となる伸長したアレル（完全変異）では，反復配列の回数は 200 回以上である。CGG 反復配列が 200 回以上のアレルは通常，CGG の反復回数と隣接する *FMR1* プロモーターが過剰にメチル化されている（図 C.17.1）。過剰メチル化によって *FMR1* プロモーターがエピジェネティックに不活性化され，FMRP 発現が喪失する原因となる。

FMR1 の完全変異は前変異のアレル（約 55～200 回の CGG 反復配列をもつ）から生じるが，ほぼ例外なく伸長した *FMR1* アレルを母親から受け継ぐ場合に起きる。前変異アレルを父親から受け継いだ場合は短くなることが多い。完全変異は正常アレルから直接には生じない。なぜなら，不安定な CGG 反復配列の長さは女性から受け継いだ場合に世代ごとに増加するので，通常は罹患家系のより後の世代に罹患子孫の割合の増加が観察される。この現象は遺伝的表現促進現象と呼ばれる（第 7 章参照）。前変異が完全変異に伸長するリスクは，前変異の反復配列の長さが増加するにつれて大きくなる（図 7.21 参照）。45～54 回の CGG 反復配列である中間型アレル（"グレーゾーン"アレルとして知られる）は，次世代で前変異の長さに伸長する可能性はあるが，完全変異の長さに伸長する可能性は非常に低い。中間型アレルをもつ患者と本疾患との関連は確定的には示されていない。

FMR1 前変異関連疾患（FXPOI，FXTAS，FXAND）には，異なる分子病態のメカニズムがある。エピジェネティックな遺伝子サイレンシングではなく，反復配列関連 non-AUG（RAN）翻訳が起こり，過剰な mRNA の転写が非標準的なタンパク質合成を引き起こし，凝集して細胞死につながる。

表現型と自然歴

脆弱 X 症候群は，罹患男性には中等度の知的障害を，罹患女性には軽度の知的障害を引き起こす。罹患者のほとんどは，多動症や，手を羽ばたかせたり手を噛んだり，かんしゃくを起こしたり，視線を合わせようとしなかったり，あるいは自閉といった，行動や精神医学的な特徴を示す。罹患男性の身体的特徴は思春期前後で異なる。思春期前は少し頭部が大きいが，その他の明瞭な特徴はなく，思春期後により特徴が目立ってくることが多い（突出した顎と額を伴う面長な顔，大きな耳，巨大精巣）。それに加えて，筋緊張低下，胃腸障害，痙攣，関節弛緩性を含む筋骨格系の特徴，大動脈基部拡張を含む心血管系の特徴のような，全身症状を示すことがある。脆弱 X 症候群患

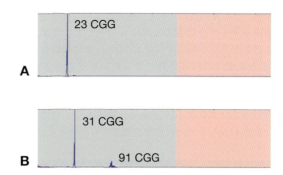

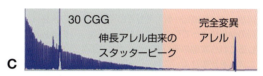

図 C.17.1 *FMR1* CGG の反復配列数の PCR 解析を，正常男性（A），前変異の女性（B），完全変異の女性（C）で行った。横軸は CGG の反復配列数，縦軸は蛍光強度を示す。正常と前変異の範囲は灰色で，完全変異の範囲は桃色で示す。灰色の部分には，標的反復配列プライマーに由来する特徴的なスタッター形と呼ばれるピークが現れている。(Lori Bean and Katie Rudd, Emory Genetics Laboratory, Emory University, Atlanta, Georgia の厚意による)

者は正常な寿命を全うする。

完全変異を受け継いだほぼすべての男性と女性の 50％ までは，脆弱 X 症候群に罹患する。症状の重症度は反復回数のモザイクと反復配列のメチル化に依存する（図 C.17.1 参照）。完全変異は体細胞分裂時に不安定なので，前変異から完全変異まで細胞ごとに反復回数が異なる状態で混在している患者もいる（反復回数モザイク）。同様に，CGG 反復配列がメチル化されている細胞とされていない細胞が混在している患者もいる（反復配列メチル化モザイク）。さらに女性では，症状は X 染色体不活化の偏りの程度に依存する（第 6 章参照）。

前変異は FXAND，FXTAS，FXPOI に罹患しやすくなる（FXPOI は女性保因者のみ）。前変異の女性保因者は，早発卵巣機能不全や無月経のリスクが 20％ ある。加えて，前変異をもつ者には FXTAS に罹患するリスクがある。FXTAS は遅発型で，進行性小脳性運動失調と企図振戦がみられる。罹患者はパーキンソニズム，末梢神経障害，下肢近位筋の筋力低下，自律神経機能不全のほかに，短期記憶，実行機能，認知機能の消失も認める。FXTAS の浸透率は年齢と性別に依存し，時間とともに罹患率が増加して 50 歳を超えると前変異をもつ男性の 45％，女性の 17％ に症状がみられる。さらに前変異をもつ患者の 50％ に，不安，うつ，ADHD，物質使用障害，慢性疼痛，線維筋痛症のような神経精神疾患を呈し，脆弱 X 関連神経精神疾患（X-associated neuropsychiatric disorders：FXAND）と呼ばれる。

治療・ケア

現時点で *FMR1* 疾患に有効な根治療法はない。治療は早期診断と対症療法に重点が置かれ，神経発達障害をもつ患者に対しての早期介入と行動療法，神経精神疾患に対する精神医学的評価と治療，FXPOI の女性に対しての妊孕性の評価と治療介入，FXTAS 患者に対しての神経学的評価と治療介入などが行われる。

遺伝リスク

前変異をもつ患者の子どもが罹患するリスクは，患者の生物

学的性別，アレルの長さ，胎児の性別によって決まる。経験的に，中間型アレル保因者の女性のもつ子どもに対するリスクは，子どもが男児の場合では最大 50％，女児の場合には最大 25％であるが，これは母親のアレルのサイズによって異なる。母親の伸長サイズの範囲ごとの経験的リスクを示した表が利用可能である。中間型アレルをもつ女性の子どもが完全変異の範囲になるリスクは 14％である。絨毛もしくは羊水細胞から得た胎児 DNA を用いた出生前検査が可能である。

小グループでの討論のための質問

1 脆弱 X 症候群，筋強直性ジストロフィー，Friedreich 運動失調症，Huntington 病，そしていくつかの他の疾患は，反復配列の伸長によって引き起こされる。反復配列の伸長によって生じるこれら疾患のそれぞれのメカニズムまたは考えられるメカニズムを比較せよ。これらの疾患のなかに表現促進を示す疾患と示さない疾患があるのはなぜか？

2 *FMR1* アレルの伝達における性の偏りは，FMRP の発現が生存可能な精子の産生に必要であるために生じると考えられている。脆弱 X 症候群と Huntington 病の遺伝における性の偏りを比較せよ。いろいろな疾患が伝達される際の性の偏りを説明することができるメカニズムを議論せよ。

3 通常の保因者診断で *FMR1* に 33 回と 55 回の CGG 反復配列をもつことがわかり，妊娠に関する相談を希望する生物学的女性（46,XX）に対して，どのように遺伝カウンセリングを行

うか？　次の妊娠で完全変異へ伸長するリスクはどの程度か？彼女にはどのような疾患のリスクがあるか？

4 反復回数 60 回の 46,XY 胎児を妊娠している女性には，どのような遺伝カウンセリングを行うか？　60 回の 46,XX 胎児，200 回以上の 46,XX 胎児の場合はどのような遺伝カウンセリングを行うか？

（訳：澤井 摂）

文献

Hagerman RJ, Protic D, Rajaratnam A: Fragile X-associated neuropsychiatric disorders (FXAND). *Front Psychiatry*, 9:564, 2018. https://doi.org/10.3389/fpsyt.2018.00564 eCollection 2018. https://fragilex.org/

Kraan CM, Godler DE, Amor DJ: Epigenetics of fragile X syndrome and fragile X-related disorders. *Dev Med Child Neurol*, 61(2):121-127, 2019. https://doi.org/10.1111/dmcn.13985

Musci TJ, Moyer K: Prenatal carrier testing for fragile X: Counseling issues and challenges. *Obstet Gynecol Clin North Am*, 37(1):61-70, 2010. Table of Contents. https://doi.org/10.1016/j.ogc.2010.03.004. PMID: 20494258.

Saul RA, Tarleton JC: *FMR1*-related disorders. http://www.ncbi.nlm.nih.gov/books/NBK1384/

Spector E, Behlmann A, Kronquist K, et al: Laboratory testing for fragile X, 2021 revision: A technical standard of the American College of Medical Genetics and Genomics (ACMG). *Genet Med*, 23(5):799-812, 2021. https://doi.org/10.1038/s41436-021-01115-y. Epub 2021 Apr 1.

18 1型 Gaucher 病（非神経型）
Gaucher Disease Type I (Non-Neuronopathic)

常染色体潜性遺伝（劣性遺伝）形式をとるライソゾーム病　■ *GBA* の病的バリアント，MIM 230800

Shira G. Ziegler

原理
- 多様な表現度
- 無症候性ホモ接合性病的バリアント保有者
- 症候性保因者

主要な表現型の特徴
- 発症年齢：小児期または成人期早期
- 肝脾腫
- 貧血
- 血小板減少
- 骨痛
- 低身長

病歴と身体所見

　アシュケナージ系ユダヤ人家系の8歳女児が，易出血，あざができやすい，過度の疲労感，低身長，腹部腫大を訴えて遺伝医療部門を受診した．汎血球減少，骨のX線検査でErlenmeyerフラスコ変形，腹部超音波検査で肝脾腫が認められた．両親は健康で，6歳の同胞に特記すべき既往歴はなかった．両親ともに血液疾患，骨異常，肝疾患，脾疾患の既往歴はなかった．患者の母方祖父は65歳でParkinson病を発症していた．患者の病歴と身体所見から，血液検体でのグルコセレブロシダーゼ酵素活性測定が行われ，その結果，活性低下が示された．遺伝学的検査で，*GBA* 遺伝子にホモ接合性バリアント p.Asn409Ser（以前は p.N370S として知られていた）が同定された．その後，彼女の両親，同胞，母方祖父が p.Asn409Ser バリアントのヘテロ接合性保因者であることがわかった．2カ月に1回の酵素補充療法を開始して血球数は正常化し，肝脾腫は縮小した．

背景
病因と頻度

　Gaucher 病の臨床症状は，周産期致死から無症候まで実にさまざまある．1型（非神経型）Gaucher 病（MIM 230800）は最もよく知られたライソゾーム病で，Gaucher 病患者の90%以上を占める最も一般的な Gaucher 病の表現型である．常染色体潜性遺伝疾患で，*GBA* の両アレルの病的バリアントによりグルコセレブロシダーゼ欠損が生じる．1型 Gaucher 病の世界的な有病率は5万～10万人に1人であるが，アシュケナージ系ユダヤ人集団では855人に1人と高い．

臨床的特徴

　Gaucher 病は3つの病型に分類される．1型は非神経型，2型（MIM 230900）は急性神経型で，1歳前に発症し急速に進行し2～4歳までに死亡する．3型（MIM 231000）は亜急性神経型で，より緩徐に進行し，しばしば20～30代まで生存可能である．その他には，コロジオン皮膚異常および/または非免疫性胎児水腫を伴う周産期致死型（MIM 608013）や，大動脈弁および僧帽弁の石灰化，軽度の脾腫，角膜混濁，核上性眼筋麻痺を伴う心血管型（MIM 231005）が知られている．

　1型 Gaucher 病患者において，骨症状，血球減少，肝脾腫，および凝固異常，肺合併症は典型的な症状である（図C.18.1）．骨症状は無症状の骨減少から，限局性の溶解性病変や硬化性病変，骨壊死までさまざまある．急性あるいは慢性の骨痛につながる骨病変は通常，1型 Gaucher 病において最も問題となる症状である．X線検査では，大腿骨遠位端の骨梁下陥凹（Erlenmeyerフラスコ変形）や，骨髄浸潤の徴候としての骨内 scalloping が認められることがある．脾臓は通常

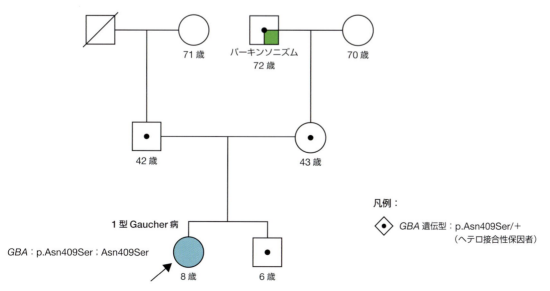

症例18の家系図

凡例：
◇ *GBA* 遺伝型：p.Asn409Ser/＋
（ヘテロ接合性保因者）

1型 Gaucher 病
GBA：p.Asn409Ser；Asn409Ser

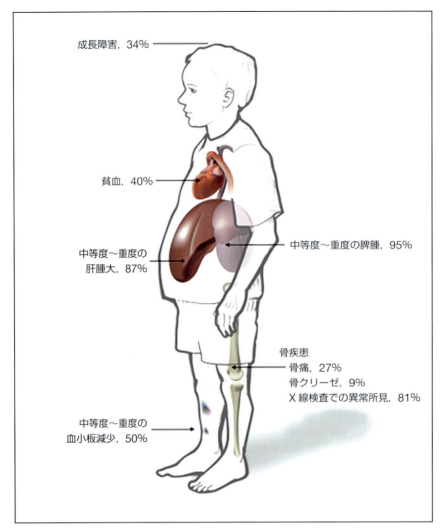

図 C.18.1　Gaucher病小児例の診断時における各症状の有病率。成長障害は5パーセンタイル以下の低身長を示す。骨疾患のX線検査での根拠は，Erlenmeyerフラスコ状の変形，骨髄浸潤，骨粗鬆症，血管壊死，梗塞，および/または新規の骨折である。貧血は，ヘモグロビン濃度の年齢および性別の基準に従って以下のように定義する：12歳以上の男児は11 g/dL未満，12歳以上の女児は10 g/dL未満，2歳以上12歳未満の小児は9.5 g/dL未満，6カ月以上2歳未満の小児は8.5 g/dL未満，6カ月未満の乳児は9.1 g/dL未満。肝腫大の程度〔体重から予測される正常サイズと比較した肝臓容積（MN）から算出〕は，中等度（1.25～2.5 MN超）から重度（2.5 MN超）と定義する。脾腫〔予測される正常サイズと比較した脾臓容積（MN）から算出〕は，中等度（>5～15 MN）から重度（>15 MN）と定義する。血小板減少は，中等度（血小板数60×10³/μL～120×10³/μL）～重度（血小板数60×10³/μL未満）と定義する。(The Clinical and Demographic Characteristics of Nonneuronopathic Gaucher Disease in 887 Children at Diagnosis. *Arch Pediatr Adolesc Med*, 2006;160(6):603-608. https://doi.org/10.1001/archpedi.160.6.603 より)

腫大し，脾機能亢進から二次性汎血球減少症を引き起こすことがある。貧血，血小板減少，白血球減少は，同時にまたは独立してみられることがある。通常は脾臓の状態による二次的なものであるが，血球減少症は骨髄への浸潤に起因することもある。肝臓も通常腫大するが，肝硬変や肝不全に進行することは通常ない。さまざまな凝固因子の異常から，出血性疾患（最も一般的なものは鼻出血）がみられることがある。間質性肺疾患や肺動脈性肺高血圧症も知られている。

1型Gaucher病患者には遺伝型と表現型の決定的な相関はないが，一般的にp.Asn409Ser（以前はp.N370Sとして知られていた）またはp.Arg535His（以前はp.R486Hとして知られていた）のホモ接合性バリアント保有者は軽症の傾向があり，無症状の可能性もある。少なくとも片アレルのp.Asn409Serバリアント保有者は，神経型Gaucher病を発症しない。

GBAの病的バリアントとParkinson病との間には明らかな関連が知られている。Parkinson病患者の5～10％においてGBA遺伝子の病的バリアントが同定されており，ヘテロ接合性病的バリアント保有者（無症候性保因者と考えられている）は，Parkinson病の発症リスクが高い（一般集団の約20～30倍）ことが示唆されている。

診断

Gaucher病の診断は，末梢血白血球中のグルコセレブロシダーゼ酵素活性の測定（罹患者は正常値の0～15％），および/またはGBAの両アレルの病的バリアント同定によって行われる。酸性ホスファターゼ，アンジオテンシン変換酵素，キトトリオシダーゼ，フェリチンなどのバイオマーカー活性の上昇も，疾患の重症度や治療に対する反応性を同定するために用いることができる。遺伝学的検査においては，特に家族がアシュケナージ系ユダヤ人であれば，GBAのよく知られた病的バリアントを対象とすることができる。そうでない場合は，GBA遺伝子の塩基配列を調べるか，GBAを含む多遺伝子パネルを用いる。病的バリアントが1つしか見つからない場合は，欠失/重複解析を行うことがある。

発症機序

Gaucher病の原因は，脂質のグルコセレブロシドからグルコース部分を切断するグルコセレブロシダーゼという酵素の機能不全である。グルコセレブロシダーゼの欠損により，マクロファージのライソゾーム内にグルコセレブロシドが蓄積し，Gaucher細胞へと変化する。光学顕微鏡では，これらの細胞は典型的には肥大し，核が偏在し，クロマチンと細胞質が凝縮し，不均一な「くしゃくしゃのティッシュペーパー」のような外観を呈する。Gaucher細胞は主に骨髄，肝臓，脾臓に浸潤するが，他の臓器にも浸潤し，これが発症の主な原因と考えられている。Gaucher病保因者におけるParkinson病の発症率増加の原因として，グルコセレブロシダーゼ活性の欠損がライソゾームタンパク質の分解を損ない，α-シヌクレインの蓄積を引き起こし，特に黒質における神経毒性をもたらすことが明らかにされている。

治療・ケア

遺伝子組換えグルコセレブロシダーゼが利用可能になった1993年以降，酵素補充療法（enzyme replacement treatment：ERT）はGaucher病患者の臨床転帰を著しく改善してきた。特に，肝脾腫と血液学的異常は，非神経型と亜急性神経型のいずれにおいてもERTにより顕著な改善を示している。ERTは現在，非神経型Gaucher病に対する標準的な治療法であり，特にバイオマーカー（キトトリオシダーゼ，酸性ホスファターゼ，アンジオテンシン変換酵素など）のレベルを低下させる。しかし，この組換え酵素は血液脳関門を通過することができないため，神経型Gaucher病患者の神経症状の悪化を防ぐことはできない。

もう1つの治療法である基質合成抑制療法（substrate reduction therapy：SRT）は，基質前駆体の合成量を，加水分解活性が残存する変化したグルコセレブロシダーゼ酵素によって効果的に除去できるレベルまで制限することにより，代謝恒常性の回復を目指すものである。SRTは軽度から中等度の1型Gaucher病患者を対象に承認されており，骨病変と汎血球減少症を減少させるか，軽度に改善する。現在，一次性中枢神経病変に有効なSRTアナログの前臨床試験が行われている。

ERTとSRTはGaucher病の自然歴を変え，脾機能低下症患者における脾臓摘出の必要性をなくしたが，これらの治療には費用がかかり，一部の患者には手が届かない。疾患修飾療法を受けていない患者やその他の特定の患者は，脾臓の部分摘出または全摘出，血液製剤の使用，輸血，骨痛に対する鎮痛薬，人工関節置換術などの対症療法が必要になることがある。骨髄移植はERTとSRTに取って代わられた。

遺伝リスク

1型Gaucher病に罹患した子をもつ未罹患の両親の場合，将来の子における再発率は25％である。罹患者のGBAの病的バリアントにもとづく解析は，保因者の同定に使用できる。無症候性のホモ接合性病的バリアント保有者も存在するため，保因者検査によって偶然にこのことがわかる場合もある。GBA遺伝子の病的バリアントが判明している家族に対しては，出生前の遺伝学的診断または着床前の遺伝学的診断も可能である。

小グループでの討論のための質問

1　酵素補充療法が用いられている他の疾患をあげ，議論せよ。
2　GBAの病的バリアントはmRNAとタンパク質産生にどのような影響を与えるか？
3　GBAのp.Asn409Ser（以前はp.N370Sとして知られていた）のホモ接合性バリアント保有者において無症候の者が多い理由は不明である。この理由にはどのような説明が考えられるか？

（訳：岡崎哲也）

文献

Desnick RJ, Schuchman EH: Enzyme replacement therapy for lysosomal diseases: Lessons from 20 years of experience and remaining challenges. *Annu Rev Genomics Hum Genet*, 13:307-335, 2012.

Mazzulli JR, Xu YH, Sun Y, Knight AL, McLean PJ, Caldwell GA, Sidransky E, Grabowski GA, Krainc D: Gaucher disease glucocerebrosidase and α-synuclein form a bidirectional pathogenic loop in synucleinopathies. *Cell*, 146(1):37-52, 2011. https://doi.org/10.1016/j.cell.2011.06.001. Epub 2011 Jun 23. PMID: 21700325; PMCID: PMC3132082.

Mignot C, Gelot A, De Villemeur TB: Gaucher disease. *Handb Clin Neurol*, 113:1709-1715, 2013.

Pastores GM, Hughes DA: Gaucher disease. http://www.ncbi.nlm.nih.gov/books/NBK1269/

Sidransky E, Nalls MA, Aasly JO, et al: Multicenter analysis of glucocerebrosidase mutations in Parkinson's disease. *N Engl J Med*, 361(17):1651-1661, 2009. https://doi.org/10.1056/NEJMoa0901281

19 グルコース-6-リン酸脱水素酵素欠損症
Glucose-6-Phosphate Dehydrogenase Deficiency

X 連鎖　■ *G6PD* の病的バリアント，MIM 300908

原理
- 平衡選択（balancing selection）*訳注
- 薬理遺伝学

主要な表現型の特徴
- 発症年齢：新生児期
- 溶血性貧血
- 新生児黄疸

病歴と身体所見

L.M. はこれまでは健康だった 5 歳男児。発熱，顔面蒼白，頻脈，多呼吸，意識障害で救急外来に運ばれた。その他の一般診察所見には異常が認められなかった。受診当日の朝には元気だったが，午後になり腹痛，頭痛，発熱が出現し，尿がコーラ色となった。夜間には多呼吸となり会話が困難となった。患児は薬物や既知の毒物を摂取しておらず，尿の毒物スクリーニング検査は陰性だった。その他の臨床検査で重症の非免疫性血管内溶血とヘモグロビン尿が認められた。患児は輸液による蘇生と赤血球輸血の後に入院した。溶血はそれ以上の治療なしに軽快した。L.M. はギリシャ系の出身で，ヨーロッパ在住の母（M.M.）のいとこの数人は"血液の病気"をもっていたにもかかわらず，両親は溶血の家族歴について知らなかった。さらに調査したところ，受診前の朝，患児が庭で採れたソラマメを食べていたことが判明した。担当医は，L.M. はおそらくグルコース-6-リン酸脱水素酵素（glucose-6-phosphate dehydrogenase：G6PD）が欠損しており，このためにソラマメを食べた後に体調不良となった（ファビズム）と説明した。その後，L.M. の赤血球 G6PD 活性を測定し，患児が G6PD 欠損症であるという診断が確定した。両親は，L.M. が特定の薬物や毒素にさらされると急性溶血を起こすリスクがあることについて説明を受け，L.M. が避けるべき化合物（ソラマメを含む）のリストを受け取った。遺伝カウンセラーは，M.M. が *G6PD* バリアントの保因者である可能性はほぼ確実であり，X 染色体不活化の偏りが強いために活性が低い可能性があるので，M.M. が検査を受けることを希望するかもしれない件についてカップル（L.M. の両親）と話し合った。遺伝カウンセラーは，将来 M.M. の子どもに起こりうる結果について説明した（詳細は下記参照）。カップルはこの情報を，検査を受けることを希望するかもしれない親戚に共有するよう勧められた。

背景
病因と発生率，有病率

G6PD 欠損症（MIM 300908）は溶血の遺伝的素因であり，X 連鎖性の抗酸化恒常性障害で，*G6PD* 遺伝子の約 200 の定義された病的バリアント（ほとんどが一塩基バリアント）のいずれかによって引き起こされる（MIM 305900）。これは最も一般的なヒト酵素欠損症であり，発生率は増加している。年間 750 万件を超え（2017 年），世界人口のほぼ 5％に影響を与えている。2019 年現在，遺伝性の赤血球疾患のなかで世界で最も発生率と有病率が高い。最も発生率が高いのはアフリカである。マラリアが流行する地域では，G6PD 欠損症の発生率は 5～35％ であり，その他の地域での発生率は 0.5％ 未満である（図 C.19.1）。鎌状赤血球症（症例 42 参照）と同様に，G6PD 欠損症によりマラリアに対してある程度の抵抗力を獲得し，G6PD 欠損症はヘテロ接合性またはヘミ接合性の個人に生存上の利点を与えるため，一部の地域では高い頻度に達しているようである（第 10 章参照）。G6PD 欠損アレルの潜在的な防御効果に関する研究は，熱帯熱マラリア原虫（*Plasmodium falciparum*）と三日熱マラリア原虫（*Plasmodium vivax*）の違い，それぞれの世界分布，そして *G6PD* のさまざまな変異アレルによる多様な影響と世界分布のために，複雑な結果をもたらした。

発症機序

G6PD は，ニコチンアミドアデニンジヌクレオチドリン酸（NADPH）の生成に必須となる経路であるヘキソース一リン酸シャントの最初の酵素である。NADPH は還元型グルタチオンの再生に必要である。赤血球内で還元型グルタチオンは，ヘモグロビンと酸素の相互作用や，薬物・感染症・代謝性アシドーシスなどの外因によって生成される酸化剤の解毒に使用される。

G6PD 欠損症のほとんどは，X 連鎖性の *G6PD* 遺伝子のバリアントにより，G6PD の触媒活性の低下または安定性の低下，あるいはその両方が引き起こされるために生じる。G6PD 活性が十分に枯渇または欠乏すると，酸化ストレス時に還元型グルタチオンを再生するために必要な NADPH が不足する。その結果，細胞内タンパク質の酸化および凝集（Heinz 小体）（図 12.8 参照）や，容易に溶血する柔軟性のな

症例 19 の家系図

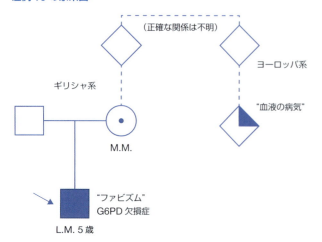

---
*訳注　平衡選択とは，選択の一種で，異なる塩基配列をもつアレルが集団のなかに一定の割合で維持される現象のことをいう。

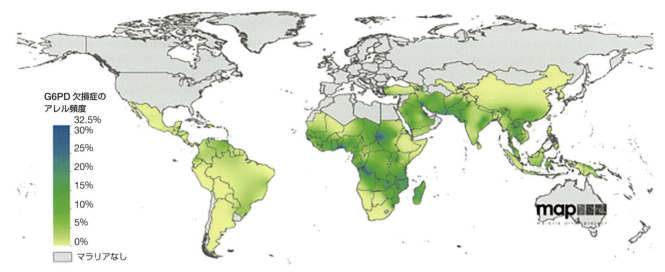

図C.19.1　G6PD欠損症アレル頻度の地域分布。（Seidlein, L, Auburn, S, Espino, F, Shanks, D, Cheng, Q, McCarthy, J, Baird, K, Moyes, Howes, R, Menard, D, Bancone, G, Winasti-Satyagraha, A, Vestergaard, L, Green, J, Domingo, G, Yeung, Sh, Price, R: Review of key knowledge gaps in glucose-6-phosphate dehydrogenase deficiency detection with regard to the safe clinical deployment of 8-aminoquinoline treatment regimens: A workshop report. *Malar J*, 12:112, 2013. https://doi.org/10.1186/1475-2875-12-112）

い赤血球の形成がもたらされる。

　タンパク質を不安定化するより一般的な異常 *G6PD* アレルにおいては，赤血球の老化とともに赤血球内のG6PD欠乏が悪化する。赤血球には核がないため，新しい *G6PD* mRNAを合成できず，赤血球は劣化したG6PDを置き換えることができない。したがって，酸化ストレスにさらされると，酸化ストレスの重症度に応じて最も古い赤血球から溶血が始まり，次第に若い赤血球にまで広がる。

表現型と自然歴

　X連鎖疾患であるG6PD欠損症は，主に男性で重度の症状が認められる。女性では稀に症状が認められることがあり，変異型 *G6PD* アレルをもつX染色体が赤血球前駆細胞で活性化X染色体になっているというX染色体不活化の偏りがある（第6章を参照）。

　G6PD欠損症の重篤度は性別だけでなく，特定のG6PDバリアントによっても異なる。世界保健機関（WHO）は，酵素活性に応じて5つのクラスを指定している。一般的にみられるG6PDバリアントのなかで最も重篤なのは，地中海（*G6PD* Med）遺伝型（*G6PD* c.563C>T）である。最近の証拠は，このバリアントが三日熱マラリアに対して強力な防御効果をもつことを示唆している。一般的な（"A⁻"）遺伝型（*G6PD* c.292G>A）は，熱帯熱マラリアが優勢な地域であるサハラ以南のアフリカの人口集団に多い（図C.19.1参照）。*G6PD* A⁻遺伝型の三日熱マラリアに対する防御効果は，*G6PD* Medよりもはるかに低い。*G6PD* Medの患者では，赤血球が循環血中に出現してから5～10日後に酵素活性が一定水準以下に低下するが，*G6PD* A⁻遺伝型の患者では，赤血球が出現してから50～60日後にG6PD活性が低下する。したがって，*G6PD* Medなどの重度のG6PD欠損症の患者ではほとんどの赤血球が溶血を起こしやすいが，*G6PD* A⁻バリアントの患者では，20～30％の赤血球が溶血を起こしやすい。

　G6PD欠損症の主要な臨床症状は，新生児黄疸または急性溶血性貧血である。新生児黄疸の発症ピークは生後2～3日目であり，出産施設から退院した後，新生児が核黄疸のリスクが最も高い時期に悪化する可能性がある。黄疸の重症度は臨床上問題とならない程度から核黄疸の危険性がある程度までさまざまで，合併する貧血が重症になることは稀である。急性溶血性貧血のエピソードは通常，酸化ストレス曝露から数時間以内に始まり，G6PD欠乏赤血球が溶血することで終息する。したがって，急性溶血性貧血エピソードに関連する貧血の重症度は，G6PD欠乏と酸化ストレスの程度に比例する。ウイルスや細菌の感染が最も一般的な誘因だが，多くの薬物や毒素も溶血を引き起こす可能性がある。逆説的なことに，8-アミノキノリン系抗マラリア薬であるプリマキンは，G6PD欠損症患者のうち特に重篤な患者の溶血性貧血誘発と強い関連性がある。ファビズムと呼ばれる疾患は，*G6PD* Medなどのより重篤なG6PD欠損症の患者がβ-グリコシド（天然の酸化剤）を含むソラマメを摂取することで二次的に起こる溶血のことをいう。

　新生児黄疸や急性溶血性貧血に加え，G6PD欠損症は（稀に）先天性または慢性の非球状赤血球性溶血性貧血を引き起こすことがある。このような患者は一般的に，慢性貧血と感染に対する感受性（易罹患性）の増大を引き起こす深刻なG6PD欠損症を患っている。これは，貪食された細菌を殺すために必要な酸化バーストを持続するには顆粒球内のNADPH供給が不十分なために起こる。

治療・ケア

　G6PD欠損症の生化学的スクリーニング検査が利用可能であるが，北米では日常的には使用されていない。世界の他の地域では，G6PD欠損症の有病率が高いにもかかわらず費用が理由となって広範囲で検査が不可能であり，これは非常に問題である。なぜなら，三日熱マラリアの治療に使用される抗マラリア薬プリマキンは，G6PD欠損症の患者に溶血を誘発するからである。したがって，G6PDの状態に関する情報が不足しているために，必要な場合でも使用が避けられる傾向がある。マラリア流行地域での使用を目的とした，安価で効果的なG6PD欠損症のポイントオブケア検査に向けた取り組みが進行中である。

　急性溶血発作または新生児黄疸のいずれかを呈するアフリカ系・地中海系・アジア系の患者では，G6PD欠損症を疑わなければならない。G6PD欠損症は，赤血球中のG6PD活性

を測定することで診断される。また，この活性は，最近輸血を受けておらず，最近溶血発作も起こっていない場合でのみ測定する必要がある（G6PD 欠損症は主に古い赤血球で発生するため，溶血発作中またはその直後の測定では偽陰性の結果が出ることが多いからである）。

G6PD 欠損症の管理の要点は，感染症の迅速な治療と酸化剤（スルホンアミド，スルフォン，ニトロフランなど）および毒素（ナフタレンなど）の回避による，溶血の予防である（包括的なリストについては www.g6pd.org を参照）。決定的な証拠を得るにはあまりにも尚早だが，COVID-19 パンデミックにより，G6PD 欠損症の患者に対する特定の抗ウイルス薬の潜在的な副作用に新たな注目が集まっている。現在の世界における COVID-19 感染率と G6PD 欠損症患者の潜在的な重複の規模を考えると，さらなる調査が強く求められる。溶血発作を起こした人の大部分は医療介入を必要としないが，重度の貧血と溶血を起こした場合には蘇生と赤血球輸血が必要になる場合がある。新生児黄疸を呈した乳児は，他の原因による新生児黄疸の乳児と同じ治療法（補液，光線療法，交換輸血）で軽快する。

遺伝リスク

G6PD 病的バリアントをもつ母親から生まれた息子はそれぞれ 50％の確率で罹患し，娘はそれぞれ 50％の確率で保因者となる。罹患した父親の娘は保因者となるが，息子は罹患しない。保因者である娘が臨床的に重大な症状を呈するリスクは残存酵素活性に比例し，X 染色体不活化の偏りの程度に依存する。

小グループでの討論のための質問

1 ソラマメの消費と G6PD 欠損症の発生は多くの地域で合致する。ソラマメの消費は G6PD 欠損症の集団にどのような進化上の利点をもたらしたか？

2 G6PD 欠損症を引き起こすバリアントは数百以上報告されてきた。おそらくそれらのほとんどは自然選択の結果存続してきた。G6PD 欠損症におけるヘテロ接合体の利点について説明せよ。

3 薬理遺伝学とは何か？　G6PD 欠損症は薬理遺伝学の原理をどのように示しているか？

（訳：山本圭子）

文献

Bunn HF: The triumph of good over evil: Protection by the sickle gene against malaria *Blood*, 121:20-25, 2013.

Howes RE, Battle KE, Satyagraha AW, et al: G6PD deficiency: Global distribution, genetic variants and primaquine therapy. *Adv Parasitol*, 81:133-201, 2013.

Luzzatto L, Seneca E: G6PD deficiency: A classic example of pharmacogenetics with on-going clinical implications. *Br J Haematol*, 164:469-480, 2014.

Luzzatto L, Arese P: Favism and Glucose-6-Phosphate Dehydrogenase Deficiency. *N Engl J Med*, 378:60-71, 2018. https://www.nejm.org/doi/10.1056/nejmra1708111

20 遺伝性ヘモクロマトーシス
Hereditary Hemochromatosis

常染色体潜性遺伝（劣性遺伝）　■ *HFE* の病的バリアント，MIM 235200

Kelsey Guthrie

原理
- 不完全浸透および多様な表現度
- 浸透率の性差
- 集団スクリーニングと at-risk 者の検査
- 分子遺伝学的検査と生化学的検査

主要な表現型の特徴
- 平均発症年齢：男性は 40～60 歳，女性は閉経後
- 倦怠感，性腺機能低下，皮膚色素沈着の進行性増加，糖尿病，肝硬変，心筋症
- 血清トランスフェリン鉄飽和度の上昇
- 血清フェリチン値の上昇

病歴と身体所見

S.F. は北ヨーロッパ系の家系の出身の，30 歳の健康な男性。55 歳の父親が遺伝性ヘモクロマトーシスによる肝硬変と診断されたため，遺伝外来に紹介された。病歴と身体所見に特記すべき事項はない。血清トランスフェリン鉄飽和度は 48％（正常 20～50％），血清フェリチン値は正常（＜300 ng/mL），肝トランスアミラーゼ活性は正常であった。彼は遺伝性ヘモクロマトーシスの病的バリアントを有する絶対保因者であった。しかし，彼の母親（同じく北ヨーロッパ系）は，遺伝性ヘモクロマトーシス（hereditary hemochromatosis）遺伝子（*HFE*）の病的バリアント保有者である集団リスクが 11％であり，この遺伝子の第二の病的バリアントを受け継ぐ事前リスクは 5.5％であった。S.F. は *HFE* の遺伝学的検査を受けることにした。最も一般的な 2 つの *HFE* 病的バリアントを対象とした分子遺伝学的検査の結果，彼は p.Cys282Tyr バリアントのホモ接合体であり，ヘモクロマトーシスの発症リスクがあることが判明した。彼は，年 1 回の血清フェリチン値の測定を継続的に行い，必要に応じて治療を開始するために，プライマリケア医に紹介された。

背景

病因と頻度

遺伝性ヘモクロマトーシス（MIM 235200）は，*HFE* の病的バリアントをホモ接合もしくは複合ヘテロ接合で保有する一部の人に発症する鉄過剰症である。遺伝性ヘモクロマトーシスのほとんど（80～90％）の患者は p.Cys282Tyr バリアントのホモ接合体であり，残りの大部分は p.Cys282Tyr と p.His63Asp の複合ヘテロ接合体である。p.His63Asp のホモ接合体は，他の鉄過剰となる原因がない限りは，臨床的にはヘモクロマトーシスを引き起こさない。ヨーロッパ系の人のバリアント保有率は p.Cys282Tyr で約 6.2％，p.His63Asp で約 25％である。米国の祖先系集団の定義を用いると，非ヒスパニック系の"白人"の約 225 人に 1 人が p.Cys282Tyr のホモ接合体となる。p.Cys282Tyr ホモ接合体の頻度は，米国の他の祖先系集団でははるかに低い。例えば，アメリカ先住民（ネイティブアメリカン）の約 900 人に 1 人が p.Cys282Tyr ホモ接合体であり，ヒスパニック系，アフリカ系アメリカ人，太平洋諸島系，アジア系の人々での頻度はさらに低い。

遺伝性ヘモクロマトーシスの浸透率は，推定値が大きく異なるため，決定することは困難である。生化学的浸透率（血清フェリチンの上昇の有無にかかわらずトランスフェリン飽和度の上昇として定義される）は，2 つの大規模研究にもとづいて，男性で 75％，女性で 50％と推定されている。臨床的浸透率（鉄過剰症に関連した徴候や症状）の推定値はより低く，メルボルンでの研究では，男性の 28.4％が鉄過剰症に関連した疾患を有していたのに対し，女性ではわずか 1.2％であった。総じて，生化学的および臨床的浸透率は女性よりも男性のほうが高い。さらに，p.Cys282Tyr/His63Asp 複合ヘテロ接合体は，p.Cys282Tyr ホモ接合体よりも遺伝性ヘモクロマトーシスのリスクがはるかに低い。p.Cys282Tyr ホモ接合体の正確な浸透率は不明であるが，集団ベースの縦断的スクリーニング研究では，p.Cys282Tyr ホモ接合体の 38～50％が鉄過剰症の生化学的証拠を示し，10～33％が最終的に臨床症状を呈することが示された。これは明らかに不完全浸透である。

ヘモクロマトーシスと共通する特徴をもつ原発性鉄過剰症が少なくとも 4 つあり，臨床的，生化学的，遺伝的特徴にもとづいて分類されている。若年性遺伝性ヘモクロマトーシス，すなわちヘモクロマトーシス 2 型（HFE2）は常染色体潜性遺伝で，2 つの型からなり，HFE2A（MIM 602390）は *HJV* のバリアントによって引き起こされ，HFE2B（MIM 613313）は *HAMP* のバリアントによって引き起こされる。*TFR2* 関連遺伝性ヘモクロマトーシス，またはヘモクロマトーシス 3 型（HFE3，MIM 604250）は，*TFR2* のバリアントによって引き起こされる常染色体潜性遺伝疾患である。フェロポルチン関連鉄過剰症，またはヘモクロマトーシス 4 型（HFE4，MIM 606069）は，*SLC40A1* のバリアントによって引き起こされる常染色体顕性遺伝疾患である。少なくとも 2 つの関連疾患〔*FTH1* のバリアントに起因する常染色体顕性遺伝疾患であるヘモクロマトーシス 5 型（HFE5，MIM 615517），およびアフリカ鉄過剰症（MIM 601195）〕が報告されているが，現時点では明確に定義されていない。

症例 20 の家系図

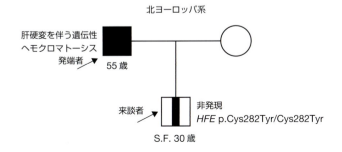

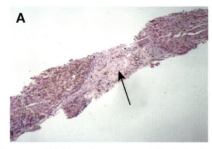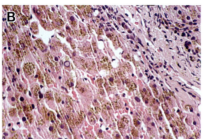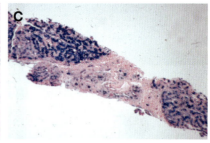

図 C.20.1　遺伝性ヘモクロマトーシス患者の肝臓における鉄沈着と肝硬変の所見を示す．(A) 低倍率像で線維化領域を示す（矢印；ヘマトキシリン・エオシン染色）．(B) 高倍率像で線維化領域に隣接した鉄沈着（肝細胞内の茶色の色素）を示す（ヘマトキシリン・エオシン染色）．(C) 鉄が濃青色に染まる Perls 染色像．肝細胞の強い染色は，鉄の沈着がかなり少ない線維化領域を囲んでいる．(Victor Gordeuk, Howard University, Washington, DC の厚意による)

発症機序

体内の鉄貯蔵量は，主に小腸の腸細胞からの食事中の鉄の吸収と，赤血球を貪食するマクロファージからの内因性鉄が遊離されることによって決定される．腸細胞およびマクロファージからの鉄の遊離は，循環している鉄応答ホルモンであるヘプシジンによって調節されている．ヘプシジンは肝臓で合成され，鉄の供給が十分であるときに，さらなる鉄の吸収を阻害している．*HFE* の変異はヘプシジンのシグナル伝達を阻害し，その結果，腸細胞やマクロファージが刺激されて鉄が放出される．したがって，体内では鉄過剰状態にもかかわらず，鉄の吸収と再利用が持続することになる．

最終的に，*HFE* 遺伝子の 2 つのアレルに変異をもつ人のごく一部が，症状を伴う鉄過剰症を発症する．初期症状には，倦怠感，関節痛，性欲減退，腹痛などがある．さらにルーチンのスクリーニングで，トランスフェリン鉄飽和度またはフェリチンの上昇が認められることもある．鉄過剰症の後期所見としては，肝腫大，肝硬変（図 C.20.1），肝細胞がん，糖尿病，心筋症，性腺機能低下，関節炎，皮膚の色素沈着の進行などがある．男性は 40 歳から 60 歳の間に発症する．女性は閉経後まで症状が現れない．肝硬変になる前に診断され，治療を受けた人の予後は良好である．肝硬変と診断され，瀉血による効果的な治療を受けた場合でも，数年後には 10〜30% の肝がんリスクがある．

治療・ケア

HFE 関連遺伝性ヘモクロマトーシスには 3 つの表現型がある．臨床的 HFE ヘモクロマトーシス，生化学的 HFE ヘモクロマトーシス，非発現 p.Cys282Tyr ホモ接合体である．管理は患者がどのタイプであるかによって異なる．臨床的 HFE ヘモクロマトーシス（症状および/または末端臓器障害）の患者は，治療的瀉血を開始し，肝生検を受ける場合もある．生化学的 HFE ヘモクロマトーシスの患者とは，臨床症状はないが，トランスフェリン鉄飽和度が 45% 以上上昇し，血清フェリチン濃度が正常上限を超え（男性では 300 ng/mL 以上，女性では 200 ng/mL 以上），さらに *HFE* 遺伝学的検査で 2 つの *HFE* 関連遺伝性ヘモクロマトーシスの原因となるバリアントを有する患者と定義される．生化学的 HFE ヘモクロマトーシスの患者は，現在のガイドラインに従って治療的瀉血を受けるべきである．

血清フェリチン濃度が高い患者（臨床的ヘモクロマトーシスまたは生化学的ヘモクロマトーシス）は，瀉血を受けて血液 1 単位を抜きとり，フェリチン濃度を 50 ng/mL 以下にする．

初期治療では通常，毎週 500 mL の血液を採取する．フェリチン濃度が 50 ng/mL 以下になったら，3〜4 カ月ごとに維持瀉血を行う．初期フェリチン濃度が 1,000 ng/mL を超える症候性の患者は，肝硬変の有無を判定するために肝生検を受けるべきである．

非発現 p.Cys282Tyr ホモ接合体には 2 つのバリアントを有するが，トランスフェリン鉄飽和度や血清フェリチン濃度の上昇はない．これらの患者は鉄過剰症ではないため，治療の必要はない．毎年血清フェリチン濃度をモニターする．

遺伝リスク

遺伝性ヘモクロマトーシスは常染色体潜性遺伝で，浸透率は低い．罹患者の同胞は 25% の確率で病的アレルを 2 つもつ．罹患者の子どもは保因者となり，もう一方の親がヨーロッパ系であれば，病的アレルを 2 つもつリスクは 5% である．この疾患は明らかに浸透率が低いため，*HFE* 病的バリアントに対するユニバーサル集団スクリーニングは適応されない．

小グループでの討論のための質問

1. 女性の臨床的ヘモクロマトーシスの発生率がはるかに低いのはなぜか？
2. 瀉血以外に，鉄過剰症を防ぐにはどのような食事介入が適応されるか？
3. ヨーロッパ系の人のなかでは p.Cys282Tyr バリアントの有病率が高い理由について議論せよ．

（訳：石川亜貴）

文献

Barton JC, Edwards CQ: HFE hemochromatosis. 2000 Apr 3 [Updated 2018 Dec 6]. In Adam MP, Ardinger HH, Pagon RA, editors: *GeneReviews® [Internet]*, Seattle, 1993-2022, University of Washington. https://www.ncbi.nlm.nih.gov/books/NBK1440/

Kanwar P, Kowdley KV: Diagnosis and treatment of hereditary hemochromatosis: an update. *Expert Rev Gastroenterol Hepatol*, 7:517-530, 2013.

Kowdley KV, Brown KE, Ahn J, Sundaram V: ACG clinical guideline: Hereditary hemochromatosis. [published correction appears in *Am J Gastroenterol*, 114(12):1927, 2019], *Am J Gastroenterol*, 114(8):1202-1218, 2019. https://doi.org/10.14309/ajg.0000000000000315

Wallace DF, Subramaniam VN: The global prevalence of HFE and non-HFE hemochromatosis estimated from analysis of next-generation sequencing data. *Genet Med*, 18(6):618-626, 2016. https://doi.org/10.1038/gim.2015.140

21 血友病
Hemophilia

X 連鎖　■ *F8* または *F9* の病的バリアント，MIM 306700 および MIM 306900

David Lillicrap

原理
- 染色体内組換え
- トランスポゾン（「動く遺伝子」）の挿入
- 多様な表現度
- タンパク質補充療法

主要な表現型の特徴
- 発症年齢：乳児期から成人期
- 出血素因
- 関節血症（血友病性関節症）
- 血腫

病歴と身体所見

S.T. は 38 歳の健康な女性で，自分の子が血友病を有するリスクについての遺伝カウンセリングを受ける予約を取った。彼女には，血友病のために小児期に死亡した母方のおじと，小児期に出血の問題があった弟（B.T.）がいる。弟の出血傾向は思春期には解消した。他には出血疾患をもつ家族はいない。遺伝専門医は S.T. に対して，家族歴からは血友病 A か B のような X 連鎖性の血液凝固異常症が疑われること，また，弟の症状が思春期に軽快したことから，血友病 B の特殊な病型である第 IX 因子 Leyden が特に疑われることを説明した。血友病の診断を確定するために，遺伝専門医は S.T. に「孤発性保因者の同定は困難であるから，まず B.T. の評価をするべきだ」と語った。S.T. は弟に説明して，弟の検査の同意を得た。弟の過去のカルテでは，子どものころには第 IX 因子欠乏症と診断されていたが，現在の第 IX 因子はほぼ正常の血漿濃度である。DNA シークエンシングの結果，*F9* 遺伝子のプロモーター領域（c.-20A>T）のバリアントが確認され，第 IX 因子 Leyden と一致した。引き続き行われた S.T. の検査では，弟に見つかったバリアントの保因者ではないことが判明した。

背景
病因と頻度

血友病 A（MIM 306700）と血友病 B（MIM 306900）は，それぞれ *F8* 遺伝子と *F9* 遺伝子のバリアントが原因となる X 連鎖性の血液凝固障害である。*F8* のバリアントは凝固因子の第 VIII 因子の欠損または機能異常を，*F9* のバリアントは凝固因子の第 IX 因子の欠損または機能異常を引き起こす。

血友病は全世界にみられる。血友病 A は新生児男児の 5,000 人から 10,000 人に 1 人の発生率であり，血友病 B は血友病 A ほどの頻度ではなく，男性約 30,000 人に対し 1 人の発生率である。

発症機序

凝固系は，血栓の形成，リモデリング，抑制の微妙なバランスをとることによって血管系の完全性を維持している。凝固カスケードを構成するプロテアーゼとタンパク質補因子は，循環血液中で不活性の前駆体として存在し，フィブリン血栓を形成するためには損傷を受けた部位で次々に活性化されなければならない。適切な時期に効果的に血栓を形成するためには，プロテアーゼカスケードの指数関数的な活性化と増幅が必要である。凝固因子である第 VIII 因子や第 IX 因子は基質の第 X 因子とともに「内在性テナーゼ」複合体を形成し，これはこの増幅過程において鍵となる働きをする。第 VIII 因子と第 IX 因子が第 X 因子を活性化し，これによってプロトロンビナーゼ複合体においてプロトロンビンをトロンビンに変換し，さらに第 VIII 因子を活性化する（図 9.10 参照）。活性化第 IX 因子はプロテアーゼとして，第 VIII 因子は補因子として機能している。この第 IX 因子または第 VIII 因子のいずれかの欠損や機能異常が生じることが血友病の原因である。

F8 の病的バリアントには，欠失，挿入，逆位，一塩基バリアントがある。最も頻度の高い変異は，*F8* の最初の 22 エクソンの逆位が関与する構造的な遺伝子再構成である。この逆位は全

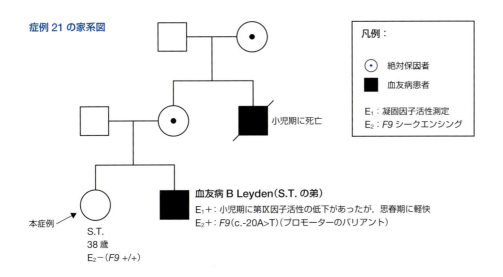

症例 21 の家系図

表 C21.1 臨床的重症度分類と凝固因子活性値

分類	第Ⅷ因子あるいは第Ⅸ因子活性（%）
重症	<1
中等症	1〜5
軽症	5〜40

血友病Aバリアントの25%，重症血友病Aバリアントの45%を占める。この逆位は，F8遺伝子のイントロン22の配列とF8とテロメア近傍の相同配列との間の染色体内組換えによって起こる。F8に起こるもう1つの興味深い変化は，F8へのL1反復配列の逆転位である。すべてのF8病的バリアントにおいて，"内在性テナーゼ"複合体の残存酵素活性は臨床疾患の重症度と相関している（表C.21.1）。

多くの異なるF9のバリアントが血友病Bの患者で同定されている。血友病AにおけるF8で頻度の高い部分逆位とは対照的に，血友病BのF9においては，高頻度のバリアントは同定されていない。第Ⅸ因子 Leyden は，F9のプロモーターの一塩基バリアントによって生じる稀なF9のバリアントである。第Ⅸ因子 Leyden では小児期の第Ⅸ因子の非常に低い活性と重症血友病が関連しているが，第Ⅸ因子のレベルがほぼ正常化するため，思春期に血友病の自然寛解が起こる。それぞれのF9のバリアントについて，第Ⅷ因子-第Ⅸ因子複合体の残存酵素活性は臨床上の重症度と相関する（表C.21.1参照）。

表現型と自然歴

血友病はX染色体不活化の偏りによって女性も発症しうるが，典型的には男性の疾患である。実際，血友病バリアントのヘテロ接合体である女性の約25%は，何らかの形で出血傾向を示す。臨床的には，血友病Aと血友病Bは区別できない。両者とも軟部組織，筋，荷重のかかる関節内への出血を特徴とする（図C.21.1）。出血は外傷後数時間以内に起こり，しばしば長期間続く。重症の患児は，しばしば新生児期に重度の頭血腫，臍や割礼後の出血の遷延を契機として診断される。中等症の患児は，ハイハイや独歩しはじめるようになって初めて血腫や関節血症を起こすため，それまで診断されないことが多い。軽症患者は，思春期や成人期に外傷性の関節血症，あるいは手術や外傷後の出血の持続で気づかれることが多い。

血友病Aと血友病Bは，第Ⅷ因子と第Ⅸ因子の活性を測定することで，診断と鑑別を行う。血友病Aも血友病Bも，第Ⅷ因子あるいは第Ⅸ因子の活性によって臨床的重症度が予測される。

治療・ケア

血友病Aの診断は，von Willebrand 因子活性が正常であって，第Ⅷ因子活性が低下していることで確定する。第Ⅷ因子をコードしているF8の遺伝学的検査により，血友病A患者の98%で疾患を引き起こすバリアントが同定される。血友病Bの診断は，第Ⅸ因子の凝固活性低下を確認することで確定する。第Ⅸ因子をコードしているF9の遺伝学的検査により，99%を超える血友病B患者で病的バリアントが同定される。いずれの検査も臨床で利用可能である*訳注。

＊訳注　2025年2月現在日本では，F8, F9の遺伝学的検査に保険適用はない。

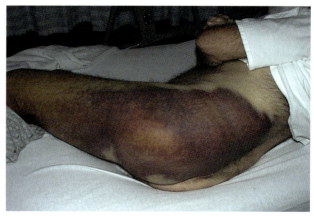

図 C.21.1　軽度打撲のエピソードの4日後の軽症血友病Aの患者にみられた軟部組織の大型血腫。（David Lillicrap の厚意による）

血友病Aと血友病B双方に対する遺伝子治療の臨床試験は有望であり，最初に承認された遺伝子治療製剤がまもなく臨床現場に登場するかもしれない。現在のところ，標準治療は欠損している因子の静脈内補充であり，1900年代初頭の平均1.4年から今日の約65年へと平均寿命を延ばした治療法である。さらに，最近では半減期延長型製剤の補充療法や，2〜4週間ごとに皮下投与可能な第Ⅷ因子の機能を模倣するバイスペシフィック抗体など，新しい血友病治療薬が臨床に登場している（訳注：第Ⅷ因子は第Ⅸ因子と第Ⅹ因子を会合させて第Ⅹ因子を活性化する仲介役である。バイスペシフィック抗体であるエミシズマブは第Ⅸ因子と第Ⅹ因子の双方に結合し，第Ⅷ因子と同様の機能を果たす。エミシズマブは日本でも利用可能である）。

遺伝リスク

女性に血友病の家族歴がある場合，その女性が保因者かどうかは，その家族で検出されているF8またはF9のバリアントの同定によって判断することができる。エクソームの標的シークエンシングを用いた病的バリアントの日常的な同定法は現在広く利用可能であり，確定保因者検出のための好ましいアプローチである。機能的血漿凝固因子活性（FVIII:C と FIX:C）は保因者の約50%で低下しており，この凝固因子活性測定は，女性が出血傾向を示す可能性を示すよりよい指標となるだろう。

母親が保因者である場合，それぞれの男児は血友病のリスクが50%であり，それぞれの女児はF8またはF9バリアントアレルが遺伝継承するリスクが50%である。血友病のバリアントのヘテロ接合体である女性の約25%が出血の増加を示すが，その多くは月経困難症である。

母親が血友病の息子をもちながら，他の罹患した親族がいない場合，その母親が保因者である事前リスクはバリアントの種類による。一塩基バリアントと一般的なF8遺伝子の逆位は，ほぼ常に男性の減数分裂で生じる。結果として，そのようなバリアントをもつ男性の母親の98%が保因者であり，これは新しい父性バリアントの結果である（すなわち，罹患した男性の母方の祖父において生じている）。一方，欠失は通常，女性の減数分裂の際に生じる。もし，バリアントの種類についての情報がない場合（例えば，発端者が検査に利用できない場合），罹患症例の約3分の1はF8またはF9の *de novo*（新生）バリアントに起因すると仮定される。Bayes の定理を適用し，このリスクは家族内の非罹患男児の数を考慮することで修正できる（第17章参照）。

小グループでの討論のための質問

1 ゲノムの反復配列間の組換えによって生じる他の疾患をあげよ。血友病 A に認められる組換えと，Smith-Magenis 症候群や家族性高コレステロール血症に認められる組換えの機序を比較検討せよ。

2 F8 の稀なバリアントの 1 つに，エクソン 14 への L1 配列の挿入がある。転位配列（transposable element）とは何か？どのようにして転位配列はゲノム内を移動するのだろうか？転位配列の移動によって生じる他の疾患をあげよ。

3 第IX因子 Leyden による血友病 B の患者は，なぜ思春期に第IX因子欠乏が軽快するのだろうか？

4 血友病に対するタンパク質補充療法と，Gaucher 病におけるタンパク質補充療法とを比較検討せよ。重症血友病 A 患者の約 30％，重症血友病 B 患者の約 5％が，臨床的に問題となる第VIII因子，第IX因子に対する免疫反応を発症するが（訳注：インヒビターの出現，すなわち凝固因子製剤に対する中和抗体の出現），それはなぜだろうか。補充した凝固因子に対し，抗体を産生しやすくなる遺伝学的な素因はあるのだろうか？　どのようにし

たら，この免疫反応を回避できるだろうか？　このような抗体を有する患者に遺伝子治療は有益だろうか？

5 血友病に対する現時点での遺伝子治療の取り組みについて議論せよ。

（訳：奥野啓介）

文献

Johnsen JM, Fletcher SN, Huston H, et al. Novel approach to genetic analysis and results in 3000 hemophilia patients enrolled in the My Life, Our Future initiative, *Blood Adv* 1(13):824-834, 2017.

Konkle BA, Josephson NC, Nakaya Fletcher S: Hemophilia A. http://www.ncbi.nlm.nih.gov/books/NBK1404/

Konkle BA, Josephson NC, Nakaya Fletcher S: Hemophilia B. http://www.ncbi.nlm.nih.gov/books/NBK1495/

Santagostino E, Fasulo MR: Hemophilia A and hemophilia B: Different types of diseases? *Semin Thromb Hemost* 39:697-701, 2013.

Miller CH: The clinical genetics of hemophilia B (factor IX deficiency), *Appl Clin Genet* 14:445-454, 2021.

22　22q11.2 欠失症候群
22q11.2 Deletion Syndrome

常染色体顕性遺伝（優性遺伝）または新生（de novo）変異　■ DiGeorge 症候群または口蓋心臓顔面症候群　MIM 188400 または MIM 192430

Jacob A.S. Vorstman

原理
- 繰り返し発生する（頻発性の）コピー数バリアント（CNV）
- 多様な浸透率および多様な表現度
- 多面発現
- 表現型に影響を与える修飾因子

主要な表現型の特徴
- 先天性心疾患
- 先天性口蓋異常および鼻咽腔閉鎖機能不全
- 免疫不全
- 副甲状腺機能低下症および低カルシウム血症
- 発達障害〔全般的発達遅延，言語障害，知的障害，限局性学習障害（SLD），自閉スペクトラム症（ASD），注意欠如・多動症（ADHD）など〕
- 神経精神疾患，特に不安障害および統合失調症スペクトラム障害

病歴と身体所見

　6歳の少女A.C.は，学習障害が疑われ，発達小児科医に紹介された。母親によると，妊娠および出産に際して大きな合併症はなかったが，母乳と哺乳瓶のいずれも授乳に苦労し，吸うことが困難で頻繁に鼻から逆流するため，胃食道逆流症と診断されていた。3歳のとき，小児科医が心雑音を聴取したため，A.C.は循環器専門医に紹介され，検査の結果，心室中隔欠損症（ventricular septal defect：VSD）が判明し，数カ月後に手術で修復された。心臓手術からの回復は，手術による身体的ストレスが原因で低カルシウム血症が生じ，これにより発作が複数回発生し，複雑化した。カルシウムとビタミンDの補充を開始すると，発作は治まっ

た。長期の入院生活を経て，両親はA.C.の言語発達の遅れを心配するようになった。当初は心臓の状態が手術後に改善したため「いずれ追いつくだろう」と安心させられていたが，最終的に発達小児科医に紹介された。この時点でA.C.は6歳であり，小学校1年生の担任教師は彼女の教室での行動について懸念を示し，数えることの習得が困難であり，コミュニケーションや社会的な交流，注意力に問題があることをあげ，教育的支援の必要性について話し合った。発達小児科医は，彼女の症状からマイクロアレイ染色体検査（両親のサンプルを含む）を実施し，A.C.に22q11.2領域の約3 Mbの新生（de novo）欠失があることが判明した。両親は次子を検討していたため，発達小児科医から，娘の心疾患，鼻咽腔閉鎖機能不全，低カルシウム血症，およびその後の発作の原因が22q11.2欠失である可能性が高いことが説明された。また，次子が同じ欠失をもつ確率は低い（性腺モザイクの可能性を考慮しても5％未満）と伝えられた。
　発達小児科医による発達評価では，全体的に軽度の発達遅延がみられ，特に表出言語が他の領域と比較して最も影響を受けており，自閉スペクトラム症（autism spectrum disorder：ASD）の可能性がある特徴も一部みられた。インターネット上の情報を読んだ後，両親は22q11.2欠失症候群の患者において統合失調症のリスクが25％であるという報告を知り，不安を募らせた。

症例22の家系図

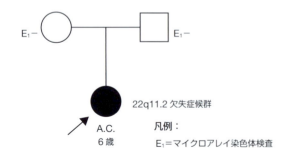

- 心雑音
- 心室中隔欠損症（VSD）→手術で修復
- 低カルシウム血症
- 鼻咽腔閉鎖機能不全
- 軽度の全般的発達遅延
- 表出言語の重度の遅れ

E_1＋：22q11.2 の約3 Mb の欠失

背景

　1980年代初頭に22番染色体長腕にこの繰り返し発生する（頻発性の）欠失が発見される以前は，DiGeorge症候群，口蓋心臓顔面症候群，円錐動脈幹異常顔貌症候群など，いくつかの臨床的な疾患が認識されていた。その後の細胞遺伝学的研究により，これらの臨床的に定義された状態の共通の原因が22q11.2欠失であることが明らかになった。一般集団において，22q11.2欠失症候群は発達遅延，先天性心疾患，口蓋裂の最も一般的な遺伝的原因の1つである。統合失調症患者の約0.5％において，22q11.2欠失がその根本原因である。

病因と頻度

　22q11.2欠失症候群（MIM 188400および192430）は，22q11.2領域の約3 Mbの欠失によって引き起こされ，約50のタンパク質をコードする遺伝子に影響を与える。約15％の症例では，典型的な領域内に埋め込まれた低コピー反復配列（low copy repeats：LCR）によって欠失が引き起こされ，より小さいサイズ（約0.7～2 Mb）の欠失が生じ，同様の表現型を示す。ただし，遠位に埋め込まれた非典型的な欠失においては浸透率が低い。欠失は大多数の症例（約90～95％）で新規（de novo）に生じる。このバリアントを遺伝継承する少数例では，子どもの遺伝子診断を契機にした親への検査によって親が保因者であることが判明することがある。
　22q11.2欠失症候群は，集団内で繰り返し発生するコピー数バリアント（copy number variant：CNV）の一例であ

り，LCRによって，減数分裂時に隣接するゲノム領域がDNAの整列ミスを起こしやすくなる。この非アレル間相同組換え（nonallelic homologous recombination：NAHR）の結果として，配偶子にはDNA配列の欠失（または重複）が生じる。実際，同じ領域の重複は22q11.2重複症候群（MIM 608363）の原因となり，口蓋，免疫系，心臓，神経精神の問題など，22q11.2欠失症候群と重複する表現型がみられる。22q11.2重複症候群の場合，表現型や重症度は欠失よりもさらに多様であり，影響を受けない，または軽度にしか影響を受けない保因者の割合が高い。特筆すべきこととして，自閉スペクトラム症との関連は，22q11.2重複症候群のほうが22q11.2欠失症候群よりも強い可能性があることが示唆されている。一方，統合失調症スペクトラム障害のリスクは，22q11.2重複症候群では増加しないとされている。

発症機序

22q11.2欠失症候群において，ヘテロ結合性欠失からどのように表現型の病態生理が進展するのかは正確にはまだ解明されていないが，典型的な22q11.2欠失によって直接影響を受ける複数の遺伝子，すなわち*TBX1*，*DGCR8*，*CRKL*，*COMT*，*RANBP1*，*SEPT5*，*PRODH*などが関与していることを示す証拠が増えている。生物学的影響としては，咽頭弓や中枢神経系の異常発達，ミトコンドリア機能障害，低分子コードRNAの産生障害，神経伝達物質系の機能異常などがあげられる。

22q11.2欠失は通常，強い影響を及ぼすにもかかわらず，個々の表現型の発現は多様である。その多様性は，稀なものや一般的なものを含む他の遺伝子バリアントに加え，環境要因や発育過程に生じる確率的な影響によっても左右されると考えられている。

表現型と自然歴

22q11欠失症候群の表現型はきわめて多様であり，すべての保有者に共通してみられる特徴は存在しない。特徴がみられる場合も，その重症度は多岐にわたる（図C.22.1）。これは，この障害の表現度の差異を反映している。また，1つのバリアントが複数の表現型に影響を与える多面発現もみられる。このような表現型の発現の側面は，現在では22q11.2欠失の典型的なものとみなされており，他の多くの稀な病的バリアントの特徴としても認識されるようになってきている。

22q11.2欠失症候群と最も関連する症状は心臓の欠陥であり，多くの場合，流出路に影響を及ぼす。Fallot四徴症，大

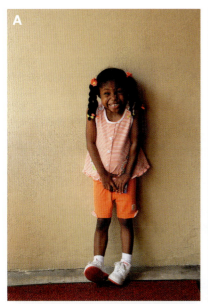
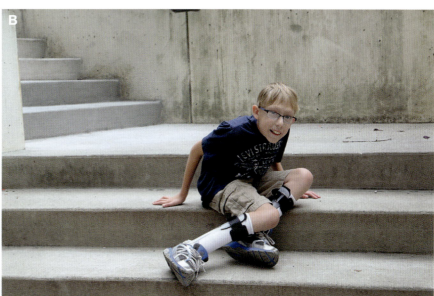
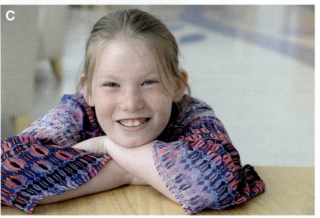
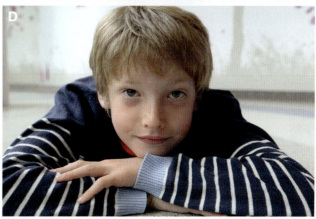

図C.22.1　**(A)** Jayda，**(B)** Jacob，**(C)** Eliza，**(D)** Nathan。この図に示されているすべての子どもは，分子レベルで確認された22q11.2欠失を保有している。22q11.2欠失症候群の形態的特徴は多様であり，特に幼児期では微妙な場合があるが，複数の子どもを観察すると一定のパターンが認められる。外見的な特徴としては，比較的長い顔，アーモンド形の目（狭い眼裂），幅広い鼻梁と球状の鼻先，小さく低い位置にある耳（しばしば折れ曲がっている），長く先細りの指が含まれる。本図の作成にあたり，International 22q11.2 Foundation (22q.org) に感謝する。写真：Rick Guidotti, Positive Exposure (PositiveExposure.org)。

動脈弓離断症，総動脈幹症，心室中隔欠損症などが含まれる。この症候群は，顕在性および潜在性口蓋裂，胸腺低形成および/または異常な T 細胞産生に関連する免疫不全，低カルシウム血症を引き起こす副甲状腺機能低下症，消化管異常などを伴うこともある。22q11.2 欠失症候群の患者は非典型的な発達をたどることが多く，幼少期に全般性発達遅延と診断されることが多い。その後の評価で，知的障害，注意欠如・多動症（通常は不注意型），自閉スペクトラム症が明らかになる場合もある。小児期には不安障害がより多くみられ，成人初期には約25%が統合失調症と診断される。

多くの場合，出生時に認められる先天性の身体的異常がきっかけで遺伝学的検査が実施され，22q11.2 欠失の診断に至る。しかし，本症例が示すように，1 つ以上の特徴的な臨床症状がみられるにもかかわらず診断が大幅に遅れる場合もある。

22q11.2 欠失症候群については，関連する症状の多様性と頻度が次第に明らかになってきている。現在の大きな課題の 1 つは，これらの集団レベルの観察結果を個々の保有者に対する信頼性の高い予測に変換することである（第 19 章参照）。この点で，表現型への影響を修飾する因子の役割に関する洞察が重要である。例えば，大規模なコンソーシアム研究の結果から，10 歳代前半の認知機能の低下は，後に統合失調症を発症する22q11.2 欠失症候群の患者で顕著であることが示された。別の研究では，ポリジェニックリスクスコア（第 9 章参照）に要約される一般的な遺伝子バリアントの累積効果が，22q11.2 欠失症候群の患者における統合失調症と認知機能に影響を与えることが明らかにされた。研究対象のサンプルサイズが大きくなるにつれ，ポリジェニックリスクスコアの説明力も向上することが期待され，臨床領域において，個々のレベルで表現型の予測が改善される可能性がある。倫理的な観点から，個々のリスク予測を臨床的に実施するには，最もリスクが高いと特定された人々に対する教育，支援，モニタリングまたは介入を含む適切な臨床管理が必要である。

治療・ケア

複数の臓器系に影響を及ぼす可能性があるため，遺伝子診断後には，可能性のある異常のスクリーニングを目的とした専門医への紹介を検討することが必要である。22q11.2 欠失症候群に関連する専門分野としては，小児科，循環器科，言語病理学，形成外科，免疫学，内分泌学がある（一般的な特徴や管理に関する推奨事項については，下記の参考文献リストに記載された実用ガイドラインを参照）。22q11.2 欠失症候群の子どもは非典型的な神経発達と行動を示すことが多いため，発達小児科医，精神科医および（または）心理学者による早期評価が強く推奨される。特に統合失調症をはじめとする精神疾患のリスクが高いため，発達および行動の頻繁なモニタリングを行い，能力のプロファイルと学業・社会的期待との間で最適なバランスを保つことが重要である。

予防

研究者たちは，発達の過程において特定の表現型に対する遺伝的素因リスクを特定することで，予防的介入の機会が提供さ

れることをますます認識しつつある。例えば，22q11.2 欠失症候群患者の約半数が側弯症を発症するが，早期発見によりその進行を緩和できる可能性がある。同様に，自閉スペクトラム症の徴候を示す子どもに対する早期介入プログラムの有効性を示す証拠が増えており，22q11.2 欠失症候群の子どもにも同様のアプローチを検討する強力な根拠となっている。

遺伝リスク

22q11.2 欠失のほとんどの症例において，原因は親の生殖細胞系列における新生（de novo）変異によるものであり，同胞に再発するリスクは低く，親の性腺モザイクの可能性に関連している。親の均衡型の染色体再構成がコピー数バリアントの原因となっている可能性を検討するためには，さらなる調査が必要である。一般に比較的軽度の表現型と関連する 22q11.2 重複は，家族性（遺伝継承される）であることが多い。この座位におけるどちらのバリアント形式においても，保有者から子孫へ受け継がれる確率は 50% である。

小グループでの討論のための質問

1　22q11.2 欠失は，多くの病的なコピー数バリアント（CNV）と比較して，比較的高い有病率や発見されてからの長い経過時間など，いくつかの点で際立っており，これによりこの特定のバリアントに関する知識と経験が蓄積されてきた。臨床的に関連する他の希少な病的バリアントのモデルとして，22q11.2 欠失症候群がどのような役割を果たしうるかについて述べよ。

2　通常，バリアントが表現型へ及ぼす影響は，22q11.2 欠失症候群の場合がそうであるように，その遺伝型を有する個体のうち，特定の表現型を示す割合から評価される（例えば，22q11.2 欠失症候群における知的障害の割合は約 45% である）。病的な遺伝的バリアントの表現型への影響を評価するための別の方法はあるか？

3　22q11.2 欠失症候群のような稀な病的バリアントが表現型へどのように影響するかは，通常は単独で考慮されがちであるが，これらのバリアントはそれぞれ固有のゲノムの背景のなかで機能している。22q11.2 欠失症候群における（追加の）遺伝学的検査結果にもとづいて，"残りのゲノム"の影響をどのように測定できるか説明せよ。

（訳：近藤亜樹）

文献

Óskarsdóttir S, Boot E, Crowley TB, et al: Updated clinical practice recommendations for managing children with 22q11.2 deletion syndrome. *Genet Med,*. 2023 Mar;25(3):100338. doi: 10.1016/j.gim.2022.11.006. Epub 2023 Feb 2. PMID: 36729053.

Schneider M, Debbane M, Bassett AS, et al: Psychiatric disorders from childhood to adulthood in 22q11.2 deletion syndrome: Results from the International Consortium on Brain and Behavior in 22q11.2 Deletion Syndrome. *Am J Psychiatry*, 171:627-639, 2014.

Davies RW, Fiksinski AM, Breetvelt EJ, et al: Using common genetic variation to examine phenotypic expression and risk prediction in 22q11.2 deletion syndrome. *Nat Med*, 26:1912-1918, 2020.

McDonald-McGinn DM, Sullivan KE, Marino B, et al: 22q11.2 deletion syndrome. *Nat Rev Dis Primers*, 1:15071, 2015.

23 全前脳胞症（非症候群性）
Holoprosencephaly (Nonsyndromic)

常染色体顕性遺伝（優性遺伝）　■ ソニック・ヘッジホッグ遺伝子（*SHH*）の病的バリアント
MIM 142945

Paul Kruszka

原理
- 発生制御遺伝子
- 遺伝的異質性
- 位置効果バリアント
- 不完全浸透と多様な表現度

主要な表現型の特徴
- 発症年齢：出生前
- 腹側前脳の発生異常
- 顔面の先天異常
- 発達遅延

病歴と身体所見

D. 博士は 37 歳の物理学者で，第一子が出生直後に全前脳胞症で死亡したため，妻とともに遺伝外来を受診した。妊娠合併症はなく，第一子のマイクロアレイ染色体検査は正常であった。D. 博士も妻も，これまでに特記すべき医学上の問題はなかった。D. 博士は幼少時に養子縁組をしており，生物学的な両親の家族歴について何も知らなかった。妻の家族歴は遺伝性疾患を示唆するものではなかった。D. 博士とその妻を注意深く診察したところ，D. 博士には上唇小帯の欠損，軽度の眼間近接（hypotelorism）を認めたが，その他には形態異常は認められなかった。主治医は，D. 博士の第一子の全前脳胞症と，D. 博士の上唇小帯欠損および軽度の眼間近接から，常染色体顕性遺伝（優性遺伝）の全前脳胞症の可能性が考えられると説明した。その後の多遺伝子パネル検査で，D. 博士はソニック・ヘッジホッグ遺伝子（*SHH*）の病的バリアントを有することが確認された。夫婦は，その後の妊娠のたびに子が *SHH* の病的バリアントを受け継ぐリスクが 50％ であること，そして重症度を予測できないことについて遺伝カウンセリングを受けた。妊娠・出産としては，同定されている *SHH* の病的バリアントを標的にした検査を，着床前遺伝学的検査などにより受ける方法がある（第 18 章参照）。

背景
病因と頻度

全前脳胞症（holoprosencephaly：HPE，MIM 142945）の出生率は 10,000～12,000 人に 1 人で，ヒトの先天性脳形成障害のなかでは最も一般的な疾患である。男女比は 1.4：1 である。

HPE は，ゲノムの構造異常や単一遺伝子疾患，母親の糖尿病などの環境因子，そしておそらく母親のコレステロール低下薬（スタチン）への曝露など，さまざまな原因によって生じる。この疾患は単独でも，Smith-Lemli-Opitz 症候群のようなさまざまな症候群の症状の 1 つとしても起こる。非症候性家族性 HPE は，常染色体顕性遺伝が主であるが，常染色体潜性遺伝（劣性遺伝）および X 連鎖遺伝も報告されている。HPE 全体の約 25～50％ は，ゲノムの構造異常と関連している。これらのバリアントは非ランダムに分布しており，7q36，13q32，2p21，18p11.3，21q22.3 を含む，少なくとも 12 の異なる HPE 座位が予測されている。

SHH（MIM 236100）は，HPE の原因となる病的バリアントが同定された最初の遺伝子で，7q36 にある。*SHH* の病的バリアントは，家族性非症候性常染色体顕性 HPE の約 30～40％ を占めるが，非症候性 HPE 全体では 5％ 未満である。非症候性常染色体顕性 HPE に関与する他の遺伝子は，*ZIC2* が 5％，*SIX3* と *TGIF* がそれぞれ 1.3％ である。コヒーシン複合体遺伝子（*STAG2*，*SMC1A*，*SMC3*，*RAD21*）は非症候性 HPE の 1.8％ を占める。HPE に関連する *STAG3* と *SMC1A* は X 連鎖性である。

発症機序

SHH は哺乳類と昆虫の両方において，発生のパターン形成に必要な分泌型シグナル伝達タンパク質である（第 15 章参照）。

ヒトの *SHH* の病的バリアントは機能喪失型である。*SHH* の発現に影響する異常のなかに，*SHH* のコード領域から 5′

症例 23 の家系図

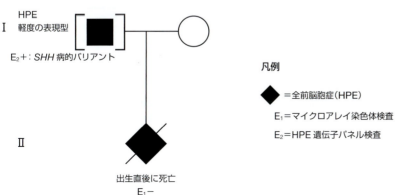

側15～256 kbの位置で起こる転座がある。この転座では，コード領域の配列は変わらないが，コード領域から離れた領域にある制御配列，クロマチン構造，あるいはその両方に影響を及ぼすことで*SHH*発現を変化させており，位置効果バリアントと呼ばれている。

表現型と自然歴

HPEの前頭部の形成異常はさまざまな重症度を示す。HPEは通常，大脳縦裂を認めない無分葉型，後部には大脳縦裂を認める半分葉型，そして脳室が左右に分離し，大脳皮質もほとんど分離している分葉型に分けられる（図C.23.1）。HPEを有し，マイクロアレイ染色体検査で異常を認めない症例のうち，63％が無分葉型，28％が半分葉型，9％が分葉型である。その他の一般的な中枢神経系先天異常には，視床の不分離，脳梁形成異常，嗅球低形成，視索低形成，下垂体発生異常などがある。

HPEにおける顔面の先天異常のスペクトラムは単眼症から正常まで幅広く，通常は中枢神経系先天異常の重症度と相関する。これらの症状のみでHPEとは診断しないが，HPEに関連する先天異常には，小頭症または大頭症，無眼球症または小眼球症，眼間狭小または眼間隔離，鼻の形成異常，口蓋異常，二分口蓋垂，単一正中切歯，および上唇小帯の欠如がある。

発達遅延はHPEのほぼ全例にみられる。その重症度は中枢神経系先天異常の重症度と相関する。すなわち，正常な脳画像を有する患者は通常，正常な知能を有する。発達の遅れに加え，痙攣発作，脳幹機能障害，睡眠調節障害を伴うことが多い。

ゲノムの構造異常がないHPE患者の生存率は，顔面の先天異常の重症度に反比例する。単眼症または篩頭症の患者が1週間を超えて生存することは少ない。無分葉型の約50％は生後4～5カ月までに死亡し，80％は1年未満で死亡する。半葉型または分葉型では，約50％が最初の1年間は生存する。

治療・ケア

HPE患者では，生後数日以内に迅速な評価が必要である。治療は対症療法と支持療法が中心となる。患児への医療的な支援とは別に，家族へのカウンセリングや心理的支援を行うとともに，HPEの原因についても検討する。

遺伝リスク

HPEの病因はさまざまであり，家系内の再発率はその原因により異なる。糖尿病の母親をもつ子どものHPE発症リスクは1％である。ゲノムの構造異常をもつ子どもの両親では，再発率は両親のどちらかが子どもの症状に関連したゲノム異常をもっているかどうかによる。症候群性HPE症例の両親では，再発率はその症候群の再発率による。家族歴がない場合，染色体異常がない場合，症候群性でない場合のHPEでは，患児の両親や同胞を注意深く診察し，HPEのごく軽度の表現型（単一正中切歯，上唇小帯の欠損など）がないかどうかを確認する。家族歴がなく，HPEの病因が同定できず，両親のいずれにも常染色体顕性遺伝形式のHPEを示唆する身体所見がないときには，経験的な再発率は4～5％と推定される。発端者が重症な表現型を示す*SHH*病的バリアントを有する家族例の一部では，二遺伝子（digenic）遺伝の考え方により，低い浸透率が説明できる可能性がある。

常染色体潜性遺伝およびX連鎖性HPEも報告されているが，遺伝形式が確立している家系のほとんどは常染色体顕性遺伝を示す。常染色体顕性遺伝のHPEの浸透率は約70％である。常染色体顕性遺伝では，病的バリアント保有者の子どもが重度のHPEに罹患するリスクは16～21％で，ごく軽度の表現型のみを有するリスクは13～14％である。病的バリアント

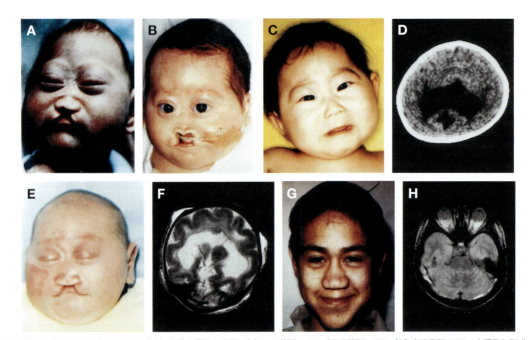

図C.23.1 *SHH*遺伝子バリアントを有するHPE患者。(**A**) 小頭症，鼻骨の欠如，口蓋裂，および半分葉型HPE。(**B**) 半分葉型HPE，上顎骨無形成，口唇裂。(**C**)および(**D**) 軽度の顔面所見とMRIでの重度の半分葉型HPE。(**E**)および(**F**) 小頭症，眼球突出，上顎骨の欠損，口唇裂があり，MRIで半分葉型HPEを認める。(**G**)および(**H**) 小頭症，眼球近接，軟骨を触知できない扁平鼻，顔面中部および人中低形成，正常知能，MRIで正常な脳。全例が*SHH*の病的バリアント保有者である。症例(A)と(B)は*TGIF*のバリアントも有し，患者(C)は*ZIC2*のバリアントも有する。*TGIF*のバリアントは間接的に*SHH*の発現を低下させる。(M. Muenke, National Human Genome Research Institute, National Institutes of Health, Bethesda, Marylandの厚意による。Nanni L, Ming JE, Bocian M, et al: The mutational spectrum of the sonic hedgehog gene in holoprosencephaly: SHH mutations cause a significant proportion of autosomal dominant holoprosencephaly. *Hum Mol Genet*, 8:2479-2488, 1999 より許可を得て改変)

保有者の表現型は，その子孫が罹患するリスクには影響せず，子どもが罹患した場合の重症度を予測するものでもない。

　現在，既知の HPE の原因遺伝子については，遺伝子パネル検査を用いた臨床検査が可能である。病因となる遺伝子バリアントが同定された場合，その家族に対する追加検査にシングルサイト検査を用いることができる。重症の HPE については妊娠 16〜18 週の胎児エコーによって出生前診断が可能である。

小グループでの討論のための質問

1 *SHH* の病的バリアントの表現度や浸透率が同胞間で異なるのは，どのような因子により説明できるだろうか？
2 性別により症状に違いのある遺伝性疾患とそのメカニズムについて議論せよ。例として，例えば，Rett 症候群では胎児期における死亡に性差があること，肥厚性幽門狭窄では疾患の頻度に性差があること，家族性高コレステロール血症の家系における冠動脈性心疾患では重症度に性差があることなどについて検討せよ。

3 HPE に関連する多くの座位を踏まえて，異なる遺伝子の病的バリアントがなぜ同一の表現型をもたらすかについて論ぜよ。
4 *GLI3* が SHH のシグナル伝達カスケードのなかにあることを考慮し，*GLI3* の機能喪失型病的バリアントが *SHH* の機能喪失型病的バリアントと同じ表現型を生じない理由について論ぜよ。
5 脳の形態形成におけるコレステロールの役割について論ぜよ。

（訳：岡崎哲也）

文献

Kauvar EF, Muenke M: Holoprosencephaly: Recommendations for diagnosis and management. *Curr Opin Pediatr*, 22:687–695, 2010.

Kruszka P, Berger SI, Casa V, et al. Cohesin complex-associated holoprosencephaly. *Brain*, 142(9):2631–2643, 2019. https://doi.org/10.1093/brain/awz210. PMID: 31334757; PMCID: PMC7245359.

Tekendo-Ngongang C, Muenke M, Kruszka P: Holoprosencephaly overview. http://www.ncbi.nlm.nih.gov/books/NBK1530/

24 Huntington病
Huntington Disease

常染色体顕性遺伝（優性遺伝）　■ *HTT* の病的バリアント（CAG 反復配列伸長），MIM 143100

Christopher Pearson, Janet A. Buchanan

原理
- 縦列反復配列伸長
- 動的バリアント
- 親の性別バイアスを伴う表現促進現象
- 遅発性発症
- 発症前遺伝カウンセリング，発症前診断

主要な表現型の特徴
- 発症年齢：小児期後期（若年型 HD）から高齢期（幼児期はきわめて稀）の神経変性
- 進行性の運動症状，認知機能と精神症状の異常

病歴と身体所見

M.P. は 45 歳の男性で，最初に記銘力と集中力の低下がみられ，その後，手足の指に不随意運動が出現し，顔をしかめたり口をすぼめたりするようになった。彼は自分の病状を自覚し，抑うつ状態になり，主治医の家庭医に相談した。彼はそれまでまったく健康であり，血縁者にも同様の症状を示す人はいなかったが，彼は自分の実の父親が家族を置いて去ってから，シングルマザーの母に育てられた。M.P. には兄（B.P.）と1人の健康な娘（D.P.）がいた。M.P. は神経内科医に紹介され，Huntington 病（Huntington disease：HD）が疑われた。DNA 検査の結果，染色体 4p16.3 の遺伝子である *HTT* に CAG 反復配列の伸長がみられ，HD と診断された。M.P. は神経内科医に治療の選択肢について尋ねた。彼は，いくつかの薬物治療は患者の一部にみられる特異的な症状に効果があり，疾患の原因を標的とした治療研究はとても活発に行われていて，将来より効果をもたらす可能性があると説明を受けた。現時点では根治療法はないが，臨床試験に参加する機会があるかもしれない。M.P. は運動療法や作業療法を含んだ多角的な援助を希望し，地域の HD 患者支援グループに連絡を取ることを勧められた。そして M.P. は，娘（D.P.）および兄（B.P.）と共に，HD 専門の遺伝外来を紹介された。遺伝専門医は，この家族がはじめて診断されてショックを受けたことを援助し，M.P. が確定診断されたことから D.P. は HD の素因となる伸長したアレルを受け継いでいる可能性が約 50%（25 歳の時点で明らかに発症していないことからわずかに低下している）であることを説明した。B.P. についても 50%よりいくらか低いリスクであった。彼らには発症前診断の選択肢が提示され，D.P. と B.P. は遺伝カウンセリングを何度か受けた後に検査を行った。検査の結果（図 C.24.1），B.P. には病的アレルは受け継がれていなかったが，D.P. には CAG 反復配列の伸長がある *HTT* アレルが父親から受け継がれていた。D.P. は将来子どもをもつことの選択肢について相談した。遺伝専門医は，状況が整ったときにさらに話し合いを重ねることで，延長したアレルが将来の子どもに受け継がれるのを避ける方法として，着床前診断を受けることができると説明した。

背景
病因と頻度

Huntington 病（HD）は，常染色体顕性遺伝（優性遺伝）形式の，*HTT* の反復配列伸長が原因となる進行性神経変性疾患である（第 12 章参照）。HD の有病率はヨーロッパ，北アメリカ，オーストラリアにおいて（人口 1 万人に 1 人），アジアと比べて少なくとも 10 倍となっている。有病率の数字は確認の方法に依存するが，有病率が多様なのは，遺伝子の伸長の素因に関連するハプロタイプの人口分布を反映している。

発症機序

HTT の遺伝子産物であるハンチンチン（huntingtin）はあらゆる細胞に発現しているが，その機能はまだよくわかっていない。

HTT の病的バリアントは通常，HD 遺伝子のエクソン 1 内にあるポリグルタミンをコードする CAG 反復配列の伸長である。正常な *HTT* アレルでは CAG の反復（リピート）回数は 10～26 回であるが，HD の原因となる病的アレルの CAG の反復回数は 36 回以上である（第 13 章参照）。約 3%の患者は新たな CAG 反復配列の伸長により HD を発症するが，ほとんどの患者は発症した親から病的伸長アレルを受け継いでいる。新たな病的伸長アレルは，中間型伸長アレル（27～35 回の CAG 反復配列；時に前変異と呼ばれる）のさらなる伸長で起きる。このような状況が起こる場合，受け継いだ親はほぼ例外なく父親である。

ハンチンチンのポリグルタミン鎖の伸長は新たな毒性をもたらすようであり，これは HD の症状を発現させるのに必要かつ十分な要因であると思われる。HD の特徴である新線条体の広汎かつ重度の萎縮に加えて，変異型ハンチンチンの発現は，トランスクリプトームの調節障害，神経細胞の機能異常，全般的な脳萎縮，神経伝達物質レベルの変化を引き起こす。神

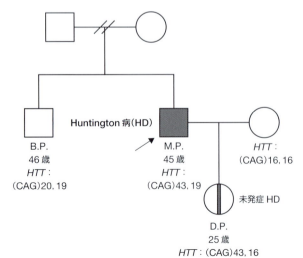

症例 24 の家系図

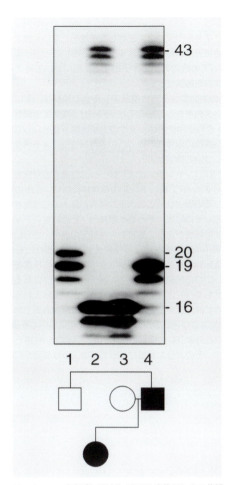

図 C.24.1 Huntington 病家系における HTT の病的アレルの分離。HTT のエクソン 1 の CAG 反復領域を増幅したポリメラーゼ連鎖反応（PCR）産物に対するサザンブロット解析。各アレルでは全長産物の他に 2 つ以上の短い産物も増幅され，これは 3 塩基反復領域全体を PCR で増幅することが困難なためである。罹患した父親と娘では完全浸透の HD を発症する伸長（43 回の CAG 反復回数）と，正常アレル（それぞれ 19 回と 16 回）がみられることに注目せよ。いずれも非罹患である娘の母親と父方のおじでは正常の CAG 反復回数の HTT アレルがみられる。（M. R. Hayden, University of British Columbia, Vancouver, Canada の厚意による）

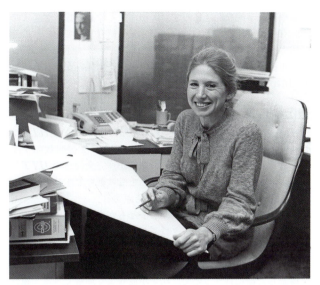

図 C.24.2 National Institute of Neurological Disorders and Stroke (NINDS), Washington DC での Nancy S. Wexler（1980 年ごろ）。Wexler 博士の家族の歴史は，Huntington 病の研究と疾患とともに生きる人々への支援に生涯を捧げる原動力となった。彼女は，Huntington 病の有病率が高いベネズエラのマラカイボ湖周辺の地域の家族と協力する取り組みを主導した。彼女と同僚が家族とともに作成した画期的な家系図と，毎年もの訪問で収集した DNA サンプルは，1983 年に Huntington 病関連遺伝子が染色体 4p16.3 に位置することを結びつけ，その 10 年後には遺伝子の完全なクローン化と特性解明に貢献した。（Huntington Disease Foundation の厚意による）

経細胞の核および細胞質内における凝集体の蓄積は，他の特異的なバイオマーカーと一緒に，変異して延長したハンチンチンを含んでいる。結果として，この異常なハンチンチンの発現は神経細胞死をもたらす。しかし，臨床症状の出現や神経細胞の機能異常は，細胞内凝集体の形成や神経細胞死の両者に先行して起こるようである。ハンチンチンのポリグルタミン鎖が伸長することにより HD が生じる詳細な機序はまだ未解明である。

表現型と自然歴

グループ平均として，患者の発症年齢は HTT の CAG 反復回数と逆相関する。成人発症の患者では通常 40〜55 回の反復回数だが，若年発症の患者では通常 60 回以上である（図 7.19 参照）。HTT の CAG 反復回数が 36〜39 回の患者では浸透率が低下し，生涯に HD を発病することもあればしないこともある。CAG 反復回数は，発症年齢以外の HD の臨床症候とは関連しない。

延長した HTT アレルの CAG 反復配列伸長の不安定性とさらなる伸長は，しばしば遺伝的表現促進現象を引き起こす。これは次世代になるほど発症年齢が若年化するということである。CAG 反復回数が 36 回以上のときには，父親から伝達されることで一般的にさらに伸長する。母親からの伝達では CAG 反復回数の伸長は比較的稀で，伸長の程度も軽度である。若年発症型（20 歳以前）では，しばしば著しく伸長した CAG 反復配列をもち（60〜350 回），その約 75％は父親から受け継がれる。

HD 患者の約 1/3 は精神症状を呈し，2/3 の患者は認知機能障害と運動症状の両方を呈する。平均発症年齢は 35〜44 歳である。約 25％の患者は 50 歳を過ぎてから発症し，10％は 20 歳より前に発症する。診断からの平均生存期間は 15〜18 年，平均死亡年齢は約 55 歳である。

HD は，進行性の運動障害，認知機能障害，精神症状を特徴とする。運動障害には随意運動と不随意運動が含まれ，病初期には運動障害はほとんど日常生活動作の妨げにはならないが，疾患の進行とともに日常生活を自力で送れなくなる。舞踏運動は 90％以上の HD 患者にみられ，最もよくみられる不随意運動であるが，反復的ではなく周期性でもない運動で抑えることができない。認知機能障害は病初期から始まり，言語機能の障害は通常，他の認知機能障害よりも遅れて出現する。行動異常も進行期になってから出現するが，このなかには社会的脱抑制，他人への攻撃性，感情的な暴発，無為，倒錯した性行動，異常食欲などが含まれる。精神症状は疾患のあらゆる時期に出現しうるが，性格変化や情動精神病，統合失調症が含まれる。

疾患の進行は，特に脆弱な脳領域における体細胞で進行している HTT の伸長に一致し，これらの動的なバリアントが疾患を進行させるという概念を支持している。HD 末期には，患者は重度の運動障害のために日常生活に全介助を要する状態となる。さらに体重減少や睡眠障害，失禁もみられ，自発語も消失する。行動異常は疾患の進展につれて減少してくる。

治療・ケア

現時点で HD に対する根治療法はない。治療の主体は行動

583

異常や神経学的な問題に対する薬物治療と療養支援・ケアである。有用な可能性のある治療法が活発に研究されていて，臨床試験も行われている。いくつかの治療法には，伸長した*HTT*アレルを標的とした遺伝子サイレンシングの試みが含まれている（https://huntingtonstudygroup.org）。

遺伝リスク

　HD 患者の子どもはそれぞれ 50％の確率で病的な *HTT* アレルを受け継ぐ。HD は 36〜39 回の CAG 反復回数のアレルを有する場合には不完全浸透であるが，完全浸透の *HTT* アレル（40 回以上の CAG 反復回数）を受け継いだすべての子どもは，十分な寿命であれば HD を発症する。

　中間型のアレルをもつ父親から子どもが完全浸透の *HTT* アレルを受け継ぐ経験的リスクは，およそ 3％である。

　発症前診断および出生前診断は，将来を予見する検査であり（第 18 章参照），家系内の発症者において病的な *HTT* アレルを確認した後に行うことで，結果が最もよく理解できる。遺伝的リスクのある家族の診断には同じ分子解析を行うことが有用である。HD のような根治療法のない疾患の発症前診断に関する勧告では，検査前には神経学的および心理学的評価を行う必要があること，家族や友人からの心理的な支援が必要であることが言われている。さらに，被検者は十分に年齢が高いとみなされ（通常は成人），検査に関する説明を受けたうえで自ら選択する能力があることが必要とされている（第 19 章参照）。このような発症前診断の結果は明らかに人生を変えうるものである。

小グループでの討論のための質問

1　*HTT* の病的なアレルをヘテロ接合でもつ患者とホモ接合でもつ患者の HD の臨床像は類似している。これはどのように説明できるか？
2　いくつかの研究からは，中間型アレルを有する父親のうち，罹患した子をもつ父親は，罹患した子をもたない父親よりも，次に完全浸透アレルを伝達するリスクが高いことが示唆されている。*HTT* の病的アレルを伝達する素因について考えられるメカニズムを議論せよ。
3　*HTT* の中間型から完全浸透アレルへの伸長は，主に男性の生殖細胞系列を介して起こるが，*FMR1*（脆弱 X 症候群の責任遺伝子）の同様の伸長は，女性の生殖細胞系列を介して起こる。遺伝性疾患の伝達においてこのような性別による偏りが生じる機序について議論せよ。
4　国際的なコンセンサスによれば，リスクはあるが無症状の子どもに対する *HTT* 病的アレルの検査は行わないことになっているが，その理由は，このような検査が個人の自律性を奪うからである。その結果，子どもに家族的・社会的なスティグマをもたらす可能性があり，教育やキャリアの選択，さらには健康保険の適用にも影響を与える可能性がある。それにもかかわらず，遺伝的なリスクはあるが無症状の子どもに検査を行うとしたら，いつの時期が適切か？　遺伝的なリスクはあるが無症状の子どもすべてに発症前診断を行うことが受け入れられるようになるには，医学においてどのような進展が必要であろうか？（新生児スクリーニングの根拠となる論点について考慮せよ）
5　HD のどのような側面が遺伝子治療介入のよい候補となるだろうか？　そのような戦略にとってどのような側面が問題となるか？

（訳：澤井 摂）

文献

Bordelon YM: Clinical neurogenetics: Huntington disease. *Neurol Clin*, 31:1085-1094, 2013.

Nicholas S Caron, Galen EB Wright, and Michael R Hayden. GeneReviews: Huntington Disease. http://www.ncbi.nlm.nih.gov/books/NBK1305/

Journal of Huntington's Disease Special Issue on DNA Repair and Somatic Repeat Expansion in Huntington's Disease Direct Link: https://content.iospress.com/journals/journal-of-huntingtons-disease/10/1

25 肥大型心筋症
Hypertrophic Cardiomyopathy

常染色体顕性遺伝（優性遺伝） ■ 心筋サルコメア遺伝子のバリアント，MIM 192600

Miriam Reuter

原理
- 座位異質性
- 年齢依存的な浸透率
- 多様な表現度

主要な表現型の特徴
- 発症年齢：思春期および成人早期
- 左室肥大
- 流出路閉塞
- 拡張機能障害
- 収縮機能障害/心不全
- 突然死

病歴と身体所見

　30歳の健康な男性が，呼吸困難，動悸，胸痛を訴えて循環器科を受診した。彼の父親はうっ血性心不全であり，父方のおじはサッカーの練習中に18歳で心臓突然死を起こしている。循環器専門医は，家族性の心疾患がある可能性を患者に説明した。診察では，二峰性心尖拍動，第Ⅳ音聴取，頸静脈波，二峰性頸動脈拍動が認められた。心臓超音波検査では構造異常を伴わない非対称性中隔肥大が認められ，肥大型心筋症と診断された。これらの病歴，身体的特徴，家族歴に合致して，多遺伝子パネル検査で*MYH7*に p.Arg403Gln の病的バリアントが同定された。発症リスクのある家族は臨床的評価のために専門医へ紹介され，この病的バリアントに対する分子遺伝学的検査が提案された。

背景
病因と頻度
　肥大型心筋症（hypertrophic cardiomyopathy：HCM）は最も高頻度にみられる単一遺伝子循環器疾患であり，心筋サルコメアの構造または制御成分をコードする遺伝子の病的バリアントによって引き起こされる常染色体顕性遺伝（優性遺伝）疾患である。遺伝学的検査陽性患者のうち，およそ 80％に *MYBPC3* と *MYH7* にバリアントが同定され，他の遺伝子（*TNNI3*, *TNNT2*, *ACTC1*, *MYL2*, *MYL3*, *PLN*, *TPM1*）にもそれぞれ少数（1〜5％）ではあるが病的バリアントが同定される。さらに，強いまたは中程度の妥当性を有する 5 つの遺伝子（*ALPK3*, *ACTN2*, *CSRP3*, *TNNC1*, *JPH2*）が症例の1％未満を占めている。

発症機序
　非症候群性 HCM では，心筋サルコメア構成成分もしくはカルシウム調節タンパク質をコードするさまざまな遺伝子に，1,000 以上の病的あるいは病的可能性があるバリアントが報告されている。さらに，機能的に関連のある遺伝子（上記）のバリアントが，強いもしくは中程度の臨床的妥当性をもって関連することが示唆されている。

　非症候群性 HCM で家族歴を有する患者のおおよそ 50〜60％に，病的バリアントが同定される。一方，家族歴を有しない患者で陽性結果となるのは 20〜30％にすぎない。症候群性の HCM においては，さまざまな病因と治療戦略がある。例として，Danon 病（*LAMP2*），Fabry 病（*GLA*），Friedreich 運動失調症（*FXN*），ミトコンドリア枯渇症候群（例：*SLC25A4*），遺伝性アミロイドーシス（*TTR*），筋原線維性ミオパチー（*FLNC*），そして RASopathy（症例41 参照）などである。

表現型と自然歴
　HCM は，心血管病変の素因となる疾患（例えば，大動脈弁狭窄，長期にわたる高血圧）を伴わない左室肥大（left ventricular hypertrophy：LVH）を特徴とする（図 C.25.1）。HCM の臨床症状は，無症状から進行性の心不全，不整脈（心房細動や重篤な心室性不整脈），心臓突然死まで多岐にわたり，同一家系であっても個人差がある。一般的な症状として，息切れ（特に労作時），胸痛，動悸，起立性調節障害，失神前症状および失神などがある。HCM の LVH は思春期あるいは成人早期で明らかになることが多いが，どの年齢でも出現しうる。

治療・ケア
　HCM の遺伝学的評価には，3 世代にわたる家族歴，遺伝カウンセリング，欠失重複解析も加えられた多遺伝子パネルを用いた分子遺伝学的検査が含まれる。パネル解析で陰性だった症例で，稀ではあるがゲノムワイド解析（エクソームもしくは全ゲノム）が施行されることがある。同定されたバリアントの解釈は，米国臨床遺伝・ゲノム学会（American College of Medical Genetics and Genomics：ACMG）（第 17 章参照）に定義された基準に沿って判断される：（1）家系内で HCM の

症例 25 の家系図

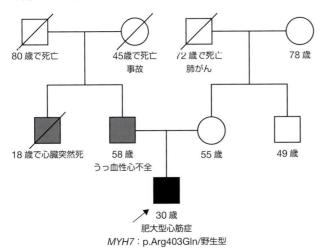

MYH7：p.Arg403Gln/野生型

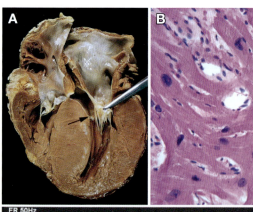
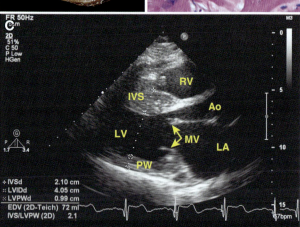

図 C.25.1　非対称性中隔肥大を伴う肥大型心筋症。(**A**) 中隔の心筋は左室流出路に突出し，左心房は拡大している。僧帽弁前尖は中隔から離れ，線維性心内膜プラーク（矢印）を呈する（テキスト参照）。(**B**) 組織所見では，心筋細胞配列異常，極端な心筋肥大，心筋分枝の増加が，特徴的な間質の線維化とともにみられる。(**C**) 心臓超音波検査での肥大型心筋症の所見。肥大型心筋症患者の傍胸骨長軸像では非対称性中隔肥大を示す。心室中隔（IVS）計測値は 2.1 cm（正常値 0.6〜1.0 cm），後壁計測値は 0.99 cm。Ao：大動脈，LA：左心房，LV：左心室，MV：僧帽弁，PW：後壁，RV：右心室。(A) と (B) は Schoen FJ: The heart. In Kumar V, Abbas AK, Aster JC, editors: *Robbins and Cotran pathologic basis of disease*, Philadelphia, 2015, WB Saunders, pp 523-578 より。(C) は Issa ZF, Miller JM, Zipes DP: *Clinical arrhythmology and electrophysiology: a companion to Braunwald's heart disease*, Philadelphia, 2012, WB Saunders, pp 618-624 より。

表現型により共分離される，(2) HCM の病因として報告または同定されている，(3) 正常対照においてアレル頻度が低い，(4) タンパク質の構造と機能に重要な変化をもたらす，(5) 置換された残基の進化的保存もしくは生理的機能への影響についての予測計算評価，である。こうした基準を使用してもなお，相当数のバリアントが病的意義不明（VUS）として分類され（第 17 章参照），長期的なバリアントの再評価が推奨される。

分子遺伝学的診断は，発症リスクのある血縁者のカスケード検査に有用である。症状のない血縁者の遺伝学的検査（発症前検査）には，病的もしくは病的可能性があるバリアントのみを用いるべきである。HCM 関連遺伝子に病的バリアントを有している無症状の血縁者では，臨床的な心臓スクリーニングを行う（小児期・思春期では 1〜2 年ごと，成人では 3〜5 年ごと）。HCM 患者にバリアントが見つからないもしくは病的意義不明である場合には，第一度近親の血縁者全員に臨床的な心臓スクリーニングを行うべきである（小児期・思春期では症状のある血縁者の発症年齢に応じて 1〜3 年ごと，成人では 3〜5 年ごと）。スクリーニングは遅くとも思春期までには開始する。早期発症の家族歴がある場合や，他に臨床的懸念がある場合には，幼少期におけるスクリーニングは適切である。

現時点では，疾患発症の予防や発症した症状を改善させる治療法はない。対症療法として，拡張機能不全に対する内科的治療，心室流出路閉塞に対する内科的もしくは外科的治療，心房細動を有する場合の洞調律への復帰や維持への対応，心停止から生還した患者や心停止リスクの高い患者に対する心臓除細動器植込み，心不全に対する内科的治療，適応がある場合には心臓移植などが，必要に応じて検討される。二次的合併症の予防として，持続性あるいは発作性心房細動を有する患者では，血栓塞栓症のリスクを減らすための抗凝固療法が考慮される。また HCM 患者の妊娠時には，高リスク妊娠管理として，経験のある循環器内科医および産科医による管理治療が行われる。患者は次のようなことを避けるべきである。すなわち，脱水，循環血液量減少（利尿剤は注意して使用すること），後負荷を減少させる薬物治療〔例：アンジオテンシン変換酵素（angiotensin-converting enzyme：ACE）阻害薬，アンジオテンシン受容体拮抗薬，直接的な血管拡張薬など〕。中程度のレクリエーション運動は，多くの HCM 患者で有益であると考えられている。

遺伝リスク

HCM は常染色体顕性遺伝形式に従うが，表現度の多様性や，不完全で年齢依存性の浸透率を示す。罹患患者の第一度近親は 50 % の確率で病的バリアントを有し，その場合 HCM を発症する可能性がある。孤発例においては患者のみで同定され両親には認めない新生（*de novo*）バリアントである可能性がある。

妊娠前もしくは出生前の遺伝カウンセリングにより，疾患の伝達リスクや生殖における選択肢について話し合うべきである（第 18 章参照）。

> **小グループでの討論のための質問**
>
> 1. 年齢依存性の浸透率を示す他の疾患を挙げよ。疾患の年齢依存性の浸透率に影響を与える要素は何か？
> 2. HCM の座位異質性の理由について議論せよ。
> 3. バリアントが良性と判断される基準は何か？
> 4. HCM が疑われる発端者において遺伝学的検査が適応となるのはいつか？

（訳：神谷素子）

文献

Cirino AL, Ho C: Familial hypertrophic cardiomyopathy overview. http://www.ncbi.nlm.nih.gov/books/NBK1768/

Ommen SR, Mital S, Burke MA, et al: 2020 AHA/ACC guideline for the diagnosis and treatment of patients with hypertrophic cardiomyopathy. https://www.ahajournals.org/doi/10.1161/CIR.0000000000000937

Ingles J, Goldstein J, Thaxton C, et al: Evaluating the clinical validity of hypertrophic cardiomyopathy genes. https://www.ahajournals.org/doi/10.1161/CIRCGEN.119.002460

Richards S, Aziz N, Bale S, et al: Standards and guidelines for the interpretation of sequence variants: A joint consensus recommendation of the American College of Medical Genetics and Genomics and the Association for Molecular Pathology. https://www.ncbi.nlm.nih.gov/pmc/articles/PMC4544753/

26 Proteus 症候群
Proteus Syndrome

■ *AKT1* の新生（*de novo*）モザイクバリアント, MIM 176920

Leslie G. Biesecker, Christopher A. Ours

原理
- 体細胞モザイク
- 散発的発生
- 機能獲得型バリアント
- 表現型の異質性

主要な表現型の特徴
- 発症年齢：幼児期から前期小児期
- 進行性分節性過成長
- 大脳状結合織母斑（CCTN）
- 骨の過成長
- 脂肪組織および脂肪腫の調節機能不全
- 嚢胞性肺疾患との関連
- 血管奇形
- 静脈血栓塞栓症のリスク増加

病歴と身体所見

J.D. は，複数の皮膚変化と左右非対称の下肢を呈した 6 歳の男児である。両親が彼の左足が右足より大きいことに初めて気づいたのは，彼が 9 カ月のときだった。同じころ，両親は彼の腹部の左側に隆起したざらざらした皮膚の筋を見つけた。この筋は正中線まで伸びていたが，正中線を越えなかった。隆起した皮膚の色素沈着は発症以来増加している。彼が 4 歳のとき，左足の裏に肌色の隆起が出現した。これらは時間とともに厚くなり，癒合して脳の表面に似た隆起を形成した（図 C.26.1）。モザイク状過成長症候群を疑い，遺伝専門医は足のこの特殊な皮膚から皮膚生検（パンチバイオプシー）を行い，過成長に関連する遺伝子のシークエンシングパネルによる遺伝学的検査を行った。これにより，モザイク *AKT1* c.49 G>A p.Glu17Lys バリアントの存在が示された。このバリアントと臨床所見から，Proteus 症候群の診断が確定した。遺伝専門医は，骨端線固定術による脚長差の将来的な外科的治療の可能性に備えて，皮膚科，理学療法科，整形外科を含む多分野にわたるチームによる継続的な成長の見守り計画を家族と共有した。家族は，自然経過の研究と治療試験への参加を検討するために研究センターに紹介された。

背景
病因と頻度

AKT1 関連 Proteus 症候群（MIM 176920）は，100 万人あたり 1 人未満の割合で発症するきわめて稀な分節性過成長障害である。これは発生中に *AKT1* 遺伝子の変異イベントによって引き起こされる。この接合後プロセスにより体細胞モザイクが発生し，一部の細胞が *AKT1* の活性化バリアントに対してヘテロ接合性になる。*AKT1* 関連 Proteus 症候群は，生殖細胞系列ヘテロ接合性では早期胎児死亡が起こる（と仮定されている）ため，絶対モザイク状態である。これはマウスモデルで実証されており，*AKT1* の生殖細胞系列ヘテロ接合性活性化バリアントをもつ Proteus 症候群の個人は知られていない。

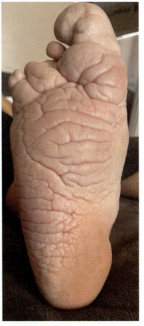

図 C.26.1 Proteus 症候群をもつ Noah は，スクーターに乗ったりサッカーをしたりするのが好きである。写真は右足の大脳状結合織母斑で，母趾の過成長を伴う。これらの変化は小さな結節として始まり，後に大脳状の外観を呈し，足底表面全体に進行することがある。（Christopher Ours と Leslie Biesecker の厚意による）

発症機序

AKT1 は，細胞の成長と生存の調節において重要な役割を果たすセリン–トレオニンキナーゼである。AKT1 タンパク質の抑制性プレクストリン相同ドメインのバリアントは，リン酸化の増加につながり，下流のエフェクターを活性化して細胞の成長と生存能を促進する。Proteus 症候群では，これは通常，アミノ酸の 17 番目の位置のグルタミン酸からリシンへの置換（p.Glu17Lys）を予測する単一の塩基置換（c.49 G>A）を介して発生している。AKT1 シグナル伝達はさまざまな細胞タイプで発生するため，Proteus 症候群ではほぼすべての組織が影響を受ける可能性がある。細胞成長の調節不全は，影響を受けた組織の過剰成長につながる増殖と過形成として現れる。場合によっては特定の組織に腫瘍が発生するが，悪性であることは稀である。これは多くのがんで特定されているものと同じ *AKT1* バリアントである。

表現型と自然歴

Proteus 症候群の表現型は，臨床的重症度のスペクトル分布と個人間の不均質性を伴うモザイク分布を示す（多様である）。大多数の個人は出生時に症候群の徴候がほとんどないかまったくない。過成長は多くの場合，生後数年間に明らかになる。Proteus 症候群の自然経過は特に小児期に厳しく進行し，

587

永久的な障害や切断を含む外科的介入が必要になる場合がある。

Proteus症候群の診断は，影響を受けた組織における活性化AKT1バリアントの同定と症状の臨床的特徴の組み合わせによって行われる。Proteus症候群は体内のほぼすべての組織に影響を及ぼすが，最も一般的な症状は皮膚と骨の過成長，肺疾患，血栓症，臓器の非対称性，腫瘍の易罹性である。Proteus症候群の特徴的な変化は大脳状結合織母斑で，最も一般的には足底表面に発生する（図C.26.1）。これは最初に肌色の丘疹と結節の集合として現れ，脳様の外観に進行していく。その他の皮膚症状には，Blaschko線に続いて色素沈着が増加したり毛髪の成長が増加したりする表皮母斑がある。

Proteus症候群における骨の過成長は通常，長骨の伸長を引き起こし，脚の長さの不一致や角度の変形につながる（図C.26.2）。また，側弯症や頭蓋顔面の非対称も起こってくる。肺の症状には，肺嚢胞を伴う閉塞性肺疾患，および側弯症と胸壁の変形によって起こる拘束性肺疾患がある。血管奇形（特に静脈），そして脂肪腫様の成長調節不全が存在する場合もある。肝臓，脾臓，腎臓においては，非対称，肥大，または嚢胞形成が発生する場合がある。Proteus症候群をもつ個人は，腫瘍発生のリスクが高くなる。これには卵巣または精巣の低悪性度上皮性腫瘍，髄膜腫，および耳下腺の腺腫が含まれる。

治療・ケア

*AKT1*関連Proteus症候群の適切な診断は，治療と予後予測にとって最も重要である。このバリアントは接合後の変異イベントとして発生するため，影響を受けた組織でDNA検査を行う必要がある。最も一般的な方法は皮膚生検となる。血液検査は適切ではない。実際には他の組織にしか病的バリアントが存在しない場合，陰性の結果が出る可能性があるためである。分子診断の際は，モザイク状態によってもたらされる制約（検査による限界）を考慮する必要がある。たとえばSangerシークエンシングでは，より高深度の次世代シークエンサーを用いた手法でならば明らかになる低レベルのバリアントを検出できないことがある（第17章を参照）。次世代シークエンサーを用いたこの診断手法は，*PIK3CA*関連過成長スペクトラム症候群などの他の分節性過成長症候群の評価にも使用すべきである。*AKT1*関連Proteus症候群の治療・ケアは，個人の症状に合わせて調整する必要があるが，主に支持療法および（または）外科療法である。AKT阻害薬による標的療法は1つの治療戦略になりうるが，まだ研究中である。

*AKT1*関連Proteus症候群における軟部組織および骨の過成長は，重大な状態，痛み，機能制限につながる可能性がある。軟部組織過成長の減量は選択肢の1つであるが，再発のリスクと複数回の手術の必要性を考慮する必要がある。下肢の骨の過成長および脚の長さの不一致は，一時的な骨端線固定術によって対処できることがある。この手術では，影響を受けた長骨の伸長を停止させ，反対側の脚が成長して追いつくように変えることとなる。指が骨格の成熟前に成人の長さに達した場合など，骨端線停止も必要になる場合がある。

Proteus症候群をもつ患者が手術を受ける場合，血栓のリスクが高まるため，予防的抗凝固療法が推奨される。特に周術期における血栓塞栓症は，Proteus症候群における主な死亡原因である。

Proteus症候群の肺症状に対する承認された基本的薬物療法は知られていない。状態が進行すると，酸素補給，非侵襲的人工呼吸，または罹患した肺組織の切除が必要になる場合がある。

がんにおけるPI3K/AKTシグナル伝達経路の役割・機能を考えることにより，小分子阻害薬がいくつか開発されている。これらを分節性過成長抑制薬へ転用する臨床研究が進行中である。

遺伝リスク

*AKT1*関連のProteus症候群は散発性で，メンデル遺伝のパターンには従わない。生殖細胞系列ではなく体細胞バリアントによって引き起こされる。Proteus症候群における経過の異なる一卵性双生児の報告は，このことに矛盾しない。これは遺伝性症候群ではなく，罹患した個人は症候群のない子どもを産んでいる。

> **小グループでの討論のための質問**
>
> 1 Proteus症候群をもつ個人はそれぞれ独自の過成長パターンを示す。Proteus症候群の原因の何が，この表現型の異質性を生み出しているのだろうか？

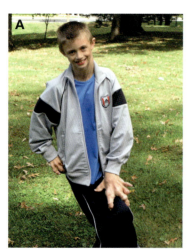 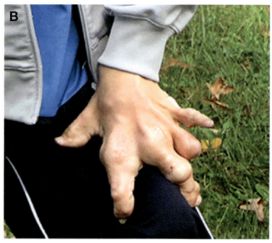 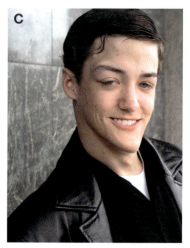

図C.26.2　(**A**) JordanはProteus症候群財団（proteus-syndrome.org）の集まりでサッカーを楽しんでいる。下肢の症候群は，脚の長さの違いや運動障害の原因となる。(**B**) Jordanの手の詳細。軟部組織と骨の過成長により，指が長くなり，角が変形し，可動域が狭くなっている。(**C**) BrianはProteus症候群の大人で，支援グループでも活動している。頭蓋骨の過成長がある。これにより，眼窩上隆起や下顎の非対称など，頭部と顔面の非対称が生じる可能性がある。写真：Rick Guidotti, Positive Exposure (positiveexposure.org)。

2 Proteus 症候群の遺伝学的検査では，血液や唾液からの DNA が適切な情報源ではないのはなぜか？

3 体細胞モザイクによって引き起こされる他の症候群について説明せよ。これらの症候群は遺伝性か？

（訳：和泉賢一）

文献

Biesecker LG, Sapp JC. Proteus syndrome. In Adam MP, Ardinger HH, Pagon RA, Wallace SE, Bean LJH, Gripp KW, Mirzaa GM, Amemiya A, editors: *GeneReviews*®, 1993. https://www.ncbi.nlm.nih.gov/pubmed/22876373

Lindhurst MJ, Sapp JC, Teer JK, et al. A mosaic activating mutation in AKT1 associated with the Proteus syndrome. *N Engl J Med*, 365(7):611-619, 2011. https://doi.org/10.1056/NEJMoa1104017

Sapp JC, Buser A, Burton-Akright J, Keppler-Noreuil KM, Biesecker LG: A dyadic genotype-phenotype approach to diagnostic criteria for Proteus syndrome. *Am J Med Genet C Semin Med Genet*, 181(4):565-570, 2019. https://doi.org/10.1002/ajmg.c.31744

27 子宮内胎児成長障害
Intrauterine Growth Restriction

自然変異の染色体欠失　■胎児異常核型
Marisa Gilstrop Thompson

原理
- 出生前診断
- 超音波検査スクリーニング
- 中間部欠失
- 細胞遺伝学的分析およびゲノム分析
- 遺伝カウンセリング
- 妊娠管理オプション

主要な表現型の特徴
- 発症年齢：出生前
- 胎児発育遅延
- 項部肥厚増大
- 顔貌異形

症例説明

A.G. は26歳，妊娠2回，出産1回の女性で，超音波断層法による妊娠第2三半期の定期胎児検査のために紹介された。A.G. には妊娠中にいかなる薬剤，麻薬などの薬物，アルコールの摂取もなく，また両親ともに健康である。超音波検査による胎児成長指標の計測値からは，妊娠17.5週相当の胎児が示唆された。しかし，妊娠初期での胎児超音波検査所見および最終月経から妊娠週数を算出すると，週齢約21週相当の胎児成長を示すはずであった。この乖離から，対称性の胎児発育遅延（fetal growth restriction：FGR）が示唆された。さらなる評価として，胎児項部肥厚計測値が 6.1 mm から 7.3 mm へと明らかに増加していた。カップルは FGR と後頸部肥厚を考慮して遺伝カウンセリングを受け，また胎児異数性のリスクが増大していることについてもカウンセリングが実施された。遺伝カウンセラーは胎児感染症や胎盤疾患，催奇形物質および母体疾患などの FGR の他の病因についても話し合った。遺伝カウンセリングののち，カップルは羊水穿刺による診断的検査を選択した。羊水の感染症検査の結果は陰性であった。羊水染色体検査の結果は，4番染色体短腕の中間部欠失で，核型は 46,XX,del(4)(p15.1p15.32) であった。遺伝カウンセラーは両親に，この染色体所見は過去に骨格異常，神経学的異常，知的障害との関連が示されていると伝えていた。両親のどちらかが均衡型染色体構造異常を有しているかどうかを調べるため，両親の染色体検査が勧められたが，これらの検査結果は正常であった。出生後の新生児精査により，両側内眼角贅皮，低位で後方に変位した耳介（rotated ear），突出した鼻橋，小顎症が明らかとなった。また，余剰な後項部の皮膚も注目される所見であった。両親は再発のリスクは低いが，それでも将来の妊娠に際しては検査が可能であることを再確認した。

背景
病因と頻度

胎児推定体重もしくは腹囲が 10 パーセンタイル未満の際に胎児成長障害（FGR）と診断される（図 C.27.1 参照）。出生前に FGR と診断しても，胎児一人一人の成長の可能性は考慮されていない。つまり，潜在的な成長能力を達成できていないような大きな胎児は特定されず，体質的に小さな胎児は誤診される可能性がある。FGR の新生児は，妊娠期間に比して小さい（small for gestational age：SGA）児とは区別されるべきである。SGA の新生児は，FGR と同様に出生体重が 10 パーセンタイル未満ではあるが，出生前の成長の質が必ずしも反映されるものではない。SGA 児は例えば両親の体格といった生理的な理由によって小さい児として通常説明される。

FGR は，子宮胎盤循環不全，薬物やアルコールへの曝露，胎内感染，遺伝的要因による成長制限などの結果として生じる可能性がある。栄養障害により発育遅延を生じた胎児では，頭部以外の体の部分と比較して，頭部の発育遅延が軽度となる傾向がある。いくつもの染色体異常が FGR と関連している。妊娠初期からの FGR や対称性 FGR（訳注：頭部と体部が同等に小さい FGR）の所見は，胎児が18トリソミー，三倍体，7番または14番染色体の母親性の片親性ダイソミーなどの染色体異常を伴う可能性を高める。胎児の項部皮下肥厚計測値が妊娠初期（妊娠11〜14週）に 3 mm 以上，妊娠中期（第2三半期）に 6 mm かそれ以上の場合に，染色体異常のリスク増加と関連している。妊娠中期（第2三半期）に項部皮下肥厚像を認める胎児の約 1/7 が，Down 症候群の可能性がある。A.G. の胎児超音波検査所見から異数性の可能性が高まり，複数の胎児形態異常を説明できる4番染色体短腕の小さな中間部欠失の診断確定が導かれた。

このような稀な欠失の病因と頻度は，特に両親の染色体が正常であることを考慮すると，まったく不明である。ほとんどの新生（de novo）欠失は減数分裂の際に発生するが，生殖細胞への分化が決定している組織の体細胞分裂の際に起こる可能性もあり，その場合は片親が生殖細胞系列モザイクとなる。生殖細胞系列モザイクは，両親の線維芽細胞またはリンパ芽球による検査によっても確実な否定はできない。したがって，将来の妊娠では出生前診断が提供されるべきである。

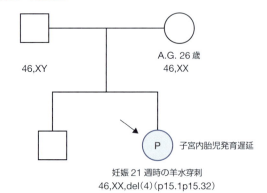

症例27の家系図

46,XY　A.G. 26歳 46,XX

P　子宮内胎児発育遅延
妊娠21週時の羊水穿刺
46,XX,del(4)(p15.1p15.32)

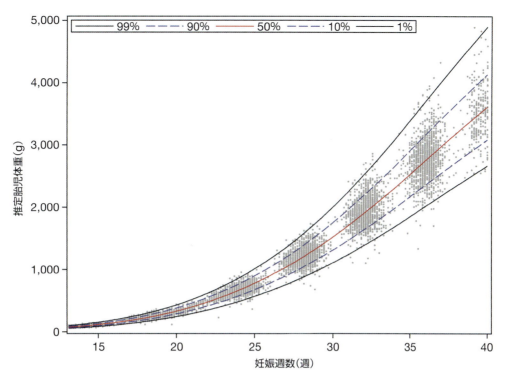

図 C.27.1　世界保健機関（WHO）の胎児成長チャート：推定胎児体重のパーセンタイル。推定胎児体重の成長チャートは，10 カ国からの 1,387 の低リスク妊娠の縦断研究にもとづく。適切な生育および栄養条件では，胎児の成長は一様ではなくかなりのばらつきがあるが，小さな胎児よりも大きな胎児でその差は大きい。妊娠中の胎児の体重は，頭蓋における頭頂骨間の距離（児頭大横径），頭囲，腹囲，大腿骨長の超音波測定値をパラメーターに用いた計算式によって推定される。(Kiserud T, Piaggio G, Carroli G, et al: The World Health Organization fetal growth charts: A multinational longitudinal study of ultrasound biometric measurements and estimated fetal weight. *PLoS Med*, 14:e1002220, 2017 より)

発症機序

46,XX,del(4)(p15.1p15.32) の切断点によって，4 番染色体短腕の 14.5 Mb の DNA が欠失する。47 の既知のタンパク質をコードする遺伝子が，この欠失領域内に存在することが示されている。これらの遺伝子の 1 つまたはそれ以上のハプロ不全は，この胎児の表現型を発生させた原因になる可能性がある。マイクロアレイ染色体検査は，欠失または重複の切断点の部位を，従来の出生前核型分析よりも正確に特定できる。欠失した領域にどの遺伝子が含まれているかについての情報は，含まれている遺伝子が重要なものの場合には，より正確な予後の情報を提供できる可能性がある。

表現型と自然歴

家族歴，病歴，妊娠歴に関係なく，すべての妊娠には胎児に発達障害または先天異常がみられるリスクが約 3〜5% 存在する。このカップルは特にリスクが高かったわけではないにもかかわらず，妊娠中期における通常の超音波検査所見から，胎児の異数性の疑いが高まった。中間部欠失の知見は，超音波検査所見を矛盾なく説明する。この症例とまったく同じ欠失はこれまでには報告されていないが，4 番染色体短腕の欠失の多くの症例は先天異常と関連している。例えば，Wolf-Hirschhorn 症候群（図 6.8 参照）は 4p の微細欠失により，重症知的障害と身体奇形を呈する。本胎児の FISH 分析では，Wolf-Hirschhorn 症候群の発症に重要な領域である 4p16.3 の塩基配列は 4 番染色体の両方のコピーに存在しており，欠失はより近位の p15 バンドにあることが明らかになった。この常染色体の重要な欠失または重複はこれまでに他の患者で報告されていないので，この症例の場合，身体的および神経学的障害の両方を認めそうであるが，その重症度は予測できない。

治療・ケア

染色体異常に根治療法は存在しない。多くのカップルにとって最も重要な問題は，胎児が生まれた場合に，知的障害や明らかな先天異常のリスクがあるかどうかということである。すでに超音波検査で形態異常が存在し，染色体異常が同定されたことを考慮すると，この胎児は後遺症を有するであろうし，その程度は予測不可能である。そのような場合にカップルは，情報は限られていること，今後の妊娠経過や胎児予後を推定するのは不可能であることについて，詳細な遺伝カウンセリングを受ける。選択肢としては，予後良好を期待しての妊娠継続，養子に出すか否かの選択，または人工妊娠中絶がある。

超音波検査によるフォローアップは，胎児の成長と発達を評価可能である。長期に進行する FGR が単独に発症している場合は，胎児予後不良が示唆される。出生時に介入を必要とする大部分の先天性心疾患は通常，妊娠中期後半までに明らかになる。新生児専門医と母体・胎児専門医との協議によって，分娩時に何を予想するべきか，出産後の評価で考慮すべき点は何かについての情報提供が可能になる。専門的な新生児集中治療と新生児手術を提供可能な三次医療施設で分娩を行うことは有益である。

妊娠中絶が管理方針として選択された臨床的状況では，分娩誘発または外科的管理による中絶のいずれかを妊娠第 2 三半期中期までに実施することができる（地域の法律にもとづいて）。2 つの人工妊娠中絶の方法における精神面と身体面での有益性と不利益性は，資格を有する産婦人科医により詳細に説明されるべきである。剖検という選択肢（出生前検査で診断が確定しなかった場合には特に重要である），および各手法の実施時期や実施に際し予測されることの比較を考慮に入れて，議論を行うべきである（第 18 章参照）。

最後に，もしも両親が人工妊娠中絶を選択できない場合，経済的に不可能と判断する場合，または形態異常の同定があまりに妊娠後期で人工妊娠中絶が許可されない場合には，養子に出す選択肢が提案可能である。

遺伝リスク

新生欠失は，どちらか一方の親の検出不能な生殖細胞系列モザイクが原因である可能性があるので，低い再発率がある。絨毛採取または羊水穿刺といった出生前診断は将来の妊娠に利用できるが，これらの処置による流産のリスクは本症の経験的再発率と同等の可能性がある（第18章参照）。

小グループでの討論のための質問

1　「妊娠期間に比して小さい児（SGA）」と「子宮内胎児成長障害（FGR）」との違いは何か？
2　羊水穿刺で染色体異常が判明しても，社会の規則や家庭の状況から人工妊娠中絶は選択できない場合において，FGRの原因

検索として妊娠24週の時点で胎児核型の検査目的に羊水穿刺を行うことの利益と不利益は何か？

（訳：真里谷 奨）

文献

Bianchi D, Crombleholme T, D'Alton M, et al: *Fetology: Diagnosis and management of the fetal patient*, ed 2, New York, 2010, McGraw Hill.

Gardner RJM, Amor DJ: *Gardner and Sutherland's chromosome abnormalities and genetic counseling*, ed 5, Oxford, 2018, Oxford University Press.

Kiserud T, Benachi A, Hecher K, Perez RG, Carvalho J, Piaggio G, Platt LD: The World Health Organization fetal growth charts: Concept, findings, interpretation, and application. *Am J Obstet Gynecol*, 218(2S):S619-S629, 2018. https://doi.org/10.1016/j.ajog.2017.12.010. PMID: 29422204

Meler E, Sisterna S, Borrell A: Genetic syndromes associated with isolated fetal growth restriction. *Prenat Diagn*, 40(4):432-446, 2020.

South ST, Corson VL, McMichael JL, et al: Prenatal detection of an interstitial deletion in 4p15 in a fetus with an increased nuchal skin fold measurement. *Fetal Diagn Ther*, 20:58-63, 2005.

28 QT 延長症候群
Long QT Syndrome

常染色体顕性遺伝（優性遺伝）もしくは潜性遺伝（劣性遺伝）　■ 心臓イオンチャネル遺伝子，MIM 192500

Robert Hamilton

原理
- 座位異質性
- 不完全浸透
- 薬物に対する遺伝的感受性

主要な表現型の特徴
- QTc 延長（男性では 470 ミリ秒以上，女性では 480 ミリ秒以上）
- 頻脈性不整脈（torsades de pointes）
- 失神エピソード
- 突然死
- 薬理遺伝学

病歴と身体所見

A.B. は QT 延長（long QT：LQT）症候群の 30 歳女性で，妊娠を考えており，夫とともに遺伝外来を受診した。夫婦は，将来の子どもにおけるこの疾患の再発率と，受けることができる遺伝学的検査や出生前診断についての情報を求めていた。また妊娠に伴う自身の健康への潜在的リスクについても心配していた。A.B. は 15 歳の弟が突然死した後に，20 代前半で QT 延長症候群と診断された。彼女は生来健康で，聴力は正常，身体的な形態異常は認めず，その他の臓器にも異常を認めていない。またこれまでに失神のエピソードはない。心電図検査により A.B. と父方のおばは本症候群と診断されたが，QTc 間隔が正常であった彼女の父は本症候群の診断には至らなかった。母親の既往歴と家族歴に LQT 症候群の特徴を示すものはない。商業用 LQT パネルを用いて A.B. の分子遺伝学的検査を行ったところ，*KCNH2* のミスセンスバリアントが同定された。このバリアントは LQT2 型の Romano-Ward 症候群の家系ですでに報告されているバリアントであっ

た。A.B. ははじめに β 遮断薬を処方され，現在も内服中である。植込み型除細動器（implantable cardioverter-defibrillator：ICD）の装着を続けている。ICD は，以前は突然死の家族歴にもとづいて LQT 症候群に処方されることが多かったが，現在のガイドラインでは推奨されていない。遺伝外来ではこの夫婦に，将来の子どもの再発率はそれぞれ 50％であると伝え，以下に述べるような妊娠のリスクと出生前診断の選択肢について質問に答えた。

背景

病因と有病率

LQT 症候群（Long QT Syndrom，MIM 192500）は，心臓のイオンチャネルまたはチャネルと相互作用するタンパク質の欠陥によって引き起こされるチャネロパチーで，異質性の高い（heterogeneous）疾患群である。LQT 疾患の全有病率は約 5,000〜7,000 人に 1 人である。

LQT 症候群の遺伝学的背景は複雑である。その 1 つに座位異質性がある。少なくとも 5 つの既知の心臓イオンチャネル遺伝子（*KCNQ1*，*KCNH2*，*SCN5A*，*KCNE1*，*KCNE2*）のバリアントが LQT のほとんどの原因となっている。その他の遺伝子のバリアントも知られているが，きわめて稀である。次に，同じ座位の異なるバリアントが，2 つの異なる遺伝形式を示す LQT 症候群を引き起こす可能性がある。すなわち，常染色体顕性遺伝の Romano-Ward 症候群と，常染色体潜性遺伝の Jervell and Lange-Nielsen 症候群である（MIM 220400）。二遺伝子性遺伝も報告されている。

発症機序

LQT 症候群は，心筋細胞の再分極の異常によって引き起こ

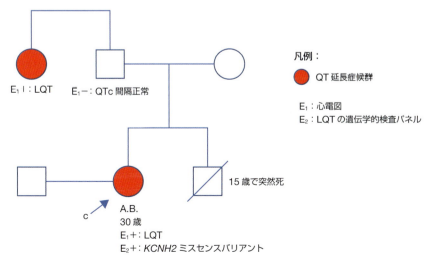

症例 28 の家系図

凡例：
● QT 延長症候群

E_1：心電図
E_2：LQT の遺伝学的検査パネル

E_1+：LQT
E_1-：QTc 間隔正常
15 歳で突然死
A.B.
30 歳
E_1+：LQT
E_2+：*KCNH2* ミスセンスバリアント

593

される。再分極はナトリウムとカルシウムによる内向き電流と，カリウムによる外向き電流との間のバランスによって制御されるプロセスである。電流の不均衡が生じることで，細胞の活動電位の持続時間の増加または減少を引き起こし，それぞれ心電図上の QT 間隔の延長または短縮を引き起こす。LQT 症候群のほとんどの症例は，カリウムチャネルの制御タンパク質のサブユニットをコードする遺伝子（名前が KCN で始まる遺伝子）の機能喪失型バリアントによって引き起こされる。これらのバリアントは，外向きの再分極電流を減少させ，それによって細胞の活動電位を延長し，次の脱分極の閾値を低下させる。LQT 症候群の他の患者では，ナトリウムチャネル遺伝子 SCN5A の機能獲得型変異によりナトリウムの流入が増加し，その結果，活動電位のシフトと再分極が同様に起こる。

表現型と自然歴

LQT 症候群は，QT 間隔の延長と心電図上の T 波異常（図 C.28.1）を特徴とし，頻脈性不整脈や torsades de pointes（QRS 複合体の振幅の変化とねじれを特徴とする心室頻拍）を含む。torsades de pointes は QT 間隔の延長を伴い，通常は自然に停止するが，持続して心室細動に悪化することもある。

最も一般的な LQT 症候群である Romano-Ward 症候群では，不整脈による失神が最も頻度の高い症状である。未診断または未治療のまま放置すると，再発を繰り返し，10〜15% の症例で致命的となる。しかし，この症候群の 30〜50% の患者は失神症状を示さない。心臓発作は 10 代から 20 代にかけて最も頻度が高い。リスクは時間の経過とともに減少するように見えるが，加齢とともに上昇する他の競合する死亡リスクに直面して，単に一定にみえるだけであろう。QT 延長作用のある薬物（http://www.qtdrugs.org のリストを参照）によって誘発される場合は，年齢に関係なく発症する可能性がある。Romano-Ward 症候群における心イベントの非薬理学的誘因は，原因遺伝子によって異なる。LQT1 の誘発因子は，典型的には運動や突然の感情などのアドレナリン刺激である。LTQ2 の人は，運動時，安静時，そして目覚まし時計や電話などの聴覚刺激でリスクがある。LQT3 では安静時や睡眠時に心拍数が低下する。LQT1 では 40% が 10 歳までに症状が現れるが，LTQ2 では 10%，LQT3 では稀である。LQT 症候群に関連する遺伝子は少なくとも 17 種類あり，そのうちの 3 種類（KCNQ1，KCNH2，SCN5A）が遺伝子同定症例の約 90% を占め，全症例の 20〜40% は依然として原因遺伝子が未解明である。

LQT 症候群は，心電図異常と失神エピソードの両方において低浸透性を示す。罹患者の 30% は，QT 間隔が正常範囲と重なることがある。この疾患の発現は，家族内でも家族間でもさまざまである。浸透率が低いため，運動負荷心電図検査はしばしばリスクのある家族の診断に用いられるが，感度は 100% ではない。遺伝学的検査はますます一般的になってきており，明確な表現型が存在しない場合でも，病的バリアントまたは病的である可能性が高いバリアントが同定された場合には，そのような患者には心イベントのリスクがあるため，治療が推奨されることが多い。

LQT 症候群は身体診察で他の所見を伴うことがある。例えば，Jervell and Lange-Nielsen 症候群（MIM 220400）は，LQT 症候群とともに先天性の高度感音難聴を特徴とする。これは，常染色体顕性遺伝の Romano-Ward 症候群と同じ 2 つの遺伝子（KCNQ1 および KCNE1）または遺伝子対（二遺伝子疾患）内の特定のバリアントによって引き起こされる常染色体潜性遺伝疾患である。Jervell and Lange-Nielsen 症候群患者のヘテロ接合体の血縁者は難聴ではないが，Romano-Ward LQT 症候群のリスクがある。

治療・ケア

LQT 症候群の治療の目的は，失神エピソードや心停止の予防である。最適な治療法は，症例における原因遺伝子の同定に影響される。例えば，症状発現前の β 遮断薬治療は LQT1 において最も有効であり，LQT2 においてはやや劣るが有効である。LQT3 における有効性は低下するが，プロプラノロールのような膜安定化 β 遮断薬は LQT3 においてもある程度の有効性を示す。β 遮断薬治療は，加齢に伴い注意深く用量の調節をモニターする必要があり，飲み忘れがないようにしなければならない。一部の β 遮断薬は他の薬よりも有効なようである。徐脈のある患者ではペースメーカーを必要とする場合もあり，体外式除細動器を備えた環境が適切かもしれない。左星状神経節切除術を検討した後，症候性 LQT2 または LQT3 の患者，あるいは喘息，うつ病，糖尿病など β 遮断薬治療が問題となる LQT 症候群の患者には，植え込み型除細動器（ICD）が必要となるかもしれない。心停止からの生存者には ICD がクラス 1 の推奨事項だが，β 遮断薬未治療の LQT1 の患者は例外である。家族歴に心停止がある場合，患者が ICD 植え込みを希望する，または受け入れる決定に影響するかもしれないが，これが心血管イベントのリスク因子であるという証拠は限られている。

QT 間隔を延長させたり，交感神経緊張を高めたりするため，抗うつ薬（アミトリプチリン），市販の風邪薬（フェニレフリンやジフェンヒドラミン），抗真菌薬（フルコナゾールやケトコナゾール）などの薬物を避けるべきである。以前は激しい

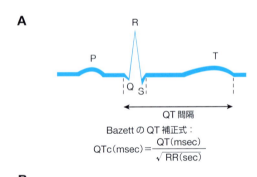

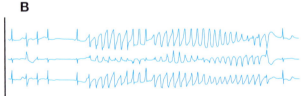

図 C.28.1 (A) 心電図から QT 間隔を測定する。この図は正常な心電図を表しており，P 波は心房の活性化を，QRS 複合体は心室の活性化と心室収縮の開始を，T 波は心室の再分極を表している。QT 間隔が心拍数の影響を受けるため，この数値は心拍数（拍動 RR 間隔によって反映される）により補正（正規化）され，QTc 時間として導かれる。QT と QTc はともにミリ秒または秒単位で表される。(B) QT 延長症候群における不整脈の発現。QT 延長と連続的に変化する多形性心室頻拍（torsades de pointes）を有する患者において，同時に異なる 3 つの心電図誘導で記録した。torsades de pointes は自然治癒することもあれば，心室細動や心停止に移行することもある。((A) は Liu BA, Juurlink DN: Drugs and the QT interval - Caveat doctor. *N Engl J Med* 351:1053-1056, 2004 より許可を得て改変。(B) は Chiang C, Roden DM: The long QT syndromes: Genetic basis and clinical implications. *J Am Coll Cardiol*, 36:1-12, 2000 より改変）

Bazett の QT 補正式：
$$QTc(msec) = \frac{QT(msec)}{\sqrt{RR(sec)}}$$

活動やスポーツの回避が推奨されていたが，リスクを軽減する方策（β遮断薬療法；患者の状態を理解し，近くの自動体外式除細動器や緊急医療機器/設備に精通している付き添い者の同伴）が整っている場合，こうした制限は不要であるという証拠が増えている。

妊娠中の管理

　多くのケースでLQT症候群の出生前診断は遺伝学的に可能であるが，この疾患は通常簡単かつ効果的に治療可能であり，出生前診断を希望する家族はほとんどいない。同様に，妊娠初期に侵襲的な遺伝学的検査を選択する家族も少ない。しかし，これらの選択肢について家族と話し合うことは必要である。

　LQT症候群の母親は，妊娠中，分娩中，産後において生命を脅かす不整脈を起こしやすい。専門の循環器専門医へのアクセスを考慮しながら，綿密な臨床評価と監視を行うべきである。死産や流産のリスクが増加するというエビデンスがある。ほとんどの患者は妊娠中および産褥期にβ遮断薬治療を中断することなく管理することができ，経腟分娩は通常可能である。胎児LQT症候群は多くの場合，胎児の観察される安静時心拍数の低下にもとづいて診断できる。胎児心室性不整脈が起こることもある。父親由来のLQT症候群の場合，胎児は通常は母親からβ遮断薬を投与されていないため，胎児の評価を慎重に行うことが重要である。新生児心電図（ECG）を実施し，小児不整脈の専門医による評価を手配し，新生児の遺伝学的検査（結果は数週間かかる場合もある）を考慮すべきである。

遺伝リスク

　Romano-Ward症候群患者の子孫は，親の遺伝子バリアントを50％の確率で受け継ぐ。新生（de novo）変異の割合は低いため，ほとんどの罹患者は罹患した（おそらく無症候性の）親をもつ。詳細な家族歴と家族の注意深い心臓評価は非常に重

要であり，命を救うことにつながる可能性がある。Jervell and Lange-Nielsen症候群は常染色体潜性遺伝に従い，患者の同胞における再発率は25％である。しかし，同胞がヘテロ接合体であれば，難聴を伴わないLQTのみの浸透率25％のRomano-Ward症候群のリスクもある。

小グループでの討論のための質問

1　遺伝性症候群のなかには，分子遺伝学的検査が利用できるようになっても，診断のために臨床的評価に頼るものがある。LQT症候群の場合，家族歴からLQTと考えられる患者にどのように対応するか？　その理由は？
2　本疾患の未成年者の検査を行う場合の倫理的問題について議論せよ。
3　小児をJervell and Lange-Nielsen症候群と診断した。再発率と健康管理について，あなたは血縁者の家族にどのように遺伝カウンセリングするか？

（訳：石川亜貴）

文献

Alders M, Mannens MMAM: Romano-Ward syndrome. http://www.ncbi.nlm.nih.gov/books/NBK1129/

Guidicessi JR, Ackerman MJ: Genotype- and phenotype-guided management of congenital long QT syndrome. *Curr Probl Cardiol*, 38:417-455, 2013.

Martin CA, Huang CL, Matthews GD: The role of ion channelopathies in sudden cardiac death: Implications for clinical practice. *Ann Med*, 45:364-374, 2013.

Tranebjaerg L, Samson RA, Green GE: Jervell and Lange-Nielsen syndrome. http://www.ncbi.nlm.nih.gov/books/NBK1405/

29 Lynch 症候群
Lynch Syndrome

常染色体顕性遺伝（優性遺伝） ■ DNA ミスマッチ修復遺伝子の病的バリアント, MIM 120435

David Malkin

原理
- がん抑制遺伝子
- 多段階発がん
- 体細胞変異
- マイクロサテライト不安定性
- 多様な表現度と不完全浸透

主要な表現型の特徴
- 発症年齢：中年期
- 大腸がん
- 多発がん

病歴と身体所見

P.P. は 3 人の子どもをもつ 38 歳の銀行員である。彼女はがんの家族歴から，内科主治医より遺伝部門へ遺伝カウンセリング目的に紹介された。彼女の父，兄，甥，姪，父方のおじに大腸がんの既往があり，また父方の祖母は 40 代で膵臓がんと診断されていた。P.P. には既往歴や手術歴はなく，身体所見にも異常は認めなかった。遺伝専門医は P.P. に，家族歴からは Lynch 症候群〔遺伝性非ポリポーシス大腸がん（hereditary nonpolyposis colon cancer：HNPCC）としても知られている〕が示唆されることを説明した。また，P.P. の家系が Lynch 症候群であるかを確定する最も効率的な方法は，家系内で生存する罹患者の遺伝学的検査を行うことであると説明した。家系内で生存するがん罹患者は姪のみであり，遺伝学的検査を受けることに同意した。保存されていた姪の大腸がん組織において，マイクロサテライト不安定性（microsatellite instability：MSI）が確認され，さらに，姪の血液から得た DNA で多遺伝子パネル検査を行った結果，生殖細胞系列における *MLH1* 遺伝子の病的バリアントが明らかになった。標的シークエンシング検査で P.P. には同じ病的バリアントは認められず，この結果より遺伝専門医は彼女と彼女の子どもたちのがん発症リスクは一般集団と同等であると説明した。彼女の兄は生来健康であったが，この病的バリアントを有していることが判明し，年に 1 度の大腸内視鏡検査を継続的に行うこととなった（図 C.29.1）。

背景
病因と有病率
中・高所得国において少なくとも約 50% が 70 歳までに大腸腫瘍を発症し，そのうち約 10% が大腸がんを発症する。Lynch 症候群（MIM 120435）は遺伝的異質性を示すがん素因症候群であり，多くの場合 DNA ミスマッチ修復遺伝子の病的バリアントにより生じ，常染色体顕性遺伝（優性遺伝）形式をとる。Lynch 症候群の頻度は 1,000 人に 2～5 人であり，全大腸がんのおよそ 3～8% を占める。

発症機序
家族性腺腫性ポリポーシス（FAP）を含むほとんどの大腸が

んにおいて，腫瘍細胞の核型は次第に異数性が増加する（第 16 章参照）。大腸がんの約 15% はそのような染色体の不安定性は示さず，そのかわりに反復配列に挿入または欠失〔マイクロサテライト不安定性（MSI）〕を有する。MSI は Lynch 症候群における腫瘍組織の 85～90% に認められる。この観察結果に一致して，MSI を示す腫瘍を有する Lynch 症候群家系の約 70% では，4 つの DNA ミスマッチ修復遺伝子（*MSH2*, *MSH6*, *MLH1*, *PMS2*）のうちいずれかに生殖細胞系列病的バリアントが認められる。

DNA ミスマッチ修復により，DNA 複製でのエラーを 1/1,000 に減らすことができる。DNA 複製のエラーは，誤った塩基対形成を引き起こし，DNA 二重らせん構造の変形をもたらす。ミスマッチ修復タンパク質複合体は，修復にかかわる酵素を集め，新しく合成されたミスマッチを含む DNA 領域を除去した後，再合成を行う。

がん抑制遺伝子に典型的であるように，ミスマッチ修復遺伝子の 2 つのアレルの両方ともが機能を失うことにより，MSI が引き起こされる。体細胞における 2 番目のアレルの機能喪失は，ヘテロ接合性の喪失，遺伝子内変異，プロモーター領域の過剰メチル化などにより引き起こされる。

Lynch 症候群では，腺腫からがんへ進行する過程で，いくつかのマイクロサテライト領域が変異を起こす。マイクロサテライト配列を含んだ遺伝子の不活性化が，腫瘍の進展に重要な役割を果たしている。例えば，MSI はトランスフォーミング増殖因子 β 受容体Ⅱ〔transforming growth factor receptor βⅡ（*TGFBR2*）〕遺伝子のフレームシフト変異を引き起こす。この *TGFBR2* の病的アレルの出現により，TGFβRⅡ発現が喪失し，大腸上皮細胞の増殖を抑制している TGFβ の制御能が低下する。*TGFBR2* の病的バリアントは Lynch 症候群の早期病変で発生し，腺腫の増殖に寄与すると考えられている。Lynch 症候群はまた，*EPCAM* の 3′ エクソンと *MSH2* 遺伝子上流の遺伝子間領域の欠失が *MSH2* プロモーター領域の過剰メチル化を引き起こし，*MSH2* の発現がエピジェネティックに抑制され，ミスマッチ修復機能が失われることによっても発症する。

Lynch 症候群家系では，*MLH1* および *MSH2* の生殖細胞系列病的バリアントが 90% の割合を占め，次いで *MSH6* の病的バリアントが 7～10% に，*PMS2* の病的バリアントが 5% 未満に認められる。

表現型と自然歴
Lynch 症候群におけるポリープ発生数は一般集団と同等であるが，より若年で発症する。大腸がんと診断される年齢の中央値は 50 歳未満であり，一般集団より 10～15 歳若い。*MLH1* または *MSH2* 遺伝子の生殖細胞系列病的バリアント保有者では，大腸がんの生涯発症リスクが 80% であるが，*MSH6* または *PMS2* 遺伝子の生殖細胞系列病的バリアント保有者の場合，浸透率はより低い。Lynch 症候群における大

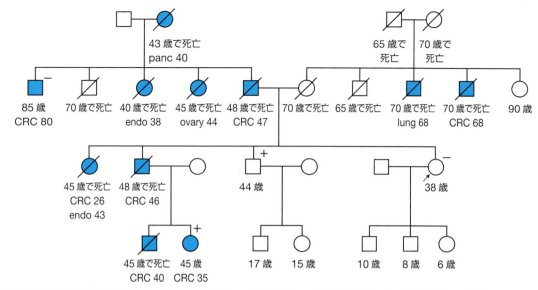

図 C.29.1　*MLH1* の病的バリアントを有する家系。大腸がんのみではなく，その他の Lynch 症候群関連がんである子宮内膜がん，膵臓がん，卵巣がんなどの頻度が高い。家系内の 1 人は大腸がんと子宮内膜がんを，もう 1 人は散発性大腸がん（遺伝学的検査の結果，この家系でみられる病的バリアントは検出されず）に罹患している点にも注意。来談者は矢印で示す。色のついた記号はがんと診断されていることを示す。それぞれの年齢を記号の下に示した。*MLH1* の病的バリアントがある場合は＋を，ない場合は−を付した。がんの疾患名の後に診断時の年齢を記載した。CRC：大腸がん，endo：子宮内膜がん，lung：肺がん，ovary：卵巣がん，panc：膵臓がん。(T. Pal and S. Narod, Women's College Hospital and University of Toronto, Canada の厚意による)

腸腺腫およびがんの 60〜70％は，脾湾曲部から回盲部の間に発生する。これに対し，散発性の大腸がん〔および家族性大腸腺腫症のがん〕の多くは，下行結腸および S 状結腸に発生する。Lynch 症候群における悪性腫瘍は染色体不安定性や異数性を生じることが少なく，散発性の大腸がんに比較して臨床的に悪性度が低いことが多い。このため，年齢や病期で調整した Lynch 症候群の患者の予後は，家族性大腸腺腫症や染色体不安定性を伴う大腸がんに比べて良好である。

大腸がんに加えて，Lynch 症候群関連がんには，胃がん，小腸がん，膵臓がん，腎臓がん，子宮内膜がん，卵巣がんが含まれるが，肺がんや乳がんの関連はみられない（図 C.29.1 参照）。Lynch 症候群関連遺伝子の生殖細胞系列病的バリアント保有者は，大腸がんもしくは他の Lynch 症候群関連がん，あるいはその両方のがんに罹患する生涯リスクが 90％以上である。

治療・ケア

　Lynch 症候群には特徴的な身体的特徴がみられない。Lynch 症候群を考慮する最低基準は，大腸がんや Lynch 症候群関連がんが家系内において 3 人以上おり，そのうち少なくとも 2 人は第一度近親者であること，2 世代以上にわたってみられること，少なくともそのうちの 1 人が 50 歳未満で大腸がんを発症していることである。家族歴がない若年発症の大腸がん患者においては，Lynch 症候群の遺伝学的検査は段階的に行うのが理想的である。これには，腫瘍組織の MSI 検査や 4 つのミスマッチ修復タンパク質の免疫組織化学的検査による，腫瘍組織の MSI 評価が含まれる。散発性大腸がん組織の 10〜15％で，体細胞における *MLH1* のプロモーター領域のメチル化による MSI を呈する。そのため，腫瘍組織の MSI 検査のみでは Lynch 症候群の診断には不十分である。免疫組織化学的検査は，原因となる生殖細胞系列病的バリアントをもつ可能性が最も高いミスマッチ修復遺伝子を同定する際に有用である。

　Lynch 症候群を早期に診断することが効果的な介入には必要である。25 歳からの定期的な近位大腸内視鏡検査，または予防的大腸切除＊訳注により，平均余命は 13.5 年延長，もしくは 15 年以上延長が期待できる。リスクを有する女性における子宮内膜組織検査および腹部超音波検査による子宮や卵巣がんの発症予防効果は，現在のところ証明されていない。生殖細胞系列の病的バリアントを有する家系においては，DNA ミスマッチ修復遺伝子病的バリアントのアレルを同定することで，病的バリアント保有者を対象としたサーベイランスを行うことができる。生殖細胞系列病的バリアント保有者が同定されていない Lynch 症候群家系においては，リスクのあるすべての家系構成員に頻繁なサーベイランスが必要となる。

遺伝リスク

　一般集団における大腸がん発症リスクは経験的に 5〜6％であるが，家族歴に著しく影響される。第一度近親者に大腸がんの既往歴がある場合，相対リスクは 1.7 になり，第一度近親者に 2 人以上の大腸がん既往があると相対リスクは 2.75 へ上昇する。第一度近親者が 44 歳未満で大腸がんを発症していた場合は，相対リスクは 5 以上に上昇する。

　これに対し，DNA ミスマッチ修復遺伝子に生殖細胞系列病的バリアントを有する個人の子どもは，50％の確率でその病的バリアントを受け継ぐリスクがある。生殖細胞系列病的バリアントを受け継いだ子どもは，生涯のうちに大腸がんまたはその他のがんを発症するリスクが，背景集団のリスクや浸透率を考慮すると，最大 90％に達する。出生前診断は多分に議論の余地があり，一般的ではない。しかし，親の生殖細胞系列病的バリアントが同定されている場合，理論的には可能である。不完全浸透や多様な表現型のため，Lynch 症候群の重症度や発症時期，または Lynch 症候群関連がんの発症は予測できない。

＊訳注　日本では行われていない。

小グループでの討論のための質問

1 ヌクレオチド除去修復，染色体不安定性，MSI の障害における腫瘍発生メカニズムを比較せよ。

2 Lynch 症候群の家族歴を有する患者に，ミスマッチ修復遺伝子の生殖細胞系列の病的バリアントが認められた場合，どのように遺伝カウンセリングをすべきか？　また，病的バリアントが認められなかった場合はどのように遺伝カウンセリングを行うとよいか？

3 Lynch 症候群の遺伝学的検査を未成年者へ行う際の倫理について議論せよ。

（訳：中津川智子）

文献

Brenner H, Kloor M, Pox CP: Colorectal cancer. *Lancet*, 383:1490-1502, 2014.

Idos G, Valle L: Lynch syndrome. In Pagon RA, Bird TD, Dolan CR, editors: *GeneReviews*; 2004 [Updated 2021] http://www.ncbi.nlm.nih.gov/books/NBK1211/

Matloff J, Lucas A, Polydorides AD, et al: Molecular tumor testing for Lynch syndrome in patients with colorectal cancer. *J Natl Compr Canc Netw*, 11:1380-1385, 2013.

30 Marfan 症候群
Marfan Syndrome

常染色体顕性遺伝（優性遺伝）　■ *FBN1* の病的バリアント，MIN 154700

Shira G. Ziegler

原理
- 顕性（優性）阻害効果およびハプロ不全
- 多様な表現度

主要な表現型の特徴
- 発症年齢：乳児期から成人期まで多様
- 不釣り合いな高身長
- 骨格系異常
- 水晶体偏位
- 僧帽弁逸脱
- 大動脈拡張および破裂
- 自然気胸
- 腰仙部硬膜拡張

症例提示

J.L. は 16 歳の健康な高校のバスケットボールの花形選手であるが，Marfan 症候群であるかどうかの評価目的に遺伝外来へ紹介されてきた．彼の体型は亡き父親によく似ていた．彼の父親は背が高く痩せ型であったが，朝のジョギング中に死亡した．他の家族には骨格の異常，突然死，視力低下や先天異常を有するものはいなかった．J.L. は，きゃしゃな体型で高口蓋，軽度の鳩胸，クモ状指趾，指極間長-身長比は 1.2，軽度の拡張期心雑音，肩と大腿に皮膚伸展線を認めている．心臓超音波検査が行われ，中等度の大動脈弁閉鎖不全を伴う大動脈基部拡張が明らかになった．眼科学的検査では，両側の虹彩振盪，軽度の水晶体の上方偏位が認められた．診察所見および検査所見にもとづき，Marfan 症候群が臨床的に強く疑われた．胸部大動脈瘤の関連遺伝子群の包括的パネル解析により，*FBN1* に病的バリアントが同定され，Marfan 症候群の診断が確定した．血圧を低く保ち，TGFβ シグナルを抑制するために，アンギオテンシン II 受容体遮断薬（ARB）が開始された．彼は，大動脈拡張の進行のモニタリング，および予防的大動脈基部置換術の適切な時期を判断するために，1 年ごとの画像検査を継続している．彼は，レクリエーション的な有酸素運動は続けてもよいが，激しい等尺性運動や疲労困憊するような競技スポーツは避けるようアドバイスされた．

背景
病因と頻度

Marfan 症候群（MIM 154700）は，フィブリリン 1 遺伝子（*FBN1*，MIM 134797）の病的バリアントが原因となる常染色体顕性遺伝（優性遺伝）の結合組織疾患である．頻度は 3,000〜5,000 人に 1 人と報告されており，患者の約 25〜35％ は新生（*de novo*）変異の結果として *FBN1* バリアントをもつ．

臨床的特徴

Marfan 症候群は全身の結合組織疾患であり，臨床症状の多様性が大きく，成人発症の軽度のものから症状が明らかで重篤なもの，新生児期の急速進行性の多臓器疾患など，幅広い表現型がみられる．主な症状が出るのは，眼，骨格系，心臓血管系である．Marfan 症候群に関連した眼科的異常として，水晶体偏位（図 C.30.1），平坦角膜，軸性近視の原因となる眼軸長増加，網膜剥離がある．骨格系の異常としては，不釣り合いな高身長（成人において指極間長-身長比>1.05，上節-下節比<0.85），クモ状指趾，胸骨変形，脊椎側弯症，扁平足，関節弛緩などがある（図 C.30.2）．頭蓋顔面所見として，長頭症，頬部低形成，小顎症，下顎後退，高く狭い口蓋がある．よくみら

症例 30 の家系図

42 歳で死亡
（予期せぬ突然死）
高身長，クモ状指趾

Marfan 症候群
J.L. 16 歳
高身長，クモ状指趾
FBN1：病的バリアント

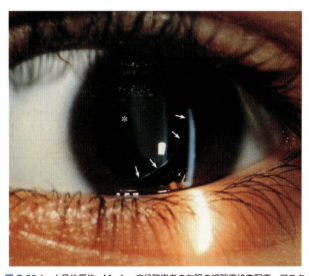

図 C.30.1　水晶体偏位．Marfan 症候群患者の左眼の細隙燈検査写真．アスタリスク（*）が水晶体の中心を示すが，上方鼻側に偏位している．正常では，水晶体は瞳孔の中央に位置する．矢印は水晶体の辺縁を示すが，瞳孔内に見えるのは異常である．（A. V. Levin, The Hospital for Sick Children and University of Toronto, Canada の厚意による）

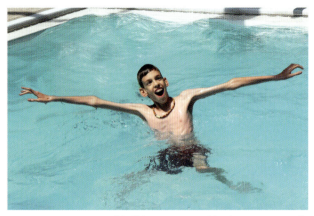

図C.30.2 Billy；Marfan症候群をもち，Marfan財団（www.marfan.org）の代表者である。体幹の大きさに比して不釣り合いに長い腕（dolichostenomelia）と長い指（クモ状指趾）に注目。写真：Rick Guidotti, Positive Exposure（www.positiveexposure.org）。

れる心血管系の異常として，大動脈基部拡張，僧帽弁逸脱，僧帽弁または大動脈弁の閉鎖不全症，大動脈解離がある。線状皮膚萎縮症や反復性ヘルニア，脊髄硬膜拡張もよくみられる。自然気胸，肺尖部のブレブ，睡眠時無呼吸などの呼吸器系の疾患にも罹患しやすい。

Marfan症候群の症状の多くは加齢に伴い出現する。水晶体亜脱臼はしばしば小児期早期に出現するが，思春期に進行することがある。網膜剥離，緑内障，白内障もMarfan症候群では頻度が増す。前胸部の変形や脊椎側弯症などの骨格症状は，骨成長とともに増悪する。心血管系合併症はいずれの年齢でも出現し，生涯を通じて進行する。

Marfan症候群患者の早期死亡の主たる原因は，弁閉鎖不全による心不全，大動脈解離および破裂である（図14.6参照）。心血管疾患に対する外科的治療と内科的管理の進歩に伴い，生存率も改善している。効果的な外科的治療が登場する以前の1970年代の初頭，Marfan症候群患者の死亡年齢の平均は32歳であったが，1993年にはMarfan症候群患者の平均寿命は72歳まで改善している。現在では適切な管理により，Marfan症候群患者の平均寿命は一般集団とほぼ変わらない。

診断

Marfan症候群は，眼，骨格，心血管系の特徴的症状にもとづいて診断される。大動脈基部拡張と水晶体偏位は，本疾患に対する相対的な特異性を考慮すると，診断基準において不釣り合いに重要視されている。Marfan症候群の診断は，以下のいずれかの所見を有する患者において確定される：

1. Marfan症候群と関連のある*FBN1*の病的バリアントの検出，**かつ**以下のいずれか1つ：大動脈基部拡張（Z-スコア≧2.0）または水晶体偏位
2. 大動脈基部拡張（Z-スコア≧2.0）および水晶体偏位を認める，**または**定められた全身的な身体特徴を組み合わせ，改訂Ghent基準による全身スコアで7点以上である。

*FBN1*バリアントの検出は診断に必須ではないが，臨床症状が出現しつつある小児や非典型的で軽症な小児においてはきわめて重要な役割を果たしうる。

発症機序

*FBN1*は細胞外基質糖タンパク質であるフィブリリン1をコードしており，大動脈外膜，毛様体小帯，皮膚などの弾性組織および非弾性組織の両方で，重合して微細線維（microfibril）を形成する。胚発生期には，フィブリリン1/フィブリリン2からなる微細線維が細胞外腔に沈着し，構造的な足場として機能すると考えられている。

疾患発症の要因となる*FBN1*バリアントは，異常なタンパク質の産生をもたらしたり（例：ミスセンスバリアントあるいはインフレームの挿入欠失，スプライシングの異常），あるいは早期終始コドンを誘導し，ナンセンス変異依存mRNA分解機構によって変異転写産物が分解される（例：ナンセンスバリアントやフレームシフト）。前者は顕性阻害効果のメカニズムと一致する。すなわち，ミスセンスバリアントは異常タンパク質の生成を引き起こし，分泌，基質への沈着，正常な微細線維の安定性を阻害すると考えられている。後者はハプロ不全となり，細胞外フィブリリン1の減少により，微細線維集合体の形成が不十分となる。最終的にはどちらのメカニズムも，機能低下や細胞外フィブリリン1の減少を引き起こす。

当初，Marfan症候群は細胞外フィブリリン1の減少によって構造的完全性が失われることで引き起こされると考えられていた。現在は，フィブリリン1は多能性のサイトカインであるトランスフォーミング増殖因子（transforming growth factor-β：TGFβ）の生体内利用率や生理活性を制御していると考えられている。Marfan症候群においてフィブリリン1が欠損することでTGFβシグナル伝達の調節異常が起こり，症状の発現に大きく寄与する。フィブリリン1欠損モデルマウスにおいて，生後にTGFβシグナル伝達の拮抗作用を誘導すると，進行性の大動脈基部拡張，僧帽弁の粘液腫様変性，肺気腫，骨格筋ミオパチーなどの複数の疾患関連症状を緩和することが示されている。Marfan症候群の疾患モデルマウスにおいても，ARBの投与下では，関連組織においてTGFβシグナル伝達の減弱に伴い，症状発現が抑制される（第14章参照）。

治療・ケア

現在のところ，Marfan症候群に対する根本的治療はない。したがって，治療は合併症の予防と対症療法が中心となる。眼科的管理としては，頻回の検査，近視の矯正，そしてしばしば水晶体置換が行われる。整形外科的管理として，脊椎側弯症に対して装具治療もしくは外科的手術が行われる。胸骨変形の修復は主として美容的観点から行われる。理学療法や矯正装具により，関節不安定性が改善される。

心血管系の管理は，内科的および外科的治療の組み合わせで行われる。内科的治療では，大動脈基部拡張の予防あるいは進行を遅らせるために，心拍数，血圧，心室駆出力を減少させるβアドレナリン作用遮断薬やTGFβシグナル伝達を抑制するARBが使用される。Marfan症候群患者で治療介入の有効性を検討するために，複数の臨床試験が行われている。7つの前向き試験と1,500人以上の患者を対象とした最近のメタ解析では，ARB治療はプラセボ群またはβ遮断薬治療に追加された群と比較して，大動脈拡張の進行を遅らせることが示された。Marfan症候群においてβ遮断薬およびARBはどちらも安全で一般的に忍容性が高く，早期に介入を開始すればするほど，たとえ幼児であってもよりよい予後が得られるというのが，この分野の多くの専門家の意見である。大動脈拡張や大動脈弁閉鎖不全がかなり重篤となった場合には，予防的な大動脈基部置換術が推奨される。現在ではほとんどの患者が自己弁を温存した大動脈基部置換術を受けており，長期的な抗凝固療法は必要なくなっている。心血管系の保護は，コンタクトスポーツ，競技的スポーツ，等尺性運動への参加制限によってもなさ

れる。

　妊娠により，進行性の大動脈拡張や解離が生じうる。大動脈解離は，妊娠や分娩によるホルモン環境，循環血液量，心拍出量の変化に伴い，二次的に生じると考えられている。現在のエビデンスでは，受胎時に大動脈基部径が 4 cm を超える場合には，妊娠中の大動脈解離のリスクが上昇することが示唆されている。女性患者では，妊娠前に自己弁温存大動脈基部置換術を受けることを選択することもできるが，これによって他の大動脈の部位，特に下行胸部大動脈の解離のリスクがなくなるわけではない。

遺伝リスク

　Marfan 症候群患者の次世代は，50％の確率で Marfan 症候群をもつリスクがある。Marfan 症候群家系，*FBN1* の既知の病的バリアントを有する家系において，臨床的評価と遺伝学的検査により，罹患リスクのある個人を同定することができる。出生前や着床前遺伝学的検査による診断は，既知の *FBN1* バリアントを有する家系で可能である。

小グループでの討論のための質問

1　ホモシスチン尿症は Marfan 症候群と重なる多くの症状を有している。どのようにこの 2 つの疾患を病歴から区別できるだろうか？　身体所見からか？　生化学的診断からか？
2　顕性阻害バリアントとは何か？　機能獲得型バリアントとは何か？　両者を比較せよ。なぜ結合組織疾患では顕性阻害バリアントが多くみられるのか？
3　顕性阻害バリアントによって引き起こされる疾患の根本的治療を構想する場合，分子レベルではどのような治療がなされるべきか？　機能喪失型バリアントが原因となる疾患の治療とどのような違いがあるだろうか？

（訳：神谷素子）

文献

Al-Abcha A, Saleh Y, Mujer M, Boumegouas M, Herzallah K, Charles L, Elkhatib L, Abdelkarim O, Kehdi M, Abela GS: Meta-analysis examining the usefulness of angiotensin receptor blockers for the prevention of aortic root dilation in patients with the Marfan syndrome, *Am J Cardiol* 128:101–106, 2020.

Dietz HC: Marfan syndrome, 2001 [Updated 2022]. https://www.ncbi.nlm.nih.gov/books/NBK1335/

31 中鎖アシル CoA 脱水素酵素（MCAD）欠損症
Medium-Chain Acyl-CoA Dehydrogenase Deficiency

常染色体潜性遺伝（劣性遺伝）　■ *ACADM* の病的バリアント，MIM 201450

Alexander Y. Kim

原理
- 機能喪失型の病的バリアント
- 新生児マススクリーニング
- 早期予防

主要な表現型の特徴
- 典型的な発症時期：3～24 カ月
- 低ケトン性低血糖症
- 嘔吐
- 傾眠傾向
- 肝性脳症

症例報告

　A.N. は，生来健康な 6 カ月の女児だが，嘔吐と傾眠傾向を認め，救急外来を受診した。初診時所見として，触知可能な肝腫大，血糖値 32 mg/dL，尿中ケトン体陰性であった。低血糖とともに短時間の痙攣をきたした。代謝遺伝学チームの指示により，生化学的および分子遺伝学的検査，ならびにブドウ糖を含む輸液が施行された。血漿タンデム質量分析（MS/MS）により，C8，C6，C10 および C10:1 アシルカルニチンの上昇がみられた。また，ウイルス感染症に罹患していることが判明した。10％ブドウ糖を含む輸液により児の症状は改善した。追加の病歴聴取により，両親は 2 人とも健康でいとこ同士であること，健康な 2 歳の兄がいること，児は新生児マススクリーニングのない国で生まれたことが確認された。単一遺伝子を標的にした検査を行ったところ，臨床所見と一致して，*ACADM* の病的バリアントである c.985A＞G（p.Lys329Glu）のホモ接合体であることが明らかになった。彼女の無症状の兄も同じ病的バリアントのホモ接合体であることがその後，判明した。

背景
病因と頻度

　脂肪酸代謝異常症（脂肪酸酸化異常症，fatty acid oxidation disorder：FAOD）は，生命を脅かす可能性はあるものの治療可能な先天代謝異常症である。脂肪酸代謝異常症全体の発症頻度は 10 万人あたり 0.9～15.2 人で，そのなかで中鎖アシル CoA 脱水素酵素（medium-chain acyl-CoA dehydrogenase：MCAD）欠損症が最も多い。中鎖アシル CoA 脱水素酵素をコードする *ACADM* のホモ接合性または複合ヘテロ接合性の病的バリアントによって引き起こされる。創始者効果によるものと考えられるが，MCAD 欠損症の頻度は，北欧系，ロマ系ポルトガル人，カリフォルニア系ネイティブアメリカン（先住民）を祖先にもつ人々で最も高い。予想される症例数は集団によって異なる。例えば，ドイツ北部では 4,900 出生に 1 人の割合であるのに対し，台湾では 263,500 出生に 1 人の割合である。

発症機序

　MCAD 欠損症は，両アレル性の機能喪失型バリアントによって引き起こされる。いくつかの頻度の高い病的バリアントがある。MCAD タンパク質における p.Lys329Glu のアミノ置換をもたらす c.985 A＞G は，MCAD 欠損症患者における機能喪失アレルの 56～91％ を占める。遺伝型と表現型の明確な相関はないが，将来的には特定の遺伝型では表現型を予測できるかもしれない。例えば，c.985 A＞G と c.600-18 G＞A の複合ヘテロ接合変異は，新生児スクリーニング（newborn screening：NBS）では発見できないかもしれないような軽症の表現型と相関している。

　MCAD はミトコンドリア内の脂肪酸酸化に関与する酵素

症例 31 の家系図

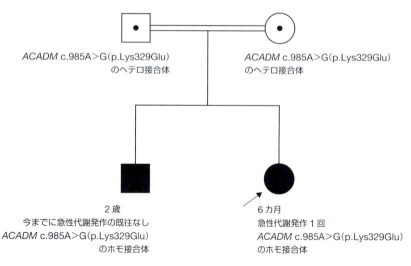

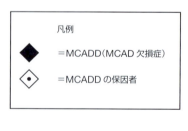

602

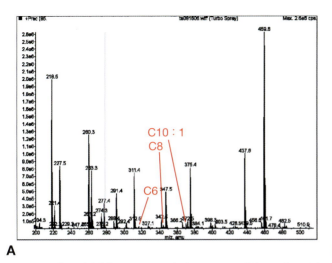 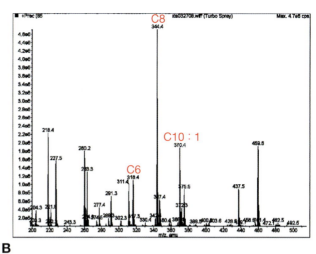

図 C.31.1　ブチル化化合物のフローインジェクション・エレクトロスプレーイオン化タンデム質量分析法により得られた血漿中アシルカルニチンのプロファイル。y 軸に示されるピークの高さはさまざまなアシルカルニチンの量を示しており，特定の質量電荷比 (m/z) によって識別される。これらは原子質量単位 (amu) を x 軸に沿って示した。炭素数 6 (C6)，炭素数 8 (C8)，不飽和結合をもつ炭素数 10 (C10:1) のアシルカルニチンは赤色で示されている。(**A**) 非罹患者：C6，C8，C10:1 のピークはほとんど検出できない。(**B**) 中鎖アシル-CoA 脱水素酵素 (MCAD) 欠損症の罹患者：C6，C8，C10:1 のピークが著しく上昇しており，特に MCAD 欠損症に特徴的な C8 の上昇が顕著である。(Tina Cowen, Stanford School of Medicine の厚意による)

の 1 つであり，長時間絶食時および（または）エネルギー需要の増加時に，肝グリコーゲンの枯渇に伴う肝内でのケトン体生成に必要とされる。この先天代謝異常症は低ケトン性低血糖症を伴い，血漿中のいくつかのアシルカルニチン (C6，C8，C10，C10:1) の上昇，尿中の中鎖ジカルボン酸，中鎖アシルグリシンの排泄増多などの特徴的な生化学的所見がみられる。

表現型と自然歴

現在では，ほとんどの MCAD 欠損症の患者は新生児スクリーニングにより発見されている。診断後に適切な治療を受ければ予後は非常に良好である。歴史的には（および NBS を行っていない地域では），典型的な発症年齢は 3～24 カ月である。しかし，成人発症を含む遅発例も報告されている。MCAD 欠損症の患者は急性代謝発作のリスクが高く，これは即時の治療を要する医学的な緊急事態である。MCAD 欠損症の未診断症例では，初回の急性代謝発作による死亡率は 18～25％ である。ウイルス感染，長時間の絶食，アルコール中毒などが，発作の誘因となりうる。MCAD 欠損症の急性代謝不全発作は，低ケトン性低血糖症に加えて，傾眠傾向，痙攣，肝腫大，肝機能障害，高アンモニア血症を特徴とし，急速に昏睡や死に至ることがある。罹患と死亡を予防するためには，継続的な代謝管理が重要である。

生化学的には，オクタノイルカルニチン (C8) の顕著な上昇が特徴的であり，C8 と他のアシルカルニチン (C2，C10) との比が診断に用いられることがある（図 C.31.1 参照）。しかしながら，代謝ストレス下にない MCAD 欠損症患者では，生化学的指標が正常化すると述べられていることにも注意が必要である。

治療・ケア

MCAD 欠損症は新生児スクリーニング (NBS) の対象とするのが望ましい疾患である。なぜならば，頻度が高く，診断・治療によって予後が著しく改善するからである（第 19 章参照）。その結果，多くの NBS プログラムでは 1990 年代半ばから，MCAD 欠損症やその他の脂肪酸代謝異常症の検出のため，タンデム質量分析計を用いたアシルカルニチン分析が取り入れられるようになった。MCAD 欠損症患者では，遊離カルニチン濃度の低い新生児の場合も含め，偽陰性の結果が報告されている。NBS の結果が出る前に症状を呈する症例もある。さらに，MCAD 欠損症と診断されていない女性が，その女性の子どもの NBS を通じて発見されることもある。NBS 結果の異常および（または）臨床症状にもとづいて MCAD 欠損症が疑われる場合，*ACADM* の分子的解析によって確認することができる。生化学的検査と分子遺伝学的検査を組み合わせることにより診断を確定することが可能であるため，無症状の罹患者であっても酵素活性検査は通常必要とされない。

MCAD 欠損症の代謝管理の基本は，急性代謝発作を予防するために絶食を避けることである。食事間隔を最大何時間あけても安全にすごせるかは年齢に依存し，乳児は最も頻繁な授乳を必要とする。この治療原則を守ることで，MCAD 欠損症の患者は代謝ストレスがないかぎり，健康で無症状の状態を保つことができる。

MCAD 欠損症の患者では，病気や手術などの代謝的ストレスにより急性代謝発作のリスクが増大する。経口摂取が不十分な患者には，輸液（電解質を含む 10％ ブドウ糖を維持量の 1.5～2 倍の速度で投与）で治療することにより，異化作用を予防/逆転させることが不可欠である。患者が健康なときのレボカルニチンの使用については一定の見解がないが，急性疾患時には，100 mg/kg/日を 6 時間ごとに分割して静脈内投与することが推奨されている。*訳注

妊娠中の MCAD 欠損症の女性は代謝不全のリスクが高まるため，異化を避ける必要がある。

遺伝リスク

MCAD 欠損症は，常染色体潜性遺伝（劣性遺伝）形式をとる。罹患者の両親は原則として無症候性保因者とみなされる。罹患者の同胞は，明らかに無症状であっても，MCAD 欠損症の検査を受けるべきである。なぜならば，診断が確定

＊**訳注**　日本のガイドラインでは，遊離カルニチン濃度が正常下限以下にならないようにコントロールするとされている。

すれば有益な救命につながる介入が行えるからである（第19章参照）。罹患者の同胞がMCAD欠損症である確率は25％，無症候性保因者である確率は50％，罹患者でも保因者でもない確率は25％である。罹患者の子は全員 ACADM の病的バリアントを受け継ぐ。このような子どもの MCAD 欠損症の再発率は，生殖パートナーが保因者かどうかによって決定される。

ACADM の病的バリアントが同定されている場合，保因者同士のカップルまたは保因者と罹患者のカップルにおいて，出生前および着床前遺伝学的検査が可能である。

小グループでの討論のための質問

1 新生児スクリーニング（NBS）に含まれる脂肪酸代謝異常症には他に何があるか？
2 NBS の対象疾患に含めるための疾患の基準は何か？

3 ACADM 病的バリアントのヘテロ接合体は，NBS で特定できるか？
4 MCAD 欠損症の NBS での偽陽性率と偽陰性率はどのくらいか？

（訳：福井香織）

文献

Marsden D, Bedrosian CL, Vockley J: Impact of newborn screening on the reported incidence and clinical outcomes associated with medium- and long-chain fatty acid oxidation disorders. *Genet Med*, 23(5):816-829, 2021. https://doi.org/10.1038/s41436-020-01070-0 Epub 2021 Jan 25. PMID: 33495527; PMCID: PMC8105167

Merritt JL 2nd, Chang IJ: Medium-chain acyl-coenzyme A dehydrogenase deficiency. 2000 Apr 20 [Updated 2019 Jun 27. In Adam MP, Ardinger HH, Pagon RA, et al., editors: *GeneReviews® [Internet]*, Seattle, University of Washington, 1993-2022. GeneReviews https://www.ncbi.nlm.nih.gov/books/NBK1424/

32 Miller-Dieker 症候群
Miller-Dieker Syndrome

染色体の欠失 ■ 17p13.3 ヘテロ接合性欠失，MIM 247200

Kristen Miller

原理
- 微細欠失症候群
- 隣接遺伝子疾患/ゲノム疾患
- ハプロ不全

主要な表現型の特徴
- 発症年齢：出生前
- 滑脳症 1 型もしくは 2 型
- 特徴的顔貌
- 重度の全般性発達遅延
- 痙攣
- 早期死亡

病歴と身体所見

B.B. は妊娠 38 週で出生した日齢 5 の男児で，著明な筋緊張低下と哺乳困難のため新生児集中治療室に入院した．妊娠中の合併症はなく，妊娠 20 週での解剖学的スクリーニングは正常範囲であり，循環血中セルフリー DNA を用いた非侵襲 DNA スクリーニングも正常/低リスクの結果であった．B.B. は自然経腟分娩で出生し，Apgar スコアは，1 分が 8 点，5 分が 9 点であった．遺伝性疾患，神経疾患，先天異常，反復性流産の家族歴は認めなかった．診察では B.B. は筋緊張低下と，狭い前額部，低い鼻梁，上向き鼻孔を伴う小さな鼻，小顎を含む軽度の特徴的顔貌を認めた．血清電解質，代謝スクリーニング，先天性の感染症のスクリーニングなど，その他の検査所見は正常であった．頭部超音波検査では，脳梁の低形成，軽度脳室拡大と平滑な皮質を認めた．遺伝学チームは脳の磁気共鳴画像 (MRI) とマイクロアレイ染色体検査の実施を推奨した．MRI では大脳皮質の肥厚，完全な無脳回，多発異所性灰白質，脳梁の低形成，正常な小脳と脳幹がみられた．マイクロアレイでは，*PAFAH1B1* 遺伝子（以前は *LIS1* 遺伝子と呼ばれていた）を含む 17p13.3 の 1.2 Mb の欠失を認めた．これらの結果から，遺伝専門医は B.B. が Miller-Dieker 症候群に罹患していることを説明した．相談の結果，B.B. の両親は積極的な治療を行わず，緩和ケアのみを行うことを選択した．B.B. は生後 2 カ月で死亡した．両親の染色体検査と *PAFAH1B1* 遺伝子の FISH 法の結果は正常であった．

背景

病因と頻度

Miller-Dieker 症候群（Miller-Dieker syndrome：MDS，MIM 247200）は，17p13.3 のヘテロ欠失による隣接遺伝子症候群である．17p13.3 の欠失が繰り返し起きる原因となるメカニズムはいまだ解明されていないが，（他の微細欠失症候群と同様に；第 6 章参照），低コピー反復 DNA 配列間の組換えが関与している可能性がある．MDS は稀な疾患で，すべての集団で 100 万出生に 40 人の頻度で発生する可能性がある．古典的な滑脳症の最大 25〜30% は MDS による可能性がある．

発症機序

17p13.3 の MDS 欠失領域内には 50 以上の遺伝子がマッピングされているが，*PAFAH1B1* 遺伝子（MIM 601545）だけが特定の MDS の表現型に明確に関連づけられている．*PAFAH1B1* のヘテロ接合性病的バリアントは，滑脳症を引き起こす．*PAFAH1B1* は，血小板活性化因子アセチルヒドロラーゼ（platelet-activating factor acetylhydrolase：PAFAH）の非触媒 β サブユニットの脳アイソフォームをコードしている．PAFAH は神経細胞の遊走を抑制する血小板活性化因子を加水分解する．PAFAH はまた，微小管に結合し安定化させることで，神経細胞の遊走に必要な微小管の再編成に関与している可能性がある．

しかしながら，*PAFAH1B1* のハプロ不全だけでは，MDS に関連する他の形態異常は起こらない．*PAFAH1B1* の病的バリアントは孤発性滑脳症シークエンス (isolated lissencephaly sequence：ILS，MIM 607432) を引き起こす．つまり他の形態異常を伴わない滑脳症となる．形態異常は基本的にすべての MDS 患者でみられる．そのためこれらの特徴は，共通の MDS 欠失領域にある 1 つもしくは複数の他の遺伝子のハプロ不全によって生じると考えられている．MDS の症状に寄与していると思われる他の複数の候補遺伝子が同定されているが，決定的な関係は証明されていない．

表現型と自然歴

Miller-Dieker 症候群 (MDS) の主な特徴には，脳の形成異常（重症であることが多い），筋緊張低下，成長不良，てんかん，特徴的顔貌などがある．脳の形成異常は滑脳症 1 型（完全な無脳回）もしくは 2 型（前頭もしくは後頭極にわずかな脳溝を伴う広範囲の無脳回）が特徴で，6 層ではなく 4 層の大脳皮質，灰白質異所形成，および菲薄化した白質がみられる（第 15 章参照）．特徴的な顔貌には，高い前額部，狭い前額部，平坦な耳輪，眼間開離，内眼角贅皮，低い鼻梁と上向きの鼻孔を伴った小さな鼻，額の垂直な皺，顕著な外側鼻ひだ，丸い人中と薄い上口唇，下向きの唇紅縁，平坦な顔面中部，小顎がある．中枢神経系以外の異常として，心疾患，口蓋裂，泌尿生殖器の異常（男性器の異常，嚢胞腎や異所性腎），多指，臍帯ヘルニアがみられる患者もいる．

症例 32 の家系図

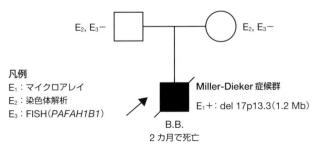

凡例
- E_1：マイクロアレイ
- E_2：染色体解析
- E_3：FISH (*PAFAH1B1*)

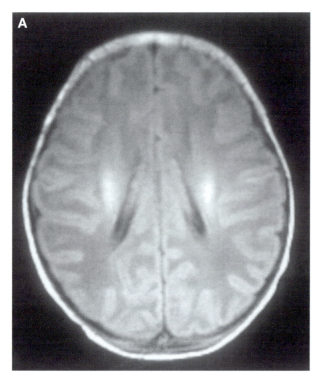 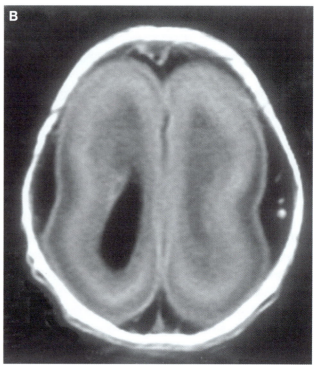

図 C.32.1　滑脳症のない胎児（**A**）と Miller-Dieker 症候群の胎児（**B**）の脳磁気共鳴画像（MRI）。Miller-Dieker 症候群の患者の脳における滑らかな大脳表面，肥厚した大脳皮質，および典型的な"8 の字"状を示す。（D. Chitayat, The Hospital for Sick Children and University of Toronto, Canada の厚意による）

MDS の脳の形態異常は妊娠 3～4 カ月の時期に神経細胞が大脳皮質へ不完全に遊走することによって生じるが，滑脳症は妊娠後期まで胎児の MRI や超音波検査で検出されないことがよくある。形態的な異常に加えて，出生前にみられる所見としては胎児発育不全や羊水過多症，体動の減少がある。

ほとんどの MDS 患者は摂食不良と成長障害を呈する。ほとんどの患者が獲得する発達技能は，微笑み，短時間の視覚固定，非特異的な運動反応のみである。後弓反張と痙性もよくみられる。出生時の頭囲は小さいか正常であるが，年齢が上がるにつれて小頭症が明らかになることが多い。ほぼ全員が 2 歳までに死亡するが，少なくとも 1 人は 17 歳までの生存例も報告されている。誤嚥性肺炎と痙攣は死亡の主な原因である。

特徴的顔貌と MRI での滑脳症の組み合わせはしばしば MDS の診断を示唆する（図 C.32.1）。しかしながら，診断の確定にはマイクロアレイ染色体検査による 17p13.3 の欠失を確認することが必要である。なぜなら細胞遺伝学的に MDS のクリティカル領域（critical region）の欠失がみられるのは約 60 % の症例だけだからである。マイクロアレイ染色体検査の結果が正常である ILS の患者には，*PAFAH1B1* のシークエンシングや欠失/重複解析が推奨される場合がある。というのも，遺伝子内の欠失や塩基配列バリアントも ILS を引き起こす可能性があるためである。少なくとも 9 つの常染色体の遺伝子と 2 つの X 連鎖性の遺伝子もまた ILS と関連している。

治療・ケア

Miller-Dieker 症候群（MDS）には完治の方法がないため，治療の中心は対症療法と緩和ケアである。ほとんどすべての患者は痙攣に対する薬物療法が必要である。ILS 患者は難治てんかんを呈する場合がある。多くの患者は摂食不良や繰り返す誤嚥に起因する合併症を軽減するために，経鼻胃管や胃ろうによる注入栄養を行っている。

MDS の出生前診断には，17p13.3 の欠失を絨毛検査か羊水検査で同定する必要がある。一部の検査施設では，特定の微細欠失について循環血中セルフリー DNA を用いたスクリーニングを行っているが，MDS のクリティカル領域はこれらの検査パネルには一般的には含まれていない。

遺伝リスク

約 80 % の患者は新生（*de novo*）変異による 17p13.3 の微細欠失をもち，20 % は親の均衡型転座に由来する欠失を引き継ぐ。環状染色体も報告されている。転座による MDS の患者では，同時に起こる部分トリソミーに由来する追加の臨床的特徴をもつことがある。均衡型転座をもつ親からの遺伝の頻度が高いため，発端者の両親に対する染色体検査と *PAFAH1B1* の FISH 法（通常の染色体検査で検出できない微細な転座の検出のため）を行うべきである。17p13.3 に関連する均衡型転座をもつ両親から MDS もしくは 17p の重複（軽症であることが多い）をもつ子が生まれてくる確率は約 25 % であり，流産する確率は約 20 % となる。対照的に，新生変異の欠失が原因の MDS の場合，次子における再発率は非常に低いと考えられる（しかし 0 ではない）。性腺モザイクは MDS ではまだ報告されていないが，再発の理論的なメカニズムとしてはありうる。

小グループでの討論のための質問

1. Rubinstein-Taybi 症候群は，16p13.3 の欠失もしくは CREBBP 転写因子の病的バリアントによって引き起こされる。*CREBBP* と Rubinstein-Taybi 症候群の関係と，*PAFAH1B1* と MDS の関係を比較し対比せよ。なぜ MDS は隣接遺伝子欠失症候群で Rubinstein-Taybi 症候群はそうではないのか？
2. 17 番染色体上の *PAFAH1B1* もしくは X 染色体上の *DCX* の病的バリアントが，ILS 症例の約 75 % の原因となる。家族歴

と脳MRIのどのような特徴が，*PAFAH1B1*ではなく*DCX*に焦点を当てた検査を行うために利用されるか？

3　妊娠30週のときに，ある女性が超音波検査を受け胎児滑脳症を指摘された。妊娠中にそれ以外の合併症はなく，妊娠初期の胎児超音波所見は正常であった。どのようなカウンセリングと評価が必要か？　もし彼女と配偶者が妊娠32週に妊娠中絶を希望する場合，どのように遺伝カウンセリングを行うか討論せよ。

（訳：花房宏昭）

文献

Brock S, Dobyns WB, Jansen A: PAFAH1B1-related lissencephaly/subcortical band heterotopia. 2009 Mar 3 [Updated 2021 Mar 25]. In Adam MP, Ardinger HH, Pagon RA, et al., editors: *GeneReviews®* [*Internet*], Seattle, 1993-2022. https://www.ncbi.nlm.nih.gov/books/NBK5189/

Cardoso C, Leventer RJ, Ward HL, et al: Refinement of a 400-kb critical region allows genotypic differentiation between isolated lissencephaly, Miller-Dieker syndrome, and other phenotypes secondary to deletions of 17p13.3. *Am J Hum Genet*, 72(4):918-930, 2003. https://doi.org/10.1086/374320

Hsieh DT, Jennesson MM, Thiele EA, et al: Brain and spinal manifestations of Miller-Dieker syndrome. *Neurol Clin Pract*, 3:82-83, 2013.

Mishima T, Watari M, Iwaki Y, Nagai T, Kawamata-Nakamura M, Kobayashi Y, Fujieda S, Oikawa M, Takahashi N, Keira M, Yoshida H, Tonoki H: Miller-Dieker syndrome with unbalanced translocation 45, X, psu dic(17;Y)(p13;p11.32) detected by fluorescence in situ hybridization and G-banding analysis using high resolution banding technique. *Congenit Anom (Kyoto)*, 57(2):61-63, 2017 Mar. https://doi.org/10.1111/cga.12193. PMID: 27644460

Pilz D: Miller-Dieker syndrome. Orphanet encyclopedia. September 2003: https://www.orpha.net/consor/cgi-bin/Disease_Search.php?lng=EN&data_id=4054&Disease_Disease_Search_diseaseGroup=Miller-Dieker&Disease_Disease_Search_diseaseType=Pat&Disease(s)/group%20of%20diseases=Miller-Dieker-syndrome&title=Miller-Dieker%20syndrome&search=Disease_Search_Simple. Expert reviewer(s): Pr Daniela PILZ. Last update: April 2005.

Wynshaw-Boris A: Lissencephaly and LIS1: Insights into molecular mechanisms of neuronal migration and development. *Clin Genet*, 72:296-304, 2007.

33 赤色ぼろ線維・ミオクローヌスてんかん症候群
Myoclonic Epilepsy with Ragged-Red Fibers（MERRF）

母系遺伝，ミトコンドリア性　■ミトコンドリア tRNA^{Lys} バリアント，MIM 545000

Eric Shoubridge

原理
- ミトコンドリア DNA バリアント
- 母系遺伝
- 世代間伝達における遺伝的ボトルネック効果
- ヘテロプラスミー
- 複製分離
- 遺伝型の時間的・空間的異質性
- 閾値発現

主要な表現型の特徴
- 発症年齢：小児期から成人期
- ミオパチー
- 認知症
- ミオクローヌス発作
- 運動失調
- 難聴
- 多発性対称性脂肪腫症

症例報告
　R.S. は15歳の少年で，ミオクローヌスてんかんのため神経遺伝外来を受診した。脳波では群発性棘徐波複合を認める。発作が出現するまでは健康で，発達歴にも特記すべきことはなかった。家族歴では，母方のおじが53歳で原因不明のミオパチーで死亡，母方のおばが進行性の認知症で，37歳から運動失調も呈していた。また，80歳の母方祖母は難聴，糖尿病，腎機能障害がある。R.S. の診察では，全身におよぶ筋量と筋力の低下，ミオクローヌス，運動失調がみられた。初期評価では，感音難聴，神経伝導速度の低下，血中および髄液中の乳酸の軽度高値を認めた。筋生検で，ミトコンドリア異常，シトクローム c 酸化酵素に対する染色の欠如，筋鞘膜下のミトコンドリアの集積がGomori トリクロームで赤色に染色される筋線維である赤色ぼろ線維（ragged-red fiber）を検出した。赤色ぼろ線維では，横断面が"虫食い"のような外観になる。縦断面では欠損が部分的であり，筋線維が線状のモザイクであることが示された。ミトコンドリアゲノム（mtDNA）内のバリアントについての骨格筋生検標本の分子遺伝学的検査により，筋肉 mtDNA においてバリアント（tRNA^{Lys} 遺伝子内の c.8344G>A）を80%のヘテロプラスミーで認めた。このバリアントは，赤色ぼろ線維・ミオクローヌスてんかん症候群（myoclonus epilepsy associated with ragged-red fibers：MERRF）に関連することが知られている。R.S. の母，おば，祖母の血液で同じ病的バリアントがヘテロプラスミーで存在することが確認されたが，3人とも R.S. の骨格筋で認められた割合よりも概して低い割合であった。亡くなったおじの剖検の結果を再度検討すると，いくつかの骨格筋にも赤色ぼろ線維の存在が確認されていたことがわかった。医師は，酸化的リン酸化障害を引き起こすこの病的バリアントを有している家系構成員（症状を発現している人も発現していない確定保因者も含めて；R.S. の同胞と R.S. の母の同胞）に対して遺伝カウンセリングを行った。他の家系構成員はこの家系で認められたバリアントの検査を受けないという選択をした。

背景
病因と頻度
　MERRF（MIM 545000）は，mtDNA 内の遺伝子の tRNA^{Lys}（MT-TK）病的バリアントによって引き起こされる稀な疾患である。患者の90%以上が，この遺伝子内の c.8344G>A（約80%），c.8356T>C，c.8363G>A（この2

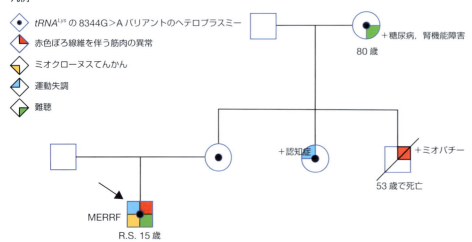

症例33の家系図

608

つで10％）の3つのバリアントのいずれかをもつ（図13.24参照）。ミトコンドリアはほぼ例外なく母から伝わるので，この疾患は母系遺伝である。MERRFの患者は常に，この病的バリアントをmtDNAにヘテロプラスミーでもつ。このバリアントをホモプラスミーでもつと生存できないとされる（第7，13章参照）。

発症機序

ミトコンドリアは酸化的リン酸化を介してアデノシン三リン酸（adenosine triphosphate：ATP）を生成することで，細胞活動に必要なエネルギーを産生している。ⅠからⅤまでの5つの酵素複合体が，酸化的リン酸化経路を構成している。複合体Ⅱを除いて，各複合体はmtDNAにコードされる構成要素と核DNAにコードされる構成要素の両方を含んでいる。mtDNAがコードするのは，酸化的リン酸化複合体の13のポリペプチドのほかに，2つのリボソームRNA（rRNA）と，22の転移RNA（tRNA）である（図13.24参照）。

MERRFにおいては通常，複合体ⅠとⅣの活性が最も障害される。MERRFに関連するtRNA^{Lys}のバリアントは，ミトコンドリアのアミノアシル化されたtRNA^{Lys}の量を50〜60％低下させ，アンチコドンのゆらぎUにおける転写後修飾を防ぐ働きをもつ。後者は，リシン（AAA，AAG）を指定するミトコンドリアコドンの両方の翻訳と，翻訳伸長と新生鎖の安定性に影響を与える58位のm^{1}A修飾に必須である。複合体ⅠとⅣがミトコンドリア内で合成される構成要素を最も多く含んでいるために，最も重度に障害される。

ミトコンドリアが複数のmtDNAを含み，各細胞が複数のミトコンドリアをもつため（実際には継続的に融合と分裂を繰り返すネットワーク），細胞は野生型mtDNAとバリアントmtDNAをさまざまな割合でもつことになる。細胞，臓器，個体におけるMERRFの表現型の発現は，それぞれの相対比率と，その結果として生じる酸化的リン酸化活性の低下の程度に依存する。tRNA^{Lys}バリアントによる生化学的表現型の発現の閾値は，バリアントmtDNAの割合が約85％と非常に高い。この閾値を超えると，ミトコンドリア翻訳が急激に低下する。100％がバリアントmtDNAである場合は，ミトコンドリア翻訳はゼロに近くなり，酸化的リン酸化システムは本質的に機能しなくなる。そのため，一般的なMERRFバリアントのホモプラスミーは生存不可能である。

バリアントmtDNAの割合の増加は，遺伝継承，バリアントmtDNAの優先的な複製，選択の組み合わせによって起きる。第一に，ヘテロプラスミーの女性の子では，複製分離（replicative segregation）のため，mtDNAの遺伝型の幅がきわめて広いことがあげられる。特に卵形成過程で起こるミトコンドリアの"遺伝的ボトルネック効果"のため，卵母細胞が爆発的に増加するときのランダムなミトコンドリア分配がある。少なくともMERRFを引き起こすtRNA^{Lys}バリアントについては，世代間伝達は確率論的であると考えられる。第二は，個体におけるヘテロプラスミーの状態にある細胞は体細胞分裂を行うが，娘細胞のmtDNA遺伝型の比率は複製分離のために親細胞とは異なる。第三に，mtDNAの遺伝型の比率の変化は細胞の表現型に影響するので，mtDNAは選択圧を受ける可能性がある。この選択圧は組織ごとにさまざまであり，結果として同一個体のなかにさまざまなmtDNA集団が存在するさまざまな組織が出現する。このように，細胞間もしくは世代間のmtDNA伝達は，集団遺伝学の原則に従っている。

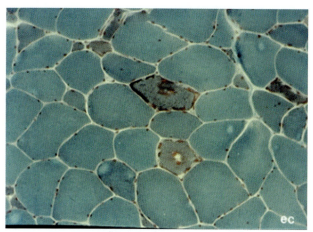

図C.33.1　MERRFの組織化学染色検査。バリアントmtDNAの分離により筋肉の表現型が決定される。Eric Shoubridgeの厚意による。

表現型と自然歴

古典的なMERRFの表現型は，ミオクローヌスてんかんと赤色ぼろ線維を伴うミトコンドリアミオパチーである（図C.33.1参照）。他の関連する所見としては，聴性脳幹反応の異常，感音難聴，運動失調，腎機能低下，糖尿病，心筋症，認知症などが含まれる。発症年齢は小児期もしくは成人期であり，経過は緩徐進行性あるいは急速進行性である。

mtDNAの遺伝学は量的および確率論的な原理に従っているため，罹患する血縁者の臨床像はパターンも重症度もさまざまで，自然歴も簡単には予想できない。筋生検で赤色ぼろ線維がなくてもMERRFは否定できない。家系内では，表現型は酸化的リン酸化活性の障害の程度と比較的よく相関する。

治療・ケア

治療は対症療法もしくは緩和治療である。特異的治療法は現在のところない。一部の患者には，酸化的リン酸化システムの活性を最適化する目的で，コエンザイムQ10，L-カルニチン，その他のサプリメントを含むカクテルが投与されているが，これらが患者に直接的な利益をもたらしたかどうかは明らかになっていない。

遺伝リスク

男性患者の場合，子が罹患するリスクは基本的にない。その理由は父性遺伝がないからである（1例だけの例外はある）。MERRFバリアントをもつ罹患女性または非罹患女性の子どもに対するリスクは出生前検査によって推定できるが，ミトコンドリアの遺伝的ボトルネックのため，重篤な表現型を予測するための信頼区間は非常に大きくなる。初期胚の割球の着床前遺伝学的検査は可能である。最近，一部の国では，病的バリアントを保有する母親に対するミトコンドリア補充療法が可能になっている（訳注：日本では現状不可能である）。

同様に，罹患するリスクのある家系構成員の血液サンプルの分子遺伝学的検査は，複製分離と組織特異的な選択の可能性があるため複雑である。しかし，入手可能なデータでは，血液中のバリアントのレベルが体細胞分裂後の組織（骨格筋）のレベルよりも若干低い（約10％）ことが示唆されている。

小グループでの討論のための質問

1　数百の正常 mtDNA 分子をもつ細胞に新たに生じたバリアント mtDNA 分子が，どのようにして全エネルギー産生能の大部分を占めるようになり，エネルギー産生能を障害することで症状を発現させるようになるのか？

2　胎児においては，酸素分圧は低く，ほとんどのエネルギーは解糖系由来である。この観察は，有害な酸化的リン酸化バリアントの出生前の発現にどのように影響するか？

3　ミトコンドリアの遺伝的ボトルネックのメカニズムとは何か？また，それが進化したのはなぜだと考えるか？

4　この tRNA バリアントの閾値挙動を遺伝的相補性からどのように説明するか？　同様のメカニズムがタンパク質をコードする遺伝子のバリアントにも存在する可能性があると思うか？

（訳：川崎秀徳）

文献

Boulet, L., G. Karpati, and E.A. Shoubridge, Distribution and threshold expression of the tRNA(Lys) mutation in skeletal muscle of patients with myoclonic epilepsy and ragged-red fibers (MERRF). *Am J Hum Genet*, 1992. 51(6):p. 1187-200.

Larsson, N.G., et al., Segregation and manifestations of the mtDNA tRNA(Lys) A-->G(8344) mutation of myoclonus epilepsy and ragged-red fibers (MERRF) syndrome. *Am J Hum Genet*, 1992. 51(6):p. 1201-12.

Richter, U., et al., RNA modification landscape of the human mitochondrial tRNA(Lys) regulates protein synthesis. *Nat Commun*, 2018. 9(1):p. 3966.

Suzuki T, Nagao A, Suzuki T: Human mitochondrial tRNAs: Biogenesis, function, Figure C.33.1 MERRF Histochemistry. Segregation of pathogenic structural aspects and diseases. *Ann Rev Genet*, 45:299-329, 2011.

34 神経線維腫症1型
Neurofibromatosis 1

常染色体顕性遺伝（優性遺伝） ■ *NF1* の病的バリアント，MIM 162200

Krista Schatz

原理

- 多様な表現度
- 幅広い多面発現
- がん抑制遺伝子
- 機能喪失型バリアント
- アレル異質性
- 新生バリアント
- 2021年診断基準改訂

主要な表現型の特徴

- 発症年齢：出生前から小児期後期
- カフェオレ斑
- 腋窩と鼠径部の雀斑
- 皮膚神経線維腫
- Lisch結節（虹彩過誤腫）
- 叢状神経線維腫
- 視神経グリオーマ
- 脈絡膜異常
- 特異的骨病変

病歴と身体所見

　L.M.は2歳女児で，5つのカフェオレ斑に対して最初に遺伝科に紹介されてきた。そのうち3つは直径5mm以上であった。腋窩や鼠径部の雀卵斑様褐色素斑はなく，骨病変や神経線維腫もなかった。両親の身体所見では，神経線維腫症の特徴はなかった。家族歴でも，神経線維腫症の既知の特徴はみられなかった。相談を受けた遺伝専門医は，両親と紹介元の小児科医に，L.M.は神経線維腫症1型の診断基準を満たしていないことを伝えた。そして彼らは，分子遺伝学的検査を受けるか，あるいは臨床的評価を繰り返しながら1～2年フォローアップするかを提示された。家族は遺伝学的検査を延期し，遺伝科でフォローアップすることを選択した。

　L.M.は5歳のときに再びその遺伝科を訪れた。今では両眼のLisch結節がはっきりあり，12のカフェオレ斑があり，そのうち8つが5mm以上であった。両側の腋窩の雀斑もあった。彼女は臨床的に神経線維腫症1型（neurofibromatosis 1：NF1）と診断され，長期間のフォローアップのためにNF1の専門医に紹介された。両親は，自分たちにそのような特徴がないことからL.M.の変異は新生（*de novo*）バリアントと考えられ，再発率は低いものの，性腺モザイクは除外しきれないことの説明を受けた。確定診断のために，家族はL.M.の分子遺伝学的検査という選択肢を再び提案された。基礎となるバリアントが同定されれば，再発情報目的で両親の検査を完了することができた。L.M.の両親は，L.M.の分子学的検査も次の妊娠での出生前診断も希望しなかった。

背景
病因と頻度

　神経線維腫症1型（neurofibromatosis 1：NF1，MIM 162200）は常染色体顕性遺伝疾患で，皮膚，眼，骨格，神経系に最も頻繁に症状が現れる。NF1は，ニューロフィブロミン（neurofibromin）遺伝子（*NF1*）の病的バリアントを原因とする。疾患の頻度は約3,000人に1人で，最も頻度の高い常染色体顕性遺伝疾患の1つである。NF1の人々の約半数は，新生バリアントによるものである。*NF1*はヒト遺伝子のなかで最も変異率の高い遺伝子の1つで，おおよそ1/10,000出生である。新生バリアントの約80％が父親由来で，また変

症例34の家系図

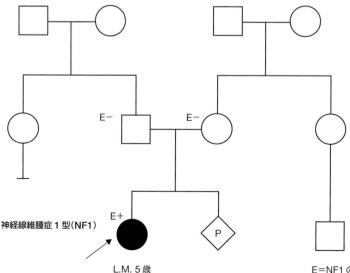

神経線維腫症1型（NF1）

L.M. 5歳

E＝NF1の特徴に関する臨床的所見

異率を増加させる父親の年齢効果を示すエビデンスがいくつか存在する（第4章参照）。

発症機序

NF1 は，ニューロフィブロミンをコードする大きな遺伝子（350 kb で 60 エクソン）である。このタンパク質はほぼすべての組織に広く発現するが，特に脳，脊髄，末梢神経系に多く発現している。ニューロフィブロミンは，Ras GTP アーゼの活性化など，いくつかの細胞内過程を制御し，そのことで細胞増殖を制御し，がん抑制因子として機能していると考えられている。

NF1 にはこれまで 3,000 以上の病的バリアントが同定されており，そのほとんどが家系に特有のものである。臨床症状は遺伝子産物の機能喪失が原因である。病的バリアントは NF1 の臨床診断基準を満たす患者の 95％以上で同定可能である。

NF1 は，家系間および家系内できわめて広い臨床像を呈することが特徴である。この多様性はおそらく，遺伝要因，非遺伝要因，確率論的要因の組み合わせによるものである。大半のバリアントは遺伝型-表現型相関を示さないが，*NF1* の遺伝子全体および周辺遺伝子を含む大きな欠失（"NF1 微細欠失"）は，腫瘍負荷が高く，知的障害があり，粗い顔貌の人に多くみられる。さらにいくつかのバリアントは，一見すると腫瘍のリスクが低く心血管疾患のリスクが増加する "Noonan 様" 表現型（症例41 参照）をともなうが，遺伝型-表現型相関があるバリアントでも発現はさまざまである。

表現型と自然歴

NF1 は神経，筋骨格，眼，皮膚など多臓器にわたる疾患で，腫瘍を発生しやすい（図 C.34.1，C.34.2）。NF1 の臨床診断基準は 1998 年に最初に発表され，2021 年に改訂された（BOX C.34.1）。改訂された基準によると，*NF1* の病的バリアントだけでは臨床診断基準を満たすには不十分であり，もう 1 つ特徴が必要であることに注意を払うことが重要である。家族歴のないほぼすべての NF1 の人は，8 歳までには臨床的な診断基準を満たすようになる。NF1 を受け継いだ子どもは，通常は生後 1 年以内に臨床的に同定され，診断には他の特徴が 1 つ存在するだけで十分である。

NF1 の浸透率は基本的に完全であるが，症状はきわめて幅広い。多発性のカフェオレ斑と皮膚神経線維腫は，ほぼすべての NF1 患者にみられ，雀卵斑様色素斑も 90％にみられる。NF1 の多くの人が，皮膚症状と Lisch 結節のみを呈する（図 C.34.1）。数多くの神経線維腫は通常，成人にみられる。蔓状神経線維腫はそれほど一般的ではないが，NF1 の 30～50％の人にみられる。眼症状には，視神経グリオーマ（盲目に至ることもある）や虹彩の Lisch 結節，脈絡膜異常が含まれる。最も重篤な骨病変は，側弯，椎骨異形成，偽関節，過成長などである。肺，腎，脳の血管狭窄と高血圧もよくある合併症である。ビタミン D 欠乏はより一般的である。神経線維腫は悪性末梢神経鞘腫瘍（malignant peripheral nerve sheath tumor：MPNST）への悪性転化のリスクがあり，NF1 患者で最も頻度の高い悪性腫瘍である。NF1 小児で最も一般的な腫瘍（神経線維腫以外）は，視神経グリオーマ，脳腫瘍，悪性骨髄性疾患である。早発性乳がん，褐色細胞腫，消化管間質腫瘍など他の腫瘍が発生することもある。NF1 の女性には乳がんの早期検診が推奨される。NF1 の小児の約半数は，成人期にまで続く学習障害や注意欠如を有している。

体の一部に限局した NF1 の特徴をもち，両親が NF1 では

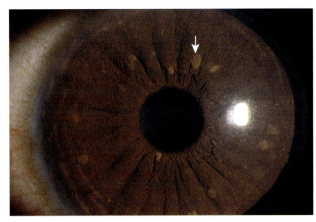

図 C.34.1　虹彩に多数の Lisch 結節がみられる（矢印は典型的な結節を示している）。（K. Yohay, Johns Hopkins School of Medicine, Baltimore, Maryland の厚意による）

ない人は，分節性（あるいは限局性）NF1 と診断される。分節性 NF1 は，臨床症状の非典型的な分布を示すが，これは偶然あるいは *NF1* バリアントの体細胞モザイクによるものである。分節性またはモザイク性疾患が疑われる場合には，罹患組織の分子遺伝学的検査が最も感度が高い。

治療・ケア

従来 NF1 は臨床診断されてきた。臨床診断が可能であることや原因遺伝子が大きいこと，アレル異質性があることから，遺伝学的検査は日常的には行われてこなかった。しかし，分子遺伝学的検査は可能であり，通常は配列解析とコピー数解析を組み合わせて病的バリアントを検出する。これは診断がはっきりしない場合に有用である。NF1 と重複する特徴をもつ疾患がより多く同定され，検査費用が下がるにつれて，分子遺伝学的検査はより頻繁に行われるようになっている。出生前診断や着床前遺伝学的検査などの生殖検査を希望する NF1 の人々にとっては，分子遺伝学的診断は必要である。根治療法は困難なため，対症療法が中心となる。NF1 の人の定期フォローとしては，NF1 に精通している医師による年 1 回の診察，小児期（成人期では頻回でなくてもよい）の年 1 回の眼科評価，小児期の定期的な発達アセスメント，小児期における年 1 回の側弯症スクリーニング，定期的な血圧測定があげられる。画像検査は臨床的特徴にもとづいて行われるべきである。

NF1 によって引き起こされる身体的特徴は，罹患者にとって最も苦痛を伴う症状となりうる。散在する皮膚あるいは皮下の神経線維腫は，目立つ場合や支障のあるところにある場合には外科的に取り除くこともある。外見的不良や形態異常を引き起こす蔓状神経線維腫もまた外科的な管理となりうる。ただし，こうした腫瘍は神経と密接に関連していることが多く，切除した部位で再び増殖する傾向があるため，外科的介入が問題となることもある。

遺伝リスク

NF1 は常染色体顕性遺伝である。このことは，患者の子どもは 50％の確率で遺伝継承することを意味するが，患児の特徴はそれぞれ異なる可能性があり，正確に予測することはできない。原因となる *NF1* バリアントが同定されている家系では，出生前検査や妊娠前検査がよく受けられている（第 18 章参照）。出生前診断がどんなに正確でも，疾患の症状の幅が広いため，予後に関する情報は得られない。患児をもつが自身は

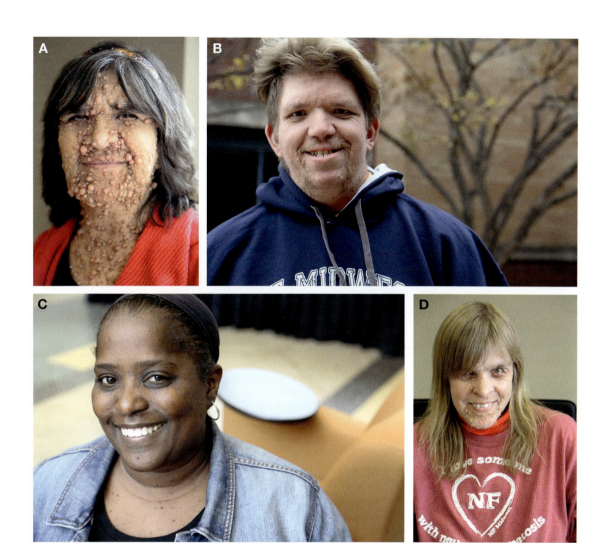

図 C.34.2 （A）Lorena，（B）Jon，（C）Evita，（D）Jeanette は Neurofibromatosis Network（nfnetwork.org）の代表者たちである．写真：Rick Guidotti，Positive Exposure（www.PositiveExposure.com）．

NF1 をもたない両親は，性腺モザイクの可能性があることから，次子が NF1 をもつ可能性は依然として上昇する．この確率は比較的低いものの，NF1 に関しては確認されている．

小グループでの討論のための質問

1. なぜ NF1 ではこのような臨床的な多様性があるのか？ どのような要因が症状に影響を与えるのか？
2. なぜ NF1 では家族歴が主な診断基準の 1 つであるのに，他の常染色体顕性遺伝疾患ではそうではないのか？
3. 両親の一方で同定されているバリアントにもとづき NF1 の出生前診断を希望している家族との議論における主要点をまとめよ．
4. NF1 における疾患メカニズムが機能喪失であることを考慮すると，NF1 の治療では分子レベルでどのようなことを標的にする必要があるか？ 顕性（優性）阻害変異によって発症する疾患とどのように異なるか？

（訳：小川万梨絵）

BOX C.34.1

2021 年神経線維腫症 1 型改訂診断基準

NF1 と診断されるのは，以下の症状が 2 つ以上認められる場合である：

- 6 個以上のカフェオレ斑[1]
  - 思春期以前で最大径＞5 mm
  - 思春期以降で最大径＞15 mm
- 腋窩や鼠径部の雀卵斑様色素斑[1]
- いずれかのタイプの神経線維腫が 2 個以上か，蔓状神経線維腫が 1 個
- 2 個以上の Lisch 結節または 2 個以上の脈絡膜異常
- 視神経膠腫（optic pathway glioma）
- 蝶形骨異形成[2] や脛骨の前側方への弯曲（脛骨形成不全），長管骨の偽関節形成などの特徴的骨病変
- *NF1* の病的バリアント
- 両親のいずれかが上記診断基準を満たす

[1] カフェオレ斑と雀卵斑様色素斑のみが認められる場合，診断は NF1 である可能性が高いが，（例外的に）Legius 症候群などの他の診断がなされることもある．2 つの色素所見（カフェオレ斑または雀卵斑様色素斑）のうち少なくとも 1 つは両側性でなければならない．

[2] 同側の眼窩叢状神経線維腫の場合，蝶形骨翼異形成は独立した基準とはならない．

文献

Friedman JM: Neurofibromatosis 1. http://www.ncbi.nlm.nih.gov/books/NBK1109/.

Kehrer-Sawatzki H, Mautner VF, Cooper DN: Emerging genotype-phenotype relationships in patients with large NF1 deletions. *Hum Genet*, 136(4):349–376, 2017. https://doi.org/10.1007/s00439-017-1766-y

Koczkowska M, Callens T, Chen Y, et al: Clinical spectrum of individuals with pathogenic NF1 missense variants affecting p.Met1149, p.Arg1276, and p.Lys1423: genotype-phenotype study in neurofibro-matosis type 1. *Hum Mutat*, 41(1):299–315, 2020. https://doi.org/10.1002/humu.23929

Legius E, Messiaen L, Wolkenstein P, et al: Revised diagnostic criteria for neurofibromatosis type 1 and Legius syndrome: An international consensus recommendation. *Genet Med*, 23(8):1506–1513, 2021. https://doi.org/10.1038/s41436-021-01170-5. Epub 2021 May 19.

Trevisson E, Morbidoni V, Forzan M, et al: The Arg1038Gly missense variant in the NF1 gene causes a mild phenotype without neurofibromas. *Mol Genet Genomic Med*, 7(5):e616, 2019. https://doi.org/10.1002/mgg3.616

35 Roifman 症候群
Roifman Syndrome

常染色体潜性遺伝（劣性遺伝）　■ *RNU4ATAC* 非コード RNA 遺伝子の病的バリアント，MIM 616651

Maian Roifman, Chaim M. Roifman

原理
- 遺伝型の特異性
- 複合ヘテロ接合性
- アレル障害
- スプライシング障害
- （免疫について一部）治療可能な状態
- 非コード遺伝子

主要な表現型の特徴
- 免疫不全
- 脊椎骨端異形成症
- 成長障害
- 網膜ジストロフィー
- 特徴的な顔貌
- 知的障害

病歴と身体所見

　症例は 3 歳の男児で，血縁関係のない健康な両親のもとに満期出産した。家族歴に特筆すべき点はない。出生前に子宮内成長障害の既往歴がある。出生時の体重と身長は 3 パーセンタイル以下であった。出生以来，筋緊張低下と発達の遅れが認められた。生後 6 カ月から中耳炎を繰り返し，これまでに肺炎を 3 回経験したことが記録されている。生後 18 カ月で，顔，腕，脚に湿疹があると診断された。検査の結果，鼻翼形成不全，長い人中，薄い上唇が認められた。身長が低く，短指症，両側の単掌側皺，第 5 指の斜指症であった。

　定量的免疫グロブリン，ワクチンに対する特異抗体，マイトジェンに対するリンパ球芽球化反応，リンパ球サブセット解析を含む免疫学的評価では，破傷風トキソイド，百日咳，およびポリオワクチンに対する抗体価が低かった。骨格検査では脊椎骨端異形成の徴候がみられた。マイクロアレイ解析では染色体に問題は見つからず，全エクソーム配列検査では陰性の結果であった。原発性免疫不全遺伝子パネルによる分子遺伝学的検査では，*RNU4ATAC* 遺伝子に複合ヘテロ接合性バリアントが明らかになった。親の検査では，両親がそれぞれいずれかのバリアントの保因者であることが判明した。

背景

病因と頻度

　Roifman 症候群（MIM 616651）は，非コード *RNU4ATAC* 遺伝子（2 番染色体の *CLASP1* 遺伝子のイントロン 2 内）の両アレル性病的バリアントに起因する。Roifman 症候群の場合，少なくとも 1 つの症候群関連遺伝子バリアントが遺伝子のステム II 領域に存在する必要がある。Roifman 症候群の発生率は不明だが，これまでに 16 例が報告されている。

発症機序

　RNU4ATAC は，マイナースプライソソーム複合体の構成要素である非コード核内低分子 RNA（snRNA）遺伝子で，約 800 個の遺伝子を適切にスプライシングする役割を担っている。*RNU4ATAC* には，スプライソソームの機能に非常に重要であると考えられる 4 つのドメインがある。

症例 35 の家系図

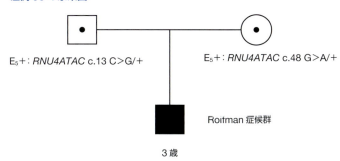

父: E_5+ : *RNU4ATAC* c.13 C>G/+
母: E_5+ : *RNU4ATAC* c.48 G>A/+

Roifman 症候群
3 歳

子宮内発育遅延
生下時→体重・身長<3 パーセンタイル，低緊張，発達遅延
生後 6 カ月→繰り返す中耳炎，肺炎（×3）
生後 18 カ月→湿疹，特徴的顔貌

E_1+：陽性：低いワクチン抗体価
E_2+：陽性：脊椎骨端異形成症
E_3-：陰性
E_4-：陰性
E_5+：陽性：*RNU4ATAC* c.13 C>G; c.48 G>A

凡例
E_1＝免疫学的評価
E_2＝骨格検査
E_3＝マイクロアレイ染色体検査
E_4＝エクソーム配列解析
E_5＝シークエンスパネル：
　　原発性免疫不全遺伝子パネル

・ステムⅡ（遺伝子の 5′ 末端）
・5′ ステムループに重要な領域
・ステムⅠ
・Sm タンパク質結合部位

　Roifman 症候群の個人で特定された *RNU4ATAC* のバリアントは，マイナーイントロンのスプライシングを阻害する。これは，複数の遺伝子のスプライシング障害が Roifman 症候群の特徴を引き起こすことを示唆している。

　Roifman 症候群は，*RNU4ATAC* の高い遺伝型特異性と関連している。すべての症例で，高度に保存されているステムⅡ遺伝子領域にバリアントがみられ，これは Roifman 症候群の必須バリアントと呼ばれている。これまでに記述された事例から Roifman 症候群は，ステムⅡ領域の両方，またはステムⅡ領域内の必須バリアントともう 1 つのアレル内の別の遺伝子バリアントの組み合わせである，両アレルバリアントによって引き起こされると思われる。

その他のアレル症候群

　Roifman 症候群に関連するアレルによって起こる症候群に，小頭症骨異形成性原発性小人症Ⅰ型〔microcephalic osteodysplastic primordial dwarfism type Ⅰ：MOPD1（Taybi-Linder 症候群）；MIM 210710〕がある。この症候群はほぼ例外なく致命的で，出生前に発症する重度かつ進行性の成長障害を特徴とし，最も顕著な影響は頭部に現れ，出生時から前額が傾斜する。そのほか，眼球突出，球根状鼻，小顎症，まばらな毛髪と爪形成疾患，短く弯曲した手足を伴う骨幹端異形成などの特徴がある。神経障害は重度で，重大な脳奇形と難治性発作を伴う。これらの子どもには難聴と神経内分泌障害もある。この症候群は非常に稀で，約 50 例が報告されており，通常は 3 歳までに死亡する。MOPD1 の成人に関する最近の報告では，その表現型はより軽度であるものの，より重篤な形態と一致していることが示されている。生存は特定の遺伝型に関連している可能性がある。Roifman 症候群と同じ遺伝子が関与するこの症候群には興味深い遺伝型関係があり，*RNU4ATAC* のステムⅡ領域（Roifman 表現型に重要とされる）に変化がみられる症例は報告されていない。むしろ，ミスセンスバリアントは他のドメイン，特に 5′ ステムループ領域にみられる。これにより，特に免疫不全に関連する異なる表現型が説明できる可能性がある。

　Lowry-Wood 症候群（MIM 226960）は，先天性眼振の存在と臨床的に有意な免疫不全の欠如によって Roifman 症候群と鑑別できる，もう 1 つの稀なアレル症候群である。

　一部重複する特徴をもつこれら 3 つの症候群はすべて，*RNU4ATAC*（MIM 601428）の両アレルバリアントによって引き起こされる。病的バリアントの組み合わせがさらに特定されるにつれて，遺伝型と表現型の相関関係によって異なる表現型をより明確に説明できるようになる可能性がある。先天性眼振や免疫不全という特徴をもたない人にそれぞれ Lowry-Wood 症候群や Roifman 症候群の臨床診断を下すことにより，混乱が生じるかもしれない（それほど表現型での区別は難しい）。この特異性を保持して慎重な表現型解析を行うことは，臨床医にとって今後，遺伝型と表現型の正確な相関関係を明らかにするために有益である。

表現型と自然歴

　Roifman 症候群の個人の多くは，乳児期または幼少期に反復性感染症を呈する。稀にこの病歴が重篤でない場合があり，免疫学的な診察へ紹介されることがなく，治療可能な未診断の免疫不全症例となっていることがある。幼少期に免疫不全がわからなかった場合，病歴の振り返りが免疫不全の典型的な特徴を明らかにすることがある。全身性の軽度の筋緊張低下も初期徴候である。これらの個人は幼少期の後期に，知的障害，低身長，および（または）対称性成長不全を呈することによって，小児科専門医や遺伝専門医の診察を受けることになる場合がある。

　Roifman 症候群の個人は全員，反復性副鼻腔肺感染症として現れる液性免疫不全と，ワクチンに対する抗体価の低さに反映される特異的抗体の産生不能状態を呈する。Roifman 症候群のほぼ半数は，免疫学的検査における通常ではない T 細胞機能と相関する反復性ウイルスおよび真菌感染症，アトピー，自己免疫疾患などの T 細胞疾患の特徴ももつ。

　Roifman 症候群の顔の特徴は，新生児期にはすぐには認識できないかもしれない。最も顕著な特徴は，鼻翼形成不全を伴う長い管状の鼻，薄い上唇を伴う長い人中，下向きの口角である（図 C.35.1）。眼瞼裂も長く，比較的大きな目のように見える。

　Roifman 症候群の新生児は通常，軽度の対称的な成長遅延を示し，体重，身長，頭囲は正常範囲の下限，または 2 パーセンタイルよりわずかに下になる。年齢とともに身長は最も影響を受ける成長パラメータとなり，最終的な成人身長は通常，平均より 2〜4 標準偏差下になる。頭囲は成人になっても年齢の 2 パーセンタイル付近にとどまる。体重は小児期には相対的に低くなるが，成人期には変化することがある。

　この骨格異形成症の臨床的特徴は，低身長，短い体幹，短指症，第 5 指の斜指症などである。放射線学的所見には，骨化の遅延，骨端線の平坦化と不規則化，椎体切痕，腰椎前弯の消失，中手骨の短縮などがある（図 C.35.1）。

　早期の筋緊張低下は，軽度の運動発達遅延の一因となる。学齢期には心理教育検査により，注意力，処理速度，知覚推論，視覚知覚組織化，記憶，計算および数学スキルなど，いくつかの領域で低下があり，IQ が低いことが明らかになる。網膜ジストロフィーは幼少期初期から中期にかけて夜盲症として現れる。

　Roifman 症候群で時折みられる追加所見には，脳梁の部分的無形成，海馬萎縮，軽度の脳室拡大，心臓疾患，感音難聴，低ゴナドトロピン性性腺機能低下症などがある。

　Roifman 症候群の分子診断は，原発性免疫不全遺伝子パネル検査または *RNU4ATAC* の Sanger 法による標的シークエンシングによって行うことができる。コード配列のみに焦点を当てたエクソームシークエンシングなどの現在の標準的な非標的分子アプローチでは，遺伝子診断の所見が見逃されることに注意が必要である。全ゲノムシークエンシングならば *RNU4ATAC* のバリアントを検出できるため，将来的にはエクソームシークエンシングに代わって遺伝子診断の標準的な検査となる可能性がある。

治療・ケア

　Roifman 症候群の初期診断後，Roifman 症候群患者の疾患の程度と必要性を確定するために，免疫の専門家と相談を行って B 細胞と T 細胞の詳細な検査と免疫グロブリン静脈投与（intravenous immunoglobulin：IVIG）治療の開始を行う必要がある。さらに，骨格検査，発達評価（特に学齢期），眼科検査，心エコー検査，聴覚障害の疑いがある場合は聴覚評価を行い，そして臨床遺伝学の専門家や遺伝カウンセラーと相

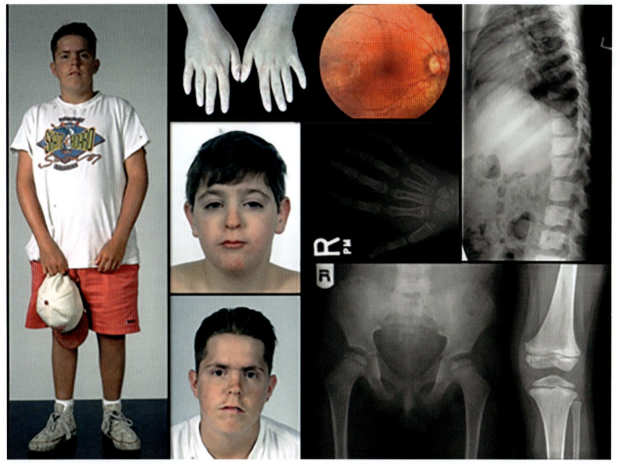

図 C.35.1 Roifman 症候群の臨床的特徴と放射線学的特徴。(Merico D, Roifman M, Braunschweig U, et al: Compound heterozygous mutations in the noncoding *RNU4ATAC* cause Roifman syndrome by disrupting minor intron splicing, *Nat Commun* 6:8718, 2015. https://doi.org/10.1038/ncomms9718 より改変)

談をするべきである。

IVIG は Roifman 症候群患者の感染回数を減らし，臨床結果を改善するために行われる。免疫機能は毎年再評価すべきである。

網膜ジストロフィーおよび先天性心疾患は，必要に応じてそれぞれの専門医によって治療および管理すべきである。

骨異形成の後遺症（関節痛や骨痛など）は，整形外科やリウマチ科の専門医が管理する必要がある。

遺伝リスク

Roifman 症候群は常染色体潜性遺伝である。発症者の両親はヘテロ接合性保因者と推定され，その遺伝型は標的シークエンシングにより容易に確認できる。Roifman 症候群の保因者は無症状である。受胎時に発症者の兄弟姉妹はそれぞれ，発症する可能性が 25％，無症状保因者の可能性が 50％，発症せず保因者でもない可能性が 25％ ある。発端者の遺伝型が確定すると，出生前または着床前遺伝子診断が可能になる。

Roifman 症候群の個人が発症者または保因者との間に子どもをもうけないかぎり，その子孫は *RNU4ATAC* の症候群関連遺伝子バリアントの絶対ヘテロ接合体（保因者）となるが，現在までに Roifman 症候群の個人が生殖した例は知られていない。

小グループでの討論のための質問

1. 成長遅延，筋緊張低下，軽度の運動発達遅延，Roifman 症候群に一致する顔貌の病歴をもつ 2 歳の女の子を診察した。両親に感染症の頻度について尋ねると，過去 1 年間に肺炎を 2 回経験したと答えた。どのような検査を指示するか？ その理由は？
2. この症候群における早期診断の重要性について議論せよ。
3. *RNU4ATAC* のステム II 領域に症候群関連遺伝子バリアントをもつ保因者を同定した。生殖リスクに関してどのようにアドバイスするか？

（訳：和泉賢一）

文献

Merico D, Roifman M, Braunschweig U, Yeun RKC, Alexandrova R, Bates A, Reid B, Nalpathamkalam T, Wang Z, Thiruvahindrapuram B, Gray P, Kakakios A, Peake J, Hogarth S, Manson D, Buncic R, Pereira SL, Herbrick J, Blencowe B, Roifman CM, Scherer SW: Compound heterozygous mutations in the noncoding RNU4ATAC gene cause Roifman syndrome by disrupting minor intron splicing. *Nat Commun*, 6:8718-8728, 2015.

Helihan I, Ehresmann S, Magnani C, Forzano F, Baldo C, Brunetti-Pierri N, Campeau PM. Lowry-Wood syndrome: further evidence of association with RNU4ATAC, and correlation between genotype and phenotype. *Hum Genet*, 2018 Dec;137(11-12):905-909.

Roifman CM: Antibody deficiency, growth retardation, spondyloepiphyseal dysplasia and retinal dystrophy: A novel syndrome. *Clin Genet*, 55:103-109, 1999.

36 オルニチントランスカルバミラーゼ欠損症
Ornithine Transcarbamylase Deficiency

X連鎖　■ *OTC*の病的バリアント，MIM 311250
Ada Hamash

原理
- 先天代謝異常症
- X連鎖性遺伝
- X染色体の不活化
- ヘテロ接合体でも発症する
- 無症候性の保因者
- 生殖細胞系列の変異率は，卵子形成時より精子形成時にはるかに高い

主要な表現型の特徴
- 発症年齢：ヌルバリアントをもつヘミ接合体の男性－新生児。ヘテロ接合体の女性－重篤な併存疾患罹患時，産後，もしくは発症なし
- 高アンモニア血症
- 昏睡

病歴と身体所見

　J.S.は生後4日の男児で，目を覚まさないため救急搬送された。両親によると，この24時間で，哺乳量の減少，嘔吐，嗜眠傾向がみられた。児は健康な26歳の初産婦から生まれた体重3 kgの正期産児で，妊娠経過に特に異常はなかった。身体所見では昏睡と多呼吸があり，外表奇形のない男児であった。初回の検査で血中 NH_3 値が 900 μM（新生児の正常値は 75 未満）で，静脈血 pH は 7.48 と上昇し，重炭酸濃度とアニオンギャップは正常であった。尿素サイクル異常症が疑われたため，緊急に血漿中アミノ酸濃度を測定した。グルタミンは 1,700 μM と上昇し（正常値は 700 μM 未満），シトルリンは検出されなかった（正常値は 7〜34 μM）（図 C.36.1）。尿中の有機酸分析は正常だったが，尿中オロト酸の排泄は著明に増加していた。尿中オロト酸値が高く，シトルリン値が低いことから，オルニチントランスカルバミラーゼ（ornithine transcarbamylase：OTC）欠損症が示唆され，確定診断には DNA 塩基配列による結果が待たれた。

　J.S.の母親への追加の聞き取りにより，母親は自身が元々タンパク質を好まず，生後1週間に原因不明で死亡した兄弟がいたことが判明した。J.S.は安息香酸ナトリウムとフェニル酢酸ナトリウム（Ammonul®）[訳注]，アルギニン塩酸塩の静脈内投与が開始された。児は新生児用血液透析設備のある三次医療機関に航空機搬送された。到着時，血漿中の NH_3 値は 700 μM まで低下していた。両親は，このレベルの高アンモニア血症では脳障害のリスクが高いと説明を受けた。両親は血液透析を行うことを選択した。血液透析は良好に実施でき，4時間後には血中 NH_3 値は 200 μM 以下に低下した。NH_3 値が正常化するまで，Ammonul® の静脈内投与，およびブドウ糖とイントラリピッドによる高カロリー輸液が継続された。その後，タンパク質制限食をゆっくりと開始し，経口の窒素除去薬（最初はフェニル酪酸ナトリウム，その後フェニル酪酸グリセロールに変更）が継続投与された。今後は，特に感染症などの疾患が併発しているときを含め，高アンモニア血症がないかどうか定期的に確認する予定である。児の予後はまだ不透明である。*OTC* のシークエンシング（単独の塩基配列決定検査もしくは尿素サイクル遺伝子パネルの一部として）によって病的バリアントが同定された場合には，J.S.の母親と母方の祖母にそのバリアントがあるかを確認するための検査を提案する必要がある。彼女らが保因者であることが判明した場合，さらにリスクのある家族構成員（例えば，J.S.の母方のおばとその3人の子ども）にも検査を提案する必要がある。

＊訳注　Ammonul® は安息香酸ナトリウム・フェニル酢酸ナトリウム配合剤であるが，日本では承認されていない。同様の機序の薬物として，日本ではフェニル酪酸ナトリウム（内服薬）が使用される。

背景
病因と頻度

　オルニチントランスカルバミラーゼ（OTC）欠損症（MIM 311250）は，オルニチントランスカルバミラーゼをコードする遺伝子（*OTC*）の病的バリアントが原因で生じる X 連鎖性の尿素サイクル異常症である。発生率は男性では 30,000 人に 1 人とされているが，女性の正確な発生率は不明である。

発症機序

　オルニチントランスカルバミラーゼは尿素サイクルで働く酵素の1つである（図 C.36.1 参照）。尿素サイクルは，不要な窒素を解毒し排泄するメカニズムである。尿素サイクル内のいずれかの酵素（アルギナーゼを除く）が完全に欠損すると，新生児期に重篤な高アンモニア血症を引き起こす。尿素サイクル異常症の患者では，アルギニンが必須アミノ酸となる（図 C.36.1 参照）。胎内では，過剰な窒素は母体によって代謝される。しかし，出生後，極度の異化亢進の時期に不要な窒素が蓄積すると，体内の天然の窒素プールであるグルタミンとアラニンが増加し，最終的には NH_4 値の上昇につながる。血漿中の NH_4 濃度が 200 μM を超えると，脳障害を引き起こす可能性がある。脳障害の程度は，NH_4 とグルタミンの血中濃度のピーク値，および上昇の持続期間と関係する。したがって，新

症例36の家系図

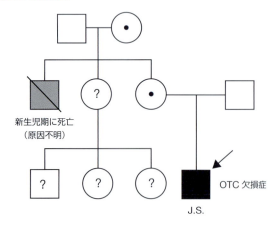

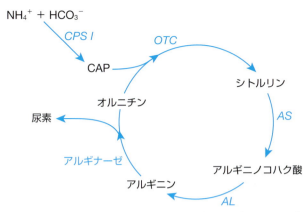

図 C.36.1　尿素サイクル。AL：アルギニノコハク酸リアーゼ，AS：アルギニノコハク酸シンテターゼ（アルギニノコハク酸合成酵素），CAP：カルバモイルリン酸，CPS I：カルバモイルリン酸シンテターゼ1（カルバモイルリン酸合成酵素1），OTC：オルニチントランスカルバミラーゼ。

生児期の高アンモニア血症と，疾患による異化作用に伴うその後のアンモニア上昇への対策として，高アンモニア血症の早期発見と治療が予後にとって非常に重要である。

男性は *OTC* 遺伝子のヘミ接合体であり，その病的バリアントの影響をより重篤に受ける。一方，*OTC* は X 染色体のランダムな不活化を受けるため（第6章参照），女性はバリアントの発現においてモザイク状態となり，酵素の機能や臨床的重症度は幅広い。女性のヘテロ接合体ではまったく無症状で，タンパク質を好きなだけ食べることができる人もいる。一方で，OTC 活性の低下がより顕著な場合は，食事からのタンパク質を自然と避ける傾向があり，症状を伴う高アンモニア血症を繰り返すことがある。

表現型と自然歴

完全な OTC 欠損症の男児は出生時には無症状であるが，生後48〜72時間以内に嘔吐し始め，活気が低下し，最終的には昏睡状態に陥る。嘔吐が続くため，通常は脱水もみられる。未治療のヌルバリアントをもつ男児は通常，生後1週間以内に死亡する。OTC 欠損症の患者が新生児期に迅速かつ適切に治療されたとしても，高アンモニア血症の再発率は依然として高いままであり，特に感染症などの疾患を併発している間はリスクが高い。これは，食事中のタンパク質摂取制限やアンモニアを非毒性経路に迂回させる薬物を用いても，重症の OTC 欠損症を完全にコントロールすることは難しいためである（第14章参照）。高アンモニア血症を発症するたびに，患者は脳障害を負ったり，ほんの数時間で死亡したりする可能性がある。

女児（または部分的な OTC 欠損症の男児）は通常，新生児期には無症状であるが，インフルエンザなどの発熱性疾患の併発時や，食事中のタンパク質の過剰摂取時に高アンモニア血症を発症することがある。その他にも，手術，妊娠，長管骨骨折，ステロイドの使用といった異化亢進ストレスも，高アンモニア血症の引き金となる。罹患男性と同様に，症状のある女性は脳障害や知的障害のリスクがあるが，異化を防ぐために積極的に介入することで，通常はこれらの重篤な合併症を予測し予防することができる。

OTC 欠損症とカルバモイルリン酸合成酵素欠損症（図 C.36.1 参照）は，新生児スクリーニングで確実には検出できない。シトルリンは，血清アミノ酸のタンデム質量分析による新生児スクリーニングに通常含まれている。シトルリン高値であれば，シトルリン血症，アルギニノコハク酸尿症，シトリン欠損症の可能性がある。シトルリン値の正常下限は $7\,\mu M$ であるため，シトルリン低値を検出することはより困難である。尿素サイクル異常症のなかで最も頻度の高い OTC 欠損症は，高アンモニア血症の新生児では常に考慮する必要がある。

治療・ケア

疾患のある新生児では，血漿 NH_3 値を測定すべきである。ほとんどの尿素サイクル異常症では，定量的アミノ酸測定の異常パターンが診断に有用である。尿中オロト酸を測定することで，OTC 欠損症（オロト酸が増加する）とカルバモイルリン酸合成酵素欠損症（CPS1）を区別できる（いずれもシトルリンが非常に低いか，存在しないことが特徴である）。尿中有機酸の測定は，新生児期に同様に高アンモニア血症を呈しうる疾患である有機酸代謝異常症を除外するためにも重要である。遺伝子パネルシークエンシング検査は，診断を確定するために用いられる。

急性高アンモニア血症の尿素サイクル異常患者の治療には，4つのアプローチが必要である：(1) 10％ブドウ糖を維持量の2倍の速度で投与することで糖新生のために必要なエネルギーを糖の形で供給し，内因性タンパク質の異化を抑制する。同時に食事からのタンパク質摂取を中止する。(2) 安息香酸ナトリウム・フェニル酢酸ナトリウム配合剤である Ammonul® を静脈内投与する。どちらも尿素サイクルとは独立して（無関係に）窒素の排泄を促進し，アミノ基転移反応を行う（第14章参照）；(3) アルギニン塩酸塩の静注を行う。これらの患者にとっては必須アミノ酸であるアルギニンを充分量供給し，尿素サイクルに充分な基質を確保することで残存酵素活性を最大限に引き出す目的である。(4) 患者がこれらの薬物の最初のボーラス投与に反応しない場合は，血液透析を行う。

慢性期の管理には，フェニル酪酸の内服だけでなく，食事のカロリーとタンパク質摂取量を注意深くコントロールすることが必要である。高炭水化物の摂取を維持することで，糖新生のために内因性タンパク質が異化されるのを防ぎ，食事中のタンパク質を制限することで，尿素サイクルによる解毒を要とする NH_3 の負荷を減らすことができる。フェニル酪酸はフェニル酢酸に容易に変換され，尿素サイクルに依存しない窒素排泄を可能にする。

家族は，高アンモニア血症の初期徴候であるいらいら，嘔吐，眠気を見逃さないよう，十分な教育を受ける必要がある。そうすることで，患者が速やかに病院に搬送され，経静脈的治療を受けることが可能となる。

代謝のコントロールを達成することは非常に困難であり，代謝不全の発症から数時間以内に脳障害や死に至る危険性は高い。患者が手術に耐えられるくらい十分に成長（10 kg 以上）したら，機能的な尿素サイクルを得るための1つの選択肢として，肝臓移植を提示すべきである。現在，アデノ随伴ウイルスベクターまたは脂質ナノ粒子を用いて mRNA を導入する遺伝子治療の臨床試験が進行中である。

遺伝リスク

OTC 欠損症は X 連鎖性の遺伝性疾患である。OTC 欠損症はほとんど常に遺伝性の致死性疾患であるため，第7章と第17章で述べたように，罹患児の母親の約67％が保因者であると予想される。実際には，罹患児の母親の90％が保因者である。この数値の乖離の原因は，理論的な計算に用いられた「男女の変異率が等しい」という誤った仮定にある。*OTC* の変異

は，男性の生殖細胞系列のほうが女性の生殖細胞系列よりもはるかに頻繁に生じる（約50倍）。OTC欠損症の孤発例男児の場合，男児の母親はほとんどが保因者であり，多くの場合，母親の父（母方祖父）から受け継いだX染色体上に新たな変異が生じたことが原因である。

　OTC欠損症のアレル保因者の女性の場合，病的アレルを受け継いだ息子はOTC欠損症を発症する。娘は保因者となり，肝臓でのランダムなX染色体の不活化の程度に応じて症状が現れる場合も，現れない場合もある。部分的なOTC欠損症の男性が子どもをもつ場合には，娘はすべて保因者となり，罹患した息子は生まれない。家系内のバリアントが同定されている場合には，シークエンシング法による出生前または着床前遺伝学的検査が可能である。OTC酵素のアッセイを用いた出生前診断は，酵素が絨毛や羊水細胞に発現しないため実用的ではない。

小グループでの討論のための質問

1　Lyonの法則（ライオナイゼーション）について論じ，女性における疾患発現の多様性を説明せよ。
2　この疾患において，アルギニンが必須アミノ酸であるのはなぜか？　通常，アルギニンはヒトの必須アミノ酸ではない。
3　高アンモニア血症の原因となる有機酸代謝異常症は何か？
4　OTC欠損症に対して肝移植を行うべき理由と，行うべきでない理由は何か？　この処置は，他の先天性代謝異常症の場合よりも効果的か，あるいは効果的ではないか？

（訳：福井香織）

文献

Uta L-K, Ljubica C, Hiroki M, Kara S, Nicholas AM, Erin M: Ornithine transcarbamylase deficiency. http://www.ncbi.nlm.nih.gov/books/NBK154378/.

37 多発性囊胞腎
Polycystic Kidney Disease

常染色体顕性遺伝（優性遺伝）　■ PKD1 または PKD2 の病的バリアント，MIM 173900 および MIM 613095

Terry J. Watnick, Ashima Gulati

原理
- 多様な表現型
- 遺伝的およびアレル異質性
- 高い浸透率
- 2 ヒット仮説

主要な表現型の特徴
- 発症年齢：小児期から成人期
- 進行性の慢性腎臓病
- 腎囊胞
- 腎外囊胞（肝囊胞が最も多い）
- 頭蓋内囊状動脈瘤
- 他の頻度の低い合併症：僧帽弁逸脱，大腸憩室

症例

　35 歳男性の P.J. は，間欠的な側腹部痛が 4 カ月続き，今回強い痛みと血尿のため近医救急外来を受診した。腎臓の超音波検査で右腎に腎盂腎杯の拡張を伴う結石を認め，両腎とも腎全体に囊胞が多発しており，多発性囊胞腎に合致する所見であった。診察所見は，軽度の高血圧と僧帽弁逸脱症の既往に合致する収縮期雑音を認める以外は正常であった。検査所見では電解質は正常で，推定糸球体濾過率は 96 mL/分/1.73 m^2（2021 年版 CKD-EPI 式）であった。尿定性はタンパク 2+ で，尿沈渣で赤血球 7 個/hpf（強拡大視野）を認めた。P.J. の父親は，多発性囊胞腎による末期腎不全に対し 58 歳で腎移植を施行された。父方祖母も腎疾患の既往があり，42 歳で脳動脈瘤破裂により死亡した。P.J. の息子の B.J. は羊水過少のため在胎 26 週で早産児として出生し，胎児超音波検査で両腎の腫大と超音波輝度の上昇を呈していた。彼は出生直後に死亡し，剖検で両側の glomerulocystic kidney disease を認めた。B.J. が死亡した際，医師は P.J. と妻の W.J. に対し，2 人のうちいずれかが多発性囊胞腎に罹患しているかどうかを調べることを勧めたが，彼らは息子の死に対する罪の意識と悲しみのため，罹患の有無を検索することを選択しなかった。P.J. は腎尿路閉塞を伴う腎結石の疼痛コントロールと治療のため入院した。入院中に腎臓専門医は，P.J. が常染色体顕性遺伝の多発性囊胞腎であることを告げた。そこで P.J. と W.J. は，将来の妊娠に備えて多発性囊胞腎に関連する遺伝子を含む標的遺伝子パネルを用いた次世代シークエンサーによる遺伝学的検査を行うことを希望した。その結果，P.J. は PKD1 遺伝子にヘテロ接合性の病的な短縮型アレルを有しており，臨床診断と家族歴に合致していた。W.J. には同じ遺伝子のヘテロ接合性の hypomorphic（活性低下型）なバリアントがあることがわかり，これらのことから死亡した息子の重篤な表現型が説明できると考えられた。この情報をもとに，出生前診断が考慮された。

背景
病因と頻度

　常染色体顕性多発性囊胞腎（autosomal dominant polycystic kidney disease：ADPKD）は，腎不全を呈する遺伝性疾患のなかで最も多く，400～1,000 出生に 1 人の頻度である。ADPKD は米国の末期腎不全の 5％を占め，世界の患者数は約 1200 万人である。ADPKD の原因は PKD1（MIM 601313, #173900）と PKD2（MIM 173910, #613095）の

症例 37 の家系図

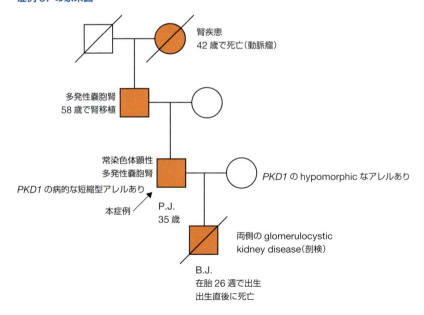

いずれかの遺伝子の病的バリアントであり，それぞれ約77%と約15%を占める。遺伝学的検索が行われたADPKD患者の約8%はPKD1にもPKD2にも"バリアントは検出されず"，原因不明である。これはPKD1のシークエンシングにおける技術的な問題に起因する可能性がある。PKD1はGC配列に富んでおり，同じ16番染色体上に少なくとも6つのほぼ同一配列の偽遺伝子（pseudogene：PKD1のエクソン1～32と高い相同性をもつ）が存在するからである。

また，新たに発見された遺伝子のバリアントも同様に両側性の多発する腎嚢胞の原因となり，さまざまな臨床経過を呈する。これにはGANAB, DNAJB11, ALG9, HNF1Bが含まれる。これらによる表現型は多発性囊胞腎と共通する部分もあるが，詳細な臨床的評価および画像評価によりPKD1またはPKD2による古典的ADPKDと鑑別可能なことが多い。

遺伝型と表現型の関連性については，ADPKD患者を対象とした前向き研究で解析されている。PKD1関連腎症はPKD2に比べて重症である（遺伝子の影響）。PKD1バリアントをもつ患者の末期腎不全到達年齢が平均54歳であるのに対し，PKD2では74歳である。変異PKD1アレルをもつ患者のなかでは，ミスセンスバリアントの患者に比べて短縮型バリアントの患者のほうがより重症である傾向がある（アレルの影響）。大規模データベース（http://pkdb.pkdcure.org）に登録された家系の2%以上を占めるPKD1またはPKD2の病的バリアントは報告されていない。

発症機序

PKD1は，機能不明の膜貫通型受容体であるポリシスチン1をコードする。PKD2は，一過性受容体電位型（TRP）イオンチャネルファミリーと相同性のある膜タンパク質のポリシスチン2をコードする。ポリシスチン1とポリシスチン2は，一次線毛，小胞体，エクソソーム，細胞膜で，ヘテロ多量体の一部として相互作用する。ADPKDでは腎において多くの細胞内シグナル伝達経路が障害され，ポリシスチンの喪失の重要な結果として代謝の再プログラミングが生じる。1つの仮説として，ポリシスチン複合体は一次線毛において増殖に向かう経路を抑制しており，ポリシスチンによるシグナルの喪失または一次線毛が存在しないことにより，この抑制がはずれることが考えられる。このことと，ポリシスチンが受容体刺激によって活性化されるカルシウムチャネル複合体として機能する可能性があることがどのように関連するのか，盛んに議論されている。ポリシスチンによって修飾される細胞内シグナル経路の上流または下流を同定しようとする多くの研究が，精力的に続けられている。

ADPKDの囊胞形成は，がん抑制遺伝子と腫瘍形成でみられるのと同様に"2ヒット機序"で起こるようである（第16章参照）。これは，ヘテロ接合性の病的アレルを受け継いだ人において，もう一方のアレルに体細胞変異が生じることによって，腎尿細管上皮細胞がクローン性に増殖し，腎尿細管の囊胞を形成する。したがって，腎尿細管細胞はそれぞれ生殖細胞系列バリアントと体細胞バリアントの特有の組み合わせを有し，結果としてポリシスチンのシグナルが減弱する。

表現型と自然歴

ADPKDはどんな年齢でも発症しうるが，症状や徴候は20～30歳代であらわれることが最も多い。患者は，尿路感染症，血尿，血栓や結石による尿路閉塞，夜尿，腎嚢胞内出血，または腫大した腎臓による圧迫に由来する側腹部痛といった症

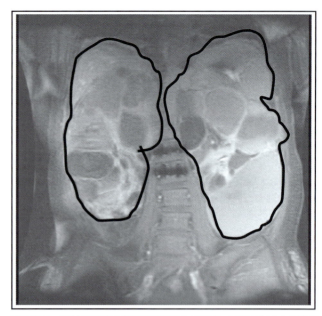

図C.37.1 常染色体顕性多発性囊胞腎患者のMRI像。両側の腫大した囊胞腎（黒線で囲まれた部分）が骨盤まで達している。

状を呈しうる（図C.37.1）。現在では画像診断の頻用により偶発的に囊胞が発見されることもある。高血圧は小児期には20～30%，成人ではおおよそ75%の患者で認め，腎内虚血の二次的な影響やレニン-アンギオテンシン系の賦活化によって起こると考えられている。約半数の患者は60歳までに末期腎不全となる。高血圧，反復する尿路感染，男性，早期の臨床症状出現が，早期に腎不全となることの最もよい予測因子である。

ADPKDは発症時期や重症度が家系間および同一家系内で多様である。家系間の多様性には，座位異質性としてADPKD2がADPKD1よりも症状が軽度であることが一部関係している。同一家系内の多様性については同胞間よりも世代間で顕著であり，環境要因と遺伝的要因が複合的に関与していることが考えられる。体細胞変異率は家系のメンバー間で大きく異なることがあり，疾患の重症度に影響する。

ADPKDは全身性疾患である。腎嚢胞に加えて，肝臓（最も多い腎外症状），膵臓，脾臓，および精囊や精巣上体にも囊胞を形成することがある。脳動脈瘤の発生頻度が高く，家族内集積を示す。大腸憩室と心弁膜症はより頻度の低い合併症であるが，大動脈弁や三尖弁の閉鎖不全症や僧帽弁逸脱症を呈するリスクがある。

治療・ケア

一般的にはADPKDは家族歴と腎臓の超音波検査で診断される。20歳までに80～90%，30歳までにほぼ100%の患者で囊胞が検出される。ただし，この超音波検査による評価はPKD1異常では検証されているが，PKD2異常による比較的軽症の表現型においてはより信頼性が乏しい。出生前診断や，血縁者を腎移植のドナーとする場合，必要に応じて遺伝学的検査で診断を確定することがほとんどの家系で可能である[*訳注1]。

ADPKD患者の管理と治療の主眼は，腎障害の進行を抑制し，症状を最小限にすることである。高血圧と尿路感染症は，腎機能を維持するために積極的に治療される。腫大した腎臓に

[*訳注1] ADPKDにおける出生前診断は，日本では一般的には行われていない。

よる疼痛に対し，囊胞ドレナージや硬化療法が行われる場合がある。

腎臓が著明に腫大している場合は，腎不全が早期に進行するリスクが高い。総腎容積（MRIで最も正確に計測される）が腎障害進行の有用な予測因子となる。バソプレシンV_2受容体拮抗薬のトルバプタンは米国食品医薬品局（FDA）で承認されており，ADPKDの急速な進行リスクのある18歳以上の患者に使用される。

ADPKDにおける遺伝学的検査の適応

現時点で臨床的に*PKD1*と*PKD2*による疾患を鑑別することはできないが，以下の場合に遺伝学的検査が考慮される：
1. 非典型的な臨床経過（特に家族歴がない場合）
2. 妊娠前または出生前の遺伝カウンセリング
3. 臨床試験において治療の対象となる患者候補の評価
4. 生体腎移植ドナーのスクリーニング検査

遺伝リスク

ADPKDの親から生まれた子は50％の罹患リスクを有する。孤発例や家族歴のない患者は10〜15％にのぼる。これは新生（*de novo*）バリアントまたは親の性腺モザイクによって生じる。新生バリアントをもつ個体は，正常細胞とバリアント細胞のモザイクである可能性があり，バリアント細胞の比率が疾患の重症度に関連する。そのような体細胞モザイクはADPKD患者の約1％にみられる。

ADPKD患者の約2％は周産期ないし幼少期に発症する重症型である。

子宮内で発症する患児の両親においては，次子も重症型になるリスクが約25％である。

両アレルともに部分的な機能を有する*PKD1*の病的アレルの場合，very-early-onset ADPKDを呈することがあり，周産期発症の重症型の原因の1つとなる。これらの症例は通常，ホモ接合体または複合ヘテロ接合体として，常染色体潜性遺伝（劣性遺伝）型の多発性囊胞腎に類似した，多数の小囊胞を伴う腎腫大やびまん性の腎超音波輝度上昇を呈する。このvery-early-onset ADPKDは組織学的にglomerulocystic kidney diseaseに合致することが多い。二遺伝子遺伝（digenic inheritance），すなわち*PKD1*または*PKD2*と*HNF1B*または*PKHD1*（常染色体潜性遺伝型の多発性囊胞腎の責任遺伝子）などの2つの遺伝子のヘテロ接合体バリアントが組み合わさった場合も，very-early-onsetの病型を呈することがある。しかしながら，一般的に表現型は多様であり，疾患の重症度を予測するのは困難である。病的バリアントが判明している家族においては，着床前あるいは出生前の遺伝子診断が可能である*訳注2。

小グループでの討論のための質問

1. ADPKDの囊胞形成の分子レベルの機序を，神経線維腫症1型で神経線維腫が形成される機序と比較せよ。
2. 多くのメンデル遺伝病では表現型の多様性は修飾因子によって説明される。どのようにして修飾因子を同定できるか？
3. ADPKDが結節性硬化症に合併することがあるのはなぜか？これを隣接遺伝子欠失症候群としてどのように説明できるか？
4. ADPKDと常染色体潜性多発性囊胞腎をどのように鑑別するか？
5. *PKD1*バリアントの検出を困難にする遺伝学的背景は何か？ADPKDの分子遺伝学的検査として最適な方法は何か？

（訳：三浦健一郎）

文献

Harris PC, Torres VE: Polycystic kidney disease, autosomal dominant. *Gene Reviews*®. https://www.ncbi.nlm.nih.gov/books/NBK1246/.

Inker LA, Eneanya ND, Coresh J, et al., Chronic Kidney Disease Epidemiology Collaboration. *New England Journal of Medicine*, 385(19): 1737-1749, 2021.

Lanktree MB, Haghighi A, di Bari I, Song X, Pei Y: Insights into autosomal dominant polycystic kidney disease from genetic studies. *Clin J Am Soc Nephrol*, 16(5):790-799, 2021. https://doi.org/10.2215/CJN.02320220. Epub 2020 Jul 20. PMID: 32690722; PMCID: PMC8259493.

Ma M, Gallagher AR, Somlo S: Ciliary mechanisms of cyst formation in polycystic kidney disease. *Cold Spring Harb Perspect Biol*, 9(11):a028209, 2017. https://doi.org/10.1101/cshperspect.a028209. PMID: 28320755; Free PMC article.

Podrini C, Cassina L, Boletta A: Metabolic reprogramming and the role of mitochondria in polycystic kidney disease. *Cell Signal*, 67:109495, 2020. https://doi.org/10.1016/j.cellsig.2019.109495. Epub 2019 Dec 6. PMID: 31816397.

Torres VE, Harris PC: Progress in the understanding of polycystic kidney disease. *Nat Rev Nephrol*, 15(2):70-72, 2019. https://doi.org/10.1038/s41581-018-0108-1. PMID: 30607031; PMCID: PMC6543819.

＊訳注2　ADPKDにおける着床前診断または出生前診断は，日本では一般的には行われていない。

38 Prader-Willi 症候群
Prader-Willi Syndrome

染色体欠失，片親性ダイソミー　■ 父性由来の 15q11-q13 の欠失，MIM 176270

Jill A. Fahrner

原理
- インプリンティング
- 片親性ダイソミー（UPD）
- 微細欠失
- 反復 DNA 配列間での組換え

主要な表現型の特徴
- 発症時期：乳児期
- 筋緊張低下
- 乳児期の哺乳困難
- 過食
- 肥満
- 認知障害
- 行動異常
- 低身長
- 特徴的顔貌

病歴と身体所見

C.V. は，骨盤位のため妊娠 37 週で帝王切開で出生した。出生直後から筋緊張低下と哺乳力の弱さを認めた。3 人の同胞と近親婚ではない両親も健康で，家族歴にも神経筋疾患，発達遅延，遺伝性疾患，哺乳障害などはなかった。カルテからも，明らかな痙攣，低酸素症，感染症，心疾患，血糖・電解質異常のエピソードはみられなかった。診察上，C.V. は活気のない重度の低緊張と，弱い啼泣，反射の減弱，弱い吸啜，そして陰嚢低形成と停留精巣を認めた。その後に高解像度 SNP マイクロアレイ検査を行ったところ，15 番染色体の長腕上に長く連続したホモ接合領域が明らかとなり，15 番染色体の片親性ダイソミー（uniparental disomy：UPD）が示唆された。次に 15q11-q13 の Prader-Willi/Angelman 領域（第 6 章参照）のメチル化解析を行ったところ，15 番染色体両コピーの SNRPN のすぐ上流にある Prader-Willi 症候群（Prader-Willi syndrome：PWS）インプリンティング制御領域のメチル化が明らかになった。これは異常なメチル化パターンであり，PWS の診断と一致した。染色体検査結果は 46,XY であった。遺伝専門医は両親に対し，C.V. は Prader-Willi 症候群であると説明した。そして彼はエピジェネティクス・クロマチン部門でフォローされた。1 歳時に，狭い側頭径，アーモンド型の眼，薄い上口唇，下向きの口角，小さな手足を含む特徴的所見を指摘された。成長障害を認め，彼の身長は年齢の平均より 2 標準偏差（SD）低かった。その後成長ホルモン療法が開始され，3 歳半でその年齢の平均値となった。しかし肥満が進行し，体重とボディマス指数 26 は年齢の平均よりそれぞれ 3.5 SD と 5 SD 上回っていた。

背景

病因と頻度

Prader-Willi 症候群（MIM 176270）は，10,000～15,000 出生に 1 人の頻度である。PWS は父由来の染色体 15q11-q13 上の遺伝子の発現が消失することによって生じる神経発達障害である。遺伝子発現の消失はいくつかの機序によって生じる。最近のデータでは，患者の約 60％ は 15q11-q13 の欠失，36％ は母性片親性ダイソミー，3～4％ はインプリンティング異常，そして 1％ 未満がこの領域を含む他の染色体異常によるとされている（第 6 章参照）。

発症機序

PWS はインプリンティング疾患である。ほとんどの遺伝子は両方のアレルから等しく発現するのに対し，インプリンティングとは父由来か母由来かによって発現が異なる現象を指す（第 3，6，8 章参照）。15q11-q13 に位置する多くの遺伝子はインプリントを受けたインプリント（implinted）遺伝子である。インプリント遺伝子のなかには，父性アレルからのみ発現するものと，母性アレルからのみ発現するものがある（図 C.38.1）。インプリント，すなわちインプリント遺伝子の正しい発現は，生物の生涯を通して体細胞系列で維持される。しかし，配偶子形成期にはそのインプリントが一度消去され再構築されることで，卵子では母性インプリント，そして精子では父性インプリントを獲得することになる。生殖細胞系列における適切なインプリントは，インプリンティング制御領域（imprinting control region：ICR）によって制御されている。分子レベルでは，インプリンティングは遺伝子発現を制御する DNA メチル化とクロマチン修飾で構成される。

父由来染色体の 15q11-q13 の欠失により PWS が生じる。これは，欠失をもつ精子から生じた子は，父由来のときにのみ活性化する遺伝子を失うことになるからである。この部分の欠失が頻出する原因の根底にある機序は，その欠失領域近接の低コピー反復配列間の異常な組換えである（第 6 章参照）。これらの大きな中間部欠失のほとんどは，近位の頻出切断点 2 つ（BP1 または BP2）のうち 1 つと，遠位の頻出切断点（BP3）の間で起こる。タイプ 1 欠失は，欠失部位がより大きく（約

症例 38 の家系図

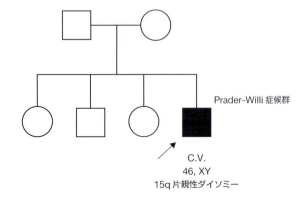

C.V.
46, XY
15q 片親性ダイソミー

Prader-Willi 症候群

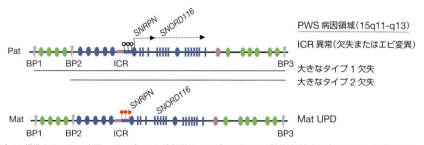

図 C.38.1　15q11-q13のゲノム構造とPWSの病因。インプリント遺伝子はインプリンティング制御領域（ICR）のDNAメチル化によって制御されている。PWS-ICR（青色）は通常，父性アレル（pat）上ではメチル化されていない（ロリポップが付いていない）。それによりSNRPNとSNORD116を含むインプリント遺伝子（青色，楕円形はタンパク質コード遺伝子，縦棒は核小体低分子RNA）の排他的発現を可能にする。PWS-ICR（青色）は通常，母性アレル（mat）ではメチル化されており（赤いロリポップが付いている），インプリント遺伝子（青色）は発現が抑制されている。ピンク色のAngelman症候群ICRは反対に脳でインプリントされ，母由来のUBE3A（ピンク楕円形）が排他的に発現する。緑色の遺伝子はインプリントを受けない遺伝子であり，両アレルで発現する。BP：切断点。

5.7 Mb)，範囲はBP1からBP3までである。タイプ2欠失は，欠失部位がより小さく（約4.8 Mb），範囲はBP2からBP3までとなる。患者のなかには非典型的な欠失をもつ人もいる。

　母性片親性ダイソミーもPWSの原因となるが，これは患者が母由来の2本の15番染色体をもち，父由来の15番染色体をもたないからである。この場合，父由来の遺伝子のみが発現できるインプリント遺伝子は発現できないことになる。母性片親性ダイソミーはトリソミーレスキュー，つまり卵子の染色体不分離により15トリソミーとなった受精卵から父由来の15番染色体が消失することで生じると考えられている。

　インプリンティング制御領域（ICR）の異常によってもPWSは生じる。15q11-q13に母由来のインプリント領域しかもたない人は，父由来のインプリント領域でしか活性化しない遺伝子が発現することはない。ICR異常は，エピ変異（epimutation）と呼ばれるDNAメチル化異常，もしくはPWS-ICRに限局した微細欠失（前述のより大きな欠失範囲のタイプ1欠失，タイプ2欠失とは異なる欠失）によって生じる。

　稀に，この領域にまたがる染色体再構成（例えば転座や逆位など）をもつことが原因でPWSを生じることがあり，それは均衡型染色体再構成をもつ両親から遺伝している場合がある。

　15q11-q13における父由来インプリント領域の欠失がPWSを引き起こすことがわかっており，この領域の多くの遺伝子が同定されているにもかかわらず，PWSの詳細な原因はいまだ不明である。この領域のゲノムインプリンティングはPWS-ICRで制御されており，PWS-ICRには父性アレルでは非メチル化され，母性アレルではメチル化されているCpGアイランドが存在する。その結果，この制御下にある遺伝子は父性アレルから発現し，母性アレルからは発現しないことになる。PWS-ICRは他の遺伝子のなかでもSNRPNと一部重なり，制御もしている。SNURF-SNRPNとも呼ばれるその遺伝子は，2つのタンパク質をコードし，複数の非コード核小体低分子RNA（snoRNA）遺伝子（SNORD116クラスターを含む）の宿主遺伝子となり，それらの発現を制御している。PWSの臨床所見をすべて伴う場合はその領域内の複数の遺伝子が欠失しているかもしれないが，PWSの既知の症例はすべて父由来のSNORD116の発現が消失していると考えられている。

表現型と自然歴

　乳児期早期には，PWSでは重度の筋緊張低下，哺乳障害，そして男性では停留精巣を伴う性腺機能低下が特徴的である。筋緊張低下は時間の経過とともに改善するが，成人においても軽度の低緊張は残存する。性腺機能低下は大半が視床下部性であり，年齢とともに改善せず，二次性徴は遅延し不完全で，不妊となる。中枢性甲状腺機能低下と中枢性副腎不全が報告されている。哺乳障害は通常生後9カ月ごろまでには改善し，その後には改善した摂食と一般的な成長を認める時期がある。しかし，2歳～4歳半ごろには食欲や食物摂取量が増えていなくても体重が増加する。4歳半～8歳ごろには食欲とカロリー摂取が増加するが，患者は満腹感を感じることができる。その後，患者は極端な過食を認めるようになり，満腹感が得られなくなる。それに付随する食物探索行動（買いだめ，採集，盗食，食物でないものを食べる）のために食物の管理が必要となることが多い。このような行動や代謝率の低下は著明な肥満を引き起こし，心肺疾患と2型糖尿病の主な原因となる。

　PWS小児患者のほとんどは運動と言語発達の遅れを認め，軽度の知的障害を伴う（平均IQ60～80）。また，癲癇や頑固さ，人を操作するような行動，こだわり（日常の変化に適応できない），皮膚をむしるなどの強迫性行動といった行動異常も認める。このような行動は成人になってからも続き，障害を残す。患者は睡眠障害を認めることが多く，思春期または成人早期に精神病を発症することもある。

　他のPWSに関連する症状として，低身長，側弯，斜視，骨粗鬆症，特徴的顔貌がある。特徴的所見には，狭い側頭径，アーモンド型の眼，口角の下がった小さな口，小さな手足などがある（図C.38.2）。一部の患者には毛髪，眼，皮膚の色素低下を認める。

　寿命は肥満がなければほぼ正常である。小児期の死因のほとんどが呼吸器疾患とその他の発熱性疾患である。肥満に関連する心肺異常や糖尿病の合併症，睡眠時無呼吸，胃腸疾患は成人期によく認める。成長ホルモン療法を受けているPWS患者は突然死のリスクが上がることが懸念されているが，一般的には成長ホルモン療法の利益はリスクを上回るとコンセンサスが得られている（下記参照）。

治療・ケア

　PWSは臨床経過や身体的所見から疑われることが多いが，確定診断は遺伝学的に父由来の15q11-q13のインプリント領域が存在しないことを証明することでなされる。父由来のインプリント領域の欠失は，DNAメチル化解析でSNRPN遺伝子の5′末端が母性メチル化パターンのみ示すことを検出することで確認される（図C.38.3）。もしDNAメチル化解析でPWSと確定診断されたら，再発率に関する遺伝カウンセリングの一助とするため分子遺伝学的病因を追究すべきである。高解像度SNPマイクロアレイ検査は，欠失と母性片親性イソダ

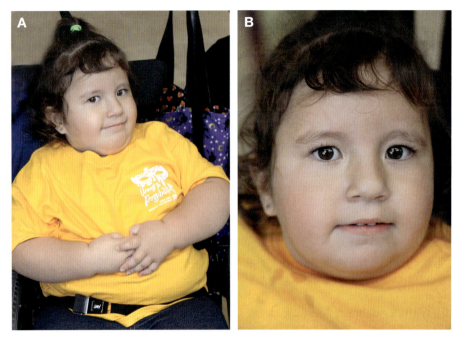

図 C.38.2 （A），（B）Ley Lanie は Prader-Willi 症候群をもつ（Prader-Willi Syndrome Association USA；pwsausa.org）。写真：Rick Guidotti, Positive Exposure（www.positiveexposure.org）。

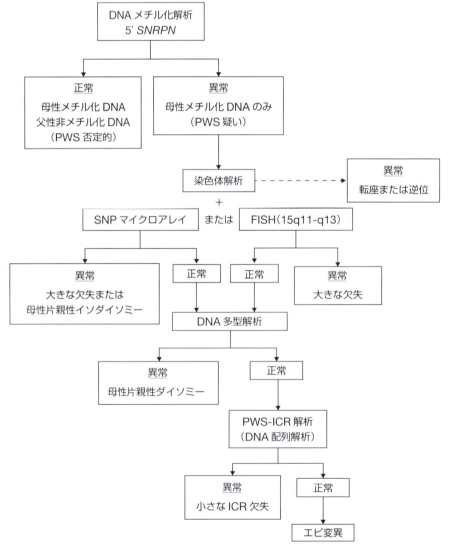

図 C.38.3　Prader-Willi 症候群の分子学的検査アルゴリズム。詳細は本文参照。FISH：蛍光 in situ ハイブリダイゼーション，ICR：インプリンティング制御領域。

イソミーを確認することができる。あるいは欠失の検索として15q11-q13 の FISH 解析を行うことも可能である。加えて，転座や逆位の存在を確認するために染色体解析を行うべきである。片親性イソダイソミーだけは SNP マイクロアレイで検査が可能だが，染色体検査や SNP アレイなしの FISH では UPD は検出されない。したがって，SNP アレイ検査で正常であれば，続いて DNA 多型解析を行うべきである。最後に，他の分子遺伝学的検査が陰性であれば，インプリンティング異常を引き起こす微細欠失を探すため ICR の DNA 配列解析を行う。もし微細欠失が検出されなければ，エピ変異が疑われることになる。

　PWS の原因を治療する薬物治療は現時点では存在しない。理学療法，作業療法，言語療法を含めた発達支援は早期に開始すべきである。特別支援教育は発達および認知機能を最大限に伸ばすために重要である。超低カロリーの制限食と運動は，肥満コントロールのための主軸となる。成長ホルモン補充療法は身長を正常化し，体組成と認知機能を改善することができる。行動異常に対する管理は，厳格な制限の設定とセロトニン再取り込み阻害薬が最も効果的である。成人では通常，保護的な配慮がある生活と就労環境によって最もうまくいく。PWS 患者専用のグループホームは食べ物の管理が厳重で運動プログラムが設定されており，最適である。上記の症状に対して多職種の継続的な評価や管理が推奨される。

遺伝リスク

　Prader-Willi 症候群（PWS）の再発率は，病因となる分子学的異常により異なる。新生（*de novo*）欠失や，母性片親性ダ

イソミー，そしてエピ変異の場合，再発率は 1％未満である。ICR の欠失の場合，それを父から受け継いだときには，最大50％のリスクとなる。発端者に不均衡型染色体再構成の素因があれば，再発率は高くなるかもしれない。この場合，両親の均衡型染色体再構成が原因となっていることが多いからであり，したがって両親の染色体解析も検討すべきである。

小グループでの討論のための質問

1　Angelman 症候群もまた，15q11-q13 領域のインプリンティング異常により引き起こされる。Angelman 症候群と Prader-Willi 症候群の臨床症状と発症の分子メカニズムを比較検討せよ。

2　インプリンティングから，三倍体患者の表現型をどのように説明するか？

3　Beckwith-Wiedemann 症候群や Russell-Silver 症候群も，インプリント遺伝子の発現異常によって引き起こされるようである。これらについて説明せよ。

（訳：水上　都）

文献

Butler MG, Hartin SN, Hossain WA, et al: Molecular genetic classification in Prader-Willi syndrome: A multisite cohort study. *J Med Genet*, 2019;56:149-153.

Driscoll DJ, Miller JL, Schwartz S, et al: Prader-Willi syndrome. *GeneReviews*®. http://www.ncbi.nlm.nih.gov/books/NBK1330/.

Mendiola AJP, LaSalle JM: Epigenetics in Prader-Willi syndrome. *Front in Genet*, 2021;12:624581. https://doi.org/10.3389/fgene.2021.624581

39 網膜芽細胞腫
Retinoblastoma

常染色体顕性遺伝（優性遺伝）もしくは散発性　■ *RB1* の病的バリアント，MIM 180200

Janet A. Buchanan, Ashwin Mallipatna

原理
- がん抑制遺伝子
- 2ヒット仮説
- 体細胞変異
- 腫瘍易罹患性
- 細胞周期の調節
- 多様な表現度

主要な表現型の特徴
- 発症時期：小児期
- 白色瞳孔
- 斜視
- 視力低下
- 結膜充血・浮腫

病歴と身体所見

J.V. は1歳の女児で，小児科医より右眼の斜視と白色瞳孔の精査目的で紹介された。白色瞳孔は眼内の白色腫瘤の反射であり，瞳孔が白く見えるものである（図 16.7 参照）。母親によると，小児科を受診する前の月から右眼の内斜視を認めていたという。右眼に疼痛，腫脹，発赤はなかった。眼の他は健康であった。両親と4歳の姉（R.V.）も健康で，他の家系構成員にも眼疾患はなかった。他の身体所見は正常であった。眼科の診察では，右眼の黄斑付近から生じる8乳頭径の孤立性の網膜腫瘍を認めた。左眼は眼科での診察では異常を認めなかった。頭部と眼窩の MRI では眼球外への腫瘍の進展はなく，視神経内への進展も認めなかった。脳の正中線上の独立した腫瘍（"三側性"網膜芽細胞腫）も特に松果体付近には認めなかった。麻酔下での検査で診断を確認，がんの病期を決定し，加えて左眼は本当に罹患していないことを確認した。患側の眼を保ち視力を温存するためのレーザー光凝固を複数回受けた後，抗がん剤を眼動脈に注入する局所化学療法を受けた。遺伝子シークエンシングによる彼女の血中の DNA 解析の結果，13番染色体（13q14）にある網膜芽細胞腫（retinoblastoma）遺伝子（*RB1*）の1アレルに，生殖細胞系列のナンセンスバリアント（CからTへの置換）を認めた。このバリアントは両親のどちらの生殖細胞系列にもみられなかった。両親は，J.V. の生殖細胞系列バリアントは両眼にさらなる網膜腫瘍を発症するリスクが高いことを意味するものであり，早期発見・早期介入のため全身麻酔下に頻回な観察が必要であると説明を受けた。彼女は生涯を通じて肉腫や他のがんのリスクがあるということである。一見新生（*de novo*）バリアントのように見え，片方もしくはもう片方の親に検出されていないモザイクがある可能性も少しあるため，R.V. の血中 DNA も検査され，*RB* バリアントは除外された。

背景

病因と頻度

網膜芽細胞腫（MIM 180200）は，網膜由来の稀な胎児性腫瘍（図 C.39.1）であり，*RB1* の両アレルにおける生殖細胞系列の病的バリアントまたは体細胞バリアント，あるいはその両方のバリアントによって発生する。世界中でみられる疾患で，18,000人に1人から30,000人に1人の頻度である。

発症機序

網膜芽細胞腫タンパク質（pRb もしくは RB もしくは RB1）は，腫瘍抑制作用を有するタンパク質で，増殖中の細胞における細胞周期の進行，および分化中の細胞における細胞周期からの脱出の調節という重要な役割を担っている。このタンパク質は他の転写因子を抑制し，遺伝子発現抑制に関連するクロマチン修飾であるヒストンの脱アセチル化を促進することに

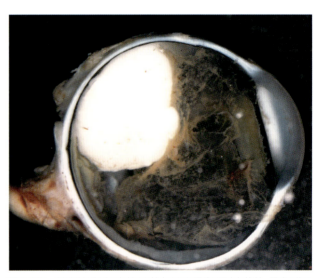

図 C.39.1　網膜芽細胞腫の患者から摘出された眼球の正中矢状断。眼球の後ろ1/3に大きな原発性腫瘍があり，少量の白色の硝子体内病変がある（硝子体が茶色に変色しているのは固定時のアーチファクトである）。（R. A. Lewis, Baylor College of Medicine, Houston の厚意による）

症例39の家系図

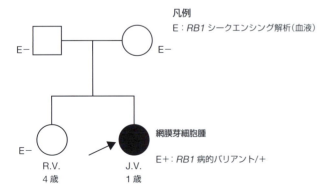

凡例
E：*RB1* シークエンシング解析（血液）

R.V. 4歳　E−
J.V. 1歳　E+：*RB1* 病的バリアント/+ 　網膜芽細胞腫

よって，これら2つの機能に影響を与える。

網膜芽細胞腫に関連する*RB1*バリアントは，この遺伝子のコード領域（翻訳領域）およびプロモーター領域のどこにおいても生じる。コード領域内のバリアントはpRbを不安定化するか，ヒストンの脱アセチル化に必要な酵素との結合を阻害する。プロモーター内のバリアントは，正常なpRbの発現を低下させる。どちらのバリアントも結果としてpRbの機能を喪失させる。

*RB1*の生殖細胞系列の病的バリアントは網膜芽細胞腫の子どもの50%近くに認める（両側の網膜芽細胞腫では全例，片側では20%）が，家族歴があるのは10%未満である。*RB1*バリアントには，13q14の染色体構造異常，一塩基置換，小さな挿入や欠失がある。新しい生殖細胞系列のバリアントの多くは父由来アレルに生じ，体細胞バリアントの場合は父由来アレルにも母由来アレルにも同等に生じるとする報告がある。半数近くはCpGジヌクレオチドに生じる。病的バリアントをもつアレルを受け継ぐ，もしくは初めに体細胞バリアントが1つのアレルに生じ，その後にもう片方の*RB1*アレルに機能喪失（2ヒット仮説における2つ目の"ヒット"；第16章参照）が生じると，細胞が調節を外れて増殖し，網膜芽細胞腫が発生する。2つ目のアレルの機能喪失が生じるのは，新たな変異事象，ヘテロ接合性の消失，あるいはプロモーターCpGアイランドの過剰メチル化による。欠失またはイソダイソミーが最も頻度が高く，プロモーターの過剰メチル化が最も頻度が低い。

遺伝性の網膜芽細胞腫は通常，常染色体顕性遺伝（優性遺伝）で完全浸透だが，不完全浸透を呈する少数の家系が報告されている。こうした家系にみられる*RB1*バリアントは，ミスセンスバリアント，インフレーム欠失，プロモーター領域バリアントである。より一般的な*RB1*のヌルアレルとは異なり，これらは残存機能を有するアレルであると考えられている。

表現型と自然歴

約60%の罹患児は片側の網膜芽細胞腫で，40%は両側の網膜芽細胞腫である。両側の網膜芽細胞腫をもつ子どもは通常は1歳未満で発症し，片側の場合には発症時期はいくぶん遅れ，そのピークは24〜30カ月の間である。両側の網膜芽細胞腫がある子どもはすべて生殖細胞系列の*RB1*バリアントをもつが，生殖細胞系列バリアントをもつ子どもすべてが両側の網膜芽細胞腫を発症するわけではない。罹患児の80〜95%は5歳までに診断される。網膜芽細胞腫は無治療なら致命的だが，適切な治療によって80〜90%の患者が診断後5年は再発なく経過している。

細胞周期の調節にかかわることから予測されるように，生殖細胞系列の*RB1*バリアントを有する患者においては，二次性の悪性腫瘍を生じるリスクが著しく増大する。このリスクは，原発の網膜芽細胞腫に対する放射線治療のような環境要因によって増大する。最も頻度の高い二次性悪性腫瘍は，骨肉腫，軟部組織肉腫，悪性黒色腫である。非遺伝性の網膜芽細胞腫を有する患者では，二次性の悪性腫瘍を生じるリスクが増大することはない。

治療・ケア

最善の予後のためには，早期発見，早期治療が不可欠である。治療の目標は，疾患の治癒とできるかぎりの視力の温存である。治療は，腫瘍の病期と周辺組織を巻き込んでいるかどうかによって異なる。眼球内網膜芽細胞腫の治療選択として，眼球摘出術もしくは眼球温存がある。眼球内網膜芽細胞腫の眼球

温存は，罹患眼の眼動脈への直接注入を含むさまざまな手段を用いた複数回の化学療法がよく行われている。続いて麻酔下での複数回の検査を行い，残存もしくは再発した腫瘍を同定し，レーザー光凝固および（または）凍結療法によって治療する。

発症時に片側のみであった患児の場合，生殖細胞系列のリスクを調べるために遺伝学的検査を提案する。もし可能であれば摘出した眼球の腫瘍のDNAを検査し，同定された2つの腫瘍バリアントのうちの1つを血液などの他の組織で探すのが効率的である。もし生殖細胞系列バリアントが除外されたら，その患者は頻回の経過観察を必要としない。生殖細胞系列の*RB1*バリアントをもっていることが判明した患児は，非罹患眼に新たな網膜芽細胞腫が発生していないか検出するために頻回検査を受けることが推奨される。というのも，孤発例と思われる症例の10%は，親の生殖細胞系列に新たに変異が生じたものだからである。このような頻回な検査は，麻酔下で少なくとも3歳まで，眼科医による網膜検査は少なくとも7歳まで継続する。

遺伝リスク

American Joint Committee on Cancer（AJCC）の「がんの病期分類指針（The Cancer Staging Manual）第8版」には，遺伝性網膜芽細胞腫を特徴づける予後予測病期「H」が含まれており，これはこの疾患の予後予測における遺伝性の重要さを示すものである。病期「H0」は，分子遺伝学的検査で生殖細胞系列の*RB1*病的バリアントを認めない片側の網膜芽細胞腫（もしくはレチノーマ），またはモザイクの残留リスクが1%未満の患者である。病期「H1」は，両側の網膜芽細胞腫，三側性網膜芽細胞腫，家族歴のある網膜芽細胞腫，生殖細胞系列の*RB1*病的バリアントをもつ患者である。

AJCC病期分類H1の網膜芽細胞腫の生存者すべてにおいて，その子どもが罹患する経験的リスクは50%近くある。このリスクは，子どもの網膜細胞のもう片方の*RB1*アレルに，第2の体細胞変異（もしくは"2つ目のヒット"）が生じる可能性が高いことを反映している。一方で，片方の親が片側性の網膜芽細胞腫である場合，その子どもが罹患する経験的リスクは19%である。これは片側の網膜芽細胞腫の子どもにおいて，体細胞よりも生殖細胞系列に"第1のヒット"がある割合を反映している。網膜芽細胞腫を発症する児の90%近くが家系内で最初の罹患者である。興味深いことに，罹患児をもつ非罹患の親の1%に，網膜の検査でレチノーマ（網膜芽細胞腫の前駆病変で良性のもの）を認める。したがって，このような家系では罹患児をもつリスクは約50%である。一方の親が*RB1*の病的バリアントをもつが非発症者であるという稀な場合を除き，両親ともに網膜芽細胞腫に罹患していない家系では次子の再発率は一般集団の再発率と同等である。

病期H1の網膜芽細胞腫で，生殖細胞系列の*RB1*バリアントが判明している人には，生まれてくる子どもが網膜芽細胞腫に罹患するリスクを判定するための出生前検査が提供される場合がある。このリスクを判定することで，妊娠36週で分娩を誘発し，直ちにスクリーニングを行って小さな腫瘍を検出し治療する機会がもたらされる。これにより化学療法を回避し，最大限の視力を維持できる可能性が高まる。

小グループでの討論のための質問

1 CpG ジヌクレオチドのバリアントが高頻度である結果として起こる疾患は他にどのようなものがあるか？ CpG ジヌクレオチドの変異の機序は？ 父親の年齢が上昇すると CpG ジヌクレオチドの変異頻度が増加するのはなぜか？

2 Li-Fraumeni 症候群と網膜芽細胞腫にみられる腫瘍のタイプと頻度を比較・対比せよ。Rb も p53 も腫瘍抑制因子であるが，*RB1* バリアントよりも *TP53* バリアントのほうがさまざまな表現型を示すのはなぜか？

3 体細胞変異によって生じる 4 つの疾患について議論せよ。例として，染色体の組換え，ヘテロ接合性の消失，遺伝子増幅，および一塩基バリアントの蓄積をあげることができる。

4 SRY（第 6 章参照）と Rb はともに，クロマチン構造の修飾を介して遺伝子発現を調節することにより発生を制御する。それ

それがクロマチン構造を修飾するために用いる 2 つの異なる機序を比較・対比せよ。

（訳：運﨑 愛）

文献

Lohmann DR, Gallie BL: Retinoblastoma. http://www.ncbi.nlm.nih.gov/books/NBK1452/.

Mallipatna AC, Gallie BL, Chévez-Barrios P, Lumbroso-Le Rouic L, Chantada GL, Doz F, Brisse HJ, Munier FL, Albert DM, Català-Mora J, Finger P: *Retinoblastoma. AJCC cancer staging manual*, ed 8, New York, 2017, Springer, pp 819-831.

Villegas VM, Hess DJ, Wildner A, et al: Retinoblastoma. *Curr Opin Ophthalmol*, 24:581-588, 2013.

40 Rett 症候群
RETT Syndrome

X 連鎖顕性遺伝（優性遺伝）　■ *MECP2* のバリアント, MIM 312750

John Christodoulou

原理
- 機能喪失型バリアント
- 多様な表現度
- 性別依存性の表現型

主要な表現型の特徴
- 発症年齢：新生児期から小児期早期
- 後天的小頭症
- 神経発達の退行
- 反復常同的な手の動き

病歴と身体所見

P.J. は 12 カ月齢まで正常な成長と発達であった。24 カ月齢のとき，頭部成長遅延，言語および運動能力の進行性の喪失のために脳神経内科に紹介された。彼女は 30 カ月齢までに目的をもった手の動きができなくなり，手もみを繰り返すようになった。また軽度の小頭症，体幹運動失調，歩行失行，そして重度の表出および受容言語障害を呈した。家族には神経疾患をもつ人はいなかった。これらの所見をもとに神経科医は，P.J. は Rett 症候群ではないかと疑った。医師は，Rett 症候群のほとんどはメチル CpG 結合タンパク質 2 遺伝子（*MECP2*）のバリアントが原因であり，そのバリアントの検査が確定診断に有効であると説明した。そして P.J. の DNA の標的遺伝子解析を行ったところ，既知のヘテロ接合性 *MECP2* 病的バリアントが明らかになった。そのバリアントは c.763C>T で，MECP2 タンパク質の短縮を引き起こすバリアントだった〔p.(Arg255*)〕。両親はどちらもこのバリアントを保有していなかった。

背景
病因と頻度

Rett 症候群（Rett syndrome：RTT，MIM 312750）は X 連鎖顕性遺伝（優性遺伝）疾患で，女性の有病率は 10,000 人に 1 人から 23,000 人に 1 人である。メチル CpG 結合タンパク質 2（methyl-CpG binding protein 2：*MECP2*）遺伝子の機能喪失型バリアントによって生じる。アレイ比較ゲノムハイブリダイゼーションの出現によって，X 染色体の *MECP2* 領域に重複をもつ男性の存在も明らかになった。これらの男性は一般的に重度の知的障害をもっている。*MECP2* 病的バリアントと 47,XXY の遺伝型を有する男性も，女性と同様の Rett 症候群の表現型を呈する。他の 2 つの遺伝子（*CDKL5* と *FOXG1*）も Rett 症候群と重なる表現型を呈すが，現在では異なる病型と考えられている。CDKL5 は X 連鎖性のセリン－トレオニンキナーゼで，神経細胞の増殖と分化を制御している。この遺伝子の病的バリアントは，小頭症，重度のてんかん（典型例では乳児期発症のてんかん性脳症），重度の知的障害の原因となる。FOXG1 は前脳の発達に重要な役割をもつ転写因子である。*FOXG1* の病的バリアントは似たような特徴の常染色体顕性遺伝疾患を引き起こすとともに，前脳の異常や脳梁欠損といった脳奇形も引き起こす。

発症機序

MECP2 は核タンパク質をコードしており，その核タンパク質はメチル化 DNA に結合し，メチル化 DNA 領域にヒストン脱アセチル化酵素を集める。MeCP2 の正確な機能は十分には明らかになっていないが，これらのメチル化 DNA 領域の遺伝子の転写抑制やエピジェネティックな調節の働きに介在すると考えられている。したがって，Rett 症候群で認めるような MeCP2 の機能不全もしくは機能喪失は，標的遺伝子の不適切な活性化の原因になると予測される。MeCP2 は転写活性化因子で，長距離クロマチンの再構築と遺伝子スプライシングの役割をもつのかもしれない。

Rett 症候群の患者の脳は小さく，神経細胞の消失は伴わず肉眼形態は正常である。したがって，Rett 症候群は典型的な神経変性疾患ではない。大脳皮質と海馬の大部分において，RTT 患者の神経細胞は正常より小さく，密に集合しており，樹状突起

症例 40 の家系図

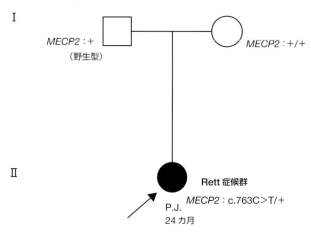

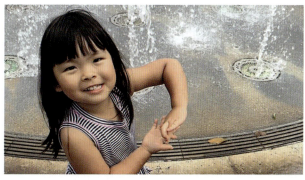

図 C.40.1　Holly は手もみを見せている。手もみは簡単に認識可能な Rett 症候群診断の臨床的手がかりである。（写真：International Rett Syndrome Foundation の厚意による）

の分岐パターンは単純化している。これらの所見から，MeCP2は神経前駆細胞の増殖または神経細胞の分化決定よりも，神経細胞の相互作用の確立や維持に重要であると考えられる。

表現型と自然歴

　古典型 Rett 症候群は，ほぼ女児にのみ発症する進行性の神経発達疾患である（図 C.40.1）。生後 6 カ月から 18 カ月ごろまでは一見正常な発達を認め，その後，頭部成長の停滞を伴う発達が緩徐化または停滞する短い期間に入る。続いて，急速に言語やすでに獲得していた運動機能，特に目的をもった手の動きを失う。この間に社会的な人とのかかわりはほぼ失われ，患者はよく自閉スペクトラム症と誤診される。疾患の進行が続くと，常同的な手の動き，不規則な呼吸，運動失調，てんかん発作を起こす。通常，就学前から学童期早期の短期間に見かけ上安定した時期があった後，さらに悪化し，重度の知的障害，進行性の痙性，固縮，側弯症を呈するようになる。患者は通常成人までは生存するが，突然死のリスクが上がるため寿命は短くなる。心電図の QTc 延長が原因の場合もあるかもしれない。

　Rett 症候群以外にも，*MECP2* の病的バリアントは男児女児ともに罹患する幅広い疾患の原因となる可能性がある。女児では，おしゃべり，寝返り，お座り，独歩を一度も獲得することなく重度のてんかんを呈する重症例から，おしゃべりができ，比較的手の機能が保たれ，粗大運動機能が良好な軽症例まで存在する。男児では，先天性脳症，多様な神経症状を伴う知的障害，または軽度の知的障害のみなど幅広い。*MECP2* 病的バリアントをもつ男性の有病率が低いのは子宮内胎児死亡となるためだと考えられているが，これはまだはっきりしていない。

治療・ケア

　臨床症状から Rett 症候群が疑われると，診断は通常，DNA 解析（単一遺伝子または遺伝子パネル検査，もしくは知的障害パネルの一部としての解析を含むゲノムシークエンシング）によってなされる。現在の検査では，古典的 Rett 症候群患者の 98%，そして非古典的 Rett 症候群患者の 86% において，病的 *MECP2* バリアントが検出される。古典的 Rett 症候群の臨床診断基準は，胎児期および周産期は正常でその後退行期があり，その他に以下の 4 つの主な所見がある場合を含む。すなわち，一度は獲得した目的をもった手の動きの部分的あるいは完全な喪失，獲得された言語機能の部分的または完全な喪失，歩行異常，常同的な手の運動，である。他にも多くの特徴（覚醒時の呼吸障害，覚醒時の歯ぎしり，睡眠障害，筋緊張異常，末梢血管運動異常，側弯症または後弯症，成長障害，小さく冷たい手足，不適切な笑い/叫び声，痛みに対する反応低や激しいアイコミュニケーション）を呈する可能性がある。これらの所見は古典型 Rett 症候群の臨床診断において必須ではないが，非古典的 Rett 症候群の臨床診断には役立つかもしれない。

　現時点で Rett 症候群の根治療法はなく，管理は支持療法または対症療法が中心となる。それにはオーダーメイドの理学・作業療法プログラムも含まれる。現在の薬物治療としては，痙攣に対する抗てんかん薬，興奮に対するセロトニン再取り込み阻害薬，固縮に対するカルビドパまたはレボドパ，そして睡眠障害の改善に対するメラトニンなどがある。現在多くの臨床研究が行われており（https://clinicaltrials.gov/ct2/results?cond=rett+syndrome&term=&cntry=&state=&city=&dist= 参照），遺伝子治療の前臨床試験も有望である。家族は社会的適応や対処において大きな問題に直面することが多いので，支援グループを通じて同じような患者をもつ家族と交流

する機会を提供し，必要に応じて専門家による遺伝カウンセリングを紹介すべきである。

遺伝リスク

　Rett 症候群の約 99% は散発例である。ほとんどの *MECP2* バリアントは新生（*de novo*）バリアントである。しかし稀に，X 染色体不活化の偏りで症状がないか軽症の母から遺伝継承することがある。少なくとも *de novo* バリアントの 70% は父の生殖細胞系列に生じたものである。

　子どもに *MECP2* の病的バリアントを認めても，両親のどちらにもそのバリアントがなければ，そのカップルの次子再発率は低い。しかし生殖細胞系列モザイクの可能性があるため，一般的な発症率よりは高くなる。対照的に，もし母が疾患の原因となる *MECP2* バリアントを保有する場合は，子どもにそのバリアントが受け継がれるリスクは 50% である。しかし，*MECP2* バリアント保有者の遺伝型–表現型の相関が乏しいため（いくつか例外はあるが），*MECP2* バリアントを有する女性胎児が古典型の Rett 症候群となるか，または他の *MECP2* 関連疾患となるかを予測することは一般的に難しい。同様に男性胎児の *MECP2* バリアントの同定も，子宮内胎児死亡や先天性脳症，または他の *MECP2* 関連疾患を予測することにはならない。

小グループでの討論のための質問

1　*MECP2* は X 染色体上にある遺伝子である。このことがどのようにして，*MECP2* バリアントをもつ女性間にみられる臨床症状の多様性に影響を与えるのか議論せよ。またこのことによって，*MECP2* バリアントをもつ男性が少ないこと，そして男性と女性間で一般的に症状の重症度が異なることについてどのように説明できるか議論せよ。

2　もし，MeCP2 が遺伝子発現のエピジェネティックな調節因子だとすると，遺伝的背景，環境，確率的要因が *MECP2* バリアントをもつ男性に観察される表現型のばらつきを引き起こす可能性のある分子遺伝学的メカニズムについて議論せよ。

3　Rett 症候群は神経変性を伴わない神経発達疾患である。神経変性を伴わないことが，なぜ Alzheimer 病や Parkinson 病より治療しやすい可能性があるのか，あるいは治療に反応しづらいのか？　この観点で，Rett 症候群に観察される神経発達の退行の考えられる分子メカニズムについても討論せよ。

4　疾患を定義するものは何か？　分子遺伝学的バリアントか，あるいは臨床症状か？

（訳：水上　都）

文献

Kaur S, Christodoulou J: MECP2 disorders. In Adam MP, Ardinger HH, Pagon RA, Wallace SE, Bean LJH, Gripp KW, Mirzaa GM, Amemiya A, editors: *GeneReviews® [Internet]*, Seattle (WA), 2001 Oct 3, University of Washington, Seattle, pp 1993–2021. [updated 2019 Sep 19]. PMID: 20301670. https://pubmed.ncbi.nlm.nih.gov/20301670/

Marano D, Fioriniello S, D'Esposito M, Della: Ragione F: Transcriptomic and epigenomic landscape in Rett syndrome. *Biomolecules*, 11(7):967, 2021. https://doi.org/10.3390/biom11070967. PMID: 34209228; PMCID: PMC8301932.

Neul JL, Kaufmann WE, Glaze DG, Christodoulou J, Clarke AJ, Bahi-Buisson N, Leonard H, Bailey ME, Schanen NC, Zappella M, Renieri A, Huppke P, Percy AK: RettSearch Consortium: Rett syndrome: revised diagnostic criteria and nomenclature. *Ann Neurol*, 68(6):944-950, 2010. https://doi.org/10.1002/ana.22124. PMID:21154482; PMCID: PMC3058521.

41 Noonan 症候群
NOONAN Syndrome

常染色体顕性遺伝（優性遺伝）/常染色体潜性遺伝（劣性遺伝）　■ RASopathies（RAS/MAPK 症候群）
MIM 163950

Miriam Reuter

原理
- 遺伝的異質性
- 機能獲得型変異
- 多面発現
- 多様な表現度

主要な表現型の特徴
- 特徴的な顔貌
- 心疾患，肥大型心筋症
- 低身長
- 発達遅延
- 凝固系異常
- リンパ系異常

病歴と身体所見

C.M は妊娠 1 回，出産 0 回（G1P0）の 38 歳女性で，妊娠 13 週目に定期的な超音波検査を受けた。胎児の頭頂部の長さは在胎週数と一致し，項部透過像は 4.6 mm（>99 パーセンタイル）だった。夫妻は胎児異数性やその他の疾患のリスク増加について遺伝カウンセリングを受けたが，さらなる精密検査や出生前遺伝学的検査は受けないと決めた。男児 L.M. は正期産で自然経腟分娩にて生まれ，体重，身長，頭囲は正常だった。出生後，心雑音が見つかり，心臓超音波検査で肺動脈弁狭窄が判明した。摂食障害を認め，新生児集中治療室に入院した。臨床遺伝専門医は，下向きの眼瞼裂，眼瞼下垂，漏斗胸，停留精巣，筋緊張低下に気づいた。身体的特徴の組み合わせにより，RASopathy（RAS/MAPK 症候群）を疑った。多遺伝子パネルシークエンシングで PTPN11 に病的バリアント p.Tyr62Asp が判明した。問題とされたバリアントに対する Sanger シークエンシング法による親の検査によって，それが L.M. での新生（de novo）バリアントであることが確認された。両親は，将来の子どもの再発率は低いが，生腺モザイクの可能性があるため一般集団よりは高いと助言された。初期の運動能力と言語能力の発達が遅れていた。有意語は生後 15 カ月，独歩は生後 17 カ月で獲得することができた。個別の教育支援と理学療法が開始された。3 歳の時点で身長と体重は 3 パーセンタイル未満であったため，成長ホルモン治療の選択肢について両親と検討した。6 歳のときの IQ テストは正常だった。Wechsler 児童知能指数によると，フルスケールの IQ は 91 であることが判明した。

背景
病因と頻度

Noonan 症候群は最も一般的には常染色体顕性遺伝（優性遺伝）疾患であり，Ras マイトジェン活性化プロテインキナーゼ（Ras-MAPK）経路に関連する遺伝子の病的バリアントによって引き起こされる。Noonan 症候群患者の約 50 % が PTPN11 に病的バリアントをもち，10〜13 % が SOS1 に病的バリアントをもっていることが判明している。RAF1（約 5 %），RIT1（約 5 %），KRAS（<5 %）など，他の遺伝子が患者に占める割合はより低い。一方，BRAF，LZTR1，MAP2K1，NRAS の病的バリアントは，Noonan 症候群患者の 1 % 未満で検出される。

Noonan 症候群の出生有病率は 1,000〜2,500 人に 1 人と推定されているが，軽度の症状は過少診断されている可能性がある。

発症機序

Noonan 症候群の病的バリアントは，Ras-MAPK（Ras-Raf-MEK-ERK）経路のシグナル伝達の亢進，つまり機能獲得機構に関連している。このプロテインキナーゼカスケードは，細胞増殖やその他の発生プロセスに関与する転写因子を含むさまざまなタンパク質を制御する。常染色体顕性遺伝 Noonan 症候群は，PTPN11，SOS1，RAF1，RIT1，KRAS，BRAF，LZTR1，MAP2K1，NRAS の病的バリアントによって引き起こされ，そのほとんどはミスセンスである。その多くは確立されたタンパク質ドメイン内で繰り返し起こる頻発性かつ（または）クラスター化されている。常染色体潜性遺伝（劣性遺伝）Noonan 症候群は，LZTR1 の両アレルの機能喪失型バリアントによって引き起こされる。

鑑別診断またはアレル障害には，Turner 症候群（モノソミー X）（症例 47），心臓・顔・皮膚症候群（BRAF，MAP2K1，MAP2K2，KRAS，MEK1），Costello 症候群（HRAS），複数の黒子を伴う Noonan 症候群（PTPN11，RAF1），成長期の毛髪が緩む Noonan 症候群様疾患（SHOC2），若年性骨髄単球性白血病を伴うまたは伴わない Noonan 症候群様疾患（CBL），神経線維腫症（NF1）（症例 34），Legius 症候群（SPRED1）がある。表現型が重複することから，多くの RASopathy 多遺伝子診断パネルにはさまざまな関連疾患の検査が含まれている。

症例 41 の家系図

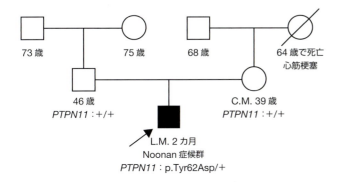

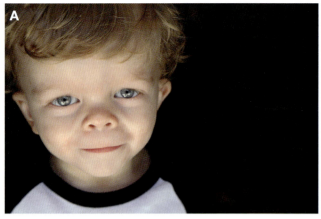 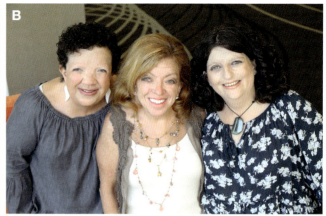

図 C.41.1　Noonan 症候群（www.rasopathiesnet.org）の顔の特徴は，年齢とともに変化する可能性があり，成人ではより特徴的になることがよくある。(**A**) Ezra は愛らしい男の子で，4 歳時の写真である。遺伝専門医から見た Noonan 症候群の明らかな顔の特徴は，広い額，小さな顎，間隔が広く下向きに傾いた眼瞼裂，厚みのある上眼瞼，根元が陥没し球根状で上を向いた先端をもつ短くて広い鼻である。(**B**) April，Martha，Michelle には，巻き毛，高い前髪の生え際，間隔が広く下向きの眼瞼裂，青緑色の虹彩，眼瞼下垂，および上唇のキューピッドの弓状などの顔貌の特徴がある。写真：Rick Guidotti, Positive Exposure（www.positiveexposure.org）。

表現型と自然歴

Noonan 症候群は体のさまざまな部分に影響を及ぼし，発達に異常を認める。診断された子どもは，特徴的な顔立ち，先天性心疾患，低身長，さまざまな程度の発達遅延，その他の身体的症状を示すことがある。

顔の特徴（図 C.41.1）は，年齢に部分的に依存して軽微な場合も特徴的な場合もあり，広い間隔で下向きに傾斜した眼瞼裂，眼瞼下垂と膨満感，付け根が落ち込んだ幅広の鼻，低い位置にあり，後方に回転した多肉質の耳輪，溝のある人中，項部の皮膚が過剰な短い首，低い後部の髪の生え際などがある。Noonan 症候群患者の 50～80％で先天性心疾患が報告される。最も一般的な異常は右側病変（肺動脈狭窄）と肥大型心筋症である。Noonan 症候群患者全体の約 20％が肥大型心筋症に罹患しており，多くの場合，生後 6 カ月以内に診断される。他の心疾患には，心房および心室中隔欠損，Fallot 四徴症，大動脈縮窄がある。Noonan 症候群患者の約 90％に ECG 異常がみられる。Noonan 症候群の成人の約 40～50％は低身長だが，出生体重と身長は通常，正常範囲内である。成長障害は生後 1 年後に明らかになることが多く，摂食困難がよく認められる。運動能力の発達の遅れは，筋緊張の低下に関連している可能性がある。神経認知的発達と行動異常（注意/多動性障害，うつ病，または不安を含む）は非常に多様である。Noonan 症候群患者の 6～23％に知的障害（IQ70 未満）が認められる。その他の一般的な特徴には，凝固異常または出血障害，尿路・目・皮膚の異常，男性では停留精巣が含まれる。リンパ系異形成は内臓や四肢に影響を及ぼし，出生前に項部透過像の肥厚や囊胞性ヒグローマとして現れることがある。さまざまながんや悪性腫瘍のリスク上昇が報告されている。

Noonan 症候群では，遺伝型と表現型の相関関係が報告されている。例えば，*RAF1* または *RIT1* の病的バリアントは肥大型心筋症とより頻繁に関連している。一方，*KRAS* バリアントは認知機能の低下と関連している。より広範な遺伝学的検査は，さまざまな遺伝子やバリアントの表現型スペクトラムを定義するのに役立つ。

治療・ケア

Noonan 症候群が疑われる場合には，完全な身体検査および神経学的検査，成長モニタリング，心臓の評価，眼科および聴覚の評価，凝固検査，腎臓の超音波検査，脊椎と胸郭のレントゲン写真，神経学的異常がある場合にのみ脳および脊椎の画像検査，正式な神経心理学的評価，そして遺伝カウンセリングを含む，徹底的な臨床評価が必要とされる。Noonan 症候群の症状のほとんどは，一般集団の他の症状と同様に治療される。成長ホルモン治療によって低身長の子どもの成長速度を高めることができる。

遺伝リスク

PTPN11，*SOS1*，*RAF1*，*RIT1*，*KRAS*，*BRAF*，*MAP2K1*，*NRAS* の病的バリアントは，常染色体顕性遺伝の Noonan 症候群を引き起こす。これらのバリアントは新生変異で生じた可能性と（25～70％），またはどちらかの親から遺伝する可能性がある。兄弟姉妹の再発率は両親の遺伝的状態に依存する。生腺モザイクのリスクを考慮すると，新生バリアントの場合は低く，遺伝性バリアントの場合は 50％である。罹患者の子孫は病的バリアントを継承する確率が 50％である。

LZTR1 の病的バリアントは，常染色体顕性遺伝型または潜性遺伝型の Noonan 症候群を引き起こす可能性がある。Kelch ドメイン内のミスセンスバリアントは顕性的に作用するが（上記のような再発率を伴う），hypomorphic（低発現）または機能喪失型バリアントは潜性的に作用する。常染色体潜性 Noonan 症候群の場合，兄弟姉妹の再発率は 25％である。罹患者の子孫は 1 つの病的アレルを受け継ぎ，絶対保因者となる。

> **小グループでの討論のための質問**
>
> 1. 特定の疾患において，病的バリアントがいわゆる "変異のホットスポット" に集中するのはなぜか？
> 2. 散発性腫瘍には，Ras-MAPK 経路を活性化する体細胞バリアントが潜んでいることもある（例：*PTPN11*，*KRAS*，*NRAS*，*BRAF*；https://cancer.sanger.ac.uk/cosmic）。これらのバリアントの多くは，なぜ Noonan 症候群の人の生殖細胞系列にみられるバリアントと異なるのか？
> 3. 同じ遺伝子内のバリアントが常染色体顕性遺伝型と潜性遺伝型の両方の疾患を引き起こすのはなぜか？

（訳：柳下友映）

文献

Allanson JE, Roberts AE: Noonan syndrome. *GeneReviews® [Internet].* Seattle (WA): University of Washington, Seattle; 1993-2021. https://www.ncbi.nlm.nih.gov/books/NBK1124/.

Motta M, Fidan M, Bellacchio E, et al: Dominant Noonan syndrome-causing LZTR1 mutations specifically affect the Kelch domain substrate-recognition surface and enhance RAS-MAPK signaling. *Hum Mol Genet*, 15;28(6):1007-1022, 2019.

Noonan Syndrome Guideline Development Group: Management of Noonan syndrome-a clinical guideline 2010. https://rasopathiesnet.org/wp-content/uploads/2014/01/265_Noonan_Guidelines.pdf.

42 鎌状赤血球症
Sickle Cell Disease

常染色体潜性遺伝（劣性遺伝）　■ MIM 603903
Isaac Odame

検出可能な保因者状態〔sickle ell trait（鎌状赤血球形質）〕*訳注

原理
- ヘテロ接合体の優位性
- ホモ接合体または複合ヘテロ接合体の遺伝型
- アレル頻度に地理的な差がある

主要な表現型の特徴
- 発症年齢：小児期
- 脾臓低形成または無脾
- 溶血性貧血
- 急性疼痛エピソード
- 急性胸部症候群
- 脳血管障害
- 末端器官障害

病歴と身体所見

　あるナイジェリア人夫婦が，手足の腫れのためになだめても泣き止まないとのことで，生後9カ月の息子であるK.O.を連れて救急外来を受診した。この夫婦は前夜の就寝前に腫れに気づいていたが，K.O.は一晩中泣いていて眠ることができなかった。K.O.は前日には元気で，発熱もなかった。K.O.は，父親が大学院時代の研究のために留学したカリフォルニアで，新生児スクリーニングにより鎌状赤血球症と診断された。生後2週間でK.O.の血液検体を高速液体クロマトグラフィー（high-performance liquid chromatography：HPLC）で分析したところ，HbF 88.5%，HbS 9.4%，HbA₂ 2.1%であり，鎌状赤血球症であることが確認された。K.O.の両親をHPLCでヘモグロビン分析したところ，両者ともsickle cell trait（鎌状赤血球形質）であることが確認された。ナイジェリアで出生したK.O.の3歳の姉もsickle cell traitであった。
　K.O.は3日間入院し，モルヒネ注射とイブプロフェンによる積極的な疼痛管理を受けた。血管閉塞性疼痛エピソード，急性胸部症候群，輸血の必要性，入院を減少させることが証明されている

疾患修飾治療として，ヒドロキシ尿素療法が両親に提示された。さらに両親は，将来生まれる子の鎌状赤血球症を予防する方法を探るため，遺伝カウンセリングに紹介となった。遺伝カウンセリングのセッションでは，出生前診断と着床前遺伝学的検査が，両親が考慮すべき選択肢として議論された（第17章参照）。

背景
病因と頻度

　鎌状赤血球ヘモグロビン（HbS）は，ヘモグロビン分子のβグロビンサブユニットの6番目のグルタミン酸がバリンに置換されたβ^Sが形成される。βグロビン遺伝子（*HBB*）のミスセンスバリアントによって起こる正常成人型ヘモグロビン（HbA）の構造異常である。鎌状赤血球症（sickle cell disease：SCD）とは，少なくとも1つのβ^Sアレルと，HbSの優勢な産生をもたらす2つ目の*HBB*バリアントの存在を特徴とする疾患群を指す。最も一般的な病型はβ^Sアレル（SS）のホモ接合性によるものであるが，β^Sアレルと他の*HBB*バリアント（ヘモグロビンCまたはβサラセミアアレルを含む）との複合ヘテロ接合性もSCDを引き起こす可能性がある。SCDの有病率は，過去と現在のマラリアへの曝露に比例して集団によって大きく異なり，世界的な移住の影響を受けている。鎌状赤血球バリアントはマラリアに対してある程度の抵抗性を与え，その結果，バリアントのヘテロ接合体である人に対しては生存優位性を与えるようである（第10，12章参照）。

発症機序

　ヘモグロビンは4つのサブユニットから構成されている。16番染色体上の*HBA*（MIM 141800）によってコードされる2つのαサブユニットと，11番染色体上の*HBB*（MIM 141900）によってコードされる2つのβサブユニットである。βグロビンのp.Glu6Valバリアントは脱酸素化ヘモグロビンの溶解度を低下させ，固い線維様ポリマーのゼラチン状ネットワークを形成させ（重合），赤血球を歪ませ鎌状にする。これらの鎌状赤血球は毛細血管と毛細血管後静脈を閉塞し，血管閉塞と梗塞を引き起こす。当初は酸素化によってヘモグロビンポリマーが溶解し，赤血球が正常な形状に戻る。しかし，鎌状化と非鎌状化を繰り返すと不可逆的な鎌状化赤血球が生じ，脾臓によって循環血中から除去される。循環血からの赤血球の除去速度が骨髄の赤血球産生能力を上回ると，溶血性貧血が引き起こされる。

症例42の家系図

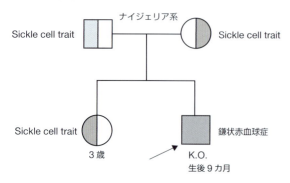

---

*訳注　sickle cell trait（鎌状赤血球形質）は「無症候または軽症で，病的バリアントを子孫に伝える可能性のある者」といえる。traitは同じヘモグロビンの異常であるサラセミアでも用いられる用語である。

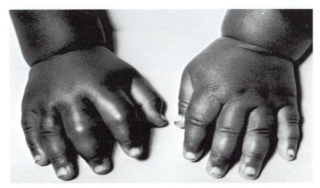

図 C.42.1 SCD 急性指炎の写真。鎌状赤血球貧血の最も早期に出現する症状の1つ。(Lichtman MA, Shafer MS, Felgar RE, Wang N: *Lichtman's atlas of hematology* 2016, 2017, McGraw Hill. https://accessmedicine.mhmedical.com/)

表現型と自然歴

SCD 患者は一般に、貧血、脾腫、反復感染、および指趾炎（小さな骨の毛細血管の閉塞から手または足の痛みを伴う腫脹）を、生後 2 年以内に発症する（図 C.42.1）。血管閉塞性梗塞は多くの組織で起こり、脳卒中、急性胸部症候群、腎乳頭壊死、自己脾摘（訳注：血管閉塞による脾臓の損傷）、下腿潰瘍、持続勃起症、無菌性骨壊死、視力低下を引き起こす。骨血管閉塞は痛みを伴う"クリーゼ"を起こし、治療しなければ、これらの痛みを伴うエピソードは数日から数週間持続することがある。機能性無脾症は、梗塞やその他のよくわかっていない要因によるもので、肺炎球菌性敗血症などの細菌感染症に対する易罹患性を高める。進行性腎不全と肺機能不全は 30〜40 歳代の死亡原因としてよく知られているが、感染はすべての年齢の主要死因である。これらの患者はまた、パルボウイルス感染後に赤血球産生を一時的に停止するため、生命を脅かす無形成発作*訳注を発症するリスクが高い。

バリアントのヘテロ接合体（sickle cell trait と呼ばれる）は貧血を示さず、通常は臨床的に正常である。しかし、重度の低酸素症という非生理的条件下では、sickle cell trait の人の赤血球が鎌状赤血球を形成し、SCD で観察されるのと同様の症状を引き起こす可能性がある。鎌状赤血球ヘテロ接合体では、極度の労作と脱水により横紋筋融解症のリスクが増加する。

治療・ケア

新生児スクリーニングによる早期診断に続いて、5 歳までのペニシリン予防投与、肺炎球菌ワクチン接種、熱性疾患の迅速な管理、親の教育などの介入を行うと、SCD で生まれた子どもの 95% 以上が 18 歳を超えて生存する。胎児ヘモグロビンの持続は疾患の重症度を大きく改善する（第 14 章参照）。ヒドロキシ尿素療法は、胎児ヘモグロビンの産生を誘導する経口薬であり、成人および小児の SCD 患者において有効性（検査値上および臨床上の有用性）が証明されている。経頭蓋ドップラースクリーニングは、脳卒中リスクのある SCD 児（速流≧200 cm/s）を同定する有効な方法である。このような小児では、長期にわたる輸血により脳卒中のリスクが 90% 以上減少する。ヒドロキシ尿素療法は長期にわたる輸血の代わりに初発または再発の脳卒中を予防することができる。近年、SCD に対する他の疾患修飾療法が特定の国で承認されている。すなわち、L-グルタミン、crizanlizumab（P-セレクチン結合ヒト化モノクローナル抗体）、voxelotor（HbS に結合し重合を減少させる）である。

同種骨髄移植は現在、SCD を治癒させることができる唯一の治療法であるが、適切なドナーが得られるかどうかという問題があり、その利用は制限される（第 14 章参照）。近年、レンチウイルスを介した遺伝子治療の臨床試験や、CRISPR/Cas9 を介した自家造血幹細胞の生体外遺伝子改変を伴うゲノム編集アプローチは、有望な結果を示している。

遺伝リスク

SCD は常染色体潜性遺伝（劣性遺伝）疾患であるため、両親とも sickle cell trait をもつ罹患児の将来の兄弟姉妹は、SCD のリスクが 25%、sickle cell trait のリスクが 50% である。他の病的 *HBB* アレルが β^S アレルと組み合わさって関与している場合、兄弟姉妹の再発率は、発端者と同様の表現型では 25%、sickle cell trait では 25%、他の病的アレルに関連する表現型では 25% である。絨毛や羊水細胞由来の胎児 DNA を用いることで、親の検体で同定されたバリアントアレルの分子解析により、出生前診断が可能である。

小グループでの討論のための質問

1. ヘテロ接合体が生存に有利であったために広がった可能性のある他の疾患を 2 つあげよ。ヘテロ接合体が有利であるという仮説の根拠は何か？
2. 鎌状赤血球バリアントの地理的分布は、熱帯熱マラリアに対するヘテロ接合体の優位性により、どのように説明されるのだろうか？
3. 鎌状赤血球症は常に重篤な疾患だが、その重症度は部分的にはバリアントが発生するハプロタイプにより決まる。ハプロタイプはどのように重症度に影響するのだろうか？
4. 以下の場合、遺伝カウンセリングを受けた夫婦の子どもの SCD の臨床的重症度はどの程度になると予想されるか？
   a. 母親が S アレルのヘテロ接合体であり、パートナーが β^+ サラセミアアレルのヘテロ接合体である。
   b. 母親が β^0 サラセミアアレルのヘテロ接合体であり、パートナーが S アレルのヘテロ接合体である。
   c. 母親は C アレルのヘテロ接合体、パートナーは S アレルのヘテロ接合体である。
   d. 母親は S アレルのヘテロ接合体、パートナーは遺伝性高胎児ヘモグロビン症（HPFH）アレルのヘテロ接合体である。
5. この疾患に対する生殖細胞系列または体細胞の遺伝子治療を検討する場合、どのような問題があるだろうか？

（訳：奥野啓介）

---

*訳注 原文では aplastc anemia とあるが、aplastic crisis がより正確な表現である。

文献

Brandow AM, Liem RI: Advances in the diagnosis and treatment of sickle cell disease. *J Hematol Oncol*, 15(1):20, 2022. https://doi.org/10.1186/s13045-022-01237-z. PMID: 35241123.

GeneReviews®. https://www.ncbi.nlm.nih.gov/books/NBK1377/.

43 Tay-Sachs 病
Tay-Sachs Disease

常染色体潜性遺伝（劣性遺伝）　■ *HEXA* の病的バリアント，MIM 272800

Changrui Xiao, Cynthia J. Tifft

原理
- ライソゾーム蓄積症
- アレル頻度における人種差
- 遺伝的浮動
- 偽欠損症
- 集団スクリーニング

主要な表現型の特徴
- 発症年齢：乳児から成人まで
- 神経変性症
- 大頭症
- 網膜のチェリーレッド斑
- 精神疾患

症例

　アシュケナージ系ユダヤ人を祖先にもつカップルである R.T. と S.T. は遺伝外来を受診した．目的は，Tay-Sachs 病の子どもをもつ可能性を評価してもらうためである．S.T. の妹は，同疾患で小児期に死亡している．R.T. の父方のおじは精神病院に入院しているが，おじの病名は知らされていない．R.T. と S.T. は 10 代のときに同疾患の保因者スクリーニング検査を受けており，両者ともヘキソサミニダーゼA 活性が低く，保因者の範囲内であると言われていたことを思い出した．*HEXA* のエクソンシークエンシング（塩基配列決定）の結果，S.T. は病的バリアントをヘテロ接合で保有しており，R.T. は偽欠損症（pseudodeficiency）の原因となるアレルのみをもつことが判明した．遺伝カウンセラーは，子どもが Tay-Sachs 病の保因者となる可能性は 2 人に 1 人（または 50％）であることを夫婦に説明した．そして，Tay-Sachs 病の子どもをもつリスクはないだろうと夫婦を安心させた．

背景

病因と頻度

　Tay-Sachs 病（MIM 272800）（別名：GM_2 ガングリオシドーシス I 型）は，ヘキソサミニダーゼA の欠損によりガングリオシドの代謝が障害されたことに起因する常染色体潜性遺伝（劣性遺伝）疾患である（第 13 章参照）．重症の乳児型のほか，若年期あるいは成人期に発症するより軽症の経過を示す病型がある．

　Tay-Sachs 病の発生率は集団によって異なる．アシュケナージ系ユダヤ人家系（保因者スクリーニング検査が普及する以前の）では出生 3,600 人に 1 人で本症が発症するが，北米では出生 360,000 人に 1 人である．フランス系カナダ人，ルイジアナ州のケイジャン家系，ペンシルベニア州のアーミッシュ家系での保因者頻度はアシュケナージ系ユダヤ人家系での頻度に匹敵する．この 4 つの集団で頻度が高い理由は，遺伝的浮動によるものと考えられるが，ヘテロ接合体の優位性も否定できない（第 10 章参照）．高リスク集団の保因者スクリーニング検査とその後の予防により，米国のアシュケナージ系ユダヤ人集団における Tay-Sachs 病の発生率は 90％ 近く減少した（第 13 章と第 18 章を参照）．

発症機序

　ガングリオシドはセラミドを主成分とするスフィンゴ糖脂質であり，すべての細胞表面膜に存在するが，脳内に最も豊富に存在している．神経細胞表面膜でも，特に樹状突起や軸索終末部に多く局在している．ガングリオシドは糖タンパク質や細菌毒素の受容体であり，細胞の分化や細胞間相互作用に関係している．

　ヘキソサミニダーゼA は，2 つのサブユニットからなるライソゾーム酵素である（図 13.4 参照）．α サブユニットは *HEXA* に，β サブユニットは *HEXB* によってそれぞれコー

症例 43 の家系図

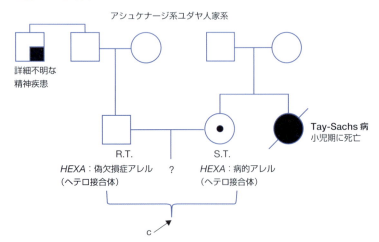

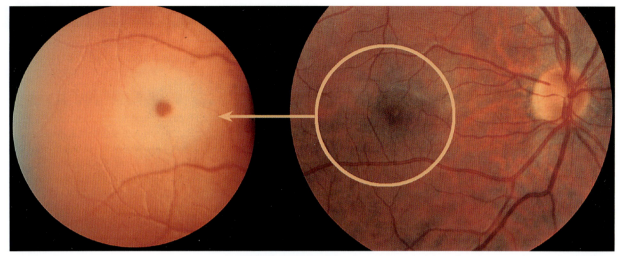

図 C.43.1　Tay-Sachs 病の黄斑部のチェリーレッド斑。右側は正常眼底。円で囲まれた部分は視神経の外側に位置する黄斑部である。左側は Tay-Sachs 病児の黄斑部。中心の赤色部分は正常の網膜で，その周囲の白色部分には GM₂ が過剰に蓄積している。(A. V. Levin, The Hospital for Sick Children and University of Toronto, Canada の厚意による)

ドされる。GM₂ 活性化タンパク質の存在下で，ヘキソサミニダーゼ A はガングリオシド GM₂ から N-アセチルガラクトサミンを除去する。*HEXA* の病的バリアントによって，ライソゾーム内へ GM₂ が蓄積し，小児型，若年型，成人型の Tay-Sachs 病を発症する。*HEXB* または *GM2A* の両アレルバリアントは，GM₂ を蓄積させ，それぞれ Sandhoff 病（MIM 268800）または GM₂ 活性化因子欠損症（MIM 272750）を引き起こす。GM₂ ガングリオシドの蓄積が神経細胞死を引き起こす機序は完全には解明されていないが，Gaucher 病（第 13 章および 症例18 参照）との類似性から，GM₂ ガングリオシドの異常な中間代謝産物毒性が神経病理とつながっていると考えられる。

　ヘキソサミニダーゼ A の残存活性と疾患の重症度は負の相関を示す。一般に，乳児期発症の GM₂ ガングリオシドーシスでは，2 つのヌルアレル（null allele）をもつ。つまりはヘキソサミニダーゼ A 活性が完全欠損している。一方，若年型や成人型の場合，*HEXA* のヌルアレルとヘキソサミニダーゼ A 活性が低いアレル，あるいは活性が低い 2 つのアレルをもつ複合ヘテロ接合となる場合が多い。

表現型と自然歴

　早期発症乳児型 Tay-Sachs 病は，3～6 カ月時に神経学的徴候で発症し，2～4 歳までに死に至る。運動発達は通常，8～10 カ月の間に遅延または退行し始め，2 歳までに自発運動が消失する。発症 1 年以内に視力障害を発症し，急速に進行して失明する。眼底検査で黄斑部のチェリーレッド斑（cherry red macula）を認める（図 C.43.1）。発症後 1 年経過したころに痙攣発作が出現し，次第に増悪する。18 カ月ごろから進行性の大頭症を認める。2 年以内に，除脳硬直，嚥下障害，発作の増悪を認め，最終的には無反応，植物状態となり死亡する。

　若年型は 2～4 歳時に発症し，運動および言語発達の遅滞と，それに続く神経学的悪化を特徴とする。構音障害と歩容異常を主要徴候とし，失調性歩行や協調運動障害を認める。10 歳までに，痙縮，嚥下障害および発作が出現する。10～15 歳までにほとんどの患者で除脳硬直が出現し，植物状態となり，10 代後半で死亡する。視力は失うが，チェリーレッド斑を伴わない場合もある。視神経萎縮や網膜色素変性症を末期に認めることがある。

　成人発症型は 10 代後半から成人期早期に，緩徐進行性の神経学的および精神医学的症状として発症する。運動ニューロン疾患，小脳失調症，構音障害，遂行機能障害，うつ病や不安障害，時には統合失調症のような精神障害をきたす。視力障害は稀で，眼底検査所見に異常を認めない場合が多い。

診断・治療・ケア

　本症の診断は，ヘキソサミニダーゼ A の活性が消失あるいはほぼ消失し，かつヘキソサミニダーゼ B の活性が正常あるいは上昇していることを証明すること，それに加えて *HEXA* の遺伝学的解析で両アレルの病的バリアントを確認することでなされる。

　Tay-Sachs 病には根本的な治療法がないため，各症状への対症療法と緩和ケアが中心となる。ほとんどの患者は発作に対する抗てんかん薬の投与が必要である。理学療法や作業療法は，運動機能の発達や維持に有用である。言語療法や嚥下療法は，言語能力の維持や誤嚥リスクの発見に役立つ。成人型症例では，精神症状に対して定期的な評価と薬物療法を行う。ただし，なかには使用により症状を悪化させる薬物もあるため，注意が必要である。

保因者スクリーニング検査

　Tay-Sachs 病は，リスク集団における保因者スクリーニング検査の典型的な例である。従来，このようなスクリーニングは人工基質を用いた血清ヘキソサミニダーゼ A 活性の測定により行われてきた。妊娠中や経口避妊薬使用中は，偽陽性率が高いため血清より白血球がより多く用いられている。酵素活性測定法は信頼できる方法ではあるが，偽欠損症アレルや *in vitro* では正常な酵素活性を示す稀な病的 B1 バリアントによって結果が混乱する恐れがある。したがって酵素活性によって保因者スクリーニングを行う際には，*HEXA* の遺伝学的解析によって確認が行われることが多い。次世代シークエンシングプラットフォームを用いた *HEXA* のエクソーム解析は保因者の検出に優れており，あらゆる祖先系をもつ人に対して第一選択の保因者スクリーニング検査として用いられている。*HEXA* には，2 つの偽欠損症を引き起こすアレルと 170 種以上の病的バリアントが同定されている。アシュケナージ系ユダヤ人を祖先にもつ人において，酵素保因者スクリーニングで陽

639

性と判定された人のうち 2％は偽欠損症アレルのヘテロ接合体であり，95〜98％は 3 つの病的バリアント（2 つは乳児型，1 つは成人型の原因となる）のうちのいずれかのヘテロ接合体である（第 13 章参照）。一方，酵素保因者スクリーニングで陽性と判定された他の北米の人では，35％が偽欠損症アレルのヘテロ接合体である。

アメリカ臨床遺伝・ゲノム学会（American College of Medical Genetics and Genomics：ACMG）は，保因者スクリーニング検査は人種，民族，祖先系にとらわれないものであるべきであると提言している（第 10 章と第 17 章を参照）。

HEXA のエクソーム解析は，Tay-Sachs 病の保因者スクリーニングとして感度の高い方法であるが，曖昧な結果であれば酵素活性測定によっても確認すべきである。

遺伝リスク

Tay-Sachs 病の家族歴がなく，まだ子どもを授かっていないカップルの場合，子が罹患する経験的リスクは，それぞれが属する祖先集団における *HEXA* 病的バリアントの頻度に依存する。北米のほとんどの人々は保因者である確率が約 250〜300 分の 1 であるのに対し，アシュケナージ系ユダヤ人を祖先にもつ人（前述した 3 つの家系も同様に）が保因者である確率は 30 分の 1 である。2 人ともが保因者のカップルの場合，彼らの子どもが Tay-Sachs 病に罹患するリスクは各妊娠につき 25％である。

出生前診断および着床前診断は *HEXA* の病的バリアントの同定に頼らざるを得ず，家系内の発端者で原因となる *HEXA* バリアントがすでに特定されていなければならない。

小グループでの討論のための質問

1 偽欠損症の存在がスクリーニングを複雑にしているケースは，Tay-Sachs 病の他にどのような疾患でみられるか？

2 遺伝的浮動とは何か？　この原因は何か？　遺伝的浮動と関連すると考えられる遺伝性疾患を 2 つ以上挙げよ。

3 他の疾患の保因者を特定するために，集団を対象としたスクリーニングを行うべきか？

4 成人型ヘキソサミニダーゼ A 欠損症の表現模写（phenocopy）にはどのような疾患があるか？　精神疾患と成人期発症の神経セロイド・リポフスチン症（neuronal ceriod lipofuscinosis）を考慮せよ。乳児型ヘキソサミニダーゼ A 欠損症の遺伝子模写にはどのような疾患があるか？　GM$_2$ アクチベーターの遺伝子変異について考慮せよ。これらの表現模写とヘキソサミニダーゼ A 欠損症はどのように区別できるか？

（訳：下村里奈）

文献

Bley AE, Giannikopoulos OA, Hayden D, et al: Natural history of infantile GM$_2$ gangliosidosis. *Pediatrics*, 128:e1233-e1241, 2011.

Shapiro BE, Hatters-Friedman S, Fernandes-Filho JA, Anthony K, Natowicz MR: Late-onset Tay-Sachs disease: Adverse effects of medications and implications for treatment. *Neurology*, 67(5):875-877, 2006. https://doi.org/10.1212/01.wnl.0000233847.72349.b6. PMID: 1696655.

Toro C, Shirvan L, Tifft C: HEXA disorders. http://www.ncbi.nlm.nih.gov/books/NBK1218/.

Toro C, Zainab M, Tifft CJ: The GM2 gangliosidoses: unlocking the mysteries of pathogenesis and treatment. *Neurosci Lett*, 764:136195, 2021. https://doi.org/10.1016/j.neulet.2021.136195. Epub 2021 Aug 25. PMID: 34450229; PMCID: PMC8572160.

44 αサラセミア
α-Thalassemia

■ αグロビン欠損症，MIM 604131
Isaac Odame

原理
- ヘテロ接合体の優位性
- 集団間におけるアレル頻度の違い
- 遺伝子欠失 vs. 一塩基バリアント
- ホモ接合体；複合ヘテロ接合体
- 遺伝子量

主要な表現型の特徴
- 発症年齢：子宮内（胎児），出生時
- 小球性低色素性貧血
- 胎児貧血と低酸素
- 胎児水腫
- 子宮内または出生後まもなく死亡
- ハイリスク妊娠
- 輸血依存性

症例報告
　J.Z. は 25 歳の健康なカナダ人女性で，定期的な妊婦健康診断のために産科医を訪れた。彼女の全血球計算値から，軽度の小球性低色素性貧血が示された〔ヘモグロビン 9.6 g/dL，平均赤血球容積（MCV）69.6 fL，平均赤血球色素量（MCH）23.1 pg〕。彼女は中国人の祖先をもち，彼女のパートナー（T.C.）はタイ人を祖先にもっていた。J.Z. は，自分自身にも T.C. の家族にも，血液疾患の存在は知らなかった。しかし，高速液体クロマトグラフィー（high-performance liquid chromatography：HPLC）によるヘモグロビン分画測定では，HbA_2（$α_2δ_2$）の軽度低下と正常 HbF（$α_2γ_2$）が示された。彼女の血清フェリチンとトランスフェリン飽和度は正常で鉄欠乏性貧血は除外され，これらの結果は J.Z. が αサラセミア形質（α-thalassemia trait）である可能性が高いことを示唆した。T.C. の血液検査は J.Z. の検査結果と同様で，小球性（MCV 70.1 fL），低色素性（MCH 23.5 pg）貧血（Hb 9.9 g/dL）を示し，鉄欠乏性貧血はなく，ヘモグロビン分画測定では HbA_2（$α_2δ_2$）と HbF（$α_2γ_2$）は正常であった。マルチプレックス gap-PCR 法による分子遺伝学的検査を J.Z. と T.C. に行い，両者とも東南アジア型の $α^0$ サラセミア欠失のヘテロ接合体（——^{SEA}/αα）であった。遺伝外来への紹介後，遺伝専門医はカップルに今回の妊娠（または今後の妊娠ごと）で子がホモ接合性の重症 $α^0$ サラセミア（Hb Bart 胎児水腫）をもつリスクが 25% であると説明した。Hb Bart 胎児水腫は胎児に重症貧血や低酸素を起こし，胎児死亡（死産）や出生直後の死亡に至る可能性がある。合併症は Hb Bart 胎児水腫を伴う妊娠をした母にも起こりうる。罹患した胎児におけるこれらの予後を防ぐために，重症胎児貧血の治療のための胎児輸血が必要となる。
　J.Z. はすでに妊娠 18 週に入っていたため，カップルは羊水穿刺による出生前診断を受けることに決めた。分子検査結果では，胎児は東南アジア型欠失のホモ接合体（——^{SEA}/——^{SEA}）であり，母体合併症を伴う可能性のある Hb Bart 胎児水腫を発症することが予測された。J.Z. と T.C. は大学病院の胎児診療科に紹介され，胎児貧血治療のため定期的に胎児輸血を行い胎児と母体の経過観察を厳重に行うか，または妊娠中断を含む介入方法が検討された。

背景
病因と頻度
　サラセミアは α グロビンまたは β グロビンの合成異常を原因とする常染色体潜性遺伝（劣性遺伝）形式の貧血である。α グロビンが相対的に低下する場合に α サラセミアが，β グロビンが相対的に低下する場合に β サラセミアが引き起こされる（第 12 章参照）。
　サラセミアは，地中海，アフリカ，中東，インド，中国，および東南アジア系の人で最も頻度が高い。サラセミアは，マラリアに対してある種の抵抗力を示すヘテロ接合体の優位性のために進化してきたようである。したがって，ある特定の集団におけるサラセミアの有病率は，その集団の過去および現在のマラリアへの曝露を反映するものとなる（第 10 章参照）。α サラセミア形質（すなわち無症候ヘテロ接合性保因者）の有病率は，英国，アイスランド，日本のようなマラリアの流行がない地域の住民では 0.01% 未満だが，一部の南西太平洋諸島の住民では約 70% と幅がある。また，Hb H 病と Hb Bart 胎児水

症例 44 の家系図

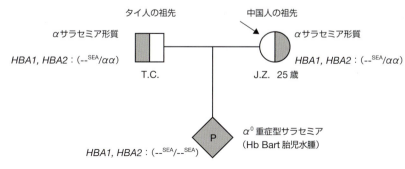

羊水穿刺 18 週

腫は，地中海と東南アジア地域に限定される。（βサラセミア形質の頻度は，アフリカ人とアフリカ系米国人の約1〜2％から，サルデーニャの一部の村での30％まで幅がある）。

発症機序

サラセミアは，グロビンサブユニットの産生不足と不均衡な蓄積によって生じる。ヘモグロビンの産生不足は，血色素減少と小赤血球症を引き起こす。サラセミアの重症度は，αグロビン産生とβグロビン産生の不均衡の程度と比例している。αグロビンは妊娠期間を通じて産生されるので，αグロビン遺伝子がない胎児（−−/−−）は正常 HbF（$\alpha_2\gamma_2$）を産生することができず，主として機能のない Hb Bart（γ_4）を産生するため重度の貧血となり，低酸素，心不全や胎児水腫になる。この疾患は Hb Bart 胎児水腫として知られる。胎児輸血が行われなければ，予測される予後は子宮内胎児死亡や死産や出生直後の死亡である。胎児輸血が可能な環境では，成人まで生存する Hb Bart 胎児水腫の新生児が増加している。これらの生存者はαグロビンを産生しないため，主に Hb H（β_4）を産生する。Hb H は機能をもたず，低酸素症や溶血性貧血をもたらすため，生存には定期的な輸血が必要となる。

αグロビン遺伝子の欠失はαサラセミアの80〜85％を占め，残りは欠失以外のバリアントで起こる。一方で，およそ15の病的な一塩基バリアントがβサラセミアの90％以上を占める。αグロビンバリアントとβグロビンバリアントの両方の分子遺伝学的研究から，さまざまなバリアントが異なる集団に独立して生じ，その後，選択によって高頻度になったことが強く示唆されている。

表現型と自然歴

αグロビンバリアントアレルは，αグロビン欠失や小さな病的バリアントによるαグロビン産生障害を反映して，4つの臨床グループに分けられる。ある集団に観察される表現型は，その集団におけるαグロビンアレルの性質を反映する。縦列（tandem）に位置するαグロビン遺伝子の両方を欠失する染色体は，東南アジアと地中海沿岸地方で観察される。したがって，Hb H 病と Hb Bart 胎児水腫は通常これらの集団において生じ，アフリカ人では生じない。アフリカ人の染色体欠失では通常，1つのαグロビン遺伝子のみが欠失しているからである。1つまたは2つのαグロビン遺伝子欠失をもつ人はαサラセミア形質をもち，軽度の小球性低色素性貧血を呈するが無症状である。Hb H 病は中等度の貧血で，経過は穏やかである。Hb Bart 胎児水腫はかつて，普遍的に致死的な疾患と考えられていた。しかし，最近の出生前治療の進歩と胎児輸血の利用可能性により，輸血依存性ではあるが，成人まで生存する Hb Bart 胎児水腫の患者が増加している。輸血単独では鉄過剰となり，心臓や肝臓や内分泌系の合併症をきたす。定期的な鉄過剰のモニタリングや鉄キレート療法を行うことにより，鉄過剰の合併症を予防したり最小限に抑えたりすることができる。

治療・ケア

αまたはβサラセミア形質の初回スクリーニングは通常，血液検体の赤血球指数を測定することで行われる。鉄欠乏性貧血のない患者では，βサラセミア形質の診断は通常，ヘモグロビン解析による HbA_2（$\alpha_2\delta_2$）と HbF（$\alpha_2\gamma_2$）（βグロビンクラスターの他のβ様グロビン鎖を含む）の増加所見，または DNA 解析，あるいはその両方により確定する。反対にαサラセミア形質は，HbA_2（正常またはわずかに減少）と HbF に大き

な変化はなく，DNA 解析で確定される。

Hb H 病の治療は主に対症療法である。治療には葉酸補充，酸化剤や鉄剤を避ける，感染症の迅速な治療や適切な輸血が含まれる。

Hb Bart 胎児水腫の胎児は，妊娠第3三半期または出生直後に重度の低酸素となる。そのため，タイムリーな遺伝カウンセリングと妊娠初期の出生前診断をするために，リスクのあるカップルを特定することを主要な目標とすべきである。胎児が未治療の状態は母体の罹患率や死亡率にかかわる可能性があり，妊娠中絶が提案されることがある。罹患胎児の妊娠継続を選んだカップルの場合，胎児水腫のモニタリングと胎児輸血により Hb Bart 胎児水腫の児の出産に成功するケースが増えてきており，その後は生涯輸血を必要とする。骨髄移植は確立された利用可能な治療法であるが，新たな治療的アプローチに遺伝子治療やゲノム編集がある。

遺伝リスク

両親がともにαサラセミア形質をもつ場合，Hb H 病または胎児水腫の子をもつリスクは，その両親のαグロビン遺伝子欠失の性質に依存する。αサラセミア形質の両親は，−α/−α または −−/αα の遺伝型をもちうる（つまり，シスまたはトランスに欠失）。そのため，親のそれぞれの遺伝型に依存して，すべての子はαサラセミア形質（−α/−α）または，Hb H 病（−α/−−）もしくは Hb Bart 胎児水腫（−−/−−）になりうる。

αとβサラセミアのどちらの場合も，絨毛か羊水細胞からの胎児 DNA を用いた分子遺伝学的解析によって出生前診断が可能である。保因者である両親においてバリアントがすでに判明している場合，サラセミアの分子遺伝学的出生前診断が最も効率的である。着床前診断は同様の遺伝学的解析に基づき行われている。

小グループでの討論のための質問

1　αサラセミア形質（−−/αα）をもつ妊娠初期の女性のパートナーの遺伝型が以下であると判明した際の遺伝カウンセリングを比較・対照せよ。
　（a）αサラセミア形質（−α/−α）
　（b）αサラセミア形質（−−/αα）

2　αグロビン遺伝子欠失の分子機構は何か？　また，αグロビン遺伝子の三重複の分子機構は何か？

3　サラセミアの保因者スクリーニングについて述べよ。αサラセミアの保因者スクリーニングをいつ実施すべきかを判断する際に考慮すべき人口統計学的および臨床的要因は何か？　パートナーがαまたはβサラセミア形質である場合，従来から低リスクであることがわかっている祖先系集団に属する人は，スクリーニングを受けたほうがよいか？　集団の混合（混血）について考えよ。

4　αサラセミアは世界で最も頻度の高い単一遺伝子疾患である。集団中では3つのメカニズムにより遺伝子バリアントの頻度が増加する。すなわち，選択，遺伝的浮動，創設者効果である。それぞれのメカニズムと，選択によってαサラセミアが高頻度になったと考えられる理由を述べよ。

（訳：髙野亭子）

文献

Hannah T, Orly D: GeneReviews®. Alpha-thalassemia, 2020. https://www.ncbi.nlm.nih.gov/books/NBK1435/.

45 チオプリン S-メチルトランスフェラーゼ欠損症

Thiopurine S-Methyltransferase Deficiency

常染色体半顕性遺伝（半優性遺伝）　■ *TPMT* のバリアント, MIM 610460

Iris Cohn

原理

- 薬理遺伝学
- 精密医療
- がんと免疫抑制化学療法
- 母集団多様性

主要な表現型の特徴

- 発症年齢：欠損症は出生時から存在するが，症状の発現には薬物曝露が必要である
- 骨髄抑制
- 急性リンパ芽球性白血病を伴う TPMT 欠損症患者は，脳照射により脳腫瘍のリスクが増す

病歴と身体所見

J.B. は 19 歳の男性で，長い間潰瘍性大腸炎を患っている。ステロイド療法に難治性で，主治医はアザチオプリンを通常量 2.5 mg/kg/日で処方した。数週間後，J.B. は重度の白血球減少症を発症した。主治医は赤血球のチオプリンメチルトランスフェラーゼ（thiopurine methyltransferase：TPMT）活性を測定し，正常値であることを確認した。主治医は J.B. が 3 週間前に赤血球輸血を一度受けたことを覚えており，遺伝型判定による彼の *TPMT* の代謝状態を確認することにした。J.B. は *TPMT*2* アレルと *TPMT*3A* アレルの複合ヘテロ接合であることが判明した。以上から，彼にはアザチオプリンは通常の 6〜10% で開始・維持されなければならなかった。

背景
病因と頻度

チオプリンメチルトランスフェラーゼ（TPMT）は，*S*-メチル化を触媒しそれら複合体を不活化することで，チオプリン〔アザチオプリン，6-メルカプトプリン（6-MP），チオグアニン〕の第 II 相代謝に関与する酵素である。アザチオプリンは免疫抑制薬として広く使用されているが，6-MP への変換によって活性化され，その代謝物もまた TPMT の活性の影響を受ける。これらの薬物は，炎症性腸疾患，関節リウマチ，全身性エリテマトーデス（systemic lupus erythematosus：SLE）のようなさまざまな全身性炎症性疾患に対する免疫抑制薬として，また固形腫瘍移植の拒絶反応を予防する第二選択肢として用いられる。6-MP やチオグアニンといったチオプリンもまた，急性リンパ芽球性白血病の標準治療薬の 1 つである。一般人口の約 3〜14% の人では，毒性のあるチオプリン代謝産物の高容量蓄積を引き起こす *TPMT* 非機能アレルを少なくとも 1 つもつ。これらの個人では，中等度から重度の骨髄抑制のリスクが増加する（図 C.45.1）。ヨーロッパ系あるいはアフリカ系の祖先をもつ個人のうち，0.3% の人が 2 つの *TPMT* 非機能アレルを有し，TPMT 低活性型代謝群と考えられている。これらの人を治療する際に標準量のチオプリンを用いると，生命を脅かす血液毒性を経験する可能性がある。他の祖先系集団をもつ人ではこの欠損ははるかに少ない。

表現型と自然歴

チオプリンの毒性は，6-MP の投与を受けた急性リンパ芽球性白血病の患者において初めて認識された。6-MP の毒性がみられた患者は生命を脅かす白血球減少のリスクを有した一方，その危機を脱した患者ではより長期の無白血病生存期間が得られた。急性リンパ芽球性白血病を伴う TPMT 欠損症の患者では，放射線照射で誘発される脳腫瘍と，化学療法に誘発される急性骨髄性白血病のリスクが増大する。*TPMT* は非常に多型性の大きい遺伝子であり，40 以上のバリアントアレル（*）が報告されている。*TPMT*1* アレルは正常な酵素活性と関係しており，野生型アレルとされている。活性が低下あるいは欠如した *TPMT* アレルの 90% 以上は，3 種類の *TPMT* バリアントアレルで占められる。

TPMT*2 は最初に報告されたバリアントアレルで，80 番目のアラニンがプロリンに置換される（p.Ala80Pro）ミスセンスバリアント（c.238G>C）であった。*TPMT*2* は *TPMT*3A* や *TPMT*3C* に比べて非常に頻度が低い。*TPMT*3A* は最も頻度の高いバリアントで，ヨーロッパに祖先をもつ個人においては 5% の頻度で有する。そのため，2 つのバリアント〔c.460G>A（p.Tyr240Cys）と c.719A>G（p.Ala154Thr）〕をシス（同側）でもちうる。*TPMT*3C* アレルに含まれているのは Tyr240Cys バリアントのみであり，東アジア人，アフリカ系アメリカ人，いくつかのアフリカ系集団において多く，2% の頻度でみられる。Ala154Thr バリアントは単独でみられたことはなく，おそらくヨーロッパ人の移住後に，すでに Tyr240Cys アレルをもつ染色体に新たに生じた変異であると考えられる。

TPMT 検査を行うことで，治療開始前に投与量を調整することによりチオプリンの毒性を回避することができる。*TPMT* 検査は急性リンパ芽球性白血病（acute lymphoblastic leukemia：ALL）の標準的対処であり，炎症性腸疾患についても費用対効果の面で好ましいとされる。

個人の TPMT 活性水準を決定するために利用可能な技術には，異なるものがある。すなわち，TPMT 活性検査（表現型）と *TPMT* 遺伝学的検査（遺伝型）である。

TPMT 表現型は，放射化学的あるいはクロマトグラフィー技術を用いて赤血球細胞で測定される。約 3 カ月前に赤血球輸血を受けた患者においては偽陰性がよくみられる。加えて ALL の小児においては，疾患や治療が赤血球細胞の TPMT 酵素活性に影響を及ぼしうる。

TPMT 遺伝型はポリメラーゼ連鎖反応（polymerase chain reaction：PCR）プラットフォームを用いて検査され，頻度の高い *TPMT* バリアントが同定される。酵素活性の低下や欠損をもたらす稀なバリアントは，標準プラットフォームから除外されることがある。

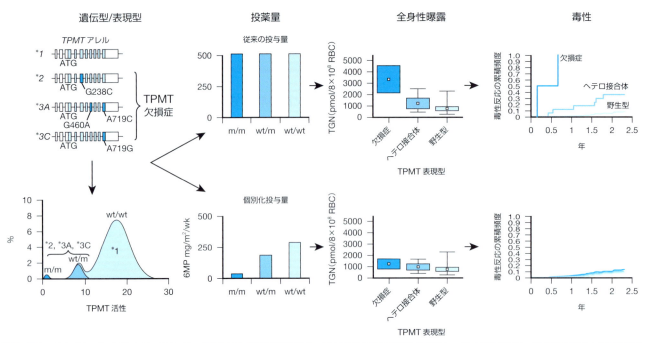

図 C.45.1 チオプリン S-メチルトランスフェラーゼ（TPMT）の遺伝的多様性と，チオプリン投与（アザチオプリン，メルカプトプリン，チオグアニン）への反応を決定づけるその役割．上段の左図は，ヒトにおいて TPMT 活性の常染色体半顕性遺伝（半優性遺伝）形式を引き起こす，主要な TPMT バリアントアレルを示す．続く上の3枚の図は，すべての患者にチオプリン投与が画一的な投与量で（従来のように）行われた場合に，TPMT のホモ接合性バリアントをもつ患者では，活性チオグアニンヌクレオチド（TGN）の細胞内濃度が 10 倍以上高く蓄積することを示している．ヘテロ接合の患者では，TGN 濃度が約 2 倍高く蓄積する．これらの違いが，きわめて高頻度の副作用をもたらす（右端の図）．下段の右 3 枚の図に示すように，遺伝型にもとづいた投与量が用いられた場合，同じレベルの TGN 細胞内濃度が維持されるため，3 つの TPMT 表現型のいずれにおいても急性の副作用なく治療が可能である．6MP：6-メルカプトプリン，RBC：赤血球，m：変異型，wt：野生型．(Eichelbaum M, Ingelman-Sundberg M, Evans WE: Pharmacogenomics and individualized drug therapy. *Annu Rev Med* 57:119-137, 2006 より)

今のところ，表現型でも遺伝型でも，TPMT 欠損症の個人を 100％同定することはできない．

治療・ケア

TPMT 完全欠損の患者には，チオプリン投薬の際は通常量の 6～10％で処方すべきである．ヘテロ接合患者の場合は全量で開始してもよいが，6 カ月以内または骨髄抑制が認められたら速やかに，投与量を半量に減らす．*TPMT* のありふれたバリアントの影響は，個別化医療における薬理遺伝学の臨床的な重要性を示す好例である（第 19 章参照）．

遺伝リスク

ヨーロッパ系の人が TPMT 欠損症アレルを有する事前確率は約 10％である．他の集団においては 2～5％である．

小グループでの討論のための質問

1 TPMT の多型は，アザチオプリン，6-メルカプトプリン，チオグアニンといったチオプリン代謝において多様性をもたらす重要な原因である．チオプリン治療が通常行われる疾患をいくつかあげよ．
2 *TPMT* 遺伝子の低活性型代謝では，毒性が増すのか，それとも効果が減弱するのか？
3 なぜ人は薬物代謝にかかわる遺伝子を有するのか？
4 これらの遺伝子における祖先系集団の多様性について説明せよ．

（訳：岡 知美）

文献

Dean L: Azathioprine therapy and TPMT and NUDT15 genotype. In Pratt VM, Scott SA, Pirmohamed M, Esquivel B, Kane MS, Kattman BL, Malheiro AJ, editors: *Medical Genetics Summaries [Internet]*, Bethesda (MD), 2012, National Center for Biotechnology Information (US). 2012 Sep 20 [updated 2020 Aug 5]. PMID: 28520349.

Relling MV, Gardner EE, Sandborn WJ, et al: Clinical pharmacogenetics implementation consortium guidelines for thiopurine methyltransferase genotype and thiopurine dosing. *Clin Pharmacol Ther*, 89:387-391, 2011.

Scott SA: Personalizing medicine with clinical pharmacogenetics. *Genet Med*, 13:987-995, 2011.

46 血栓性素因
Thrombophilia

常染色体顕性遺伝（優性遺伝） ■ *FV* と *PROC* の病的バリアント，MIM 188055 および MIM 176860

Manuel Carcao

原理
- 機能獲得（第V因子 Leiden）
- 機能喪失（プロテインC）
- 遺伝子量効果
- 二遺伝子遺伝
- 不完全浸透
- 遺伝的および環境的修飾因子
- ヘテロ接合体の優位性
- 創始者効果

主要な表現型の特徴
- 発症年齢：成人期
- 深部静脈血栓症

病歴と身体所見

　J.J. はフランス系およびスウェーデン系の家系に属する45歳のビジネスマンで，太平洋を横断するフライト後に，突然呼吸困難に見舞われた。彼の右足は腫脹し，熱をもっていた。病院で検査したところ，膝窩静脈と腸骨静脈の血栓と肺塞栓症を認めた。彼の両親はともに下肢静脈血栓症の既往があり，彼の妹（S.J.）は妊娠中に肺塞栓症で死亡していた。血栓症の遺伝要因のDNAパネルスクリーニング検査より，J.J. は第V因子（FV）Leiden ミスセンスバリアント（c.1691G>A）とプロテインCをコードする *PROC* のフレームシフトバリアント（c.3363insC）をそれぞれヘテロ接合性にもつことが判明した。他の家系構成員の検索（家系図参照）から，S.J.（保存検体より），J.J の父親，兄（血栓性疾患の既往なし）は，FV Leiden のヘテロ接合と判明した。また，S.J, J.J の母親，姉（血栓性疾患の既往なし）は *PROC* のバリアントのヘテロ接合であることが判明した。すなわち，J.J. と S.J. は血栓症を誘発する2つの連鎖しない遺伝子のバリアントの二重ヘテロ接合であり，その他の家系構成員（J.J. の両親，兄，姉）はそれぞれどちらかのバリアントがヘテロ接合であった。全員に対し，将来の血栓性イベントの個人的リスクを軽減する方法と，潜在的な子孫の血栓症リスクについて遺伝カウンセリングを行った。

背景
病因と頻度
　静脈血栓症（MIM 188050）は，多因子疾患である（第9章参照）。有病率はヨーロッパ系よりもアジア系やアフリカ系集団を祖先にもつ人で低いと考えられている。血流のうっ滞，血管内皮の傷害や外傷，および（または）凝固亢進を引き起こすさまざまな遺伝的・非遺伝的要因が血栓性素因となる。凝固亢進の病態を引き起こす特定可能な遺伝要因には，以下のものが含まれる：(1) 生理的な抗凝固因子〔例えばプロテインC，プロテインS，アンチトロンビン，組織因子経路阻害因子（TFPI）など〕の欠損，(2) 生理的な抗凝固因子に対する抵抗性を増加させる，異常な凝固促進因子の産生（FV Leiden），(3) 凝固促進因子の過剰産生（プロトロンビンG20210A など），(4) 線溶系の異常（フィブリノゲン異常症など）。

　これらの異常の頻度はそれぞれ約4～6%（FV Leiden），2%（プロトロンビンのバリアント），1%未満（プロテインCおよびSのバリアント）であるが，静脈血栓塞栓症患者ではは

症例46の家系図

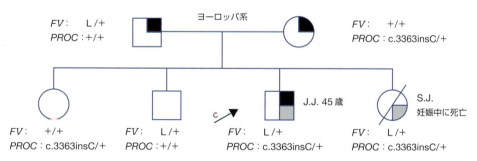

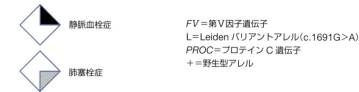

FV＝第V因子遺伝子
L＝Leiden バリアントアレル（c.1691G>A）
PROC＝プロテインC遺伝子
＋＝野生型アレル

るかに高く，12〜14％（FV Leiden），6〜18％（プロトロンビンのバリアント），5〜15％（プロテインCまたはSのバリアント），全体として25％に何らかの遺伝要因が見いだされる。

FV Leiden は，FV 遺伝子のミスセンスバリアント（c.1691G>A によるアミノ酸変化 p.Arg506Gln）で，健康なヨーロッパ系集団に4〜6％の頻度（ヘテロ接合体）で存在する。一部の集団（東ヨーロッパのロマ集団やスカンジナビアの一部の地域）では，その頻度は15％にも達する。対照的に，非ヨーロッパ系集団（アジア系やアフリカ系）では，このバリアントはきわめて稀である。FV Leiden は，約21,000年前にヨーロッパの創始者の変異から生じたと考えられている。このバリアントは月経や出産による出血を少なくすることで，女性の保因者に優位性をもたらした可能性が高い。FV Leiden のホモ接合体は約5,000人に1人の割合で存在する。

プロテインC（PROC）欠損症（MIM 176860）の有病率は0.2〜0.4％で，集団差はあまりない。PROCの遺伝性欠損は PROC のコード配列ないし調節配列の変異から生じる。多くは散発性であるが，フランス系カナダ人のバリアント c.3363insC のように，創始者効果によって集団に流入したものもある。機能獲得型のFV Leiden とは異なり，PROC バリアントは PROC の産生を障害するか（症例の85〜90％），あるいは機能が低下した異常な PROC を産生する（症例の10〜15％）。いずれも PROC の活性を低下させ（一般に正常の55％未満），活性化凝固第V因子および第Ⅷ因子の不活性化を低下させるため血栓を形成しやすくなる。

発症機序

凝固系は，凝固促進因子〔酵素（FⅦ，FⅪ，FⅨ，FⅩ，およびFⅡ）と補因子（FVおよびFⅧ）〕の協調的なシーケンスから生じる血栓形成と，過剰な血栓形成（血栓症）や播種性血管内凝固を防ぐためにフィブリン産生を抑制するいくつかの生理的な抗凝固因子による血栓抑制の，微妙なバランスを保っている（図9.10参照）。この絶妙なバランスが崩れると，凝固促進因子の不足〔FⅧ欠損症（血友病A）など〕による出血や，抗凝固活性の不足または凝固促進因子の亢進（高値または抗凝固抵抗性を示す FV Leiden などの凝固促進因子）による過剰な凝血が起こる（図 C.46.1）。

活性化FXの補因子である活性化FVは，プロトロンビン（FⅡ）からトロンビン（活性化FⅡ）への変換を促進する。膜結合型FV（FⅧも同様）は，活性化PROCにより不活性化される。この際，活性化第V因子は3カ所（Arg306, Arg506, Arg679）で切断される。プロテインCの補因子であるプロテインSは，PROCによる活性化FVの不活性化を促進する。その結果，プロテインCまたはSのどちらかの量が少ないと，FVの補酵素機能の減衰が不十分となり，プロトロンビンからトロンビンへの変換が過剰となり，過剰な血栓形成につながる。

FV Leiden では，活性化FVのPROCによる主要な切断部位が置換され，活性化FVの不活性化が遅延して，過剰なトロンビン形成ひいては血栓傾向が生じやすくなる。FV Leiden のヘテロ接合体とホモ接合体で，生涯に静脈血栓症に罹患するリスクは，それぞれ約10〜40％と約80％である。いずれの場合も，血栓症の多くは成人期，特に40歳以降に起こる。従来の経口避妊薬を服用している女性ではもっと早く起こることもある。

ヘテロ接合の PROC 病的バリアント保有者は血栓傾向を示し，静脈血栓症の生涯リスクは20〜75％である。これはヘテロ接合の FV Leiden よりもはるかに高い。通常，2つの

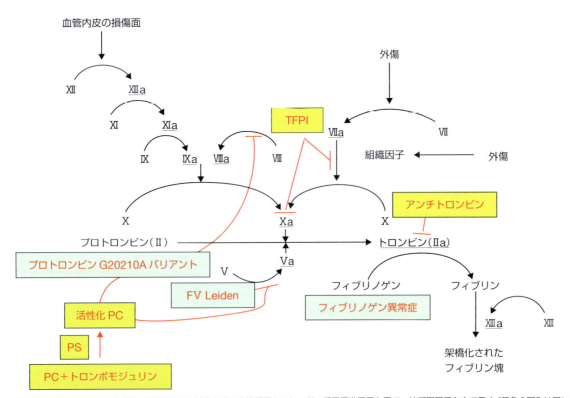

図 C.46.1　生理的な血液凝固促進因子（黒）と抗凝固因子（赤）を示す血液凝固カスケード。凝固促進因子を黒で，抗凝固因子を赤で示す〔黄色の囲みはアンチトロンビン，TFPI（組織因子経路阻害因子），活性化プロテインC/プロテインSおよびトロンボモジュリン〕。これらによってもたらされる負のフィードバックは赤線で示されている。さらに，血栓症につながる凝固促進因子のバリアント（第V因子 Leiden，プロトロンビン，フィブリノゲン異常症）を緑の囲みで示した。ある種の凝固促進因子（例えばFⅧ）の高値も血栓症を引き起こすことが示されていることに注意されたい。活性型因子は小文字の"a"と下線により表示されている。PCはプロテインC, PSはプロテインS, TFPIは組織因子経路阻害因子。（Dr. Manuel Carcao, SickKids Hospital の厚意による）

*PROC*病的アレルを受け継ぐと，電撃性紫斑病という新生児/乳児に発現する播種性血管内凝固症候群を引き起こし，速やかに治療しなければしばしば致命的となる。

FV Leiden または *PROC* 病的バリアントのヘテロ接合体であると，遺伝的に静脈血栓ができやすくなる。しかし，そのような人は，他の遺伝的および非遺伝的なリスク修飾因子によっては血栓を経験しないこともある（例えばJ.J.の兄や姉）。血栓症リスクを増加させる要因としては，(1) 静脈の圧迫による血液うっ滞の増加（長時間不動，肥満，妊娠），(2) 血管内皮の損傷/外傷（手術，外傷，心疾患，中心静脈ラインの存在），または (3) 血栓性素因（凝固亢進状態）がある。3つ目については，経口避妊薬の服用（血栓症のリスクが3倍になる），妊娠，抗リン脂質抗体（全身性エリテマトーデスなど），加齢，喫煙など，後天的な条件により血栓リスクがさらに増加する可能性がある。その他の遺伝要因として，非O型血液型や軽度の出血性疾患があり，これらはFV Leiden や *PROC* バリアントのヘテロ接合体の血栓リスクを低下させる可能性がある。さまざまな遺伝要因と非遺伝要因の相互作用により，血栓症の発症リスクが最終的に決定される。J.J. は血栓性素因の2つの遺伝子の二重ヘテロ接合体であるにもかかわらず，長距離フライトの後に血栓症を発症したのは45歳になってからだった。それまでには，加齢と飛行中の長時間不動による血液うっ滞という追加リスクがあった。一般集団と比較すると，FV Leiden ヘテロ接合体の女性は静脈血栓症のリスクが3～5倍に増加するが，経口避妊薬を服用している場合，そのリスクは20～30倍にもなる。

表現型と自然歴

血栓は基本的にはどの静脈にも発生するが，傷害を受けた部位や太い静脈洞，下肢の静脈弁ポケットに生じやすい。下肢血栓は腓腹部の遠位静脈に限局することが多いが，約20％はより近位の血管（大腿および場合によっては骨盤内）に進展し，中枢型の深部静脈血栓症（deep venous thrombosis：DVT）につながる。これにより，腫脹，熱感，発赤，圧痛，表在静脈の拡張，側副静脈の顕在化などがみられるが，（血栓が小さければ）無症状の場合もある。

一度形成された血栓は静脈に沿って進展し，最終的に塞栓症（血栓の一部が剥がれて移動すること。多くの場合肺に移動）を引き起こしたり，線溶によって徐々に除去されたり，器質化して再開通することもある。肺塞栓症は肺動脈系の閉塞により急性に致死的となりうる重大な疾患で，初回のDVT患者の5～20％でみられる。対照的に，血栓が持続すると慢性的に静脈環流が阻害され，静脈高血圧と弁不全からなる血栓後症候群を引き起こし，慢性的な下肢浮腫や疼痛，（あまり一般的ではないが）皮膚破壊や潰瘍の原因となる。中枢型DVTでは，長期抗凝固療法を行わなければ静脈血栓症が再発するリスクが40％ある。

治療・ケア

腓腹部（ふくらはぎ）のDVTの診断は困難である。その理由は，患者は無症状のことが多く，血栓がより近位の大腿の太い静脈に及ばなければ，ほとんどの臨床検査で異常が見つからないからである。Doppler超音波検査は，静脈の血流の異常を検出するため，DVTの診断に最もよく用いられる。

FV Leiden はDNA解析で直接診断できるが，活性化PROC抵抗性にもとづいて疑われる場合もある。プロテインC欠損症は，PROC活性の測定で診断できる。*PROC* バリ

アントは分子遺伝学的分析によって同定される。PROC活性を検査する際の注意点として，すべてのビタミンK依存性因子（FⅡ，FⅦ，FⅨ，FＸ，プロテインCおよびS）と同様に，新生児や乳児では活性が低く，思春期になって初めて正常な成人レベルに達するということがある。したがって，生後早期にPROCがわずかに"低い"のは正常であると考えられる。

FV Leiden は臨床遺伝学検査室で最も要求される検査の1つである。このことは問題となり，いまだ賛否両論あるとはいえ，進展もしている。米国臨床遺伝・ゲノム学会（American College of Medical Genetics and Genomics）は2018年にガイダンスを改訂し，「検査は特定の対象集団/状況に対して推奨されるものであり，VTE（静脈血栓塞栓症）患者全員や一般集団に対して無差別に推奨されるものではない。専門機関によって検査の適応は異なる」と述べている。

急性期の治療は，血栓の拡大や関連する合併症（特に肺塞栓症）を最小限に抑えることに重点を置く。通常，抗凝固薬投与と患肢の挙上が行われる。続いての治療は，後天的な危険因子（経口避妊薬，肥満など）の同定と低減や改善，短期の抗凝固薬使用（手術や外傷の場合），または長期の持続的な抗凝固薬予防投与による静脈血栓症の再発予防である。プロテインC欠損症とFV Leiden 患者の治療推奨については，まだ発展途上である。すべての患者は標準的な初期治療の後，少なくとも3～6カ月の抗凝固療法を受けるべきである。単一の病的アレルをもつ患者がどのような場合に長期的な抗凝固療法を受けるべきか明確な基準はないが，一般的に2回目のDVTを発症した患者では必要であろう。対照的に，FV Leiden や他の血栓症を誘発するバリアントのホモ接合体，あるいは異なる血栓症を誘発する2つのバリアントの二重ヘテロ接合体（J.J.や彼の死亡した妹）では通常，初回のエピソードであっても長期にわたっての抗凝固療法の適応となる。

遺伝リスク

両親の一方が血栓性素因となるバリアントのヘテロ接合体の場合，子どもは50％の確率でそのバリアントアレルを受け継ぐ。その結果，血栓の生涯リスクは約50％となる（一般集団では約5％）。

何らかの遺伝性血栓性素因アレルのヘテロ接合体であることはそれなりによくみられ，人口の6～8％と推定される。このような人のなかで誰が血栓を発症するかは予測できないが，発症するとしても小児期では稀である。そのため，幼い子どもにこれらの疾患を検査することには議論の余地がある。出生前検査はルーチンではないが，*PROC* バリアントのホモ接合体または複合ヘテロ接合体の可能性がある場合には，疾患（電撃性紫斑病）の重症度や新生児期の迅速な治療の必要性から有用と考えられる。同様に，血栓症が知られている家系の女児では，経口避妊薬を処方する前に検査することが勧められる。

小グループでの討論のための質問

1 経口避妊薬についての研究から，経口避妊薬はプロテインSの血中レベルを低下させることが示唆されている。これは血栓症のなりやすさとどのように関係するか？ 分子レベルでは，これによってどのような機序でFV Leiden をもつ女性で静脈血栓症の発症が促進されると考えられるか？ そのような女性は経口避妊薬の使用を避けるべきか？ 経口避妊薬を処方される前に，すべての女性あるいは選ばれた女性だけにFV Leiden の検査を行うべきか？

小グループでの討論のための質問（つづき）

2 FV Leiden をもつ患者の無症候性の血縁者の発症前検査には議論がある。発症前診断に明確な有効性があるとすれば，どのようなことが期待されるだろうか？

3 相乗効果とは，複数のリスク因子の同時発生によるリスクの増幅である。FV Leiden とプロテイン C 欠損症の合併（J.J. の家系はその例である），FV Leiden と経口避妊薬の使用，FV Leiden と手術・長時間不動などを用いて，このことを説明せよ。

4 FV Leiden は，分娩時の出血を減少させると考えられている。この事実がどのようにヘテロ接合体の優位性と集団における高いアレル頻度の維持に結びつくか？

（訳：小倉加奈子）

文献

Kujovich JL: Factor V Leiden thrombophilia. http://www.ncbi.nlm.nih.gov/books/NBK1368/.

Lindqvist PG, Dahlbäck B: Carriership of Factor V Leiden and evolutionary selection advantage. *Curr Med Chem*, 15:1541-1544, 2008.

Sode BF, Allin KH, Dahl M, Gyntelberg F, Nordestgaard BG: Risk of venous thromboembolism and myocardial infarction associated with factor V Leiden and prothrombin mutations and blood type. *CMAJ*, 185(5):E229-37, 2013.

Zhang S, Taylor AK, Huang X, Luo B, Spector EB, Fang P, Richards CS; ACMG Laboratory Quality Assurance Committee. Venous thromboembolism laboratory testing (factor V Leiden and factor II c.*97G>A), 2018 update: a technical standard of the American College of Medical Genetics and Genomics (ACMG). *Genet Med*, 2018 Dec;20(12):1489-1498. https://pubmed.ncbi.nlm.nih.gov/30297698/. Epub 2018 Oct 5. PMID: 30297698.

47 Turner 症候群
Turner Syndrome

■ 染色体性（女性 X モノソミー）
Jeanne Wolstencroft, David Skuse

原理
- 不分離
- 出生前選択
- ハプロ不全

主要な表現型の特徴
- 発症年齢：出生前
- 低身長
- 卵巣形成不全
- 性的未熟性

病歴と身体所見

L.W. は 14 歳の少女で，二次性徴（生理および乳房発達）欠如の評価のために内分泌外来に紹介された。彼女は妊娠週数に比し小柄で生まれたものの，それまで健康で正常な知的発達を呈していた。家系内に同様の症状を有する人はいなかった。身体所見では，低身長，Tanner ステージ 1 の性的発達，乳頭間乖離を伴う盾状胸以外に異常を認めなかった。低身長と二次性徴発来不全・欠如の原因に関する簡単な説明の後，卵胞刺激ホルモン（follicle-stimulating hormone：FSH），成長ホルモン（growth hormone：GH），骨年齢，染色体検査を受けた。これらの検査により，正常 GH レベル，過剰 FSH レベル，染色体異常（45,X）が判明した。医師は，L.W. が Turner 症候群であると説明した。L.W. は成長促進のために GH 治療を受け，1 年後，さらに二次性徴発来のためにエストロゲンとプロゲステロン治療を開始した。

背景
病因と頻度
Turner 症候群は，女性における X 染色体の 1 本の完全欠失あるいは部分欠損を原因とする疾患である。その頻度は，生産女児 2,000～5,000 人に 1 例である。約 50％の Turner 症候群は 45,X 核型を，25％は X 染色体 1 本の構造異常を，25％は 45,X モザイクを有する（第 6 章参照）。

X 染色体モノソミーは，配偶子の 1 つに性染色体が伝達されない場合，あるいは接合体や初期胚から性染色体が喪失する場合に生じる。45,X 核型の最も多くみられる原因は，配偶子に父由来の性染色体が伝達されないことであり，70～80％の 45,X 核型女児は性染色体を欠く精子から生じたと考えられている。初期胚の細胞からの性染色体喪失は，45,X モザイクの原因であると思われる。

発症機序
X 染色体モノソミーが女児に Turner 症候群を引き起こす機序はあまり解明されていない。X 染色体は，完全な X 不活化を受けない座位を多数含み（第 6 章参照），そのうちのいくつかは卵巣機能の維持や女性の妊孕性保持に必要なようである。卵母細胞分化は 1 本の X 染色体で可能であるが，卵母細胞の維持には 2 本の X 染色体を必要とする。したがって，X 染色体が 1 本しか存在しない場合，Turner 症候群の胎児あるいは新生児の卵母細胞は変性し，卵巣は萎縮線維性組織の索状物となる。この症候群の他の特徴である嚢胞性ヒグローマやリンパ浮腫，広い胸郭，心奇形，腎奇形，感音難聴などの遺伝的基盤は明らかにされていないが，これはおそらく女性で通常は X 染色体の不活化を受けない，1 つ以上の X 連鎖遺伝子のハプロ不全を反映すると考えられる。

表現型と自然歴
45,X の受精卵は全妊娠の 1～2％を占めるが，45,X 受精卵のうち出生に至るのは 1％未満である。Turner 症候群の人の表現型が軽度であることを勘案すると，この高度の流産率とその発症時期は注目すべき点であり，特に妊娠第 2 三半期の初期における子宮内生存には 2 本の性染色体の存在が必要であることを示唆している。

Turner 症候群の人すべてが低身長を示し，90％以上が卵巣形成不全を有する。卵巣形成不全は非常に重症で，これらの女児のうち 10～20％しか自然な思春期発育（乳房発育徴候や陰毛発育）を認めず，またわずか 2～5％しか自発月経を認めない。多くは，翼状頸，後部毛髪線低下，幅広い胸郭，心奇形，腎奇形，感音難聴，手足の浮腫，あるいは爪の変形などの身体徴候も呈する（図 C.47.1）。約 50％で大動脈二尖弁を有し，そのために大動脈基部拡張や離断などのリスクが高まる。約 60％では腎奇形を有し，そのために腎機能障害のリスクが高まる。

Turner 症候群の女児や女性のほとんどは正常な知的発達である。言語性知能は通常，平均的な範囲内であるが，遂行性知能は通常は標準偏差（SD）半分ほど低くなる。知的障害を有するものは通常，X 染色体の構造異常をもつ。Turner 症候群の人は，自閉スペクトラム症のリスクが 4 倍高くなるなど，精神疾患や神経発達障害を発症するリスクが高い。こうした Turner 症候群の多くは青年期に友人をつくったり関係を維持したりすることが困難で，成人期には社会的孤立を訴える。

Turner 症候群女性は先天異常に由来する合併症の他に，骨粗鬆症関連骨折，甲状腺炎，1 型および 2 型糖尿病，炎症性腸疾患，心血管異常の発生率が高い。糖尿病，甲状腺疾患，炎症性腸疾患の原因は不明である。エストロゲン欠乏は，おそらく骨粗鬆症の原因の大部分であり，動脈硬化，虚血性心疾患，脳卒中の発症率増加の主要因である。糖尿病はおそらくエストロゲン欠乏の心血管への影響を強める要因である。

治療・ケア
Turner 症候群の人の身長が 5 パーセンタイル以下になると，通常は骨年齢が 15 歳になるまで GH 補充治療を受ける（図 C.47.2）。この治療は平均して 6～8 cm の予測身長増加をもたらすが，GH 補充治療開始が遅れると最終的な身長の改善は小さくなる。同時にエストロゲン治療を行うと GH の効

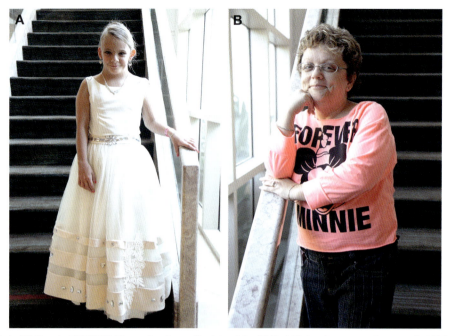

図 C.47.1　(**A**) Hannah と (**B**) Connie は支援団体 Turner Syndrome Society of the United States (turner-syndrome.org) の代表者である。写真：Rick Guidotti, Positive Exposure (positiveexposure.org)。

果は減弱する。

　エストロゲン治療は，二次性徴発来の促進と骨粗鬆症予防のために，通常はおよそ14〜15歳ごろに開始される。プロゲステロン治療は，初めて性器出血が起こったとき，もしくはエストロゲン治療2年目に月経を誘発するために加えられる。両治療とも血栓症のリスクを上昇させ，また症例報告からは，ホルモン療法によるこのリスク上昇は一般集団に比べて Turner 症候群においてより大きいと推測される。

　さらに，大動脈基部拡張や心臓弁疾患を評価するための心エコー，先天性腎奇形の検索のための腎超音波検査，糖尿病を検出するための耐糖能検査などが通常は医学的管理に含まれる。

　完全な卵巣形成不全を有する女性は，自然な排卵や子を授かることはない。Turner 症候群女性は，心血管や腎機能が正常であれば，体外授精や卵子提供により子をもつことが可能である。ただし，妊娠により大動脈解離と大動脈破裂のリスクは非常に高くなる。

遺伝リスク

　Turner 症候群は，母あるいは父の高年齢とは無関係である。家族内再発は数例あるが，通常は散発性であり，経験的な再発率は一般集団の再発率を超えることはない。囊胞性ヒグローマのような胎児超音波検査所見にもとづいて Turner 症候群が疑われる場合には，絨毛あるいは羊水細胞の染色体検査で診断を確定すべきである。

　ごく少数の妊娠例が，自然月経のみられた Turner 症候群で報告されている。その生まれた子どもの1/3には，先天性心疾患，Down 症候群，あるいは二分性脊椎のような先天異常が認められる。この一見高い先天異常のリスクは，これらの女性において妊娠が稀であることから，報告例における確認バイアスによる可能性がある。高い先天異常のリスクが本当であるとしても，その原因は不明である。

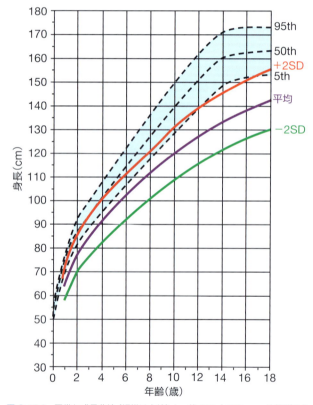

図 C.47.2　正常な成長曲線（網掛け点線）と，約350人の Turner 症候群の女児たちの成長曲線（実線）。いずれの対象者もホルモン治療は受けていない。(Lyon AJ, Preece MA, Grant DB: Growth curve for girls with Turner syndrome. *Arch Dis Child* 60:932, 1985 より許可を得て改変)

650

小グループでの討論のための質問

1 いくつかの観察データによると，父由来のX染色体をもつTurner症候群患者は，母由来のX染色体をもつ患者よりも社交的で社会的適応性に富むことが示唆されている。これはどのような分子機序で説明されるか？

2 X染色体モノソミーは男性のY染色体を除く，唯一の生存可能なヒトモノソミーである。考えられる理由を考察せよ。

3 Turner症候群女性の子における高い先天異常発症率の理由を考察せよ。

4 母親の減数分裂時の不分離はDown症候群を発症する場合が多く，父親の減数分裂時の不分離はTurner症候群を発症する場合が多い。考えられる理由を考察せよ。

5 Turner症候群の患者に適切で必要とされる社会心理的支援や遺伝カウンセリングについて考察せよ。

（訳：小川万梨絵）

文献

Björlin Avdic H, Butwicka A, Nordenström A, Almqvist C, Nordenskjöld A, Engberg H, Frisén L: Neurodevelopmental and psychiatric disorders in females with Turner syndrome: A population-based study. *J Neurodev Disord*, 13(1):1-9, 2021.

Gonzalez L, Witchel SF: The patient with Turner syndrome: Puberty and medical management concerns. *Fertil Steril*, 98:780-786, 2012.

Hong DS, Reiss AL: Cognitive and neurological aspects of sex chromosome aneuploidies. *Lancet Neurol*, 13:306-318, 2014.

Hook EB, Warburton D: Turner syndrome revisited: Review of new data supports the hypothesis that all viable 45,X cases are cryptic mosaics with a rescue cell line, implying an origin by mitotic loss. *Hum Genet*, 133:417-424, 2014.

Legro RS: Turner syndrome: New insights into an old disorder, *Fertil Steril* 98:773-774, 2012.

Wolstencroft J, Skuse D: Social skills and relationships in Turner syndrome. *Curr Opin Psychiatry*, 32(2):85-91, 2019.

48 色素性乾皮症
Xeroderma Pigmentosum

常染色体潜性遺伝（劣性遺伝）　■ヌクレオチド除去修復障害，*XPA*の病的バリアント，MIM 278700
Ada Hamosh

原理
- 多様な表現度
- 遺伝的異質性
- 遺伝的相補性
- ケアテイカーがん抑制遺伝子

主要な表現型の特徴
- 発症年齢：小児期
- 紫外線過敏症
- 皮膚がん
- 神経学的機能障害

病歴と身体所見

3歳女児のW.S.は，重度の日光過敏症と雀卵斑の精査のために皮膚科外来に紹介された。患児の身体所見として，光恐怖症，結膜炎，日光露光部に目立つそばかす様の色素斑を認めた。発達は正常であり，他の異常はなかった。W.S.は近親婚ではない日本人の両親から生まれ，家系内に同様の症状を示す人はいなかった。皮膚科医は，W.S.には"羊皮紙様で色素沈着をともなう皮膚（parchment-like pigmented skin）"という典型的な色素性乾皮症の所見があると説明した。確定診断のためW.S.は遺伝科に紹介され，検査と遺伝カウンセリングを受けた。*XPA*遺伝子の単一バリアント解析の結果，日本人集団で頻度の高いスプライス部位バリアント（c.390-1G>C）がホモ接合性に検出され（下記参照），色素性乾皮症の診断に至った。適切な予防対策を講じたにもかかわらず，W.S.は15歳で転移性のメラノーマを発症し，2年後に死亡した。2人の同胞はいずれも色素性乾皮症ではなかった。

背景
病因と頻度

色素性乾皮症（xeroderma pigmentosum：XP）は，遺伝的異質性を示すDNA修復異常による常染色体潜性遺伝（劣性遺伝）疾患であり，紫外線照射に対する著明な過敏性を示す（**表C.48.1**）。欧米では罹患率はおよそ100万人に1人であるが，日本では罹患率は2.2万人に1人である。日本のXP患者の55%以上がXPA型であり，そのうち90%以上が*XPA*のイントロン3のスプライス受容部位におけるc.390-1 G>Cバリアントのホモ接合型である。日本人集団の約1%がこのアレルを保有しており，創始者効果によるものと考えられている。

発症機序

紫外線によって損傷を受けたDNAは，除去修復，複製後修復，光回復の3つのメカニズムによって修復される。除去修復は，ヌクレオチド除去修復（nucleotide excision repair）あるいは塩基除去修復（base excision repair）によってDNA損傷を修復する。複製後修復は，損傷を受けた鋳型を乗り越えてDNA複製が可能な損傷耐性メカニズムである。光回復は，塩基やヌクレオチドを除去あるいは交換することなく，損傷DNAを正常な化学状態に戻す機構である。

ヌクレオチド除去修復は，少なくとも30種類以上のタンパク質が関与した複雑で多面的な過程である。基本的には損傷部位の両端を切断して短い一本鎖DNA断片を除去し，続いて正常な相補鎖を鋳型としてギャップを埋める合成を行う。転写中の遺伝子内では，DNA損傷によって停止したRNAポリメラーゼIIがヌクレオチド除去修復を開始する〔転写共役修復（transcription-coupled repair）〕。それ以外のゲノム領域や遺伝子の非転写鎖では，ヌクレオチド除去修復複合体がDNA内のらせんの歪みを認識することでDNA損傷を同定する〔ゲノム全体の修復（global genome repair）〕。

時にヌクレオチド除去修復がDNA複製の前に完了していないことがある。そのような損傷部位はDNA複製の進行を阻害するため，複製後修復によって損傷部位を迂回することでDNA合成が継続可能となる。DNAポリメラーゼηは損傷乗り越えDNA合成（translesional DNA synthesis）を誘導し，これはジチミジン病変を通り過ぎて，合成を効率的かつ正確に触媒する。

XPは，ヌクレオチド除去修復のうちのゲノム全体の修復もしくは複製後修復に関与する遺伝子の病的バリアントによって引き起こされる。一方，類縁疾患のCockayne症候群は，ヌクレオチド除去修復のうちの転写共役修復に関与する遺伝子の病的バリアントによって発症する。XPとCockayne症候群には10種の生化学的な相補性群があり，それぞれの群はヌクレオチド除去修復か複製後修復の異なる構成要素の機能障害を反映している（表C.48.1参照）。

ゲノム全体の修復もしくは複製後修復の能力が低下または欠如すると，ゲノムの完全性の維持に必要なケアテイカー機能が失われ，発がん性変異の蓄積につながる（第16章参照）。XP患者の皮膚腫瘍には，非XP患者の腫瘍よりも高いレベルでがん遺伝子とがん抑制遺伝子の変異がみられ，それらの変異は非常に紫外線特異性が高い。

表現型と自然歴

XP患者の初発年齢は平均1～2歳であるが，患者の約5%

症例48の家系図

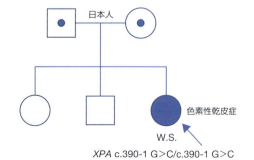

XPA c.390-1 G>C/c.390-1 G>C

表 C.48.1　XP と類縁疾患の相補性群

相補性群	MIM	遺伝子	障害される過程	表現型
XPA	278700	*XPA*	DNA 損傷認識	XP
XPB	133510	*ERCC3*	DNA 巻き戻し	XP-CS, TTD
XPC	278720	*XPC*	DNA 損傷認識	XP
XPD	278730	*ERCC2*	DNA 巻き戻し	XP, TTD, XP-CS
XPE	278740	*DDB2*	DNA 損傷認識	XP
XPF	278760	*ERCC4*	エンドヌクレアーゼ	XP, 時に遅発性の神経学的異常
XPG	278780	*ERCC5*	エンドヌクレアーゼ	XP, XP-CS
XPV	278750	*POLH*	損傷乗り越え DNA 合成	XP
CSA	216400	*ERCC8*	転写共役修復	CS
CSB	133540	*ERCC6*	転写共役修復	CS

CS：Cockayne 症候群，TTD：硫黄欠乏性毛髪発育異常症，XP：色素性乾皮症，XP-CS：XP と Cockayne 症候群の表現型の組み合わせ。

は 14 歳以降に発症する。一般的な初発症状は，容易な日焼け，急性の日光過敏症，雀卵斑，光恐怖症である。継続的な皮膚損傷は，皮膚の早期老化（菲薄化，皺，日光黒子，毛細血管拡張），前がん状態である光線角化症，そして良性および悪性の腫瘍を引き起こす（図 C.48.1）。65％近い患者が基底細胞がん，扁平上皮がん，もしくはその両方に罹患し，約 5％がメラノーマを発症する。腫瘍の約 90％は，顔面，首，頭部，舌先などの紫外線曝露の強い部位に生じる。XP 患者は，脳腫瘍および他の中枢神経系腫瘍，血液悪性腫瘍，乳がん，甲状腺乳頭がん，腎がんなどについても 10〜20 倍の発症リスクを有する。防御策が導入される以前には，皮膚がんの発症は一般集団よりも 50 年早く平均 8 歳で，発生頻度は一般集団より 1,000 倍以上高かった。

皮膚の徴候に加えて，60〜90％の患者は光恐怖症，結膜炎，眼瞼炎，眼瞼外反，腫瘍などの眼の異常を有する。眼球の障害と悪性新生物も，紫外線曝露の最も強い部位に生じる。

約 25％の患者は進行性の神経変性の症状を呈し，感音難聴，知的障害，痙縮，反射の低下もしくは消失，部分的な髄鞘化の欠如，失調，舞踏病アテトーゼ，核上型眼筋麻痺などがみられる。神経学的徴候の重症度はたいていヌクレオチド除去修復障害の重症度と相関する。神経変性内因性に生じた酸素フリーラジカルによる DNA 損傷を修復できないことで生じる可能性がある。日本人の *XPA* のバリアントは XPA タンパク質の欠損を引き起こし，皮膚・眼の症状のみならず著しい神経学的悪化を起こす。

ヌクレオチド除去修復は，タバコの煙，焦げた食品，シスプラチンなど多くの発がん性化学物質による DNA 損傷も修復する。そのため，患者においては脳腫瘍，白血病，肺がん，胃がんなどの内臓の悪性新生物の発生率が 10〜20 倍に増加する。

予防策を講じなければ，XP 患者の寿命は非罹患者より約 30 年も短くなる。死因のうち転移性メラノーマや扁平上皮がんが最多である。

Cockayne 症候群と硫黄欠乏性毛髪発育異常症（trichothiodystrophy）も紫外線による DNA 損傷を修復する細胞性機序の構成要素の異常が原因である。両者とも，生後の成長障害，皮下組織の減少，関節拘縮，光線過敏を伴う薄い紙のよう

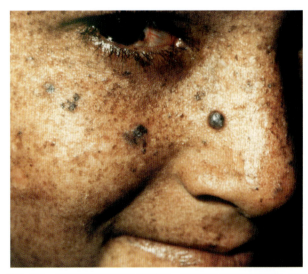

図 C.48.1　色素性乾皮症の皮膚と眼の所見。皮膚のそばかす様の色素斑，乳頭状あるいは疣状の皮膚病変と結膜炎が認められる。(M. L. Levy, Baylor College of Medicine and Texas Children's Hospital, Houston の厚意による)

な皮膚，知的障害，神経症候増悪が特徴である。Cockayne 症候群の子どもは網膜変性症と難聴を伴い，硫黄欠乏性毛髪発育異常症の子どもは魚鱗癬や脆弱な髪や爪を有する。両症候群では患者は 10 代を超えて生きることは稀だが，2 つの症候群とも皮膚がんの頻度は増加しない。しかし，いくつかの修復遺伝子（*ERCC2*，*ERCC3*，*ERCC5*）の異常は，XP と Cockayne 症候群，もしくは XP と Cockayne 症候群と硫黄欠乏性毛髪発育異常症の 3 つの疾患を組み合わせた表現型を呈する（表 C.48.1 参照）。

治療・ケア

XP の診断にはパネルシークエンシングまたはエクソームシークエンシングを行い，既知の XP の責任遺伝子のいずれかに両アレル性に病的バリアントを同定する。これらの結果が不確定である場合，DNA 修復および紫外線感受性の機能検査によって診断する。これらの検査には通常，培養皮膚線維芽細

胞を用いる。

XP患者の管理は，日光曝露の回避，防護服の着用，物理的または化学的なサンスクリーン剤の使用，皮膚悪性腫瘍のサーベイランスと切除からなる。頭囲の測定，神経学的評価，聴力検査，定期的な眼科検査が推奨される。現時点では根治的な治療法は存在しないが，経口イソトレチノインまたはアシトレチンは，複数の病変を切除したことのある患者においてさらなる皮膚がんの発生を防ぐことができる。これらのレチノイドの全身投与には副作用があり，妊娠中は絶対禁忌である。妊娠可能年齢の性的に活動的な女性がこれらの薬を服用する際には，効果的な避妊が必要である。

遺伝リスク

XPは常染色体潜性遺伝疾患であるため，多くの患者には家族歴がない。XPの子をもつ親において，次子がXPである確率は25％である。出生前および着床前の遺伝子診断は，両方の病的バリアントが特定されている場合には分子遺伝学的な検査で行うことができ，培養羊水細胞や培養絨毛細胞が利用可能な場合にはDNA修復および紫外線感受性の機能検査で行うことができる。

小グループでの討論のための質問

1　相補性群を定義し，それらを用いた疾患の生化学的基盤の定義づけについて説明せよ。
2　XPとCockayne症候群を比較検討せよ。なぜCockayne症

候群の腫瘍のリスクは高くないのか？
3　XP患者は皮膚の細胞性免疫に異常がある。XP患者の紫外線照射に対する過敏性によってどのようにこの免疫不全が説明されるか？　また，この免疫不全ががん感受性（易罹患性）とどのように関係しているか？
4　Werner症候群，Bloom症候群，XP，毛細血管拡張性運動失調症，Fanconi貧血は，ゲノム不安定性の遺伝性疾患である。これらの各疾患の基礎となる分子機序は何か？　これらの疾患それぞれにかかわるゲノム不安定性の種類は何か？

（訳：肥田時征）

文献

DiGiovanna JJ, Kraemer KH: Shining a light on xeroderma pigmentosum. *J Invest Dermatol*, 132:785-796, 2012.

Imoto K, Nadem C, Moriwaki S, et al: Ancient origin of a Japanese xeroderma pigmentosum founder mutation. *J Dermatol Sci*, 69(2):175-176, 2013. https://doi.org/10.1016/j.jdermsci.2012.10.008

Kraemer KH, DiGiovanna JJ, Tamura D: Xeroderma pigmentosum. In Adam MP, Mirzaa GM, Pagon RA, editors: *GeneReviews® [Internet]*, Seattle (WA), 2003 Jun 20, University of Washington, Seattle, pp 1993-2022. [Updated 2022 Mar 24]. https://www.ncbi.nlm.nih.gov/books/NBK1397/

Leung AKC, Barankin B, Lam JM, Leong KF, Hon KL: Xeroderma pigmentosum: an updated review. *Drugs Context*, 11, 2022. https://doi.org/10.7573/dic.2022-2-5

Menck CF, Munford V: DNA repair diseases: What do they tell us about cancer and aging? *Genet Mol Biol*, 37:220-233, 2014.

49 テロメア関連肺線維症および/または骨髄不全症
Telomere-Related Pulmonary Fibrosis and/or Bone Marrow Failure

常染色体顕性遺伝（優性遺伝）　■ *TERT* の病的バリアント, MIM 614742

Carolyn Dinsmore Applegate

原理
- 表現促進現象
- 短テロメア症候群
- テロメラーゼ
- テロメア長

主要な表現型の特徴
- 特発性肺線維症
- 再生不良性貧血（免疫不全の有無を問わない）
- 遺伝的表現促進現象
- 年齢に比べて短いテロメア長

病歴と身体所見

　C.A. は 11 歳の女性であり，最近青あざが増加したことを契機に精査を行った結果，再生不良性貧血と診断された。彼女の病歴には乳児期の軽度成長障害や境界レベルの低身長がみられるが，それ以外に特記すべき事項はない。発達のマイルストーンは適切に達成しており，学業成績は平均を上回っている。彼女の父親と 9 歳の弟は健康である。家族歴（家系図参照）として，34 歳の母親に血小板減少症が，31 歳の母方のおばに若年性白髪症がある。また，母方の祖父は 61 歳で肺線維症により亡くなり，その兄も 50 代後半で肺疾患と肝硬変（中等度の飲酒および喫煙歴に関連）により亡くなっている。この家族歴にもとづき，血液内科は C.A. を遺伝医療専門医および遺伝カウンセラーに紹介し，短テロメア症候群（short telomere syndrome：STS）が疑われた。フローサイトメトリーおよび蛍光 *in situ* ハイブリダイゼーション（FlowFISH）によるテロメア長測定の結果，テロメア長が 1 パーセンタイル未満であることが示された。STS に関連する遺伝子パネルのシークエンシング解析により，C.A. の *TERT* にヘテロ接合性の病的バリアントが確認された。家族には，C.A. が STS をもち，母親からの常染色体顕性遺伝（優性遺伝）と考えられるため，彼女の弟も STS をもつ可能性が 50％あることが説明された。*TERT* の病的バリアントに対するカスケード標的検査により，彼女の母親と弟もヘテロ接合性に病的バリアントを有することが確認された。その後，C.A. は減量化学療法を受け，父親をドナーとする HLA 半合致骨髄移植を受けた。

背景
病因と頻度

　短テロメア症候群（STS）は，テロメラーゼ酵素やテロメア維持に関連する複合体の別の成分をコードする遺伝子の病的バリアントによって引き起こされる。最も影響を受ける臓器系は，骨髄，肝臓，肺，および免疫系である。発症年齢と臨床症状はテロメア長と関連する。特発性肺線維症と診断された人のうち，*TERT* または *TERC*（テロメラーゼの 2 つの成分をコードする遺伝子）の病的バリアントが家族発症例の 8〜15％，孤発例の 1〜3％にみられる。

症例 49 の家系図

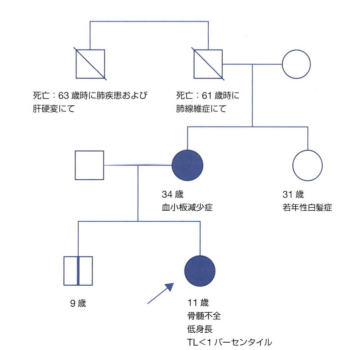

 無症候性，*TERT* ヘテロ接合性に *TERT* に病的バリアントを検出

 症候性，*TERT* ヘテロ接合性に *TERT* に病的バリアントを検出

TL：テロメア長

発生機序

テロメアは，各染色体の末端に 300～8,000 コピー存在する DNA の繰り返し配列（TTACCG）である。テロメアの短縮は細胞分裂ごとに進行し，最終的に DNA 損傷応答が引き起こされ，アポトーシスや老化が誘発されるために幹細胞の分裂能力が制限される。テロメラーゼは新しいテロメア DNA を合成することで，テロメア長を維持する。TERT にコードされるテロメラーゼ逆転写酵素成分は，STS において最も頻繁に変化を示すものであり，全年齢層の症例の約 40% を占める。テロメラーゼの RNA 成分である TERC（または hTR としても知られる）や，他の 12 の遺伝子の病的バリアントが，他の既知の症例で知られている。約 20～30% の症例では責任遺伝子が特定されていない。

STS の病態生理には 2 つの主なメカニズムがある。骨髄や免疫系などの細胞のターンオーバーが活発な部位では，短いテロメア長が複製能力を制限し，骨髄不全を引き起こす。これらの臓器は，重度の短テロメア長を示す乳児や子どもに主に影響を及ぼす。成人では，短いテロメア長が軽度の骨髄不全や骨髄異形成症候群（骨髄のクローン増殖性疾患）を引き起こすことがあるが，70% の症例で特発性肺線維症（idiopathic pulmonary fibrosis：IPF）として現れることが一般的である。肺は細胞のターンオーバーが低い臓器であるため，短いテロメア長だけでは肺の幹細胞不全を引き起こすには不十分である。代わりに，喫煙やその他の外因性・内因性のダメージによる "2 番目のヒット" が肺の瘢痕化を引き起こす閾値を下げる。成人 STS の約 10% では肝疾患を発症し，通常は肝硬変として発症する。

検査

平均テロメア長は正規分布を示し，年齢にもとづいたノモグラムにプロットでき，テロメア長は年齢とともに短くなる。STS では，小児や若年成人における最初の検査としてテロメア長の検査が推奨される。テロメア長が 1 パーセンタイル未満である場合，STS の特異度は非常に高いが，他の遺伝性骨髄不全症候群でも短いテロメアがみられることがある。成人では特異度が低くなるため，STS が強く疑われる成人にはテロメア長と遺伝学的検査の両方が必要である。テロメア長が 50 パーセンタイル以上であれば，STS である可能性は実質的に 100% 否定されるため，この検査はあらゆる年齢層で STS を否定するのに有用である。STS に対する遺伝学的検査は，既知の STS を引き起こす遺伝子のパネル検査で行うのが最も効果的である。現在までに特定された遺伝子により，約 70% の症例が説明可能である。検査でエクソームベースのプラットフォームを使用する場合，TERC は RNA 成分であるため，エクソームターゲットキャプチャを用いる手法では検出できないことに注意が必要である。テロメア長が 1 パーセンタイル未満の例に対しては，家系内の病的バリアントを特定するために遺伝子パネルシークエンシングが使用される。その後，家系内の予測ないしは確認検査のために，検出病的バリアントを標的としたシングルサイト検査が提供されることがある。年齢に対して 1～10% のテロメア長をもつ例も，遺伝子パネルシークエンシングの恩恵を受ける可能性がある。遺伝学的検査の結果が陰性であっても，すべての原因遺伝子が特定されているわけではないため，STS の可能性を排除することはできない。

表現型と自然歴

STS の表現型は，テロメア短縮の程度に直接的に関連したスペクトラム上にあり，年齢とテロメア長に依存する（図 C.49.1）。テロメア短縮が顕著な例では，乳児期に原発性免疫不全を呈し，最も一般的には腸炎や再生不良性貧血を発症する。Hoyeraal-Hreidarsson 症候群（Hoyeraal-Hreidarsson syndrome：HHS）はテロメア短縮を特徴とする出生前に発症する疾患で，胎児発育不全，小脳低形成，小頭症，そして重症免疫不全を呈する。先天性角化不全症（dyskeratosis congenita：DKC）は，異常な皮膚の色素沈着，爪の異形成，そして口腔粘膜の白斑（白い斑点）という 3 徴候を特徴とする，テロメア短縮に伴う疾患である。DKC では骨髄不全のリスクが最大 80% に上り，さらに肺線維症，肝硬変，または特定の

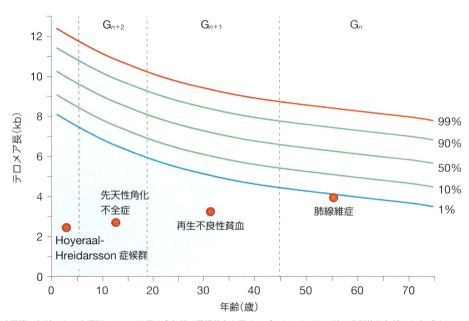

図 C.49.1　テロメア症候群の年齢ごとの表現型。テロメア長は全年齢で正規分布を示す。パーセンタイルの線は典型的な年齢にもとづくテロメア長を示している。赤い円は，テロメア短縮の重症度に関連した短テロメア症候群の年齢と表現型を示している。（Armanios M, Blackburn EH: The telomere syndromes. *Nat Rev Genet*, 13(10):693-704, 2012 Oct. https://doi.org/10.1038/nrg3246. Epub 2012 Sep 11. Erratum in *Nat Rev Genet*, 14(3):235, 2013 Mar. PMID: 22965356; PMCID: PMC3548426）

悪性腫瘍を発症するリスクも増加する。STSの最も一般的な症状は肺線維症であり，表現型のスペクトラムのなかでは軽症である。短テロメア関連肺線維症の発症年齢は50代から80代にわたり，一般集団の特発性肺線維症の発症年齢と大きく重なるが，若干早期発症に偏っている。STSの女性，特に喫煙歴のある場合は，肺線維症に加えてまたは単独で，肺気腫を呈することがある。

治療・ケア

STSの治療は症状管理が主体である。STSの診断は治療選択に情報を提供する。免疫調節薬はIPFや骨髄不全の症状を緩和せず，進行を防ぐことができないばかりか，有害事象のリスクを高める。骨髄移植や肺移植を受ける患者には，減量化学療法が必要である。無症状の家系構成員に対するテロメア長検査と病的バリアントのシングルサイト検査は，HLA半合致移植を受ける個体のドナー選択を検討する際に役立つことがある。

遺伝リスク

STSはメンデル遺伝の法則に従う。多くのSTS疾患は常染色体顕性形式で遺伝継承するが，*DKC1*バリアントはX連鎖性である。HHSは通常，テロメア維持遺伝子の両アレル病的バリアント，または*DKC1*遺伝子の機能喪失型バリアントをもつ男性において発生する。

それぞれの個人は両親から染色体を受け継ぐが，そのなかにはテロメア長も含まれる。これらの疾患をもつ家系では，世代を追うごとにテロメア長が徐々に短縮し，発症年齢が早まり，表現型の差異がみられる（家系図を参照）。3塩基反復配列疾患とは機構的に異なるものの，世代を経てテロメアが短縮していくことも表現促進現象の一例といえる。

小グループでの討論のための質問

1 短テロメア症候群の各臓器系への関与を説明せよ。この家系において，他の家系構成員に対するリスクと，最も可能性の高い表現型を説明せよ。
2 長テロメアにおいて考えられる悪影響は何か。それが短テロメア症候群の治療にどのように影響するか？
3 短テロメア症候群と3塩基反復配列疾患における表現促進現象の理由を比較して対比せよ。

（訳：真里谷 奨）

文献

Alder JK, Hanumanthu VS, Strong MA, DeZern AE, Stanley SE, Takemoto CM, Danilova L, Applegate CD, Bolton SG, Mohr DW, Brodsky RA, Casella JF, Greider CW, Jackson JB, Armanios M: Diagnostic utility of telomere length testing in a hospital-based setting. *Proc Natl Acad Sci U S A*, 115(10):E2358–E2365, 2018. https://doi.org/10.1073/pnas.1720427115

Armanios M, Blackburn EH: The telomere syndromes. *Nat Rev Genet*, 13(10):693–704, 2012. https://doi.org/10.1038/nrg3246

Armanios MY, Chen JJ, Cogan JD, Alder JK, Ingersoll RG, Markin C, Lawson WE, Xie M, Vulto I, Phillips JA 3rd, Lansdorp PM, Greider CW, Loyd JE: Telomerase mutations in families with idiopathic pulmonary fibrosis. *N Engl J Med*, 356(13):1317–1326, 2007. https://doi.org/10.1056/NEJMoa066157

Savage SA, Niewisch MR: Dyskeratosis congenita and related telomere biology disorders. In Adam MP, Mirzaa GM, Pagon RA, et al., editors: *GeneReviews® [Internet]*, Seattle, 2009 Nov 12, University of Washington, pp 1993–2022. [Updated 2022 Mar 31]. https://www.ncbi.nlm.nih.gov/books/NBK22301/

用語解説

■数字

2 ヒット説 ● two-hit theory
腫瘍生物学において，一部のがんは，同じ細胞内でがん抑制遺伝子の両アレルが不活化されることで，発症が始まるという理論。

5′キャップ ● 5′-Cap
新生 mRNA の 5′ 末端に付加される修飾されたヌクレオチドのこと。mRNA の正常なプロセシング，安定性維持，翻訳に必須。

■欧文

Alu ファミリー ● *Alu* family of repetitive DNA
ヒトゲノム中に散在する反復配列の 1 つで，レトロ転位に起因する。名称は制限酵素 AluI によって切断されることに由来。各配列は約 280 bp。ゲノムあたり約 100 万コピー存在する（反復DNA，LINE 配列を参照）。

Barr 小体 ● Barr body
女性の体細胞にみられる性染色質。不活化された X 染色体を示す。

Bayes 分析 ● Bayesian analysis
再発率計算のために遺伝学で広く用いられている数学的手法。この方法は，複数の情報源（遺伝学，家系情報，検査結果）からの情報を組み合わせて，ある個人が特定の障害を発症または遺伝継承する確率を決定する。

BMI ● body mass index
体重の状態を分類するために使用される，身長で補正した体重の尺度。体重÷身長の 2 乗（kg/m^2）で算出される。

CGH ● CGH
比較ゲノムハイブリダイゼーションをみよ。

CpG アイランド ● CpG island
ジヌクレオチド 5′-CG-3′ が特に豊富なゲノム DNA の領域で，多くのハウスキーピング遺伝子のプロモーターにみられる。CpG の「p」は，シチジンヌクレオシドとグアノシンヌクレオシドをつないでいる DNA 骨格のリン酸塩（phosphate）に由来する。

DNA（デオキシリボ核酸） ● DNA (deoxyribonucleic acid)
生物の構造と機能をつかさどる遺伝子をコードし，遺伝情報の世代間伝達を可能にする分子。

DNA 校正 ● DNA proofreading
複製時に非相補的 DNA 塩基が挿入されたことを認識して除去すること。その後，正しい相補的塩基に置き換えられる。

DNA（遺伝学的）フィンガープリント法 ● DNA (genetic) fingerprint
特に法医学や家系検査において，DNA が得られた個人を明確かつ唯一のものとして（一卵性双生児を除いて）特定するために使用される遺伝型プロファイル。

DNA 反復配列（リピート） ● repetitive DNA (repeat)
ゲノム中に複数のコピーが存在する DNA 配列。

DNA ポリメラーゼ ● DNA polymerase
既に合成された DNA 鎖を鋳型として使い，新しい DNA 鎖を合成する酵素。

DNA メチル化 ● DNA methylation
真核生物において，DNA のシトシン塩基のピリミジン環にメチル残基が付加し，5-メチルシトシンを形成すること。

ENCODE プロジェクト ● ENCODE Project
Encyclopedia of DNA Elements の頭文字をとったもので，ヒトとマウスのゲノムの機能要素を同定するための公的コンソーシアム。

G 分染法（Giemsa 染色） ● G banding (Giemsa staining)
染色体の染色法の 1 つで，淡染バンドと濃染バンドが交互に現れる再現性のあるパターンが得られる。

Hardy-Weinberg 法則 ● Hardy-Weinberg law
集団遺伝学で用いられるアレルの頻度と遺伝型の頻度を関係づける数学的方程式で，潜性遺伝（劣性遺伝）疾患の遺伝カウンセリングに用いられる。

in situ ハイブリダイゼーション，*in situ* 分子雑種形成 ● *in situ* hybridization
標識した DNA 配列をプローブとして用いて，スライド上に展開した染色体や細胞核に対して分子雑種を形成し，遺伝子またはDNA 領域の位置決定（マッピング）をすること。蛍光標識プローブを用いることが多く，その場合は蛍光 *in situ* ハイブリダイゼーション（FISH）と呼ばれる。

indel（インデル） ● indel
挿入/欠失（insertion/deletion）の略。ある DNA 領域の存在/非存在による小さな構造的バリアント。領域の長さは 1 塩基対から数百塩基対の範囲。単純な indel，マイクロサテライト，ミニサテライトバリアントを含む。in/del と記されることもある。

kb（キロベース，キロ塩基対） ● kb (kilobase, kilobase pair)
DNA あるいは RNA 配列における 1,000 塩基の単位。

LINE 配列 ● LINE sequence
長鎖散在反復配列。長さ 6 kb までの反復 DNA の一種で，ゲノム中に数十万コピー存在する。そのうちのいくつかはレトロ転位（反復配列の転写に由来する RNA 分子が，逆転写酵素によってDNA へと逆転写され，ゲノムの別の座位に挿入されること）である。L1 エレメントとも呼ばれる。

lncRNA ● lncRNA
非コード RNA をみよ。

LOD 値 ● LOD score
2 つの座位が連鎖しているかどうかを明らかにするため，家族間の遺伝子マーカーデータを評価する統計学的手法。連鎖の尤度についての対数である。慣例により，LOD 値が 3 以上（オッズ比は 1,000 対 1 で有利）であれば連鎖の可能性が高く，LOD 値が－2 以下（100 対 1 で不利）であれば非連鎖の可能性が高いとされている。連鎖解析を参照。

Lyon の法則（仮説）● Lyon's law (Lyon's hypothesis)
X 不活化の現象の基本的な性質で，英国の遺伝学者である故 Mary Lyon によって初めて記述された。もともとは Lyon の仮説と呼ばれていたが，発見から 50 年目に法則に昇格した。遺伝子発現のサイレンシングを lyonization と呼ぶことがある。

Mb（メガベース，メガ塩基対）● Mb (megabase, megabase pair)
ゲノム DNA の 100 万塩基あるいは 100 塩基対の単位。

MLPA 法 ● multiplex ligation-dependent probe amplification
多数の試料でコピー数の変化を検出するために使用される安定して正確な実験技術。

p ● p
(1) 細胞遺伝学では，染色体の短腕を指す（フランス語の petit に由来する）。(2) 集団遺伝学では，一対のアレルのうち，一般的なほうのアレルの頻度を表す。(3) 生化学では，タンパク質を表す省略形（例えば p53 は 53 kD タンパク質を表す）。

Philadelphia 染色体 ● Philadelphia chromosome
がん細胞遺伝学における画期的な発見で，この異常に小さい 22 番染色体は慢性骨髄性白血病の特徴である。これは 9 番染色体と 22 番染色体間の特異的な相互転座の結果である〔詳細は 症例10（慢性骨髄性白血病）および第 16 章を参照）。

q ● q
(1) 細胞遺伝学では，染色体の長腕を表す。(2) 集団遺伝学では，一対のアレルのうち，一般的ではないほうのアレルの頻度を表す。p と対比せよ。

RNA（リボ核酸）● RNA (ribonucleic acid)
DNA の鋳型上に形成される核酸。デオキシリボースのかわりにリボースを含んでいる。メッセンジャー RNA（mRNA）はポリペプチドが合成される際の鋳型となる。転移 RNA（tRNA）は，リボソームと協働し，mRNA 鋳型に沿ってアミノ酸を指定の場所に運ぶ。リボソーム RNA（rRNA）は，リボソームの構成要素であり，ポリペプチド合成の非特異的部位として機能する。メッセンジャー RNA（mRNA）および非コード RNA（ncRNA）も参照のこと。

RNA 干渉 ● RNA interference (RNAi)
遺伝子の発現を制御するシステム。マイクロ RNA 分子は mRNA と二本鎖構造を形成し，mRNA を破壊するか翻訳を阻害する。この正常な内因性の遺伝子制御システムを利用して，外因的に供給される RNAi 配列を利用した遺伝子サイレンシングのための新しく強力な技術が開発されている。第 14 章を参照。

RNA スプライシング ● RNA splicing
一次 RNA 転写産物からイントロンを取り除き，エクソンをつなぎ合わせて成熟 mRNA を作り出すこと。

RNA 編集 ● RNA editing
転写後の RNA 転写産物の修飾で，分子の機能や安定化に影響を与えうる塩基の変化やそのほかの修飾を含む。RNA エピジェネティクスとも呼ばれる。神経細胞の制御や免疫防御などの機能に関連する。第 3 章参照。

RNA ポリメラーゼ ● RNA polymerase
DNA 鋳型上で RNA を合成する酵素。さまざまな RNA ポリメラーゼがあり，異なる種類の RNA 分子を合成する。例えば，mRNA は RNA ポリメラーゼ II によって転写される。

Robertson（型）転座 ● Robertsonian translocation
2 つの端部着糸型染色体の間で起こる転座。セントロメアやその近傍で，短腕欠失を伴う再結合が起こることによる。

Sanger シークエンシング ● Sanger sequencing
1977 年に Fred Sanger の研究室で開発され，現在でも DNA 配列決定の精度におけるゴールドスタンダードとなっている。大規模な解析には非現実的であるが，一部の標的配列決定や確認解析には現在も使用されている。ジデオキシ法とも呼ばれる。

SNP アレイ ● SNP array
マイクロアレイの 1 種で，多型座位の高頻度一塩基バリアント（SNV）に対応するオリゴヌクレオチドを使って，染色体やその一部の欠失・重複（すなわち CNV）があるかどうかを調べる方法。比較ゲノムハイブリダイゼーションに代わる手法で，GWAS や LOH 研究に用いられる。

TATA ボックス ● TATA box
多くの遺伝子のプロモーター領域において，最も一般的には TATAAA である DNA 配列。転写の方向と転写される DNA 鎖の両方を示し，通常は転写開始点から 25〜35 塩基対上流に位置する。

tRNA（転移 RNA）● transfer RNA (tRNA)
RNA をみよ。

T 細胞抗原受容体（TCR）● T-cell antigen receptor
T リンパ球表面にあり，抗原分子を特異的に認識する，遺伝学的にコードされた受容体。

X 染色体 ● X chromosome
2 つの性染色体のうちの大きいほうで，ヒトでは通常は女性で 2 コピー，男性で 1 コピー存在する。

X染色体不活化，X不活化 ● X inactivation
哺乳類のメスの体細胞において胎生期初期に起こる，一方のX染色体上の遺伝子の不活化現象。通常はランダムに起こる。Lyonの法則（仮説），第3章，第6章を参照。

X連鎖 ● X linkage
X染色体上の遺伝子座に存在するアレルおよびそれに起因する特徴的な遺伝様式を指す。X染色体上の遺伝子や，それらの遺伝子によって決まる形質のことをX連鎖性，あるいはXに連鎖しているという。

Y染色体 ● Y chromosome
2つの性染色体のうちの小さいほうで，通常は男性のみに1コピー存在する。

Y連鎖 ● Y linkage
Y染色体上の遺伝子およびそのような遺伝子により決定されている形質（例えば男性の形質）。

αフェトプロテイン（AFP） ● alpha-fetoprotein
羊水中に分泌される胎児の糖タンパク質。胎児に特定の異常（特に開放型神経管閉鎖不全）がある場合，AFPは羊水中（および母体血清中）で異常に高濃度になる。

■あ

足場 ● scaffold
(1) 染色体構造において，ヒストンを取り除いたときに認められるタンパク質骨格。(2) ゲノム配列アセンブリーにおいて，コンティグと染色体の中間的存在。

アポ酵素 ● apoenzyme
活性化に補因子（cofactor）を必要とする酵素のタンパク質成分。補因子をもつアポ酵素はホロ酵素と呼ばれる。

アポトーシス ● apoptosis
高度に制御され，生体にとって有利な状態をもたらす可能性のある，プログラムされた自然な細胞死。壊死（necrosis）とは区別される。アポトーシスが阻害される（例：がんや炎症性疾患），あるいは亢進する（例：神経変性疾患や血液疾患）と，さまざまな疾患状態が生じる。

アレイ CGH ● array CGH
多数の参照核酸断片（"プローブ"）がマトリックス状に配列された基板（ウエハー，または"チップ"）に，被験DNA試料をハイブリダイズ（分子雑種形成）させることによって行う比較ゲノムハイブリダイゼーション。ゲノムのコピー数の変化を高分解能かつ高スループットで検出する。マイクロアレイを参照。

アレル（対立遺伝子） ● allele
座位におけるDNA配列（シークエンス）または1つの遺伝子を構成する2つの成分のうちの1つ。

アレル異質性 ● allelic heterogeneity
集団中に，1つの座位に対して異なる複数のアレルが存在すること。個人レベルでは，同一または類似の表現型が，ある座位の異なるバリアントアレルによって起きていること。

アレル特異的オリゴヌクレオチド（ASO） ● allele-specific oligonucleotide
ある特定のDNA配列にマッチするように合成された短いDNAのプローブ。アレルのたった1塩基の違いでも認識できる。

アレル不均衡 ● allelic imbalance
ある遺伝子の2つのアレルが不均等に発現すること。最も極端な例として，単一アレル発現がある。それはX不活性化のようにランダムであったり，細胞の選択圧の影響を受けたり，アレルの親由来によって決定されたりする（ゲノムインプリンティング）。これは腫瘍細胞の特徴であり，例えばヘテロ接合性の喪失として反映される。

アンチコドン ● anticodon
メッセンジャーRNA（mRNA）のコドンに対して相補的な転移RNA（tRNA）上の3塩基の部分。

アンチセンスオリゴヌクレオチド（ASO） ● antisense oligonucleotide
短い合成一本鎖DNAまたはRNA分子からなり，特定の標的の相補的なRNA配列に特異的にハイブリダイズ（雑種形成）して機能を変化させることができる。mRNA前駆体やマイクロRNAに結合するアンチセンス分子は，その分解，翻訳の阻害，スプライシングの調節などの作用を引き起こす。ASOを用いる方法は，特にDuchenne型筋ジストロフィーや脊髄性筋萎縮症などの疾患に対して，強い治療的可能性を秘めている（ASOという略語は，allele-specific oligonucleotideの意味でも使われる）。

アンチセンス鎖（DNAの） ● antisense strand of DNA
mRNAと相補的なRNA合成の鋳型となる非コードDNA鎖。転写鎖とも呼ばれる。

意義不明のバリアント（VUS） ● variant of uncertain significance
個人の配列において，参照配列とは異なるが，その病的な意義は現状では不明なバリアント。シークエンシングやマイクロアレイによる比較的対象が絞られていないスクリーニングの結果として生じることがあり，診断（特に出生前診断）において課題となるが，これは固定的な呼称ではない。さらなる知識と経験により，"良性"または"病的"に分類される。17章を参照。

異質性 ● heterogeneity
アレル異質性，臨床的異質性，遺伝的異質性，座位異質性をみよ。

異常形態学的特徴 ● dysmorphic feature
形態学的発達異常で，遺伝要因または環境要因の多くの症候群にみられる。

異所性発現 ● ectopic expression
通常では発現しない場所での遺伝子の発現。

異数性 ● aneuploidy
染色体数が一倍体の倍数でない異数体（heteroploidy）の一種（完全なセットがない場合もある場合も正倍数性とみなされる）。ヒトでの異数性核型は接尾辞"ソミー"で表される。例えば，トリソミー（余分な染色体が1本ある）やモノソミー（染色体の1本が欠けている）など。

異数体（性） ● heteroploidy
三倍体，四倍体，異数体（aneuploidy）など，染色体数が標準的でない細胞または個体。

イソダイソミー ● isodisomy
片親性ダイソミーをみよ。

一塩基バリアント（SNV） ● single nucleotide variant
DNAの1塩基対の塩基配列の変化。一塩基多型（SNP）という用語は比較的一般的なバリアント（1%以上に存在）を意味する用語として慣例的に広く使用されているが，現在ではより正確な用語（"一般的なSNV"など）の使用が望ましい。

一次狭窄 ● primary constriction
セントロメアをみよ。

一次転写産物 ● primary transcript
遺伝子の初期のプロセシングを受けていないRNA転写産物のこと。ゲノムDNAと共直線関係にあって，イントロンとエクソンを含む。

一倍体 ● haploid
正常な配偶子の染色体数で，各染色体対のうちの1コピーずつをもつ。つまり，1セットの染色体をもつ細胞または核を指す。ヒトでは23本。半数体ともいう。

一卵性双生児 ● monozygotic (MZ) twins
単一接合子に由来する双生児。遺伝学的に同一であるが，受精後に生じた違いをもつこともある。一接合子性双生児ともいわれる。

一致 ● concordant
家系内の2人について，（1）両者とも同じ質的形質をもっている，あるいは（2）両者が同様の量的形質をもっていること（訳注：用語「一致」は多くの場合，一卵性双生児間の形質に用いる）。不一致（discordant）とは対照的。

遺伝的マーカー ● genetic marker
容易に分類可能なアレルをもち，遺伝学的研究に使用できる座位。多型を参照。

遺伝暗号（遺伝コード） ● genetic code
タンパク質における20種のアミノ酸を指定するDNA（RNA）の並び方で，3塩基の組み合わせ64種類からなる（表3.1参照）。

遺伝暗号（コード）の縮重，縮退（または冗長性） ● degeneracy (or redundancy) of the code
ほとんどのアミノ酸が64個のコドンのうち1個以上で特定されるため，遺伝暗号は縮重していると表現される。縮重は通常，コドンの3番目の塩基に関係し，一般的な塩基置換の影響を緩和することができる。

遺伝疫学 ● genetic epidemiology
集団における疾患の発生率，有病率，およびその原因について，遺伝的なバリエーションの影響を評価し定量化することに関連する公衆衛生の1つの研究分野。

遺伝カウンセリング ● genetic counseling
患者やリスク保有者あるいはその家族に対し，疾患の遺伝性と再発率，疾患の予後，進行の可能性，子孫への影響，また疾患の予防や改善に関連した情報提供と支援を行うもの。〔訳注：日本医学会のガイドライン（2022年3月改定）においては，「疾患の遺伝学的関与について，その医学的影響，心理学的影響および家族への影響を人々が理解し，それに適応していくことを助けるプロセス」と定義されている〕

遺伝学的スクリーニング ● genetic screening
特定の疾患を罹患するリスクまたは遺伝継承するリスクを有する個人を同定するために，発症した発端者の家系あるいは集団全体に対して行う検査。

遺伝型 ● genotype
（1）表現型とは区別される，個体の遺伝子構成。（2）狭義では，1つあるいは複数の座位に存在するアレル。

遺伝型模写 ● genocopy
ある遺伝型の表現型が，異なる座位の遺伝型によるものと非常に類似していること。（表現型模写も参照）

遺伝子 ● gene
遺伝の単位。分子的な意味では，機能をもつ産物の産生に必要な染色体上のDNA配列の単位。

遺伝子間DNA ● intergenic DNA
ゲノムの全DNAの大部分を占める，遺伝子と遺伝子の間にあるほとんど転写されていないDNA。

遺伝子地図 ● gene map
染色体上における遺伝子の特徴的な配置を表す。

遺伝子導入療法（遺伝子治療） ● gene transfer therapy (gene therapy)
治療効果を得るために，DNA配列を導入したり，既存の配列を改変したりすることによって，遺伝性疾患を治療すること。体細胞の遺伝子治療と生殖細胞系列の遺伝子治療は区別され，後者はほとんどの法域で禁止されている。

遺伝子（突然）変異 ● gene mutation
遺伝子のDNA配列の変化。その変化は表現型に影響を与えるこ

ともあれば，与えないこともある。

遺伝子ファミリー（遺伝子族） ● gene family
非常によく似た DNA 配列を示す遺伝子群。重複とその後の変化
によって，1つの祖先遺伝子から進化してきたことを示している。

遺伝子プール ● gene pool
ある集団における，バリアントアレルを含むすべての遺伝子の総
和。

遺伝子流動 ● gene flow
1つの集団から境界を越え別の集団にまでおよぶ，ゆるやかな遺
伝子の拡散のこと。境界とは物理的あるいは文化的なもので，移
住や混血により越えることができる。

遺伝子量 ● gene dosage
ゲノムにおける特定の遺伝子のコピー数。

遺伝子量補正 ● dosage compensation
X 連鎖遺伝子から転写される産物の量を，女性でも男性と同等に
する仕組み。ヒトは X 不活性化によってこれを実現している。

遺伝性 ● genetic
遺伝子によって決定されること。先天性と混同してはならない。

遺伝性疾患 ● genetic disorder
全面的あるいは部分的に遺伝子の変化が原因となって生じる疾患。

遺伝的異質性 ● genetic heterogeneity
異なる遺伝子のバリアントにより，同一もしくは類似した表現型
が生み出されること。座位異質性の類似語として使われることも
多い。アレル異質性，臨床的異質性，座位異質性を参照。

遺伝的荷重 ● genetic load
集団または個体の平均遺伝的適応度の低下。

遺伝的距離 ● map distance
座位間で組換えが起こる頻度にもとづく，理論的な概念。単位と
なるセンチモルガン（cM）は，減数分裂の 1% に交叉が起こる遺
伝学的長さと定義される。

遺伝的混合 ● genetic admixture
以前は隔離されていた祖先集団が，交配による遺伝的交流によっ
て融合した結果。

遺伝的致死 ● genetic lethal
生殖（再生産）の失敗につながるようなバリアントアレルまたは
遺伝形質。ただし，生殖以前の死を必ずしも意味しない。

遺伝的浮動 ● genetic drift
小集団におけるアレル頻度のランダムな変動。

遺伝率（h^2） ● heritability
集団における量的形質の表現型分散のうち，遺伝型の差異が寄与

する割合。量的形質に対する遺伝的寄与の統計的概算より導かれ
る。

陰性的中率 ● negative predictive value
ある疾患の臨床検査の結果，陰性であった群において，その疾患
に罹患していない，あるいはこの先も発症しない（真の陰性であ
る）確率。陽性的中率と比較のこと。

イントロン ● intron
遺伝子の一部分で，転写はされるがその後，一次 RNA 転写産物
がスプライシングを受けてつなぎ合わされる部分（エクソン）か
ら取り除かれる部分。

インプリンティング（刷り込み） ● imprinting
ゲノムインプリンティングをみよ。

インプリンティングセンター ● imprinting center
生殖細胞系列における調節領域であり，インプリントを受けた遺
伝子の特定領域に対するマスターシス（cis）調節領域として機能
する。インプリンティング制御領域とも呼ばれる。

インプリントを受けた遺伝子（インプリント遺伝子） ● imprinted
gene
ゲノムインプリンティングをみよ。

インフレーム欠失 ● in-frame deletion
遺伝子の正常な読み枠を破壊することがない欠失。

運命拘束（多能性から分化する際の），コミットメント ● commitment
多能性からそれぞれの特定の機能に分化するまでの胚細胞の運
命。多能性を参照。

運命（細胞の） ● fate
第 15 章の BOX 15.1 参照。

エクソーム ● exome
全エクソンのこと。ゲノムの一部を占め，ヒトではゲノムの約
1.5% にあたる。

エクソン ● exon
成熟したメッセンジャー RNA からイントロンを取り除いた遺伝
子領域。タンパク質をコードする場合もあれば，コードしない
（ノンコーディング）場合もある。

エクソンスキッピング ● exon skipping
スプライス部位のバリアントやその他のバリアントによって，
mRNA 前駆体からエクソンを排除すること。治療的には，読み
枠を破壊する変異をコードする mRNA 前駆体から，欠陥のある
または位置のずれたエクソンを除外し，それによって変化した遺
伝子の発現を回復させるための分子的介入のこと。

エピジェネティック ● epigenetic
一次 DNA 配列に変化を与えることなく，遺伝子の機能に影響を

与える可能性のあるあらゆる因子を指す。典型的なエピジェネティック因子には，DNAメチル化，クロマチン構造，ヒストン修飾，転写因子結合の変化があり，ゲノム構造を変化させ，遺伝子発現に影響を与える。

エピソーム ● episome
真核細胞内で自律的に複製する配列として存在するか，染色体DNAに組み込まれることができるDNA配列。遺伝子治療に用いられるアデノ随伴ウイルスベクターはエピソームである。

塩基対（bp） ● base pair
二本鎖DNAを構成するヌクレオチドは，互いに相補的な塩基が対をなす。DNA配列の長さを示す単位として用いられる。

エンドフェノタイプ（中間表現型） ● endophenotype
遺伝継承する生物学的な量的形質で，遺伝的な複雑疾患のリスクのマーカーとなるもの。エンドフェノタイプの考え方は遺伝疫学の分野，とくに精神遺伝学で広く用いられる。

エンハンサー ● enhancer
遺伝子の転写を増加させるためにシス（同じ染色体上）で働くDNA配列。エンハンサーは遺伝子の上流にも下流にも存在し，同じ方向にも逆方向にも存在する。サイレンサーとは対照的。

オーソロガス（オーソログの） ● orthologous
DNA配列が類似しており，通常それぞれの種で同じ機能を保持している異なる種の遺伝子を指す。オーソロガス遺伝子は共通の祖先の同じ遺伝子に由来する。パラロガスとは対照的。

オープンリーディングフレーム ● open reading frame
開始コドンと下流の終止コドンの間の区間の塩基配列で，翻訳される場合とされない場合がある。

オッズ ● odds
確率比またはリスク比のこと。事象の起こる相対的可能性を評価する1つの方法。オッズは0から無限大までの値をとりうる。

オッズ比（OR） ● odds ratio
特定の特徴や因子（例えば，遺伝型，環境曝露，薬物など）を共有する個人が疾患や形質を有するオッズと，その因子を有さない個人でのオッズの比。ORが1と異なる場合は遺伝学的マーカーと疾患リスクに関連があることを示し，OR＝1は関連がないことを示す（第11章参照）。相対リスクを参照。

男-男伝達 ● male-to-male transmission
父親から息子へと形質が受け継がれる遺伝形式のことで，常染色体顕性遺伝（優性遺伝）を示す。父親からすべての息子に伝わり娘には伝わらない場合は，Y染色体連鎖遺伝を示唆する。限雄性遺伝（holandric inheritance）とも称される。

親伝達バイアス ● parental transmission bias
不安定な反復配列が伸張するバリアントの遺伝にみられる現象で，一方の性の親から伝えられると，他方の性から伝えられるよりも反復配列のさらなる伸張が起こりやすい〔 症例17 （脆弱X症

候群），動的バリアントを参照〕。

オリゴヌクレオチド ● oligonucleotide
自然界に存在する短いDNAまたはRNA分子（マイクロRNAなど），あるいはポリメラーゼ連鎖反応やDNAシークエンシングなどの検査用試薬や治療用に合成されたもの。アンチセンス・オリゴヌクレオチド（ASO）を参照。

■か

介在配列 ● intervening sequence
イントロンをみよ。

開始コドン ● initiator codon
メチオニン（AUG）コドンで，mRNAの翻訳の開始点を示す。

外胚葉 ● ectoderm
初期胚の3つの胚葉の1つで，卵黄嚢から最も遠い層。神経系，皮膚，および頭蓋顔面構造やメラノサイトなどの神経堤派生組織を生み出す。

化学的個体差 ● chemical individuality
Archibald Garrodによる造語で，各個人の遺伝的・生化学的性質の生まれつきの違いをあらわす言葉。

核型 ● karyotype
ある個体または細胞の染色体構成をいう。染色体を系統立てて並べた顕微鏡写真や，顕微鏡写真の処理過程を指すこともある用語である。

確認，捕捉 ● ascertainment
遺伝学的研究に組み入れる個体の選択。

確認バイアス，捕捉の偏り ● ascertainment bias
医学的な文脈におけるサンプリングバイアスで，ある現象の真の頻度の測定が研究集団の確認方法によって歪められること。家系研究ではこのようなバイアスについて注意する必要がある。

隔離集団 ● isolate
排他的に交配が行われる，または通常は同じ集団内で交配が行われる部分集団。

家系（血縁関係） ● kindred
（遠い血縁者を含む）拡大家族。

家系図 ● pedigree
臨床遺伝学では，遺伝性疾患の家族歴，家系構成員，発端者や相互との続柄，特定の遺伝性疾患に関する状況を表す家系図のこと。

化合物ライブラリー ● chemical library
数百から数万の低分子の注釈付きコレクションで，創薬に用いられることが多くなっている。ハイスループット・スクリーニングにより，例えば変化したタンパク質の活性を回復させるなど，標的と相互作用する化合物が同定されることがある。このような化

合物やその誘導体は，医薬品として開発される可能性がある。

家族性 ● familial
遺伝的，環境的，あるいはその両方が原因であるにせよ，罹患者の親族に一般集団よりも多くみられる形質を指す。

片親性ダイソミー（UPD） ● uniparental disomy
特定の染色体の2つのコピーが両方とも一方の親からのみ伝達され，その染色体に関してはもう一方の親からの伝達がない状態。親の一対の相同染色体のうち，両方が存在する場合はヘテロダイソミーと呼び，親の相同染色体のどちらか一方が重複して存在する場合はイソダイソミーという。第6章と 症例38 を参照。

活性クロマチンハブ ● active chromatin hub
座位制御領域に結合したタンパク質が共局在し，遺伝子発現を可能にする核内ドメイン。

がん遺伝子 ● oncogene
腫瘍の発生に関与し，顕性に作用するドライバー遺伝子。がん原遺伝子が変異，過剰発現，または増幅によって活性化されると，体細胞内のがん遺伝子は悪性腫瘍への形質転換を引き起こしうる。がん抑制遺伝子も参照のこと。

間期 ● interphase
細胞周期のステージで，細胞分裂と細胞分裂の間の期間のこと。

環境遺伝性疾患 ● ecogenetic disorder
遺伝的素因と環境因子との相互作用によって生じる疾患。

がんゲノムアトラス ● Cancer Genome Atlas
多種多様ながんにみられる変異，エピジェネティクな修飾，異常な遺伝子発現プロファイルを収めた大規模公共データベース。

がん原遺伝子 ● proto-oncogene
正常な細胞分裂や増殖にかかわる遺伝子で，変異やほかの機構によって活性化するとがん遺伝子になる。

幹細胞 ● stem cell
(1) 未分化の状態で自己複製または増殖し，(2) 特殊な細胞型に分化する能力をもつ細胞。胚性幹細胞，胎児性幹細胞，成体幹細胞，人工多能性幹細胞などがある。

環状染色体 ● ring chromosome
染色体両腕に切断が起き，壊れた腕同士が再結合し環状の形態となった構造異常染色体。両腕末端部のテロメアが欠失する。

感度 ● sensitivity
（真の陽性率）診断検査において，罹患しているときに検査結果が陽性である度数。陽性的中率と混同しないように注意。

がん抑制遺伝子 ● tumor-suppressor gene
野生型では細胞増殖を制御する機能をもつ（ドライバー）遺伝子。網膜芽細胞腫（*RB1*）遺伝子（ 症例39 ）や *TP53* 遺伝子でみられるように，それらの遺伝子の両アレルに機能喪失型変異が起

こると，がんの進行につながる。がん遺伝子（oncogene）と対照的。

関連，連合 ● association
(1) 遺伝疫学において，ある形質をもつ個体で特定の遺伝型が一般集団よりも有意に高いまたは低い頻度で出現すること（遺伝型間の非ランダムな関連を指す連鎖とは対照的である）。(2) 異常形態学（dysmorphology）において，偶然に予想されるよりも頻繁に一緒にみられる，原因および病因が不明な形態異常のグループ。

偽遺伝子 ● pseudogene
(1) 祖先の活性遺伝子の変異によって不活化した遺伝子のこと。機能的に対になっている遺伝子（遺伝子ファミリー）と同じ染色体領域内に位置することが多い（プロセシングされていない偽遺伝子）。(2) レトロ転位によってつくられ，ゲノム内にランダムに挿入された mRNA の DNA コピーのこと（プロセシングされた偽遺伝子）。プロセシングされた偽遺伝子はおそらく機能性がない。

危害 ● maleficence
他者に害を与える行動（作用や反応）のこと。危害を回避することは，倫理学の基本原則の1つである。善行（beneficence）を参照。

奇形症候群 ● malformation syndrome
明白な規則性をもって先天形態異常のパターンがみられ，遺伝学的または環境的な単一原因によって起きると考えられている。CHARGE 症候群（ 症例9 ），フェニトインまたはワルファリン胎芽病など。

偽欠損症アレル ● pseudodeficiency allele
試験管内の分析では機能低下を認めるが，生体内ではハプロ不全を妨げるのに十分な活性をもつ，臨床的に良性のアレルのこと。

均質染色領域（HSR） ● homogeneously staining regions (HSR)
均質に染まる染色体の領域。増幅された DNA 領域を表す。均一染色領域ともいう。

偽常染色体領域 ● pseudoautosomal region
X と Y 染色体それぞれの短腕と長腕の末端部に位置し，男性の減数分裂時に両領域間で交叉が起こる性染色体上の相同部位。これらの領域の遺伝子は女性でも X 不活化を免れる。同領域のアレルに起因する形質は，性染色体上にあるにもかかわらず常染色体形質として遺伝しているようにみえる。

偽性モザイク ● pseudomosaicism
細胞培養中に生じた細胞遺伝学的に異常な細胞。一般にアーチファクトであり臨床的な意義はないと考えられる。

機能獲得型変異/バリアント ● gain-of-function mutation/variant
タンパク質の1つ以上の正常な機能の増加（hypermorphic とも呼ばれる）またはタンパク質の新しい機能（neomorphic とも呼ばれる）を伴う遺伝的変化。新規特性変異（新規特性バリアント）も参照のこと。

機能喪失型変異/バリアント ● loss-of-function mutation/variant
タンパク質の正常機能が低減あるいは完全に失われることにかかわる DNA における変化。

キメラ ● chimera
遺伝的に異なる 2 つの接合子に由来する細胞からなる個体。ヒトでは，二卵性双生児が胎内で造血幹細胞を交換することで血液型キメラとなる。二精子性キメラ (dispermic chimera) は非常に稀であるが，2 つの接合子が融合して 1 つの個体となったものである。また，キメラは移植によっても必然的に生じる。モザイクとは対照的である（モザイクを参照）。

逆位 ● inversion
染色体の一部が上下逆転した均衡型の染色体再構成のこと。セントロメアが含まれれば腕間 (pericentric) 逆位，含まれなければ腕内 (paracentric) 逆位という。

逆選択 ● adverse selection
保険業界で使われる用語で，疾病，障害，死亡のリスクが高いことを私的に知っている個人が，リスクの低い人よりも不釣り合いに高額の保険に加入している状況を表す。

逆転写酵素 ● reverse transcriptase
RNA 依存性 DNA ポリメラーゼ。RNA を鋳型にして DNA を合成するのを触媒する酵素。

共顕性（共優性） ● codominant
両方のアレルがヘテロ接合体において発現するとき，そのアレル（あるいはアレルによって決定された特性）を共顕性という。

共直線性 ● colinearity
遺伝子の DNA（または転写された RNA）の塩基配列と，ポリペプチドに対応するアミノ酸配列との並行関係。

極性化活性帯 ● zone of polarizing activity
肢芽の発生における領域で，モルフォゲンを分泌して濃度勾配を形成することで，発生中の肢芽の後方部分を特定する。第 15 章を参照。

極体 ● polar body
卵子形成の際の，第一減数分裂時に形成される 2 つの細胞のうちの 1 つ，および第二減数分裂時に形成される 2 つの細胞のうちの 1 つ。一倍体で細胞質をほとんど受け取らず，機能的な卵子にはならない。

近交係数（F） ● inbreeding, coefficient of
血族婚による子の任意の座位において，両親が共通祖先から同じアレルを受け継いだためにホモ接合となる確率。

近親交配 ● inbreeding
近縁な個体間の交配。近親交配による子孫は近交系と呼ばれる（ヒト集団について近親交配という言葉を用いた場合，軽蔑的な意味で捉える人もいるので注意する）。

近親度 ● degree of relationship
家系内における 2 者間の距離。第一度近親者は両親，同胞，子である。第二度近親者はおじ，おば，甥，姪，祖父母，孫である。

組換え染色体 ● recombinant chromosome
減数分裂の間に，親の相同染色体間での交叉により，相互配列の交換によって生じる染色体のこと。

組換え体 ● recombinant
遺伝物質の新しい組み合わせをもつ個体，生物，細胞，タンパク質，染色体，DNA のこと。

組換え率（θ） ● recombination fraction
2 つの座位間で組換え（交叉）が起きた染色体を引き継いだ子孫の割合。連鎖解析において使用される。

クローン ● clone
(1)（名詞）単一の祖先二倍体細胞から派生した細胞株，（動詞）そのような細胞株またはクローンを作製する行為。(2) 分子生物学において，単離され，増殖のためにベクターに挿入された遺伝子または他の DNA 配列を含む組換え DNA 分子。

クローン性進化 ● clonal evolution
増殖している腫瘍細胞で起こる，連続した遺伝学的変化の多段階過程。

クロマチン ● chromatin
DNA とタンパク質の複合体で，染色体を構成するもの。ヌクレオソームを参照。

クロマチンリモデリング ● chromatin remodeling
ヌクレオソームにパッケージされた DNA は，酵素的クロマチンリモデリング複合体の活性によって，クロマチン状態間でリモデリングされる。こうしてパッケージされた DNA は，転写，DNA 修復，組換え，複製の制御を容易にするために利用されやすくなる。

ケアテイカー遺伝子 ● caretaker gene
DNA 損傷を修復し，ゲノムの完全性を維持することによって細胞増殖を制御し，がん化につながる変異からがん原遺伝子やゲートキーパーがん抑制遺伝子を守ることに間接的に関与するがん抑制遺伝子。

経験的リスク ● empirical risk
ヒト遺伝学では，ある家系形質が家族の一員に生じる確率のことで，原因に関する知識や理論にもとづくのではなく，家系調査における罹患個体と非罹患個体の観察数値に基づく。

蛍光 *in situ* ハイブリダイゼーション（FISH） ● fluorescence *in situ* hybridization
in situ ハイブリダイゼーションをみよ。

形質転換 ● transformation
がん生物学において，正常細胞ががん化する生体内プロセス。

形態異常，奇形 ● anomaly
形態異常，変形，または破壊に起因する先天異常。（訳注：日本医学会では，「奇形」を使用せず，anomaly の訳語としては「先天異常」とする方向で調整が進められている）

形態形成 ● morphogenesis
第 15 章の BOX 15.1 参照。

血液型 ● blood group
赤血球の表面にある，遺伝的に決定された抗原によって決まる表現型。1 セットのアレルによって構成された抗原が血液型を構成する。

欠失 ● deletion
染色体における DNA 配列の欠失。DNA の欠失は，1 塩基からある程度の長さのものまである。染色体欠失は，染色体の末端に起こる場合（端部欠失）も，染色体の腕の中間部に起こる場合（中間部欠失）もある。コピー数バリアントを参照。

血族（婚），近親（性） ● consanguinity
共通の祖先からの子孫によって血縁関係にある状態（「近親の」「血族の」に相当する英語は consanguineous）。

決定（運命の）（未分化組織の発生的運命の確定） ● determination
第 15 章の BOX 15.1 を参照。

ゲノム ● genome
DNA 配列全体のこと。ある配偶子，ある個人，ある集団，ある種のすべての遺伝学的情報を含む。

ゲノム DNA ● genomic DNA
あるゲノム，遺伝子もしくは遺伝子の一部の染色体 DNA 配列。翻訳領域および非翻訳領域も含む。また，細胞や染色体から直接単離された DNA，あるいはクローニングされた複製物 DNA の全体もしくは一部のこと。

ゲノム医学 ● genomic medicine
大きな遺伝子パネル，エクソーム，全ゲノムなどの大規模ゲノム情報にもとづいた医学および診療のこと。腫瘍の特徴づけやがんの予後を判定するための発現プロファイル，薬物代謝に関連する遺伝子の遺伝型決定や各個人に適切な治療薬投与量の決定，治療をモニターするための複数のタンパク質バイオマーカーの解析，未発症者に対する予測情報の提供なども含まれる。

ゲノムインプリンティング ● genomic imprinting
エピジェネティックな現象で，発現するアレルがそれぞれのアレルの親由来によって決定される。例えば 症例38（Prader-Willi 症候群）を参照。（訳注：imprinted gene はインプリントを受けた遺伝子（インプリント遺伝子）と訳す）

ゲノム学 ● genomics
ゲノムの構造と機能の研究に関連する遺伝学の領域。

ゲノムシークエンシング（ゲノムシークエンス，ゲノム塩基配列決定） ● genome sequencing
ゲノムの DNA 塩基配列を決定するプロセスで，コード領域および非コード領域の両方の塩基配列決定を含む。全ゲノムシークエンシングを行う際には，ゲノムの一部に現在の技術ではアクセスできない部分が存在する。方法については，Sanger シークエンシングおよび大量並列シークエンシングを参照のこと（他の新しい方法も急速に進化していることに留意）。遺伝子シークエンシングやターゲット（標的）シークエンシングとは区別する。完全 RNA トランスクリプトームシークエンシングも，ゲノムシークエンシングの一形態である。

ゲノム疾患 ● genomic disorder
DNA の比較的大きな領域〔コピー数多型（CNV）〕の喪失や獲得，または場合によっては再構成に起因する疾患。疾患機序は，ゲノム上に集まった遺伝子が CNV の影響を受ける隣接遺伝子症候群によるものかもしれない。例として，症例8（Charcot-Marie-Tooth 症候群）および 症例22（22q11.2 欠失症候群）を参照。一般的に，欠失または重複領域は分節性重複に挟まれている。

ゲノム編集 ● genome editing
細菌や植物由来のタンパク質（例：CRISPR/Cas9）を使い，細胞ゲノム中の特定の部位を標的とする効率的で特異性の高い技術。標的とされた部位に変異を起こしたり，すでにある変異を修復したり，エピジェネティクなインプリンティングを変化させたりすることができる。

ゲノムワイド関連解析（GWAS） ● genome-wide association study (GWAS)
ゲノム全体にわたる数十万〜数百万の多型座位を使った遺伝学的関連の解析。特定の形質と関連する遺伝子を特定する。

ゲノムワイド検査 ● genome-wide testing
ゲノム全体の評価。マイクロアレイ（比較ゲノムハイブリダイゼーション），エクソームシークエンシング，全ゲノムシークエンシングなどがある。検査前の遺伝カウンセリングが必要で，検査方法を特定しておく必要がある。

減数分裂 ● meiosis
二倍体の生殖細胞で起こる細胞分裂で，一倍体の染色体を含む配偶子が得られる。減数分裂は 2 回起こる：第一減数分裂（相同染色体が分離し，染色体数が減少する）と第二減数分裂（姉妹染色分体が分離する）。

減数分裂 ● reduction division
第一減数分裂を指す。この分裂によって細胞あたりの染色体数が二倍体から一倍体へと減ることからこのように呼ばれる。

顕性（優性） ● dominant
形質がヘテロ接合体で表現型として発現する場合は顕性（優性）である。ヘテロ接合体とホモ接合体が同じ表現型をもつ場合，その疾患は純粋顕性（優性）である（ヒト遺伝学では稀）。ホモ接合体がヘテロ接合体よりも重い表現型をもつ場合，その障害は半顕性（半優性）または不完全顕性（不完全優性）と呼ばれる。（訳

注：日本医学会医学用語委員会では2022年に，従来，遺伝形式を表す場合に用いられていた優性遺伝および劣性遺伝の用語について「顕性遺伝（優性遺伝）」および「潜性遺伝（劣性遺伝）」を推奨用語とすることとした）

顕性（優性）阻害（ドミナントネガティブ） ● dominant negative
同じ細胞内で，タンパク質産物が野生型アレルの機能を破壊するようなバリアントアレルの影響。ハプロ不全とは対照的。

限性 ● sex-limited
形質を決定する遺伝子がX連鎖でないにもかかわらず，1つの性のみでしか発現されない形質。

限雄性遺伝 ● holandric inheritance
男-男伝達をみよ。

後期（細胞分裂の） ● anaphase
体細胞分裂後期または減数分裂（第一減数分裂後期，第二減数分裂後期）において，染色体が分離し，分裂する細胞の反対側の極に移動する段階。体細胞分裂後期と第二減数分裂後期では，セントロメアが分裂し，姉妹染色分体が娘染色体となる。第一減数分裂後期では，相同な対をなす染色体が対極に移動する。

交互分離 ● alternate segregation
均衡型相互転座を有する細胞では，減数分裂の際に四価染色体を形成する。その後の分離が「交互分離」であれば，2つの正常染色体が含まれるか，または2つの転座染色体が含まれることにより，均衡のとれた配偶子が形成される（隣接分離を参照：図5.11）。

交叉（交差），乗換え ● crossover, crossing over
相同染色体の染色分体間の相互交換で，第一減数分裂前期の特徴。組換えも参照のこと。染色分体間の交叉が不均等な場合，片方の染色分体では関係する部分が重複し，もう片方の染色分体では同じ部分が欠失することになる。

合糸期 ● zygotene
第一減数分裂のステージの1つで，相同染色体が並び，その全長にわたって対合が可能となる。

酵素異常症（酵素病） ● enzymopathy
特定の酵素の欠乏や異常から生じる代謝疾患。

構造遺伝子 ● structural gene
制御因子以外のRNAまたはタンパク質産物をコードする遺伝子。

構造タンパク質 ● structural protein
コラーゲンやエラスチンのように，組織において構造をつくる役目を担うタンパク質。

構造的再構成/バリアント ● structural rearrangement/variant
1つかそれ以上の染色体の構造の変化。ゲノムの内容に変化がない場合（例えば均衡型の転座や逆位）は均衡型だが，ゲノムの内容に異常がある場合（例えば重複や欠失）には不均衡となる。

コード鎖 ● coding strand
二本鎖DNAにおいて，mRNAと同様に5′から3′の方向性をもつ鎖（mRNAではTがUに置き換わる）のこと。コード鎖はRNAポリメラーゼで転写されない。センス鎖とも呼ばれる。

コドン ● codon
DNAやRNA分子の三つ組となった塩基のことで，1つのアミノ酸を指定する。

孤発例 ● isolated case
ある個体が，偶発的あるいは新生変異によって，家系内で唯一の遺伝性疾患の罹患者である場合。散発性（sporadic）も参照。

コピー数バリアント（CNV） ● copy number variant
DNA塩基配列の不均衡なバリエーションで，DNA領域の欠損または付加によって定義される。CNVは一般的に1kbより大きく，3Mb程度までである。CNVは，DNA領域の2つ以上のコピーを含むタンデム複製のアレルである場合もある。構造バリアントを参照。

コホート研究 ● cohort study
アウトカムを研究するために，共通の特徴をもつ集団の無作為サンプルを対象とした縦断的研究。介入群や対照群を伴わない。（訳注：疫学研究において，「コホート」とは，一定期間にわたり追跡される集団のことを指し，「アウトカム」は，観察や測定の対象となる結果や結末のことを指し，疾病の発生や進行，死亡，回復，あるいは健康状態の変化を意味する）

コンセンサス配列，共通配列 ● consensus sequence
遺伝子やタンパク質において配列を比較する際に，ある位置について最も頻繁にあらわれると想定される塩基やアミノ酸残基。

■さ

座位 ● locus
遺伝子が染色体上に占める位置。異なる型の遺伝子（アレル）が含まれることもある。

座位異質性 ● locus heterogeneity
2つ以上の異なる座位のバリアントによって同一の表現型が生じること。

催奇形因子 ● teratogen
出生前または先天性の形成異常を引き起こす，またはその発生率を増加させる因子。（訳注：催奇形因子は環境要因の1つである。症候群を参照）

再構成 ● rearrangement
染色体が切断され，異常な組み合わせに再構成されること。その結果は，遺伝物質が獲得されるか喪失するかによって，均衡が保たれることもあれば不均衡になることもある。

座位制御領域（LCR） ● locus control region
構造遺伝子のクラスター外に位置するDNAドメイン。クラス

ター内にある遺伝子の適切な発現に関与する。

臍帯穿刺〔経皮的臍帯血サンプリング（PUBS）〕 ● cordocentesis (percutaneous umbilical cord blood sampling)
出生前診断で用いられる侵襲的な処置で，胎盤臍帯から直接胎児血液サンプルを採取する。

再発率，再発リスク ● recurrence risk
家系内において1人以上の家系構成員にみられる遺伝性疾患が，同一あるいは次世代の他の家系構成員で再発しうる確率。

細胞遺伝学 ● cytogenetics
染色体を研究する学問分野。

細胞質分裂 ● cytokinesis
各々46の染色体を完全に有する2つの細胞に分裂する体細胞分裂の終わりに起こる細胞質の分裂。

細胞周期 ● cell cycle
細胞分裂の準備から，終了までの一連の流れ。G_1 期，S 期，G_2 期，M 期からなる。

細胞性栄養膜細胞 ● cytotrophoblast
出生前診断で核型分析と DNA 分析のために抽出される絨毛の胎児性細胞。絨毛採取（CVS）を参照。

サイレンサー ● silencer
シス（同一の染色体上）に作用する DNA 配列で，近傍遺伝子の転写を減少させる。サイレンサーは遺伝子の上流あるいは下流にある可能性があり，同方向あるいは逆方向のどちらの配向性もありうる。エンハンサーと対照をなす。

サザンブロット ● Southern blotting
特定の DNA 配列を検出する分子生物学的手法。制限酵素でDNA を切断し，ゲル電気泳動で DNA 分子をサイズ別に分離した後，DNA をゲルからフィルターに移し，目的の標識プローブとハイブリダイズさせる。放射性標識プローブの場合，フィルターは X 線フィルムに露光され，特定の DNA 制限フラグメントのサイズは，サイズ標準との関係でブロット上の位置によって決定される。イギリスの科学者 Ed Southern のこの呼び名にちなんでおり，ノーザンブロット（northern blot），ウェスタンブロット（western blot）という用語が，それぞれ RNA やタンパク質の検出に適用される同様のアプローチに対してやや冗談を込めて使われるようになった。

（染色体）サテライト，染色体付随体 ● chromosomal satellite
端部着糸型染色体の短腕末端部にある，リボソーム RNA をコードする遺伝子を含んだクロマチンの集塊。二次狭窄，ストークと呼ばれる部位。サテライト DNA と混同しないよう注意。

サテライト DNA ● satellite DNA
基本的な短い単位の縦列反復を多数含む DNA。このような反復DNA は密度勾配上でバルク DNA から分離する傾向があることからこの名がある。第2章を参照。染色体サテライトと混同しな

いよう注意。

三次構造 ● tertiary structure
分子の三次元の配置のこと。

三倍体 ● triploid
各染色体それぞれ3つのコピー（3n）が存在する細胞または個体。

散発性 ● sporadic
遺伝医学においては，家族歴の証拠がなく，孤立して発生した形質を指す。これは非遺伝的または複雑な多因子性の原因，あるいは新たな生殖細胞系列または体細胞変異による場合がある。家族性と比較される。

自家移植の ● autologous
同じ個体から得られた細胞や組織を指し，移植などにおいて用いる用語。

シークエンス ● sequence
（1）ゲノム学と分子遺伝学においては，DNA や RNA 領域の塩基の配列をさす。塩基配列あるいは配列と訳される（塩基配列決定も含む）。（2）臨床遺伝学では，いくつかの異なる原因による，認識可能な形態異常のパターン。奇形症候群とは区別すべき。

シス ● cis
同じ染色体に含まれる2つの塩基配列の関係性を示す。文字通りの意味では"こちら側"（ラテン語）であり，トランスの対義語。

次世代シークエンシング ● next generation sequencing
大量並列シークエンシングをみよ。技術の進化に伴う曖昧さを避けるため，より特異的な用語にすべきである。

自然選択 ● natural selection
Charles Darwin が『種の起源』で初めて説いたように，適応的な形質をもつ個体ほど生き残りやすく繁殖しやすい（結果として集団中での頻度が高くなる）という理論。進化の原動力。

次中部着糸型 ● submetacentric
サブメタセントリック。染色体の中心がずれており，異なる長さの腕により形成されている染色体。中部着糸型や端部着糸型と比較せよ。

質的形質 ● qualitative trait
記述的な形質。量的形質と対照をなす。

終期（細胞分裂の） ● telophase
娘染色体が分裂中の細胞の両極に達したときに始まる細胞分裂の最終段階のことで，その段階は2つの娘細胞が間期細胞の形態を取るまでにわたる。

終止コドン ● termination codon, stop codon
ポリペプチドの合成を停止させる3種のコドン（UAG，UAA，UGA）のいずれか。ストップコドンとも呼ばれる。

修飾遺伝子 ● modifier gene
他の遺伝子に起こった変異による表現型を変えるようなアレルをもつ遺伝子。しばしば，他の座位のバリアントによるメンデル遺伝病の表現度に対する影響を説明する。

従性 ● sex-influenced
遺伝形式上は X 連鎖ではない形質だが，男性と女性では頻度や程度が異なって発現される形質。

集団遺伝学 ● population genetics
集団における遺伝的バリアント，および変異，選択，遺伝的浮動，遺伝子流動などの力に応じて，それらの頻度が時間とともにどのように変化するかを研究する学問（第 10 章参照）。

絨毛採取（CVS） ● chorionic villus sampling
出生前診断で用いられる手法。妊娠 11〜14 週の時期に行う。超音波ガイド下で，絨毛膜の絨毛で覆われた箇所から分析に使う胎児由来組織を経腟的または経腹的に採取する。

縦列反復数可変配列（VNTR） ● variable number of tandem repeat
短い DNA 配列がさまざまな数で直列に配列した DNA バリアントの 1 つ。多型性の高い座位であることから，連鎖研究に加え，親子鑑定や法医学のための DNA フィンガープリント（指紋）として使用される。サテライト DNA を参照。

縦列反復配列 ● tandem repeat
染色体上で直列的に配置された，2 つあるいはそれ以上の同じ（もしくは類似した）DNA 塩基配列。

主要組織適合複合体（MHC） ● major histocompatibility complex
多型性に富んだヒト白血球抗原（HLA）遺伝子を含む，6 番染色体短腕上の複合座位。

条件確率 ● conditional probability
Bayes 分析では，別の事象がすでに起こっている場合に，観察された結果が起こる確率。事前確率と条件確率の積が複合確率。

症候群 ● syndrome
複数の異常が特徴的なパターンをもっており，それらの原因（遺伝要因または環境要因）が互いに関連していると想定されるもの。第 15 章参照。

症状発現ヘテロ接合体 ● manifesting heterozygote
X 連鎖疾患のヘテロ接合体女性が臨床症状を呈すること。X 染色体のランダムでない不活化によって起こるが，通常，症状の程度はヘミ接合の罹患男性よりも軽い。絶対ヘテロ接合体を参照。

常染色体 ● autosome
性染色体以外の染色体で，ヒトの核型では 22 対ある。常染色体上の遺伝子がもたらす疾患は，常染色体遺伝を示す（訳注：ゲノムインプリンティングや性依存的な発現などの例外が存在する）。

娘染色体 ● daughter chromosome
染色分体で構成された 1 つの染色体が，細胞分裂後期に着糸点で分かれて形成された，2 つの個々の染色体。

冗長性 ● redundancy
遺伝子（多くの場合パラロガスの遺伝子）が重複した機能をもつ状態。また，遺伝コードに関しては縮退を参照のこと。

症例対照研究 ● case-control study
罹患者（症例）と，それにマッチするように選ばれた非罹患者（対照者）とを，想定されるさまざまなリスク要因の相対頻度について比較する疫学的方法。

初発症例 ● index case
遺伝性疾患をもつ家系において，最初に注目された家族構成員。発端者を参照。

真核生物 ● eukaryote
単一細胞あるいは多細胞の生物で，核膜をもつ核，その他の特徴的な性質を有する。

新規特性変異/バリアント ● novel property mutation
タンパク質に新しい性質を与える変異のこと。機能獲得型変異/バリアントや新形質変異/バリアントとも呼ばれる。

人工多能性幹細胞（iPS 細胞） ● induced pluripotent stem cell
分化した体細胞から誘導された多能性幹細胞で，少数の特定の転写因子を人為的に発現させることにより，分化状態を失い多能性に戻るように誘導された細胞。

新生物 ● neoplasia
細胞の正常増殖と正常減少の不均衡によってできる異常な増殖。良性と悪性（腫瘍）がある。

シンテニー ● synteny
連鎖が証明できるほど近接しているかどうかにかかわらず，2 つ以上の座位が同じ染色体上に物理的に一緒に存在すること（形容詞はシンテニック）。

浸透率 ● penetrance
ある疾患の原因となる遺伝型をもつ構成員のなかで，疾病の症状や何らかの徴候を有する構成員の割合のこと。年齢と関係することがある。浸透度ともいう。表現度（expressivity）と比較のこと。

ストップコドン ● stop codon
終止コドンをみよ。

スプライシング ● splicing
RNA スプライシングをみよ。

スプライス供与部位 ● donor splice site
エクソンの 3′ 末端と次のイントロン 5′ 末端の境界の塩基配列。5′ スプライス部位とも呼ばれる。

スプライス受容部位 ● acceptor splice site
イントロンの 3′ 末端と次のエクソンの 5′ 末端の境界。3′ スプライス部位とも呼ばれる。

スリップ誤対合 ● slipped strand mispairing
1つあるいはそれ以上のリピート（反復配列）が存在する DNA の複製の際に，一本鎖の反復部位が相補鎖の類似反復部位と誤対合を起こし，反復回数の欠失や伸長を生み出す変異の仕組み。

生化学（的）遺伝学 ● biochemical genetics
生化学的経路と代謝に焦点を当てた表現型の遺伝学的基盤に関する研究。

正規分布 ● normal distribution
集団中のある量について計測した値の頻度を示す，対称性のあるベル型の曲線。

性クロマチン ● sex chromatin
Barr 小体をみよ。

精原細胞 ● spermatogonia
男性の初期生殖細胞に由来する二倍体細胞で，細胞分裂によって細胞数を維持すると同時に，思春期には減数分裂を含む一連の段階を経て，成熟した精子へと最終分化する。

脆弱部位 ● fragile site
Xq27 に局在する脆弱 X 症候群（症例17）における染色体の脆弱な部分のように，分裂中期染色体のクロマチンにおける非染色のギャップ。

生殖細胞系列 ● germline
配偶子の由来である細胞系。

生殖細胞系列モザイク ● germline mosaicism
1つの個体に2つ以上の遺伝的に異なる生殖細胞系列の細胞群が存在していること。これは細胞増殖および分化の過程で体細胞変異が起こることによる。

性腺異形成 ● gonadal dysgenesis
性腺が正常に発達しない性分化異常症。完全型性腺異形成では外性器は正常であるが，不完全型性腺異形成では外性器はあいまいである。

性染色体 ● sex chromosome
X 染色体と Y 染色体。

正倍数体（性）● euploid
配偶子中の染色体数（n）の整数倍である細胞または個体。ヒトのほとんどの体細胞が二倍体（2n）である。異数体の対照語。

性分化疾患（DSD）● disorder of sexual development
（以前はインターセックスと呼ばれていた）。性器の異常発達や非定型生殖器（男性とも女性とも明確でない生殖器）をもたらすさまざまな疾患。また，染色体上の性と表現型上の性の不一致を反

映する表現型も含まれる。

性連鎖，伴性 ● sex-linked
性染色体のいずれの連鎖をも示す一般的な用語。ヒト遺伝学や遺伝医学では X 連鎖と Y 連鎖という表現に置き換わり，現在はあまり使用されていない。

接合子 ● zygote
2つの配偶子の受精により生じる最初の二倍体細胞。受精卵。

接合糸複合構造 ● synaptonemal complex
第一減数分裂の組換えが起こっている位置で形成されるタンパク質複合体で，対合時に組換えを媒介する。

接合性 ● zygosity
多胎妊娠の際の接合子の数。一卵性双生児（MZ）および二卵性双生児（DZ）を参照。また，遺伝子や領域におけるアレルの状態：ホモ接合性，ヘテロ接合性，ヘミ接合性。

絶対ヘテロ接合体 ● obligate heterozygote
家系分析からはある特定のバリアントアレルを有することが確実だが，臨床的に罹患していない個人のこと。症状発現ヘテロ接合体も参照。

セルフリー DNA ● cell-free DNA
体液中に検出される DNA で，細胞の核内にある DNA とは異なり，クロマチン構造をとっていない。

線維芽細胞 ● fibroblast
皮膚から容易に入手できる間葉系細胞で，組織培養実験によく用いられる。

全エクソームシークエンシング（WES）● whole-exome sequencing
エクソームシークエンシング（ES）とも呼ばれる。ハイスループットの配列決定法を用いて，ある個人の，ゲノムのおよそ1.5%を占めるタンパク質をコードする遺伝子の全エクソン配列（エクソーム）だけを決定する。全ゲノムシークエンシングおよび第5章を参照。

前核 ● pronucleus
受精直後，別々の核膜に包まれている精子と卵子の染色体（一倍体）。最初の体細胞分裂の後，この2つの染色体セットが1つの核膜に包まれるようになる（二倍体の核となる）。

前期（細胞分裂の）● prophase
離散構造として染色体が見え，その後，太く短くなる期間の分裂の第1期のこと。第一減数分裂の前期は相同染色体の対合を特徴とする。

全ゲノムシークエンシング（WGS）● whole-genome sequencing
ハイスループットの配列決定法を用いて，ある個人の全ゲノム（現在の技術では配列決定することが難しい数パーセントの領域

を除く）の配列決定を行うこと。第5章を参照。

善行 ● beneficence
「予益」，「仁恵」，「恩恵」，「慈恵」，「利益」とも訳される。人の行いにおいて，他人の福祉を促進するという倫理原則。危害（maleficence）を参照。

潜在的スプライス部位 ● cryptic splice site
スプライス部位の共通配列と類似しているが，通常は使用されないコードDNA配列または非コードDNA配列。正常なスプライス部位または潜在的スプライス部位に変化があると，スプライシング装置による利用が増加する可能性がある。

染色体疾患 ● chromosome disorder
染色体全体または重要な部分を構成する染色体の重複，喪失，または再構成（再配列）によって生じた臨床的状態。

染色体 ● chromosome
クロマチン（染色質）からなる細胞核内の糸状構造物。

染色体核板 ● chromosome spread
細胞分裂中期または前中期に顕微鏡下でみられる染色体。

染色体の腕 ● chromosome arm
セントロメアからテロメアへの染色体の部分。各々の染色体は，さまざまなサイズの2本の腕がある。pとqを参照のこと。

染色体の分離 ● chromosome segregation
細胞分裂にみられる染色体または染色分体の分離。これによって各娘細胞には同数の染色体が入る。

染色体不安定症候群 ● chromosome instability syndrome
染色体の切断や再構成（再配列）が高頻度に起こりやすい遺伝学的状態。多くの場合，さまざまながんのリスクが著しく増加する。

染色体不分離 ● nondisjunction
第一減数分裂時の対を形成した染色体の分離，あるいは第二減数分裂時や体細胞分裂時の染色分体の分離に失敗し，両方が一方の娘細胞に分配され，もう一方の娘細胞には分配されなくなること。

染色体粉砕 ● chromosome shattering (chromothripsis)
いくつかのがん細胞で観察される現象で，染色体がたくさんの断片に断裂し再結合することにより新規の複雑な染色体構造異常が生じている。メカニズムはまだわかっていない。

染色分体 ● chromatid
DNA複製後，染色体は2本の平行なクロマチン鎖（姉妹染色分体と呼ばれる）で構成され，セントロメアで連結されている。

センス鎖 ● sense strand
コード鎖をみよ。

潜性（劣性） ● recessive
ホモ接合体，複合ヘテロ接合体，またはヘミ接合体にのみあらわ

れる遺伝的特性のこと（名詞は recessiveness）。（訳注：日本医学会医学用語委員会では2022年に，従来，遺伝形式を表す場合に用いられていた優性遺伝および劣性遺伝の用語について「顕性遺伝（優性遺伝）」および「潜性遺伝（劣性遺伝）」を推奨用語とすることとした）

選択，淘汰 ● selection
集団遺伝学においては，集団におけるある遺伝型の相対的な適応度を決定する，ひいては特定のアレルの頻度に影響するような作用の力をさす。選択係数 s は，ある座位のバリアントアレルが次世代へ継承されない割合を表し，$1-f$ で与えられる（f は適応度）。第10章を参照。

センチモルガン ● centimorgan (cM)
染色体上での座位間の距離（遺伝的距離）を示す単位。組換え頻度を反映し，Thomas Hunt Morgan にちなんで命名された。減数分裂の1%において1回の組換えがみられるときに，その2つの座位は1cM離れているという（1回の減数分裂で1回の組換えが期待される距離が1M）。

前中期（体細胞分裂の） ● prometaphase
体細胞分裂のステージの1つで，核膜が消失し，紡錘体が核染色体に付着する。前期と中期の間。

先天異常 ● birth defect
出生時にすでにみられる異常。必ずしも遺伝要因がかかわるとはかぎらない。

先天性 ● congenital
生まれたときに存在していること。必ずしも遺伝要因によるとは限らない。

先天代謝異常 ● inborn error of metabolism
遺伝的に決定された生化学的な疾患。ある特定のタンパク質の不具合によって代謝経路が妨害され，結果的に疾患となる状態をいう。

セントロメア ● centromere
染色体にみられる大きなくびれ。姉妹染色分体が結合されており，動原体を形成している箇所。減数分裂と体細胞分裂の両方において正常に分離するために必須。着糸点ともいう。

前変異 ● premutation
定義の変化している用語であり，中間型の反復回数伸長も参照。不安定反復症候群〔例：脆弱X症候群（症例17）や Huntington病（症例24）〕において，中等度の反復数をもつ伸長には減数分裂の間にさらに大きな伸長が生じる可能性があり，完全な浸透率を示す伸長バリアントとなって子孫で疾患を発症する原因となる場合がある。Huntington病（*HTT* 遺伝子）でみられるように，中間型の伸長アレルは無症状であることがある。また脆弱X症候群（*FMR1* 遺伝子）では現在，中間型アレルと前変異アレルは区別され，後者は脆弱X関連振戦/失調症候群（FXTAS）や早発卵巣不全などの症候群と関連づけられる。

相 ● phase
2つのシンテニー座位のヘテロ接合体において，相引と相反にある1組のアレルの染色体上の関係を表す。

相引 ● coupling
シス。座位は異なるがシンテニックな2つのアレルの相のこと。一方の座位の1つのアレルが，他座位のアレルと同一染色体上にあること。相と相反を参照。

相関 ● correlation
2つの変数が互いに関連して動く度合いを表す統計用語。相関は原因を意味しない。相関係数rで表される。

相互転座 ● reciprocal translocation
転座をみよ。

創始者効果 ● founder effect
少数の祖先集団によって形成された集団において，1人または複数の祖先がそのアレルの保因者であった場合に，その集団におけるバリアントアレルの頻度が高くなること。

相対リスク（RR） ● relative risk
ある特定の因子（例えば遺伝型，環境曝露，あるいは薬物）を共有する個体における疾患あるいは形質のリスクと，その因子を有しない個体間でのリスクとの比較。RRが1と異なる場合は，疾患リスクと遺伝マーカーとの間に関連があることを意味し，RR＝1は関連がないことを意味する。疾患事象が稀な場合，RRとオッズ比（OR）にはほとんど差がない（第11章および第19章を参照）。

相対リスク比（λ_r） ● relative risk ratio
下付き文字rは血縁者を意味するrelativesの頭文字。多因子疾患（複雑疾患）について，罹患者の血縁者が疾患を発症しうるリスクと，一般集団において任意の者が発症しうるリスクの比（第9章参照）。標準化罹患比と比較せよ。

相同，相同性 ● homology
遺伝学においてよく使われる用語であるが，文脈によって意味が異なる。(1) バイオインフォマティクスでは，相同な配列とはオーソロガスな遺伝子やパラロガスな遺伝子の間にみられるように，塩基配列やアミノ酸配列に類似性がみられることである。(2) 細胞遺伝学では，相同染色体は父親と母親から伝わった一対の染色体を表す。男性の性染色体（X と Y 染色体）は例外で，これらは一部のみが相同である。(3) 進化では，異なる生物において，共通祖先のある1つの構造から進化した構造同士を相同と呼ぶ。

相同体 ● homologue
相同なもの。

挿入 ● insertion
染色体またはレトロウイルスなどの外来由来の DNA 領域がゲノムに挿入される構造変化。

早発卵巣不全 ● premature ovarian failure
40歳未満で正常の卵巣機能を失うこと。（訳注：日本内分泌学会では，40歳未満で卵巣機能が低下して無月経（月経が3カ月以上がない状態）となった状態としている）

相反 ● repulsion
トランス。2つの異なるシンテニー座位における2つのアレルの相をいう。1番目の座位に存在するアレルと2番目の座位に存在するアレルが同一染色体上に存在していないこと。相および相引を参照。

層別化，層化 ● stratification
ある集団がいくつかの部分集団を含んでおり，それらの部分集団のメンバーがほかの部分集団のメンバーと自由に無作為に交配できない状況。

相補的 DNA（cDNA） ● complementary DNA
逆転写酵素を用いてメッセンジャー RNA を鋳型として合成された DNA。比較のためにゲノム DNA を参照のこと。

組織適合性 ● histocompatibility
移植片が宿主にない抗原を含まない状態。

祖先情報マーカー ● ancestry informative marker
世界の異なる地域に由来している集団間で頻度の大きな違いを示すアレルのある座位。

ソレノイド ● solenoid
ヌクレオソームの連なりの凝縮した線維で構成されており，クロマチンの構造の基礎単位を構成する。30 nm のらせん状の構造で，核での DNA の収納に働く。

■た

体外受精（IVF） ● *in vitro* fertilization
組織培養内の卵に精子を受精させ，受精卵を子宮に戻し着床させる生殖技術。

体細胞 ● somatic cell
体を構成する細胞で，生殖細胞系列を除いたもの。

体細胞再構成 ● somatic rearrangement
前駆リンパ細胞の染色体で DNA 配列の再構成が行われること。これにより抗体が産生され，T 細胞受容体の多様性が生じる。

体細胞分裂 ● mitosis
（エラーが起こらなければ）親細胞と遺伝学的に同一な2つの娘細胞を産生する，通常の細胞分裂。

体細胞変異 ● somatic mutation
生殖細胞系列ではなく，体細胞に変異が起こること。

胎児期 ● fetal phase
9〜40週にわたる子宮内での成長・発達の時期。

太糸期 ● pachytene
第一減数分裂前期のサブステージで，相同染色体は対合して二価染色体（姉妹染色分体は4つ）を形成し，組換えが起こる。

胎児後頸部透亮像（NT）● nuchal translucency
胎児の頸部皮下組織にある頸椎を覆う軟部組織と皮膚との間のエコー透過領域（echo-free space）の超音波検査所見のこと。胎児後頸部浮腫の増大は胎児の異数性に関連がある。

胎児細胞 ● fetal cell
胎児由来の細胞。絨毛膜絨毛サンプリングによって得られる胎盤細胞；羊水穿刺によって羊水から得られる皮膚，呼吸器，尿路細胞；または臍帯穿刺によって得られる胎児血液細胞。

多遺伝子性，ポリジーン性 ● polygenic
遺伝形質を決定するべく相加的効果のある多くの異なった座位の遺伝子のこと。エピジェネティック因子や環境因子の関与が認識された場合には，複雑遺伝や多因子遺伝と呼ばれる。

胎盤限局性モザイク（CPM）● confined placental mosaicism
胎児自体には存在せず，胎盤から採取した絨毛試料（CVS）であらわれるモザイクのこと。

大量並列シークエンシング ● massively parallel sequencing
数百万のDNA領域の同時配列解析を可能にする，高度に自動化されたハイスループット技術。このような次世代シークエンサー（NGS）は，一塩基置換やコピー数多型（CNV）を含む変異を検出することができ，主に多遺伝子パネルやゲノム，エクソーム，トランスクリプトームシークエンシングに用いられる。

多因子疾患 ● multifactorial disease
複数の遺伝要因，エピジェネティック要因，環境要因が複合して起こる疾患。メンデル遺伝形式ではなく，複雑な遺伝形式を示す。複雑遺伝も参照。

多型 ● polymorphism
ある集団において，2つまたはそれ以上の遺伝型が，変異の反復のみで保たれるよりも高い頻度で存在すること。稀なアレルの頻度が1%以上ある場合，その座位は多型があるとみなす。つまり，ヘテロ接合体の頻度は少なくとも2%となる。これよりも頻度の低いアレルは便宜的に稀なバリアントという。多型は多型座位のアレルを意味したり，（誤って）良性の変化を意味したりするが，「ありふれた（一般的な）バリアント」，「一塩基バリアント」，「非病的バリアント」という用語のほうがより正確である。

多重仮説検定 ● multiple hypothesis testing
統計学における概念で，偽陽性の原因を指す。GWASの検定に当てはめると，検定されるマーカーアレル（すなわち仮説）の数が増えるにつれて，偶然だけによる，目的の形質との見かけ上の関連が見つかる可能性が高くなる。より厳格な有意性の閾値を適用しなければならない。

多能性 ● pluripotent
異なった種類の分化した組織や構造を生じる能力をいう。幹細胞

および第15章を参照。

多面発現（性）● pleiotropy/pleiotropic
単一の遺伝子が一見互いに無関係な多くの表現型の特徴をあらわす（一般的には異なる臓器系において）。（訳注：多面効果，多面作用と訳されることもある）

単一遺伝子疾患 ● single-gene disorder
単一座位における，1つあるいは一対の変異アレルにより起こる疾患。メンデル遺伝病とも呼ばれる。

単一コピーDNA ● single-copy DNA
DNAの塩基の並びが全ゲノム中に1箇所（あるいはごく少数の箇所）しか存在しないもの。

端部着糸型 ● acrocentric
セントロメアが末端部に位置する染色体。ヒトの端部着糸型染色体（13, 14, 15, 21, 22番染色体）にはサテライト（付随）型の短腕があり，リボソームRNAをコードする遺伝子が存在する。染色体サテライト，中部着糸型を参照。

チェックポイント ● checkpoint
細胞周期のなかで，通常はG_1期とS期またはG_2期とM期の継ぎ目にあり，細胞周期の次のステージに進むかどうかを決める箇所。

着床前診断 ● preimplantation diagnosis
出生前診断の1つで，体外受精を行い，通常は胚盤胞期の多細胞となった胚から1つあるいは複数の細胞を取り出し，疾患を引き起こすバリアントの有無を調べる。罹患していない胚を母体に移植し，着床させる。

中間型の反復配列伸長 ● intermediate repeat expansion
不安定な塩基反復配列に関連する遺伝子（*HTT*，*FMR1*など）では，正常と完全浸透の中間にある伸長したアレル。それ自体では発症しないが，減数分裂中にさらに伸長する危険性（at risk）がある。したがって，中間的な伸長アレルをもつ個体の子孫は，疾患発症のリスクが高くなる。用語は変化している。前変異，動的バリアント，症例24（Huntington病）および症例17（脆弱X症候群）も参照のこと。

中期（細胞分裂の）● metaphase
体細胞分裂あるいは減数分裂における1つの段階。染色体が最も凝縮された状態となり，細胞の赤道面上に並び，紡錘糸と結合する。染色体を観察するのに最も適した時期でもある。前中期にすぐ続いて起こる。

中腎管 ● mesonephric duct
初期胚の生殖堤内の構造で，男性ではここから内性器が発生する。Wolff管とも呼ばれる。

中心体 ● centrosome
紡錘体における微小管形成を調節する中心となる細胞小器官。一対の中心体が分裂前期の後期にある細胞の両極にみられる。

中胚葉 ● mesoderm
第15章の BOX 15.1 参照。

中部着糸型 ● metacentric
中心となるセントロメアと外見上均等な長さの腕をもつタイプの
染色体。端部着糸型も参照。

調節遺伝子 ● regulatory gene
他の遺伝子発現を調節する RNA やタンパク質をコードする遺伝
子。

調節的発生 ● regulative development
第15章の BOX 15.1 参照。

調節配列 ● regulatory element
プロモーター，インシュレーター，エンハンサー，座位制御領域
などの DNA 領域のこと。遺伝子内もしくは遺伝子の近くにあ
り，その発現を調節する。

対合 ● synapsis
第一減数分裂初期の分裂前期において，相同染色体が並列に接着
すること。

低分子干渉 RNA（siRNA） ● small (short) interfering RNA
天然あるいは人工的に合成された 20〜25 塩基の二本鎖 RNA 分
子で，RNA 干渉の過程により相補的な mRNA の分解を誘導
し，遺伝子発現を調節する。siRNA には，他の薬物では治療でき
ない標的に対して応用できる大きな可能性がある。

デオキシリボ核酸 ● deoxyribonucleic acid
DNA をみよ。

適応度 ● fitness
集団平均と比較して，自分の遺伝子を次世代に伝えることができ
る確率（f）。

テロメア ● telomere
各染色体の腕の末端にある反復塩基配列の領域で，末端を進行性
の分解（短縮）から保護する。ヒトのテロメアは（TTAGGG）$_n$と
いう配列のタンデムコピーで終わる。がんや加齢に伴う疾患にお
いて，テロメアの短縮が進行することにより異なる症状や予期せ
ぬ症状を示すことがある。〔症例49（テロメア関連肺線維症）およ
び第15章参照〕

テロメラーゼ ● telomerase
リボ核タンパク質逆転写酵素（すなわち，RNA＋タンパク質＋酵
素）で，増殖細胞の染色体末端を保護するためにテロメアの長さ
を維持する。種特異的なヘキサマー（6塩基）を合成するための独
自の RNA を鋳型として，テロメアの末端に 6 塩基を付加する。
症例49（テロメア関連肺線維症）および第15章を参照。

転移（がんの） ● metastasis
体の他の場所に悪性細胞が広がること。

転移 RNA（tRNA） ● transfer RNA
RNA をみよ。

転座 ● translocation
1つの染色体からほかの染色体への断片の移行。2つの非相同的
染色体が断片を交換したとき，転座は相互的である。Robertson
（型）転座も参照。

転写 ● Transcription
RNA ポリメラーゼによって触媒され，細胞核内で DNA 鋳型か
ら一本鎖 RNA 分子が合成されること。mRNA だけでなく，
tRNA，rRNA，さまざまな非コード RNA にも適用される。

転写因子 ● transcription factor
遺伝子の制御領域に結合して転写速度を調節するタンパク質。そ
の特徴は特異的な DNA 結合ドメインである。単独で働くことも
あれば，他のタンパク質と複合体として働くこともある。

点変異 ● point mutation
一塩基バリアント（SNV）をみよ。

同義 ● synonymous
遺伝暗号の冗長性（縮退）のため，コードされるペプチドの結果
として生じるアミノ酸配列に変化を与えない一塩基バリアント
（SNV）を表す。

同胞群（同胞関係） ● sibship
家族内すべての兄弟姉妹。

動原体 ● kinetochore
紡錘糸が付着する部位のセントロメア（着糸点）構造の一部分。

同種異系の ● allogenic
移植において，種は同じであるが抗原が異なる個体（または組織）
を意味する（allogeneic とも書く）。

動的バリアント ● dynamic variant
DNA の不安定な配列で遺伝継承されるもの。典型的には伸長し
た 3 塩基反復配列。これらはある世代から次の世代へとサイズが
増加する傾向があるため，動的と呼ばれる。Huntington 病の
CAG 症例24 や，脆弱 X 症候群の CGG 症例17 などがその
例である。第1章と第13章を参照。

同胞 ● sib, sibling
兄弟あるいは姉妹のこと。

同類交配，選択結婚 ● assortative mating
交配相手の選択に際して，ある遺伝型が優先される状況。つまり
ランダムでない交配となる。通常は正の方向（同じ遺伝型を好む
傾向）に働くことのほうが，負の方向（異なる遺伝型を好む傾向）
に働くことよりも多い。

同腕（イソ）染色体 ● isochromosome
1本の染色体において，一方の腕が重複し，もう一方の腕が欠失

している染色体異常のこと。2本の腕は均等な長さで，同じ座位が逆順に並んでいる。

特異度 ● specificity
真陰性率。診断的検査において，罹患していないときに検査結果が陰性である度数。陰性的中率と混同しないように注意。

特定化 ● specification
細胞の関係づけの初期段階。第15章のBOX 15.1参照。

特定化タンパク質 ● specialty protein
1つあるいは限られた種類の細胞のみで発現するタンパク質。これらのタンパク質が発現している場合に，細胞に個性を与えるという特有の機能を有する。ハウスキーピングタンパク質と対照される。

ドライバー遺伝子 ● driver gene
同じ種類のがん，あるいは異なるがんであっても，多くの検体で体細胞バリアントが繰り返し見つかっている遺伝子で，ランダム事象の結果とするには頻度が高すぎるもの。このように変化した遺伝子は，がん自体の発生または進行に関与していると推定される。パッセンジャー遺伝子を参照。

トランス ● *trans*
(1) 2つのゲノム配列が相同染色体に別々に存在する関係。"トランス"は文字通り"向こう側"を意味する。(2) トランス効果とは，ゲノム全体に作用する拡散性因子のような，標的外からの分子によって媒介される効果である。シスの対義語。

トランスクリプトーム ● transcriptome
ある細胞でつくられるすべてのRNA転写産物のコレクション。

トリソミー ● trisomy
ある染色体を一対（2本）もつかわりに，21トリソミー（Down症候群）のように3本もつ状態。

■な

内胚葉 ● endoderm
初期胚における3つの一次胚葉のうちの1つ。最終的に消化管，肝臓，泌尿生殖器系となる。

内部細胞塊 ● inner cell mass
第15章のBOX 15.1参照。

ナンセンス変異/バリアント ● nonsense mutation/variant
DNAの一塩基置換の1つで，この置換によって終止コドンがつくられる変異。

ナンセンス変異依存性mRNA分解 ● nonsense-mediated mRNA decay
mRNAの品質管理メカニズムの1つで，早期終止変異コドン（ナンセンスコドン）を有するmRNAが認識・分解されることで，切断タンパク質として翻訳されるのを防ぐ。

二遺伝子遺伝 ● digenic inheritance
表現型が2つの独立した座位における遺伝型の組み合わせによって説明される状況（単一遺伝子疾患または多因子遺伝とは対照的）。オリゴジェニックとは，数個の遺伝子が関与していることをいう。

二価の，二価染色体 ● bivalent
第一減数分裂中期にみられる一対の相同染色体が結合（対合）した状態。

二項展開 ● binomial expansion
確率がpで起こる事象と$1-p=q$で起こる事象があるとき，n回の試行における，pとqの可能な組み合わせの頻度は式$(p+q)^n$を展開したものとなること。

二重微小染色体 ● double minutes
非常に小さい過剰染色体。遺伝子増幅の染色体上の形態。

二重ヘテロ接合体 ● double heterozygote
2つの異なる座位でヘテロ接合を二重にもつ個体。複合ヘテロの対照語。

二精子受精 ● dispermy
2つの精子が1つの卵を受精させること。

二動原体（着糸性） ● dicentric
2つのセントロメア（着糸点）を有する構造的に異常な染色体。二動原体染色体が1つのセントロメアと同じように分離する場合は，偽性二動原体（pseudodicentric）と呼ばれる。

二倍体（性） ● diploid
ほとんどの体細胞にみられるように，2セットの染色体が存在すること（すなわち，配偶子の染色体数の2倍）。ヒトの場合，二倍体の染色体数は46本である。

二卵性双胎児（双生児） ● dizygotic (DZ) twins
2つの別々の卵が別々に受精してできた双子。Fraternal（「兄弟」の意）twinsとも呼ばれる。

ヌクレオシド ● nucleoside
核酸の構造的サブユニットで，プリンまたはピリミジン塩基とリボースまたはデオキシリボース糖から構成される。アデノシン，シトシン，グアノシン，チミジン（DNAの場合）またはウリジン（RNAの場合）がある。

ヌクレオソーム ● nucleosome
ヒストン八量体による核の周りに2度巻きついたDNA 146塩基対からなる真核生物クロマチンの一次構造単位のこと。

ヌクレオチド ● nucleotide
糖分子の5′炭素にリン酸基が結合したヌクレオシドであり，核酸は多数のヌクレオチドの重合体である。

ヌルアレル（無アレル） ● null allele
遺伝子産物の完全欠損またはその産物の機能の全損をもたらすアレルのこと。

■は

バイオインフォマティクス，生物情報学 ● bioinformatics
生物学的・実験的データのコンピュータ分析と保存管理を行う学問分野。ゲノム学やプロテオーム学に広く応用されている。

配偶子（生殖細胞） ● gamete
成熟した生殖細胞であり，一倍体の染色体数をもつ（卵子または精子）。

胚性幹細胞（ES細胞） ● embryonic stem cell
幹細胞および第15章のBOX 15.1 参照。

胚盤胞 ● blastocyst
第15章のBOX 15.1 を参照。

ハイブリダイゼーション（分子雑種形成） ● hybridization
分子生物学において，相補的な一本鎖核酸分子が塩基対のルール通りに結合すること。比較ゲノムハイブリダイゼーションおよびFISH（蛍光 in situ ハイブリダイゼーション）を参照。

胚葉 ● germ layer
第15章のBOX 15.1 参照。

ハウスキーピング遺伝子 ● housekeeping gene
細胞の基本的な構造や機能を維持する遺伝子産物をつくるため，ほとんどすべての細胞で発現している遺伝子。

破壊 ● disruption
血管の閉塞，催奇形物質，羊膜の破裂による巻き込みなど，組織の破壊による先天異常の原因。

発現プロファイル ● expression profile
細胞タイプ，組織，腫瘍に存在する mRNA の発現を量的に評価したもの。比較解析によく用いられる。

発生プログラム ● developmental program
胚における細胞がその発生的運命をたどる過程。

パッセンジャー遺伝子バリアント ● passenger gene variant
がんでみられる体細胞バリアントの大部分を占める。ランダムに起こるようにみえ，特定のがん種で繰り返し起こることもない。がんの発生や進展を直接引き起こすというよりは，がんの発生にしたがって生じると考えられる。ドライバー遺伝子と比較せよ。

発達障害 ● developmental disorder
あらゆる臓器系の正常な発達プログラムの破壊により引き起こされる疾患。通常は出生前に発症するが，出生後に初めて発症することもある。より狭義には，運動，言語，社会化および認知を含む発達の1つまたは複数の領域における遅延または欠損を伴う，

初期の脳発達に起源をもつ神経発達障害を意味する。

ハプロタイプ ● haplotype
同一染色体上の近接する座位にあり，組をつくっているアレルの集団。通常は一団として子に伝達される。

ハプロ不全 ● haploinsufficiency
遺伝子の量が問題となる状況である。正常アレルの寄与が，もう一方のアレルの欠失や機能喪失アレルによる欠損を補うためには不十分であり，結果として表現型が異常となる。

パラロガス（パラログの） ● paralogous
1つの生物種において，DNA の塩基配列と機能が類似している2つ以上の遺伝子で，遺伝子の重複によって生じたと考えられる。例として α グロビン遺伝子と β グロビン遺伝子がある。オーソロガスとは対照的。

バリアント ● variant
（名詞）野生型とは異なるアレル。（形容詞）変化したアレルを指す。バリアントアレルの結果を特定するために，「疾患を引き起こす/疾患原因性（disease-causing）」，「機能喪失型（loss-of-function）」，「一塩基（single nucleotide）」，「一般的な/ありふれた（common）」，「稀な（rare）」，「コピー数（の）（copy number）」，「病的（pathogenic）」，「良性（benign）」，「意義不明（の）（of uncertain significance）」などの修飾語が用いられる。

比較ゲノムハイブリダイゼーション（分子雑種形成），CGH ●
comparative genome hybridization
コピー数のバリエーション（CNV）を検出するために，2つの異なる DNA サンプルを特定の DNA 断片または複数の断片の相対的な含有量に関して比較するために使用される技術。CGH は，分裂中期染色体の蛍光 in situ ハイブリダイゼーション（FISH）を用いたり，基板上に固定された多数の DNA 断片（アレイ CGH）を用いたりして利用できる。

非コード RNA（ncRNA） ● noncoding RNA
転写後，メッセンジャー RNA とは異なり，RNA 産物は翻訳されない。miRNA や siRNA のような短い非コード RNA との混同を避けるため，長鎖非コード RNA（lncRNA）と呼ばれることもある。例として，X 不活化にかかわる XIST RNA を参照。メッセンジャー RNA と比較のこと。

非コード遺伝子 ● noncoding gene
非コード RNA をみよ。

非コード鎖 ● noncoding strand
アンチセンス鎖（DNA の）をみよ。

微細欠失 ● microdeletion
顕微鏡下で見るには小さすぎる染色体欠失。コピー数バリアントを参照。（訳注：専門用語の場合，微小欠失ではなく微細欠失が用いられる）

非侵襲的出生前検査/スクリーニング（NIPT/NIPS） ● noninvasive prenatal testing/screening
母体血中の胎児由来のセルフリー DNA を使い，胎児の異数性をスクリーニングする方法〔訳注：日本では一般的に非侵襲的出生前検査（NIPT）の用語が用いられる〕。

ヒストン ● histone
染色体で DNA と結合しているタンパク質。塩基性アミノ酸（リシンまたはアルギニン）を豊富に含み，真核生物の進化を通じてほとんど不変である。ヒストンの共有結合による修飾は，遺伝子発現の重要なエピジェネティック制御因子である。ヒストンのパターンとその修飾は，エピジェネティックな "ヒストンコード" を構成している。

非同義 ● nonsynonymous
コドンを変化させ，コードするアミノ酸が変わるような一塩基バリアントのこと。

ヒトゲノム計画 ● Human Genome Project
1990 年から 2003 年まで行われていた国際的な大規模研究プロジェクト。ヒトを代表するゲノムや多くのモデル生物のゲノムの全 DNA 塩基配列が確定された。

ヒト白血球抗原（HLA） ● human leukocyte antigen
主要組織適合複合体をみよ。

非翻訳領域（UTR） ● untranslated region
遺伝子または対応する mRNA の開始コドンより上流（5′ UTR），終止コドンより下流（3′ UTR）の領域のこと。

表現型 ● phenotype
遺伝型およびそれが発現する環境によって決定される，個体の観察される生化学的，生理学的，および形態学的特性。また，疾患，障害，または複合形質（例えば，毛髪，眼球，皮膚の色素）として認識できる特徴の集合体。

表現型閾値効果 ● phenotypic threshold effect
主に mtDNA に適用されるが，あるミトコンドリア遺伝子のバリアントに対するヘテロプラスミーの閾値の割合が，表現型の発現や疾患の発生時期を決定することがある。

表現型模写 ● phenocopy
特定の遺伝型で決定されるものに類似した表現型が，正常遺伝型といくつかの環境因子の相互作用によって発現されること（模倣体）。遺伝型模写も参照。

表現促進 ● anticipation
同一家系内で世代を経るごとに発症が早くなり，重症度が増す現象。この現象は，世代を超えて動的に伸長しつづけるゲノムの反復配列を特徴とする疾患〔例えば，筋強直性ジストロフィーや Huntington 病（症例 24）〕の特徴であり，遺伝子内の動的変異を構成する反復配列の反復数（リピート数）が伸長することによって引き起こされる。

表現度 ● expressivity
遺伝形質が発現する程度。表現度に多様性がみられる場合，その形質は軽症型から重症型まで発現が変化する可能性がある。浸透率の対照語。

標準化罹患比（SIR） ● standardized incidence ratio
ある期間における特定集団のがんの罹患率を，同じ期間における年齢を適合させた一般（対照）集団の期待がん罹患率で割った値。第 16 章を参照。

病的バリアント ● pathogenic variant
顕性遺伝（優性遺伝）疾患または X 連鎖性疾患の場合は，単独で疾患の原因となる遺伝子のバリアント。潜性遺伝（劣性遺伝）疾患の場合は，もう一方のアレル上の病的バリアントと組み合わさって疾患の原因となる遺伝子の変化。

ピリミジン ● pyrimidine
DNA および RNA を構成する，窒素を含む 2 種類の塩基のうちの 1 つ（もう 1 種類はプリン）。DNA ではシトシンとチミン，RNA ではシトシンとウラシルが該当する。

不安定反復配列伸長 ● unstable repeat expansion
動的バリアントをみよ。

不一致 ● discordant
ある質的形質を共有していない，または量的形質の値が分布の両端にあること。一致（concordant）とは対照的。

不完全顕性（優性） ● incompletely dominant
顕性遺伝（優性遺伝）形式で伝わるが，ヘテロ接合体よりもホモ接合体で重症となる形質。半優性（semi-dominant）と同義。

不均衡な X 不活化 ● unbalanced (skewed) X inactivation
女性において，2 つの X 染色体が均等に不活化されず，期待される 50% から大きく外れて不活化が起こること。偏りのある X 不活化とも呼ばれる。

複合ヘテロ接合体（または遺伝的複合体） ● compound heterozygote (or genetic compound)
同じ座位に 2 つの異なるバリアントアレルをもつ個体または遺伝型。対照的に，ホモ接合体は 2 つの同一のバリアントアレルをもつ。

複雑遺伝 ● complex inheritance
非メンデル遺伝とも呼ばれる。複雑遺伝の形質は通常，複数の座位のアレルが，環境因子やエピジェネティック因子と相互作用することによって生じる。

複製起点 ● origin of replication
細胞周期の S 期に DNA 複製が開始される場所で，各染色体に数十万箇所ある。

複製分離 ● replicative segregation
mtDNA の複製は細胞周期を通して行われる。細胞分裂の際，各

細胞のミトコンドリア内の mtDNA のコピーはランダムに娘細胞に分離（アソート）する。

部分異数染色体 ● partial aneusomy
染色体の一部領域の変異により，染色体領域の 1 コピーが欠失して 1 コピーしかなくなること（部分モノソミー）や，3 つ目の余分なコピーをもつようになること（部分トリソミー）。

プリン ● purine
DNA および RNA を構成する，窒素を含む 2 種類の塩基のうちの 1 つ（もう 1 種類はピリミジン）。アデニンとグアニンが該当する。

フレームシフト変異（フレームシフトバリアント）● frameshift mutation/variant
3 塩基対の正確な倍数でない DNA の欠失または挿入により，その部位の下流にある遺伝子の読み枠が変化すること。

プロテオーム ● proteome
特定時期の細胞，組織，生物種のすべてのタンパク質の総体のこと。すべての RNA 転写産物の総体であるトランスクリプトーム，およびすべての DNA 配列の総体であるゲノムに並ぶ表現。

プロテオミクス ● proteomics
細胞と組織に存在するすべてのタンパク質の構造と機能の目録および，包括的な分析を網羅する生化学領域のこと（プロテオームを参照）。DNA 配列と mRNA 発現に関して同じように包括的に取り組むゲノム学に匹敵する。

プロモーター ● promoter
遺伝子上の 5′ 末端部にあって転写を制御する 100～1,000 塩基対の DNA 配列のこと。転写を開始させるためにタンパク質が結合する。

分化 ● differentiation
特定の細胞タイプや組織に特異的な新規の特性を細胞が獲得すること。第 15 章参照。

分析的妥当性 ● analytic validity
臨床検査室（clinical laboratory）で行われる検査に関して，ある特性が特定される正確さ。臨床目的で行われる検査の基準は，CLIA（Clinical Laboratory Improvement Amendments）のような専門家および連邦規制当局によって確立されている（臨床的有用性，臨床的妥当性を参照）。

分節重複 ● segmental duplication
ゲノム上に分布するほぼ同じ配列のブロックで，その間に位置する DNA 領域の重複や欠失を起こしやすい。

分離 ● segregation
遺伝学では，娘細胞へ遺伝物質を分配することを指す。染色体では，第一減数分裂では相同染色体が，第二減数分裂では姉妹染色分体が半分ずつ適切に分離される。ミトコンドリアでは，新しくできたミトコンドリアが細胞分裂時に娘細胞へ分配されることを指す。染色体不分離および複製分離を参照。

分離の歪み ● segregation distortion
予想されるメンデル分離比からの遺伝型頻度の偏差。

分配 ● assortment
減数分裂の際に，相同染色体が配偶子にランダムに分離すること。異なる遺伝子のアレルは，連鎖していない限り独立に分配される。

平衡多型（または平衡多型アレル）● balanced polymorphism (balanced polymorphic allele)
平衡選択の結果。バリアントアレルはホモ接合体の状態では有害であるにもかかわらず，集団内で比較的高い頻度で維持されることがある。一般的にはヘテロ接合体の優位性による。

ベクター ● vector
遺伝子導入療法において，治療用 DNA 配列を含み発現するようにゲノムが改変されたウイルスなど。DNA 配列を細胞へと運ぶのに使われる。

ヘテロクロマチン ● heterochromatin
濃く染色される凝縮した DNA。セントロメア，端部着糸型染色体の短腕，1 番，9 番，16 番，Y 染色体の一部などは構成的ヘテロクロマチンであり，すべての細胞において遺伝的に比較的不活性である。条件的ヘテロクロマチンは，不活性な X 染色体に代表される可変的な特徴である。ユークロマチンとは対照的である。

ヘテロ接合性の喪失（LOH）● loss of heterozygosity
一対の相同染色体のうちの 1 本から正常なアレルが失われること。これにより，もう一方の染色体上の変異アレルの効果が臨床的にあらわれてくることになる。がん抑制遺伝子の変異に起因するがん（網膜芽細胞腫や乳がんなど）の多くにみられる機序である。

ヘテロ接合体，ヘテロ接合 ● heterozygote (heterozygous)
一対の相同染色体上の 1 つの座位に，異なる 2 種類のアレルをもつ個人または遺伝型のこと。複合ヘテロ接合体と比較のこと。

ヘテロ接合体の優位性 ● heterozygote advantage
病的バリアントアレルと正常アレルのヘテロ接合体の適合度が，正常アレルのホモ接合体の適合度よりも増加すること。典型的な例は，マラリアに対する抵抗性を与える *HBB* 遺伝子の鎌状赤血球バリアントのヘテロ接合体である。平衡多型を参照。（訳注：ヘテロ接合体優位という使われ方が多い）

ヘテロダイソミー ● heterodisomy
片親性ダイソミーをみよ。

ヘテロプラスミー ● heteroplasmy
個人のミトコンドリアに，異なるバリアントの 2 種類以上のタイプのミトコンドリア DNA が存在すること。ホモプラスミーと対照をなす。

ヘミ接合体，ヘミ接合 ● hemizygote (hemizygous)
個人の遺伝型についての用語。通常は一対（2 コピー）ある染色体や染色部位が，1 コピーだけ存在している状態。特に男性における X 連鎖の遺伝子を指すが，相同染色体において遺伝子や染色体部位が欠失している部分についても適用される。

ヘモグロビンスイッチング ● hemoglobin switching
発生過程における造血部位の変化に伴い，さまざまなグロビン遺伝子の発現が切り替わること。

変異（体） ● mutant
（形容詞）変異に起因する，または変異の影響を示す。（名詞）変異によって変化した型。ネガティブな結果の暗示を避けるため，好ましい命名法としてバリアントを参照のこと。

変異 ● mutation
継承されるバリエーションを生み出す遺伝学的変化，あるいはそのような変化が生じる過程。バリアントを参照。

変異原 ● mutagen
DNA に変化を起こし，偶発変異率を増加させる原因となる物質や作用のこと。

変異率（μ） ● mutation rate
ある座位における変異の頻度。1 配偶子（1 世代）および 1 座位あたりの変異として表される。

変形症候群 ● deformation syndrome
子宮内の胎児に影響を及ぼす外因的要因によって引き起こされる，認識可能な形態異常のパターン。

偏差（D） ● deviation
連鎖解析において，観察されたハプロタイプ頻度と個々のアレル頻度から予想されるハプロタイプ頻度との差の尺度。連鎖不平衡の指標で，通常は D′ 測定法を用いてアレル頻度に対して正規化される。

保因者 ● carrier
特定の変異アレルをもつヘテロ接合体の個体。常染色体潜性遺伝（劣性遺伝）形質のヘテロ接合体，または X 連鎖潜性遺伝形質のヘテロ接合体女性に用いられる。また，転座のような染色体変化をもつ個体についても使われる。顕性遺伝（優性遺伝）形質に関しては，保因者ではなく，「heterozygous for...（…に関してヘテロ接合である）」のほうが明確な用語である。（日本において，顕性遺伝（優性遺伝）形式の文脈では，「（病的バリアント）保有者」という用語も用いられている）

胞状奇胎 ● hydatidiform mole
水嚢胞やぶどうの房のように胎盤が発生する異常で，胎児の発生異常を伴う。全胞状奇胎では，精子由来の染色体のみが倍加して母由来染色体の寄与はなく，多くは 46,XX という核型になるが，46,XY も取りうる。部分胞状奇胎は通常は余剰の精子由来染色体（二精子受精）が存在する三倍体である。

紡錘体 ● mitotic spindle
体細胞分裂中の細胞内にある微小管構造で，セントロメアの動原体と対向する細胞極に付着する。分裂後期に姉妹染色分体を細胞のそれぞれ向かい合った極へ分離するように導く。

傍中腎管 ● paramesonephric duct
初期胚の生殖堤の構造で，女性では女性内性器に発達する。Müller 管とも呼ばれる。

母系遺伝 ● maternal inheritance
母親を通じてのみ遺伝情報が伝わる遺伝形式。ミトコンドリア遺伝を参照。

母体血清スクリーニング ● maternal serum screening
母体血中の特定の物質（α フェトプロテイン，ヒト絨毛ゴナドトロピン，非結合型エストリオールなど）の数値を測定し，胎児が神経管閉鎖不全やある種のトリソミーなどに罹患しているかどうかをスクリーニングする臨床検査。

発端者（男性の） ● propositus
ラテン語由来の用語〔訳注：女性は proposita，複数は propositi〕。発端者（proband）を参照。

発端者 ● proband
罹患家族を発見するきっかけとなった罹患構成員のこと。発端患者，初発症例ともいう。

ホメオボックス遺伝子 ● homeobox gene
進化的によく保存された 180 塩基対配列（これがホメオボックスと呼ばれる）をコード領域にもつ遺伝子で，ホメオドメインとして知られるタンパク質モチーフをコードする。ホメオドメインの 60 のアミノ酸残基はタンパク質結合モチーフであり，これはホメオドメインタンパク質が発生にかかわる遺伝子の転写調節を行うという役割と合致する。

ホモ接合体，ホモ接合 ● homozygote
一対の相同染色体上のある特定座位のアレルが同一である個人または遺伝型のこと。

ホモプラスミー ● homoplasmy
個人のミトコンドリア DNA が 1 種類のみである状態。ヘテロプラスミーと対照をなす。

ポリアデニル化部位 ● polyadenylation site
成熟 mRNA の合成において，mRNA の核外への輸送を促進し安定化するために，20～200 アデノシン残基配列（ポリ A テール）が RNA 転写産物の 3′ 末端に付加される部位のこと。

ポリジェニック（多遺伝子）リスクスコア ● polygenic (risk) score (PRS)
表現型や形質に対する多くの遺伝子バリアントの推定効果を要約した数値。PRS と略されることが多い。通常，形質関連アレルの加重和として計算されるこのスコアは，一般的なバリアントで構成されるが，稀なバリアントを含むこともある。

ポリペプチド鎖合成早期停止コドン ● chain termination codon
終止コドンをみよ。

ポリメラーゼ連鎖反応（PCR） ● polymerase chain reaction
2組の隣接オリゴヌクレオチドプライマーを使用し，DNAポリメラーゼによってプライマーを伸長するDNA合成反応サイクルを繰り返すことにより，短いDNAまたはRNA配列を大幅に増幅する分子遺伝学的手法のこと。

ホロ酵素 ● holoenzyme
アポ酵素と，それに対する適切な補酵素とが結合して成る機能的複合体。

翻訳 ● translation
mRNAを鋳型としたポリペプチドの合成。

■ま

マイクロRNA（miRNA） ● microRNA
約22塩基からなる一本鎖RNAで，数千の種類があり，最も種類の豊富な遺伝子調節分子。miRNAは遺伝子発現を転写後に抑制するが，これは標的となる特定のmRNAの切断を導くことでmRNAの翻訳を抑制することによる。

マイクロアレイ ● microarray
ガラスやプラスチックあるいはシリコンの小型ウエハー（チップ）上に，多数の異なる核酸を配置し個々のハイブリダイゼーション解析を行う。比較ゲノムハイブリダイゼーション（CGH），発現プロファイルも参照。

マイクロサテライト ● microsatellite
短鎖縦列反復配列多型（STRP）をみよ。

マイクロサテライト不安定性（MSI） ● microsatellite instability
がん細胞の表現型の1つで，マイクロサテライトの複製時に生じたずれ（スリップ）によるエラーが，ミスマッチ修復遺伝子の機能喪失のために修復されないことによって起こる。このエラーによって，多くの短鎖縦列反復配列多型座位が3種類以上のアレルを含むようになり，がん組織はモザイクとなる。

マイナーアレル頻度 ● minor allele frequency
その座位で2番目に多いアレルの頻度。集団遺伝学において，一般的なバリアントと稀なバリアントを区別するために用いられる。

マーカー染色体 ● marker chromosome
染色体標本中にみられる，小さく同定困難な染色体。過剰染色体（supernumerary chromosome）や過剰構造異常染色体（extra structurally abnormal chromosome）とも呼ばれる。

末端着糸型 ● telocentric
セントロメアが染色体の一方の端にあり，腕が1つしかない染色体。末端着糸型染色体は正常なヒト核型には存在しないが，ときどき染色体再構成によって生じる。（訳注：端部着糸型とは異なることに注意）

マンハッタンプロット ● Manhattan plot
ある形質とすべての一塩基多型（SNP）との間の関連を表すp値をグラフにしたもの。ゲノムワイド関連解析（GWAS）で使われる。SNPはゲノム上の位置に従って並べられる。p値はY軸に$-\log_{10}$（P）で表されるため，関連が有意であるほど値が大きくなる。マンハッタンプロットと呼ばれるのは，強い関連を表すピークがマンハッタンの空にそびえ立つ高層ビルを思わせるからである（例として図9.4参照）。

短鎖縦列反復配列（STR） ● short tandem repeat
たとえば（TG）$_n$，（CAA）$_n$，（GATA）$_n$など，2塩基，3塩基，あるいは4塩基単位のタンデムリピート数からなる多型座位。単位の反復数の違いが異なるアレルをつくる。マイクロサテライトマーカーとも呼ばれる。

ミスセンス変異/バリアント ● missense mutation/variant
塩基置換による変異のうち，アミノ酸変化をもたらすもの。

ミトコンドリアDNA（mtDNA） ● mitochondrial DNA
ミトコンドリアの環状染色体内のDNA。ヒトでは37遺伝子を含む。ミトコンドリアDNAは細胞内に複数コピー存在し，母系遺伝の形式で受け継がれる。また，ゲノムDNAの5〜10倍の速さで進化する。

ミトコンドリア遺伝 ● mitochondrial inheritance
ミトコンドリアゲノムにコードされている形質が遺伝継承されること。ほとんどにおいて精子ではなく卵のみがミトコンドリアに寄与するため，ミトコンドリア遺伝は母系を通じて行われる。

ミトコンドリア性ボトルネック効果 ● mitochondrial bottleneck
卵形成の段階の1つで，卵母細胞前駆体内の全ミトコンドリアのうちの一部のミトコンドリアのみが娘細胞に伝えられること。これによって，子孫間のヘテロプラスミーの程度に大きなばらつきが生じ，世代間の進化が急速に進む。

メッセンジャーRNA ● messenger RNA (mRNA)
遺伝子のDNAから転写されたRNA。コードされたポリペプチドのアミノ酸配列を指定する。非コードRNA（noncoding RNA）と比較せよ。

メトヘモグロビン ● methemoglobin
酸化型ヘモグロビン。2価の鉄イオンが酸化され3価の鉄イオンになったものであり，酸素結合ができない。

免疫グロブリンスーパーファミリー ● immunoglobulin gene superfamily
ヒト白血球型抗原（HLA）クラスⅠとクラスⅡ遺伝子，免疫グロブリン遺伝子，T細胞受容体遺伝子と，細胞表面分子をコードするいくつかの遺伝子で構成される，進化的に関連のある遺伝子群。

メンデル遺伝（の） ● Mendelian
古典的なメンデルの法則による遺伝形式。常染色体顕性遺伝（優性遺伝），常染色体潜性遺伝（劣性遺伝），X連鎖遺伝がある。単一遺伝子疾患を参照。

網糸期 ● dictyotene
胎児後期から排卵するまで，ヒトの卵母細胞がそのままある第一減数分裂の段階。減数分裂を参照。

モザイク ● mosaicism
1つの接合子に由来するが，遺伝型や核型の異なる複数の細胞系列が存在する個体あるいは組織のこと。キメラと混同しないように注意。

モザイク的発生 ● mosaic development
第15章の BOX 15.1 参照。

モノソミー ● monosomy
45,X（Turner 症候群：症例47）のように，2本で一対をなす染色体の片方が失われ，1本になっている染色体。

モルフォゲン ● morphogen
第15章の BOX 15.1 参照。

■や

薬物動態 ● pharmacokinetics
薬物やその代謝産物が体内で吸収，分布，代謝，排泄される過程を記述する分野。

薬理遺伝学 ● pharmacogenetics
薬物反応および代謝作用における遺伝学的多様性の効果を扱う生化学遺伝学領域のこと。

薬理ゲノム学 ● pharmacogenomics
ゲノム学的な情報や手法を薬理学的介入に応用すること。

野生型 ● wild-type
以前から遺伝学で用いられていた用語で，"正常な"アレル（しばしば＋や wt と記号化される）または正常な表現型，すなわち自然界で一般的にみられるものを指す。集団で最も頻度の高いアレルに適用されることもある。

ユークロマチン，真正染色質 ● euchromatin
クロマチンの主要成分で，比較的凝縮しておらず，転写活性が高い。G バンドで薄く染色される。ヘテロクロマチンの対照語。

優生学 ● eugenics
コントロールされた選択的な交配を通して，集団における望ましい形質の頻度を増加させる方法に関する研究（現在は非倫理的と考えられている）。反対語は劣生学（dysgenics）である。

誘導 ● induction
胚の一領域が別の領域（通常は隣接する領域）から細胞外シグナルを受け取って発生運命が影響されるプロセス。

羊水穿刺 ● amniocentesis
出生前診断で羊水を採取する方法。羊水には胎児由来のタンパク質や細胞が含まれており，出生前に分析することができる。羊水

は，腹壁と子宮壁から針を刺した後，注射器で羊膜嚢から取り出される。

陽性的中率 ● positive predictive value
疾患に対する臨床検査において，検査結果が陽性だった場合に，その疾患を有するまたは発症する確率のこと。陰性的中率と比較のこと。

読み枠（リーディングフレーム） ● reading frame
DNA の塩基配列をタンパク質配列に翻訳される可能性のある一連のトリプレットとして読み取る，3つの可能な方法の1つ。オープンリーディングフレームを参照。

四価染色体 ● quadrivalent
均衡型相互転座のある細胞で，第一減数分裂の対合時に形成される4本の染色体による複雑な構造。2本の転座が生じている染色体と，転座に関与している2本の正常な染色体により構成される。

四倍体 ● tetraploid
各染色体がそれぞれ4コピーある細胞，あるいはそのような細胞でできた個体。

■ら

来談者，相談者 ● consultand
遺伝カウンセリングにおいて，遺伝的情報について遺伝カウンセリング担当者に相談する人。

卵原細胞 ● oogonia
女性の始原生殖細胞に由来する細胞で，胎生3カ月までには一次卵母細胞になる。一次卵母細胞は第一減数分裂前期に入って停止した状態になる。減数分裂を完了し成熟卵子となるのは排卵・受精後である。

ランダム（任意）交配 ● random mating
遺伝型を考慮せずに配偶者を選ぶこと。ランダム交配を行っている集団では，親があるアレルを伝達する確率は集団のアレル頻度に等しい。ランダム交配は Hardy-Weinberg 平衡の前提条件である。

リスク ● risk
特定の事象が発生する確率，特に疾病などの不利な結果に適用される。

リボ核酸 ● ribonucleic acid
RNA をみよ。

リボソーム ● ribosome
リボソーム RNA やタンパク質からなる細胞小器官で，そこでメッセンジャー RNA の配列にもとづいてポリペプチドが合成される。

量的形質 ● quantitative trait
測定または計数できる情報にもとづく形質。個体間の差はしばし

ば集団内の正規分布に従う。質的形質と対照をなす。

臨床的異質性 ● clinical heterogeneity
同じ遺伝子のバリアントから，臨床的には異なる表現型が起きることを示す用語。

臨床的妥当性 ● clinical validity
臨床的検査に関して，疾患を特定するために考案された検査によって疾患を特定することができる能力。

臨床的有用性 ● clinical utility
臨床的検査に関して，その検査を行うことで個人に提供される医療・ケアの改善が見込めること。

隣接遺伝子症候群 ● contiguous gene syndrome
2つ以上の隣接した座位に及ぶ，染色体 DNA の微細欠失・重複から生じる症候群。

隣接配列（領域） ● flanking sequences (region)
転写される DNA 領域の前後に位置する DNA 領域。あるいはより一般的には，ある遺伝子やエクソンの前後の部分を指す。

隣接分離 ● adjacent segregation
均衡型相互転座を有する細胞の減数分裂では，四価染色体が形成され，交互分離，隣接1型分離，または（稀に）隣接2型分離の3つのうち1つの方式で分離する。隣接分離の場合，不均衡な配偶子が形成され，接合体に致死性を引き起こす（交互分離を参照；図 5.11）。

リンパ芽球様細胞 ● lymphoblastoid cell
Epstein-Barr ウイルスを感染させて不死化した B 細胞。

ループ ● loop
ソレノイドとしてまとめられ，染色体の足場構造に結合するクロマチンの三次元配置。染色体の構造単位あるいは機能単位であると考えられる。

レトロウイルス ● retrovirus
感染すると逆転写酵素を使って RNA を DNA に転写し，宿主ゲノムに組み込むことができる RNA ウイルス。遺伝子治療のベクターとして利用される。

レトロ転位，レトロトランスポジション ● retrotransposition
大抵は *Alu* や LINE のような反復配列の転写に由来する RNA 分子が，逆転写酵素によって DNA へと逆転写され，ゲノムの別の座位に挿入されること。

連鎖解析 ● linkage analysis
減数分裂中に複数の座位のアレルが独立に分離されるか共に伝達されるかを解明するために行う統計的手法。染色体上での近接性を基盤とする。

連鎖地図 ● linkage map
遺伝子や DNA マーカーの相対位置をみる染色体地図。連鎖解析によって決定される。

連鎖不平衡（LD） ● linkage disequilibrium
ある特定の組み合わせのアレルが相引相（coupling phase）で存在すること。これらは連鎖する2つ以上の座位（ハプロタイプ）にあり，一般集団で偶然に期待されるよりも高い頻度でみられる。これの反対は連鎖平衡である。

問題の解答

第2章 ヒトゲノム入門

Ada Hamosh・Stephen W. Scherer

1 (a) *A* または *a*

(b)(1) 第一減数分裂，(2) 第二減数分裂

2 減数分裂時の染色体不分離

3 $(1/2)^{23} \times (1/2)^{23}$。女性と考えられる。

4 (a) 23，46

(b) 23，23

(c) 受精時，次の細胞周期の S 期

5 遺伝子数/Mb の推定：1 番染色体は約 9 遺伝子/Mb，13 番染色体は約 3～4 遺伝子/Mb，18 番染色体は約 4 遺伝子/Mb，19 番染色体は約 19 遺伝子/Mb，21 番染色体は約 5 遺伝子/Mb，22 番染色体は約 10 遺伝子/Mb。

19 番染色体は 18 番染色体より遺伝子密度が高いので，19 番染色体異常は同じサイズの 18 番染色体異常に比べて表現型に対しより大きな影響を与えると予想される。同様に，22 番染色体の構造バリアントは 21 番染色体と比較してより臨床的影響があると予想される。もちろんこれらは一般論であり，臨床的影響の程度は関与する遺伝子の機能に依存する可能性がある（例えば，発達関連遺伝子と代謝関連遺伝子の違いなど）。

第3章 ヒトゲノム：遺伝子の構造と機能

Stephen W. Scherer

1 遺伝コードの縮重から，可能性のある配列はいくつかある。候補の 1 つの二本鎖 DNA 配列を示すと，

5′ AAA AGA CAT CAT TAT CTA 3′
3′ TTT TCT GTA GTA ATA GAT 5′

となる。

RNA ポリメラーゼは下側に記した鎖（3′ → 5′）を読むので，結果として生じる mRNA の配列は 5′ AAA AGA CAU CAU UAU CUA 3′ となる。

バリアントは以下に示す。

・バリアント 1：5 番目のコドンの一塩基置換。すなわち UAU → UGU（DNA レベルでは TAT → TGA）。

・バリアント 2：3 番目のコドンの最初の塩基が欠失したことで生じるフレームシフト。

・バリアント 3：1 番目と 2 番目のコドン間に G が挿入されたことで生じるフレームシフト。

・バリアント 4：3 番目の塩基から開始する 3 コドン（9 塩基対）のインフレーム欠失。

2 染色体は，ヒストンタンパク質の周りに DNA がコイル状に巻き付いたヌクレオソームを有するクロマチンからなる。染色体は，数千 kb（数百万塩基対）の DNA に，（通常は）イントロンとエクソンからなる数百の遺伝子をコードする。エクソンは，3 塩基対で特定のアミノ酸を規定するコドンのつながりからなる。各遺伝子は 5′ 末端側に，適切な状況下でその遺伝子の転写を指示するプロモーターを有する。

3 プロモーターの変化によって，その遺伝子の転写が阻害されたり，完全に抑制されたりする。開始コドンのバリアントによって，mRNA の正常な翻訳が起こらなくなる可能性がある。スプライス部位のバリアントによって，スプライシングの正常な過程が阻害される場合もあり，その結果異常な mRNA が生じる可能性がある。コード配列の 1 塩基の欠失によって，フレームシフトバリアントが引き起こされ，欠失の下流から遺伝コードが読まれる読み枠が変化する可能性がある。すなわちコードされるアミノ酸が変わり，タンパク質の配列が変化する可能性がある（第 11 章の例を参照）。終止コドンの非同義バリアントによって，正常な終結部位を越えて翻訳が続く場合，コードされていたタンパク質の末端に新たにアミノ酸が付加される。スプライシングの変化やフレームシフトでも早期終止コドンが導入されることがある。最後のエクソンや最後から 2 番目のエクソンの後ろから約 50 塩基対以外にこれが起こった場合，ナンセンス変異依存 mRNA 分解が起こりタンパク質産物の完全な欠失をもたらすことが多い。

4 イントロンの塩基変化は RNA スプライシングに影響を与え，スプライシング異常 mRNA を生じる（第 11 章参照）。*Alu* あるいは LINE 配列は，反復配列の異なるコピー間での異常な組換えに関与し，遺伝子を欠失させたり，遺伝子の再構成を引き起こしうる。LINE 反復配列はゲノム上を活発に転位することもでき，機能をもつ遺伝子内に挿入して，その正常機能を破壊する可能性がある。座位制御領域（LCR）は，適切な時期および適切な部位での遺伝子の発現に影響を与える。したがって，座位制御領域の欠失あるいは変化により遺伝子が正常に発現しなくなる（第 12 章参照）。偽遺伝子は一般的に遺伝子の機能をもたないコピーであり，稀に例外もあるが多くの場合，偽遺伝子のバリアントは疾患に寄与しないと予測される。

5 RNA スプライシングによって，一次転写産物 RNA からイントロン RNA を除きエクソン部分の RNA をつなぎ合わせることで，成熟 RNA が生じる。RNA スプライシングはすべての組織において正常な遺伝子発現に重要な段階であり，RNA のレベルに作用する。ゲノム DNA は変化しない状態を維持する。対照的に体細胞再構成は，ゲノム DNA セグメントを配列しなおして特定の配列を除去し，リンパ球前駆細胞の分化過程で成熟した遺伝子を生成し，免疫グロブリンや T 細胞受容体の多様性が生みだされる正常な過程である。正常な体細胞再構成は，特定

の細胞の特定の遺伝子のみで起こる高度に特殊化した過程である。非特異的な異常な体細胞再構成は腫瘍細胞の特徴である。

6 ゲノムインプリンティングは，生殖細胞系列を通して伝えられた親起源のエピジェネティックな目印に従って，アレル（あるいは近接する遺伝子のアレル群）のエピジェネティックな抑制に関与する。X染色体不活化にもエピジェネティックな抑制が関与しており，初期胚発生過程の開始時期にX染色体のどちらかがランダムに選択されることにより，その染色体全体のほとんどのアレルが不活性化されることである。

第4章　ヒトの遺伝的多様性：ゲノムの多様性

Stephen W. Scherer・Ada Hamosh

1 （a）コピー数バリアント（CNV）
  （b）挿入/欠失（indel）
  （c）スプライス部位のバリアント
  （d）逆位
  （e）非コード領域やイントロンにおける，あるいは同義置換を起こす一塩基バリアント（または挿入/欠失）

2 それぞれの出生において，ある座位について2つのアレルが生じる。20年を1世代と仮定すると，無虹彩症座位では41変異/900万アレル/2世代＝約$2.3×10^{-6}$変異/世代となる。この推定は，正常な視力をもつ両親から確認された症例が新生変異であり，疾患は完全浸透であり，すべての新生変異をもつ児は生きて生まれ（そして確認され），単一の座位のみが無虹彩症の原因となるという前提にもとづくものである。

3 マイクロサテライト。なぜなら，マイクロサテライトでは通常多くのアレルが存在するので，ゲノムを識別する能力が高くなる。

4 変異のタイプによって，母親または父親の年齢から受ける影響の大きさが異なる。一塩基変異もCNVも，その頻度は父親の加齢とともに上昇する。一方，多くの染色体（21番染色体を含む）における減数分裂時の不分離は，母親の加齢によって増加する。変異率（塩基対あたり）は，ゲノムの部位によって大きく異なる。変異のホットスポットでは変異率が他よりずっと大きいが，その原因はほとんどわかっていない。染色体内の相同組換えは，遺伝子ファミリーにコピー数バリエーションをもたらしたり，相同配列が並ぶ位置での欠失/重複（例：分節重複）を引き起こしたりする。全体として変異率は，集団レベルでも特定の親由来ゲノムにおいても，遺伝的多様性による影響を受ける。

第5章　臨床細胞遺伝学的解析とゲノム解析の原理

Dimitri J. Stavropoulos

1 （a）児は総染色体数46，染色体構成が不均衡の男性で，18番染

色体の1本が派生18番染色体に置き換わっている。派生18番染色体は，7q33と18q12.3の長腕にそれぞれ切断点がある，7番染色体と18番染色体の転座により生じたものである。マイクロアレイ染色体検査の結果は，GRCh38ゲノムデータベースで136240808-159345973，7q33〜7qterのgain（トリソミー），および45466214-80373285，18q12.3〜18qterのloss（モノソミー）という，核型の不均衡を特徴付けた。

（b）児の異常が*de novo*で生じたもの（配偶子形成時に起きた変化）か，両親のうちのどちらかが均衡型転座を有していることに由来したものかを判定することで，家系での再発率を推測することができる。

（c）父親は総染色体数46の男性核型で，正常な7番染色体および正常な18番染色体がそれぞれ1本あり，さらに7番染色体（7q33に切断点あり）と18番染色体（18q12.3に切断点あり）との間で相互転座を起こしている。これは均衡型の核型である。均衡型相互転座の減数分裂時の対合および分離の例については，図5.11を参照のこと。父親は，正常，均衡型転座，不均衡型転座の配偶子をつくりだす可能性がある。

2 （a）約95％
  （b）この結果だけでは，リスクは一般集団と同じで上昇しない。しかし，（希望があれば）出生前診断を提供することは考慮される。

3 受精後の早期の体細胞分裂における染色体不分離。臨床症状を完全に正確に予想することは困難であるが，モザイクではないDown症候群患者に比し，重症度はいくぶん軽い場合が多い。

4 （a）マーカー染色体が，量感受性遺伝子があるユークロマチン領域を含んでいれば，臨床的な影響を受けると予想される。一方，マーカー染色体が小さく，セントロメア配列や反復配列に限局していれば，異常な表現型を示すことはないと予想される。
  （b）表現型は異常（13トリソミー，第6章参照）
  （c）本人の表現型は正常。しかし，子孫が染色体不均衡型構造異常となるリスクがある。
  （d）本人の表現型は正常。しかし，逆位領域の大きさによっては子孫が染色体不均衡型構造異常となるリスクがある。

5 （a）適応とならない。
  （b）高齢妊娠により，特に21トリソミーのリスクが高くなるため，非侵襲的出生前検査（noninvasive prenatal test-ing：NIPT）（母体血清中のセルフリー胎児DNAを調べる）あるいは，絨毛採取または羊水穿刺によって異数性を調べる胎児染色体検査の適応となる。
  （c）1本多い21番染色体がRobertson（型）転座の一部かどうか調べるために，児の核型分析が適応となる。児にRobertson（型）転座が確認された場合には，両親の核型分析が適応となる。両親のどちらかに均衡型Robertson（型）転座が確認された場合，子孫はRobertson（型）転

座に由来するトリソミーとなるリスクがある。

(d) 嚢胞性線維症は常染色体潜性遺伝形式につき，染色体/ゲノム解析は適応とならない。両親の *CFTR* 遺伝子のバリアント検索が適応となる（第7章参照）。

(e) ゲノムワイドなコピー数の変化を調べるために，男児2人のマイクロアレイ染色体検査が適応となる。あるいはゲノム全体のコピー数変化および塩基レベルの変化を同定するために，ゲノムシークエンシングが考慮される。臨床症状により脆弱X症候群が疑われるのであれば，特異的なDNA診断検査も勧められる。

6 (a) Xq21とXq26を切断点とするX染色体の腕内逆位を有する女性。染色体核型分析により同定された。

(b) 1番染色体の1p36.2から1p末端までの端部欠失を有する女性。染色体核型分析により同定された。

(c) 15番染色体のq11.2バンド内に中間部欠失を有する女性。*SNRPN*遺伝子とD15S10領域のプローブを用いたFISH法で両プローブともに欠失が確認された。

(d) 15番染色体のq11.2からq13の間の中間部欠失を伴っている女性。染色体核型分析により同定され，さらに，*SNRPN*遺伝子とD15S10領域のプローブを用いたFISH法でも欠失が確認された。

(e) G分染法では異常は検出されなかったが，マイクロアレイ染色体検査を実施したところ，GRCh38ゲノムデータベースを参照し，1番染色体の1755688–2633531の領域が重複している（3コピーである）ことが確認された女性。この重複には1p36.33と1p36.32バンドを含む。

(f) 染色体分析により過剰マーカー染色体が検出された男性。このマーカー染色体は，8番染色体のセントロメア配列を標的とするD8Z1プローブを用いたFISH法により，8番染色体に由来するものと同定された。

(g) Down症候群の女性。正常21番染色体が2本，正常13番染色体が1本あるほかに，13番染色体と21番染色体の長腕である13qと21qのRobertson（型）転座染色体が存在する。染色体核型分析により同定された。

(h) 21番染色体1本，13番染色体1本，それに13q;21qRobertson（型）転座染色体を有する，均衡型の男性保因者。染色体核型分析により同定された。

7 arr[GRCh38]22q11.21(18874431_20348930)x1

第6章 染色体およびゲノムの量的変化にもとづく疾患：常染色体異常と性染色体異常

Feyza Yilmaz・Christine R. Beck・Charles Lee

1 理論的には，XとXX配偶子は同じ割合である。すなわち，子にはXX，XY，XXX，XXYがそれぞれ25％ずつ予想される。実際には，XXX女性はほぼすべてXX，XYの染色体正常な子をもち，このことはXX配偶子がきわめて不利で，失われ

ることを意味する。

2 9番染色体の相当する領域には遺伝子がほとんど含まれないため，逆位があっても遺伝子の構造や機能に影響がないという説明が可能である。inv(9)をもつ人は遺伝的不均衡ではない。他の腕間逆位と同じで，潜在的なリスクは子孫に伝わる可能性がある。ただし，9pと9qの隣接領域は非常に大きく（その染色体腕のほぼ全域），減数分裂時の交叉によって生じた重複や欠失は生命を脅かすほどだろう。そのかわり，染色体のセントロメア領域では組換えが起こりにくい。つまり，この領域では交叉が起こることはきわめて稀で，inv(9)はそのまま次世代に伝わりうる。

3 いいえ。XYYは，男性の第二減数分裂時の不分離が唯一の原因で，一方，XXYは，男性の第一減数分裂時，あるいは女性の第一および第二減数分裂時の不分離でも起こる可能性がある。

4 性決定領域（および *SRY* 遺伝子）を含むY染色体成分の，X染色体あるいは常染色体への転座が考えられる。

5 小さいr(X)は，通常であればX不活化となる遺伝子を含むが，X不活化センターを欠く異常な染色体では不活化されない。このような場合，これらの遺伝子では両アレル性の発現が起こり，典型的な男性（X染色体1つをもつ）あるいは典型的な女性（活性のあるX染色体1つ，不活化X染色体1つ）よりも発現レベルが高くなる。この遺伝子発現の異常が発達障害の原因となっている可能性があり，または偶発的な関係のない遺伝的問題から起きていることもありうる。

別の家族においては，大きいr(X)がX不活化センターを含んでいた。したがってX不活化が正常に進み，すべての細胞においてr(X)はX不活化を受けていると予測される（二次的な選択圧が細胞にかかるため；図6.13B参照）。この人は，表現型は不確かな部分があるが，典型的にはX不活化を免れて両アレルの発現を起こすはずの遺伝子に欠損がある可能性があるため，Turner症候群の特徴がいくぶんみられるかもしれない。

6 推定される核型：46,XX。疾患：先天性副腎皮質過形成。カウンセリング：常染色体潜性遺伝（劣性遺伝）。出生前診断が可能。性を決定し，塩類喪失を避けるために，新生児期の臨床的注意が必要である。

7 (a) なし。すべての端部着糸型染色体の短腕は同一で，rRNA遺伝子のコピーを含んでいると考えられている。

(b) 欠失領域がヘテロクロマチン領域（Yq12）のみを含んでいるだけなら，症状はない。より近位の欠失ならば，精子形成に重要な遺伝子を欠失することになるかもしれない（図6.14参照）。

(c) cri du chat症候群（猫鳴き症候群）。欠失したDNAの量に依存して重症度が異なる（図6.8参照）。

(d) Turner症候群の特徴の一部を呈するが，正常身長である。すべての細胞でXq−染色体のほうが選択的に不活化を受ける（X染色体不活化センターが欠失していない場合）。そのため，このような欠失による重症度は軽減され

る可能性がある。ゲノムの異なる領域では遺伝子密度が異なっている。したがって，異なる染色体で同じ量のDNAが欠失しても，失われる遺伝子の数は大きく異なり，異なる症状が予想される（図2.7参照）。

8 （a）1%というリスクがよく引用される。しかし，このリスクはおそらく年齢に応じた一般集団とほとんど変わらないであろう。

  （b）年齢依存性のリスクは1%以上である。

  （c）その姪が21トリソミー型のDown症候群なら，リスクの上昇はない。しかし，姪がRobertson（型）転座をもつ場合は，来談者は転座保因者の可能性があり，高リスクとなる。

  （d）10〜15%。本文参照。

  （e）数%にすぎない。女性の年齢依存性のリスクも関連する。

9 46,XX,rob(21;21)(q10;q10) または 46,XX,der(21;21)(q10;q10)（核型に＋21を加える必要はない）。

10 交叉は，均衡型の配偶子を生じるか，あるいは生存不能な配偶子になるかのどちらかだからである（図5.12参照）。つまり，生産児のゲノムは均衡型となる。

第7章　単一遺伝子疾患の遺伝形式

Neal Sondheimer

1 （b）CalvinとCathyは絶対ヘテロ接合体である。CalvinとCathyがいとこ同士であることを考えれば，同じ祖父母からBettyとBarbaraを通じてバリアントアレルを受け継いでいる可能性は高い。したがって，BettyとBarbaraは保因者と考えられるが，絶対的ではない。DNAにもとづいた保因者検査によって，確実な答えが得られる。

2 （a）2つの座位のそれぞれでヘテロ接合（例：A/a　B/b）。

  （b）GeorgeとGraceは同一の常染色体潜性遺伝形式の難聴の保因者と考えられる。Horaceは同じ座位のホモ接合体もしくは複合ヘテロ接合体である。GilbertとGiseleのどちらもまた，同じ難聴の座位に病的バリアントがあるので，難聴のホモ接合体もしくは複合ヘテロ接合体である。HoraceとHedyの子ら全員が難聴であることから，座位が両家系で同一であることが示唆される。

3 多様な表現度−d，近親性−c，X連鎖顕性遺伝−g，新生変異−e，アレル異質性−h，座位異質性−a，常染色体優性形質のホモ接合−b，多面発現−f。

4 （b）女性であるが，血友病Aの原因となる病的バリアントのホモ接合であるため。

  （c）Eliseの息子の場合は100%。娘については，Eliseの配偶者が血友病Aでなければ実質的には0%。

  （d）Enidは，絶対保因者（血友病Aバリアントのヘテロ接合体）であり，息子が罹患する確率は50%である。娘が血友病になる可能性は，Enidのパートナーが血友病Aの場

合を除き，実質的に0%である。

5 （a）*de novo* バリアント，または両親どちらかの生殖細胞系列モザイク。

  （b）厳密な意味で新たなバリアントであるならば，NF1座位の変異率に等しい。両親のどちらかが生殖細胞系列モザイクなら，次の妊娠におけるリスクはバリアントをもった配偶子の割合（未知である）によって変わる。

  （c）厳密な意味で新たなバリアントであるならば，NF1座位の変異率に等しい。父親がNF1の生殖細胞系列モザイクなら，次の妊娠におけるリスクはバリアントをもった精子の割合（未知である）によって変わる。

  （d）50%。

6 両親から共通の女性祖先の病的アレルを継承する確率は1/128である。これはアレルがすべての世代で継承される場合にのみ起こるので，確率を掛ければよい。父方から当該アレルを継承する確率は $1/2 \times 1/2 \times 1/2 = 1/8$ で，母方から継承する確率はもう1世代を経るため $1/2 \times 1/2 \times 1/2 \times 1/2 = 1/16$ である。よって，父方と母方双方から継承する確率は $1/8 \times 1/16 = 1/128$ となる。

7 常染色体顕性遺伝形式が最もありそうである。男-男を含む世代から世代への垂直伝達，男性と女性がともに罹患しているからである。

　　常染色体潜性遺伝形式とX連鎖潜性遺伝形式はありえなくはないが，その可能性は低い。常染色体潜性遺伝形式では，世代ⅠとⅡの2人の罹患者の配偶者が2人とも保因者である必要がある。それは遺伝的に隔離された集団の家系図でないとありそうにない。X連鎖性潜性遺伝形式は，同じ2人の女性がパートナーが罹患する疾患と同じ疾患の保因者であることが必要である。

　　男-男伝達があるため，ミトコンドリア遺伝とX連鎖顕性遺伝形式には合致しない。加えて，罹患男性の罹患していない女性の子がおり，X連鎖顕性遺伝ではありえない。

第8章　臨床エピジェネティクスの原理

Sarah Goodman・Cheryl Cytrynbaum・Rosanna Weksberg

1 （a）エピジェネティクスの消去の第一の波は，着床前の胚の全細胞で約8日に生じる。第二の波は約5週間で，始原生殖細胞にのみ生じる。インプリントを受けた座位は第一波では保護されるが，第二波でエピジェネティクスの再プログラミングが行われる。

  （b）エピジェネティックの再プログラミングの第一波では，胚細胞では母性ゲノムは受動的に（すなわち細胞分裂時にメチル化マークが維持されない形で），父性ゲノムはTETタンパク質の酵素学的反応によりに能動的に，ゲノム全体が脱メチル化される。

2 IAPレトロトランスポゾン挿入部位のDNA高メチル化によっ

て，Agouti 遺伝子の転写が抑制され，低レベルの構成的発現となる。これに対応する表現型は健康な褐色マウスで，肥満の黄色マウスとは対照的である。妊娠中の雌ネズミにメチル基供与体が豊富な餌を与えると健康な褐色の子を生む可能性が高いが，ビスフェノール A を含んだ餌は逆の結果をもたらすことがある。

3 ART を受けた場合，インプリントを受けた領域と遺伝子のエピジェネティックな異常を特徴とする，インプリンティング疾患の頻度が増加する。ART と関連するインプリンティング疾患には，Beckwith-Wiedemann 症候群，Russell-Silver 症候群，Angelman 症候群，Prader-Willi 症候群がある。さらに，ART で出生し，これらの疾患の 1 つに罹患した児では，インプリントを受けた複数の座位のインプリンティング異常がみられることがある。

4 （a）神経発達障害（知的障害を含む）および成長障害は，エピジェネティック機構のメンデル遺伝性疾患の最も一般的な特徴である。その他の共通する特徴として，てんかん発作，顔貌の異常，心臓の異常がある。
  （b）エピジェネティックな調節因子は一般的に，エピジェネティックマークのライター，リーダー，イレーサーとして機能する。これらのタンパク質は，DNA メチル化あるいはヒストン修飾（例：ヒストンアセチル化またはメチル化）を調節するかどうかにもとづいてさらに細分化される。ただし，クロマチンリモデリング因子のように，ヒストン修飾の調節を含む複数の機能をもつためにこれらのグループにうまくあてはまらないエピジェネティック調節因子もある。

5 エピジェネティック機構の遺伝性疾患の場合，DNA メチル化シグネチャーとは，特定の遺伝子バリアントをもつ個体と健常対照群とを比較して，血液中の異なるメチル化を示すゲノム全体の CpG セットのことである。DNA メチル化シグネチャーは，特定遺伝子の病的バリアントによって生じる特定の疾患と同じ DNA メチル化パターンをもつ個体を同定することで，診断検査として使える可能性がある。DNA メチル化シグネチャーはまた，エピジェネティック調節遺伝子の意義不明な配列バリアントを病的か良性かどちらかに分類するために使用できる。がん分野では，DNA メチル化シグネチャーは，予後と最適な治療の選択に影響を与える腫瘍のサブタイプ分類に使用できる。DNA メチル化シグネチャーは，転移性腫瘍の原発部位を特定するためにも使用できる。

6 ヒストンデアセチラーゼ阻害剤（HDACi）は，ヒストンアセチル化のレベルを増加させ，それによってオープンクロマチンのレベルも増加させるエピジェネティックな調節因子である。このような薬物は現在，さまざまながんや自己免疫疾患の治療に使用されている。

第9章 多因子疾患の複雑遺伝

Cristen J. Willer・Gonçalo R. Abecasis

1 MZ 双生児の一致率が 100％ではないため，少なくとも疾患易罹患性に一部環境要因による部分が存在すると思われる。また，MZ 双生児の一致率は DZ 双生児の一致率の 2 倍以上であることから，多因子遺伝（リスクに関与する遺伝子が複数）の可能性が高い。

2 a→ii, b→i, c→iii

3 自己学習すること。

第10章 ゲノム医学のための集団遺伝学

Alice B. Popejoy

1 （a）5 つのバリアントのうちどれか 1 つを持つ確率は 0.2 であり，5 つのうち 1 つのアレルのホモ接合体が生じる割合は 0.2×0.2＝0.04 と予想される。ホモ接合体となりうるバリアントは 5 つあるので，予想されるホモ接合体の割合は 0.04×5＝0.2 である。
  （b）（a）の結果から，ヘテロ接合体は母集団の 1－0.2＝0.8（80％）を占めることになる。
  （c）最初のアレルのホモ接合体の頻度は 0.40×0.40＝0.16，2 番目のアレルは 0.30×0.30＝0.09，残りのアレルは 0.15×0.15＝0.0225，0.1×0.1＝0.01，0.05×0.05＝0.0025 となる。ある個人がどれかのアレルのホモ接合体となる確率は，計算したすべてのホモ接合体の遺伝型の確率の合計である：0.16＋0.09＋0.0225＋0.01＋0.0025＝0.285。これは 28.5％の人々がこの座位でホモ接合体であることを意味し，残りの 71.5％はヘテロ接合体である。

2 （a）集団中の 100 人を想定すると，ある特定の座位には 200 のアレルが存在することになる。ここから，A の頻度は（2×81/200）＋（18/200）＝0.9，a の頻度は 0.1 である。
  （b）Hardy-Weinberg の平衡を仮定すると，アレル頻度と遺伝型頻度はこの世代と同じになる。

3 （a）q が小さいとき，$p≈1$ なので，$2pq≈2q$ となる。したがって，$2pq＝0.04$ であれば，病的アレルの頻度は $q≈0.02$ である（$2pq＝2(1-q)q＝0.04$ から $q^2-q+0.02＝0$ とし，2 次方程式を解くことによって q を正確に計算することもできる）。
  （b）ヘテロ接合体（非罹患保因者）のみが生殖する可能性があると仮定すると，0.04×0.04＝0.0016（0.16％）の生殖ペアがヘテロ接合体間に生じ，罹患した子どもを生む可能性がある。
  （c）両方のパートナーがヘテロ接合体であるカップルの子どもにおける保因者の頻度は 50％である。これは，パネットの方形を用いれば，2 人のヘテロ接合体の子どもの半分もヘテロ接合体であることを数学的かつ視覚的に示すことが

できる。

(d) 遺伝様式が常染色体顕性遺伝（優性遺伝）で完全浸透の場合，病的アレルが1つあれば罹患するので，罹患していない成人保因者は存在しない（0%）。遺伝様式がX連鎖顕性遺伝であっても答えは同じである（男女とも罹患）。しかし，遺伝様式がX連鎖潜性遺伝（劣性遺伝）の場合は，男性は罹患するが，女性の保因者は（おそらく健康な）X染色体がもう1つあるので罹患しない。したがって，この集団の男女比が等しいと仮定すると，成人の非罹患保因者の頻度は，常染色体潜性遺伝の保因者頻度の半分 $2pq/2=0.04/2=0.02$ となる。

4 平衡にあるのは c だけである。Hardy-Weinberg の平衡からの逸脱を説明するものとして，自然選択（特定の遺伝型に正に働く場合と負に働く場合がある），非ランダム交配，遺伝子流動または最近の移動，異なる祖先集団による亜集団構造，あるいは創始者効果などが考えられる。

5 (a) Arjun には集団中のこの疾患の頻度の低さから家族歴がないと仮定すると，ヘテロ接合体の遺伝型をもつリスク（$2pq$）は Hardy-Weinberg の公式を用いて計算できる。ここで p は非病的アレルの頻度で，q は病的アレルの頻度である。この疾患の有病率は 1/90,000 であり，常染色体潜性遺伝形質であることから，これは病的アレルのホモ接合体遺伝型の頻度：q^2 であることを意味する。アレル頻度を求めるには，有病率の平方根をとる：$\sqrt{(1/90000)}=0.00333$。続いて，非病的アレルのアレル頻度は引き算で求めることができる：$1-0.00333=0.99667$。保因者の頻度，すなわち集団中のヘテロ接合体の占める割合を求めるには，$2pq=2\times0.00333\times0.99667=0.00664$ と計算すればよい。これを分数に換算すると，非罹患保因者である確率はおよそ 1/150 となる。

(b) Meera は姉がその形質をもっているので，保因者である確率は 2/3 である。両親はどちらも病的アレルを1コピーもっているはずであり，Meera は両親のどちらかから 1/2 の確率で病的アレルを受け継いでいる。Meera は罹患していないので，彼女が両方の病的アレルを受け継ぐ確率は 0 である。Meera には3つの遺伝型が考えられる：つまり，ヘテロ接合体（どちらの親から病的アレルを受け継いだかによって2通り）と，非病的アレルのホモ接合体である。したがって，これらの3つの可能性のうち2つは，Meera が非罹患保因者であることを意味する。

(c) Meera と Arjun の子どもがこの症候群を罹患するには，2人とも非罹患保因者であり，かつ2人とも Hurler アレルを子どもへと受け継ぐ必要がある。上で計算したように，Meera と Arjun の保因者リスクはそれぞれ 2/3 と約 1/150 である。したがって，彼らの最初の子どもが Hurler 症候群になる可能性は約 $2/3\times1/150\times1/4=1/900$ である。

(d) Meera と Arjun が大陸レベルの推定遺伝的祖先の比率を

調べる市販の検査で同じような結果を得たかどうかにかかわらず，Hurler 症候群の子どもを得る確率はまったく同じである。

6 (a) 顔面肩甲上腕型筋ジストロフィー：$q=1/50,000$。[$2pq≒1/25000=0.00004$，$p^2=1-0.00004=0.99996$，$p=\sqrt{0.99996}=0.99998$，$q=1-p=0.00002$（$=1/50,000$）]。Friedreich 失調症（AR）：$q=1/158$。[$q^2=1/25000$，$q=\sqrt{1/25000}=1/158$]。Duchenne 型筋ジストロフィー（XLR）：$q=1/12,500$。[罹患者のほとんどが男性である→人口の半分が男性である→各男性はX染色体を1本ずつもっている→男性の罹患率は病的アレルの頻度を表す]。

(b) 罹患者が突然子どもをもてるようになった場合，常染色体顕性遺伝とX連鎖遺伝の疾患の発生率は急激に増加する。なぜなら，常染色体顕性遺伝の場合は1コピーの病的アレルがあれば罹患し，X連鎖遺伝の場合も男児は1コピーの病的アレルがあれば罹患する。常染色体潜性遺伝の発生率も増加するが，罹患した子どもが生まれるには2コピーの病的アレルが必要であるため，その増加は非常に緩やかである。

7 病的アレルの頻度は，ケベック州では $\sqrt{(1/685)}=0.038$，その他の地域では $\sqrt{(1/100000)}=1/316=0.003$ である。このアレル頻度の差は次の2つの可能性が考えられる。(1) 初期のケベック集団が非常に小規模であったときに創始者効果（あるいはより一般的には遺伝的浮動）が生じ，その後の集団の拡大（ボトルネック）により病的アレルの相対頻度が高くなった。あるいは，(2) ケベック州の地域では，病的アレルのヘテロ接合体が有利になるような未知の環境条件が存在する可能性がある。

第11章 ヒト疾患における遺伝学的基礎の解明

Christian R. Marshall

1 HD 座位と MNS 座位はシンテニックであっても，4番染色体上で十分に遠く離れているため，連鎖しない。

2 この LOD 値は，α グロビン座位にあるこのバリアントが多発性嚢胞腎疾患の遺伝子と密接に連鎖していることを示している。LOD 値のピークは 5 cM で 25.85 になる。この距離で連鎖がある場合は，連鎖がない場合と比較して，オッズは 1025.85：1 である。2つ目の研究のデータは，この家系では疾患遺伝子とこのバリアントの間に連鎖がないことを示している。したがって，この疾患には遺伝的異質性がある。

3 白内障を子孫に伝達し，遺伝型を解析した親はすべて，CRYGD 座位も情報性があった。つまり，この座位のアレルがヘテロ接合性であった。この家系図のIV-7 とIV-8 をみると相を知ることができる。なぜなら，この2人は白内障アレルと CRYGD 遺伝子の A アレルの両方を彼らの父親から受け継

いでいる（しかし単純にみただけでは父親の相を知ることはできないことに注意）。Ⅳ-10 は B アレルを彼の父親から受け継いでいるが，白内障は受け継いでいない。Ⅳ-3 とⅣ-4 では，死去している彼らの父親の情報が得られないため，相を知ることはできない。V-1，V-2，V-6，V-7 の相はわかる。ここでは明確な交叉がなく，白内障は A アレルとともに分離するようにみえる。家系を追加するか，罹患者の病的バリアントを同定するために *CRYGD* 遺伝子をシークエンシングすることで連鎖解析が完結する。

4 （a）全エクソームシークエンシングはエクソン全体，もしくはゲノムのコード領域の塩基配列を解読することである。エクソーム解析をするためには，増幅もしくはコード領域とハイブリダイズし，意図した標的を選び出すことのできるベイトを用いて，エクソンもしくは標的領域を分画する必要がある。最終産物はエクソン領域が濃縮されたライブラリであり，その後，塩基配列解読に使用できる。

（b）ES より GS のほうが優位な点：

　　（i）バイアスの原因となる濃縮の工程がないため，ゲノムのコード領域の深度が技術的に改善する。

　　（ii）深部イントロンや遺伝子間を含む，エクソーム解析の標的領域を超えて病的バリアントを検出できる。

　　（iii）構造異常（均衡型，不均衡型コピー数異常），ミトコンドリアの変化（もしエクソームキットで網羅されていなければ），リピート伸長の一部を含む，幅広いバリアントの種類を検出できる。

　　（iv）高解像度でのコピー数変化の検出と，（ゲノムの）切断点の塩基配列が解読された場合には，複雑な構造異常の解明ができる。

ES と比べて GS が不利な点：

　　（i）計算難易度が高い。

　　（ii）非コード領域の解釈が難しい。

　　（iii）シークエンシングの価格が高い。

　　（iv）平均の読みとり深度が ES（約 100×）より GS（30×）が浅いので，モザイクのコード領域の変化の検出感度が低い

5 できない。Ⅱ-2 がバリアントアレル D を父親由来のアレル A とともに受け継いでいるのか，母親由来のアレル A とともに受け継いでいるのか不明だからである。図 11.10A と同様に，相は不明となる。

6 できる。母親は自身の父親から X 染色体上の第Ⅷ因子のバリアントアレル（*h*）と多型座位の *M* アレルを受け継いでいるはずなので，2 人の罹患した息子の母親の相はわかる。

7 バリアントと疾患のオッズ比＝（a/b）/（c/d）=ad/bc。
相対リスク＝ [a/(a+b)]/[c/(c+d)] =a (c+d)/c (a+b)。
対照群を 3 倍にしたとすると，オッズ比＝（a/3b）/（c/3d）=3ad/3bc=ad/bc。これは前述のオッズ比とかわらない。
相対リスク＝ [a/(a+3b)]/[c/(c+3d)] =a (c+3d)/c (a+3b)。これは前述の相対リスクと異なる。

第12章　遺伝性疾患の分子遺伝学的原理

Gregory Costain

1 家系図には以下の情報を記載すべきである：胎児水腫は α 鎖がまったくないことが原因である。両親の遺伝型はそれぞれ α α/－－であるに違いない。α−遺伝型はメラネシア人を含むいくつかの集団で一般的である。この遺伝型をもつ両親は子孫に－－/－－の遺伝型を伝えることはない。

2 β サラセミアをもつ個体は，複合ヘテロ接合体であることが多い。それは，β サラセミアの頻度が高い集団の多くは，高いアレル異質性（多数の異なる病的バリアント）を示すからである。孤立した集団では，個人が 1 つのアレルのホモ接合性を示す可能性は，混血集団よりも大きい。単一のアレルまたは少数のアレルの頻度が高い孤立した集団や，両親が血縁関係にある場合は，真のホモ接合性の可能性が高くなる。第 7 章の本文を参照。

3 RNA ブロットの 3 本のバンドは，特に以下の可能性を示している：

（a）1 つのアレルが 2 つの mRNA を産生し，1 つは正常の長さの，もう 1 つは異常な長さの mRNA を産生している。そしてもう 1 つのアレルは，1 つの異常な長さの mRNA を産生している。

（b）両方のアレルが正常な大きさの転写産物と異常な大きさの転写産物を作っていて，異常な長さのアレルのサイズが異なっている。

（c）一方のアレルがサイズの異なる 3 つの mRNA を産生し，もう一方のアレルは転写物を作っていない。

　シナリオ（c）の可能性は非常に低い。1 つのアレルから 2 つの mRNA が生成される理由は，スプライシングの異常による。正常な mRNA は作られるが，その効率は低下する。スプライシングの異常により，異常な大きさの別の転写産物が生じる。これは以下のどちらかに起因する。すなわちイントロン配列が mRNA から除去されないか，あるいはエクソン配列が mRNA から失われる。この場合，もう一方の異常なバンドはもう一方のアレルに由来する。もう一方のアレルのバンドが大きくなるのは，スプライシングの異常や挿入によるものである可能性がある。バンドが小さくなるのは，スプライシングの異常か欠失の可能性がある。Hb E は，正常な転写産物と短縮した転写産物の両方が作られる 1 つのアレルが原因となる。（図 12.10 参照）。正常の mRNA はグロビン mRNA 全体の 40% を占め，軽度の貧血を起こすだけである。

4 これら 2 つのバリアントは異なるグロビン鎖に影響する。期待される子孫は，正常，メトヘモグロビン血症をもつ Hb M Saskatoon のヘテロ接合，メトヘモグロビン血症を持つ Hb M Boston ヘテロ接合，そして 4 つのヘモグロビン型をもつ二重ヘテロ接合である。つまり，正常，それぞれのタイプの Hb M，および両鎖に異常があるタイプである。ダブルヘテロ接合体では臨床的影響は不明であるが，おそらくより重篤なメ

トヘモグロビン血症であることが予想される。

5 2/3×2/3×1/4＝1/9

6 1/4

7 8，1，2，7，10，4，9，5，6，3

8 エクソームシークエンシングにより常染色体潜性（劣性）疾患の遺伝子の第2のアレルが検出されない理由には以下が含まれるが，これらがすべてではない：
　・エクソンスプライシングまたは遺伝子発現に影響する非エクソン性（例えばイントロン性）バリアント
　・エクソームシークエンシングでは検出できないコピー数または構造バリエーション。
　・関心部位のバリアントを含むエクソン領域のカバレッジが低い。

9 このような乳児が生まれた夫婦の約3分の2は，サラセミアやその予防プログラムについて知らなかった。約20％は出生前診断後も妊娠を継続した。13％の症例で偽の父子関係が確認された。

第13章　遺伝性疾患の分子生物学的，生化学的，細胞学的基礎

Ada Hamosh

1 伸長したタンパク質を作るメカニズム：
　・翻訳の継続を可能にする，通常の終止コドンにおけるバリアント。
　・コード領域にイントロン配列が含まれるようになるスプライス部位のバリアント。イントロン配列にはさらに50 kDに相当する長さの翻訳が行われる間は終止コドンが存在してはならない。
　・コード配列へのオープンリーディングフレームの挿入。
　アミノ酸の平均分子量が約100で，1,500個のヌクレオチド（1,500塩基）でコードされる場合，さらに約500アミノ酸残基がタンパク質に加えられることになる。

2 いずれかの遺伝子におけるバリアントは家族性高コレステロール血症を引き起こす。つまり，これらは互いに遺伝型模写である（比較にあたっては「用語解説」の表現型模写の項を参照）。

3 あるアミノ酸残基を別のアミノ酸残基に変える一塩基置換は，そのタンパク質の機能解析によってその変化が患者の表現型と一致する程度に機能を障害することが証明されないかぎり，推定病的バリアントと呼ばれるべきである。常染色体顕性遺伝（優性遺伝）（単一アレルバリアント）疾患では，一般集団に登録がないことは，病的であることを支持する論拠となるが，潜性遺伝（劣性遺伝）疾患では，罹患していない保因者が一般集団で同定されるので，その情報は必ずしも参考にはならない。

4 （a）DNA分析は有用であろう。血液サンプルは，標的バリアント解析，CFTR遺伝型判定パネル，あるいはおそらく病的バリアントを探すための次世代シークエンシングを用いて分析するためのDNAソースとなる。

（b）もし，JohnnyがCFであるならば，DNA分析により容易に同定できるバリアントのペアをもつ可能性は，およそ0.95×0.95，すなわち90％である。彼がp.Phe508delバリアントのホモ接合体である確率は0.7×0.7，すなわち49％である。しかし，彼の汗のCl⁻濃度が正常であることを考慮すると，p.Phe508delバリアントは汗の高いCl⁻濃度と関連していることが知られているため，このバリアントのホモ接合体である可能性は非常に低い。

（c）彼がこのバリアントをもっていない場合，彼はCFTRにおける他の病的アレルを伴うCFである可能性が残る。

5 JamesはX染色体上に新生バリアントをもつ可能性がある。そうであるならば，再発のリスクはない。もう1つの可能性として，母はモザイクであり，このモザイク現象が生殖細胞系列にもみられる場合がある。この場合，バリアントをもつX染色体が別の息子に受け継がれる，あるいは娘が保因者としてこのバリアントをもつX染色体を伝達するリスクが確実にある。このタイプの症例の約5〜15％は母の生殖細胞系列モザイクに起因する。したがって，彼女の息子の再発率は，この半分，すなわち2.5〜7.5％である。

6 DMDは，男性において致死的な，古典的なX連鎖潜性遺伝（劣性遺伝）疾患であり，症例の1/3は新生変異によると予測されているからである。遺伝子が大きいことが，この座位の変異率が高いことの説明となる。祖先がこれらの要因のいずれかに影響を与えると考える理由はない。

7 T.N.のような女性は，DMDの病的バリアントが生じたX染色体を母親から受け継いでいる可能性がある。また，父系由来のX染色体（この座位では正常なアレルをもっている）において，非ランダムな不活化が起こったために徴候がみられたのかもしれないし，この女性がTurner症候群であり，唯一のX染色体（母から受け継いだ）にDMDの病的バリアントがあることも考えられる。3つ目に考えられるのは，X；常染色体の均衡型転座により，転座X染色体上のDMD遺伝子が障害されていることである。X；常染色体の均衡型転座によって，構造上は正常なX染色体において二次的細胞選択により非ランダムな不活化が起こる（第6章参照）。

8 変異型コラーゲンのグリシン置換で観察されるアミノ酸の種類が限られているのは，その遺伝コードの性質を反映するものである。グリシンコドンの3カ所の一塩基置換では，生じるミスセンス変異の数は限られている（表3.1参照）。

9 「変異型酵素と疾患：一般的概念」とタイトルがつけられた第13章のBOXでは，複数の酵素活性欠損の考えられる原因を一覧にしている。4つの酵素がともに酵素活性を欠損する原因として，合成または輸送の過程で異常のある補因子を共有している可能性，変異遺伝子によってコードされるサブユニットを共有している可能性，それらの酵素が活性化するために重要な1つの共通の酵素によりプロセシングを受ける可能性，または通常は同じ細胞小器官に局在しており，その細胞小器官の生物学的プロセスの異常が4つの酵素すべてに影響を及ぼす可能

性があげられる。例えば，4つの酵素が細胞小器官に正常に取り込まれないのかもしれないし，細胞質内で分解されるのかもしれない。ほとんどすべての酵素異常症は潜性遺伝（劣性遺伝）を示し（本文参照），ほとんどの酵素の遺伝子は常染色体にある。常染色体潜性遺伝の可能性は，血族関係があれば高くなる。

10 多量体タンパク質による顕性（優性）効果は，タンパク質複合体のサブユニット間の相互作用が乱れた結果，または化学量論的不均衡の結果である可能性がある。顕性（優性）阻害効果は，変化したサブユニットが野生型タンパク質複合体の活性を障害する場合に起こる。ハプロ不全は，タンパク質において化学量論的問題を引き起こし，表現型に顕性効果を及ぼす，不均衡の原因の1つである。骨形成不全症のようないくつかのコラーゲン異常症はこの特徴を示す例となる。

11 酸化的リン酸化にかかわる複合体の機能を障害するmtDNAまたは核ゲノムのバリアントにより引き起こされる疾患で，この状態がよく説明されている。ほとんどすべての細胞はミトコンドリアをもっているため，酸化的リン酸化はほとんどすべての細胞で起こっている。それにもかかわらず，酸化的リン酸化の障害と関連する表現型は，一部の器官のみ，特に高いエネルギーを必要とする神経系・筋肉系のみでみられる。

12 1つの例はフェニルケトン尿症である。知的障害はフェニルアラニン水酸化酵素欠損の唯一の重要な病理的効果である。この酵素は，脳にはなく，肝臓や腎臓など，生化学的異常を示さない器官でみられる。LDL受容体欠損による高コレステロール血症が，もう1つの例となる。LDL受容体は多くの種類の細胞にみられるが，肝臓での欠損が主に血中のLDLコレステロール値の増加の原因となっている。

13 これらのアレルには2つの明確な特徴がある。（1）これらのアレルがコードするHex Aの活性は，スクリーニング検査で検出できるほど十分に低下している（もう一方のアレルがほとんど活性を示さないありふれたTay-Sachs病のバリアントである場合），（2）それにもかかわらずHex Aの活性は，その本来の基質（GM2ガングリオシド）の蓄積を防ぐのに十分である。おそらくHex Aタンパク質には，活性をわずかに低下させるだけの置換はごく少数しかないのだろう。したがって，247～249残基の領域は，少なくともArg → Trpへの置換に対して比較的寛容であると思われる。

14 野生型タンパク質のもつ活性に対して，機能獲得型バリアントはそのタンパク質の活性を異常に増加させる。タンパク質分子自体は完全で，その各機能的ドメインも保たれていなければならない。さらに，もちろん，そのバリアントにより機能が獲得されていなければならない。ミスセンスバリアント以外のバリアント（例えば欠失，挿入，早期終止コドン）はほぼ同程度に，タンパク質構造を大きく破壊する。

15 アシュケナージ系集団にみられるTay-Sachs病の一般的な3つのアレルは，ヘテロ接合体の優位性または遺伝的浮動（第10章で述べたように創始者効果の1つの型），またはこれら

の組み合わせが原因であると考えられる。これらのアレルが高頻度であることは遺伝子流動が原因かもしれないが，この3つのバリアントの起源となる集団については明らかではなく，この説明はありそうもない（例えば，世界中の多くの集団で最も一般的なPKUアレルがケルト民族起源であることが示されているのと対照的である）。

16 他の複雑な遺伝性疾患と同じく，Alzheimer病（AD）に関係している遺伝的多様性の他の原因として，（1）同定されていない効果サイズの低い新たなAD座位，（2）複数の既知のAD遺伝子間（あるいは既知の遺伝子と環境要因の間）の相乗効果，（3）大きな効果をもつきわめて稀なバリアントを複数もっているが，それぞれが異なる背景で発生するため，ゲノムワイド関連解析では検出できない遺伝子，を含む可能性がある。

17 このモデルによると，伸長したCUG反復配列が，例えばスプライシング制御因子などのRNA結合タンパク質の異常に大きな割合に結合し，それによって細胞の重要なタンパク質が枯渇する。治療法の1つとしてこの結合を防ぐことが考えられる。このような治療は，おそらくGAC 3塩基反復配列を発現するウイルスベクターを用いた遺伝子導入（第14章参照）によって可能になる。これがRNAのCUG反復配列と結合し，伸長したCUG反復配列にRNA結合タンパク質が結合することを阻害する。しかし，過剰なGAC反復配列を含む分子の発現自体により，ロイシンをコードするCUGコドンに結合し，その翻訳を阻害するなど，好ましくない副作用が起こる可能性がある。

第14章 遺伝性疾患の治療

Ronald Doron Cohn・Ada Hamosh

1 治療に反応しない患者は，機能性タンパク質の産生を大きく妨げるようなバリアントをもっているのかもしれない。治療に反応を示す患者では，遺伝子の調節領域にバリアントがあるのかもしれず，IFN-γの投与によってバリアントの影響に対抗できるかもしれない。あるいは，治療に反応を示す患者では，わずかな機能が残存している変異型のシトクロムbポリペプチドを産生している可能性がある。INF-γに反応して，この産生が増すことで，オキシダーゼ活性は十分に増加する。

2 通常は細胞内で機能する酵素でも，基質が細胞内液と細胞外液との間で平衡に達しており，かつ生成物が細胞内では必須ではない場合や細胞内外で平衡状態にある場合には，細胞外でも機能することができる。したがって，基質や生成物がこの原則にあてはまらない酵素については，細胞外補充療法は適さない。フェニルアラニン水酸化酵素は細胞内に局在し，補因子としてテトラヒドロビオプテリンを必要とするため，この治療法は適用できない。酵素の基質がライソゾームから外にはでないTay-Sachs病のような蓄積病は，この方法で治療はできない。Lesch-Nyhan症候群では最も重要な病理学的過程は脳において生じているが，細胞外液中の酵素は血液脳関門を通過す

ることができないだろう。

3 Rhonda は LDL 受容体が産生されないアレルのホモ接合体である。そのため，胆汁酸結合レジンとコレステロール合成を抑制するための薬物（例えば，ロバスタチン）の併用投与では，LDL 受容体合成を増大させる効果は得られない。この少年は残存機能をもつ LDL 受容体を産生するバリアントアレルを 1 つあるいは 2 つ有しているはずで，この場合は受容体の発現を増すことが可能となる。

4 反応しない患者のバリアントアレルはおそらく，最も一般的には CBS 遺伝子にバリアントがあり，酵素タンパク質をまったく合成しないか，その他の理由で細胞内のタンパク質量が減少しているか（例えば，不安定なタンパク質がつくられる場合），あるいはタンパク質の立体構造が大きく破壊されているために，たとえ大量にピリドキサルリン酸が存在していても，その結合部位がピリドキサルリン酸に親和性を失っているのだろう。Tom における 2 つのアレルの CBS は反応性がある。Tom と Allan は同じ潜性遺伝（劣性遺伝）疾患のいとこ同士であり，1 つの病的な（ただし反応性がある）アレルを共有していると考えられる。Allan がもつもう一方のアレルは，Tom がもつもう一方のアレルに比べて，反応性がないか，補因子に対する反応性がより低いと予測される。

5 (a) 選択した標的組織で十分量の mRNA を合成できるプロモーターと，フェニルアラニン水酸化酵素 cDNA の両方が必要である。この "遺伝子" を細胞に導入するベクターもまた必要である。

(b) フェニルアラニン水酸化酵素 "遺伝子" は，フェニルアラニンを運搬する良好な血液供給があり，酵素の補因子であるテトラヒドロビオプテリンが十分に供給される組織であれば，おそらくどこでも機能すると考えられる。プロモーターは治療のために選択した標的組織で転写を行うことができる必要がある。

(c) 転写には影響を与えないが，細胞内のタンパク質量を著しく減少させるバリアントが考えられる。このようなバリアントには，翻訳を阻害するものや，タンパク質を非常に不安定にするものがある。サラセミアはこうしたタイプのバリアントの例である。

(d) 肝細胞はテトラヒドロビオプテリンを合成できるが，他の細胞では合成できない。したがって遺伝子導入を行う標的細胞は，この補因子を合成できなければならない。そうでないと，補因子を大量に投与しない限り，酵素は活性を得ることができない。

(e) ヒトフェニルアラニン水酸化酵素は，おそらくホモ二量体もしくはホモ四量体として存在する。変異型ポリペプチドを産生する患者では（まったくポリペプチドを産生しない患者とは異なり），この変異アレルは導入された遺伝子の産物に対して顕性（優性）阻害効果を示す。この効果を克服するには，より大量のフェニルアラニン水酸化酵素タンパク質を産生するような遺伝子構成物を作製する（変異ポリペ

プチドの作用を希釈する）か，あるいは，通常はフェニルアラニン水酸化酵素を産生しない細胞に遺伝子を導入して顕性阻害作用が及ばないようにすればよいと考えられる。

6 まず，タンパク質の量は低下するが，機能は残存しているような種類のバリアントを考慮しなければならない。そのようなバリアントの 1 つとしては，mRNA 量を低下させるが，アミノ酸配列を変えないバリアントが考えられる。このタイプのバリアントには，エンハンサーやプロモーター領域のバリアント，スプライスバリアント，あるいは mRNA の安定性を低下させるバリアントが考えられる。このような場合は，変異アレルからの発現を高めるような方法を考える必要がある。第二の可能性としては，バリアントがコード領域内にあり，これがタンパク質の安定性を低下させるものの，タンパク質の機能自体は残存しているバリアントが考えられる。この場合は，変異タンパク質の安定性や機能を高める方法を考慮する必要がある。例えば，もし変異型タンパク質が補因子を必要とする場合には，許容できないほどの副作用が生じないという条件で，大量の補因子を投与する方法が考えられる。

7 薬物は早期終止コドンのスキップを促進し，翻訳装置にこの早期終止コドンに相当する位置に誤った（異なった）アミノ酸を挿入させる。この治療法によって，正常サイズのタンパク質の合成がいずれの患者でも可能になるが，それぞれの患者で異なった性質を示す。薬物に反応した患者では，ナンセンスコドンはタンパク質の機能上 "中立" な位置にあり，置換されたアミノ酸によって，正常なタンパク質の正常な折りたたみ，プロセシング，機能が得られる。しかしながら薬物に反応しなかった患者では，ナンセンスバリアントは（例えば）コドン 117 に位置している。ここは CFTR 野生型ではアルギニン残基である（図 13.14 参照）。このアルギニン残基は CFTR の Cl^- チャネルに関与している。この患者では薬物によって終止コドンを回避できても，この重要な部位にアルギニンを組み込むには至らないのだろう。

第15章　発生遺伝学と先天異常

Anthony Wynshaw-Boris・Ophir Klein

1 運命決定を受ける前，胚は 1 つ以上の細胞を失うことができる。そして残存した細胞は特定化を受けて最終的に完全な胚に発生可能である。いったん細胞が運命決定されると，モザイク的発生が行われ，胚の組織は胚の他の部位に何が起きていようとも，その発生プログラムに沿う。調節的発生は，その他の胚に影響を与えることなく着床前診断のための割球生検によって胚細胞が採取できることを意味している。

2 a-3，b-2，c-4，d-1

3 a-4，b-3，c-5，d-2，e-1

4 T 細胞受容体あるいは免疫グロブリン座位が体細胞レベルで再構成されている成熟 T，B 細胞は不適当である。この変化は，

エピジェネティックな変異ではなく，DNA 配列の恒久的な変化である。成熟 T，B 細胞の単一の核から生みだされた動物は，適切な広い免疫反応を備えることができない。

5 調節する機能と，単に生化学的反応を実行する機能との対比を考察する。さらにこれらの因子がしばしば 2 通りの性質（DNA 結合と活性化ドメイン）をもつことを考慮した転写因子の顕性阻害効果について考察する。

第16章 がんの遺伝学とゲノム学

Michael F. Walsh

1 片側性網膜芽細胞腫の約 15% が遺伝性であるが，発症するのは片眼のみである。家族歴の聴取ならびに，両親の網膜を注意深く検査し，自然退縮した網膜芽細胞腫の可能性がある瘢痕の徴候がないか確認する必要がある。腫瘍が他の奇形と関連している場合は，ゲノム解析が適応となることがある。子どもの RB1 遺伝子の標的シークエンシングおよび欠失/重複解析により，生殖細胞系列の病的バリアントが明らかになるかもしれない。その場合，それは遺伝性の網膜芽細胞腫であり，子どもは反対側の眼や松果体にも腫瘍が生じるリスクがある。将来的には肉腫，特に放射線療法と関連する肉腫のリスクがある。RB1 のバリアントがわかれば，両親に対して検査を行い，両親のどちらか一方が非浸透性保因者であるかどうかを検査することができる。もしそうであれば，将来の子孫はそれぞれ 50% の確率で網膜芽細胞腫のリスクがある。将来に妊娠に対しては，両親のバリアントが明らかであるか否かにかかわらず，出生前診断を受けることができる。これは生殖腺モザイクが否定できないためである。出生前診断を行わない場合，あるいは胎児が病的バリアントをもっている場合で両親が妊娠継続を選択した場合，新生児は出生後できるだけ早く麻酔下で検査を受ける必要があり，その後も適切なタイミングでの介入を確実とするために頻回に検査を受ける必要がある。

血液検査の結果，その子に明らかな病的バリアントのヘテロ接合体が認められない場合でも，体細胞モザイクの可能性が残り，反対側の眼に腫瘍が生じるリスクや将来的な肉腫のリスクが高くなることから，やはりモニタリングが必要である。腫瘍自体の塩基配列を決定すれば，末梢血 DNA の次世代シークエンシング法を用いて低レベルのモザイク状態の証拠を探ることができる変化を示せるかもしれない。

2 大腸がんの発症には，いくつか遺伝子に連続した変異が必要であると考えられており，それには長い年月を要すると考えられる。一方で網膜芽細胞腫は，網膜芽細胞腫遺伝子における 1 つ（遺伝性の場合）あるいは 2 つ（散発性の場合）の病的変化によって発症する。年齢依存性はまた，大腸細胞および網膜芽細胞腫の細胞分裂の数，タイミング，速度を反映しているのかもしれない。大腸細胞は，人の一生を通じて絶えず分裂と死（そして適切に修復されるかどうかわからない変異の獲得）を繰り返している。一方で網膜芽細胞が網膜細胞に成熟すると，ほぼ分裂が停止し，増殖性の新生物病変が蓄積しない状態になる。

大腸がんを伴う小児症候群：家族性腺腫性ポリポーシス（APC），Li-Fraumeni 症候群（TP53），体質性マイクロサテライトミスマッチ修復欠損症（CMMRD）（MSH2，MSH6，MLH1，PMS2），若年性ポリポーシス（BMPR1A，SMAD4），MUTYH 関連ポリポーシス。

3 i(17)(q10) の細胞株を観察すると，17p はモノソミーであり，17q はトリソミーである。このように，同腕染色体の形成は 17p に存在する遺伝子のヘテロ接合性の喪失をきたす。このことは 17p 上に存在する TP53 のような，1 つあるいは複数のがん抑制遺伝子にとってはきわめて重要な問題である。TP53 の残るもう一方のコピーに起こった「2 番目のヒット」が，p53 タンパク質機能の完全な喪失をもたらすことになるからである。加えて，17q には多くのがん原遺伝子がマッピングされている。これらの遺伝子量が増加することにより，i(17)(q10) をもつ細胞では細胞増殖しやすくなる可能性がある。

4 懸念すべき主要な点は，この遺伝的異常をもつ子どもはがんのリスクが高いため，放射線被曝を可能な限り最低レベルまで引き下げる必要があるということである。

5 乳がんのほとんど（95% 以上）は多因子遺伝によって引き起こされるが，常染色体顕性遺伝（優性遺伝）形式で遺伝し，病的バリアントが乳がんの生涯リスクを大幅に（5〜7 倍に）増加させることがわかっている 2 つの遺伝子（BRCA1 と BRCA2）が知られている。ATM，BARD1，BRIP1，CDH1，CHEK2，PALB2，PTEN，TP53 などの遺伝子におけるある種のバリアントは，乳がんの生涯リスクを 12% という一般集団のリスクよりも有意に上昇させるが，これは BRCA1 と BRCA2 のバリアントでみられるほどではない。遺伝性乳がん遺伝子に病的バリアントがない場合，経験的なリスク数値は総合的な多因子モデルと一致する。乳がん患者の第一度近親者である女性では，乳がんのリスクが約 2 倍となる。

Margaret と Wilma の家族における発端者を対象に配列解析を行うことができるが，BRCA1，BRCA2，または上記のような他の遺伝子のいずれかに関連するバリアントが見つかった場合，その親族に直接的なバリアント検査を提供することができる。姉妹であれば，それぞれが同じバリアントを受け継いでいるリスクは 50% であり，それぞれの生涯がんリスクは原因となる各遺伝子に関連する浸透率によって多少異なるだろう。もし発端者に病的バリアントが見つからなかった場合，彼らの祖先系集団や腫瘍発見時の年齢，さらに片側性か両側性かを考慮して，姉妹の相対的な経験リスクを調整する〔症例 7（BRCA1/BRCA2）参照〕。Elizabeth に関しては，乳がん研究の第一人者である Nadine Tung は，家族歴に関係なく BRCA1 または BRCA2 の病的バリアントに対する人口全体のスクリーニングを開始すべきだと提案した。乳がんの中等度リスク関連遺伝子である CHEK2，ATM，PALB2 に対するスクリーニングの推奨は，BRCA1，BRCA2，TP53 に対す

るものとは異なる。(https://www.ncbi.nlm.nih.gov/pmc/articles/PMC5513673/pdf/nihms877760.pdf)

6 活性化したがん遺伝子の多くは，それが生殖細胞系列に受け継がれるならば，正常な発生を乱すため，生存することは難しいだろう。しかし，MEN2にみられる活性型RETバリアントや，遺伝性乳頭状腎細胞がんにみられる活性型METバリアントのように，稀ながら例外は存在する。これらの活性型がん遺伝子は，発育に影響することなく組織特異的な発がん効果をもっているはずである。このようながん遺伝子の生殖細胞系列に活性型バリアントを受け継いだ人に，なぜ特異的なタイプのがんが起こるのかはわかっていない。しかしながら，もっとも有力な説を紹介すると，全身の組織のほとんどで発現しているその他の遺伝子によって，これらがん遺伝子の活性型バリアントの効果が打ち消されるというものである。その結果，ヘテロ接合体の組織のほとんどにおいて正常な発育が可能になり，がん遺伝子の効果が抑制されるのである。

活性化遺伝子はがん抑制遺伝子とは異なり，細胞周期の調節因子に影響を与えてそれを抑制するのではなく，細胞が増殖し続けることを可能にするよう働く。

第17章 遺伝カウンセリングとリスク評価
Carolyn Dinsmore Applegate・Jodie Marie Vento

1 (a) 事前確率は 1/4，事後確率(健常な兄弟が2名いる場合)は 1/10。
(b) CSNB は遺伝的異質性があり，少なくとも 17 の遺伝子が関与している。もし浸透率の低い常染色体顕性遺伝(優性遺伝)形式のものが原因であれば，Rosemary, Meera, Elsie の 3 人は未発症の病的バリアント保有者である可能性がわずかにある。もし常染色体潜性遺伝(劣性遺伝)形式を呈する遺伝子のバリアントが関与しているのであれば，Rosemary は絶対保因者であり，Elsie が病的バリアントを保持する確率は 1/4 である。彼女の子孫が CSNB に罹患するリスクは，彼女のパートナーが属する集団の同遺伝子の病的バリアントの保持者頻度に依存する。

2 (a) A では，Nathan は新生変異を μ の確率でもつ。

B では，Molly は新生変異をもっている。新生変異は父方か母方の X 染色体のどちらかで起こった可能性がある。彼女の事前確率は 2μ である。

C では，Lucy は保因者である。本章前半で，女性が X 連鎖致死性疾患の保因者である確率の計算を説明する BOX で示したように，Lucy の事前確率は 4μ である。Molly は病的バリアントを受け継いだが，Martha は受け継いでいないので，彼女の 2 人の息子が罹患しない確率は実質的に 1 である。

D では，Lucy，Molly，Martha は 3 名ともに保因者である。しかし，Martha は 2 人の息子に病的バリアントを受け継がなかった(ここでは，これら以外で可能性の低い保因者の組み合わせは無視する)。条件確率は，これらのさまざまな複合確率から計算することができる。

Molly は B，C，D の状況で保因者なので，保因者である確率は 13/21 である。

同様に，Molly の母 Lucy は 5/21，Norma と Nancy は 13/42，Olive と Odette は 13/84，Martha は 1/21，Nora と Nellie は 1/42，Maud は 5/42，Naomi は 5/84。

(b) 罹患した息子をもつ確率が 2% であるためには，女性は 8% の確率で保因者でなければならない。したがって，Martha, Nora, Nellie は保因者リスクが 8% 未満であるため，DNA 分析による出生前診断の明らかな候補とはならない。

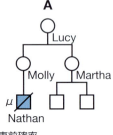

A
事前確率
Nathan の新生変異＝μ

複合確率＝μ

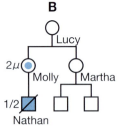

B
事前確率
Molly の新生変異＝2μ

条件確率
Nathan に受け継ぐ＝1/2

複合確率＝$2\mu/2=\mu$

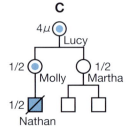

C
事前確率
Lucy は保因者＝4μ

条件確率
Molly に受け継ぐ＝1/2
Nathan に受け継ぐ＝1/2
Marthe には受け継がない＝1/2

複合確率＝$4\mu/8=\mu/2$

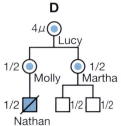

D
事前確率
Lucy は保因者＝4μ

条件確率
Molly に受け継ぐ＝1/2
Nathan に受け継ぐ＝1/2
Marthe に受け継ぐ＝1/2
2 人の男児は非罹患＝1/2×1/2

複合確率＝$4\mu/32=\mu/8$

第17章，問題2の図(訳注：記載された家系図には，Beyes 確率計算に必要な個体のみが含まれている)

3 $(1/2)^{13}$ で，13人連続で男性が誕生する。
$(1/2)^{13} \times 2$ で同性の児が13人連続で誕生する。
男の子が生まれる確率は，それぞれの妊娠で1/2である。

4 (a) 最初の方程式，$I = \mu + 1/2H$ を使用する。H を解き，それを2番目の方程式の H に代入すると，$H = 2\mu + 1/2H + If$ となる。I を解き，$I = 3\mu/(1-f)$ となる。f に0.7を代入すると以下のとおり：
罹患した男性の発生率 $I = 10\mu$。
キャリア女性の発生率 $H = 18\mu$。
孤発例の母親の次の息子が罹患する確率は，$1/2H \times 0.9 = 0.45$ である。
(b) $f = 0$ を方程式に代入すると，$I = 3\mu$，$H = 4\mu$ となる。
(c) 0.147

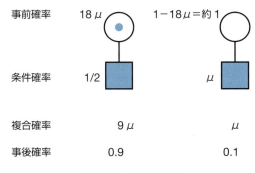

第17章，問題4の図

5 (a) Ira か Margie が嚢胞性線維症の保因者である事前確率は2/3 である；したがって，両者が保因者である確率は $2/3 \times 2/3 = 4/9$ である。
(b) どの妊娠においても，患児をもつ確率は $1/4 \times 4/9 = 1/9$ である。
(c) Bayes 分析によると，3人の未発症の子どもがいる状況で2人とも保因者である確率は約1/4である。したがって，次の子どもが罹患する確率は $1/4 \times 1/4 = 1/16$ となる。

	2人とも保因者	2人とも保因者という状況ではない
事前確率	4/9	5/9
条件確率	$(3/4)^3$	1
複合確率	$4/9 \times (3/4)^3 = 0.19$	$5/9 = 0.56$
事後確率	$0.19/(0.19+0.56) \fallingdotseq 1/4$	$0.56/0.75 \fallingdotseq 3/4$

6 子どもが筋強直性ジストロフィーの病的バリアントをもっている事前確率は1/2である。病的バリアントをもっているにもかかわらず14歳で無症状である確率が1/2であるならば，14歳で無症状であることを考えると，保因者である確率は1/3である。遺伝学的検査は有益であろう。しかし，無症状の子どもの場合，そのような検査は本人が自分で判断できるようになるまで待つべきである。14歳であれば，検査が考慮されるかもしれない（第19章参照）。

7 (a) その可能性はある；常染色体潜性遺伝，常染色体顕性遺伝（新生変異），X連鎖潜性遺伝，多因子遺伝，構造バリアント，染色体異常のすべてを考慮する必要があり，出生前の催奇形物質曝露や子宮内感染などの非遺伝的要因も考慮する必要がある。このカップルの適切なリスク評価のためには，入念な身体検査と臨床検査が必要である。
(b) 常染色体潜性遺伝の疑いが強まったと言えるが，それ以外の原因についても徹底的に検討しておかなければならない。
(c) この事実は，この問題が遺伝的に説明できる可能性を裏付けるものである。この家系図のパターンが常染色体潜性遺伝と一致するのは，姉妹のパートナー全員が同じ遺伝子の病的アレルをもっている場合だけである。X連鎖潜性遺伝（特に罹患児がすべて男性である場合）または染色体疾患（例えば，罹患児の母親が均衡型転座を有し，罹患児の核型が不均衡型である場合）を考慮すべきである。母親とその息子は，染色体マイクロアレイ解析，エクソーム（場合によっては全ゲノム）解析，脆弱X解析など，臨床所見に適した遺伝学的評価を受けるべきである。これらの検査の実施数や順番は，医療制度や臨床症状によって異なる。

8 Tay-Sachs 病は常染色体潜性遺伝である。シークエンシング解析の結果，1つの病的バリアントと1つの病的意義不明のバリアント（VUS）が明らかとなった。両親の検査は，これらのバリアントがどのような相（phase）になっているのかを決定するための重要なステップであった。今回の結果で，どちらのバリアントも母から受け継いでおり，母の *HEXA* と父の *HEXA* にバリアントが1つずつあるのではなく，シス，つまり同じ遺伝子上にあることがわかる。このことは，Ananya がシークエンシング解析で同定されなかった別のバリアントをもっている可能性があることを意味する。遺伝子内の欠失や重複はまれであるが，Ananya については遺伝子内の欠失/重複解析を確実に行うことが重要であろう。

第18章 妊娠前検査と出生前診断

Angie Child Jelin・Ignatia B. Van den Veyver

1 c, e, f, i, d, h, g, b, a

2 どの妊娠でも，Down 症候群，もしくはまれに21モノソミーのいずれかになり，後者はほぼ致死的である。したがって，彼らは遺伝カウンセリングを受け，子どもをもつにあたっての出生前検査以外の代替案を検討する必要がある。

3 間違い，必ずしもそうとは言えない〔例：今回生じた問題は，母体細胞の混入またはバニッシングツイン（vanishing twin）の可能性がある〕。

4 胎児に神経管開存症がある場合，母体血清α-フェトプロテイン（MSAFP）の値は，通常上昇する。胎児が Down 症候群である場合，一般的に MSAFP および非抱合型エストリオール

の値は低下し，ヒト絨毛性ゴナドトロピンの値は上昇する。18トリソミーでは，MSAFP，ヒト絨毛性ゴナドトロピン，および非抱合型エストリオールの値は低下する。

5 （a）クレアチンキナーゼ値から彼女がDMDの保因者であることが示され，罹患した兄弟がいたことから，彼女は母親からDMDの病的アレルを受け継いだと考えられる。欠失/重複解析を含めた配列の解析が，DMDの原因アレルを見つける最も直接的な方法であろう。この方法でバリアントが明らかにならない場合，両親の一方または両方が検査可能であれば，遺伝学的マーカーを用いて母方アレルと父方アレルを区別することが可能であろう。

（b）この女性が将来妊娠した場合の出生前診断には，直接解析か間接解析のいずれかを用いることができる。

6 検討のためのヒント。それぞれの異なる形態の検査における感度と特異度の課題，妊娠のさまざまな段階における出生前診断と中絶に関する心理社会的課題，2つの侵襲的手技の合併症リスク，以上について検討せよ。

7 （a）パネル検査または全エクソームシークエンシングは追加の選択肢となる。全エクソームシークエンシングを用いたトリオ解析での診断率は31～33%である。エクソーム検査に関連するリスクには，意義不明のバリアント（VUS）の検出リスク，父親が異なること，両親が血縁関係にあることを示すホモ接合性の発見，および保険適用に関連するリスクが含まれる。

（b）胎児に対する気管閉塞術の選択肢に関して患者はカウンセリングを受ける必要がある。遺伝学的診断は予後に関するカウンセリングにおいて重要であるため，胎児への介入を進める前に検討する必要がある。

第19章　医療，個別化医療へのゲノム学の応用

Ronald Doron Cohn・Iris Cohn

1 FVLホモ接合体が625人，ヘテロ接合体が48,750人と予測される。

（a）

遺伝型	iCVT		
	罹患	非罹患	計
FVLホモ接合	1	624	625
FVLヘテロ接合	2	48,748	48,750
野生型	15	950,610	950,625
計	18	999,982	1,000,000

FVL：第V因子Leiden変異，iCVT：特発性大脳静脈血栓症。

（b）FVLヘテロ接合体におけるiCVTの相対リスク＝（2/48,750）/（15/950,625）＝約3

（c）FVLホモ接合体におけるiCVTの相対リスク＝（1/625）/（15/950,625）＝約101

（d）1つまたは2つのFVLアレルの検査陽性感度＝3/18＝17%

（e）FVLホモ接合体の陽性的中率＝1/625＝0.16%
FVLヘテロ接合体の陽性的中率＝2/48,748＝0.004%

相対リスクはFVLの存在で上昇しているものの（特にFVLアレルがホモ接合の場合），疾患そのものはきわめて稀であり，それゆえ陽性的中率は低いということになる。

この例は，相対リスクは常に特定のマーカーをもたない人々との比較であることを強調するものである。陽性的中率はマーカーをもっている人の実際のリスク（あるいは絶対リスク）である。

2 FVLホモ接合体は約62人，ヘテロ接合体は約4,875人と予想される。

遺伝型	DVT		
	罹患	非罹患	計
FVLホモ接合	3	59	62
FVLヘテロ接合	58	4,825	4,875
野生型	39	95,025	95,063
計	100	99,000	100,000

DVT：深部静脈血栓症，FVL：第V因子Leiden変異。

経口避妊薬内服中のFVLヘテロ接合体におけるDVTの相対リスク＝約30

経口避妊薬内服中のFVLホモ接合体におけるDVTの相対リスク＝約118

1つまたは2つのFVLアレルが検査陽性感度＝62%

FVLホモ接合体の陽性的中率＝3/62＝約5%

FVLヘテロ接合体の陽性的中率＝58/4875＝1.2%

問題1で例として取り上げた特発性大脳静脈血栓症と本問題で取り上げたDVTでは，ホモ接合体の相対リスクは両方とも同様の規模（101対118）であるにもかかわらず，DVTはより一般的な疾患である点に注意しなくてはならない。そのため，そのホモ接合体について調べるときの陽性的中率ははるかに高くなるわけだが，しかしそれでもたかだか5%に過ぎない。

3 はじめに両親に対し，この検査はすべての新生児に実施される日常的に行われているものであり，その結果は多くのスクリーニング検査と同様，しばしば偽陽性がみられるという点について説明する必要がある。さらに，検査結果が真陽性である可能性もあり，真陽性であった場合は，児の状態や必要な治療を知るために，より正確で確定的な検査を行う必要がある。児は可及的速やかに検査が実施可能な施設に送るべきである。適切な検体を採取して，フェニルアラニン値の上昇を確認し，古典型あるいは異型PKUなのか，高フェニルアラニン血症なのかを決定し，ビオプテリンの代謝異常を検査する。いったん診断がつくと，血中フェニルアラニン濃度を有害基準値（>360 μmol/L）未満に下げるため，食事からのフェニルアラニン摂取の制限を開始することになる。そして定期的に経過を観察し，血中フェ

ニルアラニン濃度を管理するために食事を調整しなければならない。

4 回答をまとめる際に考慮すべき問題点：新生児の β グロビン座位の遺伝型を知ることは疾患予防につながるという利点を考える。遺伝型を知ることによって，抗菌薬を適時に投与することで肺炎球菌性敗血症やその他の鎌状赤血球貧血の合併症を予防する助けになる。

SS ホモ接合体と AS ヘテロ接合体を区別する。新生児にスクリーニングを行い AS の個体を同定することによって，どのような弊害が生じる可能性があるか？ 新生児が SS であるか AS であるかを同定すると，両親の遺伝型について，またその両親がこの先にもつ子どもの遺伝的リスクについて何がわかるか？

5

HLA-B*1502 アレル	TEN もしくは SJS		
	罹患	非罹患	計
あり	44	3	47
なし	0	98	98
計	44	101	145

SJS：Stevens-Johnson 症候群，TEN：中毒性表皮壊死症。

感度＝44/44＝100%
特異度＝98/101＝97%
陽性的中率＝44/47＝94%

6 ヨーロッパ系の人々に最もよくみられる *CYP2C9* 遺伝子の2つのバリアントは，*CYP2C9*2* と *CYP2C9*3* が知られている。これらはいずれもワルファリンの代謝を低下させ，処方量はそれぞれ通常の3分の1および5分の1に減少する。アフリカ系の人では，ワルファリン感受性に関連する最も一般的な *CYP2C9* バリアントは *CYP2C9*5*，*CYP2C9*6*，*CYP2C9*8*，*CYP2C9*11* の4つである。これらはワルファリンの代謝を低下させ，処方量を3分の1から6分の1に減らす必要がある。他の集団では，これらのバリアントの影響はあまり確実ではないが，研究が盛んな分野である。

7 *CYP2C19* 遺伝子の多型による複数のばらつきは，クロピドグレル耐性，すなわちクロピドグレルで治療を受けている患者においてクロピドグレルが通常よりも効きにくい状態と関連している。クロピドグレル耐性に関連するバリアントは，薬物を活性型に変換する酵素の能力を低下させる。

正常型の *CYP2C19*1* 遺伝子は，正常に機能する CYP2C19 酵素を産生するための指令を与える。各細胞に *CYP2C19*1* 遺伝子が2コピーあれば，クロピドグレルを正常に変換することができる。クロピドグレル耐性に関連する最も多い2つの *CYP2C19* 遺伝子多型（*CYP2C19*2* および *CYP2C19*3* として知られる）は，クロピドグレルを作用させることができない非機能性 CYP2C19 酵素を産生する。

第20章 遺伝医学とゲノム医学における倫理的・社会的課題

Bartha Maria Knoppers・Ma'n H. Zawati

1 最初に考えるべきことは，治療法のない疾患の検査をその男児に対して行うことについてである。この男児の場合，すでに症状があって両親は診断を求めている。したがって，無症状の小児に対して成人発症型疾患の予測を目的とした検査を検討する場合とは異なる。しかしながら，小児の Huntington 病は，父母のいずれか（通常は父親）の3塩基反復配列が拡大した結果発症する。子どもの DNA を検査してそのような所見が認められた場合，必然的に父母のいずれか（おそらく父親）も伸長アレルを有している可能性が高く，これによって親自身の成人発症 Huntington 病が引き起こされる可能性がある。したがって，子どもの診断のための検査は，両親からインフォームド・コンセントが得られる場合にのみ行われる必要がある。その他の問題：父母の一方が *HTT* 伸長アレルを有していることがわかった場合，無症状の年長の同胞の検査についてはどのようにするか。

2 スクリーニングを正当化するためには，スクリーニングによってもたらされる利益──すなわち善行（原則）──が危害を上回っていることを示す必要がある。さらに，自律尊重の問題を考えなければならない。スクリーニングの結果，子どもに染色体異常があることを親に伝えることは，その子が将来その検査を受けるかどうかを自分で決定できないということを暗に意味する。この検査でどの程度のことがわかるのだろうか？ 発症するかどうかわからず，重症度に幅があり，介入の可能性のほとんどない慢性疾患を診断するのだろうか？ 性染色体異常を有する人の一部に起こることのある学習障害や行動障害に対する有効な介入があるのか疑問をもつ人もいるだろう。大きな問題が起こる前に，親に情報を伝え，教育的・心理的介入を行うことは，有益である可能性がある。一方で，問題があるかもしれないことを親に伝えることにより，親の子どもに対する態度が変化し，自己達成的予言（self-fulfilling prophecy）を生み出す可能性がある（一例として次の文献を参照：Howell R: Ethical issues surrounding newborn screening, *Int. J. Neonatal Screen* 7:3, 2021）。

3 まず，その情報を知らせないことにより，「他者の健康や安全に対する重大な脅威」がどの程度生じるかについて考慮しなければならない。これらの異なる疾患について，脅威がどの程度重大であるのか，また血縁者がそのリスクを知らされた場合に有効な介入方法があるのかどうかを検討する必要がある。

4 選んだ疾患について，その論理的根拠を示すこと。その疾患が健康にどの程度大きな脅威を与えるかについて，次のような要素を考慮する必要がある：症状が現れる前にゲノム解析によって発見されなければ，疾患が未発見のままとなり深刻な疾患の原因となる可能性があるかどうか；その疾患に関連する遺伝子変異の発見がどの程度予測可能か；介入が可能な場合，介入の

効果，侵襲性，リスクはどの程度か。

　全エクソームシークエンシング解析あるいは全ゲノムシークエンシング解析によって検出された潜在的に病的なバリアント配列について検討する際の枠組みについては，下記を参照：
Richards S, Aziz N, Bale S, et al: Standards and guidelines for the interpretation of sequence variants: a joint consensus recommendation of the American College of Medical Genetics and Genomics and the Association for Molecular Pathology. *Genet Med*. 17, 405-423, 2015.

Miller DT, Lee K, Abul-Husn NS, et al: ACMG Secondary Findings Working Group. Electronic address: documents@acmg.net: American College of Medical Genetics and Genomics: ACMG SF v3.1 list for reporting of secondary findings in clinical exome and genome sequencing: a policy statement of the ACMG. *Genet Med* 24:1407-1414, 2022.

欧文（数字，ギリシャ文字，アルファベット），和文の順に収載。b は BOX，f は図，t は表，c は症例，g は用語解説を表す。

索引

【欧文索引】

■数字

1KG 218f
　→ 1000 ゲノムプロジェクトも見よ
1p36 欠失症候群（1p36 deletion syndrome）
　105
1 細胞 RNA シークエンシング 382
1 型 Gaucher 病（非神経型） 565c
I 型コラーゲン 321
I 型チロシン血症 206
1 型糖尿病（type 1 diabetes，T1D） 197
I 型プロコラーゲン 322
2 型糖尿病（type 2 diabetes，T2D） 197
2 ヒット説 622c, 628c, 659g
2 ヒットモデル 415
3-hydroxy-3-methylglutaryl coenzyme A
　reductase（HMG-CoA 還元酵素） 310,
　352, 560
3D ゲノム 43
3D 構造
　DNA 158
　タンパク質 37b
3′ UTR（3′ 非翻訳領域） 40
3 塩基反復配列（リピート） 78, 150
3 剤併用療法 349
3 次元（3D）超音波検査 468
3-ヒドロキシ-3-メチルグルタリル CoA 還元
　酵素 310, 352, 560c
3′ 非翻訳領域 30, 32, 40
4p-症候群 104f
4 次元（4D）超音波検査 468
5′ 11
5-mC（5-メチルシトシン） 42, 157
5′ → 3′ 方向 35, 37
5′-Cap 659g
5-hmC（5-ヒドロキシメチルシトシン） 42
5p 欠失 104f, 105
5′ キャップ 659g
5-ヒドロキシトリプトファン 298
5-ヒドロキシメチルシトシン 42
5′ 非翻訳領域 30
5-メチルシトシン 42
11p15 164, 166f
13 トリソミー 83, 93, 280
15q11-13 164

15q11.2 108
15q13.3 微細欠失/重複症候群 100
16p11.2 Deletion Syndrome 529c
16p11.2 欠失症候群 529c
16p11.2 微細欠失/重複症候群 100
17 番染色体短腕 429
18 トリソミー（trisomy 18） 83, 93
21 トリソミー（trisomy 21） 83, 93, 95, 96,
　271, 463
　診断 82f
　頻度 95f
21 モノソミー 96
22q11 191
22q11.2 102f
22q11.2 欠失症候群（22q11.2 deletion syn-
　drome） 100, 101, 576c
22q11.2 重複症候群（22q11.2 duplication
　syndrome） 100, 102
22q11.2 領域 76
46,XX 精巣性性分化疾患（46,XX testicular
　DSD） 119
46,XX 卵精巣性性分化疾患（46,XX ovotesticu-
　lar DSD） 120
1000 ゲノムプロジェクト（1000GP） 55, 99,
　253, 262

■ギリシャ文字

α_1 アンチトリプシン欠損症〔α_1-antitrypsin
　（α_1AT）deficiency〕 305, 367
$\alpha_2\gamma_2$ 274, 279
α-L イズロニダーゼ（α-L-iduronidase） 365
α-thalassemia 641c
α グロビン遺伝子欠失 282, 641c
α サテライトファミリー 13
α サラセミア（α-thalassemia） 270, 282, 641c
α サラセミア形質（α-thalassemia trait） 282
α セクレターゼ 328
α フェトプロテイン 462, 661g
βAPP 327
β アミロイド斑 200
β-グルコセレブロシダーゼ
　（β-glucocerebrosidase） 359
β グロビン 274
　産生低下 284
β グロビン遺伝子 228
　完全長塩基配列 38f

構造 31
座位制御領域 276
転写 36
β グロビンサブユニット 278
β 鎖 278
β サラセミア（β-thalassemia） 270, 284, 497
　ゲノム編集 362
　集団スクリーニング 290b
β セクレターゼ 328
β-ヒドロキシ酪酸 172
β ミオシン重鎖遺伝子，構造 31
β 様グロビン遺伝子 274
γc サイトカイン受容体 372
γ グロビン 279
γ セクレターゼ 328
ΔF508 250
δ-アミノレブリン酸 307
δ グロビン 274, 276
ε4 アレル 200, 327, 331, 496
ε グロビン 276
θ 242
θ_{max} 248b
λ_s 179
μ 176, 225
σ^2 176
χ^2 検定 252

■A

Aβ 200
Aβ42 ペプチド 329
AAV（アデノ随伴ウイルス） 370
AAV8-F9 ベクター 373
AAV9 ベクター 372
abacavir（アバカビル） 56, 492
Abacavir-Induced Stevens-Johnson Syndrome/
　Toxic Epidermal Necrolysis 518c
ABC v. St George's Healthcare NHS Trust 事件
　510
ABC 輸送体 313
ABL1 427
ABL1 キナーゼ 434
ABO 血液型 132
AC（家族性大腸腺腫症） 421
ACAT（アシル補酵素 A：コレステロールアシ
　ルトランスフェラーゼ） 310
acceptor splice site 670g

achondroplasia（軟骨無形成症） 212

Accreditation Council for Genetic Counseling 440

achondroplasia（軟骨無形成症） 62, 136, 271, 521c

ACKR1（atypical chemokine receptor 1） 217, 221

ACMG（米国臨床遺伝・ゲノム学会） 68, 208, 230, 316, 456, 478, 497, 506

ACOG（米国産科婦人科学会） 472

acrocentric（端部着糸型） 96, 674g

actionability（アクショナビィティ） 456

activated oncogene（活性化がん遺伝子） 411

active chromatin hub 276, 665g

acute intermittent porphyria（AIP, 急性間欠性ポルフィリン症） 307

acute myeloid leukemia（AML, 急性骨髄性白血病） 168

AD（Alzheimer 病） 200, 293, 327, 358, 496, 526c

ADA 欠損症 358

adenine 7

adeno-associated virus（AAV, アデノ随伴ウイルス） 370

adenomatosis coli（AC, 家族性大腸腺腫症） 421

adenomatous polyposis coli 422

adenosine deaminase（ADA, アデノシンデアミナーゼ） 358

adenovirus（アデノウイルス） 370

ADHD（注意欠陥多動性障害） 106

adjacent segregation 683g

adverse selection（逆選択） 512, 666g

AFAFP 471

AFP（α フェトプロテイン） 462, 661g

African Genome Variation Project（アフリカゲノムバリエーションプロジェクト） 228

age-related macular degeneration（AMD, 加齢黄斑変性症） 253, 524c

Agouti マウスモデル 161

AHH（アリール炭化水素水酸化酵素） 436

AI（人工知能） 511

AIM（祖先情報マーカー） 204, 213

AIP（急性間欠性ポルフィリン症） 307

AKT1 587c

ALA（δ-アミノレブリン酸） 307

allele（アレル） 7, 53, 127, 238, 661g

allele frequency（アレル頻度） 203

allele-specific oligonucleotide 661g

allelic heterogeneity（アレル異質性） 153, 193, 247, 272, 661g

allelic imbalance（アレル不均衡） 29, 661g

allogenic 675g

Alpers 症候群（Alpers syndrome） 336

alpha-fetoprotein 661g

alternate segregation（交互分離） 86, 668g

Alu 59, 99, 318

Alu ファミリー（Alu family） 13, 659g

Alzheimer 病（Alzheimer disease, AD） 200, 293, 327, 496, 526c

Alzheimer 病, 家族性 139

ambiguous genitalia（判別不明性器） 119

AMD（加齢黄斑変性症） 253

American Board of Genetic Counseling 440

American College of Medical Genetics and Genomics（ACMG, 米国臨床遺伝・ゲノム学会） 68, 316, 456, 478, 208, 497, 506

American College of Obstetricians and Gynecologists（ACOG, 米国産科婦人科学会） 472

American Eugenics Movement（米国優生学運動） 208

AML（急性骨髄性白血病） 168

Ammonul 358

amniocentesis（羊水穿刺） 454, 461, 682g

amniotic fluid α-fetoprotein（AFAFP, 羊水中 AFP 濃度） 471

AMP（分子病理学会） 68, 230

AMY1 29

analytic validity 679g

anaphase（後期） 16, 668g

ancestry（祖先） 209b

ancestry informative marker（AIM, 祖先情報マーカー） 204, 213, 256, 673g

androgen insensitivity syndrome（アンドロゲン不応症候群） 121

aneuploidy（異数性） 54, 79, 93, 661g

aneuploidy screening（異数性スクリーニング） 461

Angelman 症候群 108, 147, 163, 164 出生前診断 477

angiotensin II（アンジオテンシン II） 353

Annals of Eugenics（優生学年報） 208

anomaly（形態異常） 102, 667g

ANOVA 208

anticipation（表現促進） 148, 167, 337, 678g

anticipatory guidance（アンティシパトリーガイダンス） 455

anticodon（アンチコドン） 35, 661g

antisense oligonucleotide（ASO, アンチセンスオリゴヌクレオチド） 360, 661g

antisense strand（アンチセンス鎖） 35, 661g

Aotearoa Variome 232b

APC 421, 423, 424, 494

apheresis（アフェレシス） 353

apoB（アポリポタンパク質 B） 308

APOE 200, 496, 512, 526c

APOE（アポリポタンパク質） 327, 331

apoenzyme（アポ酵素） 299, 661g

APOL1 229

apolipoprotein B（アポリポタンパク質 B） 308

apolipoprotein E（アポリポタンパク質 E） 200, 327

apoptosis 15, 661g

AR（アンドロゲン受容体） 121

ARID1B 170

Aristotle 209

arm（腕） 17

ARMS2 254

array CGH 661g

ART（生殖補助医療） 162

aryl hydrocarbon hydroxylase（AHH, アリール炭化水素水酸化酵素） 436

ascertainment（確認） 664g

ascertainment bias（確認バイアス） 183, 229, 664g

ASD（自閉スペクトラム症） 106

Ashkenazi Jewish（アシュケナージ系ユダヤ人） 207

ASO（アレル特異的オリゴヌクレオチド） 661g

ASO（アンチセンスオリゴヌクレオチド） 360, 362, 661g

assisted reproductive technology（ART, 生殖補助医療） 162

association（関連） 106, 185, 493, 665g

Association for Molecular Pathology（AMP, 分子病理学会） 68, 230

assortative mating（同類交配） 212, 675g

assortment 679g

ATM 421, 424

ATP 結合フォールド 315

ATR-X 症候群 283

ATRX 283

attention deficit hyperactivity disorder（ADHD, 注意欠陥多動性障害） 106

attenuated FAP（軽症型 FAP） 425

atxia-telangiectasia（毛細血管拡張性運動失調症） 423

AT 塩基対 17

AT 含有量 14

autism spectrum disorder（ASD, 自閉スペクトラム症） 106

autologous 669g

autosome（常染色体） 6, 93, 670g

Avy 161
AZF（azoospermia factor，無精子症因子）
　115

B

BAF クロマチンリモデリング複合体　170
balanced（均衡型）　84
balanced polymorphism　679g
balancing selection（平衡選択）　228
Bardet-Biedl 症候群　195
Barr body（Barr 小体）　50, 659g
base pair　664g
Batten 病（Batten disease）　362
Bayesian analysis（Bayes 分析）　445, 659g
Bayes 確率　444
Bayes 分析　445, 659g
BCG　304
BCL11A　279, 362
BCR　427
BCR-ABL　410, 542c
BCR-ABL1　428
Beck-Fahrner 症候群（Beck-Fahrner syn-
　drome，BEFAHRS）　169
Becker 型筋ジストロフィー（Becker muscular
　dystrophy，BMD）　147f, 317, 362
Beckwith-Wiedemann 症候群　163, 164, 431,
　531c
BEFAHRS（Beck-Fahrner 症候群）　169
beneficence（善行）　503, 671g
benign（良性）　230, 407, 454
Berg, Paul　27
BH4　295, 298, 304, 348
　反応性　299
bilateral retinoblastoma（両側性網膜芽細胞腫）
　418
binomial expansion　676g
biochemical genetics　671g
bioinformatics（バイオインフォマティクス）
　69, 78, 677g
bipolar disease（双極症）　191
birth defect（先天異常）　16, 461, 672g
bivalent　676g
blastocyst（胚盤胞）　160, 677g
blastocyst biopsy（胚盤胞生検）　479
bligate heterozygote　671g
blood group　667g
Bloom 症候群　423
BMD（Becker 型筋ジストロフィー）　317
BMI（body mass index）　176, 659g
BMP1　324
BOADICEA　188

bone morphogenetic protein 1（骨形成タンパ
　ク質 1）　324
BOR 症候群 380
bottleneck（ボトルネック）　203
bp（塩基対）　10, 664g
BRCA1　188, 419, 512
　構造　31
　病的バリアント　420
BRCA1/BRCA2　435
BRCA2　419
　遺伝カウンセリング　456
　病的バリアント　420
BRCAness　420
breast cancer（乳がん）　419
BRIP1　421, 425
BRIP1　423
Brisbane plot（ブリスベンプロット）　185
Broad Institute　232b
Burkitt リンパ腫（Burkitt lymphoma）　428
B 細胞分化　46

C

C（来談者）　129
CACNA1S　491
CAD（冠動脈疾患）　191
CAG コドン　340
CAG 反復配列（リピート）　148, 582c
CAH　121
Cajal 体（Cajal body）　43
campomelic dysplasia（キャンポメリック骨異
　形成症）　119
Canadian Board of Genetic Counseling　440
Canadian College of Medical Geneticists
　（CCMG，カナダ遺伝医学学会）　506
Canadian Pharmacogenomic Network for
　Drug Safety（カナダ医薬品安全薬理ゲノム
　学ネットワーク）　491
Canavan 病（Canavan disease）　497
cancer（がん）　407
CancerGenome Atlas（がんゲノムアトラス）
　409, 665g
candidate gene（候補遺伝子）　252
CanRisk　188
carbamazepine（カルバマゼピン）　492
carcinogen（発がん物質）　410
carcinoma（がん腫）　407
caretaker gene　666g
CARE 原則　232b
carglumic acid（カルグルミン酸）　357
carrier（保因者）　133, 680g
carrier screening（保因者スクリーニング）

461, 497
cascade testing（カスケード検査）　457
case-control study（症例対照研究）　179, 251,
　493b, 670g
CAT box（CAT ボックス）　39
CBAVD（先天性両側輸精管欠損症）　313
cBioPortal　408, 409
CBP　381f
CBP/p300　431
CCMG（カナダ遺伝医学学会）　506
CD34＋HSPC　364
CDG　302
CDG1b　302
CDGIIf　350
CDGIIn　350
CDKN1C　164, 531c
CDM（先天性筋強直性ジストロフィー）　167
cDNA（相補的 DNA）　33, 430, 673g
cell cycle（細胞周期）　10, 669g
cell-free DNA（セルフリー DNA）　462, 671g
cell-free fetal DNA（セルフリー胎児 DNA）
　72
CENP-A　43
centimorgan（センチモルガン）　242, 672g
central dogma（セントラルドグマ）　30
centromere（セントロメア）　15, 73, 672g
centrosome　674g
cerebral vein thrombosis（CVT，脳静脈血栓
　症）　252
CF（囊胞性線維症）　134, 193, 250, 293, 313,
　349, 445, 497
CF-specific FEV1 percent（CF 特異的 FEV1%）
　193
CFH　254, 257
CFH（補体因子 H）　254, 524c
CFTR（囊胞性線維症膜コンダクタンス制御因
　子）　56, 134, 153, 193, 250, 273, 313, 445,
　497, 547c
　遺伝子の構造　314f
　ミスセンスバリアント　355
CFTR2 プロジェクト　315
CFTR 塩素イオンチャネル　314
CF 家系　250
CF 特異的 FEV1%　193
CGD　118b, 119
CGG 反復配列　167, 339
CGH　659g
chain termination codon　680g
Charcot-Marie-Tooth 病 1A 型（Charcot-Ma-
　rie-Tooth Disease Type 1 A）　271, 537c
Charcot-Marie-Tooth 末梢ニューロパチー
　154

CHARGE 症候群　540c

Charlevoix 地域　135

CHD（先天性心疾患）　189

CHD7　540c

checkpoint　15, 674g

CHEK2　421

chemical individuality（化学的個体差）　5, 664g

chemical library　664g

chimera　666g

chorionic villus sampling（CVS，絨毛採取）　454, 461, 670g

chromatid（染色分体）　239, 672g

chromatin（クロマチン）　9, 32, 666g

chromatin remodeling（クロマチンリモデリング）　283, 666g

chromatinopathy（クロマチン異常症）　283

chromosomal mosaicism（染色体モザイク）　89

chromosomal satellite　669g

chromosomal sex（染色体レベルの遺伝学的な性）　115

chromosomal spread（染色体核板）　17

chromosome（染色体）　5, 28, 71, 93, 672g

chromosome arm　672g

chromosome disorder（染色体疾患）　2, 71, 672g

chromosome instability syndrome（染色体不安定症候群）　423, 672g

chromosome microarray analysis（CMA，マイクロアレイ染色体検査）　71, 470

chromosome missegregation（染色体の不分離異常）　21

chromosome segregation（染色体分離）　16, 60, 93, 672g

chromosome shattering（染色体粉砕）　410, 672g

chromosome spread　672g

chromothripsis　410, 672g

chronic myelogenous leukemia（CML，慢性骨髄性白血病）　410, 427, 542c

chronic progressive external ophthalmoplegia（慢性進行性外眼筋麻痺）　336

cis　669g

CL（P）　181

Cl⁻再吸収　314

Cl⁻輸送　355

classic phenylketonuria（古典型フェニルケトン尿症）　296

cleft lip（口唇裂）　181

cleft palate（口蓋裂）　181

clinical cytogenetics（臨床細胞遺伝学）　71

clinical epigenetics（臨床エピジェネティクス）　157

clinical genetics（臨床遺伝学）　439

clinical heterogeneity（臨床的異質性）　107, 153, 297, 683g

Clinical Pharmacogenetics Implementation Consortium（CPIC，臨床薬理ゲノム学実装コンソーシアム）　491

clinical utility（臨床的有用性）　486, 683g

clinical validity（臨床的妥当性）　486, 683g

ClinVar　55t, 99, 262

CLN7　362

clonal evolution　666g

clone（クローン）　412, 666g

clustered regularly interspaced short palindromic repeat/CRISPR-associated 9（CRISPR/Cas9）　362

clustering（クラスタリング）　432

cM（センチモルガン）　242, 672g

CMA（マイクロアレイ染色体検査）　71, 76, 89, 470, 474

CML（慢性骨髄性白血病）　427
　標的治療　434

CMMRD（先天性ミスマッチ修復欠損症候群）　423

cMyc　391

CNV（コピー数バリアント）　59, 73b, 77, 106, 251, 255, 474, 668g
　自閉スペクトラム症　63
　β変異率　62

coalescent（合祖）　211

coding strand（コード鎖）　35, 668g

CODIS　59

codominant　666g

codon（コドン）　35, 668g

coefficient of correlation（相関係数）　179

coefficient of inbreeding（近交係数）　453

coefficient of selection（s，選択係数）　225

Coffin-Siris 症候群（CSS）　170

cohort study（コホート研究）　251, 493b, 668g

COL1A1　320

COL1A2　320

colesevelam（コレセベラム）　351

colinearity　666g

color blindness（X連鎖2色覚（色覚特性））　142

colorectal cancer（大腸がん）　494

Color 社　188

commitment　663g

common（ありふれた）　3

common disease（一般的な疾患）　2, 128

common variant（ありふれたバリアント）　14,

55, 187

comparative genome hybridization（比較ゲノムハイブリダイゼーション）　430, 677g

complementary DNA　673g

complete gonadal dysgenesis（CGD，完全型性腺異形成）　118b, 119

completely linked（完全連鎖）　242

complex disease（複雑疾患）　176

complex inheritance（複雑遺伝）　3, 176, 678g

complex thalassemia（複合型サラセミア）　285

complex trait（複雑形質）　192

compound heterozygote（複合ヘテロ接合体）　127, 222, 261, 298, 678g

compound heterozygous（複合ヘテロ接合性）　195

concordant（一致）　182, 662g

conditional probability（条件確率）　447, 670g

confidence interval（信頼区間）　252

confined placental mosaicism（CPM，胎盤限局性モザイク）　145, 476, 674g

conformational disease（コンホメーション病）　306

congenital　672g

congenital absence of the vas deferens（先天性精管欠損症）　273

congenital adrenal hyperplasia（CAH，先天性副腎過形成）　121

congenital bilateralabsenceofthevasdeferens（CBAVD，先天性両側輸精管欠損症）　313

congenital disorders of glycosylation（CDG，先天性グリコシル化異常症）　302, 350

congenital heart defect（CHD，先天性心疾患）　189

congenital heart malformation（先天性心奇形）　189

congenital hypothyroidism（先天性甲状腺機能低下症）　350

congenital myotonic dystrophy（CDM，先天性筋強直性ジストロフィー）　167

consanguineous（血族）　129

consanguinity　135, 178, 211, 667g

consensus sequence（コンセンサス配列）　11, 286, 666g

constitutional（構成的）　60, 410

constitutional biallelic pathogenic variant（構成的両アレル病的バリアント）　410

constitutional mismatch repair deficiency syndrome（CMMRD，先天性ミスマッチ修復欠損症候群）　423

consultand（来談者）　129, 440, 682g

contiguous gene deletion syndrome（隣接遺伝子欠失症候群）　419

contiguous gene syndrome（隣接遺伝子症候群）　102, 683g

Convention on the Rights of the Child（児童の権利に関する条約）　508

copy number variant（CNV，コピー数バリアント）　77, 255, 474, 668g

copy number variation（CNV，コピー数バリエーション）　54

cordocentesis（percutaneous umbilical cord blood sampling）　669g

coronary artery disease（CAD，冠動脈疾患）　191

correlation（相関）　179, 673g

COSMIC　408

coupling　673g

Cowden 症候群　420, 421b

CpG　42, 62, 158b, 163

CpG site（CpG 部位）　158b

CpG アイランド（CpG island）　39, 150, 430, 659g

CpG 部位　158b

CpG メチル化　158b

CpG ランドスケープ　173

CPIC（臨床薬理ゲノム学実装コンソーシアム）　491

CPM（胎盤限局性モザイク）　476, 674g

CREBBP　172

CREBBP（CREB 結合タンパク質）　172, 404

cri du chat 症候群（cri du chat syndrome；猫鳴き症候群）　104, 104f

Crick, Francis　8

CRISPR/Cas9　362

cross-sectional study（横断研究）　251, 493b

crossing over（交叉）　18, 107, 239, 668g

cryptic splice site（潜在スプライス部位）　65, 286, 362, 672g

CSS（Coffin-Siris 症候群）　170

CTCF　44

CTG 反復配列　167, 339

CTNAP2　30

CVS（絨毛採取）　454, 461, 670g

CVT（脳静脈血栓症）　252

CYP　489

CYP1　489

CYP1A1　436

CYP2　489

CYP2C9　489

CYP2C19　489

CYP2D6　437, 489

CYP3　489

CYP3A4/5　489

cystathionine synthase（シスタチオニン合成酵素）　356

cystic fibrosis（CF，囊胞性線維症）　134, 193, 250, 293, 313, 349, 445, 497, 547c

cysticfibrosis transmembrane conductance regulator（CFTR，囊胞性線維症膜コンダクタンス制御因子）　250

cytogenetics　669g

cytogenetics（細胞遺伝学）　6

cytokinesis（細胞質分裂）　17, 669g

cytosine　8

cytotrophoblast　669g

■ D

D（偏差）　244, 680g

Database of Genomic Variant　55

daughter chromosome（娘染色体）　16, 670g

Davenport,Charles　208

DAX1　119

dbSNP　55t

dbVar　55

de novo mutation（新生変異）　90, 203

de novo variant（新生バリアント）　69

de novo 顕性バリアント　263

DECIPHER　123t

deep venous thrombosis（DVT，深部静脈血栓症）　196

deferoxamine（デフェロキサミン）　348

deformation syndrome　680g

degenerate（縮重）　35, 662g

degree of relationship（近親度）　453, 666g

deletion（欠失）　54, 85, 667g

deoxyribonucleic acid　5, 675g

depletion（除去）　353

determination　667g

developmental disorder（発達障害）　16, 677g

developmental origins of health and disease（DOHaD）　161

developmental program　677g

deviation　680g

DGC　317, 319

DGV　123t

DHODH　264

diabetes mellitus（糖尿病）　197

dicentric　676g

dicentric chromosome（二動原体染色体）　86

DICER1　411

dictyotene（網糸期）　116, 682g

differentially methylated region（DMR，メチル化可変領域）　158b, 162

differentiation（分化）　15, 115, 679g

digenic inheritance（二遺伝子遺伝）　195, 676g

DiGeorge 症候群　101, 402

digoxin（ジゴキシン）　481

diploid（二倍体）　15

Direct-to-Consumer（DTC，消費者直接販売）　213, 676g

discordant（不一致）　163, 182, 678g

disease association（疾患関連）　251

disease risk（疾患リスク）　203

Dishevelled-2　384

disjunction（染色体分離）　20

disorder of sex developmen（DSD，性分化疾患）　116, 671g

dispermy（二精子受精）　81, 676g

disruption　677g

diversion（迂回）　351

dizygotic（DZ，二卵性）　178

dizygotic twins　676g

DLX5　137

DM1（筋強直性ジストロフィー 1 型）　339

DM2（筋強直性ジストロフィー 2 型）　339

DMD（Duchenne 型筋ジストロフィー）　140, 140f, 293, 316, 317, 362, 448, 514, 553c

DMPK　79, 167, 339

DMR（メチル化可変領域）　158b, 162

DNA（デオキシリボ核酸）　5, 659g
　　構造　7
　　三次元構造　160

DNA fingerprinting（DNA フィンガープリント法）　59, 659g

DNA methylation（DNAm，DNA メチル化）　39, 62, 157, 158b, 284, 430, 659g

DNA methylation signature（DNA メチル化シグネチャー）　171

DNA methyltransferase　158

DNA polymerase（DNA ポリメラーゼ）　61, 659g

DNA proofreading（DNA 校正）　61, 659g

DNAJC12　298

DNAm　430

DNAm 解析　430

DNase I　276

DNA 校正　61, 659g

DNA シークエンシング　7, 59, 258

DNA 修復　62

DNA 修復異常　135

DNA 修復遺伝子　422

DNA 切断　420

DNA 損傷　62

DNA 反復配列（リピート）　659g
　　Alu ファミリー　659g

DNA フィンガープリント法　659g

DNA 複製　61

DNA 複製起点　15

DNA ポリメラーゼ　61, 659g

DNA メチル化　39, 42, 62, 150, 157, 158b, 164, 284, 430, 659g

DNA メチル化シグネチャー　171

DNA メチル化プロファイル　171

DNA メチルトランスフェラーゼ　158, 168

DNA メチルトランスフェラーゼ阻害薬　431

DNMT1　169

DNMT3A　168

DOHaD　161

dolichol lipid-linked oligosaccharide（ドリコール脂質結合型オリゴ糖）　302

dominant（顕性）　131, 668g

dominant negative（顕性阻害）　273, 668g

dominant negative mutation（顕性阻害変異）　413

donor splice site　670g

dosage compensation（遺伝子量補正）　50, 663g

double heterozygote（二重ヘテロ接合体）　194, 676g

double minutes（二重微小染色体）　430, 676g

Down 症候群　83, 87, 89, 93, 94, 271, 414, 463

Down 症候群スクリーニング　463

DPWG（オランダ王立薬学振興協会薬理遺伝学作業部会）　491

DQA1　199

DQB1　199

DR3　198

DR4　198

driver gene（ドライバー遺伝子）　410, 413, 676g

driver mutation（ドライバー変異）　410, 413

Drosophila（ショウジョウバエ）　242

DRP1　340

DSD（性分化疾患）　116, 119, 671g

DTC（消費者直接販売）　213

Duchenne 型筋ジストロフィー（Duchenne muscular dystrophy，DMD）　140, 140f, 144, 293, 316, 362, 448, 553c
　再発率推定　448

Duffy 式血液型　215, 221

Duffy 式血液型アレル　215

DUP-TRP/INV-DUP　107

DVT（深部静脈血栓症）　196

DXZ4　112

dynamic mutation（動的変異）　147

dynamic variant　675g

dyschondrosteosis（骨軟骨異形成症）　145

dysgenics（劣生学）　513

dysmorphic feature　661g

dystrophin glycoprotein complex（DGC，ジストロフィン糖タンパク質複合体）　317, 319

DZ（二卵性）　178, 182

E

ecogenetic disorder　665g

ecogenetics（環境遺伝学）　306

ectoderm　664g

ectopic expression（異所性発現）　269, 661g

EDNRB　196

effective population size（Ne，有効集団サイズ）　206

EGFR　399f, 435t

elexacaftor　355

embryonic stem cell（胚性幹細胞）　161, 677g

empirical risk　666g

ENCODE プロジェクト（Encyclopedia of DNA Elements）　173, 659g

endoderm　676g

endoplasmic reticulum（ER，小胞体）　355

enhancer（エンハンサー）　32

enzyme inhibition（酵素阻害）　352

enzyme replacement therapy（ERT，酵素補充療法）　359

enzymopathy（酵素異常症）　295, 668g

EP300　381f

EPCAM　424

epiallele（エピアレル）　158

epidermal growth factor precursor homology domain（上皮増殖因子前駆体相同領域）　311

epigenetic（エピジェネティック）　182, 663g

epigenetic regulator（エピジェネティック調節因子）　158

epigenetic reprogramming（再プログラミング）　159

epigenetics（エピジェネティクス）　41

epigenome（エピゲノム）　41, 157, 158b

epigenome-wide association analysis（EWAS，エピゲノムワイド関連解析）　158b

epilepsy and cognitive impairment（てんかんと認知障害）　144

epimutation（エピ変異）　158b, 164

episome　664g

ER（小胞体）　355

eraser（イレーサー）　158

ERT（酵素補充療法）　359

ES（エクソームシークエンシング）　79, 259, 475, 507

ES 細胞（胚性幹細胞）　677g

Esan（ESN）　228

ethnicity（民族）　209b

euchromatin（ユークロマチン）　43, 157, 682g

eugenics（優生学）　204, 503, 513, 682g

eukaryote（真核生物）　29, 670g

euploid（正倍数体）　81, 671g

European Society of Human Genetics（欧州人類遺伝学会）　506

EWAS（エピゲノムワイド関連解析）　158b

ex vivo　368

existential question（実存的な問い）　443

exome（エクソーム）　13, 237, 663g

exome sequencing（ES，エクソームシークエンシング）　68, 79, 475, 507

exon（エクソン）　30, 663g

exon skipping（エクソンスキッピング）　361, 663g

exonic（エクソンにある）　3

expression profile　677g

expression signature（発現シグネチャー）　433

expressivity（表現度）　129, 191, 678g

extra structurally abnormal chromosome（過剰構造異常染色体）　85

EYA1　380

SIX1　380

SIX5　380

EZH2　169

F

F（近交係数）　666g

F8　573c

F508del　315, 316, 355

Fabry 病　356, 585c

factorV Leiden（FVL，第 V 因子 Leiden）　195

FAIR 原則　232b

Fallot 四徴症　189

familial　665g

familial adenomatous polyposis（FAP，家族性腺腫性ポリポーシス）　417, 421

familial aggregation（家系集積性）　178

familial hypercholesterolemia（家族性高コレステロール血症）　135, 192, 293, 308, 351, 558c

familial polyposis coli（FPC，家族性大腸ポリポーシス）　421

family dynamics（家族力学）　443

Fanconi anemia（Fanconi 貧血）　423

FAP（家族性腺腫性ポリポーシス）　421
　2 ヒット　417

fate　663g

FBN1　600c

FBN1　352

Feingold syndrome（Feingold 症候群）　33

fetal cell（胎児細胞） 72, 674g

fetal phase 673g

FEV₁値 → FEV_1値 193

FGFR3（線維芽細胞増殖因子受容体3遺伝子） 136, 139, 271, 521c

fibrillin 1（フィブリリン1） 352

fibroblast（線維芽細胞） 71, 671g

FIRRE 112

first-degree relative（第一度近親） 129, 178

FISH（蛍光 *in situ* ハイブリダイゼーション） 72f, 73b, 75, 75f, 474, 667g

Fisher, R. A. 208, 210

FISH 解析 75f

fitness（適応度） 54, 139, 216, 448, 675g

flanking sequences 683g

fluorescence in situ hybridization（FISH，蛍光 *in situ* ハイブリダイゼーション） 474, 667g

FMR1 112, 150, 167, 339, 562c

FMRP（脆弱X精神遅滞タンパク質） 167, 167, 339, 563c

focal segmental glomerulosclerosis（巣状分節性糸球体硬化症） 229

FoSTeS（複製フォークの停滞と鋳型の交換） 101f, 103

founder effect（創始者効果） 206, 673g

FPC（家族性大腸ポリポーシス） 421

fragile site（脆弱部位） 74, 150, 671g

fragile X syndrome（脆弱X症候群） 75, 112, 150, 167, 337, 562c

fragile X tremor/ataxia syndrome（FXTAS，脆弱X振戦/失調症候群） 339

frameshift mutation（フレームシフト変異） 679g

Friedreich ataxia（Friedreich失調症） 337

frontotemporal dementia（前頭側頭型認知症） 328

full expansion（完全な伸長） 339

FVL（第Ⅴ因子 Leiden） 195

FXPOI（脆弱X関連早期卵巣不全） 562c

FXTAS（脆弱X振戦/失調症候群） 339, 562c

■ G

G banding（Giemsa staining） 659g

G-banding（G分染法） 72

G6PD 568

G₀期 → G_0期 15

G₁期 → G_1期 15

G₂期 → G_2期 16

gain of function（機能獲得） 269, 665g

galactose-1-phosphate uridyltransferase （GALT，ガラクトース-1-リン酸ウリジル

トランスフェラーゼ） 348

galactosemia（ガラクトース血症） 348

GALT（ガラクトース-1-リン酸ウリジルトランスフェラーゼ） 348

Galton, Francis 208, 513

gamete（配偶子） 15, 83, 93, 677g

Gardner syndrome（Gardner症候群） 421

Garrod, Archibald 5, 68

Gaucher disease（Gaucher病） 359, 497

Gaucher disease type I（1型 Gaucher病） 565c

gaussian distribution（ガウス分布） 176

GBA 565c

GC 17

GC含有量 14

GCPS 404

GDC 408, 409

GDNF 196

GDPR（欧州連合の一般データ保護規則） 507

gene（遺伝子） 5, 7, 662g

gene amplification（遺伝子増幅） 430

gene desert（遺伝子砂漠） 28

gene dosage（遺伝子量） 49, 80, 94, 270, 663g

gene expression profile（遺伝子発現プロファイル） 45, 432

gene family（遺伝子ファミリー） 32, 66, 662g

gene flow（遺伝子流動） 206, 663g

gene map（遺伝子地図） 6, 662g

gene mutation 662g

gene mutation rate（遺伝子変異率） 63

gene pool 663g

gene therapy（遺伝子治療） 345

gene transfer therapy（gene therapy） 662g

GeneMatcher 259b

General Data Protection Regulation（GDPR，欧州連合の一般データ保護規則） 507

genetic 663g

genetic admixture（遺伝的混血） 206, 663g

genetic ancestry（遺伝的祖先） 212

genetic code（遺伝暗号） 30, 35, 662g

genetic counseling（遺伝カウンセリング） 3, 81, 96, 439, 507, 662g

genetic counselor（遺伝カウンセラー） 439

genetic disorder（遺伝性疾患） 127, 663g

genetic drift（遺伝的浮動） 216, 224, 663g

genetic enhancement（遺伝学的エンハンスメント） 504

genetic epidemiology（遺伝疫学） 201, 492, 662g

genetic heterogeneity（遺伝的異質性） 106, 205, 230, 272, 663g

Genetic Information Nondiscrimination Act

（GINA，遺伝情報差別禁止法） 512

genetic isolate（遺伝的に隔離された集団） 211

genetic isolation（遺伝的隔離） 206

genetic lethal（遺伝的致死） 139, 225, 663g

genetic load（遺伝的荷重） 60, 663g

genetic marker（遺伝マーカー） 238, 662g

genetic modifier（遺伝的修飾因子） 193

Genetic Non-Discrimination Act（遺伝差別禁止法） 512

genetic nurse（遺伝看護師） 439

genetic redundancy（遺伝的冗長性） 295

genetic screening（遺伝学的スクリーニング） 461, 485, 662g

genetic variation（遺伝的多様性） 1

GENIE 409

genocopy（遺伝型模写） 315, 662g

genome（ゲノム） 1, 27, 667g

Genome Aggregation Database（gnomAD） 99, 232b

genome editing（ゲノム編集） 362, 667g

genome sequence（GS，ゲノムシークエンシング） 258, 259, 475, 667g

genome-wide association analysis（ゲノムワイド関連解析） 237

genome-wide association study（GWAS，ゲノムワイド関連解析） 185, 253, 508, 667g

genome-wide sequencing（ゲノムワイドシークエンシング） 237

genome-wide testing（ゲノムワイド検査） 3, 454, 667g

Genomi Data Commons（GDC） 408

genomic disorder（ゲノム疾患） 93, 101, 667g

genomic DNA 667g

genomic imprinting（ゲノムインプリンティング） 48, 81, 93, 108, 147, 164, 667g

genomic medicine 27, 67, 201, 667g

genomics（ゲノム学） 1, 667g

genotype（遺伝型） 2, 107, 127, 238, 662g

genotype-phenotype correlation（遺伝型-表現型の相関） 272

germ cell（生殖細胞） 407

germ layer 677g

germline（生殖細胞系列） 6, 60, 407, 671g

germline mosaicism（生殖細胞系列モザイク） 146, 671g

Giemsa banding（Giemsa分染法） 17, 72

Giemsa 分染法（染色） 17, 19f, 72, 659g

GINA（遺伝情報差別禁止法） 512

GJB2 551c

GLA 356

GLI 378

Global Alliance for Genomics and Health（ゲ

ノムと健康のためのグローバルアライアン
ス） 507
globin switching（グロビンスイッチング）
274
glucose-6-phosphate dehydrogenase deficiency
（グルコース-6-リン酸脱水素酵素欠損症）
349, 568c
GM2 ガングリオシド 300
gnomAD 55, 99, 123t, 232b, 262
Godfrey Hardy 219
gonadal dysgenesis 671g
gonadal sex（性腺の性） 115
Gorlin 症候群 404
graft-versus-host disease（移植片対宿主病）
366
GRCh38 54, 99
Greig 頭蓋多合指趾病 378
GRIDSS 122
Group 3 429
Group 4 429
GS（ゲノムシークエンシング） 259
GTPase dynamin-related protein 1（DRP1）
340
guanine 7
GWAS（ゲノムワイド関連解析） 185, 253,
256, 667g
　参加者の祖先分布 229f
G タンパク質 427
G バンド 17
G 分染法（Giemsa 染色） 17, 72, 659g

■ H

H1 10
h2（遺伝率） 663g
H2A 10
H2A.X 43
H2B 10
H3 10
H3K4me2 159
H3K4me3 159, 170
H3K9ac 158
H3K9 メチル化 42
H3-K27M 431
H3K27 アセチル化 42
H4 10
H19 164
half-sib（半同胞） 129
haploid（一倍体） 15, 662g
haploinsufficiency（ハプロ不全） 85, 102,
103b, 677g
haplotype（ハプロタイプ） 127, 199, 240,

677g
Haplotype Mapping Project（ハプロタイプ
マッピングプロジェクト） 253
HapMap（ハプロタイプマップ） 252, 253
HapMap プロジェクト（HapMap Project）
253
Hardy-Weinberg equilibrium（HWE,
Hardy-Weinberg 平衡） 203
Hardy-Weinberg の法則 219, 659g
Hardy-Weinberg 平衡 203
Hb A 274, 278, 284
Hb Barts 282
Hb E 288
Hb F 274, 279, 289
Hb H 282
Hb Hammersmith 280
Hb Hyde Park 280
Hb Kempsey 273, 281
Hb S 278
HBB 228
hCG（ヒト絨毛性ゴナドトロピン） 463
HD（Huntington 病） 148, 150
HDAC 阻害薬 172
HDR（相同組換え修復） 362
Health Insurance Portability and Accountabili-
ty Act（HIPAA, 医療保険の相互運用性と説
明責任に関する法律） 508
hearing loss（nonsyndromic） 551c
Heinz 小体 280
HELLP 症候群 33
hematopoietic（造血組織） 407
hematopoietic stem and progenitor cell
（HSPC, 造血幹細胞・前駆細胞） 364
hematopoietic stem cell（HSC, 造血幹細胞）
362
hemizygous（ヘミ接合） 127, 261, 679g
hemizygoute（ヘミ接合体） 679g
hemoglobin switching 680g
hemoglobinopathy（ヘモグロビン異常症）
269
hemophilia（血友病） 573c
hemophilia A（血友病 A） 141, 227
hepatocellular carcinoma（肝細胞がん） 436
HER2 424
hereditary amyloidosis（遺伝性アミロイドーシ
ス） 356
hereditary breast and ovarian cancer 534c
hereditary diffuse gastric and lobular breast
cancer syndrome（小葉乳がん症候群） 420
hereditary hemochromatosis（遺伝性ヘモクロ
マトーシス） 133, 353, 495, 571c
hereditary persistence of fetal hemoglobin

（HPFH, 遺伝性高胎児ヘモグロビン症）
277
hereditary retinoblastoma（遺伝性網膜芽細胞
腫） 348
hereditary sensory and autonomic neuropathy
type 1（HSAN1E, 遺伝性感覚性自律神経
ニューロパチー 1） 169
heritability（遺伝率） 179, 210, 663g
heritable cancer syndrome（遺伝性がん症候群）
409
heterochromatin（ヘテロクロマチン） 43,
157, 679g
heterochronic expression（異時性発現） 269
heterodisomy（ヘテロダイソミー） 97, 679g
heterogeneity（異質性） 60, 188, 661g
heteroplasmy（ヘテロプラスミー） 152, 332,
679g
heteroploid（異数体） 81
heteroploidy（異数性） 662g
heterozygote（ヘテロ接合体） 127, 679g
heterozygote advantage（ヘテロ接合体の優位
性） 216, 228, 282, 679g
heterozygote screening（ヘテロ接合体スクリー
ニング） 497
heterozygous（ヘテロ接合） 127, 679g
heterozygous carrier（ヘテロ接合性保因者）
273
hex A（ヘキソサミニダーゼ A） 300
hex A 偽欠損症アレル 300
HEXA 300
HEXB 300
HFE 495, 571c
HGSVC 99
high mutation burden（高変異量） 420
HIPAA（医療保険の相互運用性と説明責任に
関する法律） 508
Hirschsprung 病（Hirschsprung disease,
HSCR） 196, 415
histocompatibility 673g
histone（ヒストン） 157, 678g
histone acetyltransferase（ヒストンアセチルト
ランスフェラーゼ） 158
histone deactylase（ヒストンデアセチラーゼ）
158
histone demethylase（ヒストンデメチラーゼ）
159
histone-lysine methyltransferase（ヒストンリシ
ンメチルトランスフェラーゼ） 158
histone modification（ヒストン修飾） 42, 158
histone variant（ヒストンバリアント） 42
HLA（ヒト白血球抗原） 198, 253, 254b, 678g
*HLA-B*1502* 492, 519c

HLA-B*5701　492, 519c

HLADRB1　198

HMG-CoA 還元酵素（3-ヒドロキシ-3-メチルグルタリル CoA 還元酵素）　310, 352

HNF1A-MODY　556c

holandric inheritance　668g

holoenzyme（ホロ酵素）　299, 681g

holoprosencephaly (nonsyndromic)　579c

homeobox gene　680g

Homo sapiens（ホモ・サピエンス）　205

homocystinuria（ホモシスチン尿症）　304, 356

homogeneously staining region（HSR，均質染色部位）　430, 665g

homologous chromosome（相同染色体）　6, 127

homologous paring（相同対合）　282

homologue（ホモログ）　6, 673g

homology　673g

homology-directed repair（HDR，相同組換え修復）　362

homoplasmy（ホモプラスミー）　152, 680g

homozygote（ホモ接合体）　127, 680g

homozygous（ホモ接合）　127, 680g

hot spot（ホットスポット）　242

housekeeping gene（ハウスキーピング遺伝子）　39, 677g

housekeeping protein（ハウスキーピングタンパク質）　293

HOX　394, 396

HOX 転写因子　395

HPFH　277

HSAN1E（遺伝性感覚性自律神経ニューロパチー 1）　169

HSCR　196

HSCR-L　196

HSCR-S　196

HSC 移植　364

HSP40 ファミリー　298

HSPC（造血幹細胞・前駆細胞）　364

HSR（均質染色領域）　665g

HSR（薬物過敏症）　362

HSR（薬物過敏性）　492

HTT　148, 149, 582c

human chorionic gonadotropin（hCG，ヒト絨毛性ゴナドトロピン）　463

human epidermal growth factor receptor 2（HER2，ヒト上皮細胞増殖因子受容体 2）　424

Human Gene Mutation Databases　55, 99

human genome（ヒトゲノム）　5

Human Genome Project（ヒトゲノム計画）　1, 11, 55, 678g

Human Genome Structural Variation Consortium（HGSVC）　99

human leukocyte antigen（HLA，ヒト白血球抗原）　198, 678g

huntingtin（ハンチンチン）　340

Huntington 病（HD）　2, 136, 148, 150, 206, 337, 340, 361, 582c
　予防的検査　505

Hurler 症候群　365

Hutchinson-Gilford 型早老症　154

HWE（Hardy-Weinberg 平衡）　203, 219

hybridization　677g

hydatidiform mole（胞状奇胎）　164, 680g

hydrops fetalis（胎児水腫）　282

hypercoagulability（凝固亢進）　195

hypermutability（超変異性）　430

hyperphenylalaninemia（高フェニルアラニン血症）　295, 348

hypersensitivity reaction（HSR，薬物過敏症）　492

Hypertrophic Cardiomyopathy　585c

hypophosphatemic rickets（X 連鎖低リン血症性くる病）　143b

I

I-cell 病（I-cell disease）　302, 359

IAP（intracisternal A-particle）　161

IBD（同祖性）　211, 212f

IBS（同質性）　211, 212, 212f

IBVL　232b

IBVL（Indigenous Background Variant Library，先住民基盤バリアントライブラリー）　232b

IC（インプリンティングセンター）　164

IC1 ドメイン　164

IC2 ドメイン　164

IDDM（インスリン依存性糖尿病）　197

identical by descent（IBD，同祖性）　211

identical by state（IBS，同質性）　211

idiopathic cerebral vein thrombosis（特発性脳静脈血栓症）　195

idiopathic chronic pancreatitis（特発性慢性膵炎）　313

IFITM5　324

IFNGR2　304

IFRD1（インターフェロン関連発生調節因子 1 遺伝子）　316

IgE 介在性　492

IGF2　161, 164

IGF2（インスリン様増殖因子 2）　161

IL2RG　372

IL8（インターロイキン 8 遺伝子）　316

imatinib（イマチニブ）　428

immunoglobulin gene superfamily　681g

imprinted domain（インプリントドメイン）　164

imprinted gene（インプリント遺伝子）　164, 663g

imprinting（インプリンティング）　98, 663g

imprinting center（IC，インプリンティングセンター）　48, 108, 158b, 164, 663g

imprinting control region（インプリンティング制御領域）　48, 158b, 164

imprinting disorder（インプリンティング疾患）　163

in-frame deletion　663g

in silico 解析　69

in situ ハイブリダイゼーション（*in situ* hybridization）　659g

in situ 分子雑種形成　659g

in vitro fertilization（IVF，体外受精）　163, 464, 673g

in vivo　368

inbreeding　666g
　coefficient of　666g

incidental finding（偶発的所見）　456

inclusion（封入体）　302

incomplete penetrance（不完全浸透）　129

incompletely dominant（不完全顕性）　132, 678g

indel　54, 58, 67b, 185, 659g

independent assortment（独立した分配）　239

index case（初発症例）　129, 290, 670g

individual autonomy（個人の自律）　503

individualized health care（個別化医療）　485

induced pluripotent stem cell　670g

induction　682g

Inflammatory Bowel Disease　544c

Ingram, Vernon　278

initiator codon（開始コドン）　35, 664g

inner cell mass　676g

inotersen　361

insertion（挿入）　54, 673g

insulator（インシュレーター）　32

insulin dependent diabetes mellitus（IDDM，インスリン依存性糖尿病）　197

intellectual disability（知的障害）　106

interferon-induced transmembrane protein 5（*IFITM5* 遺伝子）　324

interferon-related developmental regulator 1 gene（IFRD1，インターフェロン関連発生調節因子 1 遺伝子）　316

intergenic DNA　662g

intermediate allele（中間型アレル） 149

intermediate repeat expansion 674g

International Indigenous Data Sovereignty Interest Group（国際先住民データ主権利益団体） 232b

interphase（間期） 10, 665g

intervening sequenc 664g

Intrauterine Growth Restriction 590c

intron（イントロン） 30, 663g

inv(3) 106

inversion（逆位） 59, 88, 100, 666g

iPS 細胞 367, 391b

isochromosome（同腕染色体） 85, 96, 675g

isodisomy（イソダイソミー） 97, 662g

isolate 664g

isolated case（孤発例） 131, 668g

ivacaftor 349

IVF（体外受精） 464, 673g

I 細胞 302

J

joint probability（複合確率） 447

justice（正義） 503

K

Kabuki 症候群 170, 172

Kalydeco 349

karyotype（核型） 6, 18, 96, 664g

kb（kilobase, kilobase pair） 11, 659g

KCNIP4 30

KCNQ1 164

KCNQ1OT1 164, 531c

KDM6A 170

Kearns-Sayre 症候群 334

Kempsey 271

kindred（家系） 129, 664g

kinetochore（動原体） 15, 675g

Klinefelter 症候群 117

KMT2D 170, 172

Knudson, Alfred 415

Knudson の 2 ヒットモデル 417

KS（Kabuki 症候群） 172

L

L1（LINE） 14, 65

LCA（Leber 先天黒内障） 373

LCGR 136

LCR（座位制御領域） 32, 39, 276

LD（連鎖不平衡） 192, 210, 243, 250, 683g

LDL 200, 351

LDLR（LDL 受容体） 308, 558c

LDL コレステロール値 312

LDL 受容体 308, 351, 352

LDL 受容体欠損症 308

LDL リガンド 311

LD ブロック（LD block） 245, 246f, 253

Leber congenital amaurosis（LCA，Leber 先天黒内障） 373

Leber hereditary optic neuropathy（LHON，Leber 遺伝性視神経症） 151, 336

Leber 遺伝性視神経症 151, 151f, 336

Leber 先天黒内障 373

Leiden 195f

Leiden バリアント 195

lentivirus（レンチウイルス） 371

Leydig 細胞 116

LFS（Li-Fraumeni 症候群） 420, 421b, 429

LHON（Leber 遺伝性視神経症） 336

Li-Fraumeni 症候群（Li-Fraumeni syndrome，LFS） 417, 420, 421b, 429

likelihood ratio（尤度比） 247

likely benign（良性の可能性が高い） 230, 454

likely pathogenic（病的の可能性が高い） 230, 454

LINE 13, 14, 59, 65, 659g

LINE-1 99

linkage（連鎖） 242

linkage analysis（連鎖解析） 56b, 237, 683g

linkage disequilibrium（LD，連鎖不平衡） 210, 243, 683g

linkage map 683g

Linnaeus, Carl 209

LIS1 401

Lisch 結節 138

LLO（脂質結合型オリゴ糖） 302

LMNA 154

LMO2 372

lncRNA 33, 660g

locus（座位） 3, 6, 53, 127, 668g

locus control region（LCR，座位制御領域） 32, 39, 276

locus heterogeneity（座位異質性） 64, 153, 230, 247, 272, 668g

LOD 値（LOD score，Z） 248, 249, 660g

Loeys-Dietz 症候群 423

LOH（ヘテロ接合性の喪失） 418, 419, 420, 679g

long arm（長腕） 17

long interspersed nuclear element（LINE，長鎖散在反復配列） 13, 59, 99

long ncRNA（lncRNA，長鎖 ncRNA） 33

long QT syndrome 593c

loop 683g

loop extrusion（ループ押し出し） 44

loss of function（機能喪失） 3, 269

loss-of-function mutation/variant 666g

loss of heterozygosity（LOH，ヘテロ接合性の喪失） 419, 679

low density lipoprotein（LDL，低密度リポタンパク質） 200, 351

Lowe 症候群 380

LS（Lynch 症候群） 417, 421, 422, 423, 424

Lumpy 122

lymphoblastoid（リンパ芽球様） 71

lymphoblastoid cell 683g

lymphoid（リンパ組織） 407

Lynch syndrome（LS，Lynch 症候群） 422, 596c

Lynch 症候群 421, 422, 423, 596c

　2 ヒット 417

　遺伝カウンセリング 442

Lyon の法則（仮説） 660g

lysosomal storage disease（ライソゾーム蓄積病） 300

L-ドーパ 298

M

macroH2A（マクロ H2A） 50, 284

MAF（マイナーアレル頻度） 217

magnetic resonance imaging（MRI，磁気共鳴画像法） 468

major histocompatibility complex（MHC，主要組織適合複合体） 53, 198, 254b, 670g

male-limited precocious puberty（男性限性思春期早発症） 136

male-to-male transmission（男-男伝達） 143, 664g

maleficence 665g

malformation syndrome 665g

malignant（悪性） 407

malignant hyperthermia（悪性高熱症） 491

malignant transformation（悪性形質転換） 413

Manhattan plot（マンハッタンプロット） 185, 681g

manifesting heterozygote（症状発現ヘテロ接合体） 142, 670g

Manta 122

map distance（遺伝的距離） 242, 663g

MAPK 経路 633c

Marfan 症候群 2, 147f, 305, 352, 599c

marker chromosome（マーカー染色体） 85,

681g

massively parallel sequencing 674g

MatchmakerExchange（MME） 263, 264f

matchmaking program（マッチメーキング・プログラム） 237

maternal inheritance（母系遺伝） 151, 332, 680g

maternal serum α-fetoprotein（MSAFP, 母体血清中αフェトプロテイン） 462

maternal serum screening 680g

Mb（megabase, megabase pair） 660g

MBD（メチル CpG 結合ドメイン） 159

MBL2 194

MCAD（中鎖アシル CoA 脱水素酵素） 487, 602c

MCAD deficiency（中鎖アシル CoA 脱水素酵素欠損症） 487

MCC 476

mean（μ, 平均） 176

meconium ileus（胎便性イレウス） 313

MECP2 144, 631c

MeCP2 169, 284, 631c

MeCP2（CpG 結合タンパク質 2） 169

medium-chain acyl-CoA dehydrogenase deficiency（中鎖アシル CoA 脱水素酵素欠損症） 487, 506, 602c

medulloblastoma（髄芽腫） 429

meiosis（減数分裂） 15, 93, 238, 667g

meiosis I（第一減数分裂） 18

MELAS 335

MEN2 415

MEN2A 415

MEN2B 415

Mendel 7

Mendelian 681g

mendelian condition（メンデル遺伝病） 2

Mendelian Inheritance in Man のオンライン版 269

mendeliansusceptibilitytomycobacterial disease（MSMD, メンデル遺伝型マイコバクテリア感染感受性） 304

menstrual age（妊娠週数） 24

mesoderm 674g

mesonephric duct 674g

messenger RNA（mRNA, メッセンジャー RNA） 30, 269, 681g

metacentric（中部着糸型） 73, 675g

metaphase（中期, 分裂中期） 16, 71, 674g

metaphase plate（中期板） 238

metastasis 675g

metastasize（転移） 407

methemoglobin（メトヘモグロビン） 277, 681g

methylmalonic acidemia（MMA, メチルマロン酸血症） 358

methylome（メチローム） 173

MHC（主要組織適合複合体） 98, 199, 199b, 670g

MI（心筋梗塞） 191

Miami plot（マイアミプロット） 185

micro RNA（miRNA, マイクロ RNA） 269

microarry（マイクロアレイ） 255, 681g

microdeletion 677g

microdeletion and microduplication syndrome（微細欠失/微細重複症候群） 74

microRNA（miRNA, マイクロ RNA） 33, 681g

microsatellite（マイクロサテライト） 58, 681g

microsatellite instability 681g

migalastat（ミガーラスタット） 356

migration（移動） 206

milasen 362

Miller-Dieker 症候群 401, 605c

minor allele frequency 681g

miR-15a 280

miR-16-1 280

MIR 96 33

miRNA（マイクロ RNA） 33, 269, 280, 411, 681g

misclassification（誤分類） 214

misfolding（誤った折りたたみ） 315, 340

mismatch repair（MMR, ミスマッチ修復） 410

missense mutation（ミスセンス変異） 64, 681g

missense variant（ミスセンスバリアント） 64, 681g

mitochondrial bottleneck 681g

mitochondrial DNA 681g

mitochondrial genetic bottleneck（ミトコンドリアの遺伝的ボトルネック効果） 152

mitochondrial inheritance 681g

mitosis（体細胞分裂） 14, 93, 673g

mitotic spindle（紡錘体） 15, 71, 680g

MLH1 422, 424, 435, 596c

MLH1 425

MLID（多座位インプリンティング疾患） 163, 165

MLL1 431

MLPA 76, 320f, 326, 498, 660g

MMA（メチルマロン酸血症） 358

MMBIR（microhomology-mediated break-induced replication, マイクロホモロジーによる切断が誘導する複製） 101f, 103, 107

MME（Matchmaker Exchange） 263, 264f

MMR（ミスマッチ修復） 410, 425, 422

modifier gene（修飾遺伝子） 194, 272, 669g

molecular cytogenetics（分子細胞遺伝学） 75

molecular disease（分子病） 269

Molloy v. Meier 事件 509

Molloy 事件 509

MoM 462

MOMS（Management of Myelomeningocele Study） 480

monogenic diabetes 556c

monosomy（モノソミー） 81, 96, 682g

monozygotic（MZ, 一卵性） 163, 178

monozygotic（MZ）twins 662g

Morgan, Thomas Hunt 242

morphogen 682g

morphogenesis 667g

mosaic development 682g

mosaicism（モザイク） 24, 83, 112, 145, 472, 682g

most recent common ancestor（MRCA, 最も直近の共通祖先） 211

MPI 302

MPI-CDG 302

MRCA（最も直近の共通祖先） 211

MRI（磁気共鳴画像法） 468

mRNA 30, 35, 269, 681g

mRNA 治療 360

MS（多発性硬化症） 179, 181

MS-MLPA 76, 170

MSAFP 462, 463

MSH2 422, 424, 435, 596c

MSH6 422, 424, 435, 596c

MSH6 425

MSI（マイクロサテライト不安定性） 596c, 681g

MSI＋ 422, 425

MSL 228

MSMD（メンデル遺伝型マイコバクテリア感染感受性） 304

mtDNA（ミトコンドリア DNA） 151, 332, 681g

　　母系遺伝 151

mtDNA depletion syndrome（ミトコンドリア DNA 枯渇症候群） 336

Muir-Torre 症候群 422

Müller 管構造 119

multi-locus imprinting disorder（MLID, 多座位インプリンティング疾患） 163

multifactorial（多因子性） 175

multifactorial disorder（多因子疾患） 3, 175, 674g

multiple endocrine neoplasia, type 2（MEN2,

多発性内分泌腫瘍症 2 型） 415
multiple hypothesis testing（多重仮説検定）
　257, 674g
multiple sclerosis（MS, 多発性硬化症） 179
multiples of the median（MoM） 462
multiplex ligation-dependent probe amplifica-
　tion 660g
mutagen（変異原） 61, 227, 680g
mutant（変異体） 53, 680g
mutation（変異） 3, 53, 680g
mutation rate（変異率） 60, 225, 680g
mutational burden（変異量） 410, 423, 424
MYB 279
MYC 428
MYH7 31, 585c
myocardial infarction（MI, 心筋梗塞） 191
myoclonic epilepsy with ragged-red fibers
　（MERRF, 赤色ぼろ線維を伴うミオクロー
　ヌスてんかん） 151, 608c
myotonic dystrophy 1（筋強直性ジストロ
　フィー 1 型） 337
MZ（一卵性） 178, 182
M 期 16

■ N

N-アセチルグルタミン酸合成酵素欠損症
　（*N*-acetylglutamate synthetase deficiency）
　357
N-結合型糖鎖付加部位 304
NADPH 568c
NAHR（非アレル間相同組換え） 100, 101f,
　107, 282, 529c
Nanog 161
natural selection（自然選択） 203, 669g
NBD1 315
NCBI ClinVar 123t
NCBRS 170
ncRNA（非コード RNA） 28, 33, 269, 677g
　インプリンティング 48
N_e（有効集団サイズ） 206
negative correlation（負の相関） 180
negative predictive value（NPV, 陰性的中率）
　467, 494, 663g
neoantigen（ネオアンチゲン） 423
neoplasia（新生物） 407, 670g
neural tube defect（NTD, 神経管閉鎖不全症）
　452, 461
neuroblastoma（神経芽細胞腫） 430
neurofibrillary tangle（神経原線維変化） 328
neurofibromatosis type 1（NF1, 神経線維腫症
　1 型） 138, 249, 611c

neuroma（神経腫） 415
newborn screening（新生児スクリーニング）
　486
next generation sequencing（NGS, 次世代
　シークエンシング） 237, 409, 669g
NF1 435, 611c
NF1 138, 146, 249, 417, 611c
NGS（次世代シークエンシング） 409
NHEJ（非相同末端結合） 100, 101f, 103, 107
Nicolaides-Baraitser 症候群（NCBRS） 170
NIDDM（非インスリン依存性糖尿病） 197
NIPS（非侵襲的出生前スクリーニング） 465,
　677g
NIPT（非侵襲的出生前検査） 465, 677g
NLRP5 165
NMD（ナンセンス変異依存性 mRNA 分解）
　288
NOD 546c
non-insulin dependent diabetes mellitus
　（NIDDM, 非インスリン依存性糖尿病）
　197
non-storage disease（非蓄積性疾患） 364
nonallelic homologous recombination
　（NAHR, 非アレル間相同組換え） 100,
　107, 282
noncoding gene（非コード遺伝子） 7, 677g
noncoding RNA（ncRNA, 非コード RNA）
　28, 33, 157, 269, 411, 677g
noncoding strand 677g
nondirective counseling（非指示的カウンセリ
　ング） 513
nondisjunction（不分離） 21, 83, 93, 672g
nonhomologous end joining（NHEJ, 非相同
　末端結合） 100, 107
noninvasive prenatal screening（NIPS, 非侵襲
　的出生前スクリーニング） 73b, 465, 677g
noninvasive prenatal testing（NIPT, 非侵襲的
　出生前検査） 465, 677g
nonmaleficence（無危害） 503
nonparental（非同一） 239
nonPKU hyperphenylalaninemia（非 PKU 高
　フェニルアラニン血症） 296
nonprocessed pseudogene（プロセシングを受
　けない偽遺伝子） 32
nonrecombinant chromosome（非組換え染色
　体） 239
nonsense codon（ナンセンスコドン） 35
nonsense-mediated mRNA decay（NMD, ナ
　ンセンス変異依存性 mRNA 分解） 64, 288,
　676g
nonsense mutation 676g
nonsense variant 676g

nonsynonymous（非同義） 58, 678g
Noonan 症候群 633c
normal distribution（正規分布） 176, 671g
novel property mutation 670g
Novembre, John 213
NPV 467
NR5A1 119
NSD1 169
NSD1 169
NT（胎児後頸部透亮像） 464, 674g
NTD（神経管閉鎖不全症） 388, 461
NT 計測 464
nuchal translucency（NT, 胎児後頸部透亮像）
　464, 674g
nuclear domain（核ドメイン） 276
nucleoside 676g
nucleosome（ヌクレオソーム） 10, 42, 676g
nucleotide 676g
nucleotide repeat disease（リピート病） 337
null allele（ヌルアレル） 273, 676g
nusinersen（ヌシネルセン） 360

■ O

obligate carrier（絶対保因者） 142
Oct4 161
oculopharyngeal muscular dystrophy（眼咽頭
　型筋ジストロフィー） 337
odds（オッズ） 179, 248, 664g
odds ratio（OR, オッズ比） 179, 251, 664g
OI（骨形成不全症） 320
oligonucleotide 664g
OMIM（Online Mendelian Inheritance in
　Man） 123t, 127, 128, 269, 498
onasemnogene abeparvovec（オナセムノゲンア
　ベパルボベク） 360
oncogenic（がん原性） 410, 665g
oncomir（腫瘍関連マイクロ RNA） 411
oncomir *miR-106a* 429
Online Mendelian Inheritance in Man
　（OMIM） 123t, 127, 128, 269, 498
oogonia（卵原細胞） 116, 682g
oogonium（卵原細胞） 23
open reading frame（オープンリーディングフ
　レーム） 287, 664g
OPN1LW 223
OPNMW 223
optical mapping（オプティカルマッピング）
　123
OR（オッズ比） 251, 664g
OR（嗅覚受容体） 32
oral contraceptive（経口避妊薬） 195

origin of replication　678g

ornithine transcarbamylase deficiency（オルニチントランスカルバミラーゼ欠損症）　351, 618c

ORP1　154

orthologous（オーソロガス）　69, 664g

OR 遺伝子ファミリー　48

osteogenesis imperfecta（OI，骨形成不全症）　320, 469

overexpression（過剰発現）　103b

ovum（卵子）　23

oxygen-regulated photoreceptor protein（酸素調節光受容体タンパク質）　154

■ P

p　17, 660g

P　129

p.Phe508del　56

p53　410
　アフラトキシン B1　436

p110 Rb1　419

P450　307

pachytene（太糸期）　18, 673g

PADI6　165

PAGE（米国におけるゲノム学と疫学を用いた集団構造研究）　213

PAGN（フェニルアセチルグルタミン）　351

PAH（フェニルアラニン水酸化酵素）　294, 295, 296, 297, 298, 348

PAH バリアントデータベース　298

PALB2　421, 424, 425

Pallister-Hall 症候群　404

pancreatic insufficient　313

PAPP-A（妊娠関連血漿タンパク質 A）　463

paracentric inversion（腕内逆位）　88

paraganglioma（PGL，遺伝性傍神経節腫）　147

paralogous（パラログ）　99, 677g

Paramesonephric duct　680g

parental（親と同一）　239

parental transmission bias（親伝達バイアス）　148, 664g

Parkinson disease（PD，Parkinson 病）　451

Parkinson 病，リスク推定　451

PARP 阻害薬　424

partial aneusomy（部分異数性）　112, 678g

partial hydatidiform mole（部分胞状奇胎）　81

partial monosomy（部分モノソミー）　85

partialtrisomy（部分トリソミー）　84

passenger gene variant　677g

passenger mutation（パッセンジャー変異）

410

pathogenic（病的）　3, 230, 454

pathogenic variant（病的バリアント）　2, 62, 678g

patisiran（パチシラン）　361

PAX3　403

PBG（ポルフォビリノーゲン）　307

PCA　208

PCGP　409

PCH（精密小児医療）　500

PCR（ポリメラーゼ連鎖反応）　76, 259, 681g

PCSK9　308

PCSK9 阻害剤　352

PCSK9 プロテアーゼ（proprotein convertase subtilisin/kexin type 9）　312

PD（Parkinson 病）　451

Pearson, Karl　208

PECAN ポータル　408, 409

Pediatric Cancer Genome Project（PCGP）　409

pedigree（家系）　181, 237

pedigree（家系図）　2, 129, 444, 664g

PEG　358

PEG-ADA　358

Pegvaliase（ペグバリアーゼ）　359

penetrance（浸透率）　3, 69, 129, 247, 670g

pericentric inversion（腕間）　88

personalized genomic medicine（個別化ゲノム医療）　498

Peutz-Jeghers 症候群　420, 421b

PGC（精神医学ゲノムコンソーシアム）　255

PGD（着床前遺伝子診断）　479

PGL（遺伝性傍神経節腫）　147

PGT（着床前遺伝学的検査）　479

PGT aneuploidy（PGT-A）　479

PGT monogenic（PGT-M）　479

PGT structural rearrangement（PGT-SR）　479

pharmacodynamics（薬力学）　489

pharmacogenetics（薬理遺伝学）　307, 489, 682g

pharmacogenomic profile（薬理ゲノム学的プロファイル）　492

pharmacogenomics（薬理ゲノム学）　488, 682g

pharmacokinetics（薬物動態）　489, 682g

phase（相）　240, 672g

PheCodes　176

phenocopy（表現型模写）　184, 444, 678g

phenotype（表現型）　1, 27, 107, 127, 678g

phenotype-genotype correlation（表現型-遺伝型相関）　316

phenotypic heterogeneity（表現型異質性）　153

phenotypic sex（表現型の性）　115

phenotypic threshold effect（表現型閾値効果）　335, 678g

phenylacetylglutamine（PAGN，フェニルアセチルグルタミン）　351

phenylalanine ammonia lyase（フェニルアラニンアンモニアリアーゼ）　359

phenylalanine hydroxylase（PAH，フェニルアラニン水酸化酵素）　294, 348

phenylketonuria（PKU，フェニルケトン尿症）　222, 293, 347

phe 値　296

Philadelphia 染色体（Philadelphia chromosome）　427, 427f, 660g

PKD　621c

PKU（フェニルケトン尿症）　222, 293, 295, 296, 347
　スクリーニング　486

Plasmodium（マラリア原虫）　215

Plasmodium vivax　217

pleiotropic（多面発現性）　128, 674g

pleiotropy（多面発現）　3, 128, 674g

pluripotent　674g

PML ボディ　43

PMP22　271

PMS2　422, 424, 435, 537c

PMS2　425

POAD（軸後性肢端顔異骨症）　264

point mutation（点変異）　64, 675g

polar body　666g

polyadenylation（ポリアデニル化）　35, 288

polyadenylation site　680g

polycystic kidney disease（多発性嚢胞腎）　135, 621c

polyethylene glycol（PEG，ポリエチレングリコール）　358

polygenic（多遺伝子性）　257, 674g

polygenic risk score（PRS，ポリジェニックリスクスコア）　157, 175, 187, 232, 257, 444, 503

polyglutamine disorder（ポリグルタミン病）　148

polymerase chain reaction（PCR，ポリメラーゼ連鎖反応）　76, 681g

polymorphism（多型）　3, 54, 674g

population（集団）　207

population-based ascertainment（集団にもとづく確認）　184

population genetics（集団遺伝学）　60, 203, 670g

positive correlation（正の相関）　179

positive family history（家族歴陽性）　179

positive predictive value（PPV，陽性的中率）　457, 467, 494, 682g

postaxial acrofacial dysostosis（POAD，軸後性肢端顔異骨症）　264

posterior probability（事後確率）　447

potentiator（増強薬）　355

PPV（陽性的中率）　467

Prader-Willi 症候群　33, 108, 147, 163, 164, 624c

　　出生前診断　477

premature ovarian failure，premature ovarian insufficiency（早発卵巣機能不全）　121b

premature termination codon（PTC，早期終止コドン）　64

precision child health（PCH，精密小児医療）　500

precision medicine（精密医療）　374

preconception screening（妊娠前スクリーニング）　461

pregnancy-associated plasma protein A（PAPP-A，妊娠関連血漿タンパク質A）　463

preimplantation diagnosis　674g

preimplantation genetic diagnosis（PGD，着床前遺伝子診断）　479

preimplantation genetic testing（PGT，着床前遺伝学的検査）　453, 479

premature ovarian failure（早発卵巣機能不全）　16, 673g

premutation（前変異）　149, 672g

prenatal diagnosis（出生前診断）　440, 461

prenatal phenotype expansion（出生前表現型拡大）　475

prenatal screening（出生前スクリーニング）　461

presenilin 1（プレセニリン1）　327

presenilin 2（プレセニリン2）　327

primary constriction（一次狭窄）　17, 73, 662g

primary finding（一次的所見）　507

primary oocyte（一次卵母細胞）　23

primary site（初発部位）　407

primary spermatocyte（一次精母細胞）　22

primary transcript　662g

primordial germ cell（始原生殖細胞）　21

principal component analysis（PCA，主成分分析）　208

prior probability（事前確率）　447

proα1（I）コラーゲン　368

proα1（I）鎖　321

proα2（I）　322

proband（発端者）　129, 175, 680g

processed pseudogene（プロセシングを受けた偽遺伝子）　33

prodrug（プロドラッグ）　489

progressive hearing loss（進行性聴力障害）　139

progressive hearing loss（進行性難聴）　33

Project Genomics Evidence Neoplasia Information Exchange（GENIE）　409

prokaryote（原核生物）　29

prometaphase（前中期）　16, 672g

prometaphase banding（前中期分染法）　74

promoter（プロモーター）　31, 679g

pronucleus（前核）　23, 671g

prophase（前期）　16, 671g

propionic acidemia（プロピオン酸血症）　357

propositus　680g

protein augmentation（タンパク質増量）　358

protein-coding gene　27

proteome（プロテオーム）　28, 679g

proteomics　679g

Proteus Syndrome　587c

Proteus 症候群　587c

prothrombin（プロトロンビン）　195

proto-oncogene（がん原遺伝子）　271, 411, 413, 665g

PRS（polygenic risk score）　175, 187, 232, 257, 444, 503, 680g

PSEN1　526c

pseudoautosomal locus（偽常染色体座位）　145

pseudoautosomal region（偽常染色体領域）　23, 110, 114, 145

pseudodeficiency allele（偽欠損症アレル）　300, 665g

pseudodicentric（偽性二動原体）　86

pseudogene（偽遺伝子）　32, 665g

pseudomosaicism（偽性モザイク）　89, 472, 665g

Psychiatric Genomics Consortium（PGC，精神医学ゲノムコンソーシアム）　255

PTCH1　404

PUBS（臍帯穿刺，経皮的臍帯血サンプリング）　669g

pure dominant（完全顕性）　132

purine　7, 679g

pyrimidine（ピリミジン）　7, 29, 678g

p 値　187, 208, 252

p 値ハッキング　188

■ Q

q　17, 660g

QT 延長症候群　593c

quadrivalent（四価染色体）　86, 105, 682g

quadruple screen（クアドラブル・スクリーニング）　464

qualitative trait（量的形質）　176, 669g

quantitative phenotype（量的表現型）　176

quantitative trait　682g

■ R

r　179

race（人種）　204, 209b

RAD51C　421, 424, 425

RAD51D　421

ragged-red fiber〔赤色ぼろ（筋）線維〕　335

random mating　682g

RAS　427, 633c

RB1　418, 419, 429, 628c

RB1（網膜芽細胞腫遺伝子）　348, 415, 628c

reader（リーダー）　159

reading frame（読み枠）　35, 65, 682g

rearrangement（再構成）　54, 410, 668g

recall bias（想起バイアス）　184

receptor antagonism（受容体拮抗）　352

recessive（潜性）　131, 672g

reciprocal translocation（相互転座）　86, 673g

recombinant　666g

recombinant chromosome（組換え染色体）　106, 239, 666g

recombination（組換え）　18

recombination fraction　666g

Recommended Uniform Screening Panel（RUSP，統一スクリーニングパネル）　486

recurrence risk　669g

reduced penetrance（不完全浸透）　129

reduction division　667g

redundancy　670g

reference sequence（参照配列）　54

region of homozygosity（ROH，ホモ接合領域）　76

regulative development　675g

regulatory element（調節配列）　32, 675g

regulatory gene　675g

relative risk（RR，相対リスク）　251, 508, 673g

relative risk ratio（相対リスク比）　178, 673g

remodeler（リモデリング因子）　159

repeat　659g

repetitive DNA（反復 DNA）　13, 659g

replacement（補充）　350

replication study（再現研究）　257

replicative segregation（複製分離）　152, 678g

reproductive compensation（生殖による相殺）
514

repulsion 673g

RET 196, 402, 415

retinitis pigmentosa（RP，網膜色素変性症）
154, 194, 241

retinoblastoma（網膜芽細胞腫）226, 415,
628c

retrotransposition（レトロ転位）33, 59, 683g

retrovirus（レトロウイルス）370, 683g

Rett 症候群 144, 169, 284, 631c

reverse transcriptase（逆転写酵素）428, 666g

Rh 遺伝型判定 467

ribonucleic acid（RNA，リボ核酸）29, 682g

ribosomal RNA（rRNA，リボソーム RNA）
30

ribosome（リボソーム）30, 682g

ring chromosome（環状染色体）85, 665g

risdiplam（リスジプラム）360

risk 682g

risk assessment（リスク評価）441

RNA（リボ核酸）29, 269, 660g

RNA（ribonucleic acid）660g

RNA editing（RNA 編集）40, 660g

RNA interference（RNAi，RNA 干渉）361,
660g

RNA polymerase 660g

RNA polymerase II（RNA ポリメラーゼ II）
34

RNA splicing（RNA スプライシング）34,
660g

RNAi（RNA 干渉）361

RNAi 治療 361, 660g

RNA 干渉 361, 660g

RNA 結合タンパク質 339

RNA シークエンシング 266

RNA スプライシング 34, 39, 660g

RNA スプライシングバリアント 286

RNA 編集 40, 660g

RNA ポリメラーゼ 660g

RNA ポリメラーゼ II 34, 39

Robertson（型）転座 84f, 86, 96, 97f, 660g

Robertsonian translocation〔Robertson（型）転
座〕86, 96, 660g

Roberts 症候群 16

Robin シークエンス 381

ROH（ホモ接合領域）76

Roifman 症候群 615c

Rom1 194

romidepsin（ロミデプシン）431

Royal Dutch Association for the Advancement
of Pharmacy-Pharmacogenetic Working

Group（DPWG，オランダ王立薬学振興協
会薬理遺伝学作業部会）491

RP（網膜色素変性症）194, 241

RP9 249

RP9 241f

RPE65 373

RPE65-LCA 373

RR（相対リスク）251, 673g

rRNA 30

mtDNA 332

RTS 172

Rubinstein-Taybi 症候群 172, 380

RUSP（統一スクリーニングパネル）486

Russell-Silver 症候群 163, 164

RYR1 491

S

s 225

Safer v. Estate of Pack 事件 509

Saguenay-Lac-Saint-Jean 地域 135, 206

Sandhoff 病（Sandhoff disease）300

Sanger シークエンシング（Sanger sequencing）
498, 660g

Sanger 法 72f

sarcolemma（筋線維鞘）319

sarcoma（肉腫）407

satellite（サテライト）73

satellite DNA（サテライト DNA）13, 669g

scAAV9 373

SCAD（短鎖アシル CoA 脱水素酵素）487

SCAD deficiency（短鎖アシル CoA 脱水素酵素
欠損症）487

scaffold 661g

Scala Naturae（自然の階段）209

SCD（鎌状赤血球症）363

schizoaffective disorder（統合失調感情症）191

schizophrenia（統合失調症）190

SCID（重症複合免疫不全症）358, 364

遺伝子治療 370, 372

SCNN1 315

SD（ショートリード）265

SD（標準偏差）99, 176

SDHD 147

SDOH（社会的規定要因）210

second degree（第二度近親）129

secondary finding（二次的所見）456, 507

secondary oocyte（二次卵母細胞）23

secondary spermatocyte（二次精母細胞）22

segdup 59

segmental（分節性）146

segmental duplication（SD，分節重複）14,

99, 679g

segregation（分離）97, 175, 239, 679g

segregation distortion 679g

selection（選択）144, 672g

selection of sex（性別選択）504

self-complementary AAV9（scAAV9，自己相
補型 AAV9）372, 373

semidominant（半顕性）132

sense strand（センス鎖）35, 672g

sensitivity 665g

sensorineuralprelingual deafness（感音難聴）
335

sepiapterin reductase（セピアプテリン還元酵
素）299

sequence 27, 664g

SERPINA1 305

Sertoli-Leydig 細胞腫瘍 411

SETDB1 159

SETDB2 159

severe combined immunodeficiency（SCID，重
症複合免疫不全症）358

sex chromatin 671g

sex chromosome（性染色体）6, 110, 671g

sex determination（性決定）110

sex-determining region（性決定領域）115

sex-influenced 670g

sex-influenced phenotype（従性表現型）133

sex-limited（限性疾患）504, 668g

sex-linked 671g

sex-specific differentiation（性特異的分化）
115

shared decision making（共同意思決定）440

shared lineage of recent common ancestor（最
近の共通祖先を共有する血統）206

SHH 37b, 39

SHH 397, 429, 579c

short arm（短腕）17

short interspersed element（SINE，短鎖散在反
復配列）99

short tandem repeat（STR，短鎖縦列反復配
列）58, 681g

shortchain acyl-CoA dehydrogenase deficiency
（短鎖アシル CoA 脱水素酵素欠損症）487

SHOX 145

SHOXY 145

sib（同胞）129, 675g

sibling（同胞）129, 178, 675g

sibship（同胞群）129, 675g

sickle cell disease（SCD，鎌状赤血球症）182,
228, 269, 363, 497, 636c

sickle cell trait（鎌状赤血球形質）278, 636c

significance（有意性）252

silencer　669g

Silent Genomes Project　232b

simple β-thalassemia（単純 β サラセミア）　285

SINE（短鎖散在反復配列）　99

single-copyDNA（単一コピー DNA）　13, 674g

single-gene disorder（単一遺伝子疾患）　2, 127, 269, 674g

single nucleotide variant（SNV．一塩基バリアント）　53, 79, 245, 662g

SIR（標準化罹患比）　678g

siRNA（低分子干渉 RNA）　361, 368, 675g

sirolimus（シロリムス）　481

sister chromatid（姉妹染色分体）　15

SIX　380

SJS（Stevens-Johnson 症候群）　492

skewed X inactivation（偏りのある X 不活化）　142

SLC35A2-CDG（CDGIIf）　350

SLC39A8-CDG（CDGIIn）　350

SLCO1B1　252

slipped mispairing（スリップ誤対合）　337

slipped strand mispairing　671g

SMA（脊髄性筋萎縮症）　360
　　遺伝子治療　372
　　保因者頻度　325

SMA1 型　325

SMA2 型　325

SMA3 型　325

small interfering RNA（siRNA．低分子干渉 RNA）　361, 675g

small molecule（小分子）　354

small nucleolar RNA（snoRNA．核小体低分子 RNA）　33

SMARCA2　170

SMARCA4　170

SMARCB1　170

Smith-Lemli-Opitz 症候群　380, 464

SMN-C クラス　360

SMN1　260, 325, 360

SMN タンパク質　372

snoRNA（核小体低分子 RNA）　33, 110

SNP（一塩基多型）　185, 188

SNP アレイ　660g

SNP プローブ　76

SNV（一塩基バリアント）　54, 67, 79, 245, 251, 662g

socialdeterminants of health（SDOH．社会的規定要因）　210

SoftSV　122

solenoid（ソレノイド）　10, 673g

somatic cell（体細胞）　6, 14, 407, 673g

somatic mosaicism（体細胞モザイク）　146

somatic mutation（体細胞変異）　60, 413, 673g

somatic rearrangement（体細胞再構成）　46, 673g

somatic recombination（体細胞分裂時の組換え）　21

SORL1（sortilin-related receptor 1）　332

sotalol（ソタロール）　481

Sotos 症候群（Sotossyndrome）　169

Southern blotting　669g

SOX　119, 391

specialty protein　676g

specification　676g

specificity（特異性）　63, 676g

sperm（精子）　22

spermatid（精細胞）　22

spermatogonia（精原細胞）　117, 671g

spermatogonium（精原細胞）　22

spermatozoon（精子）　22

spinal muscular atrophy（SMA．脊髄性筋萎縮症）　325, 3

spinocerebellar ataxia（脊髄小脳失調症）　337

spliceopathy（スプライス異常症）　340

splicing（スプライシング）　65, 670g

split-foot malformation（裂足奇形）　137

split-hand malformation（裂手奇形）　137

splithand deformity（裂手奇形）　450

sporadic　669g

sporadic（孤発性）　181

sporadic（散発性）　96, 131

SRY　115, 119

stalk（ストーク）　73

standard deviation（SD．標準偏差）　176

standardized incidence ratio　678g

statin（スタチン）　352

statin-induced myopathy（スタチン誘導性ミオパチー）　252

stem cell　665g

steroid sulfatase deficiency（ステロイドスルファターゼ欠損症）　464

Stevens-Johnson 症候群　492, 518c

Stickler 症候群　381

stop codon（終止コドン）　35, 669g, 670g

STR（短鎖縦列反復配列）　58, 681g

strand-seq　99

stratification（層別化）　204, 256, 453, 673g

structural abnormality（構造異常）　79

structural gene（構造遺伝子）　278, 668g

structural protein　668g

structural rearrangement/variant　668g

structurallyabnormal X chromosome（構造異

常 X 染色体）　112

structure variant（構造バリアント）　65

subchromosomal region（微細染色体領域）　93

submetacentric（次中部着糸型）　73, 669g

substitution（置換）　54

substrate augmentation（基質増強）　350

substrate reduction（基質制限）　349

supernumerary chromosome（過剰染色体）　85

survival motor neuron 1（SMN1）　360

survival motor neuron protein（運動神経細胞生存タンパク質）　325

SVA（SINE-R/VNTR/Alu）　99

SVseq2　122

synapsis（対合）　18, 83, 675g

synaptonemal complex（接合糸複合構造）　18, 671g

syndrome　670g

syndromic CL（P）〔症候群性 CL（P）〕　181

synonymous（同義）　58, 222, 675g

synonymous substitution（同義置換）　222, 675g

synteny　670g

Systema Naturae（自然の体系）　209

S 期　15

■ T

T-cell antigen receptor　660g

T1D（1 型糖尿病）　197

T2D（2 型糖尿病）　197

TAD（トポロジカルドメイン）　43, 45f, 396

tandem mass spectrometry（TMS．タンデム質量分析）　487

tandem repeats（縦列反復配列）　13, 670g

Tarasoff v. the Regents of the University of California（タラソフ事件）　509

targeted screening panel（標的スクリーニングパネル）　68

TATA box（TATA ボックス）　38, 660g

Tatton-Brown-Rahman 症候群（TBRS）　168

Tay-Sachs 病（Tay-Sachs disease）　207, 295, 497, 638c

TBRS（Tatton-Brown-Rahman 症候群）　168

TBX　402

TCR（T 細胞抗原受容体）　660g

TDT（輸血依存性 β サラセミア）　363

telocentric（末端着糸型）　73, 681g

telomerase（テロメラーゼ）　16, 675g

telomere（テロメア）　16, 73, 675g

Telomere-Related Pulmonary Fibrosis and/or Bone Marrow Failure　655c

telomere syndrome（テロメア症候群）　16, 429

telomere-to-telomere assembly（X 染色体のテロメアからテロメアまでの染色体構築）　110

telophase（終期）　17, 669g

TEN（中毒性表皮壊死症）　492

teratogen　668g

termination codon　669g

tertiary structure（三次構造）　274, 669g

TET2　431

TET3　169

TET3 欠損症　169

tetraploid（4*n*，四倍体）　81, 682g

TET 酵素　159

TET 酵素ファミリー　169

tezacaftor　355

TGFB1　194

TGFBR2　423

TGFβ（トランスフォーミング増殖因子 β）　194, 352

　　シグナル伝達　352

TGFβ 受容体（トランスフォーミング増殖因子 β 受容体）　423

thalassemia major（重症型サラセミア）　284

thalassemia minor（軽症型サラセミア）　284

thalassmia（サラセミア）　277

thanatophoric dysplasia（タナトフォリック骨異形成症）　139, 469

thiopurine *S*-methyltransferase deficiency　643c

thrombophilia（血栓性素因）　195, 645c

thymine　7

thyroxine（サイロキシン）　350

TMS　487

toxic epidermal necrolysis（TEN，中毒性表皮壊死症）　492

TP53　410, 429

　　アフラトキシン B1　436

trans（トランス）　241, 676g

transcription（転写）　30, 675g

transcription factor（転写因子）　34, 675g

transcriptome（トランスクリプトーム）　43, 676g

transfer RNA（tRNA，転移 RNA）　30, 269, 660g, 675g

transformation　667g

translation（翻訳）　30, 681g

translocation（転座）　86, 675g

transposition（転位）　59

transthyretin amyloidosis（トランスサイレチンアミロイドーシス）　361

TREM2　331

TREM2（triggering receptor expressed on myeloid cells 2）　331

triplet repeat（3 塩基リピート）　150

triploid　669g

trisomy（トリソミー）　81, 462, 676g

trisomy 13（13 トリソミー）　83, 93

trisomy 18（18 トリソミー）　83, 93

trisomy 21（21 トリソミー）　83, 93

tRNA（転移 RNA）　30, 35, 660g, 675g

　　mtDNA　332, 608c

tRNA^{Leu（UUR）}　336

trofinetide　172

true hermaphroditism（真性半陰陽）　120

truemosaicism（真性モザイク）　89

Trypanosoma brucei　229

TSG（がん抑制遺伝子）　411

TTR（トランスサイレチン）　356, 361

tumor（腫瘍）　407

tumor progression（腫瘍の進展）　413

tumor suppressor gene（TSG，がん抑制遺伝子）　411, 413, 665g

Turner 症候群　83, 86, 89, 117, 270, 649c

two-hit theory　659g

type 1 diabetes（T1D，1 型糖尿病）　197

type 2 diabetes（T2D，2 型糖尿病）　197

T 細胞受容体遺伝子　47

■ U

U（ウラシル）　29

UBE3A　110, 164

ubiquitin-protein ligase E3A（UBE3A）　110

uE3（非抱合型エストリオール）　464

unbalanced（不均衡型）　84

unbalanced (skewed) X inactivation　678g

unbiased（偏りのない）　237

uncertain significance（意義不明）　3, 230

unequal crossing over（不均等交叉）　21

uniparental disomy（UPD，片親性ダイソミー）　76, 97, 265, 665g

unipolar disorder（単極性うつ病）　191

unique DNA（ユニーク DNA）　13

unstable repeat expansion（不安定な反復配列伸長）　167, 678g

untranslated region（非翻訳領域）　32, 678g

UPD（片親性ダイソミー）　76, 265, 665g

　　出生前診断　76, 265, 477

urea cycle disorder（尿素サイクル異常症）　351

US Population Architecture using Genomics and Epidemiology（PAGE，米国におけるゲノム学と疫学を用いた集団構造研究）　213

UTR（非翻訳領域）　678g

■ V

variable expression（発現のばらつき）　3

variable-number tandem repeat（VNTR，縦列反復配列数多型）　99

variable number of tandem repeat（VNTR，縦列反復数可変配列）　58, 99, 670g

variant（バリアント）　3, 93, 677g

variant of uncertain significance（VUS，意義不明のバリアント）　3, 230, 454, 661g

variant phenylketonuria（異型フェニルケトン尿症）　296

vector　679g

velocardiofacial syndrome（口蓋帆・心・顔症候群）　101, 189

VHL1　128, 435

viable yellow　161

vitamin-D-resistant rickets（ビタミン D 抵抗性くる病）　143b

VNTR（縦列反復数可変配列）　58, 99, 670g

volunteer-based ascertainment（ボランティアにもとづく確認）　184

voretigene neparvovec（ボレチゲンネパルボベク）　373

VUS（意義不明のバリアント）　3, 230, 454, 455, 661g

　　再分類　456

■ W

Waardenburg 症候群　379, 402

Waddington, Conrad　157

Watson, James　8

Watters v. White 事件　509

WBS（Williams-Beuren 症候群）　100

Weaver 症候群　169

Weinberg, Wilhelm　219

WES（全エクソームシークエンシング）　259, 671g

WGS（全ゲノムシークエンシング）　62, 71, 78, 498, 507, 671g

WGS 検査　78

Wham　122

whole-exome sequencing（WES，全エクソームシークエンシング）　122, 259, 671g

whole genome sequencing（WGS，全ゲノムシークエンシング）　1, 62, 71, 474, 498, 507, 671g

wild type（野生型）　53, 127, 682g

Williams-Beuren 症候群（WBS） 100
Wilms 腫瘍 431
Wilson 病（Wilson disease） 353
Wnt 429
WNT1 324
writer（ライター） 158

X

X chromosome（X 染色体） 7, 660g
X chromosome inactivaiton（X 染色体不活化） 49, 660g
X-inactivation（X 染色体不活化） 110
X inactivation center（XIC，X 染色体不活化センター） 51, 112
X linkage 661g
X-linked intellectual disability（X 連鎖知的障害） 112
X-linked red-green color blindness（X 連鎖赤緑色覚異常） 223
xenobiotics（外因性化学物質） 489
xeroderma pigmentosum（色素性乾皮症） 135, 423, 652c
XIC（X 染色体不活化センター） 112, 114f
XIST 51, 112
Xp 111
Xq 111
Xq 近位部 112
XX 21
XX sex reversal（XX 性逆転） 119
XY 21
XYY 症候群 117
X 線撮影 423
X 線照射 410
X 染色体（X chromosome） 7, 113f, 188, 660g
　構造 111f
　テロメアからテロメアまでの染色体構築 110
　不均衡型構造異常 112
X 染色体不活化（X 不活化） 49, 50, 81, 110, 111t, 112, 113f, 661g
X 染色体不活化センター 51, 112, 114f
X 不活化パターン 141
X 連鎖 661g
X 連鎖 2 色覚（色覚特性） 142
X 連鎖遺伝 128, 139
X 連鎖形質 223
X 連鎖顕性 132
X 連鎖顕性遺伝 143, 143b
X 連鎖顕性遺伝疾患 143
X 連鎖疾患 132, 568c, 573c, 618c
　遺伝型 140t

　表現型 140t
X 連鎖遺伝 2, 128, 139
X 連鎖赤緑色覚異常 223
X 連鎖潜性 132, 141
X 連鎖潜性遺伝 141, 141b, 263
X 連鎖潜性遺伝疾患 142, 227
X 連鎖致死性疾患 448b
X 連鎖知的障害 112
X 連鎖低リン血症性くる病 143b

Y

Y 染色体（Y chromosome） 7, 114, 661g
Y 連鎖（Y linkage） 661g

Z

Z（LOD 値） 248
ZFP57 165
Z_{max} 249
zone of polarizing activity 666g
zygosity 671g
zygote（接合子） 15, 182, 671g
zygotene（合糸期） 18, 668g
Z アレル 305
Z タンパク質 306

【和文索引】

あ

アイデンティティ 159
アクショナビィティ 456
悪性 407
悪性形質転換 413
悪性高熱症 491
悪性新生物 408
悪性転換 422
アクチベータータンパク質 300
アクチベータータンパク質欠損症 300
アクチン細胞骨格 319
足場 661g
アシュケナージ系ユダヤ人 207, 226, 300, 498
アシル補酵素 A：コレステロールアシルトランスフェラーゼ 310
アスベスト 437
アセチル化 157, 158
アテトーゼ 340
アデニン 7
アデノウイルスベクター 370
アデノシンデアミナーゼ 358

アデノシンデアミナーゼ欠損症 358
アデノ随伴ウイルス 371
アデノ随伴ウイルスベクター 370
アドレナリン 298
アナフィラキシー 492
アニューソミー 429
アノテーション 7, 409
アバカビル 56, 492
アバカビル誘発 Stevens-Johnson 症候群/中毒性表皮壊死症 518c
アフェレシス 353
アフラトキシン B1 436
アフリカ 278
アフリカゲノムバリエーションプロジェクト 228
アフリカ大陸 205
アフリカーナー人 135
アフリカ系 99
アポ酵素 299, 661g
アポトーシス 15, 385, 411, 661g
アポリポタンパク質 B 308
アポリポタンパク質 E 200, 327
アポリポタンパク質 L1 229
アミノ酸 35
アミノ酸代謝異常症 295
アミノ酸配列 30
アミラーゼ遺伝子 29
アミロイドタンパク質 200
アミロイド β 前駆体タンパク質（βAPP） 271, 327, 328
アメリカ臨床遺伝・ゲノム学会 68, 478
誤った折りたたみ 340
ありふれた 3
ありふれたアレル 53
ありふれた配列バリアント 14
ありふれた（コモン）バリアント 55, 187, 197f, 258, 258f
アリール炭化水素水酸化酵素 436
アレイ CGH 661g
アレル（対立遺伝子） 7, 53, 127, 238, 661g
アレル異質性（allelic heterogeneity） 153, 193, 247, 272, 297, 661g
　PAH 298
　治療 348
アレル頻度 203, 206, 217, 219, 258f, 261
アレル不均衡 29, 45, 46, 47t, 661g
アンジオテンシン II 353
安息香酸ナトリウム 351
安息香酸ナトリウム・フェニル酢酸ナトリウム配合剤 358
アンチコドン 35, 661g
アンチセンスオリゴヌクレオチド 360, 661g

アンチセンス鎖　35, 661g
アンチトリプシン欠損症，肝移植　366
アンティシパトリーガイダンス　455
アンドロゲン　117, 131
アンドロゲン受容体　121
アンドロゲン不応症候群　121

■い

鋳型鎖　37
閾値　384
意義不明のバリアント（variants of uncertain (unknown) significance：VUS）　3, 230, 454, 478, 661g
異型PKU　296
異型フェニルケトン尿症　296
意思決定　440
異質性　60, 188, 272, 661g
異時性発現　269
異常形態学（dysmorphology）　661g
移植　364
移植片対宿主病　366
異所性発現　269, 662g
異数性　54, 79, 81b, 93, 119t, 429, 661g
異数性スクリーニング　461, 463, 465
異数体（性）　81, 662g
イソダイソミー　97, 662g
イソトレチノイン　385
一塩基多型（single nucleotide polymorphism：SNP）プローブ　76
一塩基置換　278
一塩基バリアント　53, 79, 245, 662g
　βサラセミア　284
一次狭窄　17, 73, 662g
一次精母細胞　21, 22
一次的所見　507
一次転写産物　34, 662g
一次卵母細胞　21, 23
一絨毛膜性双胎　386b, 392
一倍体　15, 662g
一羊膜性双胎　386b, 392
一卵性　163, 392
一卵性双生児　178, 182, 386b, 662g
一致　182, 662g
一般集団　179
一般的な疾患　2, 128
遺伝　208
遺伝暗号（遺伝コード）　30, 35, 36t, 662g
遺伝医学　1
遺伝疫学　201, 492, 662g
遺伝カウンセラー　439
遺伝カウンセリング　3, 81, 81b, 96, 439, 507,

513, 662g
　出生前診断　481
　妊娠前　481
遺伝学　1
遺伝学的エンハンスメント　504
遺伝学的検査　499
　遺伝カウンセリング　440
遺伝学の集団構造　213
遺伝学的スクリーニング　461, 485, 662g
遺伝型　2, 107, 127, 238, 662g
遺伝型-表現型の相関　272
遺伝型頻度　217, 219
遺伝型模写　315, 662g
遺伝看護師　439
遺伝形式　2, 131
遺伝差別禁止法　512
遺伝子　7b, 662g
　数　5, 7b, 27
　欠失　411
　構造　31f
　定義　31
遺伝子間DNA　662g
遺伝子含有量　11, 12f, 29f
遺伝子間領域　260
遺伝子組換え血液凝固因子製剤　358
遺伝子砂漠　28
遺伝子増幅　410, 411, 430
遺伝子地図　6, 662g
遺伝子調節　32
遺伝子治療　345, 368, 369b, 369t, 506
遺伝子導入療法（遺伝子治療）　662g
遺伝子特異的データベース　262
遺伝子発現　34, 36, 41, 395
　βグロビン　276
遺伝子発現プロファイル　45, 432, 432f, 433, 434f
遺伝子パネル　421
遺伝子パネルシークエンシング検査　475
遺伝子ファミリー（遺伝子族）　32, 66, 663g
遺伝子プール　203, 206, 225, 663g
遺伝子変異　662g
遺伝子変異率　63
遺伝子編集　345
遺伝子マッピング　247, 255
遺伝子密度　28
遺伝情報　21, 512
遺伝情報差別禁止法　512
遺伝子流動　206, 219b, 663g
遺伝子量　49, 59, 80, 94, 103b, 270, 276, 663g
遺伝子量補正（dosage compensation）　50, 663g
遺伝性　663g

遺伝性アミロイドーシス　356
遺伝性拡張型心筋症　154
遺伝性感覚性自律神経ニューロパチー1　169
遺伝性がん症候群　409, 414, 421
遺伝性高胎児ヘモグロビン症　271, 277, 285, 288
遺伝性疾患　127, 663g
　種類別頻度　175t
　スクリーニング　461
　治療　345
　分子治療　354f
　分類　2
遺伝性大腸がん　421
遺伝性乳がん　419, 505
遺伝性乳がん・卵巣がん　534c
遺伝性びまん性胃がん　420
遺伝性びまん性胃がん・小葉乳がん症候群　421b
遺伝性ヘモクロマトーシス　133, 353, 495, 571c
遺伝性傍神経節腫　147
遺伝性網膜芽細胞腫　348
遺伝の異質性　106, 205, 214, 230, 263, 272, 663g
遺伝の隔離　206
遺伝の隔離集団　224
遺伝の荷重　60, 663g
遺伝の距離　242, 663g
遺伝の混血　206
遺伝の混合　663g
遺伝的修飾因子　193
遺伝的冗長性　295
遺伝的祖先　209b, 212, 214
遺伝的祖先調査会社　213
遺伝の多様性　1, 53, 206
　薬理ゲノム学　488
遺伝の致死　139, 225, 663g
遺伝の致死疾患　227
遺伝的に隔離された集団　211
遺伝的浮動　216, 219b, 224, 663g
遺伝的リスク因子　175
遺伝マーカー　238, 662g
遺伝要因　2, 175, 181
遺伝率　179, 180, 210
遺伝率推定　182
移動　206
いとこ　135
イバカフトル　355
イマチニブ　428, 435
医療記録　176
医療被曝　436
医療保険の相互運用性と説明責任に関する法律

508

イレーサー 158, 168

陰イオン輸送能 355

陰核肥大 121

イングランド 161

咽喉がん，タバコ 436

インシュレーター 32

陰唇偽陰嚢化 121

インスリン依存性糖尿病 197

陰性的中率 467, 494, 663g

　　セルフリー胎児DNA解析 466t

インターフェロン関連発生調節因子1遺伝子 316

インターロイキン8 316

インデル 659g

インド 278

イントロン 30, 39, 260, 663g

イントロンスプライシングサイレンサー部位 360

インヒビンA 464

インピュテーション 213

インフォームド・コンセント 454

インプリンティング（刷り込み） 48, 76, 98, 663g

　　→ゲノムインプリンティングも見よ

インプリンティング疾患 163, 531c, 624c

インプリンティング制御領域 48, 158b, 164

インプリンティングセンター 48, 108, 158b, 164, 663g

インプリンティングのライフサイクル 160f

インプリント 48

インプリント遺伝子 164

インプリントドメイン 164

インプリントの獲得 160

インプリントを受けた（インプリント）遺伝子 108

インプリントを受けた遺伝子（インプリント遺伝子） 663g

インプリントを受けたドメイン（インプリントドメイン，imprinted domain） 158b

インフレーム欠失 663g

■う

ウイルスベクター 362, 370

迂回 351

うつ病 191

腕 17

運動神経細胞生存タンパク質 325

運命（細胞の） 663g

運命決定 386b, 391

運命拘束（多能性から分化する際の），コミッ

トメント 663g

■え

易罹患性 494

易罹患性遺伝型 189b

エクソーム（exome） 13, 237, 663g

エクソームシークエンシング 68, 79, 475, 507

エクソン 30, 260, 288, 663g

　　SMN 325

エクソンスキッピング 361, 663g

エクソンのバリアント 3

エクソン領域の濃縮 259

エチルマロン酸脳症 487

エピアレル 158

エピゲノム 41, 157, 158b, 160, 411

　　がん 171

エピゲノムワイド関連解析 158b

エピジェネティクス 41, 46b

　　がん 430

エピジェネティック（epigenetic） 110, 182, 663g

エピジェネティッククロック 163

エピジェネティック修飾 396b, 431

エピジェネティック装置のメンデル遺伝病 168f

エピジェネティック調節因子 158

エピジェネティックな調節異常 167, 431

エピジェネティック標的薬 431

エピジェネティックマーク 48, 157, 158b

エピソーム（episome） 368, 664g

エピ変異 158b, 164

エポキシド 436

塩基 8

塩基対 664g

塩基置換 64

塩基置換率 62

塩基配列 7, 664g

塩基配列決定 11

　　シークエンシングも見よ

炎症性腸疾患 3, 544c

塩素イオン 313, 314

エンドサイトーシス 310, 311

エンドヌクレアーゼ 362

エンドフェノタイプ（中間表現型） 664g

エンパワーメント 443

エンハンサー 32, 39, 396, 664g

エンハンスメント 504

■お

欧州人類遺伝学会 506

トメント 663g

欧州連合の一般データ保護規則 507

黄色腫 309

黄体ホルモン受容体 136

横断研究 251, 493, 493b

多巣性腫瘍 418

オーソロガス（オーソログの） 69, 664g

オーダーメイド 362

オッズ 179, 248, 664g

オッズ比 179, 251

男-男伝達 136, 143, 145, 664g

オナセムノゲンアベパルボベク 360

オフターゲット 364

オプティカルマッピング 99, 123

オプトアウト 508

オープンリーディングフレーム 287, 664g

オミックス技術 266

親伝達バイアス 148, 664g

親と同一 239

親由来 21, 48, 76

オランダ王立薬学振興協会薬理遺伝学作業部会 491

オランダの飢餓の冬 161

オリゴ糖 302

オリゴヌクレオチド 664g

折りたたみ 340, 355

折りたたみ障害 315

オルニチントランスカルバミラーゼ欠損症 351, 618c

■か

外因性化学物質 489

介在配列 664g

開始コドン 35, 664g

解像度 213

改訂版Chompret基準 421

ガイドライン 424

カイ二乗検定 208

海馬細胞 172

外胚葉 386b, 664g

開放性二分脊椎 462

ガウス分布 176

化学的個体差 5, 664g

化学発がん物質 436

化学療法剤 434

核 29

核移植実験 163

核型 6, 17, 18, 19f, 74f, 96, 664g

核型解析 473

核型分析 72, 89

核小体 43

核小体低分子RNA 33, 110

拡散性基質　297b
核スペックル　43
拡大家族　290
確定的検査　461
核内ドメイン　43, 276
　　捕捉　664g
確認バイアス　183, 229, 664g
核膜　18
　　受精　24
角膜幹細胞　364
隔離集団　664g
確率　384, 418
学歴　210
家系（血縁関係）　129, 181, 237, 249, 664g
家系構成員に対する警告義務　509
家系構成員のプライバシー　509
家系集積性　175, 178, 189b
家系図　2, 129, 147f, 444, 664g
家系図の記号　130f
過形成　385
家系パターン　141f, 143f
家系分析　180
化合物ライブラリー　354, 664g
過剰構造異常染色体　85
過剰染色体　85
過剰発現　103b
過剰メチル化　431
カスケード検査　414, 457
過成長　165
過成長症候群　169
家族　439
家族計画　414, 454
家族性　665g
家族性 Alzheimer 病　139, 271
家族性がん　425
家族性高コレステロール血症（familial hypercholesterolemia）　135, 293, 308, 351, 558c
家族性高コレステロール血症ホモ接合体　353
　　移植治療　364
家族性腫瘍　417
家族性成人発症ミオクロニーてんかん　337
家族性腺腫性ポリポーシス〔familial adenomatous polyposis：FAP）　421
　　2 ヒット　417
家族性大腸がん　421
家族性大腸腺腫症　421
家族性大腸ポリポーシス　421
家族性乳がん（familial breast cancer）　188
　　2 ヒット　417
家族力学　443
家族歴　154, 179, 442, 485

家族歴陽性　179
片親性ダイソミー（uniparental disomy： UPD）　76, 97, 98, 108, 265, 531c, 624c, 665g
　　出生前診断　477
片側性腫瘍　419
偏りのある X 不活化　142
カタール　228
活性化がん遺伝子　411
活性クロマチンハブ　276, 665g
カットオフ値　257
滑脳症　401
カテコラミン　415
カテコールアミン産生腫瘍　147
可動遺伝因子　59, 65, 99, 99t
カナダ遺伝医学学会　506
カナダ医薬品安全薬理ゲノム学ネットワーク　491
カナダ産科婦人科学会　474
カビ　436
カフェオレ斑　138
鎌状赤血球形質　278
鎌状赤血球症（sickle cell disease）　56, 182, 228, 271, 273, 277, 278, 363, 497, 636c
　　ゲノム編集　362
　　新生児スクリーニング　487
　　──の赤血球　277
鎌状赤血球ヘモグロビン　271, 278
ガラクトース　350
ガラクトース-1-リン酸ウリジルトランスフェラーゼ　348
ガラクトース血症　348
　　新生児スクリーニング　487
下流配列　31
カルグルミン酸　357, 358
カルバマゼピン　492
加齢黄斑変性症　253, 524c
加齢研究　163
がん　60, 407
　　家系内発症　425
　　生涯リスク　420
　　染色体異常　90
　　標的治療　423
　　変異　60
肝移植　366
がん遺伝子　665g
眼咽頭型筋ジストロフィー　337
がんエピゲノム　171
がん横断的　171
感音難聴　169, 335
肝芽腫　431
間期　10, 15, 16, 665g
間期核 FISH 解析　89

環境遺伝学　306
環境遺伝性疾患　665g
環境因子　157, 161
　　がん　435
環境的リスク因子　175
環境要因　175, 181, 425
がんゲノムアトラス　409, 665g
がん原遺伝子　271, 411, 413, 665g
　　活性化　413
がん原性　410
幹細胞　386b, 390, 665g
幹細胞移植　364
肝細胞がん　436
患者　129, 439
がん腫　407
　　がん腫の進展　408f
感受性遺伝子→易罹患性遺伝子を見よ
環状染色体　84f, 85, 665g
感情的側面　441
がん診断　171
がん進展予測　433
関節拘縮　378
汗腺　314
完全型性腺異形成　118b, 119
完全顕性（完全優性）　132
完全顕性遺伝形式　136
完全性　411
完全な伸長　339
完全変異　150
完全優性　132
完全連鎖　242
がん素因　414
がん素因症候群　424
汗中ナトリウムイオン　313
がん治療薬，ドライバー遺伝子　435t
感度　665g
　　セルフリー胎児 DNA 解析　466t
冠動脈疾患　188, 191, 193b
冠動脈性心疾患　312
鑑別基準　433
鑑別診断　187
がん抑制遺伝子　411, 413, 415, 416t, 665g
関連　106, 185, 493, 665g
関連解析　56b, 250, 259b

■き

偽遺伝子　32, 33, 665g
飢餓　161
偽欠損症アレル　300, 665g
危害　665g
器官形成　386b, 402

気管食道瘻　95
奇形（malformation）　377, 378, 667g
奇形症候群　665g
基質　300
基質制限　349
基質増強　350
基質蓄積　349
希少疾患　260
希少性　263
偽常染色体座位　145
偽常染色体領域　23, 50, 110, 114, 145, 665g
希少メンデル遺伝病　259
偽性モザイク　89, 472, 665g
喫煙者　254, 437
キナーゼ活性　415
キナーゼ阻害　434
偽二動原体　84f, 86, 87
機能獲得　269
機能獲得型　270, 312, 665g
機能性 RNA　28
機能喪失　3, 269
機能喪失型　133, 270, 312, 666g
機能的ネットワーク　262
機能特化タンパク質　293
帰無仮説　252
キメラ　386b, 391b, 666g
キメラタンパク質　428
逆位　59, 66, 81b, 88, 100, 105, 666g
逆位ループ　88f
逆正規分布関数　177
逆選択　512, 666g
逆転写酵素　428, 666g
キャッピング　288
キャップ構造　35
キャンポメリック骨異形成症　119
吸引麻酔薬　491
嗅覚遺伝子　48
嗅覚受容体（OR）遺伝子　29f
嗅覚受容体（OR）遺伝子ファミリー　32
急性間欠性ポルフィリン症　307
急性骨髄性白血病　168
教育　440
偽陽性　256
偽陽性率　230
共顕性（共優性）　518c, 666g
凝固因子　348, 565c, 573c, 645c
凝固亢進　195
凝固第 V 因子　195, 645c
凝縮　10
共直線性　666g
共通祖先　205, 211, 395
共通配列　666g

共同意思決定　440
胸部 X 線写真　306f
胸膜肺芽腫　411
共有アレル　178
極性化活性帯　666g
極性　387
極性化活性帯　397
極体　666g
キロ塩基対　659g
キロベース　659g
筋強直性ジストロフィー 1 型　337
筋強直性ジストロフィー 2 型　339
筋原幹細胞　318
均衡型　84, 105
均衡型再構成検出　78
均衡型染色体構造異常　86
均衡型相互転座　87f
均衡型変化　265
近交係数　453, 666g
筋ジストロフィー　154
均質染色部位　430
均質染色領域　665g
近親（性）　667g
近親交配　666g
近親婚→血族婚を見よ
近親性　135, 135f
近親度　189b, 453, 666g
筋組織　140f, 318f
筋形成不全症　379
筋肉　608c

■く

クアドラブル・スクリーニング　464
グアニン　7
偶発的所見　455, 456, 478, 507
グッド・プラクティス　480
組換え　18, 238
　　血友病　66f
　　精子形成　22
　　ホットスポット　21b, 242, 246f
組換え遺伝型　240
組換え体　666g
組換え染色体　239, 666g
組換えハプロタイプ　242
組換え頻度　242, 247
組換え率（θ）　240, 666g
クライエント　129
クラスター（集合体）　11
クラスタリング　432
グリア細胞　400
グリシン　321

グリシン合成　351
クリニカルシークエンシング　67, 455, 456
グルコース-6-リン酸脱水素酵素欠損症　349, 568c
グルタミン　338
グルタミン酸　278
グロビン遺伝子　36, 274, 641c
　　構造　275
グロビン遺伝子ファミリー　29f, 32
グロビンスイッチング　274
グロビンポリペプチド　278
クロマチン　9, 32, 41, 41f, 666g
クロマチン異常症　283
クロマチンの収納　10f
クロマチン不活化　112
クロマチンリモデリング　160, 283, 666g
クロマチンループ　44
クロモスリプシス　410
クローン　412, 666g
クローン性腫瘍　419
クローン性進化　666g
クローン増殖　372

■け

ケアテイカー遺伝子　666g
経験的再発率　106, 189, 444, 452
経験的リスク　666g
蛍光 in situ ハイブリダイゼーション（FISH）
　　75, 474, 667g
経口避妊薬　195
警告義務　509, 510b
経済的側面　441
形質転換　667g
形質導入細胞　372
軽症型 FAP　425
軽症型サラセミア　284
形態異常　102, 103, 377, 667g
形態形成　385, 386b, 667g
経皮的臍帯血サンプリング　669g
毛色　161
血圧　177
血依存性 β サラセミア（transfusion-dependent
　　β-thalassemia：TDT）　363
血液型　221, 667g
血液凝固因子　358
血液系細胞　390f
血液脳関門　360
血縁関係　181
血縁者　177
欠失　54, 65, 85, 282, 667g
結晶腔　253

血漿交換（アフェレーシス）　313
血漿タンパク質分画製剤　358
血清クレアチンキナーゼ値　317
血栓性素因　195, 645c
血族　129, 135
血族婚　135, 178, 211, 290, 667g
結腸直腸がん　421
　　→大腸がんも見よ
決定（運命の）（未分化組織の発生的運命の確
　　定）　667g
血友病　144, 573c
　　タンパク質増量治療　358
　　輸血　348
血友病A　66, 141, 227
　　リスク推定　446
血友病B　373
ケトン食治療　172
ゲノミクス→ゲノム学を見よ
ゲノム　1, 27, 667g
ゲノムDNA　667g
ゲノム医学　1, 27, 667g
ゲノム医療　67, 201
ゲノムインプリンティング　48, 81, 93, 97,
　　108, 147, 164, 667g
ゲノム学と疫学を用いた集団構造研究　213
ゲノム塩基配列決定　667g
ゲノム解析　5b
　　解像度　72f
ゲノム学　1, 667g
ゲノム格差　232b
ゲノムシークエンシング　258, 259, 475, 667g
　　出生前診断　475
ゲノム疾患　93, 101, 103b, 667g
ゲノムの完全性　16, 411, 422
ゲノム配列　5
ゲノムバリアントの臨床的解釈　99
ゲノム不安定性　75
ゲノム不均衡　94t
ゲノム編集　362, 667g
ゲノムワイドアレイ　77
ゲノムワイド解析検査　3
ゲノムワイド関連解析　185, 237, 253, 508,
　　667g
ゲノムワイド検査　454, 667g
ゲノムワイドシークエンシング　237, 247,
　　258, 259b
ケベック州　206
原核生物　29
健康格差　188, 210
検査ガイドライン　424
減数分裂　15, 18, 20f, 93, 146, 238, 245, 247,
　　667g

顕性　131, 668g
限性　668g
顕性遺伝疾患原因遺伝子　263
限性遺伝　147
顕性形質　132
限性疾患　504
現生人類の移動パターン　205f
顕性阻害（ドミナントネガティブ）　273, 668g
　　アレル　324
　　治療　347
　　変異　413
顕性表現型　132
限性表現型　136
原腸陥入　386b, 387
原腸形成　394
原発腫瘍　413
原発部位　171
限雄性遺伝　668g
顕微授精　163

■こ

コアヒストン　10, 42
高アンモニア血症　351
口蓋帆・心・顔症候群　101, 189
口蓋裂　181
口蓋裂合併　182t
効果量　257
後期（細胞分裂の）　16, 668g
公共ゲノムデータベース　262
抗原　199
交互分離　86, 668g
交叉（交差）　18, 107, 239, 240, 240f, 668g
合糸期　18, 668g
高次クロマチン構造　45
甲状腺がん　411
甲状腺ホルモン補充療法　487
口唇口蓋裂　380
高浸透率　419
口唇裂　181, 182t, 380
構成的　60, 410
構成的病的バリアント　435
構成的両アレル病のバリアント　410
高精度分染法　72
酵素　295, 297
合祖　211
酵素異常症　295, 668g
構造異常　79
構造異常X染色体　112
構造遺伝子　278, 668g
構造タンパク質　316, 668g
構造的再構成　260

構造的再構成/バリアント　668g
構造バリアント　65, 99, 100, 122
構造変異　60
酵素欠損　295
酵素阻害　352
酵素補充療法　359
抗体　46
合多指（趾）症　396
高フェニルアラニン血症　295, 348
　　座位異質性　296t, 298
高分子基質　297b
高変異量　420, 424
候補遺伝子　252
高メチル化　431
コウモリ　384
高誘導性バリアント　437
交絡　210
交絡因子　204, 210, 211f
高リポタンパク質血症　308
国際先住民データ主権利益団体　232b
黒人　208
黒人集団　312
個人ゲノム　66
個人差（薬理学の）　488
個人データ　508
個人の出自へのアクセスに関する全国評議会
　　（Conseil national pour l'accès aux origines
　　personnelles）　511
個人の自律　503
個体差　68, 238
古代人DNA　206
骨形成タンパク質1　324
骨形成不全症　320, 469
骨髄幹細胞　365
骨髄生検　72
骨軟骨異形成症　145
古典型フェニルケトン尿症　296
古典の核型分析　89
コード鎖　35, 668g
コード配列　30
コドン　35, 668g
孤発例　131, 181, 668g
コピー数多様性　14
コヒーシン　44
コピー数異常　78f
コピー数増加　410
コピー数バリアント　29, 54, 59, 77, 106, 255,
　　256f, 379, 474, 576c, 668g
コピー数バリエーション　54
誤分類　214
個別化医療　485
個別化ゲノム医療　498

コホート研究　251, 493, 493b, 668g
コミットメント（分化の）　663g
コミュニケーション　439
コモンアレル　53
コモンバリアント　55
雇用差別　505
雇用主　512
コラーゲンの三重らせん　321
孤立性（isolated）口蓋裂　181
コレステロール　308
コレステロール値　179, 180f, 312, 351
コレステロール沈着　309
コレセベラム　351, 352
コンセンサス配列　11, 286
コンデンシン　44
コンホメーション変化　415
コンホメーション病　306, 329

■さ

座位（locus）　3, 6, 53, 127, 240, 668g
座位異質性　64, 153, 154, 230, 247, 273, 668g
催奇形因子　189, 380, 668g
最近の共通祖先を共有する血統　206
再現研究　257
再構成　54, 65, 410, 668g
座位制御領域　32, 39, 276, 669g
再生　393
臍帯血移植　365
臍帯穿刺　669g
サイトゲノミクス　75
再発リスク→再発率を見よ
再発率　96, 377, 433, 444, 669g
再プログラミング　159, 163, 392
細胞移植　345
細胞遺伝学　6, 71, 669g
細胞遺伝学的欠失　108
細胞記憶　157
細胞死　15, 407
細胞質分裂　17, 669g
細胞周期　10, 15, 411, 669g
細胞修飾　431
細胞性栄養膜細胞　669g
細胞増殖　411
細胞タイプ特異的プロモーター　161
細胞毒性　434
細胞内輸送　302
細胞分裂　410
再メチル化　160
再利用　311
サイレンサー　396, 669g
サイロカルシトニン　415

サイロキシン　350
サクシニルコリン　491
サザンブロット　669g
左心低形成症候群　189
サテライト　73
サテライト DNA　13, 669g
サブテロメア FISH　105f
差別　205
サポートグループ　442
左右軸　394
サラセミア　273, 282
　　輸血　348
サリドマイド症候群　385
サルデーニャ　290
サンガー（Sanger）法　72f
酸化的リン酸化　333
散在性反復配列　13
三次元（3D）構造　157
三次元ゲノム構造　43, 44
三次構造　669g
三重らせん　321
サンショウウオ　393
参照配列（reference sequence）　3, 11, 12f, 14, 54
酸素運搬能　274, 277, 280
酸素調節光受容体タンパク質　154
残存機能　272
残存酵素活性　298
三倍体（triploid, 3n）　81, 669g
三胚葉　164
散発性　96, 418, 669g
散発性がん　424, 429
散発例　131

■し

ジェンダー　129
肢芽　402
自家移植の　669g
紫外線　410
視覚障害　212
色覚異常　223
色覚特性　142
色素性乾皮症　135, 423, 652c
子宮内治療法　481
子宮内胎児成長障害　590c
子宮内膜がん　422
シークエンシング　11, 247, 258, 265
シークエンス　380, 664g
軸後性肢端顔面骨症　264
シグナル伝達　413, 415
　　治療　352

シグネチャー 3　420
始原生殖細胞　21, 116, 159
事後確率　447
ジゴキシン　481
自己申告上の民族　207
自己相補型 AAV9　372
四肢短縮型小人症症候群　139
シス　240, 669g
シスタチオニン合成酵素　305, 356
ジストロフィン　140, 553c
ジストロフィン遺伝子　30, 553c
ジストロフィン糖タンパク質複合体　317, 319, 319f
ジストロフィンの欠損　318
次世代シークエンシング　72f, 237, 409, 669g
事前確率　447
自然選択　203, 219b, 221, 224, 244, 669g
自然の体系　209
自然変異　62
自然放射線　436
自然流産　86, 89, 90, 97
シータ（θ）　242
次中部着糸型　73, 669g
次中部動原体型　73
疾患一致率　183t
疾患遺伝子同定　262
疾患遺伝子マッピング　250
疾患関連　251
疾患関連 SNP　188
疾患関連アレル　253
疾患関連ハプロタイプ　244
疾患素因　505
疾患の頻度　2
疾患リスク　203
疾患リスク予測　188
実存的な問い　443
質的形質　669g
失明　151f
児童の権利に関する条約　508
シトクロム P450　307, 489
シトシン　7, 42
　　メチル化　158b
ジヒドロオロト酸脱水素酵素　265
ジヒドロテストステロン　121
自閉スペクトラム症　106, 263
　　CNV　63
絞り込み（疾患遺伝子の）　247
姉妹染色分体　15
社会経済階級　453
社会的規定要因　210
社会的側面　441
社会的問題　440

若年発症の大腸がん　423
シャペロン　298, 355
嗜眠性脳症　229
終期（細胞分裂の）　17, 669g
終止コドン　35, 58, 669g
収縮期血圧　176
重症複合免疫不全症　358, 364
　　遺伝子治療　370, 372
　　新生児スクリーニング　487
修飾アデノシンデアミナーゼ　358
修飾遺伝子　193, 194, 272, 273, 670g
　　鎌状赤血球症　279
修飾薬　355
従性　670g
従性常染色体潜性遺伝疾患　133
従性の表現型　133
収束進化　384
集団　99, 203, 207
集団遺伝学　60, 203, 670g
集団スクリーニング　290, 485
集団データベース　230
集団内頻度　69
集団にもとづく確認　184
集団の遺伝的多様性　231f
十二指腸閉鎖　95
修復→ DNA 修復を見よ
絨毛採取　316, 454, 461, 471, 670g
　　遺伝カウンセリング　481b
絨毛細胞　72, 473
縦列反復数可変配列　58, 670g
縦列反復配列　13, 670g
縦列反復配列数多型　99
縮重　35
樹状突起棘　339
受精　23, 24f
主成分分析　208
受精卵　1
出生前異数性スクリーニング検査　480
出生前遺伝学的検査　504
出生前診断　56b, 78, 89, 461, 504, 514, 590c
　　CF　316
　　DMD　319
　　遺伝カウンセリング　440
　　磁気共鳴画像法　468
　　代謝疾患　476
　　適応　472
　　プログラム　291
出生前スクリーニング　461
出生前超音波所見　469
出生前治療　347
出生前表現型拡大　475
腫瘍　407

腫瘍関連マイクロ RNA　411
腫瘍シグネチャー　410
主要組織適合複合体（MHC）　53, 198, 254b, 670g
主要組織適合複合体（MHC）のゲノム　198f
受容体拮抗　352
受容体型チロシンキナーゼ　196
受容体タンパク質　308
腫瘍タイプ　171, 433
腫瘍の DNA メチル化プロファイル　171
腫瘍の起源　171
腫瘍の進展　413
手話　487
生涯リスク　425
松果体　418
条件確率　447, 670g
症候群　380, 670g
症候群性 CL（P）　181
勝者の呪い　188
ショウジョウバエ　242, 394
症状発現ヘテロ接合体　142, 670g
常染色体　6, 93, 670g
常染色体顕性遺伝（優性遺伝）　2, 128, 135, 138b
常染色体顕性遺伝の家族性高コレステロール血症　192
常染色体顕性小脳失調・難聴・ナルコレプシー（autosomal dominant cerebellar ataxia, deafness and narcolepsy）　169
常染色体潜性遺伝（劣性遺伝）　2, 128, 133, 134b, 262
常染色体潜性遺伝（劣性遺伝）形式　295
常染色体潜性遺伝疾患　222
常染色体トリソミー　94t
冗長性　670g
小児がん症候群　423
小児の遺伝学的検査　506
消費者直接販売（DTC）　213
消費者直結型ゲノム学　68
上皮増殖因子前駆体相同領域　311
上皮頂端膜　314
上皮ナトリウムチャネル　315
小分子治療　354
小胞体　355
小葉乳がん症候群　420
上流配列　31
症例対照研究　178, 179, 251, 493b, 670g
症例提示　517c
除去　353
食品　436
女性　142
女性乳がん　424

ショートリード（SD）
　　シークエンシング　265
　　全エクソームシークエンシング　122
初発症例　129, 670g
初発部位　407
シリアル製品　389
シロリムス　481
真核生物　29, 670g
新規特性変異/バリアント　670g
新規の（de novo）　60
心筋梗塞　191
神経管閉鎖不全症　388, 452, 461
神経細胞移動　400
神経細胞生成　400
神経原線維変化　200, 328
神経腫　415
神経障害　296
神経線維腫　138
神経線維腫症 1 型（neurofibromatosis type 1：NF1）　138, 146, 249, 611c
　　2 ヒット　417
神経発達障害　106
　　エピジェネティック治療　172
神経変性疾患　327
神経芽細胞腫　430
進行性聴力障害　139
進行性難聴　33
人工多能性幹細胞（induced pluripotent stem cell：iPS 細胞）　367, 670g
人工知能　511
人工内耳　487
人工妊娠中絶　504
心疾患　189
心室中隔欠損　189
人種　204, 207, 209b
人種差別　205
浸潤　407
新生児スクリーニング　297, 299, 313, 486, 508, 551c
　　SMA　327
新生児スクリーニングプログラム　486b
真正染色質　682g
新生バリアント　69
真性半陰陽　120
新生物　407, 670g
新生変異　139, 144, 203, 226
真性モザイク　89, 472
親族　131f
身体的特徴　504
伸長（反復配列の）　339
身長　177
シンテニー　670g

シンテニック（syntenic）　239
シンテニックな座位　240
進展（プログレッション）　410
進展ステージ　414
浸透率　3, 69, 129, 247, 414, 670g
深部静脈血栓症　196
心房中隔二次孔欠損　189
信頼区間　252
心理的問題　440

■す

膵外分泌機能　313
髄芽腫　429
髄腔内投与　360
スイッチング　276
スクリーニング　207, 290, 461, 561c, 638c
　　検査の遺伝カウンセリング　440
　　新生児　299
スクリーニング戦略　187
スタチン　352
スタチン誘導性ミオパチー　252
スティグマ　505
ステロイドスルファターゼ欠損症　464
ストーク　73
ストップコドン　670g
ストップロス変異　64
スフィンゴ脂質　300
スプライシング　34, 39, 65, 261, 670g
スプライシング因子　43
スプライシング修飾　360
スプライシング修飾薬　360
スプライシングバリアント　65
スプライス異常症　340, 615c
スプライス因子　360
スプライス供与部位　65, 670g
スプライス受容部位　65, 671g
スプライス部位　40, 58
スペイン語圏　278
スリップ　422
スリップ誤対合　337, 671g

■せ

性（遺伝学的）　115
生化学　293
生化学（的）遺伝学　295, 671g
生化学的経路　298
生化学的個体差　68
性格　504
正義　503
正規分布　176, 177f, 671g

性逆転　119
制御されない増殖　407
制御性マイクロ RNA　411
性クロマチン　671g
性決定　110, 115
性決定領域　115
精原細胞　22, 117, 671g
性差　50
　　変異率　63
精細胞　22
精子　22
精子形成　22, 23f
脆弱 X 関連早期卵巣不全　562c
脆弱 X 症候群（fragile X syndrome）　75, 112,
　　150, 167, 337, 562c
脆弱 X 振戦/失調症候群（fragile X tremor/atax-
　　ia syndrome：FXTAS）　339
脆弱 X 随伴振戦/運動失調症候群　562c
脆弱部位　74, 150, 671g
成熟 mRNA　30, 39
正常範囲　177
生殖細胞　386b, 407
生殖細胞区画　389
生殖細胞系列　6, 15, 48, 60, 146, 407, 671g
　　検査　424
　　変異　423
　　病的バリアント　418
生殖細胞系列ボトルネック効果　332
生殖細胞系列モザイク　146, 671g
生殖障害　73b
生殖適応度　448
生殖による相殺　514
生殖の壁　206
生殖の選択　453, 454
生殖補助医療　162
精神医学ゲノムコンソーシアム　255
成人型ヘモグロビン　284
精神疾患　190, 255
精神的サポート　440
性腺異形成　671g
性腺原基　21
性染色体　6, 86, 110, 671g
性染色体異常　117
　　頻度　117t
性腺の性　115
精巣　116
精巣性女性化症候群　121
精巣分化　115
成長　385
成長障害　165
性特異的分化　115
正の選択　244

正の相関　179
正倍数体（性）　81, 671g
生物学的経路　262
生物学的性　129
生物情報学（バイオインフォマティクス）　432
性分化疾患　118b, 119, 120t, 671g
性別　242
性別選択　504
精密医療　56b, 187, 374
精密小児医療　500
生命情報学　677g
生命倫理法　511
性連鎖, 伴性　671g
セカンドヒット　418, 419
赤色ぼろ線維・ミオクローヌスてんかん症候群
　　608c
赤色ぼろ線維を伴うミオクローヌスてんかん
　　151
脊髄小脳失調症　337
脊髄性筋萎縮症（spinal muscular atrophy：
　　SMA）　325, 360
　　遺伝子治療　372
接近性（クロマチンの）　10
赤血球エンハンサー　362
接合糸複合構造　18, 671g
接合子（zygote）　15, 182, 386b, 671g
接合性　671g
接触　411
絶対ヘテロ接合体　671g
絶対保因者　142
切断点　105
背腹軸　394
セピアプテリン還元酵素　299
セリン　280
セリンプロテアーゼインヒビター　305
セルピン　305
セルフリー DNA　462, 671g
セルフリー DNA アッセイ法　467t
セルフリー DNA スクリーニング　463, 466
セルフリー胎児 DNA　72
セルフリー胎児 DNA 解析　465
セレクターゼ　328
セロトニン　298, 299
線維性プラーク　192
線維芽細胞　71, 671g
全エクソームシークエンシング　107, 114,
　　259, 671g
前核　23, 671g
前期（細胞分裂の）　16, 671g
全ゲノムシークエンシング（whole genome
　　sequencing）　1, 62, 71, 72f, 77, 78, 474, 498,
　　507, 671g

善行　503, 672g
前駆細胞　386b
前後軸　394
前骨髄球性白血病ボディ　43
潜在型 TGFβ　352
潜在スプライス部位　65, 286, 362, 672g
前肢　383
先住民　232b
先住民基盤バリアントライブラリー　232b
染色体　5, 28, 71, 93, 672g
　　核板　17, 672g
　　構造異常　78f
　　構造　8
　　転座　411
　　不分離　21, 24, 83, 83f, 97, 672g
　　分離　16, 20, 60, 87f, 93, 672g
　　分離異常　16, 21
　　分離エラー　93
　　変化　60
　　腕　672g
染色体異常　79, 94t
　　構造異常　84
　　数的異常　81
　　略語　80t
染色体異数性　117
染色体解析　71, 73b
染色体検査　71
染色体再構成　84, 84f
染色体疾患　2, 71, 672g
染色体転座（がん）　427
染色体不安定症候群　423, 672g
染色体粉砕　410, 672g
染色体分析　5b
染色体マイクロアレイ検査　106
染色体モザイク　89
染色分体　239, 672g
センス鎖　35, 672g
潜性　131, 672g
潜性表現型　132
潜性遺伝形式の病的アレル　226
潜性遺伝疾患　211
潜性形質　132
全前脳胞症（非症候群性）　398, 579c
選択（淘汰）　144, 672g
選択係数　225
選択的スプライシング　40
前中期（体細胞分裂の）　16, 672g
前中期分染法　74
センチモルガン　242, 672g
先天異常（birth defect）　16, 377, 461, 672g
先天異常スペクトラム　16
先天奇形　189

先天性　672g
先天性グリコシル化異常症　302, 350
先天性甲状腺機能低下症（congenital hypothy-
　roidism）　350
　　新生児スクリーニング　486
先天性心奇形　189
先天性心疾患　189, 380
先天性筋強直性ジストロフィー　167
先天性精管欠損症　273
先天性難聴（congenital hearing loss）　212
　　新生児スクリーニング　486
先天性副腎過形成　121
先天性副腎過形成罹患女児　347
先天性副腎皮質過形成，新生児スクリーニング
　487
先天性ミスマッチ修復欠損症候群　423
先天性両側輸精管欠損症　313
先天代謝異常症　345, 618c, 672g
　　治療　349
　　治療の歴史　347f
前頭側頭型認知症　328
セントラルドグマ　30
セントロメア　7, 15, 73, 81b, 83, 672g
セントロメアクロマチン　43
全能性細胞　386b
前変異　149, 150, 672g
前立腺がん　425

■そ

相　240, 673g
相引　240, 673g
相加効果　194
相加的　182
相関　179, 673g
相関係数　179
臓器移植　56b
早期終止コドン　64, 288, 315, 322
想起バイアス　184
早期発症アテローム性動脈硬化　309
早期発症角膜輪　309
増強薬　355
双極症　163, 191
造血幹細胞　362
造血幹細胞・前駆細胞　364
造血幹細胞移植　364
造血細胞　408
造血組織　407
総合体双胎　393
相互転座　84f, 86, 105, 673g
総コレステロール　177
創始者効果　206, 673g

創始者集団　206, 224
相似性　384
桑実胚　387
巣状分節性糸球体硬化症　229
増殖　385, 407
双生児研究　163, 182
双胎　378, 386b
相対的適応度　225
相対リスク　251, 508, 673g
相対リスク比（λr）　178, 673g
相同（相同性）　673g
相同組換え　21b, 22f
相同組換え修復　362
相同染色体　6, 20, 127
相同性（homologous）　383
相同体　673g
相同対合　282
挿入　54, 65, 87, 673g
挿入-欠失バリアント　54, 58
挿入変異（遺伝子治療）　371
早発卵巣機能不全　16, 121b, 673g
相反　241, 673g
層別化　204, 256, 453
　　層化　673g
相補的 DNA　673g
早老症　154
側底膜　311
組織適合性　673g
組織特異的　294
祖先　99, 188, 204, 207, 209, 209b
祖先系　179
祖先系集団　68, 204, 499
　　遺伝カウンセリング　453
祖先情報マーカー　204, 213, 256, 673g
ソタロール　481
ソーティング　311
ソニック・ヘッジホッグ　39, 397
ソフトウェア　262
粗面小胞体　306
ソレノイド　10, 673g

■た

第 V 因子　195, 195f
第 V 因子 Leiden バリアント　195
第 5 指蹼指症　94
第 VIII 因子　141
第 VIII 因子の半減期　358
第一減数分裂　18, 83f, 239
第一減数分裂前期　23
第一度近親　129, 178
第一度近親者がん罹患比　426f

体外受精（*in vitro* fertilization） 163, 392, 464, 504, 673g
体細胞 6, 14, 407, 673g
体細胞遺伝子再構成 46
体細胞ゲノム編集技術 504
体細胞再構成 673g
体細胞分裂 14, 15, 16, 17f, 93, 673g
体細胞分裂時の組換え 21
体細胞変異 60, 413, 415, 542c, 673g
体細胞モザイク 60, 146, 171
第三度近親 129
胎児 386b, 461
胎児 DNA 474
太糸期 18, 674g
胎児期 673g
胎児後頸部透亮像 464, 674g
胎児細胞 72, 674g
胎児心エコー検査 470t
胎児水腫 282
胎児性アルコール症候群 385
胎児性レチノイド症候群 385
胎児染色体異常の検出 473
胎児超音波検査 463
胎児治療 480
胎児の性別 469
　　性別判定 467
胎児不整脈 481
胎児ヘモグロビン 275, 281f
代謝回転 411
代謝系モデル 297b
代謝産物蓄積 296
代謝障害の治療 349
代謝能 490
代謝表現型 490t
体重 177
大腸がん 421, 422, 494
大腸菌 29
多遺伝子性 257, 674g
大動脈縮窄症 189
第二度近親 129
胎盤限局性モザイク 145, 476, 674g
胎便性イレウス 313
「大陸祖先」グループ 204
大陸的起源 205
大量並列シークエンシング 674g
多因子疾患 2, 3, 175, 674g
　　遺伝カウンセリング 452
多因子性 175
タウタンパク質 328
高い浸透率 425
多環式炭化水素 436
多型 3, 54, 57f, 198, 674g

多型マーカー 242
多結節性甲状腺腫 411
多座位インプリンティング疾患 163, 165
多重仮説検定 257, 674g
脱アミノ化 62
脱分極性筋弛緩薬 491
脱メチル化 42, 160
タナトフォリック異形成症 469
タナトフォリック骨異形成症 139
タナトフォリック小人症 137f
多能性 674g
タバコ 436
タバコの煙 436
多発性硬化症 179, 181
多発性内分泌腫瘍症 2 型（multiple endocrine neoplasia, type 2：MEN2） 415
多発性嚢胞腎 135, 399, 621c
多発ニューロパチー 361
多面発現（性） 3, 128, 380, 674g
多様性 53
多様な表現度 138, 152
タラソフ事件 509
単一アレル発現 48
単一遺伝子疾患 2, 127, 128, 269, 674g
単一遺伝子性の糖尿病 556c
単一コピー DNA 13, 674g
単一の手掌線 94
ターンオーバー 411
単核食細胞系 365
胆管がん 422
単極性うつ病 191
短鎖アシル CoA 脱水素酵素欠損症 487
短鎖散在反復配列 99
短鎖縦列反復配列 58
胆汁酸 351
短縮タンパク質 64
単純 β サラセミア（simple β-thalassemia） 285
男性 134, 136, 141, 227
男性化 121
男性限性思春期早発症 136
男性致死 143
男性乳がん 420, 424
タンデム質量分析 487
タンパク質 27, 294
　　3D 構造 37b
　　折りたたみ 355
　　産生量 271
　　部位別一覧 293f
タンパク質コード遺伝子 7
タンパク質産生 272t
タンパク質増量 358

タンパク質ネットワーク 28
端部着糸型（端部動原体型） 43, 73, 86, 96, 674g
端部着糸型染色体 86
端部欠失 84f
短腕 17

■ち

チェックポイント 15, 674g
チオプリン *S*-メチルトランスフェラーゼ欠損症 643c
置換 54
致死 225
父親 178
地中海 282
地中海沿岸地域 278
父由来染色体 108
知的障害 94, 106, 263
知能 504
遅発型 AD 200
チミン 7
着床前遺伝学的検査 453, 479
着床前遺伝子診断 479
着床前診断 392, 674g
注意欠陥多動性障害 106
中間型アレル 149, 150
中間型の反復配列伸長 674g
中間部欠失 84f
中期（細胞分裂の） 16, 674g
中期板 238
中鎖アシル CoA 脱水素酵素（MCAD）欠損症 487, 602c
　　倫理的課題 506
中腎管 674g
中心体 674g
中性脂肪値 177
中毒性表皮壊死症 492
中胚葉 386b, 675g
中部着糸型 73, 675g
中部動原体型 73
超音波検査 469
長期評価 348
長鎖 ncRNA 33
長鎖散在反復配列（LINE） 13, 59, 99
長鎖非コード RNA 157
長寿 16
調節遺伝子 675g
調節的発生 392, 675g
調節配列 3, 32, 675g
調節領域 260, 265, 271
頂端側（apical membrane） 311

重複　84f
　　遺伝子ファミリー　32
　　染色体　85
超変異性　430
長腕　17
チョルノービリ原発事故　436
地理的隔離集団　453
治療戦略一覧　346f
治療反応性　433
チロシン　281, 296
チロシンキナーゼ　427
チロシンキナーゼ受容体　397
チロシンキナーゼドメイン　415
チロシンキナーゼの阻害　435
チロシン水酸化酵素　298

■つ

対合　18, 83, 675g
　　精子形成　22

■て

低頻度なバリアント　197f
低頻度反復配列　108, 529c
ディープイントロン　260
低フェニルアラニン食　349
ディープシークエンシング　258
低分子干渉 RNA　675g
低分子干渉 RNA 治療薬　361
低密度リポタンパク質（low-density lipopro-
　　tein：LDL）受容体　192, 200, 308, 351,558c
デオキシアデノシン　358
デオキシヘモグロビン S　279
デオキシリボ核酸　5, 675g
デオキシリボース　8
適応度（ω）　54, 139, 144, 152, 216, 225, 448,
　　675g
デキサメタゾン　347
的中率　493
テストステロン　121
データドレッジング　188
データベース　2
　　遺伝的多様性の　55
データリッチ　503
鉄過剰　495
鉄吸収　134
鉄キレート薬　348
テトラヒドロビオプテリン（tetrahydrobiopter-
　　in：BH₄）　295, 298, 348
　　代謝　298
　　反応性　299

テトラヒドロ葉酸　389
デニソワ人　206
デフェロキサミン　348
テーリング　288
テロメア　7, 16, 73, 83, 675g
テロメア関連肺線維症/骨髄不全症　655c
テロメア症候群　16, 429
テロメラーゼ　16, 428, 675g
転位　59
転移　407, 675g
転移 RNA　30, 269
転移腫瘍　413
転移性前立腺がん　420
転移能　433
てんかんと認知障害　144
電気穿孔法　364
転座　78, 86, 410, 411, 675g
　　がん　427
転写　30, 34, 675g
転写アイソフォーム　3
転写因子　34, 37, 279, 675g
転写開始点　35
転写後修飾　35
転写調節モジュール　396
転写の開始　37
転写プロファイル　161
点推定値　207
点変異　64, 411, 422, 675g
　　がん　427
電離放射線　436

■と

糖　8
統一スクリーニングパネル　486
頭蓋縫合早期癒合症　397
同腕（イソ）染色体　84f, 85, 96, 675g
同義（synonymous）　58, 675g
　　バリアント　288
同義置換　69, 222
統計学　252
動原体　15, 675g
統合型スクリーニング　465
統合失調感情症　191
統合失調症　163, 190, 256f, 258f
　　PRS　187
糖鎖付加　302
同質性　211
　　同種異系の　675g
同祖性　211
同祖的　76
動的バリアント　675g

動的変異　66, 147
東南アジア　282
糖尿病　188, 197
頭尾軸　394
同胞　178, 675g
　　相対リスク比　179
同胞群（同胞関係）　129, 675g
同類交配　212
　　選択結婚　675g
特異性　63
特異度　676g
　　セルフリー胎児 DNA 解析　466t
特定化　386b, 390, 676g
特定化タンパク質　676g
特発性脳静脈血栓症　195
特発性慢性膵炎　313
独立した分配　239, 242
ドーパミン　298, 299
トポロジカルドメイン（topologically associat-
　　ing domain：TAD）　43, 45f, 396
ドミナントネガティブ　273
ドライバー遺伝子　409b, 410, 413, 676g
ドライバー変異　410, 413
トランス　241, 676g
トランスクリプトーム　43, 676g
トランスサイレチン　356
トランスサイレチンアミロイドーシス　361
トランスフェリン　302
トランスフォーミング増殖因子 β（transform-
　　ing growth factor β：TGFβ）　194
トランスフォーミング増殖因子 β 受容体　423
トリオ　62, 260
トリグリセリド　308
ドリコール脂質　302
トリソミー　81, 676g
　　スクリーニング　462, 463
トリソミーレスキュー　97
トリパノソーマ症（嗜眠性脳症）　229
トリプトファン　35
トリプトファン水酸化酵素　298
トリプル X 症候群　117
ドルーゼン（結晶腔）　253
奴隷制廃止　208
トポロジカルドメイン　43

■な

内臓逆位　394
内胚葉　386b, 676g
内部細胞塊　146, 386b, 387, 676g
ナチスドイツ　513
ナトリウムイオン　313

ナトリウムチャネル 362
軟骨無形成症（achondroplasia） 62, 64, 136,
　　212, 271, 379, 521c
　　　性差 63
ナンセンスコドン 35
　　　スキップ 355
ナンセンスバリアント 64, 312, 676g
ナンセンス変異 411, 676g
ナンセンス変異依存性 mRNA 分解 64, 288,
　　676g
難聴 136, 551c
　　　スクリーニング 486, 551c

■に

二遺伝子遺伝 194, 195, 676g
二遺伝子性網膜色素変性症 194f
二価染色体（bivalent） 18, 676g
肉腫 407
二項展開 676g
二次狭窄 73
二次性徴 116
二次精母細胞 22
二次的所見 455, 456, 478, 507
二重顕性 522c
二重微小染色体 430, 676g
二重ヘテロ接合体 194, 676g
二絨毛膜性双胎 386b, 392
二重らせん 9f
二次卵母細胞 23
二精子受精 81, 676g
二値形質 176
日光 423
日本遺伝カウンセリング学会 440
日本人類遺伝学会 440
二動原体（着糸性） 676g
二動原体染色体 86
二倍体（性） 15, 76g
二分脊椎症 388
二本鎖 DNA 切断 420
二本鎖切断 362
乳がん 419
乳がん・卵巣がん 3
乳がん治療，発現プロファイル 433
乳糖 348
乳房切除術 505
尿素サイクル異常症 351
尿路がん 422
尿路サイクル 357
二卵性双胎児（双生児） 178, 182, 676g
妊娠関連血漿タンパク質 A 463
妊娠週数 24

妊娠第 1 三半期スクリーニング 463
妊娠第 2 三半期スクリーニング 464
妊娠中絶 514
妊娠の中断 461
妊娠前検査 461
妊娠前スクリーニング 461
認知症 200, 526c
認知的側面 441

■ぬ

ヌクレアーゼ 362
ヌクレオシド 676g
ヌクレオソーム 10, 42, 676g
ヌクレオチド 7, 29, 676g
　　　構造 8f
ヌクレオチド除去修復 652c
ヌシネルセン 360
ヌルアレル（無アレル） 273, 310, 315, 677g

■ね

ネアンデルタール人 206
ネオアンチゲン 423
猫鳴き症候群 104
猫の目症候群 100
年齢依存性浸透率 148

■の

脳 300
脳静脈血栓症 252
嚢胞性腎腫 411
嚢胞性線維症（cystic fibrosis：CF） 2, 99,
　　134, 193, 250, 293, 313, 349, 445, 497, 547c
嚢胞性線維症膜コンダクタンス制御因子 153,
　　250, 313, 547c
脳瘤 462
ノード 394
乗換え 668g

■は

胚 386b
バイオインフォマティクス（生物情報学） 69,
　　78, 677g
バイオバンク 181
肺がん（タバコ） 436
配偶子 15, 83, 93, 677g
配偶子形成 21, 238
配偶子提供 453
胚性幹細胞（ES 細胞） 161, 391b, 677g

胚体外栄養膜 164
肺動脈弁狭窄 189
胚の凍結保存 163
胚盤胞 160, 386b, 387, 677g
胚盤胞生検 479
胚盤葉下層 386b, 387
ハイブリダイゼーション（分子雑種形成）
　　259, 677g
胚葉 677g
排卵 23
配列 27
ハウスキーピング遺伝子 39, 677g
ハウスキーピングタンパク質 293, 294
破壊（disruption） 378, 677g
白人 208
はずれ値 177
派生染色体 105
パターン形成 394
パチシラン 361
発がん物質 410
白血病 423
発見サンプル 188
発現シグネチャー 433
発現のばらつき 3
発現プロファイル 433, 677g
発症前遺伝学的検査，未成年 457
発生 159
発生学 382
発生遺伝学 377
発生運命 390
発生生物学 381
発生プログラム 677g
パッセンジャー遺伝子バリアント 677g
パッセンジャー変異 410
発達障害 16, 677g
発達表現型 105
馬尿酸 351
母親 178
母由来染色体 108
ハプロタイプ 79, 127, 199, 240, 241, 244,
　　677g
　　　多様性 205
ハプロタイプマップ 252
ハプロ不全 85, 102, 103b, 540c, 605c, 649c,
　　677g
パラロガス（パラログの） 677g
パラログ 99
バリアント 3, 14, 53, 93, 677g
　　　解釈 230
　　　絞り込み 261
　　　相同組換え 21b
　　　評価 454

索引：は～ふ **731**

臨床的意義　68
バリアント（variant）アレル　53
バリエーション　53, 54, 204
　　　種類　56t
バリン　278
ハロタン　491
半減期　358
半顕性（半優性）　132
半顕性遺伝　309, 643c
犯罪捜査　56b
ハンチンチン　340
半同胞　129
バンドパターン　74f
反復 DNA　13
反復配列　79, 147, 422
反復配列伸長　66, 148, 337, 339, 562c, 582c
反復流産　167
判別不明性器　119
半優性　132
半優性遺伝　309

■ひ

非 PKU　296
非 PKU 高フェニルアラニン血症　296
ピアサポートグループ　442
非アレル間相同組換え（nonallelic homologous recombination：NAHR）　100, 101f, 107, 282
非インスリン依存性糖尿病　197
ビオチニダーゼ欠損症, 新生児スクリーニング　487
比較ゲノムハイブリダイゼーション　379, 430
　　　CGH　379, 677g
非確定的検査　461
非家族性 Alzheimer 病　306
光受容体膜タンパク質　194
非組換え遺伝型　240
非組換え染色体　239
非組換えハプロタイプ　242
非コード RNA　3, 28, 33b, 157, 260, 269, 411, 615c, 677g
非コード RNA の数　33
非コード遺伝子　7, 677g
非コード鎖　677g
非コード領域　30, 197, 260, 265
微細欠失　1, 72f, 191, 286f, 465, 530c, 591c, 612c, 624c, 677g
微細欠失/微細重複症候群　74, 100, 529c, 605c
微細染色体領域　93
非指示的カウンセリング　513
皮脂腺腫瘍　422

微小管　13
非症候群性難聴　551c
微小線維　352
非侵襲的出生前検査　465
非侵襲的出生前検査/スクリーニング（NIPT/NIPS）　678g
非侵襲的出生前スクリーニング　73b, 465
非浸透　137
ヒスチジン　281
ヒストン　9, 157, 678g
ヒストン H3　158
ヒストンアセチルトランスフェラーゼ　158
ヒストン修飾　42, 158, 169, 396
ヒストン脱アセチル化酵素阻害剤　360
ヒストンデアセチラーゼ　158
ヒストンデメチラーゼ　159, 170
ヒストンバリアント　42, 43, 157
ヒストンメチルトランスフェラーゼ　169, 170
ヒストンリシンメチルトランスフェラーゼ　158
ビスフェノール A　162
非相同末端結合　100, 101f, 103, 107
肥大　385
肥大型心筋症　585c
ビタミン　356, 389
ビタミン D 抵抗性くる病　143b
ビタミン投与　305
ビタミン反応性先天代謝異常　355
非同義　58, 678g
ヒトゲノム（human genome）　5, 6f, 27
　　　構成　11
　　　多様性　14
　　　バリエーション　67, 67b, 206
ヒトゲノム計画　1, 7, 11, 678g
ヒト絨毛性ゴナドトロピン　463
ヒト上皮細胞増殖因子受容体 2　424
ヒト白血球抗原　198, 199b, 254b, 678g
ヒドロキシプロリン　321
ヒドロキシメチルシトシン　42
ヒドロキシリシン　321
ピーナツ　436
非頻発性　93
　　　nonrecurrent　93
非頻発性の構造バリアント　103
皮膚 T 細胞リンパ腫　431
皮膚がん　423
皮膚幹細胞　364
被覆ピット　310
非抱合型エストリオール　464
非翻訳領域　32, 678g
病因性　69
表現型　1, 27, 107, 127, 678g
表現型-遺伝型相関　316

表現型異質性　153, 154, 263
表現型閾値効果　335, 678g
表現型のカタログ化　2
表現型の性　115
表現型のバリエーション　204
表現型分散　188
表現型模写　184, 444, 678g
病原性バリアント→病的バリアントを見よ
表現促進　148, 167, 337, 678g
表現度　129, 191, 678g
標準化罹患比　678g
標準偏差　176, 177f
費用対効果　425, 500
病的　3, 68, 230, 454
病的アレル　223
病的意義　69
病的意義不明　68
標的スクリーニングパネル　68
標的治療　434
病的の可能性が高い　68, 230, 454
病的バリアント　2, 133, 269, 678g
　　　発生率　62
ピリドキサールリン酸　305
ピリドキシン　305, 356
ピリミジン　7, 29, 678g
頻発性　93
　　　recurrent　93
　　　構造バリアント　101

■ふ

ファーストヒット　419
不安定反復配列　148, 337
不安定反復配列伸長　150, 167, 678g
不安定ヘモグロビン　280
不一致　163, 182, 678g
フィブリリン 1　352
フィルタリング　247, 260, 261
封入体　280, 302
フェージング（相決定）　79
フェニルアセチルグルタミン　351
フェニルアラニン　280, 296
フェニルアラニンアンモニアリアーゼ　359
フェニルアラニン水酸化酵素　294, 295, 348
フェニルアラニン制限　299
フェニルケトン尿症（phenylketonuria：PKU）　222, 293, 295, 347
　　　スクリーニング　486, 487
不確実性　441
不完全顕性　132, 136, 143, 678g
不完全浸透　129, 132, 137, 141, 152
不均衡型構造異常　84

不均衡な X 不活化（unbalanced X inactiva-tion）　142, 678g
不均等交叉　21
複合確率　447
複合型サラセミア　285, 288
複合ヘテロ接合性　195, 262
複合ヘテロ接合体　127, 135, 222, 261, 284, 298, 678g
複雑遺伝（complex inheritance）　3, 175, 176, 678g
　　　遺伝カウンセリング　452
複雑形質　192
複雑疾患　176
　　　遺伝形式　189b
副作用　348, 492
複製　9, 15, 61
複製エラー　61, 410
複製起点　678g
複製のストレス　74
複製フォークの停滞と鋳型の交換　101f, 103
複製分離　152, 153f, 332, 678g
不参加の表明　508
父性片親性ダイソミー　167
父性同定　56b
舞踏病　340
不妊症　167
不妊男性　86
負の選択　244
負の相関　180
部分異数性　112
部分異数染色体　679g
部分トリソミー　84, 85, 96
部分胞状奇胎　81
部分モノソミー　85
不分離　93
フマリルアセト酢酸分解酵素　206
プライス結合部位のバリアント　286
プライバシー　503, 508
プライベートアレル　54
プライベート変異　67b
プリオン病　306
ブリスベンプロット　185, 187f
プリン　7, 679g
プーリング　263
プリン代謝　358
プレセニリン 1　327, 330
プレセニリン 2　327, 330
フレームシフト　362
フレームシフトバリアント　65, 288
フレームシフト変異　411, 679g
プロインスリン　37b
プログラム細胞死　402, 407, 411

プロコラーゲン　321
プロセシング　35
プロセシング異常　302
プロセシングを受けた偽遺伝子　33
プロセシングを受けない偽遺伝子　32
プロテオソーム　355
プロテオミクス　679g
プロテオーム　28, 679g
プロトカドヘリン 19　144
プロドラッグ　489
プロトロンビン　195, 195f, 252
プロピオン酸血症　357
プロファイル　413, 433
プロモーター　31, 37, 167, 425, 679g
プロリン　321
分化　15, 115, 385, 386b, 411, 679g
分化疾患　116
文化的信念　441
分散（variance：σ^2）　176
分散分析　208
分子遺伝学的治療　354
分子細胞遺伝学　75
分子シャペロン　355
分子病　269
分子標的治療薬　435t
分子病理学会　230
分析的妥当性　679g
分節性　146
分節性 NF1　146
分節性モザイク　146
分節重複（segmental duplication：SD）　14, 59, 99, 100f, 679g
分節重複間の組換え　103t
分節重複の不均等な組換え　108
分節重複ブロック　100
分配　679g
吻尾軸　394
分離　69, 97, 175, 239, 679g
分離の歪み　679g
分裂（M）期　16
分裂中期　71

■へ

平均（mean：μ）　176
平衡選択　228
平衡多型（平衡多型アレル）　679g
米国産科婦人科学会　472
米国優生学運動　208
米国臨床遺伝・ゲノム学会　208, 316, 456, 497, 506
併用療法　349, 355, 435

ヘキソサミニダーゼ A　295, 300, 301, 638c
ベクター　370, 679g
ペグバリアーゼ　359
ヘテロクロマチン　43, 157, 679g
ヘテロ接合性　76, 127
ヘテロ接合性の喪失　419, 679g
ヘテロ接合性保因者　69, 273
ヘテロ接合体（ヘテロ接合）　127, 132, 219, 228, 679g
ヘテロ接合体スクリーニング　497
ヘテロ接合体の優位性　216, 228, 282, 636c, 679g
　　　hex A 偽欠損症　302
ヘテロダイソミー　97, 679g
ヘテロプラスミー　152, 332, 679g
　　　ミトコンドリア病　336b
ヘミ接合　127, 140, 144, 261
ヘミ接合体（ヘミ接合）　132, 227, 680g
ヘム　274
ヘム鉄　280
ヘモグロビン　32, 274
ヘモグロビン異常症　269, 277
ヘモグロビン合成　282
ヘモグロビン構造バリアント　278t
ヘモグロビンサブユニット　274
ヘモグロビン疾患　273
ヘモグロビンスイッチング　680g
ヘモグロビン四量体　280
ヘモクロマトーシス　571c
ペリフェリン　194
変異　3, 53, 219b, 224, 225, 411, 680g
　　　機能的影響　54
　　　パターン　410
変異型 mRNA　286
変異原　61, 227, 385, 680g
変異酵素　297b
変異体　53, 680g
変異タンパク質の増強　357
変異誘発（遺伝子治療）　371
変異誘発物質　435
変異率（μ）　60, 62, 225, 410, 423, 680g
　　　疾患遺伝子の　63t
変異量　410, 420, 424
変形（deformation）　378
変形症候群　680g
ペンタヌクレオチド　13

■ほ

保因者　69, 133, 211, 216, 680g
保因者検査　291, 485
　　　CF　316

DMD 319
保因者スクリーニング 207, 300, 301, 461, 479, 497
　　　CF 316
保因者同定 56b
保因者頻度 134
膀胱がん 427
放射性ヨウ素 436
放射線 434, 436
胞状奇胎 164, 167, 680g
紡錘体 15, 71, 83, 680g
紡錘体チェックポイント 16
傍中腎管 680g
ほくろ 177
母系遺伝 11, 151, 332, 608c, 680g
保険 512
　　　差別 505
保険会社 208
補酵素 298, 304
　　　補充 299
補充 350
補助療法 299
ホスホジエステル結合 8
母性効果遺伝子 160, 165
捕捉の偏り 664g
補体因子 524c
母体血漿 72, 462
母体血漿中セルフリー DNA のシークエンシング 462
母体血清 462
母体血清スクリーニング 680g
母体血清中 α フェトプロテイン（maternal serum α-fetoprotein：MSAFP） 462
母体高フェニルアラニン血症 299
母体細胞の混入 478
母体年齢 463
発端者（proband, propositus） 129, 133, 175, 184, 680g
　　　男性の 680g
ホットスポット 63, 93, 242, 246f
　　　相同組換え 21b
ボトルネック 203, 207
ボトルネック効果 332
ホメオボックス遺伝子 394, 680g
ホモ・サピエンス 205
ホモシステイン 389
ホモシスチン尿症 304, 356, 399
ホモ接合 127
ホモ接合性バリアント 263
ホモ接合性マッピング 263
ホモ接合体（ホモ接合） 127, 219, 284, 680g
ホモ接合領域 76

ホモプラスミー 152, 680g
ホモログ 6
ボランティアにもとづく確認 184
ポリ A テール 32, 35
　　　――の付加 40
ポリアデニル化 35, 40, 288
ポリアデニル化部位 680g
ポリエチレングリコール 358
ポリグルタミン病 148
ポリジェニックリスクスコア 157, 175, 187, 232, 257, 444, 503, 508, 680g
　　　複雑遺伝 452
ポリジーン性（ポリジェニック） 674g
ポリープ 422
ポリペプチド 30
ポリペプチド鎖合成早期停止コドン 681g
ポリメラーゼ連鎖反応 76, 681g
ポリリボソーム 339
ポルフィリン症 307
ポルフォビリノーゲンデアミナーゼ 307
ボレチゲンネパルボベク 373
ホロ酵素 299, 681g
翻訳 30, 35, 681g
翻訳後修飾の異常 302

■ま

マイアミプロット 185, 186f
マイクロ RNA 33, 157, 269, 280, 281f, 396, 411, 681g
マイクロアレイ 72, 255, 681g
マイクロアレイ染色体検査 71, 76, 89, 122, 470, 474
マイクロサテライト 58, 422, 681g
マイクロサテライト不安定性 596c, 681g
マイクロサテライト不安定性陽性（microsatellite instability-positive：MSI＋） 422
マイクロホモロジーによる切断が誘導する複製 101f, 103
マイナーアレル 55
マイナーアレル頻度（minor allele frequency：MAF） 217
マーカー座位 241
マーカー染色体 85, 681g
膜貫通ドメイン 314, 315
膜タンパク質 355
マクロ H2A 284
マクロファージ 359
マススクリーニング 299
末梢血 71
末梢白血球 146
末梢ミエリンタンパク質22 271

末端着糸型 73, 681g
末端動原体型 73
マッチメーキング・プログラム 237
マッピング 250, 258
マラカイボ湖 206
マラリア 228, 282
マラリア原虫 215
稀なコピー数バリアント（稀な CNV） 106
稀な疾患 2
稀な常染色体潜性遺伝疾患 135, 423
稀なバリアント 54, 67b, 197f, 258, 258f
マンガン 350
慢性骨髄性白血病 410, 427, 542c
慢性進行性外眼筋麻痺 336
マンノース結合レクチン 194
マンハッタンプロット 185, 185f, 254, 681g

■み

ミオクローヌスてんかん 608c
ミオパチー 252
ミガーラスタット 356
短い縦列反復配列 681g
ミスセンスバリアント 64, 355, 681g
ミスセンス変異 64, 411, 681g
ミスマッチ修復 410, 422, 430, 596c
ミスマッチ修復遺伝子 423
未成年の遺伝カウンセリング 457
ミッドライン神経膠腫 431
ミトコンドリア DNA 11, 127, 151, 151f, 681g
ミトコンドリア DNA 枯渇症候群 336
ミトコンドリア DNA 病 332
ミトコンドリア遺伝 152b, 681g
ミトコンドリアゲノム 36, 151
　　　転写 36
ミトコンドリア染色体 6f
ミトコンドリアの伝達形式 131
ミトコンドリアのボトルネック効果 152, 681g
ミトコンドリア病 151, 608c
ミトコンドリア分裂 340
ミトコンドリアミオパチー 151, 335
民族 204, 207, 209, 209b

■む

無危害 503
無形成 119
無症候性サイレントキャリア 223
娘染色体 16, 670g
無精子症因子 115

無脳症　388, 462

め

メチオニン　35, 389
メチル CpG 結合ドメイン　159
メチル-H₄-葉酸　305
メチル化　39, 42, 157, 425, 430
　　マーク　170
メチル化異常　170, 265
メチル化解析　266
メチル化可変領域　158b, 162
メチル化感受性 MLPA（methylation-sensitive multiplex ligation-dependent probe amplification：MS-MLPA）　170
メチル化検査　431
メチル化の消去　159
メチルコバラミン　305
メチルシトシン　42f
メチルマロン酸血症　359
メチローム　173
メッセンジャー RNA　30, 269, 681g
メトヘモグロビン　277, 280, 681g
免疫グロブリンスーパーファミリー　681g
免疫チェックポイント阻害　423
メンデル遺伝　133, 681g
メンデル遺伝型マイコバクテリア感染感受性　304
メンデル遺伝病　2
メンデルの遺伝法則　514

も

網糸期　116, 682g
毛細血管拡張性運動失調症　423
毛包細胞　161
網膜芽細胞腫　226, 270, 415, 628c
網膜芽細胞腫遺伝子　348
網膜色素変性症　154, 194, 241
モザイク　24, 50, 81b, 83, 85, 89, 96, 112, 144, 145, 334, 386b, 472, 476, 587c, 682g
　　DMD　320
　　生殖細胞系列　146
　　体細胞　146
モザイク的発生　386b, 392, 682g
モザイク妊娠　145
最も直近の共通祖先　211
モノアミン神経伝達物質　298
モノクローナル抗体　434
モノソミー　81, 682g
モルフォゲン　386, 390, 682g

や

薬物過敏症　492
薬物代謝の個人差　489
薬物抵抗性　435
薬物動態　489, 682g
薬物に対する副作用　157
薬理遺伝学　307, 489, 682g
薬理遺伝学的疾患　349
薬理学的シャペロン　355
薬理学的阻害　352
薬力学　489
薬力学的応答　491
薬理ゲノム学　488, 682g
　　複雑形質　492
薬理ゲノム学的プロファイル　492
野生型　53, 127, 682g

ゆ

有意水準　257
有意性　252
有害作用　371
有害事象　488
有害性　261
有害なアレル　134
雄核発生　164
融合遺伝子検出　430
有効集団サイズ　206, 212
優性　131
優性遺伝→顕性遺伝を見よ
優生学　204, 208, 503, 513, 682g
優生学年報　208
優性形質→顕性形質を見よ
誘導　682g
尤度比　247
ユークロマチン　43, 157, 682g
輸血　56b
輸血依存性 β サラセミア　363
輸送異常　313
輸送体　314
輸送タンパク質　313
輸送不全　310
ユニーク　68
ユニーク DNA　13
ユニバーサルヘルスケア制　512

よ

溶血性貧血　277, 278
羊水穿刺　454, 461, 463, 470, 682g
　　遺伝カウンセリング　481b

羊水中 α フェトプロテイン（α-fetoprotein：AFP）　462
羊水中 AFP 濃度（amniotic fluid α-fetoprotein：AFAFP）　471
陽性的中率　457, 467, 494, 682g
ヨウ素　436
羊膜破綻　379
予期される二次的所見　455
予後予測
　　発現プロファイル　433
予防的手術　505
予防的大腸切除術　505
予防的乳房切除術　424
読み取り深度　258, 259
読み枠（リーディングフレーム）　35, 65, 288, 682g
ヨーロッパ系　298
　　CF　316
　　薬理遺伝学　491
四価染色体　86, 105, 239, 682g
四倍体（tetraploid：4n）　81, 682g

ら

ライソゾーム蓄積病　300, 359, 638c
ライソゾーム病　359, 565c
　　造血管細胞移植　365
ライター　158, 168
来談者　129, 440, 682g
ライブラリー作成　259
ラクトース　348
ラワルピンジ地方　290
卵黄嚢内胚葉　21
卵割　387
卵子　23
卵子形成　22, 23, 24f
卵子提供　454
卵原細胞　23, 116, 682g
卵精巣　120
卵精巣性 DSD　121
卵巣　116
　　発達　121b
卵巣がん　420, 422, 505
卵巣奇形腫　164
卵巣摘出術　505
ランダム（任意）交配　219b, 221, 682g
卵胞　23
卵母細胞　23

り

リアルタイム超音波断層法　468

リガンド　397
罹患リスク　56b
離散形質　176
リシークエンシング　265
リシン　42, 158
　　　アセチル化　42
　　　メチル化　42
リスク　682g
リスクアルゴリズム　188
リスク管理　424
リスクコミュニケーション　443
リスク低減乳房切除術　456
リスク評価　439, 441
リスジプラム　360
リーダー　158, 159, 168
リード　78, 79
リピート　13, 147
リピート伸長　260, 265
リピート病　337
リボ核酸　29, 682g
リポジストロフィー　154
リボソーム　30, 35, 682g
リボソーム RNA　30
リポタンパク質リパーゼ欠損症，遺伝子治療
　　368
リモデリング因子　159
流産　93
流出路異常　189, 189t
両アレルの病的バリアント　298
両側性網膜芽細胞腫　418
両側卵巣摘出術　424
良性　230, 407, 454
良性の可能性が高い　68, 230, 454
良性バリアント　68
量的形質　176, 682g

量的表現型　176
緑膿菌（*Pseudomonas*）194, 314
臨界期　161
リン酸　8
リン酸化　157
臨床遺伝学　439
臨床遺伝学的検査法　499b
臨床エピジェネティクス　157
臨床ゲノム解析　5
臨床細胞遺伝学　71
臨床的異質性　107, 153, 154, 297, 683g
臨床的妥当性　486, 683g
臨床的有用性　486, 683g
臨床薬理ゲノム学実装コンソーシアム　491
隣接遺伝子欠失症候群　419
隣接遺伝子症候群　102, 683g
隣接配列（領域）683g
隣接分離　683g
リンパ芽球様細胞　683g
リンパ芽球様細胞株　71
リンパ組織　407
倫理原則　505
倫理ジレンマ　504

■る

ループ　10, 683g
ループ押し出し　44, 396

■れ

暦年齢　163
レチノイドイソメロヒドロラーゼ　373
レチノイン酸　385
劣性　131

劣性遺伝→潜性遺伝を見よ
劣生学　513
劣性形質→潜性形質を見よ
裂手奇形　137
　　　浸透率推定　450
裂足奇形　137
レトロウイルス　683g
レトロウイルスベクター　370
レトロ転位　33, 59, 683g
レトロトランスポゾン　362
連合　665g
連鎖　242
連鎖解析　56b, 237, 247, 248b, 250, 259b, 683g
連鎖地図　683g
連鎖不平衡　199, 210, 243, 683g
　　　測定　245b
連鎖平衡　243
レンチウイルス　371

■ろ

老化プロセス　163
老人斑　328
ロサルタン　353
ロミデプシン　431
ロングリードシークエンシング　54, 72f, 99, 122, 266
ロングリードシークエンシング技術　79

■わ

腕間逆位　88, 89, 106
腕内逆位　88, 89

トンプソン&トンプソン遺伝医学・ゲノム医学 第3版

定価：本体 11,000 円＋税

2009 年 4 月 1 日発行	第 1 版第 1 刷
2017 年 3 月 30 日発行	第 2 版第 1 刷
2025 年 3 月 24 日発行	第 3 版第 1 刷Ⓒ

著　者　　ロナルド D. コーン
　　　　　ステファン W. シェーラー
　　　　　エイダ ハモシュ

日本語版
監修者　　福嶋義光

監訳者　　櫻井晃洋

発行所　　エルゼビア・ジャパン株式会社

編集・
販売元　　株式会社メディカル・サイエンス・インターナショナル

東京都文京区本郷 1-28-36
郵便番号 113-0033　電話(03)5804-6050

組版・印刷・製本：アイワード
装丁・本文デザイン：岩崎邦好デザイン事務所

ISBN 978-4-8157-3125-0　C3047

ⒸElsevier Japan KK / Medical Sciences International, Ltd. Printed in Japan
本書の複製権・翻案権・上映権・譲渡権・貸与権・公衆送信権(送信可能化権
を含む)・口述権は，エルゼビア・ジャパン株式会社および株式会社メディカ
ル・サイエンス・インターナショナルが保有します。
本書のコピー，スキャン，デジタル化等の無断複製は著作権法上の例外を除
き禁じられています。違法ダウンロードはもとより，代行業者等の第三者に
よるスキャンやデジタル化はたとえ個人や家庭内での利用でも一切認められ
ていません。著作権者の許諾を得ないで無断で複製した場合や違法ダウンロー
ドした場合は，著作権侵害として刑事告発，損害賠償請求などの法的措置を
とることがあります。＜発行所：エルゼビア・ジャパン株式会社＞

JCOPY 〈出版者著作権管理機構 委託出版物〉
本書の無断複製は著作権法上での例外を除き禁じられています。
複写される場合は，そのつど事前に，出版者著作権管理機構
(電話 03-5244-5088，FAX 03-5244-5089，info@jcopy.or.jp)
の許諾を得てください。